TRATTATO DI MEDICINA E INFERMIERISTICA

ANNA BRUGNOLLI LUISA SAIANI

TRATTATO di MEDICINA e INFERMIERISTICA

UN APPROCCIO DI CURE INTEGRATE

con 280 figure a colori e b/n e 216 tabelle

II Edizione

Volume Terzo

SORBONA

Trattato di Medicina e Infermieristica
Un approccio di cure integrate
Prima ristampa © 2019

Trattato di Medicina e Infermieristica
Un approccio di cure integrate
Prima edizione © 2017

Sorbona • Athena Medica • Grasso • Morelli • Liviana Medicina • Grafite
Via M. Pietravalle, 85 – 80131 Napoli
Tel. +39-081-5453443 pbx
Fax +39-081-5464991
+39-338-6015319
E-mail: info@idelsongnocchi.it
seguici su @IdelsonGnocchi
@IdelsonGnocchi
visita la nostra pagina **Facebook**
https://www.facebook.com/edizioniidelsongnocchi

http://www.idelsongnocchi.it

Impaginazione: Creative Mouse (www.creativemouse.it)

Autori

Anna Brugnolli - docente presso l'Università degli Studi Verona di Scienze infermieristiche, Assistenza clinica basata sulle evidenze e ricerca. Autrice di scritti su tematiche clinico assistenziali, su metodologie tutoriali nel campo dell'educazione e formazione continua e di base e sullo sviluppo e implementazione modelli assistenziali. È responsabile del Polo universitario delle Professioni Sanitarie dell'Azienda Provinciale per i Servizi Sanitari. Componente del Comitato editoriale della rivista Assistenza Infermieristica e Ricerca.

Luisa Saiani - Professore Ordinario di Scienze Infermieristiche generali e cliniche presso l'Università degli Studi di Verona e Presidente a livello nazionale della Conferenza permanente delle classi di laurea delle professioni sanitarie. Insegna Assistenza basata sulle evidenze e ricerca, infermieristica di comunità ed educazione sanitaria al Corso di Laurea in Infermieristica, Laurea Magistrale in Scienze infermieristiche e Ostetriche e in vari corsi Master. Autrice di scritti su tematiche clinico assistenziali, su metodologie tutoriali nel campo dell'educazione e formazione continua e di base e su modelli organizzativi delle cure infermieristiche. Componente del Comitato editoriale della rivista Assistenza Infermieristica e Ricerca.

Illarj Achil, Coordinatrice Corso di Studi in Infermieristica, Università degli Studi di Udine e docente di infermieristica

Lucia Asìno, Infermiera del Pronto Soccorso del Presidio Ospedaliero Universitario "Santa Maria della Misericordia" di Udine

Elisa Ambrosi, Ricercatrice di Scienze infermieristiche, Università dagli Studi di Verona

Anita Bevilacqua, Docente di Infermieristica in area medica, Corso di Laurea in Infermieristica e Master Università degli Studi di Verona, Polo di Trento, Azienda Provinciale per i Servizi Sanitari

Angelo Bianchetti, Direttore Dipartimento Medicina e Riabilitazione, Istituto Clinico S. Anna, Gruppo San Donato, Brescia

Roberto Bonmassari, Medico specialista in cardiologia, Direttore UO Cardiologia, Ospedale S. Chiara, Azienda Provinciale per i Servizi Sanitari di Trento

Antonella Celi, Infermiere Coordinatore, UO Geriatria, Ospedale S. Chiara Azienda Provinciale per i servizi sanitari di Trento

Raffaella Di Giacopo, Medico specialistico Neurologia, Azienda Provinciale per i Servizi Sanitari di Trento

Roberto Eleopra, Direttore del Dipartimento Assistenziale Integrato di Neuroscienze del Presidio Ospedaliero Universitario "Santa Maria della Misericordia" di Udine

Elena Fanton, Infermiera, docente Corso di Laurea in Infermieristica, Università degli Studi di Padova, Azienda Ospedaliera di Padova

Lorenzo Fedrozzi, Docente di Infermieristica in area medica, Corso di Laurea in Infermieristica, Università degli Studi di Verona, Polo di Trento, Azienda Provinciale per i Servizi Sanitari

Marcello Ferrari, Professore Associato, Dipartimento di Medicina, sezione di Medicina Respiratoria, Università degli Studi di Verona

Antonella Ferro, Dirigente Medico con specializzazione in Oncologia Medica, Responsabile Breast Unit, Azienda provinciale per i Servizi Sanitari di Trento

Federico Gallan, Medico specialista in Malattie dell'apparato respiratorio, Dirigente Medico U.O. Fisiopatologia Respiratoria, Azienda Ospedaliera di Padova

Silvia Gonnella, Docente di infermieristica in area oncologica e di ricerca, Università degli Studi di Torino

Jessica Longhini, Infermiera Dottoranda, Università Sapienza di Roma, Docente di Educazione Terapeutica e Self Management. Assegnista di ricerca in Scienze infermieristiche generali, cliniche e pediatriche, Università degli Studi di Udine

Elena Mancosu, Infermiere Corso di Laurea Infermieristica

Lucia Manfredi, Medico in formazione specialistica, Clinica Medica Università Politecnica delle Marche, AOU Ospedali Riuniti Ancona

Mauro Mattarei, Medico di Medicina Interna già Direttore UO Medicina Interna, Azienda Provinciale per i servizi sanitari di Trento

Alessandra Milani, Docente di infermieristiche nell'area oncologica e della ricerca, Corso di Laurea in infermieristica Statale Milano, Istituto Europeo dei Tumori

Renzo Moreale, Tutor Didattico Corso di Studi in Infermieristica dell'Università degli Studi di Udine

Alvisa Palese, Professore Ordinario di Scienze infermieristiche generali, cliniche e pediatriche dell'Università degli Studi di Udine

Daniel Pedrotti, Docente di Infermieristica in area medica Corso di Laurea in Infermieristica e Master Università degli Studi di Verona, Polo di Trento, Azienda Provinciale per i Servizi Sanitari

Gilda Pelusi, Direttore ADP Corso di Laurea Magistrale in Scienze Infermieristiche ed Ostetriche Università Politecnica delle Marche

Cosetta Pompei, Infermiera esperta in wound care, Clinica Medica AOU Ospedali Riuniti, Ancona

Giovanni Pomponio, Dirigente Medico Clinica Medica AOU Ospedali Riuniti, Ancona

Laura Postacchini, Medico in formazione specialistica Clinica Medica Università Politecnica delle Marche, AOU Ospedali Riuniti, Ancona

Francesco Spelta, Medico specialista in Medicina Interna e Dottorando di Ricerca, Università degli Studi di Verona

Annamaria Stanzial, Medico di Medicina Interna già Professore aggregato, Università degli Studi di Verona

Tiziana Tasca, Infermiere, tutor e docente Corso di Laurea in Infermieristica, Università degli Studi di Padova, Azienda Ospedaliera di Padova

Silvia Tedesco, Medico in formazione specialistica Clinica Medica Università Politecnica delle Marche, AOU Ospedali Riuniti, Ancona

Stefano Toccoli, Infermiere Coordinatore Cure Intermedie dell'Azienda Provinciale per i Servizi Sanitari di Trento

Ermellina Zanetti, Infermiera, Gruppo di Ricerca Geriatrica, Brescia

Le Autrici esprimono un particolare e riconoscente ringraziamento ai **Pazienti e alle Associazioni di pazienti-famigliari** che hanno collaborato con i loro racconti e materiali pubblicati su pagine web alla stesura di questo trattato.
Ringraziamo anche gli **Studenti** dei Corsi di Laurea, Laurea Magistrale e Master per i loro preziosi suggerimenti.

PIANO DELL'OPERA

Indice generale

2. Cardiopatia ischemica, angina pectoris e infarto miocardico

3. Scompenso cardiaco

4. Cirrosi epatica

5. Demenze

6. Malattia di Parkinson

7. Broncopneumopatia cronica ostruttiva

8. Asma bronchiale

9. Diabete mellito

10. Malattie reumatiche

11. Ictus cerebrale

12. I molteplici problemi del paziente oncologico in trattamento

Presentazione

Un approccio di cure integrate

Questo testo è la continuazione di un progetto editoriale iniziato con il Trattato di cure infermieristiche, la naturale continuazione richiedeva di affrontare rilevanti situazioni patologiche e declinarle in un progetto di cure cliniche e infermieristiche, mantenendo lo stesso approccio metodologico e culturale.

Le scelte di fondo. La prima scelta è stata quella di individuare 12 problemi prioritari di salute in ambito internistico, sulla base della loro rilevanza epidemiologica ed esemplarità formativa. In questa nuova edizione 2022 ai dieci problemi di salute della prima edizione sono trattati ulteriori due problemi prioritari: l'ictus cerebrale e i molteplici problemi dalle persone in trattamento oncologico.

Ogni situazione clinica è affrontata integrando conoscenze provenienti da più discipline, perché i problemi dei pazienti parlano un linguaggio "interdisciplinare". Sono state integrate conoscenze di fisiologia, fisiopatologia, clinica, farmacologia, psicologia per aiutare studenti e infermieri a comprendere i problemi della persona e dare un senso alle scelte e alle decisioni assistenziali. Ogni capitolo è stato scritto da esperti clinici, sia medici che infermieri, con la nostra costante attenzione di docenti per mantenere uniformità di linguaggio, equilibrio tra le parti e coerenza con i principi fondanti presentati nel capitolo "zero".

La seconda scelta è stata quella di affrontare il quadro clinico attraverso le domande che un infermiere deve porsi, ad esempio: quanto spesso si manifesta, quali sono i processi che influenzano il peggioramento o l'evoluzione della malattia, come il paziente può gestire in modo ottimale la situazione nei diversi momenti della traiettoria di malattia, quali sono i problemi collegati alle riacutizzazioni e come intervenire con la triade terapeutica costituita da farmaci, alimentazione, attività fisica. Nel rispondere a questi quesiti il focus è stato mantenuto costantemente sul paziente più che sul chi fa o sul contesto dove si trova il paziente, aspetti che si declinano nella pratica clinica più che in un testo. Si è scelto di proporre un approccio realmente integrato non solo di clinica medica e infermieristica, ma anche superando i confini ospedale-territorio, i confini di competenza professionale – cosa fa l'infermiere, cosa fa il medico – oltre che una costante attenzione al contributo di altri professionisti.

La terza scelta è quella di tenere come filo conduttore di ogni capitolo il processo clinico-infermieristico con un assessment ragionato della persona e dei problemi, obiettivi di cura, interventi ed esiti attesi. In ciascuno di questi passaggi si è cercato di integrare e valorizzare la soggettività del paziente perché questa è la prospettiva peculiare di un testo di infermieristica.

Ogni capitolo è introdotto da un indice che presenta l'organizzazione gerarchica delle tematiche contenute. Si sviluppa con una descrizione dei meccanismi eziologici, patogenetici, prognostici della malattia ed elementi epidemiologici. Segue l'approfondimento delle manifestazioni cliniche, la loro valutazione e gli accertamenti diagnostici. Successivamente si sviluppano i comportamenti di autocura nella fase iniziale o di compenso della malattia e la gestione clinico assistenziale nelle fasi acute o di riacutizzazione e nel fine vita. Gli interventi infermieristici sono sostenuti dalle più aggiornate evidenze scientifiche ma contestualmente declinati con l'attenzione alle preferenze e alla soggettività dei pazienti. Nei box a fine capitolo sono state inserite specifiche procedure o focus su tematiche ritenute rilevanti per un approccio olistico all'assistenza.

A chi è rivolto il testo. I destinatari sono gli studenti del Corso di Laurea in Infermieristica ma anche infermieri che frequentano la Laurea Magistrale, percorsi Master o impegnati nella loro educazione continua.

Anna Brugnolli e Luisa Saiani

Ai nostri ***genitori***
che durante i loro anni di malattia
ci hanno fatto scoprire l'essenza più profonda dell'assistere

A ***Isidoro****, fratello sempre presente nei momenti importanti,*
maestro nell'affermare che "il ruolo dell'insegnante non è soltanto quello di insegnare, ma di organizzare le condizioni e l'ambiente di apprendimento"

A ***Roberto de Marco***
Professore Ordinario di Epidemiologia Clinica e Statistica Medica
"l'Infermieristica è una scienza?"
la sua domanda ai nostri primi incontri
Non siamo riuscite a dare risposta "certa", ma la sua domanda ci ha accompagnate nel cercare di riposizionare umanità e scienza nel cuore dell'Infermieristica

Zero

Principi della presa in carico della persona con malattia cronica

Anna Brugnolli & Luisa Saiani

Questo testo affronta 12 quadri clinici situazioni clinico assistenziali, scelti per la loro rilevanza epidemiologica e esemplarità assistenziale, che gli infermieri possono incontrare nei vari momenti delle loro traiettorie di malattia: nella prevenzione dei fattori di rischio, nelle fasi acute o crisi di riacutizzazione, nelle fasi di compenso e terminale. Ad ogni fase sono richiesti interventi e contesti di cura specifici.
Quasi sempre sono malattie croniche con le quali le persone dovranno convivere, la cronicità richiede una filosofia di approccio assistenziale e clinico specifico, guidato da principi e obiettivi che sono presenti e descritti trasversalmente in ogni capitolo.
Si è ritenuto utile per il lettore un capitolo "zero" in cui enunciare i principi che appartengono ad un movimento culturale che pervade oggi la sanità e chiamato "cure centrate sulla persona e sulla famiglia". Questo approccio enfatizza l'attenzione dei professionisti sanitari all'autonomia e indipendenza della persona, a ridurre il trauma dell'ospedalizzazione, a promuovere l'autogestione della malattia, la continuità delle cure, la comprensione della traiettoria di malattia e la diffusione di una cultura della palliazione.

Adottare un approccio «person and family centred»

L'approccio centrato sulla persona – *person centred* – è una concezione della malattia che va al di là degli aspetti biologici per porre l'attenzione al "vissuto di malattia" (*illness*) del paziente: il modo in cui paziente, famiglia e rete sociale percepiscono, definiscono, spiegano e valutano la malattia (*disease*) e vi reagiscono. Il malato, dunque, va riconosciuto in una prospettiva biomedica, senza limitarsi ad essa. L'esperienza di malattia *"illness experience"* acquista dignità come oggetto della cura: non più solo curare la patologia e problemi collegati ma anche comprenderne il significato dal punto di vista del paziente: quindi ***"cura che rispetta le preferenze, i bisogni e i valori individuali del paziente"***. L'essenza del modello *person and family centred* è rintracciabile nel suo stesso nome: **la persona** è posta al **centro del sistema sanitario** che deve prendere forma attorno a lui. L'esito della cura dovrebbe essere la percezione di una migliore qualità della propria salute e della propria vita. Da più di mezzo secolo questa filosofia assistenziale ha sostenuto un cambiamento da un approccio patriarcale e paternalistico a una relazione di partnership, condivisione, partecipazione e collaborazione con il paziente; questi valori si estendono alle famiglie considerandole membri integranti del team di cura e concettualizzando la famiglia come unità di cura. La cura centrata sul paziente e la famiglia è stata recepita da molti documenti a livello internazionale e nazionale, ma la sua applicazione è ancora incompleta e non è raro sentire valutazioni da parte di pazienti e famigliari di vissuti di indifferenza e poca accoglienza sia nelle relazioni con le istituzioni sanitarie che con i professionisti che vi lavorano.
Il modello di cura centrato sulla persona richiede pertanto relazioni collaborative accoglienti e coinvolgenti con i pazienti e le loro famiglie al fine di offrire una cura personalizzata e mantenere per quanto possibile le abitudini e le routine dei pazienti.

I **concetti chiave** che definiscono le *cure centrate sulla persona e sulla famiglia* sono:

La cura è organizzata attorno e nel rispetto della persona-famiglia e della loro dignità.
I professionisti ascoltano e onorano le prospettive e le scelte dei pazienti e della famiglia. I valori, le credenze e il background culturale del paziente e famiglia sono incorporati nella pianificazione e realizzazione delle cure.

Condivisione delle informazioni. I professionisti sanitari comunicano in modo chiaro e rendono partecipi i pazienti e i loro famigliari in modo che possano partecipare efficacemente alle cure e alle scelte.

Partecipazione. Pazienti e familiari sono incoraggiati e supportati nel partecipare all'assistenza con le finalità di valorizzare la loro esperienza e di promuovere l'acquisizione di capacità di cura se non ancora presenti. La partecipazione avviene a vari livelli e nelle scelte sanitarie e socio-sanitarie.

Collaborazione. I pazienti e le famiglie sono inclusi in vari aspetti delle istituzioni; i leader collaborano con loro per le politiche e cambiamenti di carattere strutturale, organizzativo come ad esempio implementazione di nuovi modelli di erogazione delle cure, educativo ad esempio nella definizione di fabbisogni formativi, piani di studio.

Azioni di cura centrate sulla persona e famiglia

Le cure centrate sulla persona- famiglia coinvolgono **3 dimensioni: interpersonale, clinico assistenziale e strutturale** (Frampton et al, 2008; Scholl et al 2014).
Le prime due dimensioni, interpersonale e clinico-assistenziale, pongono l'accento principalmente su *"assumere nella relazione e nelle pratiche assistenziali la prospettiva del paziente e della famiglia"* in qualsiasi ambito assistenziale attraverso le azioni di seguito elencate descritte.

Comunicare efficacemente con il paziente e la famiglia

- adottare una prospettiva che includa fattori psicologici e sociali, oltre che biomedici, della malattia, e che colga ed esplori vari elementi come la storia di vita, il contesto familiare, sociale e culturale, la qualità della vita percepita, la presenza di famigliari, amici e caregiver;
- comprendere il paziente nella sua individualità e complessità;
- esplorare la patologia organica quanto l'esperienza di malattia del paziente per comprendere il vissuto di malattia di ogni specifico paziente e la persona nella sua interezza;
- invitare pazienti e famiglie a porre domande e porre in essere sistemi per catturare le domande che sorgono quando gli operatori sanitari non sono presenti;
- promuovere alleanza terapeutica: incoraggiare i pazienti e famigliari a partecipare attivamente al processo di cura, sviluppare la condivisione delle finalità terapeutiche e coinvolgere attivamente pazienti e famiglie nel processo di cura;
- promuovere l'ascolto, il dialogo e un clima di attenzione e adeguare la comunicazione al livello cognitivo, emozionale e di consapevolezza del paziente e della sua famiglia. Significa dedicare tempo e spazio al paziente e la sua famiglia in modo che possano esprimere dubbi, preoccupazioni e aspettative e non escludere la persona assistita dal dialogo (ed esempio parlando tra operatori o rivolgendosi al caregiver).

Fornire cure personalizzate

- rispettare le abitudini (es. oriario dei farmaci) e ritmi di vita (es risposo/ sonno, pasti) del paziente, coniugare per quanto possibili questi ritmi con le attivtà assistenziali e concordare e motivare eventuali modifiche;
- adottare procedure e pratiche per la cura dei pazienti da una prospettiva dei professionisti ad approccio *patient-centred;*
- condividere potere e responsabilità, comprendere le preferenze del paziente in merito al decision-making ed alla gestione delle informazioni e comportarsi di conseguenza;
- coinvolgere il paziente e la famiglia nella costruzione del percorso assistenziale;
- rispettare la cultura, i valori e la libertà della persona assistita e riconoscere la sua capacità decisionale;
- considerare nella cura l'intimità del corpo e dello spazio del paziente e durante le attività di cura evitare di esporre il corpo della persona assistita o di toccarla senza prima informarla o avvisarla.

Garantire la continuità delle cure

- aiutare il paziente a *"mettere insieme i pezzi"* del percorso di cura, facilitare la comprensione di ciò che i professionisti riferiscono. In ospedale o nelle strutture residenziali, i pazienti-ospiti si interfacciano con diversi operatori: infermieri, medici, OSS, fisioterapisti, personale amministrativo, etc.. e ognuno di questi adotta un proprio linguaggio tecnico e professionale esponendo al paziente la sua parziale prospettiva sul processo di cura;
- fornire a pazienti e famigliari strumenti per aiutarli a gestire la loro terapia (riconciliazione delle terapie, schemi di terapia), controlli periodici e altre esigenze assistenziali;
- condurre giri orari regolari dei pazienti per anticipare specifici bisogni individuali (dolore, uso dei servizi/bagno, posizionamento), di interazione e sorveglianza. La finalità dei giri regolari, diurni e notturni, effettuati da infermieri e/o OSS o interprofessionali è di anticipare i bisogni, ridurre le interruzioni e le chiamate. Il paziente si sente sicuro sapendo che regolarmente un operatore passerà da lui. Quelli di confort sono realizzati da OSS per soddisfare i bisogni: assumere una posizione confortevole; eliminazione, mangiare e bere; assenza di dolore e sicurezza dell'ambiente di vita dei pazienti: temperatura, campanello e oggetti a portata di mano. Quelli di prevalentemente di sorveglianza, realizzati da infermieri, hanno la finalità di monitore e valutare rischi, prendere decisioni assistenziali. Le due tipologie di giro possono essere realizzate in modo integrato;
- facilitare la partecipazione precoce di pazienti e famiglie al processo di dimissione;
- mettere in atto processi per afforzare e valutare prima della dimissione la comprensione delle informazioni e delle istruzioni necessarie per l'autogestione della malattia e del trattamento.

Coinvolgere e aver cura della famiglia che è quella definita dal paziente

- proporre orari di visite flessibili, 24 ore al giorno e definiti dal paziente (salvo eccezioni sanitarie);
- garantire accoglienza e fornire supporto, spazi e una sistemazione comoda qualora il paziente e famigliare reciprocamente desiderino stare vicini;
- "aver cura" di chi si prende cura: caregiver famigliari, amici... come emerge dalla maggior parte degli studi al riguardo, il caregiver prova rabbia, stanchezza, senso di colpa per il timore di non essere adeguato al compito, o percepisce una propria supposta "inutilità". Dal punto di vista psicologico sono i sintomi depressivi e i problemi d'ansia il vissuto più diffuso nel caregiving (stress cronico). Il caregiver principale non deve diventare esclusivo ma deve poter concedersi dei momenti per vivere altri ruoli relazionali importanti e per dedicarsi a se stesso e ai propri interessi. Ogni caregiver ha propri bisogni e situazioni peculiari: è importante pianificare interventi sociali, clinici e riabilitativi individualizzati partendo da una valutazione soggettiva del rischio stress e delle caratteristiche individuali. Il supporto sociale percepito dal caregiver è dato dalla possibilità di recuperare informazioni sulla malattia, sui servizi a disposizione e consigli pratici sull'assistenza, di condividere l'esperienza attraverso gruppi psicoeducativi, di auto-mutuo-aiuto e di supporto – anche non professionali e di apprendere strategie di adattamento (tecniche di gestione dello stress e di rilassamento, ecc.).

Accedere alle informazioni

- facilitare la comunicazione e l'incontro con i professionisti sanitari per ricervere informazioni e aggiornamento rispetto sullo stato di salute e effetti dei trattamenti;
- fornire informazioni orali e scritte appropriate rispetto al grado di alfabetizzazione (*literacy*) e/o di disabilità: comunicare con il paziente in modo consono al suo livello cognitivo senza mai ignorare la sua presenza; assumere alcuni accorgimenti posturali che pongano l'operatore di fronte e alla stessa altezza del paziente (per esempio sedersi davanti al paziente in carrozzina);
- garantire strumenti informativi e comunicativi adatti alla disabilità: es per gli ipovedenti devono essere predisposti percorsi tattili e mappa dei luoghi in Braille (ascensori); per le persone con sordità prevedere sistemi alternativi alla chiamata vocale (display luminosi);
- sviluppare modalità Health Information Technology (HIT) per mettere a disposizione dei pazienti le informazioni desiderate.

Pratica interprofessionale

- il team è di fondamentale importanza e deve possedere abilità di comunicazione, rispetto e fiducia tra i componenti. È essenziale condividere valori e obiettivi attraverso il continuo fluire delle informazioni, di feedback costruttivi, di una distribuzione equa delle responsabilità e consapevolezza delle proprie abilità e priorità.

I principali interventi della dimensione strutturale, finalizzati a *creare un ambiente di guarigione e benessere* per la persona sono:

- progettazione di spazi in grado di:
  - a) accogliere i familiari e gli amici dei pazienti, tanto al letto dei loro cari quanto in spazi appositamente dedicati a loro;
  - b) facilitare le attività di vita quotidiane in quanto privo di barriere architettoniche;
  - c) rafforzare una connessione tra sicurezza, la natura e estetica;
  - d) garantire la privacy e intimità con spazi o camere dedicate appositamente alla consultazione privata tra professionisti e pazienti/famiglie, garantendo così la possibilità di una conversazione limpida ed efficace;
  - e) rendere l'ambiente facilmente percorribile e diminuire il senso di spaesamento, grazie all'utilizzo di diverse tecniche per facilitare l'orientamento dei pazienti-ospiti;
- consultare le associazioni dei pazienti nella definizione di procedure amministrative a supporto dei processi assistenziali e per l'adattamento delle strutture, dei servizi e sistema informativo ai loro bisogni;
- creare un sistema informativo, anche amministrativo, che trasmetta a paziente e famiglia accoglienza e attenzione. Tutto ciò che viene prodotto, sia esso stampato su carta o trasmesso elettronicamente, esiste e pertanto ha un impatto. Gli avvisi, i simboli e regolamenti *trasmettono un approccio centrato sulla persona e famiglia o centrato sulle regole organizzative, sulla tutela dell'organizzazione*? con la loro collocazione nei contesti di cura o con l'uso di termini come ad esempio "il paziente o famigliare *deve …*" "*divieto* di accesso" si veicolano valori e norme che sono a volte scarsamente *patient e family centred* e permeano la cultura dell'istituzione;
- "Aver cura" di chi si prende cura (professionisti) e creare un buon clima di servizio. Prendersi cura di chi si prende cura significa mettere in atto delle strategie per ridurre la fatica e la pressione emozionale del prendersi cura. Un clima positivo è un importante antecedente al miglioramento delle percezioni ed all'investimento degli operatori sul proprio lavoro.

Promuovere l'autonomia e l'indipendenza del paziente e ridurre il rischio di disabilità

L'autonomia è l'esercizio di un comportamento autodeterminato e orientato ad uno scopo che è o può essere potenzialmente minacciato o inibito da una serie di circostanze, intrinseche o esterne alla persona. Il termine "indipendenza" è solitamente usato come un sinonimo di autonomia, è frequentemente associato all'abilità fisica di una persona nell'eseguire attività di vita quotidiana senza aiuto.

Il rischio nella pratica assistenziale è che l'autonomia decisionale possa essere facilmente rinnegata quando l'autonomia esecutiva/ indipendenza, è ridotta o perduta; per esempio in un paziente affetto anche da gravi disabilità fisiche che lo limitano nelle capacità di movimento e nelle ADL è compromessa l'indipendenza ma la sua autonomia di pensiero e decisionale gli permettono di contribuire alle scelte del suo processo di cura.

Nell'infermieristica sostenere l'autonomia e l'indipendenza del paziente significa:

- offrire agli individui l'opportunità di sviluppare il proprio potenziale e la libertà di scegliere le modalità di azione, mantenere l'individualità e rispettare la dignità;
- offrire un certo grado di scelta rispetto ai vari aspetti di cura, come fare il bagno, mangiare, andare alla toilette;
- fornire informazioni a pazienti prima e durante tutta l'attività per promuovere l'autodeterminazione.

Con l'invecchiamento della popolazione, il numero di persone anziane ricoverate per un problema acuto è in aumento e a lungo termine gli esiti dopo un evento acuto rappresentano un problema rilevante per i pazienti dal punto di vista clinico, ma anche della perdita di indipendenza.

Fattori che contribuiscono alla disabilità e perdita della indipendenza

I molteplici fattori che concorrono allo sviluppo della disabilità durante l'ospedalizzazione per evento acuto sono clinici e individuali, legati alle prassi assistenziali e ambientali (**Figura zero.1**).

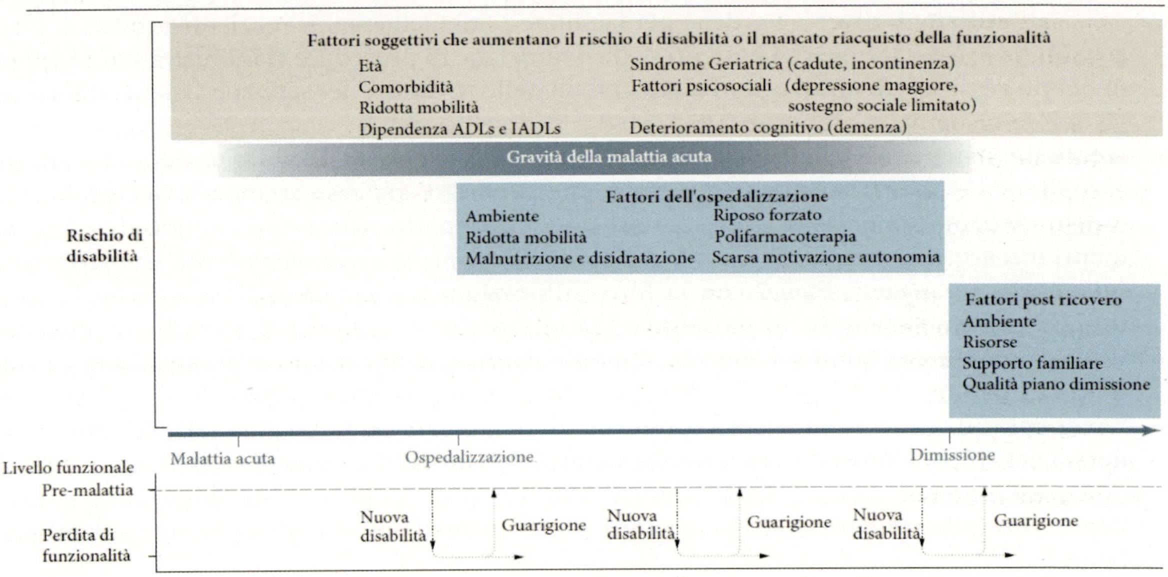

Figura zero.1 Fattori che contribuiscono alla disabilità e perdita della indipendenza (Covinsky et al., 2011).

Fattori individuali e clinici

I fattori individuali e clinici che contribuiscono alla disabilità e perdita dell'indipendenza sono: età superiore agli 85 anni, comorbidità, ridotta mobilità, cadute e incontinenza, deterioramento cognitivo e fattori psicosociali come depressione e sostegno sociale limitato. La malattia acuta e il successivo ricovero in ospedale innescano nel paziente anziano una cascata di eventi tali da determinare lo sviluppo della disabilità associata a ospedalizzazione, quali ad esempio lo sviluppo di atrofia muscolare, debolezza, problemi di memoria e cognitivi.

Fattori legati alle prassi assistenziali e/o all'ospedalizzazione

Ambiente. La struttura dell'ospedale scoraggia la mobilità e facilita il disorientamento. Quest'ultimo aspetto, in particolare, è favorito dalla scarsità di segnali di orientamento che creano confusione nel paziente (Covinsky et al., 2011). Il disorientamento spaziale è aggravato anche dal disorientamento temporale dovuto alla limitata presenza di marcatori di tempo quali orologi e calendari. Persino i rumori che interrompono il sonno ed i continui cambi di posizione contribuiscono ad aumentare il livello di stress del paziente. L'immobilità e la poli-farmacoterapia possono inibire il recupero della perdita funzionale e portare a una perdita funzionale supplementare durante il ricovero in ospedale.

Immobilità e riposo a letto prolungato. Il confinamento a letto per due giorni (*riposo forzato a letto*), che avviene in circa l'80% dei pazienti anziani ricoverati per evento acuto, determina una significativa riduzione nei punteggi individuali riguardanti la mobilità, i trasferimenti, l'igiene personale, l'alimentazione e la cura di sé. Nelle prassi assistenziali la mobilizzazione può essere interpretata come posizionamento in poltrona o seduto sul bordo del letto e questo innesca un processo strettamente collegato con la disabilità, definito *"cascata verso la dipendenza"*.
Tra le cause di ridotta mobilità durante il ricovero ospedaliero vi sono:
- *letto alto* con sponde contenitive che ostacolano ulteriormente la possibilità di alzarsi;
- *uso delle contenzioni e dei sistemi di contenimento funzionali* tra cui drenaggi, accessi venosi, cannula nasale per l'ossigenoterapia, catetere vescicale a permanenza che costringono a rimanere in posizione supina nel letto e limitano i movimenti;
- *pannolizzazione del paziente "allettato non incontin*ente" che comporta la riduzione di movimenti a letto come alzare il bacino, girarsi,.. e/o qualche passo sostenuto per andare in bagno.

Polifarmacoterapia. Sebbene invecchiamento non sia sinonimo di malattia, la prevalenza di multimorbilità e di consumo di farmaci aumenta inevitabilmente con l'avanzare dell'età. Gli anziani esposti ad un numero di farmaci ≥ a 5 sono più a rischio di reazioni avverse, uso di psicofarmaci per i disturbi comportamentali e per l'insonnia.

Malnutrizione per difetto. Tra i fattori ospedalieri riscontrati in letteratura che possono incidere sul peggioramento dello stato nutrizionale dei pazienti anziani ospedalizzati vi sono: le condizioni cliniche, l'ambiente, la solitudine, l'assistenza al pasto, la tipologia e tempi di distribuzione dei pasti, la mancata o errata valutazione infermieristica dello stato nutrizionale. Il momento del pasto vissuto spesso nella stanza di degenza spesso spoglia, in solitudine, i pazienti in molti casi mangiano a letto, spesso su ripiani multiuso, ingombranti e poco orientabili che rendono difficile l'assunzione del cibo.

Prevenire la disabilità e perdita dell'indipendenza in ospedale

Valutare e documentare il grado di disabilità, mobilità e stato cognitivo. Lo stato funzionale può cambiare frequentemente nelle fasi di insorgenza della malattia, ricovero in ospedale e dimissione. La valutazione e monitoraggio dello stato funzionale nel corso dell'ospedalizzazione dovrebbe essere considerata quasi un segno vitale e servire come guida per promuovere autonomia, indipendenza e benessere della persona. Le principali dimensioni che devono essere documentate comprendono: le ADL, grado di mobilità e stato cognitivo.

Incorporare nella prassi un approccio riabilitativo e interventi di prevenzione della disabilità/dipendenza. Una caratteristica comune a molte attività assistenziali, è il movimento: cura del corpo, posizionarsi e muoversi per mangiare, per assumere la terapia, ecc. Un elemento essenziale per una infermieristica riabilitativa è di esplorare le capacità del paziente di eseguire le ADL, valutare e valorizzare la competenza di movimento e le strategie di adattamento che ha fisiologicamente messo in atto – o che sarebbe in grado di mettere in atto – per svolgere delle attività. Nell'assessement pertanto il focus si sposta dal deficit o capacità perse verso le potenzialità di movimento. Attraverso l'assistenza si può contribuire in modo determinante alla ricerca di autonomia e benessere della persona assistita, a capire come riesca a partecipare attivamente con le sue possibilità, a prescindere di quante siano, e a comprendere come riesca a controllare da sé il movimento. Implica adattarsi al tempo del paziente, assecondare il suoi movimenti, il suo spazio, le sue abitudini e non seguire un piano o procedura prefissata. Il risultato atteso è di favorire una maggiore autonomia dei pazienti in modo che possano mantenere o riappropriarsi delle piccole e grandi cose della vita quotidiana. Agire un'**«infermieristica riabilitativa»** pertanto significa:

- *mobilizzare il paziente precocemente*, se possibile entro le 24 ore dall'evento critico. Spesso nei testi e nei protocolli operativi non è presente una definizione standard di mobilizzazione precoce. Questa può essere interpretata erroneamente come cambio di posizione da supino a seduto sul bordo del letto o da supino a seduto in poltrona o più correttamente come esercizi a letto o da seduti, camminare nella stanza, camminare sul corridoio;
- *fornire appoggio e sostegno* a ciò che il paziente è in grado di fare da solo ed evitare di sostituirsi
- *accompagnare i movimenti dell'utente* e percepire le sue reazioni per *comprendere il suo modello di movimento;*
- sostenere la tendenza istintiva del paziente ad assumere una posizione congeniale o fare un movimento;
- *assecondare la sua libertà di movimento, il suo asse di rotazione e il suo spazio* in modo da sfruttare al meglio le capacità motorie preservandole o incrementandole. Quando si impone un movimento secondo schemi prefissati sembra che il paziente faccia forza contraria o che non abbia nessuna intenzione di collaborare;
- *accompagnare il movimento con la comunicazione* attraverso il contatto e l'ascolto del suo movimento e non attraverso la direttività *"un, due, tre..."*;
- *eliminare gli ostacoli alla mobilizzazione e allo svolgimento delle ADL*, quali la presenza di dispositivi sanitari non più necessari (accessi venosi, catetere vescicale, ecc...);
- *modificare l'ambiente*: rimuovere gli ostacoli, sistemare gli oggetti in maniera più funzionale. Per favorire un ambiente adeguato e sicuro per il paziente anziano è necessario tenere conto di alcuni accorgimenti strutturali tra cui: pavimenti non riflettenti, corrimano e marcatori della distanza lungo i corridoi per favorire la motivazione del paziente, sedie accessibili per permettere momenti di riposo durante la deambulazione, altezza adeguata del servizio igienico, maniglie d'appoggio nei bagni, letti bassi, orologi ben visibili e calendari nelle stanze;
- *prevenire la deprivazione sensoriale*. Mantenere tutti quei dispositivi che il paziente utilizzava a domicilio, come ad esempio gli apparecchi acustici, gli occhiali da vista, le protesi dentarie. Porre attenzione al coinvolgimento attivo della famiglia e all'utilizzo di oggetti provenienti da casa (pigiama, biancheria intima, indumenti, asciugamani e fotografie). Promuovere/mantenere attività come la lettura di quotidiani, l'ascolto di musica, guardare la televisione e fare cruciverba.

Ridurre il trauma dell'ospedalizzazione

Durante il ricovero, i pazienti sono spesso privati del sonno, sperimentano interruzioni dei normali ritmi circadiani, non si nutrono sufficientemente, provano dolore e altri sintomi, affrontano situazioni mentalmente difficili, ricevono farmaci che possono alterare la cognizione e la funzione fisica e si indeboliscono in seguito al riposo a letto o all'inattività. Questi disagi, sommati al decorso della condizione acuta che ha causato il ricovero, possono provocare alterazioni fisiche e cognitive da determinare una nuova condizione di malattia che, nei casi peggiori, può portare ad una successiva ospedalizzazione. Questa situazione è stata denominata da Krumholz (2013) ***"sindrome post-ospedale"*** e consiste in un periodo transitorio di vulnerabilità dei pazienti ricoverati per un evento acuto o per riacutizzazione di malattia cronica. Dopo la dimissione si registra un periodo di particolare "vulnerabilità acquisita e transitoria" che li espone a dei rischi, tra i quali, paradossalmente, quel-

lo di un nuovo ricovero. La sindrome post-ospedale quindi non è una ricaduta, ma è uno stato di suscettibilità che sempre più frequentemente porta ad una nuova affezione. Si calcola che a soffrire di sindrome post-ospedale sia non meno del 20% dei pazienti con più di 65 anni. Sorprendentemente, molti dei disturbi che comportano la nuova ospedalizzazione risultano essere in larga misura diversi da quelli che hanno portato il paziente in ospedale la prima volta, quali ad esempio problemi dell'apparato gastrointestinale, insorgenza/peggioramento di diabete tipo 2, alterazioni dell'umore, depressione e traumi vari da caduta. Krumholz (2013) ipotizza che la presenza di fattori di stress del primo ricovero possano aver contribuito a questa sindrome, quali ad esempio:
- coabitazione che priva il malato di ogni discrezione;
- iniezioni e procedure invasive;
- alterazione/privazione del sonno/per rumore assistenziale, dei macchinari, luci, risvegli per terapie... Il sonno disturbato (documentabile pure strumentalmente) ha un ruolo speciale, in quanto proprio la privazione del riposo notturno influenza negativamente il metabolismo, le attività cognitive, alcune funzioni fisiologiche, la reattività immunitaria, la coagulazione e lo stesso rischio cardiaco (magari preesistente);
- rottura delle abitudini più consolidate (ad es., andare alla toilette) e gli orari inabituali dei pasti,
- cibo poco appetitoso, frequenti digiuni o "salto" dei pasti per esami che possono determinare deficit nutritivo;
- limitazione dell'attività fisica;
- influenza sulla psiche di farmaci di largo uso come sedativi e analgesici.

È dimostrato che ciascuno di questi fattori di stress, e peggio se più di uno, favorisce l'insorgere della sindrome post-ospedale. Per ridurre il trauma da cure ospedaliere possono essere utili le seguenti azioni:
- promuovere la personalizzazione;
- assicurarsi che i pazienti abbiano sufficiente riposo e alimentazione. Scandire le attività considerando i ritmi circadiani, ridurre le interruzioni notturne inutili e i suoni acuti degli allarmi dei monitor. Prestare attenzione all'alimentazione garantendo cibo appetitoso, servito a temperatura adeguata e ad orari fisiologici; evitare i digiuni non necessari;
- incoraggiare l'attività e riprendere la mobilizzazione il prima possibile;
- ridurre rumori, sorprese e situazioni improvvise;
- eliminare esami e procedure non necessari;
- ridurre i cambiamenti di terapia;
- fornire una rete di dimissione sicura. I pazienti dovrebbero essere informati chiaramente di chi si prenderà cura di loro una volta che saranno stati dimessi. La frase: *"Qualcuno la chiamerà ..."* dovrebbe essere sostituita con: *"Io la chiamerò, e qui, ecco come fare a trovarmi se ha bisogno di me..."*.

Promuovere l'autogestione della malattia

Cura di sé

La cura di sé comprende le azioni che le persone intraprendono per se stessi, per i propri figli e i famigliari per rimanere in forma e mantenere una buona salute fisica e mentale, soddisfare esigenze sociali e psicologiche, prevenire la malattia o gli infortuni, curare i disturbi minori e le condizioni a lungo termine e mantenere salute e benessere dopo una malattia acuta o la dimissione ospedaliera.

Autogestione o self-management

Il termine **autogestione o *self-management*** indica l'attiva partecipazione dei pazienti alla loro terapia con lo scopo di minimizzare l'impatto della malattia cronica sullo stato di salute fisica e funzionale e di permettere alle persone di affrontare gli effetti psicologici della malattia.
Le attività di autogestione sono di solito intraprese dal paziente, con la collaborazione e il contato

pianificato con i professionisti sanitari, per la gestione dei sintomi, il monitoraggio e trattamento di una condizione clinica (es controllo della glicemia e dell'indice glicemico e definizione del dosaggio di insulina), il far fronte alle conseguenze fisiche e psicosociali inerenti al vivere con una condizione cronica e adottare cambiamenti di stile di vita. Le condizioni dove è fondamentale l'autogestione del paziente sono le malattie cardiovascolari, la BPCO, l'asma, il diabete. Nella malattia cronica vi è un lungo decorso che condiziona la vita del paziente, il trattamento è cronico e mai risolutivo e richiede al persona di imparare a convivere con la propria cronicità e a diventare esperto della sua malattia.

L'autogestione coinvolge la dimensione clinica, comportamentale ed emotiva della persona:
- clinica, ad esempio come assumere i farmaci, aderire a una specifica dieta, misurare e interpretare il PEF;
- comportamentale, come adeguarsi a vivere con la malattia cronica, mantenere, cambiare o creare nuovi ruoli di vita;
- emotiva, come gestire le conseguenze emotive innescate dalla condizione cronica.

Il **supporto all'autogestione** (*Self-management Support*) è un approccio collaborativo alla cura centrato sul paziente per promuovere la responsabilizzazione (empowerment) del paziente con sviluppo di capacità, confidenza e presa di decisione per l'autogestione della malattia. Si basa su "8 priorità educative" finalizzate a favorire il raggiungimento della consapevolezza e della capacità di autogestione della condizione cronica:
1. sapere come e quando consultare il medico
2. conoscere la malattia e fissare gli obiettivi
3. assumere correttamente i farmaci
4. effettuare gli esami e i controlli raccomandati
5. sapere come mantenere la malattia sotto-controllo
6. modificare gli stili di vita per ridurre i rischi
7. fare leva sui punti di forza per superare gli ostacoli
8. effettuare le visite specialistiche e i follow up.

Garantire continuità delle cure

Il concetto di continuità delle cure **è multidimensionale** e multiprofessionale ed è stato definito come il grado con cui una discreta serie di servizi di assistenza rispondono in modo appropriato, coordinato, integrato e coerente ai bisogni sanitari della persona e al contesto in cui si trova. È stato usato per descrivere una ampia varietà di relazioni intercorrenti tra pazienti e professionisti sanitari, riferite alla accessibilità e allo scambio di informazioni, disponibilità clinico-assistenziali, una costante erogazione delle cure, regolarità nei follow-up e trasferimenti organizzati e documentati da un reparto ospedaliero ad un altro.

Per il paziente e la sua famiglia l'esperienza di continuità è espressione del bisogno di:
- percepire che il professionista sanitario conosca ciò che è successo, conosca la sua storia sia clinica che assistenziale con elementi della sua esperienza, vissuto e dimensione sociale
- essere inserito in un piano di gestione assistenziale co-costruito, condiviso e proposto in modo coerente
- essere preso in carico da un servizio e un professionista che lo accompagnerà nel percorso futuro.

Per i professionisti sanitari l'esperienza di continuità è collegata alla loro percezione di possedere una conoscenza e informazione sufficiente sul paziente per meglio applicare la loro competenza professionale e la sicurezza che i loro input saranno riconosciuti e perseguiti dall'equipe.

Nell'infermieristica la continuità è:
- passaggio di informazioni e condivisione della "storia"
- pianificare la dimissione
- accompagnare
- pre-vedere i bisogni dell'utente e del caregiver
- coordinare l'assistenza con modelli che pongono al "centro" la persona e la sua famiglia
- assistere in modo personalizzato e flessibile.

I tipi di continuità assistenziale individuati sono sistetizzati nella **Figura zero.2**:
- *informativa,* permette lo scambio e il collegamento tra professionisti sanitari e la costruzione del profilo clinico del paziente (anamnesi e decorso clinico-assistenziale). L'uso delle informazioni relative alla storia clinica e alle circostanze personali del paziente rende l'intervento di presa in carico estremamente personalizzato e mirato.
- *di gestione o longitudinale* essenziale soprattutto per i pazienti con patologie croniche e complesse che richiedono percorsi assistenziali multiprofessionali continuativi nel tempo. Questo tipo di continuità è favorita dall'uso di strumenti, i percorsi clinico assistenziali, che permettono una gestione coordinata della malattia, fornendo sia ai pazienti che ai professionisti un senso di sicurezza e prevedibilità anche per gli interventi a venire. Uno degli aspetti più importanti della continuità di gestione risulta essere la flessibilità, che permette di adattare l'assistenza ai "cambiamenti", relativi sia ai bisogni del paziente, alle circistanze cliniche e al contesto.
- *di relazione interpersonale* e di cooperazione con la quale si realizza il collegamento tra l'assistenza passata, presente e futura.

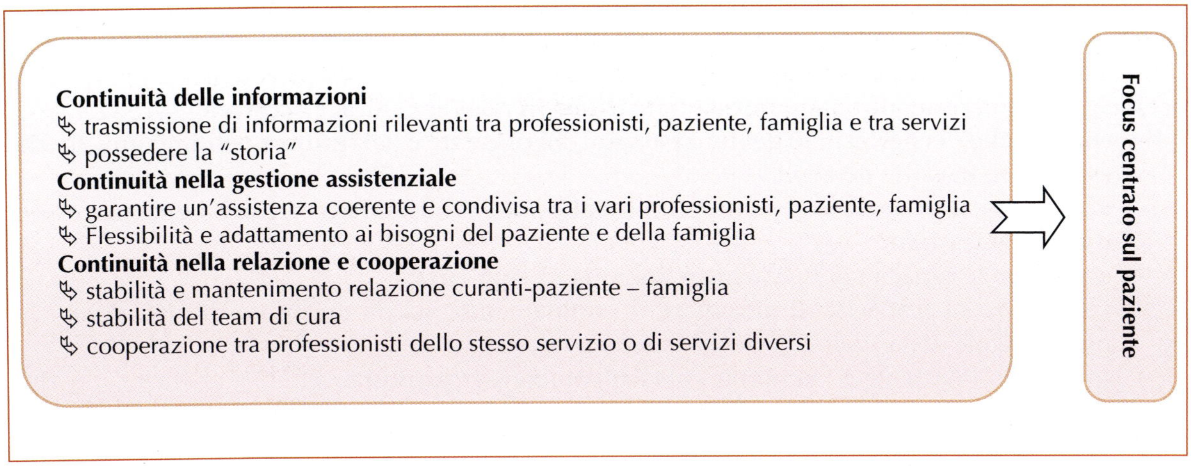

Figura zero.2 Tipi di continuità.

Per garantirle la continuità assistenziale, possono essere attivate strategie multiple e basate su:
- presa in carico dedicata, come nel modello della *Primary Nurse,* in cui un infermiere garantisce le cure ma anche la regia dei processi assistenziali, tenendo memoria della storia del paziente, dei problemi e delle scelte assistenziali affrontate e assicurando un punto di riferimento costante;
- flusso di informazioni e il massimo coordinamento degli operatori coinvolti, modalità particolarmente preziosa quando il paziente passa da un contesto all'altro e cambiano anche gli infermieri che lo assistono, come accade tra ospedale e territorio;
- progettazione di una dimissione pianificata che consiste nello sviluppo di una strategia personalizzata che attiva risorse, percorsi, reti e, in base a queste, definisce anche i tempi in cui la dimissione può avvenire per garantire i migliori risultati.

Sostenere il processo di transizione-trasferimento da un setting/team di cura all'altro

La fase di trasferimento di un paziente da un servizio all'altro (o verso il domicilio) rappresenta un momento cruciale nel processo di cura poiché la qualità e la quantità di dati raccolti e trasferiti in merito ai singoli pazienti fa spesso la differenza tra un processo di assistenza sicuro, efficace e soddisfacente e un servizio offerto di minor valore che può generare esiti di riospedalizzazione o prolungamento dei giorni di degenza. I trasferimenti, i cambiamenti di contesto sono vissuti da ciascuno in modo diverso, pertanto ogni pianificazione deve essere personalizzata e adeguata al paziente in maniera dinamica. Il termine transizione indica un "*passaggio da un modo di essere o di vita a un altro, da una condizione o situazione a una nuova e diversa*"; processo nel quale "si altera la condizione, per lo più di approssimativo equilibrio, che si aveva nella fase iniziale, e che dà luogo poi a una nuova condizione di equilibrio". La transizione è stata descritta anche come una reazione psicologica di una persona a nuovi bisogni o a delle nuove richieste, nuove condizioni presentate all'improvviso e non rappresenta un'esperienza patologica, ma incarna un potenziale di crescita psicologica attraverso la quale il paziente sarà impegnato a sviluppare modalità alternative di vedere il proprio mondo o una nuova singola esperienza.
Le cure attuate in questa fase sono definite *Care Transitions* e comprendono "*un insieme di azioni volte a garantire un coordinamento efficace e sicuro e la continuità di cura, quando i pazienti vivono un cambiamento nel loro stato di salute, nei bisogni assistenziali, un cambio di operatori sanitari o di luoghi di cura all'interno della stessa struttura,* ad esempio da una terapia intensiva ad una medicina o da una struttura ad un altra esempio dall'ospedale ad un centro riabilitativo o lungodegenza".
Il coinvolgimento attivo del paziente e dei famigliari influisce positivamente sull'impegno al cambiamento e aumenta la capacità di adattamento, soprattutto quando desideri e preoccupazioni vengono riconosciuti e incorporati nel piano di dimissioni.
Il buon esito di una transizione dipende da come essa è vissuta a livello psicologico da parte della persona; per aiutare ad affrontare questa transizione in maniera efficace occorre:

- comprendere la percezione del loro passato, del presente e del futuro e dell'impatto che tale esperienza ha sulla persona;
- valutare se il paziente è si sente pronto dal punto di vista fisico e psicologico per essere dimesso o trasferito;
- analizzare le capacità del paziente o famiglia di auto-cura;
- valutare la sua capacità di affrontare il cambiamento, sia da un punto di vista fisico che psicologico e della sua percezione rispetto a tale capacità;
- preparare il paziente e i famigliari al cambiamento di struttura.

Pianificare la dimissione

La dimissione ospedaliera rappresenta un momento critico sia per il paziente che per la sua famiglia. Ecco allora che la pianificazione della dimissione, definita come "*un processo costituito da una serie di fasi il cui obiettivo immediato è quello di anticipare i cambiamenti dei bisogni di cura, mentre l'obiettivo a lungo termine è quello di garantire la continuità delle cure sanitarie*", diventa un intervento importante e delicato. Progettare una dimissione richiede di condividere con la persona la sua progettualità. Una progettualità che non può essere limitata a cose da fare ma alle scelte che la stessa ritiene possibile fare in ragione della sua storia, delle sue risorse, della sua rete sociale. La possibilità di condividere è vincolata a un rapporto fiduciario che si stabilisce tra la persona e i professionisti che l'assistono. È inoltre di fondamentale importanza il colloquio con i famigliari o caregiver attraverso il quale si possono individuare sia l'autonomia del paziente prima del ricovero sia il sostegno sociale, le necessità educative, i fattori ambientali (esempio la presenza di barriere architettoniche nella sua casa), le aspettative e le risorse a disposizione.

Piano di dimissione. Il processo di dimissione o di trasferimento dovrebbe essere progettato entro 24 ore dall'ammissione del paziente in ospedale o dopo che il paziente ha superato la fase critica. Questo implica che nel piano di cura siano pianificate anche le azioni e esiti attesi per la dimissionr condivise con il paziente e la famiglia. Il primo step è identificare se la dimissione e le esigenze di pianificazione e di trasferimento del paziente saranno semplici o complesse. Successivamente prevedere e discuterne con il paziente ed i caregiver una data presunta di dimissione o di trasferimento. Nel percorso è essenziale coinvolgere costantemente paziente e caregiver in modo che possano prendere decisioni e scelte in modo consapevole.

Per fare in modo che il paziente sia dimesso in sicurezza a domicilio o in una struttura per utenti non acuti (centri di riabilitazione, di transizione o di lungodegenza), chi fornisce le cure deve tener presente una serie di elementi che vanno al di la dei fattori sanitari. Questi fattori includono:

- attese e progetto della persona
- stato cognitivo del paziente
- livello di attività e stato funzionale
- adeguatezza del domicilio alle condizioni del paziente (esempio presenza di scale)
- disponibilità della famiglia o il supporto di un compagno/a
- possibilità di ottenere farmaci e servizi, disponibilità di trasporto dall'ospedale a domicilio e per le visite di follow up
- disponibilità di servizi territoriali di assistenza per coloro che hanno la necessità di cure continuative.

La dimissione è pertanto orientata a:

- garantire che la persona e/o familiare-caregiver siano in grado di svolgere tutte le attività necessarie per affrontare la dipendenza/indipendenza e l'assunzione dei trattamenti;
- pre-occuparsi – *dalla prospettiva del paziente e famiglia* - di individuare e considerare le attese, i timori e il percorso che la persona si prospetta.

Identificazione dei pazienti a rischio di dimissione difficile già al momento del ricovero. Per dimissione difficile si intende una dimissione resa problematica dal fatto che essa, per poter essere attuata nel rispetto di una corretta continuità terapeutica ed assistenziale, implica un impegno di risorse economiche, umane ed organizzative che va oltre le reali possibilità del paziente e dei suoi familiari e che quindi rende necessario un coinvolgimento ed un'attivazione di servizi territoriali comprendenti i medici di medicina generale, i servizi infermieristici ed assistenziali domiciliari, le lungodegenze extraospedaliere, le residenze sanitarie assistenziali, le case protette e le case di riposo. Alcune situazioni che determinano una dimissione difficile sono:

- mancanza di familiari idonei ad accudire una persona non autosufficiente
- resistenza dei familiari a riprendere a casa il congiunto per motivi di carattere organizzativo, economico o altro
- situazioni problematiche di natura non clinica: stato di abbandono, povertà, emigrati sprovvisti di permesso di soggiorno, ecc.
- necessità di affiancare alla famiglia idonei servizi infermieristici e/o sociali
- necessità di fornire e gestire particolari presidi a domicilio: letti antidecubito, pompe per nutrizione artificiale, sollevatori, respiratori, ecc.
- possibilità di garantire almeno un accesso al giorno del medico di famiglia quando ritenuto indispensabile
- necessità di procedere a revisioni strutturali del domicilio: bagno assistito, montacarichi, ascensore, necessità di trovare un nuovo domicilio caratterizzato da accessibilità e vivibilità adeguate ad una persona non più autonoma
- necessità di reperire un'idonea sistemazione extrafamiliare, temporanea o definitiva, quando è ragionevolmente impossibile il ritorno al proprio domicilio (lungodegenza extraospedaliera, residenza sanitaria assistenziale, centro Alzheimer).

Luoghi di dimissione

Dimissione a domicilio. La maggior parte dei pazienti ospedalizzati sono in grado di ritornare al proprio domicilio dopo la dimissione, in molti casi hanno bisogno di un piano educativo per garantire che siano in grado di:

- procurarsi e gestire in autonomia i farmaci
- effettuare attività di self care
- assumere una dieta appropriata e gestire i suoi bisogni nutrizionali
- rispettare i follow up presso i servizi designati.

Dimissione in altra struttura assistenziale. Se la dimissione a domicilio non è possibile, l'equipe deve organizzare la dimisisione spesso chiamata "protetta" dall'ospedale verso un'altra struttura per la continuità delle cure. Per determinare il luogo più appropriato è necessario che vi sia congruenza fra i bisogni del paziente e la capacità di risposta da parte della struttura che accoglierà il paziente. Un modello per realizzare quanto sopra esposto comporta la valutazione di una serie di parametri che descrivono le caratteristiche cliniche generali: problemi medici e chirurgici, lo stato mentale ed emozionale, il livello funzionale e l'ambiente.

Elementi della dimissione: istruire il paziente - caregiver e riconciliare la terapia

Istruire il paziente e/o caregiver

Fornire istruzioni ed educazione al paziente e/o al caregiver è necessario per attivare comportamenti di auto-cura. Le istruzioni devono iniziare in ospedale e, considerando la costante riduzione dei tempi di degenza, mirano ad obiettivi di sicurezza per poi proseguire a livello territoriale con obiettivi educativi più personalizzati. Al momento della dimissione il paziente dovrebbe ricevere anche un opuscolo con informazioni scritte che inrtegrano le istruzioni date a voce. Una modalità per aiutare il paziente ad ottenere informazioni utili si chiama **Ask Me 3** ovvero *chiedimi tre cose*, il paziente è istruito a porre queste 3 domande:

1. *Quale è il mio problema principale? Perché ero in ospedale?*
2. *Cosa devo fare? Come gestisco i problemi a casa e cosa devo fare se vado incontro a dei problemi?*
3. *Perché è importante per me fare questo?*

È necessario assicurarsi che le informazioni siano state comprese sia dal paziente che dal familiare. Nei pazienti anziani fragili la presenza dei familiari costituisce in molti casi "un'ancora di salvezza", la possibilità di evitare l'istituzionalizzazione. Ma non sempre è così. Lo stato di salute di chi assiste non permette un ulteriore carico assistenziale, alcune patologie portano ad un logorio emotivo o fisico o entrambi (esemipodemenza di Alzheimer) difficilmente sopportabile nel medio-lungo periodo. È quindi importante, ai fini del miglioramento della qualità di vita di tutto il nucleo famigliare, compiere una valutazione delle risorse umane disponibili a domicilio, prima di trasferire il processo di cura in quel contesto. Aumentare l'educazione dei famigliari, nel corso della degenza, permette ai caregiver di acquisire le nozioni per la gestione del malato. I caregiver segnalano molteplici necessità di informazioni che riguardano soprattutto i tempi ed i segni di recupero, gli aspetti economici (assegno di cura ecc.), come far diminuire il dolore, quali attività è possibile svolgere e come, gli effetti secondari della terapia, come e dove rivolgersi per avere assistenza infermieristica a domicilio, quando chiamare un medico, consigli dietetici, come prendere i medicinali, come evitare l'insorgenza di ulcere da pressione e i problemi potenziali post-dimissione.

Piano di istruzione al caregiver per la dimissione a domicilio di un paziente con demenza di Alzheimer

Per pianificare la dimissione di un paziente affetto da demenza di Alzheimer è essenziale la presenza di un familiare o di un caregiver di riferimento. La famiglia necessita di informazioni sul programma di cure per il problema che ha determinato l'ospedalizzazione ma anche su come probabilmente progredirà il decorso della demenza. È quindi importante già nei primi giorni di ospedalizzazione avviare un processo informativo-istruttivo rispetto a:

- come modificare gli ambienti per la sicurezza del paziente,
- schema assunzione farmaci: come somministrarli e come gestire l'eventuale rifiuto
- comunicazione verbale e non verbale (es.tocco): come comportarsi di fronte alle dimenticanze, all'agitazione o disturbi del comportamento
- gestione dell'alimentazione, risposo/sonno, eliminazione (es. incontinenza)
- segnali e comportamenti di dolore.

Contemporaneamente, se non già realizzato, supportare la famiglia nell'avviare le eventuali richieste per il riconoscimento dell'invalidità, assegno di cura, amministratore di sostegno.

L'assistenza nel medio e lungo termine si rivela essere alquanto logorante per chi assiste ed è giusto comunicare loro questa eventualità, già nelle prime giornate di ospedalizzazione. È quindi essenziale fornire al caregiver di riferimento le informazioni su come accedere ai sistemi di supporto, siano essi supporti strumentali, gruppi di supporto, risorse della comunità.

Il caregiver non deve sentirsi e non deve essere lasciato da solo nella gestione a domicilio di una persona così complessa, anche perché lo scenario che si andrà delineando determinerà una situazione di fragilità latente che è importante segnalare dal primo giorno ai servizi sociali, al fine di considerare l'attivazione e l'accesso precoce di servizi assistenziali (infermieristici e/o medici) a domicilio, o l'attivazione di servizi diurni che siano di supporto per il paziente e per chi lo assiste. Il caregiver di un paziente affetto da demenza di Alzheimer, va quindi assistito sia nell'intraprendere un programma strutturato per il paziente che nello sviluppare e, al termine, valutare un programma di assistenza e di supporto per sé.

Riconciliare la terapia

La riconciliazione o revisione della terapia è il processo che verifica i farmaci del paziente ad ogni cambiamento del luogo di cura, come ad esempio la dimissione dall'ospedale, per identificare quali farmaci sono stati aggiunti, sospesi o cambiati rispetto alla lista dei farmaci pre ammissione. La riconciliazione è un momento che fornisce un'opportunità ai clinici di verificare che i pazienti capiscano quali farmaci stanno assumendo, come assumerli e perché assumerli.

La riconciliazione della terapia si basa sulle seguenti azioni:

- avere una lista completa dei farmaci e eventuali prodotti erboristici pre ricovero e degli orari
- avere una lista dei farmaci assunti dal paziente al momento della dimissione e degli orari
- verificare le variazioni di terapia avvenute durante l'ospedalizzazione ed i motivi di tali modifiche. Ad esempio se durante il ricovero è stato iniziato un inibitore di pompa protonica per la profilassi dell'ulcera da stress, una terapia antibiotica, un trattamento antitrombotico con eparina a basso peso molecolare sottocute, sarà necessario porsi la domanda: *alla dimissione questi trattamenti sono ancora necessari? se Si per quanto tempo?*
- se, durante l'ospedalizzazione, un farmaco è stato sostituito con un farmaco diverso ma della stessa classe le domande da porsi sono:
  - *alla base del cambiamento vi era un'indicazione terapeutica?*

    oppure
  - *la sostituzione è avvenuta sulla base della disponibilità del farmaco secondo il prontuario farmaceutico ospedaliero?*
- se la sostituzione era terapeutica il paziente deve essere informato della sostituzione e prendere confidenza con la nuova confezione e forma della pastiglia/compressa.
- orari dei farmaci: *durante il ricovero sono stati modificati gli orari? Per quale motivo? I motivi sono terapeutici o organizzativi...; se terapeutico è ancora attivo? A domicilio come possiamo coniugare gli orari dei farmaci con i ritmi di vita e le abitudini del paziente?*

Una volta definita una precisa lista dei farmaci alla dimissione, il medico deve comunicare questa informazione in modo efficace al paziente e/o ai caregiver. Il paziente al momento della dimissione deve essere in possesso di uno **schema di terapia** con:

- *lista dei farmaci con dosaggio e quantità* compresi i farmaci da banco e i prodotti di erboristeria
- *orari di assunzione* che devono coniugare ritmi di vita del paziente, abitudini e indicazioni terapeutiche
- *modalità di assunzione*: prima, durante o dopo il pasto, a stomaco pieno o vuoto, con acqua o quali bevande evitare (es. succo di pompelmo)
- *interazioni*: es. tra farmaci e alimenti o tra farmaci e prodotti erboristici.

Comprendere la traiettoria di malattia

I problemi di salute affronati in questo trattato sono stati affrontati considerando la **traiettoria di malattia.** Il processo di cura e di assistenza a volte parte dall'evento acuto per poi svilupparsi nelle azioni di autocura e di gestione del carico dei sintomi come ad esempio la cardiopatia ischemica, in altri affronta l'insorgenza della malattia, i comportamenti di autocura e poi la gestione delle esacerbazioni come ad esempio la broncopneumopatia cronica ostruttiva. Le malattia croniche progressive considerano anche la gestione dei sintomi e inglobano l'approccio di cure palliative simultanee e di fine vita. L'approccio alle traiettorie fornisce una panoramica concettuale ma i pazienti non debbono essere inseriti in modo standardizzato in una categoria poichè quelle che presenteremo di seguito considerano prevalentemente la dimensione fisica e meno gli elementi psico-sociali che potrebbero modificare la loro mappatura.

La comprensione di quale tipo di traiettoria di malattia ha un paziente permette di fornire risposte a due importanti e comuni domande: *"Cosa mi accadrà?"*e *"Quanto tempo mi rimane?"*. Comprendere il normale corso della malattia include sia il lasso di tempo previsto fino alla morte che ciò che il paziente si aspetta che accada con la progressione della malattia. Spesso la lunghezza di tempo è meno importante per i pazienti rispetto a cosa accadrà nei giorni, mesi, anni successivi.

Sebbene la malattia di ciascun paziente, e la conseguente morte possano differire tra loro, sono state elaborate delle traiettorie di malattia cronica progressiva (**Figura zero.3**).

1. periodo breve di evidente declino. Questa traiettoria è più comune tra i pazienti che

Periodo breve di evidente declino

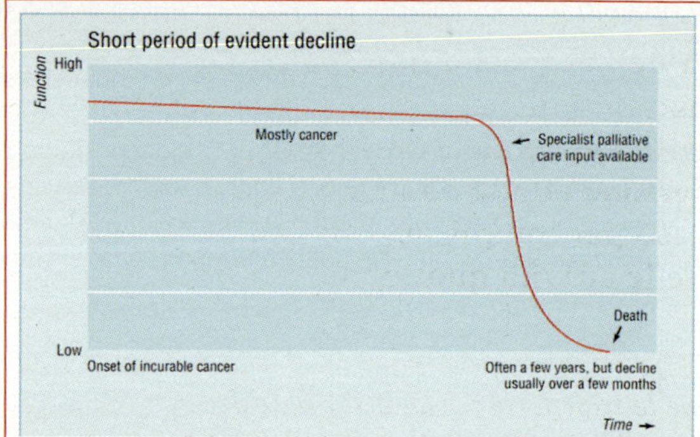

Limitazioni a lungo termine con episodi intermittenti di riacutizzazione

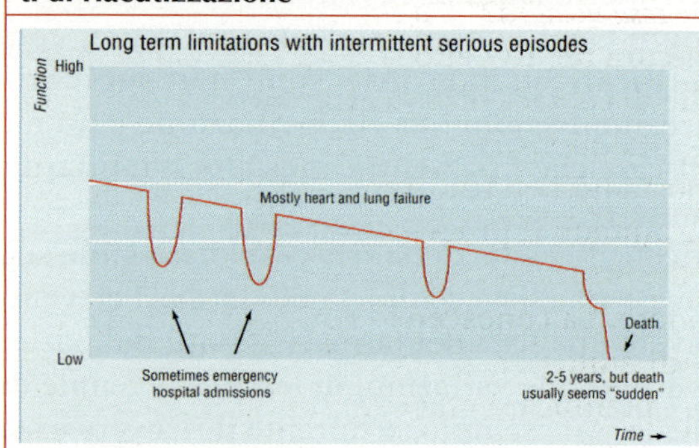

Declino prolungato

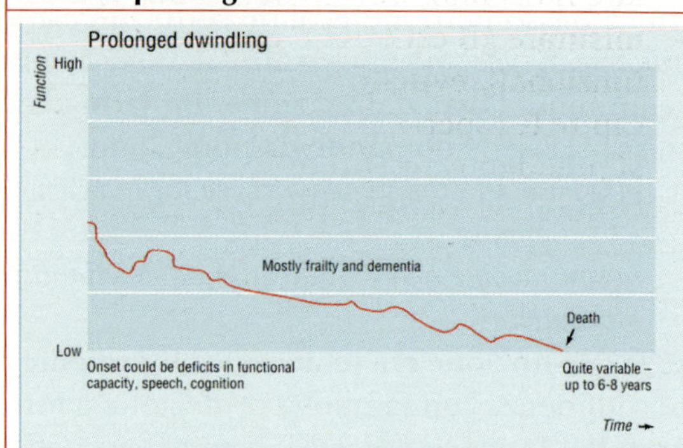

Figura zero.3 Traiettorie di malattia delle persone con malattia cronica progressiva (Murray et al 2005).

convivono con una malattia che potrebbe essere fatale, come il cancro. La funzionalità rimane abbastanza elevata durante il decorso della malattia. La gradualità dell'evoluzione, grazie alle maggiori disponibilità di trattamento, permette elaborare la prognosi e individuare le esigenze palliative e pianificare le cure di fine vita.

2. Limitazioni a lungo termine con episodi intermittenti di riacutizzazione.

Tale traiettoria è "tipica" delle malattia croniche, che hanno un graduale deterioramento dello stato di salute e funzionale,come l'insufficienza cardiaca e la BPCO. Queste malattie sono anche conosciute come esacerbanti-remittenti, che significa semplicemente che i pazienti sperimentano esacerbazioni periodiche (riacutizzazioni o peggioramento) della malattia che spesso richiedono accessi al pronto soccorso o ospedalizzazione. I sintomi migliorano, il susseguirsi delle riacutizzazioni tuttavia determina un graduale declino dello stato funzionale e di salute.

3. Declino prolungato o traiettoria della fragilità. Questa traiettoria è caratteristica della disabilità progressiva a partire da un già basso livello di funzionalità fisica e cognitiva ed è caratterizzata da un lento declino verso la morte con progressivo peggioramento della perdita della capacità funzionale. Questi pazienti richiedono massima assistenza e cura per un lungo periodo di tempo prima del sopraggiungere della morte; solitamente sono affetti da fragilità generale e declino di tutti i sistemi, come i grandi anziani affetti da multi-patologia o persone affette da demenza o Alzheimer. I pazienti con questo tipo di traiettoria muoiono spesso per complicanze associate all'essere completamente dipendenti nello svolgimento di tutte le attività quotidiane.

Utilizzare le traiettorie di malattia nell'assistenza infermieristica

Come le traiettorie possono essere utilizzate per pianificare e realizzare la cura ai pazienti? Le informazioni prognostiche al paziente sono di competenza medica, tuttavia gli infermieri le condividono perchè spesso i pazienti e i familiari rivolgeranno anche a loro le domande: *"Quanto tempo mi rimane?" " Che cosa accadrà?" " a chi rivolgermi per..."*; paziente e famiglia, oltre ad adottare comportamenti di auto-cura relativi allo stile di vita, a come assumere i farmaci, come gestire i sintomi, necessitano anche di conoscere cosa aspettarsi nei mesi, settimane e giorni a venire e quali aspetti pratici della loro vita quotidiana cambieranno.

Nonostante non tutti rientreranno in una prognosi di traiettoria specifica della malattia, le traiettorie aiutano il programma sia del paziente che dell'infermiere per i bisogni del paziente (**Figura commentata zero.4**). È preferibile che il paziente sia informato e preparato a ciò che potrebbe accadere. La conoscenza delle possibili traiettorie di malattia e di come esse differiscano può essere di aiuto per:

- pianificare una cura individualizzata
- ricercare modalità e strategie assistenziali, educative, riabilitative, per modificare o rallentare il declino funzionale tracciato dalla traiettoria
- misurare gli esiti degli interventi assistenziali, quali ad esempio mantenimento di capacità funzionali, evitabilità di riacutizzazioni,
- capire le esperienze comuni delle persone che convivono con la malattia e dei famigliari che si prendono cura di loro;
- promuovere cure palliative simultanee e di fine vita.

Figura commentata zero.4 Traiettoria di malattia e bisogni assistenziali applicati alla malattia di Parkinson (Brugnolli, 2012).

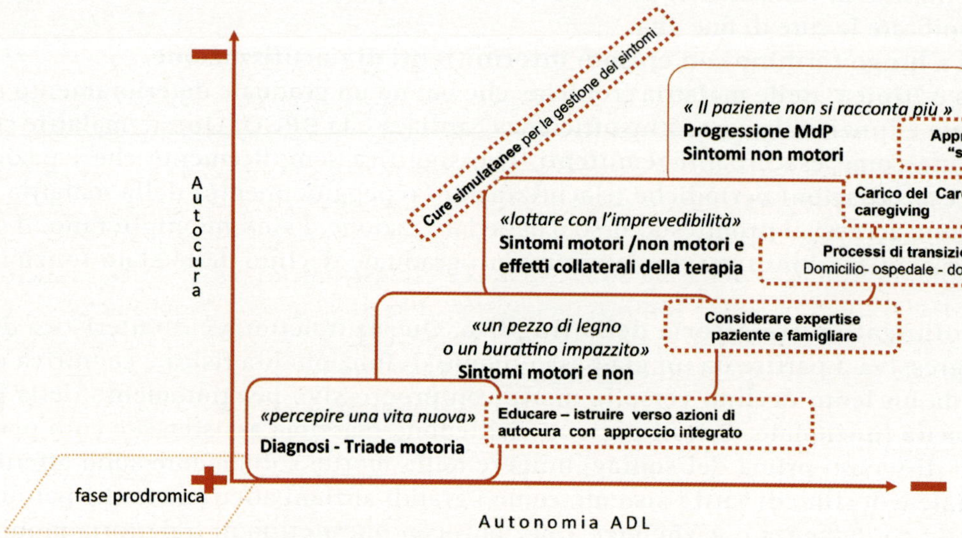

A fini esemplificativi in questa mappa **è rappresentata la traiettoria di malattia della persona con Malattia di Parkinson e alcuni principi che possono essere declinati nell'assistenza.** L'evoluzione della malattia e le sue fasi sono analizzate per comprendere l'esperienza e vissuto di malattia, i meccanismi fisiopatologici che determinano i segni e sintomi e alcune chiavi di lettura psico-sociali.

Lo sviluppo della malattia in tutte le sue fasi permette di:

- soffermarsi sulla pertinenza e necessità di interventi educativi e riabilitatitivi - con approccio integrato e interdisciplinare verso paziente e famiglia: come assumere la levodopa, dieta, organizzare l'ambiente domestico, esercizi e attività fisica
- riflettere sul contributo nella cura e assistenza di pazienti famigliari esperti
- mettere in rilievo le fatiche del caregiver e l'impatto di queste [fatiche] sulla sua salute
- approccio di cure simultanee e palliativo di fine vita, anche per pazienti non oncologici, per la gestione dei sintomi, e il sostegno alla famiglia in scelte difficili (es. scelta di nutrizione tramite PEG,...) e garantire un approccio globale;
- analizzare le modalità per gestire processi di transizione, ad esempio gli effetti dei cambiamenti di orario dei pasti da casa a ospedale sulle discinesie; come ridurre gli effetti "negativi" di una esposizione frammentata alle cure infermieristiche determinata dai multi-trasferimenti all'interno di un ospedale organizzato per intensità di cura
- sviluppare una visione territoriale su risorse e opportunità assistenza domiciliare, ausili, etc.

Garantire cure palliative ai pazienti non oncologici e cure palliative simultanee

Significato di cure palliative

Le cure palliative sono un approccio integrato in grado di migliorare la qualità di vita dei malati e delle loro famiglie che si trovano ad affrontare le problematiche associate a malattie inguaribili, attraverso la prevenzione e il sollievo della sofferenza per mezzo di una identificazione precoce e di un ottimale trattamento del dolore e delle altre problematiche di natura fisica, psicosociale e spirituale (WHO, 2005). Gli elementi chiave di questa definizione, tutt'ora valida, sono la traiettoria della malattia che ha una progressione irreversibile con presenza di sofferenza e con assenza di terapia, la tipologia della malattia che non è esclusivamente paziente con cancro ma considera altre malattie come la sclerosi multipla, l'ictus, l'insufficienza renale cronica, BPCO, lo scompenso cardiaco e il Parkinson. Le cure palliative hanno come esito atteso il maggior controllo del dolore e dei sintomi e il miglioramento della qualità della vita.

Dal punto di vista storico nel corso degli anni l'Organizzazione Mondiale della Sanità (WHO) ha modificato e integrato la definizione di cure palliative: negli anni '90 erano considerate cure per pazienti affetti da un disordine non responsivo al trattamento curativo, successivamente nel 2002 la definizione è stata integrata ampliandola ai pazienti con un disordine minaccioso per la sopravvivenza e nel 2013 sono considerate come interventi terapeutici ed assistenziali finalizzati alla cura totale dei malati e delle loro famiglie la cui malattia è caratterizzata da una inarrestabile evoluzione e da una prognosi infausta che non risponde più ai trattamenti specifici. Attualmente è stata ulteriormente integrata introducendo il concetto di cure dinamiche ampliando il target anche ai pazienti con patologia non oncologici, prende in considerazione le caratteristiche del paziente e della malattia tenendo in considerazione la progressione e l'inguaribilità della malattia.

Cure palliative alle persone con patologia cronica

Le cure palliative sono rivolte ai pazienti con patologie non più responsive ai trattamenti, in cui l'obiettivo diviene quello di controllare i sintomi e alleviare le sofferenze. In quest'ottica sarebbe quindi opportuno una progressiva diminuzione di quelle pratiche invasive, che non producono alcun beneficio al paziente ma prolungano solo le sofferenze. Sono diversi gli interrogativi che suscita l'apertura delle cure palliative ai pazienti non oncologici, dal momento che molte malattie croniche hanno un decorso con un andamento non lineare, segnato da riacutizzazioni e fasi di stabilità; tuttavia, è un fraintendimento comune considerare le cure palliative come un approccio dedicato unicamente alla fase terminale della vita del paziente. Il crescere della vita media ha avuto come conseguenza un incremento dell'incidenza delle patologie croniche e ha comportato uno spostamento dell'attenzione delle cure palliative verso i pazienti con malattie croniche non tumorali. Nei Paesi sviluppati, infatti le cause di morte più frequenti sono le patologie cardiovascolari e respiratorie, rispetto a quelle oncologiche.

La letteratura evidenzia inoltre che, a parità di sintomi, i pazienti affetti da patologie croniche presentano livelli d'intensità più severa riguardo la dispnea, la debolezza, la stanchezza e il disorientamento rispetto ai pazienti oncologici (**Tabella zero.I**).

Mentre lo stato di terminalità nei pazienti oncologici inizia con il fallimento dei trattamenti anti-cancro ed ha un andamento rapido e facilmente prevedibile, nei pazienti con compromissione delle facoltà psico-fisiche, la graduale perdita delle funzionalità residue rende complesso individuare il momento giusto per iniziare i trattamenti palliativi.

È evidente, invece, che le malattie croniche che si generano da una insufficienza organica, come la BPCO e lo scompenso cardiaco, nella maggior parte dei casi, pur essendo caratterizzate da un costante declino sul piano clinico, hanno traiettorie ricorsive, determinate da episodiche riacutizzazioni seguite da fasi di stabilità clinica, le quali richiedono frequenti ospedalizzazioni.

Il riconoscimento preciso di quanto tempo rimane prima che sopraggiunga la morte è particolarmente complesso da valutare, tanto da indurre i professionisti a chiedersi: *"quale sarà la riacutizzazione alla quale non seguirà alcun recupero?"* L'incertezza della traiettoria disegnata da patologie dall'andamento imprevedibile è quindi l'elemento che rappresenta l'ostacolo principale alla diffusione delle cure palliative ai pazienti non oncologici e rende più difficoltoso individuare il timing giusto per la transizione da una cura prevalentemente attiva ad una cura centrata sulla palliazione.

Tabella *zero*.I Confronto dei sintomi e dei bisogni / problemi assistenziali, a livello di intensità moderato – severo, tra i pazienti non cancro e i pazienti oncologici.
(Ostgathe et al., 2010; De Korte-Verhoef et al., 2014)

Sintomo / *Bisogno assistenziale*	Non cancro	Cancro
Debolezza	92.3%	84.5%
Assistenza nelle attività di vita quotidiana (ADL)	90.3%	72.8%
Stanchezza	75.4%	66.7%
Organizzazione delle cure/supporto sociale	55.4%	49.4%
Cura delle ferite	40.3%	21.7%
Dispnea	40%	29%
Somm.ne antibiotici	29%	12%
Ossigeno terapia	26%	10%
Somm.ne diuretici	24%	1%

È noto che l'abilità dei professionisti nel riconoscere il tempo residuo e predire la sopravvivenza è scarsa, e va sottolineato anche che alcuni autori sono concordi nell'affermare che questa mancanza potrebbe compromettere la possibilità di dedicare del tempo a migliorare la qualità di vita che rimane ai pazienti, negando loro il diritto di prepararsi alla morte. Che la difficile e spesso imprecisa definizione prognostica sia l'ostacolo più rilevante che ostacola la diffusione delle cure palliative nei pazienti non affetti da patologia oncologica è rappresentato dal fatto che numerosi studi ritengono questo primo scoglio come l'antecedente a tutti gli altri. Vi è evidenza, infatti, che una mancata valutazione della traiettoria di malattia aumenta la necessità di assistenza rispetto a quanto pianificato, incrementa la percentuale di insuccessi nell'individuazione dell'evento-morte e, qualora venissero fondati i criteri di accesso alle cure palliative solo su stime prognostiche, potrebbero essere trascurati i bisogni di palliazione nei pazienti con prognosi favorevole, precludendo pertanto lo sviluppo di modelli adatti ad ogni stadio di malattia, dalla diagnosi al fine vita.

Un strumento semplice e di utilizzo sempre più diffuso per favorire l'identificazione di questi malati è la cosiddetta domanda sorprendente: *"Saresti sorpreso se questo malato morisse nei prossimi 12 mesi?"*; uno strumento semplice, che può essere utilizzato in modo concreto e sembra avere un forte valore prognostico nei malati di cancro e più in generale nei malati con patologie croniche degenerative in fase avanzata Un tale approccio valutativo non comporta, naturalmente, la formulazione di una precisa anticipazione prognostica, anche in termini di durata della malattia, quanto piuttosto cerca di prevedere i bisogni di questi malati. L'obiettivo principale è quindi quello di garantire le cure più appropriate al momento giusto; tale risultato è prioritario rispetto alla formulazione di una previsione sul tempo di vita residuo, poiché conduce ad una organizzazione delle cure "proattiva" e allineata alle preferenze del paziente stesso.

Le cure palliative simultanee

Le cure palliative vengono definite simultanee qualora vengano attuate sul paziente affetto da malattia inguaribile, ma non ancora in fase terminale, e prendono in carico il malato e la famiglia in un momento in cui sono contestualmente praticate terapie finalizzate al controllo dei sintomi della malattia e contestualmente tutte le problematiche legate alla prognosi. Le cure palliative simultanee sono una serie di interventi effettuati prima dell'insorgere della fase terminale di malattia, si integrano in modo incrementale e devono essere applicate precocemente nel corso della malattia, in combinazione anche con altre terapie; comprendono la cura di tutta la persona inclusi i bisogni fisici, psicologici, sociali e spirituali in una logica di percorso e contemplano il rendere la persona e la famiglia consapevoli della prognosi (**Figura zero.5**). Il concetto di offrire le cure palliative solo alla fine della vita non si adatta a molte situazioni della pratica comune, nelle quali i malati che possono trarre benefici da terapie che modificano il progredire della malattia sino alla fine della vita.

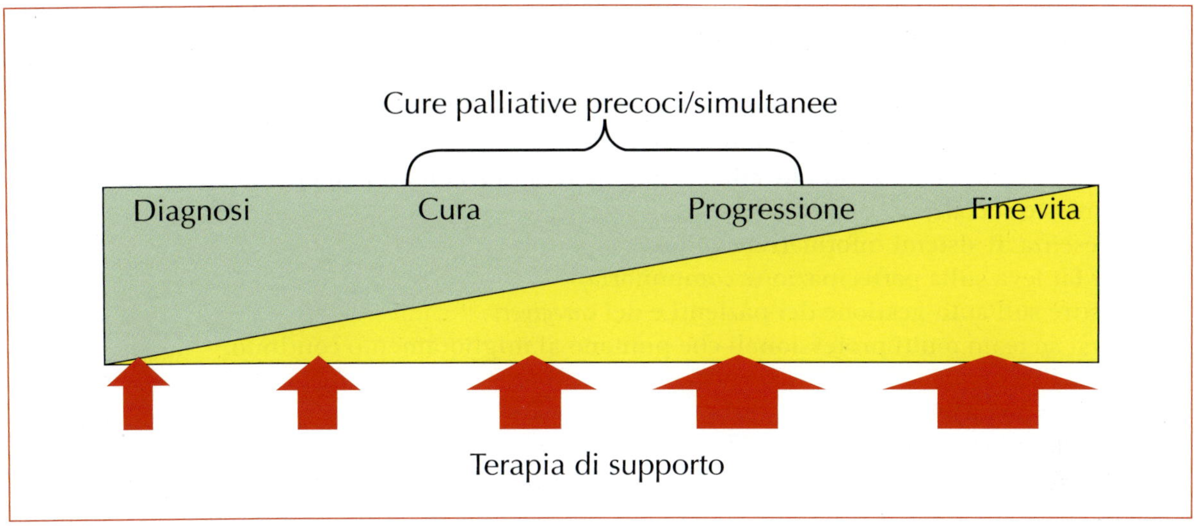

Figura zero.5 Cure Simultanee.

L'approccio di intervento globale comprende: terapie finalizzate al controllo della malattia ormai inguaribile, gestione del dolore e di tutti i sintomi somatici come anche tutte le problematiche legate alla prognosi, il supporto nel percorso di comunicazione della prognosi, nell'accettazione graduale dell'inguaribilità e nel percorso di decision making.

BOX *Chronic Care Model*

Sono stati elaborati molti modelli di approccio alla persona con malattia cronica, con l'obiettivo di indirizzare l'organizzazione dei servizi e la cultura professionale dei team sanitari e sociali. Gli elementi comuni a questi modelli:

- il passaggio da un'assistenza "reattiva" a un'assistenza "proattiva", che non attende la domanda dell'utente ma si attiva a individuarlo e a segirlo per prevenire o ritardare le complicanze
- un'assistenza basata sulla popolazione, sulla stratificazione del rischio e su differenti livelli di intensità assistenziali;
- il riconoscimento che le cure primarie devono essere il punto centrale dei sistemi assistenziali con forti collegamenti con il resto del sistema;
- l'erogazione di un'assistenza focalizzata sui bisogni individuali della persona, nel suo specifico contesto sociale;
- la presenza di sistemi informativi evoluti;
- poter far leva sulla partecipazione comunitaria;
- investire sull'auto-gestione dei pazienti e dei *caregiver*;
- basarsi su team multi professionali che puntano al miglioramento continuo.

Chronic Care Model

A livello internazionale, il modello che ha influenzato maggiormente l'approccio alla gestione dei pazienti con patologie croniche è stato il *Chronic Care Model* (CCM). È un modello sviluppato dal professor Edward Wagner e dai suoi colleghi del *Mc Coll Institute for Health Innovation*, in California nel 1998, ed è frutto di una revisione della letteratura effettuata da un *panel* di esperti.

Riconoscendo i fallimenti di un sistema che era ancorato al modello per acuti con grande enfasi sui pazienti in grado di autogestirsi, il *Chronic Care Model* si basa sulla premessa che un'assistenza di alta qualità ai pazienti con condizioni croniche è caratterizzata dall'interazione tra *team* di professionisti e pazienti-famiglia, comprendendo valutazione, supporto al *self-management*, ottimizzazione della terapia e *follow-up*.

Il *Chronic Care Model* individua le variabili fondamentali (**Figura zero.6**) per rendere possibile un approccio "sistemico" alle malattie croniche (Nolte and McKee, 2008):

1. **Le risorse della comunità.** Per migliorare l'assistenza ai pazienti cronici le organizzazioni sanitarie devono stabilire solidi collegamenti con le risorse della comunità: gruppi di volontariato, gruppi di auto aiuto, centri per anziani autogestiti.
2. **Le organizzazioni sanitarie.** Una nuova gestione delle malattie croniche dovrebbe entrare a far parte delle priorità degli erogatori e dei finanziatori dell'assistenza sanitaria. Se ciò non avviene difficilmente saranno introdotte innovazioni nei processi assistenziali e ancor più difficilmente sarà premiata la qualità dell'assistenza.

Questi primi due punti sono caratterizzati da una forte valenza politica, i successivi quattro caratterizzano il percorso assistenziale dei pazienti affetti da disturbi cronici.

3. **Il supporto all'auto-cura.** Nelle malattie croniche il paziente diventa il protagonista attivo dei processi assistenziali. All'interno di strategia *patient-centred*, uno degli obiettivi è anche quello di educare il paziente e renderlo consapevole e responsabile del proprio stato di salute Il paziente vive con la sua malattia per molti anni; la gestione di queste malattie può essere insegnata alla maggior parte dei pazienti e un rilevante segmento di questa gestione (la dieta, l'esercizio fisico, l'uso dei farmaci, il monitoraggio della pressione, del glucosio del peso corporeo, etc.) può essere trasferito sotto il loro diretto controllo. Il supporto all'auto-cura significa aiutare i pazienti e le loro famiglie ad acquisire abilità e fiducia nella gestione della malattia, procurando gli strumenti necessari e valutando regolarmente i risultati e i problemi.
4. **Modello organizzativo.** La struttura del *team* assistenziale (medici di famiglia, infermieri, educatori) deve essere profondamente modificata, introducendo una chiara condivisione del lavoro e separando l'assistenza ai pazienti acuti dalla gestione programmata ai pazienti cro-

nici. Un percorso di cura centrato sul paziente e sulla gestione della patologia cronica che lo interessa richiede collaborazioni e lavori di tipo interprofessionale tra operatori sanitari -guida sono rinforzate da un'attività di sessioni di aggiornamento per tutti i componenti del team.

5. **Il supporto alle decisioni.** L'adozione delle linee-guida evidence based fornisce al team gli standard per erogare un'assistenza ottimale ai pazienti cronici.
6. **I sistemi informativi computerizzati.** I sistemi informativi computerizzati svolgono tre importanti funzioni: 1) come sistema di allerta che aiuta i *team* delle cure primarie ad attenersi alle linee-guida. L'adozione di linee-guida non sarebbe attuabile senza un potente sistema informativo che funziona da allerta e da *feedback* di dati.2) come *feedback* per i medici mostrando i loro livelli di performance nei confronti degli indicatori delle malattie croniche, come i livelli di emoglobina A1c e di lipidi; 3) come registri di patologia per pianificare la cura individuale dei pazienti e per amministrare un'assistenza *"population-based"*. I registri di patologia (una delle caratteristiche centrali del *Chronic Care Model)* sono liste di tutti i pazienti con una determinata condizione cronica in carico a un *team* di cure primarie.

L'obiettivo finale del *Chronic Care Model* è un paziente informato che interagisce con un *team* preparato e proattivo, con lo scopo di ottenere cure primarie di alta qualità, un'utenza soddisfatta e miglioramenti nello stato di salute della popolazione (**Figura zero.6**).

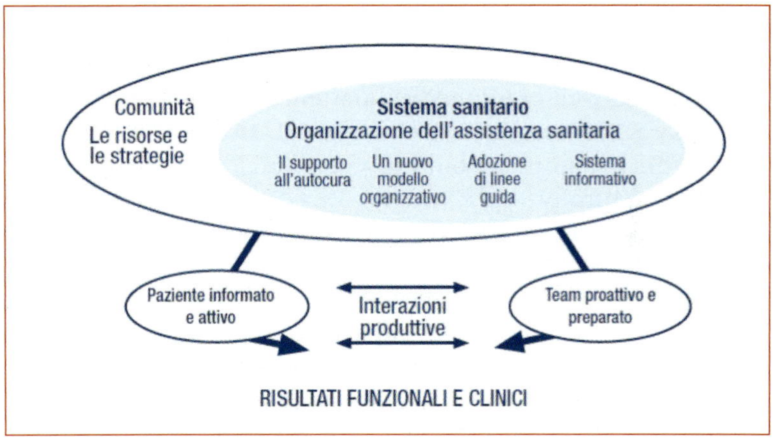

Figura zero.6 Chronic Care Model.

Bibliografia

Beernaert K, Deliens L, Vleminck A, Devroey D, Pardon K, Block LV, Cohen J. Is There a Need for Early Palliative Care in Patients With Life-Limiting Illnesses? Interview Study With Patients About Experienced Care Needs From Diagnosis Onward. Am J Hosp Palliat Care. 2015 Apr 7: 1-9.

Bell J. M. (2013) Family Nursing Is More Than Family Centred Care. Journal of Family Nursing 19(4) 411– 417

Brown, C.J., Friedkin, R.J., & Inouye, S.K. (2004). Prevalence and outcomes of low mobility in hospitalized older patients. *Journal of the American Geriatric Society, 52,* 1263-1270.

Brugnolli A. (2012) Relazione *"L'infermiere e il paziente affetto da malattia neurovegetativa"* Convegno Un approccio integrato alla malattia di Parkinson. Trento

Brummel, N.E., Balas, M.C., Morandi, A., Ferrante, L., Gill, T.M., & Ely, E.W. (2015). Understanding and reducing disability in older adults following critical illness. *Critical Care Medicine 43*(6), 1265-1275.

Buurman, B.M., Van Munster, B.C., Korevaar, J.C., De Haan, R.J., & De Rooij, S.E. (2011). Variability in measuring (instrumental) activities of daily living functioning and functional decline in hospitalized older medical patients: a systematic review. *J Clin Epidemiol, 64*(6), 619-627

Covinsky KE, Pierluissi E, Johnston CB. Hospitalization-associated disability: "She was probably able to ambulate, but I'm not sure". *JAMA*. 2011 Oct 26;306(16):1782-93.

Coyne, I., Murphy, M., Costello, T., O'Neill, C., & Donnellan, C. (2013). A survey of nurses' practices and perceptions of family centred care in Ireland. *Journal of Family Nursing,* 19(4), 469-488

De Korte-Verhoef M. C., Pasman H. R. W., Schweitzer B. P., Francke A. L., Onwuteaka-Philipsen B. D., & Deliens L. (2014). Reasons for hospitalisation at the end of life: differences between can1cer and non-cancer patients. *Supportive Care in Cancer, 22*(3), 645-652.

Delmar C et al. Independence/dependence – a contradictory relationship? Life with a chronic illness *Scand J Caring Sci;* 2006; 20; 261–268

Detsky SA, Krumholz HM. Reducing the Trauma of Hospitalization *JAMA* 2014, 311

Duggan, P. S., Geller, G., Cooper, L. A., & Beach, M. C. (2006). The moral nature of patient-centeredness: Is it "just the right thing to do"? *Patient Education and Counseling, 62*(2), 271-276.

Frampton S., Guastello S, Brady C., Hale M., Horowitz S., Bennett Smith S., Stone S. (2008). *Patient Centered Care, Improvement Guide.* Planetree (www.planetree.org) and Picker Institute (www.pickerinstitute.org).

Garetto F, Seminara M et al. "Simultaneous care": lusso per pochi o modello riproducibile? Dalla collaborazione fra Ospedale e Onlus, lo sviluppo di un modello organizzativo centrato sul paziente. La rivista Italiana di Cure Palliative. Primavera 2010; X (1): 47-53.

Krumholz HM. Post-Hospital Syndrome. An Acquired, Transient Condition of Generalized Risk. *N Engl J Med* 2013;368:100-102

Murray SA, Kendall M, Boyd K, Sheikh A. Illness trajectories and palliative care. BMJ. 2005 Apr 30;330(7498):1007-11.

Nolte E., McKee M, European Observatory on Health Systems and Policies (2008) Caring for people with chronic conditions. A health system perspective McGraw – Hill, Open University Press

Ostgathe C., Alt-Epping B., Golla H., Gaertner J., Lindena G., Radbruch L., Voltz R. (2010). Non-cancer patients in specialized palliative care in Germany: what are the problems? *Palliative medicine, 25*(2), 148-152.

Registered Nurses' Association of Ontario (2014). *Care Transitions.* Clinical Best Practice Guidelines. [online]. www.rnao.ca/bestpractices

Registered Nurses' Association of Ontario. (2015). *Person- and Family-Centred Care.* Toronto, ON: Registered Nurses' Association of Ontario.

Scholl, I., Zill, J.M., Harter, M., & Dirmaier, J. (2014). An Integrative Model of Patient-Centeredness – A Systematic Review and Concept Analysis. *PLOS ONE* 9(9):e107828.

Uijen AA, Schers HJ, Schellevis F G, van den Bosch WJ. How unique is continuity of care? A review of continuity and related concepts. *Fam Pract* 2012; 29 (3): 264-271

Van Mechelen W, Aertgeerts B, De Ceulaer K, Thoonsen B, Vermandere M, Warmenhoven F, Van Rijswijk E, De Lepeleire J. Defining the palliative care patient: a systematic review. Palliat Med. 2013 Mar;27(3):197-208.

Zannini L. (2008) Medical humanities e medicina narrativa.Nuove prospettive nella formazione dei professionisti della cura Milano Raffaello cortina Editore

1

Ipertensione arteriosa

Anna Brugnolli, Anita Bevilacqua,
Annamaria Stanzial, Luisa Saiani

La **pressione arteriosa** (PA) è la forza esercitata dal sangue contro la parete delle arterie. Quando il cuore si contrae e il sangue passa nelle arterie, si registra la pressione arteriosa più alta, detta **'sistolica' o 'massima' (PAS)**; tra un battito e l'altro il cuore si riempie di sangue e all'interno delle arterie si registra la pressione arteriosa più bassa, detta **'diastolica' o 'minima'(PAD)**. La pressione sistolica riflette la pressione esercitata contro le pareti arteriose quando i ventricoli si contraggono, mentre la diastolica riflette la forza esercitata sulle pareti arteriose nella fase di rilassamento; la differenza tra la pressione sistolica e diastolica è detta **pulsatoria o differenziale** (Kasper et al., 2015).

Molto si è discusso su quali siano i valori di pressione arteriosa da considerare non normali. **L'ipertensione arteriosa è definita da valori di pressione sistolica ≥ 140 e/o pressione diastolica ≥ 90** basati sul risultato di studi nei quali i pazienti che presentavano tali valori avevano un beneficio dalla riduzione pressoria indotta dal trattamento (ESH/ESC, 2018, 2021).

Nel 2018 e 2021 le società Europee dell'Ipertensione Arteriosa e di Cardiologia hanno proposto, confermandola negli anni successivi, la **classificazione e definizione della pressione arteriosa** misurata in ambulatorio prendendo il valore medio di due o più misurazioni della PA in posizione seduta durante una o due o più visite ambulatoriali (**Tabella 1.I**) (ESH/ESC, 2021). Le linee guida NICE sull'ipertensione arteriosa dell'adulto (2019) propongono invece tre rilevazioni dei valori pressori durante il primo approccio, se il valore medio delle due misurazioni più basse supera i 140/90 mmHg consiglia di eseguire **monitoraggio pressorio delle 24 ore** o un controllo ripetuto dei valori pressori a domicilio.

L'ipertensione in base ai valori della PA sistolica e diastolica è **classificata in 3 gradi (Tabella 1.I)**, oltre a questa classificazione ci sono anche l'ipertensione sistolica o diastolica isolata e L'ipertensione borderline. **L'ipertensione sistolica isolata** è un'evenienza frequente nei pazienti anziani ed è definita da valori sistolici superiori a 140 mmHg con una pressione diastolica inferiore a 90 mmHg. Il fenomeno della ipertensione sistolica isolata negli anziani è dovuto alla perdita di elasticità delle arterie che, essendo più rigide, non riescono ad assorbire tutta l'energia di spinta prodotta dal cuore e trasmessa dal sangue dilatandosi leggermente e a restituirla gradatamente durante la diastole. I valori pressori aumentano con gli anni, ma le variazioni di pressione arteriosa sistolica (PAS) e diastolica (PAD) hanno un differente andamento temporale, in relazione al progressivo irrigidimento delle grandi arterie all'avanzare dell'età. La pressione diastolica aumenta progressivamente fino ai 55 anni e poi si stabilizza o addirittura decresce, mentre la pressione sistolica continua ad aumentare anche in età molto avanzata. Nei soggetti di età < 45 anni

Tabella 1.I Classificazione dei livelli di pressione arteriosa (ESC/ESH, 2018, 2021)

	Categoria	Sistolica		Diastolica
Normale	Ottimale	<120	e	<80
	Normale	120-129	e/o	80-84
	Normale alta "rischio"	130-139	e/o	85-89
Ipertensione	Grado 1	140-159	e/o	90-99
	Grado 2	160-179	e/o	100-109
	Grado 3	≥180	e/o	≥110
	Sistolica isolata	≥ 140	e	<90

La categoria di pressione arteriosa è definita dal valore più alto di sistolica o diastolica. L'ipertensione sistolica isolata va graduata in 1, 2 o 3 in base alla pressione arteriosa sistolica. La presente classificazione è usata per tutte le persone di età superiore a 16 anni.

invece è frequente il riscontro di valori sistolici minori di 140 mmHg e diastolici ≥ a 90 mmHg, una condizione definita **ipertensione diastolica isolata.**

Per **ipertensione da camice bianco** si intende un temporaneo innalzamento dei valori pressori oltre la norma che si manifesta solo in determinate circostanze essenzialmente legate a dinamiche di natura emotiva ed è presente in circa un quarto degli ipertesi, più frequentemente donne, con un'ipertensione di recente insorgenza e di grado lieve. Nella maggior parte dei casi, questo tipo di ipertensione emerge nel momento in cui il paziente si sottopone a un normale controllo della pressione arteriosa eseguito da personale sanitario; lo stato di agitazione che tale pratica provoca in alcuni soggetti può determinare tachicardia e aumento della pressione. Questa condizione non è tuttavia da considerare un "falso allarme", in quanto evidenze cliniche hanno dimostrato che l'ipertensione da camice bianco aumenterebbe il rischio di sviluppare un'ipertensione stabile, allo stesso tempo il suo riconoscimento permette di evitare terapie e cure non ancora necessarie. Inoltre recentemente è emerso che rispetto alla popolazione di soggetti normotesi, il rischio di mortalità cardiovascolare e per tutte le cause risulta aumentato nei soggetti con aumento stabile dei valori pressori clinici in due visite consecutive e normali valori pressori medi delle 24 ore. Tali risultati sono stati osservati anche dopo la correzione per i principali fattori di rischio e storia cardiovascolare (Mancia, Facchetti et al. 2015). Da evidenze recenti emerge infatti che i soggetti con ipertensione da camice bianco, non in trattamento farmacologico, presentano un rischio aumentato del 36% di eventi cardiovascolari, e del 33% del rischio di mortalità per tutte le cause (Cohen, Lolito ed al 2019).

Ipertensione borderline è un termine usato per descrivere una condizione in cui la pressione arteriosa solo occasionalmente supera i 140/90 mmHg. Queste persone sono più a rischio di sviluppare una pressione stabilmente elevata e generalmente tendono a presentare altri fattori di rischio cardiovascolare quali sovrappeso, dislipidemia e iperinsulinemia e richiedono di essere seguite strettamente e invitate a modificare il loro stile di vita.

Ipertensione mascherata è una condizione in cui i valori di pressione arteriosa risultano normali quando rilevati in ambulatorio ed elevati quando registrati fuori dall'ambiente clinico o con monitoraggio pressorio continuo (NICE, 2019). L'ipertensione mascherata può rimanere una condizione misconosciuta; attualmente in studio sono le possibili correlazioni tra ipertensione mascherata e rischio aumentato di eventi cardiovascolari.

Nella pratica clinica è importante fare riferimento a **criteri precisi** per porre **diagnosi di ipertensione arteriosa** e decidere quando dare inizio alle indagini cliniche e alla terapia. I criteri devono tener conto da una parte dei benefici derivanti dalla riduzione del rischio di eventi cardiovascolari e renali, di invalidità e di morte, dall'altra dei costi e dei rischi delle indagini e della terapia.

In **Tabella 1.II** sono sintetizzati benefici e svantaggi legati alla diagnosi ed eventuale trattamento dell'ipertensione arteriosa.

Tabella 1.II Valutazione rischi/benefici nella diagnosi di ipertensione arteriosa

	Benefici	Costi e rischi
Azione	Riduce il rischio di eventi cardiovascolari e renali, disabilità e morte Riduce i costi degli eventi cardiovascolari e renali gravi	Può determinare un effetto psicologico negativo Interferisce con la qualità della vita Necessita di cambiamenti nello stile di vita Sono possibili effetti collaterali della terapia Implica un costo per indagini e terapia
Non azione	Il soggetto non si sente "paziente", non modifica stile e qualità di vita Si evitano gli effetti collaterali e i rischi della terapia Si evitano i costi per indagini e terapia	Aumenta il rischio di eventi cardiovascolari e renali, di disabilità e morte Aumenta il costo degli eventi cardiovascolari e renali

Epidemiologia

L'ipertensione è una condizione cronica in costante aumento, per l'aumento dell'età della popolazione e dell'obesità, perché entrambe queste due variabili sono strettamente correlate ai valori di pressione arteriosa. La prevalenza di ipertensione in Italia è stimata nel 33 % nei maschi e 29% nelle femmine con un netto incremento con il crescere dell'età (Ricciardi et al., 2013).

Si stima che ogni anno si verifichino in Italia 385.000 nuovi casi di ipertensione (incidenza), soprattutto nelle fasce di età dai 45 ai 74 anni, di questi, circa 15% non sono trattati, 38% non sono trattati efficacemente e 47 % sono seguiti con un piano di cura efficace. Nel 95% dei casi l'ipertensione viene considerata essenziale perché non si riesce a stabilirne le cause, nel restante 5% tale condizione è secondaria ad altre patologie, esempio malattie del sistema endocrino o dei reni o dovuta all'assunzione di farmaci (Epicentro, 2013).

L'ipertensione è associata ai seguenti fattori di rischio: due non modificabili come sesso ed età, altri modificabili legati allo stile di vita: il 90-95% dei casi d'ipertensione arteriosa essenziale dipende da eccessivo consumo di sale, sovrappeso e obesità, scarsa attività fisica e abitudine al fumo. Esiste uno stretto rapporto tra consumo di sale e valori pressori, una bassa o contenuta assunzione di sodio sembrerebbe attenuare il fisiologico aumento pressorio che si verifica con l'aumentare dell'età e sarebbe in grado di diminuire significativamente la mortalità per patologie cardiovascolari (Ricciardi et al., 2013).

La pressione arteriosa a sua volta è il fattore di rischio più importante per l'ictus, l'infarto del miocardio, le arteriopatie periferiche, l'insufficienza renale cronica, la retinopatia. I livelli di pressione predicono inoltre la mortalità totale, la speranza di vita e contribuiscono a predire anche cause di morte non cardiovascolari: 10 mmHg in meno di pressione arteriosa sistolica o 5 mmHg in meno di pressione arteriosa diastolica spiegano la riduzione del rischio di ictus del 40%, quello dell'infarto e delle altre patologie coronariche del 20-25%; pertanto ridurre la media della pressione arteriosa nella popolazione permette di ridurre il rischio di sviluppare l'ictus, l'infarto del miocardio e altre patologie coronariche, lo scompenso cardiaco, la fibrillazione atriale, le patologie legate all'invecchiamento (demenza e disabilità) e di morire per cause cardiovascolari (Epicentro, 2013). Tra i fattori di rischio di queste malattie l'ipertensione arteriosa è al primo posto in tutti i paesi del mondo. Si stima che questa condizione, a livello mondiale, sia la causa del 6% di tutte le morti. Gli individui di razza nera sono a maggior rischio di ipertensione rispetto a quelli di razza bianca e, a parità di valori pressori, tendono ad avere un numero maggiore di eventi cerebrovascolari e minore di eventi coronarici (NICE, 2019).

Regolazione della pressione arteriosa e fisiopatologia dell'ipertensione

Per capire la patogenesi è importante analizzare i fattori coinvolti nella regolazione sia della pressione normale che dell'ipertensione.

La pressione arteriosa è il risultato della **gittata cardiaca (GC)** e delle **resistenze periferiche (RP)** (**Figura 1.1**).

La ***gittata cardiaca*** è determinata a sua volta dalla gittata sistolica e dalla frequenza cardiaca; la gittata sistolica dipende poi dalla *grandezza del compartimento vascolare* ovvero dal volume ematico circolante e dai fattori cardiaci ovvero *frequenza* e *contrattilità miocardica*.

Regolazione volume vascolare o meccanismi vascolari. In generale, modificazioni nel volume totale del liquido extracellulare si associano a modificazioni proporzionali del volume del liquido circolante. Il fattore principale che regola il volume è il sodio (Na+), uno ione prevalentemente extracellulare. Se l'introito di sodio supera la capacità del rene di eliminarlo, il volume circolante si espande, la gittata cardiaca aumenta e quindi aumenta la pressione arteriosa. Nella persona sana, con l'aumentare della pressione arteriosa, in risposta ad un alto introito di sodio, aumenta l'eliminazione renale di sodio e di acqua con conseguente riduzione del volume circolante e ritorno della pressione arteriosa nella norma.

Questo meccanismo avviene grazie ad un aumento della velocità di filtrazione glomerulare, una diminuzione della capacità di riassorbimento a livello dei tubuli renali e all'intervento di fattori ormonali quali il fattore natriuretico atriale. In presenza di una ridotta capacità renale di eliminare il sodio c'è bisogno di una pressione arteriosa maggiore per ottenere la natriuresi e raggiungere il bilancio del sodio. L'alterata secrezione del sodio può essere una conseguenza di una diminuita capacità tubulare renale di escrezione del sodio per una malattia intrinseca renale o per un'aumentata produzione di ormoni che trattengono sale (sistema renina-angiotensina-aldosterone, mineralcorticoidi). Il riassorbimento tubulare renale di sodio può essere accresciuto anche da un aumento dell'attività del sistema nervoso sul rene. Riflessi adrenergici modulano la pressione arteriosa a breve termine e, assieme a fattori ormonali e fattori correlati al volume, contribuiscono alla sua regolazione a lungo termine.

La contrattilità cardiaca o attività cardiaca è condizionata dal sistema nervoso vegetativo, attraverso il vago e il simpatico; ai fini della regolazione della pressione arteriosa la funzione più importante è svolta dal simpatico mediante la liberazione, a livello sinaptico, di sostanze neuro-ormonali. La più comune è la noradrenalina. Esistono due tipi di recettori adrenergici α (alfa) e β (beta); a livello cardiaco i recettori β_1, quando stimolati, producono un aumento della frequenza e della forza di contrazione cardiaca. Questo si traduce in un incremento della gittata cardiaca e, quindi, della pressione arteriosa. Al contrario quando si ha una prevalenza di attività parasimpatica si avrà un effetto opposto.

Le ***resistenze periferiche*** sono determinate da modificazioni funzionali e anatomiche delle piccole arterie (diametro 100–400 µ) e delle arteriole. I sistemi che regolano il meccanismo delle resistenze periferiche nella pressione arteriosa sono:

- *sistema nervoso autonomo o influenze neuro-vegetative: baro riflessi arteriosi e chemocettori arteriosi*
- *sistema renina-angiotensina-aldosterone* (SRAA)
- *calibro e tono vascolare.*

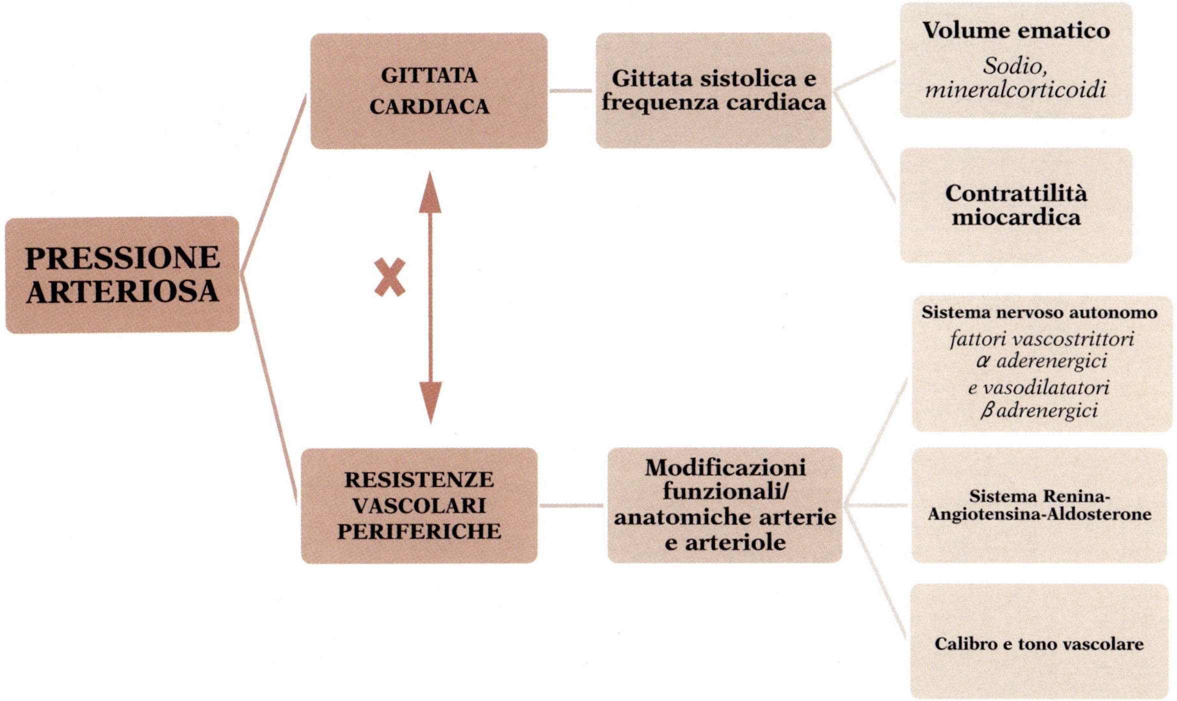

Figura 1.1 Fattori che regolano la pressione arteriosa.

Sistema nervoso autonomo partecipa alla regolazione della pressione arteriosa attraverso numerosi meccanismi centrali e riflessi, alcuni eccitatori, altri inibitori. I *principali riflessi inibitori originano dai barocettori*, recettori sensibili alle variazioni di pressione. I barocettori, terminazioni nervose libere nella parete delle grosse arterie toraciche e cervicali (i più importanti si trovano nei seni carotidei e dell'arco aortico), sensibili alle variazioni di pressione inoltrano impulsi al sistema nervoso centrale attraverso il nucleo del tratto solitario (NTS). Il nucleo del tratto solitario è situato a livello del bulbo dorsale del midollo ed è la prima stazione di impulsi afferenti dai barocettori. Da qui partono proiezioni verso diverse aree del tronco encefalico e regioni superiori. La risposta dei barocettori alle variazioni della pressione è così descritta:

- in situazioni di aumento della pressione arteriosa o della pressione di riempimento cardiaco si verifica un maggiore numero di impulsi (aumento della frequenza di scarica) barocettoriali verso il sistema nervoso centrale attraverso il nucleo (**Figura 1.2**);
- azione del tratto solitario con l'effetto dell'incremento del tono colinergico (attivazione del vago) e la riduzione del tono simpatico efferente. Ne consegue bradicardia e vasodilatazione che contrastano l'aumento della PA;
- in situazioni di riduzione della pressione arteriosa o di riempimento cardiaco si verifica, al contrario, una riduzione della frequenza di scarica con stimolazione del simpatico che determina un incremento dell'attività cardiaca e vasocostrizione periferica.

Questo meccanismo è strutturato per intervenire nel breve periodo e tamponare *fluttuazioni acute della PA* che si possono avere in corso di cambiamenti di decubito da clino e ortostatismo, stress emotivo e rapidi cambiamenti della volemia. Con il passare del tempo il meccanismo sembra adeguarsi alle nuove condizioni variate; questo giustifica l'"adattamento" nel corso dell'ipertensione dei barocettori a valori di pressione più alta.

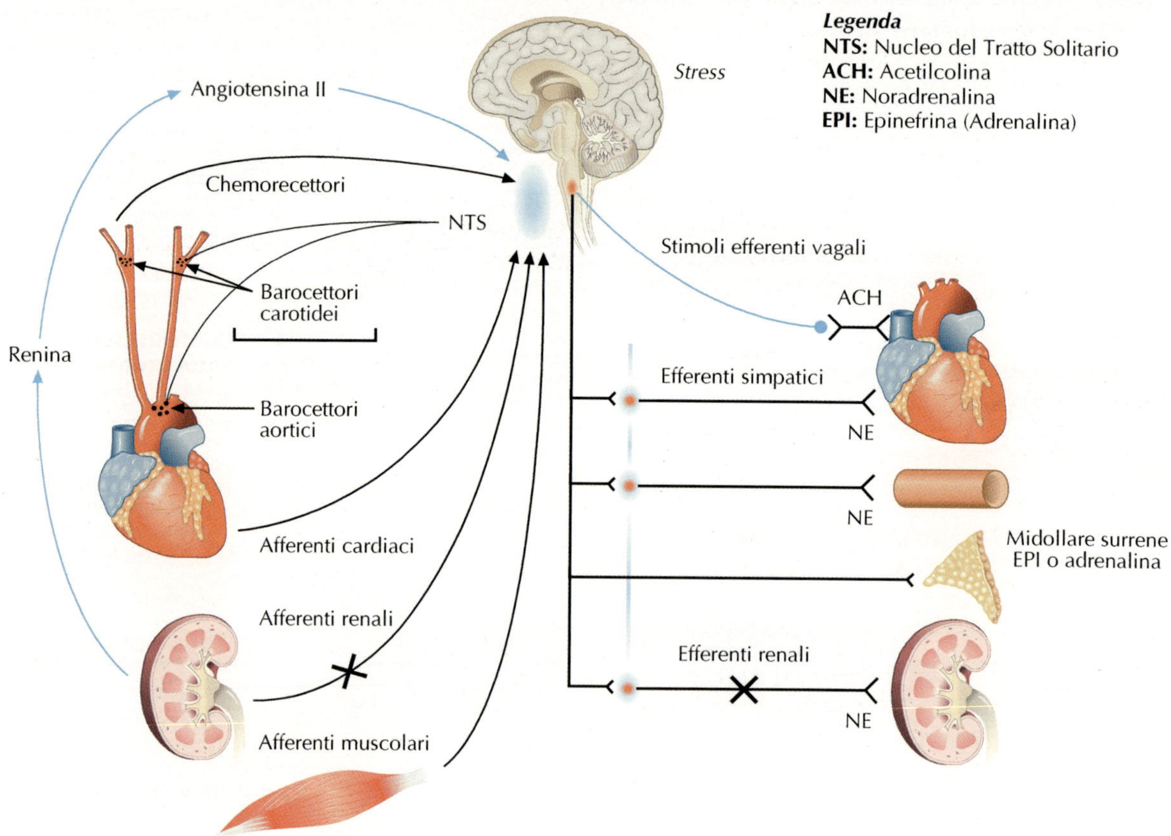

Figura 1.2 Meccanismi nervosi centrali e riflessi implicati nel controllo della pressione arteriosa. (Modificato da Martin, Victor, 2011)

Un ulteriore fattore coinvolto, caratterizzato da *riflessi eccitatori, è rappresentato dai chemocettori arteriosi* dei corpi carotidei, dei reni e dei muscoli scheletrici, recettori che sono in grado di avvertire modificazioni della composizione chimica dell'ambiente. I chemocettori arteriosi inviano al SNC – sempre tramite il nucleo del tratto solitario – segnali che conducono una stimolazione simpatica con conseguente vasocostrizione e aumento della PA ogni volta che percepiscono una diminuzione della pressione parziale di O_2 o un aumento di quella di CO_2 nel sangue arterioso. Questi recettori possono essere stimolati da metaboliti dell'ischemia, come nel caso dell'ipertensione renovascolare, o da metaboliti uremici nel caso delle malattie renali croniche contribuendo alla genesi dell'ipertensione renoparenchimale. Anche i muscoli scheletrici possiedono fibre sensitive afferenti che segnalano al SNC le modifiche che avvengono nel corso della contrazione muscolare. Durante l'attività fisica queste afferenze determinano aumento della PA e della gittata cardiaca con aumento della perfusione muscolare.

I *neuroni adrenergici sintetizzano noradrenalina e dopamina* (un precursore della noradrenalina), che sono immagazzinate in vescicole all'interno del neurone. Quando il neurone è stimolato, i neurotrasmettitori sono rilasciati nello spazio sinaptico e si legano ai vicini recettori localizzati sui tessuti target. Successivamente il trasmettitore è metabolizzato o riportato nel neurone ad opera di processi attivi di *reuptake* (ricaptazione). L'adrenalina è sintetizzata nella midollare del surrene e messa in circolo con stimolazione adrenergica. La noradrenalina, l'adrenalina e la dopamina si legano ai rispettivi recettori e attivano i secondi messaggeri responsabili della risposta cellulare. La risposta alle catecolamine varia a seconda dell'affinità per i recettori, alla loro densità ed all'efficienza dell'accoppiamento recettore-effettore.

I recettori adrenergici sono stati suddivisi in due tipi principali: α e β. Questi sono stati ulteriormente suddivisi in recettori α_1, α_2, β_1, e β_2 (la loro attività è sintetizzata nella **Tabella 1.III**, che fornisce anche collegamenti con il meccanismo d'azione dei farmaci antipertensivi). Le molecole fisiologiche deputate all'interazione con questi tipi di recettori sono le catecolamine e in particolare adrenalina e noradrenalina. L'adrenalina è una molecola capace di attivare tutti i recettori α e β mentre la noradrenalina è selettiva solamente per i recettori α e β_1 infatti non agisce sui β_2 sui quali è attiva solo l'adrenalina.

Varie classi di farmaci antipertensivi agiscono inibendo i recettori α1 o attivando i recettori α_2 e riducono così il tono simpatico sistemico (**Tabella 1.III**). L'attivazione dei recettori β_1 cardiaci stimola frequenza e forza di contrazione cardiaca e quindi aumenta la gittata cardiaca. L'attivazione dei recettori β_1 stimola anche la liberazione di renina dal rene. Una classe di farmaci antipertensivi agisce inibendo i β_1 recettori. La concentrazione di catecolamine circolanti influenza il numero di recettori adrenergici in vari tessuti. Elevati livelli protratti di catecolamine riducono il numero dei recettori sui tessuti (*downregulation*) e questo spiega la diminuita risposta alle catecolamine nei pazienti affetti da feocromocitoma, un

Tabella 1.III Attività recettori α1, α2, β1, e β2
α_1: è un recettore di tipo eccitatorio postsinaptico presente in prevalenza sulla muscolatura liscia dei piccoli vasi (resistenze periferiche), la cui stimolazione genera contrazione della muscolatura liscia vasale generando un aumento della pressione.
α_2: è un recettore presinaptico, presente sulle terminazioni nervose, è deputato alla regolazione della secrezione di neurotrasmettitori sia catecolaminergici che colinergici: la sua attivazione determina una diminuzione della produzione di noradrenalina (feedback negativo) e acetilcolina. Inoltre, la sua attivazione a livello pancreatico diminuisce la secrezione di insulina.
β_1: è un recettore di tipo eccitatorio, importantissimo per l'attività cardiovascolare, è principalmente presente a livello cardiaco e renale, la sua stimolazione genera a livello cardiaco un effetto inotropo e cronotropo positivo mentre a livello renale stimola la secrezione di renina da parte delle cellule juxtaglomerulari. L'atenololo, antagonista di questi recettori, è usato nella cura dell'ipertensione.
β_2: è un recettore di tipo eccitatorio accoppiato a proteina G stimolatrice come tutti i beta recettori; è presente a livello della muscolatura liscia di alcuni apparati: muscolatura liscia bronchiale, muscolatura liscia gastrointestinale ed è inoltre presente sulla muscolatura liscia di coronarie e grandi vasi che irrorano la muscolatura scheletrica. È da ricordare come l'innalzamento di concentrazione di cAMP (adenosina monofosfato ciclico) nelle cellule muscolari lisce conduca ad un rilassamento delle stesse. L'attivazione di questo recettore genera quindi il rilassamento della muscolatura liscia bronchiale, gastrointestinale e dei grandi vasi periferici. Inoltre è importante per il metabolismo glucidico conducendo ad un innalzamento della glicemia.

tumore che secerne catecolamine, nei quali è frequente il riscontro di ipotensione ortostatica, dovuta alla mancata vasocostrizione che la noradrenalina induce con l'assunzione della stazione eretta. Viceversa, la riduzione cronica delle sostanze neurotrasmettitrici determina un aumento di numero dei recettori adrenergici (*upregulation*), con conseguente aumento della risposta al neurotrasmettitore. La somministrazione cronica di farmaci che bloccano i recettori adrenergici può determinare *upregulation* e la sospensione di questi farmaci può indurre una condizione temporanea di aumentata sensibilità agli stimoli simpatici. Ad esempio la clonidina è un farmaco antipertensivo che agisce come agonista α_2 centrale inibendo in tal modo il tono simpatico. La brusca sospensione della terapia con clonidina può causare un'ipertensione da *rebound* come conseguenza dell'*upregulation* dei recettori α_1.

Il **sistema renina-angiotensina-aldosterone (SRAA)** contribuisce alla regolazione della pressione arteriosa attraverso le proprietà vasocostrittrici dell'angiotensina II e le proprietà sodio-ritentive dell'aldosterone. La **renina** è una proteasi sintetizzata nel rene (**Figura 1.3**) e la sua secrezione è stimolata da:
- riduzione dell'apporto di cloruro di sodio (NaCl) nella porzione spessa ascendente dell'ansa di Henle (meccanismo della macula densa)
- riduzione della pressione o stiramento nell'arteriola renale afferente (meccanismo barocettoriale)
- stimolo del sistema nervoso simpatico sulle cellule che secernono renina, attraverso i recettori β_1 adrenergici.

La secrezione di renina è soppressa da un aumentato trasporto di NaCl nella porzione spessa ascendente dell'ansa di Henle, da un aumento dello stiramento all'interno dell'arteriola renale af-

Legenda: in Blu sono indicati i disordini e le malattie genetiche che hanno effetti sulla PA e le frecce indicano il bersaglio della mutazione

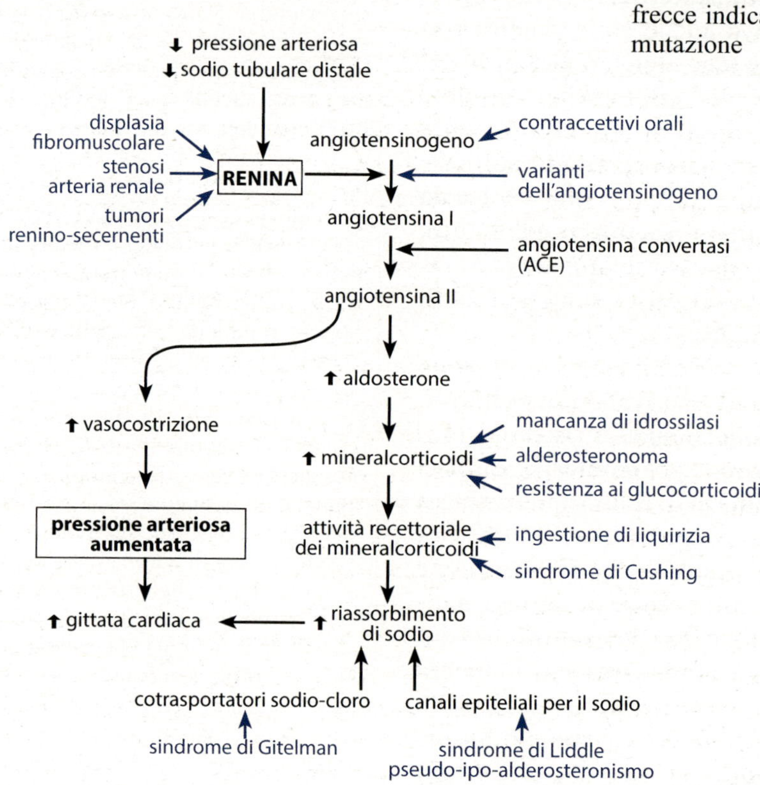

Figura 1.3 Ruolo del sistema renina-angiotensina nella regolazione della pressione sanguigna.

ferente e dal blocco dei recettori β_1. Inoltre la secrezione di renina è modulata da vari fattori umorali, compresa l'angiotensina II. *L'angiotensina II* inibisce in maniera diretta la secrezione di renina. In circolo la renina attiva scinde l'angiotensinogeno per formare un peptide di dieci aminoacidi inattivo, *l'angiotensina I*. Un *enzima di conversione* localizzato principalmente, ma non esclusivamente nella circolazione polmonare, converte l'angiotensina I nell'octapeptide attivo-angiotensina II. L'angiotensina II agisce principalmente attraverso dei recettori localizzati sulle membrane cellulari. Esistono due tipi di recettori: i recettori di tipo 1 (AT1) la cui stimolazione determina intensa vasocostrizione e secrezione di aldosterone da parte della glomerulare del surrene e i recettori di tipo 2 (AT2) la cui stimolazione induce vasodilatazione e aumento dell'escrezione renale di sodio. L'angiotensina II è lo stimolo principale alla sintesi e secrezione di *aldosterone* da parte della zona glomerulare della corticale del surrene. La sintesi di aldosterone dipende anche dal potassio: l'ipopotassiemia deprime la secrezione di aldosterone. L'aldosterone aumenta il riassorbimento del sodio a livello del dotto collettore renale scambiandolo con potassio e idrogeno che sono eliminati con le urine. Di conseguenza l'aumentata secrezione di aldosterone può causare ipopotassiemia e alcalosi metabolica.

Il **calibro e tono vascolare.** L'endotelio modula il tono e la struttura vascolare e costituisce una delle principali difese contro l'aterosclerosi e l'ipertensione. L'endotelio sintetizza e libera molte sostanze vasoattive, tra cui l'ossido nitrico (NO), un potente vasodilatatore. La disfunzione endoteliale è caratterizzata da una ridotta sintesi e liberazione di fattori di rilasciamento di derivazione endoteliale e da un aumento della liberazione di fattori vasocostrittori, pro infiammatori, pro trombotici e mitogeni di origine endoteliale. Non è tuttora definito se le anomalie vascolari del trasporto degli ioni e della funzione endoteliale siano primitive o secondarie. Un aumento dello spessore della media rispetto al diametro del lume (aumento del rapporto media-lume) è la caratteristica fondamentale del rimodellamento delle piccole e grandi arterie nell'ipertensione. Il tono vascolare è modulato dal pH intracellulare. Tre meccanismi del trasporto degli ioni partecipano alla regolazione del pH intracellulare: (1) scambio Na^+- H^+, (2) scambio $HCO3^-$-Cl^--Na^+-dipendente, e (3) scambio $HCO3^-$-Cl^--indipendente dai cationi. Il trasporto degli ioni da parte delle cellule della muscolatura liscia vascolare può contribuire alle anomalie del tono vascolare associate all'ipertensione. È stato visto che lo scambio Na^+- H^+ è aumentato nell'ipertensione e questo può tradursi in un aumento del tono vasale: l'aumentato ingresso di sodio può portare a un aumento del tono attivando lo scambio Na^+-Ca^{2+} e quindi aumentando il calcio intracellulare; l'aumento del pH intracellulare aumenta la sensibilità dell'apparato contrattile al calcio portando a un aumento della contrattilità per una determinata concentrazione intracellulare di calcio.

Eziologia e meccanismi patogenetici

L'ipertensione è suddivisa in "essenziale", detta anche primaria o idiopatica, se non è dovuta a una causa identificabile, e "secondaria", se dalle indagini effettuate emerge una causa dell'ipertensione stessa. L'ipertensione "essenziale" è diagnosticata nel 80–95% dei soggetti ipertesi, mentre nel 5–20% viene identificata una causa specifica responsabile dell'aumento della pressione arteriosa.

Ipertensione essenziale o primaria

L'ipertensione essenziale, primaria o idiopatica, è definita come pressione arteriosa elevata; nelle quali non sono presenti cause secondarie come malattie vascolari renali, insufficienza renale, feocromocitoma, aldosteronismo o altre cause secondarie. Sebbene le cause non siano conosciute, l'ipertensione essenziale tende a essere familiare ed è la conseguenza dell'interazione tra fattori ambientali e genetici. La prevalenza della forma essenziale aumenta con l'età e i soggetti con valori di pressione normali-alti da giovani hanno un rischio maggiore di sviluppare ipertensione. I pazienti hanno vari fattori ipertensinogeni quali obesità, insulino-resistenza, elevato consumo di alcol, eccessivo introito di sale (in pazienti sensibili al sale), stile di vita sedentario, stress, basso introito di potassio e di calcio. Inoltre, molti di questi fattori si potenziano come ad esempio l'obesità e il consumo di alcol (Carretero & Oparil, 2000). L'ipertensione essenziale è associata ad aumento della gittata cardiaca e/o resistenze periferiche a deficit di sostanze vasodilatatrici come la bradichinina e la prostaglandina o a squilibrio tra fattori endoteliali vasocostrittori (eccesso di endoteline, tramboxanoA2) e fattori vasodilatatori (deficit ossido nitrico, prostaciclina, adenosina).

Ipertensione secondaria

A differenza dell'ipertensione essenziale o primaria che esordisce prevalentemente nell'età media, la forma secondaria tende a comparire in età giovane (< 30 anni) oppure oltre 50 anni, cioè ad età estreme, con una rapida insorgenza di ipertensione severa. I danni agli organi bersaglio sono gravi, possono associare retinopatia di III e IV grado, ipertrofia ventricolare sinistra, scompenso cardiaco ed insufficienza renale; questa forma si associa spesso a emergenze ipertensive. L'anamnesi familiare spesso è negativa per ipertensione arteriosa, la ricerca di sintomi specifici, un attento esame obiettivo e gli esami di routine effettuati in tutti i pazienti con ipertensione arteriosa, spesso riescono a evidenziare la presenza di elementi di sospetto per una forma secondaria che poi verrà confermata dalle opportune indagini di laboratorio e strumentali. Frequentemente, le forme di ipertensione secondaria sono resistenti alla terapia farmacologica dell'ipertensione. Nella **Tabella 1.IV** sono riportate alcune cause di ipertensione secondaria.

Pressoché tutte le **malattie renali** possono causare ipertensione, **sono la causa più frequente di ipertensione secondaria**. L'ipertensione è presente nell'80% dei pazienti con insufficienza renale cronica. In generale l'ipertensione è più grave nelle malattie glomerulari che in quelle interstiziali come la pielonefrite cronica. A sua volta l'ipertensione può causare nefrosclerosi e in alcuni casi può essere difficile stabilire se il disordine iniziale è stata l'ipertensione o la malattia renale.

Una proteinuria > 1000 mg/die e un sedimento urinario attivo sono indici di malattia renale primitiva. In entrambi i casi, gli obiettivi sono il controllo della pressione e il mantenimento della funzione del parenchima renale. **L'ipertensione renovascolare**, determinata da una stenosi di un'arteria renale, è una causa curabile di ipertensione arteriosa. Il meccanismo dell'ipertensione è correlato all'attivazione del sistema renina-angiotensina. Due gruppi di pazienti sono a rischio per questo tipo di patologia: pa-

Tabella 1.IV Cause secondarie di ipertensione sisto-diastolica

Renali	Malattie parenchimali, cisti renali (malattia policistica renale), tumori renali (neoplasia che secernono renina), uropatia ostruttiva
Reno-vascolari	Aterosclerosi, displasia fibromuscolare
Surrenaliche	Iperaldosteronismo primario, Sindrome di Cushing, deficit di 17-idrossilasi, deficit di 11-idrossilasi, deficit di 11-idrossisteroidodeidrogenasi, feocromocitoma
Coartazione aortica	
Sindrome delle apnee da sonno di tipo ostruttivo	
Preeclampsia/eclampsia	
Neurogena	Psicogena, sindrome diencefalica, disautonomia familiare, polineurite (porfiria acuta avvelenamento da piombo), sezione acuta midollare
Miscellanea endocrina	Ipotiroidismo, ipertiroidismo, ipercalcemia, acromegalia
Farmaci	Estrogeni, corticosteroidi, decongestionanti nasali, anfetamine, ciclosporina, triciclici, inibitori MAO, eritropoietina, FANS, cocaina

zienti anziani con malattia aterosclerotica che frequentemente hanno una placca che restringe l'arteria renale alla sua origine e pazienti giovani, spesso di sesso femminile, con displasia fibromuscolare (malattia delle grosse e medie arterie). Anche se la displasia fibromuscolare può manifestarsi in ogni età, essa predilige le giovani donne caucasiche. La prevalenza nella donna è otto volte superiore. Le lesioni della displasia fibromuscolare sono frequentemente bilaterali e, a differenza della malattia renovascolare aterosclerotica, tendono a colpire la porzione distale dell'arteria renale.

Un'ipertensione severa o refrattaria, la perdita del controllo della pressione arteriosa, l'insorgenza recente di un'ipertensione severa o il deterioramento della funzione renale dopo l'inizio di una terapia con farmaci ACE-inibitori o farmaci bloccanti del recettore dell'angiotensina II (ARB)* dovrebbero far nascere il sospetto di ipertensione renovascolare. In **Tabella 1.V** si riportano le caratteristiche cliniche e laboratoristiche dell'ipertensione renovascolare.

Tabella 1.V Caratteristiche cliniche e di laboratorio dell'ipertensione renovascolare

Anamnesi	Esame obiettivo	Dati di laboratorio
Esordio di ipertensione in donne con età <30 anni senza storia familiare (displasia)	Soffi addominali ed in altre sedi	Iperaldosteronismo secondario: renina plasmatica elevata potassio serico basso sodio serico basso
Esordio/peggioramento improvviso dell'ipertensione	Retinopatia ipertensiva grave	Proteinuria solitamente moderata
Ipertensione grave o resistente		Aumento della creatininemia
Malattia aterosclerotica in altre sedi		Differenza ecografica >1,5 cm delle dimensioni renali
Fumo		Atrofia corticale all'angioTC
Peggioramento della funzione renale con ACE-I o ARB (farmaci bloccanti recettore angiotensina II)*		
Edema polmonare recidivante		

L'**iperaldosteronismo primario** è una forma curabile di ipertensione arteriosa. Nei pazienti con iperaldosteronismo primario vi è un'aumentata produzione di aldosterone a livello del surrene da parte di un adenoma o di un'iperplasia.

L'aumentata produzione di aldosterone è indipendente dal sistema renina-angiotensina e si manifesta con ipertensione arteriosa, debolezza muscolare e poliuria con riscontro di espansione del volume da ritenzione di sodio, bassa renina ed angiotensina II, ipopotassiemia ed alcalosi metabolica. La prevalenza di questa condizione varia, a seconda delle casistiche (da < 2% a ~15% degli ipertesi). Questa variabilità dipende dalla qualità delle indagini eseguite per formulare la diagnosi.

Questa forma di ipertensione arteriosa secondaria si manifesta dai 30 ai 50 anni di età. L'ipertensione in genere è da lieve a moderata ma talora può essere grave; l'iperaldosteronismo primario va considerato in tutti i pazienti con ipertensione resistente. La maggior parte dei pazienti è asintomatica, qualcuno presenta poliuria, polidipsia, parestesie o debolezza muscolare come conseguenza dell'alcalosi ipokaliemica. L'esame di laboratorio più semplice è la misurazione della potassiemia. In un paziente iperteso con ipopotassiemia spontanea (cioè non dovuta a diuretici, vomito o diarrea), la prevalenza di iperaldosteronismo è del 40–50%. Tuttavia la potassiemia è un test di screening poco sensibile e poco specifico. Alla presentazione iniziale circa il 25% dei pazienti nei quali successivamente è stato evidenziato un adenoma secernente aldosterone avevano un valore di potassiemia normale. Un utile test di screening è dato dal rapporto aldosterone plasmatico/attività reninica plasmatica (PA/PRA).

L'ipertensione arteriosa si rileva nel 75–80% dei pazienti con **sindrome di Cushing** determinata dalla presenza di un tumore benigno o maligno del surrene che secerne glucocorticoidi. Talora la sindrome è suggerita dall'aspetto del paziente anche se spesso deve essere sospettata in pazienti con sindrome metabolica. La sindrome di Cushing è una malattia grave. L'ipertensione è spesso difficile da trattare e se la sindrome non è pienamente controllata comporta una mortalità cinque volte superiore al normale.

I tumori che secernono catecolamine si localizzano nella midollare del surrene – **feocromocitoma** – o nel tessuto paragangliare extrasurrenalico – **paraganglioma** – e sono causa di ipertensione in circa un paziente iperteso su 2000. Circa il 20% dei feocromocitomi sono familiari con eredità di tipo autosomico dominante. I feocromocitomi ereditari possono associarsi con neoplasie endocrine multiple (MEN) tipo 2A e tipo 2B. Se il feocromocitoma non è riconosciuto può portare a conseguenze cardiovascolari gravi. Le manifestazioni cliniche, compresa l'ipertensione, sono dovute principalmente all'aumento delle catecolamine circolanti. Il sospetto iniziale della diagnosi è dato dalla sintomatologia e/o dall'associazione del feocromocitoma con altre condizioni. Gli esami di laboratorio si basano sulla misurazione delle catecolamine nel plasma e nelle urine. Il trattamento definitivo è l'asportazione chirurgica ed esita nella guarigione in circa il 90% dei pazienti. L'ipertensione arteriosa può essere determinata da **apnea da sonno di tipo ostruttivo (OSA)**, caratterizzata da episodi ricorrenti di cessazione del respiro causata da collasso inspiratorio delle vie aeree superiori durante il sonno con secondaria desaturazione dell'ossigeno. La gravità dell'ipertensione va di pari passo con la gravità dell'apnea da sonno. Circa il 70% dei pazienti con apnea da sonno di tipo ostruttivo sono obesi. Un'ipertensione correlata all'apnea da sonno di tipo ostruttivo va ricercata in pazienti con ipertensione resistente alla terapia, in pazienti con una storia di russamento e nei pazienti che, al monitoraggio pressorio delle 24 ore, non hanno un calo notturno dei valori pressori. Segni e sintomi includono sonnolenza durante il giorno, difficoltà di concentrazione, sonno non ristoratore, nicturia, irritabilità, modificazioni del carattere, diminuzione della libido e aumento degli incidenti automobilistici. La diagnosi può essere confermata con la polisonnografia. La sindrome può contribuire all'aumento dei valori pressori in molti pazienti ipertesi. Nei pazienti obesi il calo ponderale può migliorare e curare l'apnea da sonno e l'ipertensione correlata. L'applicazione della *continuous positive airway pressure* (CPAP) durante il sonno è una terapia efficace dell'apnea da sonno di tipo ostruttivo. Con la CPAP, i pazienti con ipertensione apparentemente resistente alla terapia farmacologica possono rispondere meglio ai farmaci antiipertensivi.

La coartazione dell'aorta è causa di ipertensione. L'incidenza è di 1-8 casi per 1000. Di solito è sporadica ma si osserva nel 35% dei bambini con sindrome di Turner. La diagnosi si effettua quando all'esame obiettivo si rileva la presenza di polsi femorali ridotti e ritardati e un gradiente pressorio tra braccio destro e gambe e, secondo la sede della coartazione, una differenza pressoria tra braccio destro e sinistro. Un soffio sistolico da eiezione può essere sentito posteriormente nell'area interscapolare a sinistra. La diagnosi è confermata dalla radiografia del torace e dall'ecocardiogramma transesofageo. Le opzioni terapeutiche sono la riparazione chirurgica e l'angioplastica con palloncino con o senza posizionamento di stent intravascolare.

Varie malattie endocrine, tra cui **le malattie della tiroide e l'acromegalia**, causano ipertensione. **L'ipercalcemia** di qualsiasi eziologia (la più frequente è quella dovuta ad iperparatiroidismo) può causare ipertensione. Esistono **forme rare d'ipertensione**: nella **sindrome surrenalica congenita** determinata dall'alterazione di un solo gene, tre deficit enzimatici possono determinare ipertensione oltre ad alterazioni dello sviluppo dell'apparato genitale. Un deficit di 21-idrossilasi determina una sindrome adrenogenitale con diminuita sintesi di cortisolo, aumentata sintesi di mineralcorticoidi e shunt della biosintesi di steroidi verso la via degli androgeni. Un deficit di 11-idrossisteroido deidrogenasi determina una ridotta capacità di metabolizzare il cortisolo nel suo metabolita inattivo, il cortisone e l'ipertensione è legata all'attivazione dei recettori per i mineralcorticoidi da parte del cortisolo. Un deficit dell'enzima 17-idrossilasi riduce la sintesi di cortisolo e ormoni sessuali. La ridotta sintesi di cortisolo riduce il feedback negativo sulla produzione ipofisaria di ACTH che quindi aumenta e stimola la sintesi surrenalica di steroidi prossimali al blocco enzimatico con aumentata produzione di mineralcorticoidi che causano ipertensione ed ipopotassiemia.

L'ipertensione può essere causata anche **da vari tipi di farmaci** e prodotti da banco o dall'introduzione di sostanze esogene (**Tabella 1.VI**).

La terapia estroprogestinica nella maggior parte dei casi non provoca eventi avversi ma in un piccolo numero di donne compare ipertensione, che in genere è di grado lieve e ritorna nella norma alla sospensione del farmaco. In rari casi l'ipertensione può essere grave. Gli antiinfiammatori non steroidei (FANS) e i più recenti inibitori selettivi della COX2, inibiscono gli enzimi della ciclo-ossigenasi con conseguente ritenzione di sodio e liquidi, aumento della pressione. Questi farmaci inoltre inibiscono l'azione di molti farmaci antipertensivi. L'eritropoietina umana ricombinante è oggi ampiamente usata per correggere varie forme di anemia iporigenerativa. In circa 1/3 dei pazienti si sviluppa ipertensione.

Tabella 1.VI Farmaci e sostanze chimiche che possono causare ipertensione

Contraccettivi ormonali
FANS
Eritropoietina
Ciclosporina
Decongestionanti nasali
Anoressizzanti
Cocaina e anfetamine
Alcool
Liquirizia

La ciclosporina è frequentemente utilizzata in malattie in cui è richiesta immunosoppressione. Questo farmaco può causare danni renali e ipertensione. L'alcool assunto in eccesso aumenta la PA. Un notevole rialzo della pressione si può avere con l'uso protratto di decongestionanti nasali e anoressizzanti. La liquirizia contiene l'acido glicirretico che ha una struttura simile a quella degli ormoni in particolare dell'aldosterone.

Conseguenze vascolari dell'ipertensione

Nella maggior parte dei casi l'ipertensione rimane contenuta entro livelli moderati e ha un decorso piuttosto stabile per anni ed è compatibile con una lunga sopravvivenza, anche se espone ad un rischio aumentato di malattie cardiovascolari, quali ictus, infarto miocardico; è considerato tuttavia un fattore di rischio modificabile delle malattie cardiovascolari. In meno del 5% dei pazienti ipertesi l'ipertensione non controllata o non trattata può accelerare il rischio di complicanze sopradescritte e portare a ulteriori complicanze in pochi anni, quali insufficienza renale, emorragie ed essudati retinici.

La pressione sistolica aumenta progressivamente con l'età in entrambi i sessi e i pazienti anziani con ipertensione sono a maggior rischio di quelli giovani. I valori diastolici, invece, tipicamente tendono a ridursi dopo i 50 anni. Aumento della pressione sistolica e riduzione della diastolica riflettono un'aumentata rigidità delle pareti dell'aorta. Dunque il progressivo **aumento della pressione differenziale** rappresenta un **indice prognostico di rischio cardiovascolare**; infatti, sia l'aumento della pressione differenziale che il rischio cardiovascolare derivano dalla stessa condizione patologica di base ovvero **l'aterosclerosi.** Il danno vascolare e renale che ne consegue può determinare resistenza al trattamento (NICE, 2019).

Le seguenti **complicanze** sono chiaramente associate con la presenza di ipertensione (Basile& Bloch, 2016):

- ipertrofia ventricolare sinistra, complicanza comune e precoce, è associata con un'alta incidenza di scompenso cardiaco, infarto, morte improvvisa e ictus;
- rischio di scompenso cardiaco: sistolico (riduzione frazione di eiezione) e diastolico (frazione di eiezione preservata); la patogenesi nei pazienti ipertesi può essere sia ischemica che non ischemica;
- ictus ischemico di cui l'ipertensione è il più comune e importante fattore di rischio e la sua incidenza può essere significativamente ridotta con un trattamento antiipertensivo;
- emorragia intracerebrale, l'ipertensione associata a crisi con valori pressori molto elevati è un fattore di rischio rilevante per questa complicanza;
- insufficienza renale cronica, l'ipertensione può determinare malattie renali quali la nefrosclerosi ipertensiva e accelerare la progressione di altre malattie renali.

Per permettere una più precisa stratificazione del rischio cardiovascolare, si considerano una serie di fattori diversi dall'ipertensione arteriosa in sé, in grado di influenzare la prognosi (ESH/ESC, 2018). Nella maggior parte dei pazienti con ipertensione si riscontra infatti la presenza di altri fattori di rischio cardiovascolare che si potenziano reciprocamente ed il rischio complessivo è superiore alla somma del rischio indotto dai singoli componenti.

Si può calcolare il rischio cardiovascolare globale, cioè la probabilità del paziente di andare incontro a un evento cardiovascolare in un determinato arco di tempo (in genere entro 10 anni). Contribuiscono alla definizione del rischio cardiovascolare globale oltre all'ipertensione anche gli altri fattori di rischio per la malattia cardiovascolare, la presenza o meno di danni agli organi bersaglio, di diabete e di condizioni cliniche associate (**Tabella 1.VII**).

È possibile dunque arrivare ad una stratificazione del rischio basata sulle categorie di pressione arteriosa, sul numero di altri fattori di rischio presenti, sulla presenza o assenza di danno d'organo asintomatico e di danno cardio/cerebrovascolare o renale sintomatici. Combinando questi elementi si potrà stratificare il rischio cardiovascolare globale nel singolo paziente.

Tabella 1.VII Fattori aggiuntivi che influenzano la prognosi e il suo rischio cardiovascolare dell'iperteso (tratto e modificato da Mugelli et al., 2014)

Fattori aggiuntivi all'ipertensione	Età (>55 aa uomini e > 65 aa donne) Fumo Dislipidemia:- colesterolo totale >190 mg/dl e/o - LDL >115 mg/dl e/o - HDL <40 mg/dl nel maschio, <46 mg/dl nella femmina e/o - trigliceridi >150 mg/dl Glicemia a digiuno 102-125 mg/dl Anormale risposta alla curva da carico orale di glucosio Obesità (IMC ≥ 30 kg/m^2) Obesità addominale (circonferenza addome >102 cm nel maschio e >88 cm nella femmina) Familiarità per morte cardiovascolare prematura (<55 aa uomini e <65 aa donne) di uno o entrambi i genitori
Co-presenza di segni danni d'organo	Pressione differenziale nell'anziano ≥ 60 mmHg Segni di ipertrofia ventricolare sinistra all'ECG ed ecocardiogramma Microalbuminuria (30-300 mg/24 h) o rapporto albumina-creatinina (30-300 mg/g; 3,4-34 mg/mmol) preferenzialmente sulle urine del mattino Diabete mellito - Glicemia a digiuno ≥ 126 mg/dl in due misurazioni eseguite in giorni diversi e/o HbA1c >7% e/o Glicemia dopo curva da carico orale di glucosio >198 mg/dl Malattia cerebrovascolare: ictus ischemico; emorragia cerebrale; attacco ischemico transitorio Malattia coronarica: infarto miocardico; angina; rivascolarizzazione coronarica o renale Insufficienza cardiaca Arteriopatia sintomatica degli arti inferiori Retinopatia avanzata: emorragie; essudati; papilledema

Valutazione del paziente e accertamenti diagnostici

Valutare presenza di segni e sintomi di ipertensione arteriosa.

Generalmente il paziente iperteso è asintomatico. Il riscontro di ipertensione arteriosa spesso avviene per la misurazione dei valori pressori durante visite, ospedalizzazione o controlli sanitari. Se i valori pressori sono molto elevati può essere presente **cefalea** prevalentemente **occipitale**, talvolta pulsante, specie al risveglio; la cefalea è comunque un sintomo molto comune e non caratteristico solo per questa patologia. Possono essere riferiti inoltre **acufeni, senso di instabilità e vertigine**; anche questi sintomi sono comuni a molte patologie. La dispnea da sforzo, la facile affaticabilità, il dolore retrosternale da sforzo o a riposo possono essere sintomi di cardiopatia ipertensiva e/o di aterosclerosi vascolare. L'**epistassi**, sintomo comune, può essere segno di danno vascolare. Le **alterazioni del *visus*** possono essere espressione di danno retinico.

Effettuare più rilevazioni della pressione diastolica e sistolica in ambulatorio e a domicilio.

Misurazioni attendibili della pressione arteriosa dipendono dall'attenzione e dai dettagli della tecnica (Box sulla procedura della misurazione a fine capitolo) e dalle condizioni in cui avviene la misurazione. Al primo approccio al paziente i valori pressori vanno presi su ambedue le braccia con un apparecchio validato dopo che la persona ha assunto la posizione seduta da almeno 5 minuti. Vanno eseguite due misurazioni a distanza di qualche minuto; il valore medio delle due misurazioni più basse viene considerato il valore della persona. Per misurare bene la pressione, è necessario che la persona sia seduta comodamente, in un ambiente tranquillo; prima dell'applicazione del bracciale è necessario rimuovere tutti gli indumenti che costringono il braccio e spiegare di non parlare durante la rilevazione e di non tenere le gambe accavallate. Il bracciale deve essere a livello del cuore. È importante prestare attenzione al posizionamento del bracciale e dello stetoscopio e alla velocità di deflazione della camera d'aria (2 mmHg/secondo). La pressione arteriosa sistolica corrisponde al primo tono di Korotkoff e la pressione arteriosa diastolica è data dall'ultimo regolare suono di Korotkoff (ESH/ESC, 2018).

Se la differenza fra le due braccia è >10 mmHg la rilevazione va ripetuta e deve essere considerata la pressione più elevata e si continuerà a usare il braccio dove i valori pressori sono risultati più alti.

Il monitoraggio dei valori della pressione dovranno essere effettuati anche fuori da un ambiente medico sanitario per riflettere meglio i reali valori della persona; questo monitoraggio può essere domiciliare (HBPM- *Home Blood Pressure Monitoring*) o ambulatorioriale (ABPM - *Ambulatory Blood Pressure Monitoring*), le modalità di questi due approcci sono descritte nella **Tabella 1.VIII**

Tabella 1.VIII Misurazioni PA: ambiente-contesti

Tipologia	Monitoraggio domiciliare (HBPM)	Monitoraggio ambulatoriale (ABPM)
Modalità misurazione PA	Misurazione PA quotidianamente con apparecchio semi-automatico o con un membro della famiglia addestrato per almeno 3-4 giorni, preferibilmente 7 giorni consecutivi, al mattino e alla sera. La pressione domiciliare è la media di queste misurazioni con l'esclusione dei valori del primo giorno. Può essere realizzata con tele monitor e applicazione di smartphone.	Il paziente indossa per un periodo di 24-25 ore nel braccio non dominante un apparecchio portatile per la misurazione della PA per avere un suo profilo durante le attività diurne (ogni 15') e il riposo notturno (ogni 30'). All'applicazione la differenza tra registrazione apparecchio/operatore non dovrebbe superare 5 mmHg
Istruzioni da dare al paziente	Tecnica di misurazione-posizione, tempi, bracciale. Riportare i dati su un diario standardizzato	Eseguire le normali attività quotidiane senza compiere esercizi troppo intensi. Al momento del gonfiaggio non effettuare movimenti e tenere il braccio a livello del cuore Riportare su un diario informazioni sui disturbi o eventi che possono influenzare la PA. Registrare orario assunzione dei farmaci, dei pasti e orario del sonno
Valori di ipertensione	PA sistolica ≥135 e/o PA distolica ≥85 mmHg	Diurna o veglia PA sistolica ≥135 e/o PA distolica ≥85 mmHg Notturna o sonno PA sistolica ≥120 e/o PA distolica ≥70 mmHg Nelle 24 ore PA sistolica ≥130 e/o PA distolica ≥80 mmHg

(ESH/ESC, 2018). La pressione clinica è normalmente più elevata rispetto alla pressione misurata al di fuori di un contesto sanitario, questo fenomeno viene imputato ad una risposta di allarme, ansia o a una risposta condizionata a una situazione inusuale. La differenza tra pressione clinica e pressione misurata fuori dall'ambulatorio medico è solitamente denominata, "*effetto camice bianco*", dove "camice bianco" o "isolata allo studio medico" fanno riferimento alla condizione in cui la PA è elevata nello studio medico a ripetute visite mentre la PA domiciliare è nella norma.

Anche se ci sono importanti differenze tra monitoraggio pressorio delle 24 ore e pressione domiciliare, la scelta tra i due metodi dipenderà in primo luogo dalla disponibilità, semplicità, costo di utilizzazione e preferenza del paziente. Per la valutazione iniziale la pressione domiciliare può essere più adatta nelle cure primarie e la PA delle 24 ore in caso di ricorso a valutazione specialistica. È opportuno confermare i risultati borderline o anormali alla misurazione domiciliare con la PA delle 24 ore, che attualmente è considerata il riferimento per la PA al di fuori dell'ambulatorio, con il vantaggio aggiuntivo che questa tecnica fornisce anche i valori di PA notturni. Inoltre, la maggior parte, se non tutti i pazienti devono familiarizzare con l'auto-misurazione della PA, al fine di ottimizzare il follow-up, per il quale la misurazione a domicilio è più adatta della PA delle 24 ore.

Ricercare fattori di rischio per malattie cardiovascolari e identificare segni e sintomi di complicanze da ipertensione.

La **Tabella 1.IX** indica i principali dati da raccogliere rispetto all'andamento temporale dell'ipertensione, alla presenza di cause dell'ipertensione secondaria, ai fattori di rischio e stili di vita della persona, alla presenza di danni d'organo e al successo e aderenza del paziente agli effetti terapeutici ottenuti da una eventuale terapia antiipertensiva.

Tabella 1.IX Guida alla valutazione complessiva del paziente iperteso

Andamento temporale e valori della PA	Durata dell'ipertensione e valori pressori rilevati in precedenza, compresa la pressione a domicilio
Possibili cause di ipertensione secondaria	Storia familiare di malattia renale (rene policistico) Storia di nefropatia, infezioni delle vie urinarie, ematuria, abuso di analgesici (malattia renale parenchimale) Contraccettivi orali, liquirizia, carbenoloxone, vasocostrittori nasali, cocaina, anfetamine, gluco e mineralcorticoidi, FANS, eritropoietina, ciclosporina Ripetuti episodi di sudorazione, cefalea, ansia, palpitazioni (feocromocitoma) Episodi di debolezza muscolare e tetania (aldosteronismo)
Fattori di rischio e stili di vita	Stato familiare e personale di ipertensione, malattie cardiovascolari Storia familiare e personale di dislipidemia Storia familiare e personale di diabete mellito Abitudine al fumo (quantificare) Abitudini dietetiche (grassi, sale ed alcol) Eccesso di peso alla nascita Recente aumento di peso (obesità) Grado di attività fisica svolta Russamento, apnea nel sonno (informazioni da richiedere al partner)
Sintomi di danno d'organo	**Encefalo:** cefalea, vertigini, attacchi ischemici transitori, deficit motori o sensoriali **Occhi:** visione confusa, riduzione del visus **Cuore:** palpitazioni, dolore toracico, dispnea, edemi declivi, fibrillazione atriale, soffio carotideo **Rene:** sete, poliuria, nicturia, ematuria **Arterie periferiche:** estremità fredde, claudicatio
Successo e aderenza del paziente a trattamenti pregressi	Farmaci usati attualmente e in passato Grado di aderenza alla terapia Efficacia ed effetti collaterali dei farmaci

Realizzare elettrocardiogramma ed esami ematochimici per valutare le conseguenze dell'ipertensione. Al momento della diagnosi di ipertensione arteriosa devono essere eseguiti esami ematochimici e strumentali per valutare la presenza di segni di interessamento d'organo in particolare quelli cardiovascolari (**Tabella 1.X**).

Tabella 1.X Esami ematochimici e strumentali per la valutazione iniziale
Esame urine con sedimenti, creatininemia e calcolo della VFG stimata, urea
Sodiemia, potassiemia, calcemia, uricemia, TSH
Glicemia a digiuno, colesterolo totale, HDL, LDL, trigliceridi
Emocromo Elettrocardiogramma

L'elettrocardiogramma a 12 derivazioni, valutazione di routine di tutti i pazienti ipertesi, ricerca la presenza di ipertrofia ventricolare sinistra (IVS), quadro di sovraccarico, ingrandimento atriale, segni di ischemia miocardica, anomalie della conduzione e presenza di aritmie. Se emerge la presenza di una ipertensione secondaria o anomalie elettrocardiografiche si effettua l'ecocardiogramma, in quanto più sensibile nella diagnosi di ipertrofia ventricolare sinistra (IVS). Con questo esame si misura lo spessore del setto interventricolare e della parete posteriore del ventricolo sinistro (VS), il diametro telediastolico e si determina la massa ventricolare sinistra.

Una ulteriore indagine per valutare la presenza di placche ateromasiche è l'eco-color doppler delle arterie carotidi.

Principi cardine del trattamento e dell'autocura dell'ipertensione arteriosa

Obiettivo primario del trattamento è la massima riduzione del rischio cardiovascolare globale. Quest'obiettivo richiede il trattamento di tutti i fattori di rischio reversibili identificati, incluso dislipidemia e diabete e l'appropriato trattamento delle condizioni cliniche associate, abolizione del fumo, oltre al trattamento dell'ipertensione arteriosa.

Obiettivi del trattamento farmacologico e non

Gli obiettivi del trattamento – farmacologico e non – sono:

a) **portare a valori target la PA diastolica e sistolica** del paziente adulto, anziano e paziente con patologia d'organo. I valori target rispetto alla PA sistolica (PAS) sono:
   - ridurre la PAS sotto i 140 mmHg nei pazienti ipertesi con rischio cardiovascolare basso o moderato, nei pazienti con diabete, in quelli con pregresso TIA o ictus, in quelli con cardiopatia ischemica e in quelli con nefropatia cronica diabetica e non diabetica
   - nei pazienti anziani in buono stato di salute ≤ 80 anni va considerato un obiettivo di PAS < 140 mmHg mentre nella popolazione anziana fragile l'obiettivo di PAS va adattato alla tollerabilità del soggetto
   - nei pazienti anziani di età ≥80 anni con PAS ≥160 mmHg ci sono prove solide che raccomandano di ridurre la PAS tra 150 e 140 mmHg.

   Rispetto alla PA diastolica (PAD) l'obiettivo è di raggiungere un valore <90 mmHg ad eccezione che nei pazienti diabetici in cui sono raccomandati valori <85 mmHg. Valori di PAD compresi tra 80 e 85 mmHg sono sicuri e ben tollerati.

b) **ottenere una riduzione massima del rischio cardiovascolare globale a lungo termine.** Il trattamento dell'ipertensione produce una riduzione di circa il 50% del rischio relativo di incidenza di scompenso cardiaco, una riduzione del 30-40% del rischio relativo di ictus e dal 20 al 25 % del rischio relativo di infarto miocardico acuto. La riduzione di questi rischi relativi porta al seguente beneficio assoluto: prevenire gli eventi coronarici nell'0,7% dei pazienti a 4-5 anni dal trattamento e dell'1,3% degli eventi cerebrovascolari. La riduzione massima del rischio cardiovascolare richiede:

- trattamento di valori elevati di pressione arteriosa, ma anche di tutti i fattori di rischio associati e modificabili
- mantenere i valori target della PA diastolica e sistolica sopra delineati
- adottare stili di vita sani: abolizione del fumo di sigaretta, il calo ponderale nei casi di sovrappeso e la stabilizzazione del peso in generale, la riduzione del consumo di bevande alcoliche, l'aderenza ad una dieta iposodica, mediterranea, ricca di frutta e verdura che preveda una riduzione dei grassi totali e saturi, la costante attività fisica da svolgere con regolarità, oltre che favorire un costante monitoraggio della pressione arteriosa.

Terapia farmacologica

La decisione se iniziare un trattamento antipertensivo va presa basandosi su due criteri:

1. il livello di pressione arteriosa sistolica e diastolica
2. il livello di rischio cardiovascolare globale.

Il beneficio ottenuto dai farmaci antiipertensivi è correlato con l'entità della riduzione della PA. Esiste una variabilità considerevole nella risposta individuale alle diverse classi di farmaci antipertensivi. La scelta del farmaco antipertensivo e la combinazione di farmaci vanno individualizzati sulla base dell'età, della gravità dell'ipertensione, della presenza di altri fattori di rischio per malattie cardiovascolari, delle condizioni morbose associate, di considerazioni sui costi, sugli effetti collaterali e sul numero di somministrazioni al giorno.

Le principali classi di farmaci antipertensivi oggi disponibili sono: diuretici, β-bloccanti, ACE-inibitori, bloccanti del recettore AT1 dell'angiotensina II, calcio-antagonisti, α_1- bloccanti e i bloccanti dei recettori adrenergici centrali. I farmaci che esercitano il loro effetto principale attraverso la riduzione della gittata cardiaca sono i diuretici attraverso la diminuzione del volume extracellulare, alcuni calcio antagonisti, in modo particolare diltiazem e verapamil e i beta-bloccanti. I farmaci la cui azione principale causa vasodilatazione arteriosa o mista venosa e arteriosa sono gli ACE-inibitori, i bloccanti dei recettori dell'angiotensina II, i bloccanti alfa adrenergici e i bloccanti adrenergici centrali, gli agenti simpaticolitici come la reserpina, i vasodilatatori come l'idralazina ed il minoxidil e i diuretici grazie alla riduzione del sodio intracellulare che causa rilasciamento delle cellule muscolari lisce vascolari.

Il trattamento farmacologico può essere:

- *monoterapia* nell'ipertensione non complicata che solitamente si basa sulla scelta di farmaci nelle quattro principali classi: diuretici tiazidici, calcio antagonisti a lunga durata di azione, ACE-inibitori o bloccanti dei recettori dell'angiotensina II e beta bloccanti;
- *terapia combinata* con farmaci di differenti classi in pazienti nei quali la mononoterapia non garantisce un controllo adeguato dell'ipertensione: PA≥20-10mmHg all'obiettivo target.

I meccanismi di azione di questi farmaci sono descritti nei capitoli dello scompenso cardiaco e della cardiopatia ischemica.

Diuretici. I diuretici tiazidici (idroclorotiazide, clortalidone, indapamide) a basso dosaggio sono utilizzati come farmaci di prima linea o in associazione con altri farmaci. Inibiscono la pompa Na+/Cl– a livello del tubulo contorto distale e aumentano quindi l'escrezione di sodio. A lungo termine agiscono anche come vasodilatatori. I tiazidici sono sicuri, efficaci, poco costosi e hanno dimostrato di ridurre mortalità e morbosità cardiovascolare.

I diuretici dell'ansa (furosemide, torasemide, bumetanide, acido etacrinico) sono utilizzati nei pazienti ipertesi con ridotto filtrato glomerulare (creatininemia > 2.5 mg/dl), scompenso cardiaco ed edema. Nel trattamento dell'ipertensione arteriosa vengono utilizzati bassi dosaggi. Lo spironolattone è un antagonista non selettivo dell'aldosterone che può essere usato da solo o in combinazione con i diuretici tiazidici. Poiché lo spironolattone si lega ai recettori degli androgeni e del progesterone può provocare ginecomastia, impotenza ed alterazioni mestruali. Questi effetti collaterali sono evitati con l'uso di un nuovo farmaco, l'eplerenone che è un antagonista selettivo dell'aldosterone.

Beta Bloccanti. I bloccanti dei recettori β-adrenergici riducono la pressione arteriosa diminuendo la gittata cardiaca per la riduzione della frequenza cardiaca e della contrattilità, inibendo la liberazione di renina ed agendo sul sistema nervoso centrale. I β-bloccanti sono particolarmente efficaci nei pazienti ipertesi giovani con tachicardia e il loro effetto ipotensivo è potenziato dalla contemporanea somministrazione di un diuretico. A bassi dosaggi alcuni β-bloccanti sono selettivi inibiscono cioè in maniera selettiva i recettori cardiaci β_1 ed hanno meno influenza sui recettori β_2 delle cellule muscolari bronchiali e quelle vascolari lisce; tuttavia non c'è alcuna differenza per quanto riguarda l'attività antiipertensiva tra beta bloccanti selettivi e non selettivi. Nel trattamento dell'ipertensione vengono più frequentemente usati: atenololo, metoprololo, bisoprololo, carvedilolo, nebivololo. La presenza in pazienti anziani o fragili di anomalie del ritmo e della conduzione cardiaca, vasculopatie periferiche, morbo di Raynaud, sclerodermia, diabete mellito, depressione grave, asma bronchiale è una controindicazione all'utilizzo di beta bloccanti.

Calcio antagonisti. I calcio antagonisti (verapamil, diltiazem, nifedipina-like) riducono le resistenze vascolari attraverso il blocco dei canali-L (*long lasting*) del calcio, con conseguente riduzione del calcio intracellulare e ridotta vasocostrizione.

Usati in mono terapia o in combinazione con altri farmaci (ACE inibitori, β bloccanti, bloccanti α_1-adrenergici) i calcio antagonisti hanno quindi un'azione vasodilatatrice arteriosa con diminuzione delle resistenze periferiche e coronarodilatazione, diminuzione della pressione arteriosa, del ritorno venoso e del lavoro cardiaco. Non interferendo sul metabolismo in particolare glucidico possono essere usati nei pazienti ipertesi diabetici, preferiti nei pazienti di razza nera. Gli effetti collaterali, che ne condizionano l'utilizzo, sono per la nifedipina gli edemi, specie perimalleolari, la cefalea, la tachicardia; per il verapamil ed il diltiazem i disturbi della conduzione atrio-ventricolare e la stipsi. La nifedipina per la sua velocità d'azione anche per via orale, con modalità sublinguale, può essere usata nelle crisi ipertensive.

Bloccanti del sistema Renina-Angiotensina. Appartengono due classi di farmaci: ACE inibitori e bloccanti dei recettori dell'angiotensina II. Gli ACE inibitori (ACE-I) diminuiscono la produzione di angiotensina II, aumentano i livelli di bradichinina e riducono l'attività del sistema nervoso simpatico. I bloccanti dei recettori dell'angiotensina II forniscono un blocco selettivo dei recettori AT1 e l'effetto dell'angiotensina II sui recettori AT2 non bloccati può aumentare l'effetto ipotensivo. Entrambe queste classi di farmaci sono efficaci come antiipertensivi e possono essere utilizzate in monoterapia o in combinazione con diuretici, calcio antagonisti e farmaci alfa bloccanti. Gli effetti collaterali degli ACE-I e dei bloccanti dei recettori dell'angiotensina II sono la tosse secca compare in circa il 15% dei pazienti; l'insufficienza renale dovuta a dilatazione dell'arteriola efferente in un rene con stenosi dell'arteria renale e angioedema in meno dell'1% dei pazienti che assumono ACE-I. L'angioedema compare più frequentemente in soggetti di origine asiatica e negli afro americani.

Inibitori della renina. Recentemente è stato introdotto in commercio un farmaco che inibisce la renina (aliskiren) che oltre a bloccare l'azione della renina impedisce l'aumento dei livelli di Angiotensina II.

Altri farmaci di uso meno comune, sono i simpaticolitici, vasodilatatori diretti. *Bloccanti α-adrenergici* (antagonisti selettivi degli α-adrenocettori post sinaptici) che riducono la pressione arteriosa diminuendo le resistenze vascolari periferiche. Gli *antagonisti α_2 simpatici* che agiscono centralmente (α-metildopa e clonidina) diminuendo le resistenze periferiche e il tono simpatico. I *vasodilatatori diretti* (idralazina) che diminuiscono le resistenze periferiche e nello stesso tempo attivano meccanismi che difendono la pressione arteriosa, in modo particolare il sistema nervoso simpatico, il sistema renina–angiotensina-aldosterone e la ritenzione di sodio.

Ipertensione resistente. L'ipertensione è definita resistente al trattamento terapeutico quando una strategia che comprenda uno stile di vita adeguato, l'utilizzo di un diuretico e di altri due farmaci antiipertensivi appartenenti a classi diverse a dosi adeguate non riesce ad abbassare i valori di PA sistolica e diastolica a valori inferiori a 140/90 mmHg. La prevalenza di ipertensione resistente varia tra il 5 e il 30% della popolazione complessiva di ipertesi ma molto probabilmente la vera prevalenza si assesta a meno del 10% poiché spesso i valori pressori permangono elevati per mancata aderenza al trattamento prescritto, per la persistenza di una reazione di allarme alla procedura di misurazione della PA, con aumento della pressione in ambulatorio, per l'utilizzo di un bracciale troppo piccolo rispetto al braccio. Valori pressori elevati possono inoltre essere la conseguenza di fattori legati allo stile di vita come l'obesità o un importante aumento del peso, un eccessivo consumo di alcol, un elevato consumo di sodio. Anche se l'ipertensione resistente può mostrare una riduzione della PA aumentando ulteriormente la dose di diuretico, la maggior parte dei pazienti affetti da questa condizione richiede la somministrazione di più di tre farmaci.

Comportamenti di autocura

Le modificazioni dello stile di vita che riducono efficacemente i valori pressori (**Tabella 1.XI**) sono la perdita di peso, la riduzione dell'introito di sale, l'aumento dell'apporto di potassio, la riduzione del consumo di alcol ed un comportamento alimentare complessivamente sano. Se i

Tabella 1.XI Modifiche dello stile di vita nella gestione dell'ipertensione
(modificato tratto da Basile&Bloch, 2016; Unger, Borghi et al, 2020)

Modifiche dello stile di vita	Raccomandazione	Riduzione approssimata della PA sistolica
Riduzione peso	Mantenere BMI tra 18.5 e 24.9 kg/m^2 Trattare obesità addominale	5-20 mmHg/10 kg di peso perso
Adottare piano alimentare DASH (Dietary Approaches to Stop Hypertension)	Avere una dieta ricca di frutta, verdura e prodotti a basso contenuto di grassi saturi e totali	8-14 mmHg
Riduzione introito sodio	Ridurre l'introito di sodio, non più di 100 mEq/die	2-8 mmHg
Attività fisica	Dedicarsi all'attività aerobica regolare, come camminata veloce minimo 30 min/die 5/7 giorni alla settimana	4-9 mmHg
Moderato consumo di alcol e cessazione del fumo di sigaretta	Limitare il consumo, non più di 2 dosi al giorno per gli uomini e 1 dose per le donne Evitare binge drinking	2-4 mmHg

valori pressori sono ≥140/90 mm Hg non sono sufficienti le sole modificazioni allo stile di vita ma è raccomandata anche l'assunzione di una terapia.

Le **capacità di autocura attese** da una persona con ipertensione sono:
- riconoscere segni e sintomi di crisi ipertensiva e sapere come comportarsi
- assumere e gestire correttamente la terapia farmacologica antipertensiva
- cessare l'abitudine tabagica e ridurre il consumo di alcol
- aderire ad una dieta equilibrata di tipo mediterraneo
- normalizzare il peso
- svolgere attività ed esercizio fisico con regolarità
- attuare un automonitoraggio della pressione.

I **contenuti degli interventi educativi** sono (Basile & Bloch, 2016):

Restrizione di sodio nella dieta. Vari studi dimostrano la restrizione di sodio (2,5 g sodio/die o 6 g di sodio cloruro/die) riduce la pressione arteriosa negli individui ipertesi di 4.8-2.5 mmHg e nei normotesi di 1.9-1.1 mmHg.

Perdita di peso. La perdita di peso nelle persone in sovrappeso o obese conduce ad una riduzione significativa della PA indipendentemente dall'esercizio fisico. La riduzione della pressione indotta dalla perdita di peso può avvenire anche in assenza di restrizione di sodio, anche se aumenterebbe l'effetto antiipertensivo.

Assumere una dieta mediterranea o DASH (*Dietary Approaches to Stop Hypertension*). Lo schema alimentare proposto prevede alto consumo di frutta, verdure, prodotti a basso contenuto di grassi saturi e totali, cereali integrali, pesce e frutta secca; al contrario sono ridotte le porzioni di zuccheri semplici, bevande zuccherate, carni rosse. È un piano dietetico che apporta potassio, magnesio, calcio, proteine, fibre. Seguire questo piano consente di ridurre la pressione arteriosa mantenendo un apporto equilibrato di calorie e sodio.

Esercizio fisico. Suggerire esercizio aerobico (camminare, andare in bicicletta,..), e un allenamento anaerobico (training di resistenza) che riducono la PA indipendentemente dalla perdita di peso. Molti studi dimostrano che la PA si riduce con 3 o 4 sessioni di attività moderata alla settimana di almeno 40 minuti per un periodo di 12 mesi.

Ridurre l'introito di alcol. Le donne che consumano 2 o più bevande alcoliche al giorno e gli uomini che ne assumono 3 o più hanno un aumento dell'incidenza dell'ipertensione rispetto ai non bevitori. Questo effetto è correlato alla dose ed è più evidente quando gli introiti superano le 5 dosi al giorno. Una riduzione del consumo di alcol determina una riduzione della PA.

Adottare più stili di vita sani. Rinforzare il messaggio che l'adottare comportamenti complessivi di sani stili di vita produce benefici maggiori rispetto alla modifica di un singolo comportamento. Studi hanno dimostrato che a 18 mesi l'adozione complessiva di stili di vita sani abbassa la prevalenza di ipertensione dal 32 al 22%, ed un minor utilizzo di farmaci (da 19% a 10-14%).

Automisurazione della pressione. L'automonitoraggio della PA presuppone un training educativo al paziente per la corretta esecuzione della misurazione con istruzioni verbali e scritte, seguite da esercitazioni supervisionate da un operatore sanitario (Box sulla procedura dell'automisurazione della PA a fine capitolo).

Le raccomandazioni per l'automisurazione della PA sono simili a quelle per la misurazione della pressione in ambiente clinico ma alcuni messaggi devono essere in particolare recepiti dal paziente (Parati et al, 2008):

- l'automisurazione della PA a domicilio è una pratica che deve essere eseguita ed interpretata sotto la supervisione del medico; qualora i dati rilevati escano dai valori target predefiniti, il paziente si deve confrontare col il proprio medico curante per l'eventuale modificazione del trattamento e non adottare comportamenti di auto-modificazione della terapia;
- la pressione va misurata dopo un periodo di riposo di 5 minuti e in una stanza tranquilla, seduto con schiena e braccio supportati;
- usare apparecchi affidabili, con misure del bracciale e della camera d'aria adeguate al proprio braccio. Preferire gli apparecchi elettronici automatici invece dello sfigmomanometro a mercurio per gli errori che possono derivare da problemi dell'udito frequenti nei soggetti anziani. Questi apparecchi sono i più utilizzati perché facili da usare e si attivano con la semplice pressione di un tasto. Hanno lo svantaggio di essere imprecisi a causa della loro sensibilità e vanno ricalibrati almeno due volte all'anno;
- il bracciale del misuratore va tenuto a livello del cuore e sul braccio con la pressione più alta. Gli apparecchi per la misurazione della PA al polso non hanno ottenuto una validazione sicura, se il paziente usa uno di questi apparecchi raccomandare di tenere il braccio a livello del cuore durante la misurazione e sorretto da un supporto;
- nelle fasi iniziali di diagnosi e trattamento suggerire al paziente di misurare la pressione per almeno 7 giorni consecutivi, al risveglio e prima di assumere la terapia e la sera prima dell'assunzione del pasto. Se i valori variano molto tra una misurazione e l'altra si devono intensificare gli intervalli;
- tenere un diario nel quale registrare i propri valori, eventuali disturbi e i quesiti da porre in occasione dei controlli periodici.

Facilitare l'aderenza

Il trattamento della pressione arteriosa prevede l'impiego prolungato di farmaci volti alla riduzione e al mantenimento dei valori pressori entro i limiti raccomandati. La terapia dell'ipertensione richiede una **buona aderenza** da parte del paziente, che può essere **ostacolata da alcuni fattori** quali l'utilizzo di dosi farmacologiche quotidiane multiple, effetti collaterali, necessità di modifiche del proprio stile di vita, delle abitudini alimentari, limitazioni a condurre una vita attiva. La **non aderenza** alla terapia antiipertensiva è rilevante per le conseguenze di danno d'organo ed è un problema frequente; vari studi dimostrano una non aderenza al trattamento dal 40 al 50% ad un anno dall'inizio della terapia che migliora sensibilmente con l'aumento della severità clinica del paziente perché di fronte ad un'ipertensione medio-grave aumenta la consapevolezza dell'importanza di seguire correttamente la terapia (Gallagher et al., del 2015).

Fattori che influenzano la non aderenza

Le **cause della non aderenza** alla terapia possono essere dipendenti da: a) paziente e dalla malattia e b) dal trattamento.

a) **Le caratteristiche del paziente e della malattia** che possono determinare non aderenza (Kaplan, Bakris, Forman, 2016) sono:

- non essere consapevoli del significato di ipertensione, delle possibili cause che hanno portato alla patologia, delle complicanze e dei benefici derivanti dal seguire un trattamento specifico in modo continuativo;
- non percepire alcun sintomo, l'ipertensione all'inizio è "un nemico silenzioso" e questo comporta una scarsa motivazione a seguire il trattamento. L'assenza di sintomi porta alla percezione di essere sano; a differenza di altre malattie in cui la presenza del sintomo rappresenta un locus di controllo esterno che motiva il paziente a mantenere o ricercare un trattamento;
- quando la diagnosi di ipertensione avviene tra i 30 e i 40 anni entrano in gioco paure e resistenze o atteggiamenti di negazione provocati dalle limitazioni che possono essere rappresentate dalla malattia, come compromissione dei propri progetti di vita, disfunzioni sessuali e quindi una minaccia alle proprie relazioni affettive.

b) Le **caratteristiche proprie del trattamento antipertensivo** che possono determinare non aderenza sono:

- terapia di lunga durata;
- regimi complicati da gestire per il paziente che talvolta, deve adattare la propria quotidianità alla terapia da assumere;
- effetti avversi dei farmaci come gonfiore alle caviglie, sonnolenza, minzioni frequenti, stanchezza, modifiche più o meno evidenti sul tono dell'umore e sullo stato psicologico, impotenza percepita dagli uomini come effetto problematico del trattamento;
- impegno per i controlli periodici.

Esperienze dei pazienti sull'aderenza ai trattamenti

Da studi qualitativi che hanno intervistato pazienti ipertesi in trattamento e con scarsa aderenza per raccogliere vissuti ed esperienze sono emersi 2 atteggiamenti: coloro che non aderiscono intenzionalmente e coloro che non aderiscono ma non con intenzionalità (Marshall, 2012).

I pazienti che esprimono una **non aderenza intenzionale** descrivono le seguenti motivazioni:

- **vivere l'assenza di sintomi e situazione di stress,** i pazienti raccontano:
  "In quel periodo non prendevo farmaci perché non avevo sintomi, poi mi è venuto mal di testa e sono andata dal medico, che mi ha fatto riprendere i farmaci e il mal di testa è scomparso. Mi sono resa conto che la pressione era ancora alta e non era scomparsa…"
  "Mi ero detto proverò a gestire la mia pressione da solo, perché non voglio prendere i farmaci sempre, sono contrario ai farmaci"

"Quando sono rilassato e non sotto tensione, per esempio l'estate durante le vacanze, non prendo mai farmaci per la pressione";

- **quando percepiscono effetti collaterali e non vogliono sentirsi dipendenti dai farmaci** *"io preferisco lasciare che la natura faccia il suo corso, non sono una persona che prende farmaci se si sente meglio, ma se mi sento malato prendo farmaci per curarmi, se sto bene non vedo perché dovrei prenderli, perché io non voglio dipendere da nulla oltre al cibo e all'acqua";*
- **autoregolano le dosi della terapia perché desiderano ridurre gli effetti avversi o per una percezione che la loro pressione sia controllata, oppure non assumono i farmaci quando consumano alcol o droghe;**
- **preferiscono medicine alternative** da aggiungere o sostituire alla terapia prescritta e le ritengono più sicure e naturali dei farmaci, come prodotti omeopatici, agopuntura, avocado, aglio, frutto della passione, rosmarino, tamarindo, ginseng, ecc.

I pazienti che esprimono una **non aderenza ma non come scelta intenzionale o voluta** la motivano attribuendo a fattori esterni come gli impegni e le dimenticanze *"frequentemente dimentico di prendere i farmaci all'orario corretto perché sono troppo impegnato e non ho tempo per presentarmi agli appuntamenti dei controlli".*

Suggestioni per un intervento educativo efficace

I risultati degli studi sopra descritti (Marshall, 2012) evidenziano che la semplice informazione sull'importanza di assumere la terapia antiipertensiva è inefficace, gli interventi educativi devono conoscere e integrare il punto di vista dei pazienti, in particolare ai pazienti deve essere data una rappresentazione accurata e onesta dei benefici e degli effetti avversi del trattamento. Le evidenze sulla sicurezza di un trattamento a lungo termine devono essere discusse con il paziente e si deve motivare che il trattamento non genera dipendenza fisica. La paura che la terapia antiipertensiva crei dipendenza, come emerge dalle interviste sopra riportate, potrebbe essere evitata spiegando che gli effetti avversi sarebbero maggiori se si interrompesse la terapia, indipendentemente dalla durata del trattamento.

Dalle esperienze dei pazienti emerge ancora che tendono ad assumere la terapia solo in caso di sintomi. Questo atteggiamento richiede un confronto approfondito per spiegare che i sintomi non sono una indicazione attendibile delle fluttuazioni nei livelli di PA e quindi sconsigliare un uso sintomatico della terapia. Su questo aspetto può essere ancora utile e motivante spiegare anche che il loro rischio di contrarre una patologia cardiovascolare aumenta indipendentemente dal fatto di avere sintomi e che il trattamento può effettivamente prevenire tali complicanze.

Alcuni pazienti sospendono il trattamento durante le vacanze o nei periodi di minore stress, questo collegamento terapia-stress richiede di essere chiarito: lo stress è un fattore di rischio dell'ipertensione, ma il trattamento è raccomandato sia in presenza di alto che di basso stress.

I fattori non intenzionali come dimenticare ed essere impegnati sono menzionati molto dai pazienti come ragioni per non assumere la terapia con continuità. In questi casi possono essere utili le seguenti **strategie** (Kaplan, Bakris, Forman, 2016):

- coinvolgere il paziente nelle scelte terapeutiche e incoraggiare il supporto familiare
- utilizzare la dose giornaliera minore, farmaci ad azione prolungata, utilizzare moderatamente combinazioni per minimizzare gli effetti collaterali
- personalizzare gli orari della terapia rispetto alla routine quotidiana
- mantenere il contatto con il paziente per dare feedback e consigli sui valori della pressione arteriosa automonitorati
- suggerire di utilizzare scatole per pastiglie e blister ad orario, reminder elettronici (ad esempio, smartphone app)
- ridurre i check-up allo stretto necessario per escludere cause secondarie
- ricontattare i pazienti che non ritornano ai controlli.

In sintesi un migliore coinvolgimento del paziente nel programma di trattamento, l'uso sistematico di terapie di associazione per ridurre l'impegno quotidiano richiesto per il trattamento possono contribuire a garantire un elevato livello di aderenza e di persistenza alla terapia farmacologica prescritta in pazienti affetti da ipertensione arteriosa (Kim, Shin Yun, et al., 2016).

Emergenze ipertensive

Si definisce **crisi o emergenza ipertensiva** un improvviso e marcato rialzo dei valori pressori > di 180mmHg sistolica e > 120 mmHg diastolica, accompagnato da segni e sintomi di danno d'organo insorto acutamente (peggioramento stato neurologico, encefalopatia, edema polmonare, insufficienza renale). Con **urgenza ipertensiva** si intende un marcato aumento della PA senza danno d'organo acuto, spesso associato ad una sospensione della terapia o a una sua riduzione, così come uno stato d'ansia. Il trattamento delle emergenze ipertensive dipende dal tipo di danno d'organo associato e l'intervento può variare da non ridurre o ridurre con estrema cautela la PA nell'ictus, alla rapida e aggressiva riduzione della PA nell'edema polmonare e nella dissecazione aortica. Nella maggior parte dei casi è suggerito che i valori pressori si riducano rapidamente ma non completamente: mirando ad una riduzione del 25 % durante la prima ora per poi procedere con cautela successivamente. I farmaci da impiegare, inizialmente endovena e poi per via orale, sono il labetalolo, il sodio nitroprussiato, la nicardipina, i nitrati e la furosemide. L'urgenza ipertensiva è trattata con un ripristino o intensificazione della terapia farmacologica e con il trattamento dell'ansia qualora presente.

BOX *Procedura della misurazione della pressione arteriosa*

La pressione arteriosa può essere misurata con **due metodi: invasivo** (diretto) **o non invasivo** (indiretto). Il metodo invasivo richiede l'inserimento con tecnica sterile di un catetere in un'arteria, solitamente l'arteria radiale. Il catetere viene connesso ad un monitor elettronico per un monitoraggio della pressione in continuo in contesti solitamente di terapia intensiva. Il metodo non invasivo è quello che verrà trattato di seguito ed è il più comune.

Strumenti di rilevazione

Per la misurazione della pressione arteriosa si utilizza uno sfigmomanometro che è composto da:
- manometro a pressione
- bracciale che racchiude un palloncino di gomma gonfiabile
- bulbo a pressione con una valvola di rilascio che gonfia il palloncino
- un sistema di tubi di gomma che collegano il bulbo con il palloncino.

Vi sono due tipi di sfigmomanometro: **a mercurio e aneroide** e apparecchi elettronici automatici o semiautomatici (**Figura 1.4**).

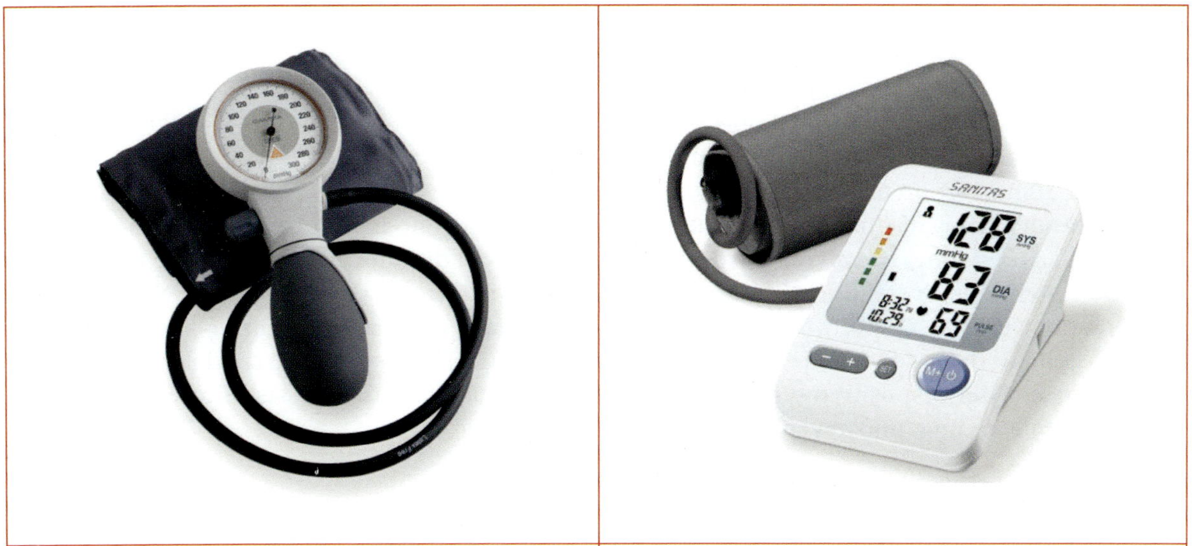

Sfigmomanometro aneroide | Misuratore di pressione elettronico automatico

Figura 1.4

Aneroidi hanno il vantaggio di essere sicuri, leggeri, portatili e compatti. Lo sfigmomanometro aneroide ha uno strumento per la rilevazione circolare, coperto da un vetro e contenente una lancetta che legge i valori in millimetri. Prima di utilizzare il modello aneroide ci si deve assicurare che la lancetta sia tarata a zero e che il manometro sia calibrato correttamente. Gli sfigmomanometri aneroidi necessitano di calibrazione biomedica ad intervalli regolari – ogni 6 mesi – per verificare la loro precisione.

Apparecchi elettronici: sono in grado di determinare automaticamente la pressione arteriosa. Si suddividono in:
- *manuale (ibrido)*, la pressione viene rilevata allo stesso modo che con dispositivo a mercurio o aneroide usando il fonendoscopio e pertanto mantengono la tecnica auscultatoria. Un led luminoso simula la colonnina di mercurio mediante un display digitale.

– *semi-automatico o automatico*: si differenziano per il gonfiaggio-sgonfiaggio completamente automatico. Questi apparecchi hanno il vantaggio di eliminare diversi errori di distorsione legati all'osservatore, di richiedere un addestramento limitato rispetto alla tecnica auscultatoria e di ottenere una serie di misurazioni sequenziali. Alcuni apparecchi automatici permettono di predefinire l'intervallo di misurazione e l'attivazione di un allarme se il valore misurato esce da un determinato range diastolico e sistolico; sono utilizzati quando sono necessarie ripetute determinazioni della pressione arteriosa, come ad esempio in caso di condizioni critiche o potenzialmente instabili.

I bracciali di compressione in vinile o stoffa contengono una **camera d'aria gonfiabile** disponibile in diverse misure. La misura della camera d'aria deve essere proporzionata alla circonferenza del braccio su cui rilevare la pressione: la **larghezza** (o altezza) della camera d'aria dovrebbe essere uguale almeno ai 2/3 della distanza tra l'ascella e la fossa antecubitale e la **lunghezza** dovrebbe avvolgere almeno l'80% della circonferenza del braccio (**Tabella 1.XII**).

Tabella 1.XII Dimensioni del bracciale corrispondenti alle dimensioni del braccio del paziente
(Parati et al 2008; Muntner et al 2019)

Tipologia	Circonferenza braccio in cm	Dimensioni della cuffia del bracciale (larghezza per lunghezza in cm)
Adulto	27-34	16x30
Adulto magro	22-26	12x22
Adulto sovrappeso	35-44	16x36
Obeso	45-52	16x42
Bambino		8x18
		4x13
		12x18

Se la camera d'aria è troppo piccola si ha una sovrastima della PA con un range di errore da 3 a 12 mmHg (anche 30 mmHg negli obesi) mentre si ottengono valori sottostimati (range di errore di 10-30mmHg) quando la camera d'aria è troppo grande. Prima di utilizzare lo sfigmomanometro, si devono ispezionare la valvola di rilascio ed il bulbo a pressione. La valvola deve essere pulita e libera di muoversi in entrambe le direzioni. Il bulbo a pressione è costituito di plastica dura e non deve avere dispersioni di aria. Nel sistema di tubi possono verificarsi perdite d'aria dovute alla comparsa di crepe nella gomma o al suo deterioramento o a difetti delle valvole di controllo. La manutenzione di queste parti è cruciale per il corretto funzionamento del dispositivo e per evitare di sottostimare la pressione sistolica e sovrastimare quella diastolica, come può avvenire in caso di perdite.

Tecnica di Misurazione

Preparare persona e ambiente

- effettuare igiene delle mani con acqua e sapone detergente o con frizione alcolica;
- prima della misurazione della pressione la persona deve rimanere seduta per 5 minuti in una stanza tranquilla e isolata con una temperatura ambientale confortevole. Una diagnosi di ipertensione in genere si basa sulla misurazione effettuata in ambulatorio in posizione seduta. Nell'anziano, nei pazienti diabetici o in quelli che assumono terapia antipertensiva può essere utile la misurazione dopo 1 minuto dall'assunzione della posizione eretta. È raccomandabile effettuare più misurazioni, almeno 2 misurazioni intervallate da 1 o 2 minuti ed una terza misurazione eventuale se le prime due sono molto diverse tra loro (differenza maggiore di 10 mmHg) se si rilevano valori alterati;
- spiegare alla persona la necessità di non parlare durante la misurazione e di non tenere le gambe accavallate (Kaur, Arora & Jain, 2017, Stergiou et al 2021);
- individuare l'arteria brachiale come nella prima immagine della **Figura 1.5**. Il sito maggiormente utilizzato per la misurazione della pressione arteriosa è l'arteria brachiale dell'arto superiore, tuttavia vi sono delle condizioni par-

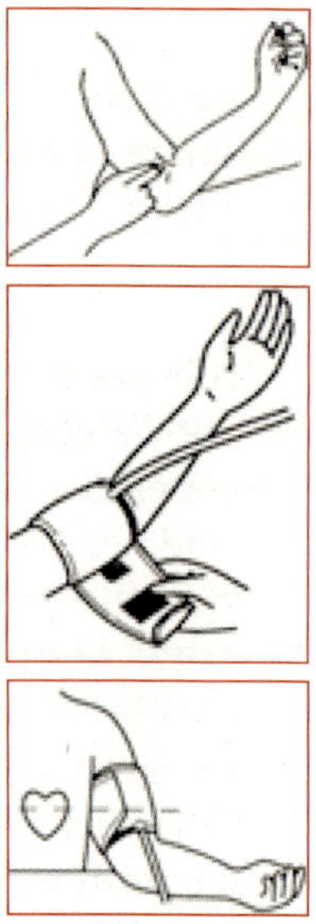

Figura 1.5 Misurazione della pressione arteriosa.

ticolari in cui è necessario utilizzare come sito, l'arto inferiore, concomitante l'arteria poplitea. Tali condizioni sono ad esempio: ustioni degli arti superiori, presenza di apparecchi gessati;
- posizionare il bracciale 2-3 cm al di sopra della fossa antecubitale dell'arto superiore e il centro del bracciale a livello del cuore come nella terza immagine della **Figura 1.5**. Usare il bracciale standard di 12-13 cm di altezza e 35 cm di lunghezza, usare bracciali più grandi o più piccoli nel caso di soggetti rispettivamente obesi e magri. Nei bambini utilizzare bracciali pediatrici;
- tenere il braccio sorretto e a livello del cuore. Se il braccio non è sorretto il paziente compie un esercizio isometrico che può aumentare la pressione e la frequenza. Se il braccio è al di sotto del piano del cuore si verifica una sovrastima della pressione sistolica e diastolica mentre se esso viene tenuto al di sopra la pressione viene sottostimata (Parati et al., 2008; Stergiou et al 2021).

Effettuare la misurazione palpatoria della PA sistolica prima di iniziare quella auscultatoria (Parati et al., 2008; Stergiou et al 2021)
- gonfiare rapidamente il bracciale a circa 30 mmHg al di sopra del punto in cui scompare il polso dell'arteria brachiale o, qualora non rilevabile, usare il polso radiale (Parati et al., 2008);
- sgonfiare rapidamente il bracciale e registrare la comparsa del polso brachiale, che corrisponde alla "stima della pressione sistolica". La stima palpatoria è importante per determinare il cosiddetto "gap auscultatorio" che si verifica quando i toni della fase I scompaiono mentre la pressione viene progressivamente ridotta nella camera d'aria e ricompaiono a un livello inferiore. Se questa situazione non è riconosciuta con la palpazione del polso, causerà una sottostima della pressione sistolica. La tecnica palpatoria è utile soprattutto in pazienti nei quali i fenomeni auscultatori possono essere difficili da rilevare come donne in gravidanza, pazienti in stato di shock o durante prova da sforzo.

Effettuare la misurazione auscultatoria (Parati et al., 2008)
- posizionare il fonendoscopio sopra l'arteria brachiale nella parte mediale interna del braccio come nella prima immagine della **Figura 1.5**;
- gonfiare rapidamente il bracciale a circa 30 mmHg al di sopra della pressione sistolica stimata precedentemente palpata;
- sgonfiare il bracciale alla velocità di 2-3 mmHg/s (o battito) per evitare di sottostimare la pressione sistolica e sovrastimare quella diastolica;
- usare le fasi I e V (comparsa e scomparsa dei toni di Korotkoff) per identificare rispettivamente la pressione sistolica e quella diastolica (**Tabella 1.XIII**);
- dopo la scomparsa del V tono il bracciale va sgonfiato rapidamente e completamente per evitare la congestione venosa del braccio prima di una successiva misurazione (Parati et al., 2008).

Rilevare il valore pressorio
- la PA è soggetta a una elevata variabilità con tendenza a diminuire quando misurata ripetutamente. Per questo motivo si raccomanda di effettuare più misurazioni. Effettuare, ad ogni visita, almeno 2 misurazioni intervallate da 1 o 2 minuti e una terza misurazione se le prime due sono molto diverse tra loro (> 5 mm/Hg). Nella misurazione finalizzata alla valutazione diagnostica dell'ipertensione le misurazioni sono 3 in 3 o 5 minuti fino a quando non si ottiene una pressione media costante.

Tabella 1.XIII Toni di Korotkoff

Nel 1905 Korotkoff, un chirurgo russo, ha descritto per la prima volta i suoni che si auscultano a livello di un'arteria distale rispetto al bracciale durante lo sgonfiaggio del bracciale stesso.

Il **primo tono** di Korotkoff è un lieve colpo chiaro e ritmico che corrisponde alla frequenza del polso che aumenta gradualmente di intensità. La comparsa di questo tono corrisponde alla pressione sistolica. Continuando a sgonfiare il bracciale, si avverte un murmure o un suono sibilante, che rappresenta il *secondo tono* di Korotkoff. Col distendersi delle pareti arteriose, si verifica una turbolenza del flusso ematico. Il *terzo tono* di Korotkoff è più intenso. Il *quarto tono* di Korotkoff diventa più basso e attutito col progressivo sgonfiamento del bracciale. A questo punto la pressione del bracciale è minore di quella all'interno dei vasi; questo suono corrisponde alla pressione diastolica nei neonati e nei bambini.

Il **quinto tono** di Korotkoff indica la scomparsa del suono: valore della pressione diastolica.

Documentare e comunicare il valore

- in base alla situazione, comunicare alla persona il valore della pressione ed eventualmente suggerire di registrare il valore sul proprio diario;
- documentare, subito dopo la misurazione, il valore "*es. 120/80 mmHg*" e in quale posizione: seduta, clinostatica, ortostatica. In alcune situazioni particolari, soprattutto se vi è una differenza notevole nella rilevazione della pressione tra il braccio destro e il braccio sinistro, si deve annotare anche su quale arto è stata effettuata la misurazione. Altre informazioni utili da registrare possono essere la circonferenza del braccio e le dimensioni della camera d'aria, le fasi IV e V per la pressione diastolica in caso di discrepanza > a 5 mm/Hg, il gap auscultatorio se presente, lo stato d'ansia se presente e il momento di assunzione dei farmaci;
- confrontare il valore misurato con il/i valore/i pressorio/i precedente/i per valutare il trend della pressione;
- qualora il valore misurato sia "alterato" raccogliere altri dati:
  1. frequenza cardiaca, sensazione della persona (cefalea, capogiro, affossamento della vista, etc.), colorito cutaneo (pallore), presenza di sudorazione;
  2. possibili cause di alterazione: fisiologiche (attività fisica, emozione) o patologiche: ipertensione, ipovolemia o ipervolemia;
- riferire al medico: valori di ipotensione o ipertensione associati ad altri dati e differenze di pressione arto destro-sinistro maggiori di 10 mmHg.

Misurazione della Pressione arteriosa a livello dell'arto inferiore

In alcune situazioni – ad esempio quando il paziente è portatore di gesso, ustioni in entrambi gli arti superiori – la pressione arteriosa viene misurata a livello dell'arteria poplitea, palpabile nel cavo popliteo situato nella parte posteriore del ginocchio. Il bracciale, di lunghezza e larghezza adeguate, viene posizionato 2-3 cm sopra il cavo popliteo e la camera d'aria sulla faccia posteriore della coscia. La procedura è identica a quella dell'auscultazione dell'arteria brachiale. La pressione sistolica a livello degli arti inferiori è in genere più elevata di 10-40 mmHg rispetto a quella rilevata a livello dell'arteria brachiale, mentre la pressione diastolica è uguale. La pressione a livello di un arto inferiore va misurata anche in caso di riscontro di valori elevati a livello del braccio, soprattutto nei pazienti giovani, per escludere la coartazione aortica (restringimento congenito dell'aorta).

BOX *Procedura auto-misurazione della pressione arteriosa*

Il Monitoraggio della PA da parte dei pazienti è molto importante perché promuove il loro coinvolgimento nella gestione attiva della loro ipertensione, favorisce l'adesione al trattamento, ha un valore prognostico nella stabilizzazione della pressione, permette il superamento dell'inerzia terapeutica, intesa come mancata modificazione della terapia per un non corretto controllo pressorio. La misurazione della PA a domicilio fornisce un numero maggiore di rilevazioni pressorie rispetto a quelle che possono essere effettuate dal personale sanitario e durante un arco di tempo prolungato che può estendersi per settimane o anni.
La frequenza suggerita al paziente con cui autocontrollarsi la PA è variabile, di solito si suggeriscono una o due misurazioni a settimana, particolarmente in quei pazienti che assumono una terapia farmacologica antipertensiva o in quelli a rischio cardiovascolare elevato o molto elevato. Recentemente, sono stati resi disponibili numerosi studi clinici, che documentano il valore prognostico della misurazione della pressione a domicilio in relazione al rischio di sviluppare eventi cardiovascolari maggiori.
L'automonitoraggio si è diffuso molto anche grazie al rapido sviluppo di strumenti automatici per l'automisurazione a domicilio sempre più precisi ed accurati rispetto alla metodica convenzionale (sfigmomanometro a mercurio), ed anche economicamente accessibili da parte di un'ampia fascia di popolazione. Inoltre i valori pressori ottenuti con strumenti elettronici validati non sono affetti dai noti limiti della misurazione auscultatoria da parte dell'operatore, quali l'errore legato alle attese dell'osservatore nella registrazione del dato pressorio, e al cosiddetto "effetto camice bianco" (Parati et al., 2013).

L'auto-misurazione è un approccio di follow up che presenta vantaggi e svantaggi che sono descritti nella **Tabella 1.XIII**. Le raccomandazioni per una corretta misurazione della PA al domicilio sono analoghe a quelle per la misurazione della PA in ambiente sanitario. Le condizioni di misurazione devono essere standardizzate e devono essere utilizzati preferibilmente **misuratori oscillo metrici completamente automatizzati**, con manicotto di dimensioni adeguate, validati in base a protocolli internazionalmente riconosciuti e controllati con periodiche calibrazioni, al massimo ogni 6 mesi. Le indicazioni in merito alle validazioni possono essere ottenute da siti web dedicati.

Tabella 1.XIII Vantaggi e svantaggi della misurazione della pressione arteriosa (PA) a domicilio
(Parati et al., 2008; Parati et al., 2012)

Vantaggi	Svantaggi
Assenza dell'effetto "camice bianco" Possibilità di numerose misurazioni nel tempo Possibilità di verificare l'andamento pressorio durante il giorno Valutazione degli effetti della terapia durante il giorno Facile utilizzo Basso costo Possibilità di memorizzare i valori misurati Possibilità di stampa delle misurazioni Possibilità di teletrasmissione delle misurazioni ai centri di riferimento	Uso di apparecchi a volte non validati o imprecisi Necessità di un addestramento da parte del personale sanitario Errori nella misurazione per problemi tecnici Possibilità che vengano riferiti intenzionalmente al medico valori non veritieri "Nevrosi" da misurazione Incertezza su quale sia la pressione normale Mancanza di indicazioni chiare sui valori da raggiungere in terapia

La **tecnica auscoltatoria non è raccomandata** per la misurazione della pressione a domicilio perché è difficile da applicare per i pazienti, ed è associata a problemi di precisione da parte del dispositivo (soprattutto nel caso di dispositivi aneroidi) o del paziente (difficoltà a percepire distintamente i toni di Koroktoff). L'impiego di dispositivi completamente automatici ha un'unica controindicazione, che è rappresentata dai pazienti con aritmie importanti (ad esempio fibrillazione atriale) non compensate, in cui la tecnica oscillometrica può risultare imprecisa, ma per questi pazienti sono allo studio dispositivi con algoritmi di rilevazione specifici. I dispositivi da dito non dovrebbero essere usati; quelli da polso validati possono essere utilizzati, ma solo in casi selezionati dove non sia possibile una corretta misurazione al braccio (ad esempio, soggetti obesi, soggetti con conformazione del braccio non adeguata – braccio di forma conica – o di dimensioni tali da non consentire un corretto posizionamento del bracciale, soggetti anziani affetti da disabilità motoria), anche se il loro uso di routine non è raccomandato.

Bibliografia

Adiyaman A., Tosun N. et al. The effect of crossing legs on blood pressure. Blood Press Monit 2007 Jun; 12(3):189-93 doi: 10.1097/MBP.0b013e3280b083a7.

Basile J., Bloch M.J. (2016) Lifestyle modifications in the management of hypertension. Overview of hypertension in adults. Retrieved from UpToDate® on 4th January 2017.

Carretero OA. & Oparil S. (2000) Essential Hypertension Part I: Definition and Etiology *Circulation*. 101:329-335.

Cohen J.B, Lotito J M., Trivedi U.K., Denker M.G. (2019) Cardiovascular Events and Mortality in White Coat Hypertension. A Systematic Review and Meta-analysis. Annals Of Internal medicine 2019 https://doi.org/10.7326/M19-0223

Di Bari M., Marchionni N., Matteuzzi D., Ungar A., Ferrucci L., Masotti G. (2002) Epidemiologia dell'ipertensione arteriosa nell'anziano a rischio. G Gerontol. 50:237-47.

Epicentro, Centro Nazionale di Epidemiologia, Sorveglianza e Promozione della Salute dell'Istituto superiore di sanità (2013) Ipertensione: i dati dell'Osservatorio epidemiologico cardiovascolare/Health Examination Survey. www.epicentro.iss.it/consultato 10 novembre 2016.

European Society of Hypertension (ESH) and of the European Society of Cardiology (ESC) (2018) Guidelines for the management of arterial hypertension. The Task Force for the management of arterial hypertension. Williams B., Mancia G., Spiering W., Agabiti Rosei E. et al. European Heart Journal, 39,3021-3104

Gallagher B.D., Muntner P., Moise N. et al. (2015) Are two commonly used self-report questionnaires useful for identifying antihypertensive medication nonadherence? J Hypertens. 33:1108.

Kannel W.B. (2000) Risk stratification in hypertension: new insights from the Framingham Study. Am J Hypertens. 13(1 Pt 2):3S-10S.

Kaplan N.M., Bakris G.R., Forman J.P. (2016) Patient adherence and the treatment of hypertension. Retrieved from http://www.uptodate.com/contents/patient-adherence-and-the-treatment-of-hypertension on 4th Dezember 2016.

Kasper DL, Fauci AS, Longo DL, Hauser SL, Jameson JL, Loscalzo J.(2015) Harrison's Principles of Internal Medicine 19th edition. Mc Grow Ill Education.

Kaur G., Arora AS., Jain VK. Comparative analysis of hybrid models for prediction of BP reactivity to crossed legs. J Healthc Eng; 2017:2187904. doi: 10.1155/2017/2187904.

Kim, Shin Yun, et al. Medication adherence and the risk of cardiovascular mortality and hospitalization among patients with newly prescribed antihypertensive medications. Hypertension 2016;67:506-12

Mancia G, Facchetti R, Grassi G, Bombelli M. Adverse prognostic value of persistent office blood pressure elevation in white coat hypertension. Hypertension 2015;66:437-44

Marshall I.J., Wolfe C.D., McKevitt C. (2012) Lay perspectives on hypertension and drug adherence: systematic review of qualitative research. BMJ. 9;345:e3953.

Mugelli A., Coppini R., Lenti S., Modesti P. A.et al. (2014) Linee guida per l'ipertensione arteriosa della Regione Toscana.

Muntner P., Shimbo D., Carey R.M. et al Measurement of Blood Pressure in Humans: A Scientific Statement From the American Heart Association Hypertension. 2019;73, 35–66 https://doi.org/10.1161/HYP.0000000000000087

National institute for Health and Care Excellence. (1019) Hypertension in adults: diagnosis and management. Retrieved from http: //www.nice.org.uk/guidance/ng136 on 28 August 2019

Parati G., Stergiou G.S., Asmar R.,Bilo G., de Leeuw P., Imai Y. et al. (2008) European Society of Hypertension guidelines for blood pressure monitoring at home: a summary report of the Second International Consensus Conference on Home Blood Pressure Monitoring. J Hypertens. 26(8):1505-26.

Parati G., Palatini P., Ferrucci A. (2012) Misurazione della pressione a domicilio. Ipertensione e prevenzione cardiovascolare. 19(4):197-200.

Parati G., Omboni S., Palatini P., Rizzoni D., Bilo G., Valentini M. et al. (2013) Linee guida della società italiana dell'ipertensione arteriosa (SIIA) sulla misurazione convenzionale e automatica della pressione arteriosa nello studio medico, a domicilio e nelle 24 ore. Ipertensione e prevenzione cardiovascolare. 15, 63-115.

Ricciardi W. et al. (2013) *Igiene. Medicina preventiva e sanità pubblica*. Idelson Gnocchi, Napoli.

Stergiou G.S., Palatini P., Parati G. et al, ESH and ESC 2021 European Society of Hypertension practice guidelines for office and out-of-office blood pressure measurement. Journal of Hypertension 39(7): 1293-1302.

Unger T., Borghi C., Charchar F. et al 2020 International Society of Hypertension Global Hypertension Hypertension. 2020; 75:1334–1357

Ungar A., Lambertucci L., Di Bari M., Fedeli A., Marchionni N., Masotti G. (2004) Isolated Systolic Hypertension. G Gerontol, 52:343-352.

2 Cardiopatia ischemica, angina pectoris e infarto miocardico

Roberto Bonmassari, Daniel Pedrotti, Anna Brugnolli

Si definisce **cardiopatia ischemica** la patologia cardiaca legata a un insufficiente apporto di sangue ossigenato alle cellule miocardiche. La condizione più frequente alla base di questa sofferenza cellulare è rappresentata dall'aterosclerosi coronarica, patologia causata dalla formazione di placche fibro-adiposo-calcifiche nello spessore della parete arteriosa in grado di limitare il flusso coronarico. La cardiopatia ischemica fa parte di un gruppo più ampio di patologie, le malattie cardiovascolari, che riconoscono come elemento comune la patologia aterosclerotica che nei vari distretti arteriosi è causa di patologia a differente localizzazione a seconda della sede interessata, come ad esempio infarto miocardico, ictus cerebrale e arteropatia obliterante degli arti inferiori.

La cardiopatia ischemica può presentarsi clinicamente in una forma **acuta** e in una **cronica**. La **sindrome coronarica acuta (SCA)** è ampia e articolata e comprende pazienti con sintomi riconducili ad una ischemia miocardica che hanno un infarto miocardico acuto (IMA) o sono ad elevato rischio di sviluppare una necrosi cardiaca nell'immediato futuro. Le SCA si distinguono in due grandi categorie: **infarto miocardico con sopraslivellamento persistente del tratto ST (STEMI)** causato da un'occlusione in genere acuta e totale del vaso coronarico coinvolto e le SCA determinate da una occlusione coronarica parziale o intermittente **senza sopraslivellamento persistente del tratto ST (NSTEMI)**. Queste ultime a loro volta si suddividono in a) **angina instabile** nella quale i marcatori di necrosi miocardica sono negativi e b) infarto NSTEMI (senza sopraslivellamento) nel quale i marcatori sono aumentati. Nella **cardiopatia ischemica cronica** i sintomi tipici come il dolore toracico si presentano con caratteristiche di stabilità, in genere in seguito ad uno sforzo a soglia stabile sensibile al riposo o al trattamento farmacologico con nitrato sublinguale. La prognosi della forma cronica è nettamente migliore di quella acuta.

Epidemiologia, fattori di rischio e prevenzione

Le malattie cardiovascolari rappresentano la causa più frequente di mortalità e di disabilità nei Paesi industrializzati e nelle economie emergenti. All'inizio del XX secolo erano responsabili di meno del 10% della mortalità mentre nella sua parte finale hanno quasi raggiunto il 50%.

La prevalenza e l'incidenza della **cardiopatia ischemica** sono in costante aumento sia nei Paesi industrializzati, per l'incremento della età media nonostante i progressi nella prevenzione e nella terapia, ma anche nei Paesi emergenti in relazione ai cambiamenti delle abitudini di vita. Le malattie cardiovascolari sono la principale causa di morte nel mondo, raggiungendo nel Global Burden of Disease Study un terzo di tutti i decessi: nel 2019 18,6 milioni di persone sono decedute per malattia cardiovascolare (con un incremento di quasi il 50% rispetto al 1990) e più di 9 milioni per malattia coronarica (Global Burden of Cardiovascular Diseases Writing Group, 2020). I rimanenti decessi per cause cardiovascolari sono imputabili a ipertensione arteriosa, malattie cardiache infiammatorie o reumatiche o altre forme, come tumori cardiaci o cerebrovascolari, alterazioni della contrattilità cardiaca/cardiomiopatie, valvulopatie cardiache e malattie del pericardio. La distribuzione della patologia cardiovascolare varia ampiamente a seconda del sesso e dell'età presentando in generale un continuo incremento. Negli Stati Uniti nella popolazione oltre i 75 anni la prevalenza di malattie cardiovascolari supera il 70%, fino ai 70 anni la prevalenza risulta sensibilmente superiore nel sesso maschile, ma oltre i 75 anni questo andamento si inverte. In Europa oltre 80 milioni di persone sono affette da malattie cardiovascolari, il 48% uomini e il 52% donne, e queste sono responsabili di 3,9 milioni di decessi annui, che corrispondono al 45% di tutte le cause di morte (European Heart Network – EHN, 2017). In Italia le malattie cardiovascolari rappresentano ancora la principale causa di morte, essendo responsabili del 44% di tutti i decessi. In particolare la cardiopatia ischemica è la prima causa di morte, con il 28% di tutte le morti (Epicentro – ISS, 2021).

Fattori di rischio e stratificazione del rischio cardiovascolare. Da tempo sono stati individuati, attraverso ampi studi di coorte, fattori e/o condizioni che si associano ad un incremento del rischio di andare incontro ad un evento cardiovascolare. Sono stati individuati i seguenti **fattori di rischio** che si propongono suddivisi in rapporto all'intensità di associazione (Steg et al., 2012):

- **maggiori**: fumo di sigaretta, ipertensione arteriosa, incremento del colesterolo LDL (lipoproteina a bassa intensità), riduzione del colesterolo HDL (lipoproteina ad alta intensità), diabete mellito ed età;
- **condizionanti**: incremento dei trigliceridi, aumento delle LDL piccole e dense, infiammazione/aumento PCR (proteina C reattiva), aumento lipoproteina (a), aumento omocisteina e fattori pro trombotici;
- **predisponenti**: obesità, obesità addominale, sedentarietà, familiarità per malattie cardiovascolari, caratteristiche etniche e fattori psico-sociali.

Tra questi fattori di rischio tre sono **comportamentali** e quindi modificabili con gli stili di vita e sono l'uso del tabacco, l'inattività fisica, l'alimentazione troppo ricca di grassi animali saturi e grassi vegetali idrogenati, la riduzione del consumo di cibi vegetali e un incremento di carboidrati semplici, obesità (BMI> 30 kg/m^2). L'età (uomini oltre i 45 anni e donne oltre i 55 anni) e il sesso sono invece fattori non modificabili.

Altri fattori di rischio sono **metabolici**, come i livelli plasmatici medi di lipidi che stanno aumentando soprattutto nelle popolazioni delle aree urbane, aumento ampiamente dovuto al consumo di una maggiore quantità di grassi alimentari e alla ridotta attività fisica; ipertensione (PA ≥ 140/90 mmHg o assunzione di farmaci antipertensivi); diabete mellito.

Rispetto alla distribuzione dei fattori di rischio emerge che più del 50% della popolazione non presenta ipertensione diastolica o ipercolesterolemia, quindi andando ad analizzare il singolo fattore di rischio questo presenta una distribuzione non prevalente nella popolazione. D'altro canto quando si valuta il rischio di incorrere in nuovi eventi cardiovascolari in presenza di più fattori, viene sottolineato come l'incremento sia esponenziale e non semplicemente una somma. Inoltre, a conferma che molto vi è da approfondire e studiare in questo ambito, è noto come un quinto degli eventi si verifichi in persone in cui non sono stati identificati fattori di rischio e la maggioranza degli eventi si presenta in soggetti a medio e basso rischio. Nei maschi circa il 75% degli eventi avviene in una popolazione che ha un rischio previsto non alto, mentre solo il 25% degli eventi sono motivati da un elevato rischio. Nel sesso femminile tale tendenza risulta ancora più accentuata.

Il rischio cardiovascolare tuttavia incrementa in modo esponenziale se sono presenti fattori di rischio molteplici. Per poter quantizzare in modo rapido e oggettivo il rischio nella popolazione non colpita precedentemente da un evento cardiovascolare (persone "sane"), sulla base di calcoli elaborati sui dati di ampi studi sono stati proposti **algoritmi del rischio**, meglio conosciuti come carte del rischio. Esistono tipi diversi di carte del rischio con valutazioni temporali a 5 o 10 anni e con esiti (*endpoint*) di rischio diversi (morte, infarto miocardico, scompenso cardiaco). Nella **Figura 2.1** è riportato un esempio di **carta del rischio** ***SCORE*** di malattia cardiovascolare fatale a 10 anni, nella popolazione a basso rischio del Sud Europa, in cui è compresa l'Italia, in base ai seguenti fattori di rischio: età, sesso, fumo di sigaretta, pressione arteriosa sistolica e livelli di colesterolo totale. È importante evidenziare che la presente carta del rischio *SCORE* deve essere utilizzata esclusivamente nelle persone senza pregresse manifestazioni di malattia cardiovascolare. È necessario premettere che in popolazioni differenti gli elementi che contribuiscono alla predizione della probabilità di malattia sono diversi. Così, risultati emersi dal *"Framingham Study"*, un importante studio epidemiologico condotto negli USA con l'obiettivo di stimare il rischio delle

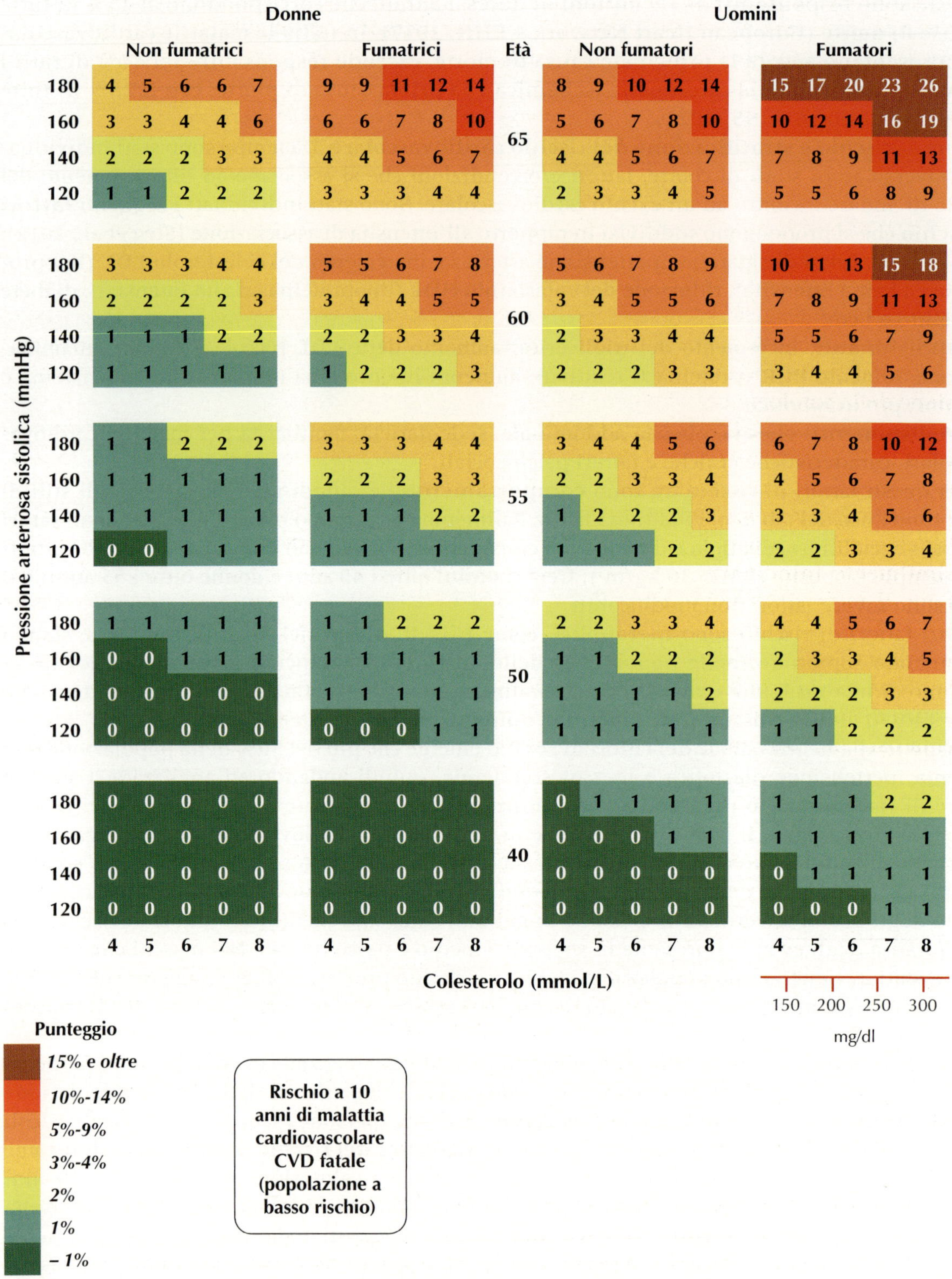

Figura 2.1 Esempio di carta di rischio di malattia cardiovascolare fatale a 10 anni con riferimento alla popolazione del sud Europa (Perk et al., 2012).

patologie cardiovascolari, sono di difficile trasferibilità alla popolazione europea, ed i risultati emersi dal *"Progetto Euro-Score"* proposto dalla Società Europea di Cardiologia sono differenziati per la popolazione del nord e sud Europa (Steg et al., 2012; D'Agostino et al., 2008).

Le misure messe in atto per controllare i fattori di rischio (aderenza a corrette abitudini di vita come nell'alimentazione ed esercizio fisico e l'associazione di terapia farmacologica) nelle persone senza precedente evento cardiovascolare costituiscono attività di prevenzione "primaria", e dunque esclusivamente in questo ambito vanno utilizzate le carte del rischio. Differentemente nelle persone con precedente evento cardiovascolare queste sono misure di prevenzione secondaria.

Eziologia e principali meccanismi patogenetici

Nell'ambito dell'apparato cardiocircolatorio il cuore svolge essenzialmente una funzione di pompa aspirante-premente che assicura una costante e adeguata perfusione degli organi e dei tessuti. La circolazione coronarica, convogliata nelle prime due arterie che si dipartono dall'aorta appena poco fuori dal ventricolo sinistro, presenta peculiarità anatomo-funzionali rilevanti per la comprensione della patologia cui vanno soggette.

L'**albero coronarico** è costituito dall'arteria coronaria sinistra, che precocemente, dopo un breve tratto di tronco comune si divide in discendente anteriore e circonflessa, e dall'arteria coronaria destra (**Figura 2.2**). Si divide in una porzione epicardica di calibro maggiore (vasi di conduttanza) e in una porzione costituita dal microcircolo (vasi di resistenza). La prima porzione è soggetta alla patologia aterosclerotica e nella sua frequente insorgenza non sono verosimilmente ininfluenti gli stress parietali legati alla contrazione cardiaca. La seconda porzione, il microcircolo, è molto meno conosciuta sul versante fisiopatologico, ma sembra responsabile di numerose condizioni patologiche, tutte peraltro caratterizzate da un minor impatto prognostico negativo. Un dato di notevole interesse nella fisiologia della circolazione miocardica è che la fase di massima irrorazione del muscolo cardiaco è la fase diastolica, dove in assenza di contrazione miocardica che occlude i vasi del microcircolo, il flusso ematico non presenta ostacoli. Dunque la perfusione miocardica è diastolica. Di qui ne deriva che tutte

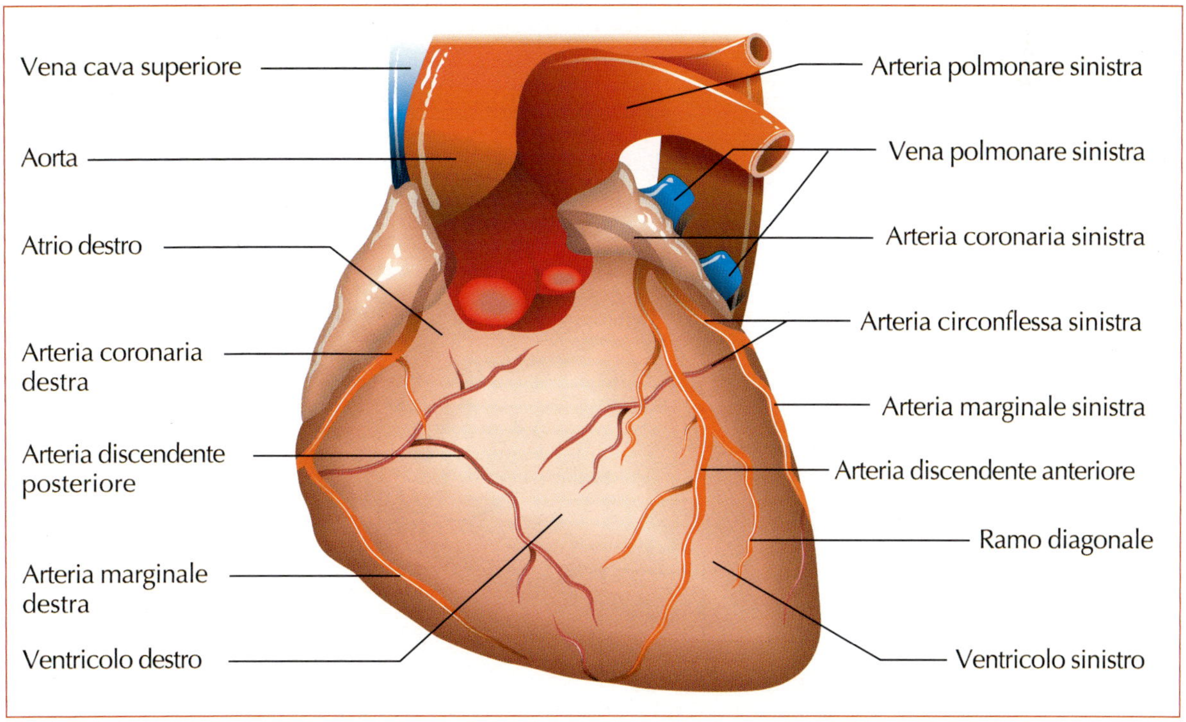

Figura 2.2 Figura anatomica dell'albero coronarico.

le condizioni che accorciano la fase diastolica del ciclo cardiaco a favore di quella sistolica, per esempio da marcata accelerazione del battito cardiaco, riducono la perfusione miocardica. Ad esempio, la tachicardizzazione è nemica dell'adeguata perfusione del muscolo cardiaco. Il flusso è direttamente proporzionale alla pressione di perfusione e inversamente alle resistenze periferiche.

Il **flusso coronarico** costituisce il 5-10% della portata cardiaca (4-6 l/min). Le peculiarità della circolazione coronarica permettono al flusso coronarico di incrementarsi fino a 5-6 volte, essenzialmente attraverso una riduzione delle resistenze periferiche (microcircolo). Esiste una forma di autoregolazione della circolazione coronarica che consente di mantenere un flusso adeguato anche in presenza di una caduta della pressione di perfusione. Questo mirabile meccanismo di auto mantenimento del flusso coronarico è tanto più importante considerando che il metabolismo cardiaco è esclusivamente aerobico – O_2 dipendente – con massima estrazione di O_2 dal sangue arterioso già in condizioni basali (10 ml/100 gr/min vs 0.5 ml/100 gr/min del muscolo scheletrico). Al bisogno quindi non può essere aumentata l'estrazione di O_2 essendo già massimale. La conseguenza diretta è che richieste maggiori di O_2 necessitano di un maggiore apporto di flusso sanguineo.

La fisiopatologia della cardiopatia ischemica riconosce come *primum movens*, nella grande maggioranza dei casi, la formazione di **placche aterosclerotiche** la cui distribuzione è più frequente a carico dell'albero coronarico epicardico (**Figura 2.3**). Possiamo differenziare, a seconda della stabilità del quadro clinico, una forma stabile ed una non stabile: nella prima la placca con aspetti di integrità della superficie endoteliale tende a ridurre il calibro del vaso fino a diventare flusso limitante, nella seconda per un'alterazione della superficie endoteliale, al meccanismo aterogeno si sovrappone la formazione del trombo in grado di limitare esso stesso il flusso coronarico. Nella forma **stabile della cardiopatia ischemica**, in presenza di una placca ateromasica di congrue dimensioni, la riduzione di calibro supera la possibilità di compenso

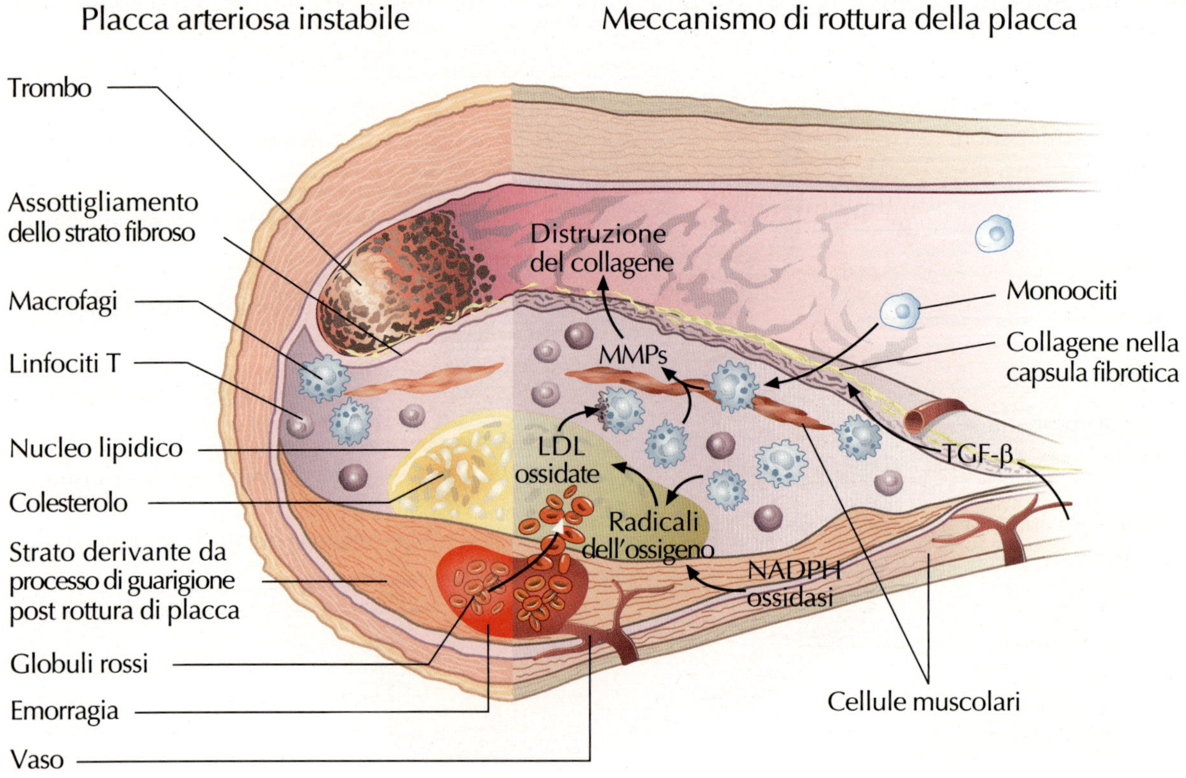

Figura 2.3 Meccanismo di rottura di placca ateromasica.

dell'autoregolazione. Ciò si verifica nel momento in cui la caduta di pressione a valle della placca è in grado di limitare il flusso perché l'autoregolazione delle resistenze è arrivata al limite della vasodilatazione; da questo istante ogni caduta di pressione equivale ad una riduzione diretta della perfusione. La capacità vasodilatante del microcircolo costituisce la riserva coronarica che in questo caso risulta esaurita. Questa condizione di insufficiente apporto di flusso al muscolo cardiaco si definisce ischemia miocardica. È caratterizzata dal sintomo dolore toracico (angina pectoris), da alterazioni elettrocardiografiche ed ecocardiografiche, da reversibilità dei segni e sintomi in caso di ripristino rapido (entro 20 minuti) di un flusso adeguato e/o di una riduzione delle richieste. Nella forma **instabile della cardiopatia ischemica**, definita sindrome coronarica acuta, il meccanismo aterotrombotico che consiste nella formazione di trombo su placca con endotelio danneggiato, ulcerato o eroso (**Figura 2.3**), può determinare il delinearsi di due tipologie di sindromi coronariche con fisiopatologia, aspetti clinici, elettrocardiografici, coronarografici, prognostici e terapeutici differenti. Mentre nella **sindrome coronarica acuta con sopraslivellamento ST persistente** (STEMI ACS - *ST Elevation Myocardial Infarction Acute Coronary Syndrome*), la formazione del trombo su placca ulcerata o erosa esita in un'occlusione acuta del vaso, nella **sindrome coronarica acuta senza ST sopraslivellato persistente** (NSTEMI ACS - *Non ST Elevation Myocardial Infarction Acute Coronary Syndrome*), il vaso non appare abitualmente completamente occluso e il flusso può essere compromesso a livello del microcircolo con un meccanismo di migrazione microembolica del trombo (**Figura 2.4**; **Figura 2.5**). Il gruppo delle sindromi coronariche acute senza ST sopraslivellato persistente appare peraltro molto meno omogeneo delle forme STEMI: ci possono essere infatti situazioni fisiopatologiche diverse dalla microembolizzazione di trombosi non occludente come la chiusura intermittente del vaso, oppure l'occlusione dell'arteria circonflessa quasi sempre causa all'ECG di sottoslivellamento per i limiti di "visualizzazio-

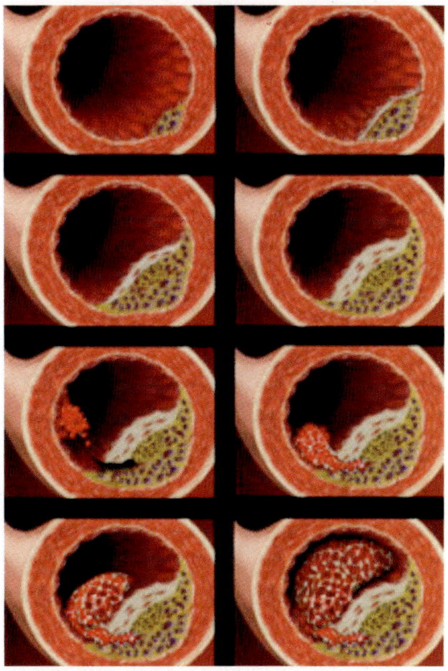

Figura 2.4 Meccanismo di formazione di un trombo occlusivo su placca ateromasica ulcerata.

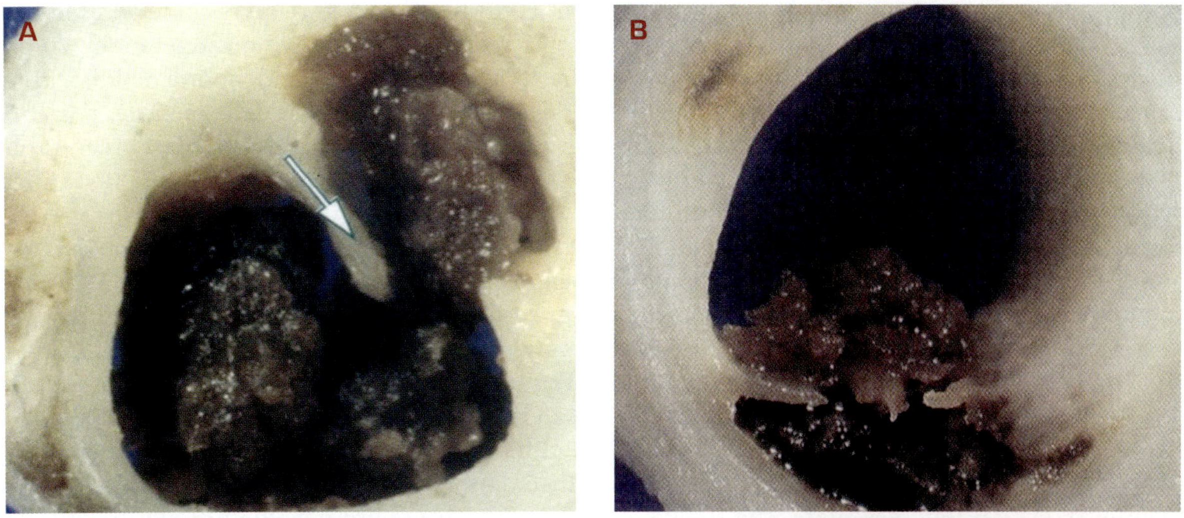

Figura 2.5 Grado di occlusione coronarica in caso di sindrome coronarica acuta STEMI e NSTEMI. A. Sopraslivellamento ST persistente (STEMI); B. senza sopraslivellamento ST persistente (NSTEMI).

ne" della parete laterale da parte dell'ECG. Tutto il territorio tributario dell'arteria occlusa si presenta a rischio necrosi. L'evoluzione verso la necrosi nel territorio sotteso all'arteria occlusa, non è un fenomeno istantaneo ma un processo che richiede diverse ore. La necrosi inizia nelle porzioni centrali dell'area a rischio, in particolare sul versante sub endocardico e si espande a macchia d'olio. L'instaurarsi di un circolo collaterale riesce talora a modificare almeno in parte questa evoluzione, che nella maggior parte dei casi richiede un intervallo temporale lungo e non è un meccanismo improvviso (Fauci et al., 2009).

Manifestazioni cliniche della cardiopatia ischemica

Il sintomo principale della malattia coronarica è rappresentato dal **dolore toracico** chiamato "angina pectoris". La localizzazione è in genere antero-toracica (retro sternale) con irradiazione alle braccia o al collo, anche se talvolta è riferito in sede epigastrica o al dorso. È un sintomo descritto come una morsa o un peso e si associa spesso a dispnea, sudorazione e sensazione di pericolo/morte imminente e di marcata ansia. Un paziente racconta così l'esperienza di dolore da infarto "*Mi sono seduto davanti al computer, senza accenderlo. Non respiravo bene. E così diventai lucido, di colpo. Insomma, cosa mi stava succedendo? Respiravo male e avvertivo uno strano dolore, che non si poteva neanche definire dolore, una "cosa" diversa: un senso di oppressione, che partiva dalla gola, si estendeva al torace e al braccio sinistro. Il mitico segnale al braccio sinistro! Non era un dolore acuto, non era violento, e tanto meno insopportabile. Era un indolenzimento, fastidioso. Un malessere che non avevo mai sentito prima. Qualche settimana prima, uno dei miei più cari amici era morto di infarto. Mi avevano raccontato come se n'era andato, da un momento all'altro. Anche lui, mattiniero come me, si era svegliato all'alba, aveva sentito "quei" sintomi e ne aveva parlato con sua moglie. Si era fatto una doccia e il malessere non era passato. Aveva fatto colazione e il malessere non era passato. Allora aveva detto alla moglie:"mi rimetto a letto per un paio di ore, mi passerà...". Non gli passò. E dopo un po' se n'era andato. Mi sentii di colpo agghiacciato, suggestionato, coinvolto da quei brutti ricordi. Al dolore per la scomparsa brutale del mio caro amico si era sovrapposta la consapevolezza di come avesse sottovalutato i sintomi del micidiale attacco al cuore. Mi dissi che ero ipocondriaco, che la suggestione del ricordo mi aveva impaurito. Accesi la televisione. Le solite, noiose notizie, a cui, più di ogni altro giorno, mi sentii estraneo. Accesi il computer e subito, meccanicamente, lo spensi. Respiravo a fatica, il dolore mi sembrava aumentato, il sudore alla fronte era più imbarazzante di prima*" (tratto da Cronaca del mio infarto di C. Lanza).

Il **dolore toracico** è l'equivalente clinico dell'ischemia miocardica e pertanto la sua durata rispecchia la persistenza o meno di ischemia; nei casi in cui l'ischemia si risolve, come ad esempio nei casi di angina da sforzo o instabile, anche il sintomo scompare in genere non superando i 20-30 minuti. In quelli in cui l'ischemia si protrae oltre questo intervallo provocando morte dei miociti la situazione evolve verso l'infarto e il sintomo può persistere anche ore. In più della metà dei pazienti colpiti da infarto miocardico, il **dolore toracico è la prima manifestazione della cardiopatia ischemica.** In altri casi emerge una storia di angina stabile, **uno o più episodi di angina instabile**, o anche uno o più infarti pregressi. In circa la metà dei casi l'infarto è preceduto da angina pre-infartuale nelle ore e giorni precedenti l'insorgenza del dolore infartuale. Nella maggior parte dei casi non è identificabile alcun fattore scatenante. La maggior parte degli episodi di infarto miocardico avviene **durante le normali attività**, o anche **durante il riposo.** Solo una minore percentuale di casi, variabile dal 2 al 13%, l'evento si verifica durante un esercizio fisico intenso. Nell'8-23% dei casi, dall'altro canto, l'infarto si manifesta durante il riposo notturno. Nei pazienti con angina stabile gli episodi anginosi mostrano una tipica distribuzione circadiana, con un picco principale nelle ore del mattino e un secondo picco nelle ore pomeridiane. Ciò dipende dall'andamento analogo sia dei maggiori determinanti del consumo miocardico d'ossigeno (frequenza cardiaca e pressione arteriosa), sia dal tono vascolare, che risulta aumentato in queste ore per una più elevata attività alfa-adrenergica. Il dolore in corso di infarto può comparire a riposo o da sforzo-emozione ed è particolarmente intenso e prolungato. Va sottolineato però che in alcuni pazienti questo sintomo può essere assente o con caratteristiche molto atipiche, complicando non poco la valutazione diagnostica. È soprattutto nei pazienti affetti da diabete mellito, probabilmente a seguito di una neuropatia diabetica, e nei pazienti molto anziani che si verifica questa situazione di atipicità del sintomo fino alla sua assenza, infatti in una percentuale variabile dal 15 al 20% dei pazienti l'infarto miocardico si presenta senza dolore (infarto silente). In particolare nel grande anziano (ultra ottantenne) il sintomo di esordio non di rado è la sincope. La gravità dei sintomi e l'evoluzione finale nei pazienti con sindrome coronarica acuta non sono direttamente correlate.

I **segni/sintomi associati al dolore toracico** non di rado sono costituiti da un corteo neurovegetativo caratterizzato da importante malessere, con **nausea e vomito, sudorazione profusa tipicamente fredda, pallore, marcata astenia, presincope o sincope.** Queste manifestazioni, spesso associate a marcata **ipotensione e bradicardia** fino alla comparsa di blocchi atrio-ventricolari, sono frequenti nei casi di infarto miocardico della parete inferiore/diaframmatica e sono legate ad una stimolazione del sistema nervoso parasimpatico a partenza da recettori situati a livello della parete inferiore cardiaca (riflesso di Bezold Jarisch). In altri casi può predominare invece il tono simpatico, legato all'importante scarica adrenergica secondaria al quadro d'allarme per il dolore e la reazione d'ansia. In questi pazienti possono essere presenti ipertensione arteriosa e tachicardia che accompagnano un quadro di preoccupazione e agitazione con una tipica sensazione di premorienza. Anche in questi casi possono essere presenti sudorazione e pallore. Quando un paziente con infarto miocardico acuto si presenta con ipotensione arteriosa (valori di pressione sistolica inferiore a 100 mmHg) è importante distinguere tra infarto inferiore/diaframmatico e anteriore: nel primo caso il quadro ipotensivo può essere legato alla reazione neurovegetativa vagale o ad interessamento infartuale del ventricolo destro risultandone una situazione clinicamente e prognosticamente meno grave rispetto al secondo caso dove l'ipotensione è quasi sempre secondaria ad un grave deficit della funzione di pompa del ventricolo sinistro legata all'estensione dell'infarto. Questo secondo caso evolve più frequentemente, a volte addirittura esordisce, verso una condizione di shock cardiogeno, quadro molto grave (mortalità superiore al 50%) caratterizzato da marcata ipotensione arteriosa e ipoperfusione sistemica con sofferenza dei vari apparati e tessuti legata ad una portata cardiaca insufficiente.

Un sintomo spesso presente in corso di sindrome coronarica acuta è la **dispnea accompagnata da tachipnea** in particolare nei quadri di agitazione o reazione ansiosa e nelle situazioni di congestione polmonare e/o edema polmonare determinate dall'incremento della pressione di riempimento ventricolare sinistro. Non di rado il paziente avverte anche cardiopalmo tachicardico o ectopico legato alla presenza di **aritmie** ipercinetiche: può essere presente fibrillazione atriale parossistica, ma più allarmanti sono le aritmie ventricolari come battiti ectopici isolati o ripetitivi fino alla tachicardia ventricolare sostenuta (durata maggiore di 30 sec) o addirittura la fibrillazione ventricolare causa di sincope e morte se non prontamente interrotta da uno shock elettrico (defibrillazione).

Valutazione diagnostica per la conferma di cardiopatia ischemica

Le indagini che consentono di porre diagnosi di cardiopatia ischemica stabile o di sindrome coronarica acuta, dopo la raccolta di una accurata anamnesi, sono principalmente l'elettrocardiogramma e i markers di ischemia miocardica.

Elettrocardiogramma

L'elettrocadiogramma (ECG) consiste nella registrazione dell'**attività elettrica del cuore** dalla superficie corporea; in un paziente con dolore toracico, lo scopo principale di questo esame è di identificare i segni di ischemia miocardica. Questa indagine deve essere applicata a tutti i pazienti con sintomi toracici in quanto può anche rivelare aritmie, segni di ipertrofia ventricolare sinistra, blocchi di branca o sovraccarico ventricolare destro e pertanto. Il tracciato, realizzato con 12 derivazioni, può presentare alterazioni della ripolarizzazione ventricolare (appiattimento o inversione dell'onda T, aspetti che vengono definiti come "ischemia" miocardica), alterazioni del tratto ST con quadri di sottoslivellamento ("lesione sub endocardica") o sopraslivellamento ("lesione subepicardica"), in particolare in corso di sindrome coronarica acuta o ancora la presenza di onde Q segno di pregressa necrosi. Nella **Figura 2.6**

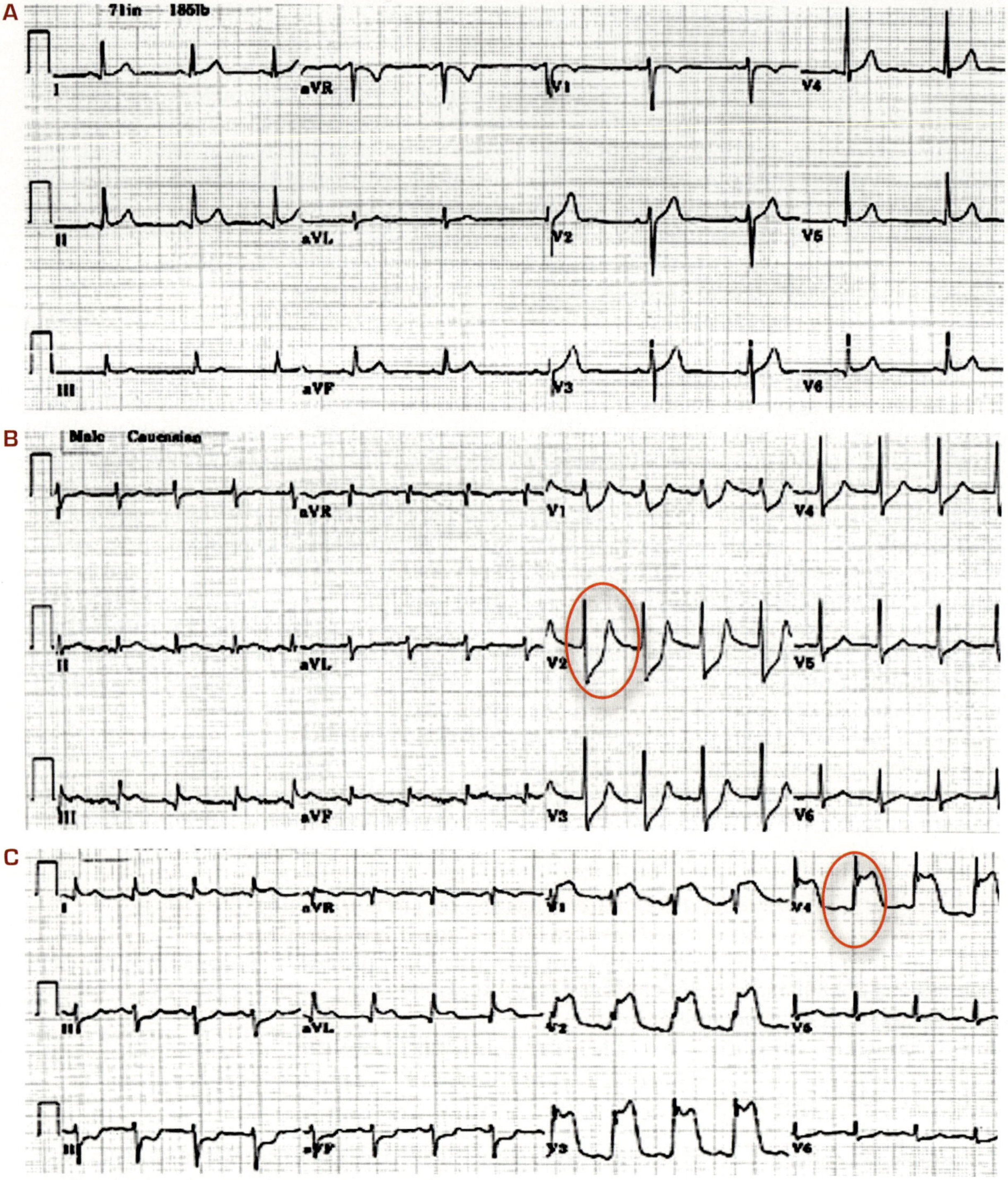

Figura 2.6 Esempi di elettrocardiogrammi: A. ritmo sinusale (normale); B. sottoslivellamento ST - "lesione sub endocardica"; C. sopraslivellamento ST - "lesione subepicardica".

sono raffigurati alcuni tracciati elettrocardiografici con ritmo sinusale (normale), alterazioni del tratto ST con quadri di sottoslivellamento ("lesione sub endocardica") e sopraslivellamento ("lesione subepicardica"). Possono essere presenti alterazioni del ritmo cardiaco: nelle forme acute più frequentemente battiti ectopici ventricolari isolati ma anche ripetitivi talora con aspetti di pericolosità (aspetto di "R su T" che indica la precocità del battito ectopico) per l'innesco di aritmie maggiori come la tachicardia ventricolare o la fibrillazione ventricolare. Non infrequente è la presenza di fibrillazione atriale in particolare in pazienti anziani o quadri di blocco atrioventricolare anche di grado avanzato tipicamente in corso di infarto miocardico acuto diaframmatico. È da sottolineare che non è eccezionale la presenza di un tracciato elettrocardiografico "normale" in presenza di patologia coronarica anche acuta.

Marker di ischemia miocardica

Nel paziente con dolore toracico la **troponina, marker di necrosi miocardica acuta**, va ricercata e dosata a intervalli di alcune ore per poter cogliere il suo incremento e decremento con un caratteristico aspetto di curva. La troponina è una proteina miocardiospecifica e fa parte del complesso proteico, insieme ad actina, tropomiosina e miosina, che costituisce le miofibrille contenute nel miocita. Esistono tre forme di troponina: T, I e C. Per l'utilizzo diagnostico posso essere dosate la troponina T e I che compaiono nel sangue nel caso di necrosi esclusivamente delle cellule muscolari cardiache. Negli ultimi anni è stato introdotto nella diagnostica di laboratorio il dosaggio della troponina ad alta sensibilità (TNT o I high sensitive) che misura la medesima proteina con uno strumento più sensibile che permette di rilevarne concentrazioni ematiche più basse (da microgrammi a picogrammi). I valori di normalità sono compresi fra 10 e 20 ng/L. L'innalzamento della troponina ad alta sensibilità è indice di necrosi miocardica e la causa più frequente è la aterosclerosi coronarica in fase acuta (NSTEMI e STEMI) anche se esistono numerose situazioni patologiche che, in assenza di aterosclerosi coronarica, innalzano la troponina, come per esempio sepsi, insufficienza renale, tachiaritmie, embolia polmonare, contusione miocardica. Tali situazioni cliniche debbono essere conosciute e considerate per una appropriata diagnosi differenziale. Il vantaggio della troponina ad alta sensibilità rispetto alla precedente è che compare dopo poco tempo dal danno cellulare (1-2 ore), la sua assenza ad un controllo dopo 2 ore confermato alla sesta ora esclude necrosi miocardica. Questo è un criterio molto utile nei dipartimenti di urgenza nella valutazione diagnostica del dolore toracico.

Altre indagini diagnostiche

Ecocardiografia cardiaca. È la tecnica di imaging cardiaco più diffusa e consente di visualizzare in tempo reale il cuore e di valutarne in modo dettagliato l'anatomia e la funzione permettendo anche di approfondire la funzione degli apparati valvolari. In presenza di una malattia coronarica acuta e/o cronica l'ecocardiogramma è in grado di evidenziare aree miocardiche più o meno estese con alterata funzione contrattile (ipo-acinesia) o di rivelare estese disfunzioni della cinetica del cuore. Un limite di questa preziosa indagine può essere la difficoltà di discriminare un danno acuto (insorto da poco tempo) da uno cronico (presente già da tempo).

Test funzionali. Nei pazienti stabili per ricercare l'ischemia miocardica si può ricorrere a test funzionali in grado di incrementare il fabbisogno miocardico di ossigeno (con lo sforzo o farmacologicamente) e di rivelarne la presenza con l'elettrocardiogramma (test da sforzo al cicloergometro o al trademill), o con l'ecocardiogramma (eco-stress con dobutamina o dipiridamolo, eco-sforzo) o con la scintigrafia miocardica (utilizzando radioisotopi come il tecnezio).

Angiografia coronarica o coronarografia. Consiste nell'indagine che permette di visualizzare le arterie coronarie mediante l'opacizzazione selettiva delle due arterie coronarie attraverso un catetere e l'iniezione di mezzo di contrasto. È una indagine invasiva effettuata per via percutanea femorale o radiale. Permette di valutare accuratamente la morfologia del lume delle coronarie epicardiche fino a calibri di 500 micron.

TAC - coro TC. Negli ultimi anni anche la TAC si è rivelata in grado di visualizzare in modo sufficientemente accurato le arterie coronarie, grazie a significativi progressi nella tecnologia (TAC multistrato, sincronizzazione con le fasi del ciclo cardiaco utilizzando l'elettrocardiogramma). Per questa indagine è stato dimostrato un elevato potere predittivo negativo, ovvero in caso di assenza di patologia rilevabile l'esame risulta del tutto attendibile, mentre in presenza di patologia aterosclerotica in particolare calcifica presenta limiti di interpretazione.

Vi sono altre indagini diagnostiche, alcune introdotte recentemente in ambito cardiologico, che consentono di approfondire numerosi dubbi diagnostici. Tra queste la risonanza magnetica cardiaca, sofisticata indagine di imaging cardiaco anatomico-funzionale con possibilità di valutazioni del danno miocardico ischemico e infiammatorio. Le indagini elettrofisiologiche in grado di approfondire con uno studio endocavitario i meccanismi elettrici dell'insorgenza di aritmie e propedeutico al trattamento con ablazione trans catetere. Le indagini volte allo studio della sincope come il massaggio del seno carotideo (manovra da effettuarsi durante registrazione elettrocardiografica continua) è in grado di evocare un riflesso cardioinibitorio (rallentamento della FC, blocchi seno atriali o atrioventricolari) e/o vasodepressivo (calo della pressione arteriosa) o ancora il tilting test (in prolungata posizione verticale) esame in grado di scatenare nelle persone predisposte una reazione vaso-vagale con componente vasodepressoria e/o cardioinibitoria.

Quadri clinici della cardiopatia ischemica e complicanze

Angina instabile

È un quadro in cui il sintomo non presenta caratteristiche stabili: compare a riposo, o a soglia variabile o ancora è una sintomo da sforzo di nuova insorgenza (inferiore a 2 mesi). La forma instabile può preludere ad una evoluzione verso l'infarto miocardico acuto (angina "preinfartuale"). Anche nella forma instabile il sintomo non è in genere protratto e non è infrequente che tragga beneficio dal trattamento con farmaci nitroderivati per via sublinguale. Nella angina instabile in senso stretto non vi è elevazione della troponina perché vista la breve durata della ischemia non si verifica morte cellulare: se compare aumento della troponina dalla angina instabile si evolve verso il NSTEMI (una forma di infarto miocardico). Con la disponibilità nei laboratori del dosaggio della troponina ad alta sensibilità (TNhs) in grado di rivelare dosi infinitesimali di troponina (abitualmente assenti) la diagnosi di angina instabile si è ridotta moltissimo: ora è ben evidente che molte angine instabili del passato erano in realtà NSTEMI. Le manifestazioni instabili della cardiopatia ischemica sono state classificate da Braunwald e adottatate nel 2000 dalla Società Europea di Cardiologia come "sindrome coronarica acuta", a sua volt a distinte con o senza ST sopraslivellato persistente. Alla forma senza ST sopra persistente appartiene anche l'angina instabile (**Figura 2.7** riadattata da ESC/AHA, 2000 dopo l'introduzione delle troponina hs).

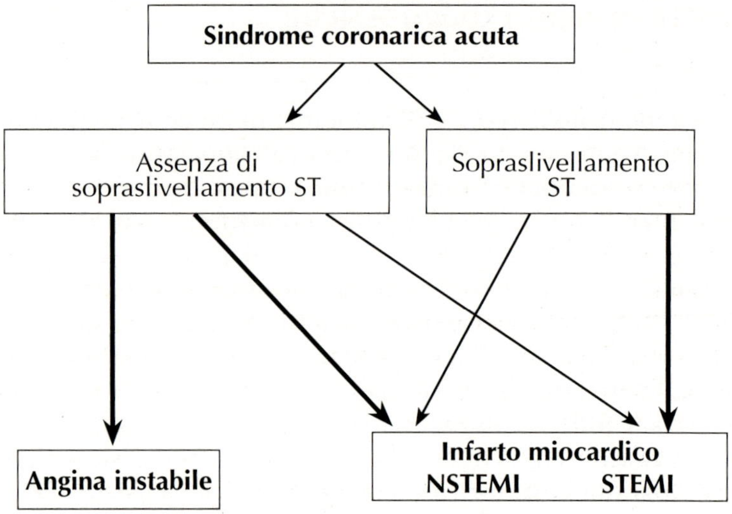

Figura 2.7 Classificazione della Sindrome Coronarica Acuta (riadattato da ESC/AHA, 2000 dopo l'introduzione delle troponina hs).

Angina pectoris stabile

La malattia delle arterie coronarie stabile è caratterizzata da episodi reversibili di ipossia e ischemia miocardica determinati da sforzo, emozioni o altri stress. Questi episodi di ischemia/ipossia sono di solito associati con un discomfort toracico transitorio (angina pectoris). Poiché la transizione da sindrome instabile-stabile è un continuum senza un confine netto, talora anche l'angina a riposo dovuta a vasospasmo coronarico può essere considerata nell'ambito delle malattie stabili delle arterie coronarie se compare con cadenze e in circostanze ripetitive e ha durata non protratta. Quasi sempre però riconosce come causa la presenza di placche aterosclerotiche coronariche limitanti il flusso. Essendo stata superata la riserva coronarica, in caso di aumento della richiesta di sangue ossigenato (esercizio fisico, emozioni, ...) compare ischemia miocardica a valle della stenosi coronarica. Il sintomo è classicamente associato allo sforzo e la soglia appare costante, cioè il sintomo compare sempre quando si supera una certa entità di sforzo. La durata è inferiore a 20 minuti e con l'interruzione dello sforzo si ha beneficio. Esiste una classificazione definita della società cardiovascolare canadese che distingue 4 classi di gravità crescente dei sintomi anginosi, si passa dalla I classe – angina solo per sforzo intenso –, fino ad arrivare alla IV classe – sintomi anche per sforzi minimi – (**Tabella 2.I**). È da evidenziare che in corso di angina pectoris non è presente danno miocardico infartuale.

Tabella 2.I Classificazione della gravità della angina secondo la Canadian Cardiovascular Society (Lucien, 1976)

Classe I	L'attività fisica ordinaria non comporta angina: l'angina compare solo durante uno sforzo intenso.
Classe II	Lieve limitazione della attività ordinaria: l'angina compare camminando o salendo le scale rapidamente, o camminando dopo i pasti, al freddo, con il vento, durante stress emotivo, o nelle prime ore dopo il risveglio.
Classe III	Marcata limitazione della attività fisica ordinaria: l'angina compare camminando per 1 o 2 isolati in piano, o salendo una rampa di scale in condizioni normali e ad andatura normale.
Classe IV	Incapacità a condurre qualsiasi attività fisica senza dolore anginoso, il dolore anginoso può essere presente a riposo.

Infarto miocardico acuto

L'ischemia prolungata conduce a morte cellulare miocardica (rottura della membrana cellulare dei miociti e passaggio nel sangue di proteine contenute nelle fibre miocardiche) e quindi a elevazione di troponina I o T che può essere dosata nel sangue. Come già è stato detto sulla base di elementi essenzialmente elettrocardiografici, si distingue l'infarto miocardico con ST sopraslivellato persistente (STEMI ACS), che presenta un meccanismo fisiopatologico di atero-trombosi occlusiva di una arteria coronarica epicardica, da quello senza ST sopraslivellato persistente (NSTEMI ACS), il cui meccanismo fisiopatologico è un fenomeno atero-trombotico che spesso non è in grado di determinare l'occlusione completa del vaso ma una stenosi più o meno grave; la trombosi non occlusiva favorirà fenomeni di micro o macro embolizzazione distale responsabili del danno miocardico. In realtà in questo ampio gruppo di patologia possono anche essere presenti quadri di occlusione completa, ma con aspetti elettrocardiografici ST sotto come accade nell'interessamento dell'arteria circonflessa dove la capacità dell'elettrocardiogramma di esplorate la parete laterale è limitata o ancora situazioni di occlusione e ricanalizzazione "spontanea". L'area di miocardio interessata può esser più o meno ampia a seconda dell'estensione del territorio tributario dell'arteria occlusa e della durata dell'occlusione.

Cardiopatia ischemica silente

La cardiopatia ischemica silente si caratterizza per l'assenza o la quasi assenza di sintomi che possano orientare verso la presenza di ischemia miocardica. È più frequente nei pazienti diabetici o nei grandi anziani e si associa ad un aumentato rischio perché il paziente non si autolimita non mettendosi a riposo. Questo può peggiorare e prolungare l'ischemia e facilitare l'innesco di aritmie ipercinetiche ventricolari anche minacciose incrementando perciò il rischio di infarto miocardico, morte cardiaca improvvisa e scompenso cardiaco.

Complicanze dell'infarto miocardico acuto

Tra le principali complicanze dell'infarto miocardico acuto vi sono la pericardite epistenocardica/postinfartuale, le complicanze meccaniche, la morte cardiaca improvvisa e la miocardiopatia ischemica.

Pericardite epistenocardica/postinfartuale. La pericardite insorge più frequentemente nelle forme infartuali estese, si associa ad elevazione degli indici di flogosi e a dolore toracico con aspetti di flogosi pericardica (differente dal dolore infartuale, con incremento in inspirio o con il cambiamento del decubito), con possibile versamento pericardico all'ecocardiogramma, sfregamenti pericardici all'auscultazione cardiaca e sopraslivellamento ST a concavità superiore all'ECG. Il trattamento richiede elevate dosi di acido acetilsalicilico.

Complicanze meccaniche. Queste complicanze sono piuttosto rare e con una prognosi severa, le principali sono la rottura di setto interventricolare con *shunt* sinistro-destro, la rottura di muscolo papillare della mitrale e la rottura della parete ventricolare ("rottura di cuore"); richiedono, qualora possibile, la correzione chirurgica (Fuster et al., 2006).

Morte cardiaca improvvisa. La morte improvvisa sopraggiunge improvvisamente completamente inattesa e senza sintomi premonitori. L'ischemia miocardica e l'infarto miocardico silenti possono innescare aritmie ipercinetiche ventricolari mortali come la fibrillazione ventricolare. Inoltre la forma postinfartuale cronica, in particolare ad evoluzione ipocinetica con depressione della frazione di eiezione (al di sotto del 35%), si associa ad un aumentato rischio di aritmie ipercinetiche ventricolari minacciose che possono condurre alla morte improvvisa.

Miocardiopatia ischemica. È un'evoluzione sfavorevole della cardiopatia ischemica con comparsa di estese aree di miocardio disfunzionante. Può essere progressiva (ischemia cronica o ibernazione) o repentina (infarto miocardico acuto). La conseguenza è una riduzione della funzione globale di pompa del ventricolo sinistro (frazione di eiezione < 50%), che spesso va incontro nel tempo ad un rimaneggiamento-modificazione della sua forma e dimensioni che prende il nome di rimodellamento ventricolare. Questo stesso processo è responsabile del peggioramento della funzione di pompa con un aumento significativo del rischio di andare incontro allo scompenso cardiaco e ad aritmie ventricolari. La capacità di discriminare in una porzione disfunzionante il miocardio ischemico ibernato da una cicatrice postinfartuale assume una valenza diagnostica con una rilevante ricaduta sulla prognosi e sulle scelte terapeutiche.

Gestione clinico assistenziale della persona con infarto miocardico acuto

Valutazione della persona con dolore toracico

Al fine di comprendere se un paziente con dolore toracico abbia una condizione sottostante pericolosa come ad esempio un infarto miocardico, dissezione aortica, embolia polmonare..., e quindi richieda un percorso diagnostico terapeutico rapido, la valutazione dei sintomi è di estrema importanza; anche se la gravità dei sintomi e l'evoluzione finale dei pazienti, in particolare quelli con sindrome coronarica acuta (infarto e angina instabile) non sono direttamente correlati.

Accertare il dolore e le sue caratteristiche. È necessario valutare localizzazione, irradiazione e qualità del dolore, tenendo conto del comportamento del dolore stesso: insorgenza, regressione, durata, frequenza, nonché sintomi associati.

Tabella 2.II Esempio di strumento per l'accertamento del dolore: PQRSTA
(Chummun, Gopaul, Lutchman, 2009)

Acronimo	Esempi domande da porre al paziente	Interpretazione dolore di origine cardiaca
P **P**roduzione	Cosa stava facendo quando il dolore è iniziato? Il dolore insorto mentre faceva qualche attività fisica? Che tipo di attività provoca la comparsa del dolore? Con cosa peggiora o migliora?	Il tipico dolore dell'angina pectoris si verifica a seguito di uno sforzo, di un'emozione improvvisa, di esposizione al freddo, o altro evento capace di far aumentare il consumo di ossigeno. Va ricordato tuttavia che il dolore da ischemia miocardica transitoria può insorgere anche a riposo. Quando il dolore toracico ha un'origine muscolo scheletrica solitamente la pressione sulla parte toracica riproduce completamente il dolore provato.
Q **Q**ualità	Come descriverebbe il dolore? Ha mai avuto un dolore simile in precedenza? Il dolore è continuo?	"Tipico", quando riferito come sensazione di peso, costrizione, soffocamento, oppressione; meno frequentemente come "pungente e fastidioso". Le donne differiscono dagli uomini nei termini usati per descrivere la componente sensoriale del dolore toracico, usano più frequentemente l'aggettivo *"lacerante"* e meno frequentemente *"oppressivo"*; per la componente emozionale usano più frequentemente *"stancante"* e *"intollerabile"* e meno frequentemente *"spaventoso"*.
R **R**egione e irradiazione	Dove si localizza il dolore? Lamenta dolore o malessere al petto? Sente dolore anche in altre parti?	Solitamente retrosternale ed emitorace sinistro. Può presentarsi in localizzazioni atipiche come collo e mandibola o epigastrio. *Irradiazione*: arti superiori lato ulnare (in particolare sinistro), spalla, collo, mandibola.
S **S**everità	Intensità del dolore Rilevare segni e sintomi di stabilità/instabilità emodinamica	Il dolore ischemico può essere associato ad instabilità emodinamica.
T **T**empo **T**rattamento	Da quanto tempo dura il dolore? Ha assunto della terapia?	Tipicamente ha una durata di almeno 15/20 minuti.
A sintomi **A**ssociati	Ha/prova altri sintomi?	Può essere associato a senso di nausea, nausea e vomito, dispnea, sudorazione profusa.

La standardizzazione delle domande ad esempio con il sistema PQRSTA (**Tabella 2.II**) consente di ottenere dati sulle caratteristiche dell'episodio di dolore toracico e permette di utilizzare uno score di valutazione del dolore toracico o *chest pain score* (**Tabella 2.III**) volto a definire la "tipicità" rispetto alla "atipicità" dei sintomi ed il cui uso è stato validato in un'ampia coorte di pazienti. Sebbene alcune caratteristiche del dolore aumentino o diminuiscano la probabilità dell'origine ischemica dei sintomi, nessuna caratteristica di per sé è sufficientemente potente da permettere la dimissione del paziente sulla base della sola anamnesi dell'episodio di dolore toracico.

Tabella 2.III Chest pain score

Localizzazione	
Restrosternale, precordiale	+ 3
Emitorace sinistro, collo, mandibola, epigastrio	+ 2
Apice	− 1
Carattere	
Oppressivo, strappamento, morsa	+ 3
Pesantezza, restringimento	+ 2
Puntorio, pleuritico, pinzettante	− 1
Irradiazione	
Braccia, spalla, posteriore, collo, mandibola	+ 1
Sintomi associati	
Dispnea, nausea, sudorazione	+ 2
Risultato: score < 4 = dolore atipico, bassa probabilità di angina pectoris; score ≥ 4 = dolore tipico, intermedio-alta probabilità di angina	

Rilevare la presenza di altri segni e sintomi associati. Il dolore toracico che si verifica in corso di sindrome coronarica acuta è di solito accompagnato da stimolazioni del sistema nervoso autonomo, pertanto è necessario valutare se il paziente appare pallido, sudato e freddo al tatto. Possono essere presenti nausea e vomito, di solito più frequenti nelle donne con infarto miocardico acuto, mentre la sudorazione è più frequente negli uomini.
Rilevare frequenza cardiaca e alterazioni del ritmo come bradicardia, tachicardie o aritmie; chiedere al paziente se sente palpitazioni o sensazione di un *"nodo in gola"*, alterazioni determinate da stimolazioni neurovegetative. Il riscontro di tachicardia o bradicardia possono essere associati all'intensità del dolore, alla prevalenza vagale e non, e alla sede stessa della lesione; una lesione a livello diaframmatico (sede inferiore del cuore), può essere accompagnata da transitori o permanenti blocchi atrio-ventricolari con conseguente riduzione della frequenza cardiaca per attivazione vagale.
Valutare la pressione arteriosa in entrambi gli arti superiori ed i polsi arteriosi in entrambi gli arti inferiori, in quanto la scarsa perfusione di un arto può essere dovuta a una dissezione aortica che ha compromesso il flusso verso un'arteria che si dirama dall'aorta.

Rilevare segni elettrocardiografici e i marcatori di necrosi miocardica. In caso di sindrome coronarica acuta compreso l'infarto miocardico acuto sono registrati sopra-slivellamenti del tratto ST nelle derivazioni sede della necrosi; mentre in caso di angina stabile l'elettrocardiogramma a riposo è generalmente normale, con modificazioni ischemiche durante gli episodi di dolore, quali inversione onde T e sotto-slivellamento del tratto ST. Il monitoraggio continuo tramite ECG a 12 derivazioni è essenziale per cogliere modificazioni dinamiche ed instabili.
Può essere prescritto il dosaggio ematico della troponina, quale marker cardiaco specifico di necrosi miocardica, e di elettroliti sierici in particolare il livello di potassio che potrebbe provocare aritmie.

Accertare la presenza di fattori di rischio cardiovascolare. Risolto il dolore toracico, rilevare se è presente nella storia del paziente una diagnosi di cardiopatia ischemica, precedenti sindromi coronariche acute o infarto miocardico, precedenti indagini per dolore toracico; la presenza di fattori di rischio che orientano verso una origine cardiaca del dolore: come età, familiarità per evento ischemico, diabete mellito, ipertensione, fumo e ipercolesterolemia.

Protocollo per la gestione della persona con infarto miocardico acuto non complicato

Il paziente con infarto miocardico con ST sopraslivellato alla comparsa della sintomatologia richiede un trattamento rapido e un'assistenza intensiva per le prime 48/72 ore in contesti di terapia intensiva cardiologica. Alcune situazioni di iniziale e lieve instabilità sono affrontate anche a livello territoriale/domiciliare, come ad esempio un episodio di dolore toracico in una persona con angina stabile. La gestione del paziente instabile, orientativamente per le prime 48/72 ore dall'insorgenza acuta, prevede la realizzazione di un protocollo terapeutico e assistenziale integrato. Questo approccio avviene in quanto i problemi e i meccanismi fisiopatologici che causano l'instabilizzazione sono molto connessi tra di loro e gli interventi messi in atto sono orientati a ripristinare il flusso coronarico e quindi l'ossigenazione miocardica nel più breve tempo possibile.

I principali problemi nella persona con infarto miocardio acuto non complicato in fase di instabilità (1ª e 2ª giornata) sono descritti nella **Tabella 2.IV**.

Tabella 2.IV Problemi della persona con infarto miocardio acuto non complicato

Problema/ Rischio	Esempi di dati o fattori di rischio presenti all'accertamento
Dolore toracico acuto per ridotta o assente perfusione miocardica o da ri-occlusione della coronaria, re-stenosi da trombosi di stent, ...	Dolore retrosternale o epigastrico Descritto come pesante, a morsa, costrittivo opprimente, talora come un bruciore, di rado come "una pugnalata". Irradiazione al braccio sinistro lato ulnare, all'addome, schiena, mandibola e/o al collo Durata maggiore a 10-20 minuti che non si attenua con il riposo o la somministrazione di nitroderivati ECG con alterazioni ST sopra o sottoslivellato Troponina elevata
Rischio di aritmie [battiti ectopici ventricolari, R on T e tratti di tachicardia ventricolare] **da instabilità elettrica del miocardio per infarto o da riperfusione post trattamento**	Dolore retrosternale o epigastrico ECG con alterazioni ST sopra o sottoslivellato Troponina elevata Somministrazione terapia fibrinolitica e/o riperfusione meccanica
Ansia, agitazione per dolore intenso e paura di morire	Ansia per i timori manifestati o espressi dalla persona per la possibile insorgenza di dolore, circa la prognosi, le possibilità di trattamento, il futuro della propria vita familiare e sociale
Rischio di emorragia per allungamento dei tempi di coagulazione e soluzione di continuità della parete arteriosa a seguito della terapia antitrombotica, fibrinolitica o trattamento con PTCA [*Nei pazienti post-trattamento con PTCA o fibrinolitico*]	Lo score CRUSADE BLEEDING può essere utilizzato per stratificare questo rischio sulla base dei seguenti variabili: ematocrito, creatinina clearance, frequenza cardiaca, genere femminile, presenza di scompenso cardiaco e diabete mellito, e valori pressione sistolica. Uno score superiore a 40 equivale ad un rischio di sviluppare eventi emorragici maggiori del 10%. Un punteggio inferiore a 20 determina un rischio di sanguinamento del 3,1% mentre un punteggio maggiore di 50 un rischio di sanguinamento del 19,5%. Sono disponibili tabelle di calcolo

Le **priorità assistenziali** della fase acuta sono:
- trattare il dolore,
- ripristinare il prima possibile la perfusione miocardica,
- ridurre consumo di ossigeno da parte del miocardio,
- prevenire e identificare precocemente le aritmie ventricolari maggiori

attraverso il trattamento farmacologico, la disostruzione dell'arteria coronarica interessata e un costante monitoraggio del paziente.

Somministrare trattamenti e attivare farmacovigilanza della fase acuta. Le categorie di farmaci più importanti e specifiche in fase di instabilità sono: morfina, antiaggreganti piastrinici, antitrombotici, fibrinolitici, betabloccanti e nitroderivati. È necessario reperire almeno un accesso venoso di grosso calibro perché il paziente è in una fase di instabilità clinica e richiede la somministrazione di farmaci "salva vita" ma anche, in caso di complicanze, di volumi importanti di soluzione endovenose per mantenere la volemia e la stabilità emodinamica.

Morfina. È un potente analgesico oppioide che oltre al dolore riduce l'ansia e il tono simpatico con conseguente riduzione delle catecolamine circolanti. Questi effetti determinano una riduzione della tachicardia e del rischio di aritmie. La morfina inoltre determina una lieve venodilatazione che produce una riduzione del precarico e una lieve dilatazione arteriosa con riduzione del postcarico. Tutti questi effetti contribuiscono anche a ridurre i consumo e fabbisogno di ossigeno. Generalmente la prescrizione prevede un bolo di 4-8 mg e poi boli di 2 mg ripetibili ogni 5-15 minuti. Dopo la somministrazione dell'oppioide verificare la riduzione della sintomatologia dolorosa e dello stato d'ansia del paziente.

Antiaggreganti piastrinici. Gli antiaggreganti agiscono con vari meccanismi; l'acido acetilsalicilico inibisce la sintesi del trombossano per inibizione della COX delle piastrine; il Dipiridamolo inibisce la sintesi del trombossano per aumento dei livelli cellulari di AMP ciclico e potenziamento dell'effetto delle prostacicline che è antiaggregante; la Ticlopidina e il Clopidogrel inibiscono il legame tra piastrine ed ADP con effetto antiaggregante. Abciximab, Epitifibatide e Tirofiban inibiscono l'aggancio del fibrinogeno sulle piastrine, sono infatti inibitori dei complessi glicoproteici IIb/IIIa che consiste nel passaggio finale dell'attivazione dell'aggregazione piastrinica e si sono rivelati estremamente potenti e rapidi.

I farmaci antiaggreganti orali richiedono in genere una **dose di carico** (acido acetilsalicilico 300 mg per os o endovena, clopidogrel 300 o 600 mg, prasugrel 60 mg e ticagrelor 180 mg) e successivamente una dose di mantenimento (acido acetilsalicilico 100 mg/ die, clopidogrel 75 mg, prasugrel 10 mg /die e ticagrelor 90 mg ogni 12 ore). In fase di instabilità possono essere somministrati farmaci antiaggreganti piastrinici per via endovenosa, come ad esempio Abciximab, Tirofiban ed Eptifibatide. Il loro utilizzo in grande prevalenza è confinato in sala di emodinamica in corso di angioplastica coronarica per sindrome coronarica acuta.

Antitrombotici. Eparina sodica ed eparina a basso peso molecolare sono utilizzati in fase instabile dopo una sindrome coronarica acuta e durante le procedure di angioplastica. La bivalirudina è un inibitore diretto del fattore II (trombina) ed è talora utilizzato al posto della eparina sodica in corso di angioplastica perché riduce il rischio emorragico.

Betabloccanti. Agiscono bloccando i recettori adrenergici beta, determinano riduzione della frequenza cardiaca e quindi del consumo di ossigeno da parte del miocardio e migliorano la distribuzione del flusso coronarico con conseguente miglioramento dell'offerta di ossigeno per allungamento dei tempi di diastole nonostante una tendenza alla vasocostrizione coronarica; inoltre presentano un effetto anti antiaritmico per riduzione del tono simpatico. I beta-bloccanti possono presentare una diversa selettività sui recettori beta 1 (concentrati a livello del cuore) o beta 2 (presenti negli altri organi: bronchi, utero, vasi). Attualmente i più utilizzati sono il metoprololo – lipofilo cardioselettivo con una escrezione prevalentemente epatica –, si somministra 2 volte al giorno, l'atenololo – idrofilo anche esso cardioselettivo con una escrezione prevalentemente renale –, con una unica somministrazione al giorno e il carvedilolo e bisoprololo – alfa e beta bloccanti cardioselettivi con una azione anche ipotensiva vasodilatatrice per il blocco alfa e quindi con una indicazione particolare nello scompenso cardiaco. È consigliabile iniziare il trattamento a basse dosi (Metoprololo 25 mg 2 volte al giorno o Atenololo 25 mg/die, incrementando gradualmente). I betabloccanti sono controindicati in presenza di asma bronchiale, blocco atrioventricolare, importanti vasculopatie periferiche, marcata bradicardia e ipotensione. Tra gli effetti collaterali dei beta bloccanti vanno menzionati impotenza, depressione, estremità fredde, incremento dei trigliceridi e del colesterolo, potenziamento dell'azione delle buguanidi, sulfaniluree e insulina nei diabetici, dove possono mascherare sintomatologia in caso di ipoglicemia.

Nitroderivati. Durante la fase instabile possono essere somministrati per via endovenosa, agiscono come vasodilatatori e riducono i valori pressori risultando particolarmente utili in caso di ipertensione non controllata. Durante l'infusione di nitroderivati, come ad esempio la nitroglicerina, è necessario monitorare frequentemente la pressione arteriosa, in particolare se somministrata per via endovenosa e l'insorgenza di cefalea da vasodilatazione dei vasi cerebrali. In fase di instabilizzazione monitorare sistematicamente sodio, potassio, creatinina per l'elevato rischio di aritmie per instabilità elettrica del miocardio da ischemia e necrosi, per effetto delle catecolamine circolanti e della possibile ipokaliemia per eccessiva sudorazione. Evitare la somministrazione di nitroglicerina in caso di infarto miocardico acuto in sede inferiore, perché può provocare un riflesso vagale con ipotensione e bradicardia, e in sede del ventricolo destro perché può ridurre ulteriormente il precarico e la portata cardiaca.

Sottoporre il paziente al trattamento di rivascolarizzazione miocardica con approccio percutaneo (PTCA primaria) entro 120 minuti dal primo contatto medico. È il trattamento di prima scelta e consiste nell'introduzione in un'arteria radiale o meno frequentemente brachiale o femorale di un catetere, la cui estremità viene posta di fronte all'origine delle coronarie, permette, con l'iniezione di un mezzo di contrasto, la visualizzazione con i raggi X del lume delle coronarie e le eventuali ostruzioni o restringimenti e il conseguente trattamento della malattia ateromasica con angioplastica e applicazione di uno o più stent coronarici. La procedura prevede un'anestesia locale e attualmente la sede più utilizzata di inserzione del catetere è l'arteria radiale, se non possibile, in seconda scelta è utilizzata l'arteria femorale. In corso di infarto miocardico acuto è definita **angioplastica coronarica transluminare percutanea primaria** in quanto eseguita in emergenza con paziente in fase instabile (nel BOX al termine del capitolo è descritta la metodica di rivascolarizzazione miocardica con approccio mini-invasivo percutaneo). Il paziente sottoposto ad angioplastica richiede una sorveglianza attiva per il rischio di sanguinamento nel sito di inserzione e ipoperfusione periferica, e possibile squilibrio idroelettrolitico determinato dalla nefrotossicità del mezzo di contrasto.
Per quanto riguarda il rischio di sanguinamento in sede dell'accesso arterioso sorvegliare il sito di inserzione per rilevare sanguinamento attivo, segni di ematoma o ecchimosi sottocutanei, monitorare la pressione arteriosa, la frequenza cardiaca, la presenza di pallore e informare il paziente di avvertire tempestivamente qualora la medicazione sia sporca di sangue o percepisca discomfort.
Per rilevare precocemente l'ipoperfusione periferica controllare i polsi distali bilateralmente (pedideo dorsale o tibiale posteriore in caso di accesso femorale e radiale in caso di accesso brachiale o radiale), il colorito, la sensibilità e la motilità dell'arto interessato confrontando con il contro laterale. Suggerire al paziente di avvertire immediatamente in caso di insorgenza di dolore o formicolio.

Somministrare e monitorare il paziente durante la terapia fibrinolitica. I fibrinolitici sono agenti, somministrati per via endovenosa, fibrino specifici, i principali sono l'alteplase, il reteplase e il tenecteplase. L'alteplase è l'attivatore tessutale del plasminogeno umano (t-PA) ottenuto mediante la tecnologia del DNA ricombinante; l'alteplase ed analoghi sono in grado di agire preferenzialmente sul plasminogeno legato alla fibrina piuttosto che sul plasminogeno libero; il reteplase è un analogo del t-PA in cui mancano le sequenze aminoacidiche in grado di legare la fibrina, mentre il tenecteplase è una forma mutante di t-PA con emivita più lunga e con affinità maggiore per la fibrina.
In epoca di trattamento meccanico dell'infarto miocardico ST sopraslivellato con angioplastica coronarica primaria, questo tipo di trattamento è limitato a casi molto selezionati. Sono i casi che non possono essere trattati con angioplastica **entro 120 minuti** dal primo contatto medico. Le controindicazioni assolute alla fibrionolisi sono numerose: precedente emorragia cerebrale, lesione strutturale cerebrale nota (per esempio malformazioni arterovenose), neoplasie intracraniche maligne, ictus entro 6 mesi (a parte casi acuti), sospetta dissecazione aortica, sanguinamento attivo o diatesi emorragica, trauma chiuso cranio facciale negli ultimi 3 mesi, chirurgia intracranica e spinale negli ultimi 2 mesi, severa ipertensione arteriosa non controllata. Le controindicazioni relative alla fibrinolisi sono: storia di ipertensione arteriosa mal controllata, ipertensione signifi-

cativa all'esordio (pressione sistolica >180 mmHg, pressione diastolica >110 mmHg), anamnesi di attacco ischemico transitorio nei 6 mesi precedenti, demenza, patologia intracranica che non controindica in modo assoluto, prolungato e traumatico massaggio cardiaco esterno e rianimazione cardiopolmonare, chirurgia maggiore nelle ultime 3 settimane, recente sanguinamento interno (2-4 settimane), gravidanza, ulcera peptica attiva e terapia anticoagulante orale.
La valutazione della efficacia della terapia fibrinolitica, e quindi di riperfusione miocardica sono: regressione del dolore, riduzione del 50% del sopraslivellamento del tratto S-T e comparsa di aritmie da riperfusione entro 60-90 minuti dall'inizio della trombolisi.
I principali problemi correlati a terapia fibrinolitica sono rischio il rischio di emorragie maggiori (4-13% dei pazienti) come ad esempio emorragia retro peritoneale ed ictus emorragici e di aritmie fatali. Inoltre altri effetti collaterali frequenti sono ipotensione, bradicardia, nausea e vomito e reazioni allergiche (quest'ultima solo in caso di streptochinasi in quanto di origine batterica). Il rischio di effetti collaterali è più basso nei soggetti sotto i 55 anni.
È pertanto necessario evitare o ridurre all'essenziale le manovre invasive (es. venipuntura) o a rischio di trauma ed evitare crisi ipertensive che potrebbero aumentare il rischio di emorragia cerebrale; monitorare lo stato di coscienza, segni neurologici di deficit, il manifestarsi di ematuria, gengivorragia, epistassi, petecchie/ematomi cutanei, la pressione arteriosa, la frequenza cardiaca e il colorito cutaneo.
In associazione alla terapia fibrinolitica può essere somministrata terapia eparinica in bolo e successivamente in infusione continua; per mantenere un range terapeutico, monitorare il PTT/Ratio ogni 3-4 ore dopo il bolo eparinico e successivamente ogni 4-6 ore in base alla stabilità dei valori nel range terapeutico (1.5-2) o a PTT che deve rimanere nel range 50-70".

Coinvolgere e sostenere il paziente e i familiari nelle scelte terapeutiche e in tutte le fasi assistenziali. Motivare che il dolore è causato da una riduzione dell'ossigeno al cuore e che gli interventi messi in atto sono volti a ripristinare/migliorare l'ossigenazione cardiaca nel più breve tempo possibile e che questo migliorerà la sua sensazione di dolore. Coinvolgere il paziente durante l'assistenza, usare la chiarificazione o commenti empatici, dedicare il tempo necessario e stargli accanto senza essere frettolosi, mantenere un contatto visivo, una distanza interpersonale non troppo ravvicinata, dare rinforzi positivi, sottolineare e valorizzare ogni miglioramento e sforzo per uscire dalla situazione, favorire il senso di autoefficacia e autostima. Informare i familiari di quanto sta succedendo favorendo la loro vicinanza, garantendo supporto concreto e comfort durante la permanenza del loro caro in ospedale, in particolare di notte e nei primi momenti dall'evento acuto.

Sorvegliare il paziente e individuare precocemente l'insorgenza di dolore toracico da possibile ri-occlusione della coronarica e l'insorgenza di aritmie. Chiedere con frequenza al paziente se ricompare il dolore retrosternale, le sue caratteristiche, le alterazioni elettrocardiografiche e i markers di necrosi miocardica al fine di individuare precocemente una possibile re-stenosi coronarica. Nelle prime 24 ore è necessario monitorare sistematicamente – **ogni 2-4 ore** – la **frequenza**, il **ritmo cardiaco**, la **pressione arteriosa**, e garantire il **monitoraggio continuo elettrocardiografico** per rilevare tempestivamente aritmie fatali conseguenti a ipossia miocardica, alle catecolamine circolanti, alterazioni elettrolitiche (ipo o iperkaliemia) e a riperfusione nei primi 30-60 minuti dall'inizio della trombolisi. Necessitano di essere evidenziate immediatamente ed eventualmente trattate la tachicardia con frequenza >110 batt/minuto o una bradicardia con una frequenza <60 batt/minuto e le aritmie ipercinetiche ventricolari con particolare attenzione ai battiti ectopici frequenti e alla tipologia di battito ectopico ventricolare precoce chiamato "R on T" (**Figura 2.8**).
In caso di infarto miocardico anteriore o antero-laterale sono più probabili aritmie ipercinetiche come battiti ectopici ventricolari, tachicardia ventricolare monomorfe o polimorfe o fibrillazione ventricolare, in caso di infarto miocardico inferiore sono più probabili aritmie ipocinetiche come blocchi atrio-ventricolari e pause sistoliche.

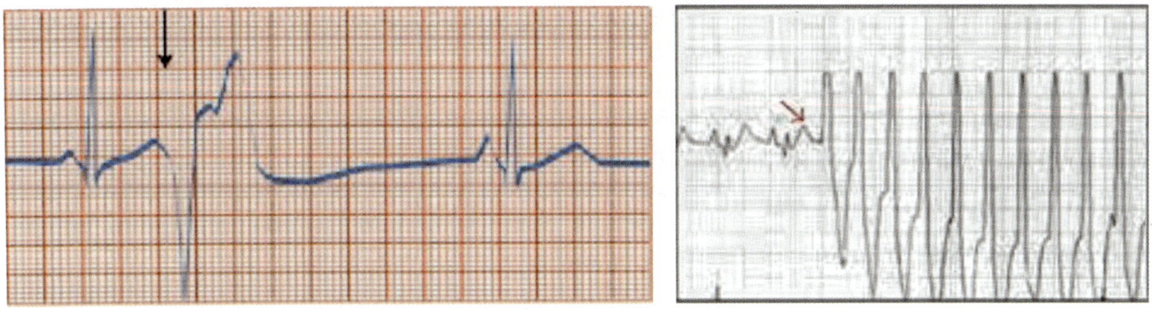

Figura 2.8 Segni elettrocardiografici di 2 tracciati con battito ectopico R on T.

Valutare la presenza di possibili segni e sintomi di insorgenza di scompenso cardiaco acuto, quali dispnea, la frequenza respiratoria, la posizione assunta, i livelli di SaO_2 e dei gas ematici tramite emogasanalisi arteriosa, l'evoluzione della cianosi, la presenza di rumori respiratori umidi come crepitii e rantoli da congestione del piccolo circolo e trasudazione alveolare, edemi, oliguria e marcata astenia come conseguenza del deficit di pompa da necrosi e ischemia cardiaca; lo stato di coscienza per possibile riscontro di letargia, confusione fino al sopore da ipossia acuta cerebrale.

Somministrare, se SaO_2<90% o presenza di dispnea, ossigenoterapia. Solitamente è somministrata tramite con cannula nasale a 2 a 4 l/min per le prime 24-48 ore e costituisce una parte del trattamento dell'infarto miocardico acuto solo in fase instabile e se la SaO_2 <90%, perché migliora l'ossigenazione miocardica, ma non riduce la mortalità (European Society of Cardiology, 2018; Cabello et al., 2013). Malgrado l'approccio di somministrare ossigeno sia intuitivo, le evidenze a favore di questo intervento sono in realtà scarse; la pratica clinica concorda che il mantenimento di una SaO_2 nei limiti della norma (95-98%) può ottimizzare il trasporto di ossigeno e l'ossigenazione al miocardio, contribuendo in tal modo, alla protezione del miocardio ischemico. Questa terapia non trova invece indicazione in caso di cardiopatia ischemica stabile (European Society of Cardiology, 2018; NICE, 2010a; O'Driscoll et al., 2007).

Prescrivere il "riposo a letto terapeutico" per il 1°-2° giorno poi gradualmente favorire la ripresa della mobilità. Nelle prime 24 ore post infarto il riposo a letto ha la finalità di ridurre il consumo di ossigeno a livello cardiaco e di garantire sicurezza al paziente in situazione critica. Dopo le prime 24 è suggerita una mobilizzazione precoce con ripresa graduale della mobilità in base alla stabilità clinica del paziente (Herkner et al., 2007). Il riposo a letto terapeutico in pazienti stabili non dovrebbe comunque protrarsi oltre i 2-3 giorni perché possono comparire altri effetti cardiovascolari: la posizione supina causa una dilatazione arteriosa e venosa periferica ed una redistribuzione del flusso ematico. Per tale motivo durante la prima mobilizzazione è necessario prevedere che il paziente assuma per alcuni minuti la posizione seduta con le gambe fuori dal letto e rilevare la pressione arteriosa in clino e ortostatismo per l'elevato rischio di ipotensione ortostatica. Il paziente può iniziare a recarsi al bagno e aumentare gradualmente l'attività fisica in relazione alle condizioni cliniche per permettere l'adattamento ai meccanismi neuro vascolari e favorire l'autonomia e l'autocura (Steg et al., 2012).
Dalla 4ª-5ª giornata, in base alla stabilità clinica, il paziente è dimesso dall'unità di terapia intensiva cardiologica in cardiologia per proseguire il percorso di riabilitazione relativo alla dieta, attività fisica, e agli altri comportamenti di autocura e per la calibrazione della terapia farmacologica.

Assicurare il digiuno per le prime ore poi gradualmente iniziare un piano di ri-alimentazione. A causa del rischio di vomito e di aspirazione presente nella fase iniziale dell'infarto miocardico acuto, mantenere il paziente a digiuno o con dieta idrica per le prime 12 ore. Successivamente, in assenza di complicanze e di dolore toracico, il paziente potrà iniziare a rialimentarsi con una dieta equilibrata e che prevede un aumento graduale del contenuto calorico. Gli interven-

ti assistenziali sono orientati a favorire la ripresa dell'alimentazione, ad aumentare o mantenere un introito di nutrienti sufficiente ed equilibrato per coprire il fabbisogno giornaliero.
Il piano di ri-alimentazione deve prevedere: l'apporto calorico totale giornaliero nella dieta ripartito in carboidrati 50%-55%, lipidi 30% o meno e un contenuto di colesterolo inferiore o uguale a 300 mg al giorno (preferire acidi grassi polinsaturi) e proteine 15%.
Nella fase di ri-alimentazione e in previsione della dimissione, è necessario associare interventi educativi, con messaggi personalizzati che possono essere adottati dal paziente durante il percorso di riabilitazione cardiologica e orientati ad acquisire stili alimentari più corretti.

Prevenire o trattare la stipsi. Il riposo a letto, la terapia con morfina e con calcio-antagonisti aumentano il rischio di stipsi.
In questa fase la manovra di Valsalva difficoltosa può essere dannosa in quanto provoca un aumento dello sforzo cardiaco, della richiesta di ossigeno, della pressione intratoracica che a sua volta rallenta il ritorno venoso al cuore: questo causa riduzione del volume di eiezione, della gittata cardiaca e della pressione arteriosa, da cui consegue un ipotensione seguita immediatamente da un aumento della pressione arteriosa (effetto rimbalzo).

La riabilitazione del paziente con cardiopatia ischemica in fase stabile

Programma di riabilitazione

Il progetto di cura nella fase post-acuta della persona con cardiopatia ischemica deve considerare diverse dimensioni tra cui la gestione e aderenza alla terapia farmacologica, l'educazione al paziente e familiari per il rafforzamento o l'adozione di corretti stili di vita e comportamenti di autocura: sospensione del tabagismo e consumo di alcool, regime dietetico, attività fisica, controllo della pressione arteriosa e del peso. Il livello di intensità dell'educazione varia a seconda dello stato di severità della malattia, delle potenzialità del paziente e famiglia/caregiver garantendo maggior attenzione e vigilanza nei confronti dei pazienti con cardiopatia ischemica e/o con scarsa aderenza o maggior difficoltà ad adottare comportamenti di autocura.

I bisogni educativi e informativi dei pazienti con infarto miocardico sono stati studiati per molti anni soprattutto in relazione alla dimissione dall'ospedale e alla riabilitazione cardiologica. Gli studi condotti evidenziano che i bisogni informativi-educativi sono in stretta relazione ad altri bisogni auto-percepiti; questo significa che la percezione dei pazienti e degli operatori rispetto ai bisogni di apprendimento o di informazione non sempre coincidono e questo influisce sulla capacità del paziente di trattenere e usare le informazioni e/o istruzioni (Smith & Liles, 2007; Scott & Thompson, 2003).

Durante la degenza, **nella fase immediatamente post acuta**, il paziente è maggiormente sensibile verso i contenuti dell'educazione e maggiormente recettivo a modificare comportamenti a rischio cardiovascolare. È necessario considerare però che molti pazienti post-infartuati riferiscono stanchezza e sintomi "emozionali negativi", come una costante attenzione centrata sul cuore, senso di paura del futuro e della morte, compromissione delle capacità funzionali e scarso senso di salute e di benessere (McGillion et al., 2014). L'insegnamento durante il periodo di degenza e **nella fase di dimissione** è percepito positivamente, ma con la riduzione dei tempi di degenza per infarto miocardico è necessario definire e individuare i contenuti educativi realmente significativi e utili per quel paziente. Alcuni studi hanno evidenziato le **informazioni ritenute maggiormente utili dai pazienti affetti da Infarto Miocardico Acuto prima della dimissione**:
- quanto è grave il mio infarto
- come il mio infarto influenzerà la possibilità di guidare

- perché ho bisogno di prendere quel farmaco
- come il mio infarto influenzerà il lavoro
- cosa fare se ho una reazione ad un farmaco
- quando potrò smettere di prendere i farmaci
- come riconoscere una complicanza
- come impedire che una complicanza si verifichi
- presenza e modalità di accesso a fonti di supporto.

Le tre dimensioni informative maggiormente percepite dai pazienti sono "farmaci", "complicazioni e sintomi" e "trattamento e attività di vita" e riflettono la necessità dei pazienti di informazioni pratiche circa la loro condizione clinica, le cause della sua malattia e prevenzione (Scott & Thompson, 2003). In occasione dei follow up periodici e in caso di ricoveri per instabilizzazione l'approccio educativo deve essere orientato a rinforzare gli obiettivi *di sicurezza* accompagnando il paziente a comprendere *"cosa è successo"*, quali sono gli scopi della continuità del regime terapeutico e riabilitativo e dei follow-up periodici. In base alle capacità individuali del paziente e alle sue preferenze possono essere utilizzati più metodi e strumenti di apprendimento, come ad esempio colloqui individuali o discussioni di gruppo, opuscoli informativi, video, DVD o piattaforme internet interattive, contatti telefonici, visite ambulatoriali o domiciliari.

L'educazione iniziata al momento del ricovero deve essere strutturata in un percorso riabilitativo condiviso nel team di cura, ampliata e rafforzata nella 1ª-2ª settimana dalla dimissione e continuata per 3-6 mesi e quindi periodicamente rivalutata con follow-up telefonici, ambulatoriali o durante i periodi di riabilitazione cardiologica. La riabilitazione cardiologica è la somma coordinata di interventi necessari a garantire le migliori condizioni fisiche, psicologiche e sociali per consentire al paziente infartuato di preservare o riprendere un funzionamento sociale ottimale.

L'organizzazione Mondiale della Sanità (OMS-WHO) ha definito la **Cardiologia Riabilitativa** (CR) come un processo multifattoriale, attivo e dinamico, che ha come fine quello di favorire la stabilità clinica, ridurre le disabilità conseguenti alla malattia e di supportare il mantenimento e la ripresa di un ruolo attivo nella società, con l'obiettivo di ridurre il rischio di successivi eventi cardiovascolari, di migliorare la qualità della vita e di incidere complessivamente in modo positivo sulla sopravvivenza.

Gli obiettivi del programma della riabilitazione cardiologica (Griffo et al., 2008; PNLG, 2005) sono realizzabili secondo una sequenza temporale:

- *a breve termine:* perseguire la stabilità clinica, limitare le conseguenze fisiologiche e psicologiche della malattia cardiovascolare e migliorare globalmente la capacità funzionale e incidere così favorevolmente sul grado di autonomia, indipendenza e, quindi, sulla qualità di vita;
- *a medio e lungo termine:* ridurre il rischio di successivi eventi cardiovascolari, ritardare la progressione del processo aterosclerotico e della cardiopatia sottostante ed il deterioramento clinico, ridurre morbidità e mortalità.

L'intervento riabilitativo si suddivide in tre fasi "classiche":

fase 1: si svolge durante la fase instabile di malattia come ad esempio un infarto miocardico acuto o una sindrome coronarica acuta. Durante questa fase, la valutazione clinica, la rassicurazione del paziente e dei familiari, l'educazione-informazione sanitaria, la correzione di pregiudizi sulla malattia e sue conseguenze, la valutazione dei fattori di rischio, la mobilizzazione precoce e l'adeguata pianificazione della dimissione sono elementi chiave. È opportuno prevedere un coinvolgimento attivo della famiglia a partire da questa fase precoce;

fase 2: consiste in un programma strutturato di valutazione globale del rischio e di intervento complessivo comprendente attività fisica in ambiente ospedaliero e il supporto educativo e psicologico con percorsi finalizzati a modificare gli specifici fattori di rischio del paziente. La letteratura dimostra che entrambi i componenti possono essere intrapresi in modo sicuro e con successo nell'ambito dell'assistenza primaria, intendendo per quest'ultima l'assistenza disponibile sul territorio.

Questa fase deve prevedere interventi personalizzati alla singola persona e includere:
- un intervento informativo-educativo e comportamentale per modificare eventuali credenze errate o fornire conoscenze sulla malattia cardiovascolare, per incoraggiare la sospensione del fumo e il raggiungimento o il mantenimento di un peso corporeo ideale attraverso un'alimentazione corretta;
- riabilitazione per favorire il ritorno alla normale attività di vita quotidiana, sociale e lavorativa;
- il riferimento nel tempo, per un follow-up adeguato, all'assistenza primaria, con il supporto specifico se necessario del cardiologo e/o dello psicologo e/o dell'infermiere e/o del fisioterapista e/o del dietologo.

fase 3: include il mantenimento a lungo termine dell'attività fisica e del cambiamento nello stile di vita. Le evidenze disponibili suggeriscono che entrambe le componenti debbano essere perseguite affinché i benefici siano persistenti nel tempo. Partecipare, ad esempio, ad un gruppo locale di supporto per persone con patologia cardiovascolare o di auto-sostegno, che comprenda attività fisica da svolgere in palestra o in un centro ricreativo, potrebbe contribuire a mantenere l'attività fisica ed uno stile di vita sano.

Queste componenti si integrano nel progetto riabilitativo individuale concordato con il paziente e *caregiver* che identifica gli obiettivi da raggiungere nel singolo paziente in relazione alle potenzialità e risorse disponibili.

Livelli di intensività della riabilitazione. L'OMS ha individuato diversi livelli di assistenza a cui corrispondono diversi livelli di cardiologia riabilitativa e differenti strutture in cui viene garantita, che in Italia si sono sviluppate in coerenza con il supporto delle Linee Guida elaborate dalle Società Scientifiche nazionali ed internazionali e che sono riassumibili nella seguente classificazione (Griffo et al., 2008; PNLG, 2005):
- *cardiologia riabilitativa "intensiva" in regime di degenza*, eroga assistenza attraverso due livelli di cura, il ricovero ordinario e il day hospital (DH) per pazienti a medio-alto rischio, disabili e complessi. Essa è in grado di assicurare assistenza medica specialistica cardiologica e infermieristica dedicata, interventi ad elevata intensità riabilitativa e media-elevata intensità assistenziale clinica a pazienti che hanno superato la fase acuta della malattia, ma che permangono **a medio-alto rischio di instabilità clinica** a riposo e durante attività di recupero sotto sforzo. La durata dell'intervento intensivo è, di norma, compresa tra le 2 e 6 settimane per il ricovero ordinario e 4-8 settimane per l'accesso in day hospital. La durata e la priorità di accesso sono definite in base al grado di complessità assistenziale del paziente;
- *cardiologia riabilitativa "intensiva" in regime ambulatoriale* per pazienti a basso rischio, comunque **clinicamente stabili** e che non richiedono specifica supervisione. Si realizza attraverso Unità di Riabilitazione Ambulatoriale che erogano interventi rivolti a pazienti che hanno superato la fase acuta della patologia cardiovascolare, che sono a basso rischio di instabilità clinica a riposo o in attività di recupero sotto sforzo e che non hanno necessità di assistenza sanitaria per 24 ore. Erogano pertanto a questi pazienti interventi ad elevata intensità riabilitativa e bassa intensità assistenziale. La durata dell'intervento, sempre in relazione alla complessità del paziente e del relativo programma, è di norma compresa tra le 8 e le 12 settimane. Tali ambulatori sono in genere funzionalmente collegati con le cardiologie, le unità di terapia intensiva cardiologiche (UTIC) e le cardiochirurgie di riferimento. Al termine del periodo di intervento riabilitativo è necessario prevedere la continuità assistenziale attraverso percorsi clinico assistenziali condivisi con il medico di medicina generale per la presa in carico del paziente: trasmissione delle informazioni relative alla situazione clinico-assistenziale e gli obiettivi di prevenzione concordati sul medio-lungo termine, le modalità di follow-up specialistico e di supporto per rendere fruibili interventi specifici qualora indicati, come ad esempio educazione sanitaria, counselling, training fisico;
- *cardiologia riabilitativa "estensiva"*. A completamento del programma iniziale di riabilitazione intensiva, i pazienti dovrebbero essere orientati verso programmi più semplici di **manteni-**

mento a lungo termine nel territorio con il supporto di iniziative e servizi nella comunità (palestre, associazioni ricreative, telecardiologia).

Il programma di riabilitazione cardiologica è raccomandato **a tutti i pazienti** con cardiopatia ischemica cronica, che hanno subito una sindrome coronarica acuta, un infarto miocardico acuto, che sono stati sottoposti a bypass aorto-coronarico o angioplastica coronarica transluminare percutanea o sono affetti da angina stabile, indipendentemente dall'età, da iniziare il più precocemente possibile, già prima della dimissione dall'ospedale o comunque entro 10 giorni. Il programma deve tener conto ed adattarsi alle esigenze cliniche, socioculturali e logistiche del paziente al fine di ridurre al minimo il rischio di non aderenza o l'interruzione del programma (ESC, 2020b; NICE, 2020).

La partecipazione a programmi di riabilitazione cardiologica e l'adozione di corretti stili di vita sono associati ad una riduzione della mortalità, del rischio di nuovi eventi cardiaci e ad un aumento della qualità di vita nelle persone che hanno avuto un infarto miocardico. Tuttavia, in letteratura emerge che solo il 15-30% circa dei pazienti eleggibili con cardiopatia ischemica, infarto miocardico acuto, persone sottoposte a bypass aorto-coronarico o angioplastica coronarica (PTCA) prendono parte alla riabilitazione cardiologica, e di questa bassa percentuale che prende parte ai programmi, meno del 50% mantiene un regime di esercizio fisico per più di 6 mesi (Soleimani et al., 2009; Griffo et al., 2008; Daly et al., 2002). Vi è una stretta correlazione fra miglioramento dell'aderenza e interventi educativi strutturati, di cui fanno parte anche i programmi di riabilitazione cardiologica, condotti da professionisti della salute nei confronti di pazienti con un adeguato supporto familiare. Alla luce di ciò, è raccomandato che i familiari/*caregivers* siano coinvolti attivamente con il paziente nel processo riabilitativo-educativo relativo alla gestione del trattamento farmacologico e allo sviluppo di capacità di auto-cura.

Strategie per favorire la partecipazione ai programmi di cardiologia riabilitativa e mantenere l'aderenza ai corretti stili di vita:

- identificare precocemente le persone a rischio di non partecipazione e di scarsa aderenza (fattori di rischio e bisogni/preferenze) attraverso un colloquio;
- promuovere la partecipazione alla riabilitazione cardiologica, informando la persona al fine di rendere la scelta di partecipare motivata e consapevole dei benefici sulla propria situazione;
- coinvolgere il familiare/*caregiver* se il paziente è d'accordo;
- favorire la presa in carico del paziente da parte di un referente e garantire continuità del percorso riabilitativo/educativo: ad esempio, incoraggiare ad avere una atteggiamento di autocura assistendolo nell'identificare i propri limiti e nel definire degli obiettivi personalizzati, pianificando e ottimizzando le cure inclusa la riabilitazione;
- prevedere, se possibile, forme di cardiologia riabilitativa personalizzate: serali o nel week-end per i lavoratori, a giornata o ad hoc per persone che svolgono lavoro a turno, servizio che si occupa dei figli per le mamme;
- organizzare l'inizio della riabilitazione in concomitanza o il più vicino possibile dalla dimissione;
- organizzare e programmare regolari follow-up ambulatoriali, telefonici da parte di un infermiere per valutare il livello di aderenza e rinforzare i contenuti affrontati nel percorso riabilitativo/educativo.

Trattamento farmacologico a lungo termine

La prima linea di trattamento nella cardiopatia ischemica acuta e cronica è rappresentata dalla terapia farmacologica che ha dimostrato di ridurre la mortalità, limitare l'evoluzione verso forme più gravi e migliorare i sintomi del paziente. Anche il trattamento farmacologico a lungo termine si è rivelato in grado di migliorare la prognosi dei pazienti con cardiopatia ischemica e grande impegno deve essere profuso nel promuovere l'aderenza all'assunzione della terapia. I farmaci utilizzati sono numerosi e appartengono a diverse categorie con effetti e meccanismi di azione molto differenti tra loro. Le categorie più importanti in fase di stabilità sono: antiaggregati piastrini, betabloccanti, statine e ipocolesterolemizzati, nitroderivati, ace-inibitori e calcio antagonisti (ESC, 2020a; Bonow et al., 2012).

Antiaggreganti piastrinici. Nel trattamento a lungo termine sono farmaci utilizzati a scopo preventivo per ridurre l'incidenza di trombosi coronarica in pazienti dopo infarto del miocardio o con aumentato rischio ed affetti da angina pectoris. Tra gli antiaggreganti piastrinici il principale è l'acido acetilsalicilico (Aspirina®) – inibitore della ciclo ossigenasi e della formazione di tromboxano A2, inoltre è disponibile il clopidogrel – antagonista con meccanismo irreversibile del recettore P2 Y12 per l'ADP. Recentemente due nuovi antiaggreganti piastrinici, il prasugrel – meccanismo di azione simile al clopidogrel –, e il ticagrelor – con un meccanismo di azione sempre di blocco del recettore ADP, ma reversibile –, si sono dimostrati più efficaci del clopidogrel e presentano una minore o assente variabilità nel meccanismo di attivazione epatica.
Un rilevante incremento del rischio emorragico si manifesta nel momento in cui il paziente necessita di doppia antiaggregazione (per esempio dopo l'impianto di uno *stent* coronarico) e terapia anticoagulante, per esempio per fibrillazione atriale o presenza di protesi cardiache meccaniche. Questa cosiddetta "triplice" terapia non dovrebbe mai essere protratta più dello stretto necessario considerato il rischio emorragico. Per limitare il rischio di sanguinamento gastrico è consigliabile associare al trattamento antiaggregante un farmaco gastroprotettore della categoria degli inibitori di pompa protonica (lanzoprazolo, omeprazolo, ...).

Betabloccanti. I farmaci betabloccanti hanno un ruolo fondamentale anche nel trattamento di lungo termine. La riduzione dei determinanti del consumo di ossigeno, quali frequenza cardiaca, pressione arteriosa e contrattilità miocardica, è fondamentale nel ridurre il rischio di insorgenza di ischemia miocardica nei pazienti con coronaropatia. L'azione antiaritmica diretta e mediata dalla riduzione del tono adrenergico riduce il rischio di innesco di aritmie sopraventricolari e ventricolari anche a rischio. I betabloccanti sono farmaci con un effetto sui sintomi, quali cardiopalmo e angina, molto favorevole e hanno dimostrato anche nella fase cronica di ridurre il rischio di nuovi eventi migliorando la prognosi dei pazienti.

Statine. Sono farmaci in grado di ridurre sensibilmente i livelli di colesterolo totale, di colesterolo LDL e in misura minore dei trigliceridi, incrementando solo parzialmente il colesterolo HDL. Il meccanismo di azione è comune e consiste nell'inibizione dell'enzima epatico HMG-CoA Reduttasi con il blocco della via del mevalonato. Presentano però affinità diverse per il recettore ed un'efficacia diversa sul quadro lipidico. Sono dotate inoltre di un'azione cosiddetta "pleiotropica", antiinfiammatoria e stabilizzatrice le membrane in grado, almeno potenzialmente, di stabilizzare le placche aterosclerotiche. Tra le molecole più efficaci sono da ricordare l'atorvastatina e la rosuvastatina. Meno efficaci sui livelli di colesterolo sono la simvastatina e la pravastatina. Vi è una amplissima letteratura che conferma l'efficacia delle statine in termini di riduzione di mortalità nei soggetti con cardiopatia ischemica e molte evidenze dell'utilità dell'associazione delle statine già in fase acuta ad alta dose (atorvastatina 80 mg die). Nella popolazione con cardiopatia ischemica, considerata per definizione ad alto rischio, l'obiettivo della terapia ipolipemizzante è portare i livelli di colesterolo LDL a valori inferiori a 70 mg/dl. Se con le statine anche a dosi elevate questo non fosse possibile si può associare un farmaco, ezetimibe 10 mg die, che agisce sull'assorbimento intestinale del colesterolo. Tra gli effetti collaterali delle statine vi sono algie muscolari, elevazione di CPK, AST e ALT. Pazienti con patologia epatica nota debbono essere attentamente valutati per stabilire il rapporto rischio/ beneficio della terapia.

Nitroderivati. Sono farmaci che forniscono ossido nitrico esogeno con conseguente riduzione del precarico cardiaco da dilatazione dei vasi venosi di capacitanza, minima riduzione del postcarico da dilatazione arteriosa, e con particolare effetto di coronarodilatazione con conseguente aumento dell'apporto di O_2 e nutrienti al miocardio e agli eventuali circoli collaterali. Sono farmaci molto utili se somministrati per via sublinguale per trattare un attacco di angina, con efficacia meno provata nel trattamento della sindrome coronarica acuta e cronica. In fase di stabilità sono somministrati per os o per via transdermica. Possono causare cefalea e ipotensione.

Ace-inibitori e sartani. Sono vasodilatatori che devono essere introdotti in fase instabile a basso dosaggio incrementandolo progressivamente in base alla tolleranza e ai valori pressori (per esempio ramipril 2.5 mg 1 cp/die). Se è presente intolleranza agli ace-inibitori, somministrare sartani. Tra gli effetti collaterali più frequenti degli ace-inibitori sono riportati la tosse stizzosa, iperpotassiemia, manifestazioni allergiche fino all'edema di Quincke e turbe digestive.

Calcio antagonisti. Sono farmaci talora utilizzati per il trattamento della cardiopatia ischemica. I diidropiridinici, come nifedipina e amlodipina, hanno indicazioni per l'ipertensione arteriosa, ma vanno usati con cautela in fase acuta; le benzotiazepine, come diltiazem e verapamil, sono utilizzate se i betabloccanti sono controindicati e non possono essere associate ai betabloccanti. Possono essere causa di ipotensione e blocchi atrioventricolari.

Interventi assistenziali per attivare specifici comportamenti di autocura

Vi è una stretta correlazione tra miglioramento dell'aderenza ai trattamenti farmacologici e riabilitativi e agli stili di vita e interventi educativi strutturati che accompagnano tutto il percorso del paziente. Per assicurare una capacità di autocura è necessario che la persona sviluppi nuove abilità, come la capacità di riconoscere e prendere decisioni di fronte alla manifestazione di segni/sintomi di instabilizzazione, il cui principale è il dolore anginoso, selezionare e preparare una dieta equilibrata di tipo mediterraneo, seguire una attività fisica regolare, mantenere il controllo della pressione arteriosa e del peso e la gestire la terapia farmacologica. In questo processo sono importanti le conoscenze, ma per un'appropriata auto-cura sono richieste in particolare capacità di presa di decisione *"cosa fare e quando"* e capacità operative *"come fare per.*
Nella **Tabella 2.V** sono riportate le capacità di auto-cura attese dal paziente con cardiopatia ischemica (ESC, 2020b; NICE, 2020; Steg et al., 2012; Skinner & Cooper, 2011).

Tabella 2.V Capacità di autocura attese dal paziente con cardiopatia ischemica (NICE, 2013a; Steg et al. 2012; Skinner & Cooper, 2011)
– **riconoscere segni e sintomi di instabilità e sapere come comportarsi** – **assumere e gestire correttamente la terapia farmacologica** – **cessare l'abitudine tabagica** – **aderire ad una dieta equilibrata di tipo mediterraneo** – **svolgere attività ed esercizio fisico con regolarità** – **riconoscere i possibili fattori scatenanti e di rischio cardiovascolare ed attivare comportamenti preventivi**

Di seguito sono descritte le capacità di autocura attese dal paziente con cardiopatia ischemica e gli interventi che possono motivare e rinforzare il raggiungimento di questi obiettivi.

Riconoscere segni e sintomi di instabilità e sapere come comportarsi

Educare il paziente a riconoscere le caratteristiche tipiche del dolore di origine cardiaca, la gravità e come comportarsi: istruire il paziente che il dolore si presenta di solito in sede toracica, occasionalmente si irradia al braccio sinistro e in altre zone meno comuni come l'addome, la schiena, la mandibola e il collo. Rinforzare che il dolore di origine cardiaca può

essere localizzato anche in sede addominale alta (epigastrica), un dolore in questa sede non va sottovalutato o interpretato in prima istanza come indigestione, specialmente se si accompagna a nausea o vomito.
Informare il paziente che il dolore di origine cardiaca è un dolore profondo, che non si modifica con il respiro o la digitopressione ed è solitamente descritto come *pesante, a morsa, opprimente,* come una *pugnalata o un bruciore.*
Oltre a queste caratteristiche tipiche del dolore di origine cardiaca, istruire il paziente che ha già avuto esperienze di angina o infarto miocardico, a porre attenzione e riconoscere il dolore che ha già avvertito.
Se il dolore insorge improvvisamente ed è più intenso di quello "solito" o perdura oltre i 10-20 minuti o dopo somministrazione del nitroderivato a rapida azione come da prescrizione (sublinguale – Carvasin® o spray – Natispray®) raccomandare di contattare il proprio medico di medicina generale o l'emergenza sanitaria - 118 in relazione alla gravità (ESC, 2020a) riferendo prioritariamente al professionista al telefono che è presente dolore toracico e in secondo luogo le caratteristiche del dolore, il domicilio o dove si trova in quel momento. In attesa dell'arrivo dei professionisti del servizio sanitario/emergenza sanitaria evitare qualsiasi sforzo, consigliare di assumere una posizione sdraiata e di coinvolgere un familiare/caregiver.
Se il dolore è quello "solito" educare il paziente a trattare il sintomo con nitroderivati a rapida azione secondo prescrizione e a mantenere una posizione supina o seduta per l'elevato rischio di ipotensione e per ridurre il fabbisogno di ossigeno; educare il caregiver a misurare la pressione arteriosa con sistematicità nell'immediato post somministrazione del nitroderivato e durante il dolore; se il dolore regredisce con la sospensione dell'attività fisica e l'assunzione della terapia con nitroderivato probabilmente si tratta di un episodio di dolore in un paziente con angina cronica stabile. In caso di angina cronica stabile nota, educare il paziente ad attivare interventi preventivi una crisi anginosa, quali assumere immediatamente prima dell'attività fisica nitrati a rapida azione per prevenire l'insorgenza di angina, di sedersi o sdraiarsi e che è possibile il verificarsi di vampate di calore, mal di testa e stordimento. Altre strategie preventive da suggerire al paziente con angina stabile sono: pianificare le attività quotidiane diluendole in tutto l'arco della giornata; alternare attività più faticose ad attività più leggere prevedendo periodi di riposo in particolare al mattino e dopo i pasti e ridurre l'intensità degli sforzi in ambienti freddi.

Educare il paziente e il *caregiver* al riconoscimento precoce di sintomi associati di instabilizzazione della cardiopatia ischemica che possono essere associati al dolore toracico, quali astenia intensa, sudorazione algida (diaforesi), nausea e in alcuni casi vomito e/o dispnea; possono presentarsi inoltre confusione acuta, sincope palpitazioni e vertigine.
Istruire i pazienti anziani, diabetici o in trattamento con beta-bloccanti, i quali l'angina pectoris o l'infarto miocardico possono essere silenti, a riconoscere anche altri segni e sintomi come possibili indicatori di angina o infarto miocardico, quali astenia intensa, sudorazione algida, e/o dispnea improvvisa (Harrison et al., 2021).

Assumere e gestire correttamente la terapia farmacologica

La costante aderenza al trattamento farmacologico e agli altri corretti stili di vita, riduce la mortalità, il rischio di nuovi eventi cardiaci e migliora la qualità di vita mantenendo stabile la situazione clinica. È noto che circa il 50% dei pazienti con cardiopatia ischemica seguono regolarmente la terapia farmacologica (Selak et al., 2014).

Educare il paziente e il caregiver al regime farmacologico prescritto e motivare la persona ad assumere con regolarità i farmaci prescritti. Insegnare al paziente ad assumere giornalmente i farmaci, nel dosaggio prescritto, secondo gli orari e in relazione al pasto. Nel caso di ace-inibitori e betabloccanti possono essere necessari adattamenti del dosaggio soprattutto nelle fasi iniziali della nuova terapia; solitamente, considerando che si inizia con dosi ridotte per minimizzare il rischio di effetti indesiderati, suggerire al paziente e *caregiver* di effettuare controlli della frequenza cardiaca per la terapia betabloccante e della pressione arteriosa per la terapia con ace-inibitori o altri antipertensivi, più frequenti inizialmente, anche giornalmente, e via via ridurre l'intensività dei monitoraggi una volta raggiunta la dose target e la tolleranza. Spiegare al paziente e *caregiver* che gli effetti collaterali dei farmaci, come ad esempio bradicardia da terapia con betabloccante, ipotensione arteriosa o cefalea da nitrati sono spesso transitori. In caso di insorgenza di effetti collaterali raccomandare di non sospendere o ridurre la terapia autonomamente e suggerire di contattare il proprio medico di medicina generale riportando i disturbi/effetti collaterali e il loro impatto sulla propria qualità di vita e concordare un possibile piano di azione che solitamente consiste nella riduzione del dosaggio del farmaco o nella sostituzione con un equivalente per effetto terapeutico (ad esempio sostituzione dell'ACE-inibitore con sartano per effetto collaterale della tosse stizzosa). Raccomandare di assumere l'acido acetilsalicilico a stomaco pieno, dopo pranzo o cena, per gli effetti gastrolesivi. I farmaci betabloccanti possono influenzare negativamente la sfera sessuale fino all'impotenza: questo effetto collaterale deve essere discusso e affrontato con il paziente perché considerando l'impatto sulla propria sessualità non sia fonte di interruzione non concordata della terapia betabloccante con possibili importanti ripercussioni cardiocircolatorie (tachicardizzazione, crisi ipertensive, rischio di ricomparsa di angina pectoris). Debbono essere discusse le possibili strategie come la sospensione concordata e controllata della terapia betabloccante quando possibile o l'associazione di farmaci inibitori della fosfodiesterasi tipo 5 (sildenafil, tadalafil, vardenafil) in grado di migliorare la disfunzione erettile (questi farmaci sono controindicati in corso di assunzione di nitroderivati).

Semplificare il regime terapeutico e dove possibile concordare lo schema con il paziente in relazione alle sue preferenze e abitudini. Concentrare le somministrazioni dei farmaci a due/tre volte al giorno migliora la aderenza alla terapia, è consigliabile inoltre utilizzare associazioni di farmaci se possibile. Fornire al paziente schemi e indicazioni chiare sugli orari e modalità di assunzione della terapia farmacologica, come ad esempio assunzione degli antiaggreganti piastrinici a stomaco pieno. Supervisionare sistematicamente se queste strategie sono efficaci ed eventualmente condividere con il paziente possibili modifiche o adattamenti (Selak et al., 2014; NICE, 2013a).

Cessare l'abitudine tabagica

Il perdurare dell'abitudine al fumo di sigaretta dopo un evento cardiaco acuto rappresenta il più potente fattore di progressione della malattia cardiovascolare, infatti in letteratura emerge che pazienti fumatori con sindrome coronarica acuta hanno il doppio della probabilità di presentare una recidiva di infarto miocardico rispetto ai non fumatori. Sebbene l'esatto meccanismo con cui il fumo aumenta il rischio di malattia aterosclerotica non sono pienamente compresi, è chiaro che il fumo aumenta sia lo sviluppo di aterosclerosi e il verificarsi di fenomeni trombotici sovrapposti. La sospensione dell'abitudine al fumo di sigaretta è potenzialmente l'intervento di prevenzione secondaria più efficace. Smettere di fumare riduce il rischio di morte e di recidiva di infarto miocardico acuto di almeno 1/3 (Skinner & Cooper, 2011; Aubin et al., 2008). Raccomandare pertanto, già durante la degenza, alle persone che fumano di sospendere e di evitare luoghi in cui possono essere esposti a fumo passivo, fornendo informazioni specifiche e rilevanti relative all'impatto del fumo e dei rischi e orientarle verso servizi che offrono percorsi strutturati di cessazione all'abitudine tabagica. Riprendere a fumare è comune dopo la dimissione, è necessario quindi, su consenso del paziente garantire una presa in carico con percorsi strutturati e fornire continuo supporto e consulenza durante la riabilitazione e a domicilio attraverso regolari follow-up.

Per quanto riguarda gli interventi efficaci per promuovere la cessazione all'abitudine al fumo l'Istituto Superiore di Sanità (2008), alla luce delle ultime evidenze scientifiche, definisce come efficace l'**Intervento Clinico Minimo** che consiste in una serie di interventi brevi attuabili facilmente nell'attività clinica quotidiana (**Tabella 2.VI**; **Figura 2.9**).

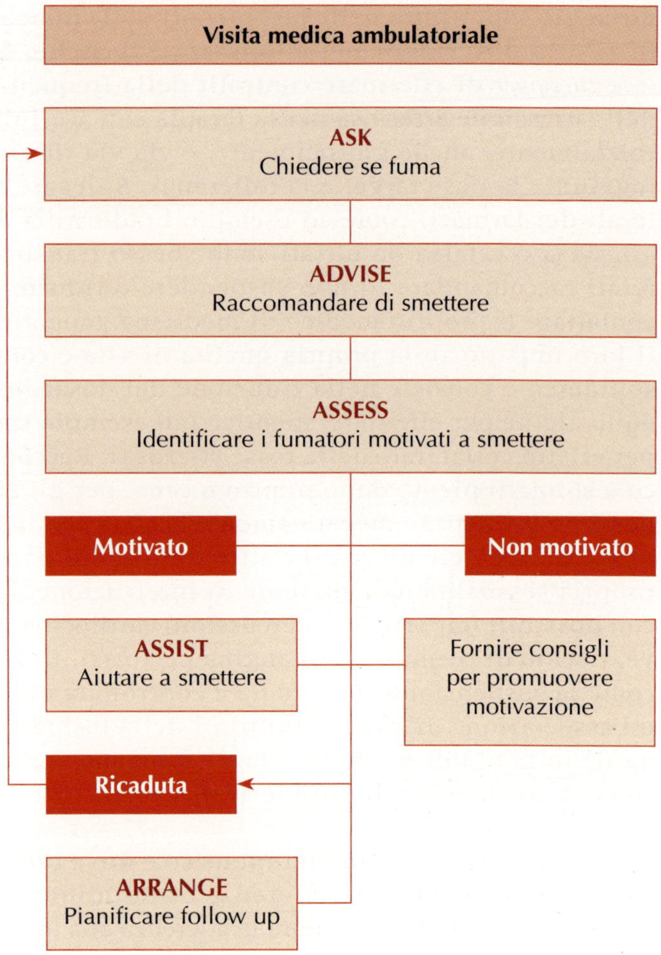

Figura 2.9 Intervento clinico minimo.

Tabella 2.VI Intervento clinico minimo (Istituto Superiore Sanità, 2008)

ASK. Accertare sistematicamente l'abitudine al fumo, sia nelle persone giovani che negli anziani, indipendentemente dal motivo della visita o del ricovero, registrando la storia di fumatore (si, no, ex fumatore) tra i dati del paziente così da permettere alla persona fumatrice di essere presa in carico tempestivamente. Risulta importante acc ertare anche quanto e da quanto tempo la persona fuma. Attraverso il test di Fageström (**Figura 2.10**) è possibile valutarne il grado di dipendenza dalla nicotina (ISS, 2008);
ADVICE. Raccomandare di smettere di fumare. Dedicando più tempo alle persone portatrici di altri fattori di rischio (cardiovascolare,…) oltre al fumo. Tali raccomandazioni mirano a motivare la persona nella cessazione al fumo e consistono in informazioni specifiche e rilevanti rispetto all'impatto del fumo e dei rischi, soprattutto rispetto alla concomitante patologia dell'apparato cardiovascolare e di eventuali altri apparati come ad esempio respiratorio. È importante corredare tali informazioni con i vantaggi e i guadagni legati alla cessazione: a brevissimo termine (48-72 ore) si normalizza la pressione arteriosa, si riducono i livelli di nicotina nel sangue, migliora il respiro e il sapore del cibo è di nuovo apprezzabile; a breve termine (2-12 settimane), migliorano gli scambi dei gassosi respiratori e quindi anche l'ossigenazione miocardica, la pelle ritorna luminosa, l'alito più gradevole; a medio termine (3-12 mesi) si riduce l'eventuale tosse e il rischio di mortalità per malattie cardiovascolari; a lungo termine (10-15 anni) il rischio di tumore polmonare è paragonabile a quello di una persona che non ha mai fumato;
ASSESS. Identificare i soggetti che desiderano smettere di fumare. Se la persona non è intenzionata, è importante dedicargli maggior tempo per motivarlo a smettere, se invece è intenzionato è opportuno istruirlo all'auto osservazione proponendogli poi di tornare entro due settimane. L'auto osservazione aiuta la persona a pensare

☞

***Segue* Tabella 2.VI Intervento clinico minimo** (Istituto Superiore Sanità, 2008)

perché e come è diventata fumatrice così da renderla consapevole dei suoi comportamenti. Il fumo infatti è un comportamento costituito da atti concatenati, spesso inconsapevoli e automatici. Attraverso la riflessione i comportamenti automatici possono divenire consapevoli ed essere interrotti. Per facilitare tale riflessione possono essere utili strumenti cartacei che guidano la persona a riflettere sulla propria storia di fumatore (ad esempio con domande guida quali: perché e come ha iniziato? Perché vuole smettere di fumare? Cosa lo potrebbe aiutare?...);

ASSIST. Aiutare a smettere di fumare concordando con la persona una data per sospendere il fumo vicina nel tempo:

a. **insegnare alla persona a riconoscere i sintomi da astinenza da nicotina:** desiderio impellente di fumare (*craving*), difficoltà di concentrazione, frustrazione e rabbia, insonnia, sensazione di deprivazione, aumento di peso e stipsi, ricordando di sottolineare che i sintomi sono più forti nei primissimi giorni di astinenza e si vanno via via attenuando;

b. **insegnare alla persona come controllare questi sintomi**, ad esempio ricordando che il desiderio impellente dura solo pochi minuti e che il bere un bicchiere d'acqua lo riesce ad attenuare. Può essere utile insegnare tecniche di distrazione quali fare passeggiate, masticare gomme o magiare una caramella, nonché suggerire di ridurre la tensione facendo esercizi di respirazione controllata, bagni rilassanti, evitando persone e luoghi dove solitamente si fuma e bevande a base di caffeina o altri eccitanti, soprattutto la sera;

Domande	Risposte	Punti
1. Dopo quanto tempo dal risveglio accende la prima sigaretta?	Entro 5 minuti Entro 6-30 minuti Entro 31-60 minuti Dopo 60 minuti	3 2 1 0
2. Fa fatica a non fumare in luoghi in cui è proibito (cinema, chiesa, mezzi pubblici, etc.)?	Sì No	1 0
3. A quale sigaretta le costa di più rinunciare?	La prima del mattino Tutte le altre	1 0
4. Quante sigarette fuma al giorno?	10 o meno 11-20 21-30 31 o più	0 1 2 3
5. Fuma più frequentemente durante la prima ora dal risveglio che durante il resto del giorno?	Sì No	1 0
6. Fuma anche quando è così malato da passare a letto la maggior parte del giorno?	Sì No	1 0

Punteggio totale 0-2 = livello di dipendenza **lieve**
Punteggio totale 3-4 = livello di dipendenza **media**
Punteggio totale 5-6 = livello di dipendenza **forte**
Punteggio totale 7-10 = livello di dipendenza **molto forte**

Figura 2.10 Test di Fageström.

c. **proporre un programma di terapia cognitivo-comportamentale individuale o di gruppo nell'ambito del programma di riabilitazione cardiologica o sul territorio.** Questo tipo di interventi deve essere condotto da professionisti sanitari con competenze specifiche. Nella terapia di gruppo, oltre alle strategie comportamentali, si aggiunge l'opportunità di confrontarsi con altri fumatori, generare esperienze emotive, condividere problemi e motivazioni e imparare dall'esperienza di tutti i componenti; la presenza di ex fumatori può rappresentare un rinforzo positivo. Tali programmi vengono proposti presso centri specializzati, centri antifumo e nell'ambito del percorsi di riabilitazione cardiologica;

d. **nel caso la persona abbia deciso di sospendere l'abitudine al fumo durante un ricovero ospedaliero è importante prevedere programmi di counselling gestiti da infermieri appositamente formati** che inizino nel momento del ricovero in reparto e che proseguano con il programma di riabilitazione cardiologica e nei *follow-up* per almeno un mese dal momento della dimissione;

e. **motivare ad assumere con regolarità la terapia farmacologica prescritta dal medico sostitutiva della nicotina (NRT), con farmaci agonisti della nicotina o con antidepressivi.** Tale terapia agisce riducendo la sintomatologia propria della sindrome di astinenza e attenuando il desiderio impellente di fumare. Per essere efficace, deve comunque sempre essere associata ad un programma di *counselling* con incoraggiamento continuo;

f. **assistere le persone che scelgono il trattamento di auto-aiuto** perché i fumatori possono scegliere di intraprendere un programma per smettere di fumare senza assistenza di un professionista sanitario. Le strategie di auto-aiuto possono utilizzare materiali scritti, aiudiovisivi, video, applicazioni per computer. I materiali possono essere adattati alla persona, ad esempio, rispetto all'età e/o alle caratteristiche individuali. Tali trattamenti devono essere proposti come seconda scelta rispetto ai programmi di terapia di gruppo e possono essere associati alla terapia farmacologica sostitutiva della nicotina;

Segue **Tabella 2.VI Intervento clinico minimo** (Istituto Superiore Sanità, 2008)
g. **informare la persona che se ha difficoltà nell'astenersi dal fumo da solo può usufruire del supporto di uno specialista**, recandosi al centro di riabilitazione cardiologica o in un ambulatorio per la cessazione dal fumo presente sul territorio nazionale e reperibile sul sito internet www.iss.it/ofad, oppure contattando il numero verde contro il fumo 800-554088;
ARRANGE. Pianificare un programma di follow up annuale, se possibile integrato con la rivalutazione relativa alla cardiopatia ischemica. È necessario pianificare nelle prime fasi dei regolari follow up con cadenza ravvicinata: il primo incontro entro una settimana dalla data fissata per la cessazione al fumo; un ulteriore contatto dovrebbe essere preso entro un mese e quindi a cadenza regolare entro l'anno successivo. Durante questi incontri, che possono essere anche telefonici se non è richiesta una rivalutazione della situazione clinica, aderenza alla terapia farmacologica,...è importante complimentarsi con il paziente per i risultati ottenuti, verificare la *compliance* ai trattamenti prescritti e infine controllare che non vi siano state situazioni che hanno posto la persona a rischio di ricaduta ed eventualmente analizzarle insieme. Oltre al monitoraggio possono essere progettate delle telefonate periodiche di counselling post-dimissione. Tale strategia è importante per supportare il cambiamento nel tempo e per garantire l'aderenza al nuovo stile di vita libero da fumo visto l'elevato rischio di ricaduta nel tempo. In caso di ricaduta è importante contattare le persone che hanno ripreso a fumare per sostenerle affinché non vedano la recidiva come un fallimento e per incoraggiarle nel fare un altro tentativo. È necessario analizzare con ogni persona la causa che ha portato alla ricaduta: stress, aumento di peso, ansia, depressione, riduzione della motivazione, così da poter ricercare una soluzione personalizzata per astenersi nuovamente dal fumo. Ogni recidiva deve essere affrontata come una riacutizzazione di una patologia cronica con una terapia maggiormente intensa (NICE, 2013a; Steg et al., 2012).

Aderire ad una dieta equilibrata e di tipo mediterraneo

Motivare il paziente ad assumere una dieta equilibrata di tipo mediterraneo. Offrire ai pazienti una consulenza individuale analizzando le abitudini alimentari e fornire consigli personalizzati al paziente stesso e ai familiari sul miglioramento dello stile dietetico come elemento importante nella prevenzione secondaria della cardiopatia ischemica. Consigliare al paziente di assumere una "dieta mediterranea" che rispetti i seguenti principi ed indicazioni (ESC, 2020a; ESC, 2020b; NICE, 2020; Secretary of Health and Human Services and the Secretary of Agriculture, 2015; Perk et al., 2012; Steg et al., 2012):

– **aumentare il consumo di acidi grassi polinsaturi** ad almeno due porzioni a settimana di pesce o olio di pesce (1 gr/die) e **ridurre l'introito di acidi grassi saturi** (< al 7-10% di energia nella dieta). Un modesto aumento del consumo di pesce di 1-2 porzioni a settimana potrebbe ridurre la mortalità per malattia coronarica del 36% e la mortalità per tutte le cause del 17%.

  Gli acidi grassi monoinsaturi hanno un effetto positivo sui livelli ematici di colesterolo HDL quando sostituiscono nella dieta gli acidi grassi saturi o i carboidrati, mentre gli acidi grassi polinsaturi riducono i livelli ematici di colesterolo LDL, e in misura minore aumentano i livelli di colesterolo HDL. Suggerire al paziente di assumere pesce fresco o surgelato almeno due volte a settimana, utilizzare per i condimenti olio vegetale, soprattutto olio extravergine di oliva, in sostituzione di grassi da condimento di origine animale come burro, lardo, strutto e panna, utilizzare cotture alla griglia, al forno o al vapore, preferire carni magre ed eliminare il grasso visibile come la pelle dal pollame prima di mangiarlo; se si consuma abitualmente latte, scegliere quello scremato o parzialmente scremato che comunque mantiene il suo contenuto di calcio. Pertanto, i consigli dietetici dovrebbero mettere l'accento sulla ottimizzazione delle tipologie di grasso alimentare e non sulla riduzione del grasso totale. Suggerire al paziente di leggere le etichette per conoscere quali e quanti grassi sono contenuti negli alimenti. Consigliare di una dieta con pesce azzurro e con alimenti conteneti acidi grassi omega-3 anche se la loro efficacia nel ridurre la mortalità e il rischio di nuovi eventi cardiovascolari non è ancora del tutto confermata. Nella **Tabella 2.VII** sono riportati alcuni alimenti e rispettivo contenuto di grassi totali, grassi saturi e colesterolo;

Tabella 2.VII Contenuto di grassi totali, grassi saturi e colesterolo in alcuni alimenti (INRAN, 2003)

Alimento	g di grasso per 100 g di alimento[1]	Peso di una porzione	Contenuto per porzione		
			Grasso	Acidi grassi saturi	Colesterolo
	g	g	g	g	mg
Olio di oliva	100,0	10 (1 cucchiaio)	10,0	1,6	0
Burro	83,4	10 (1 porzione)	8,3	4,9	25
Noci secche	68,1	16[2] (4 noci)	4,1	0,3	0
Nocciole secche	64,1	16[2] (8 nocciole)	4,5	0,3	0
Cioccolata al latte	36,3	4 (1 unità)	1,5	0,9	0,4
Cioccolata fondente	33,6	4 (1 unità)	1,3	0,9	0
Salame Milano	31,1	50 (8-10 fette medie)	15,5	4,9	45
Groviera	29,0	50 (1 porzione)	14,5	8,8	9*
Parmigiano	28,1	10 (1 cucchiaio)	2,8	1,8	9
Mozzarella di mucca	19,5	100 (1 porzione)	19,5	10,0*	46
Prosciutto di Parma	18,4	50 (3-4 fette medie)	9,2	3,1	36
Cornetto semplice	18,3	40 (1 unità)	7,3	4,1*	30
Carne di bovino (punta di petto)	10,2	70 (1 fettina piccola)	7,1	2,2	46
Carne di maiale (bistecca)	8,0	70 (1 fettina piccola)	5,6	2,5	43
Uova	8,7	50 (1 unità)	4,3	1,6	186
Pizza con pomodoro	6,6	150 (1 porzione)	9,9	1,0*	0
Prosciutto di Parma (privato del grasso visibile)	3,9	50 (3-4 fette medie)	2,0	0,7*	36
Latte intero	3,6	125 (1 bicchiere)	4,5	2,6	14
Carne di bovino (girello)	2,8	70 (1 fettina piccola)	1,9	0,6	42
Acciuga o alici	2,6	100 (1 porzione piccola)	2,6	1,3	61
Latte parzialmente scremato	1,5	125 (1 bicchiere)	1,9	1,1	9
Pane	0,4	50 (1 fetta media)	0,2	0,02*	0
Merluzzo o nasello	0,3	100 (1 porzione piccola)	0,3	0,1	50
Latte scremato	0,2	125 (1 bicchiere)	0,3	0,2	3

[1] Parte edibile, ossia al netto degli scarti; [2] peso lordo.

- **incrementare l'assunzione di frutta fresca e verdura** ad almeno 2-3 porzioni al giorno, complessivamente ≥ 200 gr/die. È dimostrato che assumere regolarmente frutta fresca e verdura sia un fattore protettivo sulla prevenzione cardiovascolare; il meccanismo non è ancora chiaro e sembra attribuito in parte al fatto che persone che assumono regolarmente frutta e verdura probabilmente seguono un corretto stile di vita (alimentari, fumo, attività fisica, ...), e in parte è dimostrata un'associazione fra aumento nella dieta di frutta e verdura e riduzione della pressione arteriosa, inoltre altri loro componenti che possono contribuire al loro effetto protettivo sono le fibre e gli antiossidanti. Indicare un consumo moderato, 30 gr non salate, di noci. Non consigliare di routine al paziente di assumere integratori contenenti beta-carotene, antiossidanti (vitamina E e/o C) o acido folico in quanto non vi è associazione con una riduzione del rischio cardiovascolare;
- **incoraggiare l'assunzione** di almeno 35-45 gr al giorno **di fibre.** Fonti importanti di fibra sono cereali integrali (es. crusca), legumi, frutta fresca e verdure. Il consumo di fibre alimentari riduce il rischio di malattie cardiovascolari sebbene il meccanismo non sia ancora completamento chiaro, è noto che un apporto d fibre riduce la risposta glicemica post-prandiale, il colesterolo totale e LDL;
- **aumentare l'introito di cibi contenenti isoflavoni in quanto associati ad una riduzione dei livelli di colesterolo.** La soia rappresenta la migliore fonte di isoflavoni per costo, concentrazione e reperibilità. Le fonti migliori sono il tofu, il tempeh, il miso, il latte, la farina e le proteine di soia. Olio, gelati ed hamburger a base di soia sono invece poveri di isoflavoni;
- **limitare il consumo di alcool** a 2 bicchieri al giorno per gli uomini (20 gr/die) e 1 bicchiere per le donne (10 gr/die), preferendo il vino rosso, meglio se consumato con i pasti. Il consumo di alcool da lieve a moderato dovrebbe essere consigliato a persone senza apparente cardiopatia ischemica o con cardiopatia ischemica stabilizzata in quanto fattore protettivo associato ad una riduzione della mortalità e del rischio di infarto miocardico; l'effetto protettivo sembra correlato all'assunzione in particolare di vino rosso, che può essere dovuto all'effetto dei polifenoli. In base alle preferenze del paziente può essere mantenuta l'assunzione di the e moderata di caffè in quanto associate ad una riduzione del rischio di malattia cardiovascolare;
- **ridurre l'assunzione di sale** a una dose inferiore a 5-6 gr/die. Gli effetti del sodio sulla pressione arteriosa sono ormai consolidati: ridurre l'introito di sodio di 1 gr/die riduce la pressione arteriosa sistolica di 3.1 mmHg nei persone ipertese e di 1.6 mmHg in persone normotese. Nella maggior parte dei Paesi occidentali l'introito giornaliero di sale è elevato, circa 9-10 gr/die, mentre la massima dose raccomandata è 5-6 gr/die, l'introito ottimale consigliato dovrebbe essere fino a 3 gr/die. Per pazienti abituati ad assumere cibi molto saporiti, controllare l'apporto del sale non è facile; gli alimenti a basso contenuto di sodio, infatti riducono la ritenzione idrica e quindi la pressione arteriosa, ma risultano poco gradevoli al palato. È necessario spiegare alla persona assistita e ai suoi familiari le ragioni della restrizione di sale, fornire una lista di cibi a basso contenuto di sodio e indicare quelli particolarmente ricchi di sale, suggerendo soluzioni alternative per insaporire i cibi. Alcuni suggerimenti da fornire al paziente/familiare per il controllo della quota di sale e per insaporire i cibi possono essere:
  - cucinare gli alimenti senza aggiungere sale, non mettere il sale in tavola e utilizzare sostituti del sale che facilmente sono reperibili anche al supermercato. Sono disponibili numerosi prodotti di questo tipo, che tendenzialmente contengono quote elevate di potassio. Questa caratteristica è da tenere in considerazione per i pazienti con insufficienza renale, che assumono ace-inibitori e/o diuretici risparmiatori di potassio quali spironolattone o canreonato di potassio in quanto possono determinare iperpotassiemia
  - rendere appetibili i cibi utilizzando aromi quali spezie, erbe aromatiche o limone: cipolla, aceto, aglio, maionese senza sale, alloro, salvia
  - preferire, per quanto possibile, cibi freschi evitando i cibi in scatola conservati sotto sale e olio; evitare in generale i cibi conservati: sottaceti, prosciutto, carni sotto sale o carne in scatola
  - preferire verdure crude o cotte condite con olio e limone
  - ridurre in generale i formaggi, perché calorici e ricchi di grassi e sale; fanno eccezione la mozzarella e ricotta
  - utilizzare preferibilmente pane senza sale aggiunto, tipo quello toscano

- evitare cibi che contengono bicarbonato di sodio o lievito in polvere come dolci, biscotti, farine autolievitanti per pizza
- preferire acqua naturale, se minerale scegliere quelle a basso contenuto di sodio, verificando le quote indicate sull'etichetta.

Concordare con la persona assistita e motivare un piano di alimentazione che preveda:
- una dieta equilibrata tipo "mediterraneo" con un apporto calorico totale giornaliero ripartito in carboidrati 50%-55%, lipidi 30% (preferire acidi grassi polinsaturi) e proteine 15%
- alimenti graditi al paziente al fine di favorire l'aderenza al piano alimentare; può essere indicato fornire schemi dietetici scritti partendo dalle preferenze del paziente.

Il controllo del peso è un elemento essenziale nella prevenzione primaria e secondaria della cardiopatia ischemica. Sia il sovrappeso che l'obesità sono associati a un aumentato rischio di morte nelle persone con cardiopatia ischemica. I potenziali effetti cardiovascolari avversi associati all'aumento del peso corporeo sono riconducibili ad aumentata resistenza all'insulina, aumento della pressione arteriosa, aumento della risposta infiammatoria e dello stato pro-trombotico, dislipidemia e alterazioni cerebro-cardiovascolari come ad esempio disfunzioni endoteliali. Per raggiungere o mantenere un peso ottimale è importante che il paziente conosca e dimostri aderenza al regime dietetico e di esercizio fisico concordati. Suggerire al paziente di monitorare regolarmente il proprio peso, mantenendo un BMI < 25 Kg/m^2 e un circonferenza della vita ≤ 94 cm negli uomini e ≤ 80 cm nelle donne. Motivare alla persona i benefici del raggiungimento e del mantenimento del peso ideale. È considerato un obiettivo iniziale una riduzione di peso del 10%.

Svolgere attività ed esercizio fisico con regolarità

La tendenza a ridurre l'attività fisica fino alla sedentarietà è comune nelle persona con cardiopatia ischemica in particolare a seguito di un infarto miocardico o se il paziente presenta angina, e questo contribuisce alla progressione della malattia, alla riduzione dell'autonomia e della qualità di vita.

Informare il paziente circa il programma di riabilitazione cardiologica specifica per pazienti con cardiopatia ischemica. Proporre a tutti i pazienti che hanno subito una sindrome coronarica acuta, indipendentemente dall'età, un percorso di riabilitazione cardiaca da iniziare il più precocemente possibile, già prima della dimissione dall'ospedale o comunque entro 10 giorni.

Motivare il paziente all'aderenza all'attività ed esercizio fisico aerobico consigliati durante il programma di riabilitazione cardiologica. Svolgere regolarmente attività ed esercizio aerobico è correlato ad una riduzione del rischio di eventi coronarici fatali e non fatali in persone sane, con fattori di rischio coronarico, e in pazienti con cardiopatia ischemica indipendentemente dall'età. L'esercizio migliora l'angina attraverso un maggiore apporto di ossigeno al miocardio, un aumento della capacità di esercizio ed è un predittore indipendente di aumento della sopravvivenza tra gli uomini e donne con cardiopatia ischemica stabile. Ogni aumento di 1 ml/kg/min durante l'esercizio del consumo di ossigeno è stato associato a una riduzione del 14 - 17% in rischio di morte cardiovascolare e per tutte le cause nelle donne e negli uomini (ESC, 2020a; ESC, 2020b). Uno stile di vita sedentario è uno dei principali fattori di rischio di cardiopatia ischemica. Svolgere regolarmente attività fisica e esercizio fisico aerobico sono fortemente raccomandati dalle linee guida e considerati un importante intervento non farmacologico per la prevenzione primaria e secondaria della cardiopatia ischemica. L'attività fisica aerobica svolta regolarmente migliora la *performance* fisica, riduce la pressione arteriosa e il colesterolo totale aumentando i livelli di HDL, contribuisce al controllo del peso corporeo, riduce le richieste di ossigeno e migliora la perfusione del miocardio per vasodilatazione delle coronarie, sviluppa la formazione di circoli collaterali, riduce il rischio trombogenico e la progressione della lesione coronarica, migliora la funzionalità endoteliale, sviluppa la funzione muscolare cardiaca e aumenta la sensibilità cellulare all'insulina e quindi l'utilizzo di glucosio (ESC, 2020a; ESC, 2020b; Perk et al.,

2012; Steg et al., 2012; Chummun, 2009). Nell'Unione Europea, solo il 50% dei i cittadini svolge attività aerobica nel tempo libero o in ambito professionale e si sta osservando un aumento della prevalenza di obesità, quest'ultima fortemente associata a uno stile di vita sedentario; inoltre, a meno di un terzo dei pazienti che possono beneficiare di riabilitazione cardiaca è offerto questa opportunità. Sulla base di questo scenario, in Europa emerge un forte divario tra lo standard raccomandato dalle linee guida in merito all'esercizio fisico per la prevenzione cardiovascolare primaria e secondaria e quanto effettivamente è realizzato.

Prima di proporre il programma di esercizio fisico al paziente è necessario stratificare il rischio clinico attraverso la valutazione della storia clinica, l'esame obiettivo e l'ECG eseguito a riposo insieme ad un test di capacità funzionale come il "*6 minute Walking Test*". In relazione alla stratificazione del rischio, la prescrizione della tipologia e livello di intensità dell'esercizio fisico deve essere adattata al singolo profilo clinico della persona.

Incoraggiare i pazienti con cardiopatia ischemica stabile che hanno subito un infarto miocardico acuto, sottoposti ad intervento di bypass aortocoronarico o di angioplastica coronarica transluminare percutanea e con angina pectoris stabile a **svolgere, inizialmente con supervisione, almeno 3 volte a settimana esercizio fisico aerobico di moderata intensità di 20-30 minuti al giorno** fino al punto di lieve affanno o, per i pazienti che non possono sostenere questo livello consigliare di aumentare l'attività fisica con l'obiettivo di aumentare gradualmente la *performance* in termini di durata e intensità. L'esercizio fisico di intensità bassa o moderata può essere effettuato in sicurezza e con altrettanta efficacia sia a casa che sul territorio o in ambiente ospedaliero per pazienti a rischio basso o moderato, dopo un breve periodo di supervisione. Incoraggiare i pazienti con cardiopatia ischemica stabile ad effettuare 30-60 minuti di attività aerobica di moderata intensità almeno 5 giorni al settimana (ESC, 2020a; ESC, 2020b). Le attività ed esercizio fisico aerobico che è possibile proporre al paziente in base alle sue preferenze e potenzialità considerano non solo attività relative a sport o hobby come camminare, corsa, jogging, bicicletta, canottaggio, nuoto, sci da fondo, ma anche attività di vita quotidiana che si integrano come camminare a buon passo, salire le scale, fare più attività domestiche e giardinaggio. Sono invece sconsigliati esercizi di sforzo come il sollevamento pesi, poiché può scatenarsi una crisi anginosa da maggior richiesta di ossigeno da parte del cuore per far fronte allo sforzo; i muscoli in questo caso utilizzano prevalentemente il metabolismo anaerobico (Fauci et al., 2009). I pazienti con cardiopatia ischemica dovrebbero quindi essere istruiti e motivati ad incorporare l'attività fisica e gli esercizi fisici aerobici appresi durante il programma di riabilitazione cardiologica strutturato nelle attività quotidiane (NICE, 2013a; Steg et al., 2012).

Orientare il paziente e il *caregiver* ad un intervento psicologico specialistico qualora emergano sintomi depressivi e di ansia, in quanto sono associati a riduzione della qualità di vita e dell'aderenza ai regimi terapeutici.

Monitorare il livello di aderenza e la tolleranza all'esercizio fisico. Fornire alla persona gli indicatori per autovalutare il proprio grado di tolleranza all'esercizio fisico; può essere di facile utilizzo la tenuta di un diario in cui riportare la sintomatologia in relazione allo sforzo effettuato e la scala di Borg modificata.

Educare il paziente a documentare su un **diario** quante e quali attività svolge e se si sono presentati segni o sintomi durante lo sforzo, quali dolore toracico, palpitazioni, affanno e dispnea. Tenere un diario aiuta il paziente a modulare il livello di attività ed esercizio fisico in relazione alla manifestazione di segni e sintomi e, in occasione delle visite di follow-up o su richiesta, il team di cura ad adattare il regime terapeutico farmacologico e a suggerire strategie per risparmiare energie pur mantenendo i livelli di autonomia possibili. Suggerire al paziente di monitorare l'intensità dell'esercizio fisico attraverso la percezione dello sforzo utilizzando la **scala di Borg**, oppure attraverso il **monitoraggio della frequenza cardiaca** (**Tabella 2.VIII**). Una scala delle percezione dello sforzo permette una quantificazione soggettiva dell'intensità dell'esercizio fisico. L'obiettivo è di rendere il paziente capace di raggiungere un livello di dispnea confortevole, mentre esegue gli esercizi e così di distinguere tra un esercizio fisico di intensità elevata ed uno di intensità bassa o moderata. I pazienti possono aver bisogno di diverse sessioni per familiarizzare con questa scala e diventare competenti nel suo uso. I livelli di percezione dello sforzo dovrebbero essere utilizzati soltanto come guida per l'intensità dell'esercizio fisico. Il monitoraggio della sola FC è eseguito al meglio utilizzando cardiofrequenzimetri, che potrebbero aiutare i pazienti finché non abbiano familiarizzato con la scala di Borg. Il metodo più preciso ed affidabile sarebbe la rilevazione della FC con misurazione del polso, tuttavia è difficile rilevare il proprio polso mentre si esegue un esercizio fisico.

Tabella 2.VIII Correlazione dei livelli di esercizio fisico con la percezione dello sforzo e la frequenza cardiaca

Livello di allenamento	Valori di sforzo percepito		% della frequenza cardiaca massima rilevata da un test da sforzo limitato dai sintomi
	6	Nessuno sforzo	
	7	Leggerissimo	
	8		
	9	Leggero	
	10		
Basso	11	Abbastanza leggero	50-60
	12		
Moderato	13	Alquanto pesante	60-75
	14		
Alto	15	Pesante	75-85
	16		
	17	Molto pesante	
	18		
	19	Molto pesante	
	20	Sforzo massimo	

Educare il paziente a riconoscere precocemente durante l'attività fisica il dolore anginoso e altri segni o sintomi specifici correlati all'ischemia cardiaca e fornire strategie preventive. L'insorgenza di dolore toracico a causa dell'ischemia cardiaca da discrepanza fra richiesta di ossigeno da parte del miocardio e inadeguata perfusione durante le attività ed esercizio fisico associata a palpitazioni, affanno, dispnea è un rischio generalmente presente nelle persone con cardiopatia ischemica moderata-grave o in fase di instabilizzazione:

- consigliare ai pazienti di pianificare le attività quotidiane diluendole in tutto l'arco della giornata
- alternare attività più faticose ad attività più leggere prevedendo periodi di riposo in particolare dopo i pasti e ridurre l'intensità degli sforzi in ambienti freddi
- educare il paziente con angina stabile ad assumere immediatamente prima dell'attività fisica nitrati a rapida azione (sub-linguale o spray) per prevenire l'insorgenza di angina e seguire le indicazioni riportate precedentemente
- in caso di insorgenza di dolore toracico interrompere l'attività fisica, sedendosi o sdraiandosi. Se il dolore è quello "solito" trattare il sintomo con nitroderivati a rapida azione (sublinguale – Carvasin® o spray – Natispray®) secondo prescrizione e mantenere una posizione supina o seduta per l'elevato rischio di ipotensione e per ridurre il fabbisogno di ossigeno; se il dolore è più intenso di quello "solito" o perdura dopo somministrazione del nitroderivato a rapida azione contattare il proprio medico di medicina generale o l'emergenza sanitaria - 118 in relazione alla gravità (NICE, 2020).

Riconoscere i possibili fattori scatenanti e di rischio cardiovascolare ed attivare comportamenti preventivi

Assumere uno stile di vita che favorisca il benessere, il mantenimento della stabilità e orientato a riconoscere ed evitare possibili fattori scatenanti/aggravanti (NICE, 2020; ESC, 2020a; ESC, 2020b; Steg et al., 2012).

Abitudine al fumo. Educare il paziente a **sospendere l'abitudine al fumo** ed orientarlo a programmi sul territorio di cessazione al tabagismo, offrire supporto, consigli e motivazione per sospendere. Per approfondimento fare riferimento allo specifico paragrafo "sospendere l'abitudine al fumo di sigaretta".

Assunzione di alcool. Educare il paziente a **limitare l'assunzione di alcool** a 1-2 bicchieri al giorno (15 gr/die) e a massimo 100 gr a settimana, preferendo il vino rosso, meglio se consumato con i pasti. Il consumo di alcool da lieve a moderato dovrebbe essere consigliato a persone senza apparente cardiopatia ischemica o con cardiopatia ischemica stabilizzata in quanto fattore protettivo associato ad una riduzione della mortalità e del rischio di infarto miocardico.
Obesità e peso corporeo. Il controllo del peso è un elemento essenziale nella prevenzione primaria e secondaria della cardiopatia ischemica. Sia il sovrappeso che l'obesità sono associati con un aumentato rischio di morte nelle persone con cardiopatia ischemica per effetto dei meccanismi precedentemente descritti. Educare il paziente a **monitorare regolarmente il proprio peso**, mantenendo un BMI < 25 Kg/m^2 e un circonferenza della vita ≤ 94 cm negli uomini e ≤ 80 cm nelle donne. Per raggiungere o mantenere un peso ottimale è importante che il paziente conosca e dimostri aderenza al regime dietetico e di esercizio fisico concordati.
Pressione arteriosa. Educare il paziente ad effettuare un **monitoraggio regolare della pressione** arteriosa e a mantenere valori di pressione arteriosa <140/90 mmHg in persone senza comorbilità e in un *range* da <130/80 mmHg a <140/90 mmHg in persone con diabete mellito, insufficienza renale cronica e danno d'organo. Incoraggiare il paziente all'aderenza ai corretti comportamenti di autocura (assunzione di una dieta equilibrata di tipo mediterraneo con restrizione di sale, sospendere l'abitudine al fumo, svolgere attività fisica regolare e controllare il peso corporeo, moderare l'assunzione di alcool) e al trattamento farmacologico prescritto in quanto fortemente associati con la riduzione della pressione arteriosa e di riferire tempestivamente al proprio medico di medicina generale eventuali scostamenti della propria pressione arteriosa rispetto ai valori sopradescritti o concordati.
Diabete. Incoraggiare il paziente con cardiopatia ischemica stabile a mantenere l'aderenza ai corretti stili di vita, quali attività fisica regolare, controllo del peso, della pressione arteriosa e ad una dieta equilibrata a basso contenuto di grassi, in quanto associati anche ad un miglior controllo della glicemia. Suggerire al paziente di effettuare controlli glicemici con cadenza concordata con il proprio medico in base all'età, comorbilità, complicanze e durata del diabete; mantenere una HbA_1C ≤ 7% associando la terapia con ipoglicemizzanti orali o insulina come prescritto.
Vaccino. Educare il paziente a richiedere la somministrazione del vaccino annuale anti-influenzale.
Attività sessuale. I problemi della sfera sessuale nella persona con cardiopatia ischemica possono essere correlati alla malattia cardiovascolare, alla terapia farmacologica (beta-bloccante) o a fattori psicologici come ad esempio conseguenza dell'ansia o depressione. Tuttavia i segni/sintomi cardiovascolari, come l'angina, le palpitazioni o la dispnea durante il rapporto sessuale raramente si manifestano nelle persone che non le presentano durante l'esercizio fisico quotidiano. La gestione delle informazioni e il supporto relativo a questa sfera tanto intima e delicata viene affrontata e gestita da personale esperto e considerando le richieste o i dubbi specifici del paziente. Il *team* di cura può eventualmente consigliare alla persona con difficoltà o problemi della dimensione sessuale la possibilità di partecipare a **programmi/sedute di counselling personalizzati** con il proprio partner. Rassicurare il paziente che dopo il recupero da un infarto miocardico acuto, l'attività sessuale non è associata ad un aumentato rischio di re-infarto, anche se non si ha mai avuto un infarto miocardico. È necessario attendere prima di riprendere l'attività sessuale in caso di cardiopatia ischemica instabile, scompensata o con sintomatologia severa. Informare i pazienti che hanno avuto un recupero senza complicanze da un infarto miocardico, che possono riprendere l'attività sessuale quando si sentono a loro agio di farlo, solitamente dopo circa 4 settimane. L'assunzione di nitroderivati sub-linguali come profilassi del dolore toracico o della dispnea durante l'attività sessuale è una strategia suggerita da alcuni autori se utilizzata anche durante l'esercizio fisico. In caso di disfunzione erettile, in pazienti che hanno avuto un infarto miocardico da più di sei mesi e ora sono in una fase di stabilità, può essere considerato il trattamento con un inibitore della PDE5 (fosfodiesterasi Tipo 5; sildenafil, tadalafil, vardenafil) da associare ai corretti stili di vita descritti precedentemente quali la perdita di peso, l'esercizio fisico e la sospensione del fumo. Questi farmaci inibitori della PDE5 sono controindicati nei pazienti trattati con nitrati (nitroglicerina, isosorbide mononitrato, isosorbide dinitrato) per il rischio di effetto sinergico sulla

vasodilatazione e quindi di importante ipotensione o shock, in pazienti con scompenso cardiaco severo (classe NYHA III-IV), con angina refrattaria o con recente evento cardiaco.
Altri possibili fattori scatenanti un'instabilizzazione. Per una persona con angina stabile svolgere uno sforzo fisico, vivere stress emotivi, essere esposto ad un ambiente freddo e mangiare un pasto copioso possono essere fattori scatenanti una crisi anginosa, pertanto è importante informare il paziente e suggerirgli di controllare l'esposizione a tali situazioni.

Fattori che possono ostacolare l'adozione di comportamenti di autocura

La mancata aderenza ai corretti stili di vita e alla terapia farmacologica è divenuto, negli ultimi anni, un problema crescente nei pazienti affetti da cardiopatia, sia per l'importante impatto epidemiologico che per le gravi conseguenze cliniche. Il numero di pazienti che disattendono le prescrizioni terapeutiche è, purtroppo, destinato a crescere nei prossimi anni per l'innalzamento dell'età dei pazienti cardiopatici e per la sempre maggiore complessità della terapia farmacologica prescritta. La mancata aderenza si è rivelata particolarmente elevata nei pazienti affetti da cardiopatia ischemica e, mentre la fase più critica risulta essere quella immediatamente successiva alla dimissione, l'aderenza alla terapia continua a ridursi progressivamente negli anni.
Numerosi fattori possono ostacolare o rendere difficile l'aderenza. Ad esempio, dopo un mese da un infarto miocardico acuto, il 25-30% dei pazienti sospendono almeno un farmaco, con una progressivo declino dell'aderenza nel tempo. Dopo un anno, solo il 50% dei pazienti continua ad assumere beta bloccanti, antipertensivi e statine. La ragione della scarsa aderenza è multifattoriale. È ormai accertato che la mancata aderenza alla terapia cardioattiva si associa ad un aumentato rischio di morbilità e mortalità. I pazienti che non seguono nessuna terapia prescritta alla dimissione nei primi 120 giorni dopo un infarto miocardico acuto hanno un rischio di mortalità più alto dell'80%, mentre quelli che assumono solo parte della terapia prescritta presentano un rischio di mortalità del 44% più alto rispetto a quelli che seguono la terapia prescritta (Rossini et al. 2010).
L'OMS ha categorizzato le potenziali cause di scarsa aderenza:
Fattori correlati alle condizioni cliniche: la cardiopatia ischemica stabile è una malattia cronica tendenzialmente asintomatica e quindi spesso il paziente non ad un evidente beneficio clinico soggettivo (segni e sintomi con impatto sulla qualità di vita, ...) per mantenere un'aderenza a comportamenti di autocura; la depressione è una comorbilità comune nella persona con cardiopatia ischemica, ed è una barriera nell'adozione e mantenimento di comportamenti di autocura a causa di più meccanismi: riduce le capacità cognitive, come la memoria, la velocità di pensiero, l'abilità di apprendere, di percepire e interpretare i sintomi e prendere decisioni; riduce le capacità funzionali, come ad esempio una riduzione dell'attività fisica e una difficoltà nell'attivarsi di fronte a un peggioramento dei sintomi. Infine, i sintomi depressivi spesso portano la persona all'isolamento sociale (Polsook et al., 2013; Perk et al., 2012).
Fattori associati al paziente, come disabilità fisiche (problemi di vista o nei movimenti fini), fattori psicologici-comportamentali, quali la ridotta motivazione e auto-efficacia e il declino cognitivo. La mancanza o ridotta motivazione spesso è legata alla mancata comprensione della gravità della malattia o del beneficio che può conferire la terapia farmacologica, e si può associare alla paura di potenziali effetti collaterali della terapia prescritta. La cardiopatia ischemica si manifesta prevalentemente in età adulta e anziana. Per questo, circa il 25-50% dei pazienti con cardiopatia ischemica sono affetti da declino cognitivo, il quale è dimostrato essere associato con una bassa autocura. Solitamente i pazienti con declino cognitivo presentano deficit in uno o più delle seguenti aree: difficoltà di concentrazione/attenzione, di linguaggio, di memoria, nei riflessi, nella capacità di risolvere problemi e gestirli.
Fattori associati alla terapia farmacologica: regimi terapeutici complessi e effetti collaterali, quali cefalea da nitroderivati ipotensione da ace-inibitori e impotenza da beta-bloccanti.

Fattori socio-economici: scarso supporto sociale, elevato costo dei farmaci e scarsa literacy. La ridotta literacy sanitaria, come ad esempio la capacità di leggere e comprendere informazioni relative alle prescrizioni terapeutiche o le informazioni riportate sui supporti informativi cartacei relativi agli stili di vita, può compromettere la capacità di autocura, la capacità di condividere con il *team* il proprio progetto assistenziale e di comprendere e agire comportamenti orientati all'auto-cura (Perk et al., 2012).

Fino ad oggi le **strategie finalizzate a migliorare l'aderenza** alla terapia farmacologica hanno prodotto un effetto molto limitato. In generale, ha avuto maggiore successo un approccio multi-strategie rispetto a singole strategie, poiché le cause della sospensione dei corretti stili di vita e della terapia farmacologica sono spesso multifattoriali. Tuttavia, l'applicazione di tali strategie nella pratica clinica risulta complessa, data la necessità di coinvolgere diverse figure professionali e di coordinarle in un progetto comune. Choudhry et al. (2007) categorizzano 3 livelli di strategie per favorire l'aderenza ai corretti stili di vita e ai regimi terapeutici:

- **informativi**, come ad esempio attivare programmi di coaching telefonico, organizzare lezioni di gruppo e utilizzare materiali informativi cartacei o digitali a supporto
- **comportamentali**, come ad proporre l'utilizzo di scatole per farmaci o pilloliere con indicati giorni e orari in cui assumere il farmaco, semplificare i regimi di trattamento aggregando i farmaci a 2-3 orari di assunzione e limitando la prescrizione a farmaci con dimostrata efficacia/impatto, programmare regolari follow-up regolari
- **orientati alla famiglia**, come ad esempio organizzare gruppi di sostegno mirati ai familiari, fornire recapiti/contatti per eventuali consulenze...

Esistono altre semplici misure, già precedentemente descritte, che potrebbero favorire una maggiore aderenza: se la terapia viene iniziata nel corso della degenza, prima della dimissione, si aumenta la percezione da parte del paziente della relazione tra la sua patologia e la terapia farmacologica, si verifica la tollerabilità di tale terapia e si può rassicurare il paziente rispetto ad eventuali effetti indesiderati o dubbi. Il periodo dell'ospedalizzazione rappresenta un momento importante di cura, ma anche un'occasione fondamentale per istruire il paziente rispetto alla sua patologia, all'importanza di assumere la terapia che gli verrà prescritta ed a misure comportamentali da adottare per modificare lo stile di vita. È importante stratificare a priori il rischio di eventuale sospensione prematura della terapia, specie antiaggregante, prima di sottoporre il paziente ad una rivascolarizzazione percutanea. Si raccomanda l'importanza di semplificare i regimi terapeutici, specie nei pazienti ad alto rischio di prematura sospensione, limitando la prescrizione solo di farmaci che hanno un alto impatto sulla prognosi. Un'altra strategia suggerita è la programmazione di regolari follow-up finalizzati a monitorare l'aderenza della persona ai corretti stili di vita e all'assunzione della terapia farmacologica per attivare eventuali interventi di rinforzo e di adattamento del regime terapeutico (ESC, 2020a; ESC, 2020b; Rossini et al., 2010; Jackevicius et al., 2008).

BOX *Trattamento di rivascolarizzazione miocardica con approccio mini-invasivo percutaneo (PTCA) e chirurgico di rivascolarizzazione miocardica*

In molti casi di patologia coronarica acuta e cronica oltre al trattamento farmacologico, considerato la prima linea terapeutica, vengono intrapresi altri due approcci terapeutici che sono tra loro alternativi e mirano alla rivascolarizzazione miocardica, l'**angioplastica coronarica** e il **by-pass aorto-coronarico.** Lo scopo di tali trattamenti è migliorare la perfusione miocardica grazie alla rivascolarizzazione che consente di riportare un'adeguata quantità di flusso ematico in un territorio prima gravemente carente. L'indicazione alla rivascolarizzazione miocardica risulta appropriata nei riguardi delle lesioni responsabili di sindrome coronarica acuta (angina instabile o infarto del miocardio), oppure nelle forme stabili in presenza di una grave ed estesa malattia coronarica con interessamento dei principali vasi epicardici.

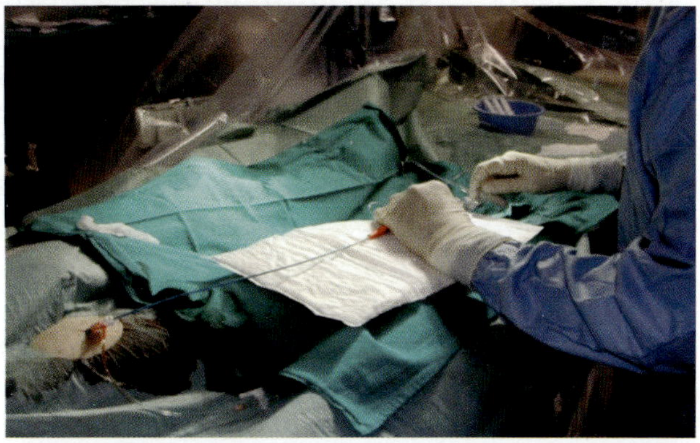

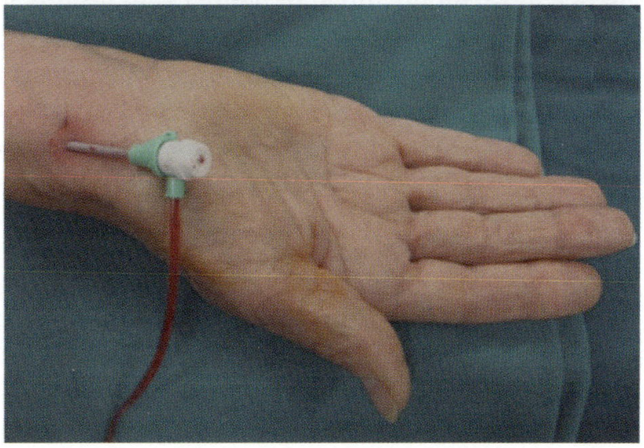

Figura 2.11 Sopra un approccio attraverso arteria femorale e sotto un introduttore in arteria radiale.

L'**angioplastica coronarica** è un trattamento percutaneo transluminale: approccio con puntura di un vaso arterioso, abitualmente l'arteria radiale e meno frequentemente l'arteria femorale (**Figura 2.11**), attraverso un catetere si fa avanzare nel lume dell'arteria dove è presente la stenosi un filo guida che funge da binario su cui far scorrere i cateteri con pallone e stent. Un volta posizionato in sede di stenosi, il pallone viene gonfiato schiacciando la placca. Se sul pallone è montato uno stent questo si applica alla parete stabilizzando il risultato della dilatazione (**Figura 2.12**). Durante questa procedura, eseguita in sala di emodinamica, il paziente rimane sveglio con una blanda sedazione, e in assenza di complicanze la dimissione e la ripresa di una attività abituale sono precoci. Talvolta la rivascolarizzazione miocardica non risulta appropriata oppure fattibile mediante la tecnica percutenea transluminale, in questi casi si ricorre all'**intervento chirurgico di by-pass aorto-coronarico.** L'intervento, prevalentemente attraverso una stereotomia mediana a volte in circolazione extracorporea oppure a cuore battente, consiste nel preparare dei condotti in grado di superare le stenosi coronariche portando sangue arterioso da un punto a monte della stenosi ad uno a valle attraverso il confezionamento

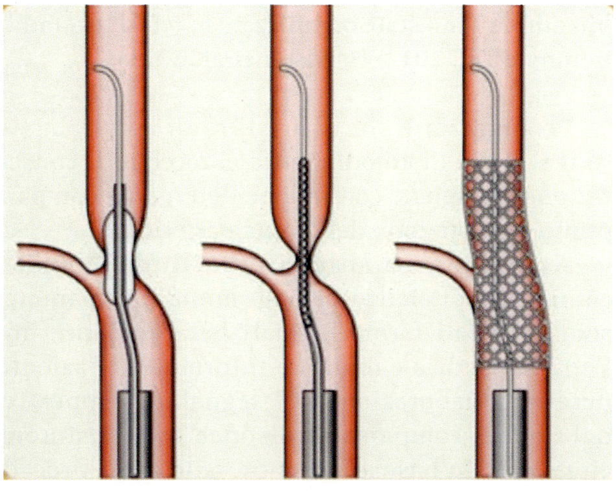

Figura 2.12 Angioplastica coronarica transluminale percutanea con impianto di stent.

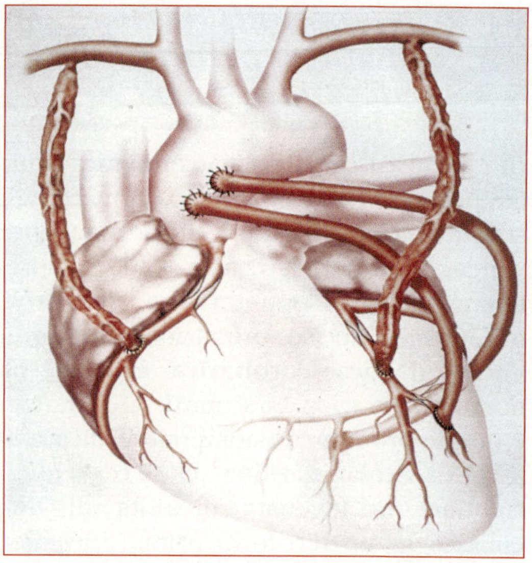

Figura 2.13 Rivascolarizzazione miocardica con multipli by-pass aortocoronarici due arteriosi con arteria mammaria e due venosi.

di anastomosi. I condotti utilizzati sono le arterie mammarie (soprattutto la sinistra), in questo caso l'anastomosi prossimale non risulta necessaria essendo arterie tributarie delle succlavie e le vene safene (**Figura 2.13**). Le situazioni che favoriscono un'indicazione chirurgica rispetto all'angioplastica coronarica sono legate soprattutto alla complessità anatomica della malattia aterosclerotica coronarica: numero ed estensione della patologia stenotica, localizzazione prossimale sul tronco comune della coronaria sinistra, la presenza di stenosi fortemente calcifiche e di una patologia diabetica che favorisce la restenosi intrastent.

Nelle prime fasi di una sindrome coronarica acuta il trattamento farmacologico deve essere mirato a ridurre i sintomi e lo stato di ansia, a migliorare la circolazione con un antiaggregante come l'acido acetilsalicilico e a ridurre il rischio aritmico e la reazione adrenergica con farmaci betabloccanti. Possono essere utilizzati nitrati per via sublinguale, in grado di migliorare i sintomi di un quadro anginoso anche se possono causare ipotensione sintomatica. Grande attenzione nella prima fase deve essere posta alla raccolta di informazioni cruciali riguardo al trattamento farmacologico in atto del paziente e riguardo alla presenza di eventuali allergie, intolleranze o controindicazioni ai farmaci descritti. Per esempio in pazienti con anamnesi di emorragie o anemia l'uso di farmaci antiaggreganti e anticoagulanti deve essere valutato accuratamente come rapporto rischio/beneficio. Nel caso di un infarto miocardico acuto con ST sopraslivellato persistente causato da una'occlusione completa di una coronaria, l'obiettivo terapeutico è rappresentato dalla stabile riapertura del vaso, senza danni al microcircolo, nel più breve tempo possibile permettendo la riperfusione del territorio infartuato. Si limitano in tal modo l'estensione della necrosi e si riduce la mortalità del paziente. Il primo trattamento che si è dimostrato in grado di riperfondere un'arteria coronarica occlusa acutamente da una trombosi è stata la trombolisi farmacologica. Negli anni ottanta e novanta tale trattamento era l'unico a disposizione e raggiungeva lo scopo nel 50-60% dei casi. Da circa 10 anni il trattamento riperfusivo che ha dimostrato la maggior efficacia è la angioplastica coronarica con stent raggiungendo l'obiettivo in una percentuale superiore al 90%. Per poter offrire tale trattamento ad una popolazione sempre più ampia sono state organizzate le reti di trattamento individuando centri *Hub* e *Spoke* (ESC, 2019 Bonow et al., 2012; Harrison et al. 2021).

Preparazione alla procedura di angioplastica coronarica. Tale procedura è realizzata presso il servizio di emodinamica e, raccolto il consenso informato del paziente prevede una preparazione con igiene con sapone detergente con particolare attenzione nella zona corrispondente al punto di inserzione del catetere arterioso.

Assistenza durante la procedura. Durante l'angioplastica è mantenuto il monitoraggio continuo dell'elettrocardiogramma, dei parametri vitali, del dolore, dello stato di comfort e somministrati farmaci, quali betabloccanti, antiaggreganti piastrinici, antitrombotici come l'eparina sodica e morfina. Informare il paziente durante la procedura sull'evoluzione e chiedere la collaborazione nel segnalare tempestivamente un eventuale aumento dell'intensità del dolore, comparsa di dispnea o altra sintomatologia. L'esame ha una durata variabile di circa 2 ore in base alla complessità della procedura e stabilità del paziente.

Sorveglianza post-procedura. Terminata l'angioplastica, il catetere arterioso verrà ritirato, si procederà quindi all'emostasi, che a livello femorale può essere eseguita con *device* che utilizzano collagene (es. Vasoseal™, Angioseal™) o più raramente con compressione manuale che consiste nell'esercitare per 10-15 minuti una forte pressione con le dita a monte della sede di iniezione e applicazione di un bendaggio in caso di accesso femorale oppure con dispositivi di compressione meccanica localizzata in caso di accesso radiale (es. TR-Band™). Quest'ultimo dispositivo, molto utilizzato negli ultimi anni, è composto da un bracciale regolabile con cuscinetto gonfiabile da posizionare sul sito d'introduzione del catetere arterioso e una siringa da 20 cc che si raccorda con il cuscinetto (**Figura 2.14**). Le modalità di gestione e rimozione del bendaggio o del dispositivo di compressione seguono precisi protocolli.

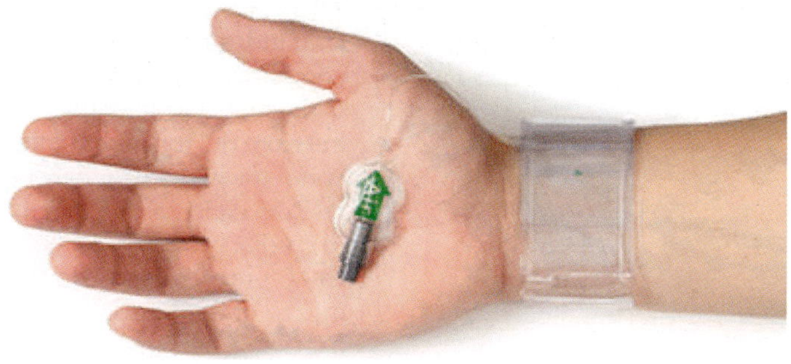

Figura 2.14 Dispositivo di compressione radiale - TR-Band™.

Dopo l'angioplastica, il paziente viene trasferito per alcuni giorni fino a stabilizzazione in unità di terapia intensiva cardiologica (UTIC).
In questa fase è necessario attivare una sorveglianza attiva con la finalità di identificare precocemente e prevenire problemi potenziali correlati alla procedura, quali il rischio di emorragia, di ipoperfusione periferica e di squilibrio idroelettrolitico da nefrotossicità del mezzo di contrasto oltre che per la gestione dei problemi di assistenza primaria e legati alla situazione clinica del paziente definiti nella **Tabella 2.IV**.
Per rilevare precocemente una possibile ipoperfusione periferica sorvegliare, inizialmente con maggior intensità, i polsi distali bilateralmente (pedideo dorsale o tibiale posteriore in caso di accesso femorale e radiale in caso di accesso brachiale o radiale), il colorito, la sensibilità e la motilità dell'arto interessato confrontando con il contro laterale; informare il paziente di avvertire immediatamente in caso di insorgenza di dolore o formicolio. Avvisare immediatamente il medico in caso di riscontro di alterazioni dei dati sopradescritti.
Il paziente è a rischio inoltre di emorragia in sede dell'accesso arterioso per soluzione di continuità della parete del vaso e per i tempi allungati di coagulazione a causa dell'importante terapia antiaggregante e antitrombotica somministrata; possibili puntate ipertensive possono aumentare il rischio di emorragia per aumento della pressione a livello dell'accesso arterioso. Sorvegliare il sito di inserzione per rilevare sanguinamento attivo, segni di ematoma o ecchimosi sottocutanei, monitorare la pressione arteriosa, la frequenza cardiaca, la presenza di pallore e informare il paziente di avvertire tempestivamente qualora la medicazione sia sporca di sangue o percepisca discomfort.
Un ulteriore problema potenziale correlato alla procedura dell'angioplastica aggravato da eventuale sudorazione profusa, deficit di pompa cardiaca e/o insufficienza renale cronica è il rischio di squilibrio idroelettrolitico. Monitorare, inizialmente e in relazione al livello di rischio con maggior intensità, il bilancio idrico anche ogni 2-3 ore (impostare controllo diuresi orario e valutare qualità diuresi) e ridurre l'intensità del monitoraggio a 6-12 ore in relazione alla stabilità emodinamica del paziente e alla risposta terapeutica per poi sospendere appena stabilizzato o se necessario impostare il monitoraggio del peso corporeo giornaliero. Informare il paziente di bere acqua abbondantemente (circa 2-3 litri se non controindicazioni cliniche), o impostare una terapia infusoria idratante al fine di favorire l'eliminazione rapida del mezzo di contrasto e ridurre la nefrotossicità. In caso di scompenso cardiaco e/o insufficienza renale associate è importante garantire una sorveglianza attiva per prevenire e identificare precocemente segni e sintomi di sovraccarico dei liquidi.

BOX *Principali informazioni per il paziente sulle indagini diagnostiche*

Indagine	Quesiti	Informazioni da fornire alla persona
TAC coronarica o Coronaro-TAC	Che cos'è?	È un'indagine radiologica non invasiva che permette di visualizzare le arterie coronarie e di evidenziare o escludere la presenza di placche aterosclerotiche, attraverso l'acquisizione volumetrica TC a strato sottile della porzione inferiore del torace durante un'unica apnea inspiratoria. La sincronizzazione con il tracciato ECG permette inoltre di ricostruire i dati ottenuti nella stessa fase del ciclo cardiaco in maniera da evitare gli artefatti indotti dal movimento cardiaco. La TC prevede l'utilizzo di radiazioni ionizzanti e l'iniezione endovenosa di mezzo di contrasto. L'imaging non invasivo del cuore per le indicazioni specificate deve essere effettuato con la Cardio-TC, mentre la Risonanza Magnetica risulta notevolmente superiore per la valutazione della cinetica e contrattilità parietale, della funzione valvolare e della caratterizzazione del tessuto miocardico.
	Come si esegue?	È necessaria l'esecuzione pre indagine di analisi ematiche bio-chimiche (creatininemia, azotemia, glicemia e protidogramma elettroforetico) recenti (non oltre 3 mesi) per la valutazione della funzionalità renale e l'esclusione di condizioni che controindicano alla somministrazione endovenosa di mezzo di contrasto organo iodato. Il paziente deve essere a digiuno da almeno 4 ore prima dell'esame. Per ottenere una ottimale sincronizzazione con il tracciato ECG, la frequenza cardiaca deve essere compresa fra 60-65 bpm. A tale fine si consiglia una visita preliminare per la valutazione del ritmo cardiaco e la prescrizione di eventuale terapia farmacologica bradicardizzante. In presenza di una frequenza cardiaca eccessivamente elevata o di anomalie del ritmo (extrasistolia) l'esame potrebbe risultare di qualità diagnostica non accettabile e non sarà eseguito. Durante l'esame il paziente è in decubito supino e vengono posizionati gli elettrodi per la sincronizzazione del tracciato ECG, dopodiché viene collegato l'iniettore automatico all'ago-cannula, precedentemente inserita a livello di una vena antecubitale del braccio. Durante l'esame al paziente viene richiesta l'immobilità per quanto possibile e la sospensione del respiro (circa 15 secondi) durante ognuna delle acquisizioni che compongono l'esame.
	Quanto dura?	Circa 15 minuti.
Cateterismo cardiaco o coronarografia	Che cos'è e a cosa serve?	È un esame mini-invasivo che attraverso l'introduzione in un'arteria del braccio (radiale o brachiale) o della gamba (femorale) di un catetere, la cui estremità viene posta di fronte all'origine delle coronarie, permette, con l'iniezione di un mezzo di contrasto, la visualizzazione con i raggi X del lume delle coronarie e le eventuali ostruzioni o restringimenti. Tali immagini vengono registrate e immagazzinate su CD, videocassetta o pellicola.
	Come si esegue?	Durante l'esame verranno applicati al paziente degli elettrodi sul torace per il monitoraggio dell'elettrocardiogramma. Il punto di accesso radiale, brachiale o più frequentemente femorale dopo una tricotomia (se necessaria), verrà disinfettato con una soluzione antisettica per prevenire le infezioni, quindi la maggior parte del corpo verrà coperta con un telo sterile. L'esame inizia con un'anestesia locale: la coronarografia è un esame indolore. Successivamente in tale sede verranno introdotti i cateteri che permetteranno di visualizzare la coronaria sinistra, la coronaria destra e il ventricolo sinistro; permettendo la visualizzazione di eventuali restringimenti od occlusioni dei vasi o difetti della cinesi del ventricolo.

☞

Indagine	Quesiti	Informazioni da fornire alla persona
Cateterismo cardiaco o coronarografia	Quanto dura?	Avviene in regime di degenza (ordinaria o day-hopital) e l'esame in genere dura 20-30 minuti.
	È necessaria una preparazione?	Prima di recarsi in ospedale per eseguire l'esame, informare il paziente rispetto a: – portare con sé i risultati degli esami richiesti (esami ematici, documentazione di ricoveri precedenti, esami diagnostici eseguiti); – portare con sé in ospedale le terapie che abitualmente assume. Per quanto riguarda l'alimentazione informarlo di assumere la sera prima dell'esame un pasto leggero; non assumere cibo la mattina dell'esame e la terapia farmacologica la potrà assumere con acqua; – igiene con sapone detergente con particolare attenzione nella zona corrispondente al punto di inserzione del catetere arterioso; – può essere consigliata la rasatura dei peli (tricotomia) limitatamente alla zona di puntura se questi interferiscono con la procedura o con un eventuale bendaggio compressivo post-coronarografia.
	Quali consigli e indicazioni post-coronarografia?	Quando l'esame è terminato il catetere verrà ritirato, si procederà quindi alla compressione che consiste nell'esercitare per 10-15 minuti una forte pressione con le dita a monte della sede di iniezione. Terminata la compressione manuale verrà mantenuta per circa 12 ore una compressione con dispositivi a rilascio graduale o una fasciatura e se utilizzato l'accesso femorale il paziente dovrà rimanere a letto per favorire la rimarginazione della parete arteriosa e ridurre il rischio di stillicidio/emorragie. Attualmente esistono sistemi di chiusura del punto di inserzione che permettono la mobilizzazione già poche ore dopo la procedura. Dopo l'esame consigliare al paziente di bere acqua abbondantemente (circa 2-3 litri se non controindicazioni cliniche) al fine di eliminare rapidamente il mezzo di contrasto e ridurre la nefrotossicità.
	Ci sono rischi per il paziente?	L'esecuzione della coronarografia è gravato in una piccola percentuale di casi dal rischio di complicanze. Alcune complicanze "prevedibili" sono legate al tipo di esame. Si possono verificare ematomi locali, emorragie, trombosi. Complicanze quali la dissezione o la perforazione di un'arteria o del cuore sono molto rare (nell'insieme 0.57%). Il mezzo di contrasto può determinare reazioni allergiche. Complicanze infettive sono rare ma possibili. Le complicanze più gravi sono legate più alla gravità della malattia di base che all'esame. La mortalità è inferiore allo 0.2%. L'incidenza di infarto miocardio e di accidenti cerebrovascolari peri-procedurali è dello 0.3%.

BOX *Approfondimento della terapia anticoagulante orale (TAO e NAO)*

Si stima che in Italia le persone che richiedono una terapia anticoagulante orale (TAO) siano 550.00, circa 1-2% dell'intera popolazione: di cui per fibrillazione atriale il 45,6%, per patologie valvolari cardiache il 14,6%, per trombosi venosa profonda il 12,2%, per embolie arteriose periferiche il 7,7%.

Gli anticoagulanti orali sono farmaci impiegati per le malattie tromboemboliche, ossia per prevenire o combattere i disordini della coagulazione quali trombosi ed embolie, sono indicati nella profilassi e nel trattamento delle trombosi venose profonde e dell'embolia polmonare per la prevenzione delle recidive; sono prescritti inoltre nell'embolizzazione nella cardiopatia reumatica e fibrillazione atriale; nell'embolia in pazienti con valvole cardiache meccaniche; negli attacchi ischemici transitori (TIA) (Harrison et al., 2021).

Meccanismo d'azione e scopo degli **anticoagulanti orali antagonisti della vitamina K**, composti derivati dalla cumarina (dicumarolo), inibiscono la carbossilazione dei fattori della coagulazione vitamina-K dipendenti (fattori II, VII, IX, e X), con la riduzione di formazione di trombina e conseguente riduzione di formazione di fibrina. La vitamina K è una vitamina liposolubile necessaria per la produzione dei fattori della coagulazione, a livello epatico e i VKA bloccano l'attività biologica di tali fattori.

I derivati dicumarolici dotati di attività anticoagulante disponibili sono la warfarina sodica (Coumadin®) e acenocumarol (Sintrom®) che si differenziano per la diversa emivita biologica. La warfarina per la sua emivita più lunga ha un effetto più stabile sull'inibizione della sintesi dei fattori Vitamina K-dipendenti ed è il farmaco di prima scelta nei trattamenti di lunga durata con una unica somministrazione quotidiana. L'acenocumarolo invece presenta il vantaggio di una reversibilità dell'effetto anticoagulante teoricamente più rapida, che può risultare utile in caso di emorragia da sovradosaggio.

L'effetto è proporzionale alla dose di farmaco assunta, quindi è dose dipendente.

Il 99% del farmaco circola legato all'albumina, gli anziani con valori di albuminemia inferiori quindi c'è un aumento della frazione libera del farmaco nel sangue con potenziamento dell'effetto farmacologico. Il farmaco si concentra a livello epatico e viene escreto dalla bile e in minima parte dalle urine. La riduzione del flusso epatico tipico dell'anziano riduce il metabolismo di primo passaggio del farmaco quindi comporta il prolungamento dell'effetto anticoagulante.

L'azione inizia dopo 8-12 ore dall'assunzione, il picco è dopo 60 ore (tempo necessario perché il fattore con l'emivita più lunga già in circolo venga smaltito dall'organismo), e ci vogliono dai 2 ai 5 giorni perché i farmaci, una volta sospesi, cessino il loro effetto (Katzung, 2006).

Il dosaggio durante la terapia è legato al tempo di protrombina che viene espresso come "*International Normalized Ratio*" (INR), uno standard per aggiustare la variabilità dei dosaggi. Il dosaggio ottimale è quello che prolunga il Tempo di Protrombina e mantiene l'INR tra 2 e 3. Un valore di INR superore a 4,5 incrementa il rischio di sanguinamento, se inferiore a 2 quello di eventi trombo embolici (Kearon et al., 2003).

Scopo della terapia è quello di deprimere, in modo controllato e reversibile, la coagulabilità del sangue per ottenere la massima protezione possibile dagli incidenti trombo embolici con il minimo rischio di emorragie. Tale grado di anticoagulazione, che varia a seconda delle differenti condizioni morbose, viene definito "range terapeutico". Per ottimizzare l'efficacia e la sicurezza degli anticoagulanti orali i pazienti devono essere periodicamente controllati, sia dal punto di vista laboratoristico (effetto biologico del farmaco) sia clinico. La complicanza più frequente durante il trattamento anticoagulante è la comparsa di manifestazioni emorragiche spontanee, che possono ovviamente essere a varia localizzazione e di diversa gravità.

La risposta al trattamento con anticoagulanti orali è estremamente variabile, dipendendo da molti fattori individuali e/o ambientali. Tra questi ve ne sono di poco noti e di scarsamente prevedibili. D'altra parte proprio le possibili fluttuazioni dell'effetto anticoagulante degli anticoagulanti orali, pur con dosi costanti di farmaco, rendono ragione della necessità di un adeguato e costante controllo di laboratorio che prevede intervalli massimi di tempo di poche settimane tra un prelievo e l'altro. Tra le molte possibili cause di fluttuazione, tuttavia, ne esistono alcune almeno in parte preventivabili che è opportuno conoscere per poter prevedere la risposta nel singolo paziente con maggior probabilità di successo. Consideriamo a questo riguardo alcuni punti: in parte la risposta agli anticoagulanti orali (AO) è direttamente proporzionale all'età del paziente, soprattutto prendendo in considerazione i pazienti oltre la quinta decade, sono pertanto mediamente necessarie dosi proporzionalmente più elevate nei soggetti giovani; in media, le dosi assolute di anticoagulanti orali antagonisti della vitamina K necessarie a mantenere il desiderato intervallo terapeutico sono direttamente correlate al peso corporeo.

Non è insolito che un paziente richieda elevate dosi di anticoagulanti orali antagonisti della vitamina K per mantenere l'INR nell'intervallo terapeutico desiderato. I possibili motivi alla base di tale evenienza sono numerosi:
- scarsa collaborazione del paziente (errori nell'assunzione)
- interazione con altri farmaci
- assunzione con la dieta di elevate quantità di vitamina K
- alterazioni metaboliche (ipotiroidismo, ipercolesterolemia)
- malassorbimento del farmaco
- fattori genetici.

La **sorveglianza dei pazienti in TAO** è costituita da un insieme di attività quali esami di laboratorio (INR), prescrizione della posologia, informazione ed educazione dei pazienti, aggiornamento scientifico, controllo e trattamento delle complicanze, attività che richiedono un approccio interdisciplinare.

Le **azioni educative rivolte ad una persona in terapia con anticoagulanti orali** sono:
- motivare la necessità di una assunzione regolare e di controlli per la determinazione del giusto dosaggio
- fornire al paziente suggerimenti utili nella vita quotidiana
- istruire il paziente al riconoscimento precoce di eventuali segni di sanguinamento
- orientare il paziente sulle possibili interazioni tra terapia anticoagulante ed altri farmaci
- istruire il paziente ad una dieta equilibrata rispetto al contenuto di vitamina K.

Motivare la necessità di una assunzione regolare e di controlli per la determinazione del giusto dosaggio. Una caratteristica fondamentale del trattamento anticoagulante è che il farmaco non può essere somministrato con dosi fisse, ma deve essere regolato secondo il reale effetto anticoagulante ottenuto. È quindi necessario che il paziente segua in modo corretto gli schemi terapeutici e che effettui con la giusta frequenza i controlli laboratoristici per definire la dose di mantenimento. Il farmaco va assunto nelle ore centrali del pomeriggio, sempre alla stessa ora e a stomaco possibilmente vuoto. È possibile fornire al paziente un calendario con le dosi prescritte giornalmente in modo tale da facilitarlo nell'assunzione. È importante istruire il paziente a proseguire con lo schema impostato anche se viene dimenticata una dose (non va raddoppiata il giorno successivo), nel caso vengano dimenticate più dosi deve rivolgersi al proprio medico (Clayton &Stock, 2012).

Generalmente il tempo che trascorre fra un controllo e l'altro del valore di INR varia a seconda del grado di stabilità del paziente: inizialmente i controlli saranno ravvicinati (ogni 2-3 giorni), poi settimanali e infine a dose stabilita per es. quindicinali. Quando è stata inventata la terapia anticoagulante orale con antagonisti della vitamina K e si è iniziato a controllare il valore del tempo di protrombina, la rilevazione del valore era eseguita quotidianamente per decidere il dosaggio di terapia da assumere. Con il passare degli anni si è iniziato a controllare questo valore con meno frequenza, fino ad un controllo effettuato sulla base di necessità soggettive e che può variare da più volte alla settimana fino a una volta al mese. Sulla base del valore il centro di riferimento o medico di medicina generale predispone una tabella di trattamento con dosaggio giornaliero oppure il paziente tramite delle tabelle predisposte, secondo il valore, può auto definire la quantità di terapia da assumere (*self-management*). Trattandosi di una terapia a lungo termine c'è stata una tensione continua a ricercare modalità di automonitoraggio che riducessero la necessità da parte del paziente di spostarsi presso i centri TAO con disagi personali, ma anche costi sociali ed economici per le frequenti assenze dal lavoro. Grazie all'evoluzione della tecnologia da qualche decennio sono stati messi in commercio i coagulometri portatili, i quali permettono di rilevare il valore dell'INR tramite una goccia di sangue capillare, evitando pertanto il disconfort da prelievo soprattutto per persone con scarso patrimonio venoso. L'apparecchio può essere usato dal paziente che può arrivare a gestirsi la terapia anticoagulante in maniera completamente autonoma. Lo sviluppo di coagulometri portatili ha fatto i nascere il *point of care testing* (test eseguito nel luogo di cura), spostando la fase analitica dai laboratori al paziente stesso con notevoli vantaggi di praticità e comodità; ora stanno trovando larga diffusione per l'**auto-determinazione** (*self-testing*), ed in alcune situazioni per l'**auto-gestione** (*self-management*), della terapia anticoagulante orale.

Oggi oltre all'autodeterminazione del tempo di protrombina (***self-testing***) si sta sviluppando un approccio più ampio che contempla oltre al self testing anche l'autodefinizione da parte del paziente del dosaggio sulla base di algoritmi chiamato autogestione della Terapia Anticoagulante Orale.

L'auto-determinazione del tempo di protrombina (esecuzione del test) rappresenta una possibilità per aumentare la frequenza dei controlli quando è necessario e potrebbe determinare indirettamente anche una migliore responsabilizzazione del paziente attraverso una migliore conoscenza, esperienza e responsabilità. L'auto-gestione della TAO offre invece una semplificazione delle operazioni connesse alla sorveglianza della TAO: il paziente esegue il test a casa e adatta il suo dosaggio con evidente risparmio di tempo.

L'uso dei **coagulometri portatili** come modalità per controllare i valori del proprio INR ed eventualmente regolare la dose di terapia anticoagulante orale è un argomento molto studiato. Infatti, la letteratura al riguardo è molto vasta, anche se in realtà abbastanza recente. Analizzando la letteratura s'intuisce che sicuramente non è una modalità adatta a tutte le persone che richiedono una terapia anticoagulante orale. Nella revisione sistematica analizzata di Bloomfield et al. (2010) risulta, infatti, che solo il 50% dei pazienti eleggibili possiedono determinate caratteristiche, per essere dei candidati a questa modalità di cura. Il paziente deve possedere una grande volontà, avere una buona fiducia in se stesso e quindi impegno e responsabilità nel prendersi in carico la propria salute. Deve possedere inoltre una buona manualità e una motricità fine, un'acuità visiva conservata e avere delle facoltà mentali nella media per essere in grado di assimilare le informazioni fornite durante l'educazione e di conservarle nel tempo. Lo studio non ha però riportato alcuna differenza rispetto all'età del paziente.

I pazienti addestrati all'automonitoraggio devono avere indicazione a una terapia anticoagulante a lungo termine, questo perché prima che il paziente diventa autonomo passano alcuni mesi. Non sarebbe quindi conveniente per una terapia a brave termine, visto il tempo necessario per formare un paziente oltre al fatto che il coagulometro portatile ha un costo importante, che può essere ammortizzato in un tempo mediamente lungo. Il paziente deve aver già iniziato la terapia anticoagulante da almeno tre mesi perché nella fase d'avvio del trattamento è necessaria la stabilizzazione del valore dell'INR. Una volta raggiunto questo equilibrio può essere intrapresa l'auto misurazione ma soprattutto l'auto dosaggio della terapia.

L'auto misurazione dell'INR con il coagulometro richiede che il paziente o il caregiver siano addestrati a:

- preparare la mano ben perfusa per far si che alla puntura si formi una goccia di sangue sufficiente a fare la misurazione. Spesso è necessario mantenere l'arto disteso lungo i fianchi;
- la puntura del dito deve essere eseguita con un pungi dito nella parte esterna del polpastrello. Preferendo il lato destro delle dita della mano sinistre o il lato sinistro delle dita della mano destra. Questo perché la goccia va posta con precisione, senza toccare con la cute la striscia reagente, inoltre è meno doloroso e previene la perdita della sensibilità a lungo termine;

- di norma la prima goccia va eliminata, perché può portare alla misurazione errata del valore a causa di un accumulo di siero dovuto alla compressione del dito per ottenere una quantità di sangue sufficiente all'analisi;
- la seconda goccia deve essere di una modica quantità. Va posta con precisione al centro del cerchio presente sulla striscia reagente. Il sangue per diffusione raggiungerà il reagente liofilo presente nella striscia reattiva e sarà così determinato il valore dell'INR. Questa manovra deve essere eseguita in un tempo breve per evitare che ci sia un'alterazione della coagulazione, di norma circa 20-30 secondi massimo.

Il funzionamento dell'apparecchio portatile è valutato confrontando il risultato con quello ottenuto dal prelievo venoso. Questo di norma deve essere fatto ogni 8-10 misurazioni. È necessario che il paziente comunque controlli il lotto delle strisce reagenti con quello inserito nella macchina, questo perché altrimenti non è garantita la veridicità del risultato trovato. Infatti, la composizione del reagente può variare minimamente da un lotto di strisce reagenti all'altro. La macchina necessita poi di essere calibrata e controllata con una cadenza temporale predeterminata e codificata nel software, mediante delle strisce reagenti oppure attraverso un liquido predisposto.

Fornire al paziente suggerimenti utili nella vita quotidiana. Informare il paziente di evitare attività che lo potrebbero esporre al rischio di lesione o trauma, come sport pericolosi o d'impatto. Nel caso di ferita di minima entità è sufficiente una leggera compressione locale con una garza pulita, mentre per ferite più importanti il paziente deve saper effettuare una compressiva e rivolgersi al medico. Suggerire di informare il proprio dentista o chirurgo di essere in trattamento con anticoagulanti, perché in caso di interventi odontoiatrici complessi o di interventi chirurgici, dovrà essere valutata la riduzione graduale della scoagulazione o sospensione del farmaco. Prima di intraprendere vacanze o viaggi suggerire di effettuare un controllo del proprio stato di salute e del tempo di protrombina, portare con sé i documenti sanitari essenziali e l'ultimo controllo del tempo di protrombina, la quantità di farmaco per l'intero periodo, il materiale utile per far fronte a piccole ferite accidentali o punture d'insetto; infine identificare un centro di riferimento per la terapia anticoagulante a cui rivolgersi in caso di necessità.

Istruire il paziente al riconoscimento precoce di eventuali segni di sanguinamento. La complicanza più frequente durante il trattamento anticoagulante è la comparsa di manifestazioni emorragiche spontanee, che possono essere a varia localizzazione e di diversa gravità. Il paziente in trattamento deve saper riconoscere alcuni tipi di emorragia quali quella gastrointestinale o urinaria che si possono manifestare con melena o macroematuria. In queste situazioni o in caso di astenia e affaticamento improvviso il paziente deve rivolgersi tempestivamente dal medico. Altri segni riconoscibili che devono allertare il paziente sono l'epistassi, le gengivoraggie, le emorragie sottocongiuntivali, la comparsa di petecchie, oppure ematomi conseguenti a traumi non severi e maggior sanguinamento dalle ferite o mestruazioni molto abbondanti. Anche se questo tipo di emorragie non sono pericolose vanno segnalate con tempestività al medico.

Orientare il paziente sulle possibili interazioni tra terapia anticoagulante ed altri farmaci. L'assunzione di farmaci per malattie intercorrenti (antibiotici, antinfiammatori) possono interferire con l'effetto dell'anticoagulante. Molti farmaci possono interagire con l'anticoagulante orale attraverso meccanismi farmacodinamici o farmacocinetici. Alcuni farmaci agiscono modificando l'assorbimento, il legame con le proteine o il metabolismo degli anticoagulanti orali, con il risultato finale di determinare una variazione nella concentrazione plasmatica degli anticoagulanti stessi (interazione di tipo farmacocinetico). Altri farmaci agiscono in modo sinergico o antagonista sugli effetti degli anticoagulanti senza modificarne la concentrazione plasmatica (interazione di tipo farmacodinamico). In questo secondo caso i farmaci interferenti, come ad esempio l'acido acetilsalicilico e la ticlopidina (antiaggreganti piastrinici), vanno usati in associazione con gli anticoagulanti orali con estrema cautela e solo in situazioni nelle quali si è dimostrata la loro reale efficacia con un aumento trascurabile del rischio emorragico. Molto complesse sono le interazione con gli antiinfiammatori non steroidei (FANS) per lo spiazzamento dal legame proteico e azione antiaggregante (Furlanut, 2013). Anche alcune preparazioni a base di erbe e cibi possono interagire attraverso interazioni specifiche con il citocromo CYP450 come ad esempio, echinacea, ginko, idraste, erba di San Giovanni (la famiglia del citocromo P450 rappresenta il principale meccanismo di detossificazione dell'organismo per i farmaci, ed è una delle cause alla base della variabilità del rapporto dose\risposta in soggetti differenti che assumono lo stesso farmaco). La risposta del paziente deve essere monitorata con ulteriori determinazioni dell'INR qualora venga iniziata o sospesa l'assunzione di qualsiasi preparazione a base di erbe (Greenblat et al., 2012, Conforti et al., 2015).

Istruire il paziente ad una dieta equilibrata rispetto al contenuto di vitamina K. Un ambito prioritario che va esplorato per la terapia anticoagulante orale è quello dell'alimentazione, poiché alcuni cibi e bevande possono contenere sostanze, come la vitamina K, interferenti con l'effetto dell'anticoagulante. La vitamina K è prodotta in parte dalla nostra flora intestinale ed è introdotta principalmente con l'alimentazione. La sua assunzione può influire sull'effetto del farmaco abbassando il valore dell'INR, aumentando così il rischio di trombosi. La vitamina K è essenziale nella carbossilazione dei residui di acido glutamico dei fattori della coagulazione vitamina K dipendenti (II, VII, IX, X) e degli inibitori fisiologici (proteine C ed S), per tale azione è usata per trattare il sovradosaggio o gli effetti degli anticoagulanti orali antagonisti della vitamina K (esempio warfarina).

Il paziente non deve escludere dalla dieta gli alimenti che contengono vitamina K, ma piuttosto ridurne la quantità e la frequenza di assunzione e una equilibrata distribuzione giornaliera in modo da evitare picchi. Un elenco di alimenti e bevande di comune utilizzo e il loro contenuto di vitamina K è riportato in Tabella 2.IX.

Tabella 2.IX Alimenti ricchi di vitamina K

Cibo	Porzione	Contenuto di vitamina k
Cavolini di Bruxelles	Mezza scodella (cotti)	Molto alto
Cavolfiore	Una scodella (crudo)	Alto
Cime di rapa	Mezza scodella (cotte)	Alto
Ceci	Mezza scodella (secchi)	Alto
Spinaci	Una scodella (crudi)	Alto
Olio di soia e derivati	Un cucchiaio	Alto
Broccoli	Mezza scodella	Alto
Fegato di bovino	Un etto	Alto
Fegato di suino	Un etto	Alto
Thè verde	Una tazza	Alto
Verza	Mezza scodella (cruda)	Medio
Lattuga	Mezza scodella (cruda)	Medio
Asparagi	Mezza scodella (crudi)	Medio
Avena in fiocchi	Mezza tazza	Medio
Fegato di pollo	Un etto	Medio
Caffè (anche decaff.)	Una tazzina	Medio

Nuovi anticoagulanti orali - NAO

Sono farmaci di nuova concezione che hanno fornito una'alternativa efficace agli antagonisti della vitamina K: sono diretti contro la trombina o il fattore Xa e sono dotati di una rapida azione con emivite che consentono una o due somministrazioni giornaliere ed un livello di scoagulazione prevedibile senza necessità di modulare le dosi e monitorare quindi la coagulazione.

Si diversificano dagli anticoagulanti tradizionali per alcune caratteristiche:

- **rapida insorgenza d'azione.** I nuovi anticoagulanti orali raggiungono concentrazioni plasmatiche di picco 1-4 ore dopo la somministrazione orale. La warfarina presenta invece un

inizio d'azione lento, in quanto sono mediamente necessari alcuni giorni (3-6) per raggiungere il range terapeutico di PT-INR.
- **effetto dose risposta prevedibile.** Non comportano necessità di monitoraggio dell'anticoagulazione. L'effetto anticoagulante diretto dei NAO, entro certi limiti, è proporzionale alla loro concentrazione nel plasma. Sono minori le possibili interferenze alimentari e farmacologiche, per cui, in generale, possono essere somministrati a dosi fisse, a precisi intervalli di tempo, senza periodico monitoraggio della coagulazione. La valutazione quantitativa dell'esposizione al farmaco e l'effetto anticoagulante possono tuttavia essere necessari in specifiche situazioni cliniche.
- **emivita relativamente breve.** Presentano una emivita relativamente breve (nel range di 7-15 ore), il che consente un rapido declino del livello del farmaco in presenza di evento emorragico e rappresenta un potenziale beneficio in caso di intervento invasivo, dal momento che può escludere la necessità di una terapia ponte.
- **via di eliminazione.** A seconda del prodotto, presentano una prevalente eliminazione renale (dabigatran) o un metabolismo/eliminazione misti epatico/renale (rivaroxaban, apixaban), consentendo di scegliere tra i tre prodotti per rispondere ad eventuali condizioni di comorbidità del paziente.

Tabella 2.X Confronto delle caratteristiche dei nuovi anticoagulanti orali con warfarina sodica

Proprietà	Warfarina sodica	Nuovi anticoagulanti orali
Inizio effetto	Lento	Rapido
Posologia	Variabile	Fissa
Effetto dei cibi	Sì	No
Interazioni	Molte	Poche
Monitoraggio	Sì	No
Conclusione effetto	Lungo	Breve

In **Tabella 2.X** si riporta una sintesi delle principali differenze specifiche tra farmaci anticoagulanti orali di vecchia e nuova generazione. Al trattamento con tali farmaci si associa inoltre un rischio minore di eventi embolici e di sanguinamento maggiore ed emorragia intracranica (Ruff et al., 2013; Conforti et al., 2015; Vanden Daelen et al., 2015).

BOX *Procedura per l'esecuzione dell'elettrocardiogramma a 12 derivazioni*

Definizione

L'elettrocardiogramma consiste nella registrazione dell'attività elettrica del cuore dalla superficie corporea. L'elettrocardiogramma è un esame di semplice esecuzione, non invasivo, fondamentale per la diagnosi e la valutazione del decorso delle cardiopatie. Può essere considerato un "grafico in movimento" ottenuto applicando degli elettrodi su specifiche zone del corpo per avere una rappresentazione dell'attività elettrica delle quattro camere cardiache. L'elettrocardiogramma pertanto studia i fenomeni elettrici che si determinano nel cuore; non valuta invece l'efficienza funzionale della fibrocellula miocardica e i fenomeni contrattili, anche se comunque condizionati dall'azione elettrica; una normale elettrogenesi infatti si può verificare anche quando il miocardio è funzionalmente inefficiente.

È un esame la cui esecuzione è indicata in persone con problemi cardiaci (infarto miocardico, angina pectoris, aritmie, pericarditi, miocardiopatie ipertrofiche e dilatative), alterazioni dell'equilibrio idroelettrolitico (disidratazione, alterazioni del potassio o del calcio), instabili clinicamente (ipossia acuta ad esempio da BPCO o crisi asmatica, ipovolemia-emorragia, politrauma, sepsi, shock), in corso di terapie ad azione diretta cardiaca (come ad esempio digitale, betabloccanti) e per accertamenti pre-intervento chirurgico o esami strumentali invasivi. Le informazioni fornite dall'elettrocardiogramma sono utilmente interpretate nell'ambito del contesto clinico globale del paziente. L'elettrocardiogramma è utile per rilevare o valutare la presenza di ipertrofia atriale e ventricolare, segni di infarto o ischemia miocardica, presenza di aritmie, pericarditi o malattie sistemiche con interessamento miocardico, turbe dell'equilibrio elettrolitico in particolare del calcio e del potassio.

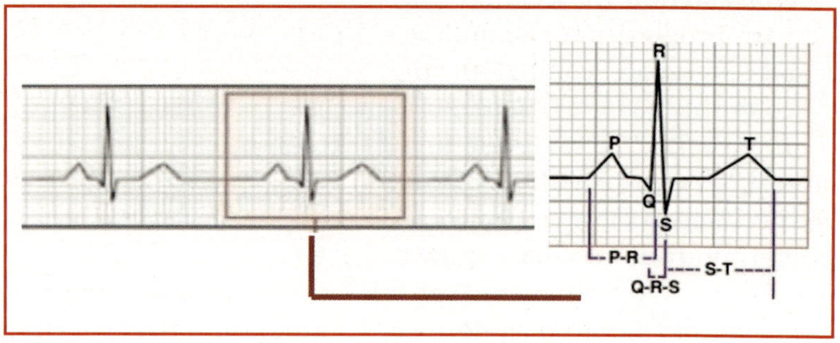

L'ECG è un grafico che in situazioni fisiologiche è costituito da: **onda P, intervallo P-R, complesso QRS, tratto S-T** e **onda T.**

Nella **Tabella 2.XI** sono descritti il significato elettrocardiografico e la fisiologia di

Tabella 2.XI Onde e tratti al tracciato elettrocardiografico

Onda/Tratto	Significato	Fisiologia
Onda P	depolarizzazione atriale	Lo stimolo elettrico ha origine a livello del nodo seno atriale e quindi si propaga agli atri, prima al destro poi al sinistro.
Intervallo PR	tempo per la depolarizzazione atriale	Conduzione attraverso la giunzione atrio-ventricolare e lungo il fascio di HIS fino all'inizio della depolarizzazione ventricolare. In presenza di alcune patologie può essere accorciato (sindrome di Wolff-Parkinson-White) o allungato (blocco atrio-ventricolare di 1° grado).
Complesso QRS	diffusione dello stimolo elettrico a livello ventricolare	Il QRS traduce il tempo di conduzione attraverso le fibre di Purkinje (branca dx e sx) per la depolarizzazione dei ventricoli. Se la diffusione dello stimolo è rallentata per un blocco di una delle due branche, il complesso risulta slargato.
Tratto S-T	ripolarizzazione ventricolare	È in genere isoelettrico, ma anche in condizioni fisiologiche possono esserci lievi sopra o sotto slivellamenti. Si modifica significativamente nelle patologie coronariche.
Onda T	recupero elettrico del miocardio ventricolare	

ciascuna di queste parti, mentre nella **Tabella 2.XII** è riportata la durata fisiologica dell'intervallo.

Tabella 2.XII Intervalli elettrocardiografici normali

Intervalli	Definizione	Intervallo (in secondi)
Onda P	Tempo di conduzione intra-atriale (depolarizzazione atri)	0.06-0.10
P-R	Tempo di conduzione atrio-ventricolare	0.12-0.20
QRS	Tempo di conduzione intraventricolare (depolarizzazione ventricolare)	0.06-0.10
Q-T	Tempo di depolarizzazione e ripolarizzazione ventricolare	Variabile con la frequenza

Le derivazioni

Le onde dell'ECG vengono registrate con diverse morfologie a seconda della localizzazione dell'elettrodo esplorante (derivazione); la morfologia dell'ECG è determinata dal punto da cui la derivazione trasmette la registrazione dell'impulso. Poiché il cuore è un organo tridimensionale, è necessario conoscere la proiezione dell'attività elettrica su due piani, quello frontale e quello orizzontale, per essere sicuri dell'esatta direzione dei diversi vettori. A tal fine, l'ECG viene registrato con derivazioni poste sia sul piano frontale che su quello orizzontale. L'esecuzione dell'elettrocardiogramma standard prevede *12 derivazioni* che forniscono una visione tridimensionale dell'attività elettrica del cuore. Vi sono *sei derivazioni degli arti o periferiche, poste sul piano frontale*: tre bipolari (che registrano l'attività elettrica fra due punti del corpo umano), che vengono nominate derivazioni DI, DII e D III; tre derivazioni unipolari (che registrano l'attività elettrica tra un punto chiamato zero posto idealmente al centro del cuore), che vengono chiamate derivazioni aVR, aVL e aVF. Inoltre, vi sono *sei derivazioni precordiali unipolari poste sul piano orizzontale*, definite da V1 a V6.

Materiale e ambiente

Predisporre

- elettrocardiografo
- elettrodi: sono i presidi che esplorano l'attività elettrica delle varie derivazioni, possono essere di vario genere: placche di metallo fissate agli arti per mezzo di pinze o cinghie di gomma, elettrodi monouso
- carta millimetrata per la registrazione grafica
- cavi elettrici
- gel elettroconduttore: gel a base di soluzione salina addensata in grado di ridurre le resistenze offerte dalla cute assicurando un migliore passaggio delle correnti elettriche
- salviette di carta per rimuovere la pasta dagli elettrodi e dalla cute al termine della registrazione. La crema non rimossa, specie in caso di frequenti registrazioni, può causare irritazioni locali
- paravento o stanza dedicata per la registrazione. Garantire comfort ambientale e verificare che la persona non avverta freddo perché ciò, oltre al disagio, potrebbe determinare la comparsa di tremori muscolari e disturbare la registrazione; garantire riservatezza ed assicurare privacy al paziente, specie se donna durante la registrazione elettrocardiografica, individuando per questa procedura un ambiente dedicato o riservato o predisponendo tende o paraventi, se l'esame si svolge in una stanza occupata da più persone.

Prima della procedura

1. identificare attivamente la persona, per assicurare la corrispondenza fra paziente e registrazione elettrocardiografica;
2. informare e coinvolgere la persona durante la registrazione, indicando che essa *"durerà pochi minuti e che non provocherà alcuna fatica, dolore o sensazione particolare"*;

3. accendere l'elettrocardiografo e controllare:
   - *taratura:* prima di registrare un ECG, è necessario effettuare una manovra di standardizzazione (*taratura*). Ad 1 mV di potenziale elettrico deve corrispondere una deflessione di 10 mm sulla carta millimetrata (1 mV = 10 mm). Essa può essere dimezzata (1 mV = 5 mm) se le onde sono troppo alte e vengono tagliate non permettendo così una corretta interpretazione. La taratura può anche essere raddoppiata (1 mV = 20 mm), questa modalità non frequente di registrazione può essere richiesta dal medico in presenza di complessi molto piccoli. Gli apparecchi attualmente in uso sono automatici e non richiedono taratura manuale. Se invece l'apparecchio non documenta la taratura automaticamente, questa deve essere registrata in modo manuale ed inserita all'inizio della registrazione. Documentare e segnalate sul tracciato eventuali variazioni di taratura;

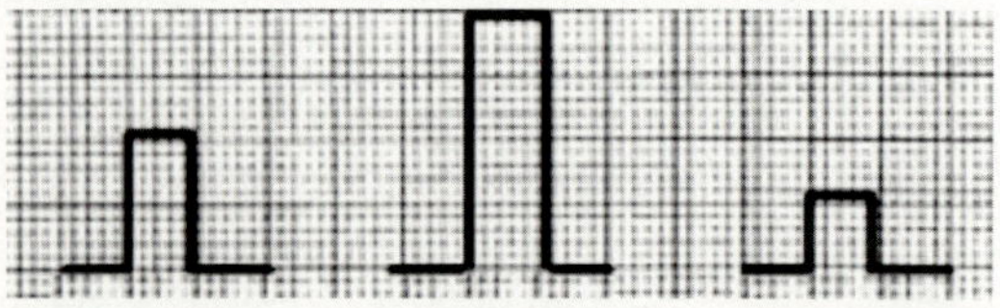

Taratura dell'elettrocardiografo.

   - *velocità di scorrimento della carta*: la velocità standard di scorrimento della carta è di 25 mm/sec; a questa velocità 5 quadrati grandi (pari a 25 quadratini piccoli) rappresentano *un secondo*. Soprattutto in presenza di tachiaritmia può essere utile registrare su indicazione medica, ad una velocità doppia, cioè di 50 mm/sec. Nel caso in cui si voglia al contrario compattare il tracciato elettrocardiografico è possibile utilizzare una velocità di scorrimento di 12,5 mm/sec. Questa modalità si utilizza generalmente nel corso di test farmacologici che richiedono un monitoraggio elettrocardiografico prolungato e non la semplice registrazione.
     La carta millimetrata è divisa in quadrati grandi di 25 mm a loro volta suddivisi in quadratini medi di 5 mm e quadratini piccoli di un mm. Molte carte millimetrate moderne non evidenziano più i quadrati grandi da 25 mm quindi si farà riferimento ai quadrati medi da 5 mm e a quelli piccoli da 1 mm. Un quadrato medio corrisponde a 0,2 secondi (200 millisecondi) mentre un quadratino piccolo, cioè un mm corrisponderà a 0,04 secondi (40 millisecondi).
   - *inserimento dei filtri*: uno o più filtri di cui è dotato l'apparecchio, una volta inseriti, riducono od eliminano le interferenze elettriche. Con la disponibilità di elettrocardiografi automatici tutte queste azioni che hanno lo scopo di preparare la registrazione e fornire un tracciato standard non sono più necessarie perché automatiche. L'infermiere deve verificare in ogni caso la corretta taratura;
4. inserire tramite la tastiera dell'apparecchio i dati identificativi del paziente, nome cognome, età, sede o reparto di provenienza, data ed ora di registrazione. Indicare, se rilevato il valore della pressione arteriosa o se presenti sintomi o problemi quali dolore toracico o cardiopalmo.

Esecuzione dell'elettrocardiogramma

5. Invitare la persona ed aiutarla se necessario a spogliarsi, scoprendo lo stretto necessario per la registrazione; informare la persona che è sufficiente esporre la parte anteriore del torace e le estremità togliendo le scarpe ed abbassando i calzini;
6. verificare che la persona riesca ad assumere la posizione sdraiata a 30°-40°; se necessario, per la presenza di dispnea, garantire che la persona possa posizionarsi con il tronco più sollevato compatibilmente con le condizioni cliniche;
7. indicare alla persona di tenere braccia e gambe distese ed appoggiate sul piano del letto; evitare il contatto di mani e piedi con parti metalliche del letto poiché questo potrebbe causare artefatti nella registrazione;
8. invitare la persona a rimanere ferma con i muscoli rilassati durante la registrazione;
9. posizionare i dieci elettrodi. La posizione degli elettrodi sia periferici che precordiali deve essere la più precisa possibile per permettere una registrazione elettrocardiografica valida

e una fedele comparazione con registrazioni precedentemente eseguite. Gli elettrodi sono posizionati come segue:

- *periferici* (quattro elettrodi) sono collocati a livello dei polsi e delle caviglie (**Figura 2.15**), garantendo la massima adesione alla cute; lacci e pinze sono applicati in modo stabile senza stringere fastidiosamente; se il paziente presenta amputazione di un arto posizionare l'elettrodo sul moncone e segnalare successivamente questa variazione sul foglio che raccoglierà il tracciato
- *precordiali* (sei elettrodi) sono posizionati secondo le **posizioni standard** indicate nella **Figura 2.16**:
  V1: linea margino sternale destra al 4° spazio intercostale
  V2: linea margino sternale sinistra al 4° spazio intercostale
  V3: a metà di una retta che congiunge V2 e V4
  V4: emiclaveare sinistra al V spazio intercostale
  V5: ascellare anteriore sinistra allo stesso livello della posizione V4
  V6: ascellare media (o emiascellare) sinistra allo stesso livello di V4
  Solo in condizioni particolari e rare il medico può richiedere la registrazione di
  V7: ascellare posteriore
  V8: angolare della scapola all'altezza della posizione V7;

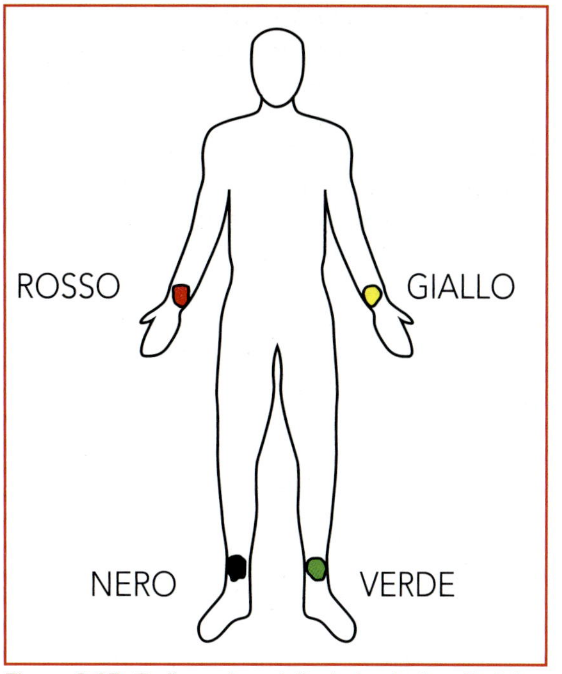

Figura 2.15 Codice colore delle derivazioni periferiche.

10. collegare i cavi dell'apparecchio agli elettrodi posizionati sul paziente; l'elettrocardiografo è munito di un grosso cavo all'interno del quale sono contenuti i cavetti delle diverse derivazioni. All'estremità del cavo sono organizzate le prese di raccordo degli elettrodi: periferici ai lati, precordiali al centro. Il collegamento avviene attraverso spinotti che devono essere posizionati rispettando codici colore per le derivazioni periferiche (rosso in alto a destra, nero in basso a destra, giallo in alto a sinistra e verde in basso a sinistra secondo la **Figura 2.15**) e codice numerico per le derivazioni precordiali, sequenza dei numeri da 1 a 6 (**Figura 2.16**). Queste ultime possono essere contrassegnate anch'esse da un codice colore rappresentato dai colori: rosso, giallo, verde, marrone, nero, viola. Appoggiare il cavo sul letto durante la registrazione perché, essendo pesante, può staccare gli elettrodi;

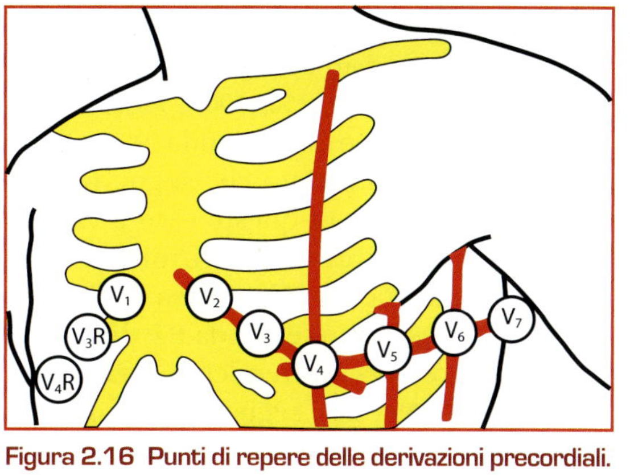

Figura 2.16 Punti di repere delle derivazioni precordiali.

11. avviare la registrazione; verificare sul monitor dell'apparecchio che il tracciato sia ben leggibile e non vi siano "artefatti" o disturbi legati al movimento o interferenze
12. durante la registrazione chiedere alla persona di respirare regolarmente evitando respiri profondi e il movimento di mani e piedi.

Al termine della registrazione

13. staccare i cavi e gli elettrodi e provvedere se necessario a fornire alla persona fazzoletti in garza o carta per togliere i residui di pasta conduttrice ed aiutare la persona a rialzarsi e rivestirsi;
14. fornire al medico il tracciato per la lettura a seconda del momento e dello scopo della registrazione. L'interpretazione e la lettura dell'elettrocardiogramma sono competenza del medico, tuttavia all'infermiere è richiesta una competenza di prima interpretazione per individuare e segnalare le principali alterazioni in particolare bradicardia o tachicardia, l'assenza o presenza del ritmo sinusale e le alterazioni morfologiche molto evidenti, quali fibrillazione ventricolare, aritmie ventricolari o blocchi atrio-ventricolari. La capacità di individuare alterazioni più specifiche o "sottili" viene solitamente sviluppata con l'esperienza da infermieri con competenza avanzata;
15. confrontare il tracciato con altri se disponibili; questo permette di evidenziare eventuali alterazioni del ritmo o della morfologia delle onde; preoccuparsi che il tracciato si visionato dal medico prima di riporlo nella documentazione del paziente.

Elementi di prima interpretazione dell'elettrocardiogramma

Effettuata una registrazione elettrocardiografica è indicato effettuare una prima interpretazione del tracciato. Gli elementi da osservare sono: la frequenza cardiaca, il ritmo, se regolare (detto anche sinusale) o irregolare, la presenza delle onde P, la durata e morfologia del complesso QRS. Valutazioni più specifiche sono di competenza medica o effettuate da professionisti esperti.

– Il primo passo per una prima interpretazione è **determinare la frequenza cardiaca.** Essa è normale per valori compresi circa tra 60 e 100 battiti al minuto, oltre i 100 bpm si parla di tachicardia, sotto i 60 bpm si parla di bradicardia.

  Determinare la frequenza è facile se si dispone di un regolo (o frequenzimetro) semplice scala graduata che predisposta appositamente per la lettura della frequenza cardiaca dal tracciato, altrimenti si possono usare i seguenti metodi: *si contano quanti quadrati da 5 mm stanno tra due onde R e si divide 300 per questo numero.* Esempio se tra due onde R stanno 3 quadrati da 5 mm significa che la frequenza è di 100 (300 diviso 3), se si contano 5 quadrati la frequenza è di 60 (300 diviso 5) se si contano 3,5 quadrati la frequenza è di 85 e così via.

  Questo metodo parte dal presupposto che, se la velocità di scorrimento della carta è di 25 mm/sec, in un minuto scorrono 300 quadrati grandi. Dividendo 300 per il numero dei quadrati grandi tra un'onda R e quella successiva si ottiene il valore di frequenza in un minuto. Un'alternativa a questo metodo è quello di *individuare un'onda R che cada su una linea marcata; numerare con le cifre 300, 150, 100, 75, 60, 50 ciascuna linea marcata che segue;* la frequenza si determina verificando dove cade l'onda R successiva a quella da noi scelta come riferimento iniziale. Esempio: nel tracciato che segue (**Figura 2.17**) tra un'onda R e la successiva intercorrono 5 quadrati grandi. In questo caso il calcolo sarà 300/5 = 60; la frequenza cardiaca registrata nel tracciato è di circa 60 battiti/minuto.

  Un metodo ancora più preciso si basa su una semplice divisione: *1500: il numero dei quadratini piccoli.* Per esempio se l'onda P è distanziata 25 quadratini dalla successiva, la frequenza sarà uguale a 1500 diviso 25 cioè 60. Nel caso seguente (**Figura 2.18**) tra un'onda P e la successiva ci sono 17 quadratini piccoli. Utilizzando questo ultimo metodo è possibile calcolare la FC calcolando 1.500/17 = 87 battiti al minuto.

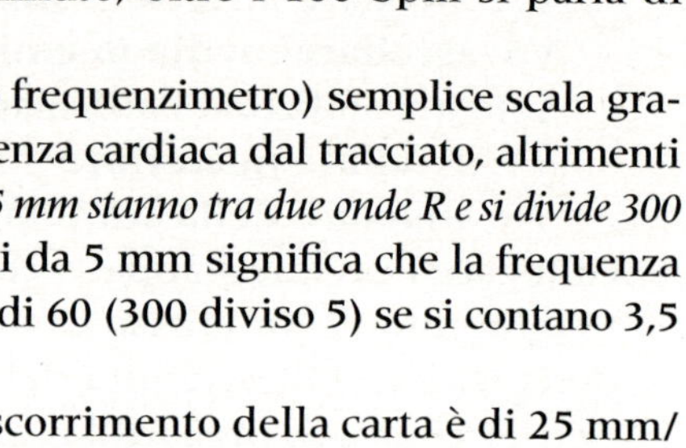

Figura 2.17 Calcolo della frequenza cardiaca in ritmo sinusale (= normale).

  Per calcolare la frequenza cardiaca in casi di ritmo irregolare si può utilizzare il *"Metodo dei 6 secondi"* Questo metodo è indicato nel caso di aritmie, con intervalli tra onde R-R irregolari come ad esempio in caso di fibrillazione atriale. Si misurano 30 quadrati grandi, che equivalgono a 6 secondi, si conta il numero di QRS presenti e si moltiplica per 10. Questo è il metodo che consente di ottenere la frequenza media al minuto. Nell'esempio di seguito (**Figura 2.19**) la frequenza cardiaca media è di 80 (8 × 10) battiti/minuto.

- Il secondo passo per effettuare una prima interpretazione consiste nel valutare se il **ritmo è regolare o irregolare**, vale a dire se l'intervallo tra due onde R è sempre lo stesso oppure no. Per fare questa valutazione basta munirsi di un semplice cartoncino di carta, segnare su di esso dove cadono due R e poi spostare il cartoncino lungo il tracciato per valutare se le altre R cadono nei punti segnati. In caso affermativo il ritmo è regolare.

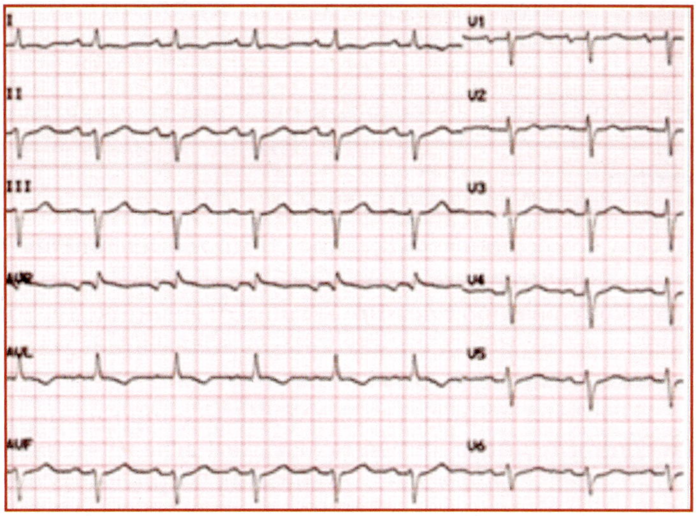

Figura 2.18 Calcolo frequenza cardiaca tratta da *www. anmco.it/aree/elenco/nursing*

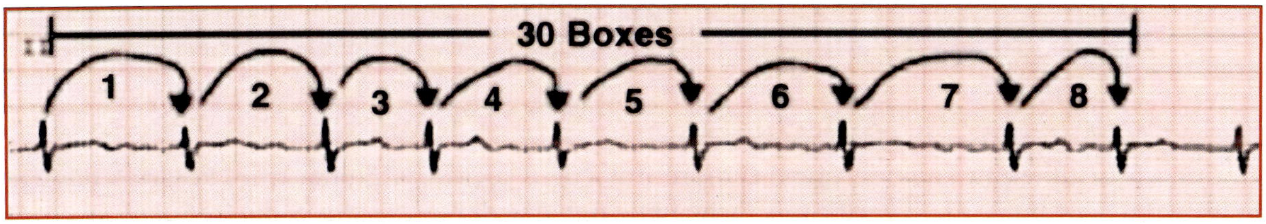

Figura 2.19 Calcolo della frequenza cardiaca di un tracciato con ritmo irregolare.

- Il terzo passo è verificare la **presenza delle onde P** e il loro rapporto con il QRS. Normalmente le onde P sono presenti, ben visibili e positive nella II derivazione. Deve essere presente un'onda P ogni QRS. In alcune forme aritmiche le onde P possono essere nascoste nel QRS o nell'onda T e si rilevano difficilmente, oppure sono collocate distanti dal QRS o a metà strada tra due QRS.
- Il quarto passo consiste nel controllare la **durata del complesso QRS**. Un QRS "stretto" che dura meno di 0,10" (cioè meno di 2,5 mm della carta) depone per una origine sopraventricolare del ritmo. Diversamente un QRS "largo" che dura più di 0,10" depone per un'origine ventricolare oppure per un ritmo sopraventricolare associato ad una alterazione elettrocardiografica nota come blocco di branca.

BOX *Elettrocardiogramma: Elementi di prima interpretazione delle principali aritmie*

Per approfondire l'elettrocardiogramma si suggerisce di fare riferimento al rispettivo focus sul Trattato di Cure Infermieristiche e rispetto alla tecnica al capitolo 1 sullo scompenso cardiaco.

Le aritmie sono disturbi del ritmo cardiaco o della frequenza cardiaca. Il cuore può battere troppo velocemente (tachicardia) o troppo lentamente (bradicardia) oppure con un ritmo completamente irregolare (ad es. fibrillazione atriale). La maggior parte delle aritmie sono innocue, ma a volte possono impedire al cuore di riempirsi adeguatamente e di svolgere la sua funzione di pompa del sangue in circolo. Questo può arrecare gravi danni a diversi organi, quali ad esempio cervello, cuore, reni.

Il cuore ha un proprio sistema elettrico interno, un tessuto che crea e conduce gli impulsi per far contrarre tutte le fibre muscolari cardiache. Il segnale elettrico nasce dal nodo seno-atriale, che si trova nell'atrio destro e determina la frequenza del battito cardiaco normale. Da qui il segnale elettrico si propaga al resto dell'atrio destro e al vicino atrio sinistro. Dagli atri il segnale passa ai ventricoli attraverso il nodo atrio-ventricolare, che si trova al confine tra atri e ventricoli, e quindi prosegue nel setto che separa i ventricoli attraverso il fascio di His. Successivamente il circuito elettrico si divide in due rami, la branca destra e la branca sinistra, che a sua volta si sfiocca in un fascicolo anteriore e in uno posteriore, che diffondono il segnale ai ventricoli. Un'aritmia può nascere per l'alterazione di una qualunque parte di questo circuito.

Di seguito saranno affrontate le principali aritmie e relativa interpretazione elettrocardiografica.

Extrasistoli o Battito ectopico o prematuro

Sono le aritmie più comuni, quasi sempre innocue e spesso asintomatiche. Possono nascere negli atri o nei ventricoli. Si verificano anche nelle persone del tutto sane. Sono frequenti in corso di alcune cardiopatie o provocate dallo stress, dall'eccessivo uso di bevande contenenti caffeina (caffè, energy drink).

In caso di extrasistole, lo stimolo alla contrazione non arriva dal nodo seno-atriale bensì è localizzato altrove (atri, ventricoli, giunzione AV), interferendo con la normale conduzione dell'impulso elettrico: l'impulso ectopico irrompe in una qualsiasi fase del ciclo cardiaco e spesso modifica la durata della diastole ventricolare (a seconda che l'extrasistole si inserisca in una fase precoce o tardiva della diastole), con conseguente possibile riduzione della gittata cardiaca, soprattutto se le extrasistoli sono frequenti o ripetitive.

Quando un battito ectopico ventricolare è molto precoce e cade sulla T del complesso che lo precede, potrebbe innescare una pericolosa aritmia, una tachicardia ventricolare o, addirittura, una fibrillazione ventricolare. Questa evenienza, detta "R su T", necessita di un'individuazione tempestiva e un attento monitoraggio (**Figura 2.20** e **2.21**).

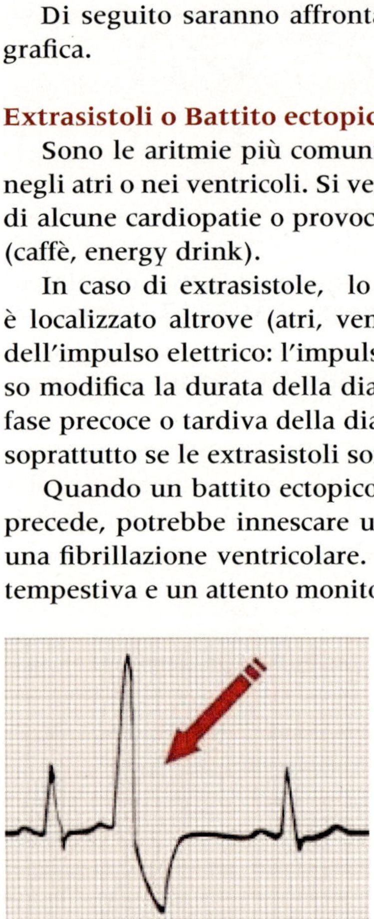

Figura 2.20 Extrasistole o Battito ectopico ventricolare

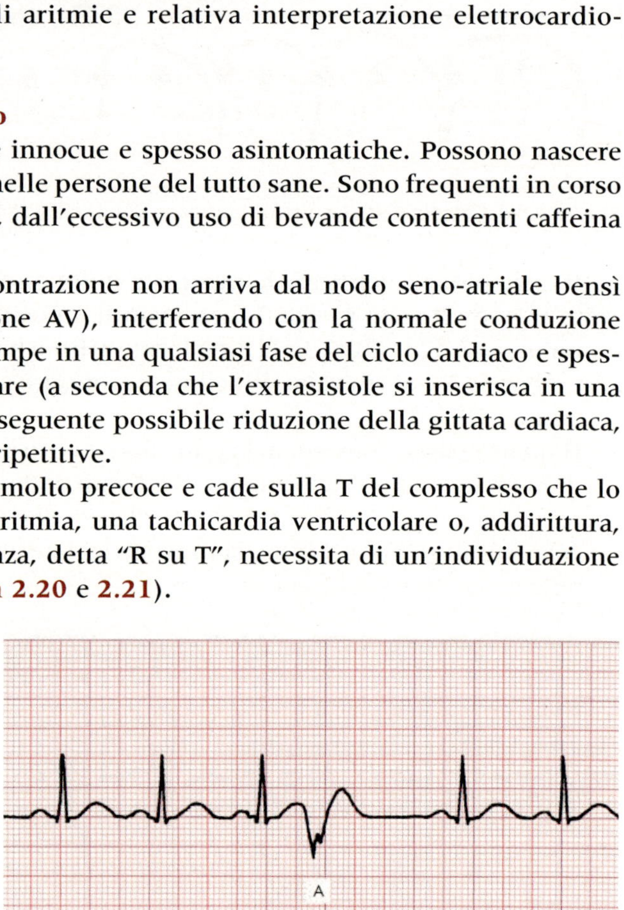

Figura 2.21 Battito ectopico ventricolare R su T

Aritmie sopraventricolari

Oltre alle extrasistoli sopraventricolari si distinguono la fibrillazione atriale, il flutter atriale e la tachicardia parossistica sopraventricolare.

Fibrillazione atriale e flutter atriale

La fibrillazione atriale è una aritmia sopraventricolare caratterizzata da un'attività elettrica atriale caotica e irregolare ad alta frequenza, che determina la perdita della funzione meccanica della contrazione atriale, la quale contribuisce al 20-30% del riempimento ventricolare. Le pareti degli atri, infatti, "fibrillano" ovvero sussultano invece di contrarsi. Nel flutter invece gli atri battono ad alta frequenza ma in modo ritmico, perdendo comunque di efficienza contrattile. In entrambe questi tipi di aritmie possono manifestarsi complicanze quando anche i ventricoli rispondono ad elevata frequenza. La complicanza più temibile della fibrillazione atriale e del flutter è l'ictus tromboembolico, che si verifica perché il cuore non si contrae in modo completo, viene così favorito il ristagno negli atri del sangue che può coagulare dando luogo alla formazione di trombi; questi ultimi, se immessi in circolo (emboli), possono fermarsi a livello di una arteria, come quelle cerebrali (ictus) o a livello dell'intestino (infarto intestinale), dei reni (infarto renale) o degli arti.

La fibrillazione e il flutter atriale possono essere causati da tutte quelle condizioni che provocano una dilatazione degli atri (es. insufficienza mitralica, ipertensione arteriosa), dalla cardiopatia ischemica, dall'ipertiroidismo, dall'abuso di alcol (soprattutto il binge drinking), dall'infiammazione, dalle pericarditi, dalla malattia del nodo del seno. L'età e il diabete rappresentano altri fattori di rischio (**Figura 2.22** e **2.23**).

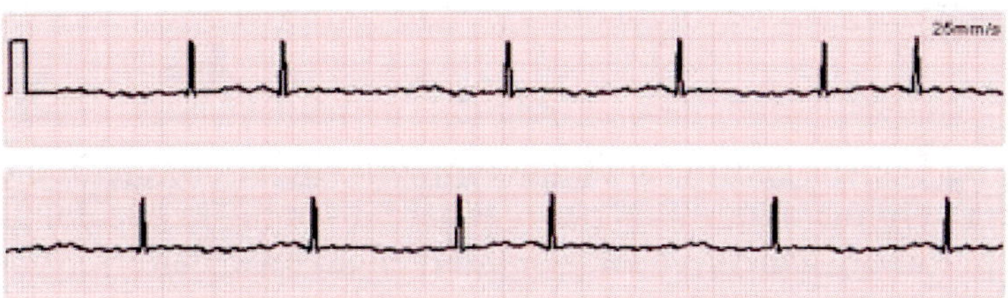

Figura 2.22 Fibrillazione atriale

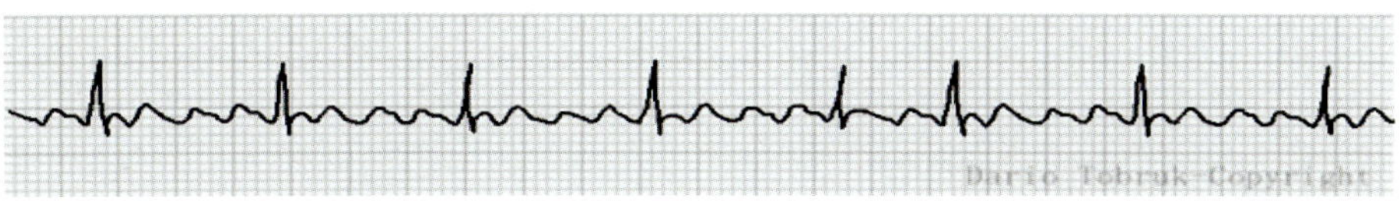

Figura 2.23 Flutter atriale

Tachicardia parossistica sopraventricolare (TPSV)

È un'aritmia caratterizzata da un'elevata frequenza e che ha inizio e fine improvvise. Si può verificare anche nei giovani, a seguito di uno sforzo fisico importante. Episodi ricorrenti di TPSV si riscontrano frequentemente nella sindrome di Wolff-Parkinson-White, una condizione nella quale i segnali elettrici atriali passano ai ventricoli attraverso una via accessoria, senza essere 'filtrati' dal nodo atrio-ventricolare. Per questo motivo la frequenza cardiaca può raggiungere valori estremamente elevati e compromettere in maniera severa l'efficienza emodinamica del cuore (**Figura 2.19**).

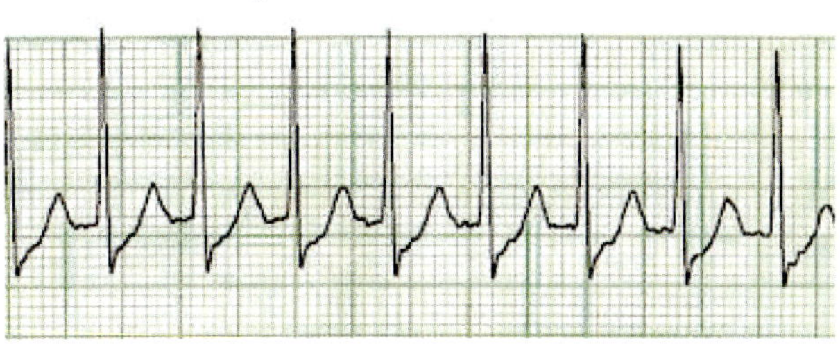

Figura 2.24 Tachicardia parossistica sopraventricolare

Aritmie ventricolari

Hanno origine nei ventricoli e possono rappresentare emergenze sanitarie, come nel caso della tachicardia e della fibrillazione ventricolare. Possono essere causate da eventi ischemici cardiaci.

Tachicardia ventricolare

È un'aritmia che origina dai ventricoli e che induce un battito cardiaco ritmico molto rapido; può durare per pochi battiti o più a lungo (tachicardia ventricolare sostenuta). Quest'ultima rappresenta un'emergenza sanitaria perché il cuore non riesce a pompare sangue in circolo in modo adeguato e perché può degenerare in fibrillazione ventricolare. Le tachicardie ventricolari sono causate principalmente dalla cardiopatia ischemica: infarto del miocardio, ischemia miocardica grave (**Figura 2.25**).

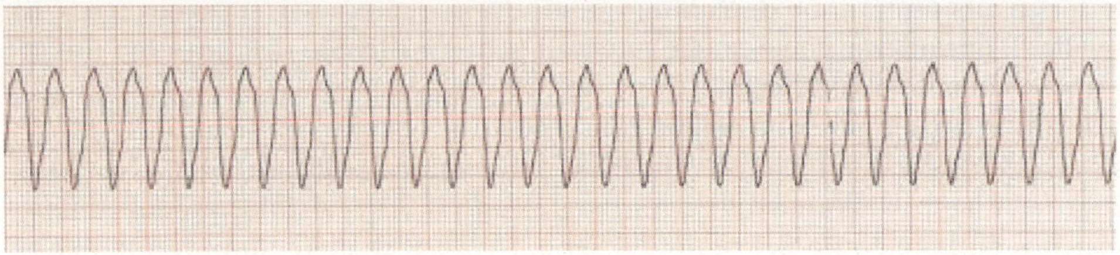

Figura 2.25 Tachicardia ventricolare.

Fibrillazione ventricolare

È un'aritmia caotica caratterizzata da segnali elettrici non sincronizzati che si originano dai ventricoli, i quali non riescono a contrarsi in maniera valida per pompare il sangue in circolo. La morte può intervenire nell'arco di pochi minuti, a meno che non si intervenga con la defibrillazione. La fibrillazione ventricolare si può verificare a seguito di un infarto (**Figura 2.26**).

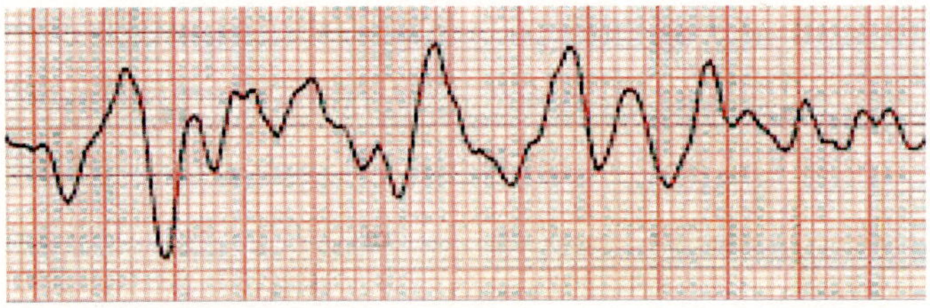

Figura 2.26 Fibrillazione ventricolare.

Infine a supporto di un primo livello di interpretazione dell'ECG si suggeriscono i seguenti criteri:

- presenza onda: ritmo sinusale
- equidistanza R-R: polso ritmico
- larghezza QRS: "stretto" verosimilmente ritmo a partenza sovra-ventricolare, "largo" verosimilmente ritmo a partenza ventricolare.

Bibliografia

Associazione Nazionale Medici Cardiologi Ospedalieri (ANMCO). (2012) Conosci il tuo cuore: gli esami. Retrieved from http://www.anmco.it/PerIltuoCuore/esami/coronografia.html on 19 February 2012.

Aubin HJ et al. (2008) Varenicline versus transdermal nicotine patch for smoking cessation: results for a randomised open-label trial. *Thorax*, 63, 717-24.

Bloomfield HE, Krause A, Greer N, Taylor BC, Mac Donald R, Rutks I, Reddy P e Wiltt TJ. (2011) Meta-analysis: effect of patient self-testing and self-management of long-term anticoagulation on major clinical outcomes. *Annals of Internal Medicine*,154,472-482.

Bonow RO, Douglas L.M, Zipes DP, Libby P. (2012) *Braunwald's Heart Disease: A Testbook of Cardiovascular Medicine*. Sauders, an Imprint of Elsevier (9 ed.).

Cabello JB, Burls A, Emparanza JI, Bayliss S, Quinn T. Oxygen therapy for acute myocardial infarction. *Cochrane Database of Systematic Reviews* 2013, Issue 8. Art. No.: CD007160. DOI: 10.1002/14651858. CD007160.pub3.

Choudhry NK, Winkelmayer WC. (2007) Medication Adherence After Myocardial Infarction: A Long Way Left To Go. *J Gen Intern Med*, 23(2),216-218. DOI: 10.1007/s11606-007-0478-8.

Chummun H. (2009) Reducing the incidence of coronary heart disease. *British Journal of Nursing*, 18(14), 865-870.

Chummun H, Gopaul K, Lutchman A. (2009) Current guidance on the management of acute coronary syndrome. *British Journal of Nursing*, 18 (21), 1292-1298.

Clayton-Stock. (2012) Fondamenti di farmacologia per infermieri. Edises.

Conforti A, Cuzzolin L, Moretti L.R, Pignataro G, Tagliatela M, Vanzetta M. (2015) Farmacologia per le professioni sanitarie Napoli: Idelson-Gnocchi Sorbona.

Daly J, Sindone AP, Thompson DR, Hancock K, Chang E, & Davidson P. (2002) Barriers to Participation in and Adherence to Cardiac Rehabilitation Programs: A Critical Literature Review. *Progress in Cardiovascular Nursing*, 17, 8-17.

D'Agostino RB, Vasan RS, Pencina MJ, Wolf PA, Cobain M et al. (2008) General cardiovascular risk profile for use in primary care: the Framingham heart Study. *Circulation*, 12, 117(6), 743-753.

De Angelis C, Bunker S, & Schoo A. (2008) Exploring the barriers and enablers to attendance at rural cardiac rehabilitation programs. *The Australian Journal of rural health*, 16, 137-142.

Epicentro - Istituto Superiore di sanità. (2021). Malattie cardiovascolari. Retrieved from https://www.epicentro.iss.it/cardiovascolare/

European Society of Cardiology. (2018). 2017 ESC Guidelines for themanagement of acute myocardial infarction in patients presenting with ST-segment elevation. European Heart Journal, 39, 119–177. DOI:10.1093/eurheartj/ehx393

European Society of Cardiology. (2019). 2018 ESC/EACTS Guidelines onmyocardial revascularization. European Heart Journal, 40,87–165. DOI:10.1093/eurheartj/ehy394

European Society of Cardiology. (2020a). 2019 ESC Guidelines for the diagnosis and management of chronic coronary sindrome. European Heart Journal, 41,407–477. DOI:10.1093/eurheartj/ehz425

European Society of Cardiology. (2020b). 2020 ESC Guidelines for themanagement of acute coronary syndromes in patients presenting without persistent ST-segment elevation: supplementary data. European Heart Journal, 00,1–35. DOI:10.1093/eurheartj/ehaa575

European Society of Cardiology/American College of Cardiology Committee. (2000) Myocardial Infarction Redefined – A consensus document of the Joint European Society of Cardiology/American College of Cardiology Committee for the Redefinition of Myocardial Infarction. *European Heart Journal*, 21, 1502-1513.

Farley RL, Wade TD, & Birchmore L. (2003) Factors influencing attendance at cardiac rehabilitation among coronary heart disease patients. *European Journal of Cardiovascular Nursing*, 2, 205-212.

Federazione Italiana di Cardiologia. (2009) Documento di Consenso: Sindromi coronariche acute senza sopralivellamento del tratto ST. *Giornale Italiano di Cardiologia*, 10 (Suppl 1-6), 5S-24S.

Furlanut M. (2013) Farmacologia generale e clinica per le lauree sanitarie (3ª ed.) Padova: Piccin Nuova Libraria S.p.A.

Fuster V, Alexander RW, O'Rourke RA. (2006) *Hurst – Il Cuore*. Milano: McGraw Hill (1° edizione italiana).

Gersh BJ, Rahimtoola SH. (1991) *Acute Myocardial Infarction*. Elsevier Science Publishing Co.

Global Burden of Cardiovascular Disease (2020). Global Burden of Cardiovascular Diseases and Risk Factors, 1990–2019. Update From the GBD 2019 Study. Journal of American College of Cardiology. 76(25), 2982 – 3021. https://doi.org/10.1016/j.jacc.2020.11.010

Global Burden of Disease 2013. Mortality and causes of Death Collaborators. (2015) Global, regional and national age-sex specific all-cause and cause-specific mortality for 240 causes of death, 1990-2013: a systematic analysis for the Global Burden of Disease Study 2013. *Lancet,* 385(9963),117-171. DOI: http://dx.doi.org/10.1016/S0140-6736(14)61682-2.

Greenblat DJ, von Moltke LL. (2012) Interaction of warfarin with drugs, natural substances, and foods. *Journal of Clinical Pharmacology,* 45, 127-32.

Griffo R, Urbinati S, Giannuzzi P, Jesi AP, Sommaruga M, Sagliocca L, Bianco E, Tassoni G, Iannucci M, Sanges D, Baldi C, Rociola R, Carbonelli MG, Familiari MG. (2008) Linee guida nazionali su cardiologia riabilitativa e prevenzione secondaria delle malattie cardiovascolari: sommario esecutivo. *Giornale Italiano di Cardiologia,* 9(4), 286-297.

Harrison, Fauci AS, Kasper et al. Harrison 2021 – *Principi di Medicina interna,* Casa Ed. Ambrosiana.

Herkner H, Arrich J, Havel C, Müllner M. Bed rest for acute uncomplicated myocardial infarction. *Cochrane Database of Systematic Reviews* 2007, Issue 2. Art. No.: CD003836. DOI: 10.1002/14651858.CD003836.pub2.

Istituto Nazionale di Ricerca per gli Alimenti e la Nutrizione – INRAN. (2003) *Linee Guida per una sana alimentazione italiana.* Retrieved from http://nut.entecra.it/files/download/linee_guida/lineeguida_03.pdf.

Istituto Superiore di Sanità – Ministero della Salute. (2008) *Linee Guida cliniche per promuovere la cessazione all'abitudine al fumo. Aggiornamento 2008.* Roma: Centro Stampa De Vittoria.

Jackevicius CA, Li P, Tu GV. (2008). Prevalence, Predictors, and Outcomes of Primary Non adherence After Acute Myocardial Infarction. *Circulation,*117,1028-1036.

Katzung BG. (2006) Farmaci delle affezioni della coagulazione. In O'Reilly RA (Ed.), Basic&Clinical pharmacology (6th ed., 585-588) Stamford: Appleton&Lange.

Kearon C, Ginsberg JS, Kovacs MJ, Anderson DR, Wells P, Julian JA. (2003) Extended Low-Intensity Anticoagulation for Thrombo-Embolism Investigators. Comparison of low-intensity warfarin therapy with conventional intensity warfarin therapy for long-term prevention of recurrent venous thromboembolism. *New Englend Journal of Medicine,* 349(7), 631-9.

Lanza C. (2008) Testimonianza cronaca del mio infarto. Retrieved from http://www.lamescolanza.com/Clan/cronacadelmioinfarto=080808.html.

Lucien C. (1976) Grading of Angina Pectoris. *Circulation,* 54, 522-523.

McGillion M, O'Keefe-McCarthy S, Carroll S, Victor JC, Cosman T, Cook A et al. (2014) Impact of self-management interventions on stable angina symptoms and health-related quality of life: a meta-analysis. *BMC Cardiovascular Disorders,* 14,14. Retrieved from http://www.biomedcentral.com/1471-2261/14/14.pdf.

National Institute for Health and Care Excellence. (2011) *Management of stable angina.* Retrieved from http://www.nice.org.uk/guidance/cg126/resources/guidance-management-of-stable-angina-pdf.

National Institute for Health and Care Excellence. (2013a) *MI – secondary prevention. Secondary prevention in primary and secondary care for patients following a myocardial infarction.* Retrieved from http://www.nice.org.uk/guidance/cg172/resources/guidance-mi-secondary-prevention-pdf.

National Institute for Health and Care Excellence. (2013b) *Myocardial infarction with ST-segment elevation. The acute management of myocardial infarction with ST-segment elevation.* Retrieved from http://www.nice.org.uk/guidance/cg167/resources/guidance-myocardial-infarction-with-stsegment-elevation-pdf.

National Institute for Health and Care Excellence. (2010) *Chest pain of recent onset. Assessment and diagnosis of recent onset chest pain or discomfort of suspected cardiac origin.* Retrieved from http://www.nice.org.uk/guidance/cg95/resources/guidance-chest-pain-of-recent-onset-pdf.

National Institute for Health and Care Excellence. (2020) Acute coronary syndrome. Retrieved from https://www.nice.org.uk/guidance/ng185/resources/acute-coronary-syndromes-pdf-66142023361477

O'Driscoll JM., Shave R, & Cushion CJ. (2007) A National Health Service Hospital's cardiac rehabilitation programme: a qualitative analysis of provision. *Journal of Clinical Nursing,* 16, 1908-1918.

Opie LH. (1991) *Drugs for the Heart.* Philadelphia: Sauders Compamy.

Perk J et al. (2012) European Guidelines on cardiovascular disease prevention in clinical practice (version 2012). *European Heart Journal,* 33, 1635-1701.

PNLG. (2005) *Linee guida nazionali su cardiologia riabilitativa e prevenzione secondaria delle malattie cardiovascolari.* Retrieved from http://www.snlg-iss.it/cms/files/LG_cardiologia_riabilitativa.pdf.

Polsook R, Aungsuroch Y, Thanasilp S. (2013) Factors predicting medication adherence among thai post myocardial infarction patients. *Health* Res, 27(4),211-216.

Rossini R, Lortkipanidze N, Musumeci G, Fiocca L, Staffiere E, Inashvili A, Gavazzi A. (2010) Aderenza alla terapia: il fattore di rischio occulto. *Giornale Italiano di Cardiologia,* 11 (11 Suppl 1), 26S-28S.

Ruff CT, Giugliano RP, Braunwald E, Hoffman EB, Deenadayalu N, Ezekowitz MD, Camman AJ, Weitz JI, Lewis BS, Parkhomenko A, Yamashita U, Antman EM. (2014) Comparison of the efficacy and safetey of new oral anticoagulants with Warfarin in patients with atrial fibrillarion: a meta-analysis of randomised trials. *Lancet,* 383 (9921), 955-962.

Rugarli C, Cappio FC, Cantalamessa L, Cappelli G, Cappellini MD, Perin PC et al. (2010) *Medicina interna sistematica.* Milano: ed. Masson.

Saiani L, Brugnolli A. (2014) *Trattato di Cure Infermieristiche*. Napoli: Edizioni Sorbona (2ª edizione).

Scott JT, Thompson DR. (2003) Assessing the information needs of post-myocardial infarction patients: a systematic review. *Patient Education and Counseling*, 50,167-177.

Secretary of Health and Human Services and the Secretary of Agriculture. Scientific Report of the 2015 Dietary Guidelines Advisory Committee. Retrieved from http://www.health.gov/dietaryguidelines/2015-scientific-report/ on 9 aprile 2015.

Selak V, Elley CR, Bullen C, Crengle S, Wadham A, Rafter N, Parag V et al. (2014) Effect of fixed dose combination treatment on adherence and risk factor control among patients at high risk of cardiovascular disease: randomised controlled trial in primary care. *British Medical Journal*, 27,348,g3318.

Smith J, & Liles C. (2007) Information needs before hospital discharge of myocardial infarction patients: a comparative, descriptive study. *Journal of Clinical Nursing*, 16, 662-671.

Steg PG et al. (2012) ESC Guidelines for the management of acute myocardial infarction in patients presenting with ST-segment elevation. *European Heart Journal*, 33,2569-2619.

Skinner JS, Cooper A. (2011) Secondary prevention of ischaemic cardiac event. *Clinical evidence*, 30, 08:206.

Soleimani A, Abbasi A, Nejatian M, Salarifar M, Darabian S, Karimi AA, Davoodi S, Kassaian SE, Abbasi SH & Sheikhfathollahi M. (2009) Factors predicting discontinuation of a hospital-based cardiac rehabilitation programme. *Kardiologia Polska*, 67, 140-146.

Vanden Daelen S, Peetermans M, Vanassche T, Verhamme P, Vandermeulen E. (2015) Monitoring and reversal strategies for new oral anticoagulants. *Expert Review of Cardiovascular Therapy*, 13 (1), 95-103.

Wilkins E, Wilson L, Wickramasinghe K, Bhatnagar P, Leal J, Luengo-Fernandez R, Burns R, Rayner M, Townsend N (2017). European Cardiovascular Disease Statistics 2017. European Heart Network, Brussels. Retrived from: https://ehnheart.org/component/attachments/attachments.html?task=attachment&id=3115

World Health Organization. *The atlas of heart disease and stroke*. Retrieved from http:www.who.int/cardiovascular_diseases/resources/atlas/en.

3

Scompenso cardiaco

Mauro Mattarei, Anna Brugnolli,
Anita Bevilacqua, Jessica Longhini, Daniel Pedrotti

Definizione di scompenso cardiaco

Lo **scompenso cardiaco (SC)**, in inglese *heart failure*, è una sindrome clinica che si verifica quando un'anomalia ereditaria o acquisita della funzione cardiaca fa sì che il cuore non sia più in grado di pompare sangue in quantità sufficiente a soddisfare i bisogni metabolici dell'organismo con sviluppo di sintomi (dispnea e affaticamento) e segni (edema e rantoli) che sono causa di scadimento della qualità della vita, frequenti ospedalizzazioni e ridotta aspettativa di vita. Prima della comparsa dei sintomi e dei segni di scompenso il cuore spesso presenta già anomalie strutturali e funzionali associate a un'elevata mortalità. È importante la ricerca di queste alterazioni perché possono essere efficacemente trattate ritardando la comparsa della malattia conclamata e la mortalità.

In passato sono state utilizzate varie definizioni per lo SC che tuttavia sottolineavano solo una o alcune caratteristiche di questa sindrome complessa come ad esempio l'aspetto emodinamico, il consumo di ossigeno o la capacità di svolgere esercizio fisico. Più recentemente si è focalizzata maggiormente l'attenzione sulla presenza dei sintomi e dei segni clinici di ritenzione idrica secondari ad alterazioni strutturali e/o funzionali del cuore. Oggi lo SC è definito clinicamente "una sindrome nella quale i pazienti presentano sintomi tipici come dispnea da sforzo e/o a riposo, astenia, segni di ritenzione di liquidi come i rantoli polmonari, edema e anomalie cardiache strutturali o funzionali in grado di spiegare questi sintomi e segni.

La terminologia utilizzata per descrivere lo SC si basa classicamente sulla misurazione della **frazione di eiezione** (**FE**) che è il rapporto percentuale tra quantità di sangue espulsa durante la sistole (gettata sistolica, normalmente circa 80 ml) e il volume di sangue contenuto nel ventricolo sinistro alla fine della diastole (volume telediastolico, circa 130 ml). Ad esempio, se nel ventricolo sinistro alla fine della diastole sono contenuti 130 ml di sangue e la gettata sistolica (volume telediastolico – volume telesistolico) è di 80 ml, la FE sarà $80/130*100 = 62\%$. La FE normale è uguale a $67\% \pm 8$. Una FE significativamente ridotta ($< 40\%$) documenta che il ventricolo sinistro non riesce a contrarsi in maniera adeguata per garantire il necessario apporto di sangue ossigenato ai tessuti periferici e quindi è indice di un'alterata funzione del ventricolo sinistro durante la sistole (disfunzione sistolica o **SC con FE ridotta**). Altre volte il ventricolo sinistro ha una FE normale ($\geq 50\%$) ma non si riempie in modo adeguato per rigidità della sua parete (**disfunzione diastolica**) o per inadeguato afflusso attraverso una valvola mitralica danneggiata. Il risultato è un inadeguato apporto di sangue ossigenato al circolo periferico nonostante una frazione di eiezione conservata (**SC con FE preservata**). Pazienti con FE compresa tra 36 e 49% rappresentano un'area grigia e probabilmente hanno una disfunzione sistolica lieve.

In realtà disfunzione sistolica e diastolica non sono da considerarsi come due realtà distinte poiché molti pazienti con SC presentano segni di entrambe queste disfunzioni.

La **tabella 3.I** riassume i criteri proposti dalla Società Europea di Cardiologia per la diagnosi di SC (McMurray et al., 2012).

Altri termini, per caratterizzare e descrivere i pazienti con scompenso cardiaco, sono spesso utilizzati in situazioni cliniche e contesti diversi generando talora confusione. Seguendo quanto proposto dalle linee guida della Società Europea di Cardiologia (McMurray et al, 2012) si parla di *disfunzione sistolica del ventricolo sinistro asintomatica* quando il paziente, con alterazioni cardiache di base, non ha mai presentato segni o sintomi di SC. I pazienti che presentano o hanno presentato segni o sintomi tipici hanno uno *SC cronico*. Se questi sintomi e segni non cambiano per almeno un mese lo SC è detto *stabile* mentre se peggiorano si parla di *SC in peggioramento o scompensato*. Questo può avvenire improvvisamente, cioè *in modo acuto* spesso con necessità di ricovero in ospedale. Lo SC è descritto di *nuova insorgenza* quando si presenta per la prima volta; può esordire *in modo acuto*, ad

Tabella 3.I Diagnosi di Scompenso Cardiaco - Heart Failure	
La diagnosi di **SC con FE ridotta** richiede 3 condizioni: **1.** Sintomi tipici di SC **2.** Segni tipici di SC[a] **3.** FE del VS ridotta	La diagnosi di **SC con FE preservata** richiede 4 condizioni: **1.** Sintomi tipici di SC **2.** Segni tipici di SC[a] **3.** FE del VS normale o solo lievemente ridotta **4.** Anomalie cardiache strutturali (ipertrofia VS, ingrandimento AS) e/o disfunzione diastolica
SC: scompenso cardiaco; FE: frazione di eiezione; VS: ventricolo sinistro; AS: atrio sinistro [a] I segni possono essere assenti negli stadi precoci dello SC e nei pazienti trattati con terapia diuretica	

esempio per infarto miocardico acuto o *in modo subacuto o graduale* dopo un periodo più o meno lungo di disfunzione sistolica asintomatica; esso può persistere o risolversi (il paziente può ritornare *in compenso*). Tuttavia, anche se i sintomi e i segni regrediscono, la disfunzione cardiaca di base persiste e il paziente rimane a rischio di *scompenso ricorrente*. Solo raramente si può osservare uno SC a risoluzione completa o *transitorio* come nella miocardite virale acuta o nella ischemia miocardica che si risolve dopo rivascolarizzazione. La **tabella 3.II** riassume i termini descrittivi principali dello SC.

Tabella 3.II Termini descrittivi dello Scompenso Cardiaco	
In base alla presentazione clinica	
disfunzione sistolica asintomatica	funzione sistolica del ventricolo sinistro alterata senza che siano mai comparsi segni o sintomi di SC.
cronico	stabile, in peggioramento, con scompenso ricorrente
di nuova insorgenza	a esordio acuto o graduale
transitorio	a risoluzione completa
In base alla velocità di insorgenza	
acuto	di nuova insorgenza, peggioramento di SC cronico
In base alla frazione di eiezione (FE)	
con FE ridotta (disfunzione sistolica)	il ventricolo sinistro non riesce a contrarsi in maniera adeguata per garantire il necessario apporto di sangue ossigenato ai tessuti periferici
con FE preservata	il ventricolo sinistro non si riempie in modo ottimale per rigidità delle sue pareti (disfunzione diastolica) o per inadeguato afflusso attraverso una valvola mitralica danneggiata. Anche in questo caso il risultato è un inadeguato apporto di sangue ossigenato ai tessuti periferici

Epidemiologia

Lo scompenso cardiaco è un problema di sanità pubblica rilevante, destinato ad aumentare nei prossimi anni. In tutto il mondo più di 20 milioni di persone ne soffrono. Negli ultimi 30 anni si è assistito a un progressivo e significativo aumento della prevalenza dello scompenso cardiaco; si stima che nei Paesi sviluppati tale prevalenza sia oggi del 2% con un andamento esponenziale all'aumentare dell'età: oltre i 65 anni è interessato il 6-10% della popolazione. In Italia (Ministero della Salute, 2007) vi sono circa 3 milioni di cittadini affetti da scompenso cardiaco, sia in forma asintomatica che conclamata e di questi i 2/3 sono in età avanzata; costituisce circa l'1,9% del costo totale annuo dell'assistenza ospedaliera. Un soggetto di 40 anni ha una probabilità su 5 di presentare SC nell'arco della sua vita. Il numero dei ricoveri per questa patologia è notevolmente aumentato e le stime per i prossimi anni parlano di un ulteriore incremento. Le motivazioni di questo fenomeno sono complesse, sicuramente il progressivo invecchiamento della popolazione ed i progressi ottenuti nel trattamento dell'infarto miocardico, delle valvulopatie e delle aritmie, hanno aumentato la sopravvivenza per queste condizioni ma comunque il paziente nel tempo è destinato a sviluppare disfunzione ventricolare sinistra. Inoltre, è aumentata anche la prevalenza dei principali fattori di rischio per SC come l'ipertensione arteriosa ed il diabete mellito.

È stato stimato che nei pazienti con scompenso cardiaco la qualità della vita è peggiore di quella di altre malattie croniche come l'ipertensione arteriosa, il diabete mellito, l'artrite o la cardiopatia ischemica. Inoltre, l'aspettativa di vita di questa condizione è minore di quella di molte neoplasie maligne.

Studi basati su comunità indicano che il 30-40% dei pazienti muoiono entro un anno dalla diagnosi e il 60-70% entro 5 anni, soprattutto per il peggioramento dello scompenso cardiaco o per eventi improvvisi (probabilmente aritmie ventricolari). È difficile predire la prognosi nella singola persona, tuttavia i pazienti che presentano sintomi a riposo (Classe IV NYHA – New York Heart Association), hanno un tasso di mortalità annuale del 30-70%, mentre pazienti in cui i sintomi compaiono in seguito ad attività moderate (Classe II NYHA), hanno un tasso di mortalità annuale del 5-10%. Lo stato funzionale è quindi un importante fattore prognostico predittivo (Fauci, Braunwald, Kasper, Hauser, Longo, Jamenson, Loscalzo, 2009). Altri fattori da considerare nella valutazione della prognosi sono l'eziologia, l'età, la presenza di comorbilità, la variazione nella progressione individuale. Nel singolo paziente è difficile prevedere anche l'impatto di un trattamento specifico. Sono considerati fattori prognostici indipendenti, oltre alle variabili demografiche e comorbidità (presenza di diabete, BPCO, depressione), variabili cliniche e di *imaging* (presenza di ipotensione, sintomi respiratori, BMI ridotto, aumento dei volumi ventricolari), elettrocardiografiche (aritmie ventricolari complesse, slargamento del QRS) e laboratoristiche, espressione di insufficienza renale o epatica.

Eziologia e meccanismi patogenetici

Qualsiasi condizione che causa un'alterazione della struttura o della funzione del ventricolo sinistro predispone il paziente allo sviluppo di scompenso cardiaco (**Tabella 3.III**). Spesso le cause dello SC con FE preservata sono diverse da quelle che determinano SC con FE ridotta, anche se vi è una grande sovrapposizione tra l'eziologia di queste due condizioni.

Tabella 3.III Cause di scompenso cardiaco

Con frazione di eiezione ridotta (< 40%)	
malattia coronarica	infarto miocardico[a], cardiopatia ischemica cronica[a]
sovraccarico cronico di pressione	ipertensione arteriosa[a]; pneumopatia cronica ostruttiva[a]
sovraccarico cronico di volume	insufficienze valvolari; shunt intracardiaci; shunt extracardiaci
cardiopatia dilatativa non ischemica	malattie familiari/genetiche; malattie infiltrative[a]
danno indotto da tossici/farmaci	malattie metaboliche[a], virali
alterazioni della frequenza e del ritmo	bradiaritmie croniche; tachiaritmie croniche
Con frazione di eiezione preservata (> 40-50%)	
ipertrofia patologica	primitiva (cardiomiopatie ipertrofiche); secondaria (ipertensione)
invecchiamento	
cardiomiopatia restrittiva	malattie infiltrative (amiloidosi, sarcoidosi); malattie da accumulo (emocromatosi)
fibrosi e malattie endomiocardiche	

Cardiopatie polmonari	
cuore polmonare cronico	
malattie vascolari polmonari	
Condizioni ad elevata gettata	
malattie metaboliche	tireotossicosi; malattie nutritive (beri-beri)
richiesta di un flusso ematico elevato	anemia cronica; shunt artero-venoso periferico
[a] cause che possono determinare anche SC con FE preservata	

La malattia coronarica è la causa iniziale più frequente di scompenso cardiaco, essendo presente in circa il 70% di questi pazienti (Dickstein et al., 2008). L'ipertensione contribuisce a sua volta allo sviluppo della malattia nel 75% dei pazienti, molti dei quali hanno anche una cardiopatia ischemica. Diabete mellito e dislipidemie aumentano il rischio di infarto miocardico. Nel 20-30% dei casi di scompenso cardiaco a frazione di eiezione depressa l'eziologia non è nota. In questi casi si parla di pazienti affetti da miocardiopatia non ischemica, dilatativa o idiopatica. Anche precedenti infezioni virali (coxsackievirus, adenovirus, o influenza virus) o l'esposizione a tossine (ad esempio, alcool o chemioterapici) possono causare una miocardiopatia dilatativa. Spesso la miocardiomiopatia dilatativa è secondaria a specifiche alterazioni genetiche, per lo più ereditate con modalità autosomica dominante, soprattutto a carico del citoscheletro. La cardiomiopatia dilatativa si associa anche con disordini muscolari quali la distrofia muscolare (Fauci et al., 2009).

Lo scompenso cardiaco può essere determinato anche da valvulopatie (circa il 10% dei casi) e meno frequentemente da interessamento primitivo del pericardio.

Nel ventricolo normale, la gettata sistolica, ovvero la quantità di sangue espulsa dal ventricolo durante la sistole, può variare molto al variare del volume di sangue presente alla fine della diastole (volume telediastolico); in altre parole quanto più, entro certi limiti, vengono allungate le fibre muscolari al termine della diastole (pressione telediastolica o pressione di riempimento) tanto maggiore sarà la gettata sistolica (effetto Frank-Starling) espresso in **Figura 3.1**. Se la contrattilità (detta anche stato inotropo) del miocardio è aumentata, come durante l'esercizio fisico o per effetto dello stimolo delle catecolamine, aumenta anche la gettata cardiaca.

Lo scompenso cardiaco è caratterizzato da una contrattilità ridotta: a parità di distensione delle fibre muscolari al termine della diastole il volume di sangue espulso durante la sistole è minore rispetto al cuore normale. Per garantire una gettata sistolica normale la quantità di sangue alla fine della diastole, e quindi anche la pressione, dovranno essere maggiori. Con il progredire della malattia nonostante l'aumento della pressione telediastolica la gettata sistolica è ridotta.

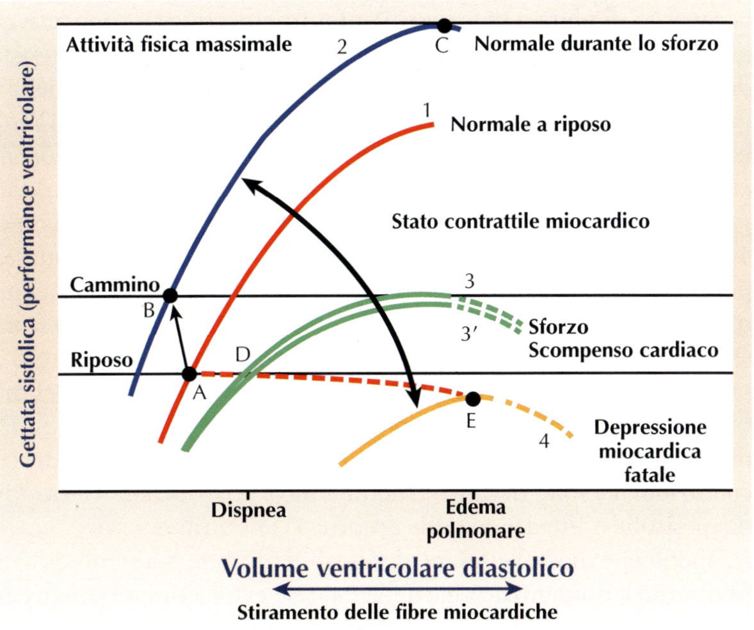

Figura 3.1 Rapporto tra volume ventricolare telediastolico e gettata sistolica in varie condizioni.

Riferendosi alla **Figura 3.1**, nella persona normale a riposo (linea marrone) all'aumentare del riempimento diastolico (volume telediastolico) aumenta la pressione e l'allungamento delle fibre muscolari cardiache. La gettata sistolica, raffigurata sulle ordinate, aumenta proporzionalmente. Durante l'attività fisica o sotto l'effetto delle catecolamine (linea verde) la contrattilità aumenta per cui a parità di volume telediastolico si ha una maggiore gettata cardiaca. Nello scompenso cardiaco (linee rosse) la contrattilità miocardica è tanto più depressa quanto più grave è la malattia e, oltre a un certo grado di stiramento (linea tratteggiata), la contrattilità tende a ridursi. Infine, negli stati di scompenso cardiaco molto gravi (linea azzurra) la contrattilità è talmente depressa da diventare incompatibile con la sopravvivenza. L'aumentata pressione telediastolica si riflette anche a monte e quando supera determinati valori nel circolo polmonare compaiono dapprima dispnea e successivamente anche edema polmonare.

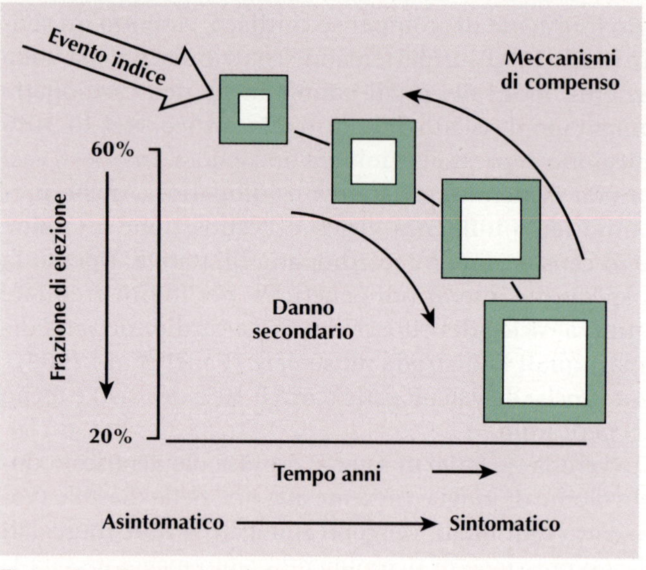

Figura 3.2 Patogenesi dello scompenso cardiaco con frazione di eiezione ridotta.

Altri elementi che condizionano la pressione telediastolica e la gettata cardiaca, oltre alla contrattilità, sono la rigidità e capacità del ventricolo di dilatarsi (funzione diastolica), il precarico, il postcarico, la frequenza e la conduzione cardiaca e il flusso coronarico.

Lo scompenso cardiaco inizia dopo che un **evento indice** ha determinato un'iniziale riduzione nella capacità di pompa del cuore (**Figura 3.2**). L'evento indice può essere improvviso, come ad esempio nell'infarto miocardico, o insorgere gradualmente e in maniera insidiosa, come nel caso del sovraccarico di volume (insufficienza valvolare) o di pressione (ipertensione arteriosa), o può essere ereditato come nelle cardiomiopatie su base genetica.

Indipendentemente dalla natura dell'evento indice l'effetto è una riduzione della capacità di pompa del cuore. Per far fronte a questo sono attivati alcuni **meccanismi compensatori** quali il sistema nervoso adrenergico e il sistema renina-angiotensina-aldosterone, che sono responsabili del mantenimento della gittata cardiaca attraverso l'aumento della ritenzione di sodio e acqua e l'aumento della contrattilità cardiaca. Inoltre si attiva una famiglia di molecole vasodilatatrici, tra cui i peptidi natriuretici atriali e cerebrali, (*atrial natriuretic peptide*, ANP e *brain natriuretic peptide*, BNP), prostaglandine e ossido nitrico, che compensano l'eccessiva vasocostrizione periferica. A breve questi sistemi sono in grado di ripristinare la funzione cardiovascolare ad un livello omeostatico normale e il paziente rimane asintomatico anche per mesi o anni. Tuttavia nel tempo, l'attivazione protratta di questi sistemi può portare a danni secondari a carico del ventricolo con peggioramento del rimodellamento ventricolare sinistro e successivo scompenso cardiaco. Il passaggio alla **fase sintomatica dello scompenso cardiaco** si accompagna a un'aumentata attivazione del sistema adrenergico, neuro ormonale e delle citochine che portano ad una serie di modificazioni adattative all'interno del miocardio. Queste modificazioni vanno sotto il nome di rimodellamento del ventricolo sinistro; questo termine rappresenta la variazione di massa, volume, forma del ventricolo sinistro e composizione del cuore in seguito a danno cardiaco e/o a condizioni anomali di carico emodinamico. Il **rimodellamento del ventricolo sinistro** è caratterizzato da ipertrofia e alterazioni delle proprietà contrattili dei miociti, perdita progressiva di miociti per necrosi, apoptosi e morte cellulare, desensibilizzazione β-adrenergica, anormale metabolismo energetico del miocardio e riorganizzazione della matrice extracellulare con dissoluzione dell'impalcatura di collagene che circonda i miociti che viene sostituita da collagene interstiziale che non fornisce supporto strutturale. Il ventricolo sinistro va incontro a una modificazione della sua forma che da ellissoide allungato diventa più sferica. Questo comporta un aumento dello stress di parete con ulteriore carico meccanico sul cuore scompensato, assottigliamento della parete del ventricolo sinistro che tende a dilatarsi, ipoperfusione del subendocardio con peggioramento della funzione ventricolare, aumento dello stress ossidativo ed attivazione di famiglie di geni sensibili ai radicali liberi (ad esempio TNF e interleuchina 1). Inoltre, un'altra conseguenza che deriva dall'aumentata sfericità del ventricolo è che i muscoli papillari vengono spinti lateralmente, così da causare insufficienza della valvola mitralica e sviluppo di reflusso mitralico. In aggiunta alla riduzione del flusso sanguigno eiettato, il rigurgito mitralico comporta a sua volta un aumento del post-carico emodinamico del ventricolo. Tutto considerato, ne consegue che il carico meccanico generato dal rimodellamento del ventricolo sinistro porti a diminuzione della gittata cardiaca, aumento della dilatazione del ventricolo sinistro (stiramento) e aumento del sovraccarico emodinamico; tutti insieme, questi fattori sono sufficienti a contribuire all'evoluzione dello scompenso cardiaco con comparsa e successivo peggioramento dei segni e i sintomi di congestione ed ipoperfusione (Fauci et al., 2009).

Manifestazioni cliniche

I sintomi cardine dello scompenso cardiaco sono **affaticamento** e **difficoltà del respiro.** La diagnosi di scompenso è relativamente semplice quando il paziente si presenta con i classici segni e sintomi. Tuttavia sia i sintomi che i segni non sono sufficienti per porre la diagnosi di scompenso cardiaco perché poco specifici, frequentemente presenti anche in altre condizioni e poco sensibili e cioè spesso assenti nei pazienti con SC. Le linee guida del *National Institute for Health and Clinical Excellence* (NICE, 2010), riportano i valori di sensibilità e specificità dei principali sintomi e segni di scompenso cardiaco anche in relazione al contesto di cura, come ad esempio, in contesto di emergenza e complessivo di tutti i contesti (emergenza, ospedaliero e assistenza primaria-territoriale). Dalla **Tabella 3.IV** emerge come la dispnea sia un sintomo altamente sensibile di scompenso cardiaco e di medio/bassa specificità in tutti gli ambiti

Tabella 3.IV Sensibilità e specificità dei sintomi e segni di scompenso cardiaco

Sintomi	Contesto	Sensibilità (%)	Specificità (%)
Dispnea	In tutti i contesti	83	54
	In ambito di emergenza	84	34
Ortopnea	In tutti i contesti	44	89
	In ambito di emergenza	50	77
Dispnea parossistica notturna	In ambito di emergenza	41	84
Fatigue	In ambito di emergenza	31	70
Segni	**Contesto**	**Sensibilità (%)**	**Specificità (%)**
Edema	In tutti i contesti	53	72
	In ambito di emergenza	51	76
Turgore delle giugulari	In tutti i contesti	52	70
	In ambito di emergenza	39	92
Terzo tono cardiaco	In tutti i contesti	11	99
	In ambito di emergenza	13	99
Crepitii e rantoli polmonari	In tutti i contesti	51	81
	In ambito di emergenza	60	78
Epatomegalia	In tutti i contesti	17	97

di cura e che l'ortopnea, la dispnea parossistica notturna, la fatigue, l'edema, il turgore delle giugulari, il terzo tono, i crepitii e i rantoli polmonari ed infine l'epatomegalia siano rispettivamente sintomi e segni a medio/alta specificità e medio/bassa sensibilità.

Principali sintomi del paziente con scompenso cardiaco

Nella **fase precoce** dello scompenso cardiaco la **dispnea** compare solo durante lo sforzo; successivamente, con il progredire della malattia, la dispnea compare per sforzi progressivamente meno intensi e nelle fasi avanzate può presentarsi anche a riposo. L'origine della dispnea (o percezione di mancanza di respiro) nello scompenso cardiaco è multifattoriale. Il meccanismo più importante è determinato dalla congestione polmonare con accumulo di liquido nell'interstizio o negli alveoli. Questo attiva i recettori justacapillari (recettori J) che a loro volta stimolano il respiro tipicamente rapido e superficiale nella dispnea cardiaca. Altri fattori che contribuiscono alla dispnea da sforzo sono dati dalla riduzione della distensibilità polmonare, aumento delle resistenze delle vie aeree, affaticamento dei muscoli respiratori e del diaframma e anemia (**Figura 3.3**). La dispnea può migliorare quando compare insufficienza ventricolare destra e insufficienza tricuspidale.

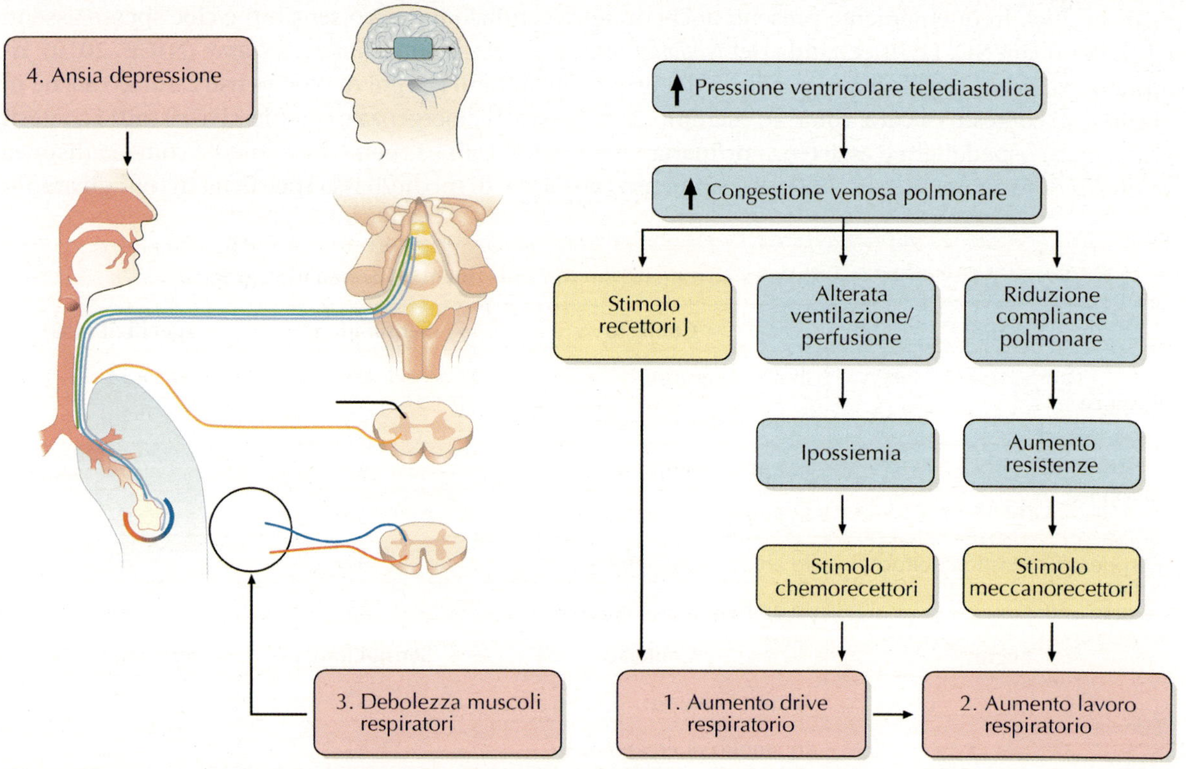

Figura 3.3 Fisiopatologia della dispnea nello scompenso cardiaco.

L'**ortopnea**, definita come la dispnea che compare in posizione sdraiata, di solito è una manifestazione dello scompenso più tardiva rispetto alla dispnea da sforzo. È provocata dalla ridistribuzione dei liquidi dal circolo splancnico e dagli arti inferiori nel circolo centrale quando il paziente si mette in posizione sdraiata con conseguente aumento della pressione capillare polmonare. La congestione del polmone in posizione sdraiata provoca tosse notturna che spesso è un sintomo di scompenso non riconosciuto. Di solito l'ortopnea migliora aumentando i cuscini nel letto e in particolare quando il paziente cerca ed assume la posizione seduta con le braccia appoggiate ad una sedia e su un tavolino

(**Figura 3.4**). Anche se l'ortopnea è un sintomo relativamente specifico per scompenso cardiaco, si può osservare anche in pazienti con obesità addominale o con ascite e in pazienti con pneumopatie, dove la meccanica polmonare è favorita dalla posizione eretta.

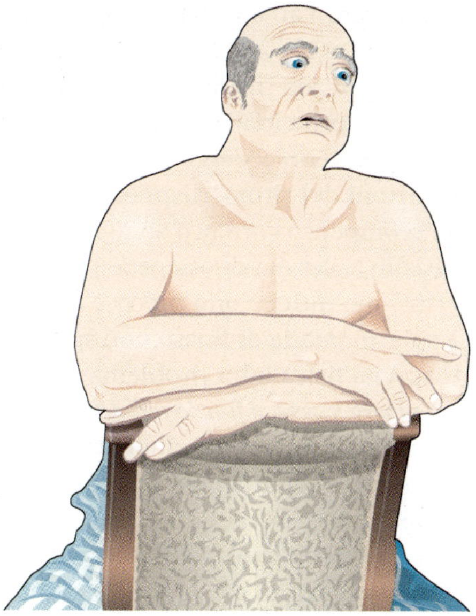

Figura 3.4 Ortopnea.

Nello scompenso cardiaco talora si hanno episodi acuti di grave mancanza di respiro e tosse che generalmente compaiono durante la notte e svegliano il paziente dal sonno, in genere 1-3 ore dopo che lo stesso si è coricato. Questi episodi sono chiamati **dispnea parossistica notturna.** Spesso sono associati a tosse e sibili dovuti alla compressione dei bronchi e aumento delle resistenze delle vie aeree per l'aumento della pressione nelle arterie bronchiali e l'edema interstiziale. Mentre l'ortopnea, in genere, migliora dalla posizione seduta sul bordo del letto con le gambe penzoloni, i pazienti con dispnea parossistica notturna spesso continuano ad avere tosse e sibili anche dopo aver assunto questa posizione e spesso si alzano in piedi e vanno alla finestra alla ricerca di aria. I meccanismi alla base della dispnea parossistica notturna sono riconducibili al fatto che fisiologicamente durante il sonno si manifesta una depressione del centro del respiro, con una riduzione della sensibilità all'aumento della pressione parziale di anidride carbonica ($PaCO_2$) e al calo della pressione parziale di ossigeno (PO_2) e con una riduzione della ventilazione; a questo si aggiunge una riduzione del tono simpatico con conseguente diminuzione della stimolazione adrenergica sulla funzione ventricolare. In posizione supina si assiste poi ad un aumento del ritorno venoso esacerbato nel paziente con scompenso cardiaco dal riassorbimento degli edemi declivi che comporta un aumento della pressione idrostatica capillare a livello polmonare con incremento della pressione venosa centrale (PVC), della pressione parziale di anidride carbonica (PCO_2) e una riduzione della pressione parziale di ossigeno (PO_2). La dispnea notturna può essere aggravata anche dall'anemizzazione conseguente all'emodiluizione per riassorbimento degli edemi. In alcuni pazienti si osserva un quadro chiamato **asma cardiaca** strettamente correlata alla dispnea parossistica notturna e caratterizzato da sibili e broncospasmo, e differenziato dall'asma primario e dalle cause polmonari.

Nei casi di *scompenso cardiaco avanzato* si osserva una particolare forma di respiro chiamato **respiro di Cheyne-Stokes** o periodico o ciclico. Di solito si associa a bassa gettata cardiaca ed è causato da una diminuita sensibilità del centro del respiro alla pressione parziale di anidride carbonica arteriosa. A valori normali di pressione parziale di anidride carbonica il centro del respiro non stimola per cui c'è una fase di apnea durante la quale la pressione parziale di ossigeno arteriosa cala e la pressione parziale di anidride carbonica aumenta. Queste modificazioni nel contenuto di gas arteriosi stimolano, a questo punto, il centro del respiro depresso, con conseguente iperventilazione e riduzione della anidride carbonica, seguita a sua volta, nuovamente da apnea. Il respiro di Cheyne-Stokes può essere vissuto dal paziente o dai suoi familiari come una dispnea grave o come una transitoria cessazione del respiro (Fauci et al., 2009).

L'**astenia e la stanchezza** sono spesso sintomi riportati dai pazienti affetti da scompenso cardiaco, ma non sono altamente specifici per le loro molteplici cause. Tradizionalmente l'astenia è stata attribuita alla bassa gettata cardiaca nello scompenso cardiaco, tuttavia è probabile che a questo sintomo possano contribuire anche anomalie del muscolo scheletrico e altre condizioni non cardiache presenti contemporaneamente, come ad esempio l'anemia. Segnali provenienti dai muscoli scheletrici sono spesso interpretati dal cervello come dispnea o come affaticamento. È necessario ripristinare la qualità dei muscoli scheletrici prima che il paziente avverta i benefici del trattamento, per tale motivo la risposta al trattamento può essere lenta nei pazienti con scompenso cardiaco (Dickstein et al., 2008). **Astenia, stanchezza e intolleranza allo sforzo fisico** sono termini spesso utilizzati indifferentemente.

L'intolleranza all'attività fisica è un problema comune nei pazienti con scompenso cardiaco, alcuni autori (Chen et al., 2010; Tang et al. 2010) riportano che l'intolleranza all'attività fisica è presente nel 76% dei pazienti con insufficienza cardiaca e che è direttamente proporzionale alla gravità dei sintomi della malattia. I principali segni e sintomi dell'intolleranza all'attività fisica sono: difficoltà a tornare al valore di frequenza precedente all'attività entro 3-4 minuti, aumento eccessivo della frequenza cardiaca e modificazioni del ritmo, dispnea e affanno. I meccanismi dell'intolleranza all'attività fisica nella persona con scompenso cardiaco sono riconducibili ad *anomalie della perfusione del distretto muscolare scheletrico*. Il muscolo necessita di ossigeno per svolgere la sua funzione e la ridotta disponibilità dovuta alla ridotta perfusione induce una precoce comparsa del metabolismo anaerobico con accumulo di acido lattico. Le sole anomalie di flusso non spiegano completamente la disfunzione muscolare, infatti l'intolleranza all'attività fisica è un problema determinato da più cause, non ancora completamente note quali *anomalie morfologiche e funzionali del muscolo scheletrico*. Le alterazioni muscolari sono di carattere strutturale e funzionale e comprendono anomalie della massa muscolare, alterazioni di reclutamento delle fibre muscolari, di adattamento metabolico allo sforzo fisico ed anomalie istologiche e biochimiche che determinano la genesi della fatica muscolare e un aumento del consumo di ossigeno. La *riduzione della massa muscolare* è probabilmente determinata da un aumentato catabolismo muscolare come risposta all'intolleranza all'attività fisica (aumentate richieste metaboliche) e da possibile riduzione dell'introito di nutrienti da inappetenza e/o malassorbimento per ipoperfusione del tratto gastroenterico.

Nei pazienti con *scompenso cardiaco grave* si possono presentare anche **sintomi cerebrali** come confusione, disorientamento, sonnolenza e alterazioni dell'umore, in particolare in pazienti anziani con arteriosclerosi cerebrale e perfusione cerebrale ridotta (Fauci et al., 2009). Può essere utile in questo caso chiedere ai familiari se hanno notato modificazioni dell'orientamento temporale/spaziale, od alterazioni del ritmo sonno veglia. Le persone con scompenso cardiaco riferiscono difficoltà a dormire bene con disturbi del sonno di grado medio o severo, e molti pazienti presentano quadri di apnea centrale o ostruttiva da sonno, condizioni che si associano a un aumento della morbilità e mortalità. Diverse sono le ragioni, in particolare la presenza di dispnea parossistica notturna, di tosse che obbligano la persona ad assumere la posizione seduta con le gambe fuori dal letto e ad alzarsi. La nicturia e la necessità di svegliarsi frequentemente per andare in bagno come effetto dei diuretici influenzano e aggravano questo problema. La presenza di comorbilità come diabete mellito, BPCO, disturbi tiroidei, ictus e artrite reumatoide e potenzialmente alcuni farmaci già prescritti (ad esempio, i betabloccanti riducono la produzione notturna di melatonina) possono ridurre le ore e la qualità del sonno.

Principali segni del paziente con scompenso cardiaco

Il paziente affetto da scompenso cardiaco necessita di un accurato esame obiettivo che ha lo scopo non solo di ricercare segni di alterata funzione cardiaca (**Tabella 3.V**), ma anche di ricercare elementi della possibile causa dello scompenso cardiaco e di valutarne la gravità. Attraverso l'esame obiettivo si possono ottenere informazioni sul profilo emodinamico, sulla risposta alla terapia e sulla prognosi. È possibile infine evidenziare condizioni morbose associate importanti per la gestione del paziente.

Segni vitali. La pressione arteriosa sistolica può essere normale o alta nelle fasi precoci dello scompenso cardiaco, ma in genere è ridotta nelle fasi avanzate a causa della grave disfunzione del ventricolo sinistro. La pressione differenziale spesso è ridotta a causa della bassa gettata sistolica. Frequente è la tachicardia sinusale, un sintomo aspecifico causato dall'aumentata attività simpatica che causa anche vasocostrizione periferica con estremità fredde e cianosi alle labbra e al letto ungueale.

Segni di sovraccarico. L'esame delle **vene giugulari** fornisce una stima della pressione atriale destra. La pressione venosa giugulare o centrale (PVC) è meglio valutata mettendo il paziente in posizione sdraiata con la testa sollevata di 45° dal piano del letto (**Figura 3.5**).

Tabella 3.V Caratteristiche chiave dell'esame clinico nel paziente con scompenso cardiaco (Dickstein et al., 2008)	
Apparenza	Segni di allerta (pallore, ...), stato nutrizionale, peso
Pressione arteriosa	Sistolica, diastolica e differenziale
Polso	Frequenza, ritmo, caratteristiche
Sovraccarico di liquidi	Pressione venosa giugulare o centrale (PVC) Edema periferico: caviglie e sacrale Aumento di peso Epatomegalia, ascite
Perfusione renale e periferica	Diuresi: oliguria, nicturia Tempo di riempimento capillare
Cuore	Tachicardia, terzo tono cardiaco o galoppo protodiastolico e rumori suggestivi di disfunzione valvolare
Polmoni	Frequenza respiratoria, rumori, versamento pleurico

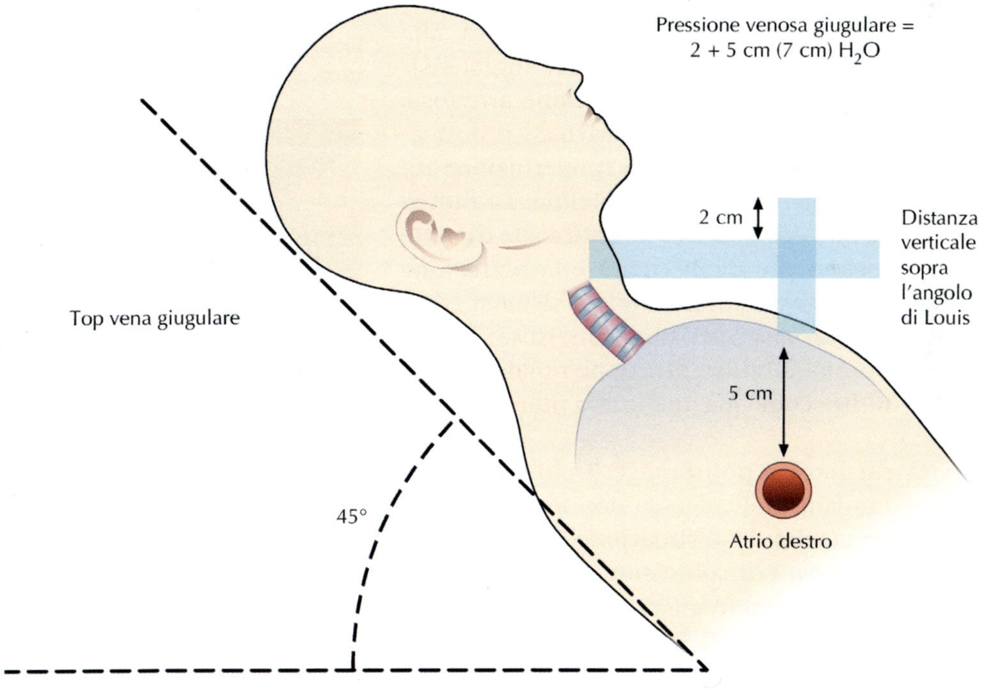

Figura 3.5 Misurazione della Pressione Venosa Centrale (PVC).

Negli *stadi precoci* dello scompenso cardiaco la pressione venosa giugulare può essere normale a riposo ma diventare anormalmente alta esercitando una pressione protratta (circa 1 minuto) sull'addome (reflusso addomino-giugulare).

L'edema periferico è una delle principali manifestazioni dello scompenso cardiaco, ma è un segno mediamente specifico e spesso assente nei pazienti trattati adeguatamente con terapia diuretica. Gli edemi hanno origine dall'aumento della pressione idrostatica a monte del ventricolo compromesso in particolare se interessato in primis il cuore destro (**Figura 3.6** e **Figura 3.7**). Nello scompenso cardiaco l'edema periferico di solito è simmetrico e declive e si osserva soprattutto a livello delle caviglie e della regione pretibiale nei pazienti deambulanti. Nei pazienti costretti a letto, l'edema può essere riscontrato nell'area presacrale (edema presacrale) ed a livello dello scroto. L'edema di lunga durata può associarsi a indurimento e pigmentazione della cute. Quando l'edema è generalizzato, è definito **anasarca.** L'**epatomegalia** è un segno importante nei pazienti con scompenso cardiaco. Il fegato appare ingrossato, dolente e, se è presente insufficienza tricuspidale, pulsa durante la sistole. L'**ascite**, una manifestazione tardiva, compare in conseguenza dell'aumentata pressione nelle vene epatiche e in quelle che drenano il peritoneo. L'**ittero**, anche questo una manifestazione tardiva, deriva da insufficienza epatica secondaria alla congestione epatica e all'ipossia delle cellule epatiche ed è caratterizzato da un aumento della bilirubina diretta e indiretta (Fauci et al., 2009).

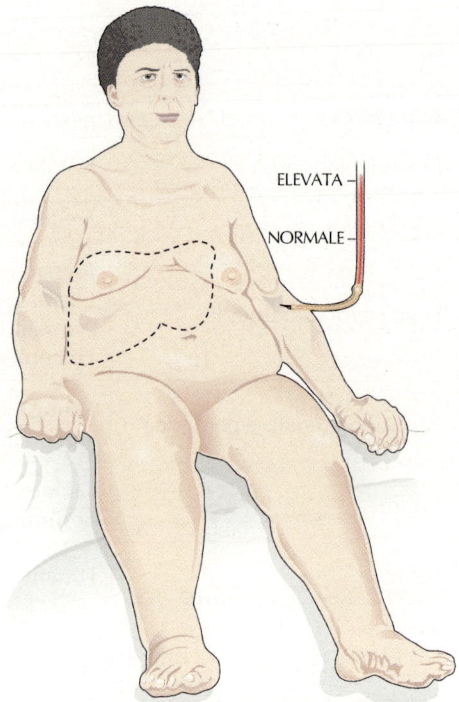

Figura 3.6 Segni di scompenso cardiaco destro: edemi ed epatomegalia.

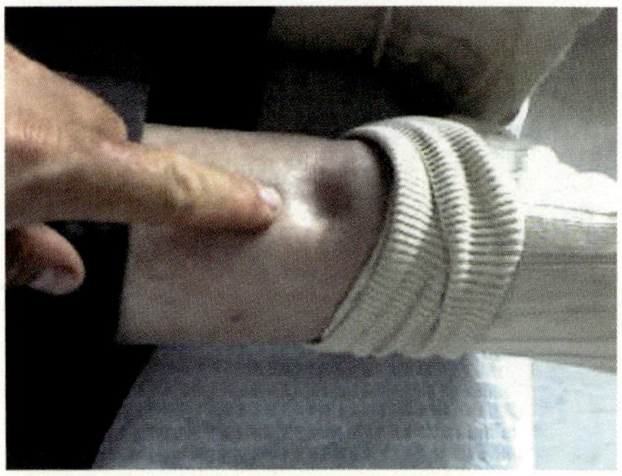
Figura 3.7 Edema con fovea.

Perfusione renale. L'oliguria è legata all'ipoperfusione renale dovuta ad una carente gittata cardiaca, alla conseguente attivazione del sistema renina angiotensina-aldosterone (SRAA) e alla vasocostrizione arteriosa. Questi meccanismi aumentano il precarico ed il postcarico instaurando un circolo vizioso di ipoperfusione renale con aumento della creatinina e azotemia. La **nicturia** è legata invece alla posizione clinostatica che di notte favorisce il riassorbimento degli edemi e la perfusione renale a cui si aggiunge un inibizione del sistema adrenergico che limita la vasocostrizione arteriosa, questi eventi permettono una miglior filtrazione renale notturna. La nicturia inoltre come già analizzato può contribuire all'insonnia.

Obiettività cardiaca e polmonare. L'obiettività cardiaca, anche se fondamentale, spesso non fornisce informazioni utili sulla gravità della situazione. Se è presente cardiomegalia, il punto di massima pulsazione o itto, è dislocato di solito sotto il V spazio intercostale e/o lateralmente all'emiclaveare e l'impulso è palpabile in due interspazi. Una grave ipertrofia ventricolare sinistra determina un sollevamento protratto dell'itto. In alcuni pazienti si sente e si palpa alla punta un **terzo tono** (S3). Pazienti con ventricolo destro slargato e ipertrofico possono presentare un impulso evidente e prolungato nello spazio parasternale sinistro che si estende per tutta la sistole. Un S3 (o galoppo protodiastolico) più frequentemente si sente in pazienti con sovraccarico di volume con tachicardia e tachipnea e spesso è indice di una grave compromissione emodinamica. La presenza di un quarto tono (S4) non è un indicatore specifico di scompenso cardiaco, ma di solito si presenta in pazienti con disfunzione diastolica. Nei pazienti con malattia avanzata frequentemente sono presenti i soffi dell'insufficienza mitralica e tricuspidale. **Rumori umidi polmonari**, rantoli o crepitii derivano dalla trasudazione di liquidi dallo spazio intravascolare agli alveoli. Pazienti con ventricolo destro slargato e ipertrofico possono presentare un impulso evidente e prolungato nello spazio parasternale sinistro che si estende per tutta la sistole. Nei pazienti con edema polmonare i rantoli diventano più grossolani e possono essere ascoltati diffusamente su entrambi i campi polmonari e possono essere accompagnati da sibili espiratori (**asma cardiaco**). Se presenti in pazienti senza malattie polmonari concomitanti, i rantoli sono specifici per scompenso cardiaco. È importante ricordare che i rantoli frequentemente sono assenti in pazienti con scompenso cronico, anche se le pressioni di riempimento ventricolare sinistro sono elevate, grazie ad un aumentato drenaggio linfatico del liquido alveolare. Non è rara la presenza di versamento pleurico che è dovuto all'aumento della pressione capillare pleurica e conseguente trasudazione di liquido in cavità pleurica. Poiché le vene pleuriche drenano sia nelle vene sistemiche sia in quelle polmonari, il versamento pleurico compare più frequentemente in caso di scompenso di entrambi i ventricoli. In genere il versamento pleurico è bilaterale, se unilaterale si osserva più frequentemente a destra. Una complicanza molto grave dello scompenso cardiaco è l'**edema polmonare acuto**, determinato da un aumento improvviso della pressione idrostatica capillare da una depressione acuta della funzione cardiaca o da un rapido aumento del volume intravascolare con conseguente passaggio di liquidi negli alveoli. In genere, inizia con tosse e dispnea a riposo rapidamente ingravescente, ortopnea obbligata, tachipnea, tachicardia e grave riduzione dell'ossigeno nel sangue (ipossiemia). Si possono ascoltare rantoli causati dall'aumento dei liquidi negli alveoli e sibili espiratori dovuti alla compressione peribronchiale. Di solito è presente ipertensione dovuta alla liberazione di catecolamine endogene. Se l'edema non è trattato compare espettorato rosato e schiumoso e il paziente diviene cianotico e va incontro ad acidosi. Talora l'edema polmonare acuto si conclude con la morte del paziente.

Stato nutrizionale. I pazienti con scompenso cardiaco possono presentare anche **sintomi gastrointestinali.** Anoressia, nausea, e sensazione di sazietà precoce, associate a gonfiore e dolore addominale sono disturbi frequenti e possono essere legati all'edema della parete intestinale e/o alla congestione epatica. Quest'ultima con la trazione sulla sua capsula può provocare dolore a livello dell'ipocondrio di destra (Fauci et al., 2009).

Nel *caso di grave scompenso cronico* si può osservare un marcato calo ponderale, definita **cachessia cardiaca.** La malnutrizione fino allo stato di cachessia cardiaca è presente nell'8-15% delle persone con scompenso cardiaco moderato-severo (NYHA da II a IV). Se il paziente presenta un calo ponderale negli ultimi 12 mesi ≥ 5% rispetto al peso abituale senza evidenza di ritenzione idrica o se non disponibile il peso abituale con BMI < 20 kg/m^2 più almeno 3 dei seguenti criteri, riduzione della forza muscolare, fatigue, anoressia, ipoalbuminemia, anemia, il paziente è definito cachettico. La fisiopatologia della malnutrizione e della cachessia in questi pazienti è complessa e non completamente chiara. Meccanismi ad essa correlati sono riconducibili ad:

- alterazione del metabolismo neuroendocrino
- aumento del metabolismo a riposo e delle citochine circolanti
- compromissione dell'assorbimento da congestione venosa intestinale
- riduzione dell'apporto calorico con la dieta, da inappetenza, anoressia, nausea e vomito, dispnea
- congestione dell'apparato gastroenterico. La malnutrizione fino alla cachessia cardiaca sono importanti predittori di riduzione della sopravvivenza.

Nel corso della malattia, per meccanismi non ancora chiari, alcuni pazienti evolvono verso un quadro di anasarca, mentre altri in stadio avanzato di scompenso cardiaco sviluppano cachessia cardiaca; quest'ultima comporta una prognosi complessivamente infausta (Fauci et al., 2009; Riegel et al., 2009).

Classificazione dello scompenso cardiaco

I termini **scompenso cardiaco lieve, moderato e severo** sono utilizzati come una descrizione clinica sintomatica, dove **lieve** è usato per i pazienti che sono in grado di muoversi senza alcuna importante limitazione dovuta a dispnea o affaticamento (astenia); **severo** per i pazienti che hanno una sintomatologia molto marcata e necessitano di frequente sorveglianza sanitaria; **moderato** per la rimanente coorte di pazienti. Comunemente sono utilizzate due classificazioni (**Tabella 3.VI**) per definire la severità dello scompenso cardiaco. La prima, in classi, è stata proposta dalla *New York Heart Association (NYHA)* e si basa sulla classificazione funzionale dei sintomi e capacità di esercizio; la seconda, in stadi, proposta dall'*American College of Cardiology (ACC) e dall'American Heart Association (AHA)*, descrive lo sviluppo e la progressione della malattia. Entrambe forniscono informazioni utili e complementari sulla presenza e la gravità dello scompenso.

Tabella 3.VI Classificazioni della gravità dello Scompenso Cardiaco

<table>
<tr><th colspan="2">New York Heart Association (NYHA)</th><th colspan="2">American College of Cardiology (ACC) e American Heart Association (AHA)</th></tr>
<tr><td colspan="2"></td><td>Stadio A</td><td>pazienti ad alto rischio di sviluppare scompenso cardiaco ma senza malattia cardiaca strutturale o sintomi: pazienti con diabete, ipertensione arteriosa, malattia coronarica, esposizione a farmaci o sostanze cardiotossiche, storia familiare di cardiomiopatia</td></tr>
<tr><td>Classe I</td><td>nessuna limitazione funzionale; l'attività fisica non causa astenia, dispnea o palpitazioni sproporzionate</td><td>Stadio B</td><td>pazienti che hanno una cardiopatia strutturale ma non hanno ancora sviluppato sintomi di scompenso cardiaco: pazienti con pregresso infarto e disfunzione ventricolare asintomatica</td></tr>
<tr><td>Classe II</td><td>lieve limitazione dell'attività fisica; nessun disturbo a riposo ma le attività di routine determinano astenia, palpitazioni o dispnea</td><td rowspan="2">Stadio C</td><td rowspan="2">pazienti con malattia cardiaca strutturale e che hanno sviluppato sintomi di scompenso cardiaco (ad esempio pazienti con precedente infarto e con dispnea ed astenia)</td></tr>
<tr><td>Classe III</td><td>grave limitazione dell'attività fisica; nessun disturbo a riposo ma un'attività fisica anche minima, inferiore a quella usuale, causa sintomi</td></tr>
<tr><td>Classe IV</td><td>incapacità a compiere ogni tipo di attività fisica senza disturbi; i sintomi sono presenti anche a riposo e aumentano con qualsiasi attività fisica</td><td>Stadio D</td><td>pazienti con scompenso cardiaco refrattario alla terapia, che richiedono interventi speciali come il trapianto cardiaco</td></tr>
</table>

Indagini diagnostiche per la conferma di scompenso cardiaco

Quando il paziente si presenta con i segni o i sintomi che possono orientare verso un quadro di scompenso cardiaco, per confermare o escludere la diagnosi, è necessario approfondire la valutazione clinica con altre indagini (NICE, 2010; Fauci et al., 2009; Dickstein et al., 2008). Di seguito sono riportate le principali indagini diagnostiche che si possono effettuare per approfondire la diagnostica del paziente con scompenso cardiaco.

Esami di laboratorio di routine. Nei pazienti con scompenso cardiaco di nuova insorgenza o cronico in fase di aggravamento è indicata la valutazione dell'emocromo completo, elettroliti, azotemia, creatininemia, enzimi epatici ed esame urine. In casi particolari va ricercata la presenza di diabete mellito con glicemia a digiuno o test di tolleranza al glucosio per bocca, di dislipidemia, valutando l'assetto lipidico a digiuno e di alterazioni della funzionalità tiroidea (TSH).

Molto utile, per contribuire alla diagnosi di scompenso cardiaco, è il dosaggio dei **marker biologici** o **biomarcatori** e in particolare il **peptide natriuretico** *B-type natriuretic peptide (BNP) o la sua porzione amino-terminale, N-terminal pro-B-type natriuretic peptide (NT-proBNP)*. È un ormone peptidico immesso in circolo dai cardiomiociti per effetto di vari stimoli, in primo luogo per effetto del loro stiramento come si osserva nello scompenso cardiaco. Questo ormone causa escrezione di sodio e di acqua attraverso l'aumento della velocità di filtrazione glomerulare, l'inibizione del riassorbimento di sodio a livello del tubulo contorto prossimale, l'inibizione della liberazione di renina e di aldosterone, la dilatazione arteriolare e venosa attraverso l'inibizione dell'azione vasocostrittrice dell'angiotensina II, vasopressina e stimolo simpatico. Il valore di BNP e/o del NT-proBNP è un marcatore relativamente sensibile per la presenza di SC con FE ridotta ma è aumentato, in modo più contenuto, anche nello SC a FE preservata. Per questo è sempre più spesso utilizzato per confermare la presenza e la gravità dello SC e per confermare o escludere il sospetto clinico di scompenso quando non è chiara la causa della dispnea. Va ricordato che i valori di peptide natriuretico aumentano con l'età ed in presenza di insufficienza renale, sono più elevati nella donna e possono essere falsamente bassi nei pazienti obesi.

Altri biomarcatori, come troponina T e I e la proteina C-reattiva, possono essere elevati nello scompenso cardiaco e forniscono importanti informazioni prognostiche.

L'elettrocardiogramma (ECG). Un ECG di routine a 12 derivazioni è sempre raccomandato e consiste nella rappresentazione grafica su carta quadrettata dell'attività elettrica del cuore. Questo esame non invasivo è utile per valutare il ritmo, determinare la presenza di ipertrofia ventricolare sinistra o di un pregresso infarto (presenza di onde Q) e per determinare la larghezza del QRS per valutare se il paziente può trarre beneficio dalla terapia di resincronizzazione. Un ECG normale è presente in meno del 10% dei pazienti con disfunzione sistolica del ventricolo sinistro.

Radiografia del torace in due proiezioni. Fornisce informazioni su grandezza e forma del cuore, sullo stato del circolo polmonare e può identificare cause non cardiache responsabili della sintomatologia presentata dal paziente. Mentre i pazienti con scompenso cardiaco in fase di instabilizzazione hanno segni di ipertensione polmonare, congestione del piccolo circolo, edema interstiziale, e/o edema polmonare, la maggior parte dei pazienti con scompenso cardiaco in fase stabile non ha segni. L'assenza di questi reperti in pazienti con scompenso cardiaco stabile riflette l'aumentata capacità da parte dei linfatici di allontanare il liquido interstiziale e/o polmonare. La cardiomegalia, ingrandimento del cuore visibile alla radiografia del torace, può essere assente non solamente nella fase di instabilizzazione, ma anche in quella stabile.

Esame Holter o ECG dinamico secondo Holter. Si tratta di un elettrocardiogramma (ECG) che dura un lungo periodo, in genere compreso tra 24 e 48 ore allo scopo di registrare l'attività del cuore in un ampio arco temporale. L'esame ha il pregio di consentire il controllo dell'ECG del paziente mentre questi svolge le sue abituali occupazioni o meglio ancora, quelle occupazioni che si associano alla sintomatologia oggetto dell'indagine. Questo esame è indicato nei pazienti con sintomi riconducibili ad aritmie, come palpitazioni o sincope, o per monitorare la frequenza ventricolare in pazienti con fibrillazione atriale. Permette inoltre di diagnosticare e documentare episodi di aritmia atriale e/o ventricolare e episodi di ischemia silente che potrebbero essere la causa, o accentuarla, dei sintomi dello scompenso cardiaco. La variabilità della frequenza cardiaca è correlata alla prognosi dello scompenso cardiaco.

L'ecocardiogramma. È l'esame più utile per valutare la funzione meccanica cardiaca e in particolare la funzione sistolica e diastolica del ventricolo sinistro. Si tratta di un esame diffusamente disponibile, rapido, non invasivo, sicuro e molto utile perché in grado di fornire molte informazioni sull'anatomia del cuore (volumi, geometria, masse), sulla cinesi delle pareti e sulla funzione delle valvole. La misura più pratica della funzione ventricolare, in grado di distinguere i pazienti con scompenso cardiaco a FE ridotta e a FE preservata. Sfortunatamente la frazione di eiezione, come misura pura della contrattilità, ha diversi limiti poiché dipende anche dalla quantità di sangue presente nel ventricolo alla fine della diastole (precarico) e dal lavoro che deve svolgere il ventricolo per superare le resistenze periferiche (postcarico). Per esempio, la frazione di eiezione del ventricolo sinistro è aumentata nell'insufficienza mitralica per effetto dell'immissione di sangue nell'atrio sinistro che è a bassa pressione. Tuttavia, fatte salve le eccezioni indicate sopra, se la frazione di eiezione è normale, la funzione sistolica di solito è adeguata e se la frazione di eiezione è significativamente ridotta (< 40%), anche la contrattilità è depressa. Con l'ecocardiogramma è possibile anche valutare la grandezza del ventricolo destro e le pressioni polmonari, utili nella gestione del cuore polmonare.

Ecostress. L'ecostress è un esame ecocardiografico eseguito durante l'esercizio fisico o l'infusione di farmaci (stress, ad esempio dobutamina, dipiridamolo). Con l'ecocardiogramma è possibile riconoscere e localizzare anomalie del movimento e dell'ispessimento delle pareti cardiache. Quando le arterie coronariche sono stenotiche, il flusso di sangue è spesso sufficiente per consentire al muscolo cardiaco di contrarsi in condizioni di riposo, ma durante uno sforzo il flusso diviene insufficiente e le zone del muscolo cardiaco inadeguatamente vascolarizzate, si contraggono meno o addirittura si fermano. Con l'ecostress è possibile valutare la contrazione di tutte le regioni del muscolo cardiaco a riposo e durante uno stimolo fisico o farmacologico. Ecco quindi che all'ecocardiogramma condotto durante stress si possono evidenziare alterazioni della contrattilità dei segmenti cardiaci vascolarizzati da coronarie stenotiche (valutazione dell'ischemia inducibile). Queste anomalie delle contrazione possono accompagnarsi a segni elettrocardiografici o a sensazione di dolore toracico, ma non raramente sono il primo e unico segno di sofferenza cardiaca. Alcune zone del muscolo cardiaco possono essere acinetiche anche in condizioni di riposo. Questo può significare che quelle zone sono necrotiche, ma si sono trasformate in cicatrice in seguito a un troppo prolungato mancato apporto di sangue in caso di infarto, o che l'ischemia è così grave, che le zone interessate possono sopravvivere solo evitando di contrarsi. Quando vengono sottoposte a uno stimolo, le zone acinetiche, ma ancora vitali, possono riprendere a contrarsi, differentemente da quelle necrotiche. L'ecostress consente quindi di valutare se le zone che a riposo non si contraggono sono vitali, ma non si contraggono per ischemia o se sono irrimediabilmente danneggiate (valutazione della vitalità miocardica) (ANMCO, 2012).

Altre indagini non invasive di *imaging*. Nei pazienti in cui l'ecocardiogramma a riposo non ha fornito sufficienti informazioni e nei pazienti con sospetta malattia coronarica è indicato il ricorso ad ulteriori indagini quali **la risonanza magnetica (RM) cardiaca**, la **tomografia computerizzata (TAC) cardiaca** e la **scintigrafia miocardica**. La risonanza magnetica cardiaca utilizza campi magnetici e onde radio per produrre immagini rappresentative del cuore, statiche e in movimento è una tecnica *d'imaging* versatile, altamente accurata, riproducibile, non invasiva per la valutazione del volume del ventricolo destro e sinistro, della funzione globale, della cinesica e spessore parietale, della presenza di masse e tumori. È diventato il gold standard di accuratezza e riproducibilità per molti di questi parametri. L'uso di mezzi di contrasto paramagnetici come il gadolinio può evidenziare la presenza di infiammazione, infiltrazione, cicatrici nei pazienti con infarto, miocardite, pericardite, cardiomiopatie, malattie infiltrative e da accumulo. Esistono alcune limitazioni a questa tecnica di indagine riconducibili alle disritmie o apparecchi impiantati e all'intolleranza da parte di alcuni pazienti. La TAC cardiaca, è utilizzata in caso di risultati dubbi alle prove da sforzo e probabilità bassa o intermedia di cardiopatia ischemica. La scintigrafia miocardica è una metodica diagnostica incruenta che consente di valutare la perfusione del muscolo cardiaco ed in alcuni casi la sua funzione. Ne esistono diversi tipi ma tutti sono caratterizzate fondamentalmente dalla necessità di iniettare una sostanza particolare detta "tracciante radioattivo" e dalla misurazione di come questo sia captato dal cuore. Può essere eseguita a riposo e dopo uno sforzo. Nella maggior parte dei casi è necessario eseguirla sia a riposo che dopo sforzo.

Prove funzionali della tolleranza allo sforzo. Il test da sforzo a piedi (*6 minute walking test*) o su *tapis roulant* o *cyclette* non rappresentano test di routine per i pazienti con scompenso cardiaco, ma sono utili per determinare la necessità di trapianto cardiaco in pazienti con scompenso cardiaco avanzato e per ottenere una valutazione oggettiva della capacità funzionale e dei tipici sintomi da esercizio quali dispnea e affaticabilità. Il ***"6 minute walking test"*** è facile, riproducibile e sempre disponibile. Un risultato normale (distanza percorsa di almeno 450 metri) in un paziente che non riceve alcun trattamento esclude la diagnosi di scompenso cardiaco. Una variante al *"6 minute walking test"* è rappresentata dal cicloergometro (test da sforzo su *tapis roulant* o *cyclette*). Durante lo sforzo si può eseguire la misurazione dello scambio dei gas respiratori, questo consente di ottenere un indice altamente riproducibile delle limitazioni all'esercizio ed è in grado anche di fornire informazioni sulla natura, cardiaca o respiratoria, della dispnea, sul livello di ventilazione e sulle implicazioni prognostiche. Il picco di consumo d'ossigeno (Picco VO_2) e la "soglia anaerobica" sono utili indicatori della capacità funzionale del paziente e la risposta ventilatoria sotto sforzo è un indice prognostico importante.

Cateterismo cardiaco o coronarografia. È un esame mini-invasivo che attraverso l'introduzione in un'arteria del braccio (radiale o brachiale) o della gamba (femorale) di un catetere, la cui estremità viene posta di fronte all'origine delle coronarie, permette, con l'iniezione di un mezzo di contrasto, la visualizzazione con raggi X del lume delle coronarie e le eventuali occlusioni o stenosi. Tali immagini vengono registrate e immagazzinate su CD, videocassetta o pellicola. In alcuni pazienti può essere utile il cateterismo cardiaco per chiarire l'eziologia dello scompenso cardiaco, per ottenere importanti informazioni prognostiche e per stabilire se è necessaria una rivascolarizzazione. Nei pazienti scompensati con storia di angina o con sospetta disfunzione ischemica del ventricolo sinistro è indicata l'angiografia coronarica. Angiografia coronaria e ventricolografia del ventricolo sinistro sono indicate in pazienti con scompenso cardiaco refrattario ad eziologia incerta e in pazienti con importante rigurgito mitralico o disfunzione valvolare aortica potenzialmente correggibili con intervento cardiochirurgico o cardiologia interventistica.

Trattamento dello scompenso cardiaco

Il trattamento dello scompenso cardiaco richiede l'adozione di strategie non farmacologiche orientate alla modifica o all'adattamento dello stile di vita, e strategie strettamente farmacologiche grazie all'utilizzo di farmaci specifici ma anche di dispositivi di supporto e chirurgia. Il trattamento dello scompenso cardiaco prevede inoltre il coinvolgimento del paziente nella gestione della sua condizione e l'adozione di modelli organizzativi condivisi e coordinati tra tutti i sanitari.

Trattamento non farmacologico

Le strategie di gestione non farmacologica rappresentano un contributo importante alla terapia dello scompenso. Possono avere un ruolo determinante nella stabilità del paziente, nella sua capacità funzionale, mortalità e qualità di vita. Queste strategie comprendono la dieta e la nutrizione, la gestione delle condizioni concomitanti come l'apnea da sonno, l'insonnia, la depressione e la disfunzione sessuale. Anche l'allenamento fisico può giocare un ruolo importante. Fornire la terapia non farmacologica richiede l'azione integrata del team medico infermieristico che educherà la persona ad acquisire uno stile di vita orientato a mantenere il compenso, a prevenire per quanto possibile episodi acuti attraverso il controllo del peso e dell'apporto dei liquidi, alla restrizione del sodio, il mantenimento dell'attività, la gestione dei sintomi e problemi correlati allo scompenso.

Terapia farmacologica

Come per la maggior parte delle malattie gli obiettivi del trattamento dello scompenso cardiaco mirano alla riduzione della morbilità, della mortalità e al miglioramento della qualità di vita. Per alcuni pazienti, soprattutto per quelli anziani, la capacità di condurre una vita autonoma, l'assenza di una sintomatologia eccessivamente pesante e il non dover ricorrere all'ospedalizzazione rappresentano degli obiettivi di importanza talvolta pari al desiderio di vivere più a lungo. La prevenzione della malattia cardiaca e della sua progressione fanno parte integrale della terapia.

Per i pazienti che hanno sviluppato una disfunzione ventricolare ma che rimangono asintomatici (stadi A e B), l'obiettivo è di rallentare la progressione della malattia bloccando il sistema neurormonale che porta al rimodellamento cardiaco.

Per i pazienti che invece hanno sviluppato una sintomatologia (stadi C e D), l'obiettivo primario è quello di migliorare la ritenzione di liquidi, ridurre la disabilità, e ridurre il rischio di ulteriore progressione della malattia e di morte. Questi obiettivi in genere richiedono una strategia che combini la terapia diuretica, per controllare la ritenzione di acqua e sale, con interventi di tipo neurormonale per ridurre al minimo il rimodellamento cardiaco. Per favorire l'adesione al trattamento farmacologico la posologia e i regimi di dosaggio dovrebbero essere mantenuti entro schemi più semplici possibile; a tal fine il personale sanitario garantisce che il paziente e i familiari siano pienamente informati rispetto ai farmaci prescritti (NICE, 2010).

La prima linea di trattamento prevede farmaci che interferiscono con un'eccessiva attivazione del sistema renina angiotensina-aldosterone e del sistema nervoso adrenergico. A tal fine gli ace-inibitori o i bloccanti del recettore dell'angiotensina II e i β-bloccanti possono migliorare i sintomi dello scompenso a frazione di eiezione ridotta stabilizzando e/o facendo regredire il rimodellamento cardiaco.

Ace-inibitori. Gli ace-inibitori hanno un ruolo fondamentale nel trattamento dello scompenso cardiaco. Il meccanismo d'azione di questi farmaci consiste **nell'inibizione dell'enzima Ace responsabile della conversione dell'angiotensina I ad angiotensina II;** da questo consegue una diminuzione della concentrazione dell'angiotensina-II in corrispondenza dei recettori per l'angiotensina, con **vasodilatazione prevalentemente arteriosa per riduzione del tono dei vasi sanguigni e quindi riduzione del post-carico** (indice della resistenza che si oppone al ventricolo in aorta e nell'albero arterioso e che il ventricolo deve superare per poter pompare il sangue in circolo); si assiste inoltre alla **riduzione della liberazione di aldosterone** dalla corteccia surrenale con effetti favorevoli sul bilancio idrico per la riduzione della ritenzione di sodio ed acqua e quindi riduzione anche del precarico (che esprime l'entità di riempimento diastolico, ovvero quanto sangue è ospitato nei ventricoli nel momento di maggiore distensione che precede la sistole). Gli ace-inibitori riducono il rimodellamento del ventricolo sinistro, migliorano il benessere e la qualità di vita, e aumentano la sopravvivenza nei pazienti con scompenso di varia gravità. Gli ace-inibitori inibiscono anche un altro enzima, la chininasi II, enzima che degrada le chinine; questa azione determina un aumento dei livelli di bradichinina che, grazie alle sue proprietà vasodilatatrici, può aumentare l'effetto benefico della soppressione dell'angiotensina II. La **Figura 3.8** rappresenta l'azione degli Ace inibitori sul sistema renina-angiotensina aldosterone e quindi sulla funzione cardiaca.

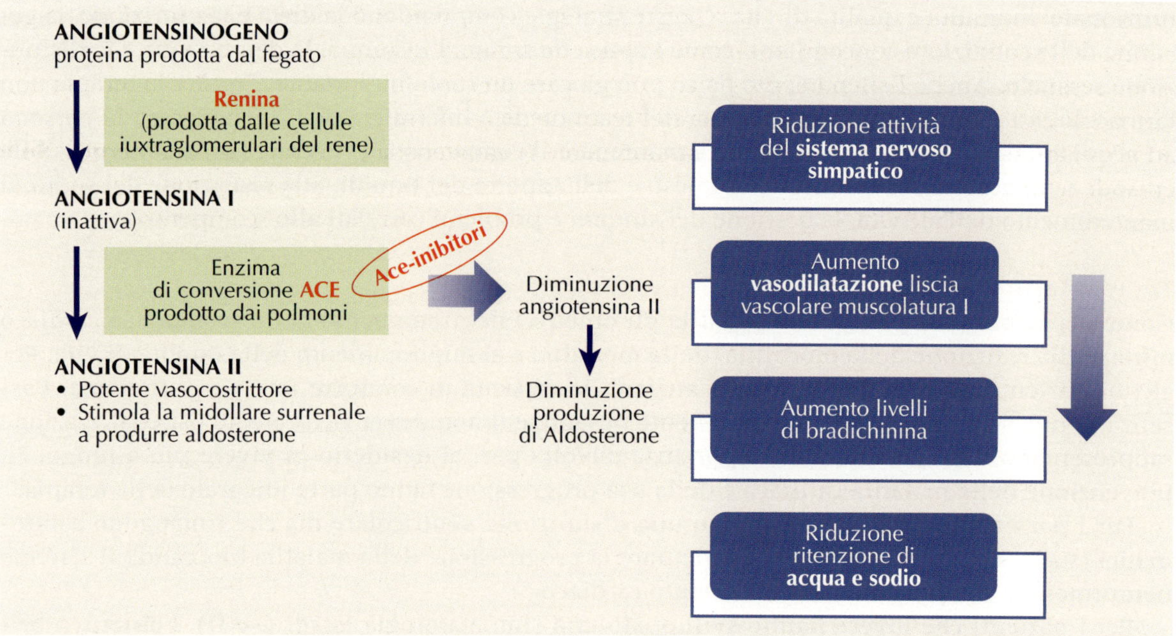

Figura 3.8 Azione degli Ace inibitori sul SRAA e funzione cardiaca.

Oggi sono presenti ormai una cinquantina di varietà di ace inibitori, tutte riconoscibili per il suffisso *"pril"* del loro nome farmacologico (captopril, enalapril, lisinopril, ramipril...). Generalmente si inizia con dosaggi bassi che gradatamente sono aumentati (ad esempio, ogni 2 settimane) per arrivare alla dose efficace raccomandata; se questo non è possibile l'obiettivo è di arrivare al dosaggio massimo tollerato (NICE, 2010).

La maggior parte degli **effetti collaterali** degli ace-inibitori sono legati alla soppressione del sistema renina angiotensina-aldosterone. La diminuzione della pressione arteriosa e la lieve insufficienza renale che possono aversi nella fase iniziale della terapia sono generalmente ben tollerati e non richiedono riduzione del dosaggio dell'ace-inibitore. Tuttavia se l'ipotensione si associa a vertigine, o se l'insufficienza renale diventa grave, può essere necessario ridurre il dosaggio o sospendere l'Ace-inibitore. Per questo è indicato nei pazienti in trattamento con Ace inibitori un monitoraggio della funzionalità renale. Altri effetti indesiderati che necessitano di essere sorvegliati con particolare attenzione sono rappresentati dall'insorgenza di **iperpotassiemia, tosse secca non produttiva, angioedema,** alterazioni del gusto quali la disgeusia, con percezione di sapore amaro o metallico o ageusia, con assenza del gusto. L'iperpotassiemia può diventare problematica specie se il paziente assume diuretici risparmiatori di potassio o supplementi di potassio. L'angioedema è un edema acuto senza prurito che coinvolge il viso, la lingua, la laringe e le estremità. L'interruzione della terapia ed il trattamento con antistaminici sono generalmente sufficienti ad alleviare i sintomi. La tosse secca persistente sembra causata dall'inibizione dell'inattivazione di bradichinina e aumento della concentrazione di mediatori dell'infiammazione. Nei pazienti che non tollerano gli ACE-inibitori per tosse o angioedema, vengono raccomandati, come prima linea di terapia, i bloccanti dei recettori dell'angiotensina II. Gli ACE inibitori sono controindicati in gravidanza e durante l'allattamento. L'esposizione durante il secondo e il terzo trimestre di gravidanza può causare malformazioni fetali e oligoidramnios.

Bloccanti dei recettori dell'angiotensina II (sartani). Questi farmaci sono generalmente indicati nei pazienti che non tollerano gli ace-inibitori. Sono utilizzati nei pazienti con scompenso sintomatico e asintomatico con frazione di eiezione ridotta (< 40%). La loro azione si esplica con il blocco degli effetti dell'angiotensina II sui recettori dell'angiotensina II di tipo 1. Hanno effetti simili a quelli degli ace-inibitori sulla pressione, funzione renale e potassio. Appartengono a questa categoria principi attivi quali losartan o valsartan.

β-bloccanti. I beta-bloccanti agiscono **inibendo gli effetti negativi dell'attivazione del sistema nervoso simpatico** nei pazienti con scompenso cardiaco e in particolare bloccando i recettori adrenergici (α e β). I recettori adrenergici sono recettori di membrana che interagiscono con l'adrenalina e altre catecolamine. La funzione e la posizione dei recettori hanno implicazioni importanti ai fini dei loro effetti fisiologici. In **Tabella 3.VII** sono rappresentate le caratteristiche dei recettori adrenergici. Se lo stimolo adrenergico inizialmente sostiene il cuore scompensato, nel lungo periodo il sistema nervoso simpatico produce effetti deleteri, che possono proprio essere antagonizzati proprio dai beta-bloccanti.

Tabella 3.VII Caratteristiche dei recettori adrenergici

α1:	recettore di tipo eccitatorio presente in prevalenza sulla muscolatura liscia dei piccoli vasi (resistenze periferiche).
α2:	recettore presente sulle terminazioni nervose, è deputato alla regolazione della secrezione di neurotrasmettitori; determina una diminuzione della produzione di noradrenalina, e a livello pancreatico diminuisce la secrezione di insulina.
β1:	recettore di tipo eccitatorio determinante per l'attività cardiovascolare; presente principalmente a livello cardiaco, la sua stimolazione genera, a livello cardiaco, un effetto inotropo e cronotropo positivo.
β2:	recettore di tipo inibitorio, presente prevalentemente a livello della muscolatura liscia bronchiale. L'attivazione di questo recettore genera il rilassamento bronchiale, gastrointestinale e dei grandi vasi periferici.

I β-bloccanti invertono il processo di rimodellamento del ventricolo, migliorano la sintomatologia e prolungano la sopravvivenza. Come per gli ace-inibitori, anche la terapia con β-bloccanti va iniziata con basse dosi prevedendo un aumento graduale del dosaggio valutando la frequenza cardiaca, la pressione sanguigna e lo stato clinico dopo ogni modifica (Nice, 2010). Gli effetti favorevoli dei beta-bloccanti nello scompenso cardiaco, diventano chiaramente evidenti solo **dopo circa 3 mesi di trattamento.** All'inizio l'uso di questi farmaci può portare ad un peggioramento dei sintomi e della ritenzione di liquidi secondario alla sospensione del supporto adrenergico al cuore ed al circolo. L'eventuale ritenzione di liquidi in genere si osserva entro 3-5 giorni dall'inizio della terapia e si manifesta con un aumento del peso corporeo, e/o un peggioramento della sintomatologia. L'aumentata ritenzione di liquidi può essere gestita aumentando la dose di diuretico. La terapia con β-bloccanti è ben tollerata dalla maggior parte dei pazienti; in alcuni casi può comparire **bradicardia**; il dosaggio sarà ridotto se la frequenza scende sotto 50 battiti al minuto e/o se si sviluppa un blocco atrioventricolare di II o III o ipotensione sintomatica. I beta-bloccanti sono controindicati nei pazienti con asma e broncospasmo. Appartengono a questa categoria farmaci il cui principio attivo termina con *"lolo"* il *carvedilolo*, il *bisoprololo*, il *metoprololo*.

Diuretici. Molte delle manifestazioni cliniche dello scompenso di grado moderato e severo sono la conseguenza di un'eccessiva ritenzione di acqua e di sale che porta a espansione del volume e sintomi di congestione. I diuretici sono l'unico agente farmacologico in grado di controllare adeguatamente la ritenzione di liquidi nello scompenso avanzato, e vanno utilizzati per ripristinare e mantenere la volemia normale in pazienti con sintomi di congestione quali dispnea, ortopnea, edema, o segni di pressione di riempimento elevata, rantoli, distensione giugulare o edema periferico. È pertanto un **trattamento di prima scelta in situazioni di instabilità o peggioramento dello scompenso.** La terapia diuretica va iniziata partendo da dosi basse che saranno gradatamente aumentate fino a ottenere miglioramento dei sintomi del sovraccarico di liquidi con l'obiettivo di ottenere il "peso secco" del paziente. Per arrivare a questo obiettivo spesso è necessario, nei pazienti con grave sovraccarico di liquidi, aggiustare dosi multiple giornaliere per diversi giorni e talora per settimane. In questi pazienti può essere necessaria la somministrazione endovenosa di diuretici. Corretta la congestione acuta, la terapia diuretica va continuata per prevenire la ricomparsa della ritenzione di sale ed acqua.

Furosemide (Lasix®) e *torasemide (Diuresix®)* sono detti **diuretici dell'ansa** poiché agiscono a livello dell'ansa di Henle, inibendo in maniera reversibile il riassorbimento di sodio, potassio e cloro, nella porzione spessa della branca ascendente dell'ansa di Henle. I **tiazidici** *(metolazone Zaroxolyn®)* inibiscono il riassorbimento di sodio, e cloro nella prima metà del tubulo contorto distale. I diuretici **risparmiatori di potassio** come lo *spironolattone* agiscono a livello del dotto collettore. Anche se tutti i diuretici aumentano l'escrezione di sodio ed il volume urinario, differiscono per quanto riguarda potenza e proprietà farmacologiche. Mentre i diuretici dell'ansa aumentano l'escrezione frazionata del sodio del 15-20%, i diuretici tiazidici l'aumentano solamente del 5-10% e tendono a perdere la loro efficacia nei pazienti con insufficienza renale di grado moderato-severo. Nei pazienti con scompenso cardiaco in genere, per ripristinare la volemia normale, sono necessari i diuretici dell'ansa. La mancata risposta alla terapia diuretica può essere dovuta alla scarsa compliance del paziente, all'effetto diretto sul rene dell'uso cronico di diuretici o alla progressione dello scompenso. In pazienti con ritenzione idrica persistente, nonostante una terapia ad alti dosaggi di diuretici dell'ansa, può essere presa in considerazione l'aggiunta di un diuretico tiazidico o del metolazone una o due volte al giorno. In casi di ritenzione idrica refrattaria che non risponde ad alto dosaggio di diuretici si può ricorrere all'ultrafiltrazione e alla dialisi, interventi che si sono rivelati utili a breve termine.

I diuretici possono causare **alterazioni elettrolitiche**, perdita di volume e peggioramento dell'insufficienza renale. Inoltre possono accentuare l'attivazione neuro-ormonale e la progressione della malattia. Uno degli effetti collaterali più importanti della terapia diuretica è l'alterazione dell'omeostasi del potassio (ipopotassiemia o iperpotassiemia), che aumenta il rischio di aritmie pericolose per la vita. In genere sia i diuretici tiazidici che i diuretici dell'ansa determinano ipopotassiemia, i diuretici risparmiatori di potassio iperpotassiemia. Pertanto in corso di terapia diuretica è essenziale monitorare i livelli di potassiemia, sodiemia e creatininemia.

Antagonisti dell'aldosterone. Anche se sono classificati come diuretici risparmiatori di potassio, i **farmaci che bloccano l'azione dell'aldosterone**, *spironolattone (Aldactone®)* hanno effetti benefici indipendenti da quelli di questi farmaci sul bilancio del sodio. Gli ace-inibitori riducono solo transitoriamente la secrezione di aldosterone; con la terapia cronica si assiste a un rapido ritorno dell'aldosteronemia a livelli simili a quelli che precedevano l'ace-inibizione. L'aldosterone ha dimostrato possedere effetti negativi nello scompenso cardiaco aumentando la ritenzione di sodio e di liquidi e favorendo la fibrosi miocardica. Per questo si raccomanda la somministrazione di antagonisti dell'aldosterone nei pazienti con scompenso in classe III o IV NYHA IV con frazione di eiezione depressa (<35%) e che stanno assumendo la terapia standard con diuretici, ace-inibitori e beta-bloccanti. Gli antagonisti dell'aldosterone migliorano la sopravvivenza quando aggiunti alla terapia piena, inclusi gli ace-inibitori. Effetto collaterale è rappresentato dalla comparsa di **iperpotassiemia**, che si manifesta più facilmente in soggetti che assumono supplementi di potassio o hanno un'insufficienza renale.

Idralazina e isosorbide dinitrato. In pazienti sintomatici con frazione di eiezione ≤ 40% con controindicazioni o intolleranza agli ace-inibitori, si è dimostrata utile la combinazione *idralazina + isosorbide dinitrato*. Questa combinazione può essere somministrata in abbinamento agli ace-inibitori, beta-bloccanti, e antagonisti dell'aldosterone nei pazienti con persistenza della sintomatologia. Gli effetti collaterali più frequenti di questa combinazione sono la cefalea, vertigine/ipotensione e la nausea.

Digitale. Può essere utilizzata per rallentare la risposta rapida ventricolare in pazienti con scompenso sintomatico e fibrillazione atriale. La digitale *(digossina, Lanoxin®)* si unisce a recettori specifici che fanno parte dell'enzima ATP-asi Na^+/K^+ dipendente (pompa del sodio), inibendolo. Questo blocco determina un progressivo aumento della concentrazione intracellulare di sodio che a sua volta attiva lo scambio sodio/calcio aumentando la sua concentrazione intracellulare. Questo aumento, a livello delle proteine contrattili determina un aumento della contrattilità miocardica che porta a una riduzione di attivazione del sistema adrenergico e renina-angiotensina-aldosterone con riduzione delle resistenze periferiche. Presi nel loro insieme questi effetti provocano riduzione della frequenza cardiaca e riduzione della richiesta di ossigeno da parte del cuore. Le **azioni della digitale** possono essere riassunte in azione:

- **inotropa positiva**: aumento della forza contrattile e della velocità di conduzione; la sistole risulta più valida e di minore durata, la diastole è più lunga e consente una migliore irrorazione coronarica ed un miglior riempimento cardiaco; aumenta la gettata cardiaca;
- **cronotropa negativa**: riduzione della frequenza cardiaca; quest'azione è evidente quando la frequenza è aumentata per un fenomeno compensatorio in condizioni di insufficienza;
- **dromotropa positiva**: diminuisce la velocità di conduzione atrio-ventricolare;
- **batmotropo positivo**: aumenta l'eccitabilità delle fibre miocardiche. In pazienti in ritmo sinusale con scompenso sintomatico e una frazione di eiezione ≤ 40%, la terapia con digossina, in aggiunta dell'ace-inibitori migliora la funzione ventricolare e il senso di benessere del paziente.

La digossina è un farmaco a **stretto indice terapeutico**. La terapia con digossina è monitorata attraverso la misurazione della quota di digossina nel sangue (digossinemia), il cui valore dovrebbe essere <1,0 ng/ml nel plasma alla dose di 0.125-0.25 mg al giorno, soprattutto nei pazienti anziani, con insufficienza renale e massa magra ridotta. Potenziali effetti collaterali della digossina sono rappresentati da blocco seno-atriale ed atrio-ventricolare, aritmie atriali e ventricolari soprattutto in presenza di ipopotassiemia. Segni di tossicità (intossicazione digitalica) sono confusione, disturbi gastrointestinali (nausea, anoressia) e alterazione della visione dei colori. In caso di aritmie ventricolari da tossicità si deve considerare l'uso di anticorpi specifici anti digossina.

Altri trattamenti

Anticoagulanti ed antiaggreganti. I pazienti con scompenso hanno un rischio aumentato di eventi trombo-embolici arteriosi e venosi. Si pensa che la funzione ventricolare depressa promuova una stasi relativa di sangue nelle cavità cardiache dilatate con aumentato rischio di formazione di trombi. La terapia con anticoagulanti orali, warfarin (*Coumadin®*) è raccomandata nei pazienti con scompenso cardiaco e fibrillazione atriale cronica o parossistica o con una storia di embolia sistemica (compreso ictus e TIA) o polmonare. La terapia anticoagulante viene dosata valutando i valori di INR (International Normalized Ratio) ovvero il tempo di protrombina standardizzato i cui valori target sono compresi fra 2 e 3.

Antiaritmici. La *fibrillazione atriale* si riscontra nel 15-30% dei pazienti con scompenso; è causa frequente d'instabilizzazione, aumenta il rischio di complicanze tromboemboliche ed ha una prognosi negativa a lungo termine. La fibrillazione atriale è classificata come primo episodio, parossistica, persistente o permanente. La gestione della fibrillazione atriale si propone di controllare la frequenza, correggere il disturbo del ritmo e prevenire il tromboembolismo.

Per controllare la frequenza cardiaca a riposo e durante l'attività fisica, nei pazienti con scompenso con disfunzione sistolica e fibrillazione atriale, si raccomanda l'uso di un β-bloccante o di digossina. Per tutti i pazienti con fibrillazione atriale, a meno che non vi sia qualche controindicazione, va istituita terapia antitrombotica per prevenire il trombo embolismo. *L'amiodarone* è un antiaritmico di classe III che non ha o ha minimo effetto inotropo negativo e/o proaritmico ed è efficace contro la maggior parte delle aritmie sopraventricolari. È il farmaco di prima scelta per ripristinare e mantenere il ritmo sinusale e può migliorare l'efficacia della cardioversione elettrica nei pazienti con scompenso. La maggior parte dei farmaci antiaritmici, fatta eccezione per l'amiodarone hanno un effetto inotropo negativo e sono proaritmici ovvero possono paradossalmente determinare, essi stessi, un'aritmia.

Cardioversione elettrica. Questa procedura è indicata se la risposta ventricolare rapida non risponde prontamente alle misure farmacologiche specialmente nei pazienti in cui la fibrillazione atriale causa ipotensione sintomatica o sintomi di congestione polmonare.

Resincronizzazione cardiaca. In circa un terzo dei pazienti con scompenso cardiaco con FE ridotta sintomatici (classe III e IV NYHA) si osserva un prolungamento dell'intervallo QRS (>120 ms). Questa alterazione all'ECG è dovuta a un difetto della conduzione ventricolare che determina vari gradi di incoordinazione nel riempimento e nella contrazione delle camere atriali e ventricolari (desincronizzazione cardiaca) con ridotto riempimento ventricolare, riduzione della contrattilità ventricolare, aumentata durata del rigurgito mitralico e movimento paradosso del setto. La stimolazione (pacing) contemporanea dei due ventricoli, detta anche terapia cardiaca di resincronizzazione (cardiac resynchronization therapy - CRT), migliora la funzione contrattile ventricolare, riduce l'insufficienza mitralica secondaria, inverte il rimodellamento ventricolare e aumenta la FE. L'utilizzo della CRT in pazienti trattati con terapia medica e in ritmo sinusale riduce significativamente i ricoveri e la mortalità e migliora la qualità di vita e la capacità di fare attività fisica.

Se lo scompenso è associato ad ischemia cardiaca oltre al trattamento "base" si trattano i fattori causali o scatenanti tramite **la terapia chirurgica**. La malattia ischemica coronarica è la causa più comune di scompenso ed è presente nel 60-70% dei pazienti con funzione ventricolare sinistra compromessa. In questi pazienti può essere considerato sia **il bypass aortocoronarico** oppure la **rivascolarizzazione coronarica percutanea.** La **chirurgia valvolare aortica** è raccomandata nei pazienti con sintomi di scompenso e stenosi aortica severa mentre la **chirurgia valvolare mitralica** è raccomandata nei pazienti con sintomi di scompenso e rigurgito mitralico importante.

Il trapianto di cuore. È un trattamento accettato per lo scompenso terminale. Se attuato seguendo criteri di selezione appropriati, aumenta in maniera significativa la sopravvivenza, la qualità di vita, la capacità di fare attività fisica e di ritornare al lavoro rispetto al trattamento convenzionale. Sono candidabili al trapianto pazienti con una sintomatologia grave, una prognosi infausta e la mancanza di forme di trattamento alternative (Jessup, 2009).

I defibrillatori cardiaci impiantabili (ICD) e telemedicina. Sono efficaci nel trattare le recidive di tachicardia ventricolare sostenuta e/o di fibrillazione ventricolare nei pazienti con scompenso con aritmie ricorrenti e/o sincope cardiaca e possono essere utilizzati come terapia da sola o in associazione con amiodarone e/o betabloccanti. Circa il 50% delle morti per scompenso è legata a morte cardiaca improvvisa, pertanto la riduzione della proporzione di pazienti che muoiono per eventi aritmici costituisce una parte importante degli sforzi per ridurre la mortalità totale in questa popolazione. L'impianto di defibrillatore cardiaco impiantabile è più efficace della terapia farmacologica nella prevenzione della morte cardiaca improvvisa in pazienti rianimati dopo fibrillazione ventricolare soprattutto nei pazienti post infartuati con frazione di eiezione ridotta. La telemedicina permette di monitorare costantemente il cuore del paziente inviando i dati del defibrillatore impiantabile o del monitor cardiaco impiantabile tramite la linea telefonica da casa al computer dell'ospedale. È la frontiera del controllo diagnostico e terapeutico a domicilio di pazienti portatori di defibrillatore impiantabile. Il paziente, grazie a questa tecnologia, non deve più recarsi presso gli ambulatori cardiologici per eseguire i controlli di routine ma potrà effettuarli direttamente da casa propria per mezzo di una normale connessione telefonica, con un notevole risparmio di tempo e di risorse. Le informazioni registrate dal dispositivo impiantato, infatti, vengono inviate dal paziente a un server web, protetto ed interrogabile dal medico direttamente dal proprio computer.

I dispositivi per l'assistenza ventricolare sinistra (VAD). Sono dispositivi meccanici utilizzati per sostituire parzialmente o completamente la funzione di pompa cardiaca. Alcuni dispositivi per l'assistenza ventricolare sinistra sono destinati ad uso a breve termine, tipicamente per pazienti reduci da infarto o cardiochirurgia, mentre altri sono destinati ad uso a lungo termine (mesi o anni tipicamente per i pazienti affetti da insufficienza cardiaca congestizia in attesa di un trapianto di cuore (Rose et al, 2001). Possono prevenire o ridurre il deterioramento clinico e migliorare le condizioni cliniche del paziente prima del trapianto o ridurre la mortalità in pazienti con grave miocardite acuta. Se il supporto è utilizzato a lungo aumenta il rischio di infezioni e di embolia.

La gestione assistenziale della persona con scompenso cardiaco di nuova insorgenza e stabile

La persona con scompenso cardiaco richiede assistenza in fase di nuova insorgenza, di instabilizzazione di una condizione cronica e in fase di stabilità. Trattandosi di una sindrome cronica lo scopo della cura e del trattamento è quello di garantire il più possibile la stabilità, mantenere una qualità di vita accettabile e il maggior benessere possibile attraverso il controllo dei sintomi e dell'evoluzione.

La sindrome è caratterizzata da periodi di relativo benessere a fasi di instabilità per la perdita del compenso e l'evidenza di forme acute anche gravi che richiedono il ricovero anche se per poche ore o giorni. Gli episodi di instabilizzazione possono essere frequenti e ripetuti e sono un indicatore di scarso controllo dei sintomi e di evoluzione della patologia. Il quadro del paziente può gradatamente deteriorare con scarsa risposta ai trattamenti, fino ad un quadro di scompenso terminale che richiede un approccio palliativo.

Valutazione della persona affetta da scompenso cardiaco

La raccolta dei dati e delle informazioni nella persona con scompenso cardiaco di nuova insorgenza, in occasione dei follow-up e nel monitoraggio a distanza è orientata a comprendere la presenza e severità dei sintomi, a comprendere il disagio e l'impatto emotivo che può derivare dalla patologia cronica, a stabilire le problematiche prevalenti da affrontare e mettere a fuoco le priorità. Un accertamento mirato permette di valutare gli effetti dei sintomi sulla vita quotidiana della persona e sulle sue abilità, di monitorare l'effetto dei trattamenti, di valutare le strategie che la persona ha attivato o sta attivando per affrontare la sindrome.

Esplorare la capacità di self care ed aree di bisogno educativo

Dall'ingresso accertare la necessità di attivare precocemente servizi di supporto sanitario e sociale domiciliare in base della situazione familiare e sociale soprattutto per i pazienti anziani. L'accertamento dei bisogni educativi inizia attraverso l'osservazione e l'analisi della condizione sociale del paziente (ambiente di vita, assistenza familiare, situazione economica) e la valutazione del livello di conoscenza della patologia e dei segni e i sintomi indicativi di scompenso e di conoscenza base relativa alla terapia sicura e allo stile di vita da mantenere.

Valutare il grado di stabilità/instabilità della malattia

Osservare la persona, l'aspetto generale che può apparire affaticato o rallentato, la cute può apparire pallida e fredda, la corporatura e la postura possono orientare rispetto alle capacità funzionali, alla presenza di fatica o di dispnea. Inoltre con alcune domande esplorare la presenza di sintomi indicativi di riacutizzazione di scompenso cardiaco. Di seguito alcuni esempi di domande:
come respira attualmente, Le sembra di fare più fatica? È cambiato qualcosa nel suo respiro ultimamente? Riesce a dormire bene o le capita di svegliarsi frequentemente? Quanti cuscini usa solitamente di notte? Le succede di svegliarsi di notte con una tosse fastidiosa, oppure di avvertire sensazione di affanno? Le è mai capitato svegliarsi alla notte perché non può respirare e quindi avere bisogno di sedersi sul letto? Rispetto al suo peso abituale, ha notato cambiamenti? È aumentato ultimamente? Si è accorto se le gambe o i piedi ultimamente sono più gonfi? Le scarpe le lasciano il segno o fa più fatica ad indossarle? È utile chiedere ai familiari, se hanno notato cambiamenti nel comportamento abituale o nell'orientamento temporale/spaziale; questa domanda da rivolgere ai familiari soprattutto se la persona con scompenso è anziana. Chiedere se la persona assume dei farmaci e da chi sono stati prescritti.

Rilevare il peso abituale e le eventuali modifiche. Un rilievo che facilmente il paziente riferisce è costituito dalla comparsa di edemi declivi, alle caviglie o alle gambe. Osservare la presenza di fovea (registrandone la presenza con +; ++ o +++), del segno lasciato dai calzini o dalle scarpe. Rilevare lo stato della cute, la presenza di screpolature, arrossamenti od altre alterazioni cromatiche. Osservare come si muove il paziente; se fatica a piegarsi in avanti o a indossare le scarpe questo indicatore potrebbe essere segno di ascite o gonfiore generalizzato. Alcuni pazienti riferiscono anche senso di gonfiore alle mani, all'addome o genericamente "allo stomaco".

Esplorare le abitudini alimentari. La presenza di "disturbi digestivi" lo stato nutrizionale, l'appetito. Accertare modificazioni recenti che possono indicare uno scadimento della capacità funzionale globale o la perdita del compenso e la riacutizzazione in un paziente cronico. Osservare il momento del pasto del paziente, registrare gli alimenti preferiti e la quantità effettivamente assunta. Il peso dei sintomi può far si che il paziente mangi meno, si accontenti di pasti frugali.

Tipologia, frequenza e modificazioni recenti dell'attività fisica svolta. Il paziente o i familiari possono descrivere le attività mediamente svolte durante il giorno e lo stile di vita. Ai fini dell'accertamento della fatigue può essere indicato il test del cammino (6 Minutes Walking Test) ovvero la misura della distanza percorsa in 6 minuti. Poiché il camminare è un'attività giornaliera di ogni persona, questo test si adatta ad ogni circostanza per la valutazione dello stato funzionale: alle persone "sane" come ai pazienti con scompenso. Adatto anche per i pazienti anziani, deboli o limitati che non possono effettuare test più impegnativi (es cicloergometro). Accertare quali attività la persona sta svolgendo o se le attività usuali determinano comparsa di dispnea oppure se questa compare anche a riposo o durante il sonno.

Qualità del respiro, presenza di rumori respiratori, posizione assunta, il movimento del torace. Il paziente, ma più spesso i familiari osservano se la persona si sveglia spesso durante la notte, se presenta affanno, agitazione o tosse fastidiosa. I pazienti con scompenso vivono la sensazione sgradevole della dispnea e utilizzano espressioni diverse per rappresentarla e per descriverne la severità *" mi manca l'aria", "mi sento soffocare", "fatico a tenere il fiato " sento oppressione al torace"*; spesso riferiscono *"senso di agitazione e vaga ansietà"* talvolta indicativi proprio di presenza di dispnea ed iniziale scompenso. Osservare la posizione del paziente, rilevare la presenza di rumori patologici e tosse. Se il paziente non è troppo affaticato, chiedere quando è comparsa la dispnea, altrimenti sentire i familiari.

Presenza di affaticamento. La fatigue insorge precocemente nel paziente con scompenso, spesso è il primo disturbo che i pazienti riferiscono, prima di altri. I pazienti possono riferire fatica a fare le scale e a svolgere i lavori domestici. Alcune pazienti riferiscono "non riesco a fare i lavori di casa, a pulire o passare l'aspirapolvere. Sono completamente esausta". "Non sono in grado di fare un sacco di cose che vorrei fare perché sono molto stanca." Molti pazienti riferiscono manifestazioni di *"indebolimento,* mancanza di forza e di energia", perdita dell'efficienza lavorativa, dicono di stancarsi facilmente nelle attività abitualmente svolte in passato. La valutazione delle abilità fisiche e della fatica può essere accertata a fondo in un paziente con iniziali segni di scompenso o nel paziente cronico. In questi pazienti la comparsa di turbe del ritmo può incrementare il malessere e la fatica; la perdita del ritmo con la comparsa di fibrillazione atriale è spesso una causa riconducibile all'accentuarsi della sintomatologia e dei deficit riportati dal paziente e familiari; a questo proposito accertare e registrare l'andamento delle funzioni vitali (frequenza cardiaca, frequenza respiratoria, pressione arteriosa). Nei pazienti con scompenso e fibrillazione atriale la frequenza cardiaca deve essere rilevata a livello centrale per essere accurata; a livello radiale il valore rilevato in queste situazioni può essere impreciso.

Effetti dei sintomi sulla vita quotidiana della persona e sulle sue abilità. Molti pazienti riferiscono di non essere più in grado di *"fare come prima"* e riferiscono come altamente disagevoli manifestazioni *di "indebolimento o perdita dell'efficienza cognitiva"* dimenticanze, diminuzione dell'attenzione, della concentrazione, della memoria e della capacità lavorativa. Lo scompenso influenza globalmente le capacità funzionali; la persona, se giovane, può sperimentare una perdita del proprio ruolo familiare e lavorativo. I pazienti possono riferire timori per l'incapacità a sostenere la famiglia e in generale per la *perdita di controllo* della propria condizione così come sulle possibilità di affrontare i problemi e controllare i deficit. Altri pazienti riferiscono *sintomi "emozionali negativi",* quali tristezza, senso di paura, del futuro e della morte, sensazione di impotenza e imbarazzo, senso di colpa, espressioni di fastidio, irritazione, frustrazione (Clark et al 2006, Gwaltney et al., 2012).

Impatto dei sintomi sulla persona e sui familiari. La comparsa di sintomi evidenti di scompenso cardiaco interferisce pesantemente non solo sulla vita e sul benessere della persona, ma anche della famiglia. Chiedere se sono cambiati e in che termini, i ritmi di vita, i ritmi lavorativi e di svago di familiari e caregiver. La cura di un paziente con scompenso in stadio avanzato richiede solitamente una presenza e un supporto continuativi tali da richiedere in alcuni casi al familiare di lasciare il lavoro, almeno temporaneamente. I partner di pazienti con scompenso spesso descrivono i cambiamenti forti osservati nel proprio caro/a e gli effetti sulla vita di coppia, intima e familiare *"non possia-*

mo fare più ciò che facevamo prima". Numerosi **strumenti psicometrici** sono disponibili per misurare come il paziente valuta l'impatto della malattia sulla sua vita: il Nottingham Health Profile (NHP) (Bertin et al., 1992) e Minnesota Living with Heart Failure (Rector et al., 1992).

Accertare le strategie che la persona ha attivato o sta attivando è utile sia per definire il peso e rilevanza dei sintomi presenti, sia come leva per la pianificazione dell'autogestione della situazione. Lo stress causato dal vivere con la malattia è determinato da molti fattori, tra cui la progressione della malattia, la comparsa di sintomi ricorrenti, i ripetuti peggioramenti e ricoveri e l'imprevedibilità del risultato. Quindi vivere con la malattia cardiaca cronica richiede azioni di coping. Molti pazienti impiegano la negazione come meccanismo di coping; la persistenza di negazione però ha effetti sfavorevoli perché determina ritardo nell'inizio del trattamento o della riabilitazione.

I pazienti che presentano sintomi nel tempo tendono a ridurre le attività che richiedono maggior impegno muscolare e fatica o che non sono ritenute fondamentali come ad esempio muoversi e camminare. Questa reazione può essere comprensibile, ma va analizzata attentamente insieme al medico e al paziente stesso, considerando che l'attività aerobica rappresenta infatti uno dei cardini della cura del paziente scompensato e il decondizionamento che ne può conseguire dalla "mancanza di movimento" può compromettere il quadro generale. **I pazienti tendono a modificare i "ritmi di vita"** ad esempio a ridurre le attività di scambio sociale e ricreativo e a delegare alcune attività o funzioni ad altri membri della famiglia. Queste condizioni favoriscono **l'isolamento e la solitudine.** I familiari possono sospettare un intensificarsi dei sintomi proprio dalla modifica dei comportamenti. Allo stesso modo i pazienti tendono a distribuire diversamente le attività della giornata nei momenti di maggior benessere anche in relazione alla terapia assunta. Lo schema della terapia diuretica ad esempio può influenzare questi ritmi.

Interventi assistenziali per attivare specifici comportamenti di autocura

Il programma di cura della persona con scompenso cardiaco deve tenere conto di aspetti diversi tra cui l'ottimizzazione della terapia farmacologica, l'educazione al paziente e familiari per il rafforzamento o l'adozione di comportamenti di auto-cura, il follow-up, l'attenzione precoce ai segni e ai sintomi di ritenzione di liquidi, il coordinamento della cura con altri operatori, la valutazione della qualità e l'accesso facilitato ai servizi sanitari. Frequenza ed intensità dell'educazione e delle raccomandazioni variano a seconda dello stato della malattia garantendo maggior attenzione e vigilanza nei confronti dei pazienti con scompenso cardiaco avanzato e/o con scarsa aderenza o maggior difficoltà ad adottare comportamenti di auto-cura. Per valutare i bisogni educativi del paziente possono essere indagate le aree descritte nella **Tabella 3.VIII**. In base alle preferenze e capacità individuali del paziente possono essere utilizzati più metodi e strumenti di apprendimento, come ad esempio colloqui individuali o discussioni di gruppo, opuscoli informativi, video, DVD o CD-ROM o piattaforme internet interattive, contatti telefonici, visite ambulatoriali o domici-

Tabella 3.VIII Aree di conoscenze da accertare (Balestroni, 2002)
malattia *il paziente è in grado di identificare*: – la condizione di cronicità – la progressione della malattia – le limitazioni
sintomi *il paziente è in grado di identificare*: – i sintomi di aggravamento
capacità di coping *il paziente è in grado di*: – fronteggiare adeguatamente i sintomi – avere una adeguata aderenza alle proposte terapeutiche
aspettative *il paziente è in grado di*: – avere una consapevolezza realistica del proprio futuro

liari. In occasione del ricovero per instabilizzazione l'approccio deve essere orientato a fornire un'educazione essenziale con l'obiettivo di accompagnare il paziente a capire *"cosa è successo"*, quali sono gli scopi della terapia e dei follow-up da seguire alla dimissione. L'educazione iniziata al momento del ricovero deve essere strutturata in un percorso condiviso nel team di cura, ampliata e rafforzata entro 1-2 settimane dalla dimissione e continuata per 3-6 mesi e quindi periodicamente rivalutata con follow –up telefonici, ambulatoriali o visite domiciliari.

L'aderenza alle indicazioni terapeutiche e allo stile di vita e quindi l'adozione di comportamento di auto-cura è correlata ad una riduzione della morbilità e della mortalità e ad un aumento del benessere nelle persone con scompenso cardiaco. Tuttavia, in letteratura emerge che solo il 20-60% dei pazienti con scompenso cardiaco è aderente ai regimi terapeutici, farmacologici e non. Vi è una stretta relazione fra miglioramento dell'aderenza e interventi educativi strutturati da parte di professionisti della salute nei confronti di pazienti con un adeguato supporto familiare. Alla luce di ciò, è raccomandato che i familiari/*caregivers* siano coinvolti con il paziente nel processo di educazione relativo alla gestione del trattamento farmacologico e allo sviluppo di capacità di autocura. Per assicurare una capacità di autocura è necessario che la persona sviluppi nuove abilità, come la capacità di riconoscere e prendere decisioni di fronte alla manifestazione di segni/sintomi di aggravamento, gestire la terapia farmacologica, selezionare e preparare cibi a basso contenuto di sodio. La conoscenza è importante in questo processo, ma per un'adeguata autocura sono richieste anche capacità operative, *"come fare per..."* e di presa di decisione, *"cosa fare e quando..."*. Nella **Tabella 3.IX** sono riportate le capacità di autocura attese dal paziente con scompenso cardiaco (Dickstein et al., 2008).

Tabella 3.IX Capacità di autocura attese dal paziente con scompenso cardiaco
1) **Riconoscere segni e sintomi di aggravamento e sapere come comportarsi**
2) **Assumere e gestire correttamente la terapia farmacologica**
3) **Aderire alla dieta ed eventuale idratazione controllata**
4) **Svolgere attività fisica**
5) **Riconoscere ed evitare i possibili fattori scatenanti e aggravanti ed attivare comportamenti preventivi**

Di seguito sono descritte le capacità di autocura attese dal paziente con scompenso cardiaco ed i relativi contenuti assistenziali ed educativi.

Riconoscere segni e sintomi di aggravamento e sapere come comportarsi

Educare il paziente e il *caregiver* al riconoscimento precoce dei sintomi di aggravamento/instabilizzazione: aumento del peso corporeo, edemi, dispnea e *fatigue*. Consigliare al paziente di pesarsi tutti i giorni alla stessa ora e con la stessa bilancia (meglio al mattino a digiuno, dopo aver urinato e con la stessa tipologia di abbigliamento) per rilevare precocemente una ritenzione idrica/eccesso del volume dei liquidi con edemi. Se compare un **aumento di peso di circa 700 gr o più in un giorno, o di 1,5-2 Kg in 3 giorni** (SIGN, 2016) e non vi è stata risposta al potenziamento del diuretico, avvisare il medico di medicina generale anche telefonicamente. Tuttavia i pazienti vanno informati sul fatto che un peggioramento può esserci anche senza necessariamente un aumento di peso.

Consigliare di controllare l'insorgenza di **edemi** ad esempio educando la persona a riconoscere eventuali segni lasciati dalle calzature sui piedi e di osservare il numero di risvegli notturni e il motivo: un peggioramento della **dispnea** durante la notte o un aumento delle minzioni notturne sono indicatori di ritenzione idrica/eccesso del volume dei liquidi. Ricordare all'utente di porre attenzione alla posizione assunta durante la notte: la necessità di aumentare il numero di cuscini o di assumere la posizione semiseduta/seduta sono indicatori di aggravamento dello scompenso cardiaco.

Consigliare di accertare sistematicamente la tolleranza allo sforzo, l'intensità della *fatigue* in relazione allo stesso sforzo, registrando un'aumentata difficoltà a svolgere una stessa attività (percezione, scala di Borg), oppure la permanenza di cardiopalmo e tachicardia con difficoltà a ritornare alla frequenza cardiaca basale entro 3-4 minuti. A questo proposito insegnare al paziente e caregiver il controllo della frequenza cardiaca radiale.

Dallo studio di Friedman (2008) emerge che i segni/sintomi che il paziente riferisce come prevalenti durante l'instabilizzazione dello scompenso cardiaco sono la dispnea (94%), la *fatigue* (88%), l'ortopnea (74%) e gli edemi (68%). Dallo studio emerge inoltre come nella persona con scompenso cardiaco cronico, il tempo fra la comparsa dei segni e sintomi e l'attivazione della richiesta di aiuto o intervento (o ricovero) può variare da alcune ore a sette giorni. In particolare, i pazienti attendono solo 5-7 ore prima di recarsi in Pronto Soccorso in caso di insorgenza di segni/sintomi intensi, quale la dispnea acuta, mentre attendono fino a 7 giorni in caso di insorgenza di segni/sintomi non intensi. Un dato interessante che emerge dallo studio di Friedman (2008), è che il paziente informa i propri familiari mediamente solo dopo 6-32 ore dall'inizio dei sintomi. Inoltre, solo il 59% dei pazienti contatta il proprio medico di medicina generale prima di recarsi in pronto soccorso (**Tabella 3.X**). Gli edemi, la tosse, l'intolleranza all'attività /*fatigue* e l'aumento del peso, rispetto agli altri sintomi tendono a rimanere per più giorni, prima che il paziente richieda l'intervento sanitario e quindi sono segni/sintomi che il paziente è prioritario sia in grado di riconoscere tempestivamente. È importante che l'equipe che ha in carico il paziente investa in particolare nell'educarlo al riconoscimento di questi segni/sintomi al fine di un'attivazione precoce dell'intervento sanitario e per una risposta terapeutica più rapida ed efficace ad affrontare l'instabilizzazione.

Tabella 3.X Segni e sintomi prevalenti e tempo fra comparsa delle manifestazioni e richiesta di aiuto

<table>
<tr><th>Segni e sintomi</th><th>% pazienti</th><th>Tempo insorgenza e richiesta di aiuto</th></tr>
<tr><td>Dispnea</td><td>94%</td><td rowspan="12">– Solo il 59% dei pazienti ha contattato il proprio medico di base prima di recarsi in pronto soccorso
– Prima di recarsi in pronto soccorso mediamente i pazienti attendono:
– 7 giorni dall'esordio di sintomi «non intensi»
– 5.5-7.5 ore dall'esordio di sintomi «intensi»
– I pazienti contattano il medico di base dopo 1.5-3 giorni, mentre avvisano i familiari mediamente solo dopo 6-32 ore (1.5 giorni) dall'inizio dei sintomi</td></tr>
<tr><td>Fatigue</td><td>88%</td></tr>
<tr><td>Ortopnea</td><td>74%</td></tr>
<tr><td>Edema</td><td>68%</td></tr>
<tr><td>Dispnea parossistica notturna</td><td>56%</td></tr>
<tr><td>Tosse</td><td>54%</td></tr>
<tr><td>Inappetenza</td><td>53%</td></tr>
<tr><td>Aumento di peso</td><td>49%</td></tr>
<tr><td>Vertigini</td><td>46%</td></tr>
<tr><td>Palpitazioni</td><td>40%</td></tr>
<tr><td>Dolore toracico</td><td>32%</td></tr>
<tr><td>Nausea</td><td>32%</td></tr>
</table>

Insegnare al paziente la tenuta di un diario dove registrare le attività quotidiane, le sensazioni avvertite. La tenuta di un diario da parte del paziente/*caregiver* permette di monitorare l'andamento dei sintomi, registrare la risposta alle terapie, guidare il monitoraggio e le rivalutazioni ai follow-up. Anche se la dispnea costituisce un sintomo facilmente riconosciuto dal paziente e con maggior rapidità riferito al medico, è indicato insegnare al paziente e *caregiver* come rilevare sistematicamente le modificazioni del respiro (frequenza respiratoria, dispnea, insorgenza di tosse, uso scala come ad esempio di Borg) e comprendere il significato di tali modificazioni. Educare il paziente alla costante registrazione sul diario del peso, dell'andamento della frequenza cardiaca e dei segni/

sintomi quali edemi e dispnea, in relazione alle attività svolte. Educare il paziente a portare con sé e mostrare il diario all'equipe di cura in occasione dei periodici follow-up o al bisogno, in quanto utile fonte di dati per valutare l'andamento dei sintomi, la risposta alla terapia e orientare scelte assistenziali e terapeutiche. Fornire al paziente i recapiti telefonici del medico di medicina generale e infermiere domiciliare, dell'ambulatorio dedicato ai follow-up e del servizio di emergenza sanitaria. Educare la persona ad attivare il servizio pertinente in relazione alla tipologia e alla gravità del bisogno o problema. Il monitoraggio può essere effettuato, quando disponibili le risorse, attraverso modalità da remoto di telemedicina. Le evidenze suggeriscono un effetto positivo sulle abilità di autocura; tuttavia, le evidenze non supportano l'utilizzo di modalità di monitoraggio non invasive per la riduzione della mortalità e delle ospedalizzazioni (Nick et al., 2021; Drews et al., 2021).

Assumere e gestire correttamente la terapia farmacologica

La regolare aderenza ai farmaci prescritti, associata all'aderenza agli altri stili di vita, influenza la morbilità e mortalità, migliora la qualità di vita mantenendo stabile la situazione clinica e riducendo gli episodi di instabilizzazione. È noto che percentuali variabili da 20 a 60% dei pazienti con scompenso seguono regolarmente la terapia farmacologica e le indicazioni non farmacologiche consigliate. Spesso il paziente anziano con scompenso cardiaco non riconosce oppure fatica a ricordare quanto gli è stato prescritto e consigliato a causa di regimi terapeutici complessi o per deficit di memoria o cognitivi.

Educare il paziente e il caregiver al regime farmacologico prescritto e motivare la persona ad assumere con regolarità i farmaci prescritti. Insegnare al paziente ad assumere giornalmente i farmaci, nel dosaggio prescritto, secondo gli orari e in relazione al pasto. I farmaci più frequentemente utilizzati nella persona con scompenso cardiaco sono diuretici (drastici, dell'ansa, tiazidici, risparmiatori di potassio), ace-inibitori, beta-bloccanti e nitroderivati.

Gli aumenti graduali di dosaggio, nel caso di ace-inibitori e betabloccanti sono la norma: si inizia con dosi molto basse per minimizzare il rischio di effetti indesiderati, per questo inizialmente i controlli (ad esempio la frequenza cardiaca per la terapia betabloccante, la pressione arteriosa per terapia con ace-inibitori o altri antipertensivi, la diuresi e il peso corporeo per la terapia diuretica) saranno più frequenti, ogni 2-4 settimane per ridursi una volta raggiunta la dose target. Gli effetti collaterali sono spesso transitori, tuttavia la persona è accompagnata nel decidere cosa fare in caso di insorgenza: ad esempio bradicardia da terapia con betabloccante. Indicare al paziente che il beta-bloccante non deve mai essere interrotto bruscamente e che la sospensione necessita di essere concordata con il medico.

Semplificare il regime terapeutico e dove possibile concordare lo schema con il paziente in relazione alle sue preferenze e abitudini. Concentrare le somministrazioni dei farmaci a due/tre volte al giorno, ed utilizzare associazioni di farmaci se possibile. Supervisionare sistematicamente se queste strategie sono efficaci ed eventualmente condividere con il paziente possibili modifiche o adattamenti.

Consultare un esperto, medico o farmacista per l'utilizzo di farmaci "da banco" od omeopatici. L'assunzione di farmaci da banco, omeopatici o fitoterapici possono avere interazioni con la terapia prescritta. Sconsigliare l'utilizzo dei comuni anti-infiammatori non steroidei (FANS) per il trattamento della cefalee o dolore osteoarticolare o sintomi influenzali e proporre al paziente delle alternative. I FANS aumentano il rischio di insufficienza renale e di ospedalizzazione nel paziente con scompenso cardiaco. Educare il paziente a richiedere consulenza al proprio medico o al farmacista prima di assumere farmaci non prescritti e di tenere un diario delle terapia assunte per facilitare un eventuale intervento in caso di interazioni o reazioni avverse (Thackwray & Walton, 2011; Riegel et al., 2009).

Aderire alla dieta ed eventuale idratazione controllata

Motivare il paziente ad assumere cibi a basso contenuto di sodio. La restrizione del sodio è il primo intervento di terapia nutrizionale per la gestione dello scompenso cardiaco.

Le fonti di sodio nell'alimentazione sono di varia natura: da una parte il sodio contenuto nel sale aggiunto in alimenti preparati in cucina o a tavola (sodio discrezionale), e dall'altra il sodio contenuto negli alimenti, sia presente naturalmente che aggiunto nelle trasformazioni artigianali o industriali (sodio non discrezionale). Ogni grammo di sale (cloruro di sodio) contiene circa 0,4 g di sodio.

È stato riscontrato che pazienti con scompenso cardiaco avanzato, che consumano con la dieta quote di sodio superiori a 3 g/die presentano un rischio 2,5 volte più alto di riospedalizzazione rispetto ai pazienti in stessa classe funzionale ma di sodio con un inferiore (Lennie et al., 2011). La **Figura 3.9** riporta alcune indicazioni generali sulla restrizione di sodio nello scompenso cardiaco.

Dieta: restrizione di sale e liquidi

La restrizione di sale ha effetti favorevoli sulla pressione arteriosa con vantaggi per lo scompenso cardiaco.

Un adulto non ne dovrebbe assumere più di 6 grammi al giorno ovvero circa 1 cucchiaio e mezzo da the.

Le etichette dei cibi spesso includono il contenuto in sodio al posto di quello in sale. Per convertire il contenuto in sodio del cibo in contenuto in sale moltiplicare il contenuto di sodio per 2.5.

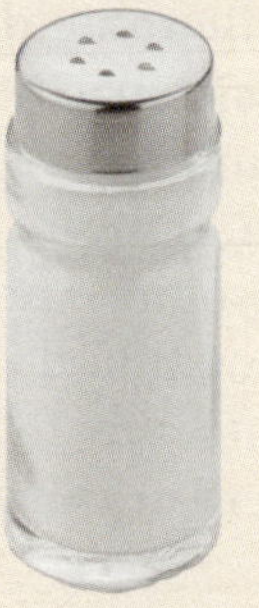

Figura 3.9 Indicazioni sulla restrizione di sodio nello scompenso cardiaco.

La quota di sale suggerita è compresa fra 2 e 3 g/die; restrizioni più marcate < 2 gr/die sono raccomandate in persone con scompenso cardiaco severo (Secretary of Health and Human Services and the Secretary of Agriculture, 2015; Riegel et al., 2009). Tuttavia, prima di educare i pazienti alla riduzione del sale, è necessario accertare il consumo di sale e di liquidi, negli anziani talvolta già diminuito per ridotto introito alimentare, ponendo attenzione a condizioni di iponatriemia consultando il medico se necessario (NICE, 2018). Per pazienti abituati ad assumere cibi molto saporiti, controllare l'apporto del sale non è facile; gli alimenti a basso contenuto di sodio infatti riducono la ritenzione idrica, ma risultano poco gradevoli al palato. È necessario spiegare alla persona assistita e ai suoi familiari le ragioni della restrizione di sale, fornire una lista di cibi a basso contenuto di sodio e indicare quelli particolarmente ricchi di sale (**Tabella 3.XI**), suggerendo soluzioni alternative per insaporire i cibi.

Tabella 3.XI Alimenti ad elevato contenuto di sodio (Na^+)
– Cibi in scatola e precotti, come pesce conservato in scatola (es.: tonno) – Formaggi stagionati, consumare formaggi freschi, come ricotta e mascarpone – Insaccati, come prosciutto, speck, salame, mortadella – Merendine e snack salati – Alcune acque minerali (vedere etichetta) – Pane fresco, grissini, cracker – Verdure: ridurre consumo di carciofi, finocchi, sedano, spinaci. Tutte le altre verdure crude o cotte condite con olio e limone
Se indicata dieta iposodica: non aggiungere sale a tavola, utilizzare come condimento limone, erbe aromatiche e spezie; evitare salse come maionese e ketchup per l'elevato contenuto di sale.

Alcuni suggerimenti da fornire al paziente/familiare per il controllo della quota di sale e per insaporire i cibi possono essere:

- cucinare gli alimenti senza aggiungere sale, non mettere il sale in tavola e utilizzare sostituti del sale che facilmente sono reperibili anche al supermercato. Sono disponibili numerosi prodotti di questo tipo, che tendenzialmente contengono quote elevate di potassio. Questa caratteristica è da tenere in considerazione per i pazienti con insufficienza renale, che assumono ace-inibitori e/o diuretici risparmiatori di potassio quali spironolattone o canreonato di potassio in quanto possono determinare iperpotassiemia
- rendere appetibili i cibi utilizzando aromi quali spezie, erbe aromatiche o limone: cipolla, aceto, aglio, maionese senza sale, alloro, salvia, suggerendo di evitare i sostituti del sale che contengono potassio (ESC, 2016; NICE, 2018)

- preferire, per quanto possibile, cibi freschi evitando i cibi in scatola conservati sotto sale e olio; evitare in generale i cibi conservati: sottaceti, prosciutto, carni sotto sale o carne in scatola; minestre in scatola e zuppe in polvere
- preferire verdure crude o cotte condite con olio e limone
- ridurre in generale i formaggi, perché calorici e ricchi di grassi e sale; fanno eccezione la mozzarella e ricotta
- utilizzare preferibilmente pane senza sale aggiunto, tipo quello toscano
- evitare cibi che contengono bicarbonato di sodio o lievito in polvere come dolci, biscotti, farine autolievitanti per pizza, cracker, pane in cassetta per toast, tramezzini e molti snack confezionati poiché pur avendo scarso contenuto di sodio, sono spesso ricchi di grassi saturi e idrogenati
- preferire acqua naturale, se minerale scegliere quelle a basso contenuto di sodio
- sconsigliare lo stile alimentare tipo "fast-food": i cibi fritti tipici di questi pasti (patatine fritte, anche se confezionate) sono ricchi di grassi idrogenati. Inoltre processi di cottura in oli sottoposti ad elevate temperature, producono grassi saturi e prodotti di combustione dannosi non solo nei pazienti con scompenso, ma anche per la popolazione sana
- abituarsi con gradualità ad una dieta povera di sale, iniziando dai cibi preferiti, ma preparati con poco sale, anziché modificare drasticamente le proprie abitudini alimentari, più difficili da accettare.

Educare i pazienti ad assumere alimenti ad alto contenuto di Omega 3. Gli acidi grassi Omega-3 (n-3 *PolyUnsaturated Fatty Acid*, n-3 PUFA) possiedono effetti benefici anti-infiammatori, effetti positivi sullo stress ossidativo e sul miglioramento della funzionalità cardiaca e muscolare ed effetti anti-aritmici (Tavazzi et al., 2008). Evidenze hanno dimostrato che diete a basso contenuto di acidi grassi omega-3 nei pazienti con insufficienza cardiaca sono associati con alti livelli di mediatori pro-infiammatori correlati con i sintomi di stanchezza ed anoressia, ma anche con alterazioni endoteliali sia a livello miocardico che vascolare (Dantzer, 2009; Lennie & Chung et al 2005; Conraads et al 2002). Nello scompenso cardiaco, lo studio GISSI HF (2008) – Gruppo Italiano per lo Studio della Sopravvivenza nell'Insufficienza Cardiaca-Heart Failure – ha dimostrato che 1 g al giorno di omega-3, in aggiunta alla terapia abituale, determinano una modesta ma significativa riduzione della mortalità totale e della necessità di nuovi ricoveri per motivi cardiovascolari ed il loro profilo di sicurezza è eccellente in tutte le condizioni cliniche; in questo studio si è osservata una riduzione di circa il 10% della mortalità totale. Ulteriori studi sono in corso per confermare l'efficacia degli omega-3 nella prevenzione degli eventi aritmici in pazienti sottoposti a cardioversione per fibrillazione atriale e nei pazienti sottoposti ad interventi di cardiochirurgia. Gli acidi grassi omega-3 sono contenuti nell'olio di soia e di lino, nel merluzzo, nello sgombro, nel salmone, nelle alici e sardine.

Educare il paziente e il caregiver a mantenere un'idratazione controllata e se necessario, motivare e concordare un piano per la restrizione dei liquidi. Le evidenze raccomandano una restrizione idrica a 1.5-2 litri al giorno solo in pazienti con scompenso cardiaco severo o sintomatico in particolare se è presente iponatriemia ($Na^+ < 130$ mEq/L), che può svilupparsi per l'attivazione del sistema renina angiotensina e aldosterone, eccessiva produzione di ormone antidiuretico o perdita in eccesso di sale rispetto ad acqua per effetto dei diuretici. In pazienti con scompenso cardiaco lieve e moderato stabile un'assunzione di liquidi "libera" associata al monitoraggio del peso corporeo si è dimostrata sicura (Riegel et al., 2009; Dickstein et al., 2008). Se è indicata la restrizione dei liquidi educare il paziente ad attivare strategie per non assumere più liquidi di quelli prescritti, come ad esempio tenere il conteggio su un diario dei bicchieri bevuti, oppure calcolare i liquidi assunti dalla bottiglia dove beve durante la giornata. La restrizione dei liquidi è spesso difficile da accettare per i pazienti, in particolare se assumono farmaci che tendono a disidratare la mucosa orale o se respirano con la bocca ed hanno sensazione di sete. L'aumento della sete che può essere fastidioso nei pazienti con scompenso in particolare nei pazienti con scompenso instabile, questo problema diventa più intenso durante i periodi di peggioramento del compenso. I pazienti con più alta intensità di sete sono anche spesso ansiosi (Waldréus, 2011). L'infermiere dovrà supportare il paziente ad adattarsi alla restrizione idrica, motivandone

l'importanza dell'aderenza per la propria situazione clinica e suggerendo strategie per ridurre la sensazione di sete, come ad esempio:
- suggerire alla persona una frequente igiene orale, anche 5-6 volte al giorno per inumidire le mucose, ridurre la sensazione di secchezza e mantenere il comfort
- succhiare fette di limone o caramelle al gusto di limone o menta e senza zucchero stimola la secrezione di saliva dalle ghiandole salivari contengono sorbitolo ed un uso eccessivo può comportare diarrea (Woodtli, 1990)
- alcuni pazienti preferiscono bere con il pasto, mentre altri preferiscono bere fra i pasti. Concordare con la persona come suddividere l'assunzione dei liquidi prescritti nell'arco della giornata
- evitare l'assunzione di cibi asciutti e salati, come cracker, salatini, patatine e formaggi stagionati: aumentano la sensazione di sete e la ritenzione idrosalina peggiorando l'eccesso del volume dei liquidi; allo stesso modo evitare liquidi molto salati o molto dolci, perché aumentano la sensazione di sete.

Concordare con la persona assistita e motivare un piano di alimentazione che preveda:
- la ripartizione del fabbisogno calorico giornaliero attraverso una dieta programmata da un medico nutrizionista. Indicativamente l'apporto calorico totale giornaliero nella dieta deve essere ripartito in carboidrati 50%-55%, lipidi 30% (preferire acidi grassi polinsaturi) e proteine 15%. Se il paziente è a rischio di malnutrizione o di cachessia cardiaca, sono indicati supplementi calorici nutrizionali, supplementi vitaminici o di sali minerali per una riduzione spesso dovuta a scarso assorbimento o alla terapia diuretica;
- alimenti graditi al paziente al fine di favorire l'aderenza al piano alimentare; può essere indicato fornire schemi dietetici scritti partendo dalle preferenze del paziente
- l'assunzione di pasti piccoli e frequenti (5-6 al giorno di cui tre pasti principali e 2-3 piccoli spuntini nella giornata) e con cibi facilmente digeribili. Una dieta frazionata permette di ridurre il lavoro cardiaco, gli effetti dell'ipoperfusione sull'apparato gastrointestinale e la possibile stasi epatica per aumento della pressione venosa sistemica; il frazionamento dei pasti riduce la distensione addominale e la richiesta di una gittata cardiaca superiore attraverso il controllo dell'effetto termico del pasto
- conciliare il momento del pasto con il momento di maggior appetito
- riposo prima e dopo l'assunzione del pasto per conservare energie. Per i pazienti con scompenso cardiaco avanzato (Classe NYHA III-IV), alimentarsi può costituire uno sforzo fisico importante e quindi sono pazienti ad elevato rischio di malnutrizione
- l'abitudine di leggere con cura le etichette o la lista degli ingredienti nei cibi confezionati. Gli ingredienti ci dicono cosa c'è nell'alimento. Per scegliere meglio è importante informare il paziente che generalmente in tutte le etichette, gli ingredienti vengono elencati in ordine decrescente di peso. Al supermercato ad esempio, scegliere prodotti con scritte come "senza sale aggiunto" o "a basso contenuto di sodio" riportate sulle confezioni. Quando si leggono le etichette sugli alimenti, fare attenzione per quante persone è la confezione. Per il controllo del sodio, l'assunzione di grassi e colesterolo, suggerire al paziente o caregiver di assicurarsi che la quantità indicata sia quella raccomandata per una persona.

La perdita di peso nelle persona obese (BMI > 40 kg/m^2) con scompenso cardiaco dovrebbe essere raccomandata per ridurre la progressione della malattia, migliorare la sintomatologia e la qualità di vita. Nella persona con scompenso cardiaco moderato-severo, non è indicato raccomandare di routine una perdita di peso, in quanto il calo ponderale non intenzionale e l'anoressia sono problemi molto frequenti. La **malnutrizione** fino alla **cachessia cardiaca** è presente nell'8-15% delle persone con scompenso cardiaco moderato-severo (NYHA da II a IV). La fisiopatologia della malnutrizione e della cachessia in questi pazienti è complessa e non completamente chiara, ma l'alterazione del metabolismo neuro-endocrino, la riduzione dell'apporto calorico con la dieta (da inappetenza, dispnea) e i processi di congestione dell'apparato gastroenterico sono i principali fattori causali. La malnutrizione fino alla cachessia cardiaca sono importanti predittori di riduzione della sopravvivenza. Se il paziente presenta un calo ponderale negli ultimi 12 mesi

≥ 5% del peso abituale senza evidenza di ritenzione idrica o se non disponibile il peso abituale con BMI < 20 kg/m^2 più almeno 3 dei seguenti criteri, riduzione della forza muscolare, fatigue, anoressia, ipoalbuminemia, anemia, il paziente è definito cachettico. Per tale ragione, al fine di evitare l'insorgenza di uno stato di malnutrizione fino alla cachessia, è importante monitorare sistematicamente lo stato nutrizionale del paziente e valutare l'aderenza ad un corretto regime dietetico (Riegel et al., 2009).
Suggerire metodi per preparare in maniera più conveniente i pasti, come ad esempio pianificare settimanalmente i pasti, cucinare più quantità di cibo da mettere in freezer in porzioni singole da riscaldare, o cucinare piatti unici più facili da fare e da "pulire" possono costituire semplici consigli per risparmiare energia in fase di "preparazione" dei pasti.

Consigliare strategie per prevenire o trattare la stipsi, che può essere legata all'ipoperfusione gastrointestinale, alla restrizione idrica e alla ridotta mobilità. Sono indicate fibre non idrosolubili perché sono soprattutto le fibre non idrosolubili a stimolare la motilità intestinale, a favorire l'attività intestinale aumentando la massa fecale e la peristalsi al loro passaggio. Inoltre, catturano sali biliari, colesterolo ed altre sostanze potenzialmente tossiche favorendone l'eliminazione. Le fibre non idrosolubili si trovano nella crusca, cereali integrali, ortaggi (cavoli e affini), frutta secca e sono rappresentate da cellulosa, emicellulosa e lignine. Educare a mantenere un alvo regolare per evitare sforzi eccessivi determinati dalla manovra di Valsalva che determinano un aumento della pressione intratoracica, che a sua volta impedisce/rallenta il ritorno venoso al cuore; questo causa riduzione del volume di eiezione, della gittata cardiaca e della pressione arteriosa; da ciò ne consegue un ipotensione seguita immediatamente da un aumento della pressione arteriosa (effetto rimbalzo).

Svolgere attività fisica

La tendenza a ridurre l'attività fisica fino alla sedentarietà è comune nelle persona con scompenso cardiaco e questo contribuisce alla progressione della malattia e al peggioramento dell'intolleranza all'attività fisica.

Un regolare, inizialmente supervisionato, esercizio aerobico migliora la forza muscolare, la capacità di vasodilatazione, la tolleranza allo sforzo, la qualità di vita, riduce le ri-ospedalizzazioni e la mortalità. In persone anziane (≥ 60 anni) con scompenso cardiaco l'esercizio fisico migliora la performance nel 6 minute walking test e la qualità di vita, ma non vi sono effetti su mortalità e ospedalizzazione (Chen & Li, 2013; Thackwray & Walton, 2011).

Informare il paziente circa il programma di riabilitazione cardiologica specifica per pazienti con scompenso cardiaco e a mantenere il regime di attività fisica consigliata nel tempo. Il programma di riabilitazione include generalmente una combinazione di **esercizi aerobici**, quali ad esempio il camminare, andare in bicicletta, fare jogging o giardinaggio. Sono invece sconsigliati esercizi di sforzo come il sollevamento pesi, poiché l'organismo del paziente con scompenso cardiaco può essere limitato, durante questo tipo di attività nel garantire una perfusione adeguata e quindi un'ossigenazione periferica; i muscoli in questo caso utilizzano prevalentemente il metabolismo anaerobico, aggravando l'intolleranza per produzione di acido lattico (Fauci et al., 2009). L'attività aerobica va adattata e proposta con gradualità in relazione alla tolleranza del paziente. Suggerire ai pazienti dopo aver partecipato al programma di riabilitazione cardiologica (**Tabella 3.XII**), di continuare regolarmente un'attività fisica aerobica (camminare, fare passeggiate, bicicletta, giardinaggio) di intensità moderata 3-5 volte a settimana o a giorni alterni per 30-40 minuti alternando a riposo (PNLG, 2005). L'esercizio fisico di intensità bassa o moderata sviluppa la funzione muscolare cardiaca, migliora la tolleranza all'attività fisica, riduce la pressione arteriosa, riduce il colesterolo, aumenta i valori di HDL e riduce il peso (Chummun, 2009).

Per ridurre il rischio di complicanze o di peggioramento dell'intolleranza sospendere l'attività se la frequenza cardiaca aumenta più di 20 battiti al minuto della normale frequenza cardiaca a riposo; educare il paziente ad aumentare gradualmente l'attività in relazione alla tolleranza allo sforzo e all'aumento della frequenza cardiaca.

Tabella 3.XII La riabilitazione cardiologica (PNLG, 2005)	
Obiettivi	– favorire la stabilità clinica – modificare/mantenere stili di vita corretti – ridurre le disabilità conseguenti alla malattia – supportare il mantenimento e la ripresa di un ruolo attivo nella società
A chi è rivolta	Potenzialmente a tutti i pazienti con scompenso cardiaco e coinvolgimento attivo dei caregiver/familiari
Fasi	**Fase 1** durante la **fase acuta** di malattia; comprende valutazione clinica e dei fattori di rischio, supporto emotivo ed eventuale correzione di pregiudizi sulla malattia e sue conseguenze, educazione-informazione sanitaria, mobilizzazione precoce e pianificazione della dimissione. **Fase 2** in ambiente ospedaliero durante la **fase post-acuta**; prevede un programma strutturato di valutazione globale del rischio e di intervento comprendente attività fisica e supporto educativo e psicologico. **Fase 3** di mantenimento a **lungo termine** dell'attività fisica e del cambiamento nello stile di vita.

Fornire alla persona gli indicatori per autovalutare il proprio grado di tolleranza all'esercizio fisico; può essere di facile utilizzo la scala di Borg modificata, la tenuta di un diario in cui riportare la sintomatologia in relazione allo sforzo effettuato.

Fornire strategie per il risparmio di energie. L'intolleranza all'attività fisica è un problema generalmente presente nelle persone con scompenso cardiaco grave o nella fase di instabilizzazione:
- consigliare ai pazienti di pianificare le attività quotidiane diluendole in tutto l'arco della giornata
- consigliare di interrompere l'attività fisica, sedendosi o sdraiandosi, qualora il paziente percepisca vertigine, dispnea o malessere
- incoraggiare il paziente a sedersi mentre svolge attività come lavarsi i denti o il viso, farsi la doccia, vestirsi o mentre si preparano i pasti in cucina
- suggerire di svolgere le attività più faticose mentre la sensazione di dispnea e fatica è assente/ridotta e alternare attività più faticose ad attività più leggere prevedendo periodi di riposo
- rinforzare l'importanza di organizzare lo spazio e gli oggetti a portata di mano per evitare frequenti spostamenti, come ad esempio in cucina disporre gli strumenti e i prodotti di maggior uso vicini fra loro, oppure in bagno organizzare il materiale in modo logico al fine di ridurre gli spostamenti
- suggerire di preparare in maniera più conveniente i pasti, come ad esempio pianificare settimanalmente i pasti, cucinare più quantità di cibo da mettere in *freezer* in porzioni singole da riscaldare, o cucinare piatti unici più facili da fare e da "pulire".

Orientare il paziente e il *caregiver* ad un intervento psicologico specialistico qualora emergano sintomi depressivi e di ansia, in quanto oltre ad essere associati a riduzione della qualità di vita, dell'aderenza ai regimi terapeutici, sono associati a peggioramento della tolleranza allo sforzo/*fatigue*.

Monitorare l'evoluzione della tolleranza all'attività. Educare il paziente a documentare su un diario quante e quali attività riesce a svolgere e con quale supporto per coglierne l'evoluzione. Inoltre, è importante monitorare la frequenza cardiaca, l'insorgenza di dispnea e la qualità del respiro sia durante i movimenti che al termine dell'attività.

Riconoscere ed evitare i possibili fattori scatenanti e aggravanti ed attivare comportamenti preventivi

Assumere uno stile di vita che favorisca il benessere, il mantenimento del compenso e orientato a riconoscere ed evitare possibili fattori scatenanti/aggravanti.

Abitudine al fumo. È raccomandato educare il paziente a sospendere l'abitudine al fumo ed orientarlo a programmi sul territorio di cessazione al tabagismo, offrire supporto, consigli e motivazione per sospendere. La nicotina ha un effetto vasocostrittore e un'attività pro infiammatoria; inoltre è dimostrato che smettere di fumare riduce la mortalità nella persona con scompenso cardiaco (Riegel et al., 2009; Vahanian et al., 2008).

Assunzione di alcool. Educare il paziente a limitare l'assunzione di alcool a 10-20 gr al giorno, corrispondenti a due bicchieri al giorno di vino per l'uomo e un bicchiere al giorno per la donna; sospendere l'assunzione di alcool nel caso in cui vi sia la certezza o il sospetto di una cardiopatia su base alcoolica. Questa raccomandazione è sostenuta scientificamente dal fatto che l'alcool ha un effetto inotropo negativo, può essere associato con un aumento della pressione arteriosa e del rischio di aritmie, elementi che possono aggravare la situazione clinica o scatenare riacutizzazioni (NICE, 2010; Riegel et al., 2009; Vahanian et al., 2008).

Obesità e perdita di peso. Un calo del peso nelle persona obese (BMI > 40 kg/m^2) con scompenso cardiaco dovrebbe essere raccomandato per ridurre la progressione della malattia, migliorare la sintomatologia e la qualità di vita. Dall'altra, come già descritto precedentemente, nella persona con scompenso cardiaco moderato-severo (NYHA III-IV), non è indicato raccomandare di routine una perdita di peso, in quanto lo sviluppo di malnutrizione fino alla cachessia sono problemi molto frequenti.

Vaccini. Educare il paziente a richiedere la somministrazione del vaccino annuale anti-influenzale e ogni 5-6 anni del vaccino antipneucocco se non controindicato, alla regolare igiene/cura dentale e al lavaggio delle mani. Queste misure riducono il rischio di infezioni e quindi di possibili riacutizzazioni (NICE, 2010; Riegel et al., 2009).

Viaggi. Educare il paziente a condividere con il proprio cardiologo o medico di medicina generale il percorso e la destinazione di eventuali viaggi, che non necessariamente devono essere sempre evitati. Valutarne la fattibilità e le eventuali alternative (Vahanian et al., 2008). Suggerire a pazienti sintomatici di evitare gite o viaggi a quote particolarmente elevate (> 1500 m), o in luoghi molto caldi e umidi. Il viaggio aereo è preferibile all'automobile sulle lunghe distanze (NICE, 2010).

Attività sessuale. Limitate sono le evidenze dell'effetto dell'attività sessuale sulla situazione clinica nella persona con scompenso cardiaco moderato. Vi è un rischio leggermente aumentato di instabilizzazione scatenata dall'attività sessuale in pazienti in classe funzionale III e IV NYHA. I problemi della sfera sessuale nella persona con scompenso cardiaco possono essere correlati alla malattia cardiovascolare, alla terapia farmacologica (beta-bloccante) o a fattori psicologici come ad esempio conseguenza della *fatigue* o della depressione. Tuttavia i segni/sintomi cardiovascolari, come la dispnea, le palpitazioni o l'angina durante il rapporto sessuale raramente si manifestano nelle persone che non le presentano durante l'esercizio fisico quotidiano (Thackwray & Walton, 2011; Riegel et al., 2009). L'assunzione di nitroderivati sub-linguali come profilassi della dispnea o dolore toracico durante l'attività sessuale è una strategia suggerita da alcuni autori. La gestione delle informazioni e il supporto relativo a questa sfera tanto intima e delicata viene affrontata e gestita da personale esperto e considerando le richieste o i dubbi specifici del paziente. Il *team* di cura può eventualmente consigliare alla persona con difficoltà o problemi della dimensione sessuale la possibilità di partecipare a programmi/sedute di counselling personalizzati con il proprio partner (NICE, 2010).

Gravidanza. Lo stato di gravidanza può causare un'instabilizzazione dello scompenso per l'aumento della volemia e della gettata cardiaca. Molti dei farmaci utilizzati per lo scompenso cardiaco sono inoltre controindicati in gravidanza.

Fattori che possono ostacolare l'adozione di comportamenti di autocura

L'approccio comune è quello di concepire l'autocura come "le decisioni e le strategie che vengono adottate dalle persone per poter mantenere la vita, la salute e il benessere". Nella persona con scompenso cardiaco il rischio di ospedalizzazione aumenta in modo significativo durante un'influenza e tale rischio può essere minimizzato grazie alla somministrazione del vaccino. Numerosi altri fattori possono ostacolare o rendere difficile l'aderenza a comportamenti di auto cura: età, comorbidità

(BPCO, diabete mellito, ...), depressione e paura della morte, delle ricadute, del futuro, preoccupazione per la perdita lavoro, la perdita di autonomia, la difficoltà a garantire il proprio ruolo nella famiglia, il declino cognitivo, i disturbi del sonno e la scarsa literacy (Riegel et al., 2009).

Comorbilità. La maggior parte dei pazienti con scompenso cardiaco presenta anche altre malattie associate. Ad esempio in uno studio multicentrico, i pazienti con scompenso cardiaco acuto, avevano associati ipertensione arteriosa (73%), coronaropatia (57%), diabete mellito (44%) e insufficienza renale (30%) (Fonarow et al., 2005). Sia i pazienti che il *team* di cura ha difficoltà a gestire il regime terapeutico in situazioni di comorbilità.

Depressione. La depressione è un problema molto comune nelle persona con scompenso cardiaco con una prevalenza del 13-77%. Sia la depressione che i sintomi depressivi sono associati con aumento delle ospedalizzazioni e della mortalità nelle persone con scompenso cardiaco. Inoltre, i sintomi depressivi sono predittivi di peggioramento delle capacità funzionali, di difficoltà nel mantenere un ruolo sociale, di aggravamento dei sintomi della malattia e peggioramento della qualità di vita. La depressione è una barriera nell'adozione e mantenimento di comportamenti di autocura a causa di più meccanismi: riduce le capacità cognitive, come la memoria, la velocità di pensiero, l'abilità di apprendere, di percepire e interpretare i sintomi e prendere decisioni; riduce le capacità funzionali, come ad esempio una riduzione dell'attività fisica e una difficoltà nell'attivarsi di fronte a un peggioramento dei sintomi. Infine, i sintomi depressivi spesso portano la persona all'isolamento sociale.

Ansia. L'ansia è presente in circa il 50-70% delle persone con scompenso cardiaco. Le persone ansiose tendono ad essere meno ricettive ad apprendere e agire su nuove informazioni relative ai cambiamenti di stile di vita. In letteratura emerge una relazione fra stato d'ansia e riduzione dell'aderenza al regime farmacologico e ai corretti stili di vita.

Declino cognitivo. Lo scompenso cardiaco si manifesta prevalentemente in età adulta e in particolare anziana. Per questo, circa il 25-50% dei pazienti con scompenso cardiaco sono affetti da declino cognitivo, il quale è dimostrato essere associato con una bassa autocura. Solitamente i pazienti con declino cognitivo presentano deficit in uno o più delle seguenti aree: difficoltà di concentrazione/attenzione, di linguaggio, di memoria, nei riflessi, nella capacità di risolvere problemi e gestirli.

Disturbi del sonno. Le persone con scompenso cardiaco hanno più ragioni per soffrire di disturbi del sonno di grado medio o severo. In particolare la dispnea parossistica notturna tipica del paziente con scompenso cardiaco influenza e/o aggrava questo problema; altre cause sono la necessita di svegliarsi frequentemente per andare in bagno come effetto dei diuretici, molti pazienti anziani soffrono di insonnia, le importanti comorbilità (diabete mellito, BPCO, disturbi tiroidei, ictus e artrite reumatoide) e potenzialmente alcuni farmaci prescritti (ad esempio, i betabloccanti riducono la produzione notturna di melatonina). Gli importanti effetti correlati ai disturbi del sonno sono potenzialmente associati con una riduzione dell'aderenza ai regimi terapeutici, perché determinano difficoltà di attenzione, di memoria e nella velocità dei riflessi.

Scarsa literacy. La ridotta literacy sanitaria, come ad esempio la capacità di leggere e comprendere informazioni relative alle prescrizioni terapeutiche o le informazioni riportate sui supporti informativi cartacei relativi agli stili di vita, può compromettere la capacità di autocura, la capacità di condividere con il team il proprio progetto assistenziale e di comprendere e agire comportamenti orientati all'auto-cura.

La gestione assistenziale del paziente con scompenso cardiaco instabile

In situazione instabile il paziente manifesta la sintomatologia e i problemi legati alla perdita del compenso emodinamico, alla congestione polmonare, al marcato disagio per la dispnea più o meno severa. Il paziente alla comparsa della sintomatologia richiede un trattamento rapido ed un'assistenza intensiva per le prime 48/72 ore generalmente in contesti di medicina per acuti o d'urgenza. Alcune situazioni di iniziale e lieve instabilità sono affrontate anche a livello territoriale/domiciliare; si tratta di situazioni subcliniche in cui la sintomatologia è meno impattante e solo se è garantita una cura e un trattamento medico/infermieristico integrati. La gestione del paziente instabile, orientativamente per le prime 48/72 ore dall'insorgenza acuta, prevede la realizzazione di un protocollo assistenziale integrato. Questo approccio avviene in quanto i problemi e i meccanismi fisiopatologici che causano l'instabilizzazione sono molto connessi tra di loro e gli interventi messi in atto sono orientati a controllare e risolvere più manifestazioni/problemi. Inoltre, il trattamento in questa fase di instabilizzazione è in linea generale trasversale e indipendente dall'eziologia o causa sottostante che ha portato allo scompenso cardiaco. Sarà comunque attivato da subito il percorso diagnostico orientato alla ricerca della causa o patologia sottostante e alla sua stadiazione.

Nella **Tabella 3.XIII** sono descritti i principali problemi da gestire nella persona con scompenso cardiaco in fase di instabilizzazione.

Tabella 3.XIII Problemi della persona con scompenso cardiaco instabile

Problema/Rischio	Esempi di dati presenti all'accertamento
Dispnea e ortopnea per congestione polmonare	ortopnea, dispnea parossistica notturna, espressa dalla persona come "fame d'aria, *mancanza d'aria, sensazione di oppressione toracica, senso di soffocamento"* affaticamento per sforzi minimi o a riposo
Ipossia acuta	cianosi periferica tachipnea diminuzione della PaO_2 all'emogasanalisi riduzione della SaO_2 < 95%: lieve per valori di 91-94%, moderata per valori di 86-90%, grave se < a 86% rumori respiratori umidi: crepitii, rantoli alterazione dello stato di coscienza, confusione qualora l'ipossia acuta sia moderata-grave
Eccesso di liquidi ed espansione del volume extracellulare	aumento rapido del peso corporeo (esempio 2-3 kg in una settimana) edemi declivi alterazioni quali e quantitativa delle urine con oliguria, nicturia turgore delle vene giugulari espressione di incremento della pressione venosa centrale riduzione dell'ematocrito
Intolleranza allo sforzo	difficoltà a tornare al valore di FC precedente l'attività (entro 3-4 min.) aumento eccessivo della frequenza cardiaca e modificazioni del ritmo precoce comparsa di dispnea e affanno *È un problema prioritario e con un significativo impatto sulla persona da prendere in carico dal momento della ripresa della mobilizzazione.*
Ansia, agitazione per la dispnea e sensazione di soffocare e per la perdita di "controllo"	ansia per la mancanza di aria, irritabilità, timori manifestati o espressi dalla persona circa la prognosi, le possibilità di trattamento e controllo dei sintomi, il futuro della propria vita familiare e sociale
Disturbo del sonno	sonno disturbato, risvegli frequenti per dispnea parossistica notturna e tosse, per bisogno frequente di urinare, per *"senso di angoscia"* e di *"mancanza di respiro"*

Gli interventi sono stati descritti seguendo una logica temporale e per priorità e sono orientati a ridurre la sensazione di dispnea, i fabbisogni tessutali di ossigeno e la congestione polmonare per scongiurare l'edema polmonare acuto, correggere l'ipossia tessutale, ottenere una riduzione sia del precarico che del post-carico. In fase instabile quando il paziente presenta sintomatologia conclamata, l'infermiere raccoglie dati evitando un eccesso di domande (prediligendo domande chiuse) o indagini eccessive che possono non essere sopportate dal paziente, che può essere affaticato, dispnoico o sofferente. In questa fase può essere appropriato posticipare le domande e coinvolgere i familiari per la raccolta dei dati.

Risultati attesi

Il paziente dovrebbe mantenere una SaO_2 > 92-95% con ossigenoterapia nelle prime fasi e successivamente in aria ambiente con assenza di dispnea. In 1ª e 2ª giornata è prioritario ottenere un bilancio idrico negativo, ridurre il volume dei liquidi, gli edemi e il peso corporeo. Dalla 3° giornata individuare precocemente la ricomparsa di segni e sintomi di ritenzione idrosalina o di modificazione del volume e prevenire l'eccessiva perdita di liquidi che potrebbe aggravare la gittata cardiaca o riattivare il sistema renina angiotensina-aldosterone. In questa fase, raggiunto il peso abituale e regredita la sintomatologia, il paziente avrà un bilancio idrico sostanzialmente in pari. La perdita di peso non deve superare 500/900 gr/die. Il paziente avrà valori ematici di sodio, potassio, creatinina e azoto entro i range previsti.

Interventi assistenziali

Somministrare O_2 terapia con cannula nasale da 2 a 4 l/min nei pazienti con SpO_2 <90% o PaO_2 <60 mmHg per correggere l'ipossiemia (ESC, 2016). L'ossigenoterapia costituisce una parte del trattamento dello scompenso cardiaco solo in fase instabile perché riduce la sensazione di dispnea, l'ipossiemia arteriosa e la vasocostrizione polmonare. Non trova attualmente indicazione nello scompenso cardiaco stabile. I pazienti con ipossiemia o con persistenza di desaturazioni durante la ripresa delle normali attività devono essere rivalutati per probabile congestione polmonare residua o concomitante patologia polmonare. In caso di grave patologia ostruttiva porre attenzione all'insorgenza di ipercapnia.

Malgrado l'approccio di somministrare ossigeno sia intuitivo, le evidenze a favore di questo intervento sono, in realtà, scarse. Il mantenimento di una SaO_2 nei limiti della norma (95-98%) può ottimizzare il trasporto di ossigeno e l'ossigenazione degli organi, contribuendo, in tal modo, alla prevenzione dello sviluppo di danno d'organo irreversibile e di insufficienza multiorgano (Dickstein et al., 2008). Avere un ambiente ben areato e luminoso può avere effetti positivi sulla sensazione di dispnea.

Applicare la ventilazione non-invasiva (NIV) o con pressione positiva continua (C-PAP). La ventilazione non-invasiva (NIV), come ad esempio la B-PAP, o con pressione positiva continua (CPAP) non possono essere considerate un approccio terapeutico da adottare di routine nei pazienti con edema polmonare acuto e scompenso cardiaco in fase di instabilizzazione. La ventilazione non-invasiva con pressione positiva continua è indicata, in associazione alla terapia farmacologica, nei pazienti con edema polmonare acuto cardiogeno con grave dispnea e acidosi e in persone con scompenso cardiaco acuto che nonostante il trattamento manifestano insufficienza respiratoria o alterazione dello stato di coscienza o esaurimento fisico (NICE, 2014). La C-PAP nello scompenso cardiaco determina l'aumento della pressione nelle vie aeree, e quindi all'interno del torace, provocando:

- effetti emodinamici da riduzione del precarico per azione sui grandi vasi venosi e, tramite la riduzione della pressione transmurale del ventricolo sinistro, riduzione del postcarico;
- effetti ventilatori da reclutamento alveolare per ridistribuzione dell'edema, con miglioramento della ventilazione alveolare e dell'ossigenazione, aumento della capacità funzionale residua e conseguente aumento della compliance del sistema toraco-polmonare, che si traducono in ultimo in riduzione del lavoro respiratorio (Lari, Bragagni, Pilati, Di Battista, 2008).

A tali effetti si aggiunge, nei casi di sindrome delle apnee ostruttive (OSAS), l'azione meccanica di mantenimento della pervietà delle alte vie aeree. La C-PAP va utilizzata con cautela nei pazienti con shock cardiogeno e scompenso cardiaco destro. Se anche con questa metodica permane una grave ipossia si ricorre alla ventilazione invasiva meccanica (Dickstein et al, 2008; Vital, Saconato, Ladeira, Sen, Hawkes, Soares, Burns, Atallah, 2008).

Aiutare la persona a mantenere o assumere la posizione ortopnoica. Questa sarà la posizione che il paziente cercherà autonomamente, se in grado; sostenere ed aiutare il paziente a trovare una posizione confortevole, di giorno e soprattutto di notte. Permettere ed aiutare il paziente, se lo desidera, e se le condizioni lo permettono di sedere in poltrona. In posizione supina vi è un aumento del ritorno venoso e un aumento del volume ematico intratoracico. La posizione eretta/semiseduta invece, favorisce la frazione extratoracica a spese di quella intratoracica. Un peggioramento della dispnea e la presenza di rumori respiratori umidi, come crepitii e rantoli, possono indicare un inizio di edema polmonare acuto. La posizione semiseduta con le gambe declivi fuori dal letto riduce il ritorno venoso-precarico e il carico di lavoro al cuore, riduce gli effetti degli organi addominali sul torace e favorisce l'espansione polmonare.

Una persona con grave dispnea solitamente *"fatica a stare dentro il letto"*. Spesso di notte questi pazienti vogliono uscire dal letto e sedersi in sedia o in poltrona e vi rimangono anche per parecchie ore. Valutare questa possibilità ed aiutare la persona a sedersi fuori dal letto permette spesso al paziente di controllare la sensazione di dispnea e il "senso di angoscia" che accompagna la dispnea severa. La mobilizzazione di notte deve essere fatta con cautela per possibile comparsa di ipotensione ortostatica e per ridotto tono simpatico notturno.

Somministrare i farmaci prescritti e attuare interventi di farmaco-sorveglianza. Saranno prescritti farmaci che agiscono sulla riduzione del postcarico e del precarico: *diuretici, ace-inibitori, betabloccanti, nitroderivati e morfina*. La somministrazione di diuretici ha lo scopo di ridurre la congestione polmonare e quindi il quadro respiratorio e l'eccesso del volume dei liquidi. I *diuretici* aumentano l'eliminazione di sodio urinario, riducono i sintomi di ritenzione idrica nei pazienti con scompenso cardiaco. Saranno prescritti diuretici dell'ansa, in particolare *furosemide, tiazidici e risparmiatori di K+*. La terapia con diuretici nei pazienti con scompenso cardiaco riduce il rischio di peggioramento e il rischio di morte. Inoltre sembra migliorare la capacità funzionale e di esercizio. La furosemide è il farmaco di elezione in fase instabile, perché induce venodilatazione rapida ancora prima dell'effetto diuretico, riduce il precarico, possiede effetto potente e rapido (picco dopo 10/20 min se e/v, dopo 1/1.30 ore se per os) ed agisce anche a funzione glomerulare ridotta. La terapia in acuto con diuretici dell'ansa per via endovenosa può essere prescritta con modalità intermittente, in bolo, oppure con infusione in continuo. Sembra che questa seconda modalità sia più efficace in termini di risposta diuretica, riduzione del peso e sicurezza per minor fluttuazione del volume intravascolare nelle prime ore dall'instabilizzazione (Amer et al., 2012; Salvador, Punzalan, Ramos, 2005). Non vi sono differenza fra i due approcci in termini di valori della creatinina e mortalità alla dimissione (Caetano et al., 2015).

Quest'ultima va somministrata precocemente in caso di scompenso cardiaco ad insorgenza acuta e grave soprattutto se è presente irrequietezza, dispnea, ansia e dolore toracico. La *morfina* migliora la dispnea e gli altri sintomi e migliora la collaborazione ed accettabilità del paziente per eventuale applicazione della ventilazione non-invasiva (NIV). Generalmente la prescrizione prevede un bolo di 2.5/5 mg, ripetuta in caso di bisogno, monitorando il respiro e la sintomatologia L'infusione e/v di liquidi è la più frequente causa di sovraccarico, particolare attenzione va posta pertanto alla velocità d'infusione e ai volumi delle soluzioni contenenti NaCl, (in particolare la soluzione fisiologica con 154 mEq di Na) e alle soluzioni ipertoniche o colloidali che più facilmente possono causare sovraccarico. Durante l'infusione di diuretici drastici dell'ansa, come ad esempio la furosemide, è necessario monitorare frequentemente la pressione arteriosa, in particolare se somministrata per via endovenosa; inoltre sorvegliare attentamente il bilancio idrico parziale per evitare perdite di liquidi importanti (> 500/900 gr/die), che potrebbero determinare ipotensione con conseguente attivazione del sistema renina-angiotensina-aldosterone fino all'insufficienza renale acuta; monitorare quindi nelle fasi iniziali di instabilità il bilancio idrico anche ogni 2-3 ore (impostare controllo diuresi orario) e ridurre l'intensità del monitoraggio a 6-12 ore in relazione alla stabilità emodinamica del paziente e alla risposta terapeutica per poi iniziare appena stabilizzato e quando è possibile la mobilizzazione il monitoraggio del peso corporeo giornaliero. In fase di instabilizzazione monitorare sistematicamente sodio, potassio, creatinina per effetto dei diuretici e per l'elevato rischio di aritmie per effetto delle catecolamine circolanti, della possibile ipoKaliemia e della cardiopatia del paziente.

Aiutare, coinvolgere e sostenere il paziente e i familiari. Rassicurare il paziente, coinvolgendolo e motivando le azioni assistenziali e terapeutiche che vengono attuate su di lui, aiuta ad affrontare la dispnea, a controllare la paura a recuperare il senso di padronanza. Aiutare il paziente a riconoscere le possibili cause di agitazione, paura, vergogna, perdita dell'autonomia. Coinvolgere il paziente durante l'assistenza, usare la chiarificazione o commenti empatici, dedicare il tempo necessario e stare accanto al paziente senza essere frettolosi, mantenere un contatto visivo, una distanza interpersonale non troppo ravvicinata, dare rinforzi positivi, sottolineare e valorizzare ogni miglioramento e sforzo per uscire dalla situazione, favorire il senso di autoefficacia e autostima. Su prescrizione medica, somministrare ansiolitici in genere benzodazepine, morfina e analoghi in caso di ansia grave o non risolvibile con le strategie sopradescritte. Sostenere i familiari garantendo supporto concreto e comfort durante la permanenza del loro caro in ospedale, in particolare di notte e nei primi momenti dall'evento acuto; ad esempio fornendo una sedia o poltrona vicino al letto del proprio caro, dell'acqua o una coperta durante la notte.

Garantire il "riposo a letto terapeutico" per 24 ore e poi gradatamente favorire la ripresa della mobilità. Il riposo a letto ha lo scopo di favorire la redistribuzione della portata sanguigna, quindi migliorare il flusso renale, con riduzione del precarico, riduzione del consumo di ossigeno e del lavoro del cuore, inoltre aumenta il volume sistolico. Il riposo a letto terapeutico non deve protrarsi oltre i tre giorni, se il paziente risponde ai trattamenti. Dopo 3 giorni infatti possono comparire però altri effetti cardiovascolari: gradatamente riaumenta il lavoro miocardico per redistribuzione costante; la posizione supina causa una dilatazione arteriosa e venosa periferica ed una redistribuzione del flusso ematico e si rileva un bilancio azotato negativo poiché l'immobilizzazione si ripercuote sul catabolismo proteico. Il bilancio azotato si mantiene positivo per circa 4 giorni, dopo l'inizio del riposo a letto, ma dal 7° giorno diviene negativo. Possono comparire altri effetti secondari dell'allettamento e decondizionamento fisico: possibilità di trombosi venosa profonda, ipotrofia muscolare, effetti negativi sulla psicologia del paziente e il suo "senso di benessere". Dopo 24 ore il paziente può, con aiuto, recarsi fino al bagno se le condizioni cliniche si sono stabilizzate. Aumentare gradualmente l'attività fisica ha lo scopo di permettere l'adattamento ai meccanismi neurovascolari, favorendo l'autonomia e l'autocura.

Definire con il paziente un programma di ripresa graduale della mobilità. A partire dalla 2ª giornata, appena sospesa la prescrizione del riposo a letto prevedere una mobilizzazione seduto con le gambe fuori dal letto e gradualmente in poltrona, rilevando la pressione arteriosa in clino e ortostatismo per l'elevato rischio di ipotensione ortostatica e valutando con il paziente la sua tolleranza allo sforzo: grado di dispnea, astenia, presenza di tachicardia con difficoltà a ritornare al valore basale entro 3-4 minuti e insorgenza di vertigini.

Condividere con il paziente e il *caregiver* strategie da realizzare nei giorni seguenti e in previsione della dimissione nella vita quotidiana per migliorare la tolleranza allo sforzo in relazione alle aspettative e quali attività sente di poter eseguire in autonomia e/o con minimo supporto. Rispetto a questo e all'intensità dei sintomi prevedere momenti di riposo tra un'attività e l'altra per permettere alla persona di recuperare le energie e per evitare di aggravare o scatenare dispnea, vertigini o sensazioni di malessere.

Consigliare ai pazienti di pianificare le loro attività quotidiane diluendole in tutto l'arco della giornata; di interrompere l'attività fisica, sedendosi o sdraiandosi, qualora percepisca vertigine, dispnea o malessere.

Incoraggiare il paziente a sedersi mentre svolge attività come lavarsi i denti o il viso, farsi la doccia, vestirsi o mentre si preparano i pasti in cucina; suggerire di svolgere le attività più faticose mentre la sensazione di dispnea e fatica è assente/ridotta e alternare attività più faticose ad attività più leggere prevedendo periodi di riposo.

Rinforzare l'importanza di organizzare lo spazio e gli oggetti a portata di mano per evitare frequenti spostamenti, come ad esempio in cucina disporre gli strumenti e i prodotti di maggior uso vicini fra loro, oppure in bagno organizzare il materiale in modo logico al fine di ridurre gli spostamenti.

Mantenere un'idratazione controllata e fornire un pasto leggero nelle prime 24 ore fino alla stabilizzazione dello scompenso cardiaco. La quota di liquidi massima nelle 24 ore sarà definita sulla base della gravità dell'eccesso di liquidi all'ingresso, della sintomatologia e della risposta alla terapia diuretica. In pazienti con scompenso cardiaco lieve e moderato stabile un'assunzione di liquidi "libera" associata al monitoraggio del peso corporeo si è dimostrata sicura. Una restrizione idrica più marcata inferiore a 2 l/die è raccomandata nei pazienti con scompenso cardiaco grave o severa iponatremia (sodiemia < 130 mEq/L) che può svilupparsi per l'attivazione del sistema renina-angiotensina e aldosterone, eccessiva produzione di ormone antidiuretico o perdita in eccesso di sale rispetto ad acqua per effetto dei diuretici. Questa raccomandazione è considerata per tutti i pazienti in cui la ritenzione idrica è di difficile controllo nonostante la restrizione di sodio e dosi elevate di diuretici (Riegel et al., 2008). Oltre a "quando bere" ricordare alla persona che molti alimenti contengono liquidi (ad esempio, cubetti di ghiaccio, gelatine, gelati sono dei liquidi e pertanto è utile limitarli). Alla luce della prescrizione della quantità di liquidi massima da assumere, ad esempio 1.500 ml/24 ore, l'infermiere e il paziente pianificano la distribuzione dei liquidi nella giornata. Una buona regola per la restrizione dei liquidi, se concilia con le preferenze della persona, è di concordare di assumere la metà della quota totale tra le 7:00 e le 15:00, periodo in cui i pazienti in genere sono più attivi, consumano almeno due pasti ed assumono la maggior parte dei farmaci.

La possibilità del paziente di alimentarsi nelle prime giornate di un evento acuto dipende dalla gravità dei sintomi, dallo stato di coscienza, dalle condizioni generali e dal desiderio del paziente. Superato il distress iniziale per la dispnea e la congestione polmonare valutare con il medico, il dietista e il paziente stesso la qualità e tipologia di alimenti che possono essere assunti. Tuttavia, in molti casi è lo stesso paziente che sulla base del malessere e del disagio conseguente ai sintomi di scompenso "non avverte desiderio" di mangiare. Se il quadro clinico non è complicato e si osserva una buona risposta ai trattamenti è possibile considerare, se il paziente lo desidera, un pasto leggero in 2° giornata a basso contenuto di sodio. La restrizione del sodio costituisce infatti il primo intervento di terapia nutrizionale che in fase di stabilità sarà pianificato per il mantenimento del compenso cardiocircolatorio e del benessere del paziente.

Concordare con il paziente un piano di ri-alimentazione. Generalmente dopo 24-36 ore dall'evento acuto, il paziente con scompenso cardiaco non complicato potrà iniziare a rialimentarsi con una dieta che prevede un aumento graduale del contenuto calorico. Gli interventi assistenziali sono orientati a favorire la ripresa dell'alimentazione, ad aumentare o mantenere un introito di nutrienti sufficiente ed equilibrato per coprire il fabbisogno giornaliero, a correggere o prevenire una possibile malnutrizione e ad adottare strategie per ridurre lo sforzo durante l'assunzione del pasto, ma nell'ottica della dimissione a domicilio, anche per la preparazione autonoma dei pasti. Il piano di ri-alimentazione deve prevedere:

- la ripartizione del fabbisogno calorico giornaliero attraverso una dieta programmata da un medico nutrizionista o da un dietista. Indicativamente l'apporto calorico totale giornaliero nella dieta deve essere ripartito in carboidrati 50%-55%, lipidi 30% (preferire acidi grassi polinsaturi) e proteine 15%. Se il paziente è a rischio di malnutrizione o di cachessia cardiaca, sono indicati supplementi calorici nutrizionali, supplementi vitaminici o di sali minerali per una riduzione spesso dovuta a scarso assorbimento o alla terapia diuretica
- gli alimenti graditi al paziente al fine di favorire l'aderenza al piano alimentare

- l'assunzione di pasti piccoli e frequenti (5-6 al giorno) e con cibi facilmente digeribili. Una dieta frazionata permette di ridurre il lavoro cardiaco, gli effetti dell'ipoperfusione sull'apparato gastrointestinale e la possibile stasi epatica per aumento della pressione venosa sistemica
- riposo prima e dopo l'assunzione del pasto per conservare energie. Per i pazienti con scompenso cardiaco avanzato (Classe NYHA III-IV), alimentarsi può costituire uno sforzo fisico importante e quindi sono pazienti ad elevato rischio di malnutrizione di conciliare il momento del pasto con il momento di maggior appetito.

Nella fase di ri-alimentazione e in previsione della dimissione, è necessario associare interventi di educazione terapeutica orientati a mantenere l'equilibrio dei liquidi raggiunto e controllare la ricomparsa di ritenzione idroelettrolitica e scompenso cardiaco instabile.

Sorvegliare la stabilizzazione del paziente monitorando l'andamento della dispnea percepita dal paziente, degli edemi, della diuresi, del bilancio idrico e degli altri segni e sintomi ogni 2/4 ore in fase di instabilizzazione. La sorveglianza in fase di instabilizzazione è finalizzata a monitorare lo stato di coscienza per possibile riscontro di letargia, confusione fino al sopore da ipossia acuta cerebrale; la dinamica respiratoria (frequenza respiratoria, ritmo, profondità, simmetria ed uso dei muscoli accessori), l'evoluzione della dispnea (NRS o VAS), la posizione assunta, i livelli di SaO_2 e dei gas ematici tramite emogasanalisi arteriosa, l'evoluzione della cianosi, la presenza di rumori respiratori umidi come crepitii e rantoli da congestione del piccolo circolo e trasudazione alveolare; le percezioni/emozioni del paziente e l' evoluzione dello stato d'ansia e paura associati alla fame d'aria e all'evento acuto. Monitorare sistematicamente, almeno ogni 2-4 ore inizialmente la frequenza e il ritmo cardiaco, in quanto il paziente con scompenso cardiaco instabile può essere a rischio di aritmie fatali per ipossia miocardica, per effetto delle catecolamine circolanti e per alterazioni elettrolitiche (ipo o iperkaliemia). Il pulsossimetro dovrebbe essere utilizzato in tutti i pazienti instabili trattati con ossigeno, tuttavia è necessario sottolineare che la frequenza cardiaca rilevata con saturimetro potrebbero non essere attendibile nel paziente con vasocostrizione o con alterazioni del ritmo quale la fibrillazione atriale o con polso alternante, pertanto è raccomandata una rilevazione del polso periferico o se indicato del polso apicale. Monitorare frequentemente, ogni 2-4 ore inizialmente, la pressione arteriosa per rischio di ipotensione da deficit di pompa cardiaca associato ad una possibile eccessiva perdita di liquidi se il paziente assume farmaci quali diuretici e ace inibitore; questi farmaci determinano vasodilatazione sia venosa che arteriosa con riduzione del pre e postcarico.

Sorvegliare, misurare accuratamente e registrare l'evoluzione degli edemi periferici; monitorare nelle fasi iniziali di instabilità il bilancio idrico anche ogni 2-3 ore (impostare controllo diuresi orario e valutare qualità diuresi) e ridurre l'intensità del monitoraggio a 6-12 ore in relazione alla stabilità emodinamica del paziente e alla risposta terapeutica per poi iniziare appena stabilizzato e quando è possibile la mobilizzazione il monitoraggio del peso corporeo giornaliero. Il calo ponderale non deve superare i 500/900 g/die, se si superano questi valori aumenta il rischio di ipotensione dovuta ad eccessiva perdita di liquidi intravascolare. Dall'altra un aumento di peso di 700 gr o più al giorno, oppure di 2 Kg in tre giorni deve essere interpretato come ritenzione idrosalina e deve essere considerata con attenzione una rivalutazione della terapia e della situazione clinica complessiva del paziente. Porre molta attenzione nelle persone con scompenso cardiaco che presentano vomito, diarrea, febbre per l'elevato rischio di ipovolemia/disidratazione e squilibrio idroelettrolitico.

Il peso dei sintomi e l'approccio palliativo al paziente con scompenso cardiaco in stadio avanzato

Lo scompenso cardiaco è un'importante condizione limitante che causa un aumento rilevante di comorbidità nel suo stadio terminale. Le cure palliative hanno molto da offrire e molto lavoro è stato fatto per estendere l'accesso ai pazienti con patologie d'organo. L'American College of Cardiology Foundation/*American Heart Association* raccomandano un approccio di cure palliative per quei pazienti al quarto stadio NYHA di scompenso. L'approccio assistenziale con cure palliative nei pazienti si è dimostrato valido nel paziente affetto da scompenso cardiaco in stadio avanzato per alleviare il carico dei sintomi, come la dispnea, l'ortopnea, l'astenia e la ridotta capacità funzionale che peggiorano la qualità di vita e condizionano pesantemente in senso negativo le attività quotidiane (Gavazzi, 2012).

Il peso dei sintomi

I pazienti affetti da scompenso cardiaco avanzato presentano sintomi, come la dispnea, il dolore, l'astenia e la ridotta capacità funzionale, che peggiorano la qualità di vita e condizionano pesantemente in senso negativo le attività quotidiane.

Frequenza (%) dei sintomi percepiti dai pazienti con scompenso cardiaco in stadio avanzato	
Dispnea	85-95 %
Dolore	80-90 %
Fatigue-astenia	50-80 %
Depressione	20-30 %
Insonnia	40-70%
Stipsi	20-30 %
Ansia	70-90 %

La **dispnea** percepita dai pazienti con scompenso cardiaco avanzato può essere di tipo episodico o continuo. La dispnea può essere esacerbata da emozioni, quale ansia, che porta a un peggioramento dello stato sintomatologico. Altri fattori che possono peggiorare la sensazione di dispnea descritta da gran parte dei pazienti con scompenso cardiaco in fase avanzata riguardano lo sforzo fisico (camminare, svolgere attività di vita quotidiana), gli agenti chimici (profumi), la temperatura (caldo - freddo) e la posizione (supina). La dispnea ha un elevato impatto non solo in termini sintomatici ma anche per quel che riguarda il decorso di malattia, infatti, quando i vari sintomi manifestati dal paziente non sono tenuti sotto controllo, essa può diventare una frequente causa di riospedalizzazione. La presenza di **dolore** può essere determinata da comorbidità o agli effetti di un edema importante agli arti inferiori che determina dolore a entrambe le gambe e durante la deambulazione.

La **fatigue**, è una sindrome multidimensionale, collegata anche a una ridotta perfusione sanguigna ai muscoli scheletrici, correlata alla perdita di massa grassa e magra, si parla, infatti, di cachessia cardiaca. Questa può essere associata a dolore ed effetti collaterali di farmaci (ad esempio: Beta-bloccanti, anticolinergici, oppioidi, diuretici). È un sintomo poco esplicitato ma a forte impatto sul paziente in particolare nelle fasi terminali. Non vi è un trattamento diretto e mirato ma è necessario identificare e trattare le cause secondarie quali l'anemia, anomalie elettrolitiche, disfunzione tiroidea, disidratazione, depressione.

Parallelamente ai sintomi fisici vi sono quelli psicologi in particolare la **depressione**, sintomo ad alta prevalenza nel paziente con scompenso cardiaco in fase avanzata, spesso associata a un peggioramento con esiti peggiori sugli outcome clinici, aumenta l'indice di mortalità, le riospedalizzazioni ed un aumento conseguente dei costi. I sintomi depressivi sono associati a una diminuzione della qualità di vita associata a un aumento del dolore. La comparsa può essere imputabile al carico dei sintomi percepiti.

Vissuti dei pazienti e dei famigliari

Il sintomo più invalidante, nonostante una terapia farmacologica ottimale, è la **dispnea** percepita come un sintomo non trattabile riportata *"quando c'è la mancanza di respiro, non credo che loro possano aiutarmi più* *di quello che non hanno già fatto. Non credo che ci sia qualcos'altro che possa alleviarli meglio (i sintomi)."* La dispnea che è presente sia sotto sforzo in maniera quasi del tutto insopportabile, ma anche a riposo, e costringe i pazienti a dormire anche con quattro cuscini (Kavalieratos 2014). Inoltre il paziente è affetto da comorbidità, che aggravano ulteriormente la loro situazione clinica: *"Sono stato in ospedale almeno 10 volte...ho avuto 3 attacchi cardiaci, ho un pacemaker, un defibrillatore, e adesso ho anche uno scompenso renale. Sono diabetico... ho qualsiasi sintomo tu possa immaginare."*

L'andamento dello scompenso cardiaco è caratterizzato da un progressivo declino funzionale alternato a riacutizzazioni che portano a un peggioramento graduale del quadro e a frequenti ospedalizzazioni (sono stimate circa 3 ospedalizzazioni in un anno per eventi acuti di scompenso). L'evoluzione è caratterizzata da un'**elevata variabilità** individuale secondo le caratteristiche individuali, età, comorbilità, eziologia e durata dello scompenso cardiaco. I famigliari percepiscono l'**incertezza nel futuro** (Kavalieratos 2014, Leeming 2014).

"Lo so che mio marito non starà meglio ...siamo coscienti di questa realtà. Ma quanto tempo passerà prima che lui inizi a indebolirsi? Quali cose non sarà più in grado di fare? Quali sono le cose che noi dobbiamo fare perché lui stia il meglio possibile e faccia le cose che gli interessano fare? E quanto può realmente fare? Non sapere niente è dura! Certamente la cosa più difficile è l'aspetto emotivo e pianificare delle cose. Sarebbe bello avere un aiuto nel gestire queste cose. La cosa più utile sarebbe quella di avere qualcuno con cui parlarne. Qualcuno con cui sfogarsi. Perché non si può scaricare tutto sul paziente."

Per contrastare l'inevitabile declino funzionale, è ottimizzata il più possibile la terapia farmacologica, in un equilibrio precario che dovrebbe evitare riacutizzazioni di scompenso cardiaco. I diuretici, componente essenziale del trattamento, sono percepiti dai pazienti come un problema per la loro influenza sulle attività di vita quotidiana: assumere i diuretici implica la pianificazione delle pause toilette, non sempre possibili, di conseguenza le urgenze urinarie riducono la voglia di uscire di casa. Questo associato alla difficoltà respiratoria che riduce il grado di funzionalità fisica può comportare un **isolamento sociale** (Leeming 2014). La presenza di sintomi persistenti, non solo fisici ma anche emotivi, quale isolamento sociale, ansia e depressione, dimostrano come i pazienti con scompenso cardiaco avanzato abbiano una qualità di vita compromessa.

Lo scompenso cardiaco non solo influenza la vita dei pazienti, ma anche i loro caregiver. Adattarsi alle limitazioni della patologia, è una delle maggiori difficoltà del vivere con lo scompenso cardiaco. Questa necessità emerge in vari modi, i due terzi dei caregivers riportano che la maggiore difficoltà nel vivere con lo scompenso cardiaco riguarda ciò che i pazienti non possono fare che determina un cambiamento significativo della vita quotidiana. Un altro elemento che emerge dalla letteratura è la **condivisione della cura**: il caregiver assume un ruolo chiave nell'aiutare il proprio famigliare sia da un punto di vista pratico che emozionale.

Cure palliative

A causa della sua natura discontinua è difficile fare una prognosi, la malattia è, infatti, caratterizzata da una **traiettoria non lineare**, con diversi momenti di riacutizzazione alternati da momenti di stabilità clinica. Le malattie neoplastiche hanno un chiaro declino che precede il decesso; le malattie neurodegenerative, hanno un declino lento e progressivo; invece lo scompenso cardiaco ha un percorso di declino non chiaro e il decesso è spesso imprevedibile. I pazienti possono morire all'improvviso oppure, benché

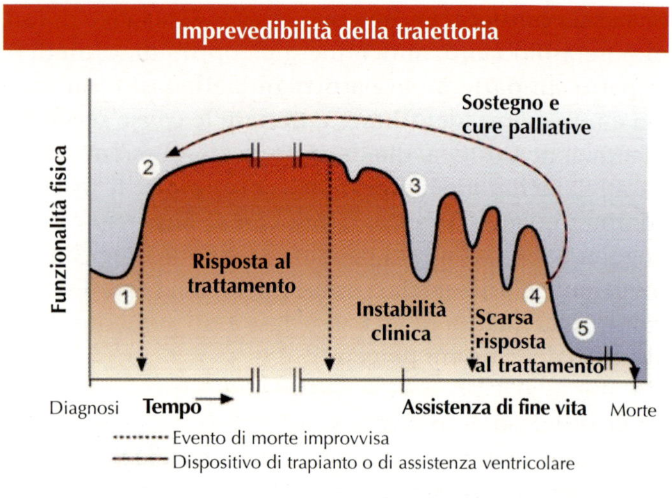

ricoverati in condizioni critiche, con necessità di assistenza respiratoria, renale e cardiocircolatoria, possano riprendersi. Questo è il motivo per cui i pazienti con SC avanzato in genere ricevono meno cure palliative rispetto ai pazienti oncologici, pur manifestando gli stessi sintomi. La maggior parte dei pazienti muore con uno scarso controllo dei sintomi: dispnea, dolore toracico, ma anche distress mentale (ansia, confusione, depressione) e una serie di sintomi non cardiaci che non vengono trattati adeguatamente in ospedale (Di Giulio, Massariello 2005). Nonostante i tentativi di identificare le variabili predittive del decesso non è ancora chiaro quali segni e sintomi prevedano la fase terminale; l'American College of Cardiology suggerisce i seguenti indicatori per l'attivazione delle cure palliative:

- stadio NYHA III o IV,
- dispnea e mancanza di respiro anche sotto minimo sforzo
- ricoveri ripetuti per la sintomatologia dovuta allo scompenso cardiaco
- difficoltà fisica e psichica nonostante una terapia ottimale
- angina refrattaria
- ansia e depressione che influenzano negativamente la qualità di vita o la capacità di gestire la malattia.

L'ospedale continua a rimanere la struttura di riferimento in cui sono ricoverati e curati questi malati molto sintomatici e clinicamente compromessi. Nelle fasi di riacutizzazione dello SC vi è un ricorso frequente ai reparti di terapia intensiva e subintensiva, in cui si applicano, spesso in maniera indiscriminata, protocolli standardizzati di trattamento farmacologico e non farmacologico che continuano a perseguire come scopo principale un miglioramento della sopravvivenza. Questo tipo di approccio, aggressivo e intensivista, non tiene nella dovuta considerazione il quadro generale clinico del soggetto anziano e fragile, in cui in genere coesistono scompenso cardiaco cronico riacutizzato e altre patologie. L'obiettivo prevalente è il mantenimento della vita a tutti costi e non la riduzione della sintomatologia e il miglioramento della qualità di vita. Non raramente in queste situazioni cliniche critiche prevalgono atteggiamenti di medicina difensiva (Gavazzi, 2012). Ciò comporta anche degli aspetti non del tutto positivi, i pazienti più critici giacciono in Unità di Cura Intensiva (UCI), impauriti, terrorizzati, immersi e sommersi da cateteri e macchinari rumorosi; sono soli, separati da coloro che li amano, a causa a volte dei regimi restrittivi di accesso all'UCI: si parla infatti di "Sindrome da terapia intensiva". Risultati di vari studi hanno evidenziato che *"un amico vicino aiuta un cuore malato; provato, l'affetto fa bene al cuore"* dimostrando che, durante il regime di visita libero, non aumentavano le infezioni, si riduceva il livello dello stress dei pazienti e si dimezzavano le complicanze cardiovascolari. Emerge che, nella relazione équipe-malato-famiglia, il familiare/caregiver deve essere considerato una risorsa non solo per l'ammalato, ma anche per l'équipe dei curanti: questi devono promuovere rapporti di fiducia e di collaborazione col familiare, nel rispetto dell'autodeterminazione del paziente. Quindi alta tecnologia sì, ma anche alta sensibilità e alta umanità (Boncinelli, 2009).

Nello SC avanzato, in cui la mortalità è elevata e difficilmente modificabile, l'obiettivo dovrebbe cambiare ed essere principalmente focalizzato sul miglioramento di sintomatologia e qualità di vita. Le cure palliative nel paziente con scompenso cardiaco aiutano a controllare il dolore e gli altri sintomi, affermano la vita e considerano la morte come un processo naturale; non intendono né anticipare né posticipare la morte e si propongono di offrire un sistema di supporto per aiutare i pazienti a vivere il più attivamente possibile sino alla fine. Questo approccio olistico, oltre a farsi carico del controllo dei sintomi, affronta gli aspetti psicologici e spirituali della cura del paziente e aiuta la famiglia e coloro che si occupano dell'assistenza durante la malattia e il momento del trapasso. Nelle fasi avanzate i trattamenti farmacologici, che inizialmente producevano effetti favorevoli, non sono più ben tollerati e devono essere ridotti nei dosaggi o sospesi. In questa situazione clinica avanzata la resincronizzazione cardiaca, che in molti pazienti con SC moderato-severo migliora la funzione ventricolare e la sintomatologia, dopo un periodo più o meno lungo, spesso perde la sua efficacia (Gavazzi, 2012). L'approccio verso la terapia farmacologica nel paziente con SC in fase di fine vita è di:

- continuare con i farmaci che alleviano i sintomi (diuretici- inotropi a basse dosi)
- introdurre farmaci e interventi assistenziali per alleviare i sintomi di sofferenza del malato con SC avanzato (descritti nella tabella sottostante)
- discutere nel team e con il paziente-caregiver la sospensione dei farmaci che migliorano la prognosi (ACEI - Beta Bloccanti, nitrati, vasodilatatori).

Suggerimenti per una strategia finalizzata al controllo dei sintomi nello scompenso cardiaco	
Mancanza di respiro dispnea	L'ottimizzazione della terapia medica con ACE inibitori e spironolattone può migliorare sintomi quali la dispnea da sforzo e l'edema e anche la prognosi. Quando persiste si possono somministrare oppioidi (la somministrazione di solfato di morfina 2 mg ogni 2-3 ore può alleviarla molto). Interventi infermieristici: posizione comoda e che favorisca la respirazione, garantire ambiente asciutto e l'aerazione della stanza. Rassicurare Prevedere trattamento con ansiolitici, soprattutto durante la notte La somministrazione di ossigeno può alleviare la dispnea ma non migliora necessariamente la performance.
Astenia	Ricerca dei fattori reversibili Considerare e trattare l'anemia Se possibile esercizio fisico Evitare l'uso di steroidi che determinano ritenzione idrica con aumento del precarico e peggioramento degli edemi.
Dolore	Usare la scaletta OMS in base al grado di dolore e utilizzare come via quella preferenziale orale. Step 1: paracetamolo Step 2: paracetamolo e codeina Step 3: morfina da titolare ogni 48h se il dolore non è controllato, controllare gli effetti collaterali indesiderati degli oppioidi (nausea e vomito, stitichezza) Vanno evitati i FANS (inclusi i COX2) perché antagonizzano direttamente l'effetto di ACE inibitori e diuretici, e possono portare ad un peggioramento dei sintomi e della ritenzione di liquidi.
Stipsi	Lassativi Ammorbidenti/surfattanti: lattulosio, glicerolo, sodio fosfato monobasico/sodio fosfato bibasico, sodio picosolfato Stimolanti: senna
Cachessia anoressia	Pazienti con scompenso cardiaco sono inappetenti e perdono peso significativamente. Suggerire dieta ad alto contenuto calorico e proteico: suggerire pasti piccoli e frequenti con alimenti naturalmente arricchiti.
Secchezza delle fauci	Può essere un effetto della terapia diuretica, si può alleviare suggerendo sostituti della saliva a base di mucina, gomma da masticare senza zucchero.
Depressione	La depressione è un sintomo frequente, riduce la qualità di vita residua, peggiora il sonno e la difficoltà ad addormentarsi, riduce l'appetito ed aumenta l'astenia. Può essere utile il trattamento con antidepressivi.
Disturbi del sonno	Spesso si manifestano associati a cattivo umore, depressione, ansia, sonnolenza diurna Si verificano in almeno la metà dei pazienti con scompenso, peggiorano la capacità di esercizio, le aritmie e la prognosi. Il trattamento con CPAP migliora la funzionalità meccanica del ventricolo sinistro e contrasta l'attivazione neurormonale nei pazienti con apnea da sonno e respiro di Cheynes- Stokes. Trattamento: antidepressivi,oppioidi notturni e/o benzodiazepine.

Per comprendere il ruolo ricoperto dall'approccio palliativo nell'assistenza al paziente affetto da scompenso cardiaco avanzato e la percezione dei caregiver, capendo abbiamo pensato di concludere questo paragrafo con una breve racconto di un famigliare di un paziente di 86 anni affetto da scompenso cardiaco e seguito a domicilio dal servizio di cure palliative. Il paziente era peggiorato drasticamente nelle ultime 3 settimane, e costretto a letto, soffriva di forti dolori diffusi e difficoltà a respirare ad ogni piccolo movimento che non gli permettevano di dormire la notte. Il paziente fino a qualche settimana prima prendeva regolarmente la terapia farmacologica, si muoveva e alimentava con aiuto.

> *"Il medico del reparto di cure palliative conosceva già mio padre, ma il servizio vero e proprio è stato attivato due settimane e mezzo prima che venisse a mancare. Però contattarlo prima sarebbe stato prematuro, le mie sorelle non erano ancora pronte all'idea e anche lui stesso. Fino a 2 settimane prima ancora mangiava e rimaneva in poltrona quasi tutto il giorno chiacchierando con noi, giocando a carte. Era malato ma la situazione era stabile. Poi tutto è precipitato... e abbiamo contattato il servizio di cure palliative... Mio papà non ne voleva sapere di essere ricoverato in ospedale, e ci aveva detto che voleva rimanere a casa finché gli era concesso. Al medico ha espressamente detto che voleva morire a casa, tirando fuori il filo di voce che ormai non aveva più tanto. Lui voleva morire a casa e così è stato. Quando è venuto a mancare è andato tutto molto dolcemente. È stato avviato il trattamento con la morfina, per lui il "calmante" e finalmente si calmato e ci sembrava più sereno... perlomeno no soffriva più come prima: non riferiva più difficoltà a respirare anche se presente la fatica lui non la percepiva e era scomparso il dolore. Di giorno e di notte era più sereno e siamo riusciti a parlare e salutarci. Le cure palliative si sono messe in contatto con le infermiere del distretto che seguivano mio padre a casa, e c'è stata molta collaborazione tra loro: mi sono sentita veramente seguita."*

BOX *Tavole riassuntive con le principali informazioni per il paziente sulle indagini diagnostiche*

Indagine diagnostica	Quesiti	Attenzioni infermieristiche e informazioni da fornire alla persona
Elettrocardiogramma (ECG) *Approfondire con la procedura "Esecuzione dell'elettrocardiogramma a 12 derivazioni"*	Che cos'è?	L'elettrocardiogramma (ECG) è la rappresentazione grafica su carta millimetrata dell'attività *elettrica del cuore*.
	Come si esegue?	Per eseguire l'elettrocardiogramma basale, o standard, il paziente, a riposo, si sdraia su un lettino. Aiutare la persona a spogliarsi, scoprendo il torace il minimo necessario per l'applicazione degli elettrodi (4 agli arti: braccio sinistro, braccio destro, gamba sinistra e gamba destra, e 6 al torace); è sufficiente esporre il torace anteriormente e le estremità; gli elettrodi sono collegati all'apparecchio di registrazione, l'elettrocardiografo, che rappresenta graficamente su carta millimetrata l'attività elettrica del cuore. Garantire riservatezza durante le manovre e le informazioni, spiegazioni che saranno fornite.
	Perché si esegue?	L'elettrocardiogramma fornisce informazioni su: – la frequenza cardiaca; – la presenza di eventuali disturbi o irregolarità del ritmo cardiaco; – la presenza di ingrandimenti del cuore in toto o in alcune sue parti; – la presenza di squilibri elettrolitici; – la presenza di ischemia o necrosi miocardica e in alcuni casi la presenza di un precedente ischemico (es. infarto miocardico).
	Quanto dura l'esame?	L'esame si esegue in pochi minuti, informare la persona che esegue per la prima volta questo esame, che si tratta di un esame non invasivo o doloroso.
Esame Holter o ECG dinamico secondo Holter	Che cos'è?	Si tratta di un elettrocardiogramma (ECG) che dura un lungo periodo, in genere compreso tra 24 e 48 ore allo scopo di registrare l'attività del cuore in un ampio arco temporale. L'esame ha il pregio di consentire il controllo dell'ECG del paziente mentre questi svolge le sue abituali occupazioni o meglio ancora, quelle occupazioni che si associano alla sintomatologia oggetto dell'indagine.
	Come si esegue?	Nell'ambulatorio viene applicato un semplice registratore portatile delle dimensioni circa di 10 cm per 5 cm per 3 cm. L'apparecchio, legato in vita da una cintura è collegato alla pelle del paziente attraverso dei sottili cavi connessi ad elettrodi adesivi. Subito dopo l'applicazione, lo strumento inizia la registrazione che può avvenire su una normale cassetta per registratore o su una memoria elettronica all'interno dell'apparecchio. Il paziente può tornare alle proprie occupazioni portando con se l'apparecchiatura e può così svolgere le sue abituali attività. Naturalmente non può fare il bagno o la doccia per ovvi motivi mentre può regolarmene muoversi, camminare o addirittura fare sport. La registrazione avviene ininterrottamente durante tutto il giorno e tutta la notte fino al quando lo strumento viene rimosso. In genere al paziente viene fornito un diario su cui annotare l'orario delle principali attività svolte o degli eventuali sintomi. In questo modo sarà possibile al medico che valuta l'esame verificare l'aspetto dell'elettrocardiogramma durante i sintomi e correlare eventuali alterazioni elettrocardiografiche con i sintomi stessi o con quello che il paziente stava facendo.
	Perché si esegue?	Essendo un elettrocardiogramma che dura un lungo periodo di tempo sostanzialmente serve a documentare alterazioni elettrocardiografiche che non possono essere provocate in ambulatorio o in ospedale.
	Quanto dura l'esame?	Generalmente 24 ore, non comporta alcun rischio ed è indolore.

☞

Indagine diagnostica	Quesiti	Attenzioni infermieristiche e informazioni da fornire alla persona
Ecocardiogramma	Che cos'è?	L'ecocardiografia (comunemente detta anche ecocardiogramma) è una metodica diagnostica non invasiva che utilizza gli ultrasuoni per esplorare l'anatomia e la funzione del cuore (*attività meccanica*). Rispetto ad altre metodiche diagnostiche essa ha il grande vantaggio di essere eseguibile anche al letto del paziente e di non produrre alcun disturbo o danno al paziente stesso. Inoltre permette di ottenere informazioni "in diretta" durante l'esame.
	Come si esegue?	Il paziente si sdraia sul lettino disponendosi sul fianco sinistro o sul dorso. Aiutare la persona a spogliarsi, scoprendo il torace il minimo necessario per la valutazione. Durante l'esecuzione di un ecocardiogramma il paziente collabora assumendo posizioni che favoriscono la visualizzazione delle varie strutture cardiache e talora trattenendo il fiato, in modo da minimizzare il mascheramento delle strutture cardiache da parte dell'aria contenuta nei polmoni. Attualmente in Italia l'esame viene eseguito da medici specialisti cardiologi, mentre in altri stati ci sono professionisti sanitari non medici specializzati che eseguono l'esame.
	Perché si esegue?	Con l'ecocardiogramma si possono visualizzare tutte le strutture cardiache. Questo esame ha un ruolo fondamentale nella valutazione delle dimensioni e della funzione della camere cardiache e di quella delle valvole cardiache. Nei pazienti che hanno subito un infarto miocardico permette di valutare la porzione del muscolo cardiaco danneggiata, ma al contrario di quanto spesso comunemente supposto, non essendo in grado di valutare i vasi del cuore (coronarie), non è in grado di prevedere un infarto futuro.
	Quanto dura l'esame?	Circa 30 minuti, non comporta alcun rischio ed è indolore.
Ecostress	Che cos'è?	L'ecostress è un esame ecocardiografico eseguito durante l'esercizio fisico o l'infusione di farmaci. Lo "stress" è provocato dall'effetto farmacologico di farmaci quali dobutamina o dipiridamolo.
	Come si esegue?	Prima dello sforzo vengono acquisite le immagini del cuore, per avere una valutazione basale alla quale fare riferimento. Lo stress fisico prevede l'esecuzione da parte del paziente di uno sforzo alla *cyclette* oppure su un tappeto rotante. All'apice dello sforzo il paziente deve sdraiarsi rapidamente sul lettino e vengono acquisite le immagini da paragonare a quelle basali. In Italia è sicuramente più diffuso l'utilizzo dell'ecostress farmacologico. Come per l'ecocardiogramma tradizionale, il paziente si sdraia su uno speciale lettino leggermente inclinato (30-45°), disponendosi sul fianco sinistro o sul dorso. Aiutare la persona a spogliarsi, scoprendo il minimo necessario il torace per la valutazione. Durante l'esecuzione dell'ecocardiogramma il paziente collabora, assumendo posizioni che favoriscono la visualizzazione delle varie strutture cardiache. Dopo aver acquisito le immagini a riposo, si inizia l'infusione del farmaco scelto per la procedura. La dobutamina è l'agente più frequentemente usato, ma anche il dipiridamolo e l'adenosina trovano largo impiego. Vengono quindi valutate le alterazioni del movimento e dell'ispessimento delle pareti del cuore indotte durante lo stimolo e confrontate con le immagini basali. Durante lo stress, sia esso fisico o farmacologico, vengono monitorati continuamente l'elettrocardiogramma e la pressione. È importante che l'esame venga eseguito da un medico esperto nella tecnica, in collaborazione con un infermiere altrettanto esperto nella sorveglianza. A seconda del farmaco utilizzato, il paziente può accusare qualche fastidio come palpitazioni, calore, costrizione leggera al petto o anche all'addome. È quindi importante che venga preventivamente informato affinché comunichi tempestivamente i disturbi avvertiti durante l'esame e per evitare paura verso questi sintomi.

☞

Indagine diagnostica	Quesiti	Attenzioni infermieristiche e informazioni da fornire alla persona
Ecostress *(continua)*	Perché si esegue?	Con l'ecostress è possibile valutare la contrazione di tutte le regioni del muscolo cardiaco a riposo e durante uno stimolo fisico o farmacologico. Ecco quindi che all'ecocardiogramma condotto durante stress si possono evidenziare alterazioni della contrattilità dei segmenti cardiaci vascolarizzati da coronarie stenotiche (valutazione dell'ischemia inducibile). Queste anomalie delle contrazione possono accompagnarsi a segni elettrocardiografici o a sensazione di dolore toracico, ma non raramente sono il primo e unico segno di sofferenza cardiaca. Alcune zone del muscolo cardiaco possono essere acinetiche anche in condizioni di riposo. Questo può significare che quelle zone sono necrotiche, ma si sono trasformate in cicatrice in seguito a un troppo prolungato mancato apporto di sangue (infarto), o che l'ischemia è così grave, che le zone interessate possono sopravvivere solo evitando di contrarsi. Quando vengono sottoposte ad uno stimolo, le zone acinetiche, ma ancora vitali, possono riprendere a contrarsi, differentemente da quelle necrotiche. L'ecostress consente quindi di valutare se le zone che a riposo non si contraggono sono vitali, ma non si contraggono per ischemia o se sono irrimediabilmente danneggiate (valutazione della vitalità miocardica).
	Quanto dura l'esame?	La durata dello stress farmacologico dipende invece dal farmaco utilizzato, ma in genere non supera i 30 minuti.
	Ci sono rischi per il paziente?	Causare artificialmente un aumento della prestazione cardiaca in soggetti spesso con problemi cardiaci può comportare un certo rischio, che viene notevolmente diminuito se gli operatori sono esperti e se l'esame viene condotto con tutte le precauzioni necessarie. Durante l'esame possono verificarsi, oltre a palpitazioni, senso di calore, costrizione leggera al petto o anche all'addome, aritmie pericolose, che devono essere subito trattate in modo adeguato dopo l'immediata interruzione dell'esame. Possono inoltre verificarsi altri eventi più rari, come infarti o, come riporta la letteratura, casi eccezionali di morte. Ecco quindi che risulta importante che l'esame sia giustificato da un valido quesito clinico e venga eseguito in centri che garantiscano la necessaria sicurezza e qualità.
Risonanza magnetica cuore	Che cos'è?	La Risonanza Magnetica Cardiaca, nota anche come CardioRM, consente un'esplorazione totalmente non invasiva del cuore fornendo una qualità d'immagine assolutamente irraggiungibile con i metodi tradizionali.
	Come si esegue?	L'esame viene eseguito posizionando il paziente dentro il magnete dell'apparecchio. La persona verrà aiutata a stendersi su un lettino che automaticamente scorre ed entra in un tunnel. Un operatore nella stanza accanto può comunicare con la persona sottoposta all'esame. Non costituiscono controindicazione gli stent intracoronarici, i punti metallici sternali, le protesi meccaniche valvolari. Le uniche vere controindicazioni sono rappresentate dalle clip vascolari cerebrali, dai pace-maker, e dalle protesi acustiche. Nelle fasi di acquisizione delle immagini è necessario informare il paziente di rimanere fermo in espirazione forzata per breve tempo. Per evitare i fastidi provocati dal rumore della macchina il paziente è fornito di cuffia attraverso la quale è possibile ascoltare musica e rimanere in contatto con gli operatori. Il disagio che un tempo si provava per la sensazione claustrofobica di essere chiusi in un tunnel è invece superato dalle macchine di più recente generazione, tutte aperte ai lati. Il team indicherà anche che se viene somministrato mezzo di contrasto, si può avvertire una sensazione di freddo durante l'iniezione.
	Quanto dura l'esame?	45-50 minuti.

Bibliografia

Amer M., Adomaityte J., Qayyum R.(2012). Continuous infusion versus intermittent bolus furosemide in ADHF: an updated meta-analysis of randomized control trials. *Journal of Hospital Medicine*,7(**3**),270-5. doi:10.1002/jhm.991.

Ashrafian H et al., (2007). Metabolic mechanisms in heart failure. Circulation,116,434.

Associazione Nazionale Medici Cardiologi Ospedalieri (ANMCO). (2012). Conosci il tuo cuore: gli esami. Retrieved from http://www.anmco.it/PerIltuoCuore/esami/coronografia.html on 19 February 2012.

Balestroni G.L. (2002) Heart failure and psychological intervention: from theory to clinical practice, *Arch Chest Dis,* 58, 2, 166-173.

Boncinelli L. (2009) Lo scompenso terminale e le cure palliative.Cosa il cardiologo sta imparando dall'oncologo. *Cardiology Science* 7:56-59.

Caetano F., Mota P., Almeida I., Fernandes A., Botelho A., Leitão Marques A. (2015). Continuous infusion or bolus injection of loop diuretics for patients admitted for severe acute heart failure: Is one strategy better than the other? *Revista Portuguesa de Cardiologia*, 4, S0870-2551(15)00004-9.

Chen Y.M., Li Y. (2013). Safety and efficacy of exercise training in elderly heart failure patients: a systematic review and meta-analisys.*The International Journal of Clinical Practice*. 67(**11**),1192-1198.

Chen L.H., Li C.Y., Shieh S.M., Yin W.H., Chiou A.F. (2010). Predictors of fatigue in patients with heart failure. *Journal of Clinical Nursing*, 19,1588-1596.

Chummun H. (2009). Reducing the incidence of coronary heart disease. *British Journal of Nursing*, 18(**14**), 865-870.

Conraads V.M., Bosmans JM., Vrints CJ. (2002) Chronic heart failure: an example of a systemic chronic inflammatory disease resulting in cachexia *International Journal of Cardiology*, 85, 33-49.

Dantzer R. (2009) Cytokine, Sickness Behavior, and Depression. *Immunology and Allergy Clinics of North America,* 29(**2**), 247-264.

Di Giulio P., Massariello P. (2005). Il paziente terminale con scompenso. *AIR.* 24 (2): 97-102.

Dickstein K., Cohen-Solal A., Filippatos G., McMurray JJV., Ponikowski P., Poole-Wilson A. et al. (2008). ESC Guidelines for the diagnosis and treatment of acute and chronic heart failure 2008. The Task Force for the Diagnosis and Treatment of Acute and Chronic Heart Failure 2008 of the European Society of Cardiology. Developed in collaboration with the Heart Failure Association of the ESC (HFA) and endorsed by the European Society of Intensive Care Medicine (ESICM). *European Heart Journal*, 29, 2388-2442.

Djoussé L., Akinkuolie AO., Wu JH., Ding EL; Gaziano JM. (2012) Fish consumption, omega-3 fatty acids and risk of heart failure: a meta-analysis. *Clinical Nutrition,* 31(**6**), 846-53.

Drews, T.E.I., Laukkanen, J., & Nieminen, T. (2021). Non-invasive home telemonitoring in patients with decompensated heart failure: a systematic review and meta-analysis. ESC Heart Failure, Online ahead of print.

Dubin D. (2008). Interpretazione dell'ECG (6° edizione). Bologna: Ed. Monduzzi.

Fonarow G.C., Adams K.F., Abraham W.T., Yancy C.W., Boscardin W.J. (2005). ADHERE Scientific Advisory Committee, Study Group, and Investigators. Risk stratification for in-hospital mortality in acutely decompensated heart failure: classification and regression tree analysis. *JAMA*, 293, 572-580.

Fonarow GC. (2008) Statins and n-3 fatty acid supplementation in heart failure. *Lancet*, 72, 1195-6.

Friedman M.M. & Quinn J.R. (2008). Heart Failure Patients' Time, Symptoms, and Actions Before a Hospital Admission. *Journal of Cardiovascular Nursing*, 23(**6**), 506-512.

Gavazzi A., Svanoni F., De Maria R. (2012) [Palliative care in heart failure]. *G Ital Cardiol* Dec;13(12):827-36.

Gwaltney C. J,. Slagle A.F., Martin M., Ariely R., Brede Y (2012) Hearing the voice of the heart failure patient: key experiences identified in qualitative interviews. *Br J Cardiol.*, 19,25.

Gissi-HF Investigators, Tavazzi L., Maggioni A.P., Marchioli R., Barlera S., Franzosi M.G., Latini R., Lucci D., Nicolosi G.L., Porcu M., Tognoni G. (2008) Effect of n-3 polyunsaturated fatty acids in patients with chronic heart failure (the GISSI-HF trial): a randomised, double-blind, placebo-controlled trial. *Lancet*, 4,372 (9645),1223-30.

Hope C.J., Wu J., Tu W., Young J., Murray M.D. (2004). Association of medication adherence, knowledge, and skills with emergency departement visits by adults 50 years or older with congestive hearth failure. *American Journal of Health-System Pharmacy*, 61, 2043-2049.

Hunt SA et al. (2009). Focused update incorporated into the ACC/AHA 2005 Guidelines for the Diagnosis and Management of Heart Failure in Adults: a report of the American College of Cardiology Foundation/American Heart Association Task Force on Practice Guidelines: developed in collaboration with the International Society for Heart and Lung Transplantation. *Circulation*, 119,e391-479.

Jessup M, Abraham WT, Casey DE et al. (2009) Focused update: ACCF/AHA Guidelines for the Diagnosis and Management of Heart Failure in Adults: a report of the American College of Cardiology Foundation/American Heart Association Task Force on Practice Guidelines: developed in collaboration with the International Society for Heart and Lung Transplantation. *Circulation*, 119(**14**), 1977-2016.

Kavalieratos D., Mitchell E.M., Carey T.S., Dev S., Biddle A.K., Reeve B.B., Abernethy A.P., Weinberger M. (2014). "Not the 'grim reaper service'": an assessment of provider knowledge, attitudes, and perceptions regarding palliative care referral barriers in heart failure. *J Am Heart Assoc.* Jan 2;3(1):e000544.

Lari F., Bragagni G.P., Pilati G., Di Battista N. (2008). Utilizzo della CPAP nello scompenso cardiaco cronico. *Italian Journal of Medicine,* 2(**4**),47-51.

Leeming A., Murray S.A., Kendall M. (2014). The impact of advanced heart failure on social, psychological and existential aspects and personhood. *Eur J Cardiovasc Nurs.* Apr;13(2):162-7.

Lennie T.A, Chung M.L., Habash D.L., Moser D.K. (2005) Dietary Fat Intake and Proinflammatory Cytokine Levels in Patients With Heart Failure. *Journal of Cardiac Failure,* 11, 613-618.

Lindefeld J. et al. (2010). Comprehensive Heart Failure Practice Guideline. *J Card Fail,* 16(6),e1-194.

Mann D.L., Bristow M.R. (2005) Mechanisms and models in heart failure: The biomechanical model and beyond. *Circulation,* 111,2837 [PMID: 15927992].

Mazhari R., Hare J.M. (2007). Advances in cell-based therapy for structural heart disease. *Prog Cardiovasc Dis,* 49, 387 [PMID: 17498519].

Mosterd A., Hoes A.W. (2007). Clinical epidemiology of heart failure. *Heart,* 93,1137 [PMID: 17699180]

National Institute for Health and Clinical Excellence (NICE). (2014). Acute heart failure diagnosing and managing acute heart failure in adults. Retrieved from http://www.nice.org.uk on 15 February 2015.

National Institute for Health and Clinical Excellence (NICE). (2010). Chronic heart failure Management of chronic heart failure in adults in primary and secondary care. Retrieved from http://www.nice.org.uk on 20 February 2012.

National Institute for Health and Clinical Excellence (NICE). (2018). Chronic heart failure in adults: diagnosis and management. Retrieved from http://www.nice.org.uk on 20/08/2021

Neyly J.B., Toto K.H., Gardner E.B., Rame J.E., Yancy C.W., Sheffield M.A., Dries D.L., Drazner M.H. (2002). Potenzial contributing factors to noncompliance with dietary sodium restriction in patients with hearth failure. *American Heart Journal,* 143, 29-33.

Nick J.M., Roberts L.R., & Petersen A.B. (2021). Effectiveness of telemonitoring on self-care behaviors among community-dwelling adults with heart failure: a quantitative systematic review. JBI Evidence Synthesis, Online ahead of print.

Paul S., Sneed N. (2002) Patient perception of quality of life and treatment in an outpatient congestive heart failure clinic. *Congest Heart Fail;* 8 (**2**), 74-79.

PNLG. (2005). Linee guida nazionali su cardiologia riabilitativa e prevenzione secondaria delle malattie cardiovascolari. pnlg.org (on-line). Retrieved from http://www.snlg-iss.it on 16 maggio 2011.

Ponikowski P., Voors A.A., Anker S.D., Bueno H., Cleland J.G.F., Coats A.J.S., ... Davies C. (2016). 2016 ESC Guidelines for the diagnosis and treatment of acute and chronic heart failure. European Heart Journal, 37(27), 2129-2200m.

Rector TS, Cohn JN. (1992) Assessment of patient outcome with the Minnesota Living with Heart Failure questionnaire: reliability and validity during a randomized, double-blind, placebo-controlled trial of pimobendan. *Am Heart J,* 124, 1017-1025.

Riegel B., Moser D.K., Anker S.D., Appel L.J., Dunbar S.B., Grady K.L., Gurvitz M.Z., Havranek E.P., Lee C.S., Lindenfeld J.A., Peterson P.N., Pressler S.J., Schocken D.D., Whellan D.J. (2009). State of the Science: Promoting Self-Care in Persons With Heart Failure: Scientific Statement From the American Heart Association. *Circulation,* 120, 1141-1163.

Salvador D.R.K., Punzalan F.E., Ramos G.C. Continuous infusion versus bolus injection of loop diuretics in congestive heart failure. Cochrane Database of Systematic Reviews 2005, Issue 3.

Scottish Intercollegiate Guidelines Network (SIGN). (2016) Management of chronic heart failure. Retrieved from http://www.sign.ac.uk on 20/08/2021

Secretary of Health and Human Services and the Secretary of Agriculture. Scientific Report of the 2015 Dietary Guidelines Advisory Committee. Retrieved from http://www.health.gov/dietaryguidelines/2015-scientific-report/ on 9 aprile 2015.

Tang W.R., Yu C.Y., Yeh S.J. (2010). Fatigue and its related factors in patients with chronic heart failure. *Journal of Clinical Nursing,* 19, 69-78.

Thackwray J. & Walton A. (2011). Clinical assessment of a patient with stable heart failure. *British Journal of Cardiac Nursing,* 6(**3**), 110-117.

Vahanian A., Camm J., De Caterina R. et al. (2008). ESC Guidelines for the diagnosis and treatment of acute and chronic heart failure 2008. *European Heart Journal,* 29, 2388-2442.

Vital F.M.R., Saconato H., LadeiraM.T., Sen A., Hawkes C.A., Soares B., Burns K.E.A., Atallah Á.N. Non-invasive positive pressure ventilation (CPAP or bilevel NPPV) for cardiogenic pulmonary edema. Cochrane Database of Systematic Reviews 2008, Issue 3.

Waldreus N., Sjostrand F., Hahn R.G. (2011) Thirst in the elderly with and without heart failure. *Arch Gerontol Geriatr,* 53,174-178.

Welsh D., Marcinek R., Abshire D., Lennie T.A., Biddle M., Bentley B., Moser D.K. (2010). Diet Education for Heart Failure Patients. *Home Healthcare Nurse,* 28(7), 432-441.

4

Cirrosi epatica

Luisa Saiani, Anna Brugnolli, Elena Mancosu, Mauro Mattarei

La cirrosi epatica è il risultato di un danno epatico cronico che può avvenire con vari meccanismi e che porta a necrosi, infiammazione e formazione di tessuto fibroso. Dal punto di vista istologico è caratterizzata da una diffusa sostituzione del parenchima epatico con noduli di rigenerazione, circondati da spessi setti fibrosi; questo causa una progressiva perdita del normale parenchima epatico con collasso della sua struttura e notevole distorsione dell'architettura vascolare. Ne risulta un aumento delle resistenze al flusso ematico portale e quindi ipertensione portale e con conseguente insufficienza della funzione sintetica epatocellulare. L'ipertensione portale è responsabile dello sviluppo di ascite e di sanguinamento dalle varici esofago-gastriche, due complicanze che sono indice di cirrosi scompensata. La perdita della funzione epatocellulare causa la comparsa di ittero, disturbi della coagulazione ed ipoalbuminemia e contribuisce a determinare la comparsa di encefalopatia epatica detta anche porto-sistemica (Schuppan et al., 2008).

Morfologia e funzioni del fegato

Il fegato è l'organo parenchimatoso più grande del nostro corpo; pesa da 1 a 1,5 Kg e costituisce l'1,5-2,5% della massa magra. È situato nel quadrante superiore destro dell'addome, al di sotto delle ultime coste, a contatto con la cupola diaframmatica e si allunga in parte anche nel quadrante superiore sinistro. È ricoperto da una capsula connettivale detta ***capsula di Glisson,*** assai ricca di terminazioni nervose e mantenuto nella sua sede da legamenti che si fissano al diaframma, al peritoneo, ai grandi vasi e al tratto gastrointestinale superiore. È irrorato da due distinti sistemi:

- arteria epatica, che convoglia circa il 20% del sangue ricco di ossigeno;
- vena porta che convoglia, per l'80%, sangue in origine da stomaco, intestino, pancreas e milza ricco di nutrienti.

La maggior parte delle cellule contenute nel fegato sono gli *epatociti* che costituiscono i 2/3 della massa epatica. Le cellule rimanenti sono le *cellule del Kupffer* (che fanno parte del sistema reticolo-endoteliale), le *cellule stellate* (cellule di Ito o cellule immagazzinatrici di grasso), le *cellule endoteliali* e dei vasi ematici e le *cellule dei duttuli biliari*. Al microscopio ottico il fegato appare organizzato in *lobuli* (**Figura 4.1**), con le aree portali alla periferia e le vene centrali al centro del lobulo.

Dal punto di vista funzionale il fegato è organizzato in *acini* divisibili in tre zone sulla base della distanza dai vasi nutritivi (**Figura 4.2**).

La *zona 1*, detta periportale, è quella più vicina alla ramificazione della vena porta e dei rami terminali dei vasi afferenti; la *zona 2*, intermedia, è un'area triangolare che comprende esclusivamente il parenchima del lobulo nella sua porzione media e la *zona 3*, centrolobulare, è prossima alla vena centrolobulare e ne comprende il margine. Le *aree portali* epatiche sono formate da piccole vene, arterie, dotti biliari linfatici organizzati in uno stroma lasso di matrice di sostegno e una piccola quantità di collagene. Il sangue, scorrendo nelle aree portali, viene distribuito attraverso i sinusoidi passando dalla zona 1 alla zona 3 dell'acino e si versa nelle vene

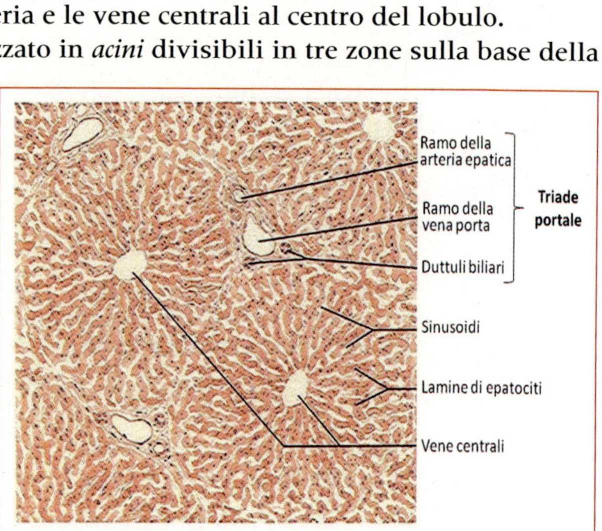

Figura 4.1 Struttura lobulare del fegato.

epatiche terminali ("vene centrali"). La bile secreta scorre nella direzione opposta dalla zona 3 alla 1.

I sinusoidi sono rivestiti da ***cellule endoteliali*** che differiscono da quelle degli altri endoteli vascolari poiché sono prive di membrana basale e contengono numerosi pori (fenestrature) che permettono lo scambio delle sostanze nutritive e delle macromolecole con i vicini epatociti, attraverso lo spazio subendoteliale di Disse.

Gli ***epatociti*** sono cellule poligonali adiacenti ai sinusoidi, organizzate in lamine o placche che si irradiano da ciascuna triade portale verso le vene centrolobulari. Presentano un polo basale-laterale che delimita lo spazio di Disse, riccamente rivestito in microvilli. Attraverso questo polo, con meccanismi di endocitosi e pinocitosi, si ha un assorbimento passivo e attivo di sostanze nutritive, proteine e di altre molecole. Un secondo polo, quello apicale, forma le membrane canalicolari attraverso le quali sono secreti i componenti della bile. I canalicoli formano una fitta rete, che si fonde nei duttuli biliari in prossimità delle aree portali.

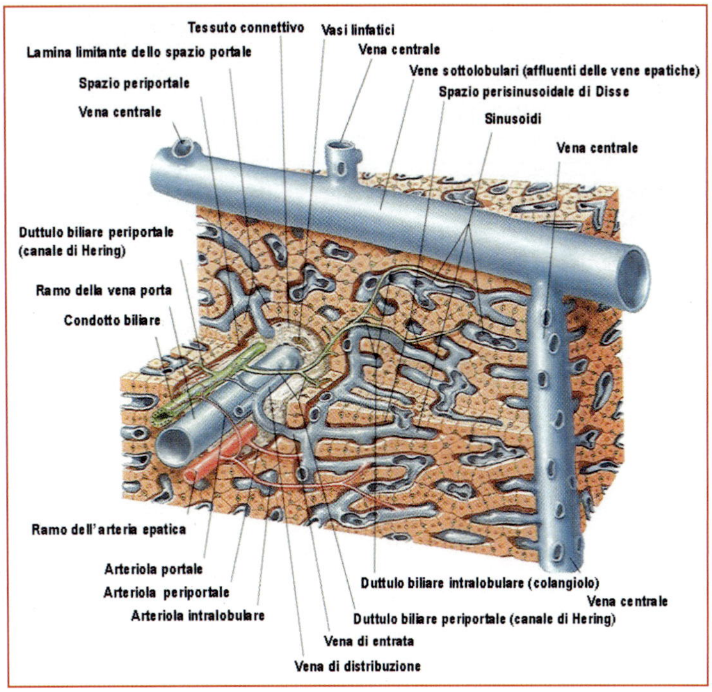

Figura 4.2 Struttura epatica acinare.

Le ***cellule del Kupffer*** rivestono i sinusoidi e formano la parte più rilevante del sistema reticolo-endoteliale dell'organismo; derivano da precursori del midollo osseo e si comportano come macrofagi tissutali. Le funzioni più importanti comprendono la fagocitosi delle particelle estranee, la rimozione di endotossine e di altre sostanze tossiche e la modulazione della risposta immunitaria. Il fegato, per la presenza delle cellule del Kupffer e per la ricca irrorazione sanguigna, è spesso interessato, secondariamente, da infezioni e da altre malattie sistemiche.

Le ***cellule stellate*** si trovano nello spazio di Disse; normalmente sono poco rappresentate, a meno che non vengano attivate da un danno epatico nel qual caso proliferano e producono collagene e matrice. Rappresentano, probabilmente, il principale responsabile della fibrosi epatica.

Mentre il sangue defluisce attraverso il lobulo, i globuli rossi rimangono nello spazio sinusoidale; i globuli bianchi invece possono migrare, attraverso le cellule endoteliali fenestrate, nello spazio di Disse e da questo alle aree portali da dove rientrano in circolo attraverso i linfatici.

Gli epatociti hanno ***numerosi ruoli vitali*** nel mantenimento dell'omeostasi e della salute. Svolgono funzioni escretorie, metaboliche, di sintesi e di trasporto descritte in **Tabella 4.I**.

La valutazione della funzionalità epatica è complicata dalla molteplicità e dalla variabilità di queste funzioni. Le prove di funzionalità epatica più comunemente utilizzate sono la misurazione della bilirubinemia, dell'albumina e del tempo di protrombina. Il valore di bilirubinemia è una misura dell'attività di coniugazione e secrezione epatica mentre i valori di albuminemia e il tempo di protrombina misurano la capacità di sintesi proteica. Alterazioni di questi tre valori sono tipiche di una disfunzione epatica. L'insufficienza epatica grave è incompatibile con la vita, e le funzioni epatiche sono troppo complesse e diversificate da poter essere sostituite da una pompa meccanica, da una membrana di dialisi o dall'infusione di ormoni, proteine e fattori di crescita (Kasper et al., 2015).

Tabella 4.I Sintesi delle principali funzioni del fegato

Funzioni del fegato	
Metabolismo della bilirubina	Deriva in massima parte dal catabolismo dell'emoglobina.
Regolazione dell'omeostasi dei carboidrati	Glicogenosintesi e gluconeogenesi (processo descritto nel capitolo Diabete).
Sintesi di fattori proteici	La maggior parte degli aminoacidi che giunge al fegato dal circolo portale è utilizzata per la sintesi di proteine quali albumina, proteine di trasporto, trasferrina (proteina destinata al trasporto del ferro) e fattori della coagulazione, in particolare il fibrinogeno (fattore I), i cosiddetti fattori vitamina K-dipendenti (II, VII, IX, X) e il fattore V la cui sintesi è diminuita in caso di grave epatopatia. La quota eccedente la capacità di sintesi è catabolizzata ad urea ad eccezione per gli aminoacidi a catena ramificata ed essenziali.
Metabolismo lipidico	Sintesi e secrezione delle lipoproteine plasmatiche: chilomicroni (85% costituiti da trigliceridi), LDL o lipoproteine a bassa densità, HDL o lipoproteine ad alta densità e VLDL o lipoproteine a densità molto bassa. Beta ossidazione degli acidi grassi liberi o NEFA. Sintesi dei corpi chetonici o chetogenesi.
Sintesi delle porfirine	Pigmenti che costituiscono il gruppo prostetico di numerosi composti per lo più deputati al trasporto dell'ossigeno, tra i quali l'emoglobina.
Reazioni di detossificazione	Il fegato presiede i processi preposti alla rimozione di svariate sostanze "non nutritive" presenti nell'organismo, sia di origine endogena che esogena (es. farmaci, veleni) riducendone o annullandone l'eventuale tossicità ed aumentandone l'idrosolubilità per facilitarne l'eliminazione con la bile o con l'urina. Un importante processo è quello del metabolismo dell'etanolo in seguito all'assunzione di alcool (descritto nel paragrafo che tratta la cirrosi alcolica).
Metabolismo del colesterolo	Intestino e fegato contribuiscono in egual misura al metabolismo del colesterolo. La sintesi epatica del colesterolo è sensibile al colesterolo introdotto con la dieta, che vi giunge in forma non esterificata, trasportato dai residui dei chilomicroni e dalle LDL. Maggiore è l'apporto di colesterolo con la dieta, più verrà inibita la produzione endogena di colesterolo da parte dell'epatocita.
Metabolismo ioni ammonio e sintesi dell'urea	Tutti i tessuti producono ammoniaca che, presente soprattutto come ioni ammonio, deriva principalmente dal catabolismo degli aminoacidi. Anche l'intestino libera ioni ammonio, prodotti da batteri, che vengono assorbiti e convogliati al fegato attraverso il sangue portale. La produzione intestinale di ammoniaca deriva anche dal sangue presente nel canale gastroenterico (in caso di emorragie) o dalle cellule esfoliate. Nel fegato, la maggior parte degli ioni ammonio è convertita in urea, sostanza azotata meno tossica, soprattutto per il sistema nervoso centrale. In presenza di epatopatia avanzata, l'ureogenesi è frequentemente depressa, con conseguente accumulo di ammoniaca. Ciò di solito, si accompagna a una significativa riduzione dell'azotemia, segno di insufficienza epatica. Questo reperto può essere mascherato da una compromissione renale sovrapposta, che spesso si sviluppa in presenza di insufficienza epatica.
Sintesi acidi biliari	Sono prodotti di coniugazione direttamente secreti dall'epatocita nella bile; sono quasi completamente riassorbiti con processo attivo a livello dell'ileo tornando al fegato attraverso la vena porta (circolo entero-epatico); una piccola parte viene eliminata con le feci dopo operazioni ossidative operate dal microbiota.

Epidemiologia

È difficile stimare la prevalenza della cirrosi epatica e probabilmente è più elevata di quanto viene riportato; infatti la malattia è sottostimata perché negli stadi iniziali spesso non provoca sintomi o segni evidenti. In Italia si stima che i casi di cirrosi epatica siano 120.000 – 130.000 con circa 26.000 nuovi casi all'anno. Nel 2013 in Italia ci sono stati 33.486 ricoveri per cirrosi epatica alcolica, una delle forme più frequenti di cirrosi epatica, per un totale di 331.187 giornate di degenza (Ministero della salute, 2014). La mortalità e la morbosità per cirrosi epatica sono in continuo aumento nei paesi più sviluppati. Costituisce la 14° causa di morte nell'adulto a livello mondiale con poco più di 1 milione di decessi all'anno, e la quarta causa in Europa con 170.000 decessi. In Italia la mortalità per cirrosi ha avuto un forte incremento tra il 1960 e la seconda metà degli anni '70, per poi mostrare una tendenza in calo grazie alla riduzione del numero di nuove infezioni da virus dell'epatite B e C, l'uso di materiale sanitario adeguatamente sterilizzato, di emotrasfusioni controllate e della vaccinazione contro il virus dell'epatite B.
La cirrosi epatica costituisce inoltre la principale indicazione ai 5500 trapianti di fegato effettuati ogni anno in Europa (Lozano et al., 2012; Blanchier et al., 2013).

Eziologia e meccanismi patogenetici

Eziologia e meccanismi patogenetici di forme di danno epatico che possono condurre a cirrosi

La cirrosi può insorgere come conseguenza del danno epatico provocato da numerosi fattori (tossici esogeni, infettivi, autoimmuni o legati a una alterazione congenita del metabolismo). Le complicanze della cirrosi sono sostanzialmente le stesse, indipendentemente dalla causa. È utile tuttavia classificare i pazienti in base all'eziologia in alcuni grandi gruppi: cirrosi alcolica, cirrosi dovuta ad epatite virale cronica, cirrosi biliare e cirrosi da altre cause meno frequenti (**Tabella 4.II**).

Uso cronico di alcol (etanolo). L'abitudine ad un consumo eccessivo di alcolici può causare le seguenti modificazioni morfologiche: steatosi, epatite alcolica e cirrosi alcolica. La **steatosi** è la caratteristica istologica più precoce della malattia e può persistere anche negli stadi più avanzati di epatite alcolica e cirrosi. Tale modificazione è stata riscontrata in più del 90% degli alcolisti cronici ed è una condizione reversibile negli stadi iniziali.

Tabella 4.II Cause di cirrosi epatica

Alcolismo
Epatite cronica virale
Epatite B
Epatite C
Epatite autoimmune
Steatoepatite non alcolica
Cirrosi biliare
Cirrosi biliare primaria
Colangite sclerosante primaria
Colangiopatia autoimmune
Cirrosi cardiaca
Epatopatie metaboliche ereditarie
Emocromatosi
Malattia di Wilson
Deficit di alfa1 antitripsina
Fibrosi cistica

La patogenesi del "fegato grasso" di natura alcolica è su base biochimica, mentre dal punto di vista istologico gli epatociti risultano distesi da una grossa goccia lipidica che disloca il nucleo. Tale condizione è solitamente associata ad epatomegalia e a colestasi. L'evoluzione verso lo stato di **epatite alcolica** avviene con un danno epatocellulare, presenza di infiltrato infiammatorio cellulare e fibrosi pericellulare. Col progredire del danno epatico, setti fibrotici si sviluppano tra i rami della vena epatica. Tale alterazione della struttura epatica è accompagnata da formazione di noduli. L'attività proliferativa, di norma, aumenta con il persistere dell'assunzione di alcol e conseguente progressione fino al quadro di **cirrosi macronodulare**. L'essudazione epatocellulare che accompagna le 3 alterazioni morfolo-

giche sopra descritte e l'instaurarsi precoce di fibrosi pericellulare, contribuiscono al manifestarsi dell'epatomegalia e aumento pressorio a livello sinusoidale con conseguente sviluppo di ipertensione portale. Si stima che circa il 40% delle cirrosi abbia una causa alcolica.
L'etanolo è assorbito principalmente a livello del piccolo intestino e, in misura minore, attraverso lo stomaco e viene ossidato in gran parte da un enzima, l'alcol deidrogenasi (ADH) con formazione di *acetaldeide*, una molecola fortemente reattiva che causa danno diretto sugli epatociti, attivazione delle cellule di Kupffer ed aumento della produzione di collagene e di matrice extracellulare. Compaiono bande di tessuto connettivo che congiungono le triadi con le vene centrolobulari. Quando la **fibrosi** raggiunge un certo grado, c'è un'alterazione della normale architettura epatica e la sostituzione delle cellule epatiche con noduli rigenerativi. Nella cirrosi alcolica, i noduli sono piccoli, di solito < 3 mm di diametro, per cui questa forma di cirrosi è denominata anche cirrosi micronodulare. L'aumentata produzione e deposito di tessuto fibroso e la continua distruzione di epatociti, causano una progressiva riduzione di volume del fegato. Questo processo per completarsi richiede in genere un danno ripetuto per anni o decenni.
Il problema dell'abuso di bevande alcoliche è rilevante. Anche in Italia, negli ultimi decenni si è diffuso un modello del bere ove l'alcol è usato come sostanza psicoattiva; generazioni di giovani e di giovani adulti di entrambi i sessi seguono oggi tendenze sempre più basate su modalità tipicamente nord-europee dove frequentemente si assiste a un consumo rischioso e dannoso di alcol (per esempio il *binge drinking*: bere per ubriacarsi) (tematica approfondita nel box a fine capitolo). Nell'anno 2011, il 78,8% degli uomini e il 52,1% delle donne di età superiore ad 11 anni hanno consumato almeno una bevanda alcolica, il 12,2% degli uomini e il 3,2% delle donne di età superiore a 11 anni hanno dichiarato di aver consumato, almeno una volta negli ultimi 12 mesi, 6 o più bicchieri di bevande alcoliche in un'unica occasione e la prevalenza dei consumatori a rischio è stimata sul 23,9% degli uomini e il 6,9% delle donne di età superiore a 11 anni, per un totale di oltre 8.100.000 individui (maschi 6.200.000 e femmine 1.900.000) (Fede et al., 2012).

Epatite cronica virale. Circa l'80% dei pazienti esposti al **virus dell'epatite C (HCV)** sviluppa un'epatite cronica e di questi, circa il 20-30% svilupperà una cirrosi nell'arco di 20-30 anni. Molti di questi pazienti hanno anche una storia di uso di alcol, e non è nota quale sia la vera incidenza della cirrosi legata solamente all'epatite C. Tuttavia, questa riguarda un numero significativo di pazienti. Si prevede che una percentuale ancora più elevata svilupperà cirrosi in un arco di tempo più lungo. Secondo le stime dell'Organizzazione Mondiale della Sanità (OMS), pubblicate nel 2004, nel mondo sono circa 140 milioni le persone colpite dal virus dell'epatite C (HCV), pari al 2,2% della popolazione globale, con un'ampia variabilità di distribuzione geografica. In Italia le persone colpite sono circa 2.000.000 con una incidenza annuale di 0,5 persone su 100.000. L'HCV è un virus citopatico, e i danni al fegato probabilmente sono di natura immunomediata. La progressione della malattia epatica legata all'epatite cronica C è caratterizzata dalla fibrosi portale con formazione di ponti e sviluppo di noduli che alla fine evolvono verso la cirrosi. Nella cirrosi causata dall'epatite cronica C, il fegato è piccolo e raggrinzito e alla biopsia epatica vi è un quadro di cirrosi mista micro e macronodulare. Oltre all'aumentata fibrosi nelle aree portali c'è un infiltrato infiammatorio e talora danni e infiammazione epatocellulare lobulare (Osservatorio Nazionale alcool-CNESPS, 2013).
Reperti simili si osservano anche nei pazienti con cirrosi da *epatite B cronica*. Circa il 5% dei pazienti adulti esposti al virus dell'epatite B sviluppa epatite cronica, e circa il 20% di questi pazienti alla fine va incontro a cirrosi. Con speciali colorazioni è possibile evidenziare la presenza dell'antigene core dell'epatite B (HBcAg) e l'antigene di superficie (HBsAg) e potranno essere presenti epatociti a vetro smerigliato tipici dell'antigene di superficie (HBsAg). In Italia si stima che i portatori cronici del virus dell'epatite B siano circa 600.000 (prevalenza 1,5%) con circa 100.000 casi di cirrosi ed una mortalità di 1500 pazienti all'anno. In altre parti del mondo, in cui il virus dell'epatite B (HBV) è endemico (Asia, Sud-Est asiatico, Africa sub-sahariana), fino al 15% della popolazione può essere infettata acquisendo l'infezione verticalmente al momento della na-

scita. Si ritiene quindi che in tutto il mondo ci siano oltre 300-400,000,000 individui con epatite B. Alla fine, circa il 25% di questi individui può sviluppare cirrosi (Hytiroglou et al., 2012).

Epatite cronica autoimmune. Altre cause di cirrosi comprendono l'epatite autoimmune e la cirrosi da steatoepatite non alcolica. *L'epatite cronica autoimmune* è una condizione dovuta ad un'aggressione immunologica cellulo-mediata contro le cellule epatiche che causa la loro necrosi e infiammazione con fibrosi che può evolvere verso la cirrosi e l'insufficienza epatica. Molti pazienti con epatite autoimmune arrivano all'osservazione con una cirrosi già florida e quindi possono beneficiare poco di una terapia immunosoppressiva con glucocorticoidi o azatioprina. La diagnosi di questa forma richiede la dimostrazione della positività dei marcatori autoimmuni come gli anticorpi anti-nucleo (ANA) o gli anticorpi anti-muscolo liscio (ASMA).

Steatosi epatica non alcolica (NASH). La steatosi epatica è caratterizzata dall'accumulo di gocciole lipidiche, per lo più costituite da trigliceridi all'interno degli epatociti. Dal punto di vista istologico, fisiopatologico e clinico vengono distinti 2 tipi di steatosi: microvescicolare e macrovescicolare. Nella forma macrovescicolare più comune le gocciole lipidiche sono di grandi dimensioni e dislocano il nucleo alla periferia dell'epatocita; questa forma di steatosi è tipica della tossicità da etanolo, ma anche da steroidi e methotrexate. Viene comunemente ossevata in paziente con obesità, diabete mellito di tipo 2 e dislipidemia ed è considerata come la manifestazione epatica della sindrome da insulino-resistenza o sindrome metabolica. Con l'epidemia di obesità che ha investito i paesi occidentali, sempre più pazienti vanno incontro a steatosi epatica non alcolica. Di questi, un sottogruppo significativo sviluppa una *steatoepatite non alcolica* che spesso causa un aumento della fibrosi e progredisce verso la cirrosi. Nella forma microvescicolare le gocciole lipidiche sono di piccole dimensioni e distribuite in modo omogeneo in tutto il citoplasma (il nucleo mantiene posizione centrale all'interno dell'epatocita). È la forma meno comune, tipicamente osservata nel fegato grasso acuto della gravidanza, e nelle alterazioni congenite del metabolismo degli acidi grassi, nella sindrome di Reye e può essere indotta da alcuni farmaci (es. tetracicline).

Cirrosi biliare. Le alterazioni del trasporto della bile dal fegato all'intestino e le relative manifestazioni cliniche, biochimiche e istologiche costituiscono la sindrome clinica della colestasi (ritenzione di sostanze normalmente escrete con la bile). Le varie patologie caratterizzate da colestasi (*cirrosi biliare primaria* (PBC), *colangite autoimmune* (AIC), *colangite sclerosante primaria a* (PSC), *duttopenia idiopatica* dell'età adulta possono insorgere dalla nascita fino all'età adulta e vanno da alterazioni anatomiche congenite, alterato sviluppo delle vie biliari, a patologie infiammatorie degenerative o neoplastiche che interessano direttamente le vie biliari intra o extra epatiche o indirettamente le ostruiscono per infiltrazioni da organi circostanti. La colestasi cronica causa un *danno epatocitario cronico* con caratteristiche istopatologiche diverse da quelle della cirrosi alcolica e della cirrosi post-epatitica, ma le manifestazioni dell'epatopatia allo stadio terminale sono le stesse. Quindi, la colestasi può derivare eziologicamente da un danno puramente ostruttivo a un qualsiasi livello dell'albero biliare e comporta un adattamento attivo degli epatociti che modificano alcune funzioni e ne attivano altre: il passaggio della bilirubina e dei sali biliari in circolo non è soltanto il risultato della perdita della tenuta "idraulica" del sistema biliare ma l'epifenomeno di un meccanismo adattivo attivo. In clinica il marcatore principale della colestasi è la bilirubina, pigmento che determina *ittero* della cute, delle mucose e delle sclere. A seconda del meccanismo alterato del metabolismo e trasporto della bilirubina (captazione, legame, coniugazione o escrezione) l'ittero sarà a prevalenza di bilirubinemia indiretta (non coniugato o pre-epatico) o diretta (coniugata, ittero post-epatico). Le manifestazioni cliniche generalmente associate alla colestasi sono il prurito, attribuito ai sali biliari in circolo anche se non è mai stata riscontrata una correlazione tra il sintomo e la loro concentrazione plasmatica; l'ipercolesterolemia con formazione di xantelasmi cutanei a livello delle palpebre, ipocolia fecale che indica il grado di ostruzione delle vie biliari, steatorrea per malassorbimento di grassi e malassorbimento di disvitaminosi (vitamne K,A,E,D).

Altre cause di cirrosi. Insufficienza cardiaca destra cronica, emocromatosi, malattia di Wilson, deficit di α1-antitripsina e fibrosi cistica sono cause meno frequenti ma importanti di cirrosi epatica. Pazienti con insufficienza cardiaca congestizia destra di lunga data possono sviluppare lesioni croniche del fegato e *cirrosi cardiaca*. L'elevata pressione venosa, che caratterizza l'insufficienza cardiaca destra, è trasmessa, attraverso la vena cava inferiore e le vene epatiche, ai sinusoidi del fegato, che si dilatano e si ingorgano di sangue causando un difetto di circolazione ed ischemia. Il fegato si ingrossa, si ha necrosi degli epatociti centrolobulari e fibrosi pericentrale. Questo quadro di fibrosi può estendersi verso la periferia del lobulo fino a quando si sviluppa un quadro tipico di fibrosi con comparsa di cirrosi. Si tratta di una causa sempre più rara di malattia epatica cronica visti i progressi compiuti nella cura dei pazienti affetti da scompenso cardiaco. L'accumulo epatico di ferro causa un danno epatocellulare, fibrosi portale che può progredire verso la cirrosi, l'insufficienza epatica, e il cancro epatocellulare. La causa più frequente di tale accumulo è *l'emocromatosi*, una malattia ereditaria del metabolismo del ferro che comporta un aumento progressivo della deposizione epatica di questo minerale. Circa 1 individuo su 250 presenta una predisposizione genetica, tuttavia meno del 5% dei pazienti geneticamente sensibili svilupperà una epatopatia grave da emocromatosi. La diagnosi è fatta con lo studio sierologico del ferro, che mostra un aumento della saturazione della transferrina e livelli elevati di ferritina, e con la ricerca delle mutazioni geniche tipiche dell'emocromatosi familiare. Il trattamento è semplice e si basa su salassi terapeutici regolari. La **malattia di Wilson** è una malattia ereditaria dell'omeostasi del rame che causa un deficit della sua escrezione con accumulo nel fegato. Questo disturbo colpisce solo 1 individuo su 30.000 e si manifesta in genere negli adolescenti e nei giovani adulti. Tipici sono all'esame obiettivo l'anello corneale di Kayser-Fleischer, una diminuzione dei valori di ceruloplasmina e un aumento dell'escrezione del rame nelle urine delle 24 ore. Una diagnosi tempestiva, prima che le manifestazioni allo stadio terminale divengano irreversibili, può portare a un significativo miglioramento clinico grazie alla terapia che si basa sull'uso di farmaci chelanti il rame.

Il **deficit di α1-antitripsina** (α1 AT) è causato da una malattia genetica che determina un alterato ripiegamento di questa proteina che non viene secreta dal fegato. Non si sa il meccanismo con cui la proteina ritenuta porti all'epatopatia. I pazienti con deficit di α1 AT a più alto rischio di sviluppare epatopatia cronica hanno il fenotipo ZZ, ma solo il 10-20% di questi individui svilupperà la malattia epatica cronica. La diagnosi viene fatta determinando i valori e il fenotipo della α1 AT. Alla biopsia epatica si possono osservare caratteristici globuli positivi all'acido di Schiff (PAS-positivi), diastasi resistenti. L'unico trattamento efficace è il trapianto di fegato.

La **fibrosi cistica** è una malattia ereditaria rara che colpisce i caucasici di discendenza dall'Europa settentrionale. Può complicarsi con una cirrosi di tipo biliare e alcuni pazienti traggono beneficio dall'uso cronico di acido ursodesossicolico.

Meccanismi patogenetici della cirrosi in fase iniziale e avanzata

La cirrosi è lo **stadio finale** di molte forme di danno epatico cronico sopra descritte. La definizione di cirrosi è istologica, anche se negli ultimi anni e soprattutto nelle forme più avanzate con ipertensione portale la diagnosi può essere clinico-strumentale. Dal punto di vista anatomo-patologico macroscopico la cirrosi epatica conferisce al fegato un aspetto di organo finemente granuloso di colore chiaro (forma micronodulare); più raramente con nodulazione grossolana (forma macronodulare post epatica). Dal punto di vista istopatologico la cirrosi si caratterizza per la presenza di 2 elementi:

1. *fibrosi*
2. *noduli di rigenerazione.*

Il passaggio dall'epatopatia cronica alla cirrosi vede coinvolti l'infiammazione, l'attivazione delle cellule stellate epatiche e la necrosi epatocellulare. Le cellule stellate, che nel fegato normale sono prevalentemente quiescenti ed hanno il compito di immagazzinare lipidi e vitamina A, in presenza di danno epatico cronico si attivano, proliferano e producono collagene e altre sostanze della matrice. Queste inizialmente si depositano solo a livello dello spazio di Disse, tra epatociti e sinusoidi, compromettendo le caratteristiche fenestrature dell'endotelio rendendo i sinusoidi simili ai capillari ("capillarizzazione" dei sinusoidi epatici), ostacolando così gli scambi tra sangue sinusoidale ed epatociti. Successivamente il collagene e le altre sostanze prodotte si depositano a ponte fra gli spazi porto-portali e porto-cavali, delimitando noduli di rigenerazione. Contemporaneamente anche la vascolarizzazione epatica si modifica; per l'azione delle cellule stellate aumenta l'angiogenesi con neoformazione all'interno dei setti fibrosi di vasi che mettono direttamente in comunicazione il sistema portale con le vene epatiche terminali, escludendo il parenchima. La capillarizzazione dei sinusoidi e gli shunt intraepatici interferiscono con una efficace perfusione epatocitaria e questo contribuisce in maniera sostanziale all'insufficienza epatica. Il danno epatico cronico causa, inoltre, disfunzione endoteliale che si manifesta con riduzione dei fattori vasodilatatori come l'ossido nitrico ed aumento di quelli vasocostrittori (catecolamine, trombossano A2, angiotensina, ormone antidiuretico, endoteline). Alterazioni anatomiche (per il 70%) e disfunzione endoteliale (per il 30%) aumentano le resistenze epatiche al flusso di sangue portale e questo costituisce il fattore principale dell'aumentata pressione portale nella cirrosi. In risposta ai cambiamenti dell'emodinamica intraepatica tipici della cirrosi, con meccanismi esattamente opposti a quelli che causano un aumento del tono vascolare epatico, si instaura vasodilatazione splancnica, con aumento del flusso di sangue nel sistema venoso portale. Anche questo contribuisce allo sviluppo dell'ipertensione portale.

Nella **cirrosi avanzata**, la vasodilatazione splancnica è così intensa da causare una circolazione iperdinamica splancnica e sistemica, che assieme all'ipertensione portale ha un ruolo importante nella patogenesi dell'ascite e della sindrome epatorenale. La vasodilatazione sistemica provoca anche uno squilibrio ventilo-perfusorio a livello polmonare, che nei casi più gravi porta alla sindrome epatopolmonare e all'ipossiemia arteriosa.
L'aumento della pressione portale e l'aumentata angiogenesi deviano il sangue nei vasi collaterali che congiungono il sistema venoso portale con quello sistemico. Questo riduce la pressione portale ma causa la formazione e l'aumento di dimensioni delle varici e alla fine ne causa la rottura e il loro abbondante sanguinamento. Classici circoli collaterali sono quelli esofagei che si formano a livello cardiale, tra la vena gastrica sinistra che scarica nella porta ed il plesso esofageo che scarica nella cava; quelli rettali che si formano tra i plessi venosi rettali superiori, tributari della porta, quelli inferiori e medi, tributari della cava e quelli superficiali che attraverso le vene periombelicali deviano il sangue nelle vene epigastriche e da qui nelle vene cave dando luogo alla formazione di circoli collaterali superficiali (**Figura 4.3**).
La dilatazione dei vasi periombelicali dà un quadro clinico simile ad una medusa, da cui il nome di *caput medusae* (**Figura 4.4**). La dilatazione dei vasi della mucosa gastrica causa la gastropatia ipertensiva portale. La deviazione del sangue portale nella circolazione sistemica attraverso le col-

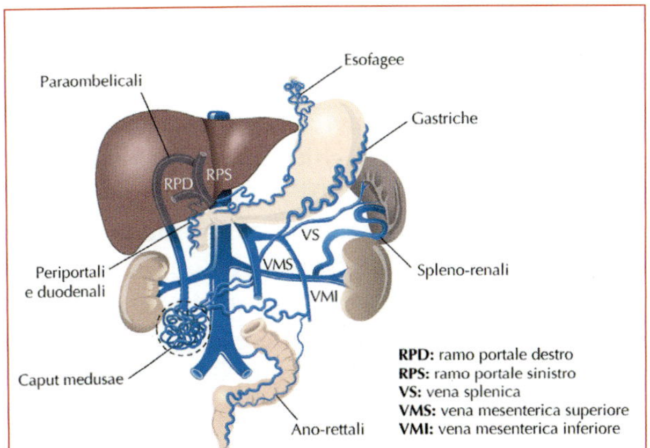

Figura 4.3 Principali circoli venosi collaterali.

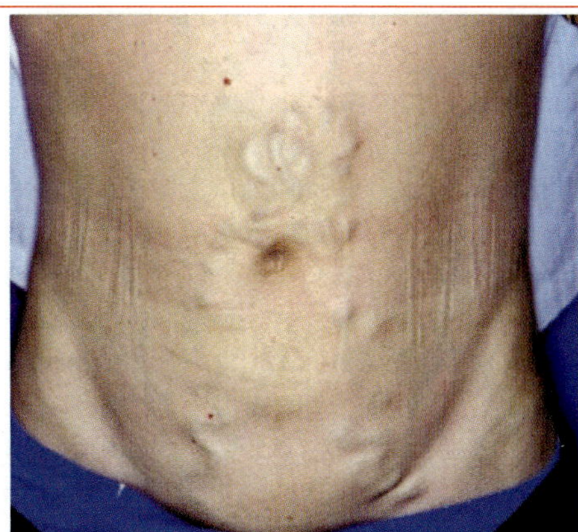

Figura 4.4 Caput medusae (Yang & Chen, 2005).

laterali portosistemiche, oltre a determinare la comparsa di varici, favorisce la comparsa dell'encefalopatia epatica, riduce il primo passaggio attraverso il fegato dei farmaci assunti per via orale e riduce la funzione del sistema reticolo-endoteliale (Kasper et al., 2015).

Stadiazione e prognosi

La **gravità della cirrosi** è comunemente classificata con la ***classificazione di Child-Pugh.*** Questo punteggio, proposto da Child e Turcotte dell'Università del Michigan nel 1964 e modificato da Pugh nel 1972, considera i valori di bilirubina, albumina, INR, la presenza e la gravità di ascite ed encefalopatia per classificare i pazienti nelle classi A, B o C; la classe A ha una prognosi favorevole, mentre la classe C è ad alto rischio di morte (**Tabella 4.III**). La stadiazione della encefalopatia è effettuata sulla base di sintomi clinici:

- stadio I rallentamento mentale,
- stadio II comportamento inappropriato (esempio confusione, euforia) o sonnolenza,
- stadio III sonnolenza permanente,
- stadio IV coma.

Tabella 4.III Classificazione di Child-Pugh per valutare la gravità della cirrosi epatica e sua interpretazione in base al punteggio

Parametro	1 punto	2 punti	3 punti
Bilirubina totale (mg/dl)	< 2	2-3	> 3
Albuminemia, g/dl	> 3,5	3,5 - 2,8	< 2,8
INR	< 1,7	1,7 - 2,3	> 2,3
Ascite	Assente	Lieve	Moderata /grave
Encefalopatia	Assente	Gradi I e II	Gradi III e IV

⇨

punteggio	classe	Sopravvivenza	
		1 anno	**2 anni**
5 - 6	A	100%	85%
7 - 9	B	81%	57%
10 -15	C	45%	35%

Nei pazienti con malattia più avanzata vengono comunemente utilizzati punteggi prognostici per stimare la sopravvivenza e la necessità di trapianto. Tra questi i più utilizzati sono il MELD (*Mayo End-stage Liver Disease*) proposto dalla Mayo Clinic (Rochester, Minnesota, USA) che si basa sulla creatininemia, bilirubinemia e INR che predice la mortalità a 3 mesi e l'UKELD (*UK score for patients with end-stage liver disease*) che aggiunge ai parametri del MELD la sodiemia e che predice la mortalità ad un anno.

I pazienti con cirrosi compensata hanno una sopravvivenza media di 6-12 anni, lo scompenso avviene annualmente nel 5-7% dei pazienti con una sopravvivenza media di 2 anni (D'Amico et al., 2006; Dolan et al., 2007).

Prognosi. In passato la cirrosi era considerata una malattia terminale che invariabilmente portava a morte se il paziente non veniva sottoposto a trapianto epatico e le uniche strategie preventive erano lo screening delle varici esofagee e dell'epatocarcinoma. Negli ultimi tempi questa visione sta cambiando tenendo conto che nella cirrosi la mortalità ad 1 anno varia ampiamente, tra l'1 e il 57%, in base alla comparsa di episodi di scompenso clinico. Questi episodi in genere sono innescati da fattori precipitanti come le infezioni, la trombosi della vena porta, un intervento chirurgico o la comparsa di un epatocarcinoma (Hoyert et al., 2012; Hytiroglou et al., 2012; Fede et al., 2012). La fibrosi può regredire, anche quando è presente cirrosi, se è possibile instaurare una terapia specifica come ad esempio il trattamento antivirale dell'epatite C e B o l'abolizione delle bevande alcoliche nell'epatopatia alcolica o la salassoterapia nell'emocromatosi. Per questo gli istopatologi hanno proposto di sostituire il termine "cirrosi" con quello di "*epatopatia avanzata*" per sottolineare il processo dinamico e la variabilità della prognosi della malattia. È nato un nuovo approccio alla gestione del paziente che si basa sull'uso di terapie non specifiche per prevenire o intervenire precocemente per stabilizzare la progressione della malattia ed evitare o ritardare che essa si scompensi e vi sia necessità del trapianto epatico. Chiaramente nel singolo caso, l'eziologia della cirrosi è molto importante per stabilire la prognosi.

Manifestazioni cliniche, valutazione del paziente e accertamenti diagnostici

Manifestazioni cliniche

La storia clinica dovrebbe focalizzarsi sui sintomi specifici (loro tipologia, modalità di presentazione ed evoluzione) e su fattori di rischio per una malattia epatica. Di solito, supporta un'ipotesi diagnostica non tanto un sintomo specifico, quanto un insieme di sintomi con relativo pattern di presentazione.

Molti pazienti affetti da cirrosi rimangono asintomatici per anni e talora la loro malattia è scoperta accidentalmente in occasione dell'autopsia o di un intervento chirurgico. Questo è dovuto al fatto che la pressione della vena porta non è ancora aumentata a livelli critici ed è presente ancora un buon numero di epatociti capaci di svolgere le loro funzioni in modo adeguato.

I **primi sintomi** avvertibili, quando la perdita della funzione epatocitaria diventa critica, sono la perdita di appetito, la riduzione del peso e della massa muscolare e l'astenia generalizzata.

Stanchezza e astenia, pur nella loro aspecificità, sono uno dei sintomi più evocatori di malattia epatica e si ritiene siano espressione dell'attività necroinfiammatoria del fegato. Variamente descritta come letargia- astenia- malessere- svogliatezza aumentato bisogno di sonno- mancanza di energie. La stanchezza da epatopatia è spesso intermittente e di intensità variabile da ora ad ora o da giornata a giornata. Tipicamente insorge dopo una qualche attività ed è prevalente al pomeriggio rispetto al mattino.

La dolenzia o 'mal di fegato', un fastidio o dolore riferiti ai quadranti addominali superiori destri sono presenti in molte patologie epatiche e sono accentuati da palpazione profonda e pressione che stressano o irritano la capsula di Glisson, che riveste l'organo e che è assai ricca di terminazioni nervose. La **malnutrizione** è frequente, secondaria all'anoressia con scarsa assunzione di cibo, al malassorbimento dei grassi e al deficit di vitamine liposolubili dovuti agli effetti della ridotta secrezione dei sali biliari. Nell'epatopatia correlata all'assunzione di alcol può contribuire anche l'insufficienza pancreatica.

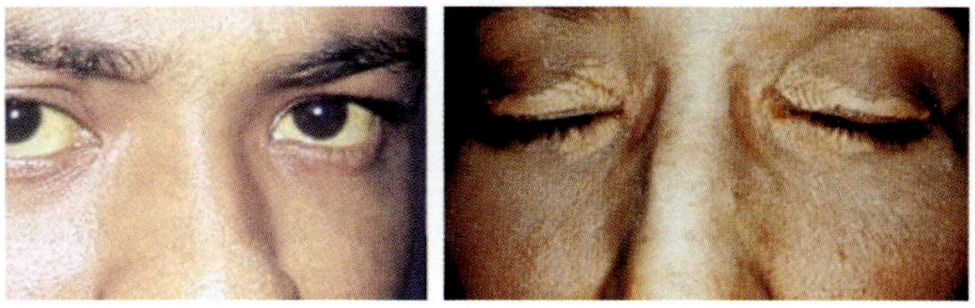

Figura 4.5 Ittero sclerale e xantelasmi in caso di cirrosi biliare primitiva.

Ittero, prurito e xantelasmi diventano importanti in presenza di un ostacolato deflusso biliare come nel caso della cirrosi biliare primitiva (**Figura 4.5**). L'ittero è apprezzato esplorando la sclera in luce naturale; in soggetti di carnagione chiara, è più facile evidenziarlo, mentre in soggetti di pelle scura può essere ricercato nelle mucose al di sotto della lingua. I pazienti, solitamente, notano prima lo scurirsi delle urine. Il prurito si presenta con una prevalenza dal 5% nei pazienti con epatite cronica HCV correlata fino al 70% per pazienti con cirrosi biliare primitiva e deriva dall'accumulo nel sangue e altri tessuti di sostanze normalmente secrete dalla bile. Verosimilmente e deriva dall'accumulo di acidi biliari anche se sembrano coinvolti altri meccanismi, come l'incremento di trasmettitori cerebrali (sistema oppioide endogeno). Il trattamento può avvalersi della colestiramina, una resina che permette di legare le sostanze che determinano prurito così da determinare una riduzione dell'assorbimento intestinale e un'aumentata escrezione con le feci.

I pazienti con cirrosi possono provare **crampi muscolari** che possono anche essere severi. La causa non è completamente compresa anche se sembra essere collegata alla riduzione del volume circolante efficace, ad una disfunzione dei nervi e del metabolismo energetico. L'approccio a questo sintomo prevede, dopo aver escluso l'origine da altri disordini, la somministrazione di chinina solfato, aminoacidi a catena ramificata, taurina e la correzione di elettroliti. La chinina solfato (che agisce riducendo l'eccitabilità dei nervi motori) ha effetti nel trattamento dei crampi muscolari nei pazienti con cirrosi ma può avere effetti collaterali quali aritmie e trombocitopenia.

Una presentazione drammatica è data **dall'emorragia massiva del tratto gastro-intestinale superiore**, dovuta alla rottura delle varici esofagee secondarie all'ipertensione portale. Occasionalmente, la presentazione può essere quella dell'insufficienza epatocellulare con ascite o encefalopatia porto-sistemica.

Obiettivamente, alla palpazione, specie nelle fasi iniziali, il **fegato è aumentato di volume**, duro, a superficie liscia e a margine smusso; nelle forme più avanzate spesso l'organo si presenta piccolo e difficile da palpare. Può essere presente ittero sclerale, ascite e edemi agli arti inferiori, splenomegalia ed evidenti circoli collaterali superficiali addominali dovuti all'ipertensione portale. La **piastrinopenia** e le alterazioni della coagulazione causano facili sanguinamenti (ecchimosi e petecchie). Altri segni clinici possono suggerire un'epatopatia cronica, particolarmente negli alcolisti, ma nessuno è specifico: l'atrofia muscolare, l'eritema palmare (**Figura 4.6**), la retrazione di Dupuytren dell'aponeurosi palmare, gli spider vascolari (**Figura 4.7**), la ginecomastia (**Figura 4.8**), l'aumento di volume delle parotidi e le dita a bacchetta di tamburo. Gli **spider vascolari** sono lesioni che consistono in un'arteriola centrale dalla quale partono a raggiera capillari, si trovano frequentemente sul tronco, sul viso e sugli arti superiori; la patogenesi non è completamente chiarita. Nel maschio può comparire una riduzione dei peli corporei, ginecomastia ed atrofia testicolare, conseguenze di **alterazioni endocrine** o dell'effetto tossico diretto dell'alcol sui testicoli. Nella donna in età fertile con cirrosi epatica avanzata, di solito compaiono irregolarità mestruali ed alcune donne possono andare incontro ad amenorrea.

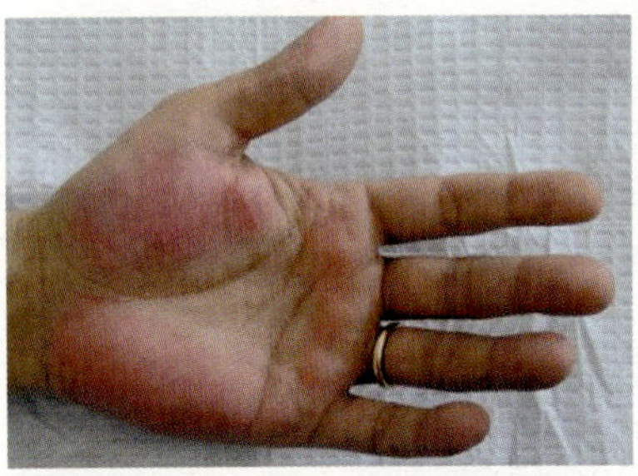

Figura 4.6 Eritema palmare.

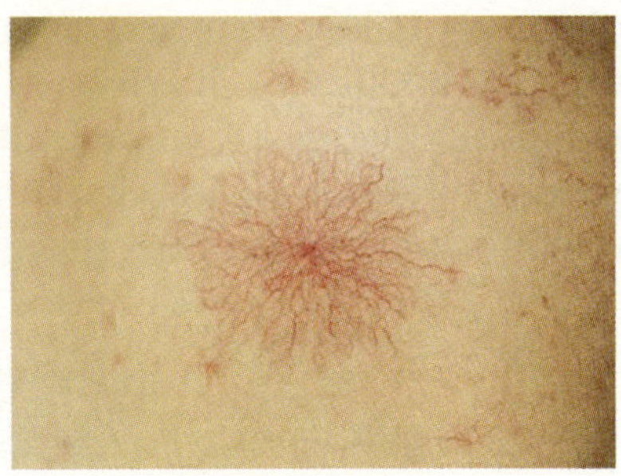

Figura 4. 7 Spider nevo.

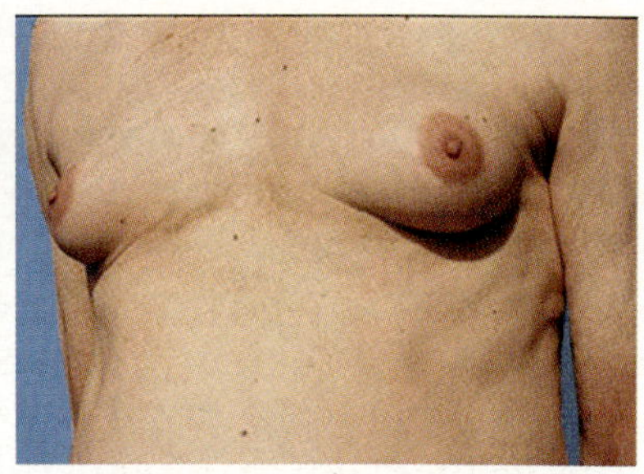

Figura 4.8 Ginecomastia.

Valutazione del paziente

Una valutazione globale del paziente affetto da cirrosi esplora le seguenti dimensioni: la sua storia, la sintomatologia e i suoi effetti sulla vita quotidiana per comprendere la stabilità o instabilità della situazione clinica, i bisogni educativi e le sue potenzialità di apprendimento e autocura o la presenza di sintomatologia che richiede un approccio palliativo e di fine vita.

Valutare la storia e situazione del paziente. La cirrosi è spesso priva di sintomi. Molti dei pazienti non sanno di avere un problema di fegato fino alla comparsa, a volte improvvisa, di complicazioni. L'accertamento inviale ha l'obiettivo di esplorare stili di vita e in particolare la presenza di fattori causali quali consumo di alcolici, esposizione epatite C, e il grado di consapevolezza e motivazione della persona rispetto alla modifica dei comportamenti di rischio.
Un'ulteriore area di valutazione sono la rete di supporto sociale, l'attività lavorativa e il livello di istruzione che possono essere facilitanti o ostacolanti nel processo di autogestione della malattia.

Analizzare i bisogni educativi e aree di self care. I pazienti affetti da cirrosi esprimono preoccupazione e scarsa attenzione ai loro bisogni di informazione e di educazione. In particolare rispetto alle informazioni circa la malattia e la sua evoluzione, ai trattamenti, ai test, al controllo dei sintomi e per i pazienti affetti da epatite C alle modalità di trasmissione della malattia. È necessario analizzare la presenza e la modalità con cui il paziente manifesta i seguenti bisogni di supporto:

- conoscere se e come si cura la cirrosi, i suoi sintomi (astenia, prurito, etc.) e la disponibilità di farmaci
- preoccupazione sulla progressione della malattia
- nei pazienti con epatite C esplorare il vissuto e la preoccupazione di infettare i membri della famiglia, degli effetti collaterali dei trattamenti retrovirali, la paura per lo sviluppo di cancro-cirrosi, le conseguenze sociali, il vissuto di rifiuto e di negazione della malattia, la paura dello stigma della malattia
- nei pazienti con epatite alcolica approfondire le conseguenze sociali e psicologiche di una malattia altamente stigmatizzata e con esiti potenzialmente infausti.

Valutare la presenza di indicatori di compenso/scompenso e/o di complicanze. Esplorare la presenza di stanchezza e astenia, perdita di appetito, perdita di peso e riduzione della massa muscolare, ittero sclerale, prurito. Effetti dei sintomi sulla vita quotidiana (ADL) e sociale della persona.

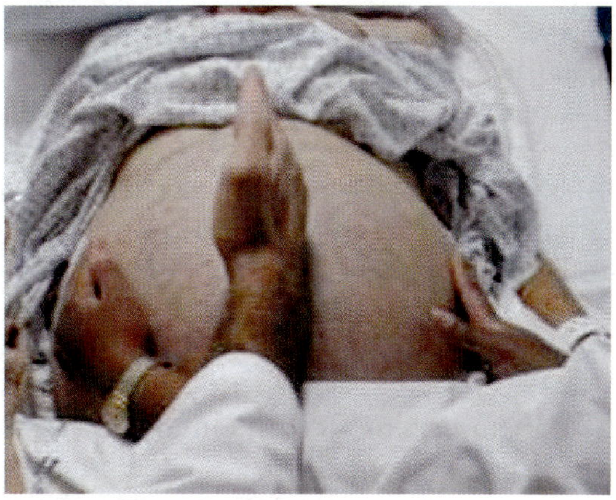

Figura 4.9 Test del fiotto.

Esplorare presenza di segni e sintomi dell'ipertensione portale e delle sue complicanze:

- faccia: ittero, segni di grattamento, spider naevi, fetor hepaticus
- torace: ginecomastia, perdita dei peli, spider naevi, ecchimosi, ipotrofia dei muscoli pettorali
- addome: epatosplenomegalia, ascite, segni di ipertensione portale, atrofia testicolare. Per valutare la presenza di liquido nel cavo peritoneale (ascite), può essere utile la ricerca del fiotto liquido (**Figura 4.9**) applicando una mano a piatto su un lato dell'addome (all'altezza dove si ritiene arrivi la falda liquida) e con l'altra si imprimono delle brevi scosse in un punto diametralmente opposto dell'addome
- arti inferiori: edema, ipotrofia muscolare, ecchimosi o petecchie
- mani: ippocratismo, eritema palmare, ecchimosi, flapping tremor o asterixis o batter d'ali di farfalla.

Valutare la presenza di segni e sintomi di uno stadio avanzato di malattia.
Stato di coscienza: presenza di disorientamento, sonnolenza, sopore, letargia, coma, farfugliare
Presenza disturbi comportamentali: euforia, depressione, aggressività, irritabilità
Presenza di sanguinamenti: ematemesi da varici esofagee e gastriche; melena da sanguinamento da varici esofagee e gastriche; epistassi, rettorragia/proctorragia da varici emorroidali
Presenza di gravi squilibri idroelettrolitici
Presenza di oliguria, anuria
Presenza e grado di dolore
Consapevolezza del paziente e famigliari della gravità della malattia.

Accertamenti diagnostici

Il *gold standard* per la diagnosi di cirrosi è la **biopsia epatica** (descritta nel box a fine capitolo), per via percutanea, transgiugulare, laparoscopica o tramite ago sottile; tuttavia la biopsia non è necessaria o anche controindicata se la clinica, gli esami di laboratorio e le indagini strumentali suggeriscono chiaramente la diagnosi di cirrosi; va ricordato che c'è un piccolo ma significativo rischio legato a questa manovra. Nel caso dei pazienti con abuso alcolico la biopsia epatica va rimandata fino a quando non sia stato mantenuto un periodo di astinenza di almeno 6 mesi per poter determinare la malattia residua non reversibile. La biopsia epatica è indicata anche nel caso in cui l'eziologia dell'epatopatia non sia chiara; tuttavia quando l'epatopatia è evoluta verso la fase terminale, la determinazione istologica dell'eziologia di base può essere difficile o anche impossibile.

Gli **esami di laboratorio** possono essere del tutto normali nei pazienti con cirrosi epatica compensata iniziale. Quando l'epatopatia è avanzata compaiono in genere numerose alterazioni. Il paziente può essere ***anemico*** per perdite ematiche croniche gastro-intestinali, deficit nutrizionali, per ipersplenismo correlato all'ipertensione portale o, nel caso dell'etilismo, per l'effetto inibitore diretto dell'alcol sul midollo osseo. La conta ***piastrinica*** è spesso ridotta precocemente nella malattia e riflette l'ipertensione portale con ipersplenismo. Questo può causare anche leucopenia con neutropenia per emarginazione splenica dei leucociti. La ***bilirubina*** totale può essere normale o elevata. La bilirubina diretta frequentemente è leggermente aumentata anche nei pazienti con bilirubina totale normale, ma l'alterazione tipicamente si aggrava con il peggioramento della malattia. Il ***tempo di protrombina*** spesso è prolungato e di solito non risponde alla somministrazione della vitamina K. ***L'albuminemia*** frequentemente è ridotta per i deficit nutrizionali e per il difetto sintetico da parte degli epatociti, mentre vi è un ***aumento policlonale delle gammaglobuline*** dovuto alla ridotta clearance degli antigeni batterici dal fegato con stimolazione del tessuto linfoide. La ***sodiemia*** in genere è normale a meno che il paziente non presenti ascite, nel qual caso può ridursi in gran parte per l'accumulo di un eccesso di acqua libera. Le ***transaminasi*** (ALT, AST) sono spesso aumentate, soprattutto nei pazienti con epatite cronica virale e negli alcolisti che continuano a bere. In questo caso le AST sono più elevate delle ALT spesso con un rapporto di 2:1. Il riscontro di transaminasi normali tuttavia non esclude la presenza di cirrosi (European Association for the Study of Liver, 2012).

Esami strumentali. L'ecografia dell'addome è un esame utile nella valutazione della cirrosi. Può mostrare un aumento di volume del fegato, soprattutto a carico del lobo caudato, un'ecostruttura disomogenea con irregolarità della superficie epatica, un ispessimento delle pareti della colecisti, un ingrossamento della milza, la presenza di dilatazione della vena porta e talora l'inversione del flusso al suo interno, la presenza di ascite e occasionalmente la presenza di una neoformazione compatibile con epatocarcinoma. Un nuovo tipo di dispositivo, il ***FibroScan***, utilizza onde elastiche per determinare la rigidità del fegato (**Tabella 4.IV**). Anche la TAC addominale e del fegato e la risonanza magnetica delle vie biliari (colangio RM) possono fornire preziose informazioni. La TAC valuta meglio le dimensioni e la struttura del fegato e, in caso di emocromatosi, la densità. La colangio RM ed eventualmente la colangio-pancreatografia endoscopica retrograda (ERCP) sono utilizzate per lo studio dei pazienti con epatopatia cronica e sospetta ostruzione delle vie biliari. L'esofagogastroduodenoscopia è utile nei pazienti con cirrosi per la ricerca di varici esofagee e per valutare il loro rischio di sanguinamento. Per questo andrebbe fatta al momento della diagnosi o sospetto di cirrosi epatica.

Tabella 4.IV Fibroscan

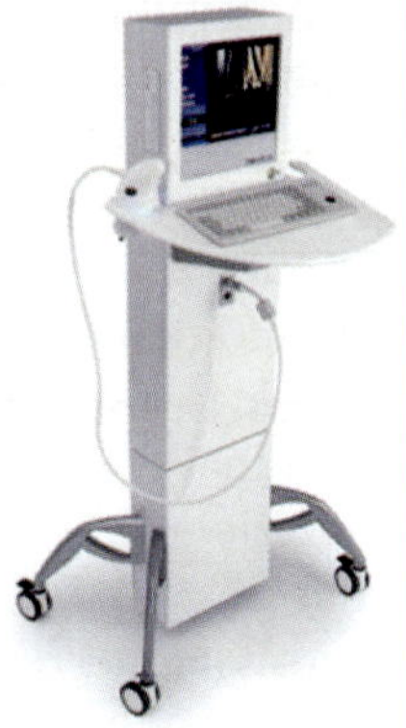

È una tecnica che è stata sviluppata di recente per la valutazione della fibrosi epatica; viene anche chiamata elastografia transitoria. Permette di valutare la rigidità del fegato con uno strumento che è simile ad un ecografo, secondo il presupposto che il tessuto del fegato, quando va in contro alla fibrosi diventa più "duro".
L'esame si esegue mediante una sonda che, appoggiata tra gli spazi intercostali al di sopra del fegato, invia un piccolo impulso ad onda meccanica alla cute e ne registra il tempo di "ritorno": con tale metodica lo strumento riesce a registrare la velocità di propagazione delle onde e stabilire quindi la rigidità del fegato. Per l'esame completo si effettuano 10 rilevazioni e il risultato è dato dalla media di queste. La durata totale dell'esame è di 5-10 minuti, e non comporta per il paziente nessuna sensazione di dolore o fastidio. Controindicazioni all'esecuzione sono la gravidanza, la presenza di pacemaker e di defibrillatori impiantabili. Tale indagine presenta alcuni limiti perché può fornire dei dati imprecisi in caso di pazienti obesi (BMI>28), con ascite o con elevati livelli di transaminasi.
Anche se i risultati degli studi effettuati finora sembrano molto promettenti, al momento attuale non esistono chiare linee guida per l'uso del Fibroscan nella pratica clinica. Infatti è piuttosto semplice distinguere gli "estremi" (assenza di fibrosi o cirrosi), tuttavia è ancora difficile l'accurata definizione degli stadi intermedi della fibrosi (ad esempio F2-F3). È comunque possibile affermare che è un esame semplice, non invasivo, che può offrire molte informazioni sulle condizioni del fegato.

Gestione clinico-assistenziale della persona con cirrosi compensata

Nella fase precoce di cirrosi compensata l'obiettivo dell'assistenza è di istruire il paziente ad aderire a stili di vita sani per evitare o rallentare l'evoluzione della malattia da steatosi-fibrosi a cirrosi e aiutarlo ad autogestire i trattamenti specifici in base all'eziologia della cirrosi.

Interventi per attivare specifici comportamenti di autocura

Motivare e istruire la persona ad aderire a stili di vita sani. In genere, nella gestione della cirrosi epatica si tende a sottovalutare lo stile di vita, perché si pensa che l'aspettativa di vita sia troppo breve per trarre vantaggio da una modifica delle abitudini. Tuttavia è importante consigliare a tutti i pazienti le opportune modifiche allo stile di vita.

La ***sospensione del consumo di alcol*** è la pietra miliare della terapia nei pazienti con cirrosi alcolica, ma anche in quelli con epatopatia da altra causa. Nella cirrosi alcolica, l'ingestione di alcol aumenta l'ipertensione portale e i circoli collaterali ma è probabile che questi effetti si abbiano anche nella cirrosi da altre cause aumentando così il rischio di sanguinamento dalle varici. Solo l'astinenza dall'alcol migliora la sopravvivenza nella cirrosi alcolica. Nei pazienti con epatite cronica C, l'assunzione di alcol aumenta di 2-3 volte il rischio di cirrosi e di malattia epatica scompensata anche se l'introito è moderato. Il consumo di alcol inoltre è un fattore di rischio indipendente per carcinoma epatocellulare nell'epatite cronica C e nella steatoepatite non alcolica. Pertanto, a tutti i pazienti con cirrosi, indipendentemente dallo stadio clinico, va consigliata l'astensione completa dall'alcol, che è il principale ed efficace intervento per ritardare la progressione della malattia cronica epatica verso la cirrosi. Nei pazienti che hanno già presentato complicanze della cirrosi e che continuano a bere, la sopravvivenza a 5 anni è <50%. Al contrario, nei pazienti che sono in grado di rimanere astemi, la prognosi è notevolmente migliore e per loro il trapianto epatico può essere una valida opzione. Nei pazienti con malattia epatica avanzata la prognosi rimane negativa. L'alcol crea molta dipendenza e pertanto l'astinenza può essere molto difficile per la persona che ne fa uso; per questo motivo è necessario dare supporto con colloqui motivazionali e coinvolgerla in programmi riabilitativi quali, ad esempio, i gruppi di auto mutuo aiuto degli alcolisti anonimi, attività di counseling individuale (le strategie per aiutare la persona alla disassuefazione dall'alcol sono descritte nel box di fine capitolo). L'astinenza dall'alcol, indipendentemente dall'eziologia della malattia epatica, è obbligatoria per ammettere il paziente nella lista per il trapianto epatico (Grattagliano, 2013). Il *fumo di sigaretta* si associa a una fibrosi più grave nell'epatite cronica C, nella steatoepatite non alcolica e nella cirrosi biliare primitiva e aumenta il rischio di epatocarcinoma nell'epatite cronica B. Pertanto va raccomandata l'abolizione del fumo per prevenire la progressione della malattia epatica e per facilitare l'ammissibilità al trapianto epatico. Il fumo aumenta anche morbilità e mortalità dopo il trapianto.

Motivare la persona ad effettuare gli screening. Esistono marker non invasivi per predire la severità della fibrosi, soprattutto nella steatosi epatica non alcolica, come l'indice di FORNS, basato su semplici variabili quali età, colesterolo, GGT e piastrine, che fornisce informazioni abbastanza precise sulla fibrosi, ma dati più limitati sulla cirrosi. Il FIBROTEST misura con un prelievo di sangue lo stadio della fibrosi epatica, rappresenta la combinazione di marcatori indiretti più studiata finora, prevede la combinazione di esami del sangue quali GGT, bilirubina totale, aptoglobina, a1 e a2 macroglobulina. Il Fibrotest può essere utilizzato per pazienti con epatite virale, alcolica o metabolica per la valutazione del danno epatico. Permette di classificare i pazienti per stadio ed è in grado di distinguere i diversi stadi di fibrosi, anche se la accuratezza diagnostica è sicuramente maggiore per la discriminazione assenza/presenza di fibrosi severa che non per gli stadi intermedi.

Nei soggetti a rischio di epatite cronica da virus C è utile lo screening per coloro che hanno storia di tossicodipendenza per via endovenosa, tatuaggi, piercing e procedure mediche invasive eseguite in condizioni igieniche scadenti e sesso non sicuro.

Sostenere la persona ad aderire a un'alimentazione equilibrata e alla normalizzazione del peso corporeo. Nei pazienti con cirrosi in sovrappeso va consigliato il calo ponderale. Infatti si è visto come l'obesità, insulino-resistenza e il diabete, oltre ad essere fisiopatologicamente legate alla steatosi epatica non alcolica, abbiano effetti deleteri sulla malattia epatica indipendentemente dall'eziologia. L'obesità è un fattore predittivo indipendente di cirrosi nell'epatopatia alcolica, e la presenza di sindrome metabolica si associa a un maggior grado di fibrosi e a cirrosi in tutte le epatopatie croniche. In presenza di cirrosi l'obesità aumenta la probabilità di scompenso, l'ipertensione portale e la riduzione dell'albuminemia. Infine l'insulino-resistenza, il diabete e la sindrome metabolica si associano ad una maggior mortalità per malattie epatiche e una maggior incidenza di epatocarcinoma. L'infiltrazione di grasso del fegato (steatosi) è una risposta presente nella varie forme di epatopatia cronica. Vari studi hanno dimostrato che un programma di riduzione del peso nei pazienti sovrappeso o obesi e un'alimentazione a basso contenuto di grassi minimizzano la steatosi epatica e il relativo danno. Un'adeguata nutrizione prevede di mantenere un regolare introito dietetico con un **maggiore introito calorico di 35-40 Kcal/kg con calorie supplementari in carboidrati (55-60%)** preferibilmente complessi (esempio cereali, pasta, pane e legumi), rispetto ai carboidrati semplici (esempio dolci) e un **introito proteico di 1,2-1,5 gr pro kg** (O'Shea et al 2010; Amodio et al., 2013). È indicato fare pasti piccoli e frequenti, compreso uno spuntino prima di dormire per permettere alla persona di introdurre pochi nutrienti ma in modo regolare ed evitare picchi ipoglicemici. Questi pazienti hanno una bassa tolleranza al digiuno protratto, con precoce inizio della gluconeogenesi e quindi depauperamento delle proteine muscolari; questo può contribuire anche alla perdita di massa muscolare e allo sviluppo di encefalopatia epatica. La somministrazione di un integratore alimentare nella tarda serata aumenta le proteine corporee di una quota pari a 2 kg di tessuto magro; tale approccio va quindi consigliato in questi pazienti (O'Shea et al 2010; Amodio et al., 2013).. Vanno suggeriti alimenti ricchi di vitamina K e altre vitamine liposolubili (A, D, E), calcio, vitamina B1 (tiamina), vitamina B12 e acido folico (**Tabella 4.V**) poiché l'alcool ne ha influenzato sia l'assorbimento intestinale, sia il metabolismo epatico. Il deficit di tiamina può provocare l'encefalopatia di Wernicke che si manifesta con confusione, atassia e disturbi visivi. Cibi e bevande ricchi di antiossidanti hanno un potenziale ruolo di prevenzione nella cirrosi (O'Shea et al 2010; Amodio et al., 2013). Il consumo di *caffè* è associato ad una significativa riduzione della fibrosi nelle epatopatie da cause varie e riduce il rischio di epatocarcinoma. Sono necessarie almeno due tazze di caffè al giorno per avere i benefici sopra descritti, l'ingestione di *cioccolato fondente* riduce l'aumento della pressione portale post prandiale nella cirrosi e lo stesso effetto sulla pressione portale è stato osservato anche con la somministrazione a breve termine di *acido ascorbico*.

Tabella 4.V Alimenti contenenti vitamine, calcio, acido folico	
vit K	cavolfiore, cavolini di Bruxelles, spinaci, thè verde, indivia, scalogno, biete, ceci, olio di semi di soia
vit A	fegato, carote, albicocche, uova, pomodori, zucca, spinaci, latte intero
vit E	olii, frutta secca
vit D	tonno, salmone, acciughe, uova, formaggi grassi
vit B_1	cereali, legumi, lievito di birra, frutta secca, carne di maiale
vit B_{12}	carne, latticini, uova
AC. FOLICO	fagioli, asparagi, insalata, pomodori, spinaci, broccoli, agrumi, frattaglie, legumi, riso
CALCIO	latticini, legumi

Motivare la persona ad aderire ai programmi di vaccinazione contro i virus dell'epatite A e B, dell'influenza, e il pneumococco vanno proposte prima possibile, perché la risposta antigenica diventa più debole mano a mano che la cirrosi procede.

Istruire la persona a evitare farmaci e fitofarmaci potenzialmente epatotossici e ridurre il dosaggio in quelli che vengono metabolizzati e inattivati a livello epatico. La maggior parte dei farmaci e fitofarmaci subisce meccanismi di clearance, detossificazione ed escrezione a livello epatico, pertanto il fegato può essere vulnerabile alla tossicità derivante da alcuni di questi. Sebbene la maggior parte dei farmaci possa essere assunta da pazienti con malattia epatica cronica, l'alterazione delle funzioni epatiche può accrescere il rischio di tossicità, in particolare per i prodotti che hanno un rischio di tossicità epatica già nota o il cui dosaggio è calcolato sulla base del metabolismo/filtro epatico. Molti di questi prodotti sono comunemente utilizzati attraverso l'acquisto diretto e l'automedicazione; pertanto è necessario informare la persona sulla necessità di chiedere parere medico prima di assumere prodotti che possono interferire con la sua situazione clinica. Alcuni esempi sono i farmaci antalgici come ad esempio alcuni FANS e il paracetamolo; l'uso del paracetamolo è spesso scoraggiato nei pazienti con epatopatia; tuttavia, se non vengono consumati più di 2 g di paracetamolo al giorno e occasionalmente, in genere questo farmaco non dà problemi. Altri prodotti da assumere con cautela sono le vitamine, in particolare vitamina A (betacarotene e retinolo) perché ad alte dosi possono determinare steatosi ed epatite cronica; anche alcuni prodotti botanici, come ad esempio estratto di senna, genziana, valeriana e i supplementi di ferro sono da assumere con cautela e sotto controllo medico.

Motivare il paziente ad aderire ai trattamenti prescritti. I trattamenti farmacologici si differenziano in base all'eziologia della cirrosi. Di seguito vengo descritti i principali trattamenti causali delle principali forme di cirrosi.

Nei pazienti con epatite alcolica grave, in assenza di infezione, a volte vengono utilizzati i glucocorticoidi. Alcuni studi hanno dimostrato un miglioramento della sopravvivenza. Altre terapie che sono state utilizzate sono la somministrazione di pentossifillina orale, che diminuisce la produzione del fattore di necrosi tumorale (TNF-α) e di altre citochine pro-infiammatorie. A differenza dei glucocorticoidi che possono causare effetti collaterali, la pentossifillina è relativamente facile da somministrare e ha scarsi o nulli effetti collaterali. Sono state tentate varie modalità di terapia nutrizionale sia parenterale che enterale; tuttavia, non è chiaro se una qualsiasi di queste modalità abbia migliorato significativamente la sopravvivenza.

Studi recenti hanno usato la somministrazione parenterale di inibitori del TNF-α come l'infliximab o l'etanercept. I primi risultati non hanno mostrato eventi avversi; tuttavia, non vi è stato alcun miglioramento nella sopravvivenza. Sono stati usati anche steroidi anabolizzanti, propiltiouracile, antiossidanti, la colchicina e penicillamina, ma nessuno di questi approcci ha dimostrato chiari benefici e nessuno di essi oggi è consigliato.

Nei pazienti con *epatite cronica B* la terapia antivirale è efficace nella soppressione virale, come è dimostrato dalla riduzione dei valori di transaminasi e di HBV DNA, e dal miglioramento del quadro istologico con riduzione dell'infiammazione e della fibrosi. La cirrosi scompensata può

ricompensarsi con l'uso della terapia antivirale diretta contro l'epatite B. Le attuali terapie disponibili comprendono la lamivudina, l'adefovir, la telbivudina, l'entecavir, e il tenofovir. Anche l'interferone può essere utilizzato nell'epatite B, ma non va usato in presenza di cirrosi.
Il trattamento dei pazienti con cirrosi da ***epatite cronica C*** è un po' più difficile, perché gli effetti collaterali dei farmaci oggi utilizzati (interferone pegilato e ribavirina) spesso sono difficili da gestire. In corso di questa terapia può comparire piastrinopenia, leucopenia e anemia che limitano la dose o altri gravi effetti collaterali che richiedono l'interruzione della terapia. Tuttavia, se i pazienti riescono a tollerare il trattamento, e se questo ha successo, il beneficio è grande e la progressione della malattia si riduce. Recentemente sono stati introdotti farmaci antivirali diretti: inibitori delle proteasi (Telaprevir, Boceprevir, Simeprevir, Asunaprevir ABT-450/r MK5172), inibitori della proteina NS5a (Daclatasvir, Ledipasvir, ABT-267) e inibitori delle polimerasi (ABT-333 e Sofosbuvir). Questi farmaci sono somministrati in varie combinazioni; si sono dimostrati molto efficaci nell'eradicazione dell'infezione (oltre il 90% dei pazienti trattati), sono attivi su tutti i genotipi, provocano meno effetti collaterali e richiedono cicli di trattamento più brevi rispetto alla terapia con interferone e ribavirina. L'unico inconveniente è il loro costo elevato.

Il **trapianto epatico** è il trattamento di scelta per i pazienti con ***cirrosi biliare primitiva scompensata***. Sono state proposte varie terapie, ma l'acido ursodesossicolico (UDCA) è l'unico trattamento che ha un certo grado di efficacia sul rallentamento della velocità di progressione della malattia.

Come abbiamo già visto, la terapia con immunosoppressori è indicata **nell'epatite autoimmune** e il trattamento del sovraccarico di ferro e di rame è molto utile rispettivamente nell'emocromatosi e nella malattia di Wilson (Tsochatzis et al., 2012).

Aree di insegnamento

Nella **Tabella 4.VI** sono sintetizzate le principali aree di insegnamento al paziente con cirrosi compensata.

Tabella 4.VI Aree di insegnamento

Dieta	Discutere dell'importanza di sospendere assunzione di alcool e fumo. Sottolineare l'importanza dell'alimentazione per l'elevato rischio di malnutrizione e dell'assunzione di verdura e frutta; indicare alimenti ad alto contenuto calorico e alimenti proteici che possono sostituire la carne (legumi, latticini, pesce). Fornire al paziente o a chi prepara i pasti una lista di alimenti che contengono molto sodio; suggerire strategie per insaporire i cibi in alternativa al sale o al dado. Indicare di evitare cibi fritti e funghi. Informare la persona e il caregiver che se si nutre meno del previsto, nota una riduzione del peso deve avvertire il medico di medicina generale.
Terapia	Indagare gli stili di vita e riflettere criticamente con il paziente sulla loro appropriatezza rispetto alla malattia. Concordare con il medico l'adeguamento degli orari e delle modalità di assunzione dei farmaci alle abitudini e preferenze del paziente. Informare sull'azione dei farmaci, sull'effetto atteso e possibili effetti collaterali. Discutere su problemi più probabili nella gestione della terapia, come dimenticanza, sovradosaggio, diarrea, meteorismo etc.
Auto-controllo	Rilevare il peso almeno 2-3 volte in settimana alla stessa ora e con le stesse modalità. Dare indicazioni personalizzate per la frequenza del controllo della pressione arteriosa e frequenza cardiaca in base a situazione clinica (es. presenza di ascite, riduzione volemia efficace), trattamento con betabloccante, co-morbidità. Consigliare al paziente l'utilizzo di un diario dove riportare il controllo di: peso, parametri vitali, alvo, dubbi e domande da porre ai controlli.
Riconoscimento segni/ sintomi di scompenso	In base al grado di cirrosi motivare la regolarità dell'alvo e il controllo delle caratteristiche delle feci Descrivere i segni e sintomi che richiedono un intervento tempestivo del medico: peso in continuo aumento, diuresi molto contratta (es. 2-3 minzioni al giorno), alterazione dello stato di coscienza o del comportamento, presenza di tremore alle mani, alito dolciastro, feci nerastre e maleodoranti, insorgenza di ematomi o ecchimosi. Avvertire di prestare attenzione ad alcune situazioni di rischio: febbre, infezioni, cadute.

Complicanze della cirrosi avanzata e meccanismi fisiopatologici

Il decorso clinico dei pazienti con cirrosi avanzata è spesso complicato da diverse importanti sequele che possono comparire indipendentemente dalla causa che sta alla base dell'epatopatia. Le più importanti di queste complicanze sono: l'ipertensione portale con le sue conseguenze (emorragia da varici gastro-esofagee, splenomegalia, ascite e la peritonite batterica spontanea), l'encefalopatia epatica, la sindrome epatorenale e l'epatocarcinoma (**Tabella 4.VII**).

Tabella 4.VII Complicanze della cirrosi epatica

Ipertensione portale	**Coagulopatia**
Emorragia da varici gastroesofagee	Deficit fattori coagulazione
Gastropatia ipertensiva portale	Fibrinolisi
Splenomegalia, ipersplenismo	Trombocitopenia
Ascite	**Osteopatia**
Peritonite batterica spontanea	Osteopenia
Encefalopatia epatica	Osteoporosi
Malnutrizione	Osteomalacia
Sindrome epato renale	**Alterazioni ematologiche**
Sindrome epato polmonare	Anemia
Ipertensione portopolmonare	Emolisi
	Trombocitopenia
	Neutropenia

Ipertensione portale

Normalmente tra la vena porta e le vene sovraepatiche vi è un gradiente pressorio di circa 3-5 mmHg. Si parla di *ipertensione portale* quando questo gradiente supera i 5 mmHg e diventa clinicamente rilevante quando supera i 10 mmHg. Le cause dell'ipertensione portale possono essere suddivise, in base alla loro localizzazione, in pre-epatiche, intraepatiche e post-epatiche (**Tabella 4.VIII**).

Tabella 4.VIII Classificazione delle cause dell'ipertensione portale

Pre-epatiche	Epatiche	Post-epatiche
Trombosi della vena porta	Presinusoidale	Sindrome di Budd-Chiari
Trombosi della vena splenica	Schistosomiasi	Ostruzioni della vena cava inferiore
Splenomegalia massiva (sindrome di Banti)	Fibrosi epatica congenita	Cause cardiache
	Sinusoidale	Cardiomiopatia restrittiva
	Cirrosi da cause multiple	Pericardite costrittiva
	Epatite alcolica	Insufficienza cardiaca grave
	Postsinusoidale	
	Ostruzione epatica sinusoidale (sindrome veno-occlusiva)	

Le *cause pre-epatiche* possono essere la trombosi ostruttiva della vena porta, che si verifica prima della sua entrata nel fegato, la stenosi della porta o la splenomegalia. Cause *post-epatiche* sono l'ostruzione delle vene epatiche (sindrome di Budd-Chiari), la congestione cronica delle sezioni destre del cuore e la pericardite. Più del 95% di tutti i casi di ipertensione portale è dovuto a *cause intraepatiche* e tra queste la cirrosi è la causa di gran lunga più frequente. Un'ipertensione portale clinicamente rilevante è presente in più del 60% dei pazienti con cirrosi.
Le principali complicanze dell'ipertensione portale sono le *varici gastroesofagee* che frequentemente danno emorragia del tratto gastrointestinale superiore, *l'ascite*, e la *splenomegalia* con associata riduzione delle piastrine e dei globuli bianchi agli esami di laboratorio di routine (ipersplenismo).

Pressione portale. Le variazioni di pressione nella vena porta dipendono da due determinanti: il volume di sangue che entra nel sistema portale o flusso sanguigno portale e la resistenza al flusso. Nella cirrosi epatica l'ipertensione portale è caratterizzata dall'aumento delle resistenze al flusso portale a causa dell'ostacolo intraepatico e sinusoidale e del flusso sanguigno portale. L'aumento delle resistenze al flusso portale è considerato il principale determinante dell'ipertensione portale nella cirrosi, determinato per il 60-70% da fattori meccanici/strutturali e per il 30% da fattori emodinamici.

I fattori strutturali che generano resistenza al flusso portale sono la fibrosi, i noduli parenchimali formati da epatociti rigenerati, le microtrombosi e la capillarizzazione dei sinusoidi epatici. La capillarizzazione dei sinusoidi è determinata dalla deposizione di collagene all'interno degli spazi di Disse. Il collagene depositato nello spazio di Disse chiude le finestre endoteliali e restringe il lume dei sinusoidi, aumentando la resistenza vascolare e riducendo l'apporto ematico agli epatociti.

I fattori emodinamici/vasoattivi aumentano le resistenze al flusso ematico che, diversamente da quelli strutturali, sono potenzialmente modificabili. Nel fegato normale il tono vasomotorio intraepatico è regolato da un equilibrio tra fattori vasocostrittori e fattori vasodilatanti prodotti localmente. Nella cirrosi l'aumento delle resistenze vascolari intraepatiche potrebbe dipendere da uno squilibrio tra questi fattori per prevalenza dei fattori vasocostrittori.

Nel fegato cirrotico, a differenza del fegato sano, **l'aumento del flusso splenico e mesenterico** (splancnico) contribuisce a mantenere elevata la pressione portale; il flusso splacnico è dato dal tronco celiaco, un'arteria che dà origine a tre rami: arteria gastrica di sinistra che vascolarizza lo stomaco, arteria splenica che vascolarizza la milza e arteria epatica comune che vascolarizza il fegato; infine arteria mesenterica superiore e inferiore che vascolarizza intestino tenue e intestino crasso (Garini, Delsante, Iannuzzella, 2011).

L'aumento del flusso splancnico spiega perché la pressione portale rimane elevata, nonostante lo sviluppo di un'estesa rete collaterale, che può shuntare più dell'80% del flusso portale. Nella cirrosi l'aumento del flusso splancnico è conseguenza della vasodilatazione arteriolare splancnica connessa con i seguenti meccanismi: (a) aumentata concentrazione di sostanze vasodilatanti, (b) ridotta risposta vascolare a sostanze vasocostrittrici, (c) neoangiogenesi mesenterica. Nella cirrosi e nell'ipertensione portale la presenza di vasodilatazione splancnica, nonostante gli elevati livelli di vasocostrittori circolanti (come angiotensina II, norepinefrina, endotelina, vasopressina ed altri), può essere spiegata con una **ridotta risposta vascolare ai vasocostrittori** (Garini et al, 2011). Mentre il circolo splancnico è poco responsivo ai vasocostrittori circolanti, questi inducono vasocostrizione in altri organi (ad esempio encefalo e rene). La causa dell'iporeattività del circolo splancnico ai vasocostrittori circolanti è probabilmente connessa sia con gli aumentati livelli locali e sistemici di vasodilatatori (come monossido di azoto-NO e monossido di carbonio-CO), sia con alterazioni funzionali dell'endotelio e delle cellule muscolari lisce.

L'ipertensione portale comporta lo sviluppo di shunt porto-sistemici, che hanno la funzione di decomprimere il circolo portale. Dal punto di vista clinico ed emodinamico gli shunt più importanti sono quelli tra la vena gastrica sinistra e le vene esofagee (varici gastro-esofagee) e tra le vene mesenteriche e rettali (emorroidi). Sul versante arterioso, gli shunt porto-sistemici inducono un'importante vasodilatazione con conseguente incremento del volume di sangue che entra nel circolo portale. Lo sviluppo di circoli collaterali non è dovuto solo all'apertura di preesistenti vasi sanguigni, ma anche a rimodellamento vascolare (le pareti dei vasi si assottigliano a causa dell'aumento del flusso e della pressione) ed a **neo-angiogenesi**.

Il processo che porta alla formazione di nuovi vasi coinvolge sia il fattore di crescita dell'endotelio vascolare (VEGF) sia il fattore di crescita placentare (PlGF), originariamente individuato nella placenta umana. Il fattore di crescita dell'endotelio vascolare stimola la proliferazione delle cellule endoteliali ed aumenta la permeabilità vascolare sotto l'influenza di vari fattori quali: ipossia, citochine, stress meccanico (Garini et al., 2011).

Effetti emodinamici e di ritenzione idro-salina dell'ipertensione portale

L'ipertensione portale induce importanti effetti emodinamici. Essa è infatti associata con una circolazione iperdinamica (o sindrome ipercinetica), caratterizzata da aumento della gittata cardiaca e della volemia, che si sviluppa in risposta alla riduzione delle resistenze arteriolari nel circolo splenico e mesenterico. La risposta cardiaca non è solo correlata con la vasodilatazione splancnica e l'espansione della volemia, ma anche con l'**aumentato ritorno venoso al cuore** dovuto ai circoli collaterali porto-sistemici (Garini et al., 2011). Pur svolgendo un ruolo essenziale, la vasodilatazione da sola non induce **ipercinesia di circolo senza espansione del volume** plasmatico e sviluppo di shunt porto-sistemici.

La vasodilatazione splancnica comporta una ridistribuzione del volume plasmatico, che risulta aumentato nel territorio splancnico, ma ridotto nel sistema circolatorio extra-portale. Si verifica una **riduzione della volemia centrale o volemia efficace** da cui dipende la pressione arteriosa e la gittata cardiaca ma non della volemia totale. La riduzione della volemia efficace, segnalata dai barocettori presenti nella parete dell'arco aortico, nel seno carotideo e nell'arteriola afferente del glomerulo, stimola un'intensa risposta neuroendocrina con attivazione di fattori vasocostrittori e antidiuretici, attraverso il coinvolgimento del sistema renina-angiotensina-aldosterone (RAAS), il sistema nervoso simpatico (SNS) e il sistema arginina-vasopressina (AVP) o ormone antidiuretico. L'attivazione neuroendocrina ha la finalità di riportare alla norma i livelli volemici (volemia efficace) e pressori, grazie alla vasocostrizione mediata da catecolamine e angiotensina II e alla ritenzione idro-salina mediata da aldosterone e dal sistema arginina-vasopressina. Nelle fasi iniziali della cirrosi, nonostante il progredire della vasodilatazione, l'aumento del volume plasmatico e della gittata cardiaca (l'indice cardiaco è usualmente più elevato dei normali 2,4-3,5 L/min/m^2 di superficie corporea) garantisce il mantenimento della volemia efficace e della pressione di perfusione. Per effetto di tali modificazioni emodinamiche l'attivazione neuroendocrina viene inibita e la secrezione di renina normalizzata.

Con l'aggravarsi dell'epatopatia, la vasodilatazione si accentua e la risposta cardiaca, nonostante l'aumento della gittata, può risultare emodinamicamente inadeguata con conseguente mancata soppressione dei fattori vasocostrittori e antinatriuretici. La persistente attivazione neuroendocrina aggrava la vasocostrizione renale e la ritenzione idrosalina, contribuendo allo **sviluppo di ascite e insufficienza renale** (**Figura 4.10**). La catena di eventi appena descritta individua nella vasodilatazione splancnica e nell'underfilling del volume circolante arterioso, il meccanismo primario della ritenzione idrosalina nella cirrosi epatica.

È tuttavia possibile che in alcune fasi della malattia siano attivi altri **meccanismi sodioritentivi.** Il fegato contiene sensori di volume che, modulando l'escrezione renale del sodio, concorrono a regolare il volume extracellulare. Questi sensori, la cui identità molecolare e localizzazione non sono peraltro note, funzionerebbero in modo simile ai barocettori dei distretti vascolari ad alta e bassa pressione. Nella cirrosi sarebbero patologicamente attivati dalle anomalie circolatorie intraepatiche e coinvolti nella ritenzione sodica e nella formazione dell'edema.

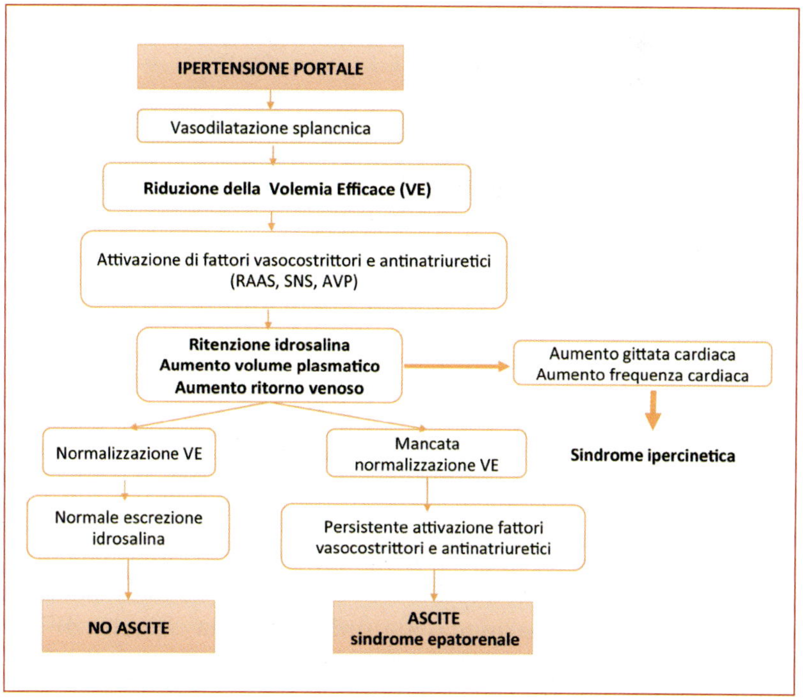

Figura 4.10 Meccanismi della ritenzione idrosalina e della sindrome ipercinetica nella cirrosi (Garini et al 2011).

Ascite

L'*ascite* è una raccolta di liquido nella cavità peritoneale dovuto al processo di malattia, è la più comune complicanza e causa di ospedalizzazione dei pazienti con cirrosi, ma è anche la complicanza che può essere meglio trattata a casa. La causa più frequente di ascite è l'ipertensione portale e la vasodilatazione splancnica legate alla cirrosi; tuttavia, anche patologie cardiache, neoplastiche o infettive possono essere cause frequenti di ascite e un'attenta differenziazione tra queste altre cause è ovviamente importante per la cura del paziente (Grattagliano et al, 2011; Adler & March, 2016).
L'ascite è la più comune delle 3 maggiori complicanze di cirrosi, oltre all'encefalopatia epatica e l'emorragia da varici esofagee, ed è la principale complicanza che conduce all'ospedalizzazione.
Circa il 50% dei pazienti con cirrosi compensata, senza aver sviluppato una di queste complicanze, sviluppa ascite entro i 10 anni di malattia e circa il 15% dei pazienti con ascite muore entro un anno e il 44% entro i 5 anni (Runyon, AASLD, 2013).
Lo sviluppo **fisiopatologico** dell'ascite è legato a due meccanismi patogenetici:

1. alterazioni dell'emodinamica capillare, dovute all'innalzamento della pressione idrostatica nella circolazione splancnica, che comporta una aumentata filtrazione e trasudazione dei fluidi nello spazio interstiziale;
2. la ritenzione renale di Na+ e H_2O (**Figura 4.11**).

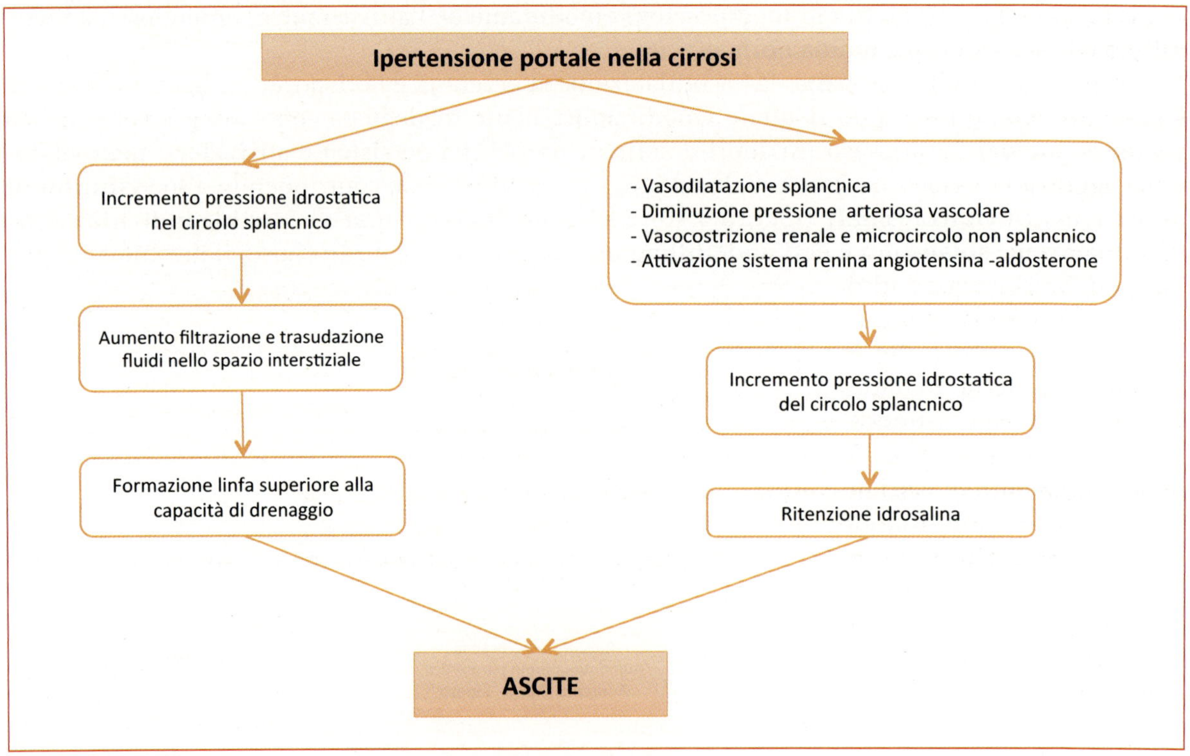

Figura 4.11 Patogenesi della formazione dell'ascite nella cirrosi.

La causa di questi 2 meccanismi patogenetici è l'ipertensione portale. Nelle fasi iniziali della malattia l'iperfiltrazione capillare è compensata da un aumento del drenaggio linfatico; compare ascite quando la formazione della linfa supera la capacità di drenaggio. L'ascite si forma sia nei sinusoidi epatici, altamente permeabili alle proteine, che nei capillari intestinali, che sono sensibili all'aumento della pressione idrostatica capillare. Con il progredire della malattia epatica si riduce in modo marcato la permeabilità dei sinusoidi alle proteine e aumenta invece quella dei capillari intestinali; per effetto della vasodilatazione arteriolare secondaria all'ipertensione portale. La concentrazione proteica del liquido ascitico, più bassa di quella della linfa drenata dal fegato è diretta espressione delle modifiche strutturali e funzionali dei sinusoidi e dei capillari splancnici (Garini et al., 2012).

La vasodilatazione arteriosa nel letto vascolare splancnico causa un ridotto riempimento del circolo arterioso con vasocostrizione renale, attivazione del sistema renina-angiotensina-aldosterone, sviluppo di iperaldosteronismo e conseguente ritenzione di sodio. Quest'ultima provoca accumulo di liquidi ed espansione del volume del liquido extracellulare contribuendo allo sviluppo dell'ascite e alla formazione di edema periferico. Al passaggio di liquido dal compartimento vascolare alla cavità peritoneale contribuisce anche la riduzione della pressione oncotica plasmatica dovuta all'ipoalbuminemia per la ridotta sintesi epatica. Poiché il liquido ritenuto fuoriesce continuamente dal compartimento intravascolare nella cavità peritoneale, il riempimento vascolare non è mai raggiunto e il processo continua. L'aggravamento della vasocostrizione renale porta alla **sindrome epatorenale.**

Clinicamente lo sviluppo dell'ascite spesso è insidioso. Prima che i pazienti notino un aumento della circonferenza addominale vi è già stato un accumulo di almeno 1-2 L di liquido. Se il liquido ascitico è notevole (**Figura 4.12**), vi può essere una compromissione della funzione respiratoria ed i pazienti lamentano mancanza del respiro. In questo contesto può comparire anche un idrotorace epatico che contribuisce al peggioramento dei sintomi respiratori. I pazienti con grave ascite spesso sono malnutriti e hanno atrofia muscolare ed eccessiva stanchezza e debolezza. I pazienti presentano un addome svasato ai fianchi: facendo girare il paziente dalla posizione supina sul lato destro e su quello sinistro alla percussione si apprezza un cambiamento dell'ottusità per lo spostamento del liquido all'interno della cavità addominale. Nei casi avanzati l'addome è teso, la cicatrice ombelicale è appianata o estroflessa e alla palpazione si apprezza il segno del fiotto (descritto nel paragrafo sulla valutazione del paziente). Piccole quantità di ascite, non dimostrabili con l'esame obiettivo, possono essere rilevate con l'ecografia o con la TC. Talora il liquido ascitico passa attraverso il diaframma nella cavità toracica, più frequente a destra, con comparsa di idrotorace epatico.

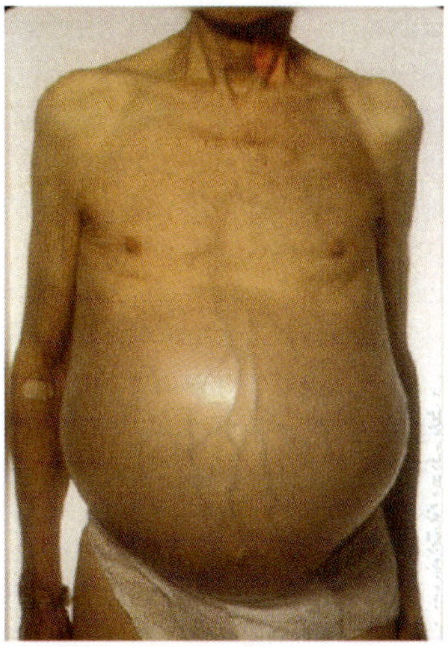

Figura 4.12 Versamento ascitico imponente.

Sul liquido ascitico viene effettuata una **paracentesi diagnostica** con lo scopo di effettuare analisi biochimiche: concentrazione delle proteine, percentuale di albumina, conta differenziale delle cellule presenti; esame culturale e esame citologico. La procedura della paracentesi, gli scopi e le analisi del liquido sono descritte nel box in fondo al capitolo.

Peritonite batterica spontanea (PBS) è una complicanza frequente e grave dell'ascite caratterizzata da un'infezione spontanea del liquido ascitico che si manifesta con febbre, alterazione dello stato mentale, leucocitosi, e dolore o fastidio addominale. Una peritonite batterica spontanea è presente nel 30% dei pazienti con cirrosi ricoverati per ascite; in questi casi il tasso di mortalità in ospedale può arrivare fino al 25%. Il meccanismo presunto per lo sviluppo della PBS è la *traslocazione batterica*: per la ridotta motilità intestinale, un aumento eccessivo della crescita batterica e l'aumento della permeabilità, i componenti della flora intestinale passano dall'intestino ai linfonodi mesenterici e da qui al sangue e al liquido ascitico. Gli organismi più comunemente in causa sono l'Escherichia coli e altri batteri intestinali; tuttavia si possono trovare anche batteri gram-positivi, tra cui lo Streptococco viridans, lo Stafilococco aureo, e l'Enterococco. Se dal liquido ascitico si isolano più di due ceppi batterici, la PBS è improbabile e va considerata una peritonite batterica da perforazione di un viscere. La **diagnosi** di PBS infatti è fatta su un campione di liquido ascitico quando la conta assoluta dei neutrofili è >250/ml. Il **trattamento** della PBS si basa sull'uso di una cefalosporina di seconda generazione (l'antibiotico più comunemente usato) e l'infusione di albumina umana.

Varici esofagee

La formazione delle **varici esofagee** è la prima importante conseguenza dell'ipertensione portale. Circa 1/3 dei pazienti con cirrosi epatica ha varici esofagee e il rischio di sviluppare o di avere un aumento di volume delle varici è del 7% all'anno. In tutti i pazienti con cirrosi è raccomandano lo screening delle varici con endoscopia. Circa 1/3 dei pazienti con varici svilupperà sanguinamento e il rischio di una prima emorragia è del 12% all'anno. **L'emorragia da varici** comporta un pericolo immediato di vita con un tasso di mortalità del 20-30% per ogni singolo episodio di sanguinamento. Il rischio di sanguinamento aumenta con l'aumentare della gravità della cirrosi (classificazione di Child o MELD score) e dipende dalla dimensione delle varici, dalla loro posizione, e dalla presenza di alcune stigmate endoscopiche come i segni rossi (dilatazione del plesso venoso subepiteliale), le macchie emostatiche, l'eritema diffuso, il colore bluastro, le macchie rosso ciliegia. Anche i pazienti con ascite tesa sono ad aumentato rischio di sanguinamento da varici.

Ci sono strategie di **profilassi primaria** per prevenire il sanguinamento da varici e ridurre la mortalità. Le opzioni terapeutiche sono due: i *β-bloccanti* non selettivi come il propranololo (es. Inderal®) o il timololo (es. Corgard®), per varici di ogni grandezza, o la *legatura endoscopica* per le varici di dimensioni medie o grosse.

La **profilassi primaria** è consigliata a tutti i pazienti con varici, e si avvale dell'uso dei **β-bloccanti** non selettivi che permettono di evitare l'intervento di un'endoscopia per la legatura delle varici; prevengono l'emorragia secondaria da gastropatia ipertensiva; riducono la gittata cardiaca e causano vasocostrizione dei vasi splancnici riducendo così il flusso portale. Il carvedilolo, un β-bloccante con proprietà vasodilatatrici grazie alla sua azione anche alfa-1 bloccante, diminuisce le resistenze vascolari intraepatiche con una caduta della pressione portale maggiore di quella ottenuta con i β-bloccanti non selettivi. Il dosaggio dei β-bloccanti dovrebbe essere quello massimo tollerato, cercando di raggiungere una frequenza cardiaca inferiore a 60. Gli effetti collaterali dei β-bloccanti – quali astenia, ipotensione e dispnea – ne precludono l'uso nel 15-20% dei pazienti. La seconda opzione di prevenzione primaria è la **legatura elastica per via endoscopica delle varici** (**Figura 4.13**) che prevede la chiusura del vaso con "lacci/elastici". Per la chiusura di tutte le varici dell'esofago spesso è necessario effettuare più sedute che vengono programmate a distanza di circa 4 settimane una dall'altra. La legatura delle varici raramente può complicarsi con grave emorragia secondaria alla formazione di ulcere post-legatura.

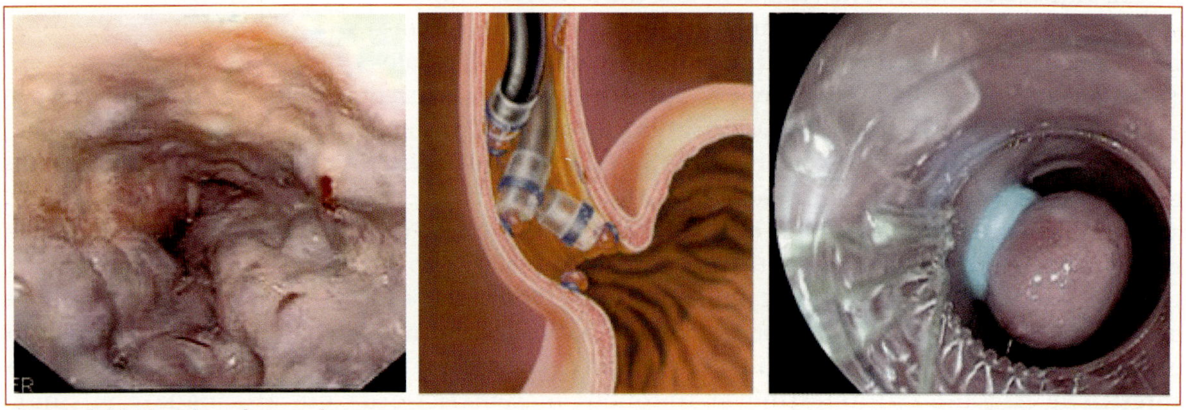

Figura 4.13 Varici esofagee e legatura.

La **rottura di varici esofagee** può manifestarsi in maniera repentina con ematemesi e/o melena improvvisa o in modo subdolo con un sanguinamento a stillicidio. Se la perdita ematica è inferiore a 500 ml raramente la persona manifesta sintomi di compromissione generale, che compaiono nei pazienti anziani o già anemici. Nel caso di perdite maggiori abbiamo una riduzione del ritorno venoso al cuore con calo della gittata sistolica; la persona presenta segni di shock da ipovolemia (tachicardia, ipotensione in ortostatismo) e può avere sia ematemesi che melena.

Encefalopatia epatica

L'encefalopatia epatica o porto-sistemica è una disfunzione cerebrale, che si verifica in presenza di insufficienza epatica e/o shunt vascolari (PPS- shunt porto-sistemici), caratterizzata da un ampio spettro di alterazioni neurologiche o psichiatriche che possono andare da alterazioni subcliniche fino al coma. Questa definizione sottolinea il concetto che le encefalopatie sono "diffusi disturbi della funzione cerebrale" e che l'aggettivo "epatico" implica una connessione causale all'insufficienza epatica e/o shunt vascolari periepatici (AASLD & EASL,2014).
Nella cirrosi ha un significato prognostico negativo con più del 64% dei pazienti che muore entro l'anno. In corso di danno epatico acuto (insufficienza epatica fulminante) si presenta raramente.

Le manifestazioni neurologiche sono dovute soprattutto all'azione tossica dell'ammoniaca (NH3), anche se esistono altri composti e metaboliti, come i falsi neurotrasmettitori e i mercaptani che possono contribuire allo sviluppo di encefalopatia. L'ammoniaca viene normalmente prodotta in 2 sedi: intestino e rene. La quantità maggiore si forma nell'intestino dove questa sostanza deriva per deaminazione degli aminoacidi introdotti con l'alimentazione ad opera della flora batterica. L'ammoniaca viene assorbita dalla mucosa intestinale, tramite il circolo portale, giunge al fegato dove attraverso il circolo di Krebs viene trasformata, in condizioni fisiologiche in urea ed eliminata con le urine. Il range normale di ammoniemia è 30-50 mg/dL. In alcune situazioni, come ad esempio nella grave insufficienza epatica, l'ammoniaca può talvolta passare direttamente in circolo per difetto funzionale degli epatociti, che non effettuano la completa trasformazione dell'NH_3 in urea e quindi una parte di questo passa in circolo oppure a causa di shunt tra rami della vena porta e della vena cava superiore o inferiore, che non permettono il transito nel distretto epatico, e quindi conseguente passaggio diretto dell'NH_3 nel sangue. L'altra fonte di produzione dell'ammoniaca è il rene: i tubuli renali producono NH_3 che viene convertita in ioni ammonio; solitamente la quantità di ammoniaca che si forma nel rene non è rilevante a meno che non esistano importanti alterazioni dell'equilibrio acido-base nell'organismo.
L'ammoniaca è in grado di superare la barriera emato-liquorale, entrando in contatto diretto con le cellule nervose sulle quali esercita un'azione tossica. Per questo effetto è stato ipotizzato che l'ammoniaca alteri la funzionalità delle membrane neuronali o che provochi un'alterazione del metabolismo delle cellule nervose reagendo con l'acido alfa-chetoglutarico che viene convertito in acido glutammico. Quest'ultimo, reagendo con l'ammoniaca presente in eccesso, può trasformarsi in glutammina o in GABA (acido gamma-amminobutirrico) che svolge un ruolo fondamentale come neurotrasmettitore e giustifica il progressivo passaggio verso una condizione di generale rallentamento psicomotorio che caratterizza gli stadi avanzati dell'encefalopatia epatica (il recettore per il GABA è comune con quello delle benzodiazepine, pertanto questo meccanismo motiva la necessità di evitare il loro impiego nella malattia epatica).

L'encefalopatia epatica presenta un ampio spettro di ***manifestazioni neurologiche e psichiatriche*** aspecifiche, caratterizzate da: stato confusionale, difetto della capacità di attenzione e concentrazione, alterazioni della personalità (come apatia, irritabilità e disinibizione) con modificazioni delle normali attitudini comportamentali, alterazioni del ciclo sonno-veglia con una tendenza alla sonnolenza diurna e riduzione del progressivo stato di vigilanza fino al coma. Questi disturbi comportamentali sono rilevati soprattutto da familiari e conviventi che li segnalano ai curanti.

I ***disturbi motori*** sono caratterizzati da una alterazione del tono muscolare: dall'esame della motilità volontaria degli arti si riscontra un certo grado di ipertonia ma il paziente non è in grado di mantenere il tono per un tempo sufficientemente prolungato. Nel paziente collaborante, quando stende le braccia in avanti con i polsi in flessione dorsale, si manifesta un caratteristico tremore a scosse ritmiche, a battito d'ali detto flapping tremor o asterixis (**Figura 4.14**).
Un caratteristico segno precoce è l'**aprassia costruttiva**, in cui il paziente non è in grado di riprodurre disegni semplici (p. es., una stella).
I disturbi mentali sia cognitivi che comportamentali e quelli motori non progrediscono parallelamente, ma hanno evoluzione variabile. Il paziente può presentare un progressivo deterioramento delle condizioni neurologiche fino all'insorgenza di **coma (coma epatico)**; in questo caso si ha una

perdita ingravescente della coscienza, tachipnea, perdita graduale dei riflessi, fino anche a morte per perdita delle funzioni omeostatiche del fegato.
È assai comune la presenza di un alito con tipico **odore dolciastro (fetor hepaticus)** dovuto agli aminoacidi di tipo aromatico, (es, solfuro di metile, metilmercaptano) che si formano nell'intestino a opera della flora batterica e, che non venendo degradati ed eliminati dal fegato ed essendo volatili, vengono allontanati attraverso i capillari polmonari con la respirazione.

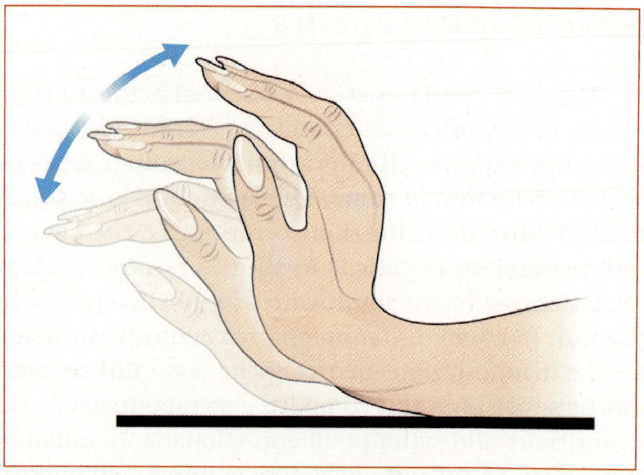

Figura 4.14 Flapping tremor o asterixis.

Nei pazienti con cirrosi, in genere, l'encefalopatia si associa a qualche evento scatenante come l'uso di sedativi, la stipsi, la disidratazione, l'ipopotassiemia o altri disturbi elettrolitici, un'infezione o un'emorragia gastrointestinale. Controllare i fattori precipitanti è importante perché circa il 90% dei pazienti può essere trattato per correggerli.
Se si presenta encefalopatia nonostante una buona funzionalità epatica vanno ricercati *shunt* porto-sistemici spontanei attraverso i quali il sangue bypassa il fegato.
Con il progredire dello stato comatoso si possono avere **iperreflessia** e **positività del segno di Babinski.** È importante la ricerca di eventuali fattori precipitanti. Se è presente ascite, questa va esaminata per escludere un'infezione. Vanno ricercati segni di emorragia gastrointestinale e i pazienti vanno adeguatamente idratati. Vanno misurati gli elettroliti del siero e le eventuali anomalie corrette.

L'encefalopatia epatica può essere clinicamente evidente, e tale modalità di espressione della sindrome viene detta **conclamata**, oppure non evidente, ma dimostrabile con tecniche psicometriche od elettrofisiologiche, e tale modalità di espressione viene detta **minima.** L'encefalopatia conclamata, la cui gravità viene espressa dai gradi della classificazione di West-Haven (descritti nella tabella 4.XIII), viene suddivisa in tre forme, in rapporto alla modalità d'insorgenza: *occasionale, ricorrente e persistente.* L'encefalopatia subclinica o **encefalopatia epatica minima** è più frequente dell'encefalopatia conclamata ma egualmente importante perché compromette capacità cognitive o di coordinazione complesse come guidare la macchina con aumento del rischio di incidenti e si associa ad un aumento significativo del rischio di cadute.
Spesso, quando i pazienti presentano encefalopatia per la prima volta, non sanno ciò che sta succedendo, ma una volta che hanno fatto questa esperienza possono identificare quando si sviluppa in situazioni successive e iniziare prontamente la terapia per interrompere lo sviluppo o il peggioramento dell'encefalopatia.

Malnutrizione

Il fegato ha una funzione importante nella regolazione del metabolismo proteico ed energetico corporeo; una riduzione della sua attività nelle epatopatie avanzate comporta la comparsa di malnutrizione. Un ridotto apporto alimentare, alterazioni nell'assorbimento intestinale e alterazioni del metabolismo proteico, con prevalente catabolismo delle proteine muscolari, contribuiscono allo sviluppo della malnutrizione nella cirrosi. L'osteoporosi è frequente soprattutto nei pazienti con epatopatia cronica colestatica a causa del malassorbimento della vitamina D e di una ridotta assunzione di calcio (AASDL-EASL, 2014).

Alterazioni della coagulazione ed ematologiche

Una **coagulopatia** è quasi sempre presente nei pazienti con cirrosi per **diminuita sintesi di fattori di coagulazione** e una loro ridotta clearance per l'ipertensione portale. Fattori della coagulazione **vitamina K-dipendenti** sono i fattori II, VII, IX e X. La vitamina K richiede l'escrezione biliare per poter essere successivamente assorbita; pertanto, nei pazienti con sindromi colestatiche croniche, l'assorbimento della vitamina K è spesso diminuito. La somministrazione endovenosa o intramuscolare della vitamina K può correggere rapidamente questa anomalia. Più comunemente, la sintesi dei fattori di coagulazione dipendenti dalla vitamina K è diminuita a causa di una riduzione della massa epatica, e, in queste circostanze, la somministrazione parenterale di vitamina K non migliora i fattori di coagulazione o il tempo di protrombina.

Un'altra complicanza dell'ipertensione portale è la **splenomegalia congestizia** che si rileva dalla presenza di una milza aumentata di volume e dolore per l'ingrossamento e congestione della milza. La splenomegalia di per sé non richiede in genere un trattamento specifico; solo in circostanze molto particolari può essere utile la splenectomia. Ipersplenismo determina lo sviluppo di **trombocitopenia** che si manifesta con riduzione delle piastrine associata frequentemente ad una **riduzione dei globuli bianchi.** L'**anemia**, per lo più macrocitica, comune nella cirrosi, è multifattoriale: ipersplenismo, emolisi, carenza di ferro, carenza di folati e da malnutrizione (Groszmann et al., 2005, AASDL-EASL, 2012; Lisman et al., 2014).

Epatocarcinoma

L'epatocarcinoma può svilupparsi in tutti gli stadi della cirrosi indipendentemente dalla causa che l'ha determinata (**Figura 4.15**). Le linee guida raccomandano uno screening semestrale perché il trattamento dei piccoli epatocarcinomi sembra essere più efficace. Clinicamente può presentarsi con dolore addominale, calo ponderale, comparsa di una tumefazione nel quadrante superiore destro e peggioramento inspiegabile delle condizioni generali, precedentemente stabili, in un paziente affetto da cirrosi. La febbre è relativamente frequente e può simulare un'infezione. Raramente la prima manifestazione può essere un addome acuto dovuto alla rottura o all'emorragia del tumore.

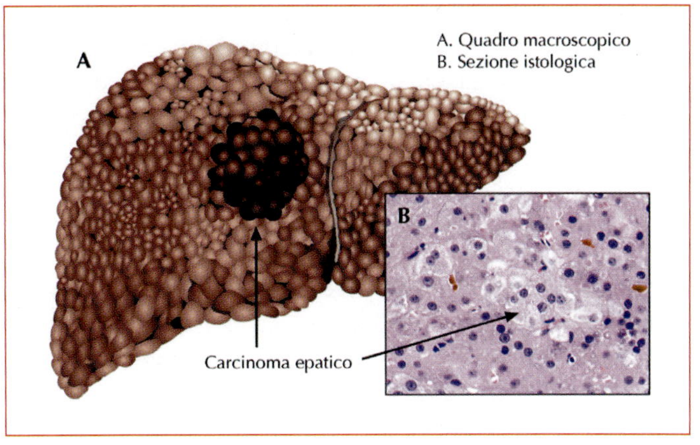

Figura 4.15 Epatocarcinoma in fegato con cirrosi.

Talora si possono avere anche manifestazioni metaboliche sistemiche come ipoglicemia, eritrocitosi, ipercalcemia e iperlipemia. Caratteristico nell'epatocarcinoma è l'aumento dell'α-fetoproteina, una proteina che scompare subito dopo la nascita; la sua presenza negli adulti indica una differenziazione degli epatociti e pertanto viene osservata più frequentemente nel carcinoma epatocellulare. Valori >400 mg/l sono tipici, presenti oltre che nell'epatocarcinoma solo nel teratocarcinoma del testicolo, un tumore molto meno comune. Valori più bassi sono meno specifici e si possono osservare anche in corso di una rigenerazione epatocellulare (per esempio nell'epatite). L'ecografia, la TC e la RMN dell'addome sono importanti ausili diagnostici e possono talvolta mettere in evidenza dei carcinomi subclinici. La diagnosi viene confermata con la biopsia epatica, una manovra che, se eseguita sotto guida ecografica, comporta un rischio molto basso a meno che il tumore sia intensamente vascolarizzato o necrotico.

La prognosi del carcinoma epatocellulare è solitamente infausta e la morte si verifica spesso entro pochi mesi. Nei pazienti con piccoli tumori localizzati, si può ottenere un aumento della sopravvivenza con la resezione, ma la diagnosi è di solito tardiva e la morte si verifica spesso entro pochi mesi. Il tumore non è radiosensibile. La presenza della cirrosi epatica costituisce una controindicazione alla resezione chirurgica alla terapia ablativa e alla chemioterapia (Forner et al., 2012).

Sindrome epatorenale

È una forma di insufficienza renale funzionale, senza apparenti alterazioni morfologiche del rene, che si verifica in circa il 10% dei pazienti con cirrosi epatica avanzata. Si tratta di pazienti con ascite importante, spesso refrattaria, oliguria e aumento graduale e progressivo della creatinina. La bassa concentrazione urinaria del Na^+ e la negatività del sedimento urinario ne permettono in genere la distinzione da altre forme di nefropatia. Si distinguono due forme:

- la **sindrome epatorenale di tipo 1**, caratterizzata da riduzione progressiva e rapida della funzione renale, raddoppio della creatininemia nell'arco di due settimane;
- la **sindrome epatorenale di tipo 2** che ha un decorso più lento, meno progressivo e una prognosi migliore.

Il trattamento purtroppo è difficile e in passato sono stati usati vari farmaci come la dopamina o gli analoghi delle prostaglandine per promuovere la vasodilatazione renale ma gli studi clinici non sono riusciti a dimostrare un significativo beneficio da questi approcci terapeutici. Attualmente, i pazienti sono trattati con midodrina (Gutron®), un α-agonista, associata a octreotide (Sandostatin®) e albumina per via endovenosa.

La comparsa di insufficienza renale è un indice di insufficienza epatica terminale ed aumenta di sette volte il rischio di mortalità con circa il 50% dei pazienti che muore entro il mese. La terapia migliore della sindrome epatorenale è il tempestivo trapianto di fegato; in questo caso, se l'intervento ha successo, si ha un recupero della funzione renale (Gines et al., 2009; Fede et al., 2012).

Gestione clinico-assistenziale della persona con cirrosi in fase avanzata e con complicanze

I problemi assistenziali della persona con cirrosi in fase avanzata sono collegati alla presenza di complicanze: ascite, emorragia da varici gastroesofagee ed encefalopatia epatica. La loro gestione richiede un approccio assistenziale orientato all'identificazione precoce dei segni e sintomi, alla prevenzione della loro insorgenza e al trattamento. L'insorgenza di questi problemi richiede l'accesso in ospedale del paziente in regime di day hospital, osservazione breve o ospedalizzazione vera e propria. Di seguito sono descritti i rischi, problemi assistenziali e bisogni educativi collegati alle tre principali complicanze della cirrosi. Saranno trattati e descritti gli interventi collegati ai problemi specifici mentre, alcune aree problematiche o bisogni educativi, come ad esempio perdita di autonomia nelle ADL o rischio cadute, sono approfonditi nei capitoli dedicati del Trattato di Cure Infermieristiche (Saiani, Brugnolli 2021).

Problemi della persona affetta da cirrosi con ascite

Problema	Esempi di dati presenti all'accertamento
Maldistribuzione di liquidi dal comparto intravascolare all'interstizio e terzo spazio conseguente a ipertensione portale	Addome globoso da ascite Edemi declivi e/o anasarca con presenza di fovea Oliguria Aumento ponderale
Difficoltà respiratoria per compressione dell'ascite sul diaframma	Percezione di dispnea in posizione supina
Alterazione dell'immagine corporea	Addome voluminoso con aumento del peso corporeo da liquidi che determina difficoltà a vestirsi e nei movimenti Presenza di ernia ombelicale Deperimento organico con viso emaciato per riduzione della massa muscolare Presenza di ginecomastia nell'uomo Amenorrea nella donna Presenza di petecchie, ematomi, spider nevi
Limitazione nelle attività di vita quotidiana (ADL)	Perdita di autonomia Impedimento nei movimenti legati alla presenza di addome voluminoso, a edemi e astenia

Esiti attesi. Riequilibrio della distribuzione dei fluidi, riduzione dell'eccesso di peso di circa 0,5-1 Kg/die, miglioramento ADL e respiro.

Trattamento e interventi assistenziali

Il **trattamento dei pazienti con ascite** dipende dalla causa e dalla ritenzione dei liquidi. Il gradiente di albumina nel siero dell'ascite è utile per la pianificazione del trattamento. I pazienti con un gradiente <1 g/dl generalmente non hanno una ipertensione portale e, ad eccezione dei pazienti con sindrome nefrosica, non rispondono alla restrizione di sale e diuretici. Al contrario i pazienti con alto gradiente di albumina siero/ascite (SAAG) ≥1,1 g/dL hanno ipertensione portale e generalmente sono rispondenti a queste misure.

Il trattamento di "prima linea" consiste in:

- cessazione dall'uso di alcol quando presente
- restrizione del sodio nella dieta ed educazione alimentare
- terapia farmacologica con diuretici, generalmente spironolattone e furosemide per os con singola dose giornaliera.

Istruire il paziente e il caregiver a un piano dietetico ipercalorico, normoproteico con restrizione di sale e sospensione dell'alcol. I pazienti con piccole quantità di ascite possono essere trattati semplicemente con la restrizione del sodio nella dieta. La maggior parte delle diete contiene dai 6 agli 8 g di sodio al giorno. Spesso è difficile ottenere un cambiamento delle abitudini alimentari in modo che i pazienti assumano meno di 2 g di sodio al giorno, che è la quantità consigliata. Una semplice raccomandazione è quella di mangiare cibi freschi o surgelati, evitando cibi in scatola o lavorati, che spesso sono conservati con sodio. Evitare diete eccessivamente restrittive di sodio perché possono accelerare la riattivazione dell'ascite; gli alimenti diventano meno appetibili aggravando la malnutrizione spesso presente in questi pazienti. Uno dei più importanti step nel trattamento dell'ascite è la necessità di interrompere l'assunzione di alcol che, se realizzata, migliora l'evoluzione della malattia, se di origine alcolica, e aumenta gli anni di sopravvivenza.

La restrizione dei liquidi non è invece necessaria, perché nei pazienti con ascite collegata ad ipertensione portale, la perdita dei liquidi e l'aumento del peso sono direttamente collegate al bilancio del sodio (Runyon et al., 2013).

Somministrare terapia diuretica e controllare quotidianamente tempo/quantità di perdita di peso. Se la quantità di ascite è in aumento è necessaria anche una terapia diuretica. In genere, si inizia con spironolattone 100-200 mg/al giorno in dose singola al mattino al quale può essere aggiunta furosemide 40-80 mg/al giorno per via orale, soprattutto nei pazienti che hanno edema periferico. La singola dose mattutina massimizza la compliance del paziente che invece si riduce con più dosi giornaliere causando anche il disagio della nicturia.

Se il paziente non è mai stato trattato in passato con terapia diuretica e non risponde a questa terapia è probabile che il contenuto in sodio della sua dieta sia ancora troppo elevato. Se invece la compliance dietetica è buona e l'ascite non si modifica si può aumentare gradualmente la dose di spironolattone e quella di furosemide. Durante la terapia diuretica la funzione renale e la concentrazione degli elettroliti nel siero vanno attentamente monitorati, così come il controllo del peso soprattutto quando, per raggiungere un'adeguata perdita di peso, le dosi sono gradualmente aumentate. La riduzione del peso non deve superare 1 Kg al giorno se sono presenti anche edemi periferici e 0,5 Kg se è presente solo ascite. La dose massima consigliata per lo spironolattone è di 400 mg al giorno e di 160 mg al giorno per la furosemide, ma pochi pazienti tollerano questi dosaggi senza sviluppare insufficienza renale. Le complicanze dei diuretici avvengono nel primo mese e per spironolattone sono: iperpotassiemia, ginecomastia e riduzione libido; mentre per il furosemide sono l'ipopotassiemia (compensata dalla contemporanea associazione dello spironolattone) e l'iperuricemia. L'assunzione di entrambi i farmaci può provocare iponatremia, crampi muscolari ed encefalopatia epatica.

Istruire il paziente ad evitare o usare con cautela alcuni farmaci. Va evitata la somministrazione di *FANS* ai pazienti con ascite poiché la loro funzione renale dipende fortemente dalla sintesi delle prostaglandine e il loro blocco può ridurre l'escrezione di sodio renale, aumentare azotemia e aumentare la loro tossicità renale con conseguente insufficienza renale. Per lo stesso motivo quando compare ascite vanno sospesi anche gli *ACE-inibitori*. La pressione arteriosa in pazienti con ascite è supportata da alti livelli di vasocostrittori, vasopressina, angiotensina e aldosterone che sono compensati dagli effetti vasodilatatori di ossido nitrico. I valori di pressione arteriosa possono predire la sopravvivenza nei pazienti con cirrosi: quelli con una pressione arteriosa media inferiore a 82 mmHg hanno ad 1 anno una sopravvivenza del 70% rispetto al 40 % di quelli con PA p≤ a 82 mmHg; pertanto i farmaci che inibiscono gli effetti dei vasocostrittori (*ACE-inibitori* e betabloccanti) e che potrebbero abbassare la PA devono essere valutati con attenzione (AASLD-EASL, 2012; Runyon et al., 2013).

Coinvolgere il paziente nel mantenimento delle ADL e dell'attività fisica. Compatibilmente con la gravità della situazione clinica del paziente e il grado di affaticamento, coinvolgerlo nelle attività di vita quotidiana, suggerire di adottare vestiti comodi e facili da indossare. Il riposo a letto, tradizionalmente raccomandato, non migliora gli esiti dei pazienti con ascite e spesso è impraticabile e difficile da adottare da parte del paziente perché riduce l'espansione toracica e aumenta la percezione di difficoltà respiratoria. Quindi stimolare il paziente all'autonomia nelle ADL e allo stesso tempo ascoltare il proprio bisogno di riposo.

Assistere il paziente durante paracentesi evacuativa. Nei pazienti con tensione addominale per ascite marcata o refrattaria (versamento ascitico imponente, non responsivo alla dieta a basso contenuto di sodio e ad alte dosi di diuretici) può essere effettuata una paracentesi terapeutica o di grande volume o seriali (trattata nel Box a fine capitolo); o la TIPS (*Shunt* portosistemico intraepatico transgiugulare) che è una procedura di radiologia interventistica che consiste nella creazione di un canale artificiale all'interno del fegato per stabilire una comunicazione tra la vena porta e la vena epatica. Viene utilizzata per trattare l'ascite, ma purtroppo si associa a un aumento della frequenza di encefalopatia epatica e va considerata attentamente caso per caso.

Problemi della persona affetta da cirrosi con varici esofagee

Problema	Esempi di dati presenti all'accertamento
Rischio di emorragia del tratto gastroenterico per presenza di varici gastro-esofagee, gastriche o emorroidali da ipertensione portale	Varici gastro-esofagee da ipertensione portale Fattori prognostici di rottura varici sono: localizzazione delle varici, diametro e dimensioni, apparenza morfologica, caratteristiche cliniche del paziente (grado di ascite, encefalopatia, ipoalbuminemia e prolungamento del tempo di protrombina) e pressione in mm/Hg della varice Maggiore rischio se tortuose, blu e con segno rosso sulla varice. Le dimensioni delle varici sono il più rilevante fattore prognostico di rischio di sanguinamento, ma la presenza di segni rossi e la gravità dell'epatopatia sono fattori di rischio addizionali da prendere in considerazione nella stima del rischio di primo sanguinamento.
Emorragia del tratto gastroenterico da erosione/rottura della parete delle varici	Ematemesi e/o melena Perdita lenta di 500/1000 mL: può associarsi a normotensione o ipotensione lieve, i meccanismi di compenso cardiocircolatori sono ancora in grado di mantenere un certo grado di omeostasi circolatoria.
Pre Shock/Shock per inadeguato volume circolatorio da emorragia conseguente a rottura da varici esofagee	Pre-shock (compensato). Può essere difficile da cogliere perché i meccanismi compensatori riescono a mantenere valori pressori pressoché normali. Non vi è contrazione della diuresi e può non essere presente ipotensione posturale. È presente tachicardia. A causa della vasocostrizione cutanea la cute è fredda e pallida («tachicardia algida normotesa»). Il paziente è cosciente, può essere lievemente agitato ed accusare sensazione di freddo. *Sono elementi di sospetto nel Pre-Shock:* - aumento inspiegabile della frequenza cardiaca; - ipotermia; - comparsa di ipotensione posturale (diminuzione dopo 2'-4' di almeno 20 mmHg nella posizione seduta a gambe pendenti dal bordo del letto o meglio, qualora possibile, in posizione eretta) e aumento della frequenza del polso di almeno 15 battiti/min (escludere le ipotensioni ortostatiche secondarie a neuropatia autonomica o ad uso di farmaci antiipertensivi). Shock (ci sono vari stadi) è presente tachicardia, segno precoce che può salire anche fino a 120/min. La pressione arteriosa comincia a declinare (segno tardivo), la diuresi scende sotto 0,5 ml/kg/h, la cute può essere sudata, pallida o con marezzature cianotiche ("tachicardia algida ipotesa"). Il paziente si presenta irrequieto o agitato, talora lievemente confuso.
Rischio di infezioni: peritonite batterica, batteremia, infezioni del tratto urinario, polmonari	Se infezione presente, il paziente avrà febbre, dolore addominale, addome teso e alterazione dello stato mentale.
Angoscia e paura di morte imminente per la presenza massiva di sangue	Possibili reazioni emotive del paziente e/o del familiare alla vista del sangue (ansia, paura, agitazione, angoscia) Stato di apatia per effetti neurologici dello shock ipovolemico e reazioni preoccupate dei familiari Discomfort per odore, frequenti evacuazioni, melena.

Esiti attesi. I risultati attesi nelle prime ore sono: controllo della perdita ematica, pressione arteriosa sistolica maggiore di 110 mmHg e riduzione di quest'ultima dalla posizione clinostatica a quella ortostatica inferiori a 10 mmHg; frequenza cardiaca compresa fra 60 e 80 battiti minuto e aumento inferiore a 10 battiti minuti nel cambio di postura da sdraiato all'ortostatismo; orientato nel tempo/spazio/persona. Gli esiti attesi dopo le prime 48/72 ore sono la ripresa delle ADL basali, paziente con consapevolezza della situazione clinica, istruito rispetto a prevenzione e identificazione precoce di risanguinamento.

Trattamento e interventi assistenziali

Somministrare con cautela cristalloidi ed emoderivati per mantenere la stabilità emodinamica. L'approccio al paziente con emorragia da rottura di varici è prima di tutto la gestione ABC (*Airway*/pervietà vie aeree, *Breathing*/respiro, *Circulation*/circolo). In alcuni casi estremi, come ad esempio nei pazienti con concomitante presenza di encefalopatia epatica, la pervietà delle vie aeree necessita di essere sostenuta per il rischio di aspirazione bronchiale di contenuto gastrico e sangue.

Per mantenere una stabilità emodinamica è necessaria l'infusione tempestiva ma con cautela di liquidi cristalloidi (NICE,2013) e/o emoderivati per raggiungere un valore dell'emoglobina approssimativamente di 7-8 g/dl e un ematocrito fra il 25–30% evitando l'*overload* (sovraccarico). Il rimpiazzo di tutta la perdita ematica può condurre ad un incremento della pressione portale a livelli più elevati di quelli basali con un maggior rischio di risanguinamento e mortalità; l'eccesso di uso di soluzioni saline può inoltre peggiorare o precipitare l'accumulo di ascite o fluidi in sedi extravascolari (Garcia-Tsao et al., 2007). In base alle linee guida per la somministrazione e/v di liquidi nei pazienti ospedalizzati (NICE, 2013) gli indicatori che denotano il bisogno di liquidi, che richiedono un approccio intensivo sono: pressione sistolica minore di 100 mmHg, frequenza cardiaca maggiore di 90 battiti al minuto, tempo di riempimento capillare maggiore a 2 secondi o le estremità corporee fredde al tocco, frequenza respiratoria maggiore di 20 atti respiratori al minuto.

Realizzare un monitoraggio intensivo del grado di sanguinamento, frequenza cardiaca, riempimento capillare, FR, PA diastolica, sistolica e differenziale, diuresi e bilancio E/U e stato neurologico.

Il paziente nelle prime ore richiede un monitoraggio intensivo dei segni e sintomi clinici di emorragia per valutare la gravità dell'emorragia e di shock e l'efficacia della terapia. Un modo relativamente semplice per stimare la perdita di sangue è quello di considerare lo spazio intravascolare come un semplice compartimento nel quale l'Hb cambia in accordo con la perdita di sangue e l'infusione di liquidi. Quando il volume perduto non viene rimpiazzato durante l'emorragia, una stima approssimativa può essere ottenuta seguendo la tabella delle risposte cliniche all'emorragia acuta (**Tabella 4.XI**).

Le manifestazioni sono determinate dall'attivazione di due *meccanismi di regolazione*:

- a livello cardiaco si verifica la riduzione di attività del sistema nervoso parasimpatico e l'aumentato rilascio di Noradrenalina;
- a livello vascolare, la Noradrenalina determina un aumento della contrazione degli sfinteri precapillari ed aumento resistenze periferiche che determinano aumento frequenza cardiaca, aumento contrattilità cardiaca, vasocostrizione periferica e ritenzione idrosalina per ridistribuire il flusso ematico verso i circoli distrettuali degli organi vitali (CNS, cuore, etc.) a spese di altri organi e apparati (cute, muscoli, etc.).

La diuresi si riduce da un lato per opera dell'Aldosterone dall'altro per opera dell'ADH: risparmio di acqua e di NaCl a livello renale (permettendo un completo recupero senza interventi fino a perdite pari al 40% del volume ematico totale) con aumentata escrezione del Potassio. A livello renale, la vasocostrizione e la riduzione dell'ipovolemia innescano il sistema Renina-Angiotensina-Aldosterone.

In seguito ad una perdita di sangue intero (come si verifica nello shock emorragico), non ci si devono aspettare modificazioni dell'ematocrito, dal momento che le proporzioni relative del volume plasmatico e del volume eritrocitario restano invariate. La riduzione dell'ematocrito si verifica dopo circa 8-12 ore dall'emorragia, quando il rene comincia a trattenere sodio e acqua o in seguito alla somministrazione di fluidi per via endovenosa. Entro 12 ore da una emorragia acuta, le alterazioni dell'ematocrito sono pertanto il riflesso dell'attività rianimatoria e non un indice dell'entità della perdita ematica.

Tabella 4.XI Risposte cliniche all'emorragia acuta				
	Classe I compensato	**Classe II**	**Classe III**	**Classe IV**
% perdita ematica (vol. ematico totale)	**<15%**	**15-30%**	**30-40%**	**>40%**
Segni e sintomi	Spesso sfumati e difficili da riconoscere Modesta tachicardia e vasocostrizione che determina pallore Nella norma la PA diastolica d, diuresi e segni neurologici	Tachicardia, vasocostrizione e riduzione della pressione differenziale Riduzione della diuresi e PA differenziale Nella norma PA sistolica e segni neurologici	Pallore, vasocostrizione, FR aumentata, riduzione della diuresi, riduzione PA differenziale e sistolica Segni neurologici	Pallore, vasocostrizione, FR elevata, diuresi contratta, riduzione PA differenziale e sistolica Segni neurologici
Frequenza	<100	>100	>120	>140
Pressione arteriosa	normale	Normale Riduzione diastolica	ridotta	ridotta
Escrezione urinaria	>30 ml/h	20-30ml/h	5-15ml/h	<5ml/h
Segni e sintomi neurologici	assenti	Assenti e/o lieve agitazione	Ansioso, agitato confuso	Confuso e letargico
Nota: la risposta clinica è differente anche in base alla velocità di perdita				

FLUIDI**	UOMINI	DONNE
VOLEMIA	600mL/Kg	500mL/Kg
VOLUME EMATICO	66mL/Kg	60mL/Kg

Nei primi stadi di risposta clinica all'emorragia la valutazione della diuresi può essere realizzata con la valutazione quantitativa di ogni minzione; la valutazione della diuresi oraria (stadio III o IV) può richiedere il posizionamento del catetere vescicale da rimuovere il prima possibile in considerazione dell'elevato rischio di infezioni del paziente con cirrosi (Lo, Nicolle, Coffin, Gould et al 2014).

Realizzare trattamenti specifici per controllare l'emorragia acuta e attuare interventi di sorveglianza della loro efficacia e dell'insorgenza di eventuali effetti avversi. I trattamenti specifici per controllare l'emorragia da varici esofagee, prevenire precoci risanguinamenti e ridurre la mortalità consistono nella combinazione di terapie farmacologiche e endoscopiche.
I trattamenti farmacologici si avvalgono di principi quali la vasopressina e somatostatina e loro analoghi (rispettivamente terlipressina e octreotide), che riducono il flusso ematico a livello splancnico attraverso meccanismi di vasocostrizione.

La **vasopressina** (o ADH, antidiuretic hormone - un peptide con funzioni di ormone, neurotrasmettitore e modulatore della trasmissione nervosa, nota anche come ormone antidiuretico, adiuretina o arginin-vasopressina) è un potente vasocostrittore splancnico, riduce il flusso ematico a tutti gli organi di questo distretto e decresce la pressione portale. L'utilità clinica della vasopressina è limitata dai suoi molteplici effetti avversi collegati alle sue potenti proprietà vasocostrittrici: ischemia cardiaca e periferica, aritmie, ipertensione e ischemia del distretto intestinale, sebbene la sua efficacia e sicurezza siano significativamente migliorate con l'abbinamento a nitrati, e con suoi analoghi quali la terlipressina. La terlipressina (Glipressina®), un analogo – derivato sintetico – della vasopressina possiede una attività biologica più lunga e meno effetti avversi. È efficace nel controllare l'emorragia viscerale acuta con recupero di parte della massa ematica ed inibizione della secrezione gastrica; non ha effetti vasocostrittori sul

cuore. È somministrata a piccole dosi endovena ogni 4 ore fino a quando l'emorragia è controllata (Augustin, Gonzàles, Genescà, 2010).
La **somatostatina** inibisce il rilascio di ormoni vasodilatatori come il glucagone causando indirettamente vasocostrizione splancnica e decresce il flusso portale; ha un'emivita breve e per tale motivo viene somministrata ad infusione continua. L'octreotide, analogo della somatostatina, è a lunga durata di azione ed è solitamente somministrato con un iniziale bolo e.v. seguito da infusione continua.

L'esofagogastroduodenoscopia (EGDS) per la **legatura delle varici esofagee** o **trattamento di scleroterapia** va effettuata appena le condizioni emodinamiche del paziente lo consentono, il timing dell'endoscopia ha un impatto decisivo sulla storia naturale dell'emorragia. Attualmente la legatura delle varici esofagee (4-10 lacci) è considerata la metodica più indicata nel trattamento dell'iniziale sanguinamento, nella prevenzione del risanguinamento e in termini di sopravvivenza e presenta meno complicanze in termini di perforazioni, ulcerazioni e stenosi esofagee (Augustin, Gonzàles, Genescà, 2010). L'utilizzo della scleroterapia è limitato ai casi in cui la legatura appare problematica per il sanguinamento in atto e i relativi problemi di visibilità (Sass & Chopra, 2009). L'iniezione di agenti sclerosanti può determinare la formazione di ulcere lungo il tratto esofageo con un maggior rischio di risanguinamento e una sensazione transitoria di discomfort retrosternale. Il procedimento di scleroterapia richiede più sedute; nelle prime si sclerotizzano le varici sanguinanti e successivamente a distanza di alcune settimane le rimanenti varici.

Nei casi di sanguinamento refrattario nonostante la legatura delle varici o nel caso di ripetute emorragie da sanguinamento di varici gastriche, è indicato uno **shunt porto sistemico intraepatico endoscopico,** la TIPS (Transjugular Intrahepatic Porto systemic Shunts). Questa tecnica crea uno shunt porto-sistemico attraverso un approccio percutaneo usando uno stent metallico espandibile, che viene avanzato sotto guida angiografica nelle vene epatiche e quindi attraversa il parenchima epatico fino a creare uno shunt portocavale diretto. Questa manovra offre un'alternativa alla chirurgia per la decompressione acuta dell'ipertensione portale e a volte può essere utilizzata come ponte al trapianto. Si tratta, tuttavia, di una tecnica oggi disponibile solo in pochi centri specializzati.
Dopo un'emorragia da varici esofagee il paziente va sottoposto a ulteriori sedute di legatura delle varici fino alla loro completa eradicazione e trattamento con β-bloccanti non selettivi; questa strategia riduce significativamente il rischio di nuovo sanguinamento.

Rilevare precocemente segni di risanguinamento e prevenire l'insorgenza di infezioni e encefalopatia. Dopo terapia combinata farmacologica ed endoscopica vi è un'alta incidenza di precoce risanguinamento; il 40% dei risanguinamenti precoci avviene nei primi 5 giorni dall'iniziale sanguinamento e può condurre a mortalità. Pertanto è necessario istruire paziente e famigliari a riferire precocemente la presenza di sangue nella saliva, nel cavo orale, la percezione "odore sgradevole di sangue" e ricomparsa di melena. Se il paziente è ospedalizzato, mantenere il monitoraggio di questi segnali e della frequenza cardiaca per almeno i primi 7 giorni post trattamento endoscopico.
I pazienti con cirrosi hanno un sistema immunitario compromesso parallelamente ad una eccessiva attivazione di citochine pro-infiammatorie definita come *sindrome da disfunzione immunitaria* associata a cirrosi, che predispone il paziente a infezioni. Lo shunt porto-sistemico permette ad una minore quantità di batteri derivanti dall'intestino e ai loro prodotti, di essere eliminati dalla circolazione portale attraverso il fegato, che contiene circa il 90% delle cellule reticolo-endoteliali nel corpo. L'inefficienza di alcuni meccanismi di difesa rappresentati dalla ridotta opsonizzazione da parte delle IgG e di C3 (tipica è in questi pazienti cirrotici la ridotta concentrazione sierica del complemento), dall'aumento di cellule mononucleari nel liquido ascitico, dalla ridotta clearance batterica e, quindi, dalla ridotta fagocitosi (da parte dei macrofagi del sistema reticolo endoteliale e dei neutrofili) spiega la maggior incidenza di infezioni. Le infezioni batteriche contano per il

30-50% delle morti in pazienti con cirrosi e sono presenti nel 32-34% dei pazienti ospedalizzati con cirrosi ed è particolarmente elevata in quelli con sanguinamento del tratto gastro-intestinale. Le più comuni infezioni sono la peritonite batterica spontanea (25-31%), infezioni urinarie (UTI 20-25%), polmonari (15-21%), batteriemia (12%) e infezioni dei tessuti molli (11%) (Bunchorntavakul et al., 2016). I principali micro-organismi causali sono i gram-negativi e in particolare *Escherichia coli, Klebsiella Enterobatteri,* e i maggiori fattori di rischio sono l'ospedalizzazione e le procedure invasive (endoscopia, cateterizzazione urinaria, paracentesi, accessi vascolari). L'uso profilattico di antibiotici nei pazienti con cirrosi e sanguinamento gastrointestinale superiore ha ridotto in modo significativo le infezioni batteriche, e sembra aver ridotto la mortalità per infezione batterica, gli eventi di risanguinamento e la durata dell'ospedalizzazione. Questi benefici sono stati osservati indipendentemente dal tipo di antibiotico usato; quindi, nessun antibiotico specifico può essere preferito. Pertanto, la selezione antibiotica deve essere fatta tenendo conto delle condizioni locali, come profilo di resistenza batterica e costi di trattamento (Bunchorntavakul et al., 2016).
A seguito del sanguinamento si può verificare l'insorgenza o peggioramento dell'encefalopatia (i meccanismi sono descritti nel paragrafo della fisiopatologia dell'encefalopatia), pertanto è prevista la somministrazione di lattulosio per ridurre l'assorbimento di ammonio dal tratto gastrointestinale.

Concordare un piano personalizzato di rialimentazione post-trattamento endoscopico e di ripresa precoce della mobilità/cammino. È consuetudine istituire un regime di digiuno per 2-3 giorni dopo il trattamento in emergenza dell'emorragia da rottura di varici gastro-esofagee. Solitamente il regime prevede digiuno da cibi solidi per 2 giorni, una dieta liquida a temperatura tiepida/fredda viene data dal 1° giorno e successivamente una dieta morbida dal terzo giorno e regolare a partire dal settimo giorno dal trattamento endoscopico. Questo può essere un approccio di sicurezza presumibilmente motivato dal timore di un risanguinamento precoce e dalla necessità di ripetuti trattamenti endoscopici per risanguinamento precoce. Va però considerato che il digiuno prolungato nei pazienti affetti da cirrosi può condurre a problemi catabolici, malnutrizione e peggioramento dell'ascite. L'impatto della rialimentazione precoce in questi pazienti è stato poco studiato; i risultati di uno studio non riscontrano alcuna differenza nel risanguinamento (Lo et al.2015) tra pazienti rialimentati tardivamente e quelli precocemente, ma non ci sono sufficienti prove di efficacia per incoraggiare o scoraggiare la rialimentazione precoce basata su digiuno per sole 4 ore, dieta liquida (es. succo di frutta, latte di riso o di soia) per 3 giorni e successivamente una dieta morbida (soft) e regolare dal 7° giorno (Hou, 2015). Il timing di alimentazione è un tema importante per i pazienti e considerando il costante miglioramento della gestione del loro sanguinamento, la letteratura suggerisce di personalizzare la ripresa dell'alimentazione in base allo stato di encefalopatia, alla presenza di comorbidità, iniziale estensività della legatura delle varici per via endoscopica, probabilità di successo del trattamento e la volontà del paziente (Hou, 2015).
La precoce mobilizzazione è utile per prevenire declino funzionale e complicanze associate all'immobilità, pertanto il riposo a letto per aumentare la perfusione renale e favorire la diuresi è raccomandato solo per poche ore, quando il paziente è stabile è necessario programmare un piano di mobilizzazione (seduto, successivamente alcuni passi, cammino alternato a riposo) personalizzato per facilitare il mantenimento delle ADL al livello della fase di pre aggravamento (Kalisch et al. 2014; Bashyam et al., 2015).

Sostenere paziente e familiari. La gravità clinica e la visione del sangue richiedono un importante supporto al paziente e ai familiari, attraverso azioni che manifestino una presenza infermieristica competente e rassicurante, capace di trasmettere sicurezza e fiducia, di dedicare tempo, di anticipare gli interventi con informazioni che motivano su quello che succederà e sugli effetti, con l'attenzione a evidenziare per primi gli aspetti/effetti positivi. Sostenere i familiari garantendo supporto concreto e comfort in particolare nelle prime ore dell'evento acuto. Incoraggiarli ad esprimere vissuti, preoccupazioni, paura che si ripresentino nuovi episodi emorragici,vergogna e perdita di autonomia, elaborando tali sentimenti con l'aiuto di informazioni ponderate e adattate alla storia clinica del paziente, valorizzando ogni miglioramento e fiducia sugli effetti dei trattamenti. Coordinare le cure tra i diversi professionisti, nelle transizioni intraospedaliere e per il ritorno a casa facendo percepire a paziente e familiari una regia e presa in carico del loro percorso.

Problemi della persona affetta da cirrosi con encefalopatia

Problema	Esempi di dati presenti all'accertamento
Alterazioni cognitive e/o neuromuscolari, psichiatriche che possono condurre da alterazioni fino al coma come conseguenza dell'encefalopatia di grado...(gradi di classificazione) determinata da: - accumulo di tossine (ammonio, mercaptani, fenoli ...) - aumentata sensibilità GABAergica e recettori benzodiazepine - accumulo di falsi neurotrasmettitori (octopamina, feniletanolamina ...) - alterazione rapporto plasmatico amino acidi aromatici / catena ramificata (>triptofano, serotonina)	*Stato di coscienza*: ipersonnia (eccessiva sonnolenza diurna), alterazione del ritmo sonno-veglia, lentezza di risposta, letargia, disorientamento, confusione, sonnolenza, stupore fino al coma *Funzione intellettuale*: compromissione elaborazione, attenzione, perdita del tempo, perdita dello spazio, inabilità di elaborazione, perdita del sé *Personalità e comportamento*: euforia, depressione, eccessi, loquacità, irritabilità, comportamento disinibito, ansietà, apatia, aggressività, rabbia. Questi disturbi comportamentali sono rilevati soprattutto da familiari e conviventi che li segnalano ai curanti *Anormalità neuromuscolari*: tremore, mancanza di coordinamento, flapping tremor (asterixis), difficoltà a scrivere, atassia, riflessi ipo-iperattivi, nistagmi, rigidità Gradi della classificazione di West- Haven
Rischio di caduta accidentale e traumi	*Fattori di rischio:* Alterazione dello stato mentale Disturbi dello stato di coscienza Deambulazione incerta e instabile Alterazione dell'equilibrio *Conseguenze:* Il costo umano delle cadute include: traumi con insorgenza di ematomi (coagulopatia), possibili fratture, angoscia, dolore, perdita di fiducia, perdita di autonomia e delle interazioni sociali, aumentata probabilità di essere istituzionalizzati e mortalità. Le cadute quindi coinvolgono anche i membri della famiglia e i caregiver, non solo le persone che cadono
Ritiro da contatto sociale	Riduzione/mancata idoneità alle attività: guida, lavoro, sport Riduzione nelle ADL Percezione di stigma

Esiti attesi. I risultati attesi delle prime ore sono il recupero dello stato cognitivo, mentale e anormalità neuro-muscolari; a medio-termine il recupero dell'autonomia "basale nelle ADL" per evitare la disabilità. Ulteriori esiti sono l'adozione da parte del paziente di comportamenti di autocura rispetto alla terapia e dieta per evitare o ridurre la progressione e riacutizzazioni dell'encefalopatia e di comportamenti per evitare cadute e traumatismi.

Trattamento e interventi assistenziali

Raccogliere dal paziente e dai familiari informazioni sulle modalità di esordio del disturbo di coscienza: sintomi e manifestazioni di accompagnamento, possibili fattori scatenanti, patologie preesistenti e assunzione di farmaci e tossici. I pazienti possono presentare vaghi disturbi come affaticamento e astenia, altri disturbi possono essere riferiti per la valutazione da parte dai famigliari. I membri della famiglia dei pazienti spesso descrivono irrequietezza (soprattutto di notte), sonnolenza (di solito durante il giorno), e confusione episodica. Il paziente può presentare un'alterata soglia dell'attenzione, un'alterazione nella qualità di vita, una diminuzione della produttività al lavoro, un'alterata abilità alla guida, dovuta soprattutto a deficit visuo-spaziali, di orientamento e vigilanza, deficit nella memoria e nell'apprendimento. Con l'aggravarsi della patologia si presentano cambiamenti di personalità come apatia, irritabilità e disinibizione insieme ad alternanze nello stato mentale e nelle funzioni motorie; può peggiorare il disorientamento e possono comparire comportamenti inadeguati, alterazioni della memoria, ridotta durata dell'attenzione, confusione; l'evoluzione può essere verso il coma.
La diagnosi di encefalopatia è basata sull'esame clinico, le dimensioni da valutare per comprendere se il paziente ha encefalopatia sono: è presente un'*alterazione dello stato mentale, es. disorientamento? il paziente ha qualsiasi altra eziologia diversa dall'encefalopatia che può spiegare l'alterazione dello stato mentale?*
Ci sono almeno due livelli di funzione cognitiva nei pazienti con encefalopatia che devono essere analizzati:

- deterioramento della funzione psicometrica o neurofisiologica
- deterioramento dello stato mentale.

L'insorgenza acuta può orientare ad ictus, trauma, avvelenamento; viceversa un esordio più graduale orienta verso l'evoluzione di una patologia preesistente. Vanno considerati anche gli scompensi psichiatrici che sono preceduti da segni di disagio psichico che preludono all'aggravamento. Nei pazienti a rischio (stadio avanzato di cirrosi, shunt porto-sistemico) valutare presenza di possibili cause precipitanti e istruire il paziente e famigliari a prevenire e ridurre fattori precipitanti quali ad esempio farmaci sedativi, benzodiazepine, sovradosaggio di diuretici, infezioni e ripresa consumo di alcool. Valutare la presenza di potenziali fattori precipitanti quali esposizione a farmaci o tossine, segni o sintomi di sanguinamento-stillicidio del tratto gastro-intestinale; possibile esposizione a infezioni, presenza di rischio o segni di squilibrio idroelettrolitico e istruire il paziente a evitare l'esposizione a queste cause, rilevare precocemente la loro presenza e, qualora presenti, attivare precocemente l'intervento del medico curante.
Un elevato livello di ammoniaca nel sangue è una classica anormalità di laboratorio rilevata nei pazienti con encefalopatia epatica. Questo risultato può essere di aiuto nella corretta diagnosi di pazienti che si presentano con alterazione dello stato mentale mentre il suo controllo in pazienti con cirrosi senza encefalopatia non ha alcuna utilità. Diversi studi recenti hanno suggerito che non è necessario utilizzare sangue arterioso quando si misura ammonio nel sangue. Il sangue venoso o un calcolo della pressione parziale dell'ammoniaca in campioni di sangue può essere sufficiente. L'effettuazione di ammoniemie seriali fornisce una valutazione inferiore a quella clinica nell'indicare il miglioramento o peggioramento del paziente in trattamento per encefalopatia epatica. Sangue prelevato da un'estremità a cui un laccio emostatico è stato applicato, può fornire un livello di ammoniaca falsamente elevato quando analizzato. La misurazione dell'ammonio/ammoniaca nel sangue è limitata dal fatto che questa non è l'indicatore più importante; idealmente, si vorrebbe sapere quanta ammoniaca entra nel cervello, non quanta è nel sangue (Lockwood, 2004).

Valutare cambiamenti della memoria, concentrazione, cognitivi e della coscienza e utilizzare i criteri *West Haven Criteria* e il *Glasgow Coma Score* per monitorare la gravità dell'encefalopatia. La valutazione neurologica dovrebbe essere globale con particolare attenzione alle sottili anormalità neurologiche. La severità clinica dell'encefalopatia epatica può essere distinta in inalterata, minima e manifesta sé stata classificata secondo quattro gradi di anomalia dello stato mentale di West-Haven, e da una successiva classificazione a due gradi elaborata dalla Società Internazionale per la Encefalopatia Epatica e per il metabolismo dell'azoto (ISHEN,2011). Le linee guida dell'Associazione Americana e Europea per lo Studio delle Malattie del Fegato (AASLD-EASL, 2014) ha integrato queste due classificazioni come è descritto nella **Tabella 4.XIII**.

Tabella 4.XIII Definizione clinica e livelli di gravità dell'encefalopatia secondo LG AASLD- EASL (2014)

Criteri di West Haven	ISHEN	Descrizione	Criteri operativi suggeriti	Commenti
Inalterato		No encefalopatia epatica (EE), non storia di EE	Testato e provato di essere normale	
Minimo	Nascosto	Alterazioni psicometriche o neuropsicologiche ai test che valutano la velocità psicomotoria/funzioni cognitive o alterazioni neuropsicologiche senza evidenze cliniche di cambiamento mentale	Risultati anormali ai test neuropsicologici e psicometrici senza manifestazioni cliniche	Non criteri universali di diagnosi. Sono necessarie norme e competenze locali
Grado I		Mancanza di consapevolezza Euforia o ansia Ridotta capacità di attenzione Alterazione per addizione o sottrazione Alterato ritmo del sonno	Nonostante l'orientamento nel tempo e nello spazio, il paziente sembra avere un po' di decadimento cognitivo/comportamentale rispetto al suo esame obiettivo clinico o rispetto al riscontro del caregiver	Risultati clinici non riproducibili
Grado II	Evidente	Letargo o apatia Disorientamento nel tempo Oggettivo cambiamento di personalità Disprassia Asterixi	Disorientamento nel tempo (per almeno tre dei seguenti errori: giorno della settimana, mese, stagione o anno) +/- altri sintomi già menzionati	Risultati clinici riproducibili in qualche misura
Grado III		Da sonnolenza a semi-stupor Responsività agli stimoli Confusione Disorientamento grossolano Comportamento bizzarro	Disorientamento anche nello spazio (per almeno tre dei seguenti errori: regione in cui si trova, stato, città, luogo) +/- altri sintomi già menzionati	Risultati clinici riproducibili in qualche maniera
Grado IV		Coma	Nessuna risposta allo stimolo dolorifico	Stato comatoso riproducibile

Questi criteri sono stati oggetto di critica per la soggettività ed estrema variabilità intra- e inter-osservatore, in particolare per l'identificazione dei pazienti di grado 1. *L'encefalopatia epatica minima* si caratterizza per la difficoltà nell'eseguire lavori complessi e per questo motivo ha un forte impatto sulla vita sociale e lavorativa del paziente. La presenza di anormalità psicometriche e neuropsicologiche in assenza di asterixi e disorientamento temporale caratterizza il grado I. Al contrario, *l'encefalopatia epatica sintomatica o "evidente"* si caratterizza per la presenza di anormalità neuropsichiatriche che possono insorgere nel giro di ore e giorni e persistere nel tempo. Il terzo criterio prende in considerazione l'andamento nel tempo dell'encefalopatia epatica ed è utile per definire la prognosi e la strategia terapeutica a lungo termine; può essere classificata in: episodica, qualora tra gli attacchi intercorrano più di sei mesi; ricorrente, se meno di sei mesi; persistente, nel caso i sintomi siano sempre presenti. Il quarto criterio valuta la modalità di insorgenza dei sintomi, se spontanea o provocata da eventi episodici o ricorrenti come infezioni, sanguinamento gastroenterico, abuso di diuretici, alterazioni idro-elettrolitiche, stipsi (Festi et al., 2016).

Somministrare, lattulosio o lattitolo per via orale o nell'necefalopatia severa per clisma. Il tipo di profilassi di gran lunga più impiegato per prevenire le recidive di encefalopatia epatica (Gluud et al., 2016) è costituito dall'impiego di lattulosio o lattitolo (disaccaride di II generazione). Il lattulosio e lattitolo sono disaccaridi non assorbibili che vengono metabolizzati a livello del colon, dove favoriscono lo sviluppo della flora fermentativa saccarolitica (che utilizza gli zuccheri) a scapito di quella putrefattiva (che utilizza le proteine). Hanno un effetto lassativo osmotico, causando un aumento dell'eliminazione di NH_3 e, attraverso la produzione di acido lattico, inducono acidosi metabolica nel colon con passaggio di ammoniaca dai vasi parietali all'interno del lume e successiva eliminazione con le feci di questo composto. I principali meccanismi di riduzione del livello di ammonio dei disaccaridi non assorbibili sono descritti nella **Tabella 4.XIV**. L'obiettivo della terapia con lattulosio è di promuovere, nelle fasi iniziali di encefalopatia conclamata, almeno 2-3 evacuazioni/die di feci morbide con somministrazioni per os ogni una o due ore fino a quando non vengano prodotte le evacuazioni (catarsi intestinale ottenibile con circa 30-60 g/die di lattulosio e 30-45 g/die di lattitolo). Successivamente il dosaggio va riadattato per mantenere 2 evacuazioni di feci morbide/die e il paziente regolerà la quantità di lattulosio assunta giornalmente per ottenere l'effetto desiderato. Nei pazienti con encefalopatia di stadio 3 o superiore con alterazione dello stato di coscienza il lattulosio deve essere somministrato tramite clisma.

I principali effetti collaterali dei disaccaridi, che possono ridurre l'aderenza del paziente alla loro assunzione, sono gastroenterici: nausea, diarrea dose-dipendente e flatulenza che sembra imprevedibile e dose-indipendente per il lattulosio; mentre per il lattitolo si verificano solo se la dose è >40 g/die, e tendono a scomparire con l'uso prolungato. Un abuso di lattulosio può condurre a complicanze quali l'aspirazione, disidratazione, ipernatriemia e severa irritazione della cute perianale.

Tabella 4.XIV Meccanismo d'azione dei disaccaridi

I disaccaridi non assorbibili abbassano i livelli di ammonio attraverso vari meccanismi (Gluud et al., 2016):

1. *effetto lassativo*: il metabolismo a livello enterico del lattulosio o lattitolo determina un incremento della formazione di gas e un aumento dell'osmolarità intraluminare, una riduzione del pH e un incremento complessivo del tempo transito delle feci;
2. *captazione batterica di ammoniaca (bacterial uptake)*: i cambiamenti intraluminari del pH determinano una lisciviazione (o estrazione solido-liquido) dell'ammonio dalla circolazione all'interno del colon. Il microbiota intestinale capta l'ammoniaca intrappolata nel colon come fonte di azoto per la sintesi proteica.
3. *Riduzione della produzione intestinale di ammonio*: i disaccaridi non assorbibili inibiscono l'attività della glutaminasi e interferiscono con l'assorbimento intestinale di glutammina e la sua successiva metabolizzazione di ammoniaca
4. *Effetti benefici su microbiota intestinale*: la cirrosi è associata con disbiosi (alterazione della flora batterica) e cambiamenti del microbiota della mucosa intestinale (Qin, 2014). Ulteriori cambiamenti possono essere osservati nei pazienti con encefalopatia epatica. I disaccaridi non assorbibili possono influenzare positivamente la composizione del microbiota.

Il microbioma è l'insieme del patrimonio genetico e delle interazioni ambientali della totalità dei microrganismi di un ambiente definito. La composizione dei microrganismi intestinali viene chiamata 'microbiota intestinale, mentre la totalità dei geni del microbiota è chiamata 'microbioma'.

Somministrare antibiotici orali scarsamente assorbibili, in particolare la rifaximina (200 mg con una dose totale di 1200 mg/die oppure 550 mg due volte al giorno con una dose totale di 1100 mg/die). La *rifaximina* è un antibiotico non assorbibile che esercita il suo effetto modulando il microbiota intestinale e in modo riflesso anche la sua funzione. Alcuni studi hanno documentato la sua efficacia in forme di encefalopatie minime, con una risoluzione della sintomatologia. Recenti studi hanno evidenziato un ruolo positivo del farmaco nella prevenzione secondaria, nella guarigione da episodi di encefalopatia e nella riduzione della mortalità. La rifaximina associata ai disaccaridi non assorbibili (lattulosio-lattitolo) ha un'efficacia superiore rispetto al solo lattulosio/lattitolo in termini di riduzione di mortalità e tempi di ospedalizzazione e nel ridurre il rischio di recidiva di episodi di encefalopatia epatica. La terapia profilattica con rifaximina e lattulosio può essere eseguita in modo discontinuo da parte del paziente nel caso in cui i fattori precipitanti siano ben controllati o la funzione epatica e lo stato nutrizionale siano in miglioramento (Festi et al., 2016). La somministrazione prolungata può determinare lo sviluppo di germi resistenti, con diarrea e malassorbimento, e non possono escludersi effetti collaterali sistemici (insufficienza renale, sordità da aminoglicosidi) dovuti al fatto che questi farmaci possono essere assorbiti, anche se in misura limitata, specialmente se la mucosa gastrointestinale non è integra; pertanto non è indicato un loro uso continuativo.

Fornire supplementi nutrizionali a base di aminoacidi a catena ramificata (*branch-chain aminoacids - BCAA*) che sono un gruppo di tre aminoacidi essenziali, rispettivamente chiamati L-Leucina, L-Isoleucina e L-Valina.
Gli amminoacidi ramificati possono essere somministrati per via orale o intravenosa. Nel paziente con encefalopatia epatica sono ridotti poiché il glutammato – prodotto a partire dagli stessi – nel muscolo scheletrico viene condensato con l'ammonio per formare glutamina. Il paziente cirrotico con encefalopatia epatica è spesso sarcopenico e quindi viene ridotta la riserva funzionale per la produzione di glutammato. Il supplemento di aminoacidi a catena ramificata può ridurre la malnutrizione e ripristinare la perdita di massa muscolare e proteica, problemi assai frequenti nel paziente affetto da encefalopatia epatica. L'incremento della massa muscolare può aumentare la detossificazione extraepatica di ammonio. L'attività della glutammina sintetasi (un enzima che catalizza la formazione dell'amminoacido) è elevata nel tessuto muscolare e questo promuove la detossificazione dell'ammoniaca in glutammina. Il supplemento di aminoacidi a catena ramificata aumenta anche i loro livelli plasmatici riducendo: a) il rapporto tra aminoacidi aromatici e aminoacidi a catena ramificata; b) afflusso cerebrale di aminoacidi aromatici attraverso la barriera emato-encefalica; c) lo squilibrio della sintesi di dopamina, noradrenalina e serotonina. Da recenti studi emerge che l'utilizzo tramite somministrazione orale o intravenosa di aminoacidi a catena ramificata può essere suggerito per il trattamento dell'encefalopatia epatica anche se non vi sono forti evidenze per sostenere o evitare questo trattamento. Non vi sono effetti avversi rilevanti e i principali sono sintomi gastro-intestinali (Gluud et al., 2015).

Suggerire l'assunzione di probiotici a base di lactobacillus species e bifidobacterium.
Attualmente la Comunità Europea e il Ministero della Salute definiscono probiotici "microrganismi vivi e vitali che conferiscono benefici alla salute dell'ospite quando consumati, in adeguate quantità, come parte di un alimento o di un integratore". Sono pertanto state identificate delle linee guida per la definizione di un microrganismo come probiotico (Moretti, Koch, 2015):

- identificazione della specie e del ceppo
- sicurezza per l'uomo
- resistenza al passaggio attraverso lo stomaco
- capacità di sopravvivere e colonizzare l'intestino
- capacità di apportare dei benefici all'organismo.

Recenti studi hanno dimostrato come una costante assunzione di probiotici possa determinare un miglioramento delle funzioni intestinali mediante la ridotta produzione di composti quali ammonio e cresolo, tossici per l'organismo e mediante la stimolazione dell'immunità naturale. I meccanismi d'azione tramite i quali i probiotici esercitano effetti benefici nell'uomo sono (Moretti, Koch, 2015):

- *inibizione della crescita di batteri enterici patogeni*, tramite la riduzione del pH luminale, secrezione di proteine con attività battericida, resistenza alla colonizzazione e blocco dell'adesione epiteliale;
- *miglioramento della funzione di barriera mucosa*: tramite la produzione acidi grassi a catena corta (a livello intestinale esercitano una azione trofica), aumento della produzione di muco, incremento dell'integrità di barriera (mediante stimolo della produzione di zoludina, componente delle "*tight junctions*"), la stabilizzazione del microbiota, normalizzazione della permeabilità

mucosa, competizione con i siti di adesione dei patogeni o con i recettori delle tossine;
- *modificazione dell'immunoregolazione:* incremento di IL-10 (interleuchina-10: citochina anti-infiammatoria) e TGF beta (fattore di crescita trasformante beta o TGF-β è una proteina secreta – quindi presente nello spazio extracellulare – che fa parte del gruppo delle citochine) e decremento del TNF (fattore di necrosi tumorale - citochina coinvolta nell'infiammazione sistemica con funzione di regolazione delle cellule del sistema immunitario e della secrezione di IgA (immunoglobuline A coinvolte nella risposta immunitaria).

I microrganismi microbiotici che vengono comunemente usati nella pratica clinica appartengono essenzialmente a due specie: *lactobacillus species* e *bifidobacterium species* cui si aggiungono altre specie microbiche e lieviti. Gli effetti dei probiotici sull'encefalopatia epatica sembra siano determinano dalla loro capacità di indurre una crescita di batteri non-ureasi producenti a livello intestinale, con riduzione del pH e quindi riduzione dell'assorbimento di urea, miglioramento dello stato nutrizionale dell'epitelio colico con riduzione della permeabilità di membrana e quindi minor assorbimento di tossine.

Vari studi (Saab et al., 2016) hanno suggerito il potenziale beneficio nell'uso di probiotici per la gestione dell'encefalopatia, ma non esistono ancora dati definitivi relativi alla loro efficacia. Gli studi hanno evidenziato un possibile loro ruolo nel trattamento delle forme di encefalopatia epatica nascosta/minima e nella prevenzione primaria. La combinazione lattulosio-probiotici sembra ridurre la frequenza di episodi di encefalopatia epatica.

Valutare lo stato nutrizionale e predisporre un piano nutrizionale con introito energetico 35-40 Kcal/kg del peso corporeo ideale e un apporto proteico giornaliero di 1,2-1,5 gr/Kg privilegiando proteine del latte e vegetali. Tutti i pazienti con encefalopatia epatica devono essere sottoposti ad una valutazione dello stato nutrizionale che contempla la storia nutrizionale, l'alimentazione di una giornata tipo, dati antropometrici e la misurazione della forza muscolare. Una particolare attenzione deve essere posta, a paziente spogliato, alla struttura muscolare delle spalle e del muscolo gluteo, a segnali di ritenzione idrica e a eventuali segni di obesità. L'indice di massa corporea è raramente utile in quanto il peso può essere influenzato dalla maldistribuzione di liquidi, ascite e ritenzione idrica; può essere utile il calcolo dell'indice creatinina/altezza o la tecnica dell'impedenziometria (**Tabella 4.XV**). La malnutrizione è spesso sotto diagnosticata e approssimativamente il 75% dei pazienti con encefalopatia epatica soffre

Tabella 4.XV Indice creatinina-altezza e impedenziometria
Calcolo dell'indice creatinina-altezza
Il calcolo dell'indice creatinina-altezza (IC) consente di confrontare l'escrezione urinaria di creatinina nelle 24 ore con il valore teorico atteso in base all'altezza del soggetto (IC = escrezione urinaria 24 h misurata/escrezione urinaria 24 h ideale x 100). Poiché la creatininuria dipende essenzialmente dalla massa muscolare, la sua riduzione è indice di deplezione di questo compartimento: – 60-80% = deplezione moderata – < 60% = deplezione grave Valore normale di adeguata massa muscolare è tra 80-100%. Si tratta di un buon indice, ma per la sua interpretazione si deve tener conto di altri fattori. L'assunzione di carne o pesce aumenta l'escrezione di creatinina; la febbre aumenta la conversione di creatina in creatinina; in alcune condizioni (traumi) anche la creatina è secreta nelle urine; le malattie renali, infine, possono ridurne l'escrezione (Bissoli et al.,2001).
Impedenziometria
La bioimpedenziometria (BIA) è una metodica che misura la resistenza dei tessuti corporei al passaggio di una corrente elettrica applicata alla superficie del paziente secondo un percorso mano-piede oppure segmentale. Poiché la resistenza è inversamente proporzionale al contenuto di acqua dei tessuti, la sua misurazione dipende prevalentemente dalla massa corporea magra, essendo il tessuto adiposo in buona parte anidro e quindi cattivo conduttore. Tramite la BIA l'acqua corporea, la massa magra e, per differenza dal peso corporeo, quella adiposa vengono ricavate dall'applicazione di formule predittive che includono, oltre alla resistenza e reattanza, anche alcune variabili (altezza, peso, sesso, età) in grado di influenzare la relazione tra impedenza e composizione corporea. L'accuratezza del metodo non è stata ancora ben definita, soprattutto se viene applicato a pazienti con alterazioni della composizione corporea secondarie a variazioni dello stato di idratazione o della distribuzione dell'acqua corporea nei diversi compartimenti (Bissoli et al., 2001).

di una malnutrizione calorico proteica da moderata a severa con perdita di massa muscolare e depositi energetici. La sarcopenia è un importante indicatore prognostico negativo nei pazienti con cirrosi.
Al cirrotico con encefalopatia minima va garantita una moderata iperalimentazione calorica, un apporto proteico di proteine lattee e vegetali; piccoli pasti distribuiti durante il giorno e uno snack a tarda sera per evitare periodi prolungati di digiuno (AASLD & EASL, 2014). L'assunzione di cereali con il loro apporto di fibre non assorbibili aumenta il volume delle feci e favorisce il transito intestinale. Il glucosio dovrebbe essere la principale fonte calorica, ma non usata come unico elemento nutrizionale. La modulazione del metabolismo azotato è cruciale per la gestione di tutti i gradi di encefalopatia epatoepatica. La restrizione proteica cronica, consigliata in passato, è sconsigliata poiché le richieste proteiche del paziente sono relativamente maggiori rispetto ai pazienti sani; inoltre il paziente epatopatico a causa della riduzione di massa magra presenta un ipermetabolismo. C'è consenso che una dieta ipoproteica debba essere evitata per i pazienti con encefalopatia epatica, qualora sia inevitabile un certo grado di restrizione proteica dovrebbe essere prescritta per pochi giorni nella fase di trattamento di encefalopatia epatica manifesta, ma non dovrebbe essere prolungata. La sostituzione con proteine di origine vegetale o derivanti dal latte o supplementi con aminoacidi a catena ramificata (BCAA - *branched-chain amino acid*, gruppo di tre dei nove amminoacidi essenziali rappresentati da leucina, isoleucina e valina) è preferibile alla riduzione dell'introito totale proteico. Generalmente si raccomanda l'assunzione di un multivitaminico e di supplementi minerali come lo zinco, anche se non vi sono molte evidenze sul beneficio di questi micronutrienti. La somministrazione di ampie quantità di liquidi non salini dovrebbe essere valutata e adattata per evitare l'induzione di iponatriemia, in modo particolare nei pazienti con cirrosi in stadio avanzato (AASLD & EASL, 2014).

Concordare con il paziente un piano di riposo-mobilizzazione in base alla gravità dell'encefalopatia e di ripresa dell'attività fisica e lavorativa post acuzie. Il riposo a letto è necessario nella fase acuta, soprattutto nell'encefalopatia di grado ≥ 3 per la presenza di disturbi dello stato di coscienza; per stadi più lievi può essere mantenuto un certo grado di mobilità e autonomia nelle ADL. Risolta la fase acuta, istruire il paziente ad evitare attività faticose o intense, suggerire di mantenere un'attività fisica lieve e regolare, utile per mantenere la massa ossea e il condizionamento cardiovascolare. Suggerire al paziente e famigliari di evitare di guidare o di utilizzare macchinari potenzialmente pericolosi perché i tempi di reazione e di giudizio tipicamente sono alterati. Può essere difficile motivare il paziente ad aderire a questa prescrizione soprattutto se non consapevole della situazione o se presenti manifestazioni neurologiche. I famigliari necessitano di essere sostenuti nel gestire la relazione e le reazioni che potrebbero scaturire dalla volontà o ostinazione del paziente a continuare a guidare o svolgere attività che possono mettere a rischio se stesso e gli altri. Il paziente inoltre può avere la necessità di eseguire l'attività lavorativa per evitare danni finanziari. Questi problemi possono risolversi qualora le alterazioni dello stato mentale si normalizzino completamente con la terapia e richiedono una valutazione individualizzata e una rivalutazione periodica.
I pazienti hanno bisogno di un adeguato riposo e di dormire almeno 8 ore a notte. I disturbi del sonno sono frequenti nei pazienti affetti da cirrosi; la caratteristica più comune del modello di sonno nei pazienti con cirrosi è di un sonno notturno frammentato causato da frequenti risvegli notturni e presenza durante il giorno di episodi di sonnolenza. Alcuni studi hanno evidenziato un miglioramento della qualità soggettiva del sonno nei pazienti affetti da encefalopatia minima ai quali veniva somministrato l'idrossizina – antagonista dei recettori istaminergici H1 – una molecola utilizzata principalmente per il trattamento sintomatico dell'ansia e della tensione. Per i suoi effetti antistaminici e sedativi continua ad essere utilizzata per il trattamento di gravi casi di prurito. È necessaria comunque cautela per il rischio di peggioramento dell'encefalopatia epatica.

Gestire il processo di transizione da ospedale al territorio-domicilio

I pazienti con cirrosi sono tormentati da frequenti riammissioni ospedaliere per aggravamento dell'ascite, encefalopatia epatica medio-grave o emorragia gastro-intestinale; i risultati di alcuni studi evidenziano che il 22% delle riammissioni potrebbero essere prevenute attraverso un coordinamento delle cure assistenziali che faciliti il processo di transizione del paziente dall'ospedale al territorio-domicilio, la riconciliazione della terapia, follow up domiciliari, educazione del paziente e della famiglia a comportamenti di prevenzione delle complicanze-riacutizzazioni (Ge & Runyon, 2016).

Per un appropriato **piano di dimissione** è necessario confermare lo stato neurologico e deficit neurologici del paziente che possono essere attribuibili all'encefalopatia epatica o derivati da altre comorbidità neurologiche. Il caregiver dovrebbe essere informato che lo stato neurologico può modificarsi una volta attenuato lo stato acuto e la stessa cosa per la richiesta di farmaci. Dovrebbe essere fatta una ricognizione dei fattori precipitanti e di rischio per lo sviluppo di encefalopatia epatica per pianificare la gestione clinico-assistenziale finalizzata a migliorare la funzionalità epatica con l'astensione da alcol o il trattamento virale dell'epatite (AASLD & EASL, 2014).

Alcuni punti essenziali per facilitare la presa in carico domiciliare sono:

- educare paziente e caregiver sui seguenti contenuti: effetti farmaci, ad esempio lattulosio rifaximina e dei loro effetti collaterali, come ad esempio la diarrea, l'importanza dell'aderenza, i segni precoci di insorgenza di encefalopatia e le azioni da effettuare, come iniziare o aumentare assunzione di lattulosio se i segni sono lievi e riferirli al medico curante o rivolgersi all'ospedale qualora grave e associata al rialzo termico;
- riconciliare la terapia: definire uno schema dei farmaci avvalendosi di schemi, simboli, (pittogrammi) e basato sulle routine di vita del paziente a casa;
- prevenire le insorgenze di complicanze: sottolineare che la patologia epatica può migliorare con il tempo, la nutrizione o misure specifiche, ma i pazienti generalmente che hanno sviluppato un'encefalopatia epatica manifesta hanno un'insufficienza epatica avanzata senza molte speranze di miglioramento della funzionalità e possono essere possibili candidati per il trapianto di fegato;
- monitorare le manifestazioni neurologiche nei pazienti con persistente encefalopatia per aggiustare il trattamento, prevedere la valutazione cognitiva ed effettuare la valutazione motoria includendo l'andatura e del cammino e del rischio di caduta;
- considerare le implicazioni socio-economiche dei pazienti determinate da un declino delle performance lavorative, riduzione della qualità di vita e un incremento del rischio di infortuni. Questi pazienti spesso richiedono un supporto economico, un'assistenza estensiva comprensiva anche di supporto sociale e di caregiving da parte dei familiari;
- gli esiti di trattamento dipendono dal monitoraggio realizzato ma anche da due elementi importanti: la performance cognitiva e l'autonomia nelle attività di vita quotidiana (ADL);
- aspetti nutrizionali: la perdita di peso con sarcopenia può aggravare l'insufficienza epatica avanzata e l'encefalopatia; è pertanto necessario sorvegliare l'introito proteico ed energetico a favore di un equilibrio positivo del bilancio azotato e di un incremento della massa muscolare.

Il carico dei sintomi e vissuti dei pazienti affetti da cirrosi in stadio avanzato di malattia

Ognuna delle complicanze della cirrosi in stato avanzato riduce la qualità di vita del paziente per sintomi invalidanti e aumenta via via la consapevolezza della progressione di malattia; inoltre numerosi sintomi fisici e psicologici, quali crampi muscolari, cachessia, prurito, astenia, insonnia, dolore, depressione, ansia, paura, una maggior dipendenza dagli altri, contribuiscono ad un significativo impatto sulla qualità di vita di queste persone. Il carico dei sintomi quotidiani in altre malattie organiche di stadio avanzato – come ad esempio scompenso cardiaco e BPCO – è molto elevato; i sintomi più frequentemente riportati sono astenia, dispnea, insonnia e dolore (Janssen et al., 2008); il carico di sintomi nell'insufficienza epatica in stadio avanzato è simile a queste patologie, ma con più alti livelli di disturbi dello stato mentale, maggiore compromissione cognitiva da encefalopatia epatica, maggior disagio sociale e familiare associato alla malattia, più condizioni di comorbidità, come l'abuso di sostanze, depressione e ansia (Younossi et al., 2001).
La prevalenza di dolore è tra il 30% e 79%; i crampi muscolari avvengono nel 56–68% dei pazienti; altri sintomi fisici sono insonnia (26–77%), disfunzione erettile (53–93% negli uomini), dispnea (20–88%) e sonnolenza diurna (33–71%). La fatigue e il prurito hanno una prevalenza dall'86% al 47%. I sintomi psicologici che includono l'ansia hanno una prevalenza del 14–36% il mentre 4.5–64% dei pazienti con malattia epatica terminale soffre di depressione (Peng et al., 2016).
La traiettoria di declino funzionale in questa malattia, che comunemente causa un'insufficienza d'organo finale, è caratterizzata, come in altre malattie, da un costante declino dello stato di salute con intermittenti esacerbazioni che richiedono l'ospedalizzazione. Frequentemente la presa in carico di questo paziente inizia con un approccio reattivo in risposta ad una complicanza acuta, piuttosto che con un approccio di cura proattiva che si baserebbe sulla prevenzione e monitoraggio fin dalle fasi iniziali e ciò contribuisce alla scarsa qualità di vita di questi pazienti (Curtis, 2008; Potosek et al., 2014).
Il momento di transizione alla fase di fine vita non è chiaro e definibile: per tale motivo le **cure palliative** in pazienti con malattie serie o gravi dovrebbero avere delle **cure simultanee** con una co-presenza di approccio curativo, come ad esempio trapianto di fegato e palliativo finalizzato a migliorare la qualità di vita, ridurre i sintomi e alleviare il distress. Questa incertezza prognostica nel definire la fase del fine vita può condurre a scelte terapeutiche più aggressive in questi pazienti rispetto ad altri e spesso ritarda il momento per decidere e discutere con il paziente e i familiari le scelte di fine vita. Ci sono sempre maggiori evidenze che la comunicazione sulle cure dovrebbe avvenire precocemente nel corso delle malattie croniche ad esito infausto per facilitare la transizione ad uno stadio avanzato di malattia e le relative scelte di cura. La discussione delle preferenze dei pazienti per le cure di fine vita dovrebbe includere: rianimazione cardio-polmonare, ventilazione meccanica, procedure mediche invasive con endoscopia, e se desiderata, l'ospedalizzazione in caso di instabilità. (Cox-North et al., 2013). Nella **Tabella 4.XVI** sono descritte strategie di cure palliative simultanee per la malattia epatica nelle varie fasi di malattia.

Tabella 4.XVI Strategie di cure palliative per la malattia epatica (Cox-North et al., 2013)

Fasi dell'evoluzione della malattia	Strategie di cure palliative
Alla diagnosi di cirrosi	**Educazione precoce del paziente e della famiglia** Modello di progressione dei sintomi Strategie per migliorare la capacità funzionale Strategie per promuovere la funzionalità epatica Iniziare la discussione rispetto a benefici, rischi e fattibilità del trapianto del fegato

☞

segue Tabella 4.XVI Strategie di cure palliative per la malattia epatica (Cox-North et al., 2013)	
Sviluppo di complicanze come varici, encefalopatia, carcinoma epatocellulare, ascite e insufficienza renale	**Educazione e supporto rispetto alle cure per la fase avanzata di malattia** Condivisione degli obiettivi di cura Analisi con il paziente delle scelte per le cure di fine vita
Progressione malattia	**Continuità delle cure** Comunicazione tra ospedale e territorio Continuità rispetto agli obiettivi di assistenza del paziente **Pianificazione ponderata degli interventi** Piani per la gestione del progressivo deterioramento e degli episodi di scompenso acuto Documentazione delle scelte relative alle cure di fine vita e accessibilità delle informazioni al team, al paziente e ai caregiver
Aumenta il carico dei sintomi	**Approcci specifici alla gestione dei sintomi per malattia epatica in stadio finale** Trattare il dolore Trattare l'eventuale ostruzione biliare Trattare l'ascite e i suoi sintomi come la tensione addominale, la dispnea Controllo dei sintomi dell'encefalopatia Attivare terapia occupazionale e fisica per massimizzare l'abilità funzionale Sostenere le limitazioni funzionali Attivare servizi e gruppi di supporto per il caregiver

Controllo del dolore a riposo e durante il movimento. Il dolore, sintomo assai frequente nei pazienti con cirrosi, può avere origini di varia natura: distensione della capsula glissoniana, cedimenti vertebrali da osteoporosi o altre cause. Nonostante l'alta prevalenza (30-79%) è spesso sottostimato e sottotrattato. La valutazione della presenza e intensità del dolore può essere eseguita, a riposo e durante il movimento, per esempio mentre svolge ADL, attraverso l'utilizzo di scale verbali con un limitato numero di livelli (nessun dolore, dolore molto lieve, dolore lieve, dolore moderato, dolore forte, dolore molto forte) che sono di più semplice comprensione, anche in relazione alle possibili disfunzioni cognitive presenti nei pazienti affetti da questa malattia.
La scelta della terapia analgesica più appropriata deve tenere in considerazione l'intensità del dolore, la valutazione complessiva del paziente (stato funzionale, comorbidità, polifarmacoterapia, sintomatologia concomitante), le alterazioni farmacocinetiche dei farmaci, dovute alla presenza di insufficienza epatica e la variabilità di risposta individuale. Molti dei comuni analgesici come il paracetamolo (acetaminofene), I FANS (NSAIDs) e gli oppioidi sono metabolizzati a livello epatico; pertanto gli eventi avversi derivanti dal loro utilizzo per il controllo del dolore sono frequenti ma anche evitabili nei pazienti con cirrosi epatica. La prescrizione di questi farmaci accresce la paura di precipitare e aggravare l'encefalopatia epatica, indurre ipertensione portale e sanguinamento gastrointestinale (Imani et al., 2014).
I FANS a scopo analgesico non sono raccomandati nei pazienti con cirrosi in quanto inibiscono l'attività della ciclossigenasi, enzima che riveste un ruolo importante nella biosintesi delle prostaglandine e dei trombossani a partire dall'acido arachidonico. Anche se usati in modo discontinuo, sembrano indurre un incremento del liquido ascitico. Inoltre interferiscono con la funzione piastrinica, prolungando il tempo di sanguinamento, incrementando il rischio di emorragia in pazienti che facilmente presentano alterazioni dei paramenti emocoagulativi. I FANS, inoltre, nel paziente con cirrosi incrementano il rischio di insufficienza renale con una riduzione della velocità di filtrazione glomerulare, riduzione del flusso renale ed escrezione di sodio e acqua. Per

quanto riguarda gli inibitori selettivi della COX.2 non ci sono sufficienti studi che valutano il loro effetto – soprattutto a livello renale – nei pazienti con cirrosi nel trattamento a lungo termine, pertanto vanno utilizzati con cautela o evitati.
Il fegato è la sede principale di biotrasformazione della maggior parte degli oppioidi tramite l'ossidazione che è la principale via metabolica ad eccezione della morfina e buprenorfina. La riduzione dell'ossidazione dei farmaci determina la riduzione della clearance del farmaco e/o un incremento della biodisponibilità causata da una riduzione del metabolismo di primo passaggio. Per tali motivi gli oppiacei dovrebbero essere utilizzati con cautela perché potrebbero precipitare o aggravare l'encefalopatia epatica in particolare nei pazienti con ipertensione portale. Nonostante queste limitazioni, gli oppioidi (generalmente morfina o buprenorfina) possono essere necessari per la gestione del dolore moderato-severo particolarmente nel fine vita. Quando utilizzati, è raccomandato iniziare con bassi dosaggi, utilizzare intervalli più prolungati, personalizzare la titolazione del dosaggio fino a raggiungere un ottimale controllo del dolore e monitorare il paziente per l'insorgenza di segni di sedazione, stipsi indotta da oppioidi e iniziale encefalopatia (Ge & Runyon, 2016; Imani et al., 2014).
L'acetaminofene o paracetamolo (N-acetil-para-amminofenolo) è efficace e sicuro nei pazienti con malattia epatica per la mancanza di effetti sedativi e di nefrotossicità. Il suo sovradosaggio può essere causa di epatotossicità e questo è fonte di "barriera" al suo utilizzo nei pazienti con cirrosi; vari studi hanno invece evidenziato la sicurezza ed efficacia del paracetamolo in questi pazienti. È pertanto considerato l'analgesico di scelta nei pazienti con malattie epatiche compresa la cirrosi ad un dosaggio terapeutico massimo di 3-4 grammi per brevi periodi in pazienti con cirrosi e di 2 -3 gr/die per periodi maggiori di 14 giorni (Ge& Runyon, 2016; Imani et al., 2014). Diversi studi hanno dimostrato alterazioni nella farmacocinetica degli oppioidi in caso di malattia epatica severa. La codeina viene trasformata in morfina nel fegato, cosi la relativa conversione può essere alterata in caso di malattia epatica da moderata a severa.

Ridurre i crampi muscolari. I crampi muscolari avvengono nel 56–68% dei pazienti affetti da cirrosi anche di grado severo. Le cause non sono completamente note, sebbene si pensi siano collegate alla riduzione del volume plasmatico circolante, neuropatia e alterazioni del metabolismo energetico. Qualora siano esclusi altri disordini, i trattamenti che possono essere utili sono supplementi di aminoacidi essenziali a catena ramificata, taurina, zinco per i pazienti con bassi livelli e la correzione degli elettroliti (magnesio, potassio) e l'alfacalcidolo, detto anche 1 alfa-idrossicolecalciferolo (Vidot et al., 2014). L'utilizzo del chinino solfato usato per curare la malaria è controverso e sconsigliato. Il solfato di chinina (Qualaquin) è il solo farmaco approvato dalla FDA (Food and Drug Administration) per il trattamento della malaria da plasmodium falciparum, ma il suo utilizzo per ogni altra indicazione, compresi i crampi muscolari, non è approvato. Per questo motivo il farmaco non è disponibile nelle farmacie. I derivati del chinino sono efficaci nel ridurre la frequenza dei crampi muscolari, sebbene la grandezza del beneficio sia piccola. Di contro, questi farmaci sono associati ad effetti avversi gravi, anche se poco comuni. Il più comune e importante effetto avverso è rappresentato dalle anormalità ematologiche, quali la sindrome emolitica uremica-porpora trombotica trombocitopenica, la coagulazione intravascolare disseminata, e la diatesi emorragica. Effetti avversi meno comuni comprendono: ipoglicemia, effetti tossici retinici, effetti epatotossici, aritmia cardiaca, edema polmonare e reazioni da ipersensibilità.

Ridurre il prurito. Una vasta gamma di agenti o di presunti mediatori è stata proposta come causa del sintomo prurito, anche se le terapie mediche impiegate spesso non hanno un fondamento in una ben definita conoscenza fisiopatologica. La terapia di prima linea più comune è un antistaminico orale. Poiché tuttavia il prurito nelle epatopatie è multifattoriale, gli antistaminici probabilmente funzionano soprattutto attraverso il loro effetto, non specifico, di sedativo. Possono essere di particolare beneficio se somministrati all'ora di coricarsi per permettere un sonno

notturno sufficiente. La colestiramina, una resina non assorbibile, somministrata per via orale riduce il prurito impedendo l'assorbimento degli acidi biliari nell'ileo terminale.
Deve essere somministrata a distanza di altri farmaci perche può interferire con il loro assorbimento; gli effetti collaterali possono essere le alterazioni del sapore e la stipsi. Se la colestiramina non dovesse essere sufficiente, i farmaci di seconda scelta sono il Naloxone/Naltrexone oppure la Rifampicina. La rifampicina va utilizzata con cautela per l'epatotossicità. Alcuni studi evidenziano l'efficacia che l'uso di farmaci antagonisti dei recettori degli oppioidi (Naloxone/Naltrexone) ha nel ridurre il prurito in pazienti affetti da cirrosi. I pazienti che ricevono una terapia con antagonisti degli oppioidi possono sperimentare un fenomeno simile all'astinenza e la terapia con antagonisti degli oppioidi non deve essere somministrata in pazienti che assumono analgesici oppioidi per il controllo del dolore.

BOX *Interventi di screening ed educativi per le persone con consumo alcolico a rischio*

L'Unione Europea è, nel mondo, la regione con la più elevata proporzione di consumatori di bevande alcoliche e con i più alti livelli di consumo.
Nel 2015 in Italia, i consumatori di vino sono stati pari al 54,9% della popolazione di età superiore a 11 anni, con una marcata differenza di genere, il 65,6% degli uomini e il 39,1% delle donne. I consumatori di birra sono stati il 45,8% della popolazione con valori doppi per gli uomini rispetto alle donne, 61% versus 31,5%. Gli aperitivi alcolici sono stati consumati, dal 31,5% della popolazione di età superiore a 11 anni per il 41,9% degli uomini e 21,7% delle donne. Tra le donne si è registrato un incremento di 3,4 punti percentuali rispetto al 2003 e un incremento di 1,5 punti percentuali rispetto alla precedente rilevazione, con un aumento significativo anche nella fascia 19-64 anni. Gli amari sono stati consumati dal 26,3% della popolazione di età superiore a 11 anni e la prevalenza tra gli uomini è stata più del doppio di quella tra le donne, 39,1% versus 14,5% (Passi, 2016).
Le regioni italiane più interessate al consumo di alcol sono quelle del Nord. L'abitudine al consumo di alcol è fortemente associata all'età, ed è più frequente nei giovani rispetto agli adulti (+14%). Inoltre, è soprattutto la modalità di consumo a maggior rischio - binge, fuori pasto o consumo elevato - ad essere più diffusa tra i giovani. Nel corso degli ultimi cinque anni in Italia, una quota pari a circa 1.400.000 individui tra gli 11 e i 25 anni ha un consumo alcolico a rischio -, tra i ragazzi di 11-15 anni, 1 su 5 è un consumatore a rischio. In Italia il primo bicchiere di alcol viene consumato intorno agli 11-12 anni, questo valore è più basso rispetto alla media europea (14,5 anni). In media ogni ragazzo con consumo a rischio assume in una serata 4 bicchieri di alcolici di cui 1,5 di aperitivo, 1,5 di birra e 1 superalcolico; questo significa che assume 400-500 calorie (Passi, 2016).
I produttori di alcolici per reclutare nuovi consumatori puntano su messaggi pubblicitari accattivanti per giovani e donne, ad esempio l'introduzione di nuove bevande alcoliche con bassa gradazione, l'associazione ad immagini di stili di vita attraenti e da imitare, la vendita a basso costo.

Unità di misura del consumo di alcol

Il consumo di alcol può essere descritto in termini di grammi di alcol ingerito oppure in termini di bicchieri standard; questi ultimi in Europa corrispondono mediamente ad una quantità di 10-12 grammi di alcol puro (**Figura 4.16**).

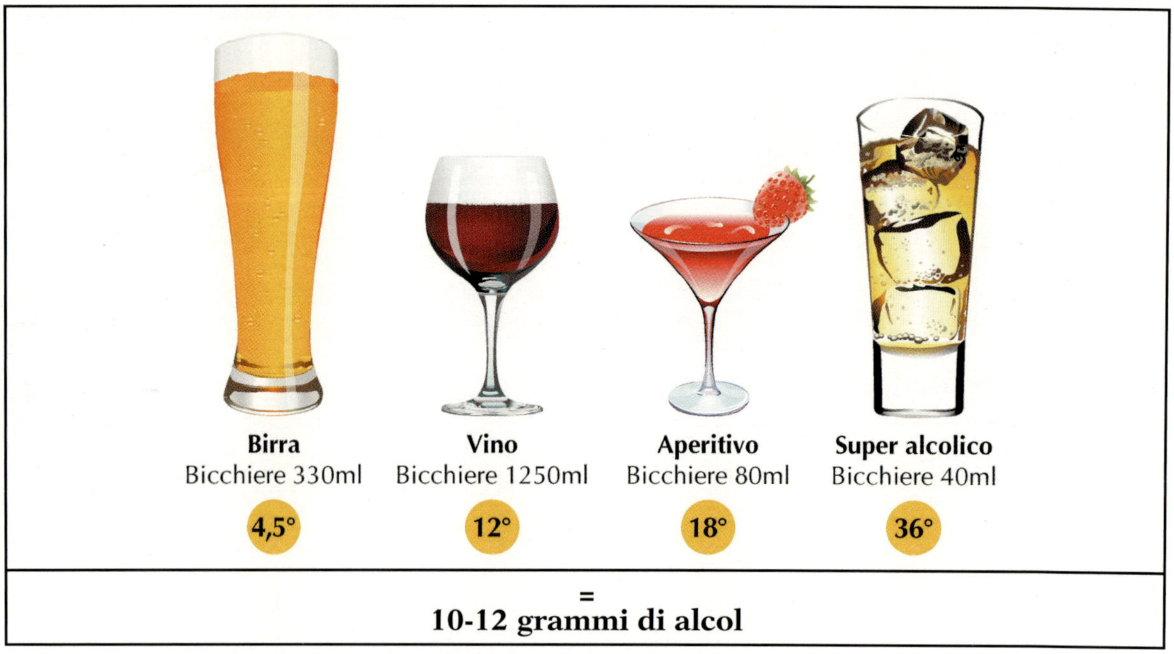
Birra
Bicchiere 330ml
4,5°
Vino
Bicchiere 1250ml
12°
Aperitivo
Bicchiere 80ml
18°
Super alcolico
Bicchiere 40ml
36°
=
10-12 grammi di alcol

Figura 4.16 Quantità di alcol contenuto nelle più comuni bevande alcoliche.

Le unità di misura più utilizzate sono le seguenti:

Unità di bevanda alcolica (UBA) che corrisponde a una lattina di birra o a un bicchiere di vino o a un bicchierino di superalcolico.

Consumo abituale elevato corrisponde ad un consumo medio giornaliero maggiore di 2 UBA negli uomini e di 1 UBA nelle donne.

Binge drinking è il consumo in una singola occasione di 5 o più UBA negli uomini e di 4 o più UBA nelle donne.

Definizione del consumatore di alcol in relazione alla quantità assunta:

Consumatore di quantità moderate: consumo fino a 2 unità al giorno (40 grammi di alcol puro) per gli uomini e non più di un'unità al giorno (20 grammi di alcol puro) per le donne;

bevitore binge o consumo eccessivo episodico: si intende aver bevuto nell'ultimo mese, almeno una volta e in un'unica occasione 5 o più unità di bevanda alcolica per gli uomini e 4 o più unità per le donne (frequente nei giovani);

bevitore fuori pasto: bere prevalentemente/esclusivamente fuori dai pasti;

bevitore con consumo a rischio: consumare quantità superiori a quelle ritenute moderate, per gli uomini 40 grammi di alcol puro, per le donne 20 grammi di alcol puro (comprende anche il bevitore binge o il bevitore fuoripasto).

La transizione di questi comportamenti a rischio può portare verso l'**alcoldipendenza**, che è un insieme di fenomeni fisiologici, comportamentali e cognitivi in cui l'uso di alcol riveste per l'individuo una priorità sempre maggiore rispetto ad abitudini che in precedenza rivestivano un valore maggiore. II consumo di alcol, i danni alcol-correlati e la dipendenza da alcol fanno parte di un continuum: le persone nel corso della loro vita possono spostarsi in avanti o indietro in questo continuum (CNESPS, 2015).

Alcol e salute

L'alcol è il terzo fattore di rischio più importante per malattia e morte prematura, dopo il fumo e l'ipertensione, più rilevante dell'ipercolesterolemia e del sovrappeso. Oltre ad essere una droga in grado di indurre **dipendenza** ed essere causa di circa 60 differenti condizioni di malattia ed infortunio, **l'alcol è responsabile di diffusi danni sociali, mentali, emotivi**, compresi la criminalità e la violenza in ambito familiare, che causano enormi costi umani e sociali. L'alcol non danneggia solo chi lo consuma ma anche coloro che circondano chi beve e tra questi il feto, i figli, i familiari, le vittime della criminalità, della violenza degli incidenti stradali conseguenti al suo consumo. I problemi causati agli altri da parte dei bevitori possono variare dal disturbo sociale, come ad esempio l'essere svegliati di notte, a conseguenze più serie come i maltrattamenti coniugali, l'abuso di minori, la criminalità, la violenza, fino ad essere causa di omicidi. L'alcol aumenta il rischio di numerosi problemi sociali in maniera direttamente proporzionale alle quantità consumate, e non ci sono evidenze di esistenza di un effetto soglia. Quanto più elevato è il consumo di alcol di un singolo bevitore, tanto maggiore è il rischio.

L'alcol è causa anche di disturbi gastrointestinali, cancro, patologie cardiovascolari, disturbi immunologici, malattie dell'apparato scheletrico, infertilità e rischio di nascite premature.

Un moderato consumo di alcol sembra ridurre il rischio di malattie cardiache, anche se è attualmente oggetto di discussione l'entità della riduzione del rischio ed il livello di consumo alcolico per cui tale riduzione possa verificarsi. Da importanti studi sull'argomento, che prendono in esame anche eventuali fattori confondenti, risulta che il minor livello di rischio è registrabile ai più bassi livelli di consumo alcolico. La riduzione del rischio più elevata viene osservata per un consumo medio di 10 grammi di alcol giornaliero. Al di sopra dei 20 grammi al giorno il rischio di patologie coronariche aumenta. Sembra che sia l'alcol a ridurre il rischio di malattie cardiache piuttosto che uno specifico tipo di bevanda alcolica. Il consumo episodico di quantità elevate di alcol aumenta il rischio di aritmie cardiache e di morte coronarica improvvisa (CNESPS, 2015).

L'alcol è considerato **nocivo per lo sviluppo cerebrale fino ai 29 anni**. Prima dei 15-16 anni l'apparato digerente non è in grado di metabolizzare l'alcol perché il sistema enzimatico non è sviluppato. Le ragazze e le donne in generale a parità di quantità ingerite rispetto all'uomo sperimentano in misura doppia gli effetti negativi dell'alcol; ciò probabilmente è dovuto al fatto che le donne hanno una più bassa quantità di acqua corporea e un differente patrimonio enzimatico; alle donne manca l'alcoldeidrogenasi, che serve per metabolizzare l'alcol. Anche negli adolescenti la produzione di questo enzima non è ancora completa; per questo motivo in queste due categorie gli effetti dell'alcol sono più marcati. L'alcol in adolescenza, inoltre, riduce lo spessore della corteccia prefrontale e l'integrità della materia bianca che controlla i segnali fra i neuroni. L'interferenza in questi processi blocca lo sviluppo verso lo stato cognitivo dell'adulto; l'ippocampo riduce significativamente il proprio volume, con una conseguente perdita di neuroni permanente. Questa perdita non è recuperabile. La corteccia cerebrale è determinante per l'attenzione, i processi decisionali, le emozioni e il controllo degli impulsi. Un bevitore binge giovane può quindi potenzialmente riportare i seguenti problemi: deficit della capacità di organizzare e pianificare le attività future, deficit nelle capacità di avvertire il significato della punizione, insorgenza di comportamenti sociali inopportuni, mancanza di riguardo per gli altri individui.

I **geni** giocano un ruolo determinante nel consumo e nella dipendenza da alcol: alcuni geni incrementano il rischio, altri lo diminuiscono. Esistono interazioni dimostrate tra genetica e fattori ambientali; gli individui che consumano quantità maggiori di alcol o che vivono in un ambiente in cui si beve, sono quelli con un più elevato rischio di patologie alcol-correlate (CNESPS, Centro Nazionale di Epidemiologia, Sorveglianza e Promozione della Salute, 2015).

Ridurre il consumo alcolico o smettere di bere produce benefici sullo stato di salute. L'eliminazione dell'alcol causa un'inversione completa del rischio per tutte le patologie correlate. Anche nella cirrosi epatica la riduzione o la cessazione del consumo di alcol sono associate a un rapido miglioramento delle condizioni fisiche.

Poiché l'alcol è coinvolto in una grande varietà di problemi di salute fisica e mentale in modo proporzionale alla quantità assunta, è fondamentale che i professionisti impegnati nell'assistenza sanitaria primaria individuino i soggetti adulti con un consumo a rischio o dannoso. Inoltre, visto che l'assistenza sanitaria primaria si occupa del trattamento delle più comuni condizioni fisiche e mentali, è necessario riconoscere e gestire quelle causate dall'alcol.

Strategie di un programma di prevenzione

Un programma di prevenzione si può realizzare con una prima identificazione delle persone che hanno un consumo a rischio o già dannoso di alcol e successivamente con un intervento educativo breve o con programmi di supporto a lungo termine (**Tabella 4.XVII**).

Tabella 4.XVII Strategie di un programma di prevenzione

1ª *fase:*	*screening del consumo alcolico a rischio o dannoso* test Audit breve e Audit complete
2ª *fase:*	*interventi educativi di counseling motivazionale minimo e breve*
3ª *fase:*	*interventi educativi e di supporto prolungati* Approccio comportamentale Farmacoterapia

1° fase: screening del consumo alcolico a rischio o dannoso

Gli strumenti di screening più utilizzati per l'individuazione precoce del consumo rischioso e dannoso di alcol e dell'alcoldipendenza sono: AUDIT – C – versione breve e AUDIT (*Alcohol Use Disorders Identification Test*) – versione completa. Questi test vanno proposti dagli operatori sanitari a tutte le persone che accedono in ospedale o in ambulatorio e permettono di attivare un percorso di counselling mirato. Non ci sono indicazioni specifiche sulla frequenza con cui dovrebbe essere rilevato il consumo alcolico a rischio o dannoso, ma a meno che non sussistano ragioni cliniche specifiche, una rilevazione dovrebbe essere effettuata almeno ogni quattro anni. L'Organizzazione Mondiale della Sanità ha elaborato un breve test - AUDIT-C per identificare attraverso tre domande il consumo di alcol (**Tabella 4.XVIII**).

Un punteggio uguale o superiore a 5 per i maschi, e uguale o superiore a 4 per le femmine, indica un possibile consumo rischioso di alcol e in questo caso è consigliabile procedere con il test AUDIT completo (**Tabella 4.XIX**) per una valutazione più approfondita del rischio e consigliare alla persona di parlarne con il proprio medico.

Tabella 4.XVIII A.U.D.I.T.-C Alcohol Use Disorders Identification Test

	0	1	2	3	4
Con quale frequenza consumi bevande alcoliche?	mai	meno di 1 volta / 1 volta al mese	2-4 volte al mese	2-3 volte a settimana	4 o più volte a settimana
Nei giorni in cui bevi, quante bevande alcoliche consumi in media?	1 o 2	3 o 4	5 o 6	7 o 9	10 o più
Con quale frequenza ti è capitato di bere sei o più bicchieri di bevande alcoliche in un'unica occasione?	mai	meno di 1 volta al mese	1 volta al mese	1 volta alla settimana	ogni giorno o quasi

1 bicchiere standard = 10-12 g di alcol puro

	Consumo alcolico dannoso o a rischio	Eseguire AUDIT completo (10 item)
Maschi	≥ punteggio 5 AUDIT-C	≥ 280 g alcol /settimana
Femmine	≥ punteggio 4 AUDIT-C	≥ 140 g alcol /settimana

Tabella 4.XIX AUDIT per la valutazione dei danni alcol correlati e dell'alcol dipendenza

Leggere le domande così come sono scritte. Registrare accuratamente le risposte. Iniziare il test AUDIT dicendo "Ora io Le porrò alcune domande sul Suo consumo di bevande alcoliche durante l'ultimo anno". Spiegare cosa si intende per "bevande alcoliche" usando esempi locali di birra, vino, vodka ecc. Codificare le risposte in termini di "bevande standard". Riportare correttamente il numero relativo alla risposta nella casella a lato.

1. Con quale frequenza consuma bevande alcoliche? 1. Mai (andare alle domande 9 e 10) 2. Una volta al mese o meno 3. da 2 a 4 volte al mese 4. da 2 a 3 volte al mese 5. 4 o più volte al mese	6. Con quale frequenza durante l'ultimo anno ha avuto necessità di un alcolico di primo mattino per riuscire a camminare dopo un episodio di consumo forte? 1. Mai 2. Meno di una volta al mese 3. Una volta al mese 4. Una volta alla settimana 5. Quotidianamente o quasi
2. Quante bevande alcoliche consuma in media in un giorno quando decide di bere? 1. 1 o 2 2. 3 o 4 3. 5 o 6 4. 7, 8 o 9 5. 10 o più	7. Con quale frequenza durante l'ultimo anno ha provato senso di colpa o rimorso per aver bevuto? 1. Mai 2. Meno di una volta al mese 3. Una volta al mese 4. Una volta alla settimana 5. Quotidianamente o quasi
3. Con quale frequenza beve sei alcolici in una sola occasione? 1. Mai 2. Meno di una volta al mese 3. Una volta al mese 4. Una volta alla settimana 5. Quotidianamente o quasi Andare alle domande 9 e 10 se il totale delle domande 2 e 3 equivale a 0	8. Con quale frequenza durante l'ultimo anno è stata/o incapace di ricordare cosa sia successo la sera prima, perché aveva bevuto? 0. Mai 1. Meno di una volta al mese 2. Una volta al mese 3. Una volta alla settimana 4. Quotidianamente o quasi

☞

segue **Tabella 4.XIX AUDIT per la valutazione dei danni alcol correlati e dell'alcol dipendenza**	
4. Con quale frequenza durante l'ultimo anno ha scoperto di non riuscire a smettere di bere una volta iniziato? 1. Mai 2. Meno di una volta al mese 3. Una volta alla settimana 4. Quotidianamente o quasi	9. Ha arrecato danno ad altri in conseguenza del Suo consumo di alcol? 0. No 2. Sì, ma non durante l'ultimo anno 4. Sì, durante l'ultimo anno
5. Con quale frequenza durante l'ultimo anno ha compiuto errori nel fare cose che fa normalmente a causa del Suo consumo di alcol? 1. Mai 2. Meno di una volta al mese 3. Una volta al mese 4. Una volta alla settimana 5. Quotidianamente o quasi	10. Un parente, un amico o un medico, oppure un altro operatore sanitario, si sono mai interessati al Suo consumo di alcol o Le hanno consigliato di ridurlo? 0. No 2. Sì, ma non durante l'ultimo anno 4. Sì, durante l'ultimo anno
Registrare qui il totale dei singoli punti. Se il totale è superiore alla soglia raccomandata, consultare il Manuale dell'Utente.	

Campi e contenuto delle domande dell'audit		
Campi	Numero domanda	Contenuto della domanda
Consumo rischioso di alcol	1 2 3	Frequenza consumo Quantità tipica Frequenza del consumo eccessivo episodico
Sintomi di dipendenza	4 5 6	Diminuita capacità di controllare consumo Aumento importanza alcol Bere di mattina
Consumo dannoso di alcol	7 8 9 10	Sensi di colpa dopo il consumo Vuoti di memoria Danni a terzi alcol correlati Coinvolgimento di altri

Un punteggio compreso tra 16 e 19 all'AUDIT o con consumo alcolico ≥ a 350 g a settimana per gli uomini e ≥ a 210 g per le donne è indicativo di dipendenza da alcol; anche per queste persone un intervento educativo breve può essere efficace, tuttavia, può essere necessario anche un intervento specialistico per la valutazione diagnostica e il trattamento del paziente. Le analisi biochimiche specifiche per i disturbi alcol-correlati includono: gli enzimi ematici γ-glutamiltransferasi (GGT) e aminotransferasi seriche, la transferrina desialata (CDT), il volume corpuscolare medio (MCV).

2° fase: intervento educativo di counseling motivazionale minimo e breve

Per i pazienti che al test presentano un consumo di alcol a rischio si possono attuare 2 tipi di counseling motivazionale: **minimo** (5 minuti) e **breve** (massimo 30 minuti); gli interventi più efficaci in soggetti con consumo dannoso di alcol prevedono più colloqui, una assistenza prolungata nel tempo (Scafato et al., 2010). Gli operatori sanitari dovrebbero offrire almeno un intervento minimo di counseling a tutti i pazienti identificati come affetti da consumo rischioso o dannoso di alcol.

Intervento di counseling minimo è adatto alle persone con **livello di consumo "a rischio"**, ed è composto dai seguenti quattro elementi:

1. **comunicare il rischio** (*feedback*) al paziente il cui consumo di alcol rientra nella categoria "a rischio". Si consiglia di stilare un elenco dei danni specifici identificati dall'AUDIT e dai sintomi osservabili sul paziente, mettendo in evidenza la gravità della situazione

2. **fornire informazioni** sui rischi specifici (*brief advice*) e i danni connessi ad un consumo di alcol continuativo. Far sì che il paziente si ponga un obiettivo per modificare le proprie modalità di consumo di alcol in base ai dati raccolti nello screening che possono aiutare l'operatore a sottolineare i rischi per la salute
3. **dare indicazioni sui limiti:** la maggior parte dei pazienti tende a scegliere come obiettivo quello di ridurre i consumi quindi è necessario convincerli e sostenerli nel portare il consumo entro limiti "a basso rischio" (al di sotto di 280 g a settimana per gli uomini e dei 140 g per le donne)
4. **definire degli obiettivi** da raggiungere rispetto al consumo di alcol (*goal setting*) e sostenere la persona nel raggiungimento invitandola ad iniziare prima possibile e se necessario indirizzando per una presa in carico più mirata ai servizi algologici territoriali per un programma più strutturato che può includere anche la partecipazione a gruppi di auto mutuo aiuto.

Intervento di counseling breve. Gli elementi essenziali sono:

1. **fornire un counseling minimo**
2. **valutare e fornire suggerimento sullo stadio del cambiamento.** Gli stadi del cambiamento descrivono il modo in cui le persone considerano, iniziano e mantengono un nuovo stile di vita. I cinque stadi riassunti nella **Tabella 4.XX.** sono associati ognuno ad un elemento specifico dell'intervento. Uno dei modi più semplici per valutare la disponibilità del paziente al cambiamento circa il proprio consumo di alcol è quello di utilizzare il "righello della disponibilità", in cui il paziente deve indicare su di una scala da 1 a 10 quanto è importante per lui modificare la sua abitudine al bere (in cui 1 sta per "non importante" e 10 sta per "molto importante")

Tabella 4.XX Interventi di counseling breve in rapporto allo stadio del paziente rispetto alla sua consapevolezza della patologia/dipendenza

Stadio di consapevolezza	Consapevolezza e comportamento della persona rispetto al consumo di alcol	Suggerimenti per la gestione dell'intervento di counseling breve
Pre-contemplazione	Il bevitore con consumo rischioso e dannoso non considera il cambiamento nel suo prossimo futuro e può non essere consapevole delle conseguenze effettive o potenziali di un prolungato consumo d'alcol	Comunicare i risultati dello *screening* Informare sul rischi legati all'alcol
Contemplazione	Il bevitore può essere consapevole delle conseguenze alcol-correlate ma è indeciso rispetto al cambiamento	Riformulare le affermazioni del soggetto nella direzione del cambiamento Dare Informazioni sui problemi alcol-correlati e sui rischi di un eventuale rinvio del cambiamento Facilitare il soggetto nella scelta di obiettivi
Preparazione	Il bevitore ha già deciso di cambiare e progetta il modo per entrare in azione	Facilitare il soggetto nella scelta di obiettivi Fornire avvertenze Accrescere la fiducia del soggetto nella capacità di cambiare
Azione	Il bevitore ha iniziato a ridurre o ha interrotto il proprio consumo, ma il cambiamento non è ancora divenuto una condizione permanente	Reiterare le avvertenze Accrescere la fiducia del soggetto nella capacità di cambiare
Mantenimento	Il bevitore ha raggiunto un basso consumo o l'astinenza relativamente permanente	Accrescere la fiducia del soggetto nella capacità di cambiare Rafforzare l'impegno del soggetto al cambiamento

3. **follow-up** per valutare il raggiungimento e mantenimento degli obiettivi educativi e per aiutare il paziente a identificare i fattori scatenanti delle ricadute e le situazioni che potrebbero mettere a rischio la continuità dei progressi. Se il paziente non risponde all'intervento potrebbe essere necessario un monitoraggio ripetuto nel tempo o un intervento specialistico.

3° fase: interventi educativi prolungati e trattamenti farmacologici

Tanto i pazienti con consumo alcolico a rischio, quanto quelli per i quali ci sia il sospetto clinico di un consumo dannoso o di alcoldipendenza, possono trarre benefici da una valutazione approfondita con i test sopradescritti. La diagnosi di alcoldipendenza può essere confermata anche da livelli elevati di GGT, aminotransferasi seriche ed MCV. Dal momento che questi esami fanno parte di una batteria di test biochimici di routine, la presenza di livelli elevati dovrebbe mettere in guardia il medico circa la possibile diagnosi di consumo alcolico dannoso o di alcoldipendenza.

Gli individui fisicamente dipendenti dall'alcol sono esposti al **rischio di crisi di astinenza** nel corso delle 6-24 ore successive all'ultima dose di alcol ingerita. Come trattamento di primo intervento si consigliano le benzodiazepine come farmaci più accessibili e fruibili per la gestione della sindrome d'astinenza.

Molte persone con dipendenza da alcol raggiungono risultati migliori se gestiscono il loro problema in prima persona e non tutti richiedono trattamenti specialistici, anche se per molti soggetti si rivelano utili. Gli alcol-dipendenti possono essere gestiti in ambito di assistenza sanitaria primaria solo se si impegnano ad astenersi dall'alcol pur non riconoscendo la loro alcoldipendenza; rifiutano il ricorso a centri specialistici; non hanno gravi complicazioni psichiche, sociali o fisiche. Sono da indirizzare al trattamento specialistico gli alcol-dipendenti per i quali risultano falliti precedenti tentativi di trattamento; in presenza di complicazioni gravi o rischio di astinenza di grado moderato severo; in caso di grave patologia fisica o comorbidità psichiatrica; quando il trattamento non può esser gestito in ambito di assistenza sanitaria primaria.

Il trattamento specialistico comprende **la terapia cognitivo-comportamentale e la farmacoterapia**. Lo sviluppo di abilità sociali (*Social Skills Training - STT*), l'approccio di comunità o di gruppo e la terapia di coppia sono i metodi più vantaggiosi, soprattutto quando enfatizzano l'auto-efficacia, la capacità del soggetto di smettere di bere o ridurre la quantità, attraverso l'apprendimento di tecniche di autodeterminazione, il rafforzamento motivazionale ed anche il potenziamento del sistema di supporto al soggetto (**Tabella 4.XXI**).

Tabella 4.XXI Terapia Cognitivo Comportamentale
La Terapia Cognitivo-Comportamentale è una terapia strutturata, direttiva ed orientata al presente, sviluppata negli anni '60 da A.T. Beck e Albert Ellis. Parte dal presupposto che all'origine dei disturbi vi è un modo distorto di pensare, che influenza in modo negativo l'umore e il comportamento del paziente. La terapia è finalizzata a modificare i pensieri, le emozioni e i comportamenti disadattivi che mantengono la sofferenza del paziente, producendo la riduzione e l'eliminazione del sintomo e apportando miglioramenti duraturi nel tempo; enfatizza l'importanza di mettere in pratica, fra una seduta e l'altra, ciò che in seduta è stato appreso.

Gli approcci comportamentali prestano particolare attenzione alla rete sociale di supporto del paziente, allo sviluppo di competenze sociali e di potenziamento delle reazioni con la comunità. Viene dato molto risalto all'abilità individuale di interrompere o ridurre il consumo di alcol. Talvolta ciò viene fatto insegnando abilità di autocontrollo, talvolta incoraggiando la persona a utilizzare le sue risorse naturali. Viene messa in risalto anche la motivazione del paziente al cambiamento, sia il potenziamento della motivazione intrinseca, che l'impegno specifico comportamentale o la riorganizzazione delle situazioni sociali che possano favorire il suo cambiamento. L'approccio comportamentale si realizza frequentemente con la partecipazione del paziente a

gruppi di auto mutuo aiuto come per esempio gli Alcolisti Anonimi (**Tabella 4.XXII**) (Marmocchi et al., 2004).

Tabella 4.XXII Alcolisti Anonimi A.A.
L'associazione di mutuo auto aiuto: l'alcolista che ha smesso di bere mantiene e consolida la propria sobrietà utilizzando la sua capacità di aiutare un altro alcolista che ancora beve a uscire dalla dipendenza dall'alcol. In questo gruppo i problemi vengono affrontati con una terapia di gruppo, sono organizzate riunioni con frequenza libera, e si mette in pratica il programma di recupero; si mettono in comune esperienze, forza e speranza per risolvere il problema comune e aiutare altri a recuperarsi dall'alcolismo. L'unico requisito per entrare a far parte di A.A. è desiderare di smettere di bere: ognuno può divenire membro dell'Associazione nel momento stesso in cui dichiara di volerlo. Uno dei punti fermi dell'Associazione è l'anonimato che riveste un profondo significato: perciò, nel caso lo si voglia, si può evitare di rivelare la propria identità.

Gli approcci farmacologici più utilizzati sono l'acamprosato e l'antagonista degli oppiacei, il naltrexone.

L'acamprosato è un farmaco indicato per il mantenimento dell'astinenza alcolica nei pazienti che sono agli inizi del trattamento, in associazione ad un supporto psicologico. Agisce stimolando la neuromediazione GABA-ergica e antagonizza l'azione degli aminoacidi eccitatori, in particolare quella del glutammato.

Il **naltrexone** blocca i recettori per gli oppiacei e agisce riducendo il desiderio di assumere alcolici, diminuendo quindi le ricadute; è un farmaco che viene utilizzato da pazienti in astinenza da alcol da almeno 5-7 giorni dall'inizio della terapia. È dimostrato esserci beneficio con la combinazione tra naloxone e la terapia cognitivo-comportamentale. Non conduce ad una astinenza completa usato come unico trattamento, può indurre nausea, vomito, dolori addominali, sonnolenza e congestione nasale.

I metodi educativi che si sono rivelati inefficaci sono quelli che mirano a istruire, confrontare, spaventare, oppure indagare l'origine e le cause interiori della dipendenza da alcol, o che obbligano il paziente a partecipare a gruppi di mutuo aiuto. È molto importante che i professionisti sanitari mantengano nel tempo contatti con le persone che hanno terminato il trattamento per dipendenza da alcol presso strutture specialistiche, poiché il follow-up è in grado di ridurre il rischio di recidive (Scafato et al., 2005).

BOX *Biopsia epatica*

Definizione. La biopsia epatica è considerata il "gold standard" per accertare lo stadio di fibrosi epatica nelle persone con malattia epatica cronica ed è il metodo che, dopo anamnesi ed esame obiettivo, è utilizzato per confermare la diagnosi di cirrosi.

Lo scopo è di prelevare un piccolo frustolo di tessuto epatico per realizzare un esame istologico. Questo prelievo può essere realizzato con 3 modalità:

- **per via percutanea (biopsia epatica standard)**, realizzata con un ago da biopsia sotto lo spazio intercostale epatico. È utilizzato un apparecchio ultrasuoni portatile. È generalmente utilizzato per pazienti con coagulazione normale e non obesi;
- **biopsia sotto guida ecografica o tomografia computerizzata (CT)**, realizzata nel servizio radiologico con uno scanner a ultrasuoni per visualizzare il fegato durante la procedura bioptica. È preferibile per pazienti obesi o per coloro in cui non si riesce a visualizzare bene il fegato con scanner portatile;
- **per via trans giugulare**, realizzata inserendo uno speciale ago Tru-Cut attraverso un catetere posto nella vena epatica per via giugulare. Questo metodo è realizzato per i pazienti che hanno un tempo di coagulazione alterato e per quelli affetti da ascite. Un ulteriore vantaggio di questo metodo è che può essere misurata la pressione delle vene epatiche per valutare l'ipertensione portale.

Indicazioni. La biopsia epatica è indicata per conferma diagnostica e per valutare il grado di severità di malattie epatiche quali: la steatosi epatica non alcolica, epatite cronica HCV, epatite autoimmune, emocromatosi; sospetta neoplasia e valutazione di masse riscontrate attraverso ecografia o TAC; inoltre è effettuata per monitoraggio nei pazienti post trapianto epatico, per valutare la progressione di patologie e l'efficacia dei trattamenti.

Controindicazioni. È controindicata quando il paziente non è collaborativo, in presenza di aumento del tempo di protrombina (PT) e INR maggiore di 1,6, Trombocitopenia, conta piastrinica inferiore a 60,000/µL, ascite, colestasi extraepatica. Per i pazienti con ascite e alterazione della coagulazione, qualora necessaria, è da preferire la via trans-giugulare.

Complicanze. Le complicanze della biopsia epatica più comunemente osservate nella pratica clinica sono il dolore e il sanguinamento. La maggior parte (60%) avviene nelle prime due ore e il 96% durante le prime 24 ore a seguito della procedura. Circa il 2% dei pazienti sottoposti a biopsia richiede ospedalizzazione per la gestione di eventi avversi. Gli episodi vaso vagali e il dolore sono le cause più frequenti di ricovero.

Il dolore interviene in circa il 30% dei pazienti sottoposti a biopsia epatica. È spesso descritto un dolore sordo nel quadrante in alto a destra o alla spalla che ha tipicamente una durata breve, per un periodo di tempo inferiore alle due ore. Questo dolore generalmente è risolto con gli analgesici. Un dolore addominale forte e implacabile è invece allarmante ed è indicativo di una seria complicanza come l'emorragia intraperitoneale o la fuoriuscita di bile.

Il sanguinamento dovuto alla struttura altamente vascolarizzata del fegato può determinare le seguenti complicanze: ematoma sottocapsulare e parenchimale, emobilia ed emoperitoneo. Gli ematomi intraepatici e sottocapsulari sono i più comuni tra le complicanze riguardanti il sanguinamento e vengono evidenziati con ecografia post-biopsia. Il dolore addominale e la persistente instabilità emodinamica, che si manifesta con tachicardia e ipotensione, sono segni tipici di sanguinamento significativo.

La peritonite biliare è un'altra complicanza sebbene, sia rara, è caratterizzata da dolore addominale severo e da ipotensione vaso-vagale (Canadian Agency for Drugs and Technologies in Health, 2015).

Valutazione e informazione del paziente. Qualche giorno prima della biopsia epatica è necessario:

- accertarsi che alla persona il medico abbia motivato la procedura, le finalità, i vantaggi e le controindicazioni;
- verificare se la biopsia sarà realizzata in regime ambulatoriale o di ricovero;
- accertare i farmaci, prodotti erboristici e vitamine che il paziente assume per sospendere o ridurre il dosaggio di quelle forme che potrebbero incrementare il rischio di sanguinamento, come ad esempio i FANS, il ginko-biloba, l'olio di pesce, gli antiaggreganti. I farmaci anti-infiammatori non steroidei (FANS) dovrebbero essere sospesi almeno 3 giorni prima della biopsia;
- informare il paziente di non sospendere i farmaci salvavita prima di aver consultato il medico;
- predisporre per i controlli prescritti: solitamente INR, piastrine e verificare presenza di condizioni della persona che influenzano la scelta della metodica (esempio obesità, ascite);
- informare il paziente che può assumere uno spuntino o colazione leggera 2-3 ore prima della biopsia (Guidelines for Care of a Patient Undergoing a Liver Biopsy. NHS, (2015).

Procedura della biopsia percutanea

Preparazione del paziente e posizionamento

Informare la persona della procedura e istruirla sulla posizione che dovrà assumere, che sarà effettuata una anestesia locale e potrà provare discomfort.
Igiene delle mani con frizione alcolica per 30-40''.
Rilevare i segni vitali (PAO, FC, TC, SpO2) e lasciare il manicotto della pressione sul braccio del paziente per poterla rilevare agevolmente durante la manovra, rilevare il peso e la circonferenza addominale nel punto più largo.
Reperire un accesso venoso periferico.
Aiutare la persona ad assumere la posizione supina, rimuovere eventuali cuscini ed elevare il braccio destro dietro la testa. Le gambe e i piedi possono essere angolati verso sinistra per aprire ulteriormente gli spazi intercostali di destra.
Dopo aver posizionato e coperto il paziente, somministrare l'anestesia locale con 1% di lidocaina in entrambi i piani, superficiale e profondo.

Determinazione del sito di biopsia

Il medico effettua la percussione sul lato destro del tronco nel punto di massima durezza durante l'inspirazione e l'espirazione. Per individuare il sito si può avvalere di uno scan portatile. Frequentemente questo punto si reperisce lungo la linea ascellare media al secondo o al terzo spazio intercostale sopra il margine costale. Contrassegna la posizione con una penna dermografica (Gaurav, 2015).

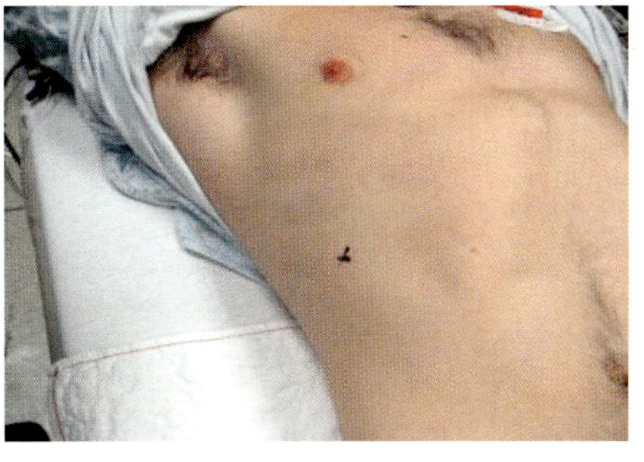

Sito di biopsia. Per gentile concessione di Gaurav Arora, MD, University of Texas Southwestern Medical Center di Dallas, Southwestern Medical School, pubblicata da Medscape Drugs & Diseases (http://emedicine.medscape.com/), 2017, disponibile all'indirizzo http://emedicine.medscape.com/article/149684-overwiew.

Preparazione della cute e prelievo bioptico

Eseguire nuovamente igiene delle mani con frizione alcolica, indossare DPI e guanti sterili.
Eseguire antisepsi della cute con soluzione antisettica (clorexidina 2% in soluzione alcolica o iodopovidone 10% in soluzione acquosa) attorno al punto individuato per un raggio di circa 7 cm e posizionare un telo sterile fenestrato.
Predisporre per l'anestesia locale per infiltrazioni con anestetico scelto dal medico, che attenderà prima di procedere all'inserzione dell'ago l'effetto anestetico.
Il medico effettua un piccolo taglio nella cute con un bisturi per consentire l'introduzione dell'ago bioptico.
Mettere il frustolo bioptico nell'apposito contenitore e verificare che sia lungo più di 25 mm per evitare, qualora inferiore, il rischio di non garantire una accuratezza diagnostica.

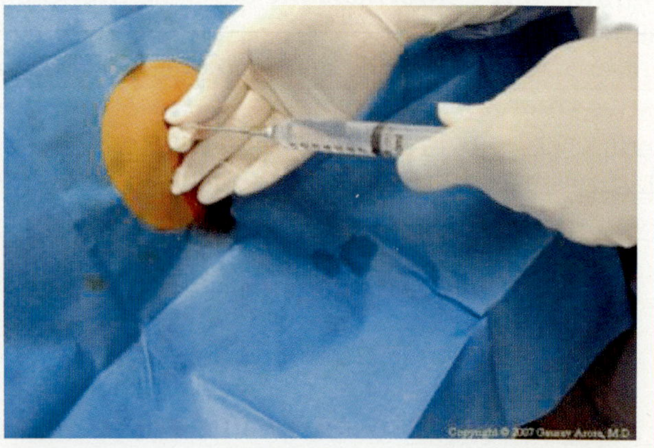

Ago bioptico all'interno del fegato. Per gentile concessione di Gaurav Arora, MD, University of Texas Southwestern Medical Center di Dallas, Southwestern Medical School, pubblicata da Medscape Drugs & Diseases (http://emedicine.medscape.com/), 2017, disponibile all'indirizzo http://emedicine.medscape.com/article/149684-overwiew.

Monitoraggio e assistenza alla persona durante la biopsia

Monitorare la presenza di dolore. Occasionalmente i pazienti descrivono esperienze di bruciore o di dolore lancinante che si irradia trasversalmente o si localizza a livello della spalla destra. Si pensa che questo dolore derivi dal contatto dell'anestetico con la capsula fibrosa di Glisson.
Monitorare FC, se maggiore di 90 intensificare i controlli e verificare la presenza di segni di ipovolemia, quali pallore, sudorazione.
Rassicurare il paziente, cogliere eventuali disagi e facilitare il comfort compatibilmente con le esigenze della procedura.

Monitoraggio e assistenza al termine della biopsia

Al termine della biopsia:
Coprire l'incisione applicando una pressione a livello del sito di inserzione, seguita da un bendaggio adesivo.
Posizionare il paziente per almeno 2 ore sul lato destro in modo che la capsula epatica sia compressa contro la parete addominale per ridurre il rischio emorragico. Suggerire al paziente di rimanere a letto per almeno 4 ore.
Misurare i segni vitali, presenza di dolore addominale ed effettuare una osservazione locale ogni 15 minuti per la prima ora dopo la biopsia, ogni 30 minuti durante la seconda ora e successivamente ogni ora fino alla quarta ora.
Documentare in cartella la tolleranza alla manovra e i prelievi effettuati per l'esame istologico
Fornire informazioni a voce e scritte per la dimissione del paziente: i segni di complicanza, contatti telefonici e modalità di ripresa di eventuali terapie interrotte o modificate (Canadian Agency for Drugs and Technologies in Health. 2015).

BOX *Paracentesi*

Definizione e scopi. La paracentesi è una procedura che consiste nel drenaggio di una parte del liquido ascitico dalla cavità peritoneale tramite ago o catetere. È un intervento di seconda scelta indicato in caso di ascite imponente refrattaria alla terapia medica che causa dispnea e anoressia da compressione diaframmatica e gastrica.
Può avere due scopi:
- **diagnostico (paracentesi esplorativa)**: evacuazione 50-100 cc di liquido per individuare la causa dell'ascite o rilevare comparsa di peritonite batterica spontanea;
- **terapeutico-palliativo (paracentesi evacuativa)**: evacuazione fino a 10 litri per rimuovere un'ascite massiva o refrattaria, diminuendo sintomi e disagi al paziente.

Indicazioni e controindicazioni. La paracentesi è una manovra relativamente sicura. La manovra può essere effettuata anche in pazienti coagulopatici con INR fino a 2.2 e trombocitopenici fino a 42.000 Plt/mm3, nei quali le complicanze emorragiche si verificano in meno dello 0,2% dei casi. Le situazioni in cui la manovra può determinare problemi, e pertanto è controindicata, sono: trombocitopenia severa (conta piastrinica $<20 \times 10^3/\mu L$) e coagulopatie (con INR >2.0), presenza di un quadro di coagulazione intravascolare disseminata (CID), instabilità emodinamica, rischio di instaurarsi o peggioramento di una sindrome epato-renale e nei pazienti confusi/agitati. Qualora necessaria in pazienti con INR maggiore di 2.0 deve essere prevista un'infusione di plasma fresco congelato (FFP) prima dell'esecuzione della paracentesi; in pazienti con conta piastrinica inferiore a $20 \times 10^3/\mu L$ deve essere invece prevista un'infusione di piastrine.
Nei pazienti che presentano organomegalia, aderenze addominali, vasi addominali dilatati, per evitare la possibile perforazione, la paracentesi viene effettuata sotto guida ecografica (Thomsen, 2006).

Diagnostica sul liquido ascitico. Il liquido ascitico raccolto può essere utilizzato per determinare l'eziologia dell'ascite stessa e per accertare la presenza di infezioni o di cancro. Per differenziare il trasudato dall'essudato il mezzo preferito è il gradiente di albumina siero/ascite (SAAG - *differenza assoluta delle concentrazioni di albumina nel siero e nell'ascite*), in base al quale è possibile riconoscere la natura del versamento.
Il gradiente di albumina siero/ascite (SAAG) è calcolato sottraendo la concentrazione di albumina del liquido ascitico dalla concentrazione dell'albumina presente in un campione di siero sanguigno prelevato lo stesso giorno. Il SAAG risulta essere in diretta correlazione con la pressione del sistema portale. In caso di trasudato ascitico il paziente presenta livelli di SAAG maggiori o uguali a 1.1 g/dL (ipertensione a livello del sistema portale). Nel caso invece di essudato ascitico, i livelli di SAAG del paziente sono inferiori a 1.1 g/dL e vanno considerate cause infettive o maligne. Quando la concentrazione di proteine del liquido ascitico è molto bassa, i pazienti sono ad aumentato rischio di infezione spontanea del liquido stesso (**peritonite batterica spontanea** - SBP). La presenza di un numero elevato di globuli rossi nel liquido ascitico può essere dovuta a una puntura traumatica, a un epatocarcinoma o alla rottura di una varice omentale. Se il livello assoluto di polimorfonucleati è > 250/ml, va fortemente considerata un' infezione del liquido ascitico; in tal caso effettuare una coltura del liquido ascitico utilizzando l'inoculazione in terreni di coltura al letto del paziente.
Sul liquido ascitico generalmente vengono effettuati i seguenti esami:
- **chimico-fisico e cellularità**: in provette con EDTA; serve per differenziare il liquido ascitico trasudatizio da quello essudatizio o chiloso e per verificare la presenza di elementi corpuscolati (eritrociti e leucociti). Un liquido torbido (normalmente è giallo paglierino), contenente più di 3 g/dl di proteine e con più di 250 leucociti per mm3 depone per la presenza di liquido infiammatorio (essudato) e di possibile peritonite batterica spontanea
- **colturale**: in flaconi per coltura di germi aerobi e anaerobi, conservabile per massimo 48 ore a temperatura ambiente prima di essere messo in coltura, per verificare se vi sia in corso una peritonite batterica spontanea

- **citologico**: in barattolo senza conservante, se sospetto di ascite su base neoplastica o di degenerazione della cirrosi in epatocarcinoma
- nel caso di dubbio sull'origine dell'ascite può essere anche calcolato il **gradiente albumina siero-ascite (SAAG)**, se il SAAG è ≥ 1,1 g/dl, l'origine del versamento è da attribuire all'ipertensione portale (trasudato), mentre in caso contrario l'ascite può essere considerata come secondaria a carcinosi peritoneale, infezione tubercolare o pancreatite (essudato) (Sperlinga, 2008; Thomsen, 2006).

I pazienti con ascite e cirrosi possono sviluppare una grave complicanza: una peritonite batterica acuta in assenza di una evidente fonte originaria di infezione (**peritonite batterica spontanea**). Il quadro clinico tipico è caratterizzato dall'esordio brusco di febbre, dolore addominale diffuso, liquido ascitico torbido con presenza di un numero elevato di globuli bianchi nel liquido ascitico (una conta leucocitaria ≥ 250 cellule/mm3), coltura del liquido positiva e peggioramento dell'encefalopatia. Il trattamento è con **antibiotici** (cefalosporine 2 g ogni 8 ore) (Runyon, 2012).

Complicanze della paracentesi. La paracentesi è considerata una tecnica sicura. Talvolta possono comunque verificarsi le seguenti complicanze:

- **ipovolemia** con peggioramento della funzionalità renale: da richiamo del liquido "ex vacuo" dal torrente circolatorio con ipoperfusione renale e rischio di instaurarsi/peggioramento di sindrome epato-renale; da prevenire con infusione di albumina (sopra i 4-5 L di drenaggio) o altri plasma expander;
- **emoperitoneo/ematoma** della parete addominale: evenienza rara, da cogliere osservando medicazione, parete addominale e parametri emodinamici;
- **fuoriuscita prolungata di liquido** dal punto di inserzione dell'ago: si riduce utilizzando aghi di piccolo calibro e tecnica Z track. Talvolta può essere utile sigillare la zona di ingresso dell'ago con un punto di sutura, uno steril strip o colla adesiva;
- **perforazione di viscere**: rischio minimizzabile con guida ecografica, e facendo svuotare la vescica prima della puntura;
- **infezione locale/peritonite**: eseguendo la procedura sterilmente si riduce quasi completamente il rischio (Sperlinga 2008; Thomsen 2006).

Procedura della paracentesi

Materiale specifico necessario Telino sterile forato, materiale per antisepsi cutanea: antisettico e garze sterili, materiale per anestesia locale, aghi con tubo collettore a tre vie, due o tre aghi appositi per paracentesi dotati di fori situati nella parte distale per facilitare il deflusso del liquido ascitico, provette per la raccolta di campioni per esame biochimico, colturale, citologico.
Preparazione del paziente e posizionamento Informare la persona della procedura e indicare che non è necessario il digiuno, istruirla sulla posizione che dovrà assumere, che sarà effettuata una anestesia locale e potrà provare discomfort, invitare ad urinare. Rilevare i segni vitali (PAO, FC, TC, SpO2) e lasciare il manicotto della pressione sul braccio del paziente per poterla rilevare agevolmente durante la manovra, rilevare il peso e la circonferenza addominale nel punto più largo. Reperire un accesso venoso periferico. Aiutare la persona ad assumere la posizione in decubito semi-laterale sinistro vicino al bordo del letto, con un cuscino d'appoggio a livello lombare per facilitare il mantenimento della posizione. Supportare la paura della persona di cadere dal letto attraverso la presenza di un operatore o di uno schienale di appoggio.

Siti di possibile inserzione dell'ago per paracentesi e visualizzazione dell'ascite attraverso ultrasuoni

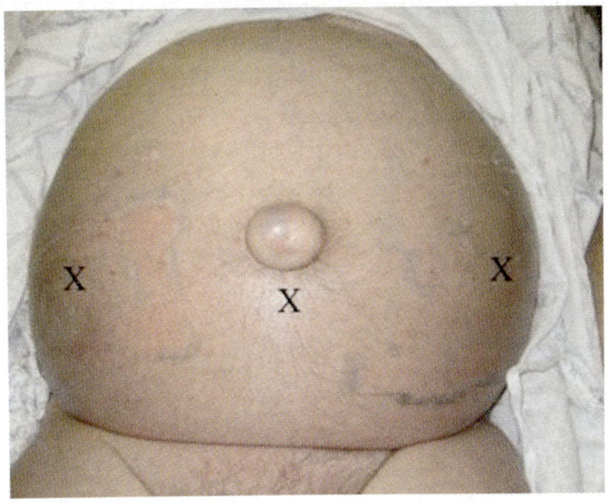

*

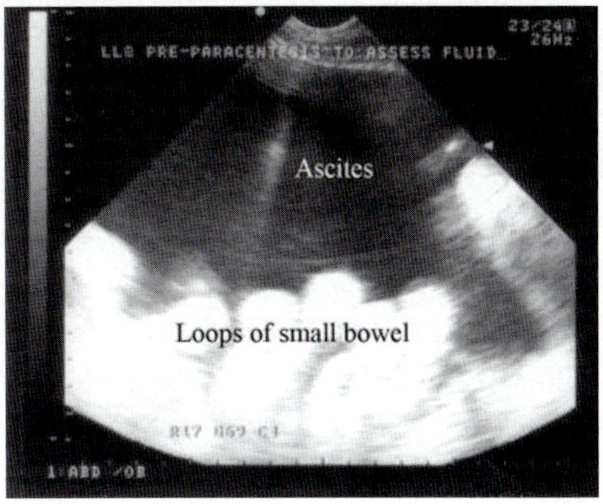

*

Il punto raccomandato per introdurre l'ago si trova 2 cm sotto l'ombelico sulla linea mediana o nei quadranti inferiori destro e sinistro, 2-4 cm sopra e 2-4 cm medialmente alla spina iliaca anteriore superiore. Il vantaggio dell'approccio sulla linea mediana è dato dal fatto che la linea alba in questa regione è priva di vasi sanguigni. Tuttavia nei pazienti obesi può essere preferibile l'approccio laterale sinistro perché a questo livello la parete addominale è più sottile ed in questa regione si raccoglie una maggior quantità di liquido ascitico rispetto alla linea mediana. Se si sceglie l'approccio laterale inserire l'ago lateralmente alla guaina del muscolo retto per evitare di pungere l'arteria epigastrica inferiore.
È raccomandato l'uso dell'ultrasonografia per verificare la presenza di una tasca di liquido sotto il sito di inserzione selezionato e per evitare di pungere la vescica eventualmente sovradistesa o piccole aderenze intestinali al di sotto del sito d'entrata selezionato.

Preparazione della cute e aspirazione di liquido ascitico

Eseguire antisepsi della cute con soluzione antisettica (clorexidina 2% in soluzione alcolica o iodopovidone 10% in soluzione acquosa) attorno al punto individuato per un raggio di circa 7 cm e posizionare un telo sterile fenestrato.
Effettuare l'anestesia locale infiltrando l'anestetico scelto dal medico e attendere, prima di procedere all'inserzione dell'ago, l'effetto anestetico.
Aprire il set a sistema chiuso per paracentesi sul campo sterile e rendere disponibile il materiale necessario.
Il medico effettuerà:
- igiene mani con frizione alcolica, indossare DPI e guanti sterili.
- inserzione dell'ago a 45° e con tecnica Z track per minimizzare le perdite di liquido ascitico una volta terminata la procedura.
- applicazione di una pressione negativa continua all'interno della siringa durante l'avanzamento dell'ago.
- immobilizzazione delll'ago e la siringa con una mano mantenendoli in posizione per evitare che l'ago penetri ulteriormente nella cavità peritoneale.
- il raccordo della siringa da 60 ml al rubinetto a tre vie e aspirare il liquido ascitico nella quantità necessaria per i vari campioni.

In caso di paracentesi evacuativa, connettere un catetere di raccolta del liquido al rubinetto e l'altra estremità ad una sacca di drenaggio. Dopo aver drenato il volume necessario, rimuovere il catetere, esercitare una pressione decisa per interrompere il sanguinamento, se presente, e applicare una medicazione sul sito di inserzione (Thomsen, 2006).

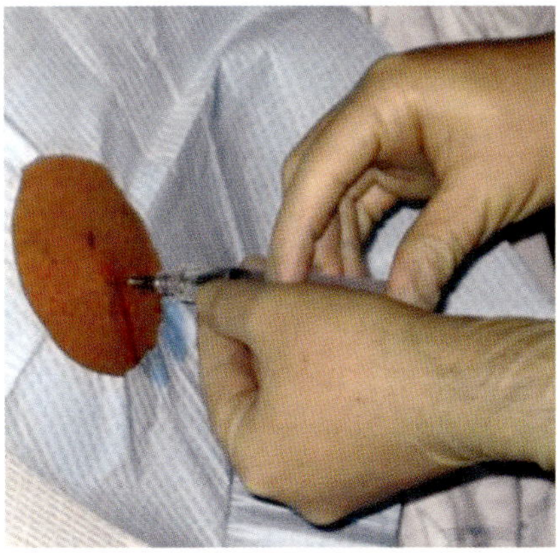
*

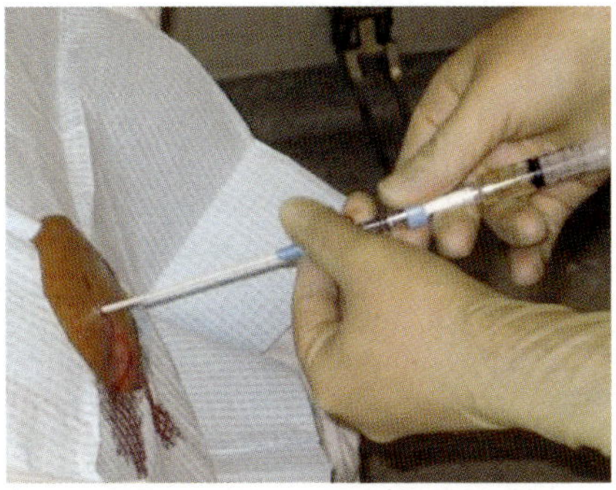
*

*Per gentile concessione di Gil Shlamovitz, MD, Keck School of Medicine of the University of Southern California, pubblicata da Medscape Drugs & Diseases (http://emedicine.medscape.com/), 2017, disponibile all'indirizzo http://emedicine.medscape.com/article/80944-overwiew.

Monitoraggio e assistenza alla persona durante la paracentesi
Controllare la velocità di uscita del liquido ascitico, circa 1 litro ogni 6 minuti, e la qualità; se il flusso dovesse arrestarsi si deve far cambiare leggermente posizione al paziente.
Su prescrizione medica infondere albumina, 6-8 gr per litro di ascite rimosso, o soluzioni di plasma expander, secondo prescrizione medica, durante o subito dopo la paracentesi. Questo è fortemente indicato quando vengono drenati volumi importanti di liquido ascitico, superiori a 4-5 litri (Runyon, 2012).
Monitorare FC; se maggiore di 90 intensificare i controlli e verificare la presenza di segni di ipovolemia, quali pallore, sudorazione.
Rassicurare il paziente, cogliere eventuali disagi o dolore e facilitare il comfort compatibilmente con le esigenze della procedura.

Monitoraggio e assistenza dopo l'esecuzione della paracentesi
Al termine della paracentesi:
- posizionare il paziente al centro del letto, meglio sul fianco opposto, per ridurre la probabilità di uscita spontanea di liquido ascitico.
- monitorare FC, sito di inserzione,TC, dolore addominale e respiro nelle ore successive per rilevare tempestivamente segni di complicanza.
- informare il paziente che può bere se tollerato e che dopo un'ora, se non riscontrati problemi, può ricominciare a deambulare, mantenendo per qualche minuto una posizione seduta sul letto e poi iniziare a camminare con all'inizio la presenza di un operatore.
- documentare in cartella la tolleranza alla manovra, la quantità e la qualità del liquido drenato e i prelievi effettuati per indagini diagnostiche.

Bibliografia

Adler A., March P. (2016) Ascites CINAHL Nursing Guide, EBSCO Publishing, (Quick Lesson)

Amodio P., Bemeur C., Butterworth R., Cordoba J., Kato A., Montagnese S., Uribe M., Vilstrup H., Morgan MY. (2013).The nutritional management of hepatic encephalopathy in patients with cirrhosis: International Society for Hepatic Encephalopathy and Nitrogen Metabolism Consensus. *Hepatology,*58(1):325-36

Augustin S., Gonzàles A., Genescà J. (2010) Acute esophageal variceal bleeding: Current strategies and new perspectives. *World J Hepatol,* 2(7), 261-274.

Bashyam M., Lepore M., Harbord M. (2015) Management of cirrhotic ascites. *Br J Hosp Med (Lond),* 76(2):C28-32.

Bissoli L., Zamboni M., Sergi G., Ferrari E., Bosello O. (2001) Linee Guida per la valutazione della malnutrizione nell'anziano. *Giorn Geront,* 49: 4-12.

Blachier M., Leleu H., Peck-Radosavljevic M., Valla D.C., Roudot-Thoraval F. (2013) The burden of liver disease in Europe: a review of available epidemiological data. *J Hepatol,* 58(3):593-608.

Bunchorntavakul C., Chamroonkul N., Chavalitdhamrong D. (2016) Bacterial infections in cirrhosis: A critical review and practical guidance. *World Journal of Hepatology,* 8(6):307–321.

Canadian Agency for Drugs and Technologies in Health. (2015) Non-Invasive Methods for Diagnosis and Monitoring of Liver Fibrosis in Patients with Chronic Hepatitis B and C: A Review of Diagnostic Accuracy, Clinical Effectiveness, Cost-Effectiveness and Guidelines. www.ncbi.nlm.nih.gov

Cox-North C., Doorenbos A., Shannon S.E., Scott J., Curtis J.R. (2013) The Transition to End-of-Life Care in End-stage Liver Disease. *Journal of Hospice and Palliative Nursing,* 15(4):209-215.

Curtis J.R. (2008) Palliative and end-of-life care for patients with severe COPD. *Eur Respir J,* 32(3):796-803.

D'Amico G., Garcia-Tsao G. (2006) Natural history and prognostic indicators of survival in cirrhosis: A systematic review of 118 studies. *J Hepatol,* 44(1):217-31.

Dati SDO 2013 – Ministero Italiano della salute. Luglio 2014.

Dolan B., Arnold R. (2007) Prognosis in decompensated chronic liver failure. Fast Facts and Concepts. http://www.mcw.edu/FileLibrary/User/jrehm/fastfactpdfs/Concept189.pdf

European Association for the Study of Liver (2012) EASL clinical practical guidelines: management of alcoholic liver disease. *J Hepatol,* 57(2):399-420

European Association for the Study of the Liver (2010) EASL clinical practice guidelines on the management of ascites, spontaneous *J Hepatol,* 53(3):397-417.

Fede G., D'Amico G., Arvaniti V., et al. (2012) Renal failure and cirrhosis: a systematic review of mortality and prognosis. *J Hepatol,* 56(4):810-8.

Festi D. Marasco G. Ravaioli F. Colecchia A. (2016) Encefalopatia epatica. *Recenti Prog Med,* 107: 378-385

Forner A., Llovet J.M., Bruix J. (2012) Hepatocellular carcinoma. *Lancet,* 379(9822):1245-55.

Garcia-Tsao G., Sanyal A.J., Grace N.D., Carey W.D. (2007) Prevention and Management of Gastroesophageal Varices and Variceal Hemorrhage in Cirrhosis. *Am J Gastroenterol,* 102(12):2868.

Garini G., Delsante M., Iannuzzella F. (2011) Fisiopatologia dell'ipertensione portale e della ritenzione idrosalina della cirrosi. *Recenti Prog Med,* 102: 134-140.

Gaurav A., Walid S A.(2015). Percutaneous Liver Biopsy. http://search.medscape.com

Ge PS, &Runyon BA, (2016) Treatment of Patients with Cirrhosis. *N Engl J Med* 375:21, 2102-2105.

Gines P., Schrier RW. (2009) Renal failure in cirrhosis. *N Engl J Med,* 361(13):1279-90.

Gluud LL, Dam G, Les I, Córdoba J, Marchesini G, Borre M, Aagaard NK, Vilstrup H. Branched-chain amino acids for people with hepatic encephalopathy. Cochrane Database Syst Rev. 2015 Sep 17;(9):CD001939.

Gluud LL, Vilstrup H, Morgan MY. Non-absorbable disaccharides versus placebo/no intervention and lactulose versus lactitol for the prevention and treatment of hepatic encephalopathy in people with cirrhosis. *Cochrane Database of Systematic Reviews* 2016, Issue 5. Art. No.: CD003044

Grattagliano I., Napoli L., Marulli C.F., Cottone C. Nebiacolombo C., Ubaldi E., Portincasa P. (2013) Valutazione del rischio evolutivo nel paziente con steatosi epatica non alcolica in Medicina Generale: Studio VARES (SIMG) *Rivista Società Italiana di Medicina Generale,* 2:12-18

Groszmann R.J., Garcia-Tsao G., Bosch J., et al. Portal Hypertension Collaborative Group (2005). Beta-blockers to prevent gastroesophageal varices in patients with cirrhosis. *N Engl J Med,* 353(21):2254-61.

Guidelines for Care of a Patient Undergoing a Liver Biopsy.NHS (2015) https://www.nuh.nhs.uk/

Hou M.C. (2015) Is there adequate evidence to encourage early feeding in patients with acute esophageal variceal bleeding? *J Chin Med Assoc,* 78(11):631-2.

Hoyert D.L., Xu J. (2012) Deaths: preliminary data for 2011. *Natl Vital Stat Rep,* 61(6):1-51.

Hytiroglou P., Snover D.C., Alves V., et al. (2012) Beyond "cirrhosis": a proposal from the International Liver Pathology Study Group. *Am J Clin Pathol,* 137(1):5-9.

Imani, F., Motavaf, M., Safari, S., & Alavian, S. M. (2014). The Therapeutic Use of Analgesics in Patients With Liver Cirrhosis: A Literature Review and Evidence-Based Recommendations. Hepatitis Monthly, 14(10), e23539. http://doi.org/10.5812/hepatmon.23539

Janssen D, Spruit M, Wouters E, Schols J. Daily symptom burden in end-stage chronic organ failure: a systematic review. *Palliat Med*. 2008;22(8):938–948

Kalisch B.J., Lee S., Dabney B.W. (2014) Outcomes of inpatient mobilization: a literature review. *J Clin Nurs*, 23(11-12):1486-501.

Kasper D.L., Fauci A.S., Longo D.L., Hauser S.L., Jameson J.L., Loscalzo J. (2015) Harrison's Principles of Internal Medicine 19th edition. McGraw Hill Education

Lisman T., Caldwell S.H., Burroughs A.K., et al. Coagulation in Liver Disease Study Group (2010) Hemostasis and thrombosis in patients with liver disease: the ups and downs. *J Hepatol*, 53(2):362-71.

Lo E., Nicolle L.E., Coffin S.E., Gould C., Maragakis L.L., Meddings J., Pegues D.A., Pettis A.M., Saint S., Yokoe D.S. (2014) Strategies to prevent catheter-associated urinary tract infections in acute care hospitals: 2014 update. *Infect Control Hosp Epidemiol*, 35(5):464-79.

Lo G.H., Lin C.W., Hsu Y.C. (2015) A controlled trial of early versus delayed feeding following ligation in the control of acute esophageal variceal bleeding. *J Chin Med Assoc*,78(11):642-7.

Lockwood AH. Blood ammonia levels and hepatic encephalopathy. Metab Brain Dis. 2004 Dec;19(3-4):345-9.

Lozano R., Naghavi M., Foreman K., et al. (2012) Global and regional mortality from 235 causes of death for 20 age groups in 1990 and 2010: a systematic analysis for the Global Burden of Disease Study. *Lancet*, 380(9859):2095-128.

Marmocchi P. et al. (2004). Educare le life skills. Come promuovere le abilità psico-sociali e affettive secondo l'organizzazione Mondiale della Sanità. Ed. Erickson, Trento

Moretti A, Koch M (2015). Probiotici in ambito gastroenterologico: quali evidenze? https://www.researchgate.net/publication/265666786

Nardi M., Tognana G., Schiavo G., Caregaro L. (2009). Nutritional support in liver cirrhosis. Nutritional Therapy & Metabolism, 27(4), 155-163

National Clinical Guideline Centre (UK). Intravenous Fluid Therapy: Intravenous Fluid Therapy in Adults in Hospital [Internet]. London: Royal College of Physicians (UK); 2013 Dec. Available from http://www.ncbi.nlm.nih.gov/books/NBK247761/ PubMed PMID: 25340240

O'Shea R.S., Dasarathy S., McCullough A.J. (2010) Practice Guideline Committee of the American Association for the Study of Liver Diseases; Practice Parameters Committee of the American College of Gastroenterology. Alcoholic liver disease. *Hepatology*. 51(1):307-28.

Osservatorio Nazionale Alcol –CNESPS. (2013) Rapporto sull'impatto del consumo di alcol ai fini dell'implementazione delle attività del Piano Nazionale Alcol e Salute.

Passi (Progressi delle Aziende Sanitarie per la Salute in Italia), Centro nazionale di epidemiologia, sorveglianza e promozione della salute dell'Istituto superiore di sanità http://www.epicentro.iss.it/passi/infoPassi/infoGen.asp

Peng JK, N, Higginson IJ, Gao W (2016) Symptom prevalence of patients with end-stage liver disease: a systematic review. BMJ Support Palliat Care,6:401-402.

Potosek, J., Curry, M., Buss, M., & Chittenden, E. (2014). Integration of Palliative Care in End-Stage Liver Disease and Liver Transplantation. Journal of Palliative Medicine, 17(11), 1271–1277.

Qin N, Yang F, Li A, Prifti E, Chen Y, Shao L, et al. Alterations of the human gut microbiome in liver cirrhosis. Nature 2014;513(7516):59–64.

Runyon B.A., AASLD Practice Guidelines Committee (2009). Management of adult patients with ascites due to cirrhosis: an update. *Hepatology*, 49(6):2087-107.

Runyon BA, AASLD. (2013). Introduction to the revised American Association for the Study of Liver Diseases Practice Guideline management of adult patients with ascites due to cirrhosis. Hepatology, 57(4):1651-3.

Saab S., Suraweera D, Au J., Saab EG. Alper TS., Tong MJ (2016). Probiotics Are Helpful in Hepatic Encephalopathy: A Meta-analysis of Randomized Trials Liver International, 36(7):986-993.

Sass D.A., Chopra K.B. (2009) Portal Hypertension and Variceal Hemorrhage. *Med Clin N Am*, 93(4):837-53.

Scafato E, Gandin C, Patussi V. (2010). L'alcol e l'assistenza sanitaria primaria. Linee guida cliniche per l'identificazione e l'intervento breve. Adattamento alla versione italiana di Anderson, P., Gual, A, Colom, J. (2005). Alcohol and Primary Health Care: Clinical Guidelines on Identification and Brief Interventions. Department of Health of the Government of Catalonia: Barcelona.

Schuppan D., Afdhal N.H. (2008) Liver cirrhosis. *Lancet*, 371(9615):838-51.

Shlamovitz GZ, Nirav R S (2016)Paracentesis:retrieved http://emedicine.medscape.com on 5 novembre 2016

Thomsen TW, Shaffer RW, White B, Setnik GS. Videos in clinical medicine. Paracentesis. N Engl J Med. 2006 Nov 9. 355(19):e21

Tsochatzis E.A., Bosch J., Burroughs A.K. (2012) New therapeutic paradigm for patients with cirrhosis. *Hepatology*, 56(5):1983-92.

Vidot H, Carey S, Allman-Farinelli M, Shackel N. Systematic review: the treatment of muscle cramps in patients with cirrhosis. Aliment Pharmacol Ther. 2014 Aug;40(3):221-32.

Vilstrup H., Amodio P., Bajaj J., Cordoba J., Ferenci P., Mullen K.D., Weissenborn K., Wong P. (2014) Hepatic encephalopathy in chronic liver disease: 2014 Practice Guideline by the American Association for the Study of Liver Diseases and the European Association for the Study of the Liver. *Hepatology*, 60(2):715-35.

Yang P.M:, Chen D.S. (2005) Caput Medusae. *N Engl J Med*; 353:e19

Younossi ZM, Boparai N, Price LL, Kiwi ML, McCormick M, Guyatt G. Health-related quality of life in chronic liver disease: the impact of type and severity of disease. Am J Gastroenterol. 2001;96(7):2199–2205.

5 Demenze

Ermellina Zanetti, Anna Brugnolli,
Angelo Bianchetti, Luisa Saiani

Con il termine "demenza" si indica una sindrome dalle molteplici cause, che si manifesta con un deterioramento progressivo delle funzioni cognitive di entità tale da compromettere il lavoro e le usuali attività e che non sono spiegate da delirium o disturbi psichiatrici maggiori. È una condizione progressiva, anche se in alcuni casi si assiste ad un declino graduale e costante, mentre in altri casi si possono avere periodi più o meno lunghi di stabilità alternati a rapidi peggioramenti. In ogni forma di demenza è possibile osservare quotidiane variazioni delle prestazioni cognitive in relazione ad eventi ambientali, o patologie o somministrazione di farmaci.

Le demenze includono più forme: demenza di Alzheimer (50-70%), demenza di origine vascolare (20%), demenza a corpi di Lewy (15%), demenza fronto-temporale, che comprende varie forme con caratteristiche diverse (5%); vi sono poi forme più rare di demenze, quali la sindrome di Korsakoff, la malattia di Creutzfeldt-Jakob, la demenza nel corso dell'infezione da HIV; inoltre quadri di demenza possono accompagnarsi a malattie somatiche (endocrino metaboliche o di altra natura) e stati carenziali. Esiste poi un quadro clinico intermedio fra la condizione di normalità e la demenza vera e propria definito "deterioramento cognitivo lieve" (o *Mild Cognitive Impairment*) che si configura come una condizione di transizione e di rischio, che può evolvere in un quadro di franca demenza nel 5-10% dei soggetti ogni anno.

Con il normale processo di invecchiamento si assiste a modificazioni delle prestazioni cognitive che non determinano una riduzione delle capacità funzionali dell'individuo e sono considerate "normali"; quando il grado del declino supera quello atteso dall'invecchiamento è possibile parlare di deterioramento patologico che può assumere vari gradi, dal deterioramento lieve (definito da alcuni autori come *Mild Cognitive Impairment* fino alla demenza vera e propria. Le alterazioni delle capacità in uno o più domini cognitivi quali memoria, orientamento, linguaggio, giudizio e capacità di calcolo e di problem solving, sono le dimensioni considerate per definire il deterioramento. La memoria è il dominio cognitivo comunemente più danneggiato nella demenza, sebbene in forme particolari (come le demenze fronto temporali) possa essere relativamente risparmiato nelle fasi iniziali. La soglia diagnostica tra i cambiamenti cognitivi normali e quelli patologici non è ben definibile ed è influenzata da numerose variabili quali l'età, la scolarità e le abitudini del soggetto. Quindi la demenza non costituisce una conseguenza inesorabile, un "destino ineluttabile" di chi invecchia, ma rappresenta una condizione patologica determinata da varie malattie che, in modo diretto o indiretto, danneggiano il cervello. Queste colpiscono più frequentemente gli anziani, la cui numerosità rispetto alla popolazione generale è sensibilmente aumentata nel corso degli ultimi decenni, rappresentando ora più del 20% della popolazione.

Negli anni novanta l'attenzione per le demenze ha avuto un crescendo continuo in tutti i paesi avanzati, sia nella ricerca sperimentale e clinica sia nell'organizzazione dei servizi. Nel 2014 nel nostro Paese è stato pubblicato il Piano Nazionale Demenze per promuovere e migliorare qualità e appropriatezza degli interventi assistenziali in questo settore.

La malattia di Alzheimer narrata da un famigliare

Racconto la storia della vita che stiamo facendo con mio marito che ha l'Alzheimer...

È iniziato con dei disorientamenti, si sentiva insicuro perché non riusciva più a sapere dove andare e non sapeva più riconoscere la strada; ma era ancora attivo, usciva da solo, adesso è molto meno indipendente perché bisogna seguirlo su tutto. A causa di questi disturbi è stato inserito nel progetto Cronos che segue le persone che hanno problemi cognitivi. Chiedevo spesso alla dottoressa di neurologia se c'era qualche centro che mi potesse aiutare a sapere come comportarmi quando mio marito diceva *"devo andare a cercare mia mamma [morta da anni]"*, oppure quando vedeva le persone che camminavano sulla montagna e non c'erano. Avevo bisogno di sapere cosa dovevo dire: se assecondarlo oppure convincerlo che non era vero. La dottoressa mi ha aiutata ad inserirlo in un centro diurno e mi ha fatto capire che mio marito aveva l'Alzheimer. Fino ad allora mi parlavano sempre di problemi cognitivi che non avevo mai collegato all'Alzheimer. Vedendo tutto quello che succedeva mi era sorto questo dubbio. Notavo comportamenti simili a quelli di mia suocera che era affetta da demenza senile e Alzheimer.

Adesso frequenta molto volentieri il centro diurno [centro Alzheimer] anche se quando arriva a casa naturalmente non mi racconta niente perché non ricorda come ha passato la giornata esempio la passeggiata, ... Vedo che gli fa bene, nel Centro ha ripreso anche la sua passione di cantare. Ora in casa, in macchina canta spesso a volte anche con qualche canzone del festival degli anni '70, come ad esempio *"sono rose rosse per te"*. Lo vedo molto più insicuro, se prima riusciva a rimanere un attimo da solo, adesso appena non mi vede mi chiama *"dove sei?"* anche se sono in casa. Sono spesso in ansia perché non posso andare un attimo in bagno in pace che subito mi cerca, per esempio dice *"mi hai chiamato?"*. Ora non distingue dove è il bagno o non si ricorda se ha già mangiato; cerca il suo furgone che non abbiamo più da anni, è preoccupato di non avere chiuso a chiave la sua auto,... oppure di dare da mangiare alle bestie che sono nella stalla *"mi sono dimenticato di dare da bere alla bestia, mi morirà..."* tutte preoccupazioni che probabilmente aveva da piccolo.

Nei primi anni faceva da mangiare, adesso il suo lavoro è pelare le patate; va a bagnare il giardino, gli piace asciugare i piatti. Ultimamente ha la mania di buttare gli avanzi sotto la siepe come le bucce di mela e di patate. Potrebbe essere un ricordo legato alle galline che aveva, ne ho parlato anche con la psicologa. Lo lascio fare, poi le raccolgo la sera.

Mio marito ha un altro problema di salute, un aneurisma aortico che dovrebbe essere operato in cardiochirurgia ma rifiuta l'intervento perché non capisce bene la gravità. Non me la sento di prendere decisioni per lui e ho pensato di lasciare le cose come stanno. Non me la sono sentita di prendere una decisione tra salvare una persona affetta da aneurisma che può rompersi fra qualche mese, fra un anno, fra cinque anni o accelerare il peggioramento cognitivo. Non è stata una scelta facile.

Per me non è facile accettare che non si ricorda quando ci siamo conosciuti, sa che sono sua moglie, al momento mi conosce ancora, però ci sarà il giorno, come è successo per sua mamma che non mi riconoscerà. Già ora ha difficoltà a riconoscersi nelle foto. Devo adattare la mia vita alla situazione, se prima potevamo fare delle passeggiate assieme ora ha difficoltà a camminare e non lo possiamo fare più; a volte lo porto in macchina in montagna ma non ho più la soddisfazione di condividere il piacere della gita: gli dico *"è stato bello vero?"* e lui mi risponde *"ma c'ero anch'io?"*. Non è più possibile fare un discorso logico, o chiedere un consiglio, o parlare dei fatti che succedono in televisione. In casa si sta molto in silenzio.

Mi sono stati di aiuto gli incontri con la psicologa del centro diurno Alzheimer e il confronto con altri famigliari dove ognuno portava la sua esperienza.

Epidemiologia e fattori di rischio

L'invecchiamento progressivo della popolazione ha portato ad un incremento dei casi di demenza, che aumentano in modo quasi esponenziale con l'età, probabilmente questo è legato al fatto che con l'età aumentano i tempi di esposizione ai fattori di rischio. Secondo diverse stime, tra il 2% e il 10% di tutti i casi di demenza, questa inizia prima dei 65 anni. La prevalenza raddoppia ogni cinque anni di incremento di età dopo i 65. Nelle persone con più di ottanta anni è ammalato circa un soggetto su cinque. Il rischio sia di malattia di Alzheimer sia di demenza vascolare, che sono le due forme più frequenti di demenza, oltre a crescere esponenzialmente all'aumentare dell'età, presenta differenze tra i due sessi: le donne mostrano una più alta incidenza di malattia di Alzheimer, mentre gli uomini hanno un rischio maggiore di demenza vascolare. Questo suggerisce che fattori ormonali e stili di vita possano avere un ruolo essenziale nell'eziopatogenesi delle due principali forme dementigene (Prince et al., 2013).

Nel 2010 si stimava che il numero totale di nuovi casi annui di demenza nel mondo si aggirava tra 7,5-8 milioni. Il numero di persone affette da demenza che nel 2010 erano stimate in 35,6 milioni raddoppierà entro il 2030 e verosimilmente triplicherà entro il 2050 con una stima di circa 105 milioni di malati. La demenza costituisce la principale causa di disabilità nella persona anziana. Questa rilevanza epidemiologica spiega perché le demenze oggi sono una delle principali sfide per i sistemi sociali e sanitari del mondo occidentale.

I risultati provenienti da numerosi studi epidemiologici e clinici suggeriscono molteplici fattori biologici, comportamentali, sociali e ambientali che possono contribuire al rischio di declino cognitivo. I più importanti fattori di rischio per l'Alzheimer sono l'età avanzata e la familiarità. Nella **Tabella 5.I** sono descritti sinteticamente i fattori che sono associati ad un aumento del rischio o ad un ruolo protettivo verso la malattia.

Tabella 5.I Fattori di rischio e protettivi della malattia di Alzheimer (Cummings, 2008)

Fattori di rischio	Aumentano/decrescono il rischio
Apoliproteine E, allele ε-4	Aumenta il rischio
Familiarità per demenza	Aumenta il rischio
Depressione	Aumenta il rischio
Diabete mellito	Aumenta il rischio
Ipercolesterolemia	Aumenta il rischio eccetto per età > 85 anni
Forte fumatori	Aumenta il rischio
Malattie cardiovascolari e scompenso cardiaco	Probabile aumento rischio Malattia di Alzheimer
Ipertensione arteriosa non controllata dalla terapia	Aumenta il rischio
Obesità e sovrappeso nell'età adulta	Probabile aumento del rischio
Uso elevato di alcol	Aumento rischio in persone geneticamente predisposte (bassi consumi hanno un effetto protettivo)
Trauma cranico	Probabile aumento del rischio
Training cognitivi	Leggera riduzione del rischio
Diete ad elevato contenuto di acidi grassi omega-3 e vitamine E e C, vitamine B_6, B_{12} e folati	Decresce il rischio
Dieta mediterranea	Decresce il rischio
Attività fisica regolare e continuativa	Decresce il rischio
Alto livello educativo	Decresce il rischio

Fattori genetici. La predisposizione alla malattia di Alzheimer è in parte geneticamente determinata. La ricerca ha permesso di evidenziare che nelle forme familiari a esordio precoce sono coinvolte mutazioni in almeno tre diversi geni, situati sui cromosomi 1, 14 e 21. Questi geni sono responsabili della produzione di tre proteine denominate presenilina 1 (cromosoma 14), presenilina 2 (cromosoma 1) e proteina precursore dell'amiloide (cromosoma 21) (Nacmias et al., 2014). Insieme queste tre mutazioni sono responsabili del 50% circa dei casi di malattia di Alzheimer familiare, che corrispondono a circa lo 0,5% di tutti i casi di malattia di Alzheimer in generale e la mutazione del gene della presenilina 1 è la più frequente (Bruni et al., 2014).
I fattori genetici possono avere un ruolo anche nelle forme a esordio tardivo. In particolare, la presenza del genotipo ε4 (cromosoma 19) dell'apolipoproteina E (ApoE) determinerebbe un aumento di circa 3 volte del rischio di sviluppare la malattia. Il genotipo ε2 avrebbe invece un effetto protettivo nei confronti della malattia. L'associazione tra ApoE-ε4 e il rischio di malattia di Alzheimer è stata per la prima volta riportata nel 1993 (Frisoni et al., 1998). Molti lavori successivi hanno stabilito che il genotipo dell'ApoE è, finora, il più importante fattore genetico coinvolto nella malattia di Alzheimer sporadica e a esordio tardivo. L'ApoE ha un ruolo importante nel plasma per il trasporto del colesterolo e per la regolazione del metabolismo lipoproteico e aterogenico. È anche prodotta dagli astrociti nel cervello, dove il suo ruolo fisiologico è più incerto. L'allele ApoE-ε4 sembra legato anche a un aumentato rischio aterogenico, fatto questo che potrebbe spiegare l'associazione con la demenza vascolare (Wang et al., 2015). Ad oggi non sono state riportate associazioni significative di altre forme di demenza con questo genotipo. Il ruolo della genetica è fondamentale, ma per arrivare a delineare il rischio e l'eziologia della malattia di Alzheimer non si può prescindere dall'indagare le interazioni genetico-ambientali (Traynor et al., 2015).

Fattori di rischio vascolare. La ricerca epidemiologica degli ultimi anni si è dedicata intensamente alla possibile relazione tra fattori vascolari e demenza in generale, e malattia di Alzheimer in particolare, data l'elevata frequenza di tali fattori nella popolazione adulta e anziana e le ampie possibilità di prevenzione e cura. Ipertensione, ipercolesterolemia, fumo, obesità, diabete e malattie cardiovascolari periferiche sono associati con un aumento del rischio di demenza, non solo di tipo vascolare, ma anche di malattia di Alzheimer (O'Brien et al., 2014).

Fumo. Studi dimostrano un collegamento tra forti fumatori e lo sviluppo di demenza: le persone che fumano più di 2 pacchetti di sigarette al giorno hanno un aumento del rischio di sviluppare altre forme di demenza oltre a quella di Alzheimer. Si ipotizza che il fumo di tabacco possa causare demenza attraverso diversi meccanismi. La modalità causale più riconosciuta è quella tramite la via dei fattori di rischio vascolari che determinano malattia cerebrovascolare, ictus e malattia coronarica. Il fumo aumenta l'omocisteina plasmatica totale, un fattore di rischio indipendente per ictus, deterioramento cognitivo, demenza di Alzheimer e altre forme di demenza. Infine, il fumo può causare stress ossidativo che, associato a eccitotossicità può condurre a morte neuronale Lo stress ossidativo è anche associato con una risposta infiammatoria che può essere direttamente o indirettamente collegata alla neuropatologia della demenza di Alzheimer. Inoltre il consumo di tabacco sembra possa incrementare il rischio di demenza nei portatori del gene Apolipoproteina E (APOE) ε4 allele (McKenzie et al., 2014).

Livello educativo. Alti livelli educativi sono collegati con una riduzione significativa della demenza, questo viene spiegato con le seguenti ipotesi: a) una scolarità elevata ritarda l'espressione clinica dei sintomi della demenza, aumentando il numero di sinapsi nel neocortex (*ipotesi brain riserve*); b) un elevato livello di istruzione consente ai pazienti di mascherare più a lungo i sintomi della malattia, giungendo più tardi alla diagnosi (*ipotesi cognitive riserve*); c) un più alto livello di istruzione è probabilmente collegato ad un livello socio-economico più elevato, e pertanto queste persone conducono stili di vita più sani e accumulano un minor numero di lesioni cerebrali (*ipotesi brain battering*). Dai risultati degli studi emerge che la complessità del lavoro, le reti sociali, interessi e hobby impegnativi riducono il rischio di sviluppare demenza (Meng e al., 2012).

Esposizione a fattori ambientali e occupazionali. Attualmente ci sono studi in corso per valutare la connessione tra fattori ambientali e lo sviluppo delle demenze, in particolare quella di Alzheimer. I fattori ambientali coinvolti sono: esposizione a metalli tossici (piombo, alluminio, e rame soprattutto), a contaminanti industriali e inquinanti dell'aria, pesticidi e i campi elettromagnetici a bassa frequenza (Koeman et al., 2015; Yegambram et al., 2015). Non ci sono ancora risultati conclusivi per sostenere che questi fattori causano o contribuiscono allo sviluppo della demenza e i risultati degli studi sono ancora contradditori. Al momento i dati più solidi dal punto di vista epidemiologico riguardano l'esposizione a metalli pesanti (come il piombo che può determinare effetti sulla funzione neurologica), e pertanto sono necessari interventi protettivi.

L'uso di farmaci antinfiammatori di tipo non steroideo (FANS) potrebbe determinare una riduzione del rischio di sviluppare la malattia di Alzheimer. Infatti nelle lesioni cerebrali dovute alla malattia di Alzheimer è stata dimostrata la presenza di più di 40 mediatori della flogosi: citochine, reattivi della fase acuta, proteasi e inibitori delle proteasi. L'associazione fra uso di FANS e rischio di malattia di Alzheimer è supportato da studi epidemiologici di associazione ma non è confermata da trial randomizzati di intervento e pertanto ad oggi non è giustificato l'uso di tali prodotti a scopo preventivo (Wang et al., 2015).

L'attività fisica regolare e la dieta sono probabilmente i fattori dello stile di vita modificabili più importanti per la prevenzione della malattia di Alzheimer e delle demenze in generale. È stato dimostrato che una attività fisica regolare migliora le prestazioni cognitive in età avanzata, riduce il rischio di sviluppare demenza e riduce la conversione da deterioramento cognitivo lieve a demenza conclamata. L'attività fisica è in grado di modificare i marcatori biologici tipici della malattia di Alzheimer dimostrando quindi un reale effetto biologico, nonostante non vi siano indicazioni operative certe è dimostrato che maggiore è l'intensità della attività fisica e migliore è il risultato in termini di prevenzione (Schlosser Covell et al., 2015).
I fattori nutrizionali si correlano in numerosi studi epidemiologici al rischio di sviluppare demenza e decadimento cognitivo, sebbene vi siano differenze per la metodologia e per la durata degli studi stessi. Vi è un sostanziale accordo sul fatto che la dieta cosiddetta "mediterranea" (caratterizzata dalla presenza di frutta e vegetali, olio di oliva, pesce e pochi grassi animali, ad elevato contenuto di vitamina C e vitamina E) si associa a minore rischio di sviluppare malattia di Alzheimer e decadimento cognitivo (Gu et al., 2011), ad una minore progressione da deterioramento cognitivo lieve a demenza (Solfrizzi et al., 2011) e a migliori prestazioni cognitive nei soggetti anziani (Valls-Pedret et al., 2012).

La *prevenzione primaria* dovrebbe concentrarsi sulla riduzione dell'esposizione ai fattori per cui esiste una evidenza epidemiologia di associazione: migliorare l'accesso all'istruzione e gli stili di vita sani, contrastare i fattori di rischio per malattia vascolare, il diabete, l'ipertensione, l'obesità, il fumo e l'inattività fisica ed agire sulle abitudini dietetiche.

La ricerca sui fattori di rischio delle demenze è costante e molto ampia. È necessario tenersi aggiornati sulle nuove evidenze che emergeranno sia sui fattori protettivi che di rischio. Per esempio sono ancora aperte ricerche sulla relazione tra demenze e terapia sostitutiva nella menopausa a base di estrogeni, l'assunzione di Ginkgo biloba, di vitamina E e antiossidanti.

Prognosi

La prognosi di una demenza è condizionata dal tipo di malattia, dai sintomi che la caratterizzano, nonché dall'età della persona e dalla comorbidità. L'evoluzione è abitualmente più rapida nella persona più giovane e in coloro che presentano precocemente disturbi della comunicazione (difficoltà nel reperimento delle parole e di comprensione del linguaggio). Anche la presenza di disturbi del comportamento (agitazione, deliri, vagabondaggio, insonnia) accelera la progressione della malattia.

Si stima che la **sopravvivenza media approssimata** dall'esordio della malattia o meglio dal suo riconoscimento clinico, sia **di circa 4–5 anni.** Il tempo medio di sopravvivenza dalla diagnosi alla morte varia in base all'età, si stima che per persone di 70-79 anni sia di 4-5 anni, per le età 80-89 di 4 anni e di 3-4 anni per le età > 90 (Xie et al., 2008). Questi dati confermano che tra le malattie croniche della popolazione anziana la demenza rappresenta non solo la principale causa di disabilità, ma anche uno dei più importanti predittori di mortalità (Tschanz et al., 2004).
Nell'anziano l'evoluzione è spesso condizionata dalla presenza di malattie concomitanti. Nel caso della demenza vascolare ischemica l'evoluzione avviene a gradini: a rapidi peggioramenti dell'autonomia si alternano fasi di relativa stabilizzazione delle condizioni generali. L'evoluzione della demenza è invariabilmente verso una perdita globale delle funzioni cognitive e dell'autonomia, pur se questo avviene in tempi diversi secondo l'eziologia. I pazienti affetti da demenza raramente decedono per conseguenze dirette della malattia; la causa è generalmente costituita da **polmonite, cadute e relative complicanze, disidratazione, malnutrizione, infezioni**, lesioni da pressione, oppure da malattie età correlate, quali tumori e patologie cardiocircolatorie.

Eziologia e meccanismi patogenetici

Le condizioni che possono causare una demenza sono numerose, oltre 60; la frequenza di ciascuna dipende dall'età, dal paese di origine e forse anche da fattori razziali ed etnici. Si distinguono per modalità di esordio, durata e prognosi. La malattia di Alzheimer è la causa più comune di demenza nei paesi occidentali. Nella **Tabella 5.II** sono rappresentate le principali condizioni che possono causare demenza.

Tabella 5.II Condizioni che possono causare una demenza

Demenze primarie e degenerative	Demenze secondarie a malattie cerebrali	Demenze causate da malattie extra-cerebrali
Malattia di Alzheimer	Ischemie o emorragie cerebrali	Malattie tiroidee o altre alterazioni endocrine
Parkinson – demenza	Tumori cerebrali	Pneumopatie ostruttive
Demenza a corpi di Lewy	Traumi cranici	Sostanze tossiche (alcol, stupefacenti, farmaci)
Demenze frontotemporali (Demenza semantica, Afasia progressiva, Malattia di Pick)	Idrocefalo normoteso	Deficit vitaminici (in particolare vitamina B_{12})
Paralisi sopranucleare progressiva	Vasculiti	Malattie paraneoplastiche
Degenerazione corticobasale		Malattie renali ed epatiche
Malattia di Huntington		Malattie infettive (es. AIDS)
Atrofia multisistemica		Demenze da malattie da prioni (es. malattia di Creutzfeldt-Jakob)

Di seguito sono descritti 4 quadri specifici di demenza scelti in base alla loro frequenza epidemiologica: demenza di Alzheimer, demenza vascolare, demenza a corpi di Lewy, demenza frontotemporale (comprendente quella che in passato era denominata malattia di Pick).

Malattia di Alzheimer (Alzheimer's Disease – AD)

La malattia di Alzheimer rappresenta la più frequente forma di demenza nei paesi occidentali. La prevalenza aumenta con l'età; meno dell'1% degli individui al di sotto dei 65 anni ne risulta affetto, mentre sono colpiti il 4-7% degli ultra-65enni e circa il 20% degli ultra-80enni (Prince et al., 2013).

La persona che ne è affetta vive un graduale passaggio da una condizione caratterizzata da lievi **deficit di memoria e difficoltà nello svolgimento delle attività più complesse**, al progressivo sgretolarsi delle competenze cognitive alla modificazione radicale della personalità e la comparsa di disturbi del comportamento, con un sempre più marcato deterioramento dello stato funzionale, fino alla disabilità completa e alla comparsa di complicanze neurologiche o somatiche (Bianchetti & Trabucchi, 2005). In questo percorso vi è il **coinvolgimento profondo della famiglia** che vive dapprima l'angoscia della diagnosi e della prospettiva di una evoluzione inarrestabile della malattia, poi le difficoltà della gestione dei problemi comportamentali, cognitivi e del carico derivante dalle necessità assistenziali.

Sulla base di numerosi studi clinici e preclinici, la patogenesi della Demenza di Alzheimer è ritenuta essere multifattoriale, con diversi meccanismi alla base della neurodegenerazione. Da un punto di vista neuroanatomico, l'AD si caratterizza per una massiccia **perdita di neuroni,** localizzata nelle fasi iniziali soprattutto a livello della corteccia entorinale e dell'ippocampo, perdita che determina una atrofia degli emisferi cerebrali **Figura 5.1**. La **corteccia entorinale** è un'area del cervello situata nel lobo temporale mediale; è l'interfaccia principale tra l'ippocampo e la neocorteccia. Il sistema ippocampo corteccia entorinale svolge un ruolo importante nell'elaborazione della **memoria esplicita (memoria dichiarativa)**: la conoscenza di fatti relativa a persone, luoghi, cose ed al loro significato. È una memoria che viene richiamata alla mente con sforzi deliberati e coscienti. La memoria dichiarativa esplicita è la memoria del linguaggio parlato, è la "capacità mentale" di trattenere e rivivere impressioni oppure di richiamare o riconoscere precedenti esperienze o conservare impressioni mentali e come tale implica sempre la consapevolezza. Può esser suddivisa in episodica che riguarda eventi ed esperienze personali e semantica che riguarda la conoscenza di fatti e nozioni. La corteccia entorinale è una delle prime aree del cervello che viene colpita nel deterioramento cognitivo lieve ed è costantemente alterata nella malattia di Alzheimer.

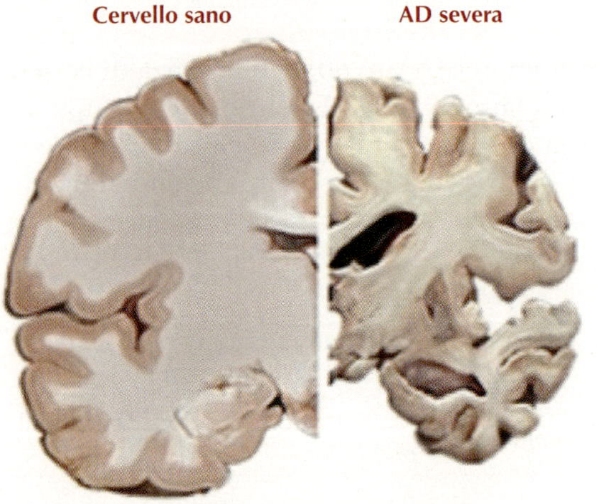

Figura 5.1 Restringimento cervello AD.

A livello anatomico si rilevano 2 segni distintivi della malattia: elevato numero di placche e di grovigli neuro fibrillari nel cervello. Le **placche** sono formazione extracellulari costituite da **accumuli di β-amiloide** e detriti neuronali. I **grovigli neuro fibrillari** si formano all'interno del neurone stesso, normalmente i neuroni sani si connettono tra loro attraverso appendici sottili o rami chiamati neuriti, questi ultimi contengono microtubuli che mantengono la forma della cellula e servono come sistema di supporto vitale, portando nutrienti e neurotrasmettitori. Le pareti dei microtubuli sono rinforzate da proteine tau che agiscono come gradini di una scala. Nella AD si forma un aproteina tau anomala (iperfosforilata) che tende a formare grovigli neurofibrillari compromettendo il sostegno e quindi i microtubuli si disgregano tagliando il supporto vitale al neurone che poi si avvizzisce e muore (**Figura 5.2**). Le regioni cerebrali maggiormente colpite dalle alterazioni istopatologiche e dalla morte neuronale sono quelle coinvolte nei processi di apprendimento e memoria, come ippocampo, giro paraippocampale e adiacenti strutture limbiche.

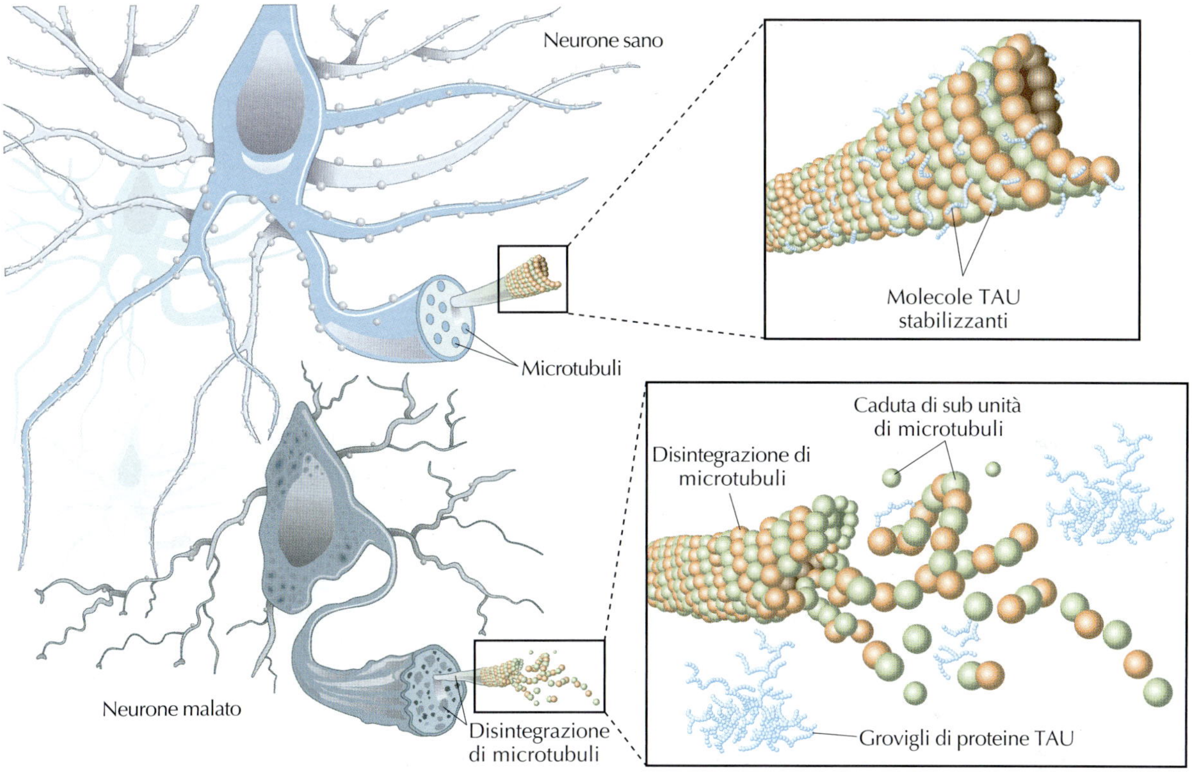

Figura 5.2 Formazione grovigli neurofibrillari.

Le **caratteristiche cliniche della malattia** possono variare notevolmente da persona a persona; l'esordio è insidioso e subdolo seguito da una progressione graduale dei sintomi. È spesso molto difficile identificare il momento d'inizio della malattia, mediamente passa oltre un anno prima che la persona entri in contatto con i clinici per una diagnosi. La storia naturale delle demenze degenerative è infatti caratterizzata da una **fase preclinica**, di durata non nota (si ipotizzano almeno 10-15 anni), in cui le alterazioni neuropatologiche non si accompagnano a manifestazioni sintomatologiche evidenti. È qui che la ricerca si sta oggi impegnando per trovare marcatori biologici e clinici precoci, che permetterebbero un trattamento della malattia quando non sono ancora comparsi i sintomi (Bianchetti & Trabucchi, 2013).

I **segni iniziali** della malattia di Alzheimer, che si manifestano con modificazioni del carattere, riduzione dell'interesse verso le attività di ogni giorno o il proprio lavoro, ripetitività, dimenticanze frequenti, sono spesso attribuiti all'invecchiamento, allo stress oppure alla depressione. Il disturbo della memoria costituisce il sintomo cardinale della malattia, ed è il primo a manifestarsi rispetto ad altri, come i disturbi del linguaggio e della capacità di ragionamento.

La malattia di Alzheimer ha una durata variabile, da 3-4 fino ad oltre 15 anni. I malati, soprattutto nelle fasi più avanzate, hanno un maggior rischio di sviluppare altre malattie che, in alcuni casi, possono anche essere molto gravi e divenire la causa del decesso.

Demenza vascolare

La demenza vascolare rappresenta fino al 30% di tutte le forme di demenza. Aumenta con l'età e, in particolare negli ultra-85enni, tende ad avere una frequenza paragonabile o superiore alla malattia di Alzheimer.

Le cause possono essere diverse: un infarto cerebrale, provocato da un'occlusione di un'arteria cerebrale da parte di placche aterosclerotiche o frammenti tromboembolici; più raramente un infarcimento emorragico di aree del cervello; spesso alterazioni circolatorie croniche localizzate per lo più nelle aree sottocorticali (Gorelick et al., 2011). I disturbi delle demenze vascolari sono variabili in relazione alla sede e all'estensione delle lesioni a carico del tessuto cerebrale. Si possono infatti avere singoli infarti in aree funzionalmente strategiche per lo svolgimento delle attività cognitive, infarti multipli in molte zone del cervello oppure una condizione di ipoperfusione in vaste aree cerebrali.

L'**esordio** può essere **acuto**, ma più frequentemente è **subacuto**. Qualche volta è possibile stabilirne il periodo di insorgenza. Il decorso ha talvolta un andamento progressivo "a gradini", poiché i singoli peggioramenti sono dovuti a nuovi eventi ischemici, sebbene talvolta queste evoluzioni siano poco evidenti e il declino cognitivo-funzionale possa risultare graduale. I sintomi cognitivi che si possono manifestare sono per lo più la perdita della memoria recente e dell'acquisizione di nuove informazioni, incapacità di nominare gli oggetti e disturbi del linguaggio e, nelle forme sottocorticali, alterazioni delle funzioni esecutive (attenzione, pianificazione, velocità di esecuzione dei processi mentali). Nelle demenze vascolari sottocorticali sono frequenti disturbi dell'equilibrio e della marcia e del comportamento (come apatia, depressione, irritabilità).

Per associare la demenza ad un danno vascolare cerebrale, è necessario che siano presenti almeno due deficit delle funzioni cognitive, associate a riscontro TC o RMN di lesioni dell'encefalo (le lesioni neuroradiologiche devono essere clinicamente correlate ai deficit clinici ed estese). In alcuni casi coesistono lesioni vascolari alla TC o RMN con aspetti clinici tipici della malattia di Alzheimer identificando quadri di demenza "mista" (Attems et al., 2014).

Nelle demenze vascolari l'evoluzione clinica è piuttosto variabile, in relazione ai susseguenti eventi ischemico-emorragici; così come la demenza di Alzheimer l'evoluzione della malattia conduce a una perdita dell'autonomia nello svolgimento delle attività quotidiane, fino alla completa dipendenza.

Demenza a corpi di Lewy

Dopo la malattia di Alzheimer è la forma di demenza degenerativa più frequente, sebbene la reale prevalenza non sia del tutto nota (le stime variano dal 5 fino al 25% di tutti i casi di demenza). Esordisce più precocemente, tra i 65 e 75 anni, e ha una durata variabile di 2-5 anni.

Caratteristiche peculiari di questa demenza sono: la **fluttuazione delle funzioni cognitive**, deficit di attenzione e dell'esecuzione-programmazione di compiti, mentre la memoria può inizialmente essere preservata, presenza fin dalle fasi iniziali di allucinazioni visive ricorrenti e ben dettagliate (più raramente deliri), disturbi del sonno con incubi fervidi episodi di delirium (Ajon Gealogo, 2013). Le funzioni motorie sono compromesse in modo caratteristico, con marcia di tipo parkinsoniano, frequenti sono le cadute e le sincopi. Al gruppo di demenze degenerative sottocorticali, ossia caratterizzate da disturbi motori di tipo parkinsoniano, appartengono anche rare condizioni quali l'*atrofia multisistemica*, la *paralisi sopranucleare progressiva* e la *degenerazione corticobasale*: forme più rare, ma ciascuna con propri criteri distintivi ed una storia naturale solitamente più rapida (3-5 anni).

Va anche ricordato che il morbo di Parkinson si accompagna frequentemente alla comparsa di demenza nelle fasi avanzate della malattia; non è ancora chiaro se si tratti di una forma di demenza specifica, della coincidenza fra malattia di Alzheimer e morbo di Parkinson o di una variante della demenza a corpi di Lewy (Savica et al., 2013). La comparsa di demenza condiziona pesantemente l'evoluzione del morbo di Parkinson, ne compromette lo stato funzionale e aumenta enormemente i fabbisogni sanitari ed assistenziali.

Demenza frontotemporale e Malattia di Pick

Si tratta di un gruppo eterogeneo di demenze con espressioni cliniche diverse (tra le più frequenti la afasia lentamente progressiva e la variante frontale) (Borroni et al., 2015), Ha generalmente inizio tra i 45 e i 65 anni, con una durata media di 6-8 anni. Rappresenta il 2-9% di tutte le forme di demenza. Anch'essa è causata dal deposito di proteine patologiche nelle cellule cerebrali, perlopiù localizzate nei lobi frontali. Tali aree sono deputate al controllo del comportamento; questa forma di demenza si caratterizza pertanto per **disturbi comportamentali** come **cambiamenti di personalità**: l'individuo può diventare sgarbato, irascibile e arrogante, o viceversa, avere mancanza di iniziativa. Nella afasia lentamente progressiva si manifesta un disturbo di linguaggio che progressivamente porta alla afasia completa.

Manifestazioni cliniche ed evoluzione della malattia di Alzheimer e della demenza vascolare

Deterioramento della memoria. La memoria si distingue in **memoria a breve termine** che contiene le informazioni destinate a scomparire dopo qualche secondo a meno che non vengano elaborate e stabilizzate. Una forma di memoria a breve termine è **la memoria di lavoro**, che viene elaborata nei lobi prefrontali e conserva per pochi secondi/minuti le informazioni derivanti dal circuito fonologico (verbale e acustico) e le informazioni visuo-spaziali di un'operazione mentale e le immagazzina temporaneamente per il tempo necessario a manipolarle o utilizzarle in un'operazione successiva. La **memoria a lungo termine** permette invece che l'informazione acquisita possa essere integrata con le informazioni accumulate ed il soggetto possa agire di conseguenza. Nelle fasi iniziali della malattia il paziente mantiene generalmente la capacità di trattenere le informazioni per pochi secondi (memoria a breve termine), mentre viene deteriorata la capacità di immagazzinare tali informazioni e di recuperare le informazioni già immagazzinate (memoria a lungo termine).

Un progressivo declino della **memoria a lungo termine** fa parte del naturale processo di invecchiamento. Questa frustrante esperienza, spesso fonte di scherzi e battute è chiamata smemoratezza senile benigna, benigna perché non è ingravescente e così limitante delle funzioni di vita quotidiana. Tuttavia non è facile distinguere se un disturbo di memoria è una "normale smemoratezza", dovuta all'età o a un disturbo ansioso-depressivo, oppure rappresenta l'esordio di una demenza. Ci sono però alcuni aspetti che possono aiutare a capire se siamo di fronte ad una situazione normale oppure alla fase iniziale della malattia. Infatti, se il deficit di memoria è sporadico, non associato ad altri sintomi cognitivi (orientamento, linguaggio, ragionamento, critica e giudizio) e non ha i caratteri della progressione, dovrebbe essere considerato come una "smemoratezza senile", che molto probabilmente non evolverà verso una compromissione globale, oppure potrebbe essere una manifestazione di uno stato depressivo o di una reazione ansiosa, o anche l'effetto indesiderato di farmaci (sedativi o ipnotici ad esempio). Allo stesso modo, se la persona riesce a mantenere una vita attiva e svolgere in modo adeguato i propri compiti non si può parlare di demenza.

Deterioramento cognitivo lieve *Mild cognitive impairment* (MCI). Un disturbo cognitivo inizialmente indistinguibile dalla smemoratezza senile, anche se caratterizzato da una più significativa compromissione mnesica (talvolta coinvolgente atre aree cognitve) anche se con nullo o limitato impatto sulle abituali funzioni svolte dal soggetto; una considerevole porzione di persone con questo disturbo progredirà verso una forma di demenza e di solito verso quella di Alzheimer (Petersen, 2011).

Incapacità ad acquisire e processare nuove informazioni. Una delle prime manifestazione della Demenza di Alzheimer è l'incapacità di acquisire e trattenere nuove informazioni e di integrarle con le conoscenze acquisite. Un primo segnale di alterazione è quando la persona non è in grado di sviluppare nuove abilità sul lavoro o ha difficoltà a tenere il passo con il susseguirsi degli eventi. A causa di questa difficoltà un improvviso cambiamento nell'ambiente può scatenare un episodio di confusione; ad esempio quando si trova in un luogo diverso e non ricorda come vi sia arrivato. Nelle fasi iniziali questo problema non dura a lungo, con spiegazioni e rassicurazioni il paziente si riorienta, diventa vigile e razionale.

Difficoltà di linguaggio. Sono presenti nelle prime fasi della malattia, inizialmente tali difficoltà possono essere molto sfumate da non essere evidenti agli altri e sono rilevabili soltanto attraverso test neuropsicologici. Col progredire della malattia i deficit linguistici diventano più marcati ed evidenti. I disturbi che si presentano via via nel decorso della malattia sono:

- *anomia*: incapacità a denominare gli oggetti con la parola giusta; all'inizio il paziente affronta questa difficoltà utilizzando altre frasi per descriverli, via via che la malattia peggiora questa incapacità coinvolge anche oggetti comuni e quotidiani (es. mangiare, penna...)
- *agnosia*: compare con il progredire della malattia ed è la difficoltà ad identificare un oggetto e la sua funzione. Perde la capacità di riconoscere anche le persone, inizialmente quelle che non vedeva da tempo poi via via anche i familiari o il coniuge
- *afasia*: interviene successivamente ed è la difficoltà di comprendere e produrre frasi
- *ecolalia*: paziente tende a ripetere parole e domande senza far alcun sforzo per rispondere

Nella fase avanzata la persona non parla più (non più di poche parole o totale mutismo).

Aprassia e deterioramento delle abilità visuo-spaziali. L'**aprassia** è l'incapacità a compiere in modo spontaneo o di ripetere movimenti su comando, pur in assenza di disturbi del movimento e della coordinazione, il deterioramento delle abilità visuo-spaziali si manifesta nella difficoltà di collocare gli oggetti nello spazio e nell'avere una visione unitaria di ciò che li circonda. All'inizio questa difficoltà si manifesta per compiti nuovi o complessi che richiedono l'integrazione di più stimoli, via via sono compromesse negli stadi avanzati anche le attività usuali. Le abilità complesse sono infatti controllate dalla corteccia cerebrale, mentre il controllo delle azioni automatiche è presidiato dai gangli basali. Un paziente, in passato provetto meccanico per hobby, un giorno non è più in grado di aggiustare la gomma forata della bicicletta, segno di una progressiva incapacità a svolgere un compito che gli era molto familiare. Questi segni sono più facilmente riconoscibili nei giovani o in chi svolge ancora attività lavorative o professionali; possono invece sfuggire in persone anziane, che non svolgono compiti impegnativi da un punto di vista intellettivo.

La cognizione visuo-spaziale. È la capacità di vedere e analizzare gli oggetti in relazione all'ambiente circostante e di individuare gli stimoli e la loro posizione spaziale. Il deterioramento di questa funzione spiega perché una persona si perde in un ambiente familiare o durante la guida di un auto. Un paziente ha danneggiato una fiancata della propria auto perché nella manovra per collocarla in garage non riusciva a prendere correttamente le misure.

Perdita della capacità di giudizio. La persona può manifestare fin dall'inizio della malattia perdita delle capacità di giudizio, che si può manifestare in un ridotto rendimento lavorativo, nell'incapacità di affrontare e risolvere problemi anche semplici relativi ai rapporti interpersonali o familiari. Spesso questi segnali sono percepiti dai famigliari che colgono che "c'è qualcosa che non va"; un segnale frequente è la cattiva gestione delle finanze.

Neglect o autoabbandono. Una delle prime manifestazioni di demenza è quando i malati perdono interesse per la loro cura (es. non si pettinano, hanno vestiti macchiati) nonostante abbiano le capacità per farlo. Accanto alla scarsa attenzione all'igiene e alla pulizia anche della casa, non sono più capaci di prendere farmaci, di alimentarsi, accumulano cose e vivono in condizioni pericolose e non sicure.

Cambiamenti di personalità. Possono essere di gradi diversi di severità e includono egocentrismo, passività apatia e agitazione. I tratti di personalità precedenti alla malattia possono diventare accentuati ed esagerati. Possono comparire atteggiamenti ossessivi, aggressività (più spesso verbale, raramente fisica), sospettosità. In altri casi, invece, vi è un mutamento della personalità, per cui soggetti solitamente controllati e misurati diventano impulsivi, intrattabili e talvolta anche violenti.

Disturbi comportamentali. Si tratta di un insieme di disturbi eterogenei che, insieme alle modificazioni della personalità, vengono comunemente definiti BPSD (dall'espressione anglosassone di *Behavioral and Psychological Symtoms of Dementia*, ovvero sintomi comportamentali e psicologici in corso di demenza) (Bianchetti & Trabucchi, 2005). Sono fonte di disagio e sofferenza per i malati, i familiari e gli operatori sanitari. Possono manifestarsi con caparbietà, resistenza alle cure, disturbi della sfera ideativa (dalla semplice sospettosità, fino a veri e propri deliri), allucinazioni. Alcune persone sviluppano manie di persecuzione e ideazione paranoidea tra le quali la gelosia, la paura di furti o di danni. Frequenti sono i cambiamenti dell'umore, più spesso sul versante della depressione e dell'ansia, più raramente esaltazione o euforia. Spesso, compare apatia: la persona perde interesse per l'ambiente e per gli altri, richiudendosi in sè stesso, diviene come spenta e priva di iniziativa. Si possono manifestare inoltre irrequietezza, vagabondaggio (*wandering*) e comportamenti ripetitivi e stereotipati (affaccendamento), come ad esempio rovistare nelle camere e negli oggetti di altre persone, spostare o nascondere le cose. Vi possono essere comportamenti socialmente inappropriati come urinare in luoghi inappropriati, vestirsi in modo trasandato, avere comportamenti sessuali asociali, come masturbarsi in pubblico, esprimere attacchi di rabbia o agiti aggressivi. Spesso si manifestano alterazioni del ritmo sonno-veglia che rendono difficile la convivenza sia in famiglia che nei luoghi di cura; frequente è l'insonnia accompagnata da agitazione e peggioramento dello stato confusionale; talvolta il paziente può non dormire per alcune notti e giorni e poi sprofondare in un lungo sonno (dovuto anche all'accumularsi di farmaci sedativi). Frequenti sono le alterazioni delle abitudini alimentari (i pazienti possono anche dimenticarsi di mangiare, o farlo ad orari diversi dal solito, o cambiare le proprie abitudini) anche nelle fasi iniziali della demenza con possibilità di iponutrizone o malnutrizione e di perdita di peso. Nelle fasi avanzate della malattia il rifiuto del cibo e la disfagia possono determinare veri e propri quadri di malnutrizione.

Deterioramento fisico. Le capacità fisiche permangono per la maggior parte dei pazienti affetti da demenza fino alla fase avanzata della malattia e iniziano con disturbi della marcia (cammino a piccoli passi strisciati o con i piedi distanziati tra loro, rallentamento motorio, instabilità posturale, deficit di forza di un arto), cadute ricorrenti e progressivo confinamento a letto con tutti i problemi dell'immobilità, come incontinenza, lesioni da pressione, infezioni, polmoniti.

La sintomatologia correlata alle due forme di demenza sopra descritte può presentarsi con sfumature e intensità variabili e nelle fasi iniziali in modo così lieve da passare inosservata sia al malato sia ai familiari. È solo con il progredire della malattia, quando interferisce con le attività quotidiane e la vita di relazione, che la sindrome diventa più evidente.

Differenze tra delirium, demenza, depressione. Durante l'assistenza non è sempre facile distinguere i comportamenti e le reazioni di un paziente confuso per capire se sono riferibili a delirium, demenza o depressione, perché le loro caratteristiche possono essere in parte sovrapponibili. La depressione spesso precede la demenza, e i sintomi depressivi e il delirium spesso accompagnano il processo di malattia della demenza, pertanto ci sono delle relazioni tra demenza e delirium, fra demenza e depressione. La comunanza di questi sintomi è spesso causa di un dilemma diagnostico, purtroppo i pazienti possono avere 2 o 3 di questi disturbi. Si propone nella **Tabella 5.III** una sintesi delle loro principali sfumature cliniche.

Tabella 5.III Caratteristiche e differenze cliniche di Delirium, Demenza, Depressione (Foremann, 1996)

Caratteristica clinica	Delirium	Demenza	Depressione
Insorgenza	Acuta/ subacuta, dipende dalla causa, spesso al crepuscolo o al buio	Cronica, in genere subdola, dipende dalle cause	Cronica, in genere subdola, dipende dalle cause
Decorso	Breve, fluttuazioni diurne dei sintomi, peggiora di notte od al risveglio	Lungo, nessun effetto del giorno, sintomi progressivi ma relativamente stabili nel tempo	Effetti diurni, in genere peggiora la mattina, fluttua in base alle situazioni, ma meno che nel delirio
Progressione	Imprevedibile	Lenta ma irregolare	Variabile, rapida o lenta, ma regolare
Durata	Da ore a meno di un mese, raramente di più	Da mesi ad anni	Almeno 6 settimane, può durare molti mesi o anni
Consapevolezza	Ridotta	Normale	Normale
Stato di coscienza	Fluttua, paziente letargico o ipervigile	Generalmente normale	Normale
Attenzione	Alterata, fluttua	Generalmente normale	Alterazioni minime, ma il paziente si distrae facilmente
Orientamento	In genere alterata, la gravità varia	Generalmente normale	Disorientamento selettivo
Memoria	Alterata quella recente ed immediata	Alterata quella recente ed immediata	Alterazione selettiva o a "pezze", "isole" di memoria intatta
Pensiero	Disorganizzato, distorto, frammentario, discorsi incoerenti, sia rallentati che veloci	Difficoltà all'astrazione, pensieri impoveriti, giudizio alterato, difficoltà a trovare le parole	Intatto ma con temi di disperazione, impotenza o autodeprecazione
Percezione	Distorta, illusioni, delusioni e allucinazioni, difficoltà a distinguere tra realtà e percezioni alterate	Percezioni alterate in genere assenti	Intatta, le delusioni e le allucinazioni sono assenti se non nei casi gravi
Comportamento psicomotorio	Variabile, ipocinetico, ipercinetico e misto	Normale, può essere presente aprassia	Variabile, ritardo o agitazione psicomotori
Ciclo sonno/ veglia	Disturbato, ciclo invertito	Frammentario	Disturbato, frequente risveglio la mattina presto
Caratteristiche associate	Cambiamenti affettivi variabili, sintomi di ipereccitazione autonomica, esagerazione della personalità, associato a malattia fisica acuta	Gli effetti tendono ad essere superficiali e inappropriati e labili, il soggetto cerca di nascondere i deficit intellettivi, la personalità cambia, afasia, agnosia, manca il discernimento	Depressione, umore disforico, lamenti esagerati, pensieri che danno preoccupazione, discernimento presente, elaborazione verbale
Accertamento (test diagnostici)	Il paziente si distrae, fa molti errori	La famiglia indica errori, mancanza di risposte, grosso sforzo per trovare una risposta appropriata, frequente ricerca di risposte durante le performance cioè chiede agli altri le risposte	Gli errori sono riportati dal paziente, il paziente risponde spesso "non lo so", scarsi sforzi, spesso si arrende, non gli importa dei test o non cerca di trovare la risposta

Stadi clinici della malattia di Alzheimer

Considerato che le diverse forme di demenza hanno una progressione diversa, si è scelto di proporre un approfondimento della evoluzione della demenza di Alzheimer per la sua frequenza ed esemplarità.

Sebbene si possa tracciare un profilo dell'evoluzione clinica della demenza, ogni paziente presenta una certa variabilità; pertanto la suddivisione della demenza in stadi clinici è certamente utile, ma non può essere assunta come modello rigido e stereotipato dell'evoluzione clinica della malattia.

Classicamente la malattia di Alzheimer viene suddivisa in 5 stadi, caratterizzati da una progressione dalle fasi iniziali in cui preminente e quasi esclusivo è il deficit mnesico, fino alle fasi più avanzate in cui il deterioramento cognitivo è globale, vi è una totale perdita funzionale e deficit fisici che evolvono verso lo stadio terminale (Bianchetti & Trabucchi, 2005).

Primo stadio o fase iniziale (grado lieve). Questo stadio è caratterizzato dalla **perdita di memoria,** cui frequentemente si aggiunge compromissione di altre aree cognitive quali **linguaggio e ragionamento** e dura dai 2 ai 4 anni. La perdita della **memoria** è più marcata per gli eventi recenti; la persona diviene ripetitiva, tende a perdersi in ambienti nuovi, dimentica gli impegni, può essere disorientata nel tempo. Si manifestano inoltre alterazioni delle altre funzioni superiori: il pensiero astratto risulta impoverito, con ridotta capacità di **ragionamento logico e concettualizzazione.** La capacità di giudizio è diminuita spesso precocemente, la persona ha un ridotto rendimento lavorativo e può non riuscire ad affrontare e risolvere problemi anche semplici, relativi ai suoi rapporti interpersonali o familiari. Si manifestano labilità emotiva e mutamento della personalità: più comunemente compare apatia, spesso sono esagerati i caratteri premorbosi della personalità, quali atteggiamenti ossessivi o compulsivi, aggressività, paranoia; in altre situazioni persone solitamente controllate e misurate diventano impulsive, intrattabili e a volte anche violente. In alcuni casi la malattia si manifesta con una **afasia** isolata o con **deficit visuo-spaziali.** L'afasia è più spesso di tipo fluente, con anomie e parafasie. L'aprassia può manifestarsi precocemente, in particolare con difficoltà nell'uso di strumenti o nell'abbigliamento (Talassi et al., 2007).

Secondo stadio o malattia di grado moderato. Dura dai 2 ai 10 anni. Coinvolge le aree della corteccia cerebrale che controllano il linguaggio, il ragionamento, l'elaborazione sensoriale e il pensiero cosciente. Queste aree continuano ad atrofizzarsi con conseguente sintomatologia sempre più pronunciata. In questa fase possono insorgere: **disturbi del comportamento come vagabondaggio e agitazione** che richiedono una intensa vigilanza. Ma possono essere presenti anche altri sintomi come:

- aumento della perdita di memoria sia remota che recente
- ridotta capacita di attenzione
- difficoltà a riconoscere amici e familiari
- difficoltà di linguaggio con problemi di lettura, scrittura e calcolo, difficoltà a organizzare i pensieri e a pensare logicamente
- incapacità di imparare cose nuove o a far fronte cose nuove e impreviste
- irrequietezza, agitazione, ansia, pianto e vagabondaggio soprattutto nel tardi pomeriggio o di notte
- perdita della capacità di raccontare il tempo con disorientamento e confusione a fine giornata (*sundowning*)
- affermazioni o movimenti ripetitivi, occasionali spasmi muscolari
- allucinazioni, deliri, sospettosità o paranoia, irritabilità
- perdita di controllo degli impulsi che provoca comportamenti socialmente inappropriati o disinibiti (es. spogliarsi in ambienti non opportuni, esprimersi con un linguaggio volgare)
- problemi percettivo motori che possono determinare difficoltà ad alzarsi da una sedia o di sedersi a tavola.

Questa sintomatologia aumenta il rischio di cadute, la necessità di aiuto e supporto nelle attività della vita quotidiana (Hogan et al., 2008).

Terzo stadio o malattia avanzata o di grado severo. Le fasi avanzate della demenza vengono da alcuni autori suddivise in demenza severa (stadio 3), molto severa (stadio 4) e terminale (stadio 5). La durata complessiva può essere in media di 3-4 anni e si contraddistingue per i seguenti problemi:
- severa compromissione di tutte le funzioni cognitive
- deterioramento fisico che determina instabilità, cadute ripetute e ridotta mobilità
- perdita totale della capacità di prendersi cura di sé
- incapacità di riconoscere i propri familiari
- disfagia e perdita di peso
- vocalizzazioni, gemiti, lamenti
- sonnolenza
- incontinenza urinaria e fecale.

Questa sintomatologia può aumentare il rischio di complicanze, quali malnutrizione, disidratazione, polmoniti abingestis, fratture e lesioni da pressione. La polmonite è la più comune cause di morte nei malati di Alzheimer (Cummings, 2008).

La **Tabella 5.IV** riassume i sintomi cognitivi, non cognitivi e i deficit funzionali che caratterizzano la progressione della demenza di Alzheimer nei diversi stadi.

Tabella 5.IV Sintomi e deficit funzionali che caratterizzano la progressione della demenza di Alzheimer

Stadi malattia	Sintomi cognitivi	Sintomi non-cognitivi	Deficit funzionali
Stadio iniziale: demenza di grado lieve (durata 2-4 anni)	Difficoltà a imparare cose nuove Difficoltà di memoria, soprattutto per episodi recenti Disorientamento temporale (confondere i giorni della settimana) Disorientamento spaziale (perdersi fuori casa) Anomia (difficoltà nel reperimento delle parole) Difficoltà nell'eseguire compiti complessi	Ansia e depressione Apatia, abulia (perdita di interesse verso le persone care e gli hobby) Irritabilità Deliri	Necessità di supervisione o minimo aiuto per vestirsi o per l'igiene Difficoltà nello svolgimento delle attività lavorative e nella vita sociale Difficoltà nelle attività domestiche (es. far funzionare gli elettrodomestici)
Secondo stadio: demenza di grado moderato (durata 2-10 anni)	Si accentuano i disturbi di memoria recente e remota Difficoltà a orientarsi anche in luoghi noti Afasia: difficoltà sia nel produrre discorsi complessi sia nel comprendere Agnosia: difficoltà nel riconoscere amici e parenti o avere falsi riconoscimenti Aprassia: difficoltà a eseguire azioni complesse o che richiedono una programmazione delle sequenze motorie	Peggiorano i disturbi comportamentali sopra riportati Compaiono vagabondaggio e affaccendamento Compaiono disturbi vegetativi (inappetenza e insonnia)	Incapacità a svolgere alcune attività indipendenti fuori casa (acquisti, uso mezzi di trasporto) Incapacità a cucinare o svolgere altre faccende domestiche Necessità di molta assistenza o supervisione per l'igiene personale e la cura della persona
Terzo/quarto stadio: demenza avanzata o di grado severo (durata 3-4 anni)	Gravissima perdita di memoria (rimangono solo frammenti di ricordi) Completo disorientamento spaziale, anche all'interno della propria abitazione Incapacità a riconoscere i volti dei famigliari più stretti; può ancora conservare l'orientamento personale Linguaggio incomprensibile, limitato a una decina di parole, fino al mutacismo	Comportamenti stereotipati (affaccendamento, vocalizzazioni) Agitazione, irritabilità Inappetenza, alterazione del ritmo sonno-veglia	Incapacità a uscire fuori casa se non accompagnato Difficoltà a camminare autonomamente; frequenti cadute; rigidità diffusa Necessità di molta assistenza nelle attività di base della vita quotidiana Difficoltà ad alimentarsi da solo Incontinenza urinaria e/o fecale
Stadio terminale della demenza (durata 6-12 mesi)	La persona è confinata su una sedia a rotelle o a letto, richiede assistenza totale, è incontinente. Si manifesta difficoltà nella deglutizione e può essere necessario ricorrere alla nutrizione enterale o parenterale. Il rischio di complicanze, quali malnutrizione, disidratazione, malattie infettive (polmoniti e vie urinarie soprattutto), piaghe da decubito, diviene elevato.		

Diagnosi

Nella maggior parte dei casi sono i familiari che si accorgono della presenza di disturbi mnesici o comportamentali e portano la persona dal medico, meno frequentemente è la persona stessa ad avvertire i disturbi di memoria. Il sospetto di una demenza può emergere durante il colloquio clinico avviato per altri motivi, senza che siano stati riferiti sintomi cognitivi. Il problema di una valutazione della presenza o meno di una demenza si pone anche nel caso della definizione del livello di competenza di una persona anziana per motivi medico-legali.

È possibile quindi ipotizzare, nelle demenze degenerative e nella malattia di Alzheimer in particolare, l'esistenza di una fase nella quale la malattia è caratterizzata dal solo danno biologico senza manifestazioni cliniche ed una fase nella quale i sintomi sono sfumati e lievi e quindi non sufficienti a porre la diagnosi di demenza. La malattia di Alzheimer in particolare ha ricevuto varie definizioni e classificazioni, tra cui deterioramento cognitivo lieve (*Mild Cognitive Impairment - MCI*), demenza incipiente, deficit isolato di memoria (Ballard et al., 2011).

Sono state descritte anche altre condizioni di deterioramento cognitivo lieve non associato a demenza con caratteri però diversi, come quello di tipo vascolare e il deterioramento che coinvolge primariamente le funzioni motorie. Anche in questo caso si tratta di condizioni cliniche che hanno un elevato tasso di conversione in demenza e richiedono una attenta osservazione. Se è identificata una sindrome dementigena, il secondo passo consiste nella valutazione necessaria a determinare l'eziologia della demenza.

La diagnosi di demenza deve essere posta utilizzando **la storia clinica e criteri standardizzati.**

La storia clinica. La demenza si presenta con una ampia variabilità di quadri clinici; anche all'interno della stessa condizione eziologica (ad esempio la malattia di Alzheimer) può esservi una certa eterogeneità. Le manifestazioni cliniche dipendono dall'interazione fra il danno neurobiologico e numerose variabili, quali la personalità dell'individuo, la sua storia, la salute fisica, la rete familiare e sociale.

Una storia familiare positiva per la presenza di demenza richiede di valutare il rischio genetico e la presenza di malattie psichiatriche e vascolari. È utile chiedere sia al paziente che ai famigliari di raccontare quello sta succedendo, le difficoltà nel ricordare eventi recenti, nello svolgere attività o procedure usuali (es. preparare il cibo, guidare l'automobile, utilizzare gli elettrodomestici, curare il giardino, giocare a carte), nel gestire le finanze e gli affari. Episodi di disorientamento topografico sono di particolare rilievo, così come episodi di delirium (anche brevi). È utile farsi descrivere il comportamento in occasioni particolari, quali una vacanza od un ricovero ospedaliero, per cercare di rilevare i segnali all'esordio e ricostruire con il familiare l'ordine temporale in cui si sono succeduti i sintomi.

Criteri clinici *core* per tutte le cause di demenza. La demenza è diagnosticata quando ci sono sintomi cognitivi o comportamentali (neuropsichiatrici) che:

1. interferiscono con le abilità lavorative o di vita quotidiana
2. rappresentano un calo rispetto a precedenti livelli di perfomance
3. non sono spiegati dal delirio o disordini psichiatrici maggiori
4. il deterioramento cognitivo è individuato e diagnosticato attraverso la combinazione di:
   a) storia del paziente e informazioni affidabili
   b) una valutazione cognitiva obiettiva con un esame clinico mentale o test neuropsicologici. La valutazione con test neuropsicologici va effettuata quando i dati dell'anamnesi e della valutazioni clinica dello stato mentale non forniscono una diagnosi affidabile
5. il deterioramento cognitivo e comportamentale coinvolge almeno 2 dei seguenti domini:
   - Ridotta capacità di acquisire e richiamare nuove informazioni (come ripetere le domande e conversare, perdersi, dimenticare appuntamenti, riporre in modo errato degli oggetti)
   - Scarsa capacità di giudizio e compromissione del ragionamento
   - Deterioramento delle abilità visuo-spaziale

- Compromissione della funzione del linguaggio
- Cambiamenti di personalità o di comportamento.

6. Nessuno di questi causati da disordini psichiatrici maggiori o delirio.

Criteri diagnostici. Il *National Institute on Aging e l'Alzheimer's Association* (NIA-AA) ha definito nel 2011 i criteri diagnostici per tutte le cause di demenza sulla base di criteri clinici *core* essenziali utilizzati in tutti i contesi di cura e i criteri per la demenza di Alzheimer (McKhann, 2011; Albert, 2011).

I criteri diagnostici per la demenza dovuta a malattia di Alzheimer sono distinti in:

- **demenza AD probabile**
- **demenza AD possibile**
- **demenza AD probabile o possibile** con evidenza di processo fisiopatologico tipico della malattia di Alzheimer.

I primi due criteri sono utilizzati in ambito clinico e il terzo è attualmente considerato nei contesti di ricerca.

Criteri clinici per **probabile demenza** da malattia di Alzheimer sono:

- che il paziente soddisfi i criteri clinici della demenza
- che vi sia stato un esordio di malattia graduale nel tempo in termini di mesi o anni
- che vi sia un chiaro deterioramento delle abilità cognitive
- che i principali deficit presenti nella storia del paziente comprendano distubi relativi alla memoria (presentazione più comune), ma anche non relativi alla memoria come le alterazioni del linguaggio, visuo-spaziali o nello svolgimento di attività).

Non andrebbe fatta diagnosi di probabile demenza da malattia di Alzheimer nei casi in cui:

- l'esordio della demenza sia correlato ad un ictus
- alla radiografia si rilevino aree multiple ed estese infartuali o presenza di placche;
- le caratteristiche siano quelle della malattia da Corpi di Lewy
- le caratteristiche siano quelle di una demenza fronto-temporale
- le caratteristiche consistano in una progressiva afasia primaria
- vi siano evidenze che abilità cognitive siano alterate per effetto di alcuni farmaci.

I seguenti elementi aumentano la certezza di trovarsi di fronte ad una probabile demenza da malattia di Alzheimer:

- presenza di declino cognitivo documentato
- presenza di carrier di mutazione genetica (es: APP, PSEN1 o PSEN2).

La diagnosi invece di una **possibile demenza da malattia di Alzheimer** è appropriata nelle due seguenti circostanze:

- decorso atipico - soddisfazione di tutti i criteri clinici core della malattia di Alzheimer relativi alla perdita delle abilità cognitive, ma con un esordio improvviso dei deficit cognitivi e con una documentazione che fornisce pochi dettagli obiettivi sulla storia del progressivo declino cognitivo nel tempo;
- presentazione multipla-soddisfazione di tutti i criteri clinici core della malattia di Alzheimer relativi alla perdita delle abilità cognitive, ma vi sono evidenze di concomitanti malattie cerebrovascolari, caratteristiche della malattia dei Corpi di Lewy o altre condizioni cliniche patologiche che possono causare deficit cognitivi.

I criteri di una **probabile o possibile demenza da malattia di Alzheimer** in cui è evidente il processo fisiopatologico determinato dalla malattia sono:

- sono soddisfatti tutti i criteri clinici core di demenza possibile o probabile e anche se il loro utilizzo diagnostico di routine non è raccomandato, vi è evidenza di presenza di biomarkers significativi:
  - di deposito sul tessuto cerebrale di proteina β-amiloide che include la sua bassa concentrazione nel liquido cerebrospinale e conferma di deposito di amiloide cerebrale alla tomografia ad emissione di positroni (PET);

- di degenerazione neronale o di danno: una concentrazione elevata nel liquidò cerebro spinale di proteina Tau (Tau totale e fosfolirata); un ridotto assorbimento di 18-fluorodeoxyglucosio nella corteccia tempoparietale visibile con PET; un'atrofia non proporzionata dei lobi temporali (mediale, basale, latero-regionale) e del lobo parietale mediale rilevata con la risonanza magnetica.

Biomarcatori. I criteri per la diagnosi di l'AD pongono grande enfasi al ruolo dei biomarcatori, essenziali per determinare l'eziologia del quadro clinico. I **biomarcatori** sono parametri fisiologici, biochimici o anatomici misurabili in vivo in grado di riflettere specifiche caratteristiche legate al processo fisiopatologico che determina la malattia. Nella **Tabella 5.V** sono illustrati i principali biomarcatori in corso di studio per la malattia di Alzheimer. L'utilità e l'applicabilità dei biomarcatori nelle fasi "cliniche" dell'AD, sia nel deterioramento cognitivo lieve (MCI) sia nella demenza, sono quelle di confermare con maggiore sicurezza la patogenesi dei sintomi oppure orientare verso altre cause del deterioramento cognitivo lieve o di demenza (Frisoni, 2011).

Tabella 5.V Biomarcatori in corso di studio per la malattia di Alzheimer

Biomarkers indicativi di deposito di Aβ	Presenza nel liquor di Aβ1-42 PET con studio deposito di amiloide
Biomarkers indicativi di danno neuronale	Presenza nel liquor di proteina tau e tau fosforilata Misure di del volume ippocampale o di atrofia del lobo temporo-mesiale (misure volumetriche o con valutazioni qualitative) Misure di atrofia cerebrale Immagini PET FDG SPECT cerebrale di perfusione
Biomarkers di interesse biochimico	Biomarkers infiammatori (citochine) Stress ossidativo (isoprostani) Altri markers di danno sinaptico e di neuro degenerazione come da morte neuronale

Numerosi fattori limitano ad oggi l'utilizzo su ampia scala dei biomarcatori per la diagnosi di AD: la scarsa riproducibilità delle metodiche, il costo eccessivo, la difficoltà di interpretare i dati nei soggetti molto anziani, la possibilità di comorbidità e di demenze "miste", la non prevedibilità della comparsa delle manifestazioni cliniche nel tempo (Rodrigue, 2012). Oltre a questi, la mancanza di farmaci in grado di modificare la storia naturale della malattia rende poco utile una diagnosi pre clinica. Indubbiamente, una migliore caratterizzazione dei pazienti sul piano fisiopatologico potrà portare ad una maggiore accuratezza nella selezione dei pazienti coinvolti nei trial farmacologici e portare al raggiungimento di risultati migliori.

Una diagnosi di malattia di Alzheimer in una fase preclinica o con pochi e sfumati sintomi impone importanti **riflessioni di tipo etico** che riguardano le modalità di comunicazione alla persona e alla sua famiglia, le possibili reazioni, l'uso che di queste informazioni potrebbero essere fatto da terzi, l'impatto sulle scelte dell'individuo e della famiglia, i costi sociali. Oggi esiste una crescente tendenza a livello internazionale a sviluppare algoritmi di diagnosi precoce avvalendosi di tecniche innovative. Il vantaggio ovvio ed immediato di questo approccio è quello di accedere ad interventi mirati di prevenzione che potrebbero migliorare la qualità della vita del paziente ed il decorso della malattia, oltre alla possibilità di pianificazione dei trattamenti terapeutici ed assistenziali. Tuttavia ciò comporta anche dei rischi e lascia aperti dei **quesiti centrali:** *è davvero utile formulare una diagnosi prima della comparsa dei sintomi? Non si corre il rischio di "consegnare" al paziente una realtà che può essere vissuta* *come una condanna inevitabile? Rimarrebbe inoltre da stabilire a chi dovrebbe essere comunicata la diagnosi in fasi così precoci* (solo al paziente o anche ai familiari, nei limiti del diritto alla privacy previsto dal nostro ordinamento?). Senza menzionare il fatto che alcuni degli strumenti che permettono di poter avanzare delle ipotesi diagnostiche in fasi pre-sintomatiche della malattia non restituiscono sempre risposte certe e non prendono in considerazione fattori soggettivi di resilienza. La **comunicazione della diagnosi** è di particolare complessità a causa della difficoltà di tipo cognitivo ed emotivo del malato nel recepirla, data la progressiva perdita cognitiva, lo sgomento per l'incurabilità della patologia, il senso di "vergogna" suscitato da un identificarsi con una patologia generalmente associata alla perdita di dignità personale e di ruolo sociale (Comitato Nazionale per la Bioetica, 2014).

Indagini diagnostiche

Risonanza Magnetica – RM – è un esame integrante alla valutazione clinica della persona con sospetta Demenza di Alzheimer (AD) al fine di escludere cause potenzialente trattabili di deterioramento cognitivo progressivo es. per ematoma subdurale, lesioni vascolari o idrocefalo normoteso (**Figura 5.3**). Sebbene la RM rilevi l'atrofia corticale della AD questo riscontro non è necessariamente diagnostico di AD, anche se l'uso di sezioni specifiche per la valutazione dell'atrofia in regioni caratteristicamente e precocemente coinvolte nell'AD (come l'ippocampo e i lobi temporali) viene oggi considerato un biomarcatore della malattia di Alzheimer (Ramach Andran, 2012). L'uso combinato della radiologia convenzionale come TAC o RM con biomarcatori selezionati (come la PET fluorodeossiglucosio - FDG-PET) può contribuire alla diagnosi precoce specifica di malattia di Alzheimer. Il neuroimaging funzionale (PET - tomografia ad emissione di positroni e SPECT - tomografia ad emissione di fotone singolo che usa una radiazione ionizzante) permette di visualizzare l'attività cerebrale durante le operazioni cognitive come memorizzare ricordare parlare leggere e apprendere. PET e SPECT non migliorano la diagnosi di AD, pertanto l'uso clinico di PET e SPECT è limitato alle forme molto iniziali, ai casi dubbi o quando è necessario differenziare una demenza focale o fronto-temporale da una malattia di Alzheimer (Frisoni et al., 2011).

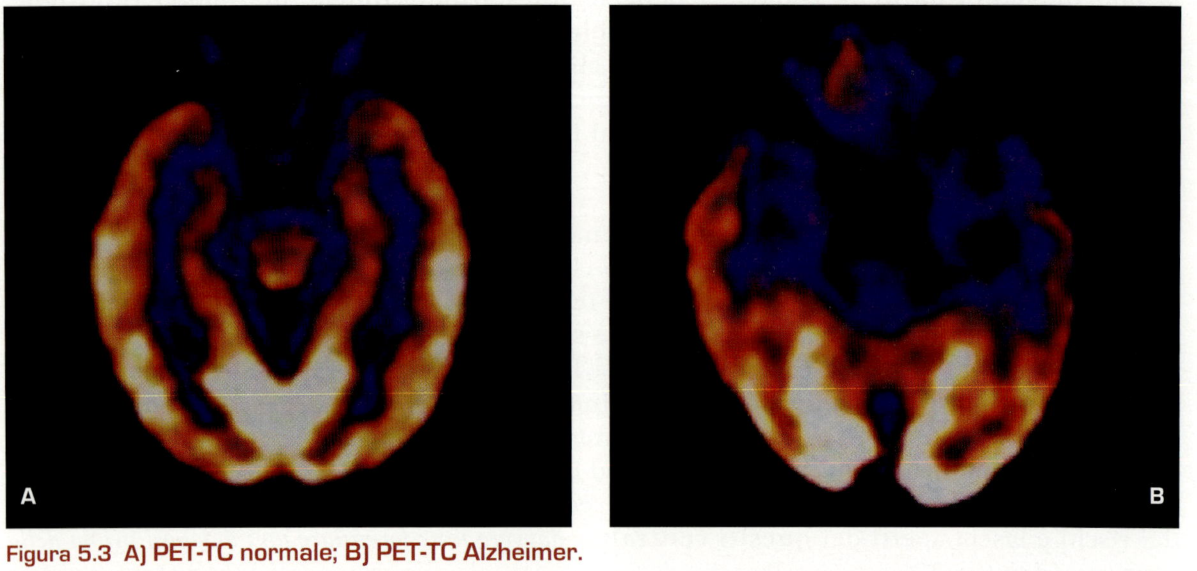

Figura 5.3 A) PET-TC normale; B) PET-TC Alzheimer.

Trattamento

Negli ultimi anni l'approccio alla cura della malattia di Alzheimer e delle demenze in generale è stato caratterizzato da una diffusa consapevolezza che un atteggiamento sistematico, intensivo, continuativo e interdisciplinare, nel quale trovino spazio vari tipi di interventi, sia farmacologici che riabilitativi, può indurre un importante miglioramento della qualità della vita della persona e della sua famiglia e, in molti casi, rallentare l'evoluzione del deficit cognitivo e i suo impatto funzionale.
I cardini fondamentali della cura della persona affetta da demenza sono:
- una diagnosi etiologica accurata, mediante l'applicazione di criteri clinici definiti e condivisi
- in qualsiasi forma di demenza è possibile una terapia, anche se solo di tipo psicosociale e non farmacologica.

Nel piano di cura è necessario prevedere:
- terapia farmacologica dei deficit cognitivi nelle forme in cui esiste una dimostrata efficacia di tali trattamenti
- riabilitazione cognitiva
- adattamenti ambientali per ridurre l'impatto dei deficit cognitivi e dei sintomi comportamentali
- terapia farmacologica dei sintomi comportamentali
- prevenzione e trattamento delle complicanze (cadute, malnutrizione, incontinenza, allettamento, ecc.)
- istruzione, educazione e sostegno dei caregiver.

La terapia farmacologica dei disturbi cognitivi

Con l'eccezione delle rare forme di demenza reversibile (quali l'idrocefalo normoteso, le sequele di malattie metaboliche o gravi deficit vitaminici, le conseguenze della presenza di tumori cerebrali) e delle forme reattive a grave depressione, la malattia di Alzheimer e le altre forme di demenza degenerativa e vascolare hanno una progressione irreversibile, sebbene molto variabile nella loro evoluzione. Non esiste, ad oggi, un trattamento in grado di restituire la memoria e le altre funzioni cognitive che sono state perse, né di bloccare completamente il processo degenerativo. Sono disponibili farmaci ad azione sintomatica, in grado di determinare miglioramenti o una apparente stabilizzazione della malattia.

Nel malato di Alzheimer si riscontrano bassi livelli di un neurotrasmettitore, chiamato **acetilcolina**, ed elevati livelli di un altro mediatore chimico, il **glutammato.** Lo sviluppo dei farmaci per la malattia di Alzheimer, partendo da queste osservazioni, ha portato all'utilizzo di molecole che aumentano i livelli di acetilcolina o proteggono le cellule nervose dall'eccesso di glutammato.

Il trattamento farmacologico con i farmaci chiamati Inibitori **dell'acetil-colinesterasi (AChE-I) – donepezil, rivastigmina e galantamina** – rappresenta un punto fermo della cura della persona con malattia di Alzheimer, la loro azione farmacologica consiste nell'inibizione delle colinesterasi, con un conseguente aumento dei livelli cerebrali dell'acetilcolina, che controbilancia la perdita indotta dalla malattia. La rivastigmina è disponibile anche sotto forma di cerotto transdermico, con rilascio graduale del principio attivo nel corso delle 24 ore, che facilita il raggiungimento della dose ottimale raccomandata. Un altro farmaco utilizzato è la **memantina**, antagonista del recettore del glutammato, agisce compensando gli effetti tossici derivanti dall'eccessiva eccitazione delle cellule nervose causata dal glutammato, una sostanza importante per l'apprendimento e la memoria; si è rivelato efficace nel rallentare il deterioramento cognitivo in pazienti con demenza di Alzheimer di grado moderato-severo (Schneider et al., 2014).

Questi farmaci si sono dimostrati discretamente efficaci sia sulla sfera cognitiva, migliorando nei primi 6 mesi le performance nei test neuropsicologici e favorendo nei successivi 12-18 mesi un rallentamento del peggioramento clinico e della perdita dell'autonomia e un miglior controllo di alcuni disturbi comportamentali, soprattutto l'apatia ed i sintomi psicotici. Parallelamente, è stato dimostrato che gli AChE-I riducono lo stress ed il carico assistenziale dei caregiver e ritardano l'istituzionalizzazione in casa di riposo.

L'uso di questi farmaci non è totalmente privo di rischi; gli **effetti collaterali più frequenti** sono di natura gastro-intestinale (nausea diarrea, crampi), alterazioni del sonno con incubi, bradicardia e talvolta crampi muscolari. L'entità della risposta è individuale, come pure la comparsa di effetti collaterali. Non tutti i pazienti rispondono positivamente al trattamento, ma questi farmaci andrebbero sempre provati nei soggetti in fase lieve-moderata, se non vi sono controindicazioni importanti, poiché non esistono caratteristiche cliniche che permettano di prevedere con sicurezza quale sarà il beneficio terapeutico. Questi farmaci vengono distribuiti gratuitamente da parte del Servizio Sanitario Nazionale, previa valutazione dei Centri per Disturbi Cognitivi e Demenze (Piano Nazionale Demenze, 2014).

Accanto a donepezil, rivastigmina, galantamina e memantina, si stanno sperimentando altri principi farmacologici per la cura delle demenze, ma ad oggi i risultati degli studi sono controversi; essi sono anti-ossidanti quali Vitamina E, Selegilina, Gingko Biloba, oppure anti-infiammatori non steroidei o estrogeni. Per queste ragioni ad oggi non possono essere considerati come trattamenti praticabili per le demenze.

I famigliari spesso chiedono quando sia il momento di iniziare la somministrazione e quando di sospenderla. Non sempre è possibile dare una risposta; infatti non è ancora certo se siano utili nelle forme iniziali e molto lievi della demenza, o addirittura anche nel disturbo cognitivo lieve o in fase pre-clinica. Gli studi a tutt'oggi non hanno dato risposte univoche. Inoltre, *nelle forme molto avanzate, questi farmaci continuano a essere efficaci o è meglio sospenderli perché hanno perso ogni utilità e si rischia solo di indurre effetti indesiderati?* La risposta a quest'ultimo interrogativo è spesso empirica: il medico prova a sospendere il farmaco, pronto però a riprenderlo se la persona mostra un evidente peggioramento delle condizioni. Il famigliare spesso è l'osservatore più a diretto contatto e più sensibile alle variazioni cliniche del proprio caro. Talvolta tra il giudizio del medico e quello di chi offre assistenza vi è una certa differenza, essendo, nella maggior parte dei casi, il giudizio del famigliare più favorevole all'effetto di un farmaco. L'interpretazione può essere duplice: da una parte agisce l'effetto placebo (cioè l'azione clinica di una molecola indipendentemente dalla sua azione biologica in senso stretto), dall'altra il famigliare valorizza piccoli segni che il medico non riesce a rilevare con gli strumenti di osservazione dei quali dispone, ma che invece sono di rilevante importanza nella vita di tutti i giorni.

La terapia farmacologica per i disturbi non cognitivi

La quasi totalità dei pazienti affetti da demenza, nel corso della malattia, manifesta disturbi comportamentali o sintomi non cognitivi: deliri ed allucinazioni, sintomi depressivi, ansia, agitazione, irritabilità, confusione, vagabondaggio, sintomi neurovegetativi (alterazioni del sonno e dell'appetito). Questi incidono pesantemente sulla loro qualità di vita e su quella dei familiari; devono quindi essere valutati accuratamente e, nel limite del possibile, controllati.

Accanto alle misure di tipo ambientale, può essere necessario ricorrere all'impiego di farmaci: **antidepressivi**, **ansiolitici**, **neurolettici/antipsicotici** e **ipnoinducenti**, appartenenti a varie categorie farmacologiche, sono variamente impiegati per questo scopo. È importante sottolineare che l'uso di questi farmaci richiede una stretta osservazione da parte del team di cura, a causa della frequenza e severità degli effetti collaterali, soprattutto alle dosi più elevate e per i trattamenti più prolungati. Possono infatti indurre eccessiva sedazione, disturbi del cammino con instabilità posturale, rallentamento della marcia di tipo parkinsoniano, alterazioni del ritmo sonno-veglia, cadute, aritmie, ipotensione, ischemie cerebrali, comparsa di diabete (Biagini et al., 2014).

Gestione assistenziale della persona affetta da Demenza

I sintomi della demenza possono portare ad una condizione di perdita di identità della persona con il progredire della malattia. È pertanto rilevante che nella gestione assistenziale vi sia una costante attenzione a rispettare l'identità della persona, del suo ruolo sociale e famigliare. Di seguito sono descritte le principali aree di intervento.

Valutazione del paziente

La valutazione richiede il coinvolgimento del paziente e dei familiari; la persona con demenza si deve sentire riconosciuta e accettata come individuo e avvertire che è rinforzata l'immagine positiva di sé. Pertanto durante l'accertamento è essenziale adottare un approccio centrato sulla persona e la sua famiglia. I principali domini della valutazione sono rappresentati dai fattori coinvolti dalla demenza:

Deterioramento cognitivo	Valutare il livello e l'estensione del deterioramento delle abilità cognitive e il loro impatto sulle abilità funzionali della persona.
Salute e forma fisica	Valutare lo stato di salute e considerare le precedenti esperienze e risposte alla malattia. Stabilire i possibili fattori che influenzano i disturbi cognitivi o del comportamento come infezioni, farmaci, dolore, deficit sensoriali.
Biografia e storia di vita	Raccogliere informazioni sulla biografia della persona: la famiglia e gli amici, occupazione, interessi, simpatie e antipatie, realizzazioni, gli hobbies.
Personalità	Raccogliere informazioni sulla personalità prima della comparsa di demenza, compreso lo stile di coping, i bisogni psicologici e preferenze per la cura.
Dimensione sociale e ambientale	Valutare e prendere in considerazione l'impatto delle interazioni con gli altri, sia positivo che negativo, dalla prospettiva del malato. Valutare e prendere in considerazione l'effetto dell'ambiente – il livello di rumore, segnaletica, colori – sulla persona, tenendo conto delle sue preferenze.

Valutazione delle funzioni cognitive e del comportamento

La valutazione clinica delle funzioni cognitive e del comportamento è indispensabile se vi è il sospetto di una diagnosi di demenza. Le aree che vanno esplorate sono la memoria e le funzioni correlate – l'orientamento, l'attenzione e la concentrazione –, il linguaggio, le funzioni visuo percettive e visuo spaziali, la funzionalità senso motoria, la capacità di svolgere attività intellettive e risolvere problemi. La **Tabella 5.VI** suggerisce i sintomi da valutare per comprendere la presenza di demenza.

Tabella 5.VI Sintomi che possono suggerire la presenza di demenza
La persona ha difficoltà nello svolgere le attività ed i compiti sotto elencati?
Apprendere e ricordare nuove informazioni È più ripetitiva, ha problemi a ricordare il contenuto di informazioni recenti, eventi, appuntamenti. Perde frequentemente oggetti, per esempio le chiavi di casa? Acquista più volte le stesse cose accumulandole in frigorifero?
Eseguire compiti complessi È in difficoltà ad effettuare attività che richiedono più fasi in sequenza. Per esempio preparare un pasto? Non è più in grado di far funzionare la lavatrice? Ha problemi a guidare l'auto?
Orientamento spazio temporale Ha problemi a trovare la via di casa. Si è perduta in luoghi non familiari. Non è in grado di sapere che giorno è o in che mese siamo.
Linguaggio Ha difficoltà nel trovare le parole per esprimersi. Ha difficoltà a denominare oggetti comuni e li indica con "il coso", "la cosa" o con giri di parole?
Comportamento Appare più passiva, apatica, meno coinvolta nelle vicende familiari? È più irritabile del solito; è diventata sospettosa; talora fa accuse infondate? Ritiene che vi siano ladri in casa?

Valutazioni periodiche dello stato cognitivo, con le domande poste sopra e/o con test psicometrici o di screening, permettono di valutare la progressione della demenza e la risposta ai trattamenti farmacologici o riabilitativi.

Alcuni test di screening ampiamente utilizzati possono essere di aiuto nella valutazione clinica: i principali sono riportati nel Box di fine capitolo. Il **Mini Mental State Examination (MMSE)**, riportato in forma integrale nel Box a fine capitolo, è uno strumento ideato per valutare, in ambito clinico, le capacità cognitive di un individuo adulto; la sua somministrazione richiede 10-15 minuti (Folstein et al.,1975). Valuta varie funzioni cognitive, in particolare l'orientamento temporale e spaziale, la memoria immediata (memoria di fissazione o registrazione), l'attenzione e calcolo, la memoria di richiamo, il linguaggio (denominazione, ripetizione, comprensione orale, comprensione scritta e generazione di frase scritta), la prassia costruttiva. Parte delle informazioni possono essere raccolte sotto forma di colloquio. Il valore massimo del test è 30; sono considerati entro i limiti della normalità punteggi uguali o superiori a 24. Questo test ha nel suo stesso pregio, la brevità, anche il suo limite; infatti non permette una completa valutazione delle funzioni cognitive e non è pertanto sufficientemente sensibile alle fasi iniziali della demenza. In particolare, il MMSE è influenzato dal livello di educazione e dalla scolarità; per questo motivo è raccomandato l'uso i fattori di correzione per età e scolarità (Magni et al., 1996).

Oltre all'età e alla scolarità, variabili legate alla persona quali il livello di coscienza e di attenzione, l'emotività e l'umore, la collaborazione, i deficit sensoriali, possono influenzare la valutazione. Allo stesso modo anche le variabili legate al valutatore quali capacità di porre la persona a proprio agio, di far comprendere i compiti, di osservare ed interpretare le risposte, e infine le variabili ambientali come luminosità, silenziosità possono incidere sulla valutazione. Nel formulare il giudizio clinico è pertanto necessario tenere in considerazione anche questi elementi.

Valutazione dei sintomi psichici e delle alterazioni del comportamento

La coesistenza del decadimento cognitivo con le alterazioni comportamentali ed i sintomi psicotici rende difficile sia per il familiare sia per gli operatori l'osservazione e la caratterizzazione dei singoli disturbi. Grande interesse riveste anche la **valutazione dell'esperienza soggettiva della persona affetta da demenza**, ed in particolare la consapevolezza del deficit cognitivo (*insight di malattia*), comportamentale e funzionale. Contrariamente a quanto si riteneva in passato, i pazienti mantengono, almeno nelle fasi iniziali e intermedie della malattia, un certo livello di consapevolezza, anche se spesso le modalità esplicative sono imprecise. Il tipo di demenza, la sua severità, il coinvolgimento di specifiche aree cerebrali (lobo frontale ed emisfero destro in particolare) condizionano il livello di consapevolezza di malattia. Alcune domande da porre al paziente per valutare la consapevolezza sono: *"Per cortesia, mi parli dei problemi per i quali lei è qui"*. Quando il paziente ha altri disturbi non direttamente correlati alla demenza: *"Ha altri disturbi?"*. Se non si lamenta spontaneamente dei suoi deficit cognitivi: *"Come va la sua memoria? Pensa di avere una cattiva memoria?"*. Quando il paziente nega i deficit di memoria o di altre funzioni cognitive: *"Non ha alcun problema di memoria? Va tutto bene?"*.

È importante porre **attenzione ai sentimenti provati dai pazienti**; per esempio in situazioni di stato confusionale i sentimenti provati dai pazienti sono molto variabili: alcuni comprendono che le cose che percepiscono sono lontane dalla realtà ma allo stesso tempo sentono che la loro vita è nelle mani di una potenza superiore di cui loro non hanno il controllo; altri invece percepiscono una situazione continua di pericolo durante l'intero episodio e hanno l'impressione di essere in uno scantinato buio dove si sentono prigionieri senza poter comunicare il loro stato. I malati percepiscono l'esperienza di stato confusionale come un qualcosa che li minaccia, affermano di provare oltre al senso di terrore, anche una sensazione di isolamento, di incomprensione e di sospetto nei confronti degli atteggiamenti e delle azioni persone degli altri. Altri pazienti sentono che, durante lo stato confusionale, sono ipersensibili a tutto ciò che li circonda e questa situazione porta ad un circolo vizioso dato che ogni stimolo può aumentare la loro confusione (Crammer, 2002).

L'osservazione diretta dei disturbi comportamentali è spesso limitata ai soggetti istituzionalizzati o può essere possibile solo in centri specializzati, per cui, nella maggior parte dei casi si ricorre all'intervista del caregiver che riferisce i disturbi osservati a domicilio. Di seguito sono riportati i domini e alcune **domande da porre ad esempio alla moglie di un paziente affetto da demenza per il riconoscimento e la definizione dei disturbi comportamentali:**

Deliri *Suo marito crede a cose che non sono vere? Per esempio, insiste sul fatto che qualcuno sta cercando di fargli del male o di rubargli qualcosa? Afferma che componenti della famiglia non sono chi dicono di essere? o che la casa non è la sua...* Non si tratta di semplice sospettosità, ma è convinto che queste cose stiano realmente accadendo.

Allucinazioni *Suo marito vede o sente cose che non esistono? Sembra vedere, sentire o provare cose non reali? Percepisce suoni o visioni non reali?*

Agitazione/Aggressività *Ha periodi durante i quali rifiuta di collaborare? o non si lascia aiutare dagli altri? È difficile da gestire? Diviene irritato quando cerca di aiutarlo? Si oppone al bagno o al cambio dei vestiti? Tenta di far male o di colpire gli altri?*

Depressione/Disforia *Le sembra che suo marito sia triste? Afferma di sentirsi triste e depresso? Ha dei periodi di malinconia o di pianto che sembrano indicare tristezza? Dice di desiderare la morte o dice di volersi uccidere? Le sembra molto scoraggiato o senza speranza per il futuro*

Ansia *è molto nervoso, allarmato, spaventato senza veri motivi? Le sembra molto teso o agitato? È impaurito dal rimanere lontano da lei? Si lamenta di respiro corto, è ansimante, sospira senza apparente ragione?*

Esaltazione/Euforia *Suo marito è eccessivamente felice o allegro senza motivo?* Verificare con la moglie se si tratta della normale felicità mostrata di fronte a occasioni gioiose e piacevoli o di un eventuale persistente e anormale stato di euforia. *Trova ridicole cose che gli altri non trovano divertenti?*

Apatia/Indifferenza *Le sembra che suo marito abbia perso l'interesse verso il mondo che lo circonda? Ha perso interesse nel fare le cose o è meno motivato ad iniziare cose nuove? Ha difficoltà nell'introdursi in conversazioni o nelle faccende di casa? È meno spontaneo o meno attivo del solito?*

Disinibizione *Le sembra che agisca impulsivamente senza pensare? Fa o dice cose che di solito non dice o non fa in pubblico? Compie atti imbarazzanti per le altre persone?*

Irritabilità/Labilità *Si irrita o si arrabbia con facilità? Il suo umore è molto variabile? È impaziente in modo anormale?*

Comportamento motorio aberrante *Suo marito continua a camminare ("wandering, vagabondaggio")? o a fare e rifare le stesse cose, come aprire gli armadi o i cassetti, spostare in continuazione gli oggetti o attorcigliare stringhe e lacci?*

Disturbi del sonno *Presenta disturbi del sonno? Sta alzato, vaga per la casa durante la notte, si veste e si sveste, disturba il suo sonno?* Viceversa, *dorme eccessivamente durante il giorno?* [Non è da considerare se si alza 2-3 volte/notte per andare in bagno e poi torna a letto e si addormenta subito.]

Disturbi dell'appetito e dell'alimentazione *Suo marito presenta disturbi dell'alimentazione come alterazioni dell'appetito, alterazioni delle abitudini o delle preferenze alimentari, sia in eccesso sia in difetto? Ha avuto variazioni di peso?*

Per la valutazione dei disturbi comportamentali si può utilizzare il questionario **NeuroPsychiatric Inventory** (NPI), in grado di valutare, sulla base delle informazioni ottenute dai familiari, la frequenza e la gravità dei disturbi comportamentali (Cummings et al., 1994). L'NPI valuta i disturbi comportamentali sopra riportati - deliri, allucinazioni, agitazione-aggressività, disforia-depressione, ansia, euforia, apatia, disinibizione, irritabilità, comportamento motorio aberrante, disturbi del sonno e dell'alimentazione e ne misura la frequenza (1-3 punti) e la gravità (1-4 punti).

Valutazione dello stato funzionale

Con il termine di valutazione funzionale si intende la misura delle abilità di un individuo di portare a termine attività concrete della vita quotidiana e ricoprire ruoli sociali. Quelle cui usualmente si fa riferimento sono le attività di base della vita quotidiana (Basic Activity of Daily Living - BADL) e le attività strumentali della vita quotidiana (Instrumental Activity of Daily Living - IADL) e le attività avanzate (Advanced Activity of Daily Living – AADL). Le AADL sono le prime ad essere perse e sono principalmente rappresentate dall'attività lavorativa, interessi, hobby. Le

IADL (Box in fondo al capitolo) sono influenzate dalle funzioni cognitive, anche se dipendono in buona parte dalla situazione ambientale, dalle abitudini, dal ruolo sociale o familiare e dalle funzioni fisiche. L'autonomia in queste abilità definisce la possibilità di un individuo di vivere in modo autonomo al proprio domicilio. Le BADL sono maggiormente influenzate dalle funzioni fisiche che da quelle cognitive; nella demenza, infatti, si assiste generalmente ad una rapida perdita delle IADL, mentre per la maggior parte delle BADL la persona può rimanere a lungo totalmente autosufficiente.

Nelle varie fasi della malattia, vari fattori contribuiscono ai deficit funzionali che si osservano in questa condizione: la compromissione delle funzioni cognitive, le alterazioni del comportamento, le manifestazioni neurologiche contribuiscono nelle varie fasi della malattia (Figura 5.4).

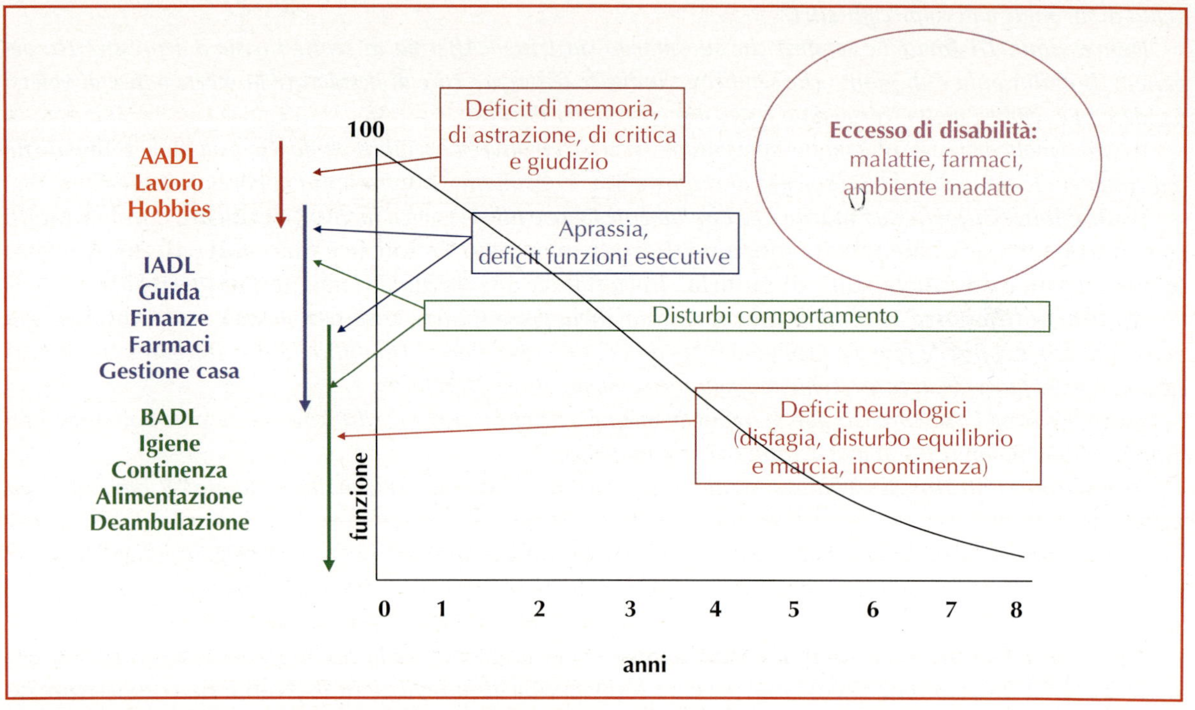

Figura 5.4 Determinanti della disabilità nella demenza.

Legenda: AADL: attività avanzate della vita quotidiana IADL: attività strumentali della vita quotidiana BADL: attività di base della vita quotidiana.

Le alterazioni cognitive a carico della memoria, del ragionamento, della critica e del giudizio limitano nelle **fasi iniziali** l'autonomia della persona nelle attività strumentali, quali la guida dell'automobile, la gestione delle finanze, dei farmaci, l'utilizzo di strumenti (come gli elettrodomestici). I deficit, a carico delle funzioni esecutive e prassiche, possono limitare le capacità dell'individuo di svolgere attività quali utilizzare strumenti, oppure il vestirsi e svestirsi. Anche i disturbi del comportamento, quali i deliri e le allucinazioni, i comportamenti afinalistici od inappropriati, l'agitazione, l'irritabilità alterano lo stato funzionale (possono essere presenti incontinenza, incapacità di alimentarsi in modo appropriato, di vestirsi o di curare l'igiene). Infine, nelle **fasi più avanzate** di malattia, si possono manifestare alterazioni dell'equilibrio e della marcia con frequenti cadute fino alla totale incapacità di deambulare. In ognuna delle fasi della malattia vi può essere un eccesso di disabilità determinato dal sovrapporsi di malattie somatiche, da danni iatrogeni (farmaci, ricoveri ospedalieri), da ambienti inadatti o da comportamenti inappropriati da parte dei familiari o degli operatori; talora è proprio l'accesso a servizi formali (l'ospedale, la residenza a lungo termine) a determinare un brusco peggioramento dello stato funzionale quando questi non sono adatti alle particolari esigenze delle persone affette da demenza.

Con l'**aggravamento** del deficit cognitivo anche l'autonomia nelle attività di base viene progressivamente a perdersi, fino alla completa disabilità nelle fasi più avanzate. In questa fase è complesso, ma necessario integrare la valutazione delle funzioni cognitive con la valutazione delle abilità funzionali per valutare la progressione della malattia. La *Bedford Alzheimer Nursing Severity Scale* – BANSS fornisce informazioni sul grado di compromissione cognitiva (linguaggio e contatto oculare) funzionale (abbigliamento, alimentazione, deambulazione) e sulla presenza di sintomi e segni patologici (alterazioni del ciclo sonno-veglia, rigidità muscolare/contratture). La BANSS consente di ottenere informazioni sulle condizioni cognitivo/funzionali del paziente finché quest'ultimo raggiunge lo stato vegetativo. La compilazione della BANSS si esegue utilizzando le informazioni fornite dal personale di assistenza e l'esame obiettivo del paziente. Il punteggio ottenuto oscilla tra 7 e 28 ed è direttamente proporzionale al livello di gravità della malattia. La versione italiana validata da Bellelli et al. (1997) è riportata in fondo al capitolo nel box dedicato agli strumenti di assessment.

La **postura e la marcia** sono generalmente normali nelle fasi iniziali e moderate, mentre nelle fasi più avanzate la deambulazione diventa rallentata e non coordinata e vi sono generalmente difetti dell'**equilibrio** che espongono ad un maggior rischio di caduta. Un aspetto particolare dell'esame fisico riguarda i sensi, in particolare **vista ed udito.** Con l'invecchiamento si può assistere ad una riduzione del visus per numerose condizioni quali degenerazione maculare, cataratta, glaucoma; la demenza, quando interessa le regioni corticali posteriori per lesioni focali o per un processo degenerativo come nella malattia di Alzheimer, si può accompagnare ad un disturbo visivo anche molto pronunciato. Inoltre, nei pazienti affetti da demenza, la **percezione delle immagini in movimento** è alterata, così come ridotta è l'esplorazione dello spazio, sia sui piani verticali sia orizzontali, ed il **riconoscimento dei colori.** Questi elementi sono fondamentali per definire le soluzioni architettoniche più adeguate per migliorare il riconoscimento degli spazi e l'orientamento dei pazienti.

L'esame obiettivo può fornire altri elementi utili per la definizione della prognosi; in particolare nell'AD la precocità di comparsa di segni extrapiramidali o di mioclonie, accanto alla manifestazione di sintomi psicotici e afasia, contraddistingue i casi ad evoluzione più rapida.

Raccogliere la biografia e mappare i comportamenti del paziente

Il **sistema Gentle Care,** ideato e promosso da Moyra Jones, è un approccio protesico per persona affetta da demenza che ha come obiettivo il benessere inteso come miglior livello funzionale possibile per quella persona nel suo ambiente e per dare senso alla sua giornata. Il *primo step* di questo approccio si basa sulla **conoscenza della persona** attraverso un *approccio biografico* (Vitali 2004). Si tratta in primo luogo di conoscenza clinico-funzionale del malato, che si arricchisce in parallelo di conoscenza in senso biografico. In questo modo elementi di ordine fisiopatologico insieme ad elementi di ordine personale e di contesto concorrono a ridurre la distanza tra la conoscenza oggettiva dei problemi e l'esperienza soggettiva di malattia. L'analisi viene estesa anche ai problemi considerati dal punto di vista di coloro che assistono *(carer),* poiché ogni piano di intervento tiene conto di quello che comunemente si intende per triangolo sociale di cura, vale a dire del malato, di coloro che assistono *(carer),* siano essi formali come lo staff di una unità di cura, informali, come i familiari, gli amici, conoscenti. Particolare attenzione va prestata alla valutazione della rete sociale della persona, che costituisce una parte importante per la pianificazione degli interventi assistenziali al domicilio e per la definizione del rischio di istituzionalizzazione. In particolare, la rete informale (costituita per lo più dai familiari), le relazioni esistenti fra gli stessi, la disponibilità di supporti formali (assistenza domiciliare, centri diurni) rappresentano una variabile rilevante per permettere alla persona affetta da demenza di restare al proprio domicilio.

Il *secondo step* è rappresentato dalla **valutazione dell'impatto che la malattia ha sul singolo malato,** valutazione quindi sia dei deficit indotti dalla malattia, che di quelle strategie di compenso che il malato autonomamente utilizza. La valutazione del comportamento spontaneo e delle strategie di compenso poggia su elementi di carattere osservativo che vengono poi tradotti in indicazioni operative nell'ambito del piano assistenziale di cura. Questa valutazione, nota nel GentleCare come *"general awareness"*, che comprende l'osservazione di:

- cosa sa fare il malato/a;
- cosa fa;
- come il malato/a fa la tal cosa;
- quale parte del compito non riesce a eseguire;
- perché non riesce ad eseguire un certo compito;
- dove riesce meglio nell'eseguirlo;
- quando riesce meglio.

Un secondo livello di valutazione fa uso di due tecniche che consentono di organizzare le informazioni derivanti dall'osservazione diretta del malato. Con la tecnica dello ***"stress profile"*** sono mappati gli eventi della giornata ed identificati le sorgenti di stress utili per individuare le strategie preventive da applicare e di quando applicarle nell'arco delle 24 ore. La tecnica del ***"behaviour mapping"*** consiste nell'osservazione del comportamento del paziente nell'arco delle 24 ore e nella traduzione dell'osservazione in un grafico per rappresentare la giornata tipo del malato. Questo consente di meglio di inserire i programmi e le attività nella giornata del malato: ad esempio lunghi periodi di inattività possono essere interrotti da attività significative, o meglio si evita l'errore di concentrare tutte le proposte in un unico momento della giornata, abitudine questa orientata più al bisogno dello staff che del malato.

Interventi riabilitativi assistenziali orientati al malato e alla famiglia

L'assenza di trattamenti farmacologici risolutivi per le varie forme di demenza affida all'assistenza riabilitativa il miglioramento della qualità di vita della persona ammalata e dei suoi familiari attraverso un insieme integrato di interventi condotti in modo continuativo. L'approccio riabilitativo richiede il coinvolgimento di più figure professionali (medico di medicina generale, medici specialisti, psicologo, assistente sociale, infermiere, fisioterapista, terapista occupazionale...) che, in tempi e luoghi diversi (domicilio, centri diurni, nuclei specifici,...), collaborano per sostenere ed attivare le funzioni neuro-psicomotorie e mentali non completamente deteriorate intervenendo sulle potenzialità residue della persona.

L'obiettivo realistico della riabilitazione consiste nel rallentamento della progressione della malattia piuttosto che nel ripristino delle funzioni lese e di stimolare e incentivare le funzioni che sono relativamente risparmiate.

Anche negli stadi più avanzati della demenza è possibile intervenire sfruttando le capacità residue del malato e le risorse della famiglia, nonché limitando gli effetti di comorbilità, farmaci, ostacoli ambientali, e dei deficit sensoriali.

Interventi per potenziare le abilità cognitive

Durante l'intero decorso della malattia gli interventi riabilitativi possono ridurre l'impatto della malattia sul livello di autosufficienza e potenzialmente migliorare le performance cognitive. La maggioranza degli studi concordano nell'affermare che la possibilità di ottenere risultati significativi nella riabilitazione della persona affetta da demenza è strettamente condizionata dalla stimolazione di funzioni che sono relativamente risparmiate, almeno nelle fasi iniziali ed intermedie della malattia. La ricerca sperimentale, inoltre, suggerisce che sebbene la possibilità di ottenere miglioramenti delle performance mnesiche sia ridotta, essa non è completamente compromessa.

I sintomi e segni clinici delle demenze che possono essere oggetto di specifici interventi riabilitativi sono molteplici e riguardano i deficit cognitivi (memoria, linguaggio), i deficit sensoriali (vista e udito), i sintomi depressivi, le alterazioni del ciclo sonno-veglia, le turbe dell'alimentazione, i deficit motori e la disabilità nelle attività della vita quotidiana. L'obiettivo consiste non tanto nel ripristinare una funzione lesa, bensì nel rallentare la progressione dei deficit cognitivi e funzionali. Nella **Tabella 5.VII** sono illustrate le principali metodiche di riabilitazione cognitiva oggi utilizzate.

Tabella 5.VII Principali metodiche di riabilitazione cognitiva	
Approccio "globale"	Terapia di Orientamento alla Realtà (ROT) 3R Therapy (ROT, Riattivazione, Reminescenza) Terapia di Reminiscenza Terapia di Validazione
Approccio selettivo delle funzioni mnesiche	Stimolazione della memoria procedurale
Mnemotecniche	Metodo dei loci Associazione nome-faccia Pegwords (parole appiglio)

Accanto agli interventi di "riattivazione globale", è possibile adottare interventi più mirati alla conservazione delle prestazioni mnesiche. Vi sono diverse strategie per la compensazione dei deficit di memoria: adattamenti delle condizioni ambientali e ausili esterni, tecniche di orientamento nella realtà, mnemotecniche o stimolazione della memoria procedurale, uso di stimoli verbali e non verbali e, in modo multisensoriale, stimoli inerenti la memoria visiva, uditiva, olfattiva, tattile e gustativa.

Esistono inoltre programmi di stimolazione cognitiva che riguardano la capacità di giudizio e di astrazione, il linguaggio, la pianificazione finalizzata a specifici obiettivi. Le tecniche riabilitative ritenute oggi più efficaci per i pazienti affetti da malattia di Alzheimer sono descritte di seguito.

Terapia di orientamento alla realtà (Reality Orientation Therapy- ROT, si prefigge di riorientare il paziente confuso rispetto all'ambiente, al tempo, e alla propria storia personale. Può essere svolta mediante sessioni individuali o in piccoli gruppi. Esistono due modalità di ROT: informale e formale. La **ROT informale** prevede una stimolazione continua che implica la partecipazione di operatori sanitari e familiari i quali, durante i loro contatti con la persona, forniscono ripetutamente informazioni circa l'orientamento temporale e spaziale. Ad esempio, fin dal risveglio, è utile comunicare informazioni apparentemente banali, come il giorno, la stagione, il nome degli altri familiari. La continua ripetizione delle informazioni aiuta la persona a conservarle nel tempo. Come intervento complementare alla ROT informale, è stata sviluppata una **ROT formale**, che consiste in sedute giornaliere condotte con gruppi di 4-6 persone, omogenee per grado di deterioramento, durante le quali un operatore adotta una metodologia di stimolazione standardizzata. La ROT si è dimostrata efficace in pazienti affetti da compromissione cognitiva lieve nel rallentare l'evoluzione della malattia di Alzheimer. Il limite maggiore di questa tecnica consiste nella rapida perdita di al termine dell'intervento e nell'assenza di ricadute sul livello di autosufficienza (Folsom, 1968; Powell-Proctor & Miller,1982).

Gli interventi finalizzati alla **stimolazione della memoria procedurale** sono utili nel migliorare i tempi di esecuzione di alcune attività della vita quotidiana, con favorevoli ripercussioni sulla qualità di vita del malato e dei familiari. Quando si parla di memoria procedurale o implicita, ci si riferisce alle conoscenze acquisite senza coscienza di consapevolezza e senza vincolo al ricordo del momento in cui e avvenuto l'apprendimento di procedure ed abilità percettive, motorie e cognitive. È stato inoltre dimostrato che la memoria procedurale (implicita), è separata da quella dichiarativa (esplicita), tanto che una può essere danneggiata senza che l'altra ne sia coinvolta. I due processi mnesici funzionano quindi in modo diverso; infatti l'apprendimento procedurale non è influenzato da molti fattori che sono invece importanti per l'apprendimento dichiarativo, quali per esempio la profondità di elaborazione ed il grado di apprendimento. La strategia principale nel supporto alla memoria procedurale e quella della *task analysis*, che consiste nella scomposizione di un'azione complessa della vita quotidiana, es. alcune ADL, in atti semplici tra di loro concatenati in una sequenza logico-funzionale. Tuttavia non dobbiamo pensare ad un procedimento step by step, non si tratta infatti di apprendere, bensì di recuperare ciò che già si sa ma che si e scordato.

L'impiego di **ausili mnesici esterni** (diari, segnaposto, suonerie) è efficace nei pazienti affetti da malattia di Alzheimer lieve nel migliorare la memoria per fatti personali, per appuntamenti e nel favorire il livello di interazione sociale.

Terapia di Validazione (Validation Therapy). Si basa su un rapporto empatico con la persona affetta da demenza (Feil, 1992). Il principale obiettivo non consiste nel ricondurre il soggetto nella realtà attuale, ma, al contrario, è quello di immedesimarsi, in modo empatico, nel suo "mondo" per capirne comportamenti, sentimenti ed emozioni. La Validation Therapy risente dell'influsso di teorie psicodinamiche e nello stesso tempo adotta un approccio "umanistico". Secondo le teorie umanistiche, il modo in cui un individuo vede ed interpreta la realtà circostante è più importante della realtà oggettiva. Non ci sono ancora prove forti sull'efficacia della Validation Therapy, tuttavia è ritenuta utile per migliorare la relazione interpersonale con le persone affette da demenza grave. La Validation Therapy può essere usata sia individualmente sia in gruppi (5-10 partecipanti) che si incontrano regolarmente. Tramite la verbalizzazione dei propri sentimenti ed emozioni, che vengono condivise dal terapista e dai compagni di gruppo, la persona può recuperare l'autostima accanto alla percezione di essere accettato come persona capace di relazioni significative.

Terapia di Reminiscenza. Nell'ambito degli interventi psicoterapici-riabilitativi, utilizzabili sia con gli anziani con depressione dell'umore sia con persone con deficit cognitivi, uno spazio a sé occupa la terapia di Reminiscenza, nella quale gli eventi remoti rappresentano lo spunto per stimolare le risorse mnesiche residue e per recuperare esperienze emotivamente piacevoli (Gagnon, 1996). Questa terapia rievoca momenti significativi ed effettua una sorta di rassegna di vita. Si fonda sulla naturale tendenza dell'anziano a rievocare il proprio passato. L'obiettivo consiste nel favorire questo processo spontaneo e renderlo più consapevole. Nella persona affetta da demenza viene impiegata per il recupero di esperienze piacevoli della vita, anche tramite oggetti o fotografie.

Rimotivazione. È una tecnica cognitivo-comportamentale che consiste nella rivitalizzazione degli interessi per gli stimoli esterni, nello stimolare gli anziani a relazionarsi con gli altri ed a affrontare e discutere argomenti contingenti della realtà circostante; è particolarmente indicata in pazienti con deficit cognitivo lieve in grado di seguire una conversazione. Viene applicata individualmente o in piccoli gruppi; è molto strutturata, direttiva e ripetitiva. Abitualmente richiede brevi sessioni nelle quali un tema d'attualità viene discusso. Il principale obiettivo consiste nel limitare e nel contrastare la tendenza all'isolamento (Janssen & Giberson, 1988).

Vi sono altre tecniche riabilitative, sorte con il presupposto di far conservare alla persona affetta da demenza parte della capacità di vivere con gli altri. Tra queste ricordiamo, ad esempio, la **musicoterapia**, che prevede il coinvolgimento nell'ascolto di brani di musica di varie epoche e tipologie, accompagnato talvolta dal battito ritmico delle mani o dalla danza. Nel corso delle sedute si ottiene una certa attenzione dai partecipanti, che di solito invece non riescono a concentrarsi su altre attività. L'effetto tranquillante e rasserenante dura nel tempo, anche se poco dopo aver abbandonato l'aula di terapia i partecipanti possono aver dimenticato gli eventi.

Si stanno diffondendo anche altri interventi di supporto quali: la Pet Therapy basata sulla presenza di animali particolarmente addestrati che possono attivare interesse nella persona affetta da demenza; l'aromaterapia per un effetto rilassante; il massaggio per un effetto di rilassamento soprattutto nelle fasi terminali della malattia.

Le tecniche riabilitative rappresentano una effettiva possibilità terapeutica, alcune di queste pur non avendo un effetto terapeutico trasmettono attenzione, cura e i caregiver percepiscono di non essere lasciati soli e di poter ancora attuare interventi di sollievo.

Curare l'ambiente di vita del malato

Il ruolo cruciale dello spazio nel piano di cura è in stretto rapporto con la modificazione della capacità di controllo dell'ambiente che peggiora con l'avanzare della malattia. Tali modificazioni si manifestano più frequentemente in fase moderata-severa, ma nella malattia di Alzheimer possono

essere presenti anche nella fase lieve moderata. Nelle fasi avanzate il movimento rappresenta l'unica modalità di rapporto con l'ambiente che il malato è ancora in grado di utilizzare (Vitali, 2004). Nel modello *Gentle-Care* la difesa della motricità e la strutturazione di un ambiente che la promuova sono obiettivi possibili anche in fase avanzata e acquistano una valenza etica rilevante. Molte sono le evidenze di come la persona con demenza possa essere particolarmente sensibile a modificazioni ambientali, sia in senso positivo che negativo. Nella metodologia **Gentle-Care** il paradigma dell'ambiente è la casa, poiché essa è la sintesi di molti elementi connessi con la soggettività di ogni persona: rappresenta lo spazio di massima familiarità, l'ambito in cui il riconoscimento dello spazio e del suo significato d'uso è immediato, perché ormai introiettato, inoltre costituisce il luogo dove vengono custodite le esperienze e le emozioni più private e più significative per la vita di ciascuno. Nella costruzione dell'ambiente è possibile fare riferimento ai criteri di seguito riportati.
Sicurezza. Le alterazioni della cognitività, la perdita di critica e di giudizio proprie della malattia, fanno sì che la persona con demenza tenda a mettersi in situazioni di rischio, e i carer sentono il bisogno di uno stretto controllo del malato. Da una parte questo può fortemente limitare l'autonomia del paziente (salvaguardia del principio di autonomia/autodeterminazione) ma dall'altra diviene particolarmente faticoso per i caregiver – componenti della famiglia o professionisti – nei quali induce uno stato di continuo allarme. Il tema della sicurezza riguarda sia le persone in situazione di residenzialità sia le persone al proprio domicilio. Occorre creare spazi interni ed esterni protetti così che il malato possa godere del massimo di libertà nel pieno della sicurezza. La scelta di soluzioni tecnologiche deve considerare i diversi problemi di natura etica che insorgono quando si debba da un lato rispettare il diritto di autodeterminazione delle persone e dall'altro rivolgersi a malati nei quali la malattia stessa mina in varia misura tale capacità. Il processo decisionale deve considerare l'eticità delle alternative possibili alle singole misure adottate o adottabili e contestualizzare i possibili dilemmi etici.
Facilità d'accesso e mobilità. La libertà di movimento e la fruibilità dell'ambiente consentono alla persona di conservare la sensazione di controllo sullo spazio circostante e di accrescere il suo senso di appartenenza e di padronanza nei confronti delle diverse aree, compresa la camera, con il proprio letto e i propri oggetti personali. Entrare in camera del paziente senza chiedere il permesso mina il senso di controllo, viceversa chiedere la sua autorizzazione lo rinforza. La visibilità delle aree fruibili diviene quindi critica, così come il mascheramento delle aree interdette. Accanto alla visibilità diretta deve essere considerata la facilitazione all'interpretazione, il cueing (i ricordi), utilizzando una segnaletica non convenzionale, ma interpretabile dal malato. Oggetti di conforto possono essere utilizzati per identificare spazi personali, poster che raccolgono foto costruiti con l'aiuto della famiglia oltre a consentire al malato di identificare il proprio spazio, gli restituiscono il senso di appartenenza e la stima di sé. Quando possibile è meglio utilizzare un cueing multisensoriale, piuttosto che affidarsi al solo cuieng visivo.
Funzione ed attività. Poiché il malato non è spesso in grado di attribuire allo spazio il suo corretto significato, occorre che ogni ambiente suggerisca la funzione a cui è destinato, attraverso la configurazione, l'arredo, gli elementi infrastrutturali che suscitino interesse e possibilità di interazione. Occorre prevedere punti di interesse (es. vista sull'esterno), disporre l'arredo in modo da facilitare l'interazione e la conversazione, compensare i deficit sensoriali disponendo oggetti interessanti alla reale portata del campo visivo, quindi mediamente all'altezza delle spalle o più in basso, creare opportunità di uso di oggetti normalmente presenti nel quotidiano (borse, cappelli, giornali etc.). La pronta disponibilità degli oggetti di uso comune, consente alla persona di esercitare la propria indipendenza funzionale con ripercussioni positive per l'autonomia e la capacità di scelta. Privacy, comfort, socializzazione. Lo spazio deve essere concepito prima di tutto come luogo di vita per il malato, solo secondariamente come luogo di lavoro per lo staff. Gli spazi devono quindi riflettere le molteplici esigenze del malato sia di intimità che di socializzazione. In particolare la socializzazione dovrà essere sostanziale e non di facciata: garanzia di socializzazione non sarà quindi la presenza di ambienti pseudo urbani, quanto l'esistenza di una reale possibilità di partecipazione del malato alla vita dell'ambiente di cura e la partecipazione della famiglia e della comunità alla vita del malato sia in ambito domiciliare che residenziale. Le dimensioni degli spazi, la personalizzazione, la presenza di oggetti che diano al malto la sensazione di continuità con il proprio passato diventano essenziali laddove l'obiettivo sia il comfort (Vitali, 2004).

Ottimizzare lo stato funzionale del malato

La persona affetta da demenza presenta una progressiva perdita delle abilità funzionali che coinvolge inizialmente le funzioni più complesse che richiedono l'utilizzo di strumenti (le Instrumental Activities of Daily Living quali cucinare, gestire la casa, utilizzare il telefono, guidare l'automobile, maneggiare il denaro) e successivamente le funzioni più semplici, relative alla gestione della persona (le Basic Activities of Daily Living quali alimentarsi, vestirsi, lavarsi, deambulare). L'autosufficienza dipende dall'equilibrio fra le abilità residue e il supporto ambientale; d'altra parte, la sostituzione completa della persona nell'espletamento di attività per le quali vi è ancora una residua autonomia ne accelera il processo di perdita.

Durante le attività giornaliere (vestirsi, lavarsi, mangiare, ecc.) bisogna evitare di aiutare troppo o sostituirsi alla persona, è preferibile incoraggiarla a compiere attività quotidiana nel rispetto dei suoi tempi e abitudini. Con il progredire della malattia svolgere le attività di vita quotidiane può diventare complicato. Per esempio spazzolare i denti richiede il riconoscimento dello spazzolino e dentifricio, ricordare dove prenderli, a cosa servono e come utilizzarli in sequenza. La ripartizione delle attività in compiti singoli può essere utile per aiutare il malato a fare da sé. Le sollecitazioni verbali devono essere poste con tono rassicurante e non incalzanti. Altre attenzioni da adottare sono: biglietti di promemoria nei diversi ambienti della casa, i vestiti in vista e nell'ordine con cui devono essere indossati. La cura della propria persona, il bagno o la doccia in particolare possono essere rifiutati a causa di agitazione e aggressività: non dovrebbero essere imposti ma proposti rispettando le preferenze della persona, predisponendo in anticipo l'ambiente e tutto il materiale necessario per evitare di lasciarla da sola.

I pazienti con demenza sono più a rischio di incontinenza per diversi motivi: a) non riescono a reagire velocemente al bisogno di andare in bagno; b) impiegano più tempo ad andare in bagno (o a trovarlo) per problemi di mobilità, orientamento; c) non riescono a comunicare di aver bisogno della toilette; non riescono a rimuovere velocemente gli indumenti. (In base al livello di demenza possono essere classificati nella categoria successiva). Alcuni consigli pratici sono quelli di rendere la porta del bagno ben identificabile: cartello, tenere le porta aperta, spostare lo specchio; se la persona vede riflessa la propria immagine può evitare di entrare pensando che la toilette sia occupata. L'asse da bagno deve essere di un colore contrastante per facilitare l'identificazione della toilette. Per rendere più semplice la rimozione degli indumenti si possono usare pantaloni con l'elastico invece che con bottoni e cerniere, o con velcro invece dei bottoni. Per evitare episodi notturni di incontinenza, oltre a tenere a portata di mano una padella o un pappagallo, è utile tenere illuminato il passaggio per il bagno ed evitare di far bere la persona 2 ore prima di andare a letto.

I deficit sensoriali, soprattutto della vista e dell'udito nella persona con demenza accentuano la compromissione cognitiva e la disabilità. Si deve fare attenzione che i pazienti utilizzino le protesi in modo corretto, sotto il controllo di un famigliare o di un operatore di supporto adeguatamente informato. La comparsa di un rapido decadimento funzionale può essere l'espressione di una patologia concomitante per cui è importante la valutazione periodica per ricondurre nuovi sintomi e segni alle cause che li hanno determinati.

Per aiutare il paziente nell'alimentazione possono essere utili le seguenti attenzioni: usare ciotole e non piatti, posate semplici, servire il pasto a bocconcini tipo *"finger food"* e *cibi morbidi,* valutare la capacità di masticare e di deglutire e ricordare al paziente come masticare, ingoiare, anche simulando l'azione, tenendo un ritmo lento.

Compensare la perdita di memoria e il disorientamento

L'ambiente e la sua organizzazione possono aiutare la persona affetta da demenza a sapere chi è e sapere dove è: mantenere il più a lungo possibile la persona al proprio domicilio e conservare i legami con il passato è il modo più efficace per sostenere la memoria ed evitare il disorientamento.

È un grave errore avallare le inesattezze presenti nell'ideazione della persona affetta da demenza e rispondere alle inesattezze che dice, come se fossero vere. Al contrario, è importante attuare continuamente una sorta di strategia riabilitativa, il cui cardine è fornire informazioni corrette. Unica eccezione a questa regola è la reazione catastrofica o l'aumento di confusione prodotti dal tentativo di riorientare alla realtà: in tal caso può essere utile non tanto avallare la lettura della realtà quanto distrarre la persona richiamando la sua attenzione su altro.

Un disturbo particolare della persona affetta da demenza è la prosopoagnosia, cioè la progressiva difficoltà a riconoscere i volti delle persone note. Per questo è opportuno che il personale dedicato all'assistenza sia costituito da un gruppo fisso e limitato di operatori e che favorisca la continuità delle visite dei familiari per rallentare la perdita del riconoscimento del loro volto.

Gestire i disturbi del comportamento

I disturbi neuropsichiatrici sono un'espressione importante e molto frequente dei diversi quadri sindromici di demenza, spesso sono sintomi d'esordio antecedenti a quelli cognitivi e, analogamente a essi, sono la diretta conseguenza delle eterogenee alterazioni neuropatologiche e neurochimiche presenti nelle diverse forme. Oltre ai fattori eziopatogenetici di tipo neurobiologico, è necessario ricordare che questi disturbi sono molto influenzati da fattori ambientali, in particolare dalla qualità della relazione del paziente con le persone che lo accudiscono. I disturbi del comportamento nella demenza hanno una prevalenza del 61-88%, sono la causa principale di burn out dei caregiver e presagiscono in molti casi la decisione dei caregiver di istituzionalizzare le persone con demenza. Più dell'80% dei pazienti con demenza in Alzheimer può sviluppare episodi periodici di disturbi del comportamento nel corso della malattia. I principali disturbi comportamentali e psicologici sono sintetizzati nella **Tabella 5.VIII**.

Tabella 5.VIII Cluster di sintomi neuropsichiatrici nelle demenze

Aggressività e agitazione	L'*aggressività* può consistere solo in un atteggiamento di ostilità evidente oppure essere di tipo verbale o fisico (di solito nelle fasi avanzate di malattia). L'*agitazione* spesso si correla con la disfunzione esecutiva e con una più severa compromissione funzionale, cioè dell'autonomia nelle attività quotidiane.
Disturbi dell'attività psicomotoria	Sono sintomi peculiari: a) *vagabondaggio* (*wondering*) da intendere come necessità dei pazienti di spostarsi e andare da qualche parte, cosa che talora viene verbalizzata (per esempio, nella vecchia casa); b) *attività afinalistica ripetitiva* (affaccendamenti) come il ripiegare più volte su se stesso un pezzo di stoffa (il tovagliolo), o aprire e chiudere in continuazione cassetti o armadi, toccare o accarezzare ripetutamente cose, o persone (intrusività), oppure compiere semplici movimenti stereotipati delle mani.
Irritabilità e ansia	*Irritabilità*: una rapida fluttuazione emotiva caratterizzata da un esordio brusco ed estrinsecazione rapida d'impazienza e rabbia, di solito scatenate da qualcosa nell'ambiente; non sempre ci sono cause evidenziabili.
Disinibizione	*Comportamenti socialmente inaccettabili*, per lo più per luoghi e tempi inappropriati (per esempio,spogliarsi in pubblico. Si associa a essi pressoché costantemente un comportamento invasivo (per esempio, porre domande dirette di tipo privato al personale sanitario).
Apatia, consapevolezza e alterazioni di personalità	L'*apatia*, da intendersi appunto come forte riduzione di motivazione "interna" che comporta diminuzione dell'interesse e partecipazione in varie attività, concorre fortemente a determinare il ritiro sociale. La *consapevolezza*, intesa come capacità di percepire il sé e la coscienza di malattia, è alterata nella maggior parte delle forme, in modo precoce e preminente nella demenza frontotemporale.
Disturbi dell'umore	Sono spesso presenti sintomi "pseudo-depressivi", spesso anche riferiti dai familiari, ma si deve rilevare che, in queste malattie, perdita di peso, agitazione, insonnia e altre alterazioni vegetative (che rientrano anche nei criteri della depressione maggiore) sono comuni, anche laddove non vi è umore depresso.
Disturbi psicotici: deliri, allucinazioni	I *deliri* – intesi come false credenze fisse – sono molto frequenti. I deliri più frequenti si riferiscono a persone che rubano cose, a visitatori indesiderati, al coniuge che è visto come un impostore oppure è infedele; altre volte consistono in una falsa attribuzione di identità a persone familiari, personaggi della televisione che diventano reali, o anche in un'impossibilità di riconoscere la propria immagine allo specchio.

L'approccio ai comportamenti difficili richiede una chiara definizione del problema e l'individuazione dei fattori precipitanti e aggravanti. Determinare che cosa innesca e rafforza il comportamento della persona affetta da demenza significa scoprire, gli antecedenti cioè quello che accade prima di quel comportamento stabilire le conseguenze Ogni comportamento è innescato da qualcosa e nessun comportamento viene attivato e rafforzato solo da fattori interni esterni. Il deterioramento cognitivo da solo non spiega questi sintomi, sono stati identificati vari fattori che possono essere classificati in:

- fattori collegati alla persona con demenza: fattori neurobiologici, disturbi clinici acuti, bisogni insoddisfatti, caratteristiche di personalità pre-esistenti
- fattori collegati al caregiver (famigliare, assistenza famigliare, operatore, ...)
- fattori ambientali.

Tali fattori sono descritti nella **Figura 5.5** che rappresenta come il deterioramento causato dalla demenza modifica la capacità della persona di interagire con gli altri, specialmente coloro che lo assistono (caregiver), e con l'ambiente.

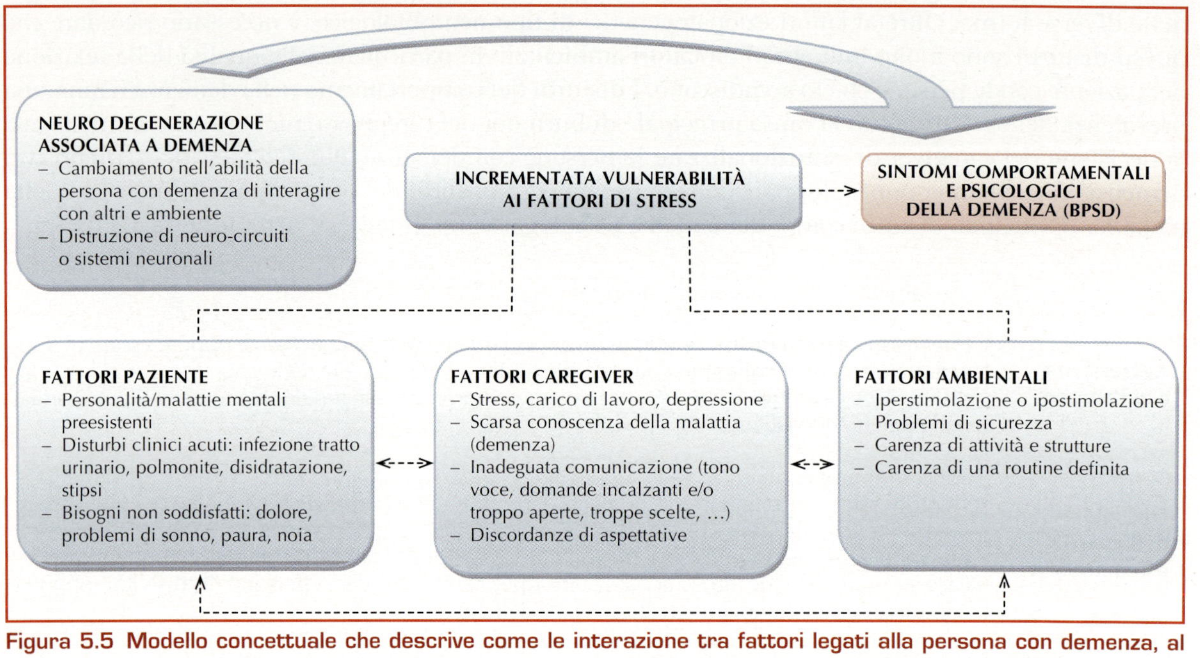

Figura 5.5 Modello concettuale che descrive come le interazione tra fattori legati alla persona con demenza, al caregiver e ambientali determinano sintomi comportamentali e psicologici (tratto da Kales et al., 2015).

I caregiver e operatori sanitari possono avere un effetto diretto e immediato su molte influenze esterne, influenzando così antecedenti scatenanti esterni modificabili. In questo modo, essi possono aiutare a ridurre o addirittura eliminare un comportamento problema. Una recente revisione sistematica ha messo – ad esempio – in evidenza un'associazione tra dolore e depressione e tra dolore e sintomi neuropsichiatrici nei pazienti affetti da demenza tra i quali agitazione/aggressività, vagabondaggio, la resistenza alle cure, aggressività verbali, e vocalizzazioni aberranti nei pazienti con demenza (van Dalen-Kok et al., 2015). Un approccio per la valutazione e gestione dei disturbi comportamentali basato sul consenso di un panel di esperti multidisciplinari è sintetizzato nell'acronimo **DICE** (Kales et al., 2015):

- **Descrivere (*Describe*)**: contestualizzare e caratterizzare il comportamento e i sintomi del paziente e il contesto nel quale essi avvengono. Osservare il paziente durante le ADL (es. fare il bagno) nel suo ambiente di vita e intervistare i famigliari. Riconoscere se vi sono dei trigger del comportamento e determinare se vi sono elementi di preoccupazione di sicurezza o rischio;
- **Indagare (*Investigate*)**: una volta che i sintomi sono ben caratterizzati e mappati, lo step successivo prevede di esaminare, escludere e identificare possibili cause sottostanti del comportamento:
  - fattori del paziente: bisogni insoddisfatti come fame, sete, dolore, globo vescicale; disturbi clinici come reazioni/effetti collaterali a farmaci, infezioni, callosità; deficit sensoriali udito o vista;

  - fattori del caregiver: stress, depressione, affaticamento; comunicazione infantilizzante, atteggiamento impaziente, tono della voce alto, offerta di troppe opzioni di scelta, uso di domande incalzanti;
  - elementi ambientali: eccesso o mancanza di stimoli, percezione di insicurezza, mancanza di attività o impossibilità di effettuare attività che caratterizzavano la vita del paziente (es. fare l'orto, leggere, cucinare...).
- **Creare** (*Create*): in questo step il caregiver e team collaborano per creare e implementare un piano di azione per gestire i principali sintomi stressanti e vengono realizzati gli interventi chiave a paziente, caregiver e ambiente descritti nella **Tabella 5.IX**.
- **Valutare** (*Evaluation*) gli interventi sono stati efficaci? Se sono stati usati farmaci antipsicotici, valutare effetti avversi, persistenza dei sintomi e responsività ad altri interventi.

Un modello volto a ridurre progressivamente i livelli di stress (**Progressively Lowered Stress Threshold** -PLST) è stato applicato in numerosi contesti residenziali e non, e gli studi condotti ne hanno dimostrato l'efficacia nel ridurre la frequenza e la gravità dei disturbi comportamentali e nel ridurre lo stress negli operatori e nei familiari.
Il modello PLST è un intervento psicoeducativo che fornisce un rifermento per attuare interventi volti a minimizzare gli stimoli ambientali negativi e a ottimizzare gli interventi assistenziali, dai suoi principi sono state elaborate delle indicazioni che possono essere molto utili nella pratica assistenziale e descritte nella **Tabella 5.IX**.

Tabella 5.IX Interventi assistenziali secondo i principi del Progressively Lowered StressThreshold (Smith et al., 2004)

Ridurre gli stimoli stressanti ambientali
Evitare stimoli eccessivi e confusi Evitare di far soggiornare il paziente in spazi indefiniti Mantenere costante il team assistenziale
Compensare le funzioni perse
Valutare le abilità residue Assicurare interventi appropriati nei tempi e nei modi Non eccedere con richieste di prestazioni Incoraggiare il paziente con rinforzi positivi
Promuovere atteggiamenti propositivi e positivi
Sottolineare i successi del paziente Assicurare la comunicazione paziente-operatore Usare il contatto fisico per rassicurare Facilitare il paziente nell'utilizzo delle abilità sociali residue Ricreare situazioni piacevoli per il paziente Non utilizzare atteggiamenti punitivi
Tenere conto della minore tolleranza alla fatica e della diminuita riserva di energia
Creare situazioni piacevoli Alternare attività e riposo Valutare, in presenza di aumento dell'ansia, eventuali problemi associati (eccessiva stimolazione, dolore, sofferenza) Fare un elenco personalizzato delle cause di comportamento disfunzionale e degli interventi rivelatisi utili da utilizzare in successivi episodi; condividerli con lo staff e la famiglia
Incoraggiare il caregiver a prendersi cura di se stesso
Pianificare nel tempo ricoveri di sollievo Fornire indicazioni e procedure per esenzioni, assistenza legale e finanziaria (se necessario) Attivare l'assistenza domiciliare (se e quando necessaria) Offrire consulenza sui problemi intercorrenti

Questo approccio può essere applicato ai vari sintomi comportamentali, di seguito è descritta la gestione di alcuni sintomi comportamentali.

Agitazione e irrequietezza. L'agitazione è uno stato di estrema irritabilità spesso caratterizzata da stimolazione, urla, o irrequietezza. Può essere causata da farmaci, disagio fisico, ansia, stanchezza, perdita di sonno, insicurezza, sovraccarico sensoriale, deprivazione sensoriale, o distorsioni sensoriali. Chiedere alla persona con AD se ha bisogno di usare il bagno. In caso contrario, cercare di capire di cosa ha bisogno: una coperta in più, un bicchiere d'acqua, cibo, o un abbraccio caloroso. L'agitazione può anche derivare da impazienza o irritabilità dei caregiver formali e informali. Un primo intervento è di individuare e trattare i possibili fattori scatenanti o precipitanti come la presenza di dolore, fecaloma, infezione localizzata o sistemica, disidratazione, ritenzione urinaria, artrosi, o fratture. La persona può avere fame o sete o non avere sufficientemente riposato. Si possono valutare l'ambiente e rimuovere le possibili fonti irritanti o stimolazioni sensoriali come il rumore; suggerire al famigliare di utilizzare un tono di voce calmo e basso per prendere dolcemente e silenziosamente il controllo della situazione. Un altro approccio al comportamento agitato sono le tre R: *ripetere, rassicurare, e reindirizzare*. Usando questo approccio, l'operatore o il caregiver ripete un'istruzione o risposta a una domanda, rassicura, e reindirizza la persona ad una attività diversa per distogliere l'attenzione dal problema.

Comportamento aggressivo. Può essere suddiviso in aggressione **verbale o fisica.** *L'aggressione verbale* (colpisce il 10-30%) si presenta in determinate circostanze, spesso ha una durata limitata (minuti) ed è una reazione alle cure personali percepite come una minaccia: bestemmiare, urlare, avance sessuali (o linguaggio scurrile), accusare, rimproverare o chiamare ripetutamente sempre lo stesso nome. Le **vocalizzazioni disturbanti** si manifestano con espressione verbale eccessivamente vigorosa *"vocalizing"* (voce alta) ripetitive, considerate socialmente inappropriate per intensità, frequenza, durata. Si manifesta nel 10%-30% degli anziani con demenza accolti nelle residenze sanitarie. Nella demenza le vocalizzazioni disturbanti possono rappresentare la ridotta capacità a comunicare. La perdita di memoria può causare la dimenticanza di aver espresso un bisogno o di averlo soddisfatto, che sfocia in continue domande/richieste. Ugualmente il comportamento rumoroso può rappresentare un segnale per richiamare l'attenzione per esempio la sensazione sgradevole di una doccia con acqua un po' fredda; con la vocalizzazione il paziente può attirare l'attenzione al disconfort che vive in quella situazione.

È necessario informare i famigliari che i comportamenti anomali non sono una scelta del paziente, né espressioni di rabbia o collera sono necessariamente rivolte a parenti o operatori e porre l'attenzione sui possibili fattori o trigger, oltre alla demenza, che possono avere scatenato l'esplosione vocale. Trigger emotivi possono includere paura, rabbia, depressione, dolore, confusione, impotenza, la solitudine, la tristezza, l'impazienza e frustrazione. I fattori ambientali come l'illuminazione scarsa, i cambiamenti stagionali, eccesso di stimolazione o la mancanza di stimoli, rumori forti, o calore eccessivo, possono anche innescare esplosioni di aggressività verbale. Gli agiti possono anche segnalare un disagio fisico, compreso il dolore, la fame, la sete, l'incontinenza, la stipsi, infezioni, o la stanchezza.

Quando possibile si deve cercare di distrarre la persona mettendola in una stanza tranquilla o portandola a fare una passeggiata, oppure

- invitare la persona a raccontare, narrare
- coinvolgerla in attività di gruppo come giochi, cantare, o ascoltare musica
- con cautela utilizzare il tocco, massaggio o tenere la mano
- dare qualcosa da tenere come una bambola morbida o un animale di pezza
- mostrare un film o video interattivi quali canzoni di gruppo
- utilizzare delle cuffie per ascoltare i suoni rilassanti come ruscelli di montagna o al mare

Queste tecniche di distrazione sono più efficaci come misure di prevenzione.

Aggressione fisica. Si manifesta con il tentativo di mordere, graffiare, strattonare, toccare, tirare oggetti. L'aggressione può riflettere l'incapacità di gestire la propria frustrazione. Alcuni cambiamenti neuropsicologici come la disinibizione possono influire sulla capacità di questi individui di autoregolarsi. Una persona con personalità ostile tende a diventare ancora più aggressiva come conseguenza al danno della corteccia. L'aggressività fisica può sorgere anche quando le persone non sono più in grado di esprimersi verbalmente.
L'aggressività fisica dovrebbe essere affrontata adottando un approccio calmo e con modi gentili e rimuovendo dall'ambiente oggetti pericolosi. La distrazione può essere efficace nel rompere il ciclo della crescente aggressività. È importante non reagire in modo eccessivo per evitare l'escalation della risposta. Nella **Tabella 5.X** sono presentate alcune strategie.

Tabella 5.X Indicazioni per la gestione di persone con aggressività verbale e fisica
È preferibile che sia una sola persona a rapportarsi con il paziente (una seconda persona può intervenire solo se la situazione dovesse degenerare in una aggressione conclamata
Mettersi di fronte alla persona, cercare il contatto visivo.
Agire con calma, trasmettere disponibilità
Usare un tono di voce pacato
Usare frasi brevi e chiare per facilitare la comprensione *(es: cosa la spaventa?)* e incoraggiare la risposta
Avere sempre il pieno controllo della comunicazione meta verbale (gesti, postura, mimica facciale) che è quella più facilmente compresa dalla persona anche se agitata e/o confusa.
Valutare se è preferibile tentare di ricondurre la persona alla realtà o spostare la sua attenzione su altri temi o proporgli un'attività

I farmaci possono essere usati per interrompere l'escalation. In presenza di segni di agitazione grave o aggressività si può considerare l'uso di farmaci antipsicotici. I farmaci si scelta sono il risperidone (antipsicotico atipico), l'olanzapina (antipsicotico atipico) e l'aloperidolo (antipsicotico tipico). L'utilizzo dei farmaci antipsicotici è utile sia nella gestione immediata dell'episodio acuto sia nella sua prevenzione. Gli antipsicotici sono efficaci nella gestione a lungo termine degli episodi di aggressività in alcuni pazienti, ma vanno somministrati per periodi limitati e con controlli regolari (ogni 3 mesi o in accordo con i bisogni clinici dell'ospite), sospesi dopo un periodo di stabilità del comportamento di almeno 3-6 mesi, ma le evidenze non sono uniformi su questa indicazione e gli eventuali benefici della somministrazione vanno pesati rispetto ai numerosi e documentati effetti collaterali (Lepore, 2013).

***Wandering* - vagabondaggio.** È uno dei maggior problemi comportamentali nelle persone con demenza, e si può presentare dal 40-60% delle persone affette da demenza. Il wandering viene descritto come: "una sindrome correlata alla demenza caratterizzata da deambulazione frequente, ripetitiva e da disorientamento di natura temporale e/o spaziale che si manifesta con movimenti circolari, avanti e indietro fra due luoghi e in modo casuale a cui può associarsi evasione o tentativi di evasione e smarrirsi se non si è accompagnati."
Il vagabondaggio è forse il disturbo con il maggior impatto sulla vita del paziente in quanto può rappresentare un grande pericolo sia per se stesso per il rischio di cadute e fratture e l'alta probabilità di smarrire la strada di casa ecc., sia per i familiari che spesso si sentono soli nel gestire questo problema e provano ansia e stress. Non a caso questo è il disturbo comportamentale ritenuto la principale causa di istituzionalizzazione.

Dal punto di vista del caregiver il vagabondaggio è vissuto *"con un grande senso di impotenza in quanto si assiste continuamente senza sapere come aiutarli ed intervenire"* e con *"forte stato di disagio"* così i famigliari descrivono gli effetti del vagabondaggio. È motivo di grande frustrazione per il caregiver non riuscire a calmare la persona, *" provo una profonda frustrazione quando vedo mia mamma continuare a camminare in cerchio mentre tenta di aprire ogni porta "*. Spesso se la situazione dura per molto tempo la rabbia porta a pensieri negativi *" spero non finisca sotto un camion "* accompagnati da grandi sensi di colpa. Frustrazione, impotenza, rabbia, stress e uno stato di continua ansia è il corredo di emozioni che accompagna il familiare. Agitazione, irrequietezza e disturbi del sonno conducono a vagare, soprattutto di notte, aumentando il rischio di lesioni. Il *wandering* è generalmente di due tipi: *goal-directed*, – il paziente tenta di raggiungere un obiettivo impossibile, come tornare a casa o andare al negozio; e *non-goal-directed*, – il paziente vaga senza meta.

Il *wandering* può anche rappresentare la ricerca di interazione sociale quando il paziente non è più in grado di comunicare verbalmente. Non riuscendo a dormire, cammina per tenersi occupato o per trovare una persona cara. Il vagare nel tardo pomeriggio o nella prima serata può essere innescato dal ricordo sbiadito di lasciare il lavoro per andare a casa.

L'eziologia del vagabondaggio è tuttora ignota. Non esiste un accordo sulle cause possibile. In letteratura si parla principalmente di ipotesi eziologiche, di cui esistono principalmente tre grandi teorie: l'approccio biomedico che lo collega al danno neurologico della demenza e progressione della malattia, quello che si basa sull'interazione fra persona e il proprio ambiente fisico e sociale (*person-enviroment interaction*) e quello psicosociale che considera il vagabondaggio come un modo di esprimere i propri bisogni in base alla teoria espressa nel modello NDB ossia *need-driven dementia-compromised behavior*. Il vagabondaggio secondo questa concezione, deriva da una incapacità del caregiver di comprendere i bisogni dell'assistito e da una incapacità del paziente affetto di esprimere adeguatamente i propri bisogni (Kovach et al., 2005). Il *wandering* è quindi un tentativo di comunicazione fisica o di disagio psichico, conseguente alla mancata soddisfazione dei bisogni. Secondo questo modello il vagabondaggio è il risultato dell'interazione fra i fattori di background (elementi individuali immutabili o relativamente stabili come le variabili demografiche, lo stato di salute e il danno cognitivo) e i fattori prossimali (proximal) che includono sia i bisogni fisici che psicologici (es. il dolore, gli aspetti fisici e sociali dell'ambiente e la mancanza di adeguate risposte da parte dello staff o del caregiver). Il vagabondaggio potrebbe essere considerato un indicatore che segnala l'esistenza di un bisogno: di compagnia, cibo o acqua. Questo modello è stato utilizzato anche per spiegare altri disturbi comportamentali collegati alla demenza. Per quanto riguarda ipotesi dell'interazione fra persona e il proprio ambiente va sottolineato che le persone affette da demenza e con deterioramento cognitivo sono particolarmente suscettibili alle influenze dell'ambiente. Difficile risolvere il problema se non riescono a comprendere i bisogni o la relazione tra persona e ambiente.

Gli interventi possono essere:

- accertare il modello di *wandering* e identificare i trigger che lo attivano
- modificare l'ambiente per renderlo sicuro ma nello steso tempo garantire al paziente di poter camminare in uno spazio adeguato
- utilizzare barriere soggettive, ovvero percepite dal paziente come realmente tali, ad esempio strisce di delimitazione sul pavimento
- usare tecnologie in particolare dispositivi che avvertono il caregiver quando la persona ha superato un determinato perimetro, o localizzarla; questo sistema è eticamente più controverso
- interventi fisici e psicosociali come terapia occupazionali con attività adatte alle abilità cognitive e fisiche e agli interessi del paziente, passeggiate a gruppi, attività fisica personalizzata.

Valutare e gestire il dolore

Valutare il dolore nelle persone con declino cognitivo è molto complesso e può esporre al rischio di sottostimarlo perché questi pazienti possono esprimere il loro dolore diversamente rispetto ai non dementi. Se la persona non è in grado di comunicare verbalmente il dolore va ricercato attraverso un processo di valutazione molto rigoroso per indagare: possibili cause, modalità abituali con le quali la persona esprime dolore attraverso informazioni ottenibili dai caregiver, interventi utilizzati dai caregiver per gestire il dolore.

La valutazione del dolore deve essere sistematica, immediata, non a posteriori sia a riposo che durante o immediatamente dopo il movimento/attività.
Il "gold standard" nell'accertamento del dolore è il self-report, l'osservazione del comportamento e la rilevazione di condizioni fisiologiche (pressione arteriosa, battito cardiaco). La valutazione tramite strumenti di auto-valutazione non è sempre possibile nei malati con demenza che non possono partecipare. Tra gli strumenti di self report o strumenti autocompilati le scale di intensità NRS, o scala di intensità numerica, e la VDS o scala di intensità con descrittori verbali, sono quelle più utilizzate e possono essere utilizzate nei pazienti affetti da demenza in grado di comunicare, in particolare quelle basate su descrittori verbali, mentre la scala NRS richiede un pensiero astratto necessario per attribuire un numero all'intensità di dolore provato. Attualmente non esiste una "soglia cognitiva" per definire il loro campo di utilizzo. Le persone con deficit cognitivi tali da non permettere una comunicazione efficace con il mondo che li circonda, non sono in grado nemmeno di comunicare ed esprimere il loro dolore. Dagli studi sul comportamento degli anziani con dolore, sono stati identificati una serie di indicatori comportamentali che le linee guida dell'American Geriatric Society del 2002 hanno sintetizzato in 6 categorie (**Tabella 5.XI**).

Tabella 5.XI Comportamenti di dolore nelle persone con declino cognitivo

Espressioni facciali	Lieve aggrottamento delle ciglia, espressione triste Smorfie, fronte corrugata, occhi chiusi o serrati Qualsiasi espressione anomala Ammiccamento rapido Sospiri, lamenti, gemiti
Verbalizzazioni, vocalizzi	Borbottio, cantilena, chiamare Respiro rumoroso Richiesta di aiuto Espressioni verbali aggressive Postura rigida, tesa, guardinga Agitazione
Movimenti del corpo	Aumento del cammino su e giù, dondolamenti Movimenti limitati Cambiamenti nella marcia o nella mobilità
Cambiamenti nelle interazioni interpersonali	Aggressività, opposizione alle cure Diminuzione delle interazioni sociali Atteggiamenti socialmente inappropriati o aggressivi Ritrosia
Cambiamenti nelle attività abituali o routine	Rifiuto del cibo, cambiamenti dell'appetito Aumento periodi di riposo Cambiamenti del sonno e dei modelli di riposo Improvvisa cessazione delle attività abituali Aumento del vagabondaggio
Cambiamenti dello stato mentale	Pianto o essere in lacrime Aumento della confusione Irritabilità o angoscia

Questi indicatori comportamentali costituiscono la base di molti strumenti di valutazione del dolore negli anziani con demenza grave. Quando il paziente non è in grado di comunicare il dolore, ci si basa sulla valutazione del caregiver, dell'operatore sanitario o del familiare *(proxy report)*. Gli strumenti osservativi sono una alternativa ai self report (possono essere approfonditi nel Trattato di cure Infermieristiche, in Saiani, Brugnolli, 2013). Lo svantaggio degli strumenti osservativi è la necessaria assunzione che i segni, normalmente indicativi di dolore come le smorfie, la fronte corrugata, siano espressioni di dolore anche nei pazienti anziani con demenza.

Comportamenti meno ovvi o atipici in pazienti affetti da demenza, ad esempio l'assenza di una postura rilassata del corpo, uno degli indicatori comportamentali utilizzati nelle scale, potrebbe anche essere espressione della sintomatologia extrapiramidale dell'Alzheimer. Per tale motivo, nelle persone affette da demenza la valutazione del dolore deve avvenire sia attraverso l'osservazione di comportamenti tipici di dolore (espressioni facciali, etc.) sia attraverso la valutazione di modificazioni del comportamento più fini (cambiamenti nelle interazioni interpersonali, stato mentale, respiro rumoroso) o di cambiamenti nelle attività usuali (mangiare, riposo/sonno). Gli strumenti con più indicatori hanno una maggiore probabilità di diagnosticare il dolore quando presente (maggiore sensibilità). Alcuni strumenti comportamentali prevedono anche la rilevazione delle reazioni fisiologiche del sistema nervoso autonomo al dolore, come l'aumento della pressione arteriosa e della frequenza cardiaca, che nella pratica non si sono rivelate utili. Le risposte del sistema simpatico nei pazienti con demenza possono indicare un dolore di alta intensità, ma **l'assenza di risposta non riflette l'assenza di dolore.**

In sintesi questo dovrebbe essere l'approccio per la valutazione del dolore nei pazienti con demenza:

- prevedere e sospettare dolore in presenza di: patologie muscolo-scheletriche, osteoarticolari, vascolari, neoplastiche; comportamento anomalo senza ragioni apparenti; riduzione dell'appetito, sindrome depressiva, problemi d'insonnia, cambiamenti nelle capacità funzionali, agitazione o rifiuto verso le cure e/o l'attività;
- osservare e documentare il comportamento degli anziani con grave declino cognitivo e a rischio di dolore. La conoscenza della persona è importante per la rilevazione del dolore nei pazienti con demenza;
- rilevare, attraverso l'osservazione, indizi non verbali di dolore e cambiamenti comportamentali non usuali (tipizzare i comportamenti di dolore);
- monitorare il dolore in modo sistematico e ad intervalli regolari utilizzando un elenco di indicatori comportamentali. I comportamenti associati a dolore dovrebbero essere osservati sia a riposo che durante l'attività, come i trasferimenti, cambi di postura, e con la palpazione delle zone sospettate doloranti;
- selezionare lo strumento che include indicatori fini di comportamento non verbale, di facile utilizzo e adatto al tipo di paziente;
- se non si è certi della presenza di dolore, può essere giustificato intervenire con farmaci o altri interventi per ridurlo e valutare se la persona mostra sollievo (Brugnolli, 2007). Un recente studio ha dimostrato che l'applicazione di un protocollo di gestione del dolore con farmaci ad orari fissi (da paracetamolo a morfina per os o per via transdermica per i residenti con disfagia) a residenti di RSA affetti da demenza severa con disturbi del comportamento riduceva i sintomi di depressione, l'apatia, l'irritabilità, i comportamenti disturbanti notturni, e i disturbi dell'appetito e alimentari. I risultati di questo studio supportano l'idea che il dolore non diagnosticato e non trattato sono co-fattori importanti nella genesi dei sintomi dell'umore e del comportamento (Husebo et al., 2014).

Nella gestione della terapia antalgica bisogna tener conto che, rispetto ad un paziente giovane/adulto, vi è una riduzione della massa muscolare, un aumento del grasso corporeo e una riduzione della percentuale di acqua nell'organismo. Ciò provoca una aumento della concentrazione di farmaci idrosolubili come la morfina, inoltre il volume di distribuzione dei farmaci liposolubili come il fentanil aumenta. Gli anziani spesso sono malnutriti e hanno bassi livelli di albumina nel siero. Visto che molti farmaci sono legati alle proteine, in presenza di ipoalbuminemia sono disponibili maggiori quantità di farmaco in forma attiva, per cui aumenta il rischio di effetti collaterali e tossici. La riduzione della funzionalità renale ed epatica è una conseguenza naturale dell'invecchiamento che provoca una riduzione del metabolismo e dell'eliminazione dei farmaci. Quindi gli anziani hanno spesso un effetto picco maggiore ed una durata maggiore degli analgesici. Inoltre le modifiche della cute correlate all'età, cioè l'assottigliamento e la perdita di elasticità, possono influenzare la velocità di assorbimento degli analgesici topici.

Gestire la comunicazione-relazione con la persona affetta da demenza

Nelle persone affette da demenza il linguaggio è connotato da deficit che, nelle fasi iniziali della malattia, possono essere poco evidenti, ma che con l'avanzare del processo degenerativo divengono sempre più evidenti. Nelle fasi iniziali si manifestano **anomie e deficit di denominazione** che il paziente cerca di correggere, poiché è spesso consapevole dei propri limiti, seguite da una riduzione del vocabolario disponibile a cui si affiancano deficit nel linguaggio scritto con presenza di **dislessie e disgrafie.** Con il progredire della malattia il deficit determina una grave alterazione della comunicazione contraddistinta da scarsa comunicatività del discorso e presenza di circonlocuzioni, anomie fino a giungere ad una situazione in cui la comunicazione spontanea si annulla o si riduce alla **ripetizione di ecolalie e stereotipie.** In fasi avanzate, infine, compare un **deficit di agrammatismo,** cioè linguaggio ricco di errori di concordanza, mancata coniugazione dei verbi. Il paziente pertanto mostrerà difficoltà diffuse sia sul versante della comprensione che dell'espressione. Le persone affette da demenza possono pertanto non essere in grado di comprendere le spiegazioni, seguire le indicazioni, segnalare sintomi ed esigenze, chiedere aiuto e interagire con il personale sanitario. Tali problemi hanno implicazioni importanti sull'assistenza e gli esiti delle cure: è di fondamentale importanza compensare le difficoltà di linguaggio favorendo la comprensione soprattutto nei setting residenziali di lungodegenza (residenze sanitarie assistenziali e case di riposo) per l'impatto che la relazione ha sulla qualità della vita della persona.

La **Tabella 5.XII** riassume i principali problemi di comunicazione che possono manifestarsi nelle diverse fasi della malattia.

Tabella 5.XII Principali problemi di comunicazione che possono manifestarsi nei diversi stadi della malattia

Stadio della malattia	Evoluzione dei problemi nella comunicazione
Demenza di grado lieve (durata 2-4 anni)	Difficoltà a ricordare ciò che si vuole comunicare o a ricordare i nomi di oggetti poco comuni o i termini astratti (anomie).
Demenza di grado moderato (durata 2-10 anni)	Difficoltà a trovare le parole (lessico e semantica si riducono e la strutturazione delle frasi diventa più semplicistica, i discorsi sono confusi). Tendenza a comunicare solo quando sollecitati da altre persone e minore interazione con gli altri. Difficoltà di comprensione quando la persona si trova in ambienti molto rumorosi e quando l'interlocutore parla velocemente.
Demenza di grado severo (durata 3 anni)	La persona parla sempre meno e solo se stimolata. La persona tende a reiterare le frasi o le parole, spesso in modo stereotipato, o a riproporre le domande che gli sono rivolte senza in realtà rispondere, il linguaggio è più rallentato, possibile ecolalia, cioè la ripetizione di parole pronunciate dall'interlocutore. Struttura del discorso sempre più incoerente e incomprensibile. Difficoltà a comunicare in modo scritto. Difficoltà di comprensione, il soggetto fa fatica a comprendere ordini semplici (per esempio prendi il piatto sul tavolo). Difficoltà a mantenere una conversazione anche comprendendo il significato delle parole pronunciate da altri. Riduzione del linguaggio non verbale, permane la capacità di cogliere i messaggi non verbali degli interlocutori. Riduzione della capacità di comunicare con gesti, espressioni facciali, tono di voce.
Stadio terminale della malattia (durata 6-12 mesi)	Espressioni verbali scarse e limitate per lo più a stereotipie, a ripetizioni ossessive di alcune parole (per esempio mamma, mamma), ecolalie e farfugliamenti. Totale perdita delle capacità comunicative verbali; può permanere una "reattività" all'ambiente e alla relazione.

Il colloquio e l'osservazione sono i metodi più efficaci per la valutazione delle abilità di relazione e comunicazione: osservare i comportamenti non verbali, come i gesti, lo sguardo, l'espressione del viso è importante per interpretare i messaggi che la persona affetta da demenza vuole inviarci, rilevare eventuali deficit sensoriali (ipoacusia, ipovisus) ma soprattutto conoscere la biografia del paziente che può essere ricostruita con l'aiuto dei familiari. Da loro si possono conoscere le abitudini, le preferenze, cosa mette a proprio agio la persona, la rassicura, cosa la irrita e scatena reazioni sproporzionate.

Comunicare con una persona affetta da demenza. La comunicazione con i pazienti affetti da disturbi cognitivi è considerata dagli infermieri molto complessa e richiede competenze, intenzionalità ed impegno. Le difficoltà di comprensione del paziente possono indurre ad utilizzare un linguaggio semplice con frasi brevi e ripetute, lentezza, tono e volume elevati, gestualità, talvolta arricchito dall'uso di vezzeggiativi anche affettuosi. Se in alcune situazioni questo stile può essere facilitante, qualora sia utilizzato come stile di comunicazione abituale con gli anziani e le persone con deficit cognitivo diventa una comunicazione non adeguata definita ***elderspeak***. Un approccio infantilizzante spesso implica una visione stereotipata della persona anziana, ritenuta meno competente degli adulti o incapace; può compromettere l'autostima della persona, con comportamenti di dipendenza, chiusura, aggressività, resistenza nelle attività quotidiane, accentuazione delle vocalizzazioni e del *wandering*.
Riconoscere quando si usa questa forma di linguaggio con gli anziani è un primo passo per modificare l'atteggiamento e migliorare le proprie competenze comunicative. Per comunicare con i soggetti affetti da demenza occorre utilizzare una strategia che tenga conto delle abilità comunicative conservate e che stabilisca, oltre all'interazione verbale e non verbale, anche e soprattutto una relazione emozionale. Possono essere utili alcune attenzioni da adottare:

- chiamare il paziente per nome
- presentarsi e salutare quando ci si rivolge al paziente mantenere un contatto visivo per trasmettere la propria disponibilità sempre che non sia culturalmente inappropriato o la persona abbia sviluppato disturbi di natura psicotica di tipo persecutorio
- mettersi di fronte (seduti o in piedi) e parlare direttamente, per facilitare l'ascolto, ma non troppo vicino
- porre domande aperte, restare in ascolto, attendere con calma la risposta, dando il tempo necessario per partecipare all'interazione e alla comunicazione
- attribuire il giusto significato alla comunicazione non verbale e utilizzarla per comunicare messaggi di rassicurazione o guidare le attività, accompagnando le parole con gesti lenti. Le persone affette demenza sono sensibili ai segnali non verbali: sentimenti di rabbia, irritabilità e frustrazione possono provocare reazioni simili, mentre sorridere e ridere insieme alla persona può essere terapeutico
- limitare le distrazioni ambientali che distolgono l'attenzione durante la comunicazione
- può essere utile ripetere o riformulare una domanda o fare delle domande che richiedono risposte dicotomiche (sì o no) se il livello di recettività e di comprensione è compromesso, soprattutto quando si devono avere informazioni o bisogna identificare bisogni specifici o individuare la localizzazione di un supposto dolore
- interagire anche quando le risposte verbali non hanno un senso logico
- evitare comandi che includono la parola non e domande che iniziano con perché
- evitare di correggere le risposte fornite per non dare la sensazione di voler rimproverare o mettere alla prova
- utilizzare immagini, schemi e parole chiave per facilitare la comprensione.

Un errore frequente è ritenere che sia inutile parlare o spiegare le procedure durante l'assistenza, perché i pazienti affetti da demenza non sono in grado di comprendere. Al contrario, bisogna assumere come principio che la persona può sentire e comprendere ogni cosa e fornire informazioni semplici su ciò che si sta per fare. Sembra infatti, che spiegare ciò che si sta facendo possa ridurre l'effetto ansiogeno della sorpresa. Le tecniche comunicative adottate possono ridurre o prevenire la manifestazione di alcuni disturbi comportamentali della malattia. L'atteggiamento dell'infermiere e il linguaggio che utilizza giocano un ruolo fondamentale nel determinare una comunicazione efficace.

L'evoluzione dei disturbi del linguaggio porta alla situazione limite di una conversazione senza comunicazione. Questa situazione innesca una serie di fenomeni che conducono alla perdita dell'uso della parola, al silenzio e all'isolamento. Quando nel corso della malattia, il linguaggio verbale si riduce, l'utilizzo dei canali non verbali rimane uno dei principali strumenti per comunicare. La comunicazione diviene sempre meno contenutistica e sempre più affettiva: la persona può recuperare rassicurazione dal contatto corporeo (*touch*). Piccoli gesti come tenere o massaggiare le mani consentono di stabilire una relazione positiva, trasmettono emozioni, consentono di interagire e di fornire rassicurazione indipendentemente dalle parole.

Anche nelle situazioni più compromesse è necessario mantenere vivo l'uso della parola. Uno degli approcci di relazione terapeutica, introdotto da Giampaolo Lai negli anni ottanta e sperimentato nello studio e nella terapia dei malati Alzheimer, è il **conversazionalismo.** In base a tale approccio il linguaggio ha due funzioni distinte, quella comunicativa e quella conversazionale; mentre la prima decade precocemente, la seconda persiste più a lungo. Anche quando le parole sembrano perdere il loro significato, la persona affetta da demenza è in grado di conversare seguendo le comuni regole, cioè prendendo la parola a tempo debito e rispettando l'alternanza dei turni verbali. Lo scopo delle tecniche conversazionali è quello di mantenere vivo il più a lungo possibile l'uso della parola nelle persone affette da demenza. (Vigorelli, 2007) La premessa su cui si fonda il conversazionalismo è che i disturbi del linguaggio derivano non solo dal deterioramento cognitivo irreversibile, ma anche da un deterioramento reversibile, che dipende dall'interazione con l'ambiente e, di conseguenza, con i team assistenziali. Su questo è possibile agire acquisendo competenze comunicative specifiche. Per adottare questo approccio conversazionale l'infermiere può seguire queste semplici regole: non fare domande, non completare le frasi che la persona lascia in sospeso, restituire il motivo narrativo, cioè il tema trattato, mettere in comune frammenti della propria biografia prendendo spunto dalle parole dell'assistito. L'atteggiamento disponibile e accogliente, il tono di voce pacato, il ritmo lento dello svolgersi della conversazione, contribuiscono a stabilire una relazione positiva.

Comprendere e sostenere il caregiver

Per *caregiver informale* si intende la persona responsabile che, in un ambito domestico, si prende cura di un soggetto dipendente e/o disabile. Circa l'80% delle persone colpite da demenza è assistito a casa da familiari e, tra questi, sono soprattutto le donne anziane ad essere maggiormente interessate al fenomeno (il 73,8% dei caregiver) e spesso sono esse stesse malate e certamente affaticate. La gestione al domicilio di pazienti affetti da demenza è spesso difficile e comporta un carico assistenziale elevato per i familiari, e un possibile peggioramento della qualità di vita e del benessere psicofisico. I caregiver informali hanno spesso ansia e/o depressione, deterioramento della salute fisica, isolamento sociale e diminuzione del tempo da dedicare ai bisogni personali e ad altri ruoli familiari, genitoriali, professionali.

Il 53% dei caregiver dichiara di aver poco tempo per se stesso e per la propria vita sociale e il 59% di sentirsi emotivamente svuotato, il 55% che la salute è stata compromessa, il 67% afferma di essere malato, il 56% si sente affaticato ed il 51% di non prendere sonno; il 53% sente che il suo rapporto con la moglie/marito e stato compromesso; il 57% dei caregiver non lavora efficientemente come prima. In letteratura viene utilizzato il termine *"caregiver burden"*, il carico assistenziale di chi si prende cura. L'impatto della malattia sulle abilità funzionali determina un elevato carico assistenziale per i familiari che si traduce in cura (attività dirette di sostegno, supporto e sostituzione; attività di sorveglianza) e accudimento. Tipicamente, i familiari passano dall'iniziale supervisione delle funzioni superiori, come la gestione delle finanze e la guida, a un successivo aumento di responsabilità per la gestione di problemi comportamentali e per le attività della vita quotidiana e, infine, alla gestione di una persona allettata o totalmente dipendente.

L'entità del carico assistenziale può essere influenzata da diversi fattori: dal tipo di rapporto (sposato, figlio, amico), dal genere (i caregiver donna riportano più problemi di salute e depressivi rispetto agli uomini) e dalle caratteristiche del paziente. I disturbi comportamentali (aggressione, agitazione, wandering notturno...) sono fortemente associati a sintomi depressivi del caregiver. Altri fattori sono i problemi fisici, quali ad esempio la difficoltà a deglutire, l'incontinenza, la progressiva perdita di autonomia nelle ADL.

Le difficoltà più comuni derivano dalla solitudine, per la ridotta qualità della comunicazione, dalla perdita di reciprocità a causa delle progressiva dipendenza e dall'insorgenza di disturbi del comportamento. Il deterioramento della relazione aumenta il peso della cura e il rischio di abbandono. I familiari spesso hanno scarso sostegno e preparazione. Lo stress del caregiver nell'assistere aumenta il rischio di comportamenti poco salutari (poche ore di sonno, scarso esercizio fisico e alimentazione non curata), con una ridotta attenzione alla propria salute e un aumento nell'uso di farmaci (soprattutto sedativi). L'informazione e la formazione sono elementi fondamentali per ridurre il livello di stress; le associazioni di familiari e i gruppi di auto-aiuto svolgono un importante ruolo di sostegno.

Esiste una sorta di *"carriera del caregiver"*, che evolve dall'acquisizione di ruolo (inizio del caregiving), l'esercizio del ruolo (cure al domicilio e assistenza nelle strutture sanitarie e assistenziali) fino all'abbandono del ruolo (decesso del paziente o rinuncia al caregiving). Sono stati individuati vari fattori in grado di predire l'abbandono del ruolo del caregiver con il conseguente trasferimento della persona affetta da demenza in casa di riposo che sono: la comparsa dei disturbi del comportamento, la precedente sintomatologia depressiva del caregiver, la mancanza di servizi assistenziali al domicilio, il ricorso al ricovero di sollievo.

Il supporto di personale di assistenza a domicilio, o il ricovero del paziente con demenza se da una parte possono sollevare il carico e l'impegno assistenziale dall'altra possono diventare un'ulteriore fonte di stress del caregiver, specie se anziano; per esempio quando non riesce a delegare per sfiducia nel personale, quando prova senso di onnipotenza o di colpa che lo portano a pensare *"se lo abbandono, soffrirà"*, o la convinzione di venir meno ad un dovere *"dovrei gestire io la situazione"*. Non è sorprendente che per un caregiver depresso, non in grado di gestire le richieste di una sempre maggiore dipendenza e dei disturbi comportamentali, la decisione di trasferire il paziente in casa di riposo rappresenti l'unica alternativa disponibile. L'istituzionalizzazione non rappresenta la conclusione dei doveri dell'assistenza: i familiari riferiscono infatti un coinvolgimento che continua nelle responsabilità assistenziali; spesso rimangono pesantemente coinvolti nell'assistenza anche dopo l'istituzionalizzazione del proprio caro e, invece che ad una riduzione dei livelli di stress, si assiste all'insorgenza di nuovi fattori stressanti creati dall'ambiente istituzionale.

Gli interventi di carattere strettamente informativo e gruppi di supporto hanno un'efficacia limitata per la risoluzione del carico assistenziale del caregiver, anche se sono considerati degli aiuti importanti. Sono insufficienti anche gli interventi centrati solo sulla gestione dei disturbi comportamentali. Occuparsi del carico assistenziale del caregiver è un aspetto sempre più importante nella gestione del paziente affetto da demenza. Sono stati sviluppati una serie di interventi per ridurre o prevenire il carico assistenziale nei caregiver, i principali sono: supporto formale attraverso servizi di comunità (es: centri diurni, periodi di sollievo presso RSA, ...); programmi psicoeducazionali; gruppi di sostegno reciproco; counselling e una combinazione di questi interventi.

Gli interventi psicosociali più efficaci comprendono l' informazione riguardo la malattia, suggerimenti e supporto pratico per l'organizzazione dell'assistenza, consigli sulla gestione dei disturbi comportamentali e sull'autocura. I modelli di intervento di maggior successo sono basati su un supporto continuativo del caregiver – ad esempio per anni – e non su periodici e sporadici incontri.

Demenza e cure di fine vita

La demenza arriva ad essere la quarta causa di morte per gli ultra settantenni, eppure vi sono molte difficoltà ad accettarla come possibile causa di morte, come succede per il cancro, sia da parte dei familiari che degli operatori. La maggior parte delle famiglie e operatori probabilmente vedono l'evento terminale, spesso la polmonite o l'infezione del tratto urinario, come la causa della morte non correlata alla demenza. La demenza avanzata dovrebbe essere considerata un malattia terminale, in particolare allo stadio finale i pazienti sviluppano aprassia, disfagia, diminuzione della mobilità, aumentando così il rischio di infezioni, di malnutrizione e di altri esiti avversi. Il decorso della demenza avanzata è progressivo ma spesso con un declino irregolare; durante lo stadio terminale della malattia insorgono tipici "eventi sentinella" come ad esempio, difficoltà di alimentazione, infezioni ricorrenti, frattura dell'anca, ictus, che richiedono un processo decisionale condiviso – curanti/famigliari – per orientare la cura.

I problemi nella gestione del dolore, dell'alimentazione, dell'idratazione artificiale, della contenzione fisica e farmacologica, dell'uso di antibiotici, della gestione/sospensione delle terapie farmacologiche, delle trasfusioni, della dialisi e della rianimazione sono aspetti in comune a tutti i malati terminali. Nella specifica ottica della persona affetta da demenza, il quadro risulta ulteriormente complicato per due ordini di motivi: il primo è l'incompetenza cognitiva della persona, e quindi la necessità di operare scelte per conto dell'interessato, con le implicazioni di ordine morale, etico e medico-legale che ne derivano. Il secondo aspetto specifico della demenza è l'imprevedibilità del decorso, che rende difficoltosa la definizione temporale del concetto di "terminalità" e l'aspettativa di vita (Mitchell et al., 2004). Con la progressione della severità della demenza, sorge la domanda se il trattamento delle comorbidità potrebbe avere come effetto il prolungamento della vita e/o esposizione del paziente a sintomi gravosi. In questa fase gli obiettivi di cura devono essere caratterizzati da una comunicazione aperta tra paziente o suo tutore e team di assistenza, in modo che tutte le parti abbiano una chiara e comune condivisione dell'approccio ottimale. Verso la fine della vita, di solito è necessario dare priorità alle cure palliative per la gestione dei sintomi e evitare un sovra trattamento o cure sproporzionate. Così, l'attenzione si sposta gradualmente sulla gestione dei sintomi e sulla qualità della vita (Arcand, 2014). Gli elementi che caratterizzano l'**approccio palliativo alla persona con demenza severa** sono:

- controllo dei sintomi come il dolore, debolezza, problemi respiratori o dispnea, sonnolenza e febbre
- evitare lesioni da pressione e altre fonti di disconfort quali catetere vescicale, iniezioni intramuscolari o s/c, mezzi di contenzione, etc.
- cura del cavo orale
- controllo dell'agitazione e delirium
- valutazione del dolore regolare con l'osservazione degli indicatori comportamentali
- confort nutrizionale
- attenzione alla dignità
- rivalutazioni frequenti dei sintomi e del disconfort
- azioni di confort come ad esempio, il tocco, la musica... attraverso la famiglia e gli membri del team di cura che conoscono bene il paziente.

Uno dei problemi più frequenti è rappresentato dalla necessità di ricorrere all'alimentazione enterale, tramite sondino naso-gastrico o, come avviene più spesso, alla gastrostomia percutanea (PEG), al fine di garantire una nutrizione adeguata della persona che rifiuta il cibo o che ha disfagia. In questi casi la decisione di adottare la nutrizione enterale deve essere subordinata alle prospettive di vita ed alla necessità di ridurre il grado sofferenza. Il ricorso alla nutrizione tramite sondino naso-gastrico è oggetto di dibattito, soprattutto nelle fasi avanzate della malattia. La **decisione di iniziare un regime di nutrizione enterale tramite SNG o PEG** è emotiva, controversa e influenzata da complesse questioni etiche per la mancanza di capacità di giudizio e di prendere decisioni autonome – caratteristiche della demenza grave – che non permettono di ottenere un consenso informato per questa procedura. La decisione di intervenire si differenzia in base alla necessità clinica, alle pratiche locali e alle preferenze di chi assiste, e se vi è una direttiva anticipata o un piano di assistenza avanzata in atto. Le giustificazioni più comunemente fornite possono comprendere il prolungamento della vita attraverso la correzione della malnutrizione, la riduzione del rischio di aspirazione e di ulcere da decubito, di polmonite e altre infezioni e/o il miglioramento della qualità della vita attraverso la promozione del comfort fisico. Tuttavia, non è stato stabilito se l'alimentazione enterale artificiale permette di ottenere uno di questi risultati o può, al contrario causare dei danni. Per esempio mentre si ritiene che un'assunzione inadeguata di cibo possa condurre a soffrire di fame e di sete, i dati suggeriscono che tra i pazienti con integrità cognitiva, il rifiuto di cibo e acqua in contesti di malattia terminale non determina dolore (Sampson et al., 2009). Recenti studi hanno evidenziato nessun miglioramento della sopravvivenza a lungo termine nei pazienti sottoposti a nutrizione enterale tramite gastrostomia percutanea, alcuni studi hanno documentato un peggioramento del tasso di sopravvivenza tra i pazienti con demenza con età superiore agli 80 anni. La nutrizione enterale artificiale nei pazienti affetti da demenza severa non comporta pertanto un prolungamento della sopravvivenza, miglioramento della qualità della vita, o una migliore nutrizione o diminuzione del rischio di lesioni da pressione. Dagli studi emerge che potrebbe aumentare il rischio di sviluppare una polmonite a causa dell'inalazione di piccole quantità di pasto e persino la morte. Anche l'**idratazione parenterale** può comportare dei rischi quali ad esempio edema polmonare o periferico, incremento delle secrezioni; ma in alcune circostanze può avere dei benefici come ad esempio mitigare alcune cause di delirium (Goldberg et al., 2014; Valentini et al., 2014; Gomes et al., 2012). La sete, secchezza delle fauci e oliguria non sono sempre strettamente correlate ad uno stato di disidratazione e l'"idratazione per via parenterale non sempre migliora uno stato di disidratazione o la sensazione di sete. Una costante igiene orale e piccole quantità di ghiaccio o liquidi possono aumentare la sensazione di confort, trasmettere – al paziente e alla famiglia – un massaggio di vicinanza e presenza ma non sempre alleviano la secchezza delle fauci o la sensazione di sete.

Rispetto ad altre condizioni di malattia, nella demenza severa manca la possibilità di regolare l'atteggiamento terapeutico sulla base della volontà espressa dalla persona ammalata. Per questo motivo in alcuni paesi (tra gli altri Stati Uniti e Olanda), rispetto alle scelte terapeutiche nelle fasi terminali della malattia di Alzheimer, viene dato valore ai desideri espressi dalla persona in momenti precedenti (anche in forma scritta, i cosiddetti «*living will*» – testamenti di vita – o «*advanced directives*» – direttive anticipate). Questo comportamento è ritenuto da alcuni come quello maggiormente rispettoso del principio della autodeterminazione dell'individuo. Da altri viene invece sottolineato come il «*living will*» nel caso della demenza impedisca di fatto al soggetto di modificare la decisione una volta che la malattia ha superato le fasi iniziali; questo quindi riduce in realtà lo spazio di libertà dell'individuo, rendendo impossibile assumere le decisioni nel momento in cui i trattamenti devono essere effettivamente somministrati. Qualora la volontà si riferisca alla rinuncia all'uso di mezzi straordinari o sproporzionati e all'accettazione di quelli ordinari e proporzionati, tale manifestazione della volontà va accettata come opinione espressa liberamente dalla persona, anche se, almeno secondo l'attuale ordinamento legislativo del nostro paese, non può costituire un vincolo assoluto.

Le persone affette da demenza in fase molto grave si trovano invece spesso "abbandonate", talora mascherando dietro motivazioni "etiche" di rispetto della dignità della vita, semplici calcoli di tipo economico o, peggio ancora, ignoranza e incuria. Anche in condizioni cliniche in cui non è possibile nessuna terapia risolutiva, esiste comunque un ampio spazio per interventi medici, assistenziali, psicologici in grado di migliorare la qualità della vita nella fase terminale della malattia.

BOX *Gli strumenti di valutazione più frequentemente utilizzati per la persona affetta da Demenza*

Mini-Mental State Examination (MMSE)

Il MMSE rappresenta un rapido e sensibile strumento per l'esplorazione della funzione cognitiva e delle sue modificazioni nel tempo, applicabile anche in forme gravi di deterioramento (Frisoni et al., 1993).

La somministrazione richiede 10-15 minuti. È costituito da 11 item tramite i quali vengono valutate alcune funzioni cognitive:

Item 1: orientamento temporale
Item 2: orientamento spaziale
Item 3: memoria immediata (memoria di fissazione o registrazione)
Item 4: attenzione e calcolo
Item 5: memoria di richiamo
Item 6: linguaggio-denominazione
Item 7: linguaggio-ripetizione
Item 8: linguaggio-comprensione orale
Item 9: linguaggio-lettura e comprensione scritta
Item 10: linguaggio-generazione di frase scritta
Item 11: copia di disegno (prassia costruttiva)

Item 1 e 2 Le informazioni possono essere raccolte sotto forma di colloquio. Gli elementi correttamente forniti possono essere sottolineati o cerchiati. Si assegna un punto per ogni localizzazione temporale esatta ed un punto per ogni localizzazione spaziale esatta.

Item 3 Dopo aver nominato tre parole (casa, pane, gatto), chiaramente e lentamente (una al secondo) invitare il paziente a ripeterle. Qualora non riesca al primo tentativo è possibile ripeterle fino ad un massimo di sei tentativi oltre i quali la prova viene sospesa. Si assegna un punto per ogni parola correttamente ripetuta al primo tentativo.

Item 4 Chiedere al paziente di sottrarre per 5 volte sette da cento; il paziente va fermato dopo cinque risposte indipendentemente dalla loro correttezza. Se il paziente non riesce a fornire le risposte o non vuole eseguire la prova è possibile, in alternativa, chiedere di scandire all'indietro la parola "MONDO" una lettera alla volta. Si assegna un punto per ogni risposta (sottrazione o lettera) correttamente fornita.

Item 5 Si invita il paziente a ricordare le tre parole precedentemente somministrate. Si assegna un punto per ogni termine correttamente ricordato.

Item 6 Vengono mostrati due oggetti (penna ed orologio) chiedendo di denominarli. Si assegna un punto per ogni oggetto correttamente identificato.

Item 7 Si valuta l'abilità a ripetere uno scioglilingua: "TIGRE CONTRO TIGRE". Un punto se la prova è eseguita correttamente.

Item 8 Si presenta al paziente un foglio bianco chiedendogli di eseguire il seguente compito: prendere il foglio con la mano destra, piegarlo in due e riporlo sul tavolo. Si assegna un punto per ogni operazione correttamente eseguita.

Item 9 Si mostra al paziente un foglio con la scritta "chiuda gli occhi" chiedendo di eseguire il comando scritto. Viene assegnato un punto se l'ordine viene eseguito.

Item 10 Viene fornito un foglio bianco al paziente chiedendo di scrivere una frase. La frase deve contenere soggetto e verbo e deve avere un senso compiuto; in questo caso si assegna un punto.

Item 11 Si mostra al paziente un disegno costituito da due pentagoni intersecati chiedendogli di copiarlo. Si assegna un punto se la copia è corretta, ossia se ognuna delle figure ha cinque angoli e se due di questi sono intersecanti.

Il punteggio complessivo è direttamente proporzionale alla efficienza delle funzioni cognitive. Il valore massimo è 30. È necessario correggere il punteggio grezzo per età e scolarità del soggetto in base alla tabella sotto riportata. È considerato normale un punteggio corretto superiore a 24.

Livello di educazione	Intervallo di età				
	65-69	70-74	75-79	80-84	85-89
0-4 anni	+ 0.4	+ 0.7	+ 1.0	+ 1.5	+ 2.2
5-7 anni	– 1.1	– 0.7	– 0.3	+ 0.4	+ 1.4
8-12 anni	– 2.0	– 1.6	– 1.0	– 0.3	+ 0.8
13-17 anni	– 2.8	– 2.3	– 1.7	– 0.9	+ 0.3

Il coefficiente va aggiunto (o sottratto) al punteggio grezzo del MMSE per ottenere il punteggio aggiustato.

Il **Mini Mental State Examination (MMSE)** è uno strumento ideato per valutare, in ambito clinico, le capacità cognitive di un individuo adulto; la sua somministrazione richiede 10-15 minuti.

Mini-Mental State Examination (tratto da Folstein et al., 1975)	
1. Orientamento temporo-spaziale Il paziente sa riferire il giorno del mese, l'anno, il mese, il giorno della settimana e la stagione. Il paziente sa riferire il luogo in cui si trova, a quale piano, in quale città, regione, stato.	[0] [1] [2] [3] [4] [5] [0] [1] [2] [3] [4] [5]
2. Memoria L'esaminatore pronuncia ad alta voce tre termini (casa, pane, gatto) e chiede al paziente di ripeterli immediatamente. L'esaminatore deve ripeterli fino a quando il paziente non li abbia imparati (max 6 ripetizioni). Tentativi n. ________	[0] [1] [2] [3]
3. Attenzione e calcolo Far contare per sette all'indietro, partendo da 100. Fermarsi dopo le prime 5 risposte. Se il paziente avesse difficoltà di calcolo, far scandire all'indietro la parola "MONDO" una lettera alla volta.	[0] [1] [2] [3] [4] [5]
4. Richiamo delle tre parole Richiamare i tre termini precedentemente imparati.	[0] [1] [2] [3]
5. Linguaggio Il paziente deve riconoscere due oggetti. Come si chiama questo? (indicando una matita). Come si chiama questo? (indicando un orologio). Invitare il paziente a ripetere la frase "TIGRE CONTRO TIGRE". Esecuzione di un compito su comando. Invitare il paziente ad eseguire correttamente i seguenti ordini: a) prenda un foglio con la mano destra, b) lo pieghi a metà, c) e lo butti dal tavolo. Presentare al paziente un foglio con la seguente scritta: "Chiuda gli occhi". Invitare il paziente ad eseguire il comando indicato Far scrivere al paziente una frase formata almeno da soggetto e verbo. Far copiare al paziente il disegno indicato. *Disegno*: 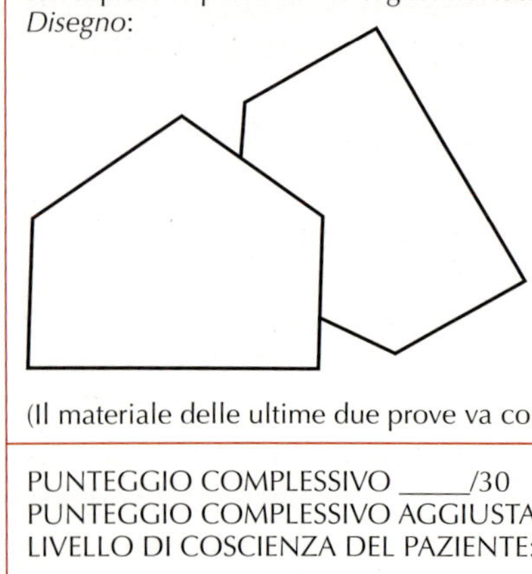 (Il materiale delle ultime due prove va conservato)	[0] [1] [2] [0] [1] [0] [1] [2] [3] [0] [1] [0] [1] [0] [1]
PUNTEGGIO COMPLESSIVO _____/30 PUNTEGGIO COMPLESSIVO AGGIUSTATO _____/30 LIVELLO DI COSCIENZA DEL PAZIENTE: 1) Allerta; 2) Assopito; 3) Stupor; 4) Coma.	

Valuta in modo semplice le varie funzioni cognitive, ed in particolare l'orientamento temporale e spaziale, la memoria immediata (memoria di fissazione o registrazione), l'attenzione e calcolo, la memoria di richiamo, il linguaggio (denominazione, ripetizione, comprensione orale, comprensione scritta e generazione di frase scritta), la prassia costruttiva. Parte delle informazioni possono essere raccolte sotto forma di colloquio. Il valore massimo del test è 30; sono considerati entro i limiti della normalità punteggi uguali o superiori a 24. Questo test ha nel suo stesso pregio, la brevità, anche il suo limite; infatti non permette una completa valutazione delle funzioni cognitive e non è pertanto sufficientemente sensibile alle fasi iniziali della demenza. In particolare, il MMSE è influenzato dal livello di educazione e dalla scolarità; per questo motivo è raccomandato l'uso i fattori di correzione per età e scolarità (Magni et al., 1996).

Indice di Barthel

È uno dei principali e più utilizzati strumenti di valutazione della attività di base della vita quotidiana. Valuta le reali capacità del paziente di svolgere da solo queste attività. Di facile utilizzo e con buona sensibilità si dimostra particolarmente efficace per la descrizione, la valutazione e il monitoraggio delle abilità che analizza.

Valuta 10 abilità: Mangiare, Spostarsi dalla sedia al letto e ritornare, Toilette personale, Sedersi e alzarsi dal wc, Fare il bagno, Camminare in piano o spingere la sedia a rotelle, Salire e scendere le scale, Vestirsi, Controllo delle defecazione, Controllo della minzione.

Per migliorare la sensibilità dello strumento è stata proposta una versione modificata nella quale sono state aumentate le categorie usate per quantificare il livello di prestazione di ogni funzione (da 3 sono diventate 5). Per un utilizzo più corretto sono state formulate alcune linee-guida per l'applicazione dello strumento (Shah S, Vanclay F, Cooper B, 1989).

Un punteggio pari a 100 corrisponde all'autosufficienza mentre 0 corrisponde alla totale dipendenza. I valori intermedi indicano un diverso grado di disabilità. Questo strumento permette di assegnare ad ogni funzione punteggi diversi (0, 5, 10, 15) che tengono conto dell'importanza che ha quella funzione nel definire l'autonomia complessiva nelle ADL.

La valutazione avviene in base a informazioni fornite dal soggetto o da un familiare. Può essere anche compilato attraverso l'osservazione diretta del soggetto mentre esegue le attività indagate dall'indice.

La somministrazione e compilazione richiede mediamente 10 minuti, se compilato mediante osservazione possono essere necessari tempi più lunghi.

Barthel Index Modificato

Igiene personale	
0	Incapace ad attendere all'igiene personale, dipendente sotto tutti gli aspetti
1	Necessita di aiuto per tutte le operazioni
3	Necessita di aiuto per una o più operazioni dell'igiene
4	In grado di attendere all'igiene personale, ma necessita di aiuto minimo prima e/o dopo le operazioni
5	Capace di lavarsi mani e faccia, pettinarsi, lavarsi i denti e radersi. Un uomo deve essere capace di usare, senza aiuto, qualsiasi tipo di rasoio, comprese tutte le manipolazioni necessarie. Una donna deve essere capace di truccarsi, se abituata. (Non sono da considerare le attività relative all'acconciatura dei capelli)
Bagno/doccia (lavarsi)	
0	Totale dipendenza nel lavarsi
1	Necessita di aiuto per tutte le operazioni

☞

3	Necessita di aiuto per il trasferimento nella doccia/bagno oppure nel lavarsi o asciugarsi
4	Necessita di supervisione per sicurezza (trasferimenti, temperatura dell'acqua, ecc.)
5	Capace di fare il bagno in vasca, la doccia o una spugnatura completa. Autonomo in tutte le operazioni, senza la presenza di un'altra persona, quale che sia il metodo usato
Alimentazione	
0	Dipende per tutti gli aspetti. Deve essere imboccato
2	Capace di utilizzare una posata, in genere un cucchiaio, ma qualcuno deve assistere attivamente durante il pasto
5	Capace di alimentarsi da solo con supervisione. Richiede assistenza nelle attività associate (versare latte nel tè, usare sale e pepe, spalmare il burro, girare un piatto di portata)
8	Indipendente nell'alimentarsi con cibi preparati su vassoi, ad eccezione di tagliare la carne, aprire il coperchio di un vasetto, ecc. Non è necessaria la presenza di un'altra persona
10	Capace di alimentarsi da solo quando i cibi sono preparati su un vassoio o tavolo raggiungibili. Se usa un ausilio deve essere capace di applicarlo, tagliare la carne e, se lo desidera, usare sale e pepe, spalmare il burro, ecc.
Abbigliamento	
0	Dipende sotto tutti gli aspetti e non collabora
2	Capace di collaborare in qualche modo ma dipendente sotto tutti gli aspetti
5	Necessita di aiuto per mettere o togliere qualsiasi indumento
8	Necessita solo di minimo aiuto per alcuni aspetti, come bottoni, cerniere, reggiseno, lacci, scarpe
10	Capace di indossare, togliere e chiudere correttamente gli indumenti, allacciarsi le scarpe o toglierle, applicare oppure togliere un corsetto o una protesi
Continenza intestinale	
0	Incontinente
2	Necessita di aiuto nell'assumere una posizione appropriata e necessita di manovre facilitatorie
5	Capace di assumere una posizione appropriata, ma non può eseguire tecniche facilitatorie o pulirsi da solo senza assistenza e ha perdite frequenti. Necessita di aiuto nell'uso di dispositivi come pannoloni, ecc.
8	Può necessitare di supervisione con l'uso di supposte o enteroclisma, occasionali perdite
10	Controllo intestinale completo e nessuna perdita, capace di mettersi supposte o praticarsi un enteroclisma se necessario
Continenza urinaria	
0	Incontinente o catetere a dimora. Dipende per l'applicazione di dispositivi interni o esterni
2	Incontinente ma in grado di cooperare all'applicazione di un dispositivo interno o esterno
5	In genere asciutta durante il giorno ma non di notte, necessario uso parziale dei dispositivi
8	Generalmente asciutto durante il giorno e la notte, ha occasionalmente qualche perdita o necessita di minimo aiuto per l'uso dei dispositivi esterni o interni
10	Controllo completo durante il giorno e la notte e/o indipendente con i dispositivi esterni o interni
Trasferimenti letto o sedia	
0	Non collabora al trasferimento. Necessarie 2 persone per trasferire il paziente con o senza un levatore meccanico
3	Collabora ma richiede massimo aiuto da parte di una persona per uno o più aspetti del trasferimento
8	Necessario minimo aiuto da parte di una persona per uno o più aspetti del trasferimento

12	Necessaria la presenza di una persona per maggiore fiducia o per supervisione a scopo di sicurezza
15	Capace di avvicinarsi con sicurezza al letto, bloccare i freni, sollevare le pedane, trasferirsi con sicurezza sul letto, sdraiarsi, rimettersi seduto sul bordo, cambiare la posizione della carrozzina, trasferirsi con sicurezza. È indipendente durante tutte le fasi
Toilette	
0	Completamente dipendente
2	Necessita di aiuto per tutti gli aspetti
5	Necessita di aiuto per svestirsi/vestirsi, per i trasferimenti e per lavare le mani
8	Necessita di supervisione per sicurezza con l'uso del normale gabinetto. Usa la comoda indipendentemente tranne che per svuotarla e pulirla
10	Capace di trasferirsi sul e dal gabinetto, gestire i vestiti senza sporcarsi, usare la carta igienica senza aiuto. Se necessario, può usare la comoda o il pappagallo ma deve essere in grado di svuotarli e pulirli
Scale	
0	Incapace di salire o scendere le scale
2	Necessita di aiuto per salire e scendere le scale (compreso eventuale uso di ausili)
5	Capace di salire/scendere le scale ma non in grado di gestire gli ausili e necessita di supervisione e assistenza
8	In genere non richiede assistenza. Occasionalmente necessita di supervisione, per sicurezza o a causa di rigidità mattutina, dispnea, ecc.
10	In grado di salire e scendere una rampa di scale con sicurezza senza aiuto o supervisione. In grado di usare corrimano, bastone o stampelle se necessario ed è in grado di portarli con sé durante la salita o la discesa Questo punteggio viene attribuito anche nel caso l'incapacità dipenda dalle condizioni generali del paziente o comunque da qualsiasi patologia
Deambulazione	
0	Non in grado di deambulare
3	Necessita della presenza costante di uno o più assistenti durante la deambulazione
8	Necessita dell'assistenza di una persona per raggiungere gli ausili e/o per la manipolazione degli stessi
12	Indipendente nella deambulazione ma con autonomia (50 metri). Necessita di supervisione per maggiore fiducia o sicurezza in situazioni pericolose
15	Capace di portare una protesi se necessario, bloccarla, sbloccarla, assumere la stazione eretta, sedersi e piazzare gli ausili a portata di mano. In grado di usare stampelle, bastone o walker e di deambulare per 50 metri senza aiuto o supervisione
Uso della carrozzina (alternativo a deambulazione) *Usare questo item solo se il paziente è stato classificato "0" nella Deambulazione e comunque solo dopo che sia stato istruito nell'uso della carrozzina*	
0	Dipendente negli spostamenti con la carrozzina
1	Capace di spostamenti solo per brevi tratti e su superfici piane, necessaria assistenza per tutte le manovre
3	Necessaria la presenza e l'assistenza costante di una persona per avvicinare la carrozzina al tavolo, al letto, ecc.
4	Capace di spostarsi autonomamente per periodi ragionevolmente lunghi, su terreni e superfici regolari. Può essere necessaria assistenza per fare curve strette
5	Capace di compiere autonomamente tutti gli spostamenti (girare attorno agli angoli, rigirarsi, avvicinarsi al tavolo, letto, wc, ecc.). L'autonomia deve essere superiore a 50 metri
TOTALE ___/100	

Valutazione degli effetti del deterioramento cognitivo sulle capacità funzionali: Bedford Alzheimer Nursing Severity Scale (BANSS)

Nelle fasi avanzate della demenza, la grande maggioranza delle scale di valutazione delle funzioni cognitive e delle performace funzionali perde la propria sensibilità nell'identificare ulteriori progressioni della malattia. Per differenziare le condizioni cognitive e funzionali dei pazienti che non possono essere testati tramite strumenti come il MMSE o il Barthel Index è stata elaborata la Bedford Alzheimer Nursing Severity Scale (BANSS). La versione proposta è quella validata dal gruppo di Ricerca Geriatrica di Brescia (Bellelli et al., 1997). La BANSS fornisce informazioni sul grado di compromissione cognitiva (linguaggio e contatto oculare) funzionale (abbigliamento, alimentazione, deambulazione) e sulla presenza di sintomi patologici (alterazioni del ciclo sonno-veglia, rigidità muscolare/contratture). La BANSS consente di ottenere informazioni sulle condizioni cognitivo/funzionali del paziente finché quest'ultimo raggiunge lo stato vegetativo. La compilazione della BANSS si esegue utilizzando le informazioni del personale di assistenza e l'esame obiettivo del paziente. Il punteggio ottenuto oscilla tra 7 e 28 ed è direttamente proporzionale al livello di gravità della malattia.

Abbigliamento	abitualmente indipendente	**1**
	richiede assistenza minima	**2**
	richiede discreta assistenza ma non è totalmente dipendente	**3**
	completamente dipendente	**4**
Sonno	ciclo sonno-veglia abitualmente regolare	**1**
	talvolta irregolare	**2**
	frequentemente irregolare	**3**
	ciclo sonno-veglia completamente sovvertito	**4**
Linguaggio	conservato	**1**
	lieve incapacità a parlare	**2**
	saltuaria incapacità	**3**
	afasia completa	**4**
Alimentazione	indipendente	**1**
	richiede assistenza minima e/o sollecitazione	**2**
	richiede assistenza moderata e/o sollecitazione	**3**
	completamente dipendente	**4**
Mobilità	deambula sempre in modo indipendente	**1**
	talvolta deambula in modo indipendente	**2**
	deambula solo con aiuto	**3**
	incapace a deambulare anche con aiuto	**4**
Muscolatura	molto sciolta con motilità articolare pienamente conservata	**1**
	parzialmente sciolta con lieve compromissione della motilità articolare	**2**
	parzialmente rigida	**3**
	contratta	**4**
Contatto oculare	mantenuto	**1**
	abitualmente mantenuto	**2**
	raramente mantenuto	**3**
	completamente perduto	**4**
TOTALE		

Bibliografia

Albert MS, DeKosky ST, Dickson D, Dubois B, Feldman HH, Fox NC, Gamst A, Holtzman DM, Jagust WJ, Petersen RC, Snyder PJ, Carrillo MC, Thies B, Phelps CH. (2011) The diagnosis of mild cognitive impairment due to Alzheimer's disease: recommendations from the National Institute on Aging and Alzheimer's Association workgroup. Alzheimers Dement; 7, 270–79.

Ajon Gealogo G. (2013) Dementia with Lewy bodies: a comprehensive review for nurses. *J Neurosci Nurs*. Dec;45(6):347-59.

Arcand M. (2015) End-of-life issues in advanced dementia: Part 1: goals of care, decision-making process, and family education. *Can Fam Physician*, 61(4):330-334.

Azermai M, Petrovic M, Elseviers MM, Bourgeois J, Van Bortel L.M, Vander Stichele RH. (2011) Systematic Appraisal of Dementia Guidelines for the Management of Behavioural and Psychological Symptoms. *Ageing Research Reviews*, 11, 78-86.

Attems J, Jellinger KA. The overlap between vascular disease and Alzheimer's disease--lessons from pathology. *BMC Med*. 2014 Nov 11;12:206.

Ballard C, Gauthier S, Corbett A, Brayne C, Aarsland D, Jones E. (2011) Alzheimer's disease. *Lancet*. Mar 19;377(9770):1019-31.

Barthel DW, Mahoney FI. (1965) Functional evaluation: the Barthel Index. *Maryland State Medical Journal*; 14:61-65.

Bellelli G, Frisoni GB, Bianchetti A, Trabucchi M. (1997) The Bedford Alzheimer Nursing Severity scale for the demented: validation study. *Alzheimer's Disease and Related Disorders*. 11,71-77.

Biagini CA, Bianchetti A, Cembrani F, Mossello E, Vampini C. (2014) Il trattamento farmacologico dei sintomi psicologici e comportamentali in corso di demenza. Aspetti clinici e medico giuridici. Psicogeriatria; S1.

Bianchetti A, Trabucchi M. (2005a) La valutazione clinica del demente. In: Trabucchi M (ed.),Le demenze (4th ed., pp.37-102) Torino: UTET.

Bianchetti A, Trabucchi M. (2005) Services to people with dementia: a worldwide view. Italy. In: Burns A, O'Brien J, Ames D. (Eds), Dementia (3td ed., pp 276-280). London: Hodder Arnold.

Bianchetti A, Trabucchi M. (2013) La malattia di Alzheimer e i punti critici in ambito diagnostico-terapeutico-assistenziale. *G Gerontol*; 61:59-68.

Bianchetti A, Trabucchi M. (2004) Behavioural and psychological symptoms of dementia: clinical aspects. *Neuroscience Research Communications*; 35(3): 173-183.

Borroni B, Turrone R, Galimberti D, Nacmias B, Alberici A, Benussi A, Caffarra P, Caltagirone C, Cappa SF, Frisoni GB, Ghidoni R, Marra C, Padovani A, Rainero I, Scarpini E, Silani V, Sorbi S, Tagliavini F, Tremolizzo L, Bruni AC; FTD Group-SINDEM. (2015) Italian Frontotemporal Dementia Network (FTD Group-SINDEM): sharing clinical and diagnostic procedures in Frontotemporal Dementia in Italy. *Neurol Sci*. May;36(5):751-7.

Brugnolli A. (2007) La valutazione del dolore negli anziani con declino cognitivo *Assist Inferm Ric*. Jan-Mar;26(1):38-45.

Bruni AC, Conidi ME, Bernardi L. (2014) Genetics in degenerative dementia: current status and applicability. *Alzheimer Dis Assoc Disord*. Jul-Sep;28(3):199-205.

Comitato Nazionale per la Bioetica (2014) Le Demenze e la Malattia di Alzheimer: Considerazioni Etiche. Documento Presidenza del Consiglio dei Ministri.

Crammer JL. (2002) Subjective experience of a confusional state. British journal of psychiatry, (180), 71-75.

Cummings JL. (2008) The Black Book of Alzheimer's Disease, Part 1. *Primary Psychiatry*; 15;2.

Cummings JL, Mega M, Gray K, Rosenberg-Thompson S, Carusi DA, Gornbein J. (1994) The Neuropsychiatric Inventory: comprehensive assessment of psychopathology in dementia Neurology 44, 2308–14.

Feil N. (1992) Validation. The Feil Method. Cleveland: Edward Feil Productions.

Folsom JC. (1968) Reality Orientation for elderly mental patient. *J. Geriatr Psychiatry* 1,291-307.

Folstein MF, Folstein SE, McHugh PR. (1975) "Mini Mental State": a pratical method for grading the cognitive state of patients for the clinician. *J Psych Res* 12, 189-198.

Foreman M. A comparison of the clinical features of delirium, dementia and depression. In Foreman M et al: Assessing cognitive function. *Geriatr Nurs* 17(5): 228, 1996.

Frisoni GB, Manfredi M, Geroldi C, Binetti G, Zanetti O, Bianchetti A, Trabucchi M. (1998) The prevalence of apoE-epsilon4 in Alzheimer's disease is age dependent. *J Neurol Neurosurg Psychiatry*. Jul;65(1):103-6.

Frisoni GB, Winblad B, O'Brien JT. (2011) Revised NIA-AA criteria for the diagnosis of Alzheimer's disease: a step forward but not yet ready for widespread clinical use. Int Psychogeriatr 23, 1191-6.

Gagnon DL. (1996) A review of Reality Orientation, Validation Therapy, and Reminiscence Therapy with the Alzheimer's client. *Physical and Occupational Therapy in Geriatrics* 14, 61-77.

Goldberg LS, Altman KW. (2014) The role of gastrostomy tube placement in advanced dementia with dysphagia: a critical review. *Clin Interv Aging.* 14;9:1733-9.

Goldberg LS, Altman KW (2014). The role of gastrostomy tube placement in advanced dementia with dysphagia: a critical review. *Clin Interv Aging.* 14;9:1733-9.

Gomes CA Jr, Lustosa SA, Matos D, Andriolo RB, Waisberg DR, Waisberg J. Percutaneous endoscopic gastrostomy versus nasogastric tube feeding for adults with swallowing disturbances. Cochrane Database Syst Rev. 2012 Mar 14;3:CD008096.

Gorelick PB, Scuteri A, Black SE, Decarli C, Greenberg SM et al. (2011) American Heart Association Stroke Council, Council on Epidemiology and Prevention, Council on Cardiovascular Nursing, Council on Cardiovascular Radiology and Intervention, and Council on Cardiovascular Surgery and Anesthesia. Vascular contributions to cognitive impairment and dementia: astatement for healthcare professionals from the american heart association/american stroke association. *Stroke.* Sep;42(9):2672-713.

Gu Y, Scarmeas N. Dietary patterns in Alzheimer's disease and cognitive aging. (2011) *Curr Alzheimer Res.* Aug;8(5):510-9.

Hogan DB, Bailey P, Black S, Carswell A, Chertkow H, Clarke B, Cohen C, Fisk JD, Forbes D, Man-Son-Hing M, Lanctôt K, Morgan D, Thorpe L. (2008) Diagnosis and treatment of dementia: 4. Approach to management of mild to moderate dementia. *CMAJ.* Oct 7;179(8):787-93.

Husebo BS, Ballard C, Fritze F, Sandvik RK, Aarsland D. (2014) Efficacy of pain treatment on mood syndrome in patients with dementia: a randomized clinical trial. *Int J Geriatr Psychiatry*; 29(8):828-36.

Kales HC, Gitlin LN, Lyketsos CG. (2015) Assessment and management of behavioral and psychological symptoms of dementia. *BMJ.* Mar 2;350-369.

Koeman T, Schouten LJ, van den Brandt PA, Slottje P, Huss A, Peters S, Kromhout H, Vermeulen R. (2015) Occupational exposures and risk of dementia-related mortality in the prospective Netherlands Cohort Study. *Am J Ind Med.* May 5. doi: 10.1002/ajim.22462.

Kunik ME, Snow AL, Davila JA, Steele AB, Balasubramanyam V, Doody RS, Schulz PE, Kavalar JS, Morgan RO. (2010) Causes of Aggressive Behavior in Patients With Dementia. *Journal of Clinical Psychiatry*, 71(9), 1145-1152.

Janssen JA, Giberson DC. (1988) Remotivation Therapy. *J. Gerontol. Nursing* 14,:31-34.

Lepore V. (2013) Cinque scenari per cinque e molti di più... farmaci. *Assist Inferm Ric*; 32: 28-34.

Magni E, Binetti G, Bianchetti A, Rozzini R, Trabucchi M. (1996) Mini-Mental State Examination: a Normative Study in Italian Elderly Population. *Eur J Neurol* 3, 1-5.

McKhann GM, Knopman DS, Chertkow H, Hyman BT, Jack CR Jr, Kawas CH, Klunk WE, Koroshetz WJ, Manly JJ, Mayeux R, Mohs RC, Morris JC, Rossor MN, Scheltens P, Carrillo MC, Thies B, Weintraub S, Phelps CH. (2011) The diagnosis of dementia due to Alzheimer's disease: recommendations from the National Institute on Aging and the Alzheimer's Association workgroup. Alzheimers Dement 7, 263-69.

Meng X, D'Arcy C. (2012) Education and dementia in the context of the cognitive reserve hypothesis: a systematic review with meta-analyses and qualitative analyses. *PLoS One.* 7(6):e38268.

Mitchell SL, Kiely DK, Hamel MB, Pak PS, Morris JN, Fries BE. (2004) Estimating prognosis for Nursing Home residents with advanced dementia. *JAMA.* 291:2734-40.

Nacmias B, Piaceri I, Bagnoli S, Tedde A, Piacentini S, Sorbi S. (2014) Genetics of Alzheimer's Disease and Frontotemporal Dementia. *Curr Mol Med.* Oct 10. [Epub ahead of print] PubMed PMID: 25323872.

O'Brien JT, Markus HS. Vascular risk factors and Alzheimer's disease. *BMC Med.* 2014 Nov 11;12:218.

Piano Nazionale Demenze - Strategie per la promozione ed il miglioramento della qualità e dell'appropriatezza degli interventi assistenziali nel settore delle demenze. Provvedimento 30 ottobre, 2014.

Petersen RC, Stevens JC, Ganguli M, Tangalos EG, Cummings, JL, DeKosky ST. (2001) Practice parameter: early detection of dementia: mild cognitive impairment (an evidence-based review).Report of the Quality Standards Subcommittee of the American Academy of Neurology. *Neurology* 56(9), 1133-1142.

Petersen RC. (2011) Clinical practice: mild cognitive impairment. *NEngl J Med.* ;364(23):2227-2234.

Prince M, Bryce R, Albanese E, Wimo A, Ribeiro W, Ferri CP. The global prevalence of dementia: a systematic review and metaanalysis. *Alzheimers Dement.* 2013 Jan;9(1):63-75.

Powell-Proctor L, Miller E. (1982) Reality Orientation: a critical appraisal. *Brit.J.Psychiat* 140,457-463.

Sampson EL, Candy B, Jones L. (2009) Enteral tube feeding for older people with advanced dementia. Cochrane Database Syst Rev. Apr 15;(2):CD007209.

Smith M, Gerdner LA, Hall GR, Buckwalter KC. (2004) History, Development, and Future of the Progressively Lowered Stress Threshold: A Conceptual Model for Dementia Care. *Journal of the American Geriatrics Society*; 52 (10): 1755-60.

Rodrigue KM, Kennedy KM, Devous MD Sr, Rieck JR, Hebrank AC, Diaz-Arrastia R, Mathews D, Park DC. (2012) Amyloid burden in healthy aging: regional distribution and cognitive consequences. *Neurology* 78, 387-95.

Rusanen M, Kivipelto M, Quesenberry CP Jr, Zhou J, Whitmer RA. Heavy smoking in midlife and long-term risk of Alzheimer disease and vascular dementia. Arch Intern Med. 2011 Feb 28;171(4):333-9.

Saiani L, Brugnolli A. (2013) Trattato di Cure infermieristiche. Idelson Gnocchi.

Savica R, Grossardt BR, Bower JH, Boeve BF, Ahlskog JE, Rocca WA. (2013) Incidence of dementia with Lewy bodies and Parkinson disease dementia. *JAMA Neurol.* Nov;70(11):1396-402.

Schlosser Covell GE, Hoffman-Snyder CR, Wellik KE, Woodruff BK, Geda YE, Caselli RJ, Demaerschalk BM, Wingerchuk DM. (2015) Physical activity level and future risk of mild cognitive impairment or dementia: a critically appraised topic. *Neurologist.* Feb;19(3):89-91.

Solfrizzi V, Frisardi V, Seripa D, Logroscino G, Imbimbo BP, D'Onofrio G, Addante F, Sancarlo D, Cascavilla L, Pilotto A, Panza F. (2011) Mediterranean diet in predementia and dementia syndromes. *Curr Alzheimer Res.* Aug;8(5):520-42.

Schneider LS, Mangialasche F, Andreasen N, Feldman H, Giacobini E, Jones R, Mantua V, Mecocci P, Pani L, Winblad B, Kivipelto M. (2014) Clinical trials and late-stage drug development for Alzheimer's disease: an appraisal from 1984 to 2014. *J Intern Med.* Mar;275(3):251-83.

Traynor BJ, Renton AE. (2015) Exploring the epigenetics of Alzheimer disease. *JAMA Neurol.* Jan;72(1):8-9.

Tschanz JT, Corcoran C, Skoog I, Khachaturian AS, Herrick J, Hayden KM, Welsh-Bohmer KA, Calvert T, Norton MC, Zandi P, Breitner JC; Cache County Study Group (2004). Dementia: the leading predictor of death in a defined elderly population: the Cache County Study *Neurology* 62:1156-62.

Vaccaro CM, Spadin P. (Eds.). (2007) La vita riposta: i costi sociali ed economici della malattia di Alzheimer. Milano: Franco Angeli Editore.

van Dalen-Kok AH, Pieper MJ, de Waal MW, Lukas A, Husebo BS, Achterberg WP. (2015) Association between pain, neuropsychiatric symptoms, and physical function in dementia: a systematic review and meta-analysis. *BMC Geriatr.* 19;15(1):49.

Valentini E, Giantin V, Voci A, et al (2014) Artificial Nutrition and Hydration in Terminally Ill Patients with Advanced Dementia: Opinions and Correlates among Italian Physicians and Nurses. *Journal of Palliative Medicine* (17); 10: 1143-48.

Vallotti B, Zanetti O, Bianchetti A, Trabucchi M. (1997) L'insight del paziente demente: riproducibilità di due strumenti di valutazione. *Giorn Geront* 45,341-345.

Valls-Pedret C, Lamuela-Raventós RM, Medina-Remón A, Quintana M, Corella D, Pintó X, Martínez-González MÁ, Estruch R, Ros E. (2012) Polyphenol-rich foods in the Mediterranean diet are associated with better cognitive function in elderly subjects at high cardiovascular risk. *J Alzheimers Dis.* 29(4):773-82.

Vigorelli P. (2007) Dalla riabilitazione alla capacitazione: un cambiamento di obiettivo e di metodo nella cura dell'anziano con deficit cognitivi. *Geriatria* 4, 31-7.

Vitali SF. (2004) La metodologia Gentle Care. *Gentle Care model G Gerontol.* 52:412-417.

Wang J, Tan L, Wang HF, Tan CC, Meng XF, Wang C, Tang SW, Yu JT. (2015) Anti-inflammatory drugs and risk of Alzheimer's disease: an updated systematic review and meta-analysis. *J Alzheimers Dis.* 44(2):385-96.

Yegambaram M, Manivannan B, Beach TG, Halden RU. (2015) Role of environmental contaminants in the etiology of Alzheimer's disease: a review. *Curr Alzheimer Res.* 12(2):116-46.

Xie J, Brayne C, Matthews FE. (2008) Medical Research Council Cognitive Function and Ageing Study collaborators. Survival times in people with dementia: analysis from population based cohort study with 14 year follow-up. *British Medical Journal.* 336, 258-62.

Zanetti O, Binetti G, Magni E, Rozzini L, Bianchetti A, Trabucchi M. (1997) Procedural memory stimulation in Alzheimer's disease: impact of a training programme. *Acta Neurol. Scand* 95,152-157.

6 Malattia di Parkinson

Renzo Moreale, Lucia Asìno, Achil Illarj,
Alvisa Palese, Roberto Eleopra

La malattia di Parkinson fu descritta per la prima volta da Sir James Parkinson, medico inglese, che nel 1817 pubblicò un libro intitolato "Trattato sulla paralisi agitante". Secondo Parkinson, la malattia era caratterizzata da "tremori involontari accompagnati da diminuzione della forza muscolare in parti del corpo non impegnate nel movimento anche se sorrette; tendenza ad inclinare il tronco in avanti ed a passare dal cammino alla corsa, mentre la sensibilità e le funzioni intellettive restano inalterate". Solo nel 1887, Jean Marie Charcot, aggiunse alla descrizione di Parkinson altri sintomi quali la rigidità muscolare e la micrografia e, rifiutando una descrizione che evocasse la paralisi, la denominò "Malattia di Parkinson" facendo rimanere nella storia il nome del medico che per primo l'aveva descritta.

Nel 1912 Frederic Lewy descrisse le particelle microscopiche presenti nel cervello colpito dalla malattia, poi chiamate corpi di Lewy. Studiosi successivi hanno contribuito a comprendere i cambiamenti biochimici della malattia e i relativi trattamenti.

Il Parkinson è una malattia di lunga durata e, come tale, coinvolge aspetti clinici, psicologici, sociali e organizzativi.

Epidemiologia

La Malattia di Parkinson (MdP) è la malattia neurologica più diffusa dopo la malattia di Alzheimer: colpisce, lo 0.3% della popolazione generale, l'1% delle persone con più di 60 anni e il 3% dei soggetti con un'età superiore agli 80 anni (Balestrino, Schapira, 2020). In Italia il numero di persone affette da questa patologia è di circa 230.000 persone. La patologia insorge prevalentemente tra i 40 e i 70 anni (circa l'80% dei casi), con una punta massima di incidenza intorno alla sesta decade di vita ed è estremamente rara al di sotto dei 30 anni; è più frequente nel genere maschile rispetto a quello femminile (60% *vs* 40%). La prevalenza della Malattia di Parkinson nella popolazione è di 1/100.000 persone, ma sale a 200/100.000 nella fascia di età tra i 50 ed i 60 anni e si avvicina a 1000/100.000 persone nella fascia di età compresa tra i 60 e gli 80 anni; si osserva in uguale misura in tutte le razze, paesi e classi sociali. Si prevede che l'invecchiamento della popolazione produrrà, nel 2030, il duplicarsi dei casi di MdP.

La MdP ha un considerevole impatto sul piano sociale ed emotivo poiché interferisce pesantemente con le funzioni intellettuali, sensitive e motorie. Essa limita il paziente nella programmazione stessa della vita, talvolta addirittura della stessa giornata. Il paziente perde la sicurezza in sè stesso, nelle proprie capacità lavorative e sociali, nelle possibilità di rispettare impegni e scadenze (LIMPE, 2013).

Eziologia e meccanismi patogenetici

La MdP è patologia neurologica con un'evoluzione cronica progressiva, associata alla riduzione dei livelli di dopamina secondaria alla distruzione dei neuroni pigmentati della **Substantia Nigra** (o sostanza nera), uno dei nuclei che costituiscono i **gangli della base del cervello** (**Figura 6.1**).

La **Substantia Nigra** si posiziona al confine tra mesencefalo e diencefalo ed è composta da due porzioni: parte compatta che contiene i neuroni dopaminergici ed è in posizione più dorsale e la parte reticolata posta ventralmente. La principale funzione della sostanza nera è la produzione di dopamina, il neurotrasmettitore che, liberato nello spazio sinaptico, permette la comunicazione di informazioni tra diversi neuroni. I neuroni della sostanza nera utilizzano la dopamina per comunicare con i neuroni presenti in altre aree cerebrali, chiamate gangli della base, di cui lo striato è il nucleo principale. I neuroni che – dalla sostanza nera raggiungono lo striato – costituiscono la via nigrostriatale. Quest'ultima rappresenta la parte fondamentale di un circuito nervoso deputato al controllo del movimento, della postura e della marcia, chiamato sistema extrapiramidale. Oltre alla distruzione quantitativa dei neuroni si verificano anche modificazione qualitative in quanto essi appaiono più piccoli rispetto a quelli dei soggetti sani di pari età e mostrano un segno neuropatologico distintivo della MdP che è la presenza dei corpi di Lewy composti principalmente da una particolare proteina neuronale, l'alfa-sinucleina. Nella MdP la degenerazione della parte compatta della sostanza nera determina una diminuzione della dopamina nel nucleo striato (Collins et al., 2010; Apollonio, Trabucchi, 2012).

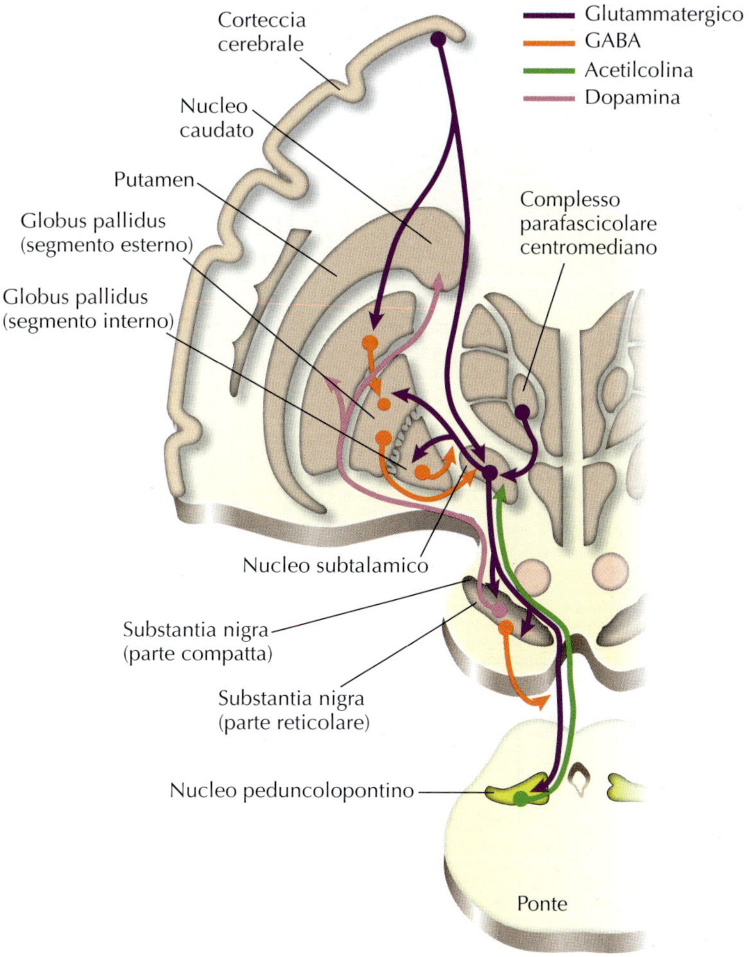

Figura 6.1 Sistema nervoso: circuiti dei nuclei della base.

La **dopamina** è un neurotrasmettitore che fa parte della famiglia delle catecolamine. Questo ormone è responsabile dell'attivazione di 5 recettori a livello del Sistema Nervoso Centrale (SNC) che vengono denominati con il suffisso D e con numeri progressivi fino a 5. Nel nostro caso, i recettori coinvolti sono prevalentemente di tipo D1 e D2 rispettivamente attivanti la via diretta e la via indiretta (Kandel et al., 2003). Entrambe le vie proiettano dalla sostanza nera parte compatta (Substantia Nigra pars compacta) al putamen, che fa parte del corpo striato ovvero uno dei quattro nuclei della base. A questo punto le due vie seguono strade diverse, la via diretta passa attraverso il segmento interno del globo pallido (GPi) per proiettarsi poi direttamente sul talamo (Thal) e quindi alla corteccia cerebrale. La via indiretta, invece, transita attraverso il segmento esterno del globo pallido (GPe) proiettando successivamente sul nucleo subtalamico (STN) e arrivando, infine, al globo pallido interno che contatta a sua volta il talamo e quindi la corteccia cerebrale. Le due vie mettono in comunicazione i nuclei della base con il talamo producendo due effetti opposti: mentre la via diretta disinibisce il talamo e quindi aumenta l'attività favorendo il movimento, la via indiretta limita l'attività delle connessioni talamo – corticali inibendo di fatto il movimento. Nelle persone affette da MdP la mancanza di dopamina – determinata dalla compromissione della sostanza nera parte compatta (Substantia Nigra pars compacta) condiziona di fatto entrambe le vie (**Figura 6.2**). Si comprende quindi come le persone affette da MdP sviluppino sintomi apparentemente contrastanti: da un lato una diminuzione dell'attività motoria come rigidità, difficoltà nel cominciare l'atto motorio e carenza di movimenti; dall'altro la comparsa di movimenti involontari prima assenti come il tremore a riposo.

Nella fase più avanzata della malattia si può riscontrare una diminuzione anche di altri neurotrasmettitori come la noradrenalina. Questo sembra contribuire a sintomi quali: depressione, acinesia e *"freezing"* che verranno di seguito descritti (Braunwald et al., 2002).

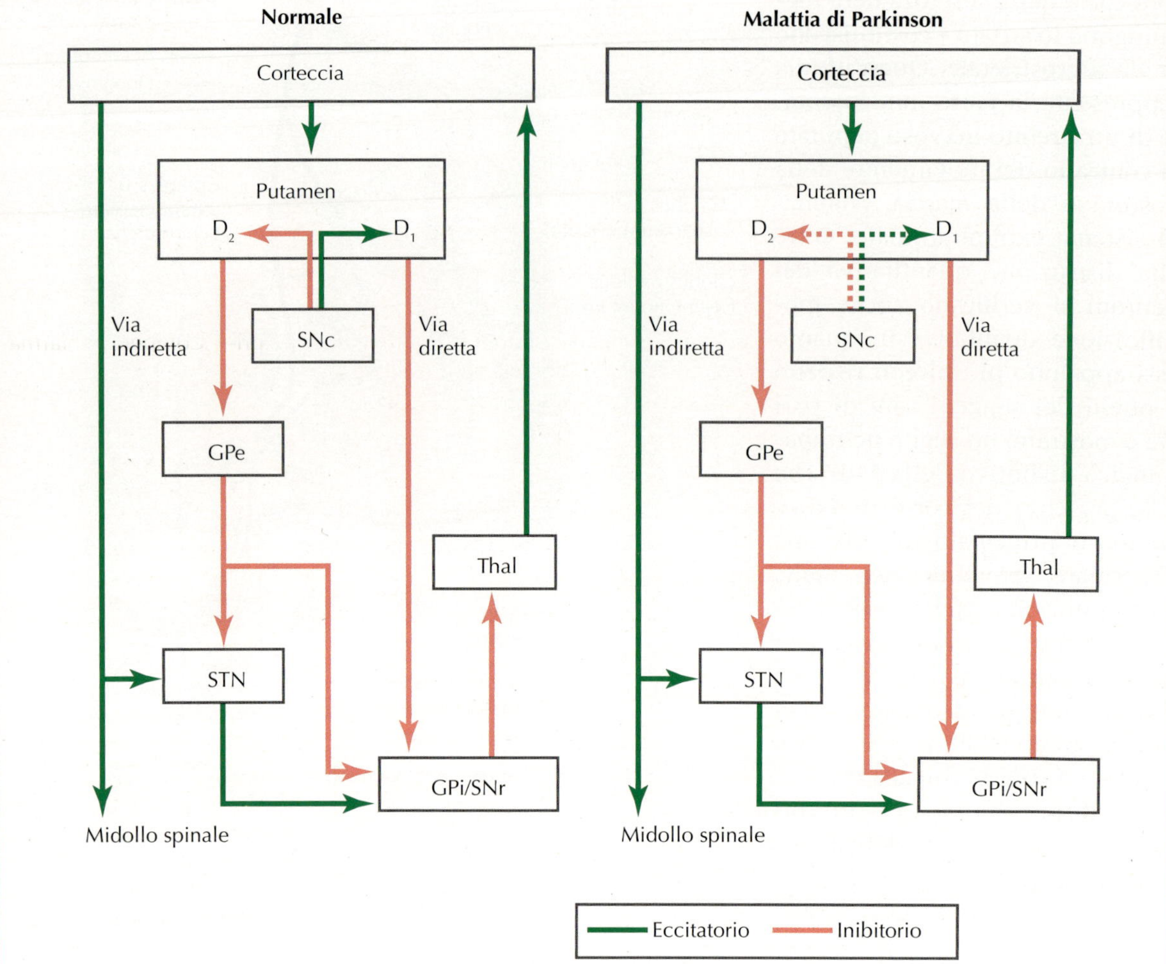

Legenda: SNc: Sostanza nera parte compatta (substantia nigra pars compacta); D1: recettore dopamina 1; D2: recettore dopamina 2; GPi/SNr: globo pallido interno/substantia nigra pars reticulata; Gpe: globo pallido esterno; STN: nucleo subtalamico; Thal: talamo.

Figura 6.2 Schema dei circuiti dei gangli della base – talamo – corticali nella persona sana e affetta da Malattia di Parkinson. Lo spessore delle frecce indica la forza della connessione (tratta da Miocinovic et al., 2013).

La **MdP ha un'eziologia sconosciuta.** Attualmente si ritiene che essa sia dovuta a un insieme di fattori che possono essere di tipo ereditario o acquisito.

La suscettibilità genetica alla MdP sembra un fattore rilevante: circa il 5-10% dei pazienti affetti da questa patologia soffre di una forma familiare. L'incidenza di MdP è più elevata nei gemelli omozigoti quando questa è diagnosticata ad un soggetto della coppia ad un'età < 50 anni (Goldman et al., 2019); i parenti di primo grado, inoltre, dimostrano una probabilità doppia/tripla di sviluppare la malattia (Tysnes, Storstein, 2017).

Tra i fattori acquisiti ci sono quelli ambientali quali l'uso di erbicidi e/o pesticidi in ambito professionale e l'esposizione a metalli pesanti (Amstrong, Okun, 2020).

Tra i fattori acquisiti recentemente è ipotizzata una possibile genesi infettiva atipica di origine virale da parte di virus neurotropici capaci di innescare un processo di morte neuronale lenta e progressiva. Tuttavia, l'esatto meccanismo con cui questi fattori intervengono non è ancora completamente conosciuto.

Manifestazioni cliniche

La storia naturale della malattia di Parkinson evolve in varie fasi sintetizzate nella **Tabella 6.I** caratterizzate da specifici sintomi, complicanze e progressivo rallentamento motorio con corrispondente riduzione, nel tempo, dell'autonomia funzionale.

Tabella 6.I Storia naturale della Malattia di Parkinson (tratta da Apollonio, Trabucchi 2012)

	Fase prodromica	Esordio clinico e fase iniziale	Fase iniziale	Fase moderata	Fase avanzata e terminale
caratteristiche	Periodo in cui la sintomatologia classica non è ancora presente. Il paziente riferisce sintomi aspecifici e questo rende difficile interpretarli come preludio al Parkinson.	L'esordio avviene in modo insidioso con una sintomatologia solitamente unilaterale o asimmetrica.	Compare sintomatologia di grado lieve con forma ipo o ipercinetica. Buon compenso farmacologico. Buon grado di autonomia conservata nelle attività di vita quotidiane.	Compaiono le prime complicanze motorie e non.	Compenso farmacologico scarso. Limitazione funzionale severa fino a completa perdita di autonomia nella fase terminale.
durata	Da 2 a 5 anni	Dipende dal processo diagnostico	Primi 3-5 anni	Da 3 a 5 anni	Dopo 10-15 anni dall'esordio
sintomi	Disturbi dell'olfatto (ipo-anosmia), costipazione, depressione, disturbi comportamentali del sonno REM (Rapid Eye Movement).	Nel 60% dei casi tremore; gli altri sintomi sono: lentezza nel movimento, sensazione di irrigidamento, affaticabilità, turbe dell'andatura, modificazione del timbro vocale e della scrittura.	Triade motoria: tremore, rigidità, bradicinesia.	Complicanze motorie quali: – fluttuazioni di risposta ai farmaci come il deterioramento di fine dose (o wearing off), il fenomeno on-off e il freezing – discinesie con movimenti involontari in eccesso. Complicanze non motorie: sonnolenza, iperidrosi, dolori muscolari, allucinazioni, attacchi di ansia.	Prevalgono i sintomi non motori che rispondono poco alla terapia dopaminergica dalla quale possono essere addirittura esacerbati (demenza, disautonomia). Nella fase terminale compaiono i problemi relativi alla sindrome da allettamento.

La MdP è un disturbo del movimento ipocinetico che comprende sintomi motori e non-motori.

La sintomatologia motoria inizia a manifestarsi quando la perdita neuronale (nucleo sostanza nigra, pars compacta) è di circa il 50-80% (Pavese, 2009), mentre non è chiaro quando compaiano esattamente i **sintomi non motori**, in alcuni casi anche diversi anni prima di quelli motori. I sintomi non motori sono caratterizzati generalmente da: a) disturbi del sonno (es.: sogni vividi, disturbi motori durante la fase REM del sonno – REM *Behaviour Disorders*, RBD –, altre parasonnie); b) depressione, perdita interessi o cambiamento del carattere; c) dolore neuropatico; d) disturbi autonomici come ipotensione ortostatica, disturbi gastro-intestinali, urinari, ecc.

I **sintomi motori** seguono un andamento temporale più definito che potremmo convenzionalmente dividere in tre periodi principali. Nel primo periodo – o fase iniziale – si ha la comparsa dei sintomi principali della malattia, in forma lieve o lateralizzata, quali: tremore a riposo, rigidità (aumento del tono muscolare a "tubo di piombo"), bradicinesia fino all'acinesia, queste manifestazioni possono mostrarsi anche attraverso un disturbo di andatura con a volte instabilità posturale (Postuma et al., 2015). Il paziente affetto da MdP assume così un aspetto tipico: presenta tremore, l'andatura strascicata, un'alterazione dell'equilibrio, ipomimia facciale, una postura in flessione, rallentamento dei movimenti volontari (Kandel et al., 2003). Il paziente lamenta stanchezza, affaticabilità, lievi dolori, parestesie e disestesie.

Durante il secondo periodo – o fase moderata – si manifestano le prime complicanze della terapia con manifestazioni che possono essere motorie e non motorie. Nel terzo ed ultimo periodo denominato anche fase avanzata, prevalgono i sintomi non motori. In questa fase le limitazioni funzionali già presenti nelle fasi precedenti divengono più importanti.

Il paziente durante questo percorso di malattia perde la propria autonomia diventando dipendente dai *caregiver*. Esiste, tuttavia, una importante variabilità individuale nelle manifestazioni, nell'andamento evolutivo e nella gravità della malattia.

La **Figura 6.3** illustra i principali sintomi motori e non motori che saranno sviluppati nei paragrafi successivi.

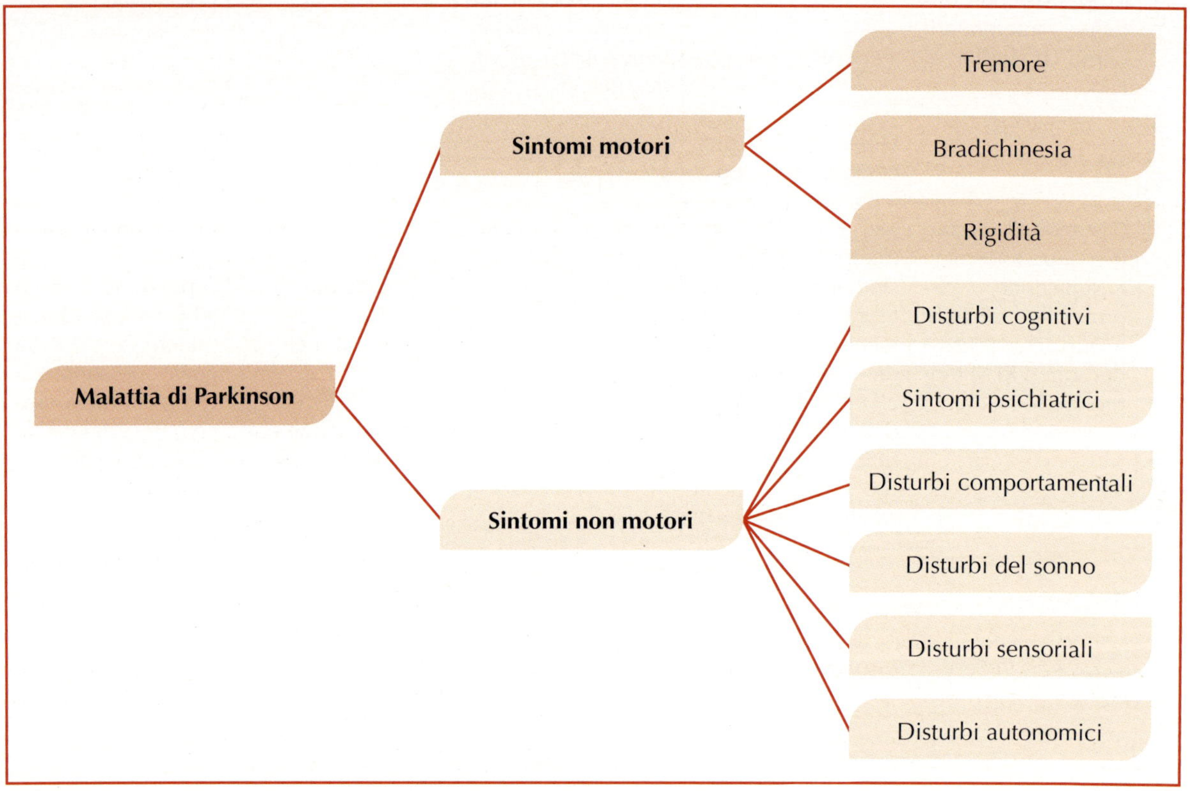

Figura 6.3 Sintomi motori e non motori della Malattia di Parkinson.

Sintomi motori

I sintomi motori sono tremore a riposo, rigidità nella mobilizzazione, perdita di equilibrio, lentezza (bradicinesia) e carenza (ipocinesia) di movimenti (Amstrong, Okun, 2020). Queste manifestazioni sono inizialmente unilaterali e divengono bilaterali con l'evolversi della MdP. Tali sintomi determinano instabilità posturale e nella marcia, ipotensione ortostatica, rischio di caduta e frattura (Kouli et al., 2018).

Il **tremore** compare precocemente in alcuni pazienti, anche come sintomo isolato. Si tratta di un movimento ritmico involontario di piccola ampiezza con frequenza di 4-6 cicli al secondo

(Hz). Il tremore è inizialmente asimmetrico localizzato ad uno o entrambi gli arti di un emisoma (anche se tipicamente all'arto superiore) e, successivamente, può evolvere e generalizzarsi. Si manifesta come movimento oscillatorio ritmico delle dita che riproduce l'atto di "contare monete"; tale gesto è descritto anche come movimento di prono-supinazione (*"pill-rolling"*) e può diffondersi da una mano all'altra. Può comparire nei movimenti quotidiani come mangiare e leggere il giornale.

Il tremore tipicamente è a riposo, ma anche ben evidente quando il paziente si trova in stazione eretta con gli arti abbandonati lungo il tronco. Si attenua durante il movimento dell'arto interessato, accentuandosi durante il movimento dell'arto controlaterale o in corso di eventi che impegnano cognitivamente il paziente determinando "stress mentale" (*dual tasking*). Negli stadi iniziali può essere presente per brevi periodi, quando il paziente è stanco, affaticato o esposto a stress emotivo (Stern et al., 1991).
Nelle fasi avanzate può estendersi ad altri segmenti corporei come mandibola, labbra, lingua e, a differenza del tremore essenziale, raramente coinvolge il collo/testa o la voce (Jankovic, 2008). L'espressione del tremore è rappresentata nella **Figura 6.4**.

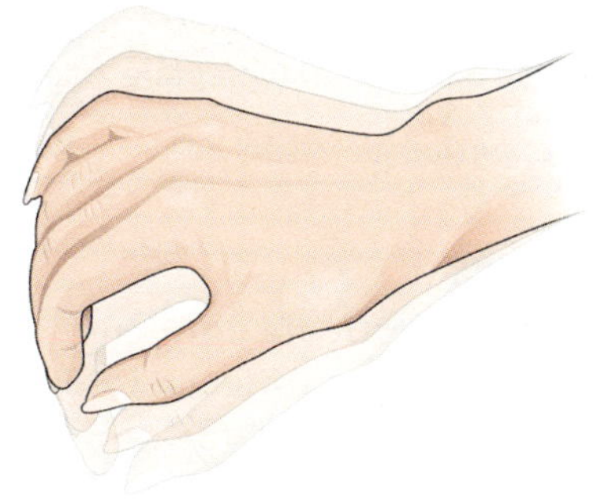

Figura 6.4 Tremore della mano.

Molti pazienti descrivono la sensazione di un tremore "interno" molto prima che diventi evidente e riconoscibile quello motorio esterno (Cochrane et al., 2015). Il tremore caratterizza l'intero decorso della malattia, colpendo circa il 75% dei pazienti. Il tremore a riposo durante la storia di malattia si manifesta nel 70-100% dei casi (Baumann, 2012), e va differenziato da altri tremori che caratterizzano altre situazioni cliniche, quali:

- *tremore essenziale*: si tratta del più comune disordine del movimento coinvolge circa l'1% della popolazione generale, il 4-5% dei soggetti con età superiore ai 65 anni (Shanker, 2019) e può arrivare al 20% nelle persone con età superiore ai 95 anni (Clark, Louise, 2018). Il tremore, presente da almeno 3 anni, avviene durante l'azione coinvolgendo, solitamente, entrambi gli arti superiori. Inoltre, può coinvolgere altre strutture (capo, voce o arti inferiori) e non deve essere associato ad altri segni neurologici quali distonia, atassia o parkinsonismi (Bhatia et al., 2018). Esordisce inizialmente con un tremore delle mani (95% dei casi) e meno frequentemente con un'oscillazione del capo (34% dei casi) (Elble, 2013); progredisce successivamente coinvolgendo entrambi i lati con movimenti solitamente di flesso-estensione ben visibili a livello dei polsi. È esacerbato da eventi stressanti, farmaci stimolanti il SNC e da alcuni movimenti volontari come sorreggere una tazza, scrivere o mangiare. Il tremore è inibito dall'assunzione di beta-bloccanti o dall'ingestione di alcol. Tipicamente il tremore essenziale è evidente solo nel mantenimento di una postura o tremore posturale, mentre il tremore della MdP è a riposo;
- *tremore durante una azione volontaria* (*tremore intenzionale*): indica una patologia cerebellare solitamente conseguente a ictus, lesioni del tronco cerebrale o a sclerosi. Si presenta con maggiori difficoltà di controllo del movimento in semplici azioni come portare il dito al naso o toccare le punte delle dita. Altri segni includono anormalità nella parola, nell'andatura e nei movimenti oculari.

Nella **Tabella 6.II** sono riportate le caratteristiche principali che differenziano il tremore nella MdP e il tremore senile essenziale.

La **rigidità muscolare e delle articolazioni** aumenta la resistenza ai movimenti passivi di un arto, di un lato del corpo o di entrambi. La rigidità può essere associata a dolore; è localizzata nella maggior parte dei casi al collo, alle spalle e alle braccia ma anche alla schiena e alle gambe. Si tratta di un fastidio continuo e intenso che viene esacerbato dall'attività muscolare e dall'affaticamento. Questa caratteristica della patologia può determinare delle

Tabella 6.II Confronto fra Tremore Essenziale e Malattia di Parkinson (tratto da Smaga, 2003)

Caratteristiche cliniche	Malattia di Parkinson	Tremore senile o essenziale
Età all'esordio di patologia	> 50 anni	Bimodale: giovani e > 50 anni
Genere	Maggiormente maschi	In ugual misura maschi e femmine
Familiarità	> 25%	> 90%
Asimmetria	All'inizio colpisce gli arti omolaterali	Spesso simmetrico
Caratteristica	A riposo	Posturale, cinetico
Frequenza	Dai 4 ai 6 Hertz	Dai 4 ai 10 Hertz
Diffusione	Mani, gambe	Mani, gambe, voce
Effetti dell'alcool sul tremore	Inalterato	Ridotto dall'alcol
Sintomatologia associata	Bradicinesia, rigidità, instabilità posturale	

algie alle articolazioni con la comparsa del fenomeno della spalla "dolorosa". Quest'ultima è una delle manifestazioni iniziali più frequenti della MdP e viene spesso erroneamente attribuita a problemi di artrite, borsite o lesione della cuffia dei rotatori. Clinicamente la mobilizzazione passiva di un arto, per esempio durante movimenti di flesso-estensione polso o gomito, fa apprezzare la rigidità come una resistenza plastica, a tipo "ingranaggio" o "ruota dentata".

La rigidità può coinvolgere il collo e il tronco (rigidità assiale) compromettendo la postura e sviluppando, ad esempio, una flessione anteriore del collo ed una forma di scoliosi. L'adozione della postura flessa si verifica generalmente in uno stadio avanzato di malattia ed è determinata dalla flessione del collo, del tronco, di gomiti e ginocchia e rigidità (Jankovic, 2008).

La **bradicinesia** è la difficoltà ad iniziare il movimento, può evolvere nei casi più gravi verso una acinesia (assenza di movimento); peggiora nel corso della malattia e può caratterizzarsi in modo diverso a seconda dei segmenti corporei interessati. La bradicinesia può manifestarsi con (Braunwald et al., 2002):

- rallentamento dei movimenti volontari;
- riduzione dei movimenti automatici che si attuano senza il controllo della volontà come per esempio l'oscillazione delle braccia durante la deambulazione;
- ipomimìa facciale (ridotta espressività), fissità dello sguardo, riduzione del linguaggio non verbale: il paziente può manifestare una comunicazione verbale monotonica, in cui le parole non si distinguono bene e sono di tonalità inferiore a quella abituale (bradicinesia facciale);
- perdita dei movimenti spontanei come ad esempio gesticolare, accavallare le gambe, battere le palpebre;
- difficoltà nella realizzazione di compiti che richiedono il controllo motorio fine come ad esempio abbottonarsi i vestirsi, allacciare le scarpe, utilizzo di utensili (**Figura 6.5**);
- micrografia o scrittura piccola (**Figura 6.6**);
- difficoltà o lentezza ad alzarsi dalla sedia, a muoversi dal letto o camminare (bradicinesia del tronco);
- difficoltà nella progettazione, avvio ed esecuzione del movimento; è compromessa anche l'abilità di svolgere simultaneamente più compiti o svolgere prestazioni sequenziali.

Sono stati individuati quattro potenziali fattori che potrebbero contribuire allo sviluppo di bradicinesia: la debolezza muscolare, la rigidità, il tremore e la lentezza cognitiva. Per individuare

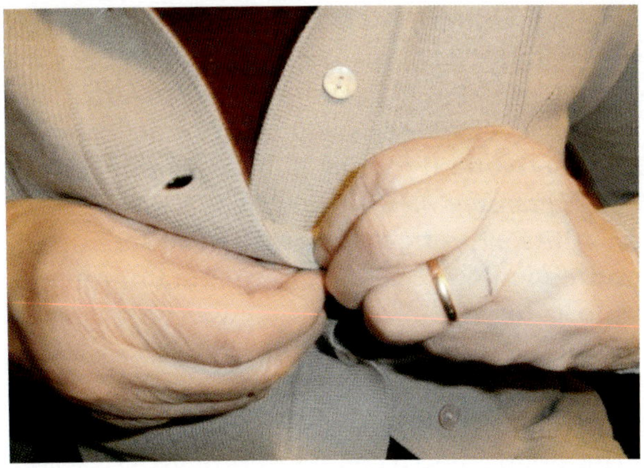

Figura 6.5 Difficoltà nella realizzazione di movimenti fini.

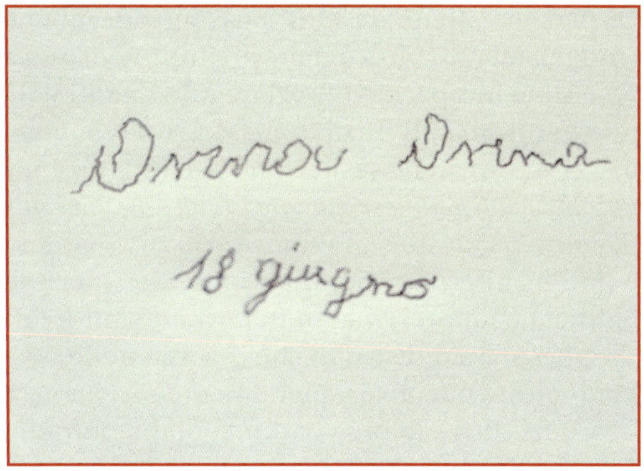

Figura 6.6 Micrografia.

la bradicinesia è possibile chiedere al paziente di compiere dei movimenti ritmici con le dita, dei movimenti circolari con le estremità, chiudere e riaprire pollice e indice, andare sulle punte dei piedi e ritornare nella posizione iniziale ritmicamente come descritto nella **Figura 6.7**.

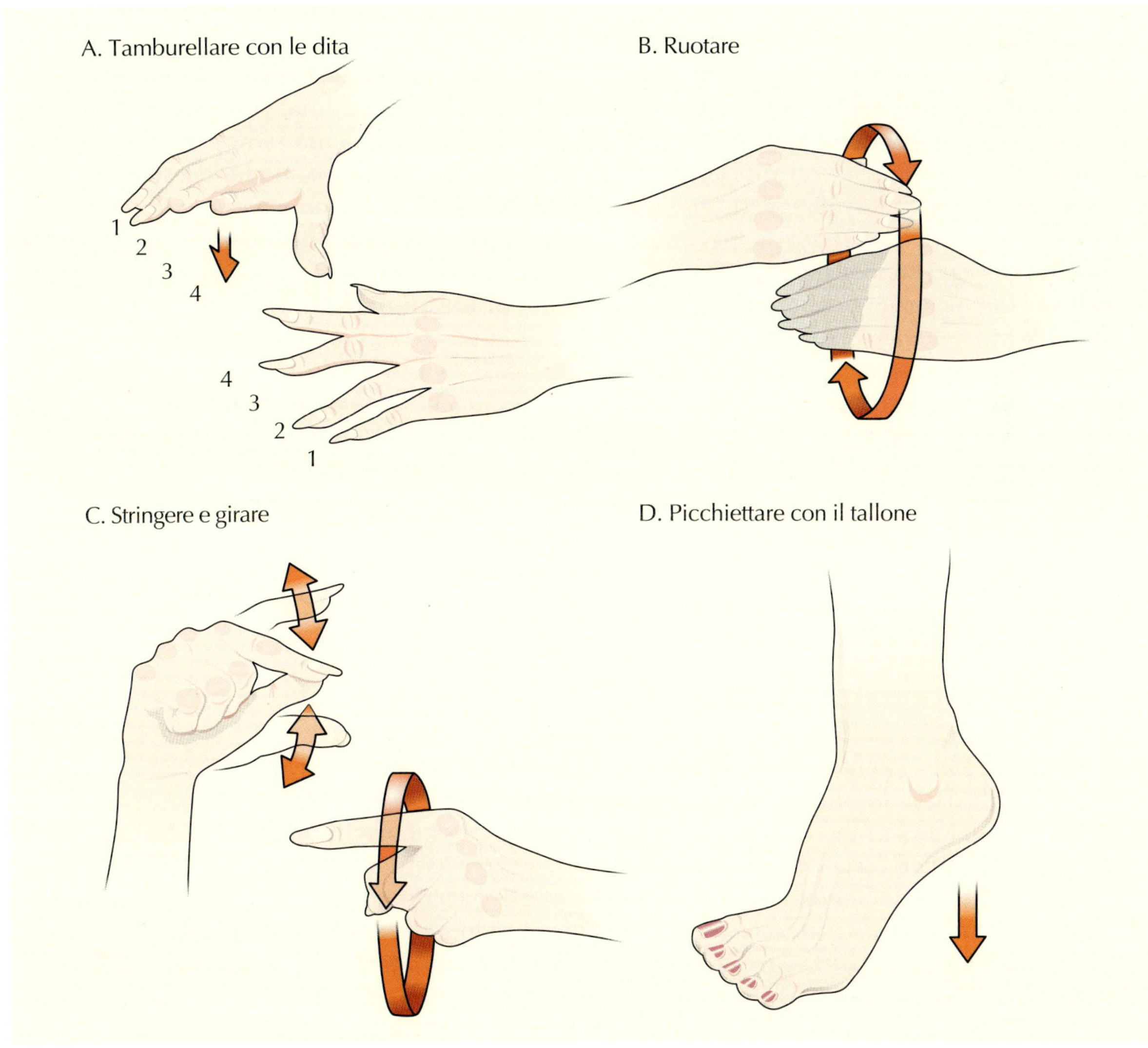

Figura 6.7 Tecniche per individuare la bradicinesia (Tratto da Rao et al., 2003).

Le persone affette da MdP possono sperimentare anche il **fenomeno transitorio detto** *freezing* (congelamento, blocco motorio improvviso) o acinesia paradossa. Si manifesta come una brusca e repentina incapacità di iniziare movimenti volontari, in particolare il cammino. Questo fenomeno può verificarsi all'inizio o nel corso della marcia, nell'attraversare passaggi stretti o nei cambiamenti di direzione (esitazione a svoltare). I pazienti descrivono il *freezing* del cammino: *"Come se i piedi rimanessero, per qualche istante, incollati al suolo con la conseguente impossibilità di eseguire il passo successivo"*. Questo stato transitorio di completa immobilità si protrae da pochi secondi a minuti, e può manifestarsi sia in periodi *"On"* sia *"Off"*, con frequenza occasionale o ripetuta durante la giornata e rappresenta un importante fattore di rischio cadute.

Questo è un disturbo che insorge nelle fasi più avanzate di malattia di cui costituisce un sintomo indipendente e generalmente resistente alla terapia con Levodopa.

Come altri sintomi parkinsoniani può essere dipendente dallo stato emotivo del paziente. Talvolta, in situazioni emotive forti o di stress, si verifica uno sblocco con un improvviso ritorno a una motricità normale che porta la persona ad effettuare movimenti rapidi ("cinesia paradossa"). Per esempio, mentre attraversa la strada, la persona può essere in grado di fare un agile balzo in avanti, per evitare una macchina che la sta investendo.

Fenomeno On-Off

Si manifesta con brusche e transitorie fluttuazioni motorie che possono essere definite semplicemente come *"On-Off"*. Diversamente dal *Wearing-Off* che verrà illustrato più avanti, si tratta di fenomeni imprevedibili con periodi di motilità conservata e periodi di blocco motorio che non hanno alcun rapporto con l'orario della somministrazione della terapia. Si verificano di solito nelle fasi più avanzate della malattia in quei pazienti che seguono una terapia con molte somministrazioni quotidiane e con più farmaci antiparkinsoniani. Il meccanismo fisiopatologico di questo fenomeno è legato alla cinetica intracerebrale dei livelli di Levodopa disponibile, quando la perdita neuronale è avanzata e i meccanismi di immagazzinamento intraneuronale della stessa (dopamine storage) sono minimi.

In fase *"Off"* il paziente sperimenta la percezione di un improvviso riemergere dei sintomi tipici della MdP, come se l'effetto terapeutico svanisse improvvisamente. Diversamente, nella fase *"On"*, il paziente riaggancia gli effetti terapeutici e i sintomi clinici scompaiono. Questo fenomeno non è prevedibile, è repentino, e può durare anche diverse ore; può essere chiamato anche "Periodo *Off* resistente alla singola dose". Si manifesta solitamente al primo pomeriggio perché associato all'assunzione del pasto che blocca l'assorbimento della Levodopa per un meccanismo di competizione da parte degli aminoacidi neutri. La fluttuazione motoria può coinvolgere anche altre funzioni: il respiro si può modificare, come pure il controllo della minzione, possono comparire ansia, angoscia, depressione e anche confusione mentale (Onofrj & Thomas, 2004).

Segni e sintomi "non motori"

I sintomi non motori sono molto comuni e costituiscono una sfida clinica importante in quanto spesso offuscati dalla dominanza dei sintomi motori. Molto spesso sono correlati ai processi degenerativi che caratterizzano la MdP; altre volte, invece, possono svilupparsi in seguito al trattamento con anticolinergici che devono essere evitati. Nei pazienti oltre la malattia di base possono presentarsi anche altre patologie legate all'età avanzata (osteoporosi, diabete, ipertensione arteriosa, patologie reumatologiche, aterosclerosi). I segni e sintomi "non motori" possono svilupparsi in tutte le fasi della malattia e in alcuni casi precedere i sintomi motori caratteristici della MdP. Al momento della diagnosi di MdP, la prevalenza di sintomi non motori è del 21% e aumenta fino all'88% dopo sette anni di malattia. I sintomi "non motori" includono disturbi cognitivi, comportamentali, psichiatrici, sensoriali, del sonno e autonomici (Mehndiratta at al., 2011).

Disturbi cognitivi

Segni e sintomi correlati a declino cognitivo possono manifestarsi fin dai primi anni di malattia e peggiorare con il passare del tempo. I primi sintomi in questo caso sono rappresentati dal rallentamento nelle capacità intellettive; successivamente si presentano lentezza psicomotoria e nell'elaborazione delle informazioni. I fattori di rischio sono il genere maschile, l'esordio della malattia in età avanzata, e il livello di gravità dei sintomi motori e neurologici.

Uno dei disturbi che può manifestarsi più precocemente è la difficoltà a reperire "la parola giusta al momento giusto" durante il discorso o la conversazione. Altri disturbi relativamente frequenti riguardano l'attenzione, la concentrazione e la difficoltà ad apprendere nuovi dati/informazioni (sindrome disesecutiva). La memoria è invece, preservata. L'eziologia di questi disturbi risiede nella degenerazione delle aree cerebrali che regolano i processi cognitivi.

L'assenza di esercizio fisico e l'isolamento sociale dovuti alla ridotta mobilità, determinano inattività fisica e mentale, con ripercussioni negative sulla salute globale e sulle funzioni cognitive. Le persone con MdP con un elevato livello di istruzione, ma anche un'attività cognitiva intensa (lavoro di responsabilità, abitudine alla lettura e al lavoro concettuale) hanno un minor rischio di sviluppare demenza. La demenza (perdita progressiva della funzione cognitiva globale) si può verificare nel 48-80% delle persone affette da malattia di Parkinson; oltre al declino cognitivo comporta la progressiva perdita di autonomia nelle attività di vita quotidiane (ADL) e disturbi del comportamento. Quando insorge si accompagna ad una progressiva riduzione della qualità di vita per la persona affetta da MdP e per i suoi famigliari (NCCCC 2006).

Disturbi psichiatrici

La malattia predispone allo sviluppo di alterazioni dell'umore, alla depressione (sia nel paziente sia nei familiari), all'ansia ed all'apatia. La **depressione** può svilupparsi in tutte le fasi della malattia e molto spesso si manifesta anche alcuni anni prima del suo esordio. La depressione è diversa da quella classica: predominano manifestazioni di tipo somatico quali mancanza di energia, rallentamento psicomotorio ed irritabilità. La depressione è associata, inoltre, a disturbi del sonno e a diminuzione della libido. Altri sintomi quali apatia, ansia e acinesia molto spesso possono oscurare i sintomi della depressione.

Circa il 30-50% dei pazienti affetti da MdP soffrono di **ansia**, un disturbo due volte più frequente in questi pazienti rispetto alla popolazione generale. L'ansia precede l'insorgenza della malattia e può manifestarsi anche sotto forma di attacchi di panico o fobia; può essere invalidante, indurre il paziente ad adottare atteggiamenti aggressivi e portare ad isolamento sociale. Infine, può provocare un peggioramento di altri sintomi appartenenti sia alla sfera cognitiva sia a quella motoria. Il genere femminile, l'aver già vissuto episodi in passato e soffrire di fluttuazioni motorie, predispone alla comparsa di ansia.

L'**apatia** consiste in una perdita di motivazione che può manifestarsi con sintomi propri della sfera emotiva, intellettuale e del comportamento; può essere valutata come una riduzione dei comportamenti volontari che il paziente stesso decide di effettuare. Nei pazienti con MdP ha una prevalenza del 30-40% e viene considerata uno dei sintomi principali che riduce la qualità della vita del paziente; risulta, perciò, importante, riconoscerla precocemente e trattarla. L'identificazione di questo sintomo non è semplice perché può essere confuso dalla depressione. I due sintomi possono, tuttavia, coesistere ed alcune manifestazioni che li caratterizzano coincidere (perdita di interesse, del piacere, fatica, e riduzione dell'attività).

Allucinazioni, delirio e perdita di *insigh* sono manifestazioni frequenti nei pazienti affetti da MdP. Le allucinazioni visive sono più frequenti rispetto a quelle olfattive, uditive o tattili; le allucinazioni consistono nella trasformazione di un'immagine reale e si verificano più frequentemente al buio. Fattori predisponenti per la manifestazione di allucinazioni sono l'età, la lunga durata della malattia, i disturbi del sonno, i disturbi visivi, la gravità dei sintomi caratteristici della MdP ed il trattamento con elevate dosi di farmaci dopaminergici (Bonnet et al., 2012).

Disturbi comportamentali

La **sindrome da disregolazione della dopamina** (DDS) è caratterizzata da un desiderio intenso di assumere il farmaco dopaminergico anche in assenza dei sintomi motori parkinsoniani. Si tratta di una vera e propria dipendenza da dopamina che viene assunta ripetutamente in maniera incongrua (iperstimolazione dopaminergica); il suo trattamento è difficile e complesso.

I **disordini del controllo degli impulsi** (*Impulse Control Disorders* - ICD) esprimono l'incapacità di controllare gli impulsi; si manifestano nel 15-20% dei pazienti affetti da MdP e la prevalenza aumenta in coloro che assumono farmaci agonisti della dopamina rispetto a chi non ne assume. Alcuni comportamenti più frequenti sono il gioco d'azzardo, lo shopping compulsivo, l'ipersessualità, mangiare in modo compulsivo ed il maneggiare, riordinare e catalogare improduttivamente oggetti. Questi comportamenti hanno un importante impatto economico, familiare, sociale e anche lavorativo sia sul paziente sia sui *caregiver*. La giovane età, il genere maschile, la familiarità per le dipendenze, l'ansia, la depressione e l'impulsività sono fattori di rischio per i disturbi del controllo degli impulsi. Una terapia con dopamino-agonisti non ergot-derivati, che stimolano prevalentemente i recettori D3 della dopamina, sono spesso la causa della comparsa di questi disturbi.

Disturbi del sonno

I disturbi del sonno sono presenti in circa il 60-90% dei pazienti con MdP. L'**insonnia** si manifesta con difficoltà ad addormentarsi, frequenti risvegli e precoce risveglio al mattino. I disturbi del sonno sono associati a numerosi fattori quali:

a) sintomi motori: acinesia notturna, distonia, crampi dolorosi, tremore e difficoltà a girarsi e mobilizzarsi autonomamente nel letto, nicturia;
b) disturbi comportamentali: agitazione, confusione, allucinazioni, depressione, ansia;
c) sindrome delle gambe senza riposo: movimenti periodici degli arti durante il sonno.

I disturbi del sonno determinano una elevata sonnolenza durante il giorno. Sono descritti anche i **disturbi del comportamento nel sonno REM** caratterizzati da incubi, terrori notturni, vocalizzazioni, parlare nel sonno, allucinazioni, sonnambulismo, attacchi di panico. Molto spesso il paziente al risveglio non ricorda e non sa riferire cosa è accaduto durante la notte (Bonnet et al., 2012).

Disturbi sensoriali

Il **dolore** è un sintomo che può insorgere anche prima dei sintomi motori, è molto frequente all'esordio della MdP e la prevalenza (stimata intorno al 65%) aumenta con la durata della malattia. Frequentemente il dolore alla spalla anticipa la diagnosi di malattia e tende a colpire prevalentemente, o in modo più accentuato, la sede o il lato del corpo in cui si manifestano inizialmente i sintomi motori (Bonnet et al., 2012).

Il dolore correlato al MdP si distingue in vari sottotipi: il dolore distonico (associato a posture o movimenti distonici) ed il dolore non-distonico che comprende il dolore muscolo-scheletrico (crampi, sensazione di irrigidimento, dolore articolare); il dolore neuropatico o radicolare (la cui distribuzione rispetta il territorio di innervazione di un nervo o radice nervosa spesso legato a cause diverse dal Parkinson) ed il dolore centrale (dolore indefinito e persistente, scarsamente localizzato). Una manifestazione molto frequente è la "spalla congelata" che si manifesta con limitazione dell'ampiezza del movimento dell'articolazione e dolore; possono comparire anche deformità pseudo-reumatoido o manifestazioni *"striatal hand and foot"* che si esprimono con flessione delle articolazioni interfalangee distali e metacarpali, estensione dell'articolazione interfalangea prossimale e deviazione ulnare (Jankovic, 2012). Nella fase precoce della malattia il dolore è valutato come il problema non motorio più fastidioso dopo la lentezza, il tremore e le rigidità. La presenza di dolore sembra attribuibile ad una modificata elaborazione e percezione degli stimoli dolorosi da parte del cervello.

Vi sono anche ipotesi che il dolore sia anche associato a bassi livelli di dopamina poiché migliora con l'assunzione di farmaci dopaminergici. Il dolore neuropatico radicolare o neuropatia periferica è presente nel 20% dei pazienti, mentre quello centrale nel 10%: il dolore centrale è definito come "scarsamente localizzato, costante, non limitato".

Il dolore può essere causato anche dall'immobilità, dalla rigidità, dai crampi, da deformità scheletriche, da fattori meccanici, malattie reumatologiche o ortopediche. Solo la metà dei pazienti assume farmaci analgesici: la presenza di questo sintomo determina ridotta qualità di vita. La presenza di dolore nella MdP può essere indagata mediante l'utilizzo di questionari specifici per la ricerca dei sintomi non motori (ad es. la *Non Motor Symptoms Scale*) o mediante scale multidimensionali.

Altra fonte di disagio che si manifesta nel 45% dei pazienti, è **l'acatisia**, ovvero una sensazione di tensione ed irrequietezza psicomotoria con impossibilità a "restare fermi". Questo sintomo causa ansia, agitazione e parestesie; si differenzia dalla sindrome delle "gambe senza riposo" perché l'irrequietezza è generalizzata al corpo e non specificatamente agli arti inferiori.

I disturbi dell'olfatto quali la riduzione (*iposmia*) o la perdita dell'olfatto (*anosmia*) sono tipici della MdP e, spesso, precedono la comparsa dei sintomi motori. Questi disturbi sono dovuti al processo di degenerazione dei neuroni dopaminergici presenti nel bulbo olfattivo.

Esistono diversi strumenti per valutare l'olfatto: si possono valutare la soglia olfattiva (cioè l'intensità a cui un determinato odore viene percepito), la discriminazione ed il riconoscimento degli odori per mezzo di *"sniffin-stick"* contenenti sostanze odorose differenti e comunemente conosciute a diversa concentrazione o, in alternativa, tramite cartoncini *"scratch and smell"* impregnati di odori diversi. Rilevare disturbi dell'olfatto non è comunque patognomonico della MdP potendosi riscontrare anche in molte altre malattie degenerative neurologiche (ad es. nella malattia di Alzheimer).

Disturbi della vista quali offuscamento visivo, ridotta sensibilità al contrasto ed ai colori, diplopia (sdoppiamento), difficoltà alla lettura e faticabilità visiva si presentano nelle fasi più avanzate di malattia e sembrano essere legate ad alterazioni della motilità oculare come il rallentamento e la frammentazione dei movimenti oculari, alterazioni della convergenza ed alterazioni della motilità pupillare.

La presenza di disturbi visivi può in alcuni casi essere legata alle terapia antiparkinsoniana (anticolinergici, Levodopa) ed aumenta il rischio di comparsa di allucinazioni visive.

La fatica è un comune sintomo non motorio scarsamente riconosciuto malgrado colpisca almeno il 60% dei pazienti; è presente agli stadi iniziali e la sua prevalenza aumenta con la progressione della malattia. La fatica ha un impatto negativo sulla qualità di vita; è spesso associata ad altri sintomi non motori quali disturbi del sonno, eccessiva sonnolenza diurna e depressione (Okuma, 2012).

Disturbi autonomici

I disturbi autonomici comprendono: sintomi cardiovascolari, gastrointestinali, urogenitali, e di disfunzione della termoregolazione; causa di questi disturbi è la compromissione del sistema nervoso autonomo.

L'ipotensione ortostatica si manifesta con riduzione della pressione arteriosa sistolica di almeno 20 mmHg o della pressione diastolica di almeno 10 mmHg entro 3 minuti dall'assunzione della posizione ortostatica. L'ipotensione ortostatica è presente nel 47% dei pazienti con MdP e l'incidenza aumenta con la progressione della malattia. I sintomi sono causati dalla ridotta perfusione degli organi, in particolare del cervello. L'ipoperfusione cerebrale può provocare vertigini/capogiri, disturbi visivi (come visione offuscata, visione a cannocchiale, disturbi della visione dei colori, ecc), transitori disturbi cognitivi e transitoria perdita di coscienza (sincope). L'ipoperfusione dei muscoli può causare mal di testa, dolore al collo e mal di schiena. L'ipotensione ortostatica può inoltre causare affaticamento, dolore toracico e dispnea. Solitamente i sintomi si manifestano in occasione del passaggio dalla posizione sdraiata a quella seduta o eretta, e si attenuano assumendo la posizione clinostatica. I sintomi di ipotensione ortostatica possono essere ulteriormente aggravati da altri fattori che causano vasodilatazione, come l'ingestione di cibo, l'esercizio fisico, i farmaci ipotensivi ma anche la Levodopa e gli agonisti dopaminergici possono causare fenomeni ipotensivi ortostatici fino agli attacchi sincopali.

Ipertensione clinostatica ovvero il rialzo dei valori pressori oltre i limiti di norma durante il mantenimento della posizione supina, è molto frequente nei pazienti affetti da MdP, e molto spesso è aggravata dai farmaci assunti per contrastare l'ipotensione ortostatica. L'ipertensione supina può contribuire a determinare ipertrofia ventricolare, disfunzione renale e emorragia intracerebrale.

Nei pazienti con MdP la **stitichezza** (meno di tre evacuazioni di feci alla settimana, uso regolare di lassativi e/o difficoltà durante la defecazione) è dovuta a una disfunzione del sistema nervoso enterico con relativa perdita del movimento peristaltico; costituisce il problema gastrointestinale più frequente che colpisce oltre il 50% dei pazienti (Wolters, 2009).

La **compromissione dello svuotamento gastrico** associato a **nausea, dolori addominali** e **meteorismo** esprime, invece, la compromissione delle contrazioni dello stomaco che impedisce il normale assorbimento intestinale di Levodopa (Wolters, 2009).

La metà dei pazienti con MdP è affetta da disturbi **disturbi urogenitali** che possono comparire fin dalle prime fasi di malattia riducendo la qualità di vita; i sintomi più frequenti sono **nicturia, incontinenza e aumento della frequenza minzionale.** Tali disturbi sono correlati ad un'iperattività del detrusore, le cui contrazioni vengono inibite. **La disfunzione sessuale** interessa oltre il 60% degli uomini e delle donne con MdP. Questo disturbo può essere correlato sia alla malattia che a disturbi associati quali la depressione e l'ansia, oltre che alla concomitanza di altre patologie, o come effetto collaterale della terapia farmacologica. I disturbi della funzione sessuale comprendono disfunzione erettile (raggiungere e mantenere l'erezione) e problemi di eiaculazione nei pazienti di sesso maschile; perdita di lubrificazione e minzione involontaria durante il rapporto nelle pazienti di sesso femminile.

Disturbi della termoregolazione. I pazienti affetti da MdP con compromissione del Sistema Nervoso Autonomo possono riferire alterazione della temperatura cutanea delle mani e dei piedi e lamentare mani e piedi rossi e freddi.

Disturbi della sudorazione, iperidrosi ovvero l'eccesso di sudorazione e **ipoidrosi**, riduzione anomala della sudorazione, si riscontrano nel 30-55% dei pazienti con MdP. L'iperidrosi coinvolge prevalentemente la parte superiore del corpo, testa, viso, collo, braccia e torace; spesso si verifica durante le fasi *"Off"* e durante i periodi *"On"* della MdP. L'ipoidrosi può verificarsi più frequentemente nella parte inferiore del corpo: le persone affette da questo problema possono avvertire troppo caldo anche a temperatura ambiente normale.

La scialorrea è una produzione eccessiva di saliva che a volte può associarsi a perdita di saliva dal cavo orale. Può essere causata dalla compromissione del Sistema Nervoso Autonomo le cui innervazioni raggiungono anche le ghiandole salivari e ne regolano il funzionamento, ma anche al rallentamento degli atti di deglutizione.

La disfagia (difficoltà a deglutire) è un sintomo rilevante e frequente nelle fasi avanzate della malattia che può interessare anche il 40-70% dei casi. La compromissione della deglutizione è generalmente associata a uno stato avanzato della malattia. Ha un impatto importante sulla qualità di vita e delle condizioni cliniche del paziente. Oltre a compromettere l'alimentazione questo disturbo è associato a malnutrizione, problemi respiratori causati dall'aspirazione del cibo, e complica l'assunzione della terapia.

Disturbi di comunicazione. La difficoltà nel parlare insorge in circa la metà dei pazienti. Alcune persone riportano che questi disturbi sono tra quelli più che compromettono di più la vita sociale e lavorativa del paziente.

Le alterazioni della voce sono dovute ad un ridotto coordinamento dei muscoli che controllano la respirazione, fonazione, articolazione della parola, l'intonazione, il ritmo e la velocità dell'eloquio.

Molti pazienti hanno una riduzione del tono della voce, molto spesso questa si affievolisce man mano che continuano a parlare. In alcune occasioni l'eloquio è monotono, le parole, le frasi e i periodi sono ripetuti involontariamente e senza controllo.

Come pazienti e familiari vivono i sintomi

La persona che affronta la sintomatologia ingravescente della Malattia di Parkinson, riporta vissuti molto intensi a causa dei sintomi motori e non motori. Un paziente ha descritto in questo modo gli iniziali tremori: *"l'operatore mi attendeva... mi stava portando in radiologia... sentivo che la situazione richiedeva immediata risposta e dovevo vestirmi, i bottoni... La mano tremava... L'operatore ha capito il mio imbarazzo e mi ha rassicurato dicendomi... si vesta con calma, intanto vado da un'altra signora."*

Un paziente che sperimenta il freezing riferisce l'incapacità di gestire il proprio corpo come segue: *"Arrivo in ospedale per un controllo... Un disastro... da ogni porta – ce ne sono molte – il piede non ne vuole sapere, la gamba inizia a tremare, tutto si irrigidisce... Sento una netta divisione tra la mia mente e il mio corpo"*. Un altro lo descrive così *"come mi lasciavo andare sul letto poi non riuscivo più a muovermi e stavo di traverso, così come cadevo... poi a rialzarmi, una gran fatica... Nella sua tragicità era una pantomima che mi faceva sorridere (...) Per rialzarmi... semplicemente seduto nel letto ci mettevo almeno 10 minuti, per rialzare mutande e pantaloni dopo la pipì altri 10 o 15 minuti... e così via."*

Una paziente racconta come vive la trasformazione del suo corpo e della sua possibilità di muoversi ed esprimersi: *"La sera fai fatica ad addormentarti e a riposare bene, la notte infatti ti svegli più volte, e al mattino appena sveglia ti accorgi che i tuoi piedi e le tue gambe faticano a muoversi, sembrano quasi due pezzi di legno, che ti fanno male fino a quando non prendi le pastiglie che ti aiutano piano piano ad iniziare la giornata. Senti quel dolore che si ripresenta durante il corso della giornata, durante i periodi d'irrigidimento, sotto forma di crampi che ti avvolgono le gambe, che te le bloccano, o alle dita dei pied; spesso le persone che ti stanno accanto non danno molta importanza a questi sintomi. Pensano che sia solo un modo per farsi compiacere. Se mi guardo allo specchio mi accorgo che il mio volto non ha più la sua espressione è sempre lì nella stessa posizione, si inizia a far fatica a sorridere; e anche la voce si fa sempre più flebile e tremante, e con un filo di voce e lentamente cerchi di parlare con le persone che ti sono accanto, che però non hanno mai tempo per fermarsi un attimo ad ascoltarmi ed attendere che io riesca a spiegarmi"*.

I vissuti sono molto difficili da comprendere e accertare per la tipica espressione amimica ma anche per la difficoltà a parlare: i pazienti con MdP hanno un tono della voce basso e possono fare fatica a ripetere le frasi quando invitati. I tempi di reazione e pensiero sono più lenti e questo può non essere compreso da coloro che accertano i bisogni in modo rapido.

Anche i *caregiver* esprimono la loro esperienza di cura di un famigliare con Parkinson mettendo in luce la loro ricerca del significato e dell'evoluzione della malattia, i cambiamenti di ruolo all'interno della famiglia e le difficoltà correlate; così descrive un famigliare queste complesse difficoltà: *"Non è lo stesso parlare del parkinson o viverlo. Cominciai a studiare questa malattia, a leggere la fisiopatologia, come si manifesta, le cure e le sperimentazioni. ... È stata una malattia lenta, silenziosa al principio, uno vede i cambiamenti poco a poco. Fu tutto un processo per la famiglia: nostro padre continuava ad essere il capo famiglia ma il ruolo di protezione cambiò, si invertì, ora noi dovevamo proteggerlo senza che si sentisse sminuito come persona. Essere caregiver è estremamente difficile, provoca molto stress. All'inizio fu difficile accettare e capire, fu tutto un imparare per lui e la famiglia, (...) Fu sfibrante, terribilmente logorante. Come caregiver uno deve affrontare molto logorio fisico e psicologico. Sapere che una persona dipende in assoluto solo dalla tua assistenza e cura è molto stressante e allo stesso tempo non ti lascia il tempo sufficiente per vivere la tua vita, e questo produce frustrazione, depressione, etc."*.

I *caregiver*, come descritto nel racconto del famigliare, percepiscono un elevato carico emotivo per la mente occupata dal malato e dalla malattia cui si aggiunge anche quello fisico causato dalle necessità di aiuto determinate in particolare dalla rigidità, dai problemi di equilibrio, dai disturbi del sonno e dalla dipendenza nelle ADL. Come conseguenza il 25-30% dei *caregiver* sperimenta ansia e il 9-15% soffre di depressione correlata alla durata della malattia, alla severità, disabilità e depressione del paziente (Del Pino Casado et al., 2011).

Diagnosi della Malattia di Parkinson

La diagnosi della Malattia di Parkinson si basa prevalentemente sulla valutazione clinica. La presenza di uno dei sintomi suggestivi della malattia (tremore, rigidità, bradicinesia, instabilità motoria) richiede la raccolta di un'anamnesi dettagliata e l'esecuzione di un esame obiettivo mirato a rilevare segni di interessamento extrapiramidale e di ogni altro elemento utile nel processo diagnostico differenziale.

I principali criteri utilizzati per fare diagnosi sono quelli elaborati dalla *UK Parkinson's Disease Brain Bank* e i criteri di Gelb.

I primi considerano la presenza di bradicinesia e almeno un altro sintomo tra rigidità, tremore a riposo e instabilità posturale, oltre alla presenza di tre o più dei seguenti segni: tremore a riposo, esordio unilaterale, asimmetria persistente, buona risposta alla Levodopa, discinesia gravi indotte dalla Levodopa, risposta alla Levodopa per cinque o più anni, decorso clinico di 10 o più anni. Quelli di Gelb considerano la presenza di almeno due o tre sintomi tra bradicinesia, tremore a riposo, rigidità o esordio unilaterale, e una buona risposta al trattamento con Levodopa o ai dopamino-agonisti. In entrambi i criteri si procede anche all'esclusione di altre possibili cause di sindrome parkinsoniana (LIMPE, 2013).

Successivamente, l'ipotesi può essere avvalorata da indagini diagnostiche quali Risonanza Magnetica Nucleare, Tomografia ad Emissione di Positroni (PET), Tomografia Computerizzata a Emissione di Singolo Fotone (SPECT) e Sonografia Trans-Cranica, che indagano il deterioramento dei circuiti nigrostriatali.

Al manifestarsi dei classici sintomi della Malattia di Parkinson, circa l'80% delle fibre dopaminergiche striatali e il 50% delle cellule della sostanza nigracompacta sono compromesse per questo motivo, si sta ricercando, quali possono essere i segnali che precedono l'insorgenza dei sintomi caratteristici della malattia. I sintomi prodromici finora messi a fuoco sono la perdita dell'olfatto e la costipazione (Pavese, 2009).

Indagini diagnostiche

Di fronte al sospetto clinico di Malattia di Parkinson il paziente andrà sottoposto a visita neurologica. Gli esami strumentali (TC e RM encefalo, esami ematochimici) possono essere utili per escludere altre patologie con sintomi simili alla MdP pur avendo genesi differente. Esami particolari come la SPECT e la PET cerebrale servono da supporto, talvolta indispensabile, alla diagnosi clinica. Recentemente è stata introdotta una nuova metodica di immagine funzionale (DaTSCAN) in grado di confermare o escludere la compromissione del sistema dopaminergico, anche in uno stadio precoce di malattia.

Risonanza Magnetica Nucleare cerebrale. Nelle fasi iniziali della MdP idiopatica le immagini RMN consentono di escludere l'assenza di lesioni significative parenchimali o dei nuclei della base che, se rilevate, possono essere causa di Parkinsonismi secondari (vascolari, post-infettivi, ecc.). In fase avanzata di malattia possono invece essere riscontrate atrofie corticali o sottocorticali, in particolare nei pazienti con deterioramento cognitivo.

PET e SPECT. La Tomografia ad Emissione di Positroni (PET) e la Tomografia Computerizzata a Emissione di Singolo Fotone (SPECT) sono molto utili nell'indagine dei meccanismi funzionali del cervello quando vengono utilizzati traccianti dopaminergici presinaptici o post-sinaptici. In particolare nei pazienti con MdP permettono di indagare:

- la gravità della malattia che si riflette nell'attività dei neuroni dopaminergici presinaptici;

- le manifestazioni subcliniche nei pazienti a rischio;
- la velocità di progressione della patologia e come i trattamenti agiscano su quest'ultima;
- i cambiamenti che si verificano nei neuroni non dopaminergici.

Ecosonografia transcranica. La ecosonografia transcranica è un metodo d'indagine che utilizza gli ultrasuoni per indagare le strutture intracraniche. Nella MdP permette di studiare l'iperecogenicità della sostanza nera che è molto più sviluppata rispetto ai soggetti sani. Tuttavia al riguardo occorrono maggiori dati in letteratura per definire la reale utilità di tale metodica.

DaTSCAN. Questo esame, che consiste nell'iniezione di un particolare tracciante in vena e quindi nell'acquisizione di scansioni cerebrali con apparecchi SPECT, mostrerà una alterazione dei livelli di dopamina nei gangli della base nei casi di Parkinson idiopatico e nei parkinsonismi veri, mentre sarà normale nei casi di tremore essenziale e nelle condizioni cliniche di rallentamento non-parkinsoniano.

Trattamento della Malattia di Parkinson

Per le caratteristiche cronico-degenerative della MdP, sono descritte diverse fasi cliniche, solitamente distinte in Iniziale, Moderata ed Avanzata. Al paziente sono proposte terapie diverse e personalizzate a seconda delle sue condizioni generali ma anche della fase che sta vivendo e in relazione all'associazione dei diversi sintomi che compromettono la qualità di vita (LIMPE, 2013). È importante considerare il fatto che nelle diverse fasi di malattia, a meno che non insorgano complicanze che possano indurre un ricovero ospedaliero, il paziente rimane in molti casi a domicilio. Si rende perciò necessario fornire corrette indicazioni anche per una gestione domiciliare ottimale, che consenta all'assistito di ottenere il livello massimo di autonomia possibile, princìpi generali da seguire, nonché dei punti di riferimento a cui rivolgersi in caso di difficoltà come ad esempio il Medico di Medicina Generale, l'Ambulatorio Specialistico e altre figure integrate nel processo assistenziale. La progressione della MdP soprattutto nelle fasi iniziali, deve essere seguita con attenzione, attraverso visite di *follow-up*.

Trattamento farmacologico

L'obiettivo del trattamento è principalmente il controllo dei sintomi tramite il ripristino dei livelli di Dopamina (la cui carenza a livello striatale ne è la causa) per preservare la qualità di vita del paziente.

Per la maggior parte dei pazienti, i primi cinque anni dopo la diagnosi di patologia sono definiti "di luna di miele", poiché i trattamenti sono efficaci e i sintomi sono mantenuti sotto controllo. Con il progredire della malattia, purtroppo, sopravvivono meno neuroni dopaminergici, la terapia farmacologica diventa meno efficace e l'equilibrio terapeutico più difficile da mantenere. I benefici delle attuali strategie terapeutiche, infatti, sono tempo-limitati, ostacolati dal continuo processo neurodegenerativo associato spesso alle complicanze motorie e ai numerosi effetti collaterali delle terapie stesse. È tuttavia stata osservata una importante variabilità interindividuale che indica che non vi è ancora una strategia standard di trattamento e che le scelte devono essere ad elevata personalizzazione (Fernandez, 2012; Kalinderi et al., 2011).

Levodopa La L-dopamina (Levodopa), un precursore della Dopamina, è considerata il 'Gold Standard' nel trattamento della MdP. Migliora le funzioni motorie, la capacità di svolgere le Attività di Vita Quotidiana (ADL) ed in generale la qualità di vita dei pazienti soprattutto nelle fasi iniziali. Il meccanismo d'azione della Levodopa somministrata per via orale prevede che l'assorbimento avvenga nell'intestino, in primo luogo nel duodeno e nel digiuno tramite il sistema di trasporto per gli aminoacidi. Tale assorbimento dipende anche dal grado di riempimento gastrico e dall'introito proteico fornito dalla dieta che possono pertanto rallentare ed ostacolare l'assorbimento. Il profarmaco entra nel circolo ematico, attraversa la barriera emato-encefalica mantenendo la competizione con altri aminoacidi ed arriva nel cervello, dove da L-aminoacidi aromatici decarbossilasi, è convertito a Dopamina. La conversione a Dopamina avviene però anche in periferia. Dopo essere stato trasformato, viene rilasciato dai terminali pre-sinaptici nello Striato, colmando la carenza dopaminergica (Kalinderi et al., 2011).

La quantità di Levodopa che raggiunge il tessuto cerebrale dopo la somministrazione orale è piuttosto scarsa circa l'1% della dose assunta. Per questa ragione, è ormai usuale l'associazione di Levodopa con un inibitore periferico della DOPA-decarbossilasi come la Carbidopa (Sinemet®) o la Benserazide (Madopar®) che migliorano la biodisponibilità orale e cerebrale impedendo la conversione periferica della Levodopa a Dopamina. Questa associazione Levodopa-Cabidopa o Benserazide ha permesso di ridurre notevolmente la dose quotidiana del farmaco assunto e di aumentarne la tollerabilità (Bonifacio et al., 2007; Furlanut, 2008).

Negli **stadi iniziali di patologia** la Levodopa è in grado dal punto di vista farmacodinamico di garantire efficacia sintomatica protratta nel tempo, indipendentemente dai livelli plasmatici anche se il suo immediato utilizzo può portare allo sviluppo anticipato dei sintomi quali *Wearing-Off* e discinesie. Tuttavia, alcuni sintomi come l'instabilità posturale e le cadute, gli episodi di "blocco", la disartria, le alterazioni del sonno e dell'umore e le disfunzioni del sistema neurovegetativo non sono controllati in modo soddisfacente o non rispondono alla terapia con Levodopa. Questo fenomeno è associato a ragioni: a) farmacocinetiche quali la venuta meno della capacità di assumere il profarmaco da parte dei neuroni e di attivarlo a Dopamina per rilasciarlo, e b) a ragioni farmacodinamiche per modificazioni quantitative dei recettori D post-sinaptici, e qualitative che modificano la loro sensibilità alla Dopamina (Kalinderi et al., 2011).

Nelle **fasi più avanzate**, il paziente sperimenta fluttuazioni motorie e discinesie causate dalla progressiva perdita nella capacità di immagazzinamento della Dopamina striatale nonché dalle conseguenze stesse della terapia. Questi sintomi sono solitamente trattati combinando l'assunzione del Levodopa con altre categorie di farmaci quali in particolare gli agenti dopaminergici (inibitori delle COMT ed inibitori MAO-B) (Jankovic et al., 2012). Fra i più comuni effetti collaterali della combinazione dei farmaci dopaminergici con la Levodopa sono riportati i disturbi del tratto gastro-intestinale (nausea, vomito), il calo dell'appetito, l'ipotensione ortostatica e la sonnolenza diurna; sono, inoltre, possibili episodi di confusione, allucinazioni e disturbi compulsivi.

Vi è una considerevole variabilità soggettiva nella quantità di tempo che intercorre dall'avvio della terapia con Levodopa e la comparsa di complicanze motorie; questa variabilità non è però spiegata dai fattori di rischio finora noti. Pazienti affetti da MdP che stanno assumendo la stessa terapia secondo un omogeneo schema terapeutico, possono manifestare risposte diverse (Kalinderi et al., 2011).

La Levodopa può essere somministrata anche sotto forma di metilestere, come la Melevodopa (Sirio®: Melevodopa/Carbidopa) che presenta un profilo farmacocinetico migliore della Levodopa in termini di solubilità in acqua (assenza di deposito in soluzione acquosa), maggiore velocità di assorbimento e rapida comparsa dell'effetto terapeutico del farmaco. Una volta somministrata, la Melevodopa è completamente idrolizzata a Levodopa dalle esterasi plasmatiche che determinano una minore variabilità interindividuale della biodisponibilità della Melevodopa rispetto alla Levodopa (Stocchi et al., 2010).

I pasti, specie se ricchi di proteine, possono interferire sia con l'assorbimento duodenale della Levodopa, sia con il suo ingresso nel cervello, contribuendo al fenomeno delle fluttuazioni motorie. Le proteine sono scisse a livello intestinale in aminoacidi; la Levodopa è anch'essa un aminoacido. L'assorbimento intestinale e il superamento della barriera ematoencefalica da parte di questo profarmaco avviene tramite un sistema di trasporto attivo che è il medesimo utilizzato da altri aminoacidi neutri ad elevato peso molecolare, quali la fenilalanina, la leucina e l'isoleucina. Se questo sistema di trasporto è occupato da altre sostanze non può più trasportare una quantità sufficiente di Levodopa al cervello. Si verifica, quindi, competizione fra il profarmaco e gli aminoacidi. Per le stesse motivazioni è, inoltre, consigliabile assumere la terapia a stomaco vuoto (Hayes et al., 2010) e allo stesso orario, con puntualità, allo scopo di diminuire le fluttuazioni sintomatologiche che spesso si presentano e mantenere, quindi, un livello quanto più stabile delle concentrazioni plasmatiche del farmaco.

Dopamino-agonisti Altri farmaci utilizzati sono i Dopamino-agonisti. Anch'essi agiscono direttamente sui sintomi della patologia diminuiscono il rischio ed incidenza delle fluttuazioni motorie e discinesie collegate all'utilizzo di Levodopa. Questi farmaci stimolano direttamente quei recettori della Dopamina che nello striato sono ancora intatti; non richiedono trasformazione in componenti attivi per esercitare l'effetto farmacologico (al contrario della Levodopa) e non dimostrano, inoltre, alcuna competizione con gli aminoacidi circolanti per il loro assorbimento e trasporto. La loro emivita è più lunga, così da permettere una stimolazione dopaminergica più regolare. Sono disponibili oggi due gruppi di agonisti: gli ergot-derivati (Bromocriptina [Parlodel®], Pergolide e Cabergolina), e i non ergot-Dopamino-agonisti (Pramipexolo [Mirapexin®], Ropinorolo [Requip®], Piribedil, Apomorfina e Rotigotina [Neupro®]). I primi si legano con alta affinità ai recettori dopaminergici D2 e, con minore affinità ai D1. I secondi, invece, stimolano selettivamente i recettori D2 e D3. Tali recettori si trovano a livello pre e post-sinaptico della terminazione nigro-striatale ma anche nel sistema limbico (Furlanut, 2008). L'attivazione post-sinaptica nel sistema limbico sembra, tuttavia, spiegare la comparsa di complicanze psichiatriche e l'effetto anti-depressivo riferito al Pramipexolo. L'apomorfina, invece, è l'unica molecola non ergot-derivata a possedere proprietà D1-D2 agonista. È utilizzata come monoterapia nelle prime fasi della patologia o in aggiunta al L-dopa. È solitamente somministrata per via orale, ad eccezione dell'Apomorfina (via sottocutanea) e della Rotigotina (via Transdermica). Sebbene questi farmaci siano meno propensi a causare le fluttuazioni tipiche della Levodopa, sviluppano maggiori effetti collaterali: allucinazioni, eccessiva sonnolenza diurna, attacchi di sonno e numerosi disturbi del controllo degli impulsi (Kalinderi et al., 2011) ma anche nausea. Con l'uso prolungato, inoltre, possono causare episodi di ipotensione o di esacerbazione dell'ipotensione ortostatica (Fernandez, 2012). Tali effetti possono essere intensificati con l'assunzione contemporanea di inibitori delle COMT (Furlanut, 2008). Tuttavia, i dopamino-antagonisti non subiscono interferenze con i pasti, né si trovano ad essere in competizione con altri metaboliti.

Inibitori della COMT La catecol-O-metiltrasferasi (COMT) è un enzima che insieme alle monoaminossidasi (MAO) degrada le catecolammine metilandole sul gruppo ossidrilico. Gli inibitori della COMT (Entacapone e Tolcapone) inibiscono l'enzima COMT che catalizza il metabolismo della L-dopa a 3-O-metil-dopa in periferia (entrambi) e nel cervello (solo Tolcapone). Essi prolungano l'emivita della Levodopa rallentando la metabolizzazione della Dopamina e sono presenti anche in formulazione combinata nel Levodopa/Carbidopa/Entacapone (Stalevo®). In generale, riducono il periodo *"Off"* sintomatologico ed aumentano quello *"On"* prolungando pertanto la risposta motoria e migliorando la qualità di vita e la capacità di svolgere le attività di vita quotidiane. Gli effetti collaterali di questi farmaci includono soprattutto discinesie, nausea e vertigini, ipotensione ortostatica, vomito, diarrea, mancanza di appetito, disturbi del sonno, sonnolenza diurna ed allucinazioni (Bonifàcio et al., 2007).

Inibitori della MAO (Enzima MonoAmino-Ossidasi) La Dopamina è metabolizzata nel cervello dall'enzima monoamino ossidasi-B; gli inibitori della MAO, inibendo tale enzima, aumentano la disponibilità della stessa Dopamina ampliandone l'attività dopaminergica. Principi attivi sono la Selegilina e la Rasagilina (Azilect®) che hanno una lunga emivita tanto da consentire l'assunzione di una sola dose giornaliera. Tali principi sono utilizzati in monoterapia o in associazione alla terapia con Levodopa soprattutto nei pazienti che sperimentano *Wearing-Off*. La Rasagilina in particolare, in terapia associata alla Levodopa, aumenta la fase *"on"* e riduce il fenomeno del *"freezing"* della marcia. È un farmaco ben tollerato e gli effetti collaterali più comuni includono discinesie, nausea e cefalea (Fernandez, 2012).

Wearing-Off (o fluttuazioni prevedibili) e timing della terapia

L'utilizzo cronico di Levodopa e la progressiva degenerazione dei terminali dopaminergici nigrostriatali che determinano una perdita della capacità di immagazzinamento della Dopamina sviluppano fluttuazioni sintomatologiche. In particolare, dopo 10 anni di terapia con Levodopa, l'80-100% dei pazienti sviluppa il *Wearing-Off* ovvero la scomparsa dell'effetto farmacologico; ma questo fenomeno può manifestarsi già dai primi due anni di terapia in più del 50% dei pazienti (Abbruzzese et al., 2012).

Si definisce il *Wearing-Off* una ricomparsa generalmente prevedibile dei sintomi motori e non motori che precede la successiva dose programmata di terapia anti-parkinsoniana e che solitamente migliora dopo l'assunzione della dose (Stacy et al., 2006). I primi sintomi a riemergere non sono né ben stabiliti, né gli stessi per tutti i pazienti: per alcuni il *Wearing-Off* può essere caratterizzato da un ritorno dei sintomi motori (tremore, rigidità, bradicinesia); per altri questo può includere anche i sintomi non motori (ad es. ansia, fatica, sbalzi d'umore, difficoltà di concentrazione, agitazione, diaforesi o scialorrea). Tipicamente si osserva una regolare e prevedibile riduzione degli effetti benefici della terapia (2-4 ore dopo ciascuna dose). Durante questo periodo, i sintomi della MdP si intensificano finché la dose successiva non ha effetto (Stacy 2010).

Per valutare la presenza di *Wearing-Off* nella persona può essere utilizzata la scala qui di seguito riportata nella **Tabella 6.III**. Essa è costituita da 19 item ed accerta le fluttuazioni dei sintomi motori e non motori; per ciascuno di essi, al paziente deve essere chiesto di segnalare se il sintomo elencato sia presente nella sua quotidianità e se questo stesso migliori dopo aver assunto la dose

Tabella 6.III Scala di valutazione del Wearing-Off (tratto da Abruzzese, 2012)

Contrassegnare nella colonna 1 qualsiasi sintomo avvertito durante una giornata tipo; contrassegnare la colonna 2 se tale sintomo solitamente migliora o scompare dopo l'assunzione del farmaco prescritto per il Parkinson	**Colonna 1 Sintomo avvertito**	**Colonna 2 Solitamente migliora dopo l'assunzione della dose successiva**
Tremore	❑	❑
Difficoltà nel parlare	❑	❑
Ansia	❑	❑
Sudorazione	❑	❑
Alterazioni dell'umore	❑	❑
Debolezza/stanchezza	❑	❑
Disturbi dell'equilibrio	❑	❑
Lentezza dei movimenti	❑	❑
Ridotta destrezza/agilità nei movimenti	❑	❑
Sensazione di addormentamento ad una parte del corpo	❑	❑
Rigidità generale	❑	❑
Attacchi di panico	❑	❑
Difficoltà di concentrazione/stato confusionale del pensiero	❑	❑
Disturbi o gonfiore addominali/pancia	❑	❑
Crampi muscolari	❑	❑
Difficoltà ad alzarsi dalla posizione seduta	❑	❑
Sensazione di caldo e freddo	❑	❑
Dolore	❑	❑
Indolenzimento	❑	❑

successiva di farmaco anti-parkinsoniano. Il *cut-off* per la diagnosi di *Wearing-Off* è considerato il miglioramento di due sintomi post assunzione del farmaco (Abbruzzese et al., 2012).

Trattamento chirurgico: stimolazione cerebrale profonda

La stimolazione cerebrale profonda (*Deep Brain Stimulation* o DBS) è una procedura neurochirurgica particolarmente efficace nel trattamento della MdP che si manifesta in forma grave o moderata. Il trattamento consiste nell'impiantare elettrodi in specifici siti anatomici del cervello (**Tabella 6.IV**) che trasmettono un impulso elettrico al fine di modificare il segnale neuronale anormale responsabile dei sintomi motori; la stimolazione può essere messa a punto e migliorata in qualsiasi momento dopo il posizionamento degli elettrodi e l'intervento è reversibile in quanto il tessuto cerebrale stimolato non subisce danni (Lind et al., 2008). I siti anatomici (**Figura 6.8**) considerati per il trattamento sono il nucleo subtalamico (subthalamicnucleus o STN), il globo pallido interno (globuspallidus internus o GPi) e il nucleo ventrale intermedio (ventral intermediate nucleus o Vim). La scelta del sito è effettuata in base ai sintomi

Tabella 6.IV Procedura della stimolazione cerebrale profonda (Deep Brain Stimulation)

La stimolazione cerebrale profonda può essere realizzata con due distinte modalità:
- procedura chirurgica tradizionale, con casco stereotassico *"Frame-based"*;
- procedura chirurgica senza casco stereotassico *"Frameless approach"*.

In entrambe le tecniche chirurgiche, prima della introduzione dell'elettrocatetere intracerebrale definitivo, generalmente si esegue una registrazione dell'attività neuronale per la definizione della corretta posizione nel nucleo target individuato neuro radiologicamente.
Nella tecnica con casco stereotassico, per posizionare l'elettrocatetere è necessario immobilizzare la testa del paziente al lettino operatorio; si utilizza un casco stereotassico che, oltre a bloccare i movimenti della testa, blocca anche i movimenti del collo tanto da determinare elevato disconfort. Inoltre, molti pazienti non tollerano la contenzione che dura tanto quanto l'intervento in una situazione in cui spesso i sintomi ricompaiono: infatti, oltre ad essere svegli, i pazienti manifestano la sintomatologia tipica della MdP a causa della sospensione della terapia farmacologia nelle 12 ore precedenti (Henderson, 2010; Tai et al., 2010).
Sebbene le due tecniche a confronto comportino esiti clinici simili a distanza di un anno e non siano state individuate differenze statisticamente significative riguardanti l'accuratezza di una tecnica rispetto all'altra, l'eliminazione del casco stereotassico ha aumentato il comfort del paziente. In questo modo, infatti, può compiere piccoli movimenti con la testa e il collo, resi ancora più necessari nel caso in cui la rigidità sopraggiunga; permette, inoltre, un controllo visivo maggiore e offre la possibilità all'anestesista di accedere facilmente alle vie aeree se necessario (Holloway et al., 2005; Tai et al., 2010). Anche i tempi chirurgici si riducono notevolmente nella tecnica *"frameless"*.

Il *"Frameless approach"* si sviluppa in tre fasi:
Prima fase: sono definite le strutture anatomiche e i siti in cui saranno applicati gli elettrocateteri (planning neuroradiologico). Il paziente è sottoposto a RMN per mappare le strutture anatomiche e, successivamente in anestesia locale, sono posizionati attorno al cranio dei *fiducials*, piccoli chiodi che fungono da punti di repere e permettono di individuare correttamente e mantenere stabile la sede in cui il neurochirurgo dovrà operare. Infine, per accertarsi che i fiducials sono stati posizionati correttamente, il paziente è sottoposto a una TAC. La tecnica si avvale dell'utilizzo di un sistema di neuronavigazione chirurgico.
Seconda fase: il giorno successivo al posizionamento dei *fiducials* sono posizionati gli elettrocateteri. Dodici ore prima è sospesa la terapia farmacologica al fine di ottenere un *"wash-out"* degli effetti terapeutici e restituire al paziente la sua sintomatologia. Il paziente durante l'intervento è sveglio; questa condizione è necessaria in quanto deve collaborare con l'equipe per definire l'effetto dell'impianto dell'elettrocatetere. L'elettrocatetere è inserito attraverso un piccolo foro nel cranio e impiantato all'interno dell'area bersaglio; il neurofisiologo registra l'attività elettrica della popolazione cellulare neuronale dove l'elettrodo termina al fine di garantire il migliore beneficio sui sintomi evitando la comparsa di effetti collaterali. L'elettrocatetere è collegato ad uno stimolatore esterno, simile ad un pacemaker cardiaco, che invia impulsi elettrici che interferiscono con i segnali nervosi anomali che si verificano a causa della malattia: questo permette di controllare la sintomatologia. La durata complessiva dell'intervento è di 4-5 ore.
Terza fase: in quest'ultima fase il filo di collegamento con l'elettrocatetere è tunnelizzato, cioè nascosto sotto la pelle, lungo il collo fino alla spalla, per collegarsi allo stimolatore che è posizionato vicino alla clavicola (in alcuni casi può essere impiantato a livello addominale). Questa procedura generalmente si esaurisce in un'ora, in anestesia generale; generalmente è effettuata un paio di giorni dopo l'impianto dell'elettrocatetere ma, nel caso di intervento "frameless" è eseguito nella stessa seduta di impianto (seconda fase) (National Institute of Neurological Disorders and Stoke 2011).

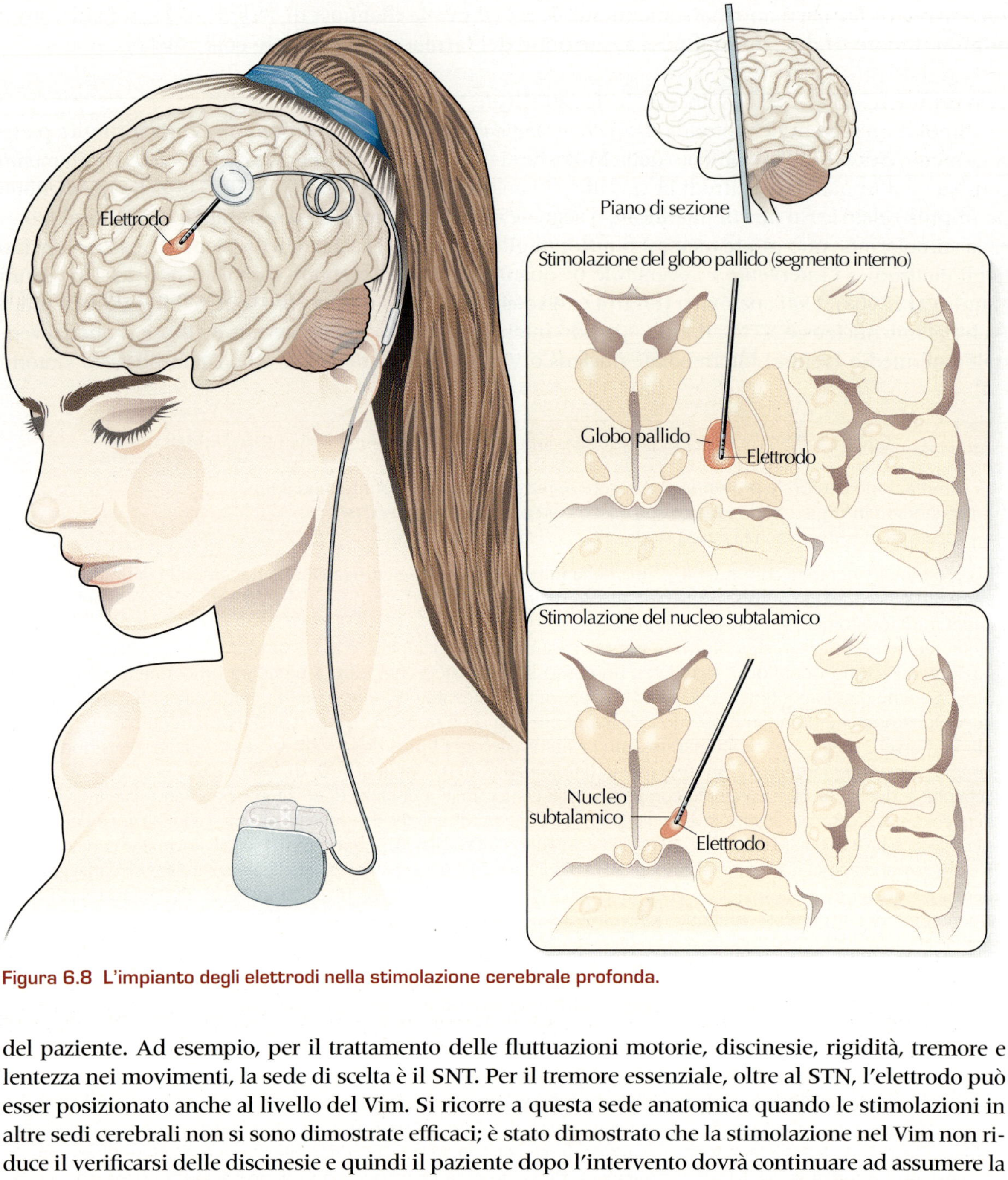

Figura 6.8 L'impianto degli elettrodi nella stimolazione cerebrale profonda.

del paziente. Ad esempio, per il trattamento delle fluttuazioni motorie, discinesie, rigidità, tremore e lentezza nei movimenti, la sede di scelta è il SNT. Per il tremore essenziale, oltre al STN, l'elettrodo può esser posizionato anche al livello del Vim. Si ricorre a questa sede anatomica quando le stimolazioni in altre sedi cerebrali non si sono dimostrate efficaci; è stato dimostrato che la stimolazione nel Vim non riduce il verificarsi delle discinesie e quindi il paziente dopo l'intervento dovrà continuare ad assumere la terapia. Infine gli elettrodi possono essere posizionati a livello del globo pallido quando i pazienti sono affetti da distonia (Lind et al., 2008; Bériault et al., 2012; Silberstein et al., 2009; Pizzolato et al., 2012).

Indicazioni all'intervento sono l'insorgenza di discinesie e le fluttuazioni motorie (effetto collaterale della terapia farmacologica) che non riescono ad essere adeguatamente controllate con ulteriori farmaci (Bronstein et al., 2011). Per essere eleggibili all'intervento, i pazienti devono avere determinate caratteristiche accertate mediante una valutazione neurologica preoperatoria condotta sulla base dei criteri internazionali standardizzati del *Core Assessment Program for Surgical Interventional Therapies in Parkinson's Disease* (CAPSIT). Tali criteri comprendono:

- diagnosi di MdP idiopatica insorta almeno da 5 anni;
- età anagrafica compresa tra i 35-70 anni;

- presenza di complicazioni motorie causate dalla terapia non correggibili farmacologicamente;
- disabilità motoria severa dopo almeno 12 ore di sospensione della terapia farmacologica;
- buona risposta alla Levodopa (a conferma della diagnosi di MdP);
- assenza di patologie quali depressione e psicosi maggiore;
- capacità di collaborazione;
- valutazione neuro-radiologica con esito favorevole all'intervento (LIMPE, 2013).

Oltre a questi criteri, data la complessità del percorso chirurgico, è necessario verificare la presenza di un sostegno familiare.

Sono esclusi pazienti con malattie internistiche gravi (es. problematiche oncologiche), con deterioramento cognitivo e privi di un buon supporto familiare la cui presenza è indispensabile per sostenere il paziente nelle diverse tappe perioperatorie.

Alcuni autori hanno documentato che i pazienti candidati all'intervento si aspettano di camminare e di essere attivi; infatti si verifica un miglioramento dell'attività motoria e di conseguenza una maggiore autonomia nelle ADL e ciò determina una rivalutazione dei dosaggi di terapia dopaminergica. I pazienti migliorano anche nell'equilibrio, nei sintomi depressivi e nell'ansia; sperimentano un miglioramento nel livello di energia e nel piacere a svolgere le varie attività; sviluppano indipendenza dall'aiuto, controllano il movimento, e sono più stabili in posizione eretta e nel camminare. Recentemente è stato documentato anche l'aumento della durata del sonno (Merlino et al., 2014).

Due studi prospettici hanno documentato che il miglioramento nella sintomatologia è presente anche dopo nove e dieci anni dall'intervento (Zibetti et al., 2011; Castrioto et al., 2011).

Gestione assistenziale del paziente affetto da Malattia di Parkinson

L'assistenza infermieristica alla persona con MdP è molto complessa, perché da una situazione di completa autonomia e auto-gestione, con l'evoluzione della comparsa dei disturbi non motori si sviluppa una progressiva dipendenza nelle ADL (NCCCC, 2006). Da una situazione cronica e stabile, inoltre, possono occorrere scompensi che comportano acutizzazioni della patologia o altri problemi che esulano dalla malattia ma che possono condurre la persona ad una fase di instabilità. Il momento della diagnosi è molto critico ma nel contempo è vissuto dai pazienti con senso di sollievo. Tuttavia, i bisogni informativi per la gestione dei problemi attuali e futuri non possono contare su risposte certe. I pazienti devono essere incoraggiati a partecipare alle decisioni e, assieme ai *caregiver*, devono essere sviluppate strategie di supporto per gestire l'eventuale declino cognitivo, i cambiamenti di personalità, le problematiche cliniche ma anche quelle correlate alla gestione della disabilità, alla perdita del ruolo ed alle ricadute economiche (McLaighlin, 2010).

Valutazione del paziente con Malattia di Parkinson

L'**accertamento** nella MdP è molto complesso a causa dei cambiamenti neuropatologici, delle disfunzioni biochimiche e dei sintomi che sono molto estesi e diversificati con diversi sottotipi clinici di patologia. I principali domini su cui è richiesto un accertamento sono quelli dell'indebolimento motorio e delle complicanze correlate; i sintomi non motori; la disabilità; e i problemi riferiti dal paziente. La percezione della persona a proposito delle sue condizioni di salute e l'impatto che i sintomi, le limitazioni funzionali e i trattamenti hanno nella vita sono molto importanti per misurare le conseguenze della patologia. Pertanto l'accertamento deve essere il più possibile globale e comprensivo dell'esperienza e delle percezioni del paziente e famigliare olistico, per quanto complesso.

Storia di malattia

Va indagata l'età e la modalità di insorgenza dei disturbi. In genere la forma sporadica (oltre il 75% dei casi) insorge dopo i 60 anni, mentre un'insorgenza precoce è tipica delle forme genetiche; i sintomi compaiono in maniera insidiosa, lenta e graduale. È utile il contributo dei familiari che frequentemente hanno notato una graduale involuzione della persona, una espressione assente del viso e un rallentamento dei suoi movimenti. Un andamento aggressivo della malattia è invece caratteristico dei parkinsonismi atipici o secondari (rigidità e bradicinesia che compaiono in altre condizioni neurodegenerative diverse dal morbo di Parkinson). Anche un interessamento precoce della parola e della marcia è più frequente in queste forme, dove spesso il tremore è assente. La presenza di una demenza grave fin dalle prime fasi, di sintomi cerebellari o da interessamento del sistema piramidale non sono tipici della malattia di Parkinson. Importante è l'anamnesi farmacologica: farmaci antagonisti dopaminergici come i neurolettici sono la causa più frequente di parkinsonismo secondario. Questi farmaci sono usati spesso in psichiatria, ma anche farmaci come il metoclopramide (Plasil®) che è usato soprattutto per trattare problemi gastrointestinali, o l'amiodarone, uno degli antiaritmici più frequentemente utilizzati, possono causare un parkinsonismo secondario. Utile indagare se il paziente ha notato un cambiamento nella voce (flebile e monotona) e/o nella scrittura: la micrografia (scrittura molto piccola difficile da leggere) è un sintomo spesso precoce dovuto all'ipocinesia e alla diminuzione del controllo della muscolatura distale.

Al paziente va chiesto se ha notato instabilità posturale, riduzione dell'olfatto, ansia, depressione, alterazioni del sonno, segni di interessamento del sistema autonomo come stipsi, ipotensione ortostatica, sudorazione eccessiva, disfunzione sessuale, incontinenza urinaria o iniziale deterioramento cognitivo. Tutte queste manifestazioni sono note come "non-dopaminergiche" perché rispondono male alla terapia specifica; esse sono espressione di un interessamento neurodegenerativo precoce di altre aree del sistema nervoso, precedono spesso le classiche manifestazioni motorie della MdP e possono incidere, più di queste ultime, sulla qualità di vita del paziente.

In caso di tremore, uno dei sintomi che più frequentemente spingono il paziente a recarsi dal medico per paura di essere affetti da MdP, è utile sapere se questo sia iniziato in maniera asimmetrica o se si associa a bradicinesia, rigidità o altre manifestazioni motorie (tipico del morbo di Parkinson) oppure se esso si presenta in maniera simmetrica (più caratteristico del tremore essenziale e del parkinsonismo atipico) se sia isolato, se presenta familiarità e miglioramento dopo l'assunzione di alcol (tipico del tremore essenziale).

A supporto dell'accertamento esistono specifici strumenti di valutazione che esplorano oggettività e soggettività dei disturbi della Malattia di Parkinson; un esempio è rappresentato dalla *Movement Disorder Society: Unified Parkinson's Disease Rating Scale* (MDS-UPDRS) riportata nella versione italiana in fondo al capitolo. Essa è composta da quattro parti: la prima si occupa delle esperienze non motorie nella quotidianità tramite intervista diretta al paziente e questionari autocompilati dallo stesso. La seconda parte riguarda i sintomi motori tramite *self-report*; la terza parte, invece, è un esame delle componenti motorie da parte dello specialista e l'ultima parte riguarda le complicanze motorie. Ciascuna parte fornisce un punteggio indicativo della situazione del paziente (Antonini et al., 2013). Per accertare la presenza, durata e frequenza di disturbi non motori può essere utile lo strumento *Non-Motor Symptoms Questionnaire* (NMSQuest), costituito da 30 item compilati dallo stesso paziente. Si tratta di domande dicotomiche (che permettono, cioè, solo due risposte: "sì" o "no") che riguardano la presenza dei sintomi; esplorano l'ampio scenario dei disturbi non motori (disturbi del tratto digerente, autonomici, sessuali, cognitivi) nell'ultimo mese e richiede tempi brevissimi di compilazione (5-7 minuti).

Esame obiettivo

La **Figura 6.9** presenta i principali segni del viso e della postura. La faccia presenta inizialmente lentezza nel sorridere, nell'aggrottare le sopracciglia, o nel guardare in lontananza. Gradatamente il viso si trasforma in una maschera per rigidità dei muscoli del volto con immobilità dei linea-

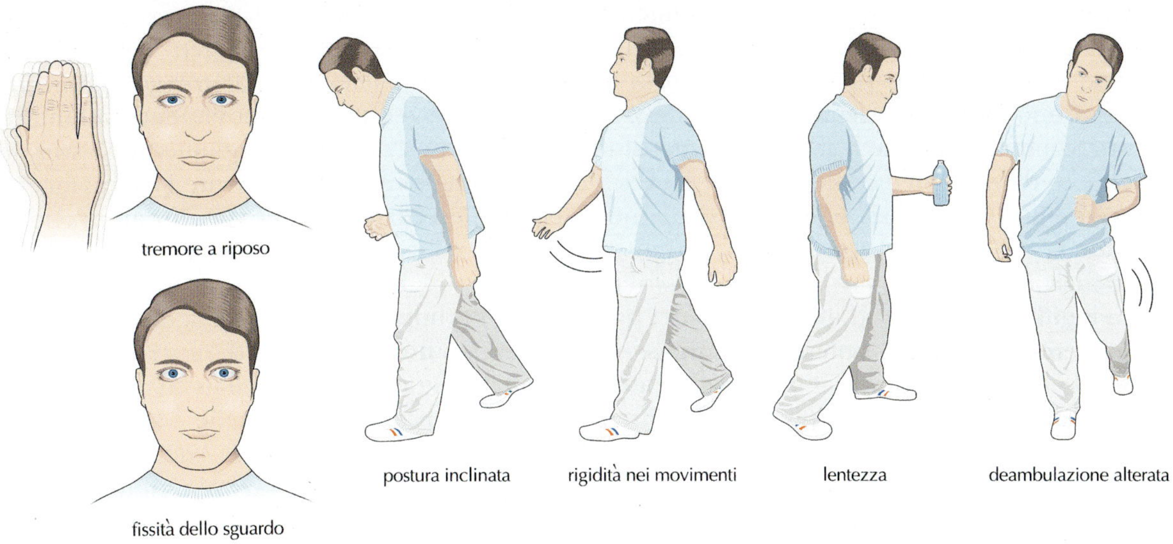

Figura 6.9 Segni dello sguardo e della postura.

menti (facies amimica), la bocca rimane aperta e vi è perdita di saliva. Lo sguardo diviene fisso con riduzione dell'ammiccamento. La scarsa mutevolezza dell'espressione del viso con diminuita capacità di modificare l'espressione in base alle variazioni dell'umore comporta anche un deficit della comunicazione non verbale. Un quadro simile, anche se molto meno pronunciato, possiamo osservarlo nella depressione.

Nella postura il tronco è incurvato in avanti, le ginocchia e le braccia sono flesse e mantenute vicino al tronco.

La deambulazione è caratterizzata da difficoltà nell'iniziare a camminare, girarsi e fermarsi. L'andatura diventa a piccoli passi ed esitante con i piedi che strisciano il suolo, le braccia flesse, addotte e con riduzione del movimento pendolare (spesso più evidente da un lato). Inavvertitamente i passi possono diventare più veloci e il paziente comincia improvvisamente a correre per evitare la caduta in avanti (festinazione). Tardivamente sono persi i riflessi posturali e vi è la tendenza a sbilanciarsi in avanti (anteropulsione) e all'indietro (retropulsione) quando viene spostato il centro di gravità. Si può valutare questa perdita dell'equilibrio verificando la capacità del paziente di correggere una spinta all'indietro (**Figura 6.10**).

All'***esame neurologico*** la sensibilità e la forza sono normali come normali sono i riflessi profondi anche se possono essere difficili da evocare per la rigidità e il tremore. Il riflesso plantare è normalmente in flessione. Può ricomparire il riflesso glabellare: una leggera percussione a livello della glabella (prominenza ossea frontale subito sopra la radice del naso) provoca chiusura degli occhi. È un riflesso fisiologico in età neonatale e nella prima infanzia, che scompare una volta completato lo sviluppo del sistema nervoso.

Il **tremore** è dato da un'alternanza di contrazioni della muscolatura agonista e antagonista in modo oscillante. Spesso inizia in maniera asimmetrica, ha un ritmo lento (4-5 oscillazioni al secondo), è tipicamente ***a riposo***, diminuisce con il movimento o il mantenimento di una postura e scompare con il sonno. Il paziente con evidente tremore a riposo può bere un bicchiere d'acqua

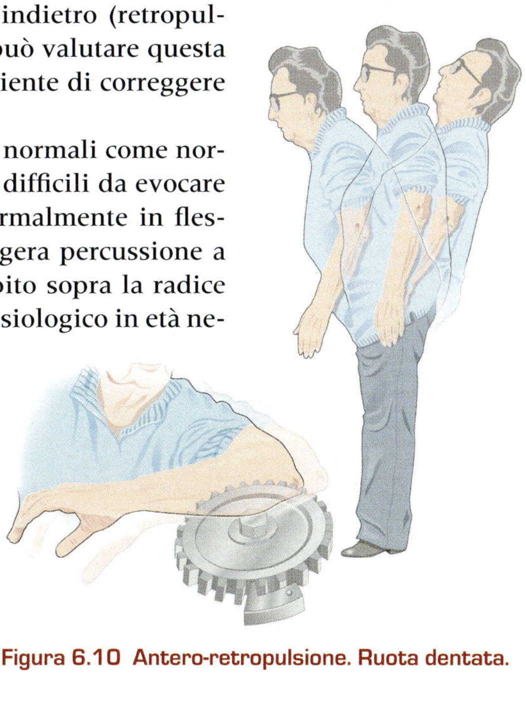

Figura 6.10 Antero-retropulsione. Ruota dentata.

senza versare una goccia. L'ampiezza aumenta con le emozioni e la fatica. Spesso coinvolge il polso e le dita con movimenti simili a quelli usati per manipolare piccoli oggetti come contare monete o sbriciolare il pane. Si differenzia dal *tremore di movimento* e dal *tremore posturale*: quest'ultimo, tipico del tremore essenziale, è assente a riposo o durante il movimento volontario mentre compare durante il mantenimento di una specifica posizione o atteggiamento posturale. Il tremore da movimento (detto anche cinetico o intenzionale) compare durante l'esecuzione di compiti motori complessi e, in particolare, nel corso dell'esecuzione di movimenti ampi che richiedono precisione, mentre è assente a riposo. Si osserva nella sclerosi a placche e nelle malattie cerebellari.

La **rigidità** è dovuta ad un aumento del tono di tutti i gruppi muscolari, sia agonisti sia antagonisti. Si apprezza alla mobilizzazione passiva lenta di un arto, sotto forma di una resistenza costante che perdura per tutto il movimento; alla fine la parte interessata rimane fissata nella nuova posizione come durante il piegamento di un *"tubo di piombo"*. Altre volte cede a scatti regolari per variazione intermittente del tono muscolare (segno della *ruota dentata*). Anche lesioni del tratto corticospinale causano limitazione dei movimenti per spasticità del muscolo. In questo caso la mobilizzazione passiva provoca un aumento del tono muscolare proporzionale al grado della trazione effettuata sul muscolo, fino a che la resistenza svanisce improvvisamente (*fenomeno del coltello a serramanico*) (**Figura 6.10**).

L'**acinesia** si esprime come difficoltà nell'avviare e nell'eseguire i movimenti mentre la bradicinesia, che gli è strettamente associata, consiste nel rallentamento e riduzione dell'ampiezza dei movimenti. Si manifesta ad esempio con la tipica facies ed andatura sopra viste ma può interferire con la maggior parte delle attività della vita quotidiana, come camminare, lavarsi, vestirsi, passare da una posizione all'altra (per esempio da seduti ad in piedi) o girarsi nel letto. Si evidenzia facendo compiere al soggetto alcuni movimenti di manualità fine: questi risultano più impacciati, meno ampi e più rapidamente esauribili tanto che, con la ripetizione, diventano quasi impercettibili. Sintomi correlati alla bradicinesia sono: la modificazione della grafia, che diventa più piccola (micrografia) e la scialorrea (aumento della quantità di saliva in bocca), dovuta ad un rallentamento dei muscoli coinvolti nella deglutizione. Una lentezza e difficoltà nell'iniziare ed eseguire i movimenti si riscontra anche in soggetti anziani non affetti da MdP; tuttavia, in quest'ultimo caso è compromesso il programma motorio con incapacità a cambiare repentinamente un programma già impostato. Inoltre, negli anziani in genere la bradicinesia è sempre bilaterale, a differenza di quel che accade nella MdP ove all'inizio della malattia spesso è asimmetrica, interessando solo un lato del corpo.

Capacità di di auto-cura e bisogni educativi

È fondamentale, in prima istanza, verificare la capacità di auto-cura del malato di Parkinson al fine di identificare i bisogni educativi sui quali intervenire con progetti mirati e/o con l'attivazione di servizi o altre figure professionali.

I bisogni educativi più frequenti sono: conoscenze e interpretazioni di malattia; modalità adottate per comunicare ad altri di avere la MdP; capacità di elaborare domande da porre ai curanti; capacità di automonitoraggio delle fluttuazioni dei sintomi e dell'umore e la loro relazione con l'assunzione della terapia farmacologica; abilità di auto-gestione dei sintomi nelle diverse fasi della malattia; valore attribuito dal paziente al supporto sociale, fonti di supporto intra-extra famigliari e modalità di loro attivazione da parte del paziente.

Impatto dei sintomi sulla persona e sui familiari

I ritmi nella sua giornata sono cambiati? Riesce a proseguire nella sua attività lavorativa? Ci sono delle situazioni che influenzano le sue attività quotidiane? Come è il suo umore? Percepisce una rete di sostegno adeguata alle sue necessità? Sono solo alcune delle domande che possono essere poste alla persona per esplorare l'impatto che la patologia ha sulla vita. L'avanzare della patologia, l'aumento dei sintomi presenti ed il progressivo peggioramento influiscono senza dubbio sul benessere non solo fisico ma anche sociale della persona. Va valutato anche il benessere psico-fisico dei familiari o *caregiver* che possono vivere momenti sconforto per il carico assistenziale.

Interventi assistenziali per attivare comportamenti di auto-cura e per la gestione dei sintomi

Il programma di cura della persona con MdP deve tenere conto di aspetti diversi tra cui l'ottimizzazione della terapia farmacologica, l'educazione al paziente e familiari per il rafforzamento o l'adozione di comportamenti di autocura, il *follow-up*, l'attenzione alle complicanze come ad esempio le cadute, e il coordinamento delle cure con altri operatori.
Il paziente con MdP manifesta una serie di problemi che non sempre sono associati alla malattia; i ricoveri ospedalieri avvengono per cause direttamente connesse ad essa come ad esempio le complicanze motorie, presenza di disturbi del comportamento ma anche per problemi indiretti come il trauma da caduta, polmoniti abingestis.
La presa in carico ambulatoriale è frequente soprattutto nelle fasi iniziali, in cui è minima l'insorgenza di complicanze, a meno che altri fattori non siano di ostacolo, il paziente ha un elevato livello di autocura.
I principali interventi assistenziali che attivano specifici comportamenti di autocura si propongono di:
- istruire all'automonitoraggio della terapia;
- informare sull'importanza dell'adesione ad un adeguato schema alimentare;
- adattare in forma personalizzata l'ambiente di vita del paziente;
- svolgere attività di riabilitazione fisico-motoria per mantenere l'equilibrio e aumentare la consapevolezza del movimento;
- addestrare, in collaborazione con altre figure professionali, agli esercizi di fonazione e deglutizione.

Istruire all'automonitoraggio della terapia

L'utilizzo cronico di Levodopa e la progressiva degenerazione dei terminali dopaminergici nigrostriatali riducono la capacità di immagazzinamento della Dopamina e sono correlati allo sviluppo di fluttuazioni sintomatologiche. In particolare, dopo 10 anni di terapia con Levodopa, l'80-100% dei pazienti sviluppa il ***Wearing-Off***, questo fenomeno può manifestarsi già dai primi due anni di terapia in più del 50% dei pazienti (Abbruzzese et al., 2012).

La fluttuazione giornaliera della risposta alla terapia è invece legata alla durata dell'emivita del farmaco, che può determinare una variazione delle concentrazioni plasmatiche di principio attivo, e una variazione della risposta dei recettori dopaminergici o un'alterazione dell'assorbimento intestinale del farmaco. Gli approcci per ridurre le fluttuazioni (***Wearing-Off***) prevedono principalmente **l'educazione del paziente e del caregiver ad assumere la terapia all'orario corretto** e **l'istruzione sulla compilazione di un diario riguardante le fluttuazioni sintomatologiche** simile a quello rappresentato nella **Figura 6.11**.

Anche durante eventuali ricoveri ospedalieri sarebbe importante **confermare il piano terapeutico che il paziente seguiva a domicilio, mantenendone dosaggi ed orari di somministrazione.** Quando gli orari dei farmaci antiparkinson care vengono adattati a quelli di altri medicinali o ai piani di lavoro infermieristici si può incorrere nel rischio di peggioramento dei sintomi motori e non.

La risposta alla terapia viene misurata sulla base di diverse scale validate che valutano ogni sintomo o gruppo di sintomi. La scala di valutazione più utilizzata per descrivere la condizione funzionale globale del paziente al momento della osservazione clinica, suscettibile di modificazione a seconda che la terapia sia efficace o no (stato on e off), è la Unified Parkin-

DIARIO DELLE 24 ORE

Data........... Iniziali........... Sede ....

Compilare il diario due volte la settimana in giorni non consecutivi

TEMPO A partire da mezzanotte	**ON** Stato di sblocco senza discinesie fastidiose	**ON** Stato di sblocco con discinesie fastidiose	**OFF** Stato di blocco	**SONNO**	**TEMPO** A partire da mezzanotte	**ON** Stato di sblocco senza discinesie fastidiose	**ON** Stato di sblocco con discinesie fastidiose	**OFF** Stato di blocco	**SONNO**
00:00-00:30					12:00-12:30				
00:30-01:00					12:30-13:00				
01:00-01:30					13:00-13:30				
01:30-02:00					13:30-14:00				
02:00-02:30					14:00-14:30				
02:30-03:00					14:30-15:00				
03:00-03:30					15:00-15:30				
03:30-04:00					15:30-16:00				
04:00-04:30					16:00-16:30				
04:30-05:00					16:30-17:00				
05:00-05:30					17:00-17:30				
05:30-06:00					17:30-18:00				
06:00-06:30					18:00-18:30				
06:30-07:00					18:30-19:00				
07:00-07:30					19:00-19:30				
07:30-08:00					19:30-20:00				
08:00-08:30					20:00-20:30				
08:30-09:00					20:30-21:00				
09:00-09:30					21:00-21:30				
09:30-10:00					21:30-22:00				
10:00-10:30					22:00-22:30				
10:30-11:00					22:30-23:00				
11:00-11:30					23:00-23:30				
11:30-12:00					23:30-00:00				

Figura 6.11 Esempio di diario sulle fluttuazioni della sintomatologia (da http://www.parkinsontool.net/524-2/).

son's Disease Rating Scale (UPDRS), introdotta nel 1987, è un sistema molto dettagliato per "la valutazione" della gravità dei sintomi di Parkinson ed è riportata alla fine del capitolo. In base al punteggio finale, dopo varie visite ed eventuali modifiche della dose di farmaco, viene valutata la possibilità o meno di cambiare il dosaggio o, eventualmente, terapia. La scala consente, quindi, di ottenere una valutazione di tipo numerico tramite la quale è possibile confrontare i risultati del paziente nel corso del tempo e seguire l'evolversi della malattia. Un punteggio uguale a 0 rappresenta completa inabilità, maggiore è il punteggio, più il soggetto sarà indipendente.

Nelle fasi di scompenso la L-Dopa andrebbe assunta a digiuno e lontano dal pasto in modo tale che possa espletare al meglio la propria azione. Non sempre è però possibile seguire questo comportamento, soprattutto quando c'è la necessità di assumere più volte il farmaco nelle 24 ore come ad esempio quando sono prescritte cinque somministrazioni/die (ore 7-11-14-17-21). Da questo schema risulta evidente che i due pasti principali, il pranzo e la cena, risultano coincidenti con l'ora dell'assunzione della L-dopa, o comunque non sufficientemente distanziati dall'ora stabilita per la singola dose per potere evitare l'interferenza con gli aminoacidi, contenuti negli alimenti. Si è notato che il momento della giornata sintomatologicamente peggiore per la persona affetta da Malattia di Parkinson coincide generalmente con il primo pomeriggio (dalle ore 14 alle ore 16/17), come se non fosse stata assunta la L-Dopa a mezzogiorno, oppure come se quella dose non abbia avuto alcun effetto. Questa mancata risposta alla singola dose di mezzogiorno è la conseguenza della competizione delle proteine che impedisce l'assorbimento della sostanza attiva, impedendone pertanto l'effetto terapeutico.

Nella fase scompensata di malattia è importante che il paziente sappia che le proteine, in particolare gli aminoacidi che le compongono, possono competere con l'assorbimento della L-Dopa, per cui risulta che un quantitativo inferiore di Levodopa raggiunge il cervello e l'effetto terapeutico è minore. Ciò avviene perché sia la Levodopa, che è un aminoacido naturale, che gli altri aminoacidi usano lo stesso sistema di trasporto per passare dal sangue al cervello e superare la cosiddetta barriera ematoencefalica.

Si è osservato, infatti, che pazienti con gravi fluttuazioni motorie o con accentuati periodi di "off" postprandiale possono beneficiare di una dieta povera di proteine: il consiglio che va dato al paziente nella fase di scompenso è di eliminare o ridurre al minimo le proteine dal pasto di mezzogiorno e/o di assumere pasti frequenti ma a basso contenuto calorico e proteico. Poiché l'assorbimento della Levodopa è duodenale e consegue allo svuotamento dello stomaco, è opportuno effettuare più pasti ridotti anziché due o tre pasti abbondanti nella giornata. I pazienti con fluttuazioni motorie possono distribuire uniformemente l'apporto proteico in tutti i pasti. La quantità totale giornaliera di proteine non dovrebbe superare gli 0,8 grammi per chilo di peso (circa 60 grammi per una persona di 75 chilogrammi).

Istruire ad un adeguato stile alimentare

I disturbi gastrointestinali più frequenti nei pazienti parkinsoniani, sono:

- scialorrea;
- disfagia;
- nausea;
- reflusso gastroesofageo;
- stipsi cronica (secondo i criteri di stipsi di Roma III);
- dischesia (defecazione difficile e dolorosa).

Generalmente, i disturbi gastrointestinali pesano negativamente sulla qualità della vita, poiché possono causare gravi complicanze ed interferenze con il trattamento farmacologico antiparkinson e determinare malnutrizione. La malnutrizione può manifestarsi con uno squilibrio energetico e nutritivo che influenza gli esiti clinici. Può esitare in cachessia e diminuire la qualità di vita, aumentare il rischio di infezioni e di cadute, ritardare la guarigione delle ferite e prolungare la degenza ospedaliera. È importante che la dieta sia ben bilanciata, piacevole, con carne, pesce, frutta e verdure fresche e abbondanti carboidrati. È consentito anche un moderato consumo di vino ad ogni pasto. Bisogna invece evitare condizioni di ipoalimentazione con insufficiente apporto calorico ed energetico. L'apporto calorico consigliato è di 25-30 calorie al giorno per chilogrammo di peso corporeo ideale. Nel caso siano presenti movimenti involontari (discinesie) è utile aumentare l'apporto calorico. È buona regola controllare il peso corporeo almeno 1-2 volte settimana per verificare eventuali variazioni.

Per valutare lo stato di malnutrizione si può utilizzare il "MUST" – *Malnutrition Universal Screening Tool for Adults* – è la guida per la valutazione del rischio nutrizionale negli adulti, uno strumento semplice, rapido, che offre misure riproducibili; altro strumento molto utilizzato è "MNA-SF" il *Mini Nutritional Assessment Short Form*. Si consiglia uno schema alimentare che garantisca un introito calorico sufficiente e basato su tutti gli elementi nutritivi necessari ma che al tempo stesso non ostacoli l'efficacia terapeutica dei farmaci utilizzati.

Da queste considerazioni nascono alcune indicazioni dietetiche:

- seguire una dieta varia che comprenda ogni giorno gli alimenti descritti nei quattro gruppi alimentari principali;
- aumentare le calorie in presenza di discinesie per prevenire una eccessiva perdita di peso, incrementando la quantità di carboidrati (pane, pasta, cereali) e di grassi insaturi (esempio, un cucchiaino di olio di oliva fornisce circa 100 calorie);
- consigliare ai pazienti di consumare cereali integrali e 4-5 porzioni al giorno fra frutta e verdura; bere acqua in quantità di almeno 6/8 bicchieri al giorno per evitare la stitichezza. Per favorire lo svuotamento gastrico si raccomanda di non assumere fibra vicino ai pasti e di evitare il cibo con molte scorie. A differenza di altre situazioni, in un intestino di tipo atonico e con ridotta motilità intestinale come quello del malato parkinsoniano, le fibre aumentando la massa fecale, rendono più difficoltosa l'evacuazione a causa di un aumento del tempo di transito;
- ridurre i grassi saturi (burro, lardo, salumi, carni grasse, ecc.) che ostacolano l'assorbimento di L-Dopa;
- offrire una quantità di proteine pari a 0.8 grammi per chilogrammo di peso distribuendole nella giornata in base alla gravità della malattia dallo stile di vita del paziente. Per modeste fluttuazioni motorie, le proteine potranno essere suddivise equamente durante il giorno. Per coloro che hanno fluttuazioni motorie più importanti, invece la quantità maggiore di proteine, soprattutto animali (carne, pesce, uova...), dovrebbe essere assunta la sera, pur con l'inconveniente di una maggiore rigidità notturna;
- controllare che venga assunta una ridotta quantità di calcio. La restrizione è correlata alla dieta a diminuito contenuto proteico (riduzione latteus). È necessario assicurare però il fabbisogno giornaliero che nell'anziano è di 1000-1500 mg. Anche il ferro può risultare carente nelle persone anziane e può essere opportuna una integrazione di questo minerale. È stato osservato che l'assunzione di ferro riduce l'efficacia della Levodopa. Il paziente con ndp in terapia con Levodopa deve, quindi, assumere l'integratore di ferro ad un orario il più lontano possibile dalla somministrazione del farmaco.

Gestire la stipsi e i disturbi urinari

La **stipsi** è un problema particolarmente frequente: il 30% dei pazienti con MdP soffre di dismobilità del colon e il 60% è colpito da disfunzione ano-rettale che può precedere di 10 o più anni l'esordio dei sintomi motori tipici della patologia. Nella fase pre-trattamento la stipsi probabilmente è determinata da un rallentato transito intestinale, dismotilità del colon e da una distonia dello sfintere anale direttamente associati a disfunzioni del sistema parasimpatico. La stipsi può dipendere anche dai farmaci anticolinergici e da Levodopa, da scarso esercizio fisico, da diminuzione del tono della muscolatura diaframmatica ed addominale e da una diminuzione nell'introito di liquidi e fibre. La stessa degenerazione dei corpi di Lewy che avviene all'interno del plesso mioenterico del colon può portare ad un diminuito tempo di transito che evolve occasionalmente in megacolon, pseudo-ostruzione e volvolo. Il trattamento è sovrapponibile a quello raccomandato nella stipsi dovuta ad altre cause: assunzione di fibre alimentari e liquidi (almeno 8 bicchieri al giorno ed evitare banane) e attività fisica. Se queste strategie non si rivelano sufficienti, possono essere utilizzati lassativi come emollienti delle feci, formanti massa, ed osmotici (Bonnet et al., 2012; Salat-Foix & Suchowersky, 2012).

Circa il 75% dei pazienti con MdP sviluppa problemi genito-urinari; il più precoce e comune è la **nicturia** che influenza la qualità del sonno; è frequente anche l'**incontinenza urinaria d'ur-**

genza diurna, che con la progressione della malattia può diventare una incontinenza urinaria, conseguente ad anormale funzione del detrusore che si contrae in modo anomalo anche a basso riempimento vescicale.

Va preliminarmente esclusa l'infezione urinaria come causa dell'incontinenza ed escluso il diabete come causa di poliuria. Possono eventualmente essere utilizzati farmaci anticolinergici per gestire le disfunzioni urinarie, anche se il loro uso deve essere cauto perché possono scatenare confusione mentale. Prima di impostare qualsiasi terapia farmacologica, l'infermiere può valutare il **residuo post-minzionale** per alcune volte. Se esso risultasse superiore a 100 ml, assieme allo specialista si può procedere alla pratica del cateterismo intermittente, procedura a cui può essere istruito lo stesso paziente o il *caregiver.* In alcune situazioni, invece, il cateterismo ad intermittenza può non essere possibile o controindicato; è perciò consigliato procedere con il cateterismo a permanenza.

Rendere sicuro l'ambiente di vita

L'ambiente di vita deve essere predisposto secondo le esigenze del paziente: è necessario pertanto valutare l'indipendenza funzionale e i bisogni per adattare gli spazi garantendo principalmente sicurezza ed eliminando i fattori ambientali del rischio di caduta; è necessario eliminare le barriere architettoniche o sostituire il letto di sempre con un altro che possa essere regolato in altezza. L'obiettivo principale è salvaguardare e agevolare l'autonomia del paziente con la disponibilità di una struttura abitativa più sicura attraverso i seguenti interventi:

- adattare strutturalmente la casa secondo le nuove esigenze derivanti dalla malattia;
- proporre, attraverso l'approccio fisioterapico, specifiche strategie per contrastare, sia nella propria abitazione che all'esterno, le difficoltà motorie con l'utilizzo di arredi ed ausili in grado di facilitare gli spostamenti ed i trasferimenti del paziente nell'ambito domestico.

Per evitare il rischio caduta o di traumi, suggerire i seguenti accorgimenti: rimuovere tappeti zerbini, assicurare una illuminazione adeguata degli ambienti e adottare luci notturne nel tratto camera-bagno; arrotondare le sporgenze, predisporre antiscivolo nella doccia; adeguare altezza del letto, applicare alle porte specifiche maniglie a leva curvate e arrotondate, evidenziare e proteggere gli spigoli con appositi paraspigoli.

Una particolare attenzione richiede la problematica delle barriere architettoniche ovvero qualsiasi ostacolo che impedisca o limiti alla persona disabile l'accesso e la piena fruibilità degli spazi abitativi sia urbani sia privati. Le barrire architettoniche più comuni e sono le scale, i gradini, le porte e i passaggi troppo stretti; ambienti che non consentono la movimentazione di sedie a rotelle (bagni, cucine, disimpegni); ascensori troppo piccoli; altezza eccessiva di telefoni o dei ripiani; questi sono solo alcuni esempi. La normativa prevede agevolazioni per la rimozione delle barriere architettoniche esistenti nell'edificio in cui abita la persona disabile.

È raccomandata una progressiva attenzione ai rischi di caduta, e agli incidenti domestici associati anche alla riduzione dell'olfatto. Gli interventi di valutazione del rischio e prevenzione delle cadute sono descritti nel Trattato di Cure Infermieristiche (Saiani, Brugnolli, 2021).

Nel paziente affetto da MdP il rischio di caduta è determinato da un'ipotensione ortostatica, che è molto diffusa (circa 48% secondo LIMPE, 2013) e dalle difficoltà motorie.

Istruire il paziente a gestire i problemi del movimento

La MdP è una patologia a decorso cronico che determina una progressiva compromissione delle funzioni motorie con crescenti difficoltà a svolgere le attività di vita quotidiana a causa di una andatura lenta, a piccoli passi, trascinata, della difficoltà a sedersi ed alzarsi a mantenere l'equilibrio e la postura, a raggiungere ed afferrare un oggetto. La terapia farmacologica (Levodopa) agisce sui sintomi, migliorando la funzionalità motoria; per questo è necessario che sia assunta con regolarità e con le accortezze necessarie (dieta, orari). Il trattamento farmacologico è accompagnato dalla terapia fisica che nella fase iniziale della malattia si propone di prevenire l'inattività e la paura di muoversi o cadere, nonché di preservare o migliorare la forza muscolare e la mobilità articolare. Nella fase intermedia, la terapia con esercizi è focalizzata su strategie di movimento cognitive sui trasferimenti, sulla postura, l'equilibrio e il cammino. Nella fase avanzata i pazienti sono costretti a letto o sulla sedia a rotelle e l'obiettivo del trattamento è di prevenire decubiti o contratture o altre complicanze (Royal Dutch Society for Physical Therapy – KNGF – 2004).

Per migliorare l'indipendenza, la sicurezza e il benessere del paziente, aumentando la qualità di vita devono essere insegnati esercizi aerobici. Questi possono aumentare la quantità di ossigeno consumato, il rendimento fisico, e la capacità di percorrere maggiori distanze e la cinematica dell'andatura. Per i pazienti che si trovano ad uno stadio lieve o moderato di patologia, possono essere efficaci gli interventi mirati sulla flessibilità, sulla forza degli arti inferiori e sul condizionamento cardio-vascolare; questi esercizi migliorano l'equilibrio e l'andatura. La tempistica in cui effettuare gli esercizi (numero sedute/settimana) è suggerita dal fisioterapista sulla base delle esigenze del paziente. Tali esercizi vanno integrati anche negli ambienti di vita quotidiana, al fine di conferire maggior continuità possibile alla riabilitazione (Tomlinson et al., 2012a).

Per migliorare il controllo del movimento sono utili anche le strategie di movimento cognitivo: queste attività sono divise elementi separati che corrispondono ad atti semplici e vengono eseguite in sequenze. Aiutando la persona a pensare consapevolmente a tale movimento e a procedere con una azione alla volta. Tali strategie hanno lo scopo di utilizzare la corteccia frontale per controllare la finezza dei movimenti o la loro tempistica, riflettendo sul movimento che si intende eseguire. I pazienti con MdP, in questo modo, compensano lo squilibrio dei neurotrasmettitori nei gangli della base. I principi base di queste strategie sono di riflettere attivamente sul movimento che stanno per iniziare; visualizzare la propria andatura pensando a passi lunghi; ripassare mentalmente la sequenza di movimenti che desiderano effettuare prima di mettere in pratica l'azione; frammentare in diverse parti le sequenze di movimento lunghe o complesse e focalizzarsi sulla messa in pratica di ciascun segmento; evitare di fare due cose contemporaneamente e leggere le istruzioni prima di praticare una azione.

Altre strategie possono essere:

- istruire il paziente a svolgere in modo controllato e sequenziale con atti separati le attività di vita quotidianità (es. i vari gesti dell'attività di lavarsi) che di solito si svolgono in automatismo e contemporaneamente;
- insegnare a camminare con passi più lunghi e ad una velocità di andatura più funzionale, ad esempio ponendo linee bianche sul pavimento e utilizzare un battito ritmico come quello fornito da un metronomo o una musica ritmata.

Nei pazienti che soffrono di *freezing*, la difficoltà a compiere il primo passo (esitazione nella partenza), adattare le seguenti strategie:

- fare un passo in direzione di un bersaglio;
- fare un passo per superare un bastone posto sul pavimento di fronte al piede;
- fare il primo passo marciando come un soldato (**Figura 6.12**).

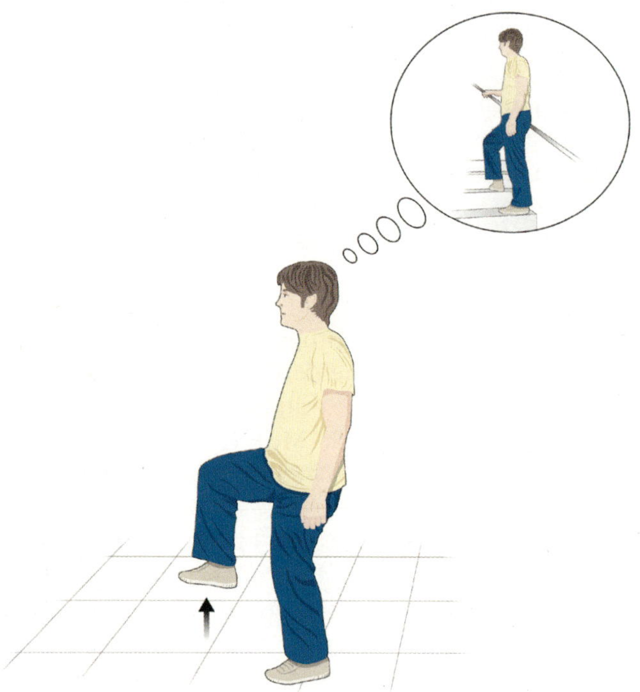

Figura 6.12 Immaginare di superare un ostacolo quale un gradino o marcia come soldato.

Gli interventi sopra descritti si sono dimostrati efficaci sulla velocità dell'andatura, sull'equilibrio e sulla riduzione delle cadute che costituiscono un problema comune nel paziente con MdP. Peraltro, le persone che sono già cadute, sono meno sicure nel camminare, e hanno un rischio aumentato di cadere di nuovo. Coinvolgere il paziente nei programmi riabilitativi è quindi fondamentale: i benefici, tuttavia, sono riconosciuti solamente a breve termine (periodo < 3 mesi); per una patologia di lunga durata quale è la MdP, avere effetti a lungo termine è necessario (Tomlinson et al., 2012b). I pazienti possono, inoltre, beneficiare di ulteriori strategie (**Figura 6.13**) qualora lo desiderino e le loro condizioni cliniche lo permettano: studi dimostrano che il Tai Chi è in grado di migliorare l'instabilità posturale nelle persone con MdP; la danza (per esempio il tango argentino e il ballo da sala), invece, può migliorare i disturbi della deambulazione e la qualità di vita nei suoi aspetti emozionali e di socializzazione (LIMPE, 2013).

Addestrare e gestire i problemi di deglutizione e scialorrea

I pazienti con MdP sono tre volte più a rischio, rispetto ai soggetti sani, di sviluppare disturbi della deglutizione per un'anomalia nella formazione del bolo e un rallentamento di trasporto ed esofageo. La velocità di deglutizione ed il volume del bolo, infatti, sono particolarmente ridotti nelle persone con MdP e peggiorano in maniera significativa con il progredire della patologia

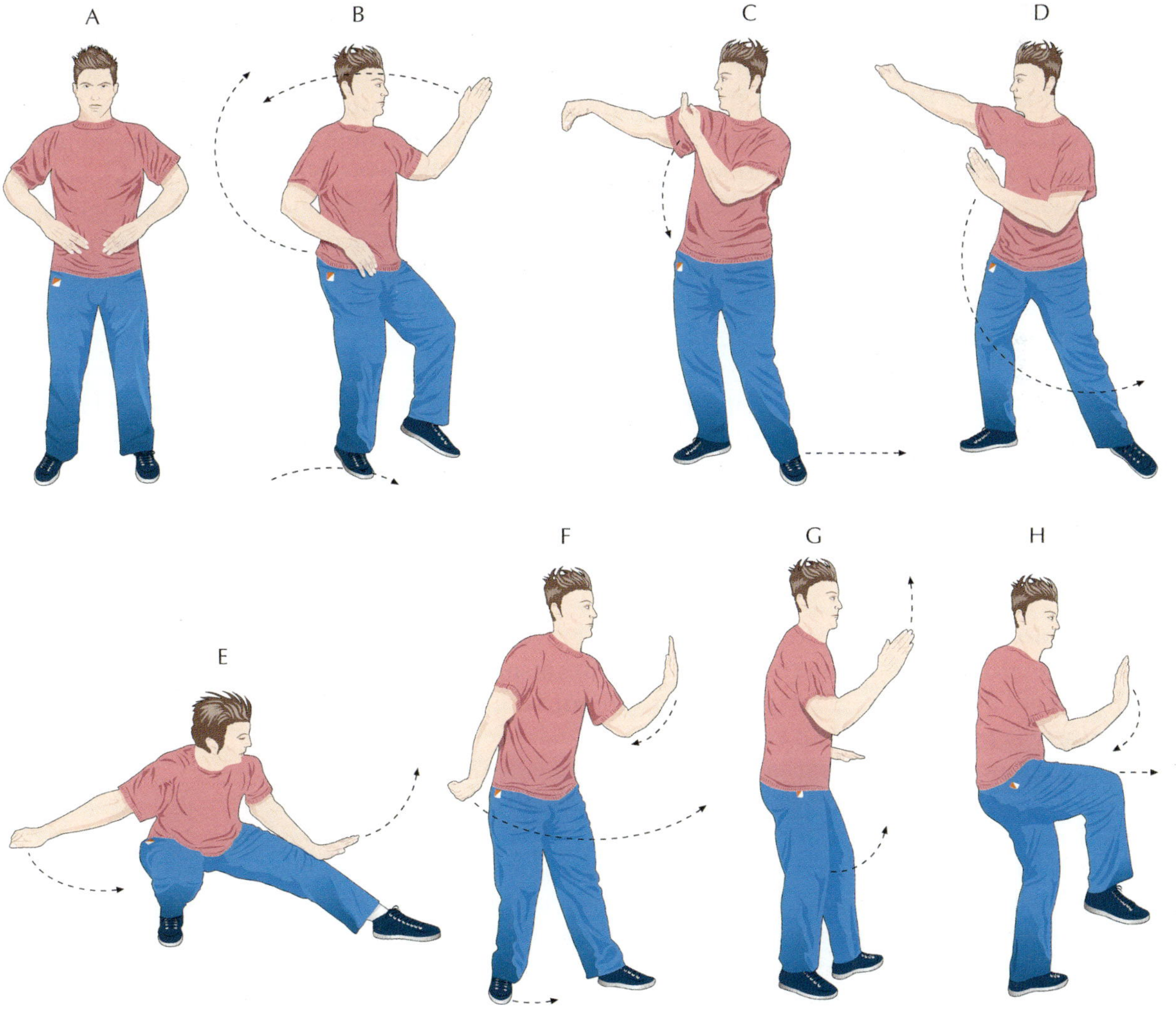

Figura 6.13 Movimenti di Tai-chi.

(Kalf et al., 2012). I meccanismi eziologici non sono ancora chiari, ma sono solitamente ricondotti a bradicinesia e rigidità orofaringea, incompleta distensione crico-faringea e ritardo nell'attivazione del riflesso della deglutizione (Baijens & Speyer, 2009).

La **disfagia** rappresenta assieme ad un'aumentata spesa energetica, calo dell'appetito e malassorbimento intestinale, un fattore favorente la malnutrizione, la perdita di peso e la polmonite da aspirazione (*ab-ingestis*); quest'ultima determinata anche dalla riduzione del riflesso ed efficacia della tosse. Sebbene la terapia con Levodopa intervenga migliorando la velocità di deglutizione, il trattamento riabilitativo del logopedista finalizzato a migliorare sia il riflesso della tosse sia l'efficacia della deglutizione con trattamenti che si concentrano sulla forza espiratoria è particolarmente efficace su tecniche efficaci di deglutizione (es. tecniche di concentrazione) (Kalf et al., 2012; Deane et al., 2009).

Le indicazioni generali per il paziente con disfagia possono essere estese anche alle persone con MdP (affrontate nel Trattato Cure Infermieristiche, Saiani-Brugnolli, 2021), se il paziente vive la fase *"On"* va suggerito di masticare il più possibile il boccone; ritrarre il mento e tossire dolcemente dopo ogni tentativo di deglutizione (Salat-Foix & Suchowersky, 2012).

Rispetto alla disfagia del paziente con MdP nelle fasi iniziali gli interventi consistono nel:

a) dare spiegazioni sul soffocamento come conseguenza del doppio compito;
b) utilizzare esercizi per rendere la deglutizione cosciente e sicura. Considerato che mangiare e bere avviene spesso in presenza di altre persone, come atto sociale, il soffocarsi può essere la conseguenza di una minore attenzione, come fosse un doppio compito. È possibile che si tratti di un minimo o medio disturbo della deglutizione e che l'istruzione *"prima deglutire tutto e poi parlare"* possa essere sufficiente. Un disturbo tipico della deglutizione nella Malattia di Parkinson è la **difficoltà nell'interrompere la masticazione** del cibo e incominciare la deglutizione. Per poter deglutire è necessario che la masticazione si fermi per un momento; anche la rigidità della lingua gioca un ruolo in questo disturbo. Nei pazienti parkinsoniani che masticano troppo a lungo (*ipocinesia*) e/o che tengono il cibo in bocca troppo a lungo senza deglutirlo (*acinesia*), può essere utile aiutarli a prendere coscienza di queste fasi: portare il cibo in bocca, masticare, riunire il cibo sulla lingua, portare la lingua all'indietro e deglutire. Il paziente impara a mangiare e bere utilizzando queste fasi, e può essere necessario utilizzare *cues verbali* (ordini verbali) da parte del famigliare o operatore.

La rigidità e l'ipocinesia, così come la retrazione della lingua, la faringo-costrizione e la restrizione laringea, possono rendere difficile il passaggio del cibo nel tratto faringeo, e di conseguenza, il bolo può non essere deglutito completamente. Il paziente avverte che una parte del cibo è rimasta in gola. La *"deglutizione forzata" cosciente* è una compensazione raccomandata per correggere la fase di trasporto faringeo debole e quindi una permanenza di residui alimentari a livello faringeo. Essa può essere favorita dalla seguente istruzione: *"mentre lei deglutisce deve mettere in tensione tutti i muscoli"* (Kalf et al., 2008).

La **scialorrea,** che sia di entità lieve, media o grave, spesso non è facile da identificare durante il colloquio perché il paziente con Malattia di Parkinson fa del suo meglio per nasconderla. L'apprendimento di una strategia di movimento cognitivo – cosciente può essere di aiuto al paziente per ridurre la perdita di saliva; ad esempio:

- prima di incominciare a parlare riunire la saliva e deglutirla;
- prima di alzarsi, ... chiudere la bocca, riunire la saliva e deglutirla.

I risultati di alcuni studi hanno evidenziato come l'uso di un metronomo a forma di una spilla (broche), che ricorda il tempo di deglutizione, può rallentare la perdita.

Il risultato di questi interventi addestrativi dipende dalla gravità della scialorrea e dalle capacità cognitive del paziente ad essere istruito.

Il trattamento della scialorrea si basa sulla riduzione della produzione di saliva. I farmaci anticolinergici bloccano la produzione di saliva, ma il loro effetto è limitato da possibili effetti collaterali, come stipsi o disturbi della vista. L'iniezione di neurotossina botulinica nelle ghiandole salivari è diventata un trattamento comune. Sia la ghiandola parotide che le ghiandole salivari sottomandibolari possono essere trattate con l'uso di ultrasuoni. Anche la radioterapia delle ghiandole salivari è diventata una opzione di trattamento vero e proprio per le persone affette da MdP che soffrono di grave scialorrea (Kalf et al., 2008).

Potenziare le capacità di linguaggio

La maggior parte dei pazienti sviluppa disturbi del linguaggio che peggiorano con il progredire della patologia e incidono sulla comunicazione, sul benessere psicologico e sulla qualità di vita (Sapir et al., 2008). I disturbi del linguaggio possono avere ragioni diverse, come il coinvolgimento della muscolatura respiratoria o la rigidità e lentezza dei movimenti dei muscoli facciali e della bocca, che portano a una difficoltà a pronunciare ed articolare le parole (*disartria*). Nelle persone con MdP si manifestano con tono e volume di voce piatti; articolazione imprecisa; variazioni nella velocità dell'eloquio che determinano silenzi inappropriati ed improvvise accelerazioni. La voce roca ed ansimante, e riflette la difficoltà che ha il paziente nel coordinare eloquio e respirazione. Molte di queste caratteristiche sono attribuite alla bradicinesia ed alla rigidità motoria. I pazienti, inoltre, non sono in grado di utilizzare o il linguaggio non-verbale (es. espressioni facciali e gesti con le mani) per la presenza di amimia o tremore alle mani.

Gli interventi disponibili per migliorare le capacità comunicative consistono nella terapia comportamentale (esercizi di linguaggio) ed ausili strumentali quali *devices* protesici ed accrescitivi. Il trattamento, personalizzato e di durata variabile, prevede esercizi anche di gruppo concentrati sulla respirazione; sul tono della voce e sulla sua sonorità. La valutazione e il trattamento richiedono l'intervento del logopedista.

È inoltre importante accertare l'impatto sulle attività quotidiane della scarsa abilità comunicativa: avendo un tono di voce basso, qualsiasi attività semplice come telefonare può diventare difficoltosa, creando sconforto nel paziente. Se dopo il trattamento logopedico si notano miglioramenti, può ridursi la percezione di isolamento. L'efficacia del trattamento può essere però ostacolata da uno stato depressivo, tipico del paziente con MdP che può limitare la *compliance* al programma riabilitativo; al contrario, svolgere il programma terapeutico, può avere effetti positivi sul tono dell'umore per la percezione di migliori abilità comunicative e rapporti interpersonali. Il trattamento per i disturbi del linguaggio può, inoltre, ottenere esiti positivi anche sul *caregiver*; è perciò indispensabile accertare il loro punto di vista sulle difficoltà del proprio famigliare (Herd et al., 2012).

Facilitare un adeguato ritmo sonno-veglia

Una larga proporzione di persone con MdP (dal 60 al 90%) soffre di disturbi del sonno notturno e sonnolenza diurna. Tali problemi possono non essere rilevanti nei primi stadi della malattia ma aumentano con la progressione della stessa, in particolare con la sua durata e severità. I disturbi del sonno determinano una riduzione della qualità di vita e riducono le performance motorie peggiorando l'evoluzione clinica della patologia.

La persona può sperimentare frammentazioni del sonno notturno, sindrome delle gambe senza riposo, allucinazioni, discinesie, dolore, e distonie. La difficoltà all'addormentamento può dipendere dalla persistenza di fasi *Off* come dalla comparsa della acinesia notturna che impedisce al paziente di muoversi e girarsi nel letto con agilità; le distonie, spesso accompagnate da crampi e dolori agli arti inferiori sono un'altra frequente causa di frammentazione del sonno. Alcuni determinanti sono direttamente associati alla MdP come ad esempio i disturbi motori notturni e i disturbi psichiatrici; altri sono associati alle patologie concomitanti quali problemi respiratori o età; altri ancora, agli effetti collaterali dei farmaci utilizzati per trattare l'insonnia (Ferreira et al., 2009).

La sindrome delle gambe senza riposo colpisce il 10-20% dei pazienti con MdP ed è caratterizzata dall'urgenza di muovere gli arti inferiori, associata o non ad una sensazione sgradevole; peggiora con l'inattività e migliora con il movimento volontario delle gambe. Ha una caratteristica variazione diurna, con un peggioramento sintomatico alla sera. All'interno di questa sindrome, possono manifestarsi movimenti ricorrenti degli arti quali attività ripetitive e spasmodiche caratterizzate dalla dorsi-flessione del piede e dell'alluce, solitamente accompagnata dalla flessione di anca, ginocchio e caviglia. La valutazione e gestione di questo problema sono affrontate nel Trattato di Cure Infermieristiche (Saiani, Brugnolli, 2021).

Il sonno notturno è influenzato negativamente anche da sintomi sgradevoli e dolorosi collegati al fenomeno *Wearing-Off* causato dalla terapia farmacologica. In questo caso il problema deve essere affrontato addizionando un farmaco dopaminergico a lunga durata d'azione da assumere prima di coricarsi o una dose da prendere durante la notte. L'obiettivo della terapia è ristabilire la qualità del sonno notturno senza causare un'eccessiva sedazione diurna, migliorare le funzioni psicofisiche e la qualità di vita del paziente. Il trattamento farmacologico può essere integrato con alcuni interventi di igiene del sonno:

- assicurare un letto confortevole ed una temperatura della stanza adeguata, ma anche la presenza di *devices* che possano aiutare il paziente nei movimenti a letto;
- educare il paziente a coricarsi alla stessa ora; utilizzare il letto solo per dormire (escludere attività quali leggere o guardare la televisione); evitare l'assunzione di bevande contenenti caffeina dopo le 19.00; mantenere un ambiente calmo e rilassante nelle ore che precedono il riposo notturno;
- offrire terapia cognitivo-comportamentale in collaborazione con un professionista: il paziente impara a gestire l'ansia, a contenere atteggiamenti negativi e sviluppa abilità nella respirazione profonda e nel rilassamento muscolare;
- instaurare una routine giornaliera con attività programmate, esercizi svolti con tempistiche regolari e l'esposizione ad una luce intensa possono essere utili nelle situazioni di eccessiva sonnolenza diurna;
- limitare i riposi di breve durata durante il giorno migliora la qualità del sonno notturno.

La sonnolenza diurna può essere associata alla malattia, alla terapia con dopamino-agonisti segnalati come induttori di attacchi di sonno (soprattutto Ropinorolo, Pramipexolo, Pergolide, Apomorfina, L-Dopa in monoterapia) ma non in relazione alla cattiva qualità del sonno notturno. Si manifesta come un'incontrollabile propensione ad addormentarsi durante il giorno, interrompendo la normale attività diurna; gli attacchi di sonno mentre il paziente è alla guida sono la preoccupazione maggiore.

Promuovere il benessere emotivo

Il 35% dei pazienti con MdP manifesta sintomi di depressione clinicamente significativi. I sintomi depressivi possono precedere la diagnosi e comprendono tono dell'umore basso, anedonia, presenza di pensieri pessimistici, letargia e fatica (Chaudhuri et al., 2006; Ghazi-Noori et al., 2009). L'eziologia della depressione non è ancora stata spiegata anche se sono disponibili due ipotesi: la depressione rappresenta a) uno stato reattivo derivante dalla percezione di una progressiva disabilità sociale; b) una dimensione intrinseca alla patologia. Quest'ultima ipotesi spiegherebbe il manifestarsi dei sintomi della depressione prima di quelli motori tipici del Parkinson. Identificare precocemente la depressione e gli interventi necessari è prioritario: va definito quanto prima se è associata alle fasi sintomatologiche "*Off*": in questo caso, la terapia dovrebbe essere ottimizzata per dosi, formulazioni e timing allo scopo di minimizzare tali periodi. Se, invece, la causa della depressione esula da tale origine, il trattamento non farmacologico può essere particolarmente efficace, soprattutto nei casi di disturbo lieve o moderato (Tan, 2011).

È importante garantire un sostegno emotivo ai pazienti. La terapia cognitivo-comportamentale ha dimostrato benefici nelle persone con MdP; è finalizzata a modificare pensieri distorti, emozioni disfunzionali e comportamenti disadattivi con lo scopo di facilitare la loro riduzione e l'eliminazione del sintomo o del disturbo psicologico. Si focalizza prevalentemente sul presente, cioè si orienta alla soluzione dei problemi attuali rispetto ai quali il paziente apprende specifiche abilità (coping), che può utilizzare anche in seguito, e che riguardano l'identificazione dei cosiddetti modi distorti di pensare, la modificazione di convinzioni irrazionali e il cambiamento di comportamenti disadattivi. Determina un maggior piacere nello svolgere le attività sociali; una riorganizzazione dei pensieri in senso positivo e la capacità di affrontare lo stress quotidiano; inoltre, contiene l'ansia determinando un miglioramento della qualità di vita (Dobkin et al., 2011).

Nei casi di depressione moderata-severa, lo specialista può prescrivere una terapia farmacologica con i dopamino-agonisti (Pramipexolo soprattutto), antidepressivi Triciclici (TCA) (es. Amitriptilina, Imipramina) e Inibitori Selettivi della Ricaptazione della Serotonina e della Norepinefrina (SSRI e SNRI) (es. Citalopram, Sertralina). Sarà importante monitorare gli effetti di questi farmaci che possono interferire con problematiche già presenti: gli effetti anticolinergici in particolare possono determinare o peggiorare situazioni di stipsi, ritenzione urinaria, secchezza delle fauci, confusione. Gli effetti antiadrenergici, invece, conducono ad ipotensione ortostatica e vertigini (Ghazi-Noori et al., 2009).

Peculiarità assistenziali al paziente sottoposto a Stimolazione Cerebrale Profonda - DBS

L'assistenza infermieristica perioperatoria non si discosta molto da quella generale affrontata nei capitoli 26 e 27 del Trattato di Cure Infermieristiche (Saiani, Brugnolli, 2013). Rispetto ai pazienti chirurgici generali, che dovrebbero rimanere a digiuno per almeno sei ore (pasto leggero) e bere solo liquidi chiari (acqua, the, caffè, succo senza polpa, bevande con carboidrati) fino a due ore due prima dell'intervento (American Society of Anesthesiologists Committee, 2011), si suggerisce di aumentare il tempo di digiuno perché i pazienti con MdP hanno un transito gastro-intestinale rallentato. Tutti i farmaci antiparkinsoniani devono essere sospesi se possibile almeno 12 ore prima dell'intervento (Okun, 2012) in accordo con il neurologo e il neurochirurgo.

Nel post-operatorio i rischi sono in parte legati all'intervento neurochirurgico, all'impianto, in altra parte all'impianto del *device* e alla stimolazione elettrica. L'infezione è determinata dalla soluzione di continuità che si crea tra l'encefalo e l'ambiente esterno, con possibili colonizzazioni da parte di agenti batterici. Quando si manifesta, può essere necessario rimuovere il *device* e somministrare una terapia antibiotica (Okun, 2012). Può manifestarsi anche un'emorragia intracranica: è fondamentale l'attenta sorveglianza del paziente a fine di riconoscere tempestivamente i sintomi correlati quali deterioramento dello stato cognitivo, comparsa di deficit focali, cefalea, nausea e vomito. Se l'emorragia è estesa e coinvolge anche le strutture del tronco, il decadimento cognitivo può evolvere in coma, con comparsa di respirazione profonda ed irregolare, e pupilla ipsilaterale midriatica e non fotoreagente (Braunwald et al., 2002).

L'intervento può, inoltre, determinare una difficoltà nella concentrazione, deficit di memoria, problemi di espressione verbale, disequilibrio, disfagia e disturbi motori e sensitivi; sono inoltre possibili ansia, depressione, apatia, paura, crisi di panico (Okun, 2012). Queste manifestazioni sono legate alla posizione dei *device* e alla stimolazione determinata dagli elettrodi: i sintomi possono risolversi ricollocando e riprogrammando il *device*.

Associazioni e sussidi per i malati e loro famigliari

Su tutto il territorio nazionale sono numerose le associazioni di volontariato, ma non solo, che prestano supporto e assistenza alle persone affette da MdP e ai loro familiari. Queste associazioni come ad esempio "Associazione Italiana Parkinsoniani" e "Parkinson Italia", oltre a fornire informazioni su tutti gli aspetti della malattia, forniscono risorse e servizi per facilitare e migliorare la qualità di vita delle persone e dei loro famigliari.

Per ottenere informazioni sulle agevolazioni previste dalla legge possono rivolgersi all'Istituto Nazionale di Previdenza Sociale (INPS); all'ufficio invalidi, o all'Ufficio Relazioni con il Pubblico dell'Azienda sanitaria di appartenenza; oltre che alle associazioni sopra descritte. In questi ultimi anni sono state emanate molte leggi finalizzate a supportare le persone portatrici di disabilità, che garantiscono agevolazioni fiscali, tra le quali ad esempio:

- applicazione di IVA agevolata all'atto di acquisto e detrazione dal reddito della spesa sostenuta nel caso di acquisto di veicoli, ausili, sussidi tecnici e informatici (computer, fax e quant'altro);
- detrazione dal reddito della spesa sostenuta per l'assistenza sanitaria specifica, ma anche per le spese sostenute per pagare assistenti private; esenzione ticket in base alle normative regionali vigenti;
- detrazione sulle spese sostenute per l'eliminazione di barriere architettoniche;
- erogazione gratuita in base ad alcuni parametri di invalidità di protesi ortesi ed ausili come calzature, apparecchi ortopedici per arti, presidi per la deambulazione, letti ortopedici, materassi, etc.) adeguate al tipo di necessità;
- contributo della spesa sostenuta per l'adattamento dei dispositivi di guida nei veicoli delle persone titolari di patente speciale;
- concessione di tessere che consentono di viaggiare sui mezzi pubblici locali in modo totalmente o parzialmente gratuito, oppure è possibile richiedere il contrassegno invalidi per la circolazione e la sosta.

Gestire le transizioni (domicilio - ambiti di cura)

Con l'ammissione in ospedale o in casa di riposo, la routine del paziente può essere minacciata: ciò che con fatica aveva definito insieme al caregiver rispetto a quando alimentarsi, assumere la terapie, alle posture da mantenere e così via, può essere improvvisamente modificato. Nella gestione delle transizioni domicilio-ospedale, casa di riposo-ospedale o domicilio-casa di riposo è prioritario mantenere gli equilibri orario terapia- sintomi che il paziente con i suoi famigliari avevano raggiunto. I familiari "esperti" possono essere fonte di indicazioni su come gestire le abitudini di vita del paziente, gli orari di terapia, dei pasti, strategie di gestione delle crisi di freezing e dei sintomi non motori (Lopez et al., 2005).

Offrire cure palliative

Dopo i primi anni di responsività alla terapia, mediamente dopo 10-12 anni subentra una fase di bassa responsività e di complicazioni gravi e dolorose, nonché grande o totale invalidità.

La fase avanzata della malattia di Parkinson, infatti, è caratterizzata dalla presenza dei seguenti sintomi: dolore, disturbi del sonno, affaticamento/mancanza di energia, problemi all'uso degli arti inferiori seguiti da alterazioni dell'umore, spasmi, incontinenza, stipsi, difficoltà a comunicare. Le cure palliative dovrebbero essere erogate in modo integrato dalla comparsa di sintomi importanti del per il paziente e nel contesto dove la persona vive. L'approccio esclusivamente palliativo inizia quando sono state esaurite le opzioni di cura attiva: quando la tollerabilità alla terapia con L-dopa non è più sufficiente, il malato non è più adatto ad una terapia chirurgica e sono presenti comorbidità in stato avanzato (NCCCC, 2006).

La fase di fine vita è caratterizzata da problemi di deglutizione, allucinazioni e un marcato declino cognitivo e delle capacità fisiche, frequenti cadute, perdita di peso e infezioni ricorrenti. La polmonite da aspirazione è una frequente causa di morte. Lo stato confusionale o la perdita di capacità mentali rendono questi pazienti meno consapevoli della morte imminente e con meno con meno possibilità di salutare i loro cari (Richfield et al., 2013).

Bibliografia

Abbruzzese G., Antonini A., Barone P., Stocchi F., Tamburini T., Bernardi L., Amboni L., Vacca L., Posocco V., & Colombo D. (2012) Linguistic, Psychometric Validation and Diagnostic Ability Assessment of an Italian Version of a 19-Item Wearing-Off Questionnaire for Wearing-Off Detection in Parkinson's Disease. *Neurological Sciences,* 33, 1319-1327.

American Society of Anesthesiologists Committee (2011). Practice guidelines for preoperative fasting and the use of pharmacologic agents to reduce the risk of pulmonary aspiration, application to healthy patients undergoing elective procedures: an updated report of by the American Society of Anesthesiologists Committee on Standards and Practice Parameters. *Anesthesiology,* 114(3), 495-511.

Antonini A., Abbruzzese G., Ferini-Strambi L., Tilley B., Huang J., Stebbins G.T., Goetz C.G., Barone P., Bandettini di Poggio M., Fabbrini G., Di Stasio F., Tinazzi M., Bovi T., Ramat S., Meoni S., Pezzoli G., Canesi M., Martinelli P., Maria Scaglione C.L., Rossi A., Tambasco N., Santangelo G., Picillo M., Morgante L., Morgante F., Quatrale R., Sensi M., Pilleri M., Biundo R., Nordera G., Caria A., Pacchetti C., Zangaglia R., Lopiano L., Zibetti M., Zappia M., Nicoletti A., Quattrone A., Salsone M., Cossu G., Murgia D., Albanese A., Del Sorbo F. (2013) Validation of the Italian version of the Movement Disorder Society--Unified Parkinson's Disease Rating Scale. *Neurological Sciences,* 34(5):683-687.

Appollonio I, Trabucchi M. (2012). Il Parkinson - Quando si perde l'auotonomia nei movimenti. Bologna: Il Mulino.

Armstrong M.J., Okun M.S. (2020) Diagnosis and Treatment of Parkinson Disease: A Review. JAMA; Feb 11; 323(6): 548-560.

Baijens L.W.J., & Speyer R. (2009) Effects of Therapy for Disphagia in Parkinson's Disease: Systematic Review. *Dysphagia* 24, 91-102.

Balestrino R. & Schapira A.H.V. (2020) Parkinson disease. European Journal of Neurology; 27(1): 27-42.

Baumann C.R. (2012) Epidemiology, diagnosis and differential diagnosis in Parkinson's disease tremor. Parkinsonism & Related Disorders; 18 Suppl 1: S90-2.

Bériault S., Al Subaie F., Collins, Sadikot A.F. & Pik G.B. (2012) A multi-modal approach to computer-assisted deep brain stimulation trajectory planning.*Int J CARS* 7:687-704.

Bhatia K.P., Bain P., Bajaj N., Elble R.J., Hallett M., Louis E.D., Raethjen J., Stamelou M., Testa C.M., Deuschl G.; Tremor Task Force of the International Parkinson and Movement Disorder Society. (2018) Consensus Statement on the classification of tremors. from the task force on tremor of the International Parkinson and Movement Disorder Society. Movement Disorders; 33(1):75-87.

Bonifacio M.J., Palma P.M., Almeida L. & Soares-da-Silva P. (2007) Catechol-O-methyltransferase and Its Inhibitors in Parkinson's Disease. *CNS Drug Reviews* 13(3), 352-379.

Bonnet A.M., Jutras M.F., Czernecki V., Corvol J.C., & Vidailhet M. (2012) Nonmotor Symptoms in Parkinson's Disease in 2012: Relevant Clinical Aspects. *Parkinson's Disease* Volume 2012, Article ID 198346, 15 pages.

Braunwald E., Fauci A.S., Kasper D.L., Hauser S.L., Longo D.L. & Jameson J.L. (2002). *Harrison: Principi di Medicina Interna.* (15th Ed.) Milano: McGraw-Hill.

Bronstein J.L., Tagliati M., Alterman R.L., Lozano A.M., Volkmann., Stefani A., Horak F.B., Okun M.S., Foote K.D., Krack P., Pahwa R., Henderson J.M., Hariz M.I., Bakav R.A., Rezai A., Marks W.J. Jr., Moro E., Vitek J.L., Weaver F.M., Gross R.E., & DeLong M.R. (2011) Deep brain stimulation for Parkinson disease: an expert consensus and review of key issues. *Archives of Neurology,* Feb; 68(2):165.

Castrioto A., Lozano A.M., Poon Y.Y., Lang A.E., Fallis M., & Moro E. (2011) Ten year outcome of subthalamic stimulation in Parkinson disease: a blinded evaluation. *Archives of Neurology,* Dec; 68(12):1550-1556.

Centro Nazionale di Epidemiologia, Sorveglianza e Promozione della Salute (2011) Malattia di Parkinson. Retrieved from *http://www.epicentro.iss.it/problemi/parkinson/epid.asp on 17 December 2011*).

Chaudhuri K.R., Healy D.G., & Schapira A.H.V. (2006) Non-Motor Symptoms of Parkinson's Disease: Diagnosis and Management. *The Lancet Neurology,* 5(3), 235-245.

Clarke C.E. (2007). Parkinson's disease. *British Medical Journal;* 335(7617):441-5.

Clark L.N., Louis E.D. (2018) Essential tremor. Handbook of Clinical Neurology; 147:229-239.

Collins K.L., Lehmann E.M., &Patil P.G. (2010) Deep Brain Stimulation for movement disorders. *Neurobiology of Disease,* 38(3): 338-345.

Cochrane G.D., Rizvi S., Abrantes A., Crabtree B., Cahill J., Friedman J.H. (2015) Internal tremor in Parkinson's disease, multiple sclerosis, and essential tremor. Parkinsonism & Related Disorders; 21(10): 1145-7.

Costello S., Cockburn M., Bronstein J., Zhang X., & Ritz B (2009) Parkinson's disease and residential exposure to maneb and paraquat from agricultural applications in the central valley of California. *American Journal of Epidemiology* 169(8):919-926.

Deane K., Whurr R., Clarke C.E., Playford E.D., & Ben-Shlomo Y. (2009) Non-Pharmacological Therapies for Dysphagia in Parkinson's Disease (Review). *Cochrane Database of Systematic Reviews (Online)* Issue 1, 1-10.

Del Pino-Casado R., Frìas-Osuna A., Paolmino-Moral P.A., & Pancorbo-Hidalgo P.L. (2011) Coping and subjective burden in caregivers of older relatives: a quantitative sistematic review. *Journal of Advanced Nursing* 67(11):2311-2322.

Dobkin R.D., Menza M., Allen L.A., Gara M.A., Mark M.H., Psy J.T., Bienfait K.L., & Friedman J. (2011) Cognitive-Behavioral Therapy for Depression in Parkinson's Disease: A Randomized, Controlled Trial. *The American Journal of Psychiatry,* 168, 1066-1074.

Elble R.J. (2013) What is essential tremor? Current Neurology and Neuroscience Reports; 13(6):353.

Fernandez H.H. (2012) Updates in the Medical Management of Parkinson Disease. *Cleveland Clinic Journal of Medicine* 79(1), 28-35.

Ferreira J., Mestre T., Hewett R.M., Coelho M.M., Rosa M., Rascol O., & Sampaio C. Therapeutic Interventions for Sleep Disorders in Parkinson's Disease (Protocol). *The Cochrane Library* (2009)

Furlanut M. (2008) Farmacologia generale e clinica per le lauree sanitarie (2nd Ed.) Padova: Piccin.

Ghazi-Noori S., Chung T.H., Deane K., Rickards H.E., & Clarke C.E. Therapies for Depression in Parkinson's Disease (Review). *The Cochrane Library* (2009)Issue 1

Goldman S.M., Marek K., Ottman R., Meng C., Comyns K., Chan P., Ma J., Marras C., Langston J.W., Ross G.W., Tanner C.M. (2019) Concordance for Parkinson's disease in twins: A 20-year update. Annals of Neurology; 85(4): 600-605.

Gray P. & Hildebrand K. (2000) Fall risk factors in Parkinson's disease. *Journal of Neuroscience Nursing* 32, 222-228.

Hayes M.W., Fung V.S., Kimber T.E. & O'Sullivan J.D. (2010) Current Concepts in the Management of Parkinson Disease. *Medical Journal of Australia,* 192(3), 144-149.

Henderson J. (2010) New Frameless DBS Technique improves, Patient Comfort. Retrieved from http://access.stanfordhospital.org.

Herd C.P., Tomlinson C.L., Deane K.H.O., Brady M.C., Smith C.H., Sackley C., & Clarke C.E. Speech and Language Therapy versus Placebo or no Intervention for Speech Problems in Parkinson's Disease (Review). *The Cochrane Library* (2012) Issue 2

Holloway K.L., Gaede S.E., Starr P.A., Rosenow J.M., Ramakrishnan V. & Henderson J.M. (2005) Frameless stereotaxy using bone fiducial markers for deep brain stimulation. *Journal of Neurosurgery* 103, 404-413.

Hughes A.J., Daniel S.E., Blankson S., Lees A.J. A clinicopathologic study of 100 cases of Parkinson's disease. *Archives of Neurology*; 50(2):140-8.

Jankovic J. & Poewe W. (2012) Therapies in Parkinson's Disease. *Current Opinion in Neurology,* 25, 433-447.

Jankovic J. (2008) Parkinson's disease: clinical features and diagnosis. *Journal of Neurology, Neurosurgery and Psychiatry* Apr;79(4), 368-386.

Jankovic J. (2012) Pain in Parkinson's disease. *Movement disorders 27*(4), 485-491.

Kalf J.G., de Swart B.M.J., Bloem B.R., & Munneke M. (2012) Prevalence of oropharyngeal dysphagia in Parkinson's Disease: a Meta-Analysis. *Parkinsonism and Related Disorders,* 18, 311-315.

Kalinderi K., Fidani L., Kalf J.G., de Swart B.J.M., Bonnier M., Hofman M., Kanters J., Kocken J., Miltenburg M., Bloem B.R., Munneke M. "Logopedia nella malattia di Parkinson, linee guida dell'Associazione Olandese di Logopedia e Foniatria" Woerden/Den Haag: Nederlandse Vereniging voor Logopedie en foniatrie/Uitgeverij Lemma, 2008.

Katsarou Z. & Bostantjopoulou S. (2011) Pharmacological Treatment and the Prospect of Pharmacogenetics in Parkinson's Disease. *International Journal of Clinical Practice,* 65(12), 1289-1294.

Kandel E.R., Schwartz J.H. & Jessell T.M. (2003) *Principi di Neuroscienze.* (3rd Ed.) Milano: Casa Editrice Ambrosiana.

Kouli A., Torsney K.M., Kuan W.L. (2018) Parkinson's Disease: Etiology, Neuropathology, and Pathogenesis. Chapter 1. Brisbane (AU): Codon Publications.

LIMPE (2013).Linea Guida 24 "Diagnosi e terapia della malattia di Parkinson. SNLG-ISS

Lind G, Schechtmann G, Lind C, Winter J, Meyerson BA, Linderoth B (2008) Subthalamic stimulation for essential tremor. Short- and long-term results and critical target area. Stereotact. *Funct Neurosurg* 86(4):253–258

McLaughlin D1, Hasson F, Kernohan WG, Waldron M, McLaughlin M, Cochrane B, Chambers H. (2011). Living and coping with Parkinson's disease: perceptions of informal carers. *Palliative Medicine*; 25(2):177-82.

Mehndiratta M., Garg R.K., & Pandey S.J. (2011) Nonmotor symptom complex of Parkinson's disease--an under-recognized entity.*Journal of the Association of the Physicians of India* May;59:302-8, 313.

Merlino G., Lettieri C., Mondani M., Belgrado E., Devigili G., Mucchiut M., Rinaldo S., Craighero C., D'Auria S., Skrap M., Eleopra R.. Microsubthalamotomy improves sleep in patients affected by advanced Parkinson's disease. Sleep Med. 2014 Jun;15(6):637-41.

Miocinovic S, Somayajula S, Chitnis S, Vitek JL. (2013) History, applications, and mechanisms of deep brain stimulation. *JAMA Neurol.* 70(2):163-71.

Moro E., Lozano A.M., Pollak P., Agid Y., Rehncrona S., Volkmann J., Kulisevsky J., Obeso J.A., Albanese A., Hariz M.I., Quinn N.P., Speelmann J.D., Benabid A.L., Fraix V., Mendes A., Welter M., Houeto J., Comu P., Dormont D., Tornqvist A.L:, Ekberg L., Schnitzler A., Timmermann L., Wojtecki L., Gironell A., Rodriguez-Oroz M.C., Guridi J., Bentivoglio A.R., Contarino M.F., Romito L., Scerrati M., Janssens M. & Lang A. (2010) Long-Term Results of a Multicenter Study on Subthalamic and Pallidal Stimulation in Parkinson's Disease. *Movement Disorders* 5, 578-586.

Moro El, Allert N, Eleopra R, Houeto JL, Phan TM, Stoevelaar H; International Study Group on Referral Criteria for DBS. A decision tool to support appropriate referral for deep brain stimulation in Parkinson's disease. *J Neurol.* 2009 Jan;256(1):83-8.

National Collaborating Centre for Chronic Conditions (NCCCC) (2006) Parkinson's disease Diagnosis and management in primary and secondary care *National Institute for Health and Clinical Excellence.*

National Collaborating Centre for Chronic Conditions. Parkinson's disease: national clinical guideline for diagnosis and management in primary and secondary care. London: Royal College of Physicians, 2006.

Netter F.H. Netter Atlante di anatomia fisiopatologia e clinica. Sistema nervoso vol.1e 2 di Jones HR,Burns TM,Aminoff MJ, Pomeroj SL. Edizione Italiana, Masson 2014.

Okuma Y. (2012). Fatigue and weight loss in Parkinson's disease. *Brain Nerve;* 64(4):384-93.

Okun M.S. (2012) Deep-Brain Stimulation for Parkinson's disease. *The New England Journal of Medicine* 367(16), 1529-1538.

Onofrj M. & Thomas A. (2004) Il meccanismo delle fluttuazioni motorie. Retrieved from http://www.limpe.it/2004/relazioni/pag%5B1%5D.%205.pdf on 14 April 2014

Pavese N. & Brooks D.J. (2009) Imaging neurodegeneration in Parkinson'sdisease. *Biochimica et Biophysica Acta* Jul;1792(7):722-729.

Pizzolato G. & Mandat T. (2012) Deep brain stimulation for movement disorders. *Frontiers in Integrative Neuroscience* Jan 6(2):1-5.

Postuma R.B., Berg D., Stern M., Poewe W., Olanow C.W., Oertel W., Obeso J., Marek K., Litvan I., Lang A.E., Halliday G., Goetz C.G., Gasser T., Dubois B., Chan P., Bloem B.R., Adler C.H., Deuschl G. (2015) MDS clinical diagnostic criteria for Parkinson's disease. Movement Disorders; 30(12): 1591-601.

Rao G, Fisch L, Srinivasan S, D'Amico F, Okada T, Eaton C, & Robbins C. (2003). Does this patient have Parkinson disease?. *JAMA,* 289 (3): 347 – 353.

Richfield EW, Jones EJS, Alty EJ (2013). Palliative care for Parkinson's disease: a summary of the evidence and future directions. *Palliat Med* 27(9):805-10.

Royal Dutch Society for Physical Therapy KNGF (2004) Linee guida per la terapia fisica in pazienti con terapia di Parkinson http://www.limpe.it/index.php?option=com_content&view=article&id=135&Itemid=123.

Salat-Foix D. & Suchowersky O. (2012) The Management of Gastrointestinal Symptoms in Parkinson's Disease. *Expert Review of Neurotherapeutics,* 12(2), 239-248.

Sapir S., Ramig L., & Fox C. (2008) Speech and Swallowing Disorders in Parkinson's Disease. *Current Opinion in Otolaryngology & Head and Neck Surgery* 16, 205-210.

Shanker V. (2019) Essential tremor: diagnosis and management. BMJ; Aug 5;366:l4485.

Silberstein P., Bittar R.G., Boyle R., Cook R., Coyne T., O'Sullivan D., Pell M., Peppard R., Rodrigues J., Silburn P., Stell R. & Watson P. (2009). Australian DBS Referral Guidelines Working Group. Deep Brain Stimulation for Parkinson's disease: Australian referral guidelines. *Journal of Clinical Neuroscience,* Aug;16(8), 1001-1008.

Smaga S. (2003). Tremor. *American Family Physician;* 68(8):1545-52.

Stacy M. (2010) The Wearing-Off Phenomenon and the Use of Questionnaires to Facilitate its Recognition in Parkinson's Disease. *Journal of Neural Transmission,* 117, 837-846.

Stacy M., Hauser R., Oertel W., Schapira A., Sethi K., Stocchi F., & Tolosa E. (2006) End of Dose Wearing-Off in Parkinson's Disease: a 9-Question Survey Assessment. *Clinical Neuropharmacology,* 29, 312-321.

Stern G. & Lees A. (1991) *Parkinson's disease - The facts.* Traduzione italiana A.S. Macor Editori, Udine.

Stocchi F. & Marconi S. (2010) Factors Associated With Motor Fluctuations and Dyskinesia in Parkinson Disease: potential role of a new melevodopa plus carbidopa formulation (Sirio). *Clinical Neuropharmacology,* 33(4), 198-203.

Tai C.H., Wu R.M., Lin C.H., Pan M.K., Chen Y.F., Liu H.M., Lu H.H., Tsai C.W. & Tseng S.H. (2010) Deep brain stimulation therapy for Parkinson's disease using frameless stereotaxy: comparison with frame-based surgery. *European Journal of Neurology* 17, 1377-1385.

Tan L.C.S. (2011) Mood Disorders in Parkinson's Disease. *Parkinsonism and Related Disorders* 18(1), S74-S76.

Tomlinson C.L., Patel S., Meek C., Clarke C.E., Stowe R., Shah L., Sackley C.M., Deane K.H.O., Herd C.P., Wheatley K., & Ives N. (2012) Physiotherapy versus Placebo or no Intervention in Parkinson's Disease (Review). *The Cochrane Library* issue 8, (a).

Tomlinson C.L., Patel S., Meek C., Herd C.P., Clarke C.E., Stowe R., Shah L., Sackley C., Deane K.H.O., Wheatley K., & Ives N. (2012) Physiotherapy Intervention in Parkinson's Disease: Systematic Review and Meta-Analysis. *British Medical Journal* Published online (b).

Tysnes O.B. & Storstein A. (2017) Epidemiology of Parkinson's disease. Journal of Neural Trasmission; 124(8): 901-905.

Weisskopf M.G., Weuve J., Nie H.,Saint-Hilaire M.H., Sudarsky L., Simon D.K., Hersh B., Schwartz J.,Wright R.O. & Hu H. (2010) Association of cumulative lead exposure with Parkinson's disease. *Environmental Health Perspectives* 118(11): 1609-1316.

Wolters E.C. (2009) Non-motor extranigral signs and symptoms in Parkinson's disease. *Parkinsonism and Related Disorders* 15S3, S6-S12.

Zibetti M., Merola A., Rizzi L., Ricchi V., Angrisano S., Azzaro C., Artusi C.A., Arduino N., Marchisio A., Lanotte M., Rizzone M. & Lopiano L. (2011) Beyond Nine Years of Continuous Subthalamic Nucleus Deep Brain Stimulation in Parkinson's Disease. *Movement Disorders* 26, 2327-2334.

7

Broncopneumopatia cronica ostruttiva

Anna Brugnolli, Elena Fanton, Stefano Toccoli,
Tiziana Tasca, Federico Gallan, Luisa Saiani

La Broncopneumopatia Cronica Ostruttiva (BPCO), in inglese *Chronic Obstructive Pulmonary Disease (COPD)*, è una sindrome respiratoria **caratterizzata da un'ostruzione persistente ed evolutiva del flusso aereo espiratorio per sua natura progressiva e solo parzialmente reversibile.** Si sviluppa come conseguenza di un'infiammazione cronica delle vie aeree e del parenchima polmonare correlata a insulti ambientali, come il fumo di sigaretta o l'inalazione di particelle e gas irritanti e si manifesta clinicamente con tosse, espettorato, dispnea evolutiva, inizialmente da sforzo e successivamente anche a riposo.

Si caratterizza per lo svuotamento lento del polmone durante un'espirazione forzata, caratteristica che viene misurata con la spirometria definendo il rapporto tra il **volume espiratorio forzato in un secondo (VEMS** = *Volume Espiratorio Massimo nel I Secondo*, comunemente indicato con l'abbreviazione inglese FEV1 = *Forced Expiratory Volume 1st second*) e **la capacità vitale forzata (CVF)**, che è il volume di aria forzata espirata a partire da un'inspirazione massima senza limiti di tempo; l'ostruzione del flusso d'aria viene definito da un rapporto FEV1/CVF <0,70 post broncodilatatore. Molti anziani presentano un'ostruzione del flusso aereo in assenza di diagnosi di BPCO perché la velocità di svuotamento polmonare diminuisce fisiologicamente con il passare degli anni.

La **diagnosi clinica di BPCO** presuppone la presenza di: dispnea persistente che peggiora nel tempo e con sforzo; tosse cronica e/o espettorazione; esposizione a fattori di rischio quali fumo di tabacco e di biocombustibili, polveri e agenti chimici professionali; spirometria che evidenzia limitazione del flusso aereo (rapporto FEV1/CVF <0,70).

Lo sviluppo dell'ostruzione bronchiale è graduale, ma spesso presenta riacutizzazioni dei sintomi respiratori che richiedono il ricovero ospedaliero.

La **riacutizzazione** (in inglese *AECOPD, Acute Exacerbation of Chronic Obstructive Pulmonary Disease*). Il decorso naturale della BPCO è caratterizzato dalla comparsa nel tempo di un numero variabile di riacutizzazioni (in media circa 1 all'anno moderata-grave). Viene definita riacutizzazione una modificazione della dispnea, della tosse e/o della quantità e purulenza dell'espettorato superiori alle normali variazioni quotidiane dei sintomi e tale da richiedere una modifica terapeutica. Tale definizione si basa purtroppo unicamente su criteri clinici in quanto non vi sono elementi strumentali o laboratoristici distintivi che identifichino la presenza di una riacutizzazione. I risultati degli studi di follow-up mostrano che i pazienti che soffrono di un numero elevato di riacutizzazioni in un dato periodo continueranno a soffrire di riacutizzazioni frequenti in futuro. Quindi, la frequenza delle riacutizzazioni dipenderà dalla gravità della malattia polmonare sottostante e dal numero delle riacutizzazioni precedenti del paziente (Blasi et al., 2010). Almeno un terzo delle riacutizzazioni è associato a infezioni virali (la maggior parte causate da rinovirus che determina il comune raffreddore); altre cause possono essere infezioni batteriche e inquinamento ambientale, ma la causa di circa un terzo delle riacutizzazioni gravi non viene identificata (GOLD, 2015).

I pazienti affetti da bronchite cronica, enfisema e alcune forme di asma di lunga durata, possono evolvere verso il quadro di BPCO. La **bronchite cronica** implica una condizione clinica caratterizzata dalla presenza di tosse ed espettorazione per almeno tre mesi l'anno per due anni consecutivi; la bronchite cronica senza limitazione al flusso aereo non è inclusa nella definizione di BPCO. **L'enfisema** è una condizione in cui si ha una dilatazione degli spazi aerei distali ai bronchioli terminali, la parte più periferica del polmone, cioè degli acini, per la rottura dei setti alveolari. Pertanto il meccanismo più importante alla base dell'enfisema è la distruzione del parenchima polmonare, determinata da esposizione ad alcune sostanze, come ad esempio fumo di sigaretta e in alcuni rari casi da una carenza su base genetica dell'alfa-1 antitripsina. La perdita di elasticità polmonare che ne deriva, determina un rallentamento dei flussi espiratori, intrappolamento dell'aria e iperinflazione, cioè aumento stabile della capacità funzionale residua, caratteristiche fisiopatologiche tipiche della BPCO.

Anche l'**asma di lunga durata** persistente può determinare un'ostruzione irreversibile del flusso d'aria che può evolvere in BPCO.

Epidemiologia

La BPCO rappresenta un problema sanitario crescente e l'Organizzazione Mondiale della Sanità stima che 65 milioni di persone nel mondo sono affette da BPCO moderata a grave. In passato, la maggioranza degli studi evidenziava la prevalenza e la mortalità della BPCO maggiore negli uomini, ma negli ultimi decenni è aumentata la prevalenza tra le donne, soprattutto a causa dell'aumento del tabagismo e dell'esposizione a inquinamento degli ambienti domestici dei Paesi in via di sviluppo (combustione di legna o altri biocombustibili). Attualmente la prevalenza della malattia a livello mondiale è all'incirca uguale negli uomini e nelle donne. Si stima una prevalenza che varia dal 4% al 20% negli adulti con età >40 anni, con un aumento progressivo dell'età, in modo particolare tra i fumatori. Tuttavia è un problema non trascurabile anche in persone giovani: il 10% dei giovani di età compresa tra i 20 e i 44 anni presenta tosse ed espettorato senza ostruzione bronchiale e il 3,6% presenta sintomi con ostruzione bronchiale (WHO, 2007; 2015).

In *Europa*, la prevalenza aumenta gradualmente con l'età: tra gli adulti sopra i 40 anni colpisce il 5-10% della popolazione; nelle persone con più di 70 anni la prevalenza è del 15-20%, ne sono più colpite le classi sociali a bassa istruzione e basso reddito che presentano stili di vita a maggior rischio (OECD, 2012).

In *Italia* la prevalenza si stima intorno al 4-5% della popolazione generale (circa 3 milioni di persone) e aumenta gradualmente con l'età, fino a colpire quasi il 20% della popolazione di età > 75 anni, con una prevalenza maggiore nei maschi rispetto alle femmine in tutte le fasce d'età (ISTAT, 2014).

La malattia e le sue riacutizzazioni determinano costi elevati diretti per diagnosi, trattamento e ospedalizzazioni e indiretti per assenze dal lavoro, nonché costi per l'assistenza sociale e familiare. In Europa i costi diretti complessivi delle malattie respiratorie ammontano a circa il 6% del budget sanitario totale, con la BPCO responsabile del 56% di esso (38.6 miliardi di euro). Tuttavia, qualsiasi stima di spesa sottovaluta il costo reale per la società, perché non considera il valore economico dell'attività di assistenza e sostegno dei famigliari dei pazienti con BPCO. Oltre ai costi economici ci sono anche costi sociali della malattia, che determina una disabilità e ridotta qualità della vita del paziente (GOLD, 2015).

Secondo stime dell'Organizzazione Mondiale della Sanità (OMS/WHO) circa 3 milioni di persone sono morte nel 2012 a causa di BPCO, che corrisponde al 6% di tutte le cause di morte; quasi il 90% dei decessi causati da BPCO avvengono nei paesi a basso reddito, dove le strategie di prevenzione e controllo non sono attuate o non sono accessibili. Diventerà la 3° causa di morte nel 2030. In Italia si verificano circa 20.000 decessi per BPCO all'anno (ISTAT, 2014; WHO, 2015). Si prevede che la BPCO nei prossimi decenni aumenterà a causa del perdurare dell'esposizione ai fattori di rischio in particolare per l'incremento dell'abitudine tabagica, della riduzione di mortalità per altre cause (per esempio cardiovascolari) e dell'invecchiamento della popolazione mondiale; l'invecchiamento è di per sé un fattore di rischio per la BPCO perché determina alcune modificazioni strutturali delle vie aeree e del polmone, oltre che a costituire un'esposizione a lungo termine ai fattori di rischio.

Fattori di rischio

La BPCO è il risultato della combinazione di esposizioni ambientali dannose e suscettibilità genetica. Sebbene il fumo sia il fattore di rischio meglio studiato della BPCO, non è l'unico: anche i non fumatori possono sviluppare un'ostruzione cronica delle vie aeree. Il Global Iniziative for

Chronic Obstructive Lung Disease – GOLD elabora annualmente aggiornamenti di linee guida che contengono evidenze sui fattori di rischio. Di seguito sono descritti tali fattori di rischio.

Fumo di tabacco. Rappresenta di gran lunga in tutto il mondo il fattore di rischio più frequente per la BPCO (80-90% dei casi). I fumatori di sigaretta presentano una maggior prevalenza di sintomi respiratori e di alterazioni della funzionalità polmonare, rispetto ai non fumatori. Il rischio di sviluppare BPCO nei fumatori è correlato all'età alla quale si inizia a fumare e al numero di sigarette fumate, espressi generalmente in *"pack-years"* (numero medio di pacchetti di sigarette fumate al giorno moltiplicate per il numero totale di anni di fumo); il fatto di essere attualmente fumatore e avere un grado di pack-years elevato sono fattori predittivi per mortalità da BPCO. Questa relazione dose-risposta spiega la più alta prevalenza di BPCO nell'età avanzata. Tuttavia esiste una variabilità individuale nella risposta al fumo: non tutti i fumatori sviluppano una BPCO clinicamente evidente, il che suggerisce che i fattori genetici sono in grado di modificare il rischio individuale di malattia. Anche l'esposizione al fumo passivo (*Environmental Tobacco Smoke o ETS*) può contribuire all'insorgenza della malattia, aumentando il carico globale di particelle e gas inalati dal polmone, così come anche il fumo durante la gravidanza contribuisce a una riduzione significativa della funzione polmonare postnatale (Reilly, 2009).

Esposizioni professionali a polveri e ad agenti chimici. Sebbene l'esposizione a polveri organiche ed inorganiche (polveri ad esempio di carbone, cotone, silice), agenti chimici e fumi siano probabilmente fattori di rischio per la BPCO, l'intensità di questi effetti sembra essere meno importante rispetto al fumo di sigaretta. L'esposizione professionale è responsabile del 10-20% dei sintomi e del deterioramento funzionale presenti nella BPCO. Il rischio per l'esposizione professionale in aree meno controllate del mondo è probabilmente più elevato di quanto riportato in studi europei e nordamericani.

Inquinamento ambientale. Nell'arco della vita gli individui possono essere esposti a vari tipi di particelle inalabili, perciò è utile pensare in termini di quantità totale di particelle inalate. Ciascun tipo di particella, a seconda della sua misura e composizione, può contribuire, con peso diverso, al rischio di sviluppare BPCO. Il ruolo dell'inquinamento atmosferico nel determinismo della BPCO non è chiaro, ma sembra essere inferiore rispetto al fumo di sigaretta. Comunque, l'inquinamento da combustibili fossili, in modo particolare quello delle emissioni dei veicoli a motore nelle città, è associato alla riduzione della funzionalità respiratoria. Inquinamento di ambienti chiusi che deriva dalla combustione di combustibili di biomassa, ma anche escrementi animali, avanzi delle coltivazioni e carbone tipicamente bruciati in fuochi aperti e stufe mal funzionanti, si associano all'aumento di rischio per la BPCO, nei paesi in via di sviluppo, e più frequentemente nelle donne.

Deficit di alfa-1 antitripsina. Il deficit ereditario grave di alfa-1 antitripsina (α1AT), un importante inibitore delle proteasi sieriche, rilevante per una piccola parte della popolazione mondiale (1-2% dei pazienti con BPCO), rappresenta il fattore di rischio genetico meglio documentato per lo sviluppo di BPCO. Questo raro tratto recessivo è più comune negli individui di origine Nord Europea. Il deficit di alfa-1 antitripsina conduce ad uno sviluppo prematuro ed accelerato di enfisema panlobulare ed il declino della funzionalità respiratoria con una notevole variabilità fra gli individui nell'estensione e nella gravità dell'enfisema e nel ritmo del declino della funzionalità polmonare; il fumo aumenta considerevolmente il rischio di BPCO.

Iperreattività bronchiale. La tendenza ad una sproporzionata bronco-ostruzione in risposta ad una varietà di stimoli esterni è una delle caratteristiche peculiari dell'asma; tuttavia molti pazienti con BPCO condividono questa condizione di iperreattività bronchiale, che è un significativo fattore predittivo del declino funzionale respiratorio. La significativa sovrapposizione tra individui con asma e con BPCO in termini di iperattività bronchiale, ostruzione bronchiale e sintomi respiratori ha condotto alla formulazione di alcune ipotesi secondo cui l'asma, la bronchite cronica e l'enfisema sono varianti della stessa malattia che viene modulata da fattori ambientali e genetici conducendo a quadri clinici patologicamente distinti (Reilly, 2009).

Infezioni respiratorie. Le infezioni virali e batteriche negli adulti e in età infantile sono state studiate come potenziali fattori di rischio per lo sviluppo e la progressione della BPCO negli adulti, ma la carenza di indagini longitudinali rendono difficile stabilirne l'influenza. In ogni caso riduzioni significative a lungo termine della funzione polmonare tipicamente non si verificano a seguito di episodi di bronchite o polmonite. Perciò, sebbene le infezioni respiratorie siano una causa importante di riacutizzazione, l'associazione delle infezioni respiratorie dell'adulto o dell'infanzia con lo sviluppo e la progressione di BPCO devono ancora essere dimostrate (Reilly, 2009).

Età e sesso. L'età è spesso indicata come fattore di rischio, ma è probabile che questo sia determinato dalla somma di esposizioni cumulative durante la vita. È uguale la prevalenza nei due generi, negli ultimi decenni è aumentata la prevalenza tra le donne, soprattutto a causa dell'aumento del tabagismo e dell'esposizione a inquinamento, anche se sembra che le donne siano più suscettibili agli effetti/danni del fumo.

Stato socio-economico. Vi è evidenza che il rischio di sviluppare la BPCO è inversamente correlato allo stato socioeconomico, anche se non è chiaro se questo rifletta l'esposizione a inquinanti degli ambienti interni ed esterni, il vivere in ambienti sovraffollati, la carenza di alimentazione, le infezioni o altri fattori correlati al basso livello socioeconomico.

Eziologia e meccanismi patogenetici e fisiopatologici

La BPCO è caratterizzata da un'ostruzione irreversibile o non completamente reversibile del flusso aereo, causata in parte dalle alterazioni a carico delle piccole vie aeree e in parte dalla distruzione di tessuto parenchimale con perdita degli attacchi alveolari alle piccole vie aeree e riduzione della forza di retrazione elastica polmonare (enfisema) e può deprimere i normali meccanismi di difesa e riparazione, portando ad intrappolamento aereo e ad una progressiva ostruzione bronchiale. La **Figura 7.1** sintetizza i principali meccanismi responsabili dell'ostruzione.

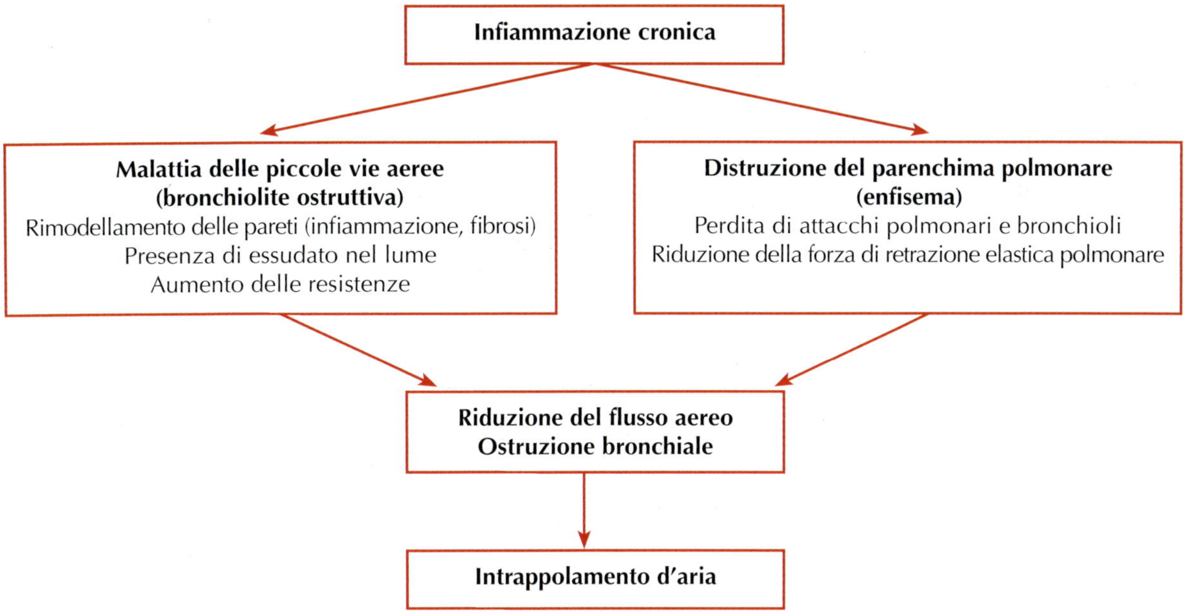

Figura 7.1 Meccanismi responsabili dell'ostruzione bronchiale nella BPCO.

Le alterazioni anatomo-patologiche caratteristiche della BPCO sono determinate da una un'**infiammazione cronica**, con aumento del numero di cellule infiammatorie specifiche e alterazioni strutturali causate da ripetuti danni e tentativi di riparazione. Dopo un'esposizione prolungata al fumo di sigaretta vengono reclutate **cellule infiammatorie** a livello polmonare, che, insieme a neutrofili e macrofagi, rilasciano mediatori infiammatori ed enzimi ed interagiscono con le cellule strutturali delle vie aeree, del parenchima polmonare e dei vasi polmonari. Molto probabilmente vi è anche uno **squilibrio tra le proteasi** che distruggono le componenti del tessuto connettivo e **le antiproteasi** che lo proteggono da questo. Numerose proteasi, derivate dalle cellule infiammatorie e da quelle epiteliali, aumentano nei pazienti con BPCO e verosimilmente interagiscono l'una con l'altra e sono in grado di degradare il tessuto connettivo, come l'elastina, danneggiando così la matrice extra cellulare del polmone. Inoltre, le proteasi sono importanti promotori di metaplasia e di attività secretoria delle cellule mucose, contribuendo così alla bronchite cronica. Anche lo **stress ossidativo** può contribuire al danno caratteristico della BPCO attraverso l'ossidazione di proteine, membrane cellulari e acidi nucleici, scatenando una risposta di stress cellulare che porta alla morte apoptotica delle cellule. L'effetto finale delle citochine infiammatorie, dello squilibrio proteasi/antiproteasi e dello stress ossidativo è la **distruzione** delle **cellule endoteliali capillari e delle cellule epiteliali alveolari.** Si determina così la distruzione e l'allargamento degli spazi polmonari che determina l'enfisema polmonare.

Le ***alterazioni delle piccole vie aeree*** si manifestano con il *restringimento del lume bronchiale* dovuto ad un eccesso di muco, edema e infiltrati cellulari conseguenti alla metaplasia delle cellule mucipare e alla sostituzione delle cellule secernenti surfattante con cellule infiammatorie mononucleate infiltranti e mucosecernenti. La riduzione del surfattante può aumentare la tensione superficiale nell'interfaccia aria-tessuto, predisponendo all'ostruzione bronchiale e al collasso. La *fibrosi della parete* può causare ostruzione bronchiale direttamente o, come nell'asma, indurre iperreattività. La bronchiolite respiratoria con cellule infiammatorie mononucleate del distretto distale può causare *distruzione proteolitica delle fibre elastiche* dei bronchioli respiratori e dei dotti alveolari, dove le fibre sono concentrate come anelli intorno agli ingressi alveolari. Dato che la pervietà delle vie aeree è mantenuta dal parenchima polmonare circostante che esercita una trazione radiale sui bronchioli nei punti di attacco dei setti alveolari, la distruzione degli attacchi bronchiolari nella BPCO può causare distorsione delle vie aeree e ostruzione (Reilly, 2009).

A livello del ***parenchima polmonare*** l'acino normale è rifornito da un bronchiolo terminale che dà luogo a tre ordini di ramificazione suddividendosi nei bronchioli respiratori con pareti alveolate (1°-2°-3° ordine), poi nei condotti alveolari e infine nei sacchi alveolari. Nell'enfisema avviene la distruzione degli spazi deputati agli scambi gassosi: bronchioli respiratori, dotti alveolari e alveoli. Le loro pareti vengono perforate e in seguito occluse, con fusione dei piccoli spazi aerei in spazi molto più grandi e anormali. In base alla diffusione del danno dei setti alveolari, l'enfisema viene classificato in distinti tipi patologici: *centrolobulare* e *pan lobulare* (**Figura 7.2**). **L'enfisema centrolobulare** è caratterizzato da distruzione dei setti alveolari e dilatazione limitate alla porzione centrale dell'acino nella regione del bronchiolo terminale e dei bronchioli respiratori; è più frequentemente associato al fumo di sigarette ed è più diffuso nei lobi superiori e nei segmenti superiori dei lobi inferiori. **L'enfisema panlobulare** colpisce l'acino in modo più uniforme e con meno

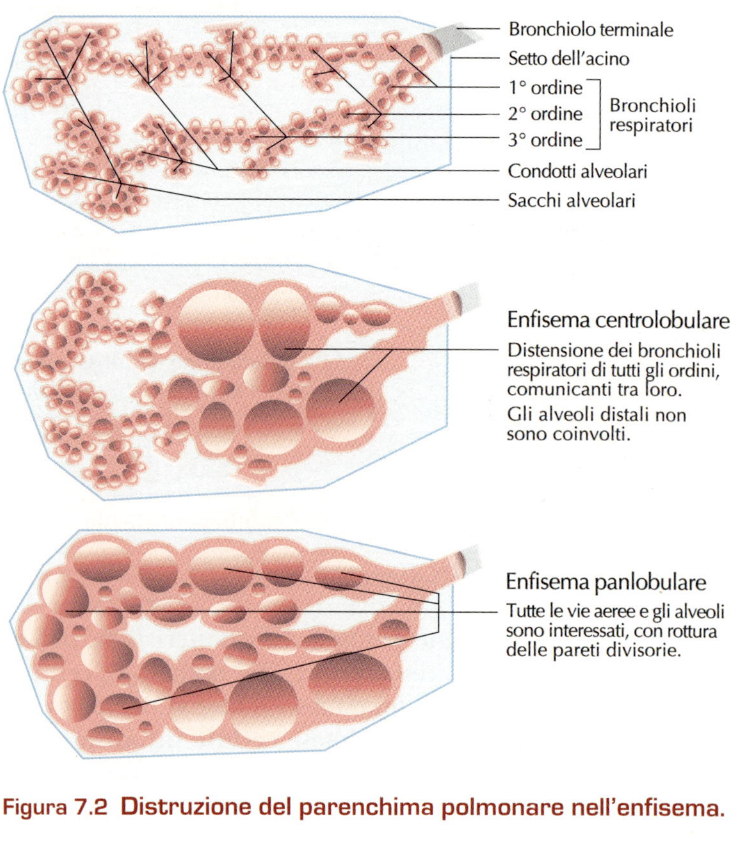

Figura 7.2 Distruzione del parenchima polmonare nell'enfisema.

variabilità all'interno di un singolo segmento o lobo; si osserva generalmente nei pazienti con deficit di α1-antitripsina (α_1 AT) e prevalentemente nei lobi inferiori. In casi gravi di malattia cronica ostruttiva delle vie aeree associata al tabagismo, si riscontra sia un enfisema centrolobulare che panlobulare, insieme ad alterazioni bronchitiche croniche delle vie aeree (Reilly, 2009).

La ***riduzione del flusso aereo***, nota come **ostruzione bronchiale**, è determinata sia da una riduzione della retrazione elastica del polmone, secondaria alla distruzione parenchimale caratteristica dell'enfisema, che dalla riduzione del lume bronchiale con aumento delle resistenze. Il flusso aereo durante un'espirazione forzata è il risultato del rapporto tra le forze di retrazione elastica del polmone che promuovono il flusso e le resistenze delle vie aeree che ostacolano il flusso (Reilly, 2009). I pazienti con ostruzione bronchiale associata a BPCO hanno un rapporto FEV1/CVF (FEV1: volume espiratorio massimo in un secondo; CVF: capacità vitale forzata, volume di aria forzata espirata a partire da un'inspirazione massima) stabilmente ridotto (Terzano, 2012).

Nella BPCO si riscontra una condizione nota come "**intrappolamento d'aria**" (aumento del volume residuo e del rapporto tra volume residuo e capacità polmonare) con una progressiva **iperinsufflazione** (aumentata capacità polmonare totale) nelle fasi avanzate della malattia. Questo fenomeno si manifesta a causa della perdita di forza di retrazione elastica del polmone, chiusura precoce delle piccole vie aeree con conseguente intrappolamento di aria intrapolmonare ed eccessiva riduzione del flusso espiratorio durante l'espirazione. Il volume di aria che rimane nei polmoni e nelle vie aeree per questo meccanismo varia dinamicamente e dipende dall'entità dell'ostruzione, dalla compliance del polmone, dalla frequenza respiratoria e dalla quantità di volume inspirato: maggiori sono queste variabili, maggiore sarà il volume di aria che non viene espirato. Quest'ultima componente dinamica dell'iperinsufflazione genera una pressione alveolare positiva alla fine dell'espirazione che aggrava il lavoro espiratorio perché necessita di essere controbilanciata da un maggior lavoro dei muscoli inspiratori. L'iperinsufflazione contribuisce a compensare l'ostruzione bronchiale, ma può spingere il diaframma verso una posizione di appiattimento determinando una riduzione dei movimenti della gabbia toracica e ostacolando così l'inspirazione; inoltre, durante il respiro a volume corrente, i muscoli inspiratori devono produrre un lavoro per vincere la resistenza della gabbia toracica verso la successiva insufflazione (**Figura 7.3**).

L'avanzare della BPCO si traduce in una progressiva limitazione della capacità di compiere sforzi fisici; questo dipende dal maggiore lavoro di respirazione reso necessario dall'aumento della ventilazione innescato dallo sforzo fisico. A causa del lento svuotamento polmonare, l'inspirazione inizia prima di raggiungere il volume di equilibrio statico; questo significa che la persona respira a volumi polmonari più elevati per mantenere un flusso d'aria espirato adeguato. Questa condizione viene definita **iperinsufflazione dinamica** ed implica un lavoro respiratorio superiore e una respirazione meno efficiente. Incrementare la frequenza respiratoria accentua l'iperinsufflazione dinamica e può peggiorare la condizione di dispnea. Il paziente increspando le labbra mentre respira (**Figura 7.4**), può rallentare la frequenza respiratoria e ridurre l'iperinsufflazione dinamica (Terzano, 2012).

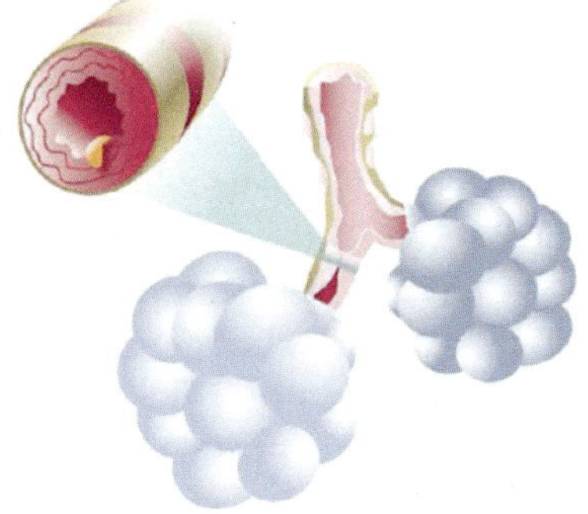

Figura 7.3 Intrappolamento d'aria (*air tripping*) nelle piccole vie aeree. (Tratto da Contoli, Allergy, 2010).

Le alterazioni anatomopatologiche sono responsabili anche delle alterazioni fisiopatologiche che condizionano gli scambi gassosi. La perdita del letto capillare contenuto nelle pareti alveolari distrutte è responsabile della riduzione della capacità di diffusione alveolo-capillare. Inoltre, a causa dell'ostruzione delle vie aeree periferiche e della rete capillare, si ha una distribuzione disomogenea della ventilazione e della perfusione polmonare. L'alterato rapporto ventilazione/perfusione risultante è responsabile delle **anomalie degli scambi gassosi** che si manifestano dapprima con iposssiemia e poi con ipercapnia (aumento di CO_2). Nelle fasi più avanzate, l'affaticamento dei muscoli respiratori riduce la ventilazione, contribuendo ad aggravare l'ipercapnia.

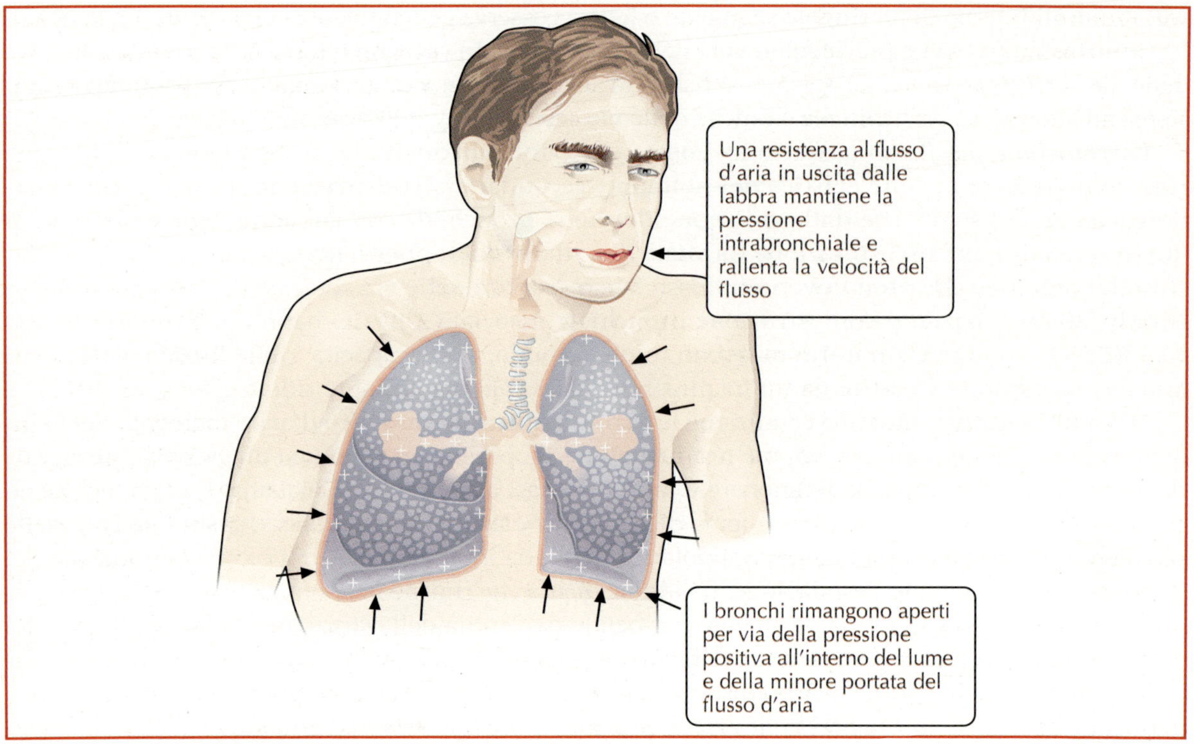

Figura 7.4 Iperinsufflazione.

Evoluzione e stadiazione

Le persone sane presentano un graduale declino della funzione respiratoria con l'invecchiamento, determinato dalla perdita di retrazione elastica del polmone. La diminuzione del VEMS (volume espiratorio) nei soggetti adulti sani non fumatori avviene ad una velocità di 30 ml all'anno. I pazienti affetti da BPCO hanno una riduzione annua media del VEMS compreso tra 45 e 69 ml. Gli effetti del fumo di sigaretta, o di altri fattori ambientali, sulla funzione polmonare sembrano dipendere dall'intensità dell'esposizione, dal periodo di esposizione durante la crescita e dalla funzione respiratoria dell'individuo.

La velocità del declino della funzione polmonare può essere modificata da cambiamenti nelle esposizioni ambientali, per esempio la cessazione del fumo. La diminuzione della funzionalità polmonare può rimanere asintomatica per alcuni anni e le persone tendono ad adattare la loro vita limitando sforzi fisici eccessivi; in seguito ad alcuni eventi specifici (infezioni respiratorie ricorrenti, forti limitazioni ad attività abituali, insufficienza respiratoria acuta) la persona cerca assistenza medica; quindi la manifestazione di BPCO può sembrare improvvisa, ma in realtà è spesso il risultato di anni di progressione. Il progressivo coinvolgimento delle vie aeree e del parenchima polmonare determinano un'alterazione **del rapporto ventilazione-perfusione e anomalie degli scambi gassosi** che tardivamente nelle forme più gravi può sviluppare un quadro di **ipertensione polmonare** causata principalmente dalla vasocostrizione ipossica delle piccole arterie polmonari, ma anche da alterazioni strutturali con iperplasia intimale e ipertrofia/iperplasia della muscolatura liscia. L'ipertensione polmonare accresce il postcarico e quindi il lavoro del ventricolo destro, cui fanno seguito l'ipertrofia ventricolare destra ed eventualmente l'insufficienza cardiaca destra o cuore polmonare (Rugarli, 2012).

Per valutare la **gravità della BPCO** si devono considerare il livello e l'impatto dei sintomi sulle attività, la gravità dell'alterazione spirometrica, il rischio di riacutizzazioni e la presenza di comorbidità (malattie cardiovascolari, sarcopenia, osteoporosi, sindrome metabolica, depressione, neoplasia polmonare). Secondo le linee guida GOLD (*Global Iniziative for Chronic Obstructive Lung Disease*) si possono distinguere 4 stadi di progressiva compromissione funzionale, descritti nella seguente **Tabella 7.I**.

Tabella 7.I Criteri GOLD per la classificazione della malattia in tutti i pazienti con VEMS1/CVF < 0,70 (tratto da GOLD, 2015)

Stadio GOLD	Severità	Spirometria	Sintomi
I	Lieve	FEV1≥ 80% del teorico	Con o senza tosse cronica ed espettorazione.
II	Moderata	50% ≤ FEV1 < 80% del teorico	Con o senza tosse cronica ed espettorazione, dispnea da sforzo.
III	Grave	30% ≤ FEV1 < 50% del teorico	Dispnea, ridotta tolleranza allo sforzo, facile affaticabilità e ripetute riacutizzazioni.
IV	Molto grave	FEV1< 30% del teorico	Insufficienza respiratoria definita da una PaO_2 < 60 mmHg con o senza una $PaCO_2$ > 50 mmHg. Possono essere presenti complicanze a livello cardiaco: insufficienza cardiaca destra. I pazienti possono essere in Stadio IV anche se con FEV1 > 30% del predetto, nei casi in cui siano presenti tali complicazioni.

La frequenza delle riacutizzazioni varia notevolmente da paziente a paziente: sono considerate frequenti se occorrono più di due volte all'anno. Nello stadio 2 (BPCO moderata) di malattia c'è un rischio approssimativo di riacutizzazioni del 20%, mentre negli stadi 3 (grave) e 4 (molto grave) il rischio di riacutizzazioni aumenta significativamente. Le riacutizzazioni riducono la funzione polmonare e aumentano il deterioramento dello stato di salute generale e il rischio di morte, perciò la loro valutazione diventa importante per la prognosi. I pazienti con rischio elevato di riacutizzazione sono nelle categorie GOLD 3 e 4 (con grave e molto grave limitazione del flusso aereo), ma anche in assenza di frequenti riacutizzazioni, i pazienti nelle categorie GOLD 3 e 4 possono essere a rischio maggiore di ricovero ospedaliero e morte (GOLD, 2015).

Manifestazioni cliniche

La BPCO è una malattia eterogenea, progressiva che si presenta con diverse manifestazioni cliniche che tendono a peggiorare nel tempo, nonostante i trattamenti disponibili. Tradizionalmente si distinguono due fenotipi:

- i pazienti con predominante quadro di bronchite cronica, definiti ***blue bloather*** (blu e gonfi), sono con maggiore probabilità in sovrappeso e cianotici
- i pazienti con predominante quadro enfisematoso, definiti ***pinkpuffer*** (soffiatori rosa), sono magri, non presentano cianosi a riposo, utilizzano la muscolatura accessoria, il respiro a labbra socchiuse e presentano riduzione dei rumori respiratori su tutto il torace; si siedono nella classica posizione del "tripode" per facilitare l'azione dei muscoli sternocleidomastoidei, scaleni e intercostali (**Figura 7.5**).

Tuttavia le evidenze attuali dimostrano che la maggior parte dei pazienti presenta elementi sia di bronchite cronica che di enfisema e che le due condizioni non sono così nettamente separate (Reilly, 2009).

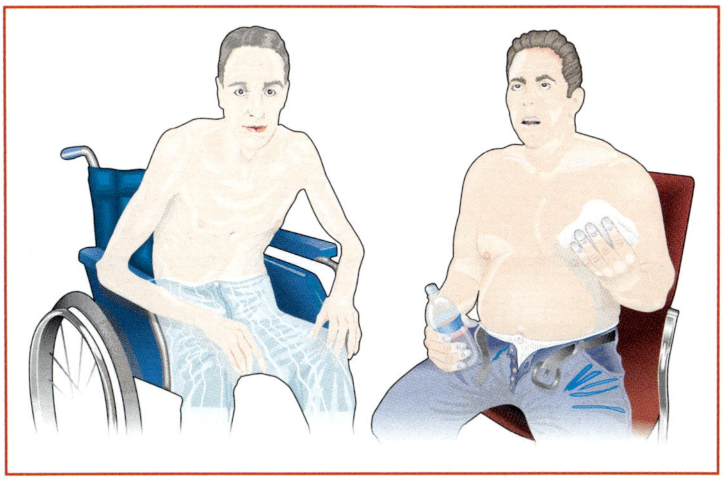

Figura 7.5 Paziente pinkpuffer e blue bloather.

Principali sintomi del paziente con BPCO

La **tosse cronica**, di solito il primo sintomo che insorge in corso di BPCO, è spesso considerata dal paziente come una conseguenza attesa dell'esposizione al fumo e/o a fattori ambientali e quindi vi attribuisce scarsa importanza. All'inizio la tosse può presentarsi saltuariamente, soprattutto nei mesi invernali, ma in seguito si presenta quotidianamente, spesso dall'inizio alla fine della giornata, raramente la notte. Nel paziente con predominanza di enfisema la tosse è minima e con scarsa quantità di escreato. In alcuni casi una limitazione significativa al flusso aereo può comparire anche in assenza di tosse (GOLD, 2015).

I pazienti con BPCO presentano comunemente, dopo accessi di tosse, piccole quantità di escreato estremamente denso. L'**iperproduzione di muco** è determinata dall'iperplasia e ipertrofia delle ghiandole che secernono muco presenti nella sottomucosa delle grandi vie aeree e dall'infiammazione delle vie aeree. È spesso difficile quantificare la produzione di escreato, perché i pazienti possono deglutirlo piuttosto che espettorarlo, abitudine soggetta a differenze culturali. I pazienti che producono grandi quantità di escreato possono avere delle bronchiectasie sottostanti; la comparsa di espettorato purulento indica l'aumento di mediatori della flogosi e può identificare l'inizio di una riacutizzazione (GOLD, 2015).

Il **respiro sibilante** (***wheezing***) e la **costrizione toracica** sono sintomi non specifici, che possono variare a seconda delle giornate o nel corso della giornata stessa. Questi sintomi sono caratteristici in fasi avanzate di malattia, possono essere presenti anche nel primo stadio in seguito a sforzo fisico. Il respiro sibilante udibile può provenire dalla laringe e non necessariamente essere accompagnato da anormalità auscultatorie. La presenza di sibili durante una respirazione tranquilla è un indice di limitazione al flusso aereo, ma non è un indicatore affidabile di gravità della BPCO. La costrizione toracica spesso compare a seguito di esercizio, è scarsamente localizzata, ha carattere muscolare e può derivare dalla contrazione isometrica dei muscoli intercostali (GOLD, 2015).

La **dispnea**, sintomo chiave della BPCO, ma di comparsa tardiva, è il principale motivo per cui la maggioranza dei pazienti richiede l'intervento del medico ed è la causa principale di disabilità ed ansia legata alla malattia. La **Figura 7.6** descrive l'insorgenza nel tempo della tosse, fischi, sibili e dispnea.

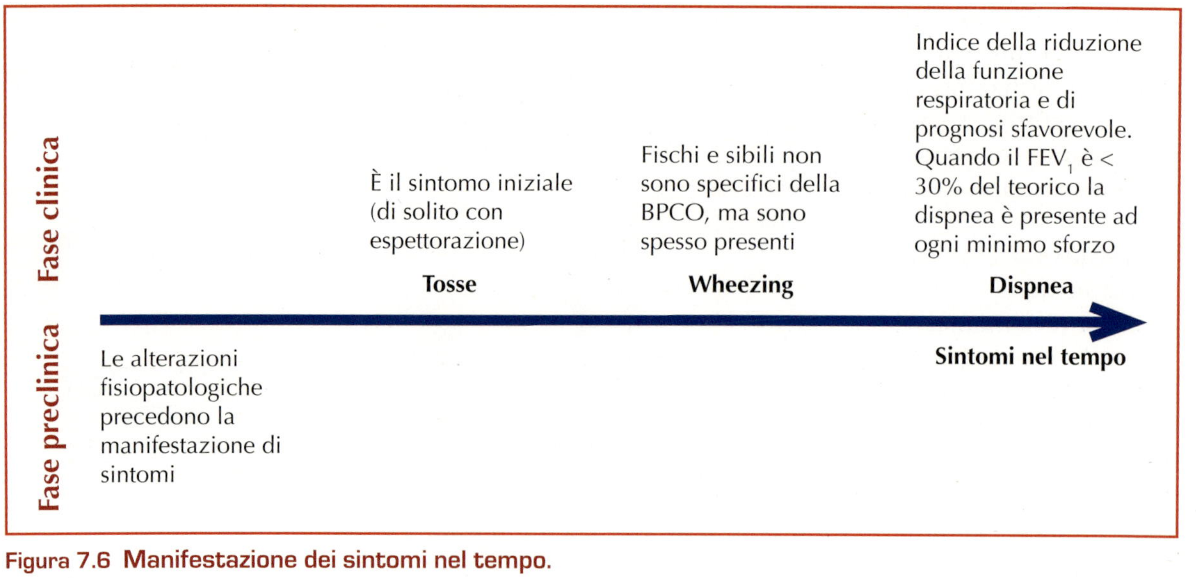

Figura 7.6 **Manifestazione dei sintomi nel tempo.**

Tipicamente la persona con BPCO descrive la dispnea come una sensazione di aumentata fatica a respirare, di pesantezza, di fame d'aria o di soffocamento. La dispnea è persistente e progressiva e, anche nei giorni con minore impatto sintomatologico, i pazienti avvertono dispnea per livelli di sforzi fisici minori rispetto a persone della stessa età non affetti da BPCO.

Intolleranza all'attività fisica e affaticamento. Le attività che comprendono un intenso lavoro delle braccia (per esempio, portare le borse della spesa) sono particolarmente difficili per il paziente con BPCO, mentre le attività che consentono di piegare le braccia utilizzando i muscoli accessori della respirazione sono meglio tollerate (spingere i carrelli della spesa, camminare su tappeto scorrevole o spingere una sedia a rotelle). All'inizio la dispnea viene avvertita solo per sforzi intensi (per esempio salendo rapidamente una rampa di scale) e può essere completamente evitata da appropriate correzioni comportamentali (per esempio utilizzando un ascensore); la progressiva riduzione dell'attività fisica determina una perdita del "fitness cardiopolmonare" con atrofia da mancato uso dei muscoli degli arti inferiori, che porta la persona a ridurre ulteriormente l'esercizio fisico per affaticamento piuttosto che per la dispnea. Con il deterioramento della funzionalità respiratoria, la dispnea si aggrava ed i pazienti si rendono conto di dover ridurre le attività e negli stadi più avanzati è presente anche durante le più semplici attività quotidiane (per esempio vestirsi, lavarsi) o addirittura a riposo. I sintomi sono persistenti, in periodi di stabilità clinica sono presenti in maniera quasi costante; sia la dispnea che l'intolleranza ad effettuare attività fisica sono progressivi, cioè tendono a peggiorare nel corso di mesi-anni.

L'**affaticamento** è caratterizzato da un vago sentimento spiacevole di diminuita capacità di lavoro fisico o mentale, da un desiderio di riposo o sonno e mancanza di interessi e motivazioni. Questi sintomi non si risolvono con il riposo o con la nutrizione. È associato con la dispnea, con l'intolleranza all'attività fisica e un **basso tono dell'umore.**

La ridotta attività fisica determinata dall'intolleranza e dall'affaticamento conducono a perdita della massa muscolare e a decondizionamento che determinano cambiamenti strutturali e biochimici nei miociti conducendo ad aumentare il disconfort durante l'attività e a ridurre ulteriormente l'attività fisica. Ne deriva una tendenza alla **sedentarietà** che peggiora la riduzione della bioenergetica muscolare determinando una ulteriore riduzione della massa muscolare, del numero di mitocondri nelle singole fibre muscolari e degli enzimi ossidativi all'interno dei mitocondri stessi (Reilly, 2009).

Principali segni del paziente con BPCO severa

Nelle fasi precoci della BPCO i pazienti non presentano particolari segni obiettivi clinici di limitazione al flusso aereo che cominciano a manifestarsi quando la funzione polmonare diviene significativamente alterata. I segni clinici si manifestano nella fase severa della malattia e sono sintetizzati nella **Figura 7.7**.

Il **prolungamento della fase di espirazione** è il segno più diretto di ostruzione delle vie aeree ed è correlato alla gravità dell'ostruzione.

Ispezione

1. Ipotrofia muscolare
2. Respiro a labbra socchiuse
3. Costante atteggiamento inspiratorio
4. FR aumentata
5. Cianosi periferica
6. Turgore giugulari
7. Utilizzo muscolatura accessoria (scaleno, sternocleidomastoideo, intercostali)
8. Respiro paradosso (movimento verso l'interno della muscolatura addominale durante l'inspirazione)
9. Edemi malleolari

Auscultazione

10. Aumento del tempo totale di espirazione (> 6 secondi)
11. Diminuzione del murmure vescicolare; sibili espiratori (accentuati con l'espirazione forzata); rantoli inspiratori alle basi
12. Toni cardiaci ridotti

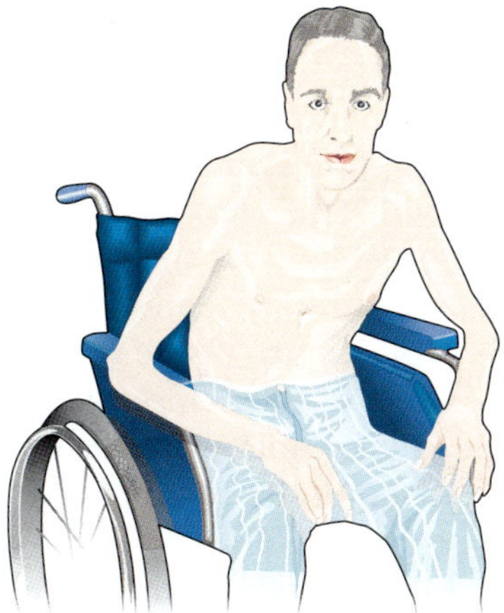

Figura 7.7 Segni clinici della persona con BPCO severa.

La durata normale è < 4 secondi; nei pazienti con BPCO è > di 6 secondi (può raggiungere anche i 12-14 secondi).

Il paziente adotta l'espirazione a **labbra socchiuse** per rallentare il flusso espiratorio e permettere uno svuotamento toracico più efficace; ridurre la frequenza respiratoria e migliorare l'efficienza degli scambi gassosi.

Si rileva **tachipnea** con frequenza respiratoria a riposo spesso aumentata oltre i 20 atti respiratori al minuto e una respirazione superficiale.

La riduzione dell'intensità dei **rumori respiratori**: il murmure vescicolare è ridotto su tutto l'ambito polmonare ed è causato da un'estesa distruzione dei setti alveolari; possono essere presenti sibili percettibili in fase espiratoria e fievoli rantoli acuti nella fase iniziale dell'inspirazione. Il tono alla percussione è iperfonetico.

Il paziente utilizza in modo costante i **muscoli respiratori accessori** (scaleno, sternocleidomastoideo, intercostali) per sollevare lo sterno in direzione antero-superiore ad ogni inspirazione; i muscoli sternocleidomastoidei sono ben sviluppati mentre gli altri muscoli presentano segni di atrofia muscolare; questi pazienti si siedono nella classica posizione del "tripode" (piegati in avanti allungando le braccia per sostenersi) per facilitare l'azione dei muscoli respiratori accessori.

Il paziente con BPCO associata ad enfisema e iperinflazione del polmone presenta alterazioni della parete toracica con **torace a botte**: con l'allargamento dell'angolo costale della parte inferiore della gabbia toracica e il sollevamento della porzione laterale delle clavicole. Il paziente alla radiografia del torace mostra un aumento del diametro antero-posteriore e un abbassamento ed appiattimento del diaframma. L'iperdistensione determina anche una certa difficoltà nella valutazione cardiaca (il punto migliore dove auscultare l'impulso cardiaco è la regione sottoxifoidea) e anche una dislocazione del fegato verso il basso, aumentando così la possibilità di palparlo, pur senza essere aumentato di volume; ad ogni atto respiratorio gli spazi intercostali inferiori e l'incisura giugulare si retraggono (Terzano, 2012).

La cianosi può essere presente nei pazienti ipossiemici, visibile alle labbra e alle unghie, ma la sensibilità di questo segno è bassa e influenzata dalla concentrazione dell'emoglobina; poliglobulia e innalzamento dell'ematocrito sono meccanismi compensatori all'ipossia finalizzati ad aumentare la capacità di trasporto di O_2 da parte del sangue.

La presenza di **edemi declivi** alle caviglie o alla parte distale degli arti inferiori può costituire un segno di scompenso cardiaco destro da ipertensione polmonare, che può evolvere fino al quadro di **cuore polmonare** con aumento della pressione venosa giugulare, terzo tono cardiaco, congestione epatica, ascite ed edema periferico. La presenza di edemi, però, può essere anche determinata da alterazione della funzionalità renale.

Durante l'espirazione si può evidenziare il **turgore delle giugulari** che indica un eccesso di pressione intratoracica a causa dell'ostruzione delle vie aeree.

Nella fase avanzata di malattia può essere presente **malnutrizione** con calo ponderale e diffusa perdita del tessuto adiposo sottocutaneo, associata ad inadeguato apporto di nutrienti e aumento della spesa energetica a riposo per l'aumentato lavoro dei muscoli respiratori e lo stato infiammatorio sistemico persistente con presenza di elevati livelli di citochine infiammatorie. Il **sovrappeso** può essere invece presente nei pazienti con predominante quadro di bronchite cronica o come effetto della sospensione del fumo. Può incidere sulla capacità espansiva del diaframma e può determinare ipoventilazione soprattutto notturna. Il 25% dei pazienti con BPCO da GOLD 2 (moderata limitazione del flusso aereo) a GOLD 4 (limitazione grave flusso aereo) mostrano una riduzione dell'indice di massa corporea e della massa magra. Tale riduzione contribuisce ad una ridotta funzionalità dei muscoli respiratori e scheletrici ed è fattore di rischio per mortalità dei pazienti con BPCO. La perdita di massa magra in fase avanzata può essere determinata da un inadeguato apporto di nutrienti e da un aumento del consumo energetico dovuto all'aumentato lavoro dei muscoli respiratori e allo stato infiammatorio sistemico persistente con presenza di alti livelli di citochine infiammatorie.

Indagini diagnostiche

L'esame spirometrico rappresenta il cardine per la diagnosi e il monitoraggio dei trattamenti, è un esame semplice – eseguito con tecniche standardizzate – che permette di misurare la quantità di aria che una persona può inspirare ed espirare e il tempo necessario per farlo ed è la misura più oggettiva e riproducibile della limitazione del flusso aereo.

La **spirometria** dovrebbe essere utilizzata come strumento di screening tra i fumatori ed ex fumatori per diagnosticare il più precocemente possibile la malattia e ridurre il rischio di progressione a stadi più severi (EFA, 2014). Con il peggioramento della malattia i volumi polmonari possono aumentare, con aumento della capacità polmonare totale, della capacità funzionale residua e del volume residuo.

I due parametri utilizzati per definire, insieme al quadro clinico, lo stadio della malattia e l'efficacia del trattamento sono il valore del FEV1 o VEMS (VEMS-*Volume Espiratorio Massimo nel I° Secondo*, comunemente indicato con l'abbreviazione inglese FEV1, *Forced Expiratory Volume 1second*) e degli indici di ristagno aereo (*Capacità Funzionale Residua e Volume Residuo*) (**Figura 7.8**).

Tra i parametri misurati con la spirometria di particolare interesse nei pazienti con BPCO sono (**Figura 7.9**).

- *Capacità Vitale Forzata* (CVF): è il volume di aria forzata espirata a partire da un'inspirazione massima
- *Volume Espiratorio Massimo nel 1°secondo* (FEV1 *o* VEMS): è il volume di aria espirato durante il primo secondo e permette di misurare la velocità di svuotamento dei polmoni. Il valore è influenzato da età, sesso, altezza e razza, ed è più precisamente espresso come percentuale del valore normale predetto
- *FEV1/CVF*, il rapporto fra queste due misure, chiamato *indice di Tiffenau*, è utile nella definizione della limitazione del flusso aereo. Il *rapporto FEV1/CVF* (*VEMS/CVF*) in pazienti adulti normali oscilla tra 70% e 80%; un valore inferiore al 70% indica un deficit ostruttivo e alta probabilità di BPCO. L'estensione del processo infiammatorio, della fibrosi e dell'essudato endoluminale nelle piccole vie aeree correla con la riduzione del FEV1 e dell'indice di Tiffenau.

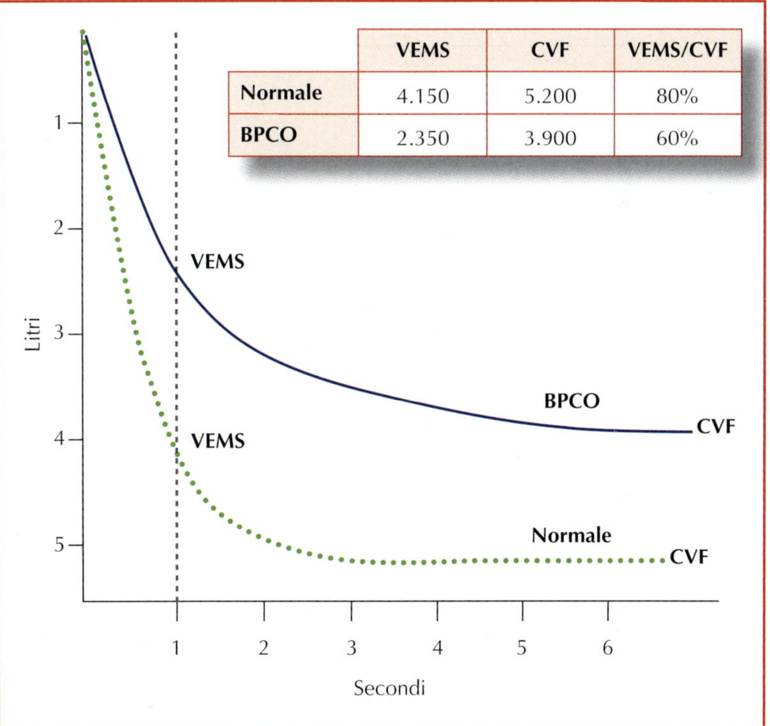

	VEMS	CVF	VEMS/CVF
Normale	4.150	5.200	80%
BPCO	2.350	3.900	60%

Figura 7.8 Spirometria normale e del paziente con BPCO da lieve a moderata.

I valori spirometrici di ogni paziente sono messi a confronto con valori di riferimento calcolati in base all'età, all'altezza, al sesso ed all'etnia, e vengono espressi come percentuale del valore normale teorico. Per minimizzare la variabilità, la spirometria dovrebbe essere eseguita dopo somministrazione per via inalatoria di una dose adeguata di broncodilatatore a breve durata d'azione (per esempio 400g di salbutamolo).

L'uso del rapporto fisso (FEV1/CVF) è particolarmente problematico nelle persone anziane perché il valore si riduce con l'età portando ad un eccesso di diagnosi di BPCO (falsi positivi).

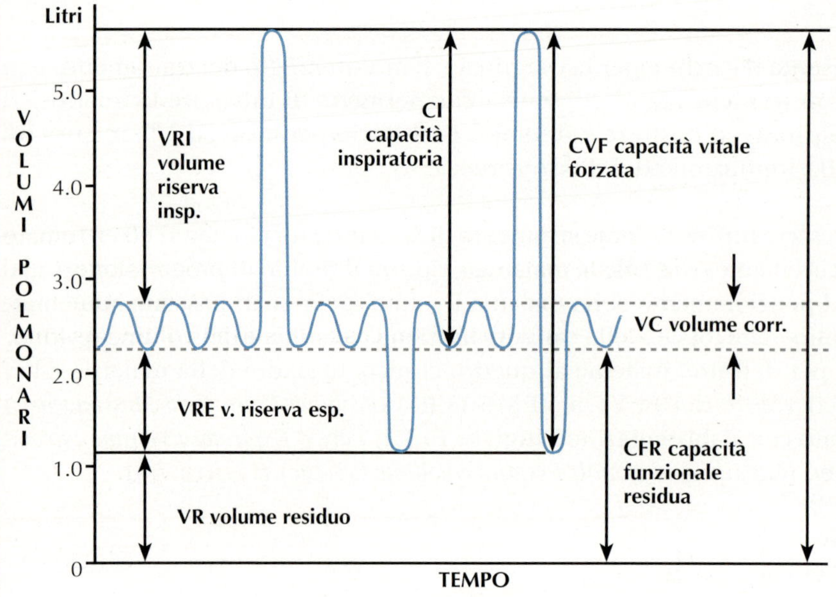

Volume corrente (VC): quantità di aria mobilizzata in un atto respiratorio
Ventilazione Minuto (VE): VC × frequenza respiratoria
Volume di riserva espiratoria (VRE): massimo volume espirabile dalla fine della normale espirazione
Volume di riserva inspiratoria (VRI): massimo volume inspirabile dalla fine di una normale inspirazione
Volume residuo (VR): aria che resta nel polmone dopo una espirazione massimale
Capacità Vitale Forzata (CVF): massima quantità di aria mobilizzata in un atto respiratorio massimale (VRE + VC + VRI)
Capacità polmonare totale (TLC): quantità di aria contenuta nel polmone dopo una inspirazione massimale (CVF + VR)
Capacità funzionale residua (CFR): aria presente nel polmone dopo una inspirazione normale (VC + VRE + VR)
Capacità inspiratoria (CI): massimo volume inspirato partendo dalla fine di una espirazione normale (VC + VRI)

Figura 7.9 Volumi spirometrici statici e dinamici.

Oltre alla spirometria, possono essere utili altre indagini diagnostiche, soprattutto per effettuare diagnosi differenziale con altre patologie.

La **radiografia del torace** raramente è di rilevanza diagnostica nella BPCO, a meno che non sia presente una patologia bollosa evidente, ma riveste un ruolo fondamentale nella diagnosi differenziale per altre patologie respiratorie e per stabilire la presenza di comorbidità a livello cardiaco (scompenso cardiaco, cardiomegalia), scheletrico (cifoscoliosi), respiratorio (fibrosi polmonare, bronchiectasie, neoplasia polmonare). Le bolle evidenti, la scarsità di segni parenchimali o ipertrasparenza suggeriscono la presenza di enfisema. L'aumento dei volumi polmonari e l'appiattimento del diaframma suggeriscono la presenza di iperdistensione polmonare.

La **tomografia computerizzata ad alta risoluzione**, che mette in evidenza la distribuzione delle aree enfisematose, è utile soprattutto se si considera la possibilità di un intervento chirurgico per una riduzione del volume polmonare.

Nelle forme di BPCO avanzata la **pulsossimetria e la determinazione dei gas ematici-emogasanalisi** durante la respirazione sono particolarmente importanti. La pulsossimetria andrebbe usata per valutare tutti i pazienti stabili con valori di VEMS <35% del predetto o con segni clinici suggestivi di insufficienza respiratoria o di scompenso cardiaco destro. Se la saturimetria periferica è inferiore al 92% va eseguita un'emogasanalisi arteriosa. L'emogasanalisi arteriosa fornisce informazioni aggiuntive sulla ventilazione alveolare e sull'equilibrio acido-base. La conoscenza del pH arterioso permette la classificazione dell'insufficienza respiratoria, definita da valori di $PaCO_2$> 45 mmHg, in acuta e cronica. È importante nei pazienti che presentano una riacutizzazione.

Nei pazienti di origine caucasica che presentano BPCO in giovane età (< 45 anni) o che presentano una forte storia familiare per questa malattia, può essere utile determinare la coesistenza di un **deficit di alfa-1 antitripsina** (valori inferiori al 15-20% dei valori normali sono altamente suggestivi per un deficit omozigote di alfa-1 antitripsina).

Trattamento della BPCO in fase stabile

La **cessazione del fumo** è la misura più efficace per ridurre la progressione della malattia; in modo particolare i fumatori che interrompono l'abitudine quando la malattia è in una fase iniziale ottengono risultati migliori rispetto a coloro che smettono quando è già in fase avanzata.

Ogni schema terapeutico deve essere personalizzato poiché la relazione tra la gravità dei sintomi, la gravità dell'ostruzione bronchiale e quella delle riacutizzazioni varia tra i singoli individui (**Figura 7.10**). Il trattamento della *BPCO lieve o moderata* (Stadio I e II) comporta l'eliminazione dei fattori di rischio al fine di prevenire la progressione della malattia e la terapia farmacologica necessaria per controllare i sintomi. La *BPCO grave* (Stadio III) e *molto grave* (Stadio IV) spesso richiedono l'impiego di una varietà d'approcci terapeutici ed un costante supporto del paziente.

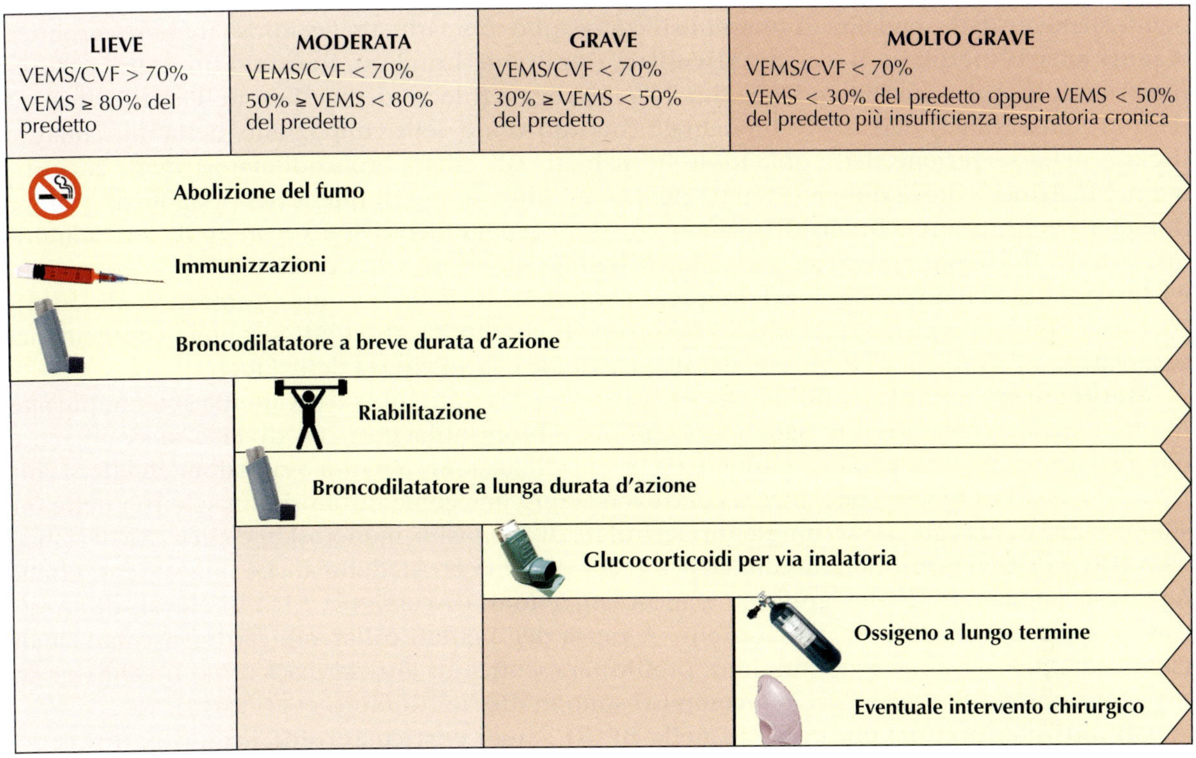

Figura 7.10 Riepilogo del trattamento del paziente con BPCO (modificato tratto da Terzano, 2012).

Terapia farmacologica in fase stabile

È volta a ridurre i sintomi, a ridurre la frequenza e la gravità delle riacutizzazioni, a migliorare lo stato di salute e la tolleranza allo sforzo. Oggi nessuno dei farmaci disponibili per la BPCO si è dimostrato capace di modificare effettivamente il declino a lungo termine della funzionalità polmonare.

L'approccio terapeutico è progressivo e aggiunge in sequenza i farmaci utilizzandone il minor numero possibile e la posologia più opportuna iniziando dai farmaci con migliore beneficio, tolleranza e costo più basso.

I **broncodilatatori per via inalatoria**, tra cui i **simpaticomimetici** β_2**-agonisti e gli agenti anticolinergici o parasimpaticolitici**, sono la base del trattamento. Vengono somministrati ad intervalli regolari per mantenere la broncodilatazione e secondo necessità per alleviare i sintomi. I β-agonisti e gli anticolinergici sono disponibili a breve (4-6 ore) e lunga durata d'azione (12-24 ore). Combinare diverse classi di broncodilatatori spesso risulta più efficace che non aumentare la dose di un singolo farmaco. Solo in pazienti giovani con dimostrato deficit di alfa1-antitripsina ed enfisema conclamato trova un razionale la terapia di aumento dell'alfa 1-antitripsina. L'uso di antibiotici deve essere limitato al trattamento delle riacutizzazioni di BPCO su base infettiva e altre infezioni batteriche.

Simpaticomimetici β_2-agonisti (salbutamolo, salmeterolo). Sono farmaci che aumentano il volume espiratorio massimo nel 1° secondo (VEMS o FEV1). Sono denominati broncodilatatori perché rilasciando la muscolatura liscia bronchiale per stimolazione dei recettori β2-adrenergici, migliorano il flusso espiratorio riconducibile alla dilatazione delle vie aeree e non per un miglior ritorno elastico polmonare. Questi farmaci migliorano lo svuotamento dei polmoni, tendono a ridurre l'iperinsufflazione dinamica a riposo e durante lo sforzo e migliorano la prestazione fisica. I più utilizzati sono il salbutamolo e salmeterolo, che differiscono principalmente nella durata d'azione; intermedia per il salbutamolo e lunga per il salmeterolo. Tali farmaci vengono somministrati principalmente per via inalatoria; a volte è utilizzata anche la via orale che però prevede tempi di latenza più lunga, più rara è la via di somministrazione parenterale. La stimolazione dei recettori β_2-adrenergici può dare tachicardia sinusale a riposo e può indurre in pazienti affetti da disturbi cardiaci, alterazioni del ritmo cardiaco. Nei pazienti anziani trattati con alte dosi di β_2-agonisti, indipendentemente dalla modalità di somministrazione, può comparire un fastidioso tremore corporeo. **Agenti anticolinergici o parasimpaticolitici** (ipratropio bromuro, tiotropio bromuro, ossitropio bromuro). Agiscono inibendo la stimolazione vagale (blocco degli effetti dell'acetilcolina sui recettori muscarinici) dell'albero bronchiale con inibizione della contrazione, della muscolatura liscia e della secrezione delle ghiandole bronchiali. Gli effetti broncodilatatori degli anticolinergici inalatori a breve durata d'azione persistono più a lungo di quelli dei β_2-agonisti a breve durata d'azione, con una broncodilatazione che dura generalmente fino a 8 ore dalla loro somministrazione. Il tiotropio possiede una durata d'azione superiore a 24 ore, riduce le riacutizzazioni e i ricoveri ospedalieri conseguenti, migliora i sintomi e lo stato di salute (Conforti et al., 2015). I farmaci anticolinergici vengono poco assorbiti, il che limita gli effetti sistemici problematici osservati con l'atropina. L'effetto collaterale principale è la secchezza delle fauci.

Metilxantine, come la teofillina, che è la più usata, la teobromina e la caffeina sono impiegate in alternativa o integrati ai β_2-agonisti. Combinare broncodilatatori con diverso meccanismo e durata d'azione può aumentare l'entità della broncodilatazione, a parità o riduzione di effetti collaterali. Gli effetti precisi sono ancora controversi, agiscono come inibitori non selettivi delle fosfodiesterasi e conseguente accumulo intracellulare di adenosina monofosfatociclico (AMP ciclico o cAMP) e di Guanosin-monofosfato ciclico (cGAMP), ma possiedono anche una serie di effetti non broncodilatatori, il cui significato è ancora oggetto di discussione. I livelli elevati di cAMP sono responsabili della broncodilatazione. A causa degli effetti collaterali cardiovascolari quali tachicardia, ipertensione e del migliore profilo terapeutico di altri farmaci come il salmeterolo (Simpaticomimetici β_2 agonisti), tali composti sono in disuso (Conforti et al., 2015).

Gli **antinfiammatori** più utilizzati nella BPCO sono i **corticosteroidi**, seguiti da **Inibitori della fosfodiesterasi-4 Roflumilast** nelle forme di BPCO severe e con frequenti riacutizzazioni. I **corticosteroidi** agiscono indirettamente inibendo l'enzima fosfolipasi A2, e, di conseguenza, la formazione di acido arachidonico e la sua successiva conversione in leucotrieni. Gli effetti dei corticosteroidi sull'infiammazione polmonare e sistemica sono controversi e il loro ruolo nel trattamento della BPCO stabile è limitato a specifiche indicazioni (dallo stadio GOLD II in poi). I corticosteroidi sono somministrati prevalentemente per **via inalatoria,** e i principi attivi sono il beclometasone, budesonide e fluticasone. Il regolare trattamento con corticosteroidi inalatori migliora la sintomatologia, la funzionalità polmonare e la qualità di vita e riduce la frequenza delle riacutizzazioni. L'impiego di corticosteroidi per via inalatoria è associato a maggiore incidenza di candidosi orale e voce rauca. La **terapia combinata** sempre per via inalatoria con corticosteroidi inalatori/broncodilatatori con un β_2-agonista a lunga durata d'azione è più efficace rispetto ai singoli componenti nel migliorare la funzione polmonare e lo stato di salute e nel ridurre le riacutizzazioni in pazienti con BPCO da moderata a severa. Ci sono forme farmaceutiche precostituite che, ad esempio, associano il salmeterolo al fluticasone (Seretide®) che migliorano l'aderenza al trattamento, nelle forme separate è necessario seguire un ordine sequenziale di somministrazione per via inalatoria a partire dal broncodilatore e poi il corticosteroide, per far sì che le micro particelle del principio attivo possano raggiungere i distretti polmonari più periferici. I corticosteroidi per **via orale** sono utilizzati nelle fasi di riacutizzazione, in quanto hanno numerosi effetti collaterali nell'uso a lungo termine, tra i quali la miopatia che contribuisce alla debolezza muscolare e di conseguenza nel tempo peggiora la funzionalità respiratoria.

Inibitori della fosfodiesterasi-4 Roflumilast. L'attività principale degli inibitori della fosfodiesterasi-4 è quello di ridurre l'infiammazione attraverso l'inibizione intracellulare della degradazione dell'AMP ciclico (adenosina monofosfato ciclico - cAMP). Il Roflumilast (Daxas®) è indicato come terapia di mantenimento nella broncopneumopatia cronica ostruttiva grave (FEV1 post-broncodilatatore meno del 50% del teorico) associata a bronchite cronica nei pazienti adulti con una storia di esacerbazioni frequenti come aggiunta al trattamento broncodilatatore.

I più frequenti effetti collaterali sono nausea, riduzioni dell'appetito, dolori addominali, cefalea, disturbi del sonno; si manifestano nelle prime fasi di trattamento sono reversibili e si riducono nel tempo proseguendo il trattamento.

Nella **Tabella 7.II** sono descritti i trattamenti in base alla stadiazione dei pazienti con BPCO raggruppati in 4 classi alle quali corrispondono diversi approcci terapeutici.

Tabella 7.II Trattamenti in base al profilo clinico del paziente con BPCO (tratto da GOLD, 2015)

Classi	**Profilo del paziente** sulla base delle limitazioni al flusso aereo (sistema GOLD), rischio riacutizzazioni/ anno e grado di disabilità per dispnea (questionario mMRC)	Trattamento farmacologico raccomandato	Trattamenti non farmacologici
A	Sintomi lievi (dispnea per sforzi intensi o cammino veloce) Basso rischio di riacutizzazioni (0-1/anno) GOLD 1-2 lieve-moderato limitazione flusso aereo	Broncodilatatore a breve durata d'azione per controllare la dispnea eventualmente come seconda scelta associato ad un broncodilatatore a lunga durata d'azione	Cessazione del fumo Attività fisica Vaccinazione anti-influenzale e anti-pneumococcica
B	Sintomi gravi (necessità di fermarsi durante il cammino a passo normale o nelle semplici attività delle ADL) Basso rischio di riacutizzazioni (0-1/anno) GOLD 1-2 lieve-moderato limitazione flusso aereo	Broncodilatatori inalatori a lunga durata d'azione, a breve durata d'azione al bisogno	Cessazione del fumo Attività fisica Vaccinazione anti-influenzale e anti-pneumococcica + Riabilitazione respiratoria
C	Sintomi lievi (dispnea per sforzi intensi o cammino veloce) Alto rischio di riacutizzazioni (≥ 2/anno) GOLD 3-4 grave o molto grave limitazione flusso aereo	Combinazione di corticosteroidi inalatori/beta 2 agonisti a lunga durata d'azione oppure un anticolinergico a lunga durata d'azione; come seconda scelta una combinazione di due broncodilatatori a lunga durata d'azione oppure la combinazione di corticosteroide inalatorio/anticolinergico a lunga durata d'azione	Cessazione del fumo Attività fisica Vaccinazione anti-influenzale e anti-pneumococcica + Riabilitazione respiratoria
D	Sintomi gravi (necessità di fermarsi durante il cammino a passo normale o nelle semplici attività delle ADL) Alto rischio di riacutizzazioni (≥ 2/anno) GOLD 3-4 grave o molto grave limitazione flusso aereo	Come il precedente gruppo, mentre come seconda scelta è raccomandata una combinazione di tutte e tre le classi di farmaci. È anche possibile aggiungere un inibitore della fosfodiesterasi-4	

Autosomministrazione della terapia inalatoria. Le formulazioni per via inalatoria contengono farmaci somministrati attraverso **aerosol predosati in bombolette pressurizzate (pMDI** = *pressurized metered dose inhalers* - spray dosatore inalatore pressurizzato), **inalatori a polvere secca (DPI** *dry powder inhalers*) dispositivi attivati dalla pressione negativa provocata dal respiro; quando la persona inspira si crea un aerosol nel reservoir contenente la polvere. Le principali caratteristiche sono descritte nella **Tabella 7.III**.

Tabella 7.III Tipologie di Inalatori

	Dosatore inalatore predosato (sMDI)	Inalatori di polvere secca (DPI)
	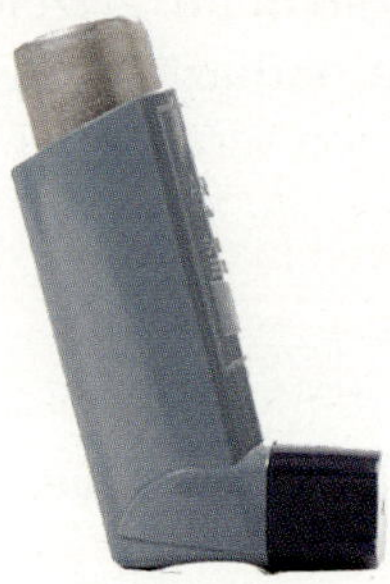	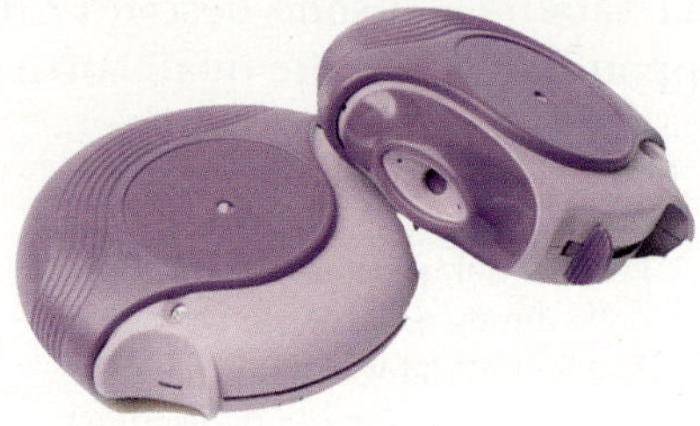
Vantaggi	Azione rapida e locale Bassa incidenza di effetti sistemici Può essere utilizzato con il distanziatore Il paziente visualizza l'effetto nuvoletta dei gas propellenti che indica l'avvenuta erogazione	Azione rapida e locale Non è necessario coordinare il respiro con l'erogazione del farmaco Non occorre il distanziatore
Svantaggi	Necessità di abilità di coordinamento dell'inspirazione con il momento in cui il farmaco viene espulso con il puf	È richiesto un notevole flusso inspiratorio per disperdere il farmaco in piccole particelle In ambienti umidi il farmaco può formare aggregati che bloccano il dispositivo Il paziente percepisce poco l'avvenuta erogazione di farmaco (manca effetto nuvoletta) con il rischio di auto somministrazione ripetuta

Il diametro delle particelle nebulizzate ad ogni spruzzo deve essere di 2-4 micron (< 5 micron) per il raggiungimento delle vie aeree inferiori. I dosatori pressurizzati contengono gas inerti propellenti che favoriscono la pressione necessaria alla nebulizzazione del farmaco. I propellenti a base di clorofluorocarburi (CFC) contenuti in queste formulazioni sono stati sostituiti per ragioni ambientali dagli idrofluoroalcani (HFA) che hanno particelle di dimensioni minori e possono erogare una quantità maggiore di farmaco.

Se il paziente assume terapia inalatoria con β_2 agonisti e corticosteroidi, educare il paziente ad utilizzare la seguente sequenza che migliora l'azione antiinfiammatoria nelle vie aeree più distali (bronchioli e alveoli) del corticosteroide: per primo il β_2-agonista che favorisce una rapida broncodilatazione e successivamente il corticosteroide.

Per ridurre il rischio di complicanze quali ad esempio la disfonia e la candidosi orofaringea per deposizione sulle mucose orali del principio attivo, in particolare il corticosteroide, utilizzare sempre distanziatore (puff) ed eseguire sciacqui del cavo orale dopo inalazione.

Dosatore inalatore predosato (sMDI). Dispositivi che permettono la trasformazione di un farmaco dallo stato liquido o solido allo stato gassoso (particelle). Forniscono ad ogni spruzzo una quantità fissa di farmaco nebulizzato. A seconda delle confezioni ogni bomboletta può avere una quantità di dosi variabile a seconda della confezione (da 50 a 200 a 300).

Per incapacità di coordinazione, impatto con retrobocca e particelle > 5 micron di diametro la deposizione del farmaco nei polmoni può arrivare solo al 20% della dose somministrata, pertanto

in base al diametro delle particelle del principio attivo e alle modalità di respirazione e coordinazione del paziente è consigliato utilizzare un **distanziatore** che permette di aumentare la dose a livello polmonare tra il 40-60%.
Il distanziatore o spaziatore è una camera di grandezza variabile che funziona come serbatoio per il farmaco nebulizzato, eliminando il bisogno di coordinazione. Lo spaziatore consente di rallentare la velocità di inalazione delle particelle di farmaco, ridurre il deposito delle particelle più grosse e aumentare l'inalazione in profondità delle particelle di diametro minore; diversamente le particelle più pesanti andrebbero a depositarsi nelle alte vie respiratorie, cavo orale e retro faringe, causando complicanze locali e sistemiche, candidosi orali e disfonia in caso di corticosteroidi e ulcere da B_2 agonisti. L'inalazione può essere eseguita con più atti respiratori dal momento che la maggior parte di particelle più fini rimane sospesa all'interno dello spaziatore per più di 10-30 secondi dopo lo spruzzo. Il propellente rimane ed evapora all'interno della camera e rende possibile la somministrazione di alte dosi di farmaco. L'uso del distanziatore è fortemente raccomandato in tutte le situazioni in cui viene prescritto il MDI e in particolare negli anziani (Bevilacqua & Toccoli in Saiani & Brugnolli, 2021).

Inalatori di polvere secca (DPI). Dispositivo che viene attivato dalla pressione negativa provocata dal respiro: quando il paziente inspira si crea un aerosol nel reservoir contenente la polvere. La deposizione nei polmoni corrisponde a circa il 30% della dose inalata.
Le modalità e la procedura per la somministrazione di farmaci attraverso **aerosol** predosati in bombolette pressurizzate (MDI), inalatori a polvere secca (DPI) sono approfondite nel capitolo "Somministrazione sicura di farmaci, sangue ed emoderivati" del Trattato di Cure Infermieristiche (Saiani & Brugnolli, 2021).
Alcuni studi hanno identificato una serie di fattori che impediscono il corretto utilizzo delle terapia inalatoria nei pazienti affetti da BPCO. Alcuni di questi sono: presenza di tremore da co-presenza di Malattia di Parkinson e come effetto di un sovra-utilizzo di beta agonisti a breve azione; mancanza di coordinamento mano-occhi che determina difficoltà a localizzare la bocca; frequente mancanza di destrezza nei pazienti affetti anche da artrite reumatoide; deficit visivi; deficit uditivi che impediscono di udire il "click" che indica la disponibilità di una dose di farmaco (sistema a polvere secca - dispositivo Diskus); co-morbidità che spesso determina una poli-farmacologia con schemi complessi per il paziente (Lareau et al., 2012).

Terapia chirurgica e trapianto

Gli interventi a cui si fa maggior ricorso sono la bullectomia (rimozione di un'ampia bolla di enfisema bolloso che non contribuisce allo scambio di gas, ma che comprime il parenchima polmonare adiacente) e la chirurgia di riduzione del volume polmonare (LVRS). Quest'ultima consiste nella resezione di parti del polmone (20-30% solitamente a partire dagli apici) per ridurre l'iperinsufflazione, migliorare la performance dei muscoli respiratori e aumentare la pressione di ritorno elastico del polmone. È particolarmente efficace nei pazienti con enfisema prevalente ai lobi superiori e ridotta capacità all'esercizio fisico. Dopo l'intervento le probabilità di sopravvivenza, la qualità di vita e lo stato funzionale di queste persone migliorano.

Il trapianto polmonare può essere un'opzione per pazienti giovani con malattia avanzata. I criteri per il trapianto sono VEMS< 25% del predetto, grave ipercapnia oppure grave ipertensione polmonare in pazienti con meno di 60-65 anni. Lo status di fumatore attivo, una recente patologia maligna, una condizione di insufficienza a carico di un apparato importante (infezioni renali, epatite cronica) sono considerate controindicazioni assolute. Altre comorbilità come cattivo stato nutrizionale, obesità, infezione micobatterica cronica, osteoporosi grave e un sostegno psico-sociale non ottimale sono considerate controindicazioni relative. Il trapianto può essere unilaterale o bilaterale: i pazienti più giovani e quelli con bronchiettasie concomitanti sono ritenuti i candidati più idonei per un trapianto bilaterale. La sopravvivenza è di tre anni nel 61% dei casi e di 5 anni nel 45% dei casi (Terzano, 2012).

Gestione assistenziale della persona con BPCO stabile

Valutazione del paziente

La valutazione del paziente è orientata a comprendere presenza e severità dei sintomi, individuare fattori di rischio, bisogni educativi e capacità di apprendimento e comprendere l'impatto emotivo della malattia. L'accertamento permette inoltre di valutare l'effetto dei trattamenti e degli interventi educativi.

Esplorare la percezione di dispnea e fame d'aria e i suoi effetti. La dispnea è il sintomo chiave della BPCO, costituisce la principale motivazione per la quale i pazienti richiedono l'intervento medico ed è la causa principale di invalidità ed ansia legata alla malattia. È descritta dai pazienti come sensazione di *"aumentata fatica a respirare, fame d'aria, pesantezza"*. Si tratta di una dispnea persistente (presente ogni giorno) e progressiva (peggiora nel tempo), all'inizio viene avvertita solo da sforzi eccezionali (salire rapidamente le scale), poi può presentarsi con maggior impatto sulla vita quotidiana, con uso dei muscoli accessori. La dispnea è inizialmente mascherata da una, cosciente o incosciente, progressiva riduzione dell'attività fisica da parte del paziente con BPCO. Negli stadi avanzati la dispnea è presente durante lo svolgimento delle semplici attività di vita quotidiane (lavarsi, vestirsi) o a riposo (Falcone et al., 2001).
Nel paziente con BPCO non si considera più la dispnea una sensazione singola ma come un insieme di sensazioni quali-quantitative dove spesso non c'è rapporto tra l'intensità quantitativa della sensazione e la sua descrizione qualitativa. È la qualità della sensazione (e non la quantità o l'intensità) che determina le caratteristiche distintive della dispnea delle diverse condizioni cliniche. I pazienti affetti da BPCO scelgono spesso come descrittori *"il mio respiro richiede sforzo, respirare è un lavoro o richiede più lavoro "* descrivendo come l'atto respiratorio da "inconsapevole" sia diventato consapevole e faticoso. Un paziente definisce il sintomo come segue: *"il respiro corto è dentro di me tutto il tempo"* [...], come se *"l'aria che entra nel mio corpo non fosse sufficiente per permettermi di respirare correttamente"* [...]; una sensazione di pesantezza sul petto, di debolezza e mancanza di forze (Gysels & Higginson, 2008; Barnes, 2010). Nella descrizione i pazienti mettono in evidenza la relazione tra tolleranza all'attività fisica e dispnea, poiché uno degli effetti sistemici riscontrabili è la *progressiva riduzione della forza della muscolatura* scheletrica, dovute sia a sarcopenia (perdita di cellule muscolari) che ad un'anomala funzione delle cellule rimanenti, con progressiva perdita di tolleranza all'esercizio fisico.
Per valutare e monitorare l'impatto della sintomatologia sulle attività di vita quotidiana e sul benessere (camminare, fare le scale, svolgere attività domestiche, uscire da casa, dormire) possono essere applicati strumenti validati dalla letteratura come i questionari mMRC (**Tabella 7.IV**) o CAT - COPD Assessment Test - (**Tabella 7.V**). Il questionario modificato del Medical Research Council è particolarmente utile per monitorare l'evoluzione della malattia e misurare eventuali miglioramenti indotti dai trattamenti. Un mMRC grado 0-1 indica sintomi lievi mentre un punteggio ≥ 2 indica la presenza di sintomi severi.

Tabella 7.IV Questionario modificato del Medical Research Council per la valutazione del grado di dispnea (mMRC) (tratto da GOLD, 2015)

Per favore barrare la casella che vi riguarda (una sola)		
mMRC Grado 0	Ho dispnea solo per sforzi intensi	☐
mMRC Grado 1	Mi manca il fiato se cammino veloce (o corsa) in piano o in lieve salita	☐
mMRC Grado 2	Su percorsi piani cammino più lentamente dei coetanei, oppure ho necessità di fermarmi per respirare quando cammino a passo normale	☐
mMRC Grado 3	Ho necessità di fermarmi per respirare dopo aver camminato in piano per circa 100 metri o per pochi minuti	☐
mMRC Grado 4	Mi manca il fiato a riposo per uscire di casa o per vestirmi/spogliarmi	☐

Il COPD *Assessment* Test è composto da 8 parti sul deterioramento dello stato di salute nella BPCO. La scala di punteggio va da 0 a 40; punteggi CAT > 10 indicano sintomatologia grave e sono associati ad un significativo deterioramento dello stato di salute.

Tabella 7.V Test di valutazione CAT (COPD Assessment Test) (www.catestonline.org)
Marchio registrato Glaxo Smith Kline. Diritti riservati

Non tossisco mai	0	1	2	3	4	5	Tossisco sempre
Il mio petto è completamente libero da catarro (muco)	0	1	2	3	4	5	Il mio petto è pieno di catarro (muco)
Non avverto alcuna sensazione di costrizione al petto	0	1	2	3	4	5	Avverto una forte sensazione di costrizione al petto
Quando cammino in salita o salgo una rampa di scale non avverto mancanza di fiato	0	1	2	3	4	5	Quando cammino in salita o salgo una rampa di scale avverto una forte mancanza di fiato
Non avverto limitazioni nello svolgere qualsiasi attività in casa	0	1	2	3	4	5	Avverto gravi limitazioni nello svolgere qualsiasi attività in casa
Mi sento tranquillo ad uscire di casa nonostante la mia malattia polmonare	0	1	2	3	4	5	Non mi sento affatto tranquillo ad uscire di casa nonostante la mia malattia polmonare
Dormo profondamente	0	1	2	3	4	5	Non riesco a dormire profondamente a causa della mia malattia polmonare
Ho molta energia	0	1	2	3	4	5	Non ho nessuna energia

Valutare il grado di tolleranza all'attività fisica. La tolleranza all'attività/esercizio fisico può essere valutata utilizzando anche il test del cammino (6MWT= *6 minutes walking test*) che misura la distanza percorsa in 6 minuti di cammino. La persona deve camminare lungo un corridoio di circa 30 metri con il proprio ritmo, tentando di coprire la maggior distanza possibile in 6 minuti. Prima dell'inizio del cammino e al termine dei 6 minuti al paziente viene sottoposta la scala della dispnea di Borg modificata. Il test del cammino è utile per valutare il grado di disabilità e l'efficacia della riabilitazione. Le modalità del test sono descritte nel capitolo "Esercizio fisico, mobilità e gestione delle alterazioni" del Trattato di Cure Infermieristiche (Saiani & Brugnolli, 2021).
All'esame obiettivo si possono osservare alterazioni della gabbia toracica da iperdistensione polmonare (orizzontalizzazione delle coste, torace a botte, addome globoso), tachipnea (a riposo FR > 20 atti/minuto), respiro sibilante o riduzione del murmure vescicolare, cianosi e in alcuni casi si può notare la presenza delle dita a "bacchetta di tamburo". I pazienti presentano solitamente una respirazione a labbra socchiuse, che può essere utile a rallentare il flusso espiratorio e permettere così uno svuotamento toracico più efficace. I soggetti con BPCO presentano spesso un'attivazione muscolare a riposo; l'utilizzo dei muscoli accessori, quali lo scaleno e lo sternocleidomastoideo è un ulteriore indice di difficoltà respiratoria.

Raccogliere la storia di esposizione a fattori di rischio o aggravanti. Raccogliere dal paziente l'abitudine tabagica e l'esposizione al fumo: *fumava in passato e attualmente fuma ancora? Quante sigarette? È esposto a fumo passivo?* L'accertamento della storia di tabagismo è cruciale visto che il fumo di tabacco è il fattore di rischio maggiormente implicato nello sviluppo della BPCO; allo scopo di calcolare il valore di "*pack-years*" sono rilevanti il tempo di esposizione al fumo e il numero di sigarette consumate al giorno, vista la relazione dose-dipendente tra fumo e sviluppo di BPCO.

Rilevare l'esposizione ad agenti ambientali quali polveri in ambiente lavorativo/professionale, inquinamento domestico e atmosferico: *che lavoro svolge attualmente o ha svolto in passato? Ha avuto esposizione – oppure è esposto – a polveri agenti chimici o esalazioni domestiche o professionali?*

Verificare presenza di tosse ed espettorato e caratteristiche quali-quantitative. All'inizio la tosse può presentarsi saltuariamente, ma in seguito si presenta quotidianamente, spesso per tutto il giorno. È spesso difficile quantificare la produzione di escreato, perché i pazienti possono deglutirlo piuttosto che espettorarlo, abitudine soggetta a significative differenze culturali e legata al sesso. La presenza d'espettorato purulento riflette l'aumento di mediatori della flogosi e la sua comparsa può identificare l'inizio di una riacutizzazione batterica. La presenza di **rumori broncostenitici quali sibili e fischi** (*wheezing*) durante la respirazione è un indice di limitazione al flusso aereo; si può auscultare una riduzione dei rumori respiratori e un prolungamento della fase espiratoria.

Valutare lo stato nutrizionale. Nelle fasi iniziali la sospensione del fumo può determinare sovrappeso che accresce l'impegno respiratorio con ipoventilazione specialmente notturna. Nella tipologia di paziente *"blue bloather"* la *malnutrizione* si manifesta prevalentemente con obesità. Il tessuto adiposo rappresenta massa corporea metabolicamente inattiva, che incrementa il lavoro di un sistema respiratorio già compromesso funzionalmente dalla patologia ostruttiva, soprattutto durante l'attività. Nel caso di eccesso ponderale con BMI>30 la dinamica respiratoria viene alterata, provocando dispnea sia per il maggior lavoro cardiaco, sia per l'aumento di lavoro dei muscoli respiratori della parete toracica e del diaframma (Vestbo, 2011). Dati epidemiologici statunitensi indicano una prevalenza di malnutrizione con riduzione dell'indice di massa corporea e della loro massa magra fra il 25-60% nei pazienti con BPCO con limitazione del flusso aereo da moderato a molto grave. La malnutrizione proteico-calorica è determinata da inadeguato apporto per astenia, anoressia; aumento del dispendio energetico per incremento del lavoro respiratorio, ridotta efficienza muscolare, infezioni croniche e per riduzione della sintesi proteica da decondizionamento fisico. Alcuni farmaci, soprattutto i beta-agonisti, possono aumentare il costo energetico della respirazione, così come l'asincronismo del complesso toraco-addominale determina un incremento del carico di lavoro e del dispendio energetico per assicurare un adeguato flusso inspiratorio. La malnutrizione determina deficit muscolare che aggrava la funzione dei muscoli respiratori, incapaci a sostenere il carico di lavoro aumentato imposto dalla BPCO. È necessario valutare il grado di appetito e chiedere al paziente di descrivere la sua alimentazione di un giorno-tipo per verificare l'apporto quali-quantitativo di nutrienti e liquidi. Valutare inoltre il peso e il Body Mass Index (BMI) perché la perdita progressiva di peso o un Body Mass Index < 20 Kg/m^2 sono importanti fattori prognostici di ridotta sopravvivenza e inattività.

Valutare la forza dei muscoli inspiratori ed espiratori e la forza degli arti inferiori. In particolare il quadricipite e l'uso dello sternocleidomastoideo. La misura della forza dei muscoli respiratori può essere valutata attraverso la MIP (Maximal Inspiratory Pressure) che rappresenta il valore della miglior pressione negativa generata da un soggetto che inspira contro una via aerea occlusa e rappresenta la misura di forza ottenuta dai muscoli inspiratori, e la MEP (Maximal Expiratory Pressure) che è il valore della miglior misura di pressione positiva sviluppata soffiando con forza contro le vie aeree occluse. La MEP è generata dalla forza dei muscoli addominali, dei muscoli accessori della respirazione, dal ritorno elastico del polmone e del torace. Entrambe le misure vengono valutate in cmH_2O, mmHg oppure in kPa. Il normale valore di MIP in un adulto è ≥ 10,6 kPa, della MEP circa 10,6-13,3 kPa.

Esplorare la qualità del sonno e riposo. Il russamento e la sonnolenza diurna sono suggestivi di sindrome delle apnee notturne, più frequente negli obesi. Nei pazienti BPCO l'ipossiemia si aggrava durante il sonno (particolarmente durante la fase REM); i pazienti con poliglobulia secondaria sono quelli più suscettibili a sviluppare una desaturazione notturna che determinano disturbi della qualità del sonno, aumento dell'affaticamento nelle ore di veglia e peggioramento della qualità di vita.

Raccogliere presenza di comorbidità. Valutare la presenza di patologie cardiache, osteoporosi, malattie muscolo-scheletriche o neoplasie che possono contribuire alla limitazione dell'attività (GOLD, 2015).

Approfondire la disponibilità di sostegno sociale e familiare. Accertare e domandarsi: con chi vive il paziente? Quale familiare o caregiver lo aiuta? Chi altro vorrebbe coinvolgere e in che modo? Come lo sostengono familiari e amici? Per esempio lo stimolano ad uscire, condividendo le passeggiate? Trovano soluzioni e accorgimenti in casa per stimolare la sua autonomia, adattando gli spazi della casa per togliere possibili barriere? Oppure, tendono ad essere iperprotettivi e/o a sottovalutare la sua "fatica" per esempio nella gestione della terapia? La sua casa è adatta alle sue attuali necessità? È necessario attivare servizi per specifici problemi o associazioni di volontariato? Avrebbe piacere di conoscere altri pazienti con cui condividere la sua storia ed esperienza di malattia?

Esplorare la percezione del paziente e del caregiver della vita quotidiana: come viene vissuta la malattia e sintomatologia e quanto quest'esperienza influenza la loro vita quotidiana e sociale. I pazienti con BPCO vivono giorni "buoni" e giorni "cattivi". Vivere con la BPCO e soffrire dei suoi sintomi, in particolare la dispnea, è vissuto dai pazienti come doloroso, uno sforzo costante, una lotta continua, che richiede tutte le forze, può essere schiacciante ed estenuante e ciò crea la sensazione di "esistere", piuttosto che "vivere" (Gysels et al., 2007). Vivere con il senso di "fame d'aria" per i pazienti diventa un "lavoro estenuante" che determina fatica: modifica o limita le attività e ha effetti negativi sullo stato mentale. Le attività di vita quotidiana come uscire dal letto, chinarsi, fare il bagno/doccia, cucinare o mangiare, realizzare le faccende domestiche, guidare, utilizzare i mezzi di trasporto, passeggiare, possono essere limitate, delegate, o interrotte temporaneamente o in modo definitivo per gli effetti della dispnea e della fatica (Giacomini et al., 2012). La gestione dei sintomi richiede capacità di controllo per evitare che la condizione peggiori e per fare ciò è fondamentale riuscire a mantenere autocontrollo e auto-sorveglianza. Alcuni pazienti riferiscono difficoltà ad autogestirsi fino a raggiungere un livello di rassegnazione. I pazienti hanno espresso rammarico e rabbia per aver causato la malattia dall'abitudine al fumo (Gysels et al., 2007; Gysels & Higginson, 2010). Il peso della malattia colpisce anche i caregiver che riportano senso di isolamento, terribile prospettiva della vita senza il compagno/a, difficoltà di integrare la "cura del proprio caro" con il lavoro-occupazione e ad indossare più ruoli con quasi totalità della responsabilità assistenziale (Gysels et al. 2007; Gysels & Higginson, 2010; Giacomini et al., 2012).

Osservare ed identificare la presenza di sintomi di ansia e/o depressione. Sono comuni nei pazienti con BPCO ed associati ad aumentato rischio di riacutizzazioni e peggiore stato di salute. Le persone affette da BPCO sono esposte a sviluppare disturbi del tono dell'umore quali depressione o disturbi d'ansia e attacchi di panico. Alcuni pazienti riferiscono sintomi "emozionali negativi", quali tristezza, paura del futuro e della morte, mancanza di speranza, sensazione di impotenza, irritabilità per la diminuita capacità a partecipare alle attività della vita quotidiana, stanchezza continua, distraibilità e somatizzazioni come ad esempio parestesie (Aydin et al., 2001).

Accertare i bisogni educativi. Valutare la disponibilità del paziente ad apprendere; esplorare i sintomi del paziente e bisogni educativi percepiti per comprendere cosa conosce, storia vissuta/percepita di malattia, quesiti e dubbi. Esplorare sospensione del fumo e/o intenzione a farlo, esposizione ad altri fattori di rischio, come assume e gestisce il trattamento, uso degli inalatori.

Analizzare i metodi educativi preferiti, ad esempio dimostrativo per l'uso degli inalatori, rilevare eventuali barriere quali la fatica, il calo di attenzione da ipossia e le fasce orarie della giornata nelle quali si verificano, per identificare i momenti di maggiore apprendimento e la durata dell'intervento educativo compatibile con i suoi tempi di attenzione/affaticamento. Esplorare le priorità educative identificate dal paziente e analizzare eventuali incongruenze con quelle definite dai professionisti sanitari.

Interventi assistenziali per il controllo dei sintomi e di autocura

L'educazione del paziente con BPCO è elemento cardine del trattamento della malattia. Gli esiti attesi dall'educazione al paziente con BPCO dovrebbero essere:

- migliore comprensione della BPCO includendo cosa è, le sue cause e gli effetti sui polmoni
- partecipazione consapevole ai processi decisionali relativi ai test diagnostici e alle opzioni terapeutiche (inalatori d'urgenza, broncodilatatori, corticosteroidi, chirurgia polmonare, trapianto polmonare)
- adozione di abilità di autocura descritte nella **Tabella 7.VI** e adesione a comportamenti sanitari necessari a garantire sicurezza, come ad esempio cessazione dal fumo, uso appropriato degli inalatori, adeguata nutrizione, regolare esercizio fisico, uso sicuro di supplemento di O_2
- riconoscimento dei sintomi di riacutizzazione e attivazione di risposte tempestive sulla base di un piano di gestione individualizzato
- riconoscimento delle complicanze della malattia severa ed esplicitazione delle decisioni di fine vita
- acquisizione di strategie di coping per affrontare le "prove" del vivere con una malattia cronica: impatto della dispnea, riduzione e limitazioni nel viaggiare e muoversi
- utilizzo appropriato delle risorse presenti sul territorio a supporto dei pazienti affetti da BPCO e suoi famigliari (gruppi di auto-mutuo aiuto, risorse online, ...).

Tabella 7.VI Capacità di autocura attese dal paziente con BPCO
1. Ridurre l'esposizione a fattori di rischio per prevenire le riacutizzazioni
2. Favorire l'aderenza alla terapia inalatoria
3. Sostenere paziente e caregiver nella gestione dell'ossigenoterapia a lungo termine
4. Aderire ad un programma di riabilitazione respiratoria
5. Riconoscere segni e sintomi di aggravamento e comportamenti da attuare
6. Adottare un piano nutrizionale per evitare sovrappeso e/o malnutrizione

Ridurre l'esposizione a fattori di rischio per prevenire le riacutizzazioni

In tutti i livelli di gravità, l'intervento di cessazione del fumo nei soggetti ancora fumatori e l'intervento di allontanamento da inquinanti ambientali o esposizioni professionali sono fortemente raccomandati. Nei pazienti con BPCO di grado lieve o moderato, e quindi poco sintomatici, l'intervento di disassuefazione al fumo e allontanamento da fattori inquinanti può dare risultati migliori.

La **disassuefazione dal fumo** nei pazienti affetti da BPCO è l'unico intervento che modifica la storia naturale della malattia. Può, infatti, avere un impatto positivo sulla progressione della BPCO, riducendo la velocità di declino funzionale respiratorio ed è in grado di influenzare positivamente la mortalità per questa malattia. La terapia per smettere di fumare deve quindi affrontare e risolvere due problemi del paziente: la sindrome da astinenza (provocata dalla dipendenza fisica) e la recidiva. L'intervento minimo raccomandato è quello delle "5A" descritto nel capitolo della cardiopatia ischemica. Il programma cognitivo-comportamentale può essere associato alla terapia farmacologica sostitutiva della nicotina con vareniclina, bupropione e nortriptilina, che aumenta in maniera significativa i tassi di astinenza a lungo termine (GOLD, 2015). La terapia sostitutiva ha varie forme farmaceutiche: gomme da masticare, inalatori, spray nasali, cerotti transdermici, compresse sublinguali e pastiglie. Le controindicazioni sono rappresentate da coronaropatia instabile, ulcera peptica non trattata, recente infarto miocardico, recente ictus cerebrale. La persona che assume tale terapia deve essere informata che le bevande acide, soprattutto caffè e succhi di frutta, possono interferire con l'assorbimento. Il principale effetto collaterale della vareniclina è la nausea; nei pazienti con storia di depressione maggiore sono stati segnalati casi di suicidio durante l'assunzione di tale principio attivo.

Il paziente e suoi familiari necessitano di essere informati di vivere e/o soggiornare in **ambienti sani privi di inquinanti,** esterni domestici e lavorativi. Suggerire al paziente di non soffermarsi in zone ad alto traffico per inquinanti atmosferici, zone fumatori che lo esporrebbero a fumo passivo, ambienti con polveri, combustibili o in aree verdi nei periodi di pollinazione.

Numerosi fattori sono associati alla comparsa di riacutizzazioni quali età avanzata, gravità dell'alterazione del FEV1 o VEMS, ipersecrezione della mucosa bronchiale cronica, riacutizzazioni precedenti, tosse giornaliera, affanno e sintomi persistenti di bronchite. Si ritiene che la maggior parte delle riacutizzazioni siano prodotte da un'infezione bronchiale; queste, se frequenti, hanno un impatto negativo sulla qualità della vita nei pazienti affetti da BPCO in quanto il recupero dello stato di salute dopo una riacutizzazione può richiedere un tempo lungo e può essere influenzato dalla gravità della riacutizzazione. Più grave è la riacutizzazione, più lungo è il tempo richiesto per il recupero (Blasi et al., 2010). Per la **prevenzione delle riacutizzazioni** la letteratura suggerisce di raccomandare al paziente di effettuare il **vaccino antinfluenzale** stagionale con virus inattivato e nei pazienti con affezioni croniche respiratorie la vaccinazione per virus pandemici H1N1 o H1N5; inoltre è consigliata anche la vaccinazione antipneumococcica.

Favorire l'aderenza alla terapia inalatoria

I farmaci più utilizzati dai pazienti con BPCO sono i broncodilatatori simpatico-mimetici beta 2 agonisti o anticolinergici e gli antiinfiammatori come i corticosteroidi, e la modalità di somministrazione più utilizzata è quella per via inalatoria come descritto nel paragrafo della terapia.

L'istruzione del paziente deve includere la comprensione del perché necessita di terapia inalatoria, come agiscono i farmaci e la loro sequenza, ad esempio prima il broncodilatatore e poi l'antiinfiammatorio; come funziona il dispositivo e come si pulisce e gli step da seguire per l'utilizzo corretto ed efficace. Sono utili metodi dimostrativi e regolari rivalutazioni con rinforzi della corretta tecnica. Per esempio ad ogni visita i pazienti dovrebbero essere incoraggiati a portare i loro inalatori in modo da supervisionare come li stanno utilizzando, rinforzare le modalità appropriate e rivedere con il paziente i passaggi non corretti (Lareau et al., 2012).

Per favorire l'adesione alla terapia è necessario anche motivare la persona ad assumere con regolarità i farmaci prescritti, spiegando i rischi di una non corretta assunzione (una riacutizzazione dei sintomi con aggravamento della condizione clinica). Educare il paziente a richiedere consulenza al proprio medico prima di assumere farmaci non prescritti e a tenere un diario della terapia assunta per monitorare l'efficacia dei trattamenti prescritti e facilitare un eventuale intervento in caso di interazioni o reazioni avverse.

Sostenere paziente e *caregiver* nella gestione dell'ossigenoterapia a lungo termine

Stabilita l'indicazione all'OTLT è necessario valutare il flusso ottimale di O_2 in grado di correggere l'ipossiemia e i sintomi ad essa correlati sia a riposo di giorno, che durante il sonno e sotto sforzo. Nella pratica assistenziale solitamente l'OTLT viene distribuita nelle 24 ore, con un minimo di 15-18 ore, garantendo un flusso maggiore durante il sonno, prima e dopo sforzi come attività quotidiane, prima e dopo i pasti.

Le sorgenti di O_2 a domicilio possono essere:

- **sorgenti fisse quali concentratori, bombole di O_2 liquido o compresso** che non sono facilmente trasportabili e pertanto riducono la possibilità di muoversi al paziente
- **sorgenti mobili -O_2 portatile** che possono essere trasportate dal paziente ma non sulla sua persona perché pesano più di 4-5 kg, un esempio sono i concentratori portatili e piccole bombole di O_2 compresso

- **sorgenti ambulatorie (O_2 ambulatorio)** che pesando meno di 4-5 kg possono essere trasportate dalla maggior parte dei pazienti a spalla garantendo una autonomia di almeno 4-6 ore di erogazione al flusso di 2l/m; un esempio sono l'O_2 liquido (*stroller*).

Lo sviluppo tecnologico con apparecchi sempre più piccoli e leggeri permette di evitare le sorgenti fisse e mobili.

I concentratori (sistemi elettrici fissi o mobili che separano l'O_2 dell'aria atmosferica e lo concentrano a valori superiori al 90%) rappresentano la componente più economica da preferire nelle persone che non hanno una vita attiva. Hanno lo svantaggio di essere rumorosi e di erogare O_2 a concentrazione più bassa rispetto alle altre sorgenti; la concentrazione diminuisce all'aumentare del flusso di O_2. I migliori risultati si hanno per flussi a 2 l/m, mentre è sconsigliabile usarli per flussi > di 5 l/m per i quali la concentrazione scende sotto al 90%. L'apparecchio richiede una manutenzione ogni 30-60 giorni e il suo funzionamento comporta una spesa per il consumo di energia elettrica.

L'O_2 liquido ha il vantaggio di consentire la conservazione di grandi quantità di O_2 in contenitori relativamente piccoli e quindi riservata ai pazienti che mantengono una certa attività fisica e vita di relazione, partecipano a programmi di riabilitazione o che necessitano di alti flussi di O_2.

Tra i **metodi di somministrazione** (occhialini o cannule nasali, catetere transtracheale, maschera di Venturi) il più semplice, economico e accettato dai pazienti è rappresentato dagli occhiali nasali, che non erogando una FiO_2 precisa necessita nelle fasi iniziali di una valutazione degli effetti sull'ossigenazione del paziente. La maschera di Venturi consentirebbe una quantificazione più precisa della FiO_2 ma a domicilio è raramente utilizzata in quanto limita la vita di relazione del paziente.

Un'ulteriore alternativa per i pazienti che non tollerano la cannula nasale, con ipossiemia refrattaria o con una mobilità limitata è **l'ossigenoterapia transtracheale** (PNLG Regione, 2011). Il catetere transtracheale viene inserito attraverso la cricoide tra il secondo e il terzo anello tracheale. Questi dispositivi permettono di somministrare l'ossigeno a 2 cm di distanza dalla carena, la dispersione di O_2 è minima e la trachea funge da serbatoio di ossigeno. Consentono un risparmio di ossigeno di circa il 50% e l'ossigenazione non varia con la frequenza respiratoria, il volume corrente o il flusso inspiratorio. Il paziente non deve indossare maschere o occhialini, ma può avere complicanze quali enfisema sottocutaneo, infezioni e cheloidi cicatriziali. Sono controindicati in caso di disturbi della coagulazione non correggibili, malattie terminali, poca motivazione o scarso supporto, impossibilità a effettuare le visite di controllo oppure in caso di ostruzione a livello delle alte vie aeree.

Gli **ottimizzatori di flusso** sono serbatoi contenuti nelle espansioni laterali di particolari cannule per ossigenoterapia. I serbatoi (uno o 2 secondo i modelli) raccolgono l'ossigeno (circa 20 ml) emesso in fase espiratoria, che viene aspirato all'inizio dell'inspirazione successiva.

Gli **economizzatori di flusso** limitano la somministrazione di ossigeno alla prima parte dell'inspirazione. Sono sistemi a domanda che, grazie all'apertura di un'elettrovalvola attivabile con un sensore di pressione, consentono di erogare l'ossigeno nella prima fase dell'inspirazione. Esistono diversi sistemi che in genere possono essere collegati alle diverse fonti di erogazione di ossigeno. Si deve valutare la capacità del paziente di adattarsi alle variazioni respiratorie.

La maggior parte dei pazienti vive con profondo disagio la terapia con OTLT, si sentono vincolati ad un dispositivo, agli occhialini e alla bombola di ossigeno portatile. Questo vissuto di disagio può ostacolare la compliance alla terapia e questo richiede un supporto educativo importante con la sinergia di tutto il team curante.

I **metodi utilizzati per valutare la *compliance* alla OTLT** sono costituiti fondamentalmente da:
- controllo del contatore del concentratore affidabile, ma può portare a sovrastima se il paziente lascia acceso il concentratore senza applicare le cannule nasali
- conteggio della quantità di O_2 liquido o gassoso forniti
- informazioni raccolte dai pazienti o dai familiari.

Fattori che possono ridurre la *compliance* sono relativi al paziente e al suo ambiente familiare: paura, senso di incertezza, ossigenoterapia vista come un importante passo verso la morte, la mancata percezione o scarsa convinzione dei benefici, le paure di pericolo legate alla fonte, il disagio legato alla tipologia di fonte scelta soprattutto se si tratta del concentratore, un marchio di malattia disabilitante di cui si vergogna ad usarla in pubblico, la persistenza del fumo che per i suoi rischi porta il paziente a staccarsi e allontanarsi dall'O_2 per il pericolo d'incendio ed esplosione.

Per **migliorare la *compliance*** sottolineare al paziente che il beneficio della OTLT aumenta all'aumentare delle ore di esecuzione durante la giornata. Fornire al paziente il sistema di erogazione dell'O_2 più accettato in rapporto a grado di autonomia e rumore. Fornire indicazioni precise rispetto a flusso di O_2 a riposo, durante il sonno e le comuni attività di vita quotidiana, come mangiare, lavarsi, camminare. Fornire indicazioni sulle caratteristiche delle sorgenti di O_2 sia fissa che portatile, le operazioni di caricamento del portatile, di pulizia e di conservazione della sorgente, chi contattare in caso di malfunzionamento dell'apparecchiatura e in caso di disturbi o di insorgenza di problemi pratici o clinici. Ulteriori istruzioni da fornire al paziente sono descritte nella **Tabella 7.VII**.

Garantire un piano di follow-up per controllare la compliance del paziente e il miglioramento clinico (PNLG Regioni, 2014; Murgia et al., 2004).

Tabella 7.VII Istruzioni da fornire al paziente per la gestione delle bombole di ossigeno a domicilio
Controllare ogni 24 ore la quantità di ossigeno nelle bombole e valutarne l'autonomia. La pressione viene letta sul manometro della bombola ed è espressa in bar, il volume della bombola è riportato sulla bombola o sulla scheda tecnica. Moltiplicando la pressione nella bombola (esempio 150 bar) per il volume della bombola (esempio 5 l) si ottengono i litri contenuti (150 x 5 = 750), dividendo il volume di ossigeno residuo per la quantità espressa in litri al minuto, possiamo valutarne l'autonomia (esempio con un consumo di 10 litri/minuto, la bombola ha un'autonomia di 75 minuti). Insegnare al paziente a ricaricare lo stroller dalla bombola madre. Mantenere lo stroller o le bombole sempre in posizione verticale per evitare fuoriuscite di ossigeno in ambienti ben aerati. Gli stroller hanno dimensioni e pesi diversi (2-3 Kg) con autonomia da 3 a 7 ore a seconda del flusso di ossigeno e del peso dello stroller (indicatore luminoso sui sistemi tipo dewar): controllarne lo stato prima e dopo l'utilizzo. Verificare tramite l'indicatore di riempimento a led o a dinamometro che il contenuto di ossigeno liquido nell'unità base sia sufficiente. Fare riferimento alle indicazioni del produttore e fornire al paziente i numeri di telefono utili in caso di problemi.

Aderire ad un programma di riabilitazione respiratoria

La debolezza muscolare e la malnutrizione, sono eventi frequenti nella BPCO in fase avanzata e fattori prognostici negativi sulla sopravvivenza; l'aumento della massa muscolare e del peso corporeo sono associati, al contrario, ad una migliore tolleranza all'esercizio e ad una prognosi più favorevole. La gravità dei sintomi, soprattutto la dispnea, determina una progressiva riduzione della mobilità, con conseguente decondizionamento muscolare, sintomi depressivi e isolamento sociale. La riabilitazione respiratoria dovrebbe essere considerata imprescindibile per tutti i pazienti BPCO sintomatici e deve avere lo scopo di riportare questi pazienti ad uno stile di vita soddisfacente ed indipendente oltre che: alleviare i sintomi (dispnea), ridurre la compromissione fisica e psicologica, incrementare la performance fisica e mentale, facilitare il reinserimento sociale, incrementare la capacità di esercizio, migliorare la qualità della vita, ridurre il numero delle riacutizzazioni e della loro gravità e quindi ridurre anche il numero di ospedalizzazioni per patologie respiratorie. I benefici della riabilitazione respiratoria sono sintetizzati nella **Tabella 7.VIII**.

Tabella 7.VIII Benefici della riabilitazione respiratoria nella BPCO (GOLD, 2015)
– Migliora la capacità di esercizio fisico – Riduce la percezione di intensità della dispnea – Migliora la qualità di vita – Riduce il numero di ricoveri ospedalieri e i giorni di ricovero – Riduce l'ansia e la depressione associate alla BPCO – L'allenamento di forza e resistenza degli arti superiori migliora la funzione delle braccia – I benefici si estendono oltre l'immediato periodo di allenamento – Migliora la sopravvivenza – L'allenamento dei muscoli respiratori è di beneficio, specialmente se combinato con un allenamento fisico generico – Migliora la ripresa dopo ricovero per una riacutizzazione – Aumenta l'effetto dei broncodilatatori a lunga durata d'azione

Il beneficio tende a diminuire quando termina il programma riabilitativo, ma se l'allenamento fisico viene mantenuto a domicilio, lo stato di salute del paziente rimane al di sopra dei livelli pre-riabilitazione. Per una riabilitazione efficace sono necessarie dalle 4 alle 10 settimane di riabilitazione e gli effetti migliori si ottengono con i programmi più lunghi. Per i pazienti che non possono partecipare ad un programma strutturato di riabilitazione, si suggerisce comunque di effettuare attività fisica in maniera continuativa (per esempio camminare 20 minuti ogni giorno), che determina benefici significativi.

Il piano riabilitativo comprende allenamento degli arti superiori ed inferiori e fisioterapia toracica che si sono dimostrati in grado di migliorare la capacità all'esercizio anche in pazienti con BPCO di più di 75 anni.

L'allenamento fisico può variare nella frequenza (da quotidiana a settimanale), nella durata (da 10′ a 45′), nell'intensità (dal 50% del picco di consumo di ossigeno al massimo tollerato). In molti programmi il paziente viene incoraggiato a camminare fino alla massima limitazione determinata dai sintomi, a riposarsi per poi riprendere a camminare fino al completamento dell'esercizio. Se possibile è preferibile utilizzare esercizi fisici di resistenza al 60-80% della massima limitazione determinata dai sintomi. In persone con particolari limitazioni, l'utilizzo di un semplice deambulatore con le ruote sembra migliorare la distanza percorsa durante la camminata e diminuire la sensazione di dispnea.

Allenamento degli arti inferiori I benefici sono sia fisiologici che psicologici. La funzione polmonare non migliora in seguito a questo tipo di allenamento; migliora invece la disabilità. In generale queste metodiche consentono di ottenere una riduzione della dispnea e una maggiore tollerabilità all'esercizio. La tolleranza, per un dato carico sotto massimale coinvolgente i muscoli della deambulazione, generalmente migliora.

Allenamento degli arti superiori. L'allenamento alla forza e all'*endurance* degli arti superiori migliora la funzione delle braccia. L'esercizio delle braccia è sicuro e dovrebbe essere incluso in programmi di riabilitazione di pazienti con malattie respiratorie.

Allenamento dei muscoli respiratori. Il razionale di questo tipo di allenamento è che il miglioramento della funzione di questi muscoli riduce la dispnea e migliora la tolleranza all'esercizio. Le modalità più utilizzate sono l'iperventilazione isocapnica e la respirazione contro resistenza aggiunte al respiro. La raccomandazione consente l'uso dell'allenamento dei muscoli respiratori nei pazienti con BPCO, escludendone i soggetti caratterizzati da marcata iperinsufflazione, nei quali il rischio di danni delle fibre è più alto.

Respiro Controllato (BC *Breathing Control*). È un respiro calmo, fatto a volume corrente, usando la parte bassa del torace, mantenendo rilassate le spalle e la parte alta del torace. Il controllo del respiro irrita meno l'albero bronchiale, previene il broncospasmo e l'aumento delle resistenze delle vie aeree ed inoltre permette di ridare un "ritmo" respiratorio nei momenti in cui questo si può alterare. Tale tecnica viene intercalata con quelle che verranno descritte di seguito.

Coordinazione respiratoria. Comprende tecniche di "respirazione a labbra socchiuse" e "la respirazione diaframmatica". È utilizzata in pazienti BPCO di grado lieve e senza insufficienza respiratoria. Deve essere usata con cautela in pazienti stabili con BPCO di grado severo o in fase di riacutizzazione per interazione con aumento del carico di lavoro resistivo polmonare. Segni di efficacia, supposti ma non dimostrati, sono un aumento dei flussi espiratori, migliore coordinazione del pattern respiratorio, miglioramento della dispnea e miglior senso di benessere.

Tecniche di Espirazione Forzata (*Forced Expiratory Technique* - F.E.T.). Consistono in 1 o 2 HUFF (espirazioni forzate ma non violente a glottide e a bocca ben aperte), ottenute contraendo la muscolatura addominale. Si parte da medi o bassi volumi polmonari se si vogliono mobilizzare le secrezioni più distali, oppure da alti volumi se si vuole avere un effetto a livello prossimale. Si può utilizzare un boccaglio, il quale permette un migliore rilassamento della glottide e un'amplificazione del rumore. Gli huff sono sempre combinati con il respiro controllato ed insieme alla tosse sono la base per l'espettorazione.

Esercizi di Espansione Toracica (T.E.E. *Thoracic Expansion Exercise*). Consistono in respiri profondi con accentuazione della fase inspiratoria ed espirazione non forzata, con lo scopo di aumentare i volumi polmonari, diminuire la resistenza delle vie aeree e facilitare la ventilazione collaterale.

Tecniche che utilizzano la pressione positiva espiratoria con sistemi PEP. Essi comprendono diversi ausili quali la PEP-Mask o la più semplice bottiglia d'acqua con il tubo (*Blowing Bottle*). Basano il loro funzionamento sull'applicazione, all'apparenza paradossale, di un ostacolo alla fuoriuscita dell'aria a livello della bocca, cioè di una resistenza che genera una pressione positiva all'interno delle vie aeree per tutta la fase espiratoria. Tale pressione, determinata individualmente per ciascun paziente, in base alla dimensione dei polmoni, alla forza muscolare espiratoria, alla stabilità della parete delle vie aeree ed allo stadio della patologia, può essere sostanzialmente applicata in modo costante, arrivando anche a sviluppare pressioni oltre 60 cmH_2O, come nel caso classico della PEP-*Mask,* oppure con un andamento oscillante, che genera pressioni tra i 10 e i 20 cmH_2O, ad una frequenza di circa 15 Hz, come nel caso della PEP-Bottiglia.
Questi presidi si basano sull'utilizzo di due differenti presupposti teorici, variamente sostenuti da diversi autori:
- la possibilità di rimuovere le secrezioni bronchiali dalle vie aeree più distali sfruttando la ventilazione collaterale, cioè ventilando e riespandendo le unità respiratorie poste a valle dell'ostruzione, permettendo che le secrezioni vengano spostate verso le vie aeree più prossimali, ove potranno essere eliminate con la tosse e la periferia polmonare atelettasica viene riespansa e recuperata agli scambi respiratori;
- la possibilità di evitare l'interruzione dei flussi espiratori nelle vie aeree con pareti più instabili, evitando o ritardandone il collasso bronchiale, grazie a uno spostamento prossimale della sede di comparsa del Punto di Egual Pressione (EPP).

Anche se non si hanno riscontri di controindicazioni assolute per l'uso della terapia PEP, occorre tenere ben conto dei seguenti fattori: incapacità di tollerare il maggior carico di lavoro respiratorio; pressione intracranica > 20 mmHg; instabilità emodinamica. Gli effetti indesiderati comprendono inoltre aumento dello sforzo espiratorio che può portare a ipoventilazione e ipercapnia, incremento della pressione cranica, danni cardiovascolari, ischemia miocardica e diminuzione del ritorno venoso.

Incentivatori di flusso e di volume. Hanno lo scopo di ottenere una maggiore espansione alveolare e di agire sul rinforzo dei muscoli respiratori. Possono agire sulla fase inspiratoria e/o sulla fase espiratoria. Gli incentivatori di volume (*Coach*) sono apparecchi che richiedono al paziente atti respiratori profondi a glottide aperta e permettono di controllare visivamente i volumi mobilizzati e i flussi utilizzati.
Esecuzione:
- collegare l'estremità aperta del tubo alla bocchetta ed estenderlo
- individuare, in base al normogramma di riferimento, il *Patient Goal* (obiettivo del paziente) e portare l'indicatore giallo al volume prescritto tenendo le labbra staccate dal boccaglio, espirare completamente. A questo punto chiudere bene le labbra attorno al boccaglio
- inspirare lentamente e profondamente, mantenendo il piccolo indicatore d'inspirazione giallo il più vicino possibile all'icona sorridente
- quando non si riesce più ad inspirare, trattenere il respiro e osservare il livello massimo raggiunto dall'estremità superiore del pistone giallo (cercando di raggiungere l'obiettivo prescritto).

Gli incentivatori di flusso (*Triflow)* sono apparecchi che richiedono un'inspirazione molto rapida; sono quindi sconsigliabili perché non facilitano la distribuzione dell'aria in quelle zone che, a motivo dell'ostruzione, richiedono un tempo maggiore per essere ventilate (**Figura 7.11**).

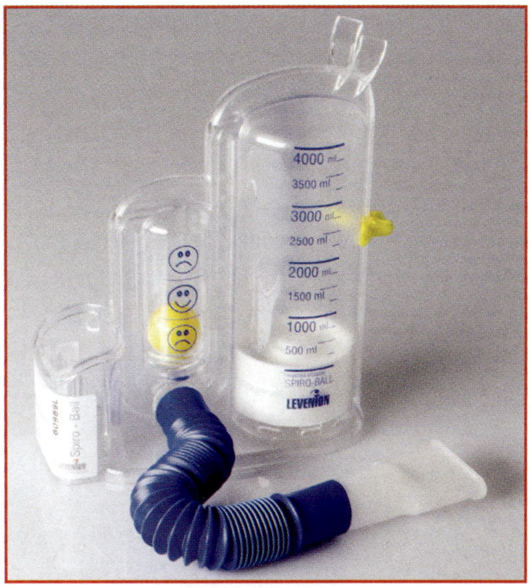

Figura 7.11 Incentivatori di flusso e volume.

Riconoscere segni e sintomi di aggravamento e comportamenti da attuare

La persona con BPCO deve riconoscere segni e sintomi di una riacutizzazione o l'insorgenza di una complicanza, pertanto si devono fornire conoscenze e strumenti che la rendano in grado di prendere decisioni *(cosa fare... e quando?)*.

Insegnare al paziente/caregiver la tenuta di un diario dove registrare l'insorgenza e/o evoluzione dei sintomi, quali in particolare dispnea, tosse, escreato, fatica, disturbi del sonno e il loro impatto sul vivere quotidiano.

Insegnare al paziente con BPCO:

- **cosa può determinare il peggioramento** per esempio continuare a fumare, non assumere con continuità la terapia, usare gli inalatori in modo errato, sottovalutare altre malattie concomitanti, non effettuare un'attività fisica quotidiana
- **come può accorgersi del peggioramento e cosa fare:**
  - se dovesse sentire il respiro più corto del solito seguire i consigli del programma di autogestione, utilizzare inalatori di emergenza (broncodilatatore a breve durata d'azione, avviare il trattamento di urgenza se compreso nelle prescrizioni, se utilizza O_2 assumerlo per l'intera giornata senza modificare la dose/minuto prescritta. Effettuare esercizi di rilassamento e camminare più lentamente, diminuire le attività;
  - quando la quantità di muco prodotto è superiore al normale o diventa più denso e difficile da espellere con la tosse, può essere utile aumentare l'idratazione se non controindicato ed effettuare gli esercizi respiratori e di tosse efficace insegnati nel programma riabilitativo. Se il muco cambia colore è necessario rivolgersi al medico;
  - se gambe e piedi si gonfiano alternare momenti di attività con riposo per favorire la perfusione renale e la diuresi, se il problema persiste consultare il medico curante;
- **rivolgersi al medico quando si presentano i seguenti sintomi:** presenza di sangue con tosse, respiro più corto del normale, muco più abbondante e di colore diverso dal solito, febbre, gonfiore persistente agli arti inferiori e piedi, dolore al torace, sonnolenza, sbalzi di umore, comportamenti aggressivi o insoliti.

Educare il paziente a tenere un diario e a portarlo con sé il in occasione dei periodici follow-up o al bisogno, per valutare l'andamento dei sintomi, la risposta alla terapia e orientare scelte assistenziali e terapeutiche. Fornire al paziente i recapiti telefonici del medico di medicina generale e infermiere domiciliare, dell'ambulatorio dedicato ai follow-up e del servizio di emergenza sanitaria.

Adottare un piano nutrizionale per evitare sovrappeso e/o malnutrizione

Insegnare alla persona/caregiver a registrare settimanalmente il peso, e a tenere un diario alimentare per monitorare la quantità e qualità dell'alimentazione. Concordare con la persona e motivare ad un piano di alimentazione che preveda caratteristiche tipiche della dieta mediterranea, in quanto alcuni studi hanno evidenziato un effetto protettivo di questa per le malattie respiratorie. I principi nutrizionali da suggerire ad un paziente con BPCO sono:

- una dieta ad alto valore calorico (circa 2300 Kcal per le donne e 2500 per gli uomini)
- un apporto calorico totale giornaliero così ripartito: 15-20% di proteine, 40-45% di carboidrati, 35-40% di lipidi; normalmente l'apporto calorico dovrebbe essere così ripartito: carboidrati 50% proteine 20%, grassi 30%
- riposo prima e dopo l'assunzione del pasto perché per i pazienti con BPCO grave alimentarsi costituisce uno sforzo fisico importante
- la riduzione del consumo di insaccati e di sale per ridurre il rischio di ritenzione di liquidi (un'assunzione di salumi > 100 gr/die aumenta il rischio di riacutizzazioni (De Battle et al., 2012)
- l'assunzione di una quota di frutta e vegetali costante che hanno una funzione protettiva verso il declino della capacità funzionale respiratoria e per la loro azione antiossidante (Vitamina C, E, flavonoide, carotenoidi)

- alimenti ricchi di antiossidanti, (almeno una porzione a settimana di pesce o supplementi di Omega3) perché si ritiene possano influenzare positivamente la funzionalità polmonare (Keranis et al., 2010)
- il consumo giornaliero di latte, latticini, formaggi o yogurt per garantire una buona quantità di calcio
- una buona idratazione (almeno 6-8 tazze di liquidi/die) per favorire l'espettorazione.

Le persone con BPCO che soffrono di **obesità** rispetto a persone normopeso sono più a rischio di dispnea e di limitazione dell'esercizio fisico e per effetti della compressione estrinseca del torace. Tale compressione causa anche una riduzione della capacità vitale e può condurre ad atelettasie, compromissione del rapporto ventilazione /perfusione e ipossiemia. In questi casi è necessaria una consulenza dietetica per impostare una dieta equilibrata e un programma di esercizio fisico.

Nei **pazienti con BPCO di grado severo e/o nella fase di riacutizzazione** fornire una alimentazione privilegiando come apporto calorico i grassi insaturi per aumentare l'apporto energetico, ridurre lievemente l'apporto di carboidrati per diminuire la produzione di CO_2 causata dal metabolismo degli stessi. Una quantità eccessiva di carboidrati aumenta significativamente la termogenesi e la produzione di CO_2 e di conseguenza la frequenza respiratoria, peggiorando il distress respiratorio e inducendo potenzialmente un'acidosi respiratoria in coloro che non sono in grado di compensare l'aumento di CO_2 attraverso l'aumento della ventilazione. Questo incide, di conseguenza sulle performance fisiche durante esercizi e attività. Un apporto iperlipidico risulta invece importante per il reintegro necessario del dispendio energetico causato dall'ostruzione polmonare e dall'aumentato lavoro respiratorio, riducendo in parte il processo di progressiva perdita di massa e tono muscolare. I lipidi, nello specifico, costituiscono una fonte di calorie non proteiche e sono associati ad un livello di produzione minore di CO_2 rispetto ad una stessa quantità di calorie fornite dai glucidi (Kuo et al., 1993; Fernandes et al., 2006). Si consiglia l'assunzione di pasti piccoli e frequenti (5-6 al giorno di cui tre pasti principali e 2-3 piccoli spuntini nella giornata) e con cibi facilmente digeribili, in quanto una dieta frazionata permette di ridurre il lavoro respiratorio e cardiaco. Inoltre si suggerisce di ridurre cibi che producono gas intestinali, come cavoli, cipolle, fagioli e mantenere un alvo regolare, perché la distensione addominale può provocare compressione diaframmatici, aumentando la sensazione di dispnea (Evans, 2012).

La **perdita di peso e la malnutrizione** sono invece una condizione che si può presentare nei pazienti con BPCO **in fase avanzata** e sono associate con una riduzione della sopravvivenza e un incremento del rischio di riacutizzazione. Le cause di malnutrizione nella BPCO sono multifattoriali e determinano una riduzione dell'introito energetico, per perdita di appetito, depressione, riduzione dell'attività fisica e difficoltà respiratorie durante il pasto (il paziente fa fatica a mangiare). Inoltre l'incremento del lavoro respiratorio, l'infiammazione sistemica della malattia, determinano una elevata domanda energetica.

Una terapia con supplementi nutrizionali può evitare la perdita di peso e di massa muscolare.

Gestione assistenziale della persona con BPCO riacutizzata

I segni e sintomi respiratori del paziente più frequenti di riacutizzazione di BPCO sono **dispnea, tosse e/o produzione di escreato**, che vanno oltre le normali variazioni giornaliere e richiedono un cambiamento del trattamento. A questi segni/sintomi si possono aggiungere tachicardia, uso dei muscoli respiratori accessori, edemi periferici, insorgenza o incremento del respiro sibilante, febbre, aumento della FR, sensazione di costrizione toracica, riduzione del volume espiratorio massimo in un secondo (FEV1), peggioramento della PaO_2 e della SaO_2, insonnia, sonnolenza, depressione. Gli indicatori di maggiore gravità sono presentati nella **Tabella 7.IX**.

Le riacutizzazioni possono essere determinate da infezioni del tratto respiratorio superiore e dell'albero tracheobronchiale, esposizione all'inquinamento atmosferico, sospensione della terapia, tuttavia in molte situazioni non è identificabile la causa.

Tabella 7.IX Indicatori di gravità della riacutizzazioni di BPCO (GOLD, 2015)

Dispnea a riposo
Frequenza respiratoria >25 atti/minuto
Frequenza cardiaca > 110bpm
Uso dei muscoli respiratori accessori
Movimenti paradossi della gabbia toracica
Peggioramento o insorgenza di cianosi centrale
Sviluppo di edema periferico
Instabilità emodinamica
Segni di scompenso cardiaco destro
Alterazione dello stato di vigilanza

Le riacutizzazioni sono la principale causa di ricovero ospedaliero nei pazienti con BPCO e rappresentano eventi importanti perché:
- influenzano negativamente la qualità di vita del paziente
- hanno effetti sui sintomi e sulla funzione polmonare che richiedono diverse settimane per risolversi
- accelerano il tasso di declino della funzione polmonare
- sono associate a significativa mortalità, in particolare quelle che richiedono ricovero ospedaliero
- presentano elevati costo socio-economici.

La mortalità intraospedaliera di pazienti ammessi per una riacutizzazione con ipercapnia e acidosi è circa del 10%; raggiunge il 40% a 1 anno dopo la dimissione nei pazienti che necessitano di supporto ventilatorio meccanico, e la mortalità per tutte le cause 3 anni dopo il ricovero ospedaliero arriva al 49%.

Le riacutizzazioni di BPCO possono essere prevenute: la cessazione del fumo, i vaccini anti-influenzale e anti-pneumococcico, conoscere bene la tecnica inalatoria, il trattamento regolare con broncodilatatori inalatori a lunga durata d'azione associati o meno ai corticosteroidi e la riabilitazione respiratoria, sono tutti interventi che riducono il numero delle riacutizzazioni e dei ricoveri ospedalieri.

Protocollo terapeutico-assistenziale

Gli obiettivi del trattamento nelle riacutizzazioni di BPCO sono minimizzare l'impatto della riacutizzazione in atto e prevenire lo sviluppo di riacutizzazioni successive. In base alla gravità della riacutizzazione e o alla gravità della malattia sottostante può essere gestita in ambito ospedaliero oppure ambulatoriale.

Oltre l'80% delle riacutizzazioni può essere trattato in ambulatorio con terapie farmacologiche: broncodilatatori, corticosteroidi e antibiotici. Alcuni pazienti possono essere trattati a livello domiciliare, quando non sono a rischio di morte in quanto non presentano insufficienza respiratoria con acidosi, presenza di comorbidità significative e necessità di supporto ventilatorio. Nella **Tabella 7.X** sono descritti i criteri per procedere al ricovero ospedaliero.

Tabella 7.X Indicatori per il ricovero ospedaliero e per ammissione in terapia intensiva (GOLD, 2021)
Indicazioni al ricovero ospedaliero
– un marcato incremento dell'intensità dei sintomi, come lo sviluppo di dispnea a riposo – insufficienza respiratoria acuta (Linee Guida GOLD 2021) – comparsa di nuovi segni obiettivi come cianosi, edema periferico – insuccesso di risposta della riacutizzazione all'iniziale trattamento medico – presenza di gravi comorbidità come scompenso cardiaco, aritmie di nuova insorgenza – età avanzata e un supporto domiciliare insufficiente
Ammissione terapia intensiva
– grave dispnea che non risponde in modo adeguato alla terapia iniziale di emergenza – stato confusionale o letargia – ipossiemia persistente o in peggioramento (PaO_2 < 40 mmHg) e/o acidosi respiratoria grave o che peggiora (pH ≤ 7.25) nonostante il supplemento di ossigeno e la ventilazione non invasiva – uso di farmaci vasopressori (Linee Guida GOLD 2021) – necessità di ventilazione meccanica invasiva – instabilità emodinamica

I principali **problemi** che presenta il paziente con BPCO riacutizzata sono sintetizzati nella **Tabella 7.XI**.

Tabella 7.XI Problemi assistenziali della persona con BPCO riacutizzata

Problema	Esempi di dati presenti all'accertamento
Dispnea ingravescente a riposo	Dispnea espressa dalla persona come "fame d'aria, mancanza d'aria, sensazione di oppressione toracica, senso di soffocamento" Aumento della FR Uso dei muscoli accessori Movimenti paradossi della gabbia toracica Riduzione della tolleranza all'attività fisica
Ipossia e/o ipercapnia	PaO_2 < 55- 60 mmHg con o senza $PaCO_2$ > 45-50mmHg; $SatO_2$ < 88-90% Cianosi periferica o centrale Agitazione psicomotoria, insonnia, sonnolenza, disorientamento
Inefficace clearance mucociliare delle vie aeree	Eccessiva produzione di secrezioni/muco Tosse inefficace
Disturbo del sonno	Sonno disturbato, risvegli frequenti per dispnea o per effetti stimolanti dei broncodilatatori
Paura e preoccupazione	Timori espressi dalla persona circa la prognosi, le possibilità di trattamento e controllo dei sintomi, il futuro della propria vita familiare e sociale

Esiti attesi. Il paziente dovrebbe mantenere una SaO_2 di 88-92% con o senza ossigenoterapia. Dovrebbe presentare all'EGA una PaO_2 >55 mmHg con o senza somministrazione di ossigeno, una $PaCO_2$ < 50 mmHg. Dovrebbe manifestare una riduzione della dispnea acuta ed essere in grado di espettorare. Dovrebbe aumentare la sua capacità di deambulare riducendo le manifestazioni di dispnea, alterazioni della frequenza cardiaca e respiratoria. Dovrebbe riuscire a ridurre i disturbi del sonno e non riferire sonnolenza durante il giorno.

Interventi terapeutico-assistenziali per la gestione domiciliare

Nei casi di riacutizzazioni di lieve entità, la misura della saturazione emoglobinica in ossigeno (SaO_2 %) è sufficiente per evidenziare o meno un deficit di ossigenazione, senza la necessità di eseguire un emogasanalisi arterioso, che può essere necessario in pazienti con maggiore gravità della BPCO, soprattutto se già di base sono ipercapnici. Non vi è evidenza dell'utilità di una applicazione estesa dell'esame microbiologico dell'escreato nei pazienti con riacutizzazione lieve/moderata trattati a domicilio, a meno che i pazienti non abbiano una marcata gravità di base e accusino frequenti riacutizzazioni. Per mantenere la SaO_2 sui valori di 88-92% dovrebbe essere somministrato ossigeno a moderate concentrazioni per evitare l'ipercapnia determinata dall'inibizione dello stimolo ipossico a respirare (Brill &Wedzicha, 2014). La terapia farmacologica della riacutizzazione trattabile a domicilio consiste in broncodilatatori a rapida insorgenza d'azione somministrati per via inalatoria, $Beta_2$ agonisti o anticolinergici e glucocorticoidi sistemici preferibilmente per via orale e corticosteroidi, eventualmente modificando i dosaggi, la frequenza delle dosi o la via di somministrazione e aggiungendo, se necessario, altri trattamenti farmacologici come gli antibiotici (in presenza per esempio di aumento del volume e della purulenza dell'espettorato). La diagnosi e il trattamento precoce possono evitare il ricovero, tuttavia alcuni pazienti non rispondono prontamente al trattamento domiciliare e devono essere ricoverati in ospedale.

Interventi terapeutico-assistenziali nella gestione ospedaliera

Il paziente con riacutizzazione di BPCO deve essere valutato per decidere se può essere trattato presso il Dipartimento di Emergenza, o se ha bisogno di essere ricoverato in una Unità Operativa di degenza o di terapia intensiva. Perciò deve essere sottoposto a *pulsossimetria* ed *EGA* per monitorare e/o aggiustare il supplemento di ossigenoterapia. La misura dei gas nel sangue arterioso è di vitale importanza se viene sospettata la coesistenza di insufficienza respiratoria acuta oppure acuta su cronica (PaO_2 <55-60 mmHg con o senza $PaCO_2$>45-50mmHg, SaO_2<88-90%). La valutazione dello stato acido-base è necessario prima di decidere di iniziare un'eventuale ventilazione meccanica (pH ≤7,35). Un'ulteriore valutazione è quella del rapporto tra PaO_2/FiO_2 (P/F), un indice dello scambio di O_2 alveolo/capillare: questo indicatore correla la PaO_2 rilevata dall'EGA con la FiO_2 cioè con la percentuale di ossigeno nella miscela di gas inspirata dal paziente,e indica l'efficacia del passaggio di O_2 attraverso la membrana alveolo-capillare. Il rapporto va calcolato ad una FiO_2 definita in aria ambiente (FiO_2 21%) o con strumento di ossigenazione ad alto flusso che soddisfi la richiesta ventilatoria del paziente (maschera di Venturi, CPAP, ventilazione meccanica invasiva e non). Tale rapporto esprime quindi, nonostante possibili valori di saturazione accettabili il grado di gravità reale di compromissione degli scambi a regimi di ossigenazione diversi.
Inoltre può essere effettuata una *radiografia del torace* per escludere altre alterazioni (polmonite, pneumotorace, tromboembolia polmonare), *esami ematochimici* (l'emocromo può identificare policitemia, cioè ematocrito > 55%, anemia oppure una leucocitosi) e l'*ECG* può essere di aiuto nella diagnosi di coesistenti problemi cardiaci. Ulteriori esami possono poi essere richiesti per perfezionare la diagnosi.

Aiutare la persona a mantenere o assumere la posizione semi Fowler. Il paziente cercherà autonomamente di assumere questa posizione che facilita la respirazione; è importante sostenere ed aiutare il paziente a trovare una posizione confortevole, di giorno e soprattutto di notte.

Somministrare i farmaci prescritti e attuare interventi di farmaco-sorveglianza. Il trattamento delle riacutizzazioni prevede l'uso di $beta_2$-agonisti inalatori a breve durata d'azione associati o meno ad anticolinergici a breve durata d'azione; i corticosteroidi sistemici sono in grado di ridurre la durata della convalescenza, di migliorare la funzionalità polmonare (FEV1) e l'ipossiemia arteriosa e di ridurre il rischio di recidiva precoce. La somministrazione di antibiotici va riservata a pazienti che presentano dispnea, aumento dell'escreato e purulenza dello stesso o che necessitano di ventilazione meccanica. La scelta tra la somministrazione per via orale o per via endovenosa di antibiotici e cortisonici, dipende dalla gravità della malattia e dalla capacità del paziente di tollerare un trattamento per via orale.

I broncodilatatori dovrebbero essere somministrati via aerosol tramite maschera facciale con dosimetro connesso ad una sorgente di aria compressa o ossigeno per 24-48 ore fino al miglioramento clinico; nei pazienti con ipercapnia/acidosi, è indicato nebulizzare i farmaci utilizzando l'aria compressa come gas veicolante e non l'ossigeno per evitare di peggiorare l'ipercapnia e l'acidosi (per nebulizzare i farmaci sono necessari flussi del gas veicolante di 6-8 l/min). Se non è disponibile l'aria compressa quale gas veicolante per la nebulizzazione da impianto a muro, è consigliabile quando c'è il rischio di ipercapnia, utilizzare nebulizzatori meccanici o ad ultrasuoni. Successivamente, quando il paziente è collaborante, i broncodilatori saranno somministrati tramite i MDI o inalatori di polveri.
La teofillina per via endovenosa dovrebbe essere utilizzata in aggiunta al trattamento delle riacutizzazioni solo in caso di risposta non adeguata ai broncodilatatori per via inalatoria.
Durante il trattamento monitorare, con un timing definito in rapporto alla gravità del paziente e all'inizio molto frequente, l'effetto della terapia sulla dispnea, impegno respiratorio e sul grado di ossigenazione tissutale.

Somministrare ossigenoterapia. Può essere applicata sia in situazioni di acuzie, per il periodo necessario a superare l'evento acuto, sia a lungo termine, quando esiste una grave ipossiemia cronica stabilizzata.
Nei pazienti con riacutizzazione di BPCO viene generalmente somministrato O_2 come trattamento standard per la correzione dell'ipossiemia a flussi non elevati e controllati allo scopo di riportare la SaO_2 nel range 88-92% senza provocare o aggravare l'innalzamento della $PaCO_2$.
La somministrazione di alti flussi di Ossigeno a persone normali porta ad un incremento della ventilazione minuto (il volume di aria inspirato/espirato nei polmoni in un minuto) e una riduzione della concentrazione di CO_2 di fine espirazione. Nei pazienti con BPCO stabile, l'iperossia (o iperossigenazione) conduce ad una riduzione della ventilazione minuto e ad un incremento della CO_2 transcutanea ($TCCO_2$). Si suppone che questi cambiamenti avvengano come risultato della depressione ventilatoria e peggioramento del disequilibrio nella ventilazione-perfusione a causa di assunzione di unità polmonari scarsamente ventilati (insieme di alveoli e capillari polmonari nei quali si svolge lo scambio di gas) per l'inversione della locale vasocostrizione polmonare ipossica che rilascia successivamente anidride carbonica.
Pertanto la somministrazione di alti flussi di O_2 nelle riacutizzazioni di BPCO è associata ad un incremento della mortalità, durata di degenza e richiesta di supporto ventilatorio; l'utilizzo di un trattamento che titola la quantità di O_2 è associato a meno eventi di acidosi, minore richiesta di ventilazione assistita e ridotta mortalità (Austin et al., 2010).
Per l'erogazione dell'O_2 **in situazioni di acuzie solitamente si utilizza la maschera di Venturi** in quanto offre un'erogazione più accurata e controllata di ossigeno rispetto alle cannule nasali, anche se è meno tollerata dal paziente. Una volta iniziata la somministrazione di ossigeno, l'emogasanalisi dovrebbe essere controllata 30-60 minuti dopo per garantire un'ossigenazione soddisfacente senza ritenzione di anidride carbonica oppure acidosi. La prescrizione di ossigenoterapia per essere completa deve prevedere il flusso di ossigeno da impostare o la FiO_2, il sistema di erogazione da utilizzare e la durata della somministrazione (in continuo o ad intervalli).
L'evoluzione verso un grado severo di malattia di BPCO con ipossiemia cronica può richiedere l'inizio del trattamento con ossigenoterapia a lungo termine.
L'**ossigenoterapia a lungo termine**, condotta con modalità corrette e per un numero adeguato di ore (almeno 15-18, meglio se 24 ore al giorno), viene oggi considerata come terapia fondamentale dell'insufficienza respiratoria cronica secondaria a BPCO, quando è presente un'ipossiemia cronica stabile, nelle seguenti condizioni:

- $PaO_2 < 55$ mmHg o $SaO_2 \leq 88\%$, non modificabile con altre risorse terapeutiche (indicazione assoluta);
- PaO_2 compresa tra 56 e 59 mmHg (indicazione relativa), qualora lo stato d'ipossiemia sia associato a una delle seguenti condizioni: policitemia stabile (Ht >56%); onda P polmonare all'ECG (onda P che supera 2,5 millimetri in altezza o due quadratini e mezzo indica una ano-

malia o ipertrofia atriale destra) cuore polmonare cronico o ipertensione arteriosa polmonare; edemi periferici da insufficienza cardiaca destra.

Ossigenoterapia ad alti flussi con occhialini nasali. La somministrazione di O2 ad alti flussi è una recente tecnica di supporto respiratorio non invasiva. La macchina, in base ai parametri impostati, eroga un flusso di gas medicali fino a 60litri/min con una data concentrazione di ossigeno (dal 21% al 100%).

Il gas generato è riscaldato e umidificato grazie all'azione dell'umidificatore di calore attivo e successivamente trasportato fino al paziente attraverso un circuito monotubo riscaldato. Gli alti flussi non umidificati incrementano le resistenze respiratorie e riducono il flusso nelle alte vie aeree come fisiologica risposta del sistema polmonare al cambiamento della composizione del gas freddo e secco. I gas medicati poco riscaldati ed umidificati causano, inoltre, secchezza del naso e della gola, dolore nasale e disconfort al presidio. La scarsa umidificazione riduce la clearance mucociliare provocando un'eccessiva perdita di acqua da parte della mucosa ciliare.

I principali vantaggi sono

a) la riduzione dello spazio morto rispetto per esempio all'interfaccia NIV;
b) la riduzione del lavoro respiratorio: fornisce una velocità al flusso che contrasta con il flusso inspiratorio del paziente e attenua notevolmente la resistenza respiratoria;
c) produzione di EPAP- pressione positiva espiratoria- che incrementa il volume polmonare a fine espirazione agendo come reclutamento alveolare e prevenendo il collasso degli alveoli. Importante dire al paziente di respirare con la bocca chiusa, essendo l'interfaccia ad occhialini nasali.
c) Costante FiO2: la FiO2 è regolabile dal sistema e stabile.

Anche se il loro utilizzo in pazienti con insufficienza respiratoria acuta da riacutizzazione di BPCO non è ancora stato ampiamente studiato, la somministrazione di ossigenoterapia ad alti flussi con occhialini nasali (HFNC) può essere una metodica alternativa all'ossigenoterapia standard o alla NIV. Alcuni studi hanno mostrato che la HFNC può ridurre il bisogno d'intubazione o la mortalità in pazienti con insufficienza respiratoria acuta (report GOLD 2021).

L'ossigenoterapia a lungo termine (>15 ore al giorno) può essere prescritta anche per ipossiemia intermittente (durante il sonno o sotto sforzo). Alcuni pazienti affetti da BPCO possono mantenere valori di ossiemia diurna a riposo >60 mmHg, ma presentare desaturazioni importanti sotto sforzo o durante il sonno. L'indicazione alla OTLT in questi pazienti BPCO è piuttosto controversa, solitamente è prescritta quando nel sonno la SpO_2 è sotto il 90% per almeno il 30% del tempo e la pulsossimetria confermi che l'O2-terapia a bassi flussi (1-2 L/min) corregge l'ipossiemia e nello sforzo il sospetto di desaturazione posto dal pulsossimetro venga confermato dall'emogasanalisi arteriosa.

Identificazione del flusso ottimale di O_2 a riposo. Viene considerato ottimale il flusso che determina un innalzamento della PaO_2 a >60 mmHg; induce aumento dei valori di saturazione al di sopra del 92%; risulta ben tollerato da parte del paziente; non induce pericolosi incrementi della $PaCO_2$.

Alcuni autori consigliano il dosaggio che consenta di portare la PaO_2 a valori compresi tra 60 e 65 mmHg; altri consigliano di ottenere una PaO_2 compresa tra 65 e 80 mmHg, in considerazione anche del fatto che la PaO_2 può subire variazioni non trascurabili a seguito di numerosi fattori intercorrenti. Si ritiene quindi che costituisca un ragionevole compromesso il raggiungimento di un valore compreso tra 65 e 75 mmHg, sempre che venga verificata l'assenza di pericolosi incrementi della $PaCO_2$ con scompenso del pH (test di tolleranza all'O_2). In tutti i casi, al fine di individuare la necessità di OTLT, il flusso ottimale e la buona tolleranza all'O_2, è necessario eseguire:

1. EGA in aria ambiente con il paziente a riposo da almeno 30 minuti
2. tests con flussi progressivamente crescenti di O_2 fino ad ottenere il flusso considerato ottimale
3. in alternativa al punto 2, il paziente può essere monitorizzato con il pulsossimetro ed una volta raggiunta la SpO_2 desiderata si pratica l'EGA di conferma. Questa deve essere effettuata quando il flusso individuato come soddisfacente è erogato da almeno 30 minuti.

Tutte le linee guida raccomandano che l'O_2-terapia a lungo termine sia somministrata per **almeno 18 ore/die.** Ma nei pazienti ipossiemici a riposo i suoi benefici aumentano proporzionalmente al

tempo di somministrazione, pertanto è preferibile che il tempo sia il più possibile vicino alle 24 ore/24 (Stoller et al., 2010).
Il *monitoraggio clinico-strumentale* del paziente sottoposto ad OTLT è di fondamentale importanza per ottenere il suo scopo terapeutico. Esso ha come obiettivi principali la periodica rivalutazione dell'indicazione, dell'efficacia clinica, della tolleranza e dell'aderenza al trattamento prescritto.

Monitorare e favorire l'aderenza al supporto ventilatorio meccanico. Nei pazienti con BPCO stabile grave, in particolare in quelli con significativa ipercapnia diurna, o con frequenti riacutizzazioni, risulta utile la combinazione dell'**ossigenoterapia a lungo termine con la ventilazione meccanica non invasiva (NIV)**, che è in grado di migliorare la sopravvivenza. In pazienti con BPCO e sindrome delle apnee ostruttive, ci sono evidenti benefici con l'utilizzo della ventilazione continua a pressione positiva delle vie aeree (CPAP) sia in termini di sopravvivenza che di rischio di ricovero ospedaliero.
I criteri che associati alla sintomatologia, fatica, dispnea, cefalea mattutina, sonno disturbato, ipersonnia diurna, giustificano il supporto ventilatorio sono:
- ipercapnia ($PaCO_2 \geq 55$mmHg)
- ipercapnia ($PaCO_2$ 50-54 mmHg) associata a frequenti ospedalizzazioni per episodi di scompenso respiratorio acuto
- ipercapnia ($PaCO_2$ 50-54 mmHg) associata a desaturazione notturna (SaO_2 tramite pulsossimetria <88% per 5 min consecutivi durante somministrazione di O_2 (>2L/min) (GOLD, 2015; PNLG Regioni, 2011).

La metodica più efficace per i pazienti con BPCO è la **ventilazione non invasiva a pressione positiva (NPPV)**. La NIV (ventilazione non invasiva) a pressione positiva bi-level (BiPAP) è generalmente più efficace della pressione positiva continua (CPAP), dal momento che il più importante meccanismo che contribuisce a ipossiemia notturna è l'ipoventilazione.
La ventilazione non invasiva (NIV) viene erogata tramite un dispositivo progettato per sostenere o sostituire l'attività respiratoria spontanea; impostando volumi e pressioni respiratorie personalizzate secondo i bisogni clinici dei pazienti.
Il periodo di introduzione alla ventilazione, avviene solitamente in regime di ricovero, il paziente inizia un processo educativo con l'infermiere adattato alle necessità cliniche ed educative del paziente. Il paziente comincia ad acquisire dimestichezza con l'apparecchiatura, gestirla, pulirla, comprendere e conoscere gli allarmi e la modalità di utilizzo; nello stesso tempo impara a riconoscere i segni e sintomi di alterazione e peggioramento della condizione clinica e gestirli. Molto importante è coinvolgere i famigliari in questo processo, per far sì che vengano a loro volta educati e quindi essere di supporto per il proprio famigliare. In questo periodo il paziente impara ad adattarsi e trovare l'interfaccia appropriata e meglio tollerata. La compliance domiciliare del paziente alla ventilazione dipende in gran parte dall'avere trovato la maschera che si adatta meglio al suo viso. Sono disponibili diversi modelli; si tratta di provarli sino a trovare quella più confortevole, la più utilizzata è quella oro-nasale. Ai pazienti in ventilazione non invasiva è necessario garantire delle visite domiciliari per valutare la dispnea, SpO_2 (saturazione periferica), FR, FC, peso, presenza di tosse, spirometria, andamento e aderenza alla NIV (ore del ventilatore), l'aderenza alla terapia farmacologica e inalatoria e agli stili di vita come l'astensione dal fumo.

Sorvegliare la stabilizzazione del paziente monitorando lo stato di coscienza, il colorito, la FC-FR, la meccanica respiratoria (muscoli respiratori, dispnea), la tosse, la capacità di liberazione delle vie aeree dall'accumulo di secrezione, gli edemi, la diuresi, il bilancio idrico, il peso e gli altri segni e sintomi ogni 2/4 ore in fase di instabilizzazione. La sorveglianza in fase di instabilizzazione è finalizzata a monitorare la condizione clinica per prevenire i rischi di insufficienza respiratoria, acidosi respiratoria, coma, aritmie, insufficienza cardiaca; la dinamica respiratoria (frequenza respiratoria, ritmo, profondità, simmetria ed uso dei muscoli accessori), l'evoluzione della dispnea (valutata anche con scala analogico visiva), la posizione assunta, i livelli di SaO_2 e dei gas ematici tramite emogasanalisi arteriosa, l'evoluzione della cianosi, la presenza di rumori respiratori, l'evoluzione della temperatura corporea, l'evoluzione dello stato di agitazione o paura associati alla riacutizzazione.

Superata la fase instabile della riacutizzazione l'assistenza prosegue con interventi volti a:
- **far assumere una dieta mediterranea** ricca di sali minerali, vitamine in particolare la E e le antiossidanti; nella fase instabile è necessario ridurre l'apporto di carboidrati e aumentare i grassi insaturi;
- **mantenere gli esercizi di fisioterapia respiratoria** e, qualora necessario, il drenaggio autogeno che consiste nel fare inspirazioni sequenzialmente più profonde in modo da creare espirazioni in grado di muovere le secrezioni verso le vie respiratorie superiori: si inizia con inspirazioni lente, superficiali dal naso, fino ad arrivare ad inspirazioni profonde per una serie di 10-20 respiri; il muco viene eliminato con la tosse;
- **condividere con il paziente un programma di ripresa graduale della mobilità.** Dopo la permanenza a letto, prevedere una ripresa della mobilizzazione graduale monitorando la saturazione di ossigeno, la frequenza cardiaca e respiratoria e valutando con il paziente la sua tolleranza allo sforzo: dispnea, astenia, affaticamento. La mancanza di variazioni posturali favorisce anche l'ostruzione bronchiale da ristagno di secrezioni, con conseguente rischio di atelettasia e infezioni polmonari.
- **orientare il paziente e il *caregiver* ad interventi di counselling** qualora emergano sintomi depressivi e di ansia.

Preparare il paziente alla dimissione

Superata la fase di riacutizzazione si procede alla valutazione clinica e sociale del paziente considerando i criteri raccomandati e descritti nella **Tabella 7.XII**.

Per pazienti ipossiemici durante la riacutizzazione, l'emogasanalisi e/o la pulsossimetria andrebbero rivalutate prima della dimissione ospedaliera e nei successivi 3 mesi. Se il paziente rimane ipossiemico, può essere necessario il supplemento di ossigenoterapia a lungo termine. Se il paziente o i familiari che lo assistono non garantiscono una sicura gestione della terapia a domicilio è necessario attivare prima della dimissione il servizio di assistenza domiciliare.

Le visite domiciliari da parte di infermiere consentono di dimettere precocemente pazienti ricoverati per una riacutizzazione, senza aumentare i tassi di riammissione in ospedale.

Tabella 7.XII Criteri e valutazioni per pianificare la dimissione del paziente con BPCO riacutizzata dall'ospedale (GOLD, 2015)
Criteri per la dimissione dall'ospedale
– richiesta inferiore a 6 volte al giorno di Terapia broncodilatatrice per via inalatoria – capacità del paziente di camminare nella stanza, di nutrirsi e dormire senza grave dispnea – stabilità clinica anche senza terapia parenterale da almeno 12-24 ore – emogasanalisi stabile da almeno 12-24 ore – piena comprensione della gestione terapeutica domiciliare da parte del paziente o da chi se ne prende cura – coinvolgimento consapevole del paziente, della famiglia e del suo medico di medicina generale, nella terapia domiciliare (farmacologica e della eventuale OTLT e ventilazione non invasiva (NIV) – avvenuta pianificazione del follow up e dell'assistenza domiciliare, qualora necessaria
Per pianificare la dimissione del paziente con BPCO dall'ospedale
– assicurarsi di un effettivo mantenimento del regime farmacologico a casa – rivalutare le capacità del paziente di gestire la tecnica inalatoria – rivalutare le conoscenze e le convinzioni rispetto alla capacità di mantenere gli schemi terapeutici e stili di vita (cessazione di fumo e lontananza da inquinanti) – fornire una guida per la gestione delle comorbidità e consigli per la prevenzione delle riacutizzazioni

Il carico dei sintomi e i vissuti dei pazienti affetti da BPCO in fase avanzata di malattia

I pazienti con **BPCO in fase avanzata di malattia** provano un significativo declino funzionale caratterizzato da dispnea, la quale influenza le attività quotidiane, il benessere del paziente e la sua qualità di vita.

Già prima della diagnosi si presentano alcuni sintomi che peggiorano gradualmente e lentamente nel tempo fino a diventare, nelle fasi più avanzate, molto onerosi e impattanti per il paziente. Come riporta la revisione sistematica di Moens, Higginson & Harding (2014) la BPCO è caratterizzata da un carico sintomatologico paragonabile a quello delle patologie oncologiche (**Tabella 7.XIII**).

I **sintomi prevalenti** e più rilevanti per il paziente in fase avanzata sono la dispnea, il calo ponderale, la fatigue, il dolore, depressione, l'insonnia e l'ansia. Spesso questi sintomi sono correlati, si influenzano reciprocamente e possono variare di giorno in giorno. La dispnea è il sintomo con maggiore prevalenza e più impattante per il paziente con BPCO in fase avanzata in quanto incide molto sulla vita quotidiana, i pazienti notano l'aumento di limitazioni nelle attività abituali che prima riuscivano a fare (ad esempio andare in cucina) e ciò porta ad una maggiore consapevolezza sul peggioramento della malattia. Con il progredire di questa, la dispnea può presentarsi anche a riposo o essere costante; quando c'è una mancata risoluzione del sintomo con i diversi tipi di trattamento si parla di **dispnea refrattaria.** Il paziente affetto da BPCO descrive la dispnea come una sensazione di aumentato sforzo a respirare, di pesantezza, di "fame d'aria" o di respiro ansimante. Molti pazienti riferiscono sentimenti di ansia e depressione, altri di irritabilità, delusione, preoccupazione, paura e frustrazione; insorge una relazione proporzionale tra ansia e dispnea, come se fosse un circolo vizioso: l'una aumenta l'altra e viceversa (Schroedl et al., 2014; Disler et al., 2014). Nelle fasi più avanzate infatti, la dispnea è tale da rendere difficoltosa anche l'alimentazione, il semplice gesto di portare la forchetta alla bocca o di masticare. Il calo ponderale inoltre peggiora a sua volta la funzionalità respiratoria sia per le alterazioni anatomo-funzionali a carico del parenchima polmonare, sia per la perdita del tessuto muscolare stesso, contribuendo ad un ulteriore e progressivo peggioramento delle condizioni cliniche. Tra i sintomi rilevanti in fase avanzata infine, è importante porre attenzione al dolore. Il **dolore toracico** è spesso riportato dai pazienti con BPCO in stadio avanzato, tuttavia è un sintomo poco indagato e di cui non si conosce chiaramente la patogenesi. Un'ipotesi è quella che sia causato dall'ipossia muscolare respiratoria in combinazione ai problemi muscolo-scheletrici, comuni nella popolazione anziana (Scullion & Holmes, 2011). La gestione del dolore è una parte importante dell'approccio alla BPCO in fase avanzata e non va trascurato.

Tabella 7.XIII Prevalenza minima e massima dei sintomi principali nel paziente affetto da BPCO in confronto al paziente con cancro (tratto da Moens et al., 2014).

Sintomi	BPCO	Cancro
Dispnea/fame d'aria/respiro corto/distress respiratorio	56-98%	16-77%
Anoressia	64-67%	76-95%
Preoccupazione	65%	3-71%
Fatigue/stanchezza/debolezza	32-96%	23-100%
Dolore	21-77%	30-94%
Depressione/tono dell'umore depresso/tristezza	17-77%	4-80%
Insonnia, disturbo del sonno, difficoltà ad addormentarsi	15-77%	3-67%
Ansia/nervosismo/agitazione	23-53%	3-74%
Stipsi	12-44%	4-64%
Delirium/confusione/sintomi cognitivi	14-33%	2-68%
Nausea e vomito	4%	2-78%

Il **trattamento della dispnea refrattaria** consiste nell'uso di **oppioidi**, anche se permangono delle resistenze legate al loro utilizzo nella pratica clinica. È un luogo comune che gli oppioidi diano depressione respiratoria, ma proponendo lentamente la titolazione e sorvegliando il paziente, questo non accade. Insieme alla preoccupazione dell'eccessiva sedazione, un'altra barriera al trattamento è la stipsi; invece la comparsa di effetti collaterali, quali nausea e vomito correlati all'assunzione di morfina per la gestione della dispnea, sarebbero minimi, tanto che alcuni pazienti, in accordo con i caregiver, affermano di aver avuto un'esperienza positiva nella gestione della dispnea con l'uso degli oppioidi. Lo studio condotto da Rocker et al. (2012) afferma che i caregiver hanno notato un conseguente miglioramento del livello d'ansia e dello stress dei propri assistiti, richiedendo di continuare il trattamento con oppioidi di comune accordo con gli stessi pazienti. Tra i pazienti nei quali è diffusa la "oppioide-fobia" a volte questa può essere superata semplicemente spiegando la differenza tra assuefazione e dipendenza. L'importanza di superare questi pregiudizi è data dal fatto che la morfina è in grado di agire sulla dispnea, sull'esercizio fisico e sull'ipossia tissutale (Lal & Case, 2014); inoltre determina sia una riduzione dell'ansia correlata alla sintomatologia sia un miglioramento del comfort del paziente, compreso il riposo notturno. Il carico dei sintomi potrebbe richiedere l'abbinamento di oppioidi a benzodiazepine, broncodilatatori, antidepressivi triciclici, tranquillanti ed ossigenoterapia. Quando la dose di oppioidi e benzodiazepine è inefficace nella gestione della dispnea refrattaria bisogna prendere in considerazione l'incremento della stessa fino alla sedazione terminale.

I principali **vissuti** dei pazienti affetti da BPCO derivanti da una meta sintesi di studi qualitativi sono sintetizzati nella **Tabella 7.XIV**, dai quali emerge la necessità di un approccio globale centrato sul benessere fisico, psicologico e spirituale della persona.

<table>
<tr><th colspan="4">Tabella 7.XIV Il vissuto dei pazienti con BPCO in fase avanzata (tratto da Disler et al., 2014)</th></tr>
<tr><td rowspan="14">L'ESPERIENZA DEL PAZIENTE AFFETTO DA BPCO IN FASE AVANZATA</td><td rowspan="4">Comprensione dello stato di malattia</td><td colspan="2">Inizio insidioso e normalizzazione dei sintomi</td></tr>
<tr><td colspan="2">Mancanza di discussione</td></tr>
<tr><td colspan="2">Realizzazione delle limitazioni date dalla malattia</td></tr>
<tr><td colspan="2">Conflitto tra il desiderio di informazione e la necessità di mantenere la speranza</td></tr>
<tr><td rowspan="3">Sintomi maggiormente impattanti</td><td>Dispnea</td><td>Sviluppo del sintomo
Azioni quotidiane impraticabili
Visibilità del sintomo</td></tr>
<tr><td>Fatigue</td><td>Interruzione delle funzionalità
Comportamento alterato
Frustrazione</td></tr>
<tr><td>Fragilità</td><td>Perdita di capacità
Distruzione del ruolo sociale
Frustrazione dovuta alla dipendenza</td></tr>
<tr><td rowspan="4">Impatto psicologico</td><td>Ansia</td><td>Dispnea
Disturbi del sonno
Paura della morte</td></tr>
<tr><td>Isolamento sociale</td><td>Il mondo che si riduce
Perdita di spontaneità
Essere spettatori nel mondo</td></tr>
<tr><td>Perdita di speranza</td><td>Situazione esistente
Desolazione</td></tr>
<tr><td>Mantenimento dell'identità</td><td>Rimanere positivi
Adattarsi alla situazione
Prendere la vita giorno per giorno</td></tr>
</table>

La **fatigue** è un sintomo riportato con alta prevalenza e definito come stanchezza e spossatezza incontrollabile, i pazienti riferiscono che la fatigue influenza le precedenti funzioni e capacità, questo porta ad un cambiamento nei comportamenti fino a diventare un ostacolo nell'accesso al mondo esterno. Questo provoca distress dovuto alla perdita di capacità fisiche e all'aumento della dipendenza; aumenta la fragilità e modifica l'identità sociale; ogni piccola azione quotidiana può diventare difficoltosa e va pianificata con anticipo. L'incapacità di contribuire alle attività sociali e di vita quotidiana porta inoltre all'interruzione di molte relazioni. I pazienti vivono una **perdita di speranza** associata all'impatto psicologico della malattia; riferivano di essere impauriti dal loro futuro, dall'idea della sofferenza e della perdita di indipendenza (Schroedl et al., 2014; Disler et al., 2014). Un paziente affermava: *"Sai quando si parla di quei buchi neri in cui le persone cadono e immaginano di provare a risalire? Ecco, questo è un buon paragone"*. Nonostante questo, molti pazienti riferivano la necessità di rimanere positivi e accettare la situazione, superando le difficoltà incontrate con varie strategie: prendere la vita giorno per giorno, fare attività piacevoli, pensare a ciò che si è realizzato nella vita. Mantenere un significato nella vita è strettamente connesso alla famiglia e alla società: il mantenimento della speranza aumenta proporzionalmente al coinvolgimento nelle attività quotidiane (Disler et al., 2014).

Impatto della malattia sui caregiver. Secondo la letteratura i caregiver possono sperimentare, parallelamente al paziente, un declino psicologico e fisico, diventando "vittime invisibili" di questa malattia progressiva e incurabile (Seamark, Blake, Seamark & Halpin, 2004). Ecco quindi l'importanza di considerare anche il loro punto di vista.

Dalla letteratura emerge che il ruolo del caregiver assume un'importanza graduale con il progredire della malattia e della disabilità del paziente: passa dal supporto in piccole azioni, ad un impegno progressivo che occupa molto tempo, che porta a cambiamenti sociali e che risulta oneroso sia dal punto di vista fisico che psicologico (Philip et al., 2014). Lo studio qualitativo di Hasson et al. (2009) ha analizzato il vissuto del caregiver del paziente con BPCO: i caregiver esprimevano sentimenti di ansia, fatica, frustrazione, isolamento, mancanza di preparazione per il loro ruolo e le decisioni che ne derivavano. Provavano la sensazione di "non fare mai abbastanza" e allo stesso tempo si sentivano molto responsabili del proprio caro. Gli infermieri hanno pertanto una responsabilità nel riconoscere i bisogni del caregiver, e nell'aiutarli a trovare risposte adattative.

Le cure palliative nella BPCO

Le cure palliative offrono un approccio olistico provvedendo al controllo dei sintomi, alla gestione del fine vita, al supporto emotivo, spirituale e sociale. L'OMS raccomanda di rendere accessibili le cure palliative a tutti i pazienti affetti da patologie croniche invalidanti, sin dai primi stadi della malattia; pertanto anche il paziente con BPCO necessita, specialmente nelle fasi avanzate, ma anche durate tutta la malattia, di un approccio palliativo che vada oltre i trattamenti standard. Le cure palliative nelle patologie croniche non oncologiche sono un argomento di crescente interesse e le recenti pubblicazioni scientifiche lo dimostrano. Nella BPCO la vera sfida è capire quando iniziare questo approccio; per fare questo è importante analizzare la traiettoria della malattia. **La traiettoria della malattia** (**Figura 7.12**) nella BPCO è generalmente caratterizzata da un graduale declino dello stato di salute e dall'aumento dei sintomi, marcato da riacutizzazioni associate ad un rischio di morte più alto.

Proprio per questa traiettoria ad andamento fluttuante, tipica delle malattie di insufficienza d'organo, è difficile fare una prognosi accurata. Il declino delle condizioni cliniche è graduale ma molto imprevedibile. La *valutazione degli esiti* (*outcome assessment*) è particolarmente difficile negli stadi avanzati (Gavazzi et al., 2015; Kelly, 2011). Per comprendere quando il paziente si avvicina alla fase *"end stage"* e quindi quando le cure palliative devono diventare prevalenti, l'OMS racco-

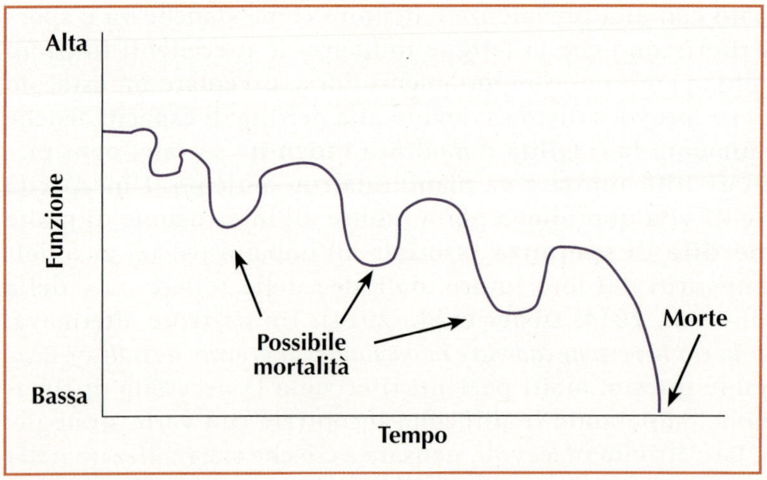

Figura 7.12 Traiettoria della malattia, modificata (Bourke & Peel, 2014).

manda ai clinici di porsi la seguente domanda: "Ti stupiresti se questo paziente morisse nei prossimi 12 mesi?"

Il modello tradizionale dicotomico di trattamento curativo e palliativo, nel quale il primo termina quando il secondo ad un certo momento inizia, non è appropriato per pazienti con malattie cronico-degenerative come la BPCO. Invece un modello di cure palliative individualizzato, integrato, nel quale il trattamento palliativo inizia quando il paziente affetto da una malattia respiratoria progressiva diventa sintomatico è più appropriato (Janssen & McCormick, 2014; Bourke & Peel, 2014). L'imprevedibilità della traiettoria tipica della BPCO richiede che la condivisione con il paziente e famigliari rispetto le preferenze/scelte nel fine vita e i trattamenti di sostegno vitale vengano iniziate precocemente. La comunicazione delle cure di fine vita e la pianificazione anticipata delle cure danno ai pazienti la possibilità di prendere decisioni informate circa il tipo di cura che vogliono ed assicurare che la loro famiglia e i medici capiscano i loro valori, obiettivi e desideri.

In modo particolare gli autori suggeriscono di affrontare per tempo i seguenti argomenti: diagnosi e processo di malattia, prognosi, autonomia e decisioni cliniche, supporti nutritivi e respiratori, analisi e condivisione delle decisioni anticipate di cura e di scelte alternative (Janssen et al., 2014). Parlare di cure palliative anticipatamente, fin dall'inizio della malattia, consente anche di ridurre lo stress e l'ansia sia del paziente che del familiare. Invece, l'esperienza di una riacutizzazione con ricovero in cui è stato necessario, per esempio, l'impiego della NIV offre l'occasione ai clinici di parlare di scelte di fine vita (Curtis, 2008).

I pazienti con BPCO che accedono alle cure palliative riferiscono miglioramento della sintomatologia, riduzione dei ricoveri ospedalieri, miglioramento nella fiducia in se stessi, beneficio a livello fisico, psicologico e spirituale e un approccio più ottimistico alla vita.

BOX Prelievo di sangue arterioso per emogasanalisi

L'emogasanalisi è l'indagine di laboratorio che può essere effettuata su un campione di sangue arterioso o venoso e permette di valutare la funzione respiratoria e lo stato metabolico del paziente.

La puntura arteriosa per il prelievo di un campione di sangue per emogasanalisi è una procedura piuttosto invasiva, frequentemente richiesta nelle terapie intensive e nei reparti generali. Il Ministero della salute (2005), con una nota relativamente recente, afferma che la puntura dell'arteria radiale non è un atto esclusivamente medico e può essere eseguita dall'infermiere a patto che sia preparato, abbia acquisito la competenza necessaria ed agisca seguendo i protocolli del reparto o istituzione in cui opera. In alcune situazioni è richiesto il prelievo per emogasanalisi su sangue venoso; questo esame viene richiesto in genere per una analisi non tanto respiratoria, ma piuttosto del quadro metabolico (squilibrio acido-base) e della funzionalità renale del paziente, sia ai fini diagnostici che terapeutici. Di seguito sono presentati i valori che possono essere misurati tramite emogasanalisi arteriosa e venosa (**Tabella 7.XV** e **7.XVI**).

Per l'emogasanalisi è necessario raccogliere un campione di sangue arterioso eparinato e refrigerato per ridurre il consumo dell'ossigeno nei globuli rossi.

Tabella 7.XV Valori che possono essere misurati tramite emogasanalisi arteriosa

Emogasanalisi arteriosa	Valori normali	Significato
pH (valore del pH ematico)	7,35 – 7,45	- Esprime l'equilibrio acido-base del sangue; è una misura del livello di ioni idrogeno ed indica il rapporto acido/base. - Il pH del sangue tende a diminuire (diventa più acido) quando incrementa la PaCO2 - il pH invece aumenta, (diventa più basico), quando la PaCO2 diminuisce o aumenta lo ione bicarbonato
PCO_2 (pressione parziale di anidride carbonica)	35,00 – 45,00 mmHg	- Esprime il grado di eliminazione della CO_2 nel sangue arterioso
PO_2 (pressione parziale dell'ossigeno)	80,0 – 100,0 mmHg	- Misura la pressione parziale dell'ossigeno nel sangue arterioso
HCO_3^- (bicarbonati)	22,0 – 26,00 mEq/L	- Rappresentano il carico basico
Sat. O_2 (saturazione dell'ossigeno)	95,00 – 100,00 %	- Indica la percentuale di emoglobina satura di ossigeno

Tabella 7.XVI Valori dell'emogasanalisi venosa

Emogasanalisi venosa (su sangue venoso)	**Valori normali**
pH	7,33 - 7,41
PCO_2	35 - 40 mmHg
PO_2	35 - 50 mmHg
HCO_3^-	24,00 - 28,00 mEq/L
Sat. O_2	65,00 - 75,00%

La sede preferenziale per il prelevo arterioso per emogasanalisi è l'arteria radiale (**Figura 7.13**) perché facilmente reperibile ed accessibile ed ha un circolo collaterale; preferire l'arto non dominante. L'arteria radiale decorre nella parte più esterna dell'avambraccio e deriva dalla biforcazione dell'arteria brachiale che a livello dell'epifisi distale del radio si divide in arteria radiale ed ulnare (che decorre invece più internamente). L'arteria radiale irrora il pollice e la porzione laterale dell'indice e da essa si diparte l'arco palmare profondo e superficiale; quest'ultimo costituisce il circolo collaterale.

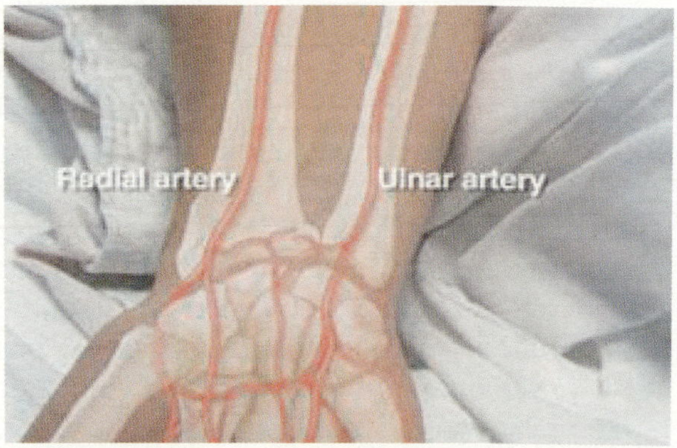

Figura 7.13 Arteria radiale per puntura arteriosa per emogasanalisi.

Prima di procedere alla puntura, classicamente è stato indicato di eseguire una manovra chiamata test di Allen, indicata per verificare l'integrità del circolo collaterale della mano prima di pungere l'arteria. L'affidabilità e accuratezza di questo test sono oggetto di discussione per la non riproducibilità, l'alto rischio di falsi positivi e la scarsa applicabilità nei pazienti non coscienti e pertanto questa valutazione non è considerata uno "standard richiesto per la procedura" (Kohonen et al., 2007; Barone et al. 2006).

Il prelievo di sangue arterioso è una procedura invasiva e non è scevra da rischi e complicanze; richiede abilità tecniche ed esperienza per questo solo infermieri esperti ed addestrati possono realizzarla.

Procedura 7.1 Puntura dell'arteria radiale per emogasanalisi

Materiale:

- siringa di aspirazione per emogasanalisi a riempimento dotata di una sfera di miscelazione integrata (**Figura 7.14**)
- dispositivi di protezione individuale, guanti monouso non sterili, occhiali protettivi o maschera con visiera, oppure schermo facciale contenitore rigido per taglienti; antisettico per cute a base di clorexidina in soluzione alcolica e materiale per disinfezione, garza pulita o sterile;
- etichetta identificativa della persona e modulo di richiesta dell'esame: indicare nome cognome del paziente, data e ora del prelievo, reparto di degenza. Alla richiesta allegare anche il dato di temperatura corporea del paziente e il valore di emoglobina se conosciuto; questi due dati, che fisiologicamente influenzano i gas ematici, possono essere talora richiesti dall'apparecchio analizzatore. Indicare anche se la persona è in trattamento con ossigenoterapia e a quale dosaggio o modalità oppure se il prelievo è stato eseguito in aria ambiente;
- contenitore refrigerante per la siringa con il campione di sangue per la conservazione e il trasporto al laboratorio;
- nei contesti di cure intensive o di medicina d'urgenza dove l'emogasanalisi è eseguita in reparto tramite emogasanalizzatore non è necessario inserire il campione nel contenitore refrigerante perché l'analisi è eseguita immediatamente.

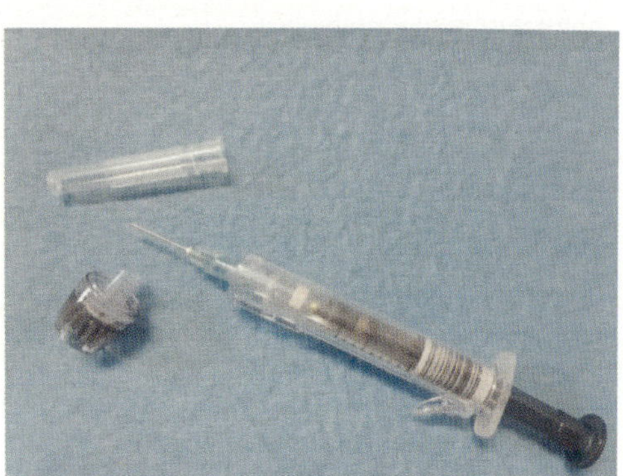

Figura 7.14 Siringa per emogasanalisi.

Prima di procedere con il prelievo

- identificare attivamente la persona se cosciente, informarla indicando che il prelievo ha lo scopo di permettere una valutazione della funzione respiratoria,

attraverso la misurazione dei gas presenti nel sangue, della funzione renale ma anche di altri organi o apparati, valutazioni necessarie oltre che per fini diagnostici anche per orientare il trattamento;
- informare la persona circa la posizione che dovrà mantenere e su come potrà collaborare; la puntura arteriosa è una manovra di breve durata e il dolore al momento della puntura può essere controllato applicando sostanze anestetiche a livello locale;
- verificare che la persona non sia in trattamento anticoagulante o non presenti disturbi della coagulazione perché la puntura arteriosa potrebbe causare sanguinamento prolungato o traumi locali;
- eseguire igiene delle mani con soluzione alcolica;
- eparinare la siringa qualora non fossero disponibili siringhe a riempimento automatico già eparinate. La manovra ormai è raramente necessaria; consiste nel distribuire eparina sulla parete interna della siringa. Aspirare l'eparina e, mantenendo la siringa in posizione verticale, muovere lo stantuffo verso l'alto e verso il basso alcune volte; infine espellere l'eparina tanto che non rimangano tracce visibili;
- indossare i dispositivi di protezione individuale ed eseguire un'ampia antisepsi cutanea nella sede di puntura con garza e soluzione a base di clorexidina in soluzione alcolica;
- applicare una sostanza anestetica per ridurre il dolore al momento della puntura. Può essere applicata una pomata anestetica a base di lidocaina e prilocaina (tipo Emla®) efficace anche se richiede un'applicazione almeno 45 minuti prima del prelievo arterioso e quindi non è indicata se il prelievo è eseguito in situazione d'urgenza. Può essere applicato Cloruro di etile, un anestetico locale che, raffreddando la cute, riduce la sensibilità dolorifica; tuttavia l'effetto è molto breve, di circa 30 secondi e l'efficacia antidolorifica dubbia. Il controllo del dolore oltre ad essere un obiettivo di cura in tutte le procedure invasive può, in questa situazione ridurre la tendenza del paziente e trattenere il respiro o iperventilare, situazioni che potrebbero influenzare i risultati dell'emogasanalisi e ridurre fenomeni vasovagali.

Il dolore è dovuto al passaggio dell'ago nel tessuto periarterioso essendo le pareti arteriose più ricche di recettori dolorifici rispetto alle pareti venose;
- posizionare la persona in posizione supina, semi-fowler o seduta con il braccio adagiato su una superficie piana e stabile (può essere il piano del letto, il piano di un tavolino). Il polso deve essere iperesteso a 60°; posizionare sotto il polso un rotolo di garza o telo arrotolato come dimostrato nella (**Figura 7.15**) per facilitare l'iperestensione, stabilizzare e favorire l'accesso all'arteria.

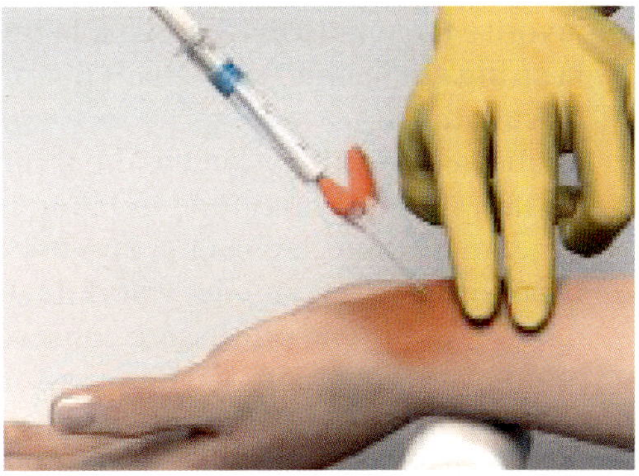

Figura 7.15 Rotolo di garza o telo arrotolato posizionato sotto il polso per facilitare il prelievo.

Prelevare un campione di sangue arterioso
- reperire l'arteria radiale e sostenerla con due dita durante il prelievo; le arterie sono più profonde delle vene, non si possono "visualizzare" ma vanno "sentite" con le dita. Il decorso delle arterie è poco lineare pertanto è utile reperire il decorso prossimale e distale rispetto alla sede della puntura. Utilizzare indice e medio per sentire il decorso dell'arteria (**Figura 7.16**); una volta definito, spostare le dita prossimalmente di circa 2 cm e pungere, oppure distanziare le dita di 3-4 cm ed eseguire la puntura fra le due dita;
- l'arteria va dunque identificata e "isolata";

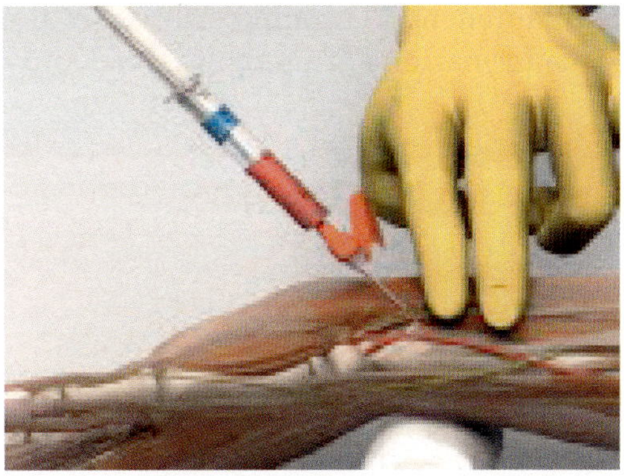

Figura 7.16 Manovra per reperire l'arteria radiale e sostenerla durante il prelievo.

- mantenendo le dita poste e 45° sul vaso senza comprimerlo eccessivamente. Questa manovra stabilizza il vaso che altrimenti potrebbe "scivolare" sotto la punta dell'ago.
- sostenere la siringa come per "mantenere una matita"; inserire l'ago a 30°-45° rispetto al piano cutaneo per ridurre il rischio di passare oltre l'arteria, mantenendo la parte smussa dell'ago rivolta verso l'alto; informare la persona che si sta per pungere. È possibile qualche volta percepire il momento dell'ingresso in arteria, altre volte si osserva solo il reflusso di sangue nella siringa che con una minima pressione defluirà spingendo lo stantuffo. Non è indicato aspirare; la pressione di deflusso deve essere minima per non influenzare o alterare i risultati dell'emogasanalisi (una eccessiva pressione può causare emolisi determinando un aumento del potassio);
- quando il sangue comincia a defluire arrestare la progressione dell'ago mantenere la siringa ferma fino ad avere ottenuto la quantità sufficiente all'esame: generalmente 1,5–2 ml di sangue. Se non dovesse refluire sangue è possibile che l'ago abbia oltrepassato l'arteria; in quel caso è sufficiente retrarre di poco la siringa.

Terminato il prelievo
- retrarre l'ago ed esercitare contemporaneamente una compressione manuale del sito per 5-10 minuti, più a lungo se il paziente presenta deficit coagulativi o è in trattamento con anticoagulanti;
- eliminare subito qualsiasi piccola bolla d'aria presente nella siringa picchiettando lo stantuffo perché anche piccole bolle nella siringa alterano in modo significativo i valori della PaO_2, pertanto il campione deve essere conservato in anaerobiosi;
- tappare la siringa per evitare che il campione vada a contatto con l'aria. Per questo, smaltire l'ago e porre un tappo sterile sulla siringa o utilizzare eventuali dispositivi di sicurezza in dotazione alla siringa;
- favorire il contatto del sangue e la miscelazione con l'eparina capovolgendo o facendo ruotare la siringa nel palmo delle mani per prevenire la formazione di coaguli che possono influenzare i risultati;
- applicare alla siringa contenente il campione ematico l'etichetta di identificazione del paziente;
- inviare subito il campione in laboratorio con l'attenzione di conservarlo in un contenitore refrigerante ad una temperatura tra 0-4°C; mantenere questa temperatura ha lo scopo di controllare le possibili alterazioni dei valori dovute al metabolismo del sangue dei globuli rossi; in questo modo il campione può essere conservato per circa un'ora con effetti irrilevanti sui risultati;
- dopo avere terminato la compressione, controllare il sito di puntura, per rilevare pre- cocemente l'insorgenza di complicanze, quali ematoma, emorragia, trombosi e dolore persistente; le complicanze secondarie a puntura dell'arteria radiale sono rare e si possono prevenire applicando procedure di prelievo corrette. Raramente sono stati evidenziati dolore persistente o parestesia, ematoma anche ad insorgenza ritardata fino a 24 ore; l'ematoma può essere prevenuto mantenendo la compressione per almeno 10 minuti o comunque fino a quando non si osserva la formazione di un coagulo nel sito di puntura.

BOX *Guida alla comprensione e interpretazione dell'emogasanalisi arteriosa*

L'emogasanalisi è un esame che si effettua sul sangue arterioso e permette la rilevazione dei disturbi dell'equilibrio acido-base associati a condizioni patologiche respiratorie e metaboliche. La puntura arteriosa per il prelievo di un campione di sangue per emogasanalisi è una procedura piuttosto invasiva, frequentemente richiesta nelle terapie intensive e nei reparti generali. Il Ministero della salute (2005), con una nota relativamente recente, afferma che la puntura dell'arteria radiale non è un atto esclusivamente medico e può essere eseguita dall'infermiere a patto che sia preparato, abbia acquisito la competenza necessaria ed agisca seguendo i protocolli del servizio in cui opera. Di seguito sono presentati i valori che possono essere misurati tramite emogasanalisi arteriosa (**Tabella 7.XVII**) con esercizi di autovalutazione (Brugnolli et al., 2004).

Tabella 7.XVII Valori che possono essere misurati tramite emogasanalisi arteriosa

Emogasanalisi arteriosa	Valori normali	Significato
pH (valore del pH ematico)	7,35-7,45	– Esprime l'equilibrio acido-base del sangue; è una misura del livello di ioni idrogeno ed indica il rapporto acido/base. – Il pH del sangue tende a diminuire (diventa più acido) quando incrementa la $PaCO_2$. – Il pH invece aumenta, (diventa più basico), quando la $PaCO_2$ diminuisce o aumenta lo ione bicarbonato.
$PaCO_2$ (pressione parziale di anidride carbonica)	35,00-45,00 mmHg	– Esprime il grado di eliminazione della CO_2 nel sangue arterioso.
PaO_2 (pressione parziale dell'ossigeno)	80,0-100,0 mmHg	– Misura la pressione parziale dell'ossigeno nel sangue arterioso.
HCO_3^- (bicarbonati)	22,0-26,00 mEq/L	– I Bicarbonati rappresentano il carico basico.
SaO_2 (saturazione dell'ossigeno)	95,00-100,00%	– Percentuale di emoglobina satura di ossigeno.

L'equilibrio acido-base è influenzato dalla produzione e comportamento degli ioni H+ e dai meccanismi regolatori che permettono il ristabilirsi delle giuste concentrazioni degli ioni idrogeno all'interno del nostro organismo, ossia la diluizione e i sistemi tampone.
Il pH, la pressione arteriosa di anidride carbonica ($PaCO_2$) ed i bicarbonati (HCO_3-) sono i componenti del profilo emogasanalitico utili alla diagnosi dei disordini dell'equilibrio acido-base. Pertanto la precisa conoscenza del significato biochimico e fisiopatologico del profilo emogasanalitico è premessa indispensabile per la corretta interpretazione ai fini diagnostici.

Il pH esprime la concentrazione di acidi ovvero degli idrogenioni H+ nel sangue; il valore medio del pH normale compreso tra 7,35-7,45 è 7,4. Mantenere il pH entro questi valori è fondamentale per il corretto funzionamento dell'organismo. Il pH è acido se inferiore a 7,35, alcalino se maggiore a 7,45. Il pH dipende dalla concentrazione di $PaCO_2$ e di HCO_3 come si può desumere dall'equazione di Henderson-Hasselbach:

$$pH = 6,1 + \log \frac{HCO_3^-}{\mathbf{K} \times PaCO_2}$$

K è il coefficiente di solubilità della CO_2.

Più è elevato il valore di HCO_3 (numeratore) più alto sarà il valore del pH (alcalosi), mentre più alto sarà il valore di $PaCO_2$ (denominatore) più basso sarà il valore del pH (acidosi).

$PaCO_2$. L'anidride carbonica rappresenta il prodotto finale del catabolismo tissutale. Dai tessuti l'anidride carbonica viene trasportata, all'interno dei globuli rossi, ai polmoni e qui viene eliminata attraverso la respirazione. Nel sangue arterioso in equilibrio con l'aria alveolare la pressione parziale della CO_2 è mantenuta al valore medio di 40 mmHg (35-45 mmHg). La rimozione della CO_2 prodotta dipende pertanto dalla capacità del sangue di arrivare dai tessuti al polmone (portata cardiaca) e dalla capacità del polmone di eliminare l'anidride carbonica (diffusione e ventilazione). Se si verifica un accumulo di $PaCO_2$, ad esempio per una diminuzione della ventilazione polmonare avremo un'acidosi, mentre nel caso contrario si verificherà un'alcalosi. Dal momento che il responsabile di tale alterazione è il polmone si parlerà di acidosi o alcalosi respiratoria. Per capire perché un accumulo di $PaCO_2$ determina acidosi mentre un'eccessiva eliminazione determina alcalosi è necessario conoscere il sistema tampone dei bicarbonati.

Bicarbonati [HCO_3^-]. Il bicarbonato rappresenta il maggior sistema tampone dell'organismo che è quello di ridurre al minimo le variazioni [H+]; rappresentano un mezzo molto efficace ma temporaneo per rimuovere gli H+ dall'organismo. Nelle soluzioni acquose come i liquidi corporei, la CO_2 s'idrata ad acido carbonico, acido forte al pH fisiologico, che si dissocia quindi pressoché completamente in H^+ e HCO_3^-. I valori normali sono 22-26 mmol/L. I disturbi metabolici alterano i bicarbonati, la riduzione dei bicarbonati definisce che la patologia primaria è l'acidosi metabolica quando è associato ad una riduzione del pH; un pH aumentato e un valore elevato di bicarbonati definiscono che la patologia primaria è l'alcalosi metabolica.

Autovalutazione delle conoscenze dei valori emogasanalitici normali

1. Scegliere la situazione che descrive nel miglior modo il processo di mantenimento dell'equilibrio acido-base:
1) Incremento dell'acido carbonico quando le basi bicarbonato aumentano
2) L'acido carbonico rimane nella norma quando le basi bicarbonato diminuiscono
3) L'acido carbonico diminuisce quando il valore delle basi bicarbonato aumenta
4) Le basi bicarbonato rimangono stabili quando il valore dell'acido carbonico aumenta

2. Segnare quale è il range corretto per il valore del pH:
1) 7,85
2) 7,35-7,45
3) 7,30-7,40
4) 7,25-7,35

3. Segnare il range corretto per il valore della PaO_2:
1) 95-100%
2) 70-100%
3) 80-100%

Risposte motivate

1. La risposta corretta è Incremento dell'acido carbonico quando le basi bicarbonato aumentano; i sistemi tampone prevengono forti alterazioni nel pH dei liquidi corporei eliminando o rilasciando ioni idrogeno per mantenere l'equilibrio acido base; essi possono agire velocemente per prevenire modificazioni eccessive nella concentrazione degli H^+. Gli ioni idrogeno sono tamponati sia dai sistemi intracellulari che extracellulari. Il principale sistema tampone dell'organismo è il sistema bicarbonato-acido carbonico: se il rapporto tra queste due componenti viene alterato (20:1), si ha una modificazione del pH. Perciò quando aumenta l'anidride carbonica, si ha un aumento anche del contenuto di acido carbonico e viceversa.

2. La risposta corretta è 7,35-7,45; un valore inferiore a 7,35 porta ad uno stato di acidemia, mentre un valore superiore a 7,45 porta ad uno stato di alcalemia. Un pH inferiore a 6,8 o maggiore di 7,8 porta ad una condizione di incompatibilità per la vita.

3. La risposta corretta è 80-100%; la PaO_2 si riduce con il passare degli anni; un valore attorno ai 70 mmHg è normale in un soggetto ultrasettantenne.

Le alterazioni degli scambi gassosi

Per scambio dei gas si intende il processo che rifornisce l'organismo della quantità necessaria di ossigeno sottraendo l'anidride carbonica prodotta dal metabolismo. Esso, pertanto, dipende in primo luogo dal metabolismo corporeo ed è regolato dallo "scambiatore cuore-polmone".

L'adeguatezza dello scambio polmonare di gas è determinata dal bilancio tra ventilazione polmonare e flusso ematico capillare, espresso come rapporto ventilazione-perfusione (V/P). Il rapporto tra PO2 arteriosa e la FiO2 inspirata dal paziente, anche detto P/F, è un parametro indice della qualità degli scambi alveolari.
Per esempio
PO2 / FiO2 —> 80 mmHg PO2 / 0,21 (FiO2 21% in aria ambiente) = 380.
Valori superiori ai 300 - 350 di P/F sono considerati normali. Per valori inferiori, invece, parliamo di:

- P/F = 200-300 insufficienza respiratoria lieve
- P/F = 100 - 200 insufficienza respiratoria moderata
- P/F <= 100 insufficienza respiratoria grave

Questo parametro è molto più efficace, per esempio, della semplice misurazione di SaO2. Per esempio, lo stesso paziente con 80mmHg di PO2 ma questa ottenuta con una ventimask al 60% di FIO2, il p/f sarebbe: 130. Ovvero insufficienza respiratoria moderata. Il paziente in questione avrebbe comunque una saturazione a pulsossimetro del 95-96%.
La principale funzione del sistema respiratorio è quella di provvedere al ricambio di aria nei polmoni, assicurando quindi l'apporto di ossigeno e la rimozione di CO_2 dal sangue che perfonde i polmoni. Il sistema respiratorio è efficientemente controllato da stimoli nervosi e chimici mediante i quali la frequenza della ventilazione viene adeguata alle necessità metaboliche dell'organismo.
Il controllo chimico è dato principalmente dalla $PaCO_2$ (pressione parziale di anidride carbonica nel sangue arterioso), e in minor misura dalla PaO_2 (pressione parziale dell'ossigeno nel sangue arterioso) e dal pH del sangue arterioso. La $PaCO_2$ è in condizioni normali di 35-45 mmHg. Se essa aumenta, aumenta anche la frequenza degli atti respiratori; se diminuisce, diminuisce la frequenza degli atti respiratori. Se l'aumento è eccessivo si può avere una depressione dei centri respiratori. La PaO_2 influisce all'inverso della $PaCO_2$ sulla ventilazione, ma è meno importante ed interviene come meccanismo di emergenza. Per quel che riguarda il pH, nell'acidosi si ha un aumento di frequenza e profondità degli atti respiratori.
Alterazioni degli scambi gassosi possono portare a problemi di deficit di ossigenazione o alterazione della ventilazione di grande importanza per il quadro di equilibrio dell'organismo, i quali possono essere diagnosticati attraverso una valutazione del quadro clinico e l'esecuzione di un emogasanalisi. I due quadri principali che possono insorgere sono l'ipossia e l'ipercapnia.

Ipossia. È una conseguenza della diminuzione del rapporto tra l'offerta di ossigeno ai tessuti e l'esigenza metabolica degli stessi. La definizione dello stato ipossico è convenzionalmente accettata che i valori di 80 mmHg di PaO_2 e del 93% di saturazione arteriosa dell'emoglobina segnino il limite fra normossia ed ipossia. Bisogna comunque tenere conto che con l'avanzare dell'età la PO2 cala anche in soggetti sani. Una delle formule per il calcolo della PO2 attesa è la seguente: pO2 attesa = 102 - (0,33 x età). In un paziente sano di 80 anni, per esempio, il valore medio di PO2 attesa di 75,6 mmHg.
In clinica, l'ipossia acuta si accompagna ad un notevole carico di sintomi indotti dalla comparsa contemporanea di ipercapnia ed acidosi mista, alterazione dello stato di coscienza e dagli effetti somatici che il profondo stato di angoscia, che colpisce il paziente, può scatenare. Fra le risposte circolatorie all'ipossia acuta, le più importanti sono: aumento della frequenza cardiaca, della pressione arteriosa sistemica, del flusso cerebrale e del flusso coronario. La portata cardiaca torna nella norma dopo 24 ore, ma permane diversa la distribuzione del flusso che risulta ancora aumentato a livello cerebrale, muscolare e scheletrico e ridotto a livello cutaneo (pallore), renale e cardiaco. Gli effetti metabolici legati alla sua insorgenza acuta, comprendono complesse alterazioni a carico delle funzioni cellulari.
La maggior parte dei meccanismi respiratori compensatori all'ipossia vengono attivati per stimolazione dei chemocettori siti nel glomo carotideo e nell'arco aortico. L'iperventilazione che segue e, quindi, la diminuzione della CO_2 conducono ad un'alcalosi respiratoria. D'altra parte, la diffusione in circolo di quantità crescenti di acido lattico, provenienti dai tessuti, produce acidosi

metabolica. In ogni caso la quantità di bicarbonato tende a diminuire. L'ipossia persistente o grave può anche compromettere la funzionalità epatica e renale.
Quando l'ipossia ha invece carattere cronico, compaiono astenia, sonnolenza, apatia, incapacità di concentrazione, ritardo dei tempi di reazione e riduzione delle capacità lavorative. Se l'ipossia diviene più grave, vengono lesi i centri del tronco encefalico e di solito sopraggiunge la morte per insufficienza respiratoria. Con la riduzione della tensione arteriosa di ossigeno, le resistenze vascolari cerebrali diminuiscono e l'aumento distrettuale del flusso ematico tende a ridurre l'ipossia cerebrale; tuttavia se alla diminuzione di PaO_2 si associa iperventilazione e quindi riduzione di $PaCO_2$, le resistenze vascolari cerebrali aumentano, il flusso distrettuale cala e l'ipossia si aggrava.
Un importante meccanismo di compenso che s'instaura è l'aumento della quota di emoglobina circolante, che si verifica per effetto dell'eritropoietina, sostanza prodotta principalmente dai reni. Nell'ipossia essa risulta, infatti, aumentata e si è dimostrato che la sua produzione dipende dall'equilibrio fra apporto e fabbisogno di ossigeno a livello tessutale.

Ipercapnia. La CO_2 è uno dei prodotti finali del metabolismo ossidativo tissutale dei protidi, dei glucidi e dei lipidi. Pertanto la sua produzione è continua e la sua eliminazione risulta corretta fino a quando il valore della sua pressione parziale nel sangue arterioso, è mantenuto entro i limiti di 35-45 mmHg. Un aumento della $PaCO_2$ stimola il centro respiratorio aumentando la ventilazione come risposta compensatoria; un aumento cronico può al contrario avere un effetto depressore e quindi lo stimolo respiratorio prevalente è costituito dall'ipossia.
La sintomatologia clinica in corso di ipercapnia è strettamente correlata alla sua entità, alla rapidità della sua insorgenza e all'associazione con l'ipossia che, a seconda del suo grado, contribuisce ad aggravare le alterazioni a livello cerebrale, del miocardio, del fegato, dei vasi polmonari.
I suoi segni più caratteristici in caso d'insorgenza acuta, sono da ricondurre essenzialmente ad un'esaltazione del tono simpatico, poiché sono costituiti da tachicardia, ipertensione arteriosa, ipertermia, sudorazione profusa, scialorrea, ipersecrezione bronchiale e gastrica. Generalmente nello scompenso cronico questa sintomatologia manca, o è poco appariscente, mentre si evidenzia quando il paziente si avvia verso un acuto peggioramento della situazione respiratoria.

Le alterazioni dell'equilibrio acido-base: acidosi e alcalosi

Una variazione di pH extracellulare può verificarsi quando c'è un'alterazione di funzionalità renale o respiratoria o quando un carico acido o alcalino supera le capacità escretorie dell'organismo. I termini acidosi (pH inferiore a 7,35) e alcalosi (pH superiore a 7,45) si riferiscono a processi che tendono rispettivamente a diminuire o ad aumentare il pH.
Nella maggior parte dei casi, un processo che porta ad acidosi provoca acidemia e un processo che porta ad alcalosi provoca alcalemia. Tuttavia può non essere così in pazienti con disordini misti dell'equilibrio acido-base, in cui il valore finale di pH dipende dal bilancio che deriva dalle diverse patologie presenti. Modificazioni della concentrazione degli ioni H+ e del pH possono essere provocate da alterazioni della concentrazione plasmatica di $PaCO_2$, o di HCO_3^-. Poiché la $PaCO_2$ è regolata dalla respirazione, le alterazioni primitive della $PaCO_2$ sono chiamate acidosi respiratoria ($PaCO_2$ elevata) e alcalosi respiratoria ($PaCO_2$ ridotta), invece quelle primitive della concentrazione di HCO_3^- plasmatica sono denominate acidosi metabolica (HCO_3^- ridotto) e alcalosi metabolica (HCO_3^- elevato). In ciascuno di questi disordini, le risposte compensatorie renali e respiratorie tendono a minimizzare la variazione nella concentrazione di H+ e a ridurre al minimo le alterazioni del rapporto $PaCO_2/[HCO_3^-]$.
Alcune condizioni cliniche in particolare si associano ad una possibile alterazione dell'equilibrio acido-base (**Tabella 7.XVIII**).

Acidosi respiratoria. Insorge in condizioni che impediscono l'emissione di CO_2 o che ne aumentino la produzione, quelle cioè che determinano un'insufficiente diffusione dell'anidride carbonica dagli alveoli nell'albero respiratorio (ad esempio malattie cronico-ostruttive) o un insufficiente processo di espirazione (ad esempio interventi chirurgici sull'addome e sul torace) o che inducono la diminuzione della velocità ed intensità della respirazione o che determinano una produzione eccessiva di anidride carbonica (ad esempio febbre o ipertiroisdismo).

Alcalosi respiratoria. Può instaurarsi in condizioni che determinano l'aumento della velocità e della profondità del respiro come può verificarsi negli stati di ansia o dolore che si accompagnano a iperventilazione, oppure nel caso di ipossia a elevate latitudini, o febbre elevata o alterazioni a carico del sistema nervoso centrale.

Tabella 7.XVIII Frequenti condizioni cliniche associate a disordini dell'equilibrio acido-base

Situazione clinica	Disordine
Embolia polmonare	Alcalosi respiratoria
Cirrosi	Alcalosi respiratoria
Gravidanza	Alcalosi respiratoria
BPCO	Acidosi respiratoria
Vomito	Alcalosi metabolica
Terapia diuretica	Alcalosi metabolica
Insufficienza renale	Acidosi metabolica
Diarrea severa	Acidosi metabolica
Sepsi	Acidosi respiratoria, acidosi metabolica

Acidosi metabolica. Si verifica quando vi è un aumento di acidi volatili come avviene nelle condizioni di anossia o ipossia che innescano il metabolismo anaerobio con formazione di acido lattico. Ogni disordine che riduca l'apporto di ossigeno cellulare induce l'instaurarsi dell'acidosi metabolica; ne sono un esempio insufficienza cardiaca, l'occlusione vascolare, l'anemia.

Alcalosi metabolica. Può essere determinata da un aumento dell'introduzione di alcalinizzanti come gli antiacidi o da una perdita di acidi come avviene per una eccessiva eliminazione del contenuto gastrico associata a vomito o svuotamento gastrico.

I sistemi regolatori di compenso

I compensi messi in atto negli squilibri acido-base sono di tipo respiratorio o renale. Nel caso in cui acidosi e alcalosi abbiano un'origine metabolica il nostro organismo reagisce attraverso il sistema respiratorio: iperventilando nel tentativo di eliminare l'anidride carbonica o ipoventilando nel tentativo di trattenerla. Il rene invece interviene nelle alterazioni di origine sia metabolica che respiratoria. In caso di acidosi vi è un aumentato riassorbimento di HCO_3^-, una maggiore escrezione di NH_4^+ e acidi nelle urine; in caso di alcalosi si verifica un'aumentata escrezione HCO_3^-, ridotta escrezione di NH_4^+ ed acidi nelle urine.

Nella **Tabella 7.XIX** sono sintetizzate le caratteristiche dei disturbi primitivi dell'equilibrio acido-base e le risposte compensatorie messe in atto dall'organismo.

Tabella 7.XIX Caratteristiche dei disturbi primitivi dell'equilibrio acido-base

Tipo di alterazione	pH	H^+	Disturbo primitivo	Risposta compensatoria
Acidosi metabolica	↓	↑	↓ $[HCO_3^-]$	↓ $PaCO_2$
Alcalosi metabolica	↑	↓	↑ $[HCO_3^-]$	↓ $PaCO_2^-$
Acidosi respiratoria	↓	↑	↑ $PaCO_2$	↑ $[HCO_3^-]$
Alcalosi respiratoria	↑	↓	↓ $PaCO_2$	↓ $[HCO_3^-]$

Guida all'interpretazione dei valori dell'emogasanalisi

Si propone una guida a 6 step per l'interpretazione dell'emogasanalisi che va accompagnata dall'accertamento del paziente:

STEP 1: acidosi o alcalosi?

STEP 2: il disturbo primario è di tipo respiratorio o metabolico?

STEP 3: il disturbo respiratorio è acuto o cronico?
STEP 4: se esiste un'acidosi metabolica, c'è un incremento del gap anionico?
STEP 5: sono presenti altri processi metabolici in un paziente con un incremento del gap anionico nell'acidosi metabolica?
STEP 6: i disturbi metabolici sono adeguatamente compensati dal sistema respiratorio?

STEP 1: acidosi o alcalosi?

Il pH che viene identificato dalla misurazione dei gas arteriosi identifica se i disturbi in atto sono dovuti ad un'acidosi o ad un'alcalosi:
Valore normale: 7,40
Acidosi: pH < 7,35
Alcalosi: pH > 7,45

STEP 2: il disturbo primario è di tipo respiratorio o metabolico?

Questo step determina se i disturbi derivano dalla $PaCO_2$ arteriosa o dai HCO_3- sierici:
- i disturbi respiratori alterano la $PaCO_2$ (valori normali 35-45 mmHg)
- i disturbi metabolici alterano i bicarbonati (valori normali 22-26 mmol/l)

Se il pH è basso (il disturbo primario è rappresentato dall'acidosi) o la $PaCO_2$ aumenta il suo valore o i valori dei HCO_3^- decrescono. Un valore alto della $PaCO_2$ definisce che la patologia primaria è l'acidosi respiratoria; mentre un valore basso dei bicarbonati definisce che la patologia primaria è l'acidosi metabolica.
Al contrario, se il valore del pH è aumentato o i valori della $PaCO_2$ diminuiscono o i valori dei bicarbonati aumentano. Un valore di $PaCO_2$ basso definisce che la patologia primaria è l'alcalosi respiratoria; mentre un valore elevato di bicarbonati definisce che la patologia primaria è l'alcalosi metabolica.

STEP 3: il disturbo respiratorio è acuto o cronico?

Per i disturbi respiratori acuti, una variazione della $PaCO_2$ dai valori normali di 10 mmHg, è accompagnata da un cambiamento del pH di 0.08 unità (per esempio, in un'acidosi respiratoria acuta, se la $PaCO_2$ aumenta da un valore di 40 a 50 mmHg, ci si dovrebbe aspettare una diminuzione del pH da 7,40 a 7,32; in un'alcalosi respiratoria acuta, se la $PaCO_2$ scende da 40 a 30 mmHg ci si dovrebbe aspettare un incremento del pH da 7,40 a 7,48).
Nei disturbi respiratori cronici, esiste un cambiamento mediato renale dei bicarbonati che altera e parzialmente compensa le alterazioni del pH per una alterazione nella $PaCO_2$. Nei disturbi cronici, una variazione della $PaCO_2$ dai valori normali di 10 mmHg, è accompagnata da un cambiamento del pH di soli 0.03 unità (per esempio, in un'acidosi respiratoria cronica, se la $PaCO_2$ aumenta da 40 a 50 mmHg, ci si dovrebbe aspettare una diminuzione del pH da 7,40 a 7,37; in un'alcalosi respiratoria cronica, se la $PaCO_2$ diminuisce da 40 a 30 mmHg, ci si dovrebbe aspettare un aumento del pH da 7,40 a 7,43).
Acidosi respiratori acuta: pH diminuisce = $0.08 \times (PaCO_2 - 40)/10$
Acidosi respiratoria cronica: pH diminuisce = $0.03 \times (PaCO_2 - 40)/10$
Alcalosi respiratoria acuta: pH aumenta = $0.08 \times (40 - PaCO_2)/10$
Alcalosi respiratoria cronica: pH aumenta = $0.03 \times (40 - PaCO_2)/10$

STEP 4: se esiste un'acidosi metabolica, c'è un incremento del gap anionico?

Questo step è necessario solo in presenza di un'acidosi metabolica (HCO_3^- bassi con stato di acidosi/acidemia).
I processi che portano ad un'acidosi metabolica possono essere divisi in processi con incremento del gap anionico, e in processi senza l'incremento del gap anionico. Il gap anionico è la differenza tra la misurazione dei cationi (particelle caricate positivamente) e degli anioni plasmatici (particelle caricate negativamente). In realtà questo non è il reale gap: nel nostro corpo il numero di cariche positive e negative è bilanciato. Il gap si riferisce in positivo e in negativo alle cariche tra cationi ed anioni che vengono comunemente misurati.

Il catione comunemente misurato è il sodio; la misurazione degli anioni comprende il cloruro e il bicarbonato.

Detto ciò, il gap anionico può essere riassunto così:

Gap anionico = [sodio] – ([cloro] + [bicarbonato])

Oppure

= $[Na^+] - ([Cl^-] + [HCO_3^-])$

Il valore normale del gap anionico è 12. Questo dato è importante, poiché contribuisce a limitare significativamente la diagnosi differenziale di un'acidosi metabolica.

STEP 5: Sono presenti altri processi metabolici in un paziente con un incremento del gap anionico nell'acidosi metabolica?

Questo step è necessario solo se si è già determinato un incremento del gap anionico nell'acidosi metabolica.

In questo caso, l'incremento del gap anionico può esprimere le alterazioni acido-base, o è presente un altro processo metabolico? È importante ricordare che nel gap anionico, nell'acidosi metabolica, i valori del bicarbonato sono diminuiti per la presenza di anioni non misurabili. Per ogni molecola dell'anione presente, viene persa una molecola di bicarbonato. Così se la concentrazione di questi anioni non misurabili viene aggiunta alla concentrazione dei bicarbonati plasmatici, questo valore di bicarbonato corretto dovrebbe essere uguale alla concentrazione normale del bicarbonato plasmatico. Se il valore corretto del bicarbonato non è nella norma, indica la presenza di un ulteriore disturbo metabolico.

STEP 6: i disturbi metabolici sono adeguatamente compensati dal sistema respiratorio?

Questo step è necessario solo se il disturbo esaminato è di tipo metabolico. Il nostro corpo risponde ad una situazione di acidosi metabolica con l'incremento della respirazione diminuendo in questo modo l'anidride carbonica nel sangue.

Applicazione del metodo a step per la valutazione sistematica dei valori dell'emogasanalisi in una situazione clinica

Un paziente giunge in Pronto Soccorso intubato per politrauma e stato di shock. Viene eseguita un'emogasanalisi, con i seguenti risultati:

pH 6,953

$PaCO_2$ 43,8 mmHg

HCO3- 9,5 mMol/L

PaO_2 430,6 mmHg

SaO_2 99,8%

STEP 1: siamo in uno stato di ACIDOSI, poiché il valore del pH è di 6.953

STEP 2: il disturbo primario è di tipo METABOLICO (il valore dei bicarbonati è di 9,5 mMol/L)

STEP 3: in questo caso il compenso respiratorio non è presente (ci si dovrebbe aspettare una marcata riduzione della $PaCO_2$), poiché il paziente è ventilato meccanicamente, e quindi i parametri sono gestiti dal ventilatore.

STEP 4: (necessario solo se abbiamo valutato la presenza di una acidosi metabolica) calcoliamo il gap anionico (Na 148,3 mmol/L, Cloro 109,8, bicarbonati HCO_3^- 9,5)

= [148,3] – ([109,8] + [9,5]) → 148,3 – 119,3 = 29

Il valore del gap anionico è aumentato notevolmente; esso evidenzia la presenza di un anione diverso dal cloro, in questo caso l'anione lattato come conferma il valore di 17,4 mmol/L (il range è tra 0,1-2).

STEP 5: calcoliamo i HCO3- corretti

= 9,5 + (29 – 12) → 9,5 + 17= 26,5

Questo parametro si può considerare nel range di normalità.

STEP 6: Il disturbo metabolico è adeguatamente compensato dal sistema respiratorio poiché il paziente è sottoposto a ventilazione meccanica, per cui i parametri sono controllati e gestiti dal ventilatore.

Di seguito sono proposti dei quesiti che hanno una sola risposta esatta che richiedono di richiamare le conoscenze sull'interpretazione dell'emogasanalisi.

Autovalutazione delle conoscenze di acidosi e alcalosi

1. Quale delle seguenti situazioni porta ad una diminuzione del pH?
   1) Diminuzione degli anioni.
   2) Diminuzione dell'acido lattico.
   3) Eccesso di acido carbonico.
   4) Eccesso di basi bicarbonato.

2. In un paziente con acidosi respiratoria, quale delle seguenti situazioni indica che sta avvenendo una compensazione fisiologica?
   1) Diminuzione dei HCO_3^- plasmatici.
   2) Incremento del pH urinario.
   3) Rallentamento della respirazione.
   4) Normalizzazione del pH plasmatico secondario all'incremento dei bicarbonato.

Risposte motivate

1. La risposta corretta è *Diminuzione degli anioni*, infatti il pH plasmatico è un indicatore della concentrazione degli ioni idrogeno H^+; la loro concentrazione è molto importante poiché influenza il valore del pH. Quanto è maggiore la concentrazione degli ioni H^+, tanto maggiore è l'acidità della soluzione e basso il pH. Più bassa è la concentrazione degli H^+, più alcalina è la soluzione e più alto è il pH.
2. La risposta corretta è *Normalizzazione del pH plasmatico secondario* infatti, l'incremento del bicarbonato comporta un tentativo di normalizzare il pH da parte dei sistemi tampone.

Autovalutazione sull'interpretazione di alcuni valori riscontrati all'emogasanalisi

pH	$PaCO_2$	HCO_3^-	acidosi metab.	alcalosi metab.	acidosi resp.	alcalosi resp.	nella norma	acidosi metab.	alcalosi metab.	acidosi resp.	alcalosi resp.	nella norma
7,52	30	24									✓	
7,57	40	36							✓			
7,23	60	24								✓		
7,11	39	12						✓				
7,41	37.4	23.5										✓
7,53	37.6	30.9							✓			
7,18	83.3	30.5								✓		

Autovalutazione sulla individuazione del rapporto tra il pH con i valori della $PaCO_2$ e dei HCO_3^-

1. Quale delle seguenti affermazioni indica che un valore irregolare del pH può essere causato da un disturbo metabolico?
   1) Incremento della PaO_2 e della SaO_2.
   2) Diminuzione della PaO_2 e della SaO_2.
   3) Valore dei HCO_3^- irregolari e valori normali di $PaCO_2$.
   4) Valori dei HCO_3^- normali, e valori irregolari di $PaCO_2$.

2. Un paziente con alcalosi metabolica mostra un pH di 7,47 ed una $PaCO_2$ elevata. Cosa sta accadendo?
   1) Si sta sviluppando un'acidosi.
   2) L'alcalosi si sta compensando.
   3) L'alcalosi non è compensata.
   4) Sta avvenendo una parziale compensazione.

Risposte motivate

1. La risposta corretta è *Valore dei HCO_3^- irregolari e valori normali di $PaCO_2$*, infatti, un disturbo metabolico può causare un'acidosi o un'alcalosi diminuendo o incrementando i bicarbonati nel sangue.
2. La risposta corretta è *L'alcalosi non è compensata*, infatti, anche se il valore della $PaCO_2$ è elevato, essa non è in grado di compensare l'equilibrio, facendo tornare il pH a valori normali.

Autovalutazione sull'interpretazione dei dati emogasanalitici confrontanti con i segni e sintomi del paziente

Un ragazzo di 17 anni, entra in Pronto Soccorso per vomito persistente. Si eseguono gli esami di laboratorio, che evidenziano squilibri elettrolitici, ed un emogas con il seguente risultato:
pH 7.50
$PaCO_2$ 42 mmHg
PaO_2 92 mmHg
HCO_3^- 33 mmol/L
SaO_2 97%

1. Utilizzando i parametri di questo paziente, si può dedurre che vige in uno stato di:
1) Acidosi
2) Alcalosi
3) Normalità

2. Che il suo disturbo primario è di tipo:
1) Respiratorio
2) Metabolico

3. Analizzando i valori dell'emogasanalisi, quale valore indica se è in corso una compensazione?
1) HCO_3^-
2) PaO_2
3) $PaCO_2$
4) SaO_2

4. Esiste, in questo caso, una compensazione?
1) No
2) Sì

5. In conclusione, dall'analisi dei dati, quale problema si può definire?

Risposte motivate

1. La risposta corretta è *alcalosi*, pH di 7.50 individua alcalosi e non acidosi.

2. La risposta corretta è *metabolico*, poiché il valore dei bicarbonati sono aumentati all'aumentare del valore del pH.

3. La risposta corretta è la *$PaCO_2$*, infatti il nostro corpo attiva dei meccanismi per mantenere il valore del pH nella norma. Nell'alcalosi metabolica il sistema che viene attivato è quello respiratorio (sistema tampone), il quale, diminuendo la frequenza respiratoria, fa in modo che l'anidride carbonica venga mantenuta per aumentare l'acidità.

4. La risposta corretta è *No*.

5. Risposta: il problema identificato dalla lettura dei valori emogasanalitici è il seguente: alcalosi metabolica non compensata.

BOX *Ventilazione non invasiva - NIV*

Gestione assistenziale in fase acuta e domiciliare a lungo termine

La **ventilazione artificiale** (o meccanica - VM) viene utilizzata nel trattamento dell'insufficienza respiratoria acuta e consiste nell'applicazione tramite un ventilatore meccanico di un flusso e quindi di una pressione positiva all'interno delle vie aeree al fine di sostituire o supportare la funzione dei muscoli respiratori. La ventilazione artificiale provvede ad assicurare un adeguato volume di aria e ossigeno durante l'inspirazione per prevenire l'ipossiemia e a eliminare la CO_2 durante l'espirazione per prevenire l'ipercapnia. La ventilazione artificiale è impiegata principalmente a livello preospedaliero o ospedaliero nell'insufficienza respiratoria acuta, mediante l'utilizzo di un tubo oro-tracheale o di una cannula tracheostomica. Meno comune è l'utilizzo come trattamento di condizioni patologiche che cronicamente causano uno stabile innalzamento dei valori di CO_2. Può essere applicata anche a livello domiciliare come supporto ventilatorio attraverso cannula tracheostomica in pazienti con patologie neuromuscolari come ad esempio la sclerosi laterale amiotrofica.

La ventilazione meccanica può ridurre al minimo il lavoro respiratorio del paziente o sostituirlo completamente, è una procedura invasiva che richiede la sedazione farmacologica per il posizionamento di un tubo endotracheale. La ventilazione meccanica crea quindi una serie di svantaggi per la persona assistita, tra i quali: impossibilità di poter parlare, estremo disagio fisico-psichico per le persone che mantengono un discreto grado di vigilanza, necessità di essere sottoposti a regime nutrizionale artificiale enterale e/o parenterale. Inoltre questo tipo di ventilazione, avendo effetti diretti e indiretti sul polmone, sulle alte vie aeree, sul sistema cardiovascolare e sull'apparato gastrointestinale, crea rischi di complicanze come: barotrauma, polmonite nosocomiale, ipotensione, stenosi tracheale, ipotonia dei muscoli respiratori, perforazione tracheale, edema e lesioni delle corde vocali, necrosi e ulcerazioni (rima buccale, narici, faringe, laringe, trachea), traumi dentali, sanguinamento del naso o del cavo orale (Boyle, 2000; Fauci, 2008).

Per prevenire il ricorso all'intubazione endotracheale e alla ventilazione meccanica invasiva e per limitare quindi l'esposizione del paziente ai possibili rischi e complicanze sia meccaniche che infettive ad essa correlate, a partire dagli anni '80 si sviluppa in Italia la ventilazione meccanica non invasiva (NIV) non solo nei setting per acuti come le Terapie Intensive e semi-intensiva Respiratoria ma anche in aree non intensive (ad esempio medicina interna, cardiologia) e in ambito domiciliare per il trattamento di patologie croniche. Sempre più le linee guida internazionali sostengono l'utilizzo della ventilazione meccanica non invasiva (NIV) per il trattamento dell'insufficienza respiratoria acuta o cronica riacutizzata con l'obiettivo di supportare l'attività respiratoria spontanea del paziente riducendone però il lavoro respiratorio e migliorando sia l'ossigenazione che l'eliminazione di CO_2.

La **ventilazione meccanica non invasiva a pressione positiva** è un trattamento che necessita di sistemi di erogazione più o meno complessi (che pressurizzano l'aria ambiente miscelandola ad una quantità impostata di ossigeno) e interfacce ventilatore-paziente (maschere nasali, oronasali, facciali e caschi) in sostituzione del tubo endotracheale. Le modalità di erogazione del supporto ventilatorio variano dalla semplice applicazione di una pressione positiva continua durante tutto il ciclo di respirazione spontaneo del paziente (*Continuous Positive Air Pressure* - CPAP) fino all'erogazione di supporto pressorio su livelli diversi a seconda della fase del ciclo respiratorio (*BiLevel positive airway pressure* - BiPAP).

L'indicazione clinica alla ventilazione non invasiva è l'insufficienza respiratoria secondaria a riacutizzazione di BPCO, edema polmonare acuto, polmonite nel paziente immunodepresso, lo svezzamento dalla ventilazione invasiva in pazienti a rischio, l'ipoventilazione notturna. La NIV è invece controindicata in pazienti in stato di incoscienza o non collaboranti, in arresto respiratorio, con incapacità di proteggere le vie aeree, instabilità emodinamica, aritmie non controllate, eccessive secrezioni bronchiali con ostruzione bronchiale critica, vomito incoercibile o pazienti sottoposti a chirurgia delle alte vie aeree o digestive, trauma facciale o pneumotorace non drenato.

Prima di sottoporre un paziente a ventilazione non invasiva occorre verificare che:

- il paziente sia cosciente e collaborante;
- non vi sia la necessità di un'intubazione urgente per la protezione delle vie aeree o per la rimozione di abbondanti secrezioni;
- il paziente non abbia traumi facciali acuti (l'utilizzo del casco potrebbe in alcuni casi essere un'eccezione);
- non sia stato sottoposto a intervento chirurgico gastroesofageo recente;
- non vi sia sanguinamento gastrointestinale attivo e disfagia
- vi sia stabilità emodinamica e un adeguato adattamento dell'interfaccia (Danishwar, 2009).

Obiettivi della ventilazione non invasiva

I principali obiettivi della *ventilazione non invasiva nel paziente critico/acuto* sono: ridurre la frequenza respiratoria (< 30 atti/min), ridurre la dispnea, il distress respiratorio e l'utilizzo dei muscoli accessori, migliorare i valori emogasanalitici ed in particolare PaO_2, $PaCO_2$ e pH, migliorare la SpO_2 e lo stato di coscienza del paziente (Pertab, 2009). La risposta alla ventilazione non invasiva può essere valutata entro poche ore dall'inizio del trattamento (Arroliga, 2001), i pazienti presentano generalmente un miglioramento dello stato mentale, dell'emogasanalisi, dei segni vitali e una risoluzione dei respiri paradossi. L'RCP (Royal College of Physicians, 2008) raccomanda che i pazienti che beneficiano della NIV nelle prime 4 ore di trattamento dovrebbero essere ventilati per un minimo di 6 ore nelle prime 24 ore. Il trattamento dovrebbe essere continuato fino alla soluzione della fase acuta che generalmente avviene nei primi 3 giorni. Si dovrebbe iniziare lo svezzamento dalla NIV quando la causa primaria dell'insufficienza respiratoria acuta (o della sua riacutizzazione) è risolta e il paziente presenta ritorno al pH normale (pH > 7,35), frequenza e sintomi respiratori stabili. Si possono invece ritenere indicatori di fallimento della terapia i seguenti fattori: aumento del distress respiratorio, peggioramento dell'encefalopatia o dell'agitazione, insufficiente toilette bronchiale, rifiuto della maschera facciale o nasale, instabilità emodinamica, peggioramento dell'ossigenazione, aumento dell'ipercapnia.

Gli obiettivi della *ventilazione non invasiva – NIV a lungo termine* dipendono dal processo di malattia primario del paziente. Per i pazienti con disordini stabili o lentamente progressivi lo scopo sarà quello di incrementare la sopravvivenza e migliorare la qualità di vita; nelle malattie a rapida progressione lo scopo principale è palliativo ovvero di gestire i sintomi respiratori. L'approccio non invasivo permette inoltre di intervenire precocemente nel corso della malattia e posticipare o addirittura evitare un approccio invasivo (Agency for clinical innovation ACI Respiratory Network, 2012).

La *NIV in continuo* può essere una scelta adeguata in pazienti selezionati con dipendenza da ventilatore, purché abbiano un'adeguata funzione della glottide e un picco di flusso sufficiente per tossire con tecniche di tosse assistita. I pazienti con malattia neuromuscolare progressiva solitamente richiedono un aumento graduale della pressione inspiratoria e lunghi periodi più lunghi di ventilazione anche fino a 24 ore per evitare i problemi derivanti dall'ipoventilazione quali aumento della $PaCO_2$ e peggioramento dei sintomi di dispnea. La definizione di supporto ventilatorio continuo resta tuttavia arbitraria ed è generalmente basata su ciò che professionisti sanitari e paziente percepiscono all'interno di un margine di sicurezza. C'è un consenso nel definire dipendenza da ventilatore per i pazienti che richiedono la ventilazione per tempi ≥ 18 ore sulle 24 ore o non sono in grado di sostenere una ventilazione spontanea per tempi superiori alle 4 ore (Agency for Clinical Innovation - Respiratory Network, 2012).

Modalità di NIV

Le principali modalità di ventilazione non invasiva sono **CPAP** (*Continuous Positive airway pressure - pressione positiva continua nelle vie aeree*) e **BiPAP** (*BiLevel positive airway pressure - pressione positiva a due livelli delle vie aeree*).

La modalità **CPAP** (*pressione positiva continua nelle vie aeree*) è un sistema che applica una pressione positiva continua misurata in cmH_2O durante tutto il ciclo respiratorio sostenendo la forza muscolare del paziente che da solo non sarebbe in grado di completare un atto respiratorio con un volume corrente di aria inspirata sufficiente. L'erogazione di una pressione positiva costante (*Positive End Expiration Pressure* o PEEP) consente di migliorare la compliance polmonare, prevenire il collasso alveolare a fine espirazione, reclutare unità alveolari compromesse (migliorando l'ossigenazione e riducendo il lavoro muscolare respiratorio) e di migliorare le funzioni cardiache (diminuendo il precarico, migliorando la gittata sistolica e la frazione d'eiezione, controllando l'ipertensione e la tachicardia). Queste azioni determinano, nell'arco di breve tempo, la riduzione della frequenza respiratoria e della sensazione soggettiva di dispnea (Caple & Schub, 2014).

L'utilizzo della CPAP è risultato positivo in termini di efficacia e di sicurezza in caso di apnee ostruttive notturne (OSA - un disturbo del sonno caratterizzato da un'ostruzione completa o parziale delle vie aeree), edema polmonare acuto cardiogeno, insufficienza respiratoria, ipossiemica e postoperatoria, svezzamento dalla ventilazione meccanica, ottimizzazione preoperatoria, polmonite con ipossiemia persistente.

La modalità in **BiPAP** (*pressione positiva a due livelli delle vie aeree*) è un sistema che prevede una pressione positiva misurata in cmH_2O per la fase di inspirazione (IPAP - *Inspiratory Positive Airway Pressure*) ed una diversa pressione positiva per la fase di espirazione (EPAP - *Espiratory Positive Airway Pressure*). Tale modalità di ventilazione consente una riduzione del lavoro muscolare respiratorio, una riduzione delle richieste di ossigeno e un miglioramento degli scambi gassosi. È indicata nel trattamento del paziente con insufficienza respiratoria ipercapnica, nello svezzamento dei pazienti sottoposti a ventilazione meccanica e nei pazienti affetti da malattie neuromuscolari progressive.

Una recente modalità di ventilazione, **PAV (proporzionale assistita)**, consente l'erogazione di pressioni e quindi di volumi "proporzionali" al flusso e al volume inspiratorio del paziente permettendo una efficace e migliore sincronizzazione e tolleranza. Con questa modalità il livello di assistenza ventilatoria è proporzionale allo sforzo del paziente durante il ciclo respiratorio (Caple & Schub, 2015).

Attrezzatura

Ventilatore: apparecchiatura che permette il trasferimento ritmico di un volume di gas tra due sistemi meccanici: il ventilatore e l'insieme toracopolmonare. I ventilatori necessitano di un sistema meccanico che comprime la miscela gassosa e la invia a pressione sopra-atmosferica nelle vie aeree del paziente e di una sorgente di ossigeno nel caso in cui si renda necessaria la somministrazione di una data concentrazione di ossigeno. Funzionano se collegati all'impianto elettrico ma possono contenere una batteria che consente autonomia in caso di spostamenti, trasferimenti del paziente per diagnostica radiologica o altro.

Possono operare in diverse modalità come ad esempio CPAP, BiPAP o PAV.

Filtro: fra ventilatore e circuito viene posizionato un filtro antibatterico/antivirale monouso a protezione della linea espiratoria. Questo consente di proteggere il paziente dall'inalazione di virus o batteri.

Sistema di umidificazione: nel caso in cui il paziente presenti abbondanti secrezioni bronchiali dense e vischiose, abbia necessità di una concentrazione di ossigeno elevata o di mantenere la ventilazione pressoché in continuo potrebbe essere necessario riscaldare ed umidificare l'aria inspirata dal paziente. Questo per migliorare la qualità delle secrezioni stesse, migliorare la clearance muco-ciliare, ridurre il rischio di ostruzione bronchiale e rendere la ventilazione più confortevole.

Circuito di collegamento al sistema di ventilazione: tubo di raccordo monouso, unico (attraverso cui l'aria passa sia durante l'inspirazione sia durante l'espirazione) o doppio (con una via dedicata all'inspirazione e l'altra all'espirazione).

Possono essere circuiti semplici oppure circuiti che contengono al loro interno una serpentina riscaldata finalizzata all'umidificazione e al riscaldamento dell'aria inspirata dal paziente nel caso in cui le condizioni cliniche lo rendano necessario. È di fondamentale importanza accertarsi della presenza sul circuito della valvola espiratoria, che può essere montata sul circuito stesso oppure essere integrata nell'interfaccia. Tale valvola consente l'eliminazione dal circuito dell'aria espirata ed evita quindi la ri-respirazione della CO_2. I circuiti sono inoltre dotati di una linea di pressione finalizzata a rilevare la pressione realmente raggiunta a livello del paziente. Filtri, circuiti, sistemi di umidificazione e altri dispositivi che si possono frapporre fra ventilatore e paziente possono far variare le pressioni realmente raggiunte a livello di interfaccia e quindi di apparato respiratorio. La presenza della linea di pressione consente al ventilatore di adeguare le pressioni erogate in modo da garantire che le pressioni reali siano il più vicino possibile a quelle impostate (**Figura 7.17**).

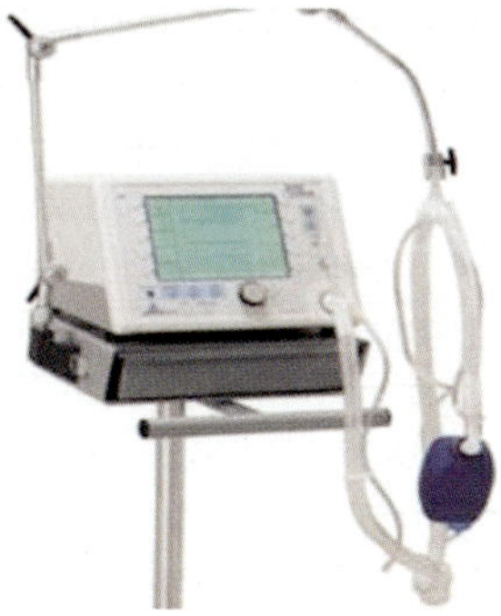

Figura 7.17 Ventilatore per NIV.

Sistemi di interfaccia

A differenza della ventilazione invasiva, in cui l'integrità del sistema tubo endotracheale-circuito garantisce una ventilazione adeguata e sicura, nella NIV l'integrità del sistema interfaccia-circuito rappresenta un elemento critico da tenere sempre sotto controllo. La scelta dell'interfaccia deve tenere conto delle preferenze del paziente, della sua conformazione del viso, della presenza di altri devices quali ad esempio il sondino nasogastrico o del fatto che il paziente soffra di claustrofobia. Tali valutazioni sono fondamentali per migliorare la tolleranza del paziente e la sua collaborazione al trattamento ma anche per controllare le perdite aeree del circuito e per ridurre le possibili complicanze e quindi contribuire in maniera significativa al buon esito del trattamento stesso. Per ottenere ciò l'interfaccia dovrebbe avere minime perdite aeree, dovrebbe avere un'ottima stabilità, essere fatta di materiale indeformabile e anallergico, con una bassa resistenza al flusso ed un ridotto spazio morto, dotata di sistemi di ancoraggio stabili, facili da posizionare e da rimuovere, non traumatici, lavabili ed adattabili alle diverse conformazioni dei pazienti.

In commercio sono disponibili innumerevoli tipologie di interfaccia. Di seguito si riportano quelle più frequentemente utilizzate.

Maschera nasale. Sono maschere che coprono tutto il naso e che vengono soprattutto utilizzate nella ventilazione a lungo termine in ambito domiciliare in pazienti collaboranti e clinicamente stabili affetti da patologie croniche come la sindrome delle apnee notturne, la broncopneumopatia stabile e l'insufficienza respiratoria cronica. Tali tipologie di interfaccia consentono al paziente di parlare e di bere o mangiare, consentono la tosse e l'espettorazione, riducono la sensazione di claustrofobia, il rischio di aspirazione in caso di vomito ed il rischio di distensione gastrica; inoltre, non hanno nessun rischio di asfissia in caso di malfunzionamento del ventilatore in quanto il paziente potrebbe continuare a respirare attraverso la bocca. Non sono indicate nei pazienti che non riescono a respirare attraverso il naso, che sono stati recentemente sottoposti ad interventi di chirurgia del palato molle o che sono in una situazione di insufficienza respiratoria acuta, condizione in cui la respirazione avviene soprattutto attraverso la bocca. Nel caso in cui il paziente tenda a mantenere la bocca aperta durante il sonno sono necessari dei sistemi di ancoraggio del mento per fare in modo che il sistema riesca a garantire a livello polmonare le pressioni impostate e quindi un adeguato volume corrente. Tale tipologia di interfaccia si associa spesso a rischio di arrossamento e lesioni da pressione sulla base del naso, rischio di lesioni oculari determinate dalla secchezza delle congiuntive secondaria alle possibili perdite aeree fra cute e interfaccia a livello degli occhi e secchezza del cavo orale nel caso in cui il respiro avvenga attraverso la bocca (**Figura 7.18**).

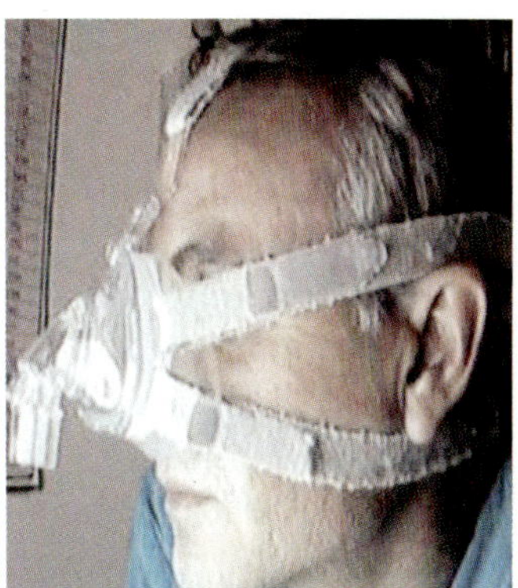

Figura 7.18 Maschera nasale.

Sono munite di cinghie a nuchiera, possono essere monouso o risterilizzabili.

Maschera oronasale. Sono maschere che appoggiano sulla radice del naso e sul mento del paziente coprendo naso e bocca. Sono generalmente preferibili in caso di insufficienza respiratoria grave (**Figura 7.19**). Consentono ridotte perdite aeree con una pressione media più stabile soprattutto durante il sonno. Sono controindicate in caso di vomito e claustrofobia. Possono essere dotate di valvole anti-asfissia che consentono al paziente di respirare evitando la ri-respirazione dell'aria espirata in caso di malfunzionamento del ventilatore o nel caso in cui la pressione all'interno dei circuito scenda sotto i 3 cmH_2O. Sono munite di cinghie a nuchiera, possono essere monouso o risterilizzabili.

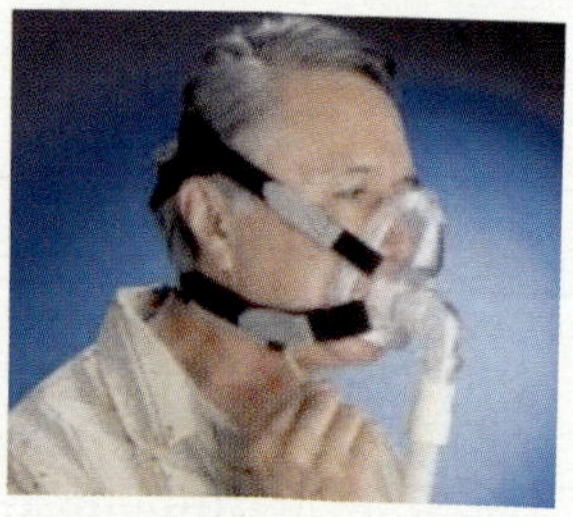

Figura 7.19 Maschera oronasale.

Vantaggi: può essere usata quando la maschera nasale fallisce; in pazienti con insufficienza respiratoria di grado severo che tendono a respirare con la bocca e sono poco collaboranti è più efficace della nasale.
Svantaggi: meno tollerata della nasale; lesioni da decubito nelle zone a maggior pressione (15% dei pazienti trattati con NIV per meno di 72 ore).

Maschera facciale "total face". Maschere che appoggiano sulla fronte e sul mento del paziente coprendo oltre al naso e alla bocca anche gli occhi. Come le maschere oronasali sono generalmente preferibili in caso di insufficienza respiratoria grave e sono controindicate in caso di vomito e claustrofobia e anch'esse possono essere dotate di valvola anti-asfissia (**Figura 7.20**). Utile il ricorso a tale tipologia di maschera nel caso di rischio o presenza di lesioni da pressione a livello della radice nasale o di altre complicanze nei punti di appoggio del dispositivo alla cute del paziente. Sono dispositivi leggeri, trasparenti, in silicone con un cuscinetto morbido di contorno. Sono muniti di cinghie a nuchiera e sono risterilizzabili.

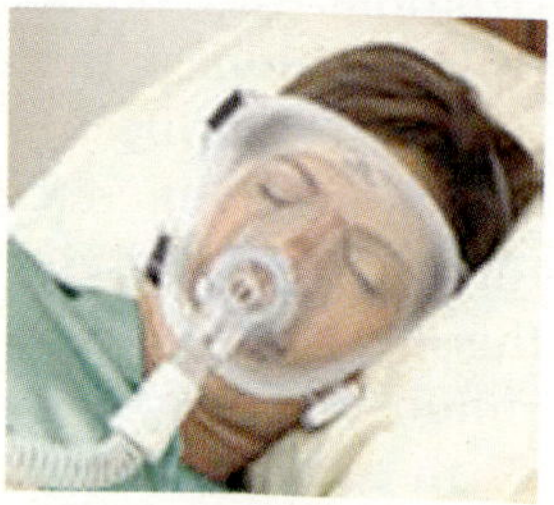

Figura 7.20 Maschera facciale "total face".

Vantaggi: riduce notevolmente i decubiti.
Svantaggi: claustrofobia; espettorazione solo per deglutizione; non utilizzabile se contorno viso irregolare.

Casco (Helmett) (**Figura 7.21**). I caschi per ventilazione non invasiva in CPAP sono dotati di una *capote* trasparente che contiene tutta la testa del paziente e di un collare soffice in PVC o silicone che si appoggia alle spalle e al collo e viene ancorato con delle cinghie che passano sotto le ascelle del paziente e si fissano a dei ganci metallici sulla base del casco. La diffusione del gas all'interno del casco evita che il flusso ad alta pressione arrivi direttamente al paziente rendendo quindi più facile la tolleranza. Sono dotati di almeno due porte: una per l'ingresso, l'altra per l'uscita dei gas. Possono essere applicati indipendentemente dal profilo del volto e anche in caso di traumi facciali. Permettono la tosse e comportano un minor rischio di sviluppo di lesioni da pressione. Sono controindicati nel caso in cui vi sia necessità di controllare con precisione il volume somministrato, in caso di claustrofobia ed in pazienti tetraplegici per la difficoltà di garantire un ancoraggio stabile alle ascelle del paziente. La CPAP con casco può essere applicata utilizzando un generatore di tipo Venturi ad alto flusso o attraverso un apparecchio per CPAP con flussometri per O_2 e aria o tramite un ventilatore meccanico.

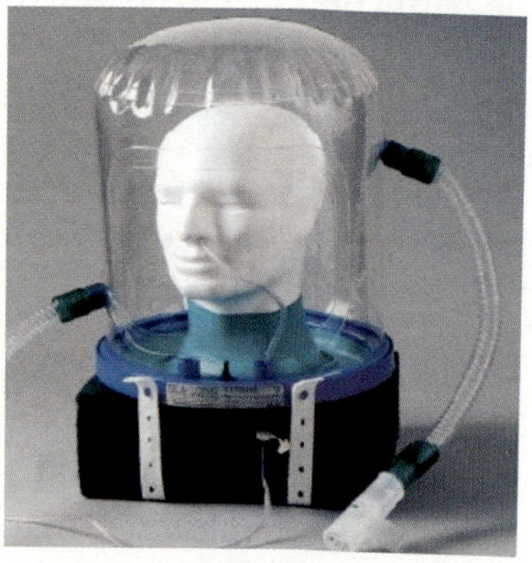

Figura 7.21 Casco NIV.

Vantaggi: buona tollerabilità; sistema di fissaggio a basso rischio di decubito; può essere applicato a tutti (diverse taglie), possibilità di utilizzare i decubiti laterali, il paziente può parlare e vedere, minimizza le perdite.
Svantaggi: aumento dello spazio morto (10 lt), aumento sforzo inspiratorio, accumulo di CO_2 all'interno del casco.

Scegliere l'interfaccia adeguata alle caratteristiche del paziente è sicuramente un aspetto cruciale che contribuisce nel determinare il successo della ventilazione non invasiva e nel ridurre le possibili complicanze ad essa correlate.
Prima di iniziare la NIV è fondamentale ottenere la collaborazione del paziente e riuscire a motivarlo nella aderenza a tale trattamento. È indispensabile che il paziente sia informato del motivo per cui è necessario il trattamento, quali sono gli obiettivi e i potenziali benefici nonché delle alternative terapeutiche. Sostenere la motivazione del paziente e la sua collaborazione sono aspetti cruciali che concorrono a determinare il successo del trattamento stesso.

Sorveglianza della persona con NIV

Nelle prime fasi di ventilazione è indispensabile garantire la presenza costante al letto del paziente in modo da poterlo sorvegliare, supportare e incoraggiare. La persona sottoposta a NIV necessità di essere "sorvegliata" rispetto a segni e sintomi di ansia e claustrofobia, tolleranza all'interfaccia, capacità di cooperare e collaborare, necessità di informazione e addestramento, specifici bisogni di comunicare, tossire, bere ecc. Vanno inoltre monitorati il grado di dispnea riferito e i sintomi espressi, i segni vitali e il grado di saturazione dell'O_2, l'integrità cutanea e delle mucose facciali, nasali e del cavo-orale e i disturbi gastrici come nausea e vomito. Nel paziente critico, oltre alle dimensioni sopra riportate, il monitoraggio continuo contempla rilevazione di pressione arteriosa, frequenza cardiaca, SpO_2, frequenza respiratoria, ed una valutazione periodica di emogasanalisi, qualità del respiro, presenza di respiro paradosso, utilizzo dei muscoli accessori, sincronia con il ventilatore, stato di coscienza. Come pratica standard l'osservazione del paziente dovrebbe essere effettuata ogni 15 minuti durante la prima ora, ogni 30 minuti durante le successive 3 ore ed ogni ora per le successive ulteriori 8 ore. Tuttavia la frequenza dell'osservazione clinica deve avvenire sulla base delle condizioni clinico-emotive del paziente piuttosto che su schemi rigidi (Danishwar, 2009).

La sorveglianza richiede di prevenire e identificare precocemente le complicanze della ventilazione non invasiva che possono essere legate all'interfaccia, alle pressioni impostate oppure al flusso.

Le **complicanze legate all'interfaccia** sono:
- *discomfort del paziente* (30-50%) che potrebbe essere determinato dalla tensione dei cinturini che hanno la funzione di tenere ben salda la maschera e il casco, oppure dal senso di disagio e imbarazzo per l'aspetto;
- *lesioni e arrossamenti della radice nasale* (5-10%) la pressione dovuta alla stretta tenuta della maschera può col tempo provocare delle lesioni, soprattutto a livello del dorso nasale. Inoltre, la cute di molti pazienti con insufficienza respiratoria può essere umida e/o disidratata e/o squamosa;
- *rush - irritazioni cutanee* (10-20%) alcune parti dei presidi utilizzati potrebbero contenere lattice che a contatto con la cute potrebbero provocare reazioni allergiche;
- *claustrofobia* (10-20%) dovuta al fatto che se da una parte la pressione positiva sostiene l'inspirazione, dall'altra offre una resistenza per l'atto espiratorio e questo aspetto può rendere la respirazione difficoltosa e provocare tale disturbo.

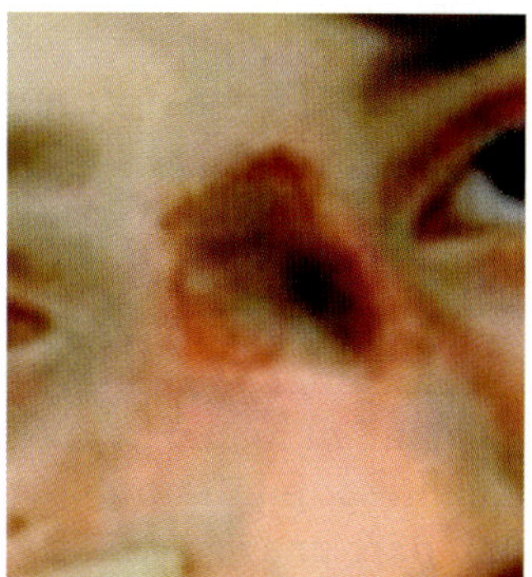

Figura 7.22 Lesione da pressione in zona di appoggio interfaccia.

Le *lesioni da pressione a livello delle zone d'appoggio dell'interfaccia* come visibile in **Figura 7.22**, sono una complicanza abbastanza frequente e condizionante il successo della NIV. Per prevenirle è indispensabile garantire una buona igiene del viso, monitorare costantemente le zone di appoggio dell'interfaccia, soprattutto la radice del naso, presidiare che i sistemi di ancoraggio dell'interfaccia stessa siano sufficientemente stretti in modo da ridurre al minimo le perdite dal sistema ma non eccessivamente per non causare dolore al paziente. Se le condizioni cliniche lo consentono, è possibile prevedere dei periodi di sospensione della NIV che prevengono il rischio di lesioni ma anche in generale il discomfort del paziente; potrebbe essere utile far coincidere queste pause con i momenti dedicati all'assistenza come le cure personali, la somministrazione della terapia, l'assunzione dei pasti o le visite dei famigliari. Nel caso in cui cominci a manifestarsi un iniziale arrossamento della cute è necessario valutare la possibilità di sostituire l'interfaccia in modo da cambiare i punti di appoggio (ad esempio da maschera oronasale a maschera facciale).

Uno studio sulla prevenzione delle lesioni da pressione consiglia l'utilizzo di idrocolloide (Callagan, 1998), tegaderm o tegasorb (Weng, 2008) prima di cominciare una terapia con CPAP/BiPAP.

Le **complicanze legate alle pressioni** sono:
- *discomfort* (20-50%),
- *distensione gastrica* (30-40%),
- *otalgia e/o dolore nasale* (10-20%).

Una pressione positiva nelle vie aeree coinvolge anche la via gastrointestinale, comportando il passaggio di aria nello stomaco. Questo aspetto può portare a una riduzione dell'espansione polmonare, ma anche a nausea e flatulenza, con le relative sensazioni di disagio, malessere e imbarazzo. Per limitare tale complicanza può essere necessario variare i parametri di ventilazione e nei pazienti clinicamente più critici allo scopo di detendere lo stomaco può essere indicato l'utilizzo di un sondino nasogastrico il cui sacchetto di raccolta andrebbe controllato e svuotato frequentemente. Può essere necessaria la prescrizione di un antiemetico.

Le **complicanze legate al flusso** sono:
- la *congestione nasale* (50%),
- la *secchezza della mucosa orale e/o nasale* (30-50%),
- l'*irritazione congiuntivale* (33%).

L'inalazione di aria fredda e non umidificata può causare *secchezza della mucosa nasale* e progressiva perdita della sua capacità di riscaldare ed umidificare l'aria inspirata con conseguenze anche sulla viscosità delle secrezioni bronchiali. Per prevenire ciò è importante valutare periodicamente lo stato delle mucose e se necessario prevedere il riscaldamento e l'umidificazione dell'aria inspirata tramite dispositivi di umidificazione a caldo. A ciò devono affiancarsi una adeguata igiene del cavo orale e periodici sciacqui della bocca per contribuire ad umidificare la mucosa prevenendo possibili irritazioni o lesioni. L'*irritazione della congiuntiva* è un effetto collaterale manifestato da più di un terzo dei pazienti sottoposti a NIV ed è dovuto alle perdite di aria dalla maschera nella zona della radice nasale dove non è sempre facile garantire una adeguata aderenza dell'interfaccia.

Effetti sulle attività di vita quotidiane (ADL). Quando si assiste un paziente andrebbe considerato che la NIV limita molte attività quotidiane e crea alcuni disagi sebbene permetta al paziente di mangiare, bere, comunicare, prendersi cura di sé. Per esempio la NIV ad alti flussi è rumorosa, può quindi arrecare disturbo durante il sonno, rende difficoltosa la conversazione e può dare una sensazione di isolamento. Questo aspetto, soprattutto nel caso di pazienti in ventilazione non invasiva a lungo termine, può provocare una riduzione della compliance. Al fine di minimizzare questi inconvenienti possono essere utilizzate alcune strategie, che variano in base al contesto e alle potenzialità del dispositivo utilizzato: per esempio in alcuni casi sono efficaci i tappi per le orecchie, in altri l'allontanamento del dispositivo in seguito ad allungamento dei tubi di connessione. Può essere valutato il cambiamento di dispositivo, magari con un modello che aumenti gradualmente la pressione con il trascorrere del tempo (e dell'addormentamento). Bisogna inoltre ricordarsi di controllare lo stato di pulizia del dispositivo. I dispositivi di nuova generazione infatti sono più silenziosi, ma la presenza di ostruzioni a livello dei filtri dell'aria può aumentare la rumorosità.

Questi problemi possono causare una scarsa compliance del paziente, soprattutto nei trattamenti a lungo termine, come nel caso dei pazienti con sindrome delle apnee ostruttive nel sonno. Il rifiuto al trattamento può essere esplicito, ma anche nascosto, e si rivela nel tentativo di frequente autorimozione della maschera.

Altro aspetto da presidiare è la postura assunta dal paziente: la più indicata per la ventilazione è quella di Fowler, che favorisce però l'insorgere di lesioni da decubito in zona sacrale e a livello dei talloni. Va adottato quindi un piano personalizzato di mobilizzazione e l'eventuale impiego dei presidi antidecubito necessari.

La letteratura riporta altri eventi avversi secondari all'impiego della ventilazione non invasiva definiti **complicanze maggiori,** eventi più rari di quelli finora proposti ma con un impatto maggiore in termini di sicurezza per il paziente.

Aspirazione con possibile polmonite ab ingestis: complicanza che interessa circa il 5% dei pazienti in NIV ed è causata da un'inadeguata capacità di protezione delle vie aeree. Per prevenirla è importante selezionare adeguatamente i pazienti candidati a tale tipologia di ventilazione. Anche la posizione assunta dal paziente potrebbe concorrere a ridurre tale rischio. Si consiglia di mantenere il paziente in posizione seduta con il tronco inclinato a 30°-45°.

Ipotensione severa: l'aumento della pressione intratoracica può determinare una riduzione del ritorno venoso e quindi del pre carico cardiaco e causare riduzioni anche considerevoli dei valori pressori. È importante, soprattutto nelle prime fasi di ventilazione mantenere un adeguato monitoraggio della pressione e prevedere, compatibilmente con le condizioni cliniche del paziente, l'infusione di liquidi per via endovenosa.

Barotrauma e pneumotorace: secondari alla lesione delle vie aeree dovuta all'aumento delle pressioni respiratorie.

Svezzamento dalla Ventilazione non invasiva

Nel caso in cui non si intraveda la necessità di impostare una ventilazione non invasiva a lungo termine a domicilio va intrapreso un programma di svezzamento dal supporto ventilatorio. Non esiste un metodo ideale per impostare tale intervento. Ogni paziente mostra tempi personali di miglioramento e necessita di step personalizzati e progressivi di svezzamento. Alcuni pazienti iniziano lo svezzamento semplicemente comunicando di non sentire più il bisogno del supporto ventilatorio.

Sharma (2006) propone di seguire alcuni programmi per lo svezzamento dalla NIV: ridurre progressivamente i livelli di pressione positiva fino a che il paziente riesce a ventilare autonomamente oppure prevedere una ventilazione non invasiva intermittente con intervalli progressivamente più lunghi di respirazione spontanea oppure combinare queste due strategie.

Una buona pratica potrebbe essere quella di intraprendere lo svezzamento inizialmente durante le ore diurne e ottimizzare i periodi di respirazione spontanea in base alle esigenze del paziente.

Educazione paziente e caregiver per NIV a lungo termine a domicilio

Al fine di garantire una aderenza alla NIV in ambiente domiciliare il paziente deve sentirsi a proprio agio con il concetto di NIV, le attrezzature necessarie, le impostazioni del ventilatore e avere conoscenze sufficienti per essere in grado di risolvere eventuali problemi o sapere a chi rivolgersi in caso di necessità. Poiché i pazienti hanno diversi livelli di conoscenza, capacità fisiche, tolleranza e grado di accettazione al trattamento, la durata dell'acclimatazione può variare notevolmente tra i pazienti. Nel caso in cui l'inizio della ventilazione non invasiva non sia secondario all'insorgenza di un evento acuto è opportuno prevedere un metodo di acclimatazione che includa delle iniziali sessioni diurne di NIV dai 30-45 minuti fino alle 2-4 ore, per facilitare la tolleranza alla NIV e per formare i pazienti e i loro famigliari/caregiver nella gestione di base delle attrezzature. Quando il paziente è in grado di tollerare le prove diurne, vengono iniziate le prove di ventilazione notturna. Durante le sessioni quando possibile è utile coinvolgere i famigliari e/o caregiver per fornire istruzioni e rispondere ai loro quesiti. Nei casi in cui il paziente non sia in grado di gestire in autonomia la NIV, i caregiver (famigliari, amici, ...) dovrebbero essere presenti in tutti i processi attivi di acclimatazione alla NIV.

Le competenze minime e il livello di conoscenza che pazienti o loro caregiver dovrebbero acquisire riguardano:

- tipo, caratteristiche e modalità di utilizzo del ventilatore (ad esempio: orari on/off, regolazioni, veglia vs sonno, range di pressione, volumi durante il funzionamento)
- gestione dell'ossigenoterapia in NIV o in respiro spontaneo
- informazioni relative al ventilatore: requisiti elettrici e alimentazione suppletiva (batterie e/o generatore), sistemi di allarme
- principali indicazioni sulla sicurezza d'uso degli impianti elettrici
- descrizione dei circuiti, interfacce, valvole espiratorie e relative modalità di pulizia
- modalità di impiego e applicazione delle vie aree artificiali come ad esempio la cuffia di ancoraggio delle maschere, i sistemi di aspirazione ed umidificazione
- tecniche di disostruzione bronchiale e di aspirazione dell'albero respiratorio
- elementi base di igiene degli ambienti, della persona e delle apparecchiature
- recapiti a cui rivolgersi per necessità o urgenza.

Impatto sui famigliari/caregiver

La gestione della ventilazione non invasiva a lungo termine a domicilio implica importanti risvolti non solo sul paziente ma anche su tutta la sua rete. Le principali cause di difficoltà per i caregiver che si occupano dei pazienti a domicilio includono: la gestione della malattia sottostante; il livello di dipendenza del paziente; il numero di ore passate in NIV; la presenza di una eventuale tracheostomia; la distanza casa-ospedale e le frequenti ospedalizzazioni a causa di un deterioramento respiratorio o per gli effetti avversi della ventilazione. Sempre più pazienti con livelli elevati di dipendenza da ventilatore, complessità medica e necessità di assistenza fisica sono gestiti a domicilio. Questo ha grandi implicazioni per le famiglie e i servizi di assistenza domiciliare per quanto riguarda il tempo e i costi correlati. Nella malattia neuromuscolare, specialmente quella con progressione lenta, l'onere è più elevato per la famiglia rispetto al sistema sanitario (Vitacca et al., 2007). Il tempo speso dai famigliari e/o caregiver nel fornire assistenza per i pazienti con scarsa capacità nelle ADL è stato descritto come enorme e ai caregiver è richiesto tempo supplementare per il trasporto alle visite e/o controlli sanitari (tempo preparazione/vestizione della persona, trasporto, tempo visita) (Langa et al., 2002).

Testimonianza di una persona con NIV a lungo termine

Piergiorgio è un giornalista di 40 anni che si occupa di argomenti di politica e di cultura e direttore di un quotidiano online. Ha scritto alcuni libri tra cui il più recente si intitola *"Guarigione - un disabile in codice rosso"* che racconta della sua morte mancata per un soffio, e un po' anche di cosa significa essere un disabile ospedalizzato. Fin da bambino ha dovuto fare i conti con una malattia neuromuscolare altamente invalidante, la distrofia di Duchenne, che lo ha costretto in carrozzina e limitato progressivamente nelle capacità di movimento. Nonostante questo lui afferma di condurre "una vita normale".

È stato chiesto a Piergiorgio di condividere la sua esperienza di NIV, anche se non legata alla BPCO, per la sua spiccata capacità di raccontare molte sfumature utili per l'assistenza:

"Sono circa 23 anni che utilizzo un ventilatore per la NIV. Un tempo abbastanza lungo per chi è soggetto a questa terapia: così ho sperimentato numerosi cambiamenti dovuti sia al mutamento delle mie condizioni di salute, sia all'approccio generale alla NIV, sia a particolari logistico/organizzativi (personali, assistenziali e sanitari). Ho cominciato la NIV nel 1993, all'età di 17 anni, su indicazione del reparto di Pneumologia dopo il monitoraggio notturno dei valori dell'ossigeno e dell'anidride carbonica a causa della mia insufficienza respiratoria dovuta al decorso "normale" della mia patologia.

Inizialmente utilizzavo il ventilatore soltanto nelle ore notturne; anzi, in una prima fase (durata non molto, meno di un anno), a metà della notte mi staccavo dalla macchina e dormivo naturalmente senza particolari problemi. Tuttavia accadeva che mi risvegliassi di colpo come se "mi mancasse" il respiro, perché – così almeno credo – occorre abituarsi al "ritmo" della macchina. Non c'è una particolare strategia di adattamento, è necessario sicuramente rilassarsi e lasciarsi come guidare dagli intervalli di inspirazione ed espirazione. Ricordo che io ho da sempre utilizzato soltanto un ventilatore che spinge aria nei polmoni mentre l'espirazione avviene in maniera naturale.

Il beneficio del trattamento è stato immediato: la mattina mi sentivo molto meglio di prima. Per questo ero come incentivato ad adattarmi alle difficoltà incontrate non tanto a causa del cambiamento nella respirazione quanto nell'utilizzo della maschera nasale. Le abrasioni, i tagli, i sanguinamenti, soprattutto alla radice del naso, sono stati immediati e dolorosi. Soltanto con l'esperienza e con alcuni accorgimenti "artigianali", di cui parlerò successivamente, si è riusciti ad arginare questo problema, comunque impossibile da risolvere del tutto se si utilizza, come nel mio caso, soltanto la maschera nasale.

Nel corso del tempo ho usato parecchi tipi di ausili, cogliendo l'effettivo miglioramento della qualità, dell'efficienza e della sicurezza dei ventilatori. Siamo passati da macchine pesanti, difficilmente trasportabili, rumorose, soggette a guasti periodici, a ventilatori piccoli, maneggevoli, con batteria interna (della durata di circa due ore senza essere attaccati alla corrente), con rarissimi problemi di funzionamento.

Non così si può dire per le maschere. Anche in questo caso ho provato numerosi modelli che venivano cambiati periodicamente, non credo per ragioni cliniche, ma soltanto commerciali. Quando finalmente mi adattavo a una maschera, ecco che il modello non era più fruibile.

Non ho quasi mai utilizzato umidificatori collegati alla macchina. Questa è una mia particolarità, di solito c'è bisogno di umidificare l'aria. Tuttavia occorre prestare attenzione a non umidificare troppo in quanto si rischia di generare vapori che finiscono per otturare naso e orecchi. Rispetto ai problemi più comuni per quanti sono in NIV, non sono stato soggetto a congiuntiviti e non ho avuto disturbi di gonfiore allo stomaco o all'intestino causati dall'aver "inghiottito" aria.

Resta l'inconveniente, impossibile da risolvere completamente, degli spifferi di aria che possono fuoriuscire dalla maschera, creando talvolta fastidio agli occhi e pure rumore. Ovviavo a questo problema posizionando meglio la maschera, adattando i tiranti, mettendo cotone dove l'aria fuoriesce. Bisogna un po' adattarsi, sempre nei limiti di un utilizzo corretto dell'apparecchio (non può uscire troppa aria). Un problema più grave che ho vissuto è stato la fuoriuscita di aria dalla bocca durante il sonno; per ovviare a questo utilizzavo le mentoniere.

Dopo una prima fase di adattamento, per una decina d'anni ho usato il ventilatore soltanto nelle ore notturne e qualora avessi bisogno di dormire al pomeriggio (ma non capitava spesso). In questa fase sono riuscito a ovviare, almeno in parte, ai problemi di "decubito" della maschera facciale. La strategia è duplice: da un lato è veramente consigliato e opportuno alternare due modelli di maschera che con ogni probabilità avranno punti di appoggio diversi; ricordiamoci che è una questione di millimetri! In secondo luogo, grazie al suggerimento di una fisiatra, ho cominciato a proteggere i punti di appoggio (soprattutto la radice del naso) ponendo uno strato di una crema protettiva (che deve essere un po' pastosa) e sopra mettendo un pezzo di cotone da cambiare ogni volta, altrimenti si indurisce. Questa è una tecnica artigianale che mai a nessun operatore sanitario verrà suggerita; tuttavia l'esperienza di mettere cerotti protettivi di ogni tipo è stata davvero devastante: il sanguinamento e il dolore sono garantiti. Per poter suturare una piccola ferita sanguinante, l'unica soluzione che ho trovato è quella della polvere cicatrizzante. Bisogna utilizzare polvere per creare nel tempo un indurimento della pelle: l'esito non è esteticamente dei migliori, ma a mio avviso è l'unico procedimento davvero efficace.

Piano piano dopo vari tentativi mi sono abituato a bere con una cannuccia con il ventilatore funzionante. In seguito, ma molti anni dopo, ho imparato anche a mangiare. Non è semplice inghiottire con il ventilatore attaccato, occorre stare bene attenti a non perdere il ritmo, perché altrimenti si rischia non solo di inghiottire aria ma pure che il boccone vada di traverso. Quindi è consigliabile spegnere la macchina quando si mangia; tuttavia è utile sapere che non è impossibile farlo.

Dopo circa 12 anni in cui usavo il ventilatore prevalentemente durante i periodi di sonno, via via le ore di utilizzo sono aumentate fino ad arrivare a circa 21 – 22 ore al giorno. Mi stacco dalla macchina soltanto quando sto seduto; per mangiare la utilizzo.

Diversamente da altri malati della mia stessa età riesco ancora a respirare in maniera autonoma grazie al metodo della respirazione glossofaringea che ho cominciato inconsciamente a praticare quasi in coincidenza con il primo utilizzo del ventilatore. Ritengo che essere in grado di respirare in quel modo, benché al massimo solo per poco più di un'ora, sia fondamentale per la qualità della vita e probabilmente anche per la sua durata. Il rapporto con il ventilatore è molto diverso. La macchina può essere spenta tranquillamente per esempio quando si procede al posizionamento della maschera, al cambio del tubo oppure per qualsiasi altra necessità. Non riuscire a respirare neanche per pochi istanti (circostanza inevitabile senza la respirazione glossofaringea) comporta ulteriori problemi anche con il ventilatore.

Durante un ricovero ospedaliero, causato da una bronchite, ho avuto l'esperienza di non essere capace di respirare in maniera autonoma neppure per pochi secondi. In questi casi il personale di assistenza deve essere assolutamente avvertito di questa difficoltà prendendo tutti gli accorgimenti del caso. In questo frangente il ventilatore deve essere sempre funzionante. La maschera può essere tolta solo per un attimo; si può poi riappoggiarla premendo con una mano per evitare fuoriuscite d'aria, senza però doverla applicare in maniera definitiva (cioè con i tiranti della cuffia ben posizionati). Soprattutto non si può mai lasciare solo il paziente, in quanto la sensazione di soffocamento sommata a quella del momentaneo "abbandono" è davvero angosciante.

In questi lunghi anni mi sono abituato ad utilizzare il ventilatore in varie circostanze, senza farmi grossi problemi. Adesso lo uso per parlare in pubblico e le persone che mi conoscono si sono abituate a non meravigliarsi di ciò. Sicuramente occorre avere accanto assistenti capaci e soprattutto abituati a compiere queste manovre. Dall'esterno sembrano complicate, ma assicuro che così non è. La prima volta le persone esterne possono pure preoccuparsi, ma basta spiegare con tranquillità. Spesso anche medici sono sorpresi nel vedere questo semplice utilizzo, e domandano dove sia attaccato l'ossigeno. Ovviamente questo è un ventilatore che pompa aria normale.

Per ogni eventualità, quando esco di casa, mi porto sempre dietro il ventilatore: le batterie dei nuovi modelli hanno un'autonomia di circa un'ora e mezzo o più; poi bisogna ricaricarle collegandole alla corrente elettrica (....)".

Bibliografia

Agency for clinical innovation ACI Respiratory Network (2012). *Domiciliary non-invasive Ventilation in adult patients A consensus statement*. Retrieved from http://www.aci.health.nsw.gov.au/__data/assets/pdf_file/0008/159794/ACI-NIV-guidelines.pdf.

Arroliga A. (2001) Noninvasive positive pressure ventilation in acute respiratory failure: does it improve outcomes? *Cleve Clin J Med*.68(8): 677-80.

Austin MA, Wills KE, Blizzard L, Walters EH, Wood-Baker R. (2010) Effect of high flow oxygen on mortality in chronic obstructive pulmonary disease patients in prehospital setting: randomised controlled trial. *BMJ*.18; 341:c5462.

Aydin IO, Uluşahin A. (2001) Depression, anxiety comorbidity, and disability in tuberculosis and chronic obstructive pulmonary disease patients: applicability of GHQ-12. *Gen Hosp Psychiatry*. 23(2):77-83.

Barnes D. (2010) Breathlessness in advanced disease 1: definitions, epidemiology and pathophysiology. *Nursing Times*, 106(43): 2-8.

Blasi F, Paggiaro PL, Papi A. (2010) Prevenzione, trattamento e impatto delle riacutizzazioni *Quaderno BPCO* 3; 30-35.

Bourke SJ, & Peel ET. (2014) Palliative care of chronic progressive lung disease *Clinical Medicine* 1(14):79-82.

Boyle M. (2000) Non-invasive positive pressure ventilation in acute respiratory failure: providing competent care. *Aust Crit Care*. 13 (9);135-137.

Brill SE., Wedzicha JA. (2014). Oxygen therapy in acute exarcebations of chronic obstructive pulmonary disease. *International Journal of COPD*. 9:1241-1252.

Brugnolli A, Lombardi E, Ramponi C, Saiani L. (2004) Guida di autoapprendimento della lettura ed interpretazione dell'emogasanalisi. Assistenza infermieristica e Ricerca 23; (2) 96-110.

Brugnolli A, Saiani L. (2021) Trattato di cure infermieristiche. (3ª ed.) Idelson-Gnocchi: Napoli.

Callaghan S, Trapp M. (1998) Evaluating two dressings for the prevention of nasal bridge pressure sores. *Prof Nurse* 13:361-4.

Caple C & Schub T. (2014) Noninvasive Assisted Ventilation: Continuos Positive Airway Pressure (CPAP) – Providing Nursing Practice and Skills. Cinahl Information System July 11.

Caple C & Schub T. (2015) Noninvasive Assisted Ventilation: Bilevel Positive Airway Pressure (BiPAP) Nursing Practice and Skills. Cinahl Information System December 18.

Cattani P. (2015) Guarigione. Un disabile in codice rosso. Edizioni Il Margine, Trento.

Curtis JR. (2008) Palliative and end-of-life care for patients with severe COPD. *Eur Respir J*. 32(3):796-803.

Danishwar P. (2009)Principles of non-invasive ventilation: a critical rewiew of practice issues. *British Journal of Nursing*. 18(15):915-918.

De Batlle J, Mendez M, Romieu I, Balcells E, Benet M, Donaire-Gonzalez D. (2012) Cured meat consumption increases risk of readmission in COPD patients. *The European Respiratory Journal* 40(3):555-560.

Disler RT, Green A, Luckett T, Newton PJ, Inglis S, Currow DC, Davidson PM. (2014) Experience of advanced chronic obstructive pulmonary disease: metasynthesis of qualitative research. *J Pain Symptom Manage*. Dec; 48(6):1182-99.

EFA Book on Minimum Standards of Care for COPD Patients in Europe. (2014) The European Federation of Allergy and Airways Diseases Patients Associations. Belgium Brussels. Retrieved from http://www.efanet.org.

Evans A. (2012) Nutrition screening in patients with COPD. *Nursing Times* 108(11):12-14.

Falcone F,Grassi V, Pozzi E, Cinti C, Cossi S. (2001) Manifestazioni cliniche della BPCO *I quaderni della BPCO* volume 3.

Fauci AS, Harrison TRP. (2008) Harrison's principles of internal medicine. Mc Graw-Hill Medical.

Fernandes AC, De Paula OM, Bezzerra A. (2006) Nutrition therapy for chronic obstructive pulmonary disease and related nutritional complications. *J Bras Pneumol*. 32(5):461-71.

Gavazzi A, De Maria R, Manzoli L, Bocconcelli P, Di Leonardo A, Frigerio M, Gasparini S, Humar F, Perna G, Pozzi R, Svanoni F, Ugolini M, Deales A. (2015) Palliative needs for heart failure or chronic obstructive pulmonary disease: Results of a multicenter observational registry. *Int J Cardiol*. 1(184):552-8.

Giacomini M, DeJean D, Simeonov D, Smith A (2012) Experiences of Living and Dying With COPD: A Systematic Review and Synthesis of the Qualitative Empirical Literature. Ontario Health Technology Assessment Series 12(13):1-47.

Global Iniziative for Chronic Obstructive Lung Disease (GOLD). *Progetto mondiale BPCO. Strategia globale per la diagnosi, il trattamento e la prevenzione della Broncopneumopatia Cronica Ostruttiva, Revisione 2021*. Retrieved from www.goldcopd.it.

Hasson F, Spence A, Waldron M, Kernohan G, McLaughlin D, Watson B, Cochrane B. (2009) Experiences and needs of bereaved carers during palliative and end-of-life care for people with chronic obstructive pulmonary disease. *J Palliat Care*. Autumn; 25(3):157-63.

Gysels M, Bausewein C & Higginson IJ. (2007) Experience of breathlessness: A systematic review of the qualitative literature. *Palliative and Supportive Care*. 5: 281-302.

Gysels M & Higginson IJ. (2008) Access to Services for Patients with Chronic Obstructive Pulmonary Disease: The Invisibility of Breathlessness. *Journal of Pain and Symptom Management*. 36(5): 451-460.

Gysels M & Higginson IJ. (2010) The Experience of Breathlessness: The Social Course of Chronic Obstructive Pulmonary Disease. *Journal of Pain and Symptom Management*. 39(3): 555-563.

Keranis E, Makris D, Rodopoulou P, Martinou H, Papamakarios G, Daniil, Z et al (2010). Impact of dietary shift to higher-antioxidant foods in COPD: A randomised trial. *The European Respiratory Journal*. 36(4):774-780.

Istat. (2014) *Tutela della salute e accesso alle cure*. Retrieved from http://www.istat.it/it/archivio/128176.

Istat. (2014) *Le principali cause di morte in Italia*. Retrieved from http://www.istat.it/it/archivio/140871.

Janssen DJ, McCormick JR. (2014) Palliative care and pulmonary rehabilitation. *Clin Chest Med* 35(2):411-21.

Kelly C. (2011) Palliative care for patients with chronic respiratory disease. *Nurs Stand*. 5-11;26(5):41-6.

Kuo CD, Shiao GM, Lee JD. (1993) the effect of High-fat and High-carbohydrate Diet Loads on Gas Exchange and Vntilation in COPD patients and normal subjects. *Chest* 104:189-96.

Lal AA, Case AA. (2014) Palliation of chronic obstructive pulmonary disease. *Ann Palliat Med*. Oct;3(4):276-85.

Langa KM, Fendrick AM, Flaherty KR, Martinez FJ, Kabeto MU, Saint S. (2002) Informal caregiving for chronic lung disease among older Americans. *Chest*.122(6):2197-2203.

Lareau S.C.& Hodder R.(2012) Teaching inhaler use in COPD patients *Journal of the American Academy of Nurse Practitioners*. 24: 113-120.

Leo M, Savarese B, D'Agostino F. Gestione ventilatoria in era COVID-19". Febbraio 2021. NLD Concorsi srl. Mathers CD, Loncar D (2006) Projections of global mortality and burden of disease from 2002 to 2030. *PLoS Med* 3(11).

Moens K, Higginson IJ, Harding R; EURO IMPACT. (2014) Are there differences in the prevalence of palliative care-related problems in people living with advanced cancer and eight non-cancer conditions? A systematic review. *J Pain Symptom Manage*.48(4):660-77.

Murgia A, Scano G, Palange P, et al. (2004) *Linee Guida per la Ossigenoterapia a Lungo Termine (OLT)*. Aggiornamento anno 2004. Rassegna di patologia dell'apparato respiratorio.19:206/19.

OECD. (2012) *Health at a Glance: Europe 2012*. Retrieved from http://dx.doi.org/10.1787/9789264183896-en.

Philip J, Gold M, Brand C, Miller B, Douglass J, Sundararajan V. (2014) Facilitating change and adaptation: the experiences of current and bereaved carers of patients with severe chronic obstructive pulmonary disease. *J Palliat Med*. 17(4):421-7.

PNLG Regioni Pegna LA et al. (2014) *Linee Guida sull'insufficienza respiratoria*.

PNLG Regioni Pegna LA et al. (2011) *Linee guida sulla Broncopneumopatia Cronica Ostruttiva (BPCO)* n°16.

Reilly J, Silverman EK, Shapiro SD. (2009) Broncopneumopatia cronica ostruttiva. In Longo D.L., Fauci A.S, Kasper L. D., Hauser S.L. Harrison. Principi di medicina interna (17ª ed.). Mc Graw Hill: Milano.

Rocker G, Young J, Donahue M, Farquhar M, Simpson C. (2012) Perspectives of patients, family caregivers and physicians about the use of opioids for refractory dyspnea in advanced chronic obstructive pulmonary disease. *CMAJ*.12;184(9):497-504.

Royal College of Physicians. (2008) Non-invasive Ventilation in Chronic Obstructive Pulmonary Disease: Management of acute type 2 respiratory failure. RCP, London

Rugarli C, Cappio FC, Cantalamessa L, Cappelli G, Cappellini MD, Perin PC et al. (2010) Medicina interna sistematica. Ed. Masson: Milano.

Conforti A, Cuzzolin L, Leone R, Moretti U., Pignataro G., Taglialatela M, Vanzetta M. (2014) Farmacologia per le professioni sanitarie. Ed. Idelson-Gnocchi: Napoli.

Schroedl CJ, Yount SE, Szmuilowicz E, Hutchison PJ, Rosenberg SR, Kalhan R. (2014) A qualitative study of unmet healthcare needs in chronic obstructive pulmonary disease. A potential role for specialist palliative care? *Ann Am Thorac Soc*.11(9):1433-8.

Seamark DA, Blake SD, Seamark CJ, Halpin DM. (2004) Living with severe chronic obstructive pulmonary disease (COPD): perceptions of patients and their carers. An interpretative phenomenological analysis. *Palliat Med*.18(7):619-25.

Scullion JE, Holmes S. (2011) Palliative care in patients with chronic obstructive pulmonary disease. *Nurs Older People*. 23(4):32-9.

Stoller JK, Panos RJ, Krachman S, Doherty DE, Make B. (2010) Long-term Oxygen Treatment Trial Research Group. Oxygen therapy for patients with COPD: current evidence and the long-term oxygen treatment trial. *Chest*. 138(1):179-87.

Terzano C. (2012) ed. ital. a cura di Netter Atlante di anatomia fisiopatologia e clinica Elsevier: Milano,[Kaminsky da The Netter collection of medical illustations: Respiratory System 2nd ed. 2011].

Vestbo J. (2011) Clinical Assessment of COPD in Hanania N.A. and Sharafkhaneh A. (eds.), *COPD: A Guide to Diagnosis and Clinical Management*, Respiratory Medicine, DOI 10.1007/978-1-59745-357-8_2, © Springer Science; Business Media, LLC.

Vitacca M, Escarrabill J, Galavotti G, Vianello A, Prats E, Scala R, Peratoner A, Guffanti E, Maggi L, Barbano L, Balbi B. (2007) Home mechanical ventilation patients: a retrospective survey to identify level of burden in real life. *Monaldi Arch Chest Dis.* 67(3):142-147.

Weng MH. (2008) The effect of protective treatment in reducing pressure ulcers for non-invasive ventilation patients. Intensive *Crit Care Nurs.*24(5):295-9.

WHO. (2007) *Global surveillance, prevention and control oh chronic respiratory diseases: a comprehensive approach.* Jean Bousquet and Nikolai Khaltaev editors. Retrieved from http://www.who.int/respiratory/publications/global_surveillance/en/

WHO. (2015) Fact sheet N°315. *Chronic obstructive pulmonary disease.* Updated January 2015. Retrieved from http://www.who.int/mediacentre/factsheets/fs315/en/.

8 Asma bronchiale

Marcello Ferrari, Francesco Spelta, Antonella Celi, Daniel Pedrotti

L'asma è una malattia infiammatoria cronica delle vie aeree, definita dalla storia di sintomi respiratori quali sibili, dispnea, costrizione toracica e tosse che variano nel tempo e nell'intensità, associati ad una limitazione al flusso nelle vie aeree. La sintomatologia e l'aspetto clinico sono essenziali per riconoscere la malattia (Global Initiative for Asthma, 2021). L'ostruzione bronchiale è una caratteristica fondamentale ed essa è solitamente accessuale e reversibile, sia spontaneamente, sia dopo appropriata terapia. Nei casi più gravi l'ostruzione bronchiale può però diventare irreversibile. L'iperreattività bronchiale è il meccanismo alla base del'ostruzione delle vie aeree. Nuove informazioni utili a meglio definire i diversi aspetti dell'asma provengono da studi di genomica e proteomica tesi a definire dei sub-fenotipi di persone asmatiche, in base a particolari predisposizioni genetiche, come pure a scoprire nuovi farmaci mirati a una terapia individualizzata.

Da un punto di vista clinico, l'asma bronchiale è considerata una malattia cronica, pur potendo esistere lunghi periodi di remissione sintomatologica. Sono peraltro frequenti le riacutizzazioni, ovvero esacerbazioni tali da rendere necessario un cambiamento della terapia. L'asma, anche se non può essere curata, viene generalmente ben controllata dai farmaci attualmente disponibili, tanto da permettere una vita normale ai pazienti. Esistono poi forme di asma dette gravi o refrattarie in cui il trattamento, pur ben condotto, non riesce a controllare adeguatamente i sintomi.

L'Asma raccontata dai pazienti

"Dalla Gabbia al Cielo", titolo di questo booklet, rende molto bene il messaggio di chi soffre di asma allergico grave. La malattia ti tiene prigioniero, la cura ti può liberare. Poter conoscere i pensieri delle persone con questa patologia ci aiuta la relazione con loro. Nella cura è necessario mettere il paziente e il suo vissuto con la malattia al centro di qualsiasi scelta e integrare gli aspetti puramente tecnici del trattamento farmacologico e preventivo con i benefici concreti e quotidiani che si raggiungono consentendo al paziente di poter svolgere attività che prima erano impensabili, dare una normalità alla propria vita, specialmente ai giovani e ai bambini.

Dalla Gabbia al cielo è l'esito di un progetto che ha visto impegnati, sul territorio nazionale, FederASMA e ALLERGIE Onlus, le associazioni aderenti ed équipe mediche nella raccolta di testimonianze dei pazienti con asma allergico grave. Il booklet è un progetto FederAsma e Allergie Onlus, esito di un progetto che ha visto impegnati, sul territorio nazionale, la rete associativa della federazione ed équipe mediche nella raccolta di testimonianze dei pazienti. Può essere scaricato all'indirizzo http://www.federasmaeallergie.org/sitoFA/index.php/attivita/progetti. Negli ultimi mesi del 2013, questi pazienti hanno trovato, in 50 centri ospedalieri, poster e cartoline che li hanno invitati a raccontarsi, attraverso i canali messi a disposizione dal web (blog, forum, pagine Facebook, siti web) con lo strumento a loro più congeniale: un disegno, una frase, un racconto (FederASMA e Allergie, 2013).

"La mia storia è semplice, ma non è una storia facile. Fame d'aria... Sono asmatico fin da piccolo e per questo non sono mai stato bambino. Essere giovane, forte e all'improvviso in un attimo senza un perché non hai più aria, stai morendo, ti dici... (Alberto. Giocavo a calcio, sono centravanti dei pulcini dell'Inter, all'improvviso il petto ha cominciato a battere. Il mister mi ha detto se stavo bene e io ho risposto di no e sono svenuto. ... quando viene di notte fa più paura (Iacopo).

Inspira, espira, inspira, espira... Quel meccanismo naturale, tanto perfetto da passare inosservato, si è inceppato. Qualcosa, nei tuoi polmoni, si gonfia, si dilata, non c'è più spazio. Io entro con difficoltà, mi riduco a un filo, un filo appena. Un sibilo accompagna i tuoi sforzi, la cassa toracica è ingabbiata in una morsa. E hai paura. Quando la crisi passa, ti sembra di rinascere. Ma la paura, quella resta. Ti aggrappi agli strumenti che ti possono salvare la vita, liberandoti dalla morsa. È una battaglia quotidiana, le cose più facili diventano difficili, i piaceri della vita, i più semplici, sembrano irraggiungibili. La primavera, la stagione che fa rinascere la vita, quella che riporta il sole e l'allegria, la voglia di vivere e di amare, porta con sé anche pollini, allergia e attacchi. Cantare, danzare, correre? Scordatelo. Vivi la costante minaccia che io possa abbandonarti, che il flusso vitale si affievolisca fino a interrompersi. Comincia il calvario, la ricerca di una soluzione. Magari vivi in città inquinate, magari fai un lavoro stressante… E molto probabilmente non puoi cambiare né lavoro né città. Comincia la fatica di cercare persone che possano capirti, di trovare le strutture giuste, di avere a che fare con il mondo della sanità e con i suoi problemi… "Mi sento chiusa in gabbia, il solo pensiero di un attacco asmatico mi terrorizza. Ogni mattina mi sveglio ed ho paura di una nuova crisi. La mia è una famiglia in cui l'asma è di casa. Asma forte che ha portato anche a un lutto. Si vive con la paura di rimanere bloccati da un momento all'altro. La sensazione di soffocamento a volte è terrorizzante. Vivo costantemente con la paura di vivere (…) Malgrado il respiro corto di alcuni giorni, ho cominciato a correre, non solo con le gambe, ma soprattutto con la mente… L'asma mi ha insegnato ad essere più riflessiva (Veronica).

Cerchi la soluzione, ma non è per niente facile. Certe volte sembra proprio che tutto vada per il verso sbagliato. Poi, per fortuna, capita di arrivare nel posto giusto, di trovare persone che ti dedicano attenzione. Prima di tutto ti ascoltano, quindi studiano a fondo il tuo caso, propongono soluzioni 'su misura'. Che funzionano. Medici e infermieri, per te, possono diventare angeli;

Organizzati, Zelanti, Meticolosi, Unici, Accoglienti, Magici, Leali, Angelici, Interessati, Benevoli... è vero, la vita ci mette sempre davanti tanti ostacoli. Ma si riesce a superarli, quando si trovano persone competenti.

Può succedere all'improvviso. Un giorno ti accorgi che tutto sta cambiando. E che, malgrado tutto, ce la stai facendo; comincia un capitolo nuovo, la scoperta di tutto quello che puoi fare, piaceri semplici che credevi ti fossero stati negati per sempre. Con me, ora tutto è possibile.

Inspira, espira. Entro ed esco in un soffio, con la leggerezza e la semplicità di prima, quella che hai sempre sognato. "Quando vado a sciare, per esempio, e mi fermo a metà pista per rifiatare, respiro l'aria fredda nel naso e sento che sto facendo uno sforzo grande, ma che è un gesto di forza, di volontà, di superamento dei miei limiti e delle mie barriere (Ettore)" In molte testimonianze emerge la scoperta "quando mi curo bene vivo bene" di tutto quello la persona può fare, piaceri semplici che credeva negati per sempre: "la gioia di poter finalmente cantare. Da qualche mese ho ricominciato a praticare sport, ma, cosa più importante, a giocare a calcio con mio figlio. Posso portare le borse della spesa. Ora l'asma non è un limite per lo sport".

Epidemiologia, fattori di rischio o contribuenti lo sviluppo dell'asma e fattori scatenanti la crisi

Si stima che nel mondo circa 300 milioni di persone siano affette da asma, dato che la rende una delle malattie più diffuse. È presente in tutti i Paesi anche se con differenze di prevalenza, maggiore nei Paesi sviluppati, dove è più colpita la popolazione povera probabilmente per un difficile accesso alle cure. La prevalenza mondiale è aumentata dagli anni '50 fino all'ultima decade del secolo scorso, mentre il trend successivo è meno chiaro. Studi italiani mostrano come dal 1990 al 2010 la prevalenza di asma sia aumentata, sino ad arrivare al 6% della popolazione generale adulta. L'asma può comparire a ogni età anche se è più frequente nei bambini, in particolare nel genere maschile, essendo il rapporto con le femmine di 2:1 (de Marco et al., 2000). Può andare incontro a periodi di remissioni anche molto lunghi, con sintomi che possono ricomparire in età adulta, ove la prevalenza risulta lievemente maggiore nel genere femminile. Metà dei bambini ai quali viene diagnosticata l'asma hanno una riduzione o una scomparsa dei sintomi nell'età adulta (de Marco et al., 2012).

Generalmente lo stadio della malattia resta costante nel singolo paziente, a eccezione dei periodi di riacutizzazione, nel senso che un'asma lieve resterà tale, mentre una persona con asma grave ha un quadro di più difficile controllo fin dagli esordi della malattia. Benché la maggior parte dei pazienti asmatici risponda in maniera efficace alla terapia inalatoria, si stima che circa il 10% rimanga sintomatico nonostante trattamenti specifici ad alte dosi. Sono questi i pazienti che avranno anche una peggior qualità di vita e a cui sono rivolte le maggiori risorse medico-sanitarie (Lundbäck et al., 2016).

La mortalità per asma non è frequente (0.86 su 100.000 persone), è correlata principalmente alla funzionalità polmonare, a una cattiva gestione della malattia, età superiore a 40 anni, abitudine al fumo. Ha un costo sociale importante per le assenze da scuola o dal lavoro.

Fattori sia individuali che ambientali interagiscono nella complessa eziopatogenesi dell'asma (Tabella 8.I). Alcuni di questi sono in grado di favorire lo sviluppo della malattia e sono definiti **fattori di rischio o contribuenti**, altri causano le riacutizzazioni e sono definiti **fattori scatenanti**; frequentemente lo stesso agente può ricoprire entrambi i ruoli (Lemanske et al., 2006).

Tabella 8.I Fattori che contribuiscono allo sviluppo dell'asma o scatenanti la crisi asmatica

Fattori individuali	Fattori ambientali
Predisposizione genetica	Infezioni vie respiratorie
Atopia	Allergeni inalati *(indoor e outdoor)* o ingeriti (alimenti)
Iperresponsività vie aeree	Sensibilizzanti professionali
Genere maschile in età pediatrica	Fumo di sigaretta
Obesità	Inquinamento atmosferico
Etnia	Farmaci (intolleranza all'acido acetilsalicilico)

Fattori di rischio o contribuenti individuali

Predisposizione genetica. Numerosi studi sui gemelli monozigoti hanno dimostrato l'esistenza di una componente ereditaria dell'asma; tuttavia non è stato trovato un preciso modello di ereditarietà di tipo mendeliano, autosomico o recessivo. In effetti l'asma rappresenta un esempio di malattia genetica complessa, nella quale molti geni interagiscono tra loro e con fattori dell'ambiente nel determinare fenotipi differenti. I geni candidati ad un ruolo eziologico possono essere suddivisi in più gruppi: geni coinvolti nella presentazione dell'antigene e nell'inizio della risposta immune (geni del sistema HLA), geni coinvolti nella flogosi bronchiale (diverse citochine e loro recettori), geni coinvolti nella risposta al trattamento farmacologico come ad esempio geni per il recettore β_2-adrenergico.

L'atopia, ovvero la produzione di immunoglobuline E specifiche per un determinato antigene, è sicuramente il principale fattore individuale non modificabile associato all'asma. Le persone atopiche che vengono in contatto con l'allergene sviluppano il fenomeno della sensibilizzazione, meccanismo responsabile della presentazione dell'allergene stesso al sistema immunitario e causa primitiva della reazione allergica. I pazienti allergici presentano di solito altre manifestazioni oltre l'asma, in particolare rinite allergica e dermatite, ma non tutti gli atopici svilupperanno la malattia respiratoria. Quindi, oltre a quelli legati alla produzione di IgE specifiche, anche altri geni devono essere responsabili dello sviluppo dell'asma, in particolare geni legati all'iperreattività bronchiale e alla risposta infiammatoria e immunitaria. Pertanto, l'atopia è una condizione predisponente lo sviluppo di allergia, di cui l'asma è una delle principali manifestazioni cliniche, ma, in assenza dell'antigene scatenante, non si svilupperanno i sintomi.

Il **genere maschile** è un fattore associato ad una maggior prevalenza di asma in età pediatrica. Con la crescita, la differenza di genere diventa più modesta, fino a scomparire completamente; in alcuni studi tuttavia, la prevalenza dell'asma negli adulti sembra maggiore nella popolazione femminile (Leynaert, 2012).

L'**obesità** si associa sia alla prevalenza sia alla gravità dell'asma, in particolare nelle donne, con miglioramento clinico in seguito a calo ponderale; ciò lascia pensare a un ruolo di fattori ormonali (leptina, adiponectina) nella patogenesi della malattia, anche se non sono ben chiari i meccanismi responsabili. Asma e obesità possono avere meccanismi pro-infiammatori comuni. Inoltre, nella persona obesa l'asma può essere di più difficile controllo.

Fattori ambientali che contribuiscono allo sviluppo della malattia e a scatenare le riacutizzazioni

I fattori ambientali, quali infezioni respiratorie, allergeni, fumo di sigaretta, inquinamento atmosferico e dieta, oltre a predisporre allo sviluppo della malattia, una volta che questa si è instaurata, possono anche scatenare la crisi bronco-ostruttiva. Nella Figura 8.1 sono rappresentati i fattori di rischio e scatenanti ambientali di asma bronchiale.

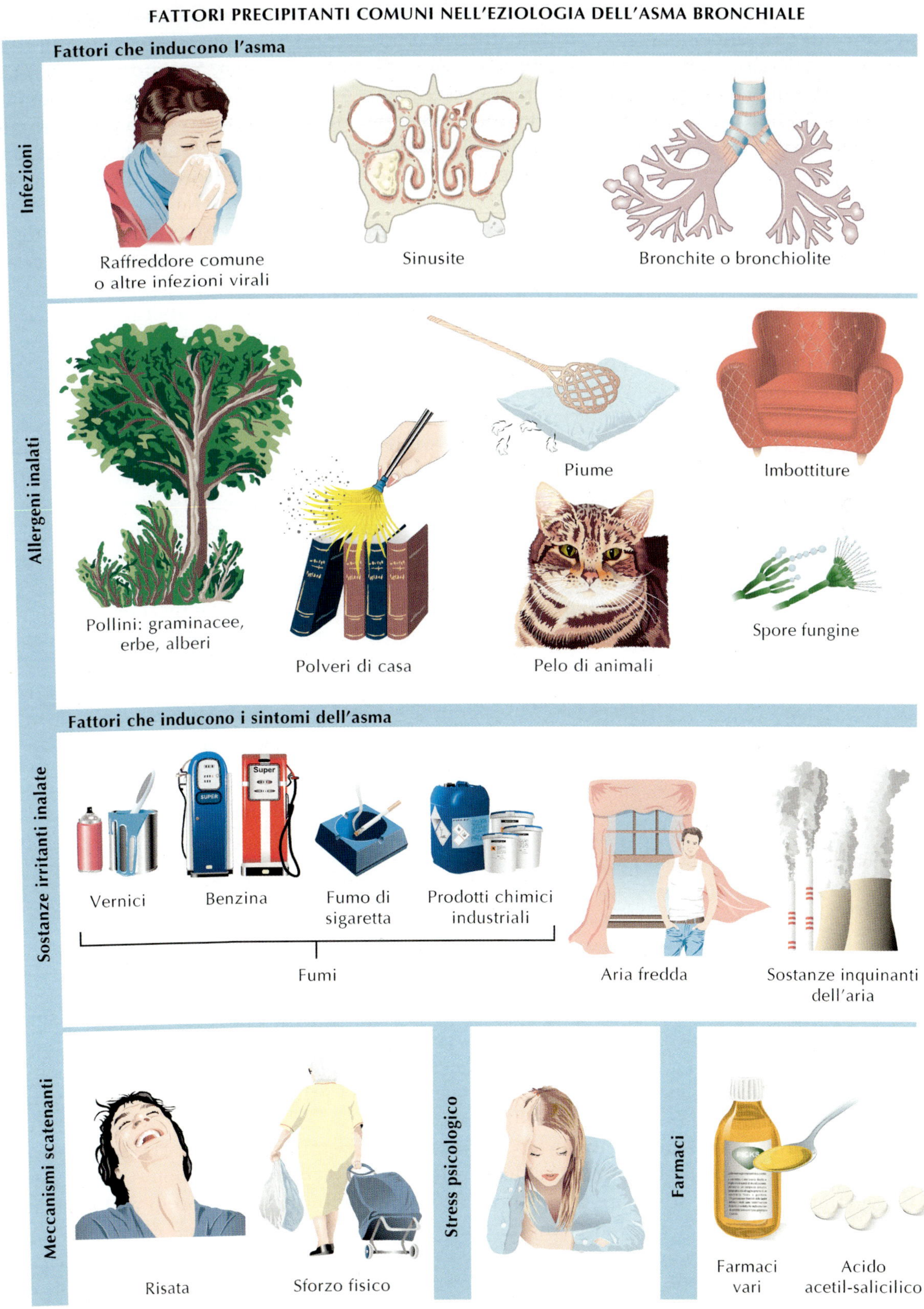

FATTORI PRECIPITANTI COMUNI NELL'EZIOLOGIA DELL'ASMA BRONCHIALE
Fattori che inducono l'asma
Infezioni
Raffreddore comune o altre infezioni virali
Sinusite
Bronchite o bronchiolite
Allergeni inalati
Pollini: graminacee, erbe, alberi
Polveri di casa
Piume
Imbottiture
Pelo di animali
Spore fungine
Fattori che inducono i sintomi dell'asma
Sostanze irritanti inalate
Vernici
Benzina
Fumo di sigaretta
Prodotti chimici industriali
Fumi
Aria fredda
Sostanze inquinanti dell'aria
Meccanismi scatenanti
Risata
Sforzo fisico
Stress psicologico
Farmaci
Farmaci vari
Acido acetil-salicilico

Figura 8.1 Fattori di rischio e fattori scatenanti ambientali.

Le **infezioni del tratto respiratorio** gravi dell'infanzia, si associano alla successiva comparsa di asma. La patogenesi non è chiara ed è possibile che questi fenomeni infettivi siano invece l'espressione di una aumentata suscettibilità alle infezioni, secondaria a una risposta immunitaria antivirale deficitaria della persona predisposta allo sviluppo dell'asma. Secondo una diversa teoria, la cosiddetta teoria "igienica", la mancata esposizione a infezioni, anche banali, in età pediatrica, orienterebbe il sistema immunitario alla produzione di IgE, piuttosto che a una normale risposta anticorpale, predisponendo l'individuo allo sviluppo di malattie allergiche. Le infezioni delle vie respiratorie, soprattutto quelle di origine virale (virus respiratorio sinciziale, rinovirus), sono invece comuni fattori scatenanti le riacutizzazioni.

Gli **allergeni inalanti** (Tabella 8.II) sono coinvolti nella sensibilizzazione allergica, oltre a essere causa di riacutizzazioni. Si distinguono allergeni degli ambienti chiusi (*indoor*), quali acari della polvere, derivati epidermici di animali, miceti, scarafaggi, da allergeni degli ambienti esterni (*outdoor*) come graminacee, pollini di alberi e spore fungine. Il più comune allergene capace di scatenare una crisi asmatica è il *Dermatophagoides* (acaro della polvere), il quale può anche provocare un danno diretto sull'epitelio bronchiale e innescare i processi di sensibilizzazione/allergia; si riscontra un aumento della prevalenza di asma in popolazioni che abitano in case scarsamente aerate e umide, dove l'acaro trova migliori condizioni per proliferare. Gli *animali domestici* (gatti, cani, criceti, conigli, uccelli) possono agire come fattori di rischio e fattori scatenanti: pelo e piume scatenano i sintomi nelle persone affette da asma, ma anche particelle derivanti dalla pelle dell'animale, la saliva o altre secrezioni come urina o feci possono essere agenti scatenanti l'asma. Per contro, sembrerebbe che una precoce esposizione durante l'età pediatrica ad alcuni di questi allergeni, in particolare a quelli legati alla presenza di animali domestici, come le forfore del gatto, sia protettiva nei confronti dello sviluppo di reazioni allergiche, attraverso l'induzione di meccanismi di tolleranza immunitaria, ovvero tramite la produzione di IgG4 e IgG1 e l'inibizione della produzione di IgE specifiche. Per quanto riguarda gli allergeni di origine vegetale, l'esposizione a pollini è maggiormente associata a sviluppo di rinite allergica.

Tabella 8.II Principali allergeni inalanti

Pollini Graminacee (frumento, orzo, granoturco, gramigna) Urticacee (parietaria - piante erbacee molto diffuse che crescono sui muri) Composite (artemisia, margherita dei prati, girasole presenti soprattutto nel periodo estivo e autunnale) Oleacee (ulivo) Cupressacee (cipresso) Altre piante (betulla, nocciolo)	**Acari della polvere** Dermatophagoides pteronyssinus e farinae **Derivati epidermici di animali domestici** Cane e Gatto **Micofiti** Alternaria tenuis Cladosporium Aspergillus fumigatus

Il **fumo di sigaretta**, considerando anche il fumo passivo, può peggiorare i sintomi dell'asma, la funzione polmonare, aumentare il rischio di insorgenza di altre patologie dell'apparato respiratorio e ridurre l'efficacia della terapia farmacologica. Si stima inoltre che i figli di madri fumatrici abbiano una probabilità di sviluppare la malattia asmatica nel primo anno di vita quattro volte superiore rispetto ai figli di non fumatrici (Gilliland, 2000).

Il ruolo dell'**inquinamento atmosferico** non è di univoca interpretazione. Da una parte, è noto che inquinanti ambientali come biossido di zolfo, ozono, particolati dei motori diesel possono peggiorare i sintomi, scatenare crisi asmatiche e che bambini che vivono in ambienti inquinati hanno una ridotta funzionalità respiratoria; tuttavia, non è sicuramente dimostrata una prevalenza maggiore di asma nelle città, dove il tasso di inquinamento è più alto per gli scarichi legati a traffico, riscaldamento domestico e consumo industriale, rispetto agli ambienti rurali. In età lavorativa, circa il 10% dei sintomi asmatici sono collegati ad esposizione ad agenti chimici, quali anidride solforosa, diisocianati (Kankaanranta, 2016).

I dati relativi alla **dieta** sono ancora scarsi, e mancano sicure evidenze tra l'associazione di singoli alimenti o particolari regimi dietetici e lo sviluppo di malattia asmatica. Si segnala comunque che la dieta mediterranea e i grassi di origine vegetale sembrano costituire un fattore protettivo nei confronti dello sviluppo della malattia (Julia, 2015).

L'asma che compare *ex novo* nell'adulto, anche se più rara, non è generalmente legata all'atopia. Essa è solitamente più grave, risponde meno al trattamento, e si associa ad altre patologie delle vie aeree superiori, come la **poliposi nasale**. Associata all'asma dell'adulto, è spesso l'intolleranza all'**acido acetilsalicilico**. Non essendo collegata a fattori esterni quali gli allergeni, questa forma di asma viene definita *intrinseca*.

L'**aria fredda** e l'**esercizio fisico**, associati all'iperventilazione, sono altri importanti possibili fattori scatenanti, mediante meccanismi non immunomediati.

Il **reflusso gastroesofageo** può peggiorare il riflesso di broncospasmo e rende talora difficile il controllo della malattia.

Meccanismi fisiopatologici

L'asma è un processo fisiopatologico complesso che comprende le seguenti 3 componenti:

- **Infiammazione cronica della parete delle vie respiratorie.** Le componenti caratteristiche dell'infiammazione delle vie aeree sono un aumentato numero di eosinofili, mastociti, macrofagi e linfociti T attivati nella mucosa delle vie aeree e nel lume bronchiale. Queste modificazioni possono essere presenti anche quando l'asma è in uno stadio asintomatico e la loro estensione sembra essere grossolanamente correlata alla gravità clinica della malattia. Parallelamente al processo infiammatorio cronico, il danno dell'epitelio bronchiale stimola processi riparativi che esitano in cambiamenti strutturali e funzionali definiti con il termine di "rimodellamento". I ricorrenti episodi di sintomi e bronco-ostruzione reversibile che caratterizzano l'asma, rappresentano una risposta infiammatoria acuta che agisce su vie aeree strutturalmente e funzionalmente alterate.
- **Ostruzione dei flussi d'aria.** Si ritiene che l'infiammazione delle vie aeree dei soggetti asmatici sia responsabile dell'alterazione della funzionalità respiratoria caratteristica dell'asma, cioè l'ostruzione bronchiale (Figura 8.2), che causa una limitazione al flusso delle vie aeree che varia spontaneamente o in seguito a trattamento. Questi cambiamenti funzionali si associano ai sintomi caratteristici dell'asma (tosse, difficoltà di respiro e respiro sibilante) e all'iperresponsività delle vie aeree a stimoli bronco costrittori. L'ostruzione delle vie aeree nell'asma ha un'eziologia multifattoriale. La causa più importante è la contrazione della muscolatura liscia bronchiale provocata dagli agonisti rilasciati dalle cellule infiammatorie. Questi agonisti comprendono l'istamina, la triptasi, la prostaglandina D2 e il leucotriene C4, liberati dai mastociti; i neuropeptidi rilasciati dai nervi locali afferenti; e l'acetilcolina liberata dai nervi efferenti postgangliari. Le conseguenze della contrazione della muscolatura liscia sono amplificate dall'ispessimento della parete delle vie aeree dovuto all'edema, all'infiltrazione cellulare e al rimodellamento - iperplasia cronica delle cellule muscolari liscie, vascolari e secretorie, e dalla deposizione di matrice nella parete delle vie aeree.

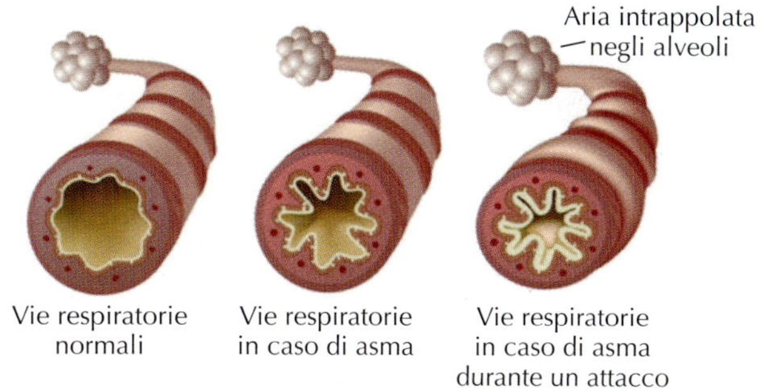

Figura 8.2 Ostruzione bronchiale nell'asma.

- **Iperreattività o iperresponsività bronchiale.** L'asma è quasi invariabilmente associato ad un'ostruzione delle vie aeree, che si verifica troppo facilmente e/o troppo intensamente in risposta a vari stimoli. La predisposizione all'eccessiva ostruzione delle vie aeree è clinicamente l'alterazione fisiologica più rilevante di questa malattia. I meccanismi responsabili dell'esagerata reattività o "iperresponsività" non sono noti, ma potrebbero essere correlati con un comportamento alterato della muscolatura liscia delle vie aeree, secondario a cambiamenti della sua funzione contrattile. Inoltre, le variazioni nella parete bronchiale dovute all'infiammazione, in particolare nella regione peribronchiale, potrebbero aumentare notevolmente l'ostruzione delle vie aeree durante la contrazione delle cellule muscolari lisce.

L'infiammazione delle vie aeree è determinata da diversi tipi di cellule e da molteplici mediatori che conducono alla via finale comune responsabile dei sintomi (Figura 8.3). L'infiammazione delle vie aeree nell'asma è complessa, i meccanismi coinvolti nel processo infiammatorio che porta all'ostruzione del flusso d'aria sono:

Aumento proliferazione linfociti. Le sottopopolazioni di linfociti T helper 1 e 2 (Th1 e Th2) sono i principali responsabili dell'infiammazione, anche a livello delle vie aeree. L'aumento della proliferazione dei linfociti Th2 ha come risultato una infiammazione eosinofila, caratteristica dell'asma. Le citochine infiammatorie prodotte dai Th2 (IL-4, Ill-5 e IL-13) stimolano poi la produzione di Immunoglobuline E e di eosinofili. Descrivere l'asma come una malattia legata solo a una disfunzione dei linfociti Th2 è riduttivo, ma la scoperta dell'importante ruolo svolto da questa via immunitaria ha aumentato enormemente la conoscenza di come si sviluppi l'infiammazione delle vie aeree.

Mastociti. L'attivazione dei mastociti della mucosa rilascia mediatori ad attività bronco costrittrice, quali l'istamina, i cistenil/leucotrieni e la prostaglandina D2). L'attivazione di queste cellule avviene prevalentemente tramite segnali derivanti dall'interazione allergene-IgE specifiche; anche meccanismi non allergene dipendenti possono però scatenare il rilascio dei mediatori (stimoli iperosmotici). Una elevata concentrazione di mastociti nelle cellule del muscolo liscio delle vie aeree sembra poi condizionare uno stato di iperresponsività delle vie aeree. I mastociti inoltre possono a loro volta rilasciare in circolo diverse citochine infiammatorie capaci di richiamare altre cellule e perpetuare l'infiammazione.

Eosinofili. Gli eosinofili sono presenti in numero maggiore che di norma nelle persone asmatiche e il loro numero correla spesso con la gravità della malattia. Sebbene la terapia con corticosteroidi riduca la concentrazione degli eosinofili, le evidenze non sono concordi nel dimostrare che a ciò si associ sempre un miglior controllo della malattia. Pertanto è possibile che gli eosinofili non siano le cellule primariamente responsabili dell'asma, ma che abbiano piuttosto ruoli in diverse fasi della malattia.

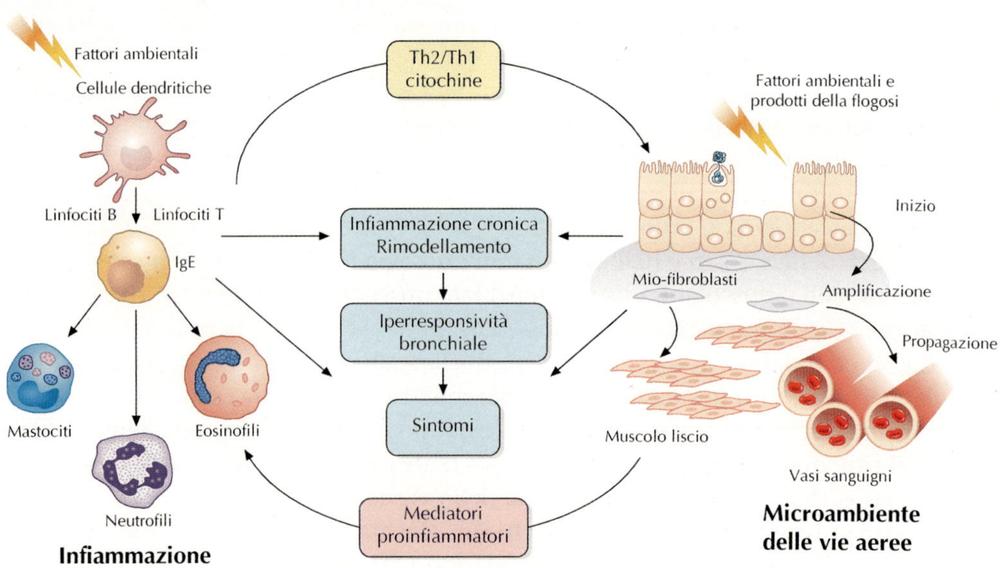

Figura 8.3 Interazione tra infiammazione e sintomi nella fisiopatologia dell'asma (modificato da Holgate, 2006).

Neutrofili. I neutrofili sono aumentati nell'escreato di pazienti con asma grave, mentre non sono generalmente presenti nelle forme lievi. Il loro ruolo è ancora poco chiaro, ma potrebbero essere responsabili della mancata risposta ai corticosteroidi tipica di questi soggetti. Cellule dendritiche, macrofagi, così come le cellule muscolari lisce delle vie aeree e le cellule epiteliali possono modulare l'infiammazione delle vie aeree, attraverso l'attivazione della via Th2 e la produzione di mediatori pro infiammatori.

Tra i mediatori dell'infiammazione un ruolo predominante è svolto dalle *immunoglobuline E (IgE)*, l'anticorpo responsabile delle reazioni allergiche. Le IgE si legano al recettore specifico presente su un gran numero di cellule infiammatorie, attivandole dopo l'incontro con l'allergene specifico e permettendo cosi la liberazione di mediatori pro infiammatori e bronco attivi. Lo sviluppo di anticorpi monoclonali anti IgE ha dimostrato come la loro riduzione sia efficace nel trattamento dell'asma.

Il danno dell'epitelio e della parete delle vie aeree indotto direttamente da stimoli ambientali o attraverso i processi infiammatori, porta all'iperreattività bronchiale e alla broncocostrizione; la riduzione del calibro delle vie aeree è alla base del sintomo cardine dell'asma, la dispnea con respiro sibilante. L'infiammazione cronica, inoltre, è causa di ipersecrezione di muco, edema, neoangiogenesi e fibrosi, con possibile peggioramento dell'ostruzione bronchiale (Figura 8.2). Lo stimolo flogogeno, per interazione con i recettori specifici giustifica, infine, la frequente presenza di tosse in questi pazienti.

Con il progredire della malattia e il persistere dell'infiammazione, altri meccanismi possono concorrere alla limitazione del flusso, quali l'edema interstiziale, l'ipersecrezione di muco, l'ipertrofia e iperplasia delle cellule muscolari lisce. Queste alterazioni possono essere irreversibili e produrre una progressiva perdita della funzionalità polmonare; in genere però, il danno a livello delle vie aeree è lieve nei pazienti che ricevono un adeguato trattamento.

Manifestazioni cliniche, accertamenti diagnostici e valutazione del paziente

Il paziente al momento della diagnosi sente la necessità di avere informazioni sulla possibilità di guarire e se la malattia limiterà la vita, le relazioni, gli hobby. Lo stato d'animo alla comunicazione della diagnosi può essere un alternarsi di sollievo e preoccupazione. Sollievo perché sapendo l'origine dei disturbi può capire come stare meglio; preoccupazione perché è previsto un programma di visite periodiche, l'assunzione di trattamenti in via quasi continuativa e provvedimenti ambientali di natura preventiva.

Manifestazioni cliniche

Le principali manifestazioni sono dispnea parossistica, respiro sibilante, senso di costrizione toracica e tosse. I sintomi sono associati ad un flusso espiratorio variabile, ovvero la difficoltà nell'espellere l'aria fuori dai polmoni a causa di:

- broncocostrizione - restringimento delle vie aeree
- ispessimento della parete delle vie aeree
- aumento del secreto mucoso.

Pertanto la quasi totalità dei disturbi funzionali dell'asma deriva dall'ostruzione delle vie aeree che interessa l'intero albero tracheobronchiale, ma è probabilmente massima nei piccoli bronchi dai 2 ai 5 mm di diametro. La tosse, probabilmente causata dalla stimolazione delle terminazioni nervose sensitive delle vie aeree da parte di mediatori dell'infiammazione, nelle forme più lievi può essere l'unica manifestazione dell'asma, può inoltre esserci un'aumentata produzione di muco di difficile espettorazione.

I mediatori dell'infiammazione possono inoltre alterare la percezione della dispnea attraverso i loro effetti sui nervi afferenti. L'eccitazione delle terminazioni nervose afferenti può, da un lato, contribuire, a volte con l'ipercapnia o l'ipossiemia, ad una stimolazione esagerata del respiro, responsabile dell'iperventilazione alveolare e, probabilmente, anche di parte della sintomatologia degli attacchi d'asma. D'altro lato, però, cambiamenti nella funzione recettoriale afferente sono ritenuti responsabili della riduzione della percezione dell'ostruzione bronchiale in alcuni pazienti, in particolare in quelli con asma cronico grave, i cosiddetti *"poor perceivers"*. Quando l'asma è ben controllata il paziente può:

- non presentare più sintomi né diurni né notturni
- ridurre o eliminare la terapia al bisogno
- avere una vita produttiva e fisicamente attiva
- avere una funzione polmonare normale
- evitare attacchi d'asma gravi (chiamati anche riacutizzazioni o crisi asmatiche).

Le **crisi di asma** (asma acuto o esacerbazioni) consistono in un marcato, spesso progressivo peggioramento dei sintomi dell'asma e dell'ostruzione bronchiale, che compaiono nello spazio di ore o giorni e che possono durare fino a settimane. I segni e sintomi si presentano prevalentemente di notte e durante le prime ore del mattino, a causa del ristagno delle secrezioni nelle vie respiratorie e dell'incremento del tono vagale, sono generalmente accessuali e possono essere presenti periodi di benessere spontanei o a seguito della terapia.

La maggior parte delle crisi d'asma è caratterizzata da lieve **dispnea**, **tosse secca** e **senso di oppressione toracica**, con regressione spontanea o dopo terapia, all'obiettività toracica si rileva presenza di rumori da broncospasmo, quali fischi, sibili, e gemiti. Il respiro sibilante (*wheezing*) è l'emissione di un suono fischiante, acuto prodotto dalla turbolenza dei flussi d'aria; nella forma lieve si manifesta a fine espirazione, con l'aumento della severità il respiro sibilante si manifesta durante tutta l'espirazione, negli episodi asmatici severi si presenta anche durante l'inspirazione fino ad essere assente nelle crisi gravi per la severa limitazione dei flussi d'aria associata con l'ostruzione delle vie aeree e la *fatigue* dei muscoli respiratori.

Negli **attacchi più gravi** i pazienti assumono un decubito ortopnoico e possono presentare cianosi, secondaria all'ipossiemia, all'obiettività può essere presente silenzio respiratorio. Il torace del paziente può essere iperespanso, in quanto nelle crisi bronco-ostruttive vi è intrappolamento di aria nei polmoni. In questa condizione possono essere presenti anche agitazione, tachipnea, e utilizzo dei muscoli respiratori accessori quali ad esempio lo sternocleidomastoideo. L'andamento clinico può essere rapidamente ingravescente se non trattato, arrivando fino all'insufficienza respiratoria globale.

Una limitazione ancora maggiore al flusso aereo può insorgere se il lume bronchiale si riempie di abbondanti secrezioni viscose dense prodotte dalle cellule caliciformi e dalle ghiandole sottomucose, di proteine plasmatiche stravasate dal microcircolo bronchiale e di detriti cellulari.

La valutazione della sintomatologia (Tabella 8.III) permette di comprendere il **grado di gravità della crisi asmatica** necessario per definire piano e luogo di trattamento e rischio di mortalità della crisi.

Tabella 8.III Valutazione della gravità della crisi asmatica

Gravità lieve/Moderata	Grave	Potenzialmente mortale
Riesce a formulare frasi Preferisce sedere e non stare sdraiato Non è agitato Frequenza respiratoria aumentata Muscoli accessori non utilizzati nel respirare Polso 100–120 batt./minuto Saturazione O_2 (in aria) 90–95% PEF > 50% del teorico o del miglior valore di PEF misurato	Comunica con singole parole, aumento tempo parole Siede chino in avanti È agitato Frequenza respiratoria > 30 atti/min Muscoli accessori utilizzati nel respirare Polso >120 batt./minuto Saturazione O_2 (in aria) < 90% PEF ≤ 50% del teorico o del miglior valore di PEF misurato	Sonnolenza Confusione o assenza di rumori respiratori

Accertamenti diagnostici

I principali accertamenti diagnostici per la diagnosi e monitoraggio dell'evoluzione dell'asma bronchiale sono la spirometria, il picco di flusso respiratorio, il test di bronco provocazione e i test allergologici (Global Initiative for Asthma, 2021).

Spirometria. La spirometria è raccomandata nel sospetto di asma, preferibilmente prima di iniziare la terapia. L'indicatore di ostruzione delle vie aeree è la riduzione del rapporto tra volume espiratorio massimo al primo secondo (FEV1 o VEMS) e la capacità vitale (CV), l'indice di Tiffenau. Essendo la variabilità dell'ostruzione una caratteristica peculiare dell'asma, in presenza di un deficit ostruttivo è importante valutarne la reversibilità, tramite risposta alla somministrazione di broncodilatatore a breve durate d'azione (SABA), usualmente salbutamolo 400 mcg. L'incremento del FEV1 del 12% e di almeno 200 ml rispetto al valore basale, a distanza di 15 minuti circa dalla somministrazione del farmaco, è indice di reversibilità significativa. Nel capitolo della broncopneumopatia cronica ostruttiva è descritta la modalità di effettuazione e il significato dei principali indici spirometrici.

Picco di flusso espiratorio (PEF). Consiste nel massimo flusso di aria durante una espirazione forzata eseguita dopo una inspirazione massimale. Un parametro utile sia a fini diagnostici che per definire la gravità dell'asma è la velocità massima con la quale si è in grado di espellere aria dai polmoni e si esprime in litri/minuto. Risente di variazioni circadiane fisiologiche nell'ordine del 10% ed è misurabile con strumenti portatili ed economici (Figura 8.4), ma poco sensibili per dimostrare la presenza di ostruzione bronchiale e per la diagnosi di asma. Il periodico monitoraggio domiciliare è utile per la valutazione dei segnali di deterioramento funzionale (Figura 8.5). Il PEF dovrebbe essere monitorato due volte al giorno, al mattino, quando generalmente è più basso, e alla sera. Nel paziente sintomatico e non controllato dalla terapia, il PEF è inferiore all'80% del suo miglior risultato ovvero quello ottenuto in condizioni di relativo benessere, e la variabilità giornaliera supera il 20%, valore che indica un elevato grado di bronco reattività.

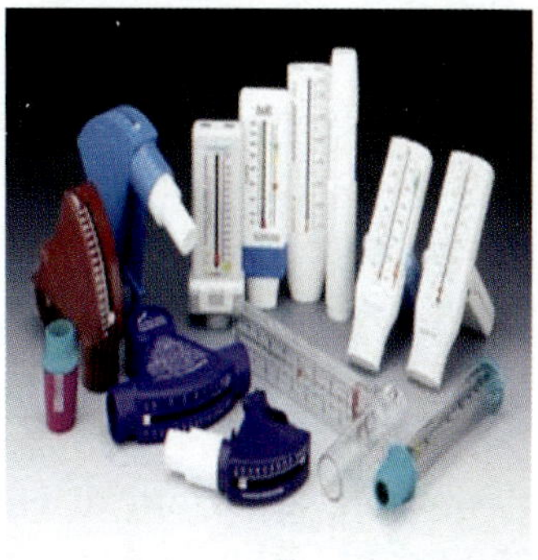

Figura 8.4 Esempi di strumenti in commercio per la misurazione del PEF.

Pur essendo disponibili in letteratura valori standard di PEF definiti per età e sesso, a causa della variabilità interindividuale, è consigliabile utilizzare valori personalizzati denominato ***personal best PEF***.

Per definire il *personal best PEF* istruire il paziente all'auto misurazione con i seguenti step:

1. stare in posizione eretta
2. controllare che il cursore sia azzerato a fondo scala
3. far aderire la bocca al boccaglio – non toccare l'indicatore
4. inspirare profondamente
5. soffiare con tutta la forza ed alla massima velocità in modo esplosivo (come per spegnere le candeline di una torta). Non c'è bisogno di mantenere l'espirazione, la misurazione è istantanea

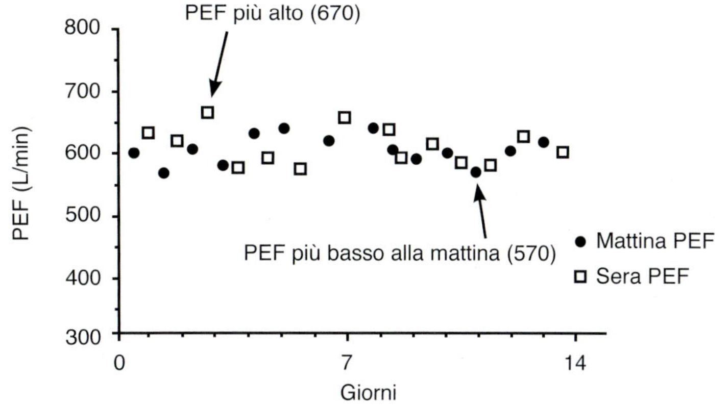

Figura 8.5 Esempio di registrazione Picco di Flusso Espiratorio. La variabilità circadiana, specie se superiore al 20%, è indicativa di iperreattività bronchiale, e conseguentemente suggestiva di asma.

6. leggere il valore e segnarlo su un foglio – ripetere per altre 2 volte aspettando qualche secondo ogni volta
7. registrare il valore più alto ottenuto, non fare la media dei tre risultati.

Il valore personalizzato è ottenuto attraverso il monitoraggio del PEF per due settimane mentre il paziente è in fase stabile di malattia e sotto trattamento farmacologico massimale. Il cosiddetto ***personal best PEF***, così determinato, consiste nel miglior valore individuale ottenuto e dovrebbe essere considerato il riferimento per il valore assoluto della misura e per la valutazione della variabilità giornaliera del flusso. Tali valori vengono poi associati a tre zone colorate - codice semaforo - (verde, gialla, rossa) ad indicare una situazione da ottimale ad una situazione di emergenza come rappresentato in Tabella 8.IV; questi codici saranno utilizzati anche per costruire il piano d'azione personalizzato (*Action Plan* - trattato nelle pagine successive).

Tabella 8.IV Interpretazione del PEF

Zona	% del personal best (p.b.) PEF	Possibile situazione/interpretazione *(da associare a giudizio clinico)*
Verde	80 – 100% del p.b.	Assenza di sintomi di asma, continuare la terapia in atto. La permanenza prolungata dei pazienti in terapia cronica in zona verde, può far valutare la possibilità di una riduzione dei farmaci da assumere
Gialla	50 – 80% del p.b.	Si sta verificando un'esacerbazione acuta c'è la necessità di un aumento posologico. Oppure, l'asma non è sufficientemente controllata ed è necessario un adeguamento della terapia cronica
Rossa	< 50% del p.b.	Vi è una crisi asmatica in corso. Prendere immediatamente la terapia di sollievo prescritta ed avvertire il medico/118 se il PEF non ritorna nella zona gialla o verde

È considerato sempre INDICE DI GRAVITÀ un valore di PEF:
33-50% del normale o del migliore risultato personale se noto (p. b.)
< a 100/200 litri/minuto se il migliore risultato non è noto

Test di bronco provocazione. Poiché un esame spirometrico normale non possa escludere l'asma, in situazioni di elevato sospetto clinico, è necessario eseguire un test di provocazione, che mette in luce una caratteristica peculiare dell'asma, l'iperreattività bronchiale. Uno stimolo che in una persona normale non ha effetto sul bronco, nel paziente asmatico causa invece ostruzione delle vie aeree. Il test consiste nel misurare cambiamenti di FEV1 dopo inalazione di dosi crescenti di agenti broncocostrittori (metacolina, istamina e soluzioni iperosmolari). In questo modo, si arriva a determinare la dose necessaria a provocare una riduzione del 20% del FEV1 rispetto al valore di partenza. Tanto minore è questa dose (definita PD20, provocative dose 20%), tanto maggiore sarà il grado di iperreattività bronchiale. Valori normali di PD20 sono maggiori di 1600 µg; una PD20 <800 µg è generalmente considerata indicativa di asma bronchiale. Il test di broncoprovocazione aspecifica è sicuro, ha modesti effetti collaterali e buona riproducibilità.

I test di broncoprovocazione con allergeni (test di provocazione specifici) sono raramente necessari per la diagnosi e gravati da un maggior rischio di effetti collaterali anche gravi. Questi test venivano in passato eseguiti nel sospetto di asma professionale, o in quelle situazioni nelle quali l'esordio dei sintomi non erano immediatamente e facilmente collegabile all'esposizione ad uno specifico allergene; attualmente sono utilizzati quasi esclusivamente a scopo di studio.

Test allergologici. I test allergologici per via epicutanea, detti anche prick test, ai comuni allergeni inalanti (ed eventualmente ad alimenti) possono essere positivi nella persona atopica e sono la metodica di primo livello per la conferma dell'eziologia allergica dell'asma. I prick test dimostrano la presenza di IgE nella cute e si eseguono utilizzando un controllo positivo tramite istamina e uno negativo. Una goccia degli estratti allergenici deve essere posizionata sulla faccia volare delle braccia; a livello della goccia stessa si procede successivamente a puntura con apposita lancetta. Il test è considerato positivo se compare un pomfo superiore di 3 mm a quello prodotto dal controllo negativo. La valutazione del ponfo va fatta dopo 15 minuti dalla puntura. Diversi fattori possono influenzare l'attendibilità del test, creando falsi negativi; possono essere fattori legati alla metodica come ad esempio la qualità dell'estratto allergenico, al paziente come l'età, per la ridotta reattività cutanea nel bambino e nell'anziano oppure la terapia antistaminica in atto, o alla malattia come la variabilità delle concentrazioni di IgE legate alla stagionalità dell'allergia. In particolare, la terapia antistaminica va sospesa in media circa una settimana prima dell'esecuzione del test, a seconda del farmaco utilizzato e della sua emivita (ad esempio, per la cetirizina la sospensione deve essere di 3-10 giorni). I farmaci teofillinici, β_2-agonisti e corticosteroidi inalatori non hanno effetti sui test cutanei. Una terapia steroidea sistemica può alterare i risultati solo se seguita per periodi prolungati. Esame di secondo livello è il **dosaggio delle IgE sieriche totali e specifiche** verso i più comuni allergeni, che insieme agli eosinofili spesso risultano aumentate nella persona asmatica. Questo esame viene comunemente eseguito con metodica radioimmunometrica (RAST). La prova non risente della terapia farmacologica e può quindi essere eseguita in qualunque momento. Dato il costo elevato, dovrebbe essere riservato al controllo di casi dubbi ai test epicutanei o quando questi siano sconsigliati o controindicati, come ad esempio nel casi di grave dermatite o dermografismo, impossibilità a sospendere i farmaci antistaminici.

Il **test dello sputo indotto** consiste nel conteggio e quantificazione delle cellule presenti nell'espettorato, ottenuto facendo inalare alla persona una soluzione salina ipertonica: nell'asmatico, l'espettorato è caratterizzato da un aumento degli eosinofili (oltre il 3%) e dalla presenza di mastociti.

Un altro metodo utile per la diagnosi e il monitoraggio clinico è il **dosaggio dell'ossido nitrico (NO) nell'aria espirata**, considerato un marcatore di infiammazione eosinofila delle vie aeree: nei pazienti asmatici il livello di NO diminuisce durante il trattamento con corticosteroidi inalatori e pertanto il test, valutando indirettamente lo stato di infiammazione delle vie aeree, permette di controllare ed eventualmente adeguare la terapia.

La **radiografia del torace** e, a maggior ragione, indagini radiologiche di secondo livello come la TAC, non forniscono informazioni specifiche sul paziente asmatico, ma possono essere utili in alcuni casi per la diagnosi differenziale.

Valutazione della persona affetta da asma

Accertare la presenza/frequenza dei sintomi e il loro impatto. Valutare la presenza e la frequenza giornaliera e settimanale di fischi durante il respiro, percezione di fiato corto, senso di dolore o costrizione al torace, tosse. Il momento della giornata in cui insorgono; spesso si presentano di notte o nelle prime ore del mattino. Alcuni esempi di domande da porre al paziente sono (Global Initiative for Asthma, 2021):

- *ha avuto attacchi di difficoltà respiratoria a riposo, di giorno e/o di notte, o dopo attività fisica?*
- *ha udito fischi o sibili nella respirazione, a riposo di giorno e/o di notte, o dopo esercizio fisico?*
- *ha avuto tosse fastidiosa, specialmente di notte, oppure dopo attività fisica?*
- *la difficoltà di respiro si manifesta soprattutto durante o dopo i pasti, nelle ore notturne o quando assume la posizione supina?*

Esplorare inoltre l'impatto dei sintomi sulla possibilità di svolgere abituali attività quotidiane a casa, al lavoro o a scuola e se ha avuto il bisogno di assumere farmaci di emergenza per via inalatoria nell'ultimo periodo, se ha fatto ricorso al suo medico con urgenza e se la misura del PEF è peggiorata.

La valutazione dei sintomi e del loro impatto, in un paziente con asma già accertata, fornisce informazioni sul controllo dell'asma, sull'esposizione a fattori di rischio e/o fattori scatenanti o aggravanti l'asma, sulla necessità di rivalutare la tipologia e/o dosaggio del trattamento farmacologico e il grado di aderenza del paziente al piano terapeutico.

Per valutare e monitorare il controllo dell'asma possono essere utilizzati strumenti presenti in letteratura quali l'Asthma Control Test (ACT) considerato valido e accurato nel rilevare il controllo di malattia (Jia et al, 2013) e il questionario GINA per la valutazione del controllo dell'asma di adulti, adolescenti e bambini (Global Initiative for Asthma, 2021). La Tabella 8.V descrive gli indicatori contenuti in questi 2 strumenti di valutazione.

Tabella 8.V Indicatori utilizzati dai questionari per la valutazione del controllo dell'asma

Indicatori	Asthma Control Test (ACT)	Questionario "valutazione controllo dell'asma di adulti, adolescenti e bambini" (GINA,2016)
Controllo dei sintomi e loro impatto		
Presenza/frequenza sintomi	X	X
Presenza/frequenza risvegli notturni	X	X
Utilizzo terapia di emergenza	X	X
Limitazione attività fisica	-	X
Limitazione lavoro scuola casa	X	-
Percezione controllo asma	X	-
Questi indicatori sono valutati con riferimento alle ultime 4 settimane		
Fattori di rischio di esiti sfavorevoli		
Esacerbazioni Es. utilizzo beta agonisti ad azione breve, riduzione FEV1, comorbidità, crisi severe negli ultimi mesi	-	X
Limitazioni del flusso d'aria Es. esposizione a fumo di tabacco, occupazionale, ipersecrezione di muco	-	X
Effetti avversi dei farmaci sistemici e locali	-	X
Valutati rispetto agli ultimi 3-6 mesi		

L'Asthma Control Test (ACT - Figura 8.6) è composto da due sezioni, la prima valuta il controllo dei sintomi dell'asma nelle ultime 4 settimane, la seconda invece i fattori di rischio che possono influenzare negativamente gli esiti.

						PUNTEGGIO
Nelle ultime 4 settimane, quanto spesso l'asma ti ha impedito di fare tutto ciò che avresti fatto di solito al lavoro, a scuola/università o a casa?	☐ Sempre	☐ Molto spesso	☐ A volte	☐ Raramente	☐ Mai	☐
Nelle ultime 4 settimane, quanto spesso hai avuto il fiato corto?	☐ Più di una volta al giorno	☐ Una volta al giorno	☐ Da tre a sei volte la settimana	☐ Una o duevolte la settimana	☐ Mai	☐
Nelle ultime 4 settimane, quanto spesso i sintomi dell'asma (fischio, tosse, fiato corto, costrizione o dolore al petto) ti hanno svegliato/a di notte o più presto del solito al mattino?	☐ Quattro o più notti la settimana	☐ Da due a tre notti la settimana	☐ Una volta la settimana	☐ Una o due volte nelle ultime quattro settimane	☐ Mai	☐
Nelle ultime 4 settimane, quanto spesso hai usato il farmaco di emergenza per inalazione o per aerosol (come Salbutamolo)?	☐ Tre o più volte al giorno	☐ Una o due volte al giorno	☐ Due o tre volte la settimana	☐ Una volta la settimana	☐ Mai	☐
Nelle ultime 4 settimane, quanto credi di avere tenuto sotto controllo la tua asma?	☐ Per niente	☐ Poco	☐ Abbastanza	☐ Bene	☐ Completamente	☐
						☐

Istruzioni per l'uso

1° passo: per ciascuna domanda fai una X sul quadrato corrispondente alla tua risposta, poi scrivi il numero a destra.

2° passo: sommando i punti delle singole risposte, calcola il punteggio totale per valutare se il tuo asma è sotto controllo. Ricordati di rivedere i risultati con il medico.

3° passo: scopri il significato del tuo punteggio.

25: Complimenti!

Nelle ultime 4 settimane il tuo asma è stato COMPLETAMENTE SOTTO CONTROLLO.
Non hai sintomi né limitazioni dovuti all'asma. Consulta il medico se si verificano dei cambiamenti.

20-25: Sei dentro il bersaglio

Nellle ultime 4 settimane probabilmente l'asma è stato BEN SOTTO CONTROLLO ma non COMPLETAMENTE SOTTO CONTROLLO.
Il tuo medico potrebbe aiutarti a tenerla COMPLETAMENTE SOTTO CONTROLLO.

Meno 20: Sei fuori dal bersaglio

Nelle ultime 4 settimane probabilmente l'asma NON È SOTTO CONTROLLO. Il tuo medico può consigliarti un programma terapeutico per aiutarti a migliorare il controllo del tuo asma.

Figura 8.6 Asthma Control Test (ACT).

Valutare l'esposizione a fattori contribuenti e/o scatenanti la crisi asmatica e le convinzioni del paziente. Rilevare se la persona è esposta a fattori rischio e/o scatenanti come infezioni virali della alte o basse vie respiratore, oppure allergeni inalanti degli ambienti chiusi (*indoor*), quali acari della polvere, derivati epidermici di animali, miceti e/o allergeni degli ambienti esterni (*outdoor*) come graminacee, pollini di alberi e spore fungine o sostanze irritanti ambientali quali fumo di sigaretta, inquinamento domestico e atmosferico, irritanti in ambiente lavorativo/professionale.

Per esplorare l'esposizione può essere utile indagare il periodo e i luoghi nei quali più facilmente percepisce una sintomatologia o dove trascorre più tempo e analizzare a quali fattori il paziente attribuisce i suoi disturbi e a quali cause.

Alcuni esempi di domande per esplorare l'esposizione possono essere:

- elementi ambientali: *la sua casa è arredata con tappeti o moquette? Vive con animali domestici? La loro vicinanza le scatena sintomi quali fatica a respirare o respiro sibilante?*
- esposizioni a allergeni esterni *(pollini): quando c'è molto smog o volano i pollini ha mai avuto difficoltà a respirare o udito fischi o sibili nel farlo? Ci sono periodi/stagioni dell'anno in cui nota cambiamenti nel suo respiro? Vive in un luogo con molta vegetazione? Ci sono luoghi in cui avverte un senso di fame d'aria improvviso o costrizione toracica? Ha mai avuto difficoltà respiratoria e/o tosse secca inalando profumi intensi?*

- fumo e inquinamento, ambiente di lavoro: *fumava in passato e attualmente fuma ancora? Quante sigarette? Vive con persone che fumano in casa o le capita di essere esposto al fumo passivo? Ha una stufa a legna in casa? Vive in un luogo molto trafficato? Che lavoro svolge attualmente o ha svolto in passato? Ha avuto esposizione - oppure è esposto - a polveri/agenti chimici o esalazioni sul posto di lavoro? Ci sono delle attività durante il lavoro che le provocano difficoltà a respirare?*
- attività fisica, sbalzi termici: *le capita di dover interrompere una corsa o una passeggiata per la sensazione di fiato corto o fame d'aria? Ci sono situazioni o fattori particolari che le causano la sensazione di fatica a riprendere fiato?*

Raccogliere la presenza di comorbilità come obesità, rinite, sinusite e poliposi nasale che spesso coesistono nel paziente asmatico e il cui trattamento può migliorare i sintomi e il controllo dell'asma. La poliposi nasale è associata molto spesso all'asma, alla rinite e all'ipersensibilità all'aspirina, soprattutto nei pazienti adulti e più del 28% degli adulti con asma, raramente i bambini, sviluppano riacutizzazione di malattia in seguito all'assunzione di aspirina e di altri farmaci antinfiammatori non steroidei (FANS). Le infezioni respiratorie provocano frequentemente respiro sibilante e peggioramento dei sintomi dell'asma. Il trattamento delle riacutizzazioni scatenate dalle infezioni respiratorie segue gli stessi principi del trattamento delle altre riacutizzazioni. La presenza di reflusso gastroesofageo è più frequente nei pazienti con asma rispetto la popolazione generale (Global Initiative for Asthma, 2021).

Esplorare la qualità del sonno e riposo. Il 30% delle persone asmatiche ha riferito di soffrire di disturbi del sonno correlati al grado di controllo dell'asma e riguardano la fase di addormentamento e di mantenimento del sonno. Esacerbazioni notturne possono indicare un scarso controllo della malattia, ma possono essere associabili anche alla coesistenza di altri fattori come obesità, reflusso gastroesofageo e sindrome delle apnee notturne. Il disturbo del sonno può essere causa di importante sonnolenza e stanchezza durante il giorno con impatto sul livello di attenzione, concentrazione e autonomia nelle attività di vita quotidiana, pertanto va attentamente considerato nelle persone con asma (Luyster, 2012). Valutare le caratteristiche del sonno e rilevarne le possibili alterazioni e la percezione del paziente rispetto alla sua sensazione di benessere e di riposo, chiedendo se fa fatica ad addormentarsi; quante volte si sveglia durante la notte, se è stanco o assonnato durante la giornata.

Esplorare il vissuto del paziente e i timori relativi alle crisi asmatiche. I pazienti con asma bronchiale vivono giorni o periodi "buoni" e momenti "cattivi". Gli episodi improvvisi e inaspettati di crisi d'asma sono caratteristica principale della malattia e questo determina che gli attacchi di asma siano una paura costante per i pazienti asmatici. I pazienti descrivono l'esperienza di una crisi d'asma con le seguenti frasi *"ci si sente come se qualcuno infilasse un perno nel mio petto. Mi manca il fiato e non riesco a respirare, non è una cosa graduale, ma improvvisa. Cerco di non cedere al panico..."*.

Accertare i bisogni educativi. Valutare la disponibilità e motivazione del paziente ad apprendere; esplorare la frequenza e severità dei sintomi del paziente, il grado di controllo dell'asma e i bisogni educativi percepiti per comprendere cosa conosce e storia vissuta/percepita di malattia, i quesiti e dubbi. Esplorare l'esposizione ai fattori di rischio e ai fattori scatenanti specifici della persona, come assume e gestisce il trattamento e uso della terapia inalatoria, ad esempio come utilizza l'inalatore e il distanziatore per verificare la corretta auto somministrazione del farmaco, descrizione degli orari di assunzione in una giornata, delle difficoltà che eventualmente incontra rispetto alle indicazioni suggerite ed indicate o se nell'ultimo periodo ha sospeso l'assunzione comprenderne il motivo.

Nella persona con asma persistente moderato-grave:

Valutare l'impatto nelle ADL. I pazienti affetti da asma persistente non possono svolgere le attività quotidiane, come i semplici lavori domestici, il giardinaggio o le visite ad amici e parenti a causa dei sintomi dell'asma. Anche le vacanze possono essere estremamente difficili: la pianificazione e la scelta del luogo e dell'alloggio devono avere un facile accesso al più vicino ospedale in caso di emergenza. Soprattutto quando grave, l'asma determina un significativo impatto sulle persone, alcuni riferiscono ad esempio *"Non riesco a salire le scale, questa è la differenza ...e devi pensare a tutto quello che fai in modo da non metterti in situazioni di pericolo. L'asma non è solo un inalatore blu, è tutto ciò che ne segue e che essa implica, le normali attività come lavarsi e vestirsi diventano più lunghe. Non posso giocare liberamente con mio figlio. E così per tutte le cose che gli altri danno per scontate"*. Molte persone con asma grave sono costrette a ridurre il numero di ore lavorative (part-time) e richiedere giorni di malattia come conseguenza della patologia, inoltre alcuni pazienti ritengono che l'asma abbia influito negativamente sulle loro carriere, per esempio per la necessità di cambiare funzione o persino lasciare il lavoro. Per molte famiglie, vivere con la persona affetta da asma, significa garantire al proprio caro una presenza costante e li spinge a pianificare esattamente quello che possono fare e dove possono andare. I familiari di pazienti con asma spesso vivono con paura ed ansia: le crisi improvvise e la mancanza di respiro determinano importante preoccupazione e paura che il proprio familiare possa morire soffocato, soprattutto se gli accessi sono notturni (Ciprandi et al., 2015).

Identificare presenza di ansia, depressione. I disturbi emotivi, come ansia e depressione, sono più frequenti nei pazienti con asma persistente, sono correlati ad uno scarso controllo della malattia, e a una evoluzione sfavorevole dei sintomi ed un rischio maggiore di avventi avversi (Ciprandi et al., 2015).

Approfondire la disponibilità di sostegno sociale e familiare. Con chi vive il paziente? Quale familiare o caregiver lo aiuta? Chi altro vorrebbe coinvolgere e come? Familiari e amici lo stimolano ad uscire e condividono le passeggiate, collaborano a trovare soluzioni e accorgimenti per ridurre l'esposizione a fattori di rischio e scatenanti le crisi d'asma; oppure tendono ad essere iperprotettivi e a sostituirsi.

Trattamento farmacologico del paziente con asma

L'obiettivo primario del trattamento è tenere sotto controllo l'asma, riducendo frequenza e gravità degli episodi di crisi d'asma. Quando l'asma è ben controllata il paziente può non presentare più sintomi né diurni né notturni, avere una percezione di buona qualità di vita e se la fase di stabilità perdura nel tempo può essere valutata una riduzione della terapia farmacologica (Fanta, 2009).

Il trattamento del paziente con asma bronchiale si basa su 3 principi:

1. **farmaci di controllo**
2. **farmaci sintomatici o al bisogno**
3. **rimuovere i fattori evitabili individuali e ambientali.**

Le azioni fondamentali per il trattamento del paziente con asma, differenziate per la fase di diagnosi e nei successivi controlli, sono descritte nella Tabella 8.VI.

Il trattamento farmacologico può essere classificato in due categorie:

Tabella 8.VI Azioni fondamentali per il trattamento del paziente con asma
Alla diagnosi
Riconoscere ed eliminare i fattori di rischio e inducenti
Definire la gravità
Scegliere i farmaci piú adeguati
Definire un piano per un trattamento tempestivo delle riacutizzazioni
Ai controlli
Rivalutare i sintomi e il controllo della malattia
Rivalutare la terapia ed eventualmente adeguarla
Programmare l'informazione e l'educazione del paziente

1) **farmaci di controllo** (*controller*), che vengono usati come trattamento di fondo e mantenimento (Tabella 8.VII). Sono i corticosteroidi inalatori (ICS) associati o meno ad altri preparati, generalmente ad attività broncodilatatrice, la cui scelta deve essere effettuata in relazione alla gravità della malattia.

2) **farmaci sintomatici** (*reliever*), utilizzabili al bisogno, rimuovono l'ostruzione bronchiale a insorgenza acuta e i sintomi acuti che la accompagnano. Questa classe comprende i broncodilatatori a breve durata d'azione.

Tabella 8.VII Terapia di mantenimento - farmaci di controllo

	Anti infiammatori	Broncodilatatori
Prima scelta	Corticosteroidi inalatori beclometasone budesonide fluticasone flunisolide	B_2 agonisti inalatori a lunga durata d'azione
Seconda scelta	Antileucotrieni Cromoni Anti IgE Corticosteroidi orali	Teofillina orale a lento rilascio Anticolinergici inalatori a lunga durata d'azione

Le classi di farmaci usualmente utilizzate per la terapia dell'asma sono, analogamente alla BPCO, i B_2 agonisti e i corticosteroidi, entrambi somministrati per via inalatoria, in quanto consente il massimo beneficio con i minimi effetti collaterali. I primi hanno la funzione di controllare il sintomo respiratorio legato al broncospasmo, i secondi agiscono sull'infiammazione bronchiale.

L'approccio generale da seguire è di tipo additivo, ovvero, a seconda della gravità clinico-strumentale e dell'andamento della malattia nel tempo, si aggiungerà o si potenzierà un farmaco. Un possibile schema di terapia per "gradini" è riportato nella Tabella 8.VIII.

Tabella 8.VIII Step di trattamento in base alla risposta e controllo dell'asma

	STEP 1	STEP 2	STEP 3	STEP 4	STEP 5
Farmaci di controllo di I scelta	-	corticosteroidi per via inalatoria a bassa dose	corticosteroidi per via inalatoria / B_2 agonista a lunga durata d'azione a bassa dose	corticosteroidi per via inalatoria / B_2 agonista a lunga durata d'azione a dose medio-alta	Step 4 + trattamento aggiuntivo (es. anti IgE)
Altre opzioni	considerare basse dosi corticosteroidi per via inalatoria	anti-leucotrieni bassa dose teofillina	dose medio-alta di corticosteroidi per via inalatoria corticosteroidi per via inalatoria + anti-leucotrieni a bassa dose corticosteroidi per via inalatoria a bassa dose + teofillina	aggiungere tiotropio corticosteroidi per via inalatoria a alte dosi + anti-leucotrieni corticosteroidi per via inalatoria a alte dosi + teofillina	aggiungere tiotropio aggiungere corticosteroidi orali a basse dosi
Farmaci sintomatici al bisogno	B_2 agonista ad azione rapida		B_2 agonista ad azione rapida o bassa dose di I corticosteroidi per via inalatoria /Formoterolo		
Altri provvedimenti	Programma di educazione Controllo dei fattori di rischio e immunoterapia quando indicati				

Adeguamento della terapia al livello di controllo dell'asma da *step-up* (incremento) o *step-down* (riduzione)

Cardine della terapia dell'asma è l'assunzione di **corticosteroidi per via inalatoria (ICS)**, che vanno sempre somministrati indipendentemente dalla gravità della malattia, tranne in quei pazienti in cui i sintomi siano molto lievi, sporadici e non sovrapposti a specifici fattori di rischio, ovvero asma lieve-intermittente; inoltre, va sempre associato un farmaco **B_2 agonista ad azione rapida (SABA)** da utilizzare al bisogno. I SABA agiscono in pochi minuti e sono efficaci per prevenire la completa ostruzione delle vie aeree.

Se si assiste a un graduale peggioramento dei sintomi e uno scarso controllo degli stessi, o se la malattia già all'esordio si presenta con caratteristiche di maggior gravità, si associa un farmaco **B_2 agonista a lunga durata d'azione (LABA)**, in costituzioni fisse o separate. I preparati in costituzioni fisse favoriscono la compliance del paziente la preparazione di associazione tra corticosteroidi inalatori (budesonide o beclometasone) e un LABA (formoterolo), può essere utilizzata sia come terapia di mantenimento, sia come terapia al bisogno, facilitando così il paziente nella gestione quotidiana. Il meccanismo d'azione della terapia con corticosteroide e B_2 agonista a lunga durata d'azione (LABA) e B_2 agonista ad azione rapida (SABA) a livello bronchiale sono descritti nel capitolo della broncopneumopatia cronica ostruttiva e nel capitolo dell'ipertensione è spiegato il sistema dei recettori B_2.

I **farmaci di seconda scelta o aggiuntivi** sono meno potenti ed efficaci nel controllo dei sintomi. Trovano pertanto indicazione quando vi siano controindicazioni maggiori verso corticosteroidi inalatori e LABA, oppure come terapia aggiuntiva nel caso questi non siano sufficienti a controllare i sintomi.

Gli **inibitori recettoriali dei leucotrieni** come ad esempio Zafirlukast, Montelukast, farmaci ad azione antinfiammtoria, trovano indicazione specifica nei quadri di asma che si associano all'intolleranza all'acido acetilsalicilico e nei casi in cui sono presenti sia asma che rinite allergica, agendo su entrambe le patologie; sono somministrati per via orale.

La **teofillina**, farmaco ad azione broncodilatatrice, può essere aggiunta alla terapia, valutando attentamente i rischi/benefici, soprattutto riguardo lo stretto intervallo terapeutico, con rischio di tossicità a carico del sistema nervoso centrale e di aritmie.

Il **tiotropio**, farmaco anticolinergico ad attività broncodilatatrice a lunga durata d'azione, può essere utilizzato come terapia aggiuntiva; le maggiori evidenze di efficacia sono documentate in corso di riacutizzazione.

Terapia anti IgE. In pazienti non adeguatamente controllati con alte dosi di terapia di combinazione, che presentino livelli di IgE sieriche compresi tra 40 e 1300 UI/ml e siano allergici ad allergeni perenni, è possibile utilizzare Omalizumab, anticorpo monoclonale anti IgE, farmaco prescrivibile e somministrabile per via parenterale in ambiente ospedaliero.

Immunoterapia specifica. La terapia consiste nella somministrazione per via intradermica o sublinguale, prolungata di estratti dell'allergene purificati, a dosi via via maggiori con lo scopo di indurre nella persona uno stato di tolleranza immunologica nei confronti dell'allergene stesso. L'immunoterapia allergene specifica è riservata ai casi in cui siano individuati con certezza gli allergeni responsabili della malattia. Esposizione a un preciso allergene, storia clinico-anamnestica e test di reattività cutanea devono essere concordi nell'indirizzare il percorso terapeutico. Va riservata ai casi di asma da lieve a moderata, quando il paziente sia sensibile ad un solo allergene non evitabile, sia dimostrata una chiara relazione tra sintomi ed esposizione a quel particolare antigene e la malattia non sia adeguatamente controllata da una terapia ben condotta. Non deve essere invece presa in considerazione nei casi di asma grave o non controllata, nella quale sia presente un grado di ostruzione bronchiale non reversibile.

Istruire all'utilizzo della terapia inalatoria e facilitare l'aderenza

Una scarsa abilità tecnica nell'uso degli inalatori aumenta le crisi e gli effetti avversi; alcuni studi hanno evidenziato che il 70 - 80 % dei pazienti non usa correttamente il suo inalatore. I fattori che contribuiscono alla scarsa aderenza del paziente affetto da asma bronchiale alla terapia inalatoria e alle altre indicazioni comportamentali sono: difficoltà nell'utilizzo del dispositivo inalatorio, regime terapeutico complicato, insorgenza di effetti collaterali e diffidenza/paura dei farmaci; altri fattori di riduzione dell'adesione ai regimi terapeutici non legati al trattamento farmacologico sono: rifiuto della malattia, sfiducia nella medicina "tradizionale", non comprensione delle informazioni fornite, dimenticanze, costi, impossibilità e/o difficoltà a sottrarsi ai fattori di rischio ambientali (lavoro, scuola, domicilio) e comportamentali (tabagismo) (Global Initiative for Asthma, 2021).

È necessario scegliere il dispositivo di inalatore più adatto al paziente in relazione alle sue abilita motorie e considerando l'eventuale presenza di limitazioni fisiche. Coinvolgere il paziente nella scelta dell'inalatore, evitando l'uso di molteplici e differenti tipi di inalatori che lo possono confondere. Insegnare la tecnica da adottare e chiedere al paziente di provare concretamente per dimostrare come lo utilizza; a questo fine vi sono appositi inalatori placebo per addestramento e verifica. Programmare gli orari della terapia fissa coniugandoli con le routine del paziente per favorire la memorizzazione e ridurre il più possibile la complessità degli schemi di trattamento. La tecnica e le caratteristiche degli inalatori sono descritte nel capitolo della BPCO e nel Trattato di Cure Infermieristiche capitolo somministrazione della terapia.

Per favorire l'adesione alla terapia è necessario anche motivare la persona ad assumere con regolarità i farmaci prescritti, spiegando i rischi di una non corretta assunzione, quali la riduzione del controllo dell'asma con conseguente aumento della frequenza e/o gravità delle crisi asmatiche. Educare il paziente a richiedere consulenza al proprio medico prima di assumere farmaci non prescritti, a tenere un diario della terapia assunta per monitorare l'efficacia dei trattamenti e a riconoscere eventuali interazioni o reazioni avverse.

Classificazione della severità in base al grado di controllo dell'asma

La **severità dell'asma** è verificata sia nelle fasi iniziali che retrospettivamente dal livello di trattamento richiesti per il controllo dei sintomi e delle esacerbazioni o crisi. Può essere valutata in fase di trattamento per controllare su lungo periodo quale step di trattamento (Tabella 8.VIII) è efficace per il paziente. La severità dell'asma non è una caratteristica statica e può cambiare nel corso di mesi o anni. Nella Tabella 8.IX è descritta la classificazione in rapporto alla frequenza dei

Tabella 8.IX Classificazione di gravità/severità dell'asma prima dell'inizio del trattamento (Fanta, 2016)

Gravità	Sintomi	Sintomi notturni	FEV1 / variabilità PEF
Intermittente	2 o meno volte/settimana Riacutizzazioni di breve durata e poco frequenti; Non sintomi e PEF normale tra le crisi	< 2 volte al mese	> 80% del teorico Variabilità PEF < 20%
Lieve persistente	Più di 2 volte alla settimana e meno 1 volta al giorno Riacutizzazioni occasionali che disturbano il sonno o la vita quotidiana	> 2 volte al mese	> 80% del teorico Variabilità PEF > 30%
Moderato persistente	Quotidiani Riacutizzazioni frequenti che disturbano il sonno o la vita quotidiana Moderate limitazioni della vita quotidiana	> 1 volta a settimana	60-80% del teorico Variabilità PEF > 30%
Grave persistente	Continui e importanti Riacutizzazioni molto frequenti Attività fisica limitata	Frequenti	< 60% del teorico Variabilità PEF > 30%

sintomi diurni e notturni su un periodo da 2 a 4 settimane, attuale livello di funzionalità respiratoria (PEF o FEV1 e indice di Tiffenau FEV1/FVC) e numero di crisi (esacerbazioni) che hanno richiesto terapia con corticosteroidi per via orale nel precedente anno.

Intermittente. Sintomi diurni settimanali e notturni mensilmente rari, raro utilizzo di beta agonisti ad azione rapida; nessuna interferenza con le normali attività e valori FEV 1 normali nei periodi tra le crisi; non richiesta (non più di una volta) di corticosteroidi orali per la crisi nell'ultimo anno.

Se una delle caratteristiche di asma del paziente è più grave di quelle sopra elencate, l'asma è classificato come *persistente.*

Asma lieve persistente. Sintomi diurni più frequenti settimanalmente, ma non quotidiani e più frequenti mensilmente durante le ore notturne. Nessuna o scarsa interferenza con sonno o vita quotidiana tra le crisi. Solitamente è ben controllato con gli step 1 e 2 ; B_2 agonista ad azione rapida (SABA) al bisogno o basse dosi di corticosteroidi per via inalatoria (ICS).

Asma moderato persistente. Sintomi diurni quotidiani e più frequenti settimanalmente durante le ore notturne. Presente interferenza con sonno o la vita quotidiana. Ben controllato mediante lo step 3, ad esempio con bassi dosaggi di corticosteroidi per via inalatoria e agonisti a lunga durata.

Asma grave persistente. Sintomi d'asma quotidiani, sibilo notturno, bisogno più volte al giorno di beta agonisti a rapida azione per alleviare i sintomi, severa limitazione delle normali attività e severa riduzione della FEV1. Richiede step 4/5 con moderate o alte dosi di corticosteroidi per via inalatoria (ICS)/B_2 agonista a lunga durata d'azione (LABA) ± terapie aggiuntive, oppure rimane non controllato nonostante il trattamento.

Educazione della persona affetta da asma

Interventi assistenziali per attivare specifici comportamenti di autocura

L'educazione del paziente all'auto-gestione della malattia è un elemento cardine del trattamento; gli esiti dell'educazione al paziente con asma dovrebbero essere (British Thoracic Society & SIGN, 2019):

- ridurre l'utilizzo in emergenza delle risorse sanitarie: accessi in pronto soccorso e ospedalizzazione;
- migliorare il controllo dell'asma: riduzione dei sintomi e dei giorni di assenza da scuola o lavoro e miglioramento della qualità di vita;
- migliore comprensione dell'asma bronchiale includendo cos'è, le sue cause e gli effetti sui polmoni;
- partecipazione consapevole ai processi decisionali relativi ai test diagnostici e alle opzioni terapeutiche (terapia inalatoria di controllo e di sollievo);
- adozione di capacità di autocura descritte nella Tabella 8.X.

Tabella 8.X Capacità di autocura attese dalla persona con asma bronchiale
– **Ridurre l'esposizione a fattori di rischio e scatenanti per prevenire le crisi d'asma** – **Riconoscere segni e sintomi di crisi asmatica** – **Attuare comportamenti per gestire la crisi asmatica lieve**

- acquisizione di strategie di coping per affrontare le "prove" del vivere con una malattia cronica: vivere nell'incertezza e attesa della crisi asmatica, impatto della crisi, riduzione e limitazioni nelle attività quotidiane e nel lavoro;
- utilizzo appropriato delle risorse presenti sul territorio a supporto dei pazienti affetti da asma e suoi famigliari (risorse online,...).

Ridurre l'esposizione ai fattori di rischio e scatenanti

L'efficacia in termini di controllo dell'asma bronchiale è determinata dall'associazione terapia farmacologica e aderenza a comportamenti corretti finalizzati ad evitare/ridurre l'esposizione ai fattori di rischio e scatenanti la crisi d'asma specifici della persona.

Istruire la persona ad adottare comportamenti di controllo dell'esposizione ad allergeni inalanti presenti in ambienti chiusi e aperti (Figura 8.7).

Rispetto agli **ambienti chiusi (indoor)** i comportamenti core da mettere in atto sono:

- coprire cuscini e materassi con copertura ermetica (antiacaro)
- pulire e aspirare la casa settimanalmente senza la presenza della persona asmatica
- evitare la presenza e il contatto con animali
- utilizzare condizionamento di aria centrale e cambiare i filtri una volta al mese.

A questi comportamenti, nei pazienti affetti da asma grave persistente, sono aggiunte altre misure:

- lavare materassi e cuscini in acqua calda (60 °C) settimanalmente
- lavare coperte e copriletto ogni 4 settimane
- evitare peluche o lavarli frequentemente
- ridurre oggetti, tappeti e suppellettili che possono accumulare polvere
- usare filtro d'aria ad alta efficienza (HEPA) per il sistema di aria condizionata o per aspirare la polvere, che può essere effettuato anche con un sistema centrale di vuoto con uno scarico all'aperto.

Questi accorgimenti possono favorire una riduzione di *triggers* specifici dell'esacerbazioni asmatiche.

Rispetto agli **ambienti aperti (outdoor)**, gli allergeni inalanti dell'ambiente esterno, quali **graminacee, pollini di alberi, spore fungine** variano di concentrazione in base alla stagione. Istruire la persona a riconoscere le piante che liberano i pollini che possono indurgli una crisi asmatica ed il calendario di impollinazione. Le piante che liberano gli allergeni hanno generalmente una impollinazione anemofila cioè, non avendo fiori vistosi e quindi non potendo attrarre gli insetti, disperdono al vento grandi quantità di pollini. Durante il periodo critico e in presenza delle condizioni ideali di impollinazione quali 25-30 gradi di temperatura; vento con velocità di 5-15 Km/h; umidità 60-90%; giornate soleggiate si deve consigliare al paziente di:

- ridurre il tempo trascorso all'aperto, evitare le gite nelle ore mattutine, soprattutto nei giorni di sole, con vento e tempo secco o nelle ore successive alla pioggia, in quanto è dimostrato che la pioggia frantuma il polline di una miriade di particelle che mantenendo intatto il loro potere allergizzante e trasportate dal vento raggiungono più in profondità le vie aeree;
- preferire luoghi con finestre e porte chiuse, e con sistemi di aria condizionata provvista di filtro (HEPA);
- eseguire un'accurata igiene quotidiana per eliminare allergeni, ed un lavaggio frequente dei vestiti, poiché pollini ed altre particelle aero disperse possono depositarsi sulla cute e sugli indumenti;
- evitare lavori di giardinaggio o di soggiornare per tempi prolungati in habitat ambientali particolari quali stalle o serre. Poiché le spore delle muffe possono essere trigger esterni e si trovano in modo particolare nei cumuli di foglie ed erba, nell'acqua stagnante (ad esempio nelle grondaie di casa) e nei bidoni contenenti i rifiuti.

Istruire la persona ad evitare ambienti inquinati. Suggerire di ridurre il più possibile l'esposizione in zone ad alto traffico per inquinanti atmosferici, in zone fumatori che lo esporrebbe a fumo passivo e in ambienti con polveri e combustibili; evitare di svolgere attività fisica all'aperto in grandi città con traffico intenso e consigliare di fare attività fisica in locali interni nelle giornate particolarmente fredde in quanto anche l'aria fredda o improvvisi cambiamenti climatici possono innescare i sintomi dell'asma.

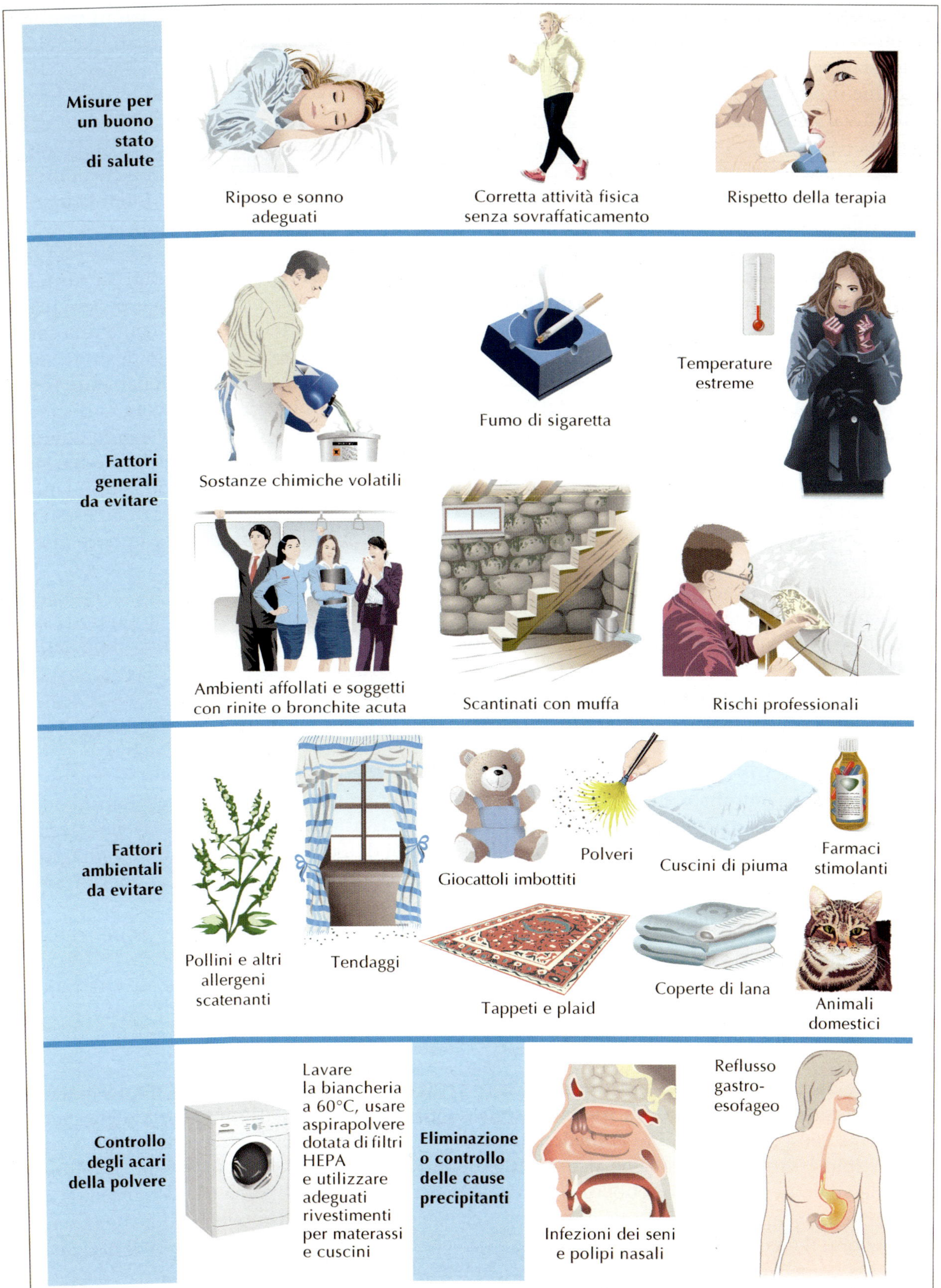
Misure per un buono stato di salute
Riposo e sonno adeguati
Corretta attività fisica senza sovraffaticamento
Rispetto della terapia
Fattori generali da evitare
Sostanze chimiche volatili
Fumo di sigaretta
Temperature estreme
Ambienti affollati e soggetti con rinite o bronchite acuta
Scantinati con muffa
Rischi professionali
Fattori ambientali da evitare
Pollini e altri allergeni scatenanti
Tendaggi
Giocattoli imbottiti
Polveri
Cuscini di piuma
Farmaci stimolanti
Tappeti e plaid
Coperte di lana
Animali domestici
Controllo degli acari della polvere
Lavare la biancheria a 60°C, usare aspirapolvere dotata di filtri HEPA e utilizzare adeguati rivestimenti per materassi e cuscini
Eliminazione o controllo delle cause precipitanti
Infezioni dei seni e polipi nasali
Reflusso gastro-esofageo

Figura 8.7 Comportamenti corretti per la riduzione dell'esposizione ai fattori di rischio e scatenanti l'asma (Gaudio & Terzano, 2012).

La **disassuefazione dal fumo.** Il fumo attivo e passivo è responsabile di riacutizzazioni frequenti dell'asma e peggiora i sintomi. La persona con asma dovrebbe smettere di fumare ed evitare l'esposizione a fumo passivo. La terapia per smettere di fumare deve quindi affrontare e risolvere due problemi del paziente: la sindrome da astinenza (provocata dalla dipendenza fisica) e la recidiva. L'intervento minimo raccomandato è quello delle "5A" descritto nel capitolo della cardiopatia ischemica. Il programma cognitivo comportamentale può essere associato alla terapia farmacologica sostitutiva della nicotina con vareniclina, bupropione e nortriptilina, che aumenta in maniera significativa i tassi di astinenza a lungo termine (Diette et al., 2008; Global Initiative for Asthma, 2021).

Istruire la persona a svolgere attività ed esercizio fisico aerobico con regolarità almeno 20-30 minuti, due o tre volte in settimana. Spiegare al paziente i benefici di un esercizio regolare come un'attività fisica aerobica regolare di 20 minuti due volte in settimana, come una corsa leggera, nuoto, spinning, stretching anche in combinazione tra loro, agisce in modo positivo sulla forma fisica (fitness), sul coordinamento muscolare e sulla fiducia in se stessi. L'allenamento fisico determina un marcato miglioramento della tolleranza cardio polmonare, incrementa la disponibilità di ossigeno ed è tollerato tra i pazienti affetti da asma. Le persone con asma stabile dovrebbero essere incoraggiate ad un training regolare di esercizio fisico senza la paura di esacerbazione dei sintomi. Nelle persone affette da asma che mostrano meno tolleranza all'esercizio dovuto a peggioramento dei sintomi asmatici durante l'attività fisica o per altre ragioni, quali ad esempio decondizionamento, l'attività dovrebbe essere realizzata con maggiore gradualità e minore intensità (Carson et al., 2013).
Suggerire inoltre al paziente di:
- assumere la terapia prima dell'attività fisica, se consigliato, l'insorgenza dei sintomi può essere prevenuta con l'uso di un farmaco al bisogno a breve durata d'azione, assunto prima dell'esercizio
- iniziare il programma di attività fisica in modo graduale
- riscaldarsi prima dell'esercizio fisico
- interrompere l'attività in caso di sintomi e assumere la terapia necessaria al bisogno
- preferire esercizio al coperto se fuori è freddo o se il livello di pollini o inquinanti è elevato. Se l'asma è ben controllato, ma il paziente manifesta i sintomi asmatici cinque-dieci minuti dopo l'esercizio fisico, molto probabilmente questo ne è la causa scatenante. Ciò avviene specialmente nel caso in cui le vie aeree sono sensibili a cambi di temperatura ed umidità, soprattutto respirando l'aria fredda attraverso la bocca e non con il naso che ha funzione di umidificare e riscaldare l'aria prima che arrivi alle basse vie respiratorie.

I fattori che possono contribuire ad indurre asma durante l'esercizio fisico sono: durata dell'attività fisica; temperatura climatica; grado di umidità e la possibilità che altri allergeni come pollini presenti nell'aria. La persona con asma non deve rinunciare all'attività fisica, ma deve comprendere come il suo corpo reagisce e identificare un regime di esercizio che può ben tollerare.

Incoraggiare a consumare una dieta ricca di frutta e verdura, controllata qualora siano note allergie agli alimenti e a mantenere o raggiungere un normopeso. Una dieta mediterranea e con grassi di origine animale ha un ruolo "protettivo" per i pazienti asmatici, alcuni studi clinici hanno dimostrato che alcuni antiossidanti naturalmente presenti in frutta e verdura, come le vitamine A, C, E, potrebbero aiutare a mitigare i sintomi dell'asma (Garcia-Larsen et al., 2016). Nella maggior parte dei casi, le persone con asma possono alimentarsi con una dieta senza limitazioni. Il consumo di alcuni alimenti può invece scatenare una crisi asmatica se il paziente è allergico, come ad esempio uova, alcuni pesci, crostacei, noci ecc.
L'obesità è un importante fattore di rischio di crisi asmatiche, vi è infatti evidenza che l'obesità favorisce uno stato infiammatorio sistemico tramite il rilascio di citochine pro-infiammatorie e

mediatori come l'interleuchina-6, fattore di necrosi tumorale ß, eotaxina e leptina. La leptina, un fattore di sazietà pro-infiammatorio, elevato negli individui obesi, si è rilevato in grado di causare infiammazione delle vie aeree; studi hanno documentato una riduzione dei livelli di leptina nel siero a peso inferiore. La perdita di peso nelle persone in sovrappeso ed obese è associata ad un miglioramento del FEV1, della capacità vitale forzata (FVC) e ad una riduzione delle dosi dei farmaci di salvataggio (maggior controllo dell'asma). Per tali motivi è indicato **consigliare al** paziente asmatico in sovrappeso di seguire le indicazioni dietetiche sopradescritte con una riduzione della quota calorica che favorisca la perdita di peso in combinazione con esercizio fisico regolare e modulato sulla base delle proprie condizioni cliniche (Adeniyi & Young, 2012).

Istruire il paziente a usare con cautela alcuni farmaci, quali ad esempio betabloccanti, ASA e FANS, prodotti di erboristeria e prima confrontarsi con il proprio medico.

Raccomandare la vaccinazione antipneumococcica e ai pazienti con asma di grado moderato-severo la vaccinazione antinfluenzale con virus inattivato ogni anno.

Riconoscere segni e sintomi di crisi asmatica lieve - moderata e insegnare i comportamenti da attuare

Insegnare al paziente/caregiver la tenuta di un diario dove registrare l'insorgenza dei sintomi, quali in particolare dispnea, senso di costrizione toracica, respiro sibilante e tosse con scarso escreato e a identificare i fattori scatenanti la crisi asmatica.

I principali contenuti relativi a come riconoscere tempestivamente l'insorgenza della crisi asmatica e come gestirla dovrebbero essere contenuti in un **piano d'azione personalizzato scritto (Action Plan** - Figura 8.8). Le componenti del piano d'azione sono:

- stato della situazione respiratoria in base alla assenza o presenza di sintomatologia;
- farmaci abituali;
- automonitoraggio e registrazione regolare del PEF; interpretazione attraverso il semaforo;
- utilizzare inalatori di sollievo con broncodilatatore a breve durata d'azione, avviare il trattamento di urgenza se compreso nelle prescrizioni;
- gestire le crisi d'asma lievi insegnando al paziente a modificare o aumentare il trattamento in relazione alla sintomatologia con un piano di azione scritto;
- come attivare le cure mediche se i sintomi non migliorano nonostante il trattamento.

L'Action Plan pertanto ha la finalità di mostrare al paziente come riconoscere e affrontare le esacerbazioni o crisi d'asma; deve essere personalizzato in base alla terapia del paziente, il suo livello di controllo dell'asma e le sue preferenze e basato sui sintomi e/o sul PEF (nei bambini solo sui sintomi). Questo permette di iniziare un trattamento adeguato ai primi segni di peggioramento con maggiori possibilità di successo. Istruire la persona all'autogestione dell'asma attraverso l'automonitoraggio del PEF e dei propri sintomi, associato a regolari follow up e all'utilizzo del piano d'azione scritto migliora gli outcome clinici negli adulti con asma, quali riduzione delle ospedalizzazioni, degli ingressi per urgenza, i sintomi, i risvegli notturni, migliora la funzione respiratoria, la qualità di vita e riduce la mortalità dell'asma (Gibson et al., 2003-2010).

Nome e cognome

Data nascita ______________

Servizio:

Severità dell'asma: moderata persistente

Trigger stagionali: polline di graminacea
Trigger: evitare l'esposizione al fumo e le malattie virali

Vai: Stai andando bene!	**Usa questi farmaci ogni giorno**
Hai tutte queste caratteristiche: – il respiro è buono – non hai tosse o fischi/sibilo – riposi durante la notte – puoi andare a scuola, a giocare o al lavoro	Farmaco: Fluticasone propinato 110 mcg Quantità: 2 puff, inalati Quando: 2 volte al giorno Prima dell'esercizio prendi.... puff di......

Attenzione: Rallenta!	**Prendi questi farmaci**
Hai qualcuna di queste caratteristiche: – primi segni di raffreddamento – tosse – sibili/fischi moderati – stretta al petto – tosse, sibilo o difficoltà respiratorie durante la notte	Farmaco: Albuterolo MDI Quantità: 2 puff, inalati Quando: ogni 4-6 ore in base alla necessità, per 7 giorni Se non vi sono miglioramenti in 3 giorni, chiama l'ambulatorio oppure vieni per essere visitato

Pericolo: Fatti aiutare!	**Prendi immediatamente questi farmaci**
L'asma sta peggiorando velocemente: – i farmaci non aiutano – il respiro è rapido e difficoltoso – le narici sono dilatate – le coste del torace sono sporgenti – non riesci a parlare bene	Farmaco: Albuterolo Quantità: 2 puff inalati oppure 1 fiala nebulizzabile Quando: puoi ripetere ogni 15-20 minuti per un totale di 3 dosi **Ora fatti aiutare da un medico oppure chiama il 118 oppure vai al pronto soccorso più vicino!**

Data

Firma del paziente/familiare:

Firma del Medico:

Istruzioni speciali:

Figura 8.8 Esempio di Piano d'azione - Action Plan - per l'asma.

Gestione assistenziale della crisi d'asma

L'aggravamento episodico è la caratteristica più importante dell'asma. Ci sono molti fattori scatenanti le riacutizzazioni, compresi gli stimoli che producono la sola broncocostrizione (facilitanti), come l'aria fredda, la nebbia o l'esercizio, e gli stimoli che determinano l'infiammazione delle vie aeree (scatenanti), come l'esposizione ad allergeni, alle sostanze sensibilizzanti di origine professionale, all'ozono, o le infezioni respiratorie virali. L'esercizio e l'iperventilazione con aria fredda e secca causano broncocostrizione nell'asma attraverso un raffreddamento e una disidratazione delle vie aeree, che determinano il rilascio, da parte delle cellule tissutali residenti e delle cellule infiammatorie, di mediatori come l'istamina o i cisteinil leucotrieni, che stimolano la contrazione della muscolatura liscia. Questi *trigger* o fattori scatenanti non peggiorano la responsività bronchiale nei confronti di altri stimoli e, perciò, hanno soltanto effetti transitori. Le riacutizzazioni d'asma si possono sviluppare nell'arco di alcuni giorni.

Problemi assistenziali in base al livello di gravità della crisi d'asma

I principali **problemi** che presenta il paziente con asma bronchiale grave sono sintetizzati nella Tabella 8.XI.

Tabella 8.XI Problemi assistenziali della persona con crisi asmatica in base al livello di gravità

Problema	Manifestazioni		
	crisi d'asma e lieve-moderata	*crisi d'asma grave*	*potenzialmente mortale-fatale*
Dispnea da broncocostrizione, restringimento delle vie aeree per ispessimento della parete e aumento del secreto mucoso	Percezione di difficoltà respiratoria, tosse Riesce a formulare frasi Preferisce stare in posizione eretta appoggiato in avanti, sedere e non stare sdraiato FR aumentata PEF > 50% del teorico o del miglior valore di PEF misurato	Comunica con singole parole, aumento tempo parola, Siede chino in avanti È agitato Frequenza respiratoria >30 atti/min. Uso muscoli accessori Polso > 120 batt./min PEF ≤ 50% del teorico o del miglior valore di PEF misurato	Asfissia PEF < 33% del teorico o del miglior valore di PEF misurato Assenza di rumori respiratori Movimenti toraco-addominali paradossi Una variazione dei valori della $PaCO_2$ in corso d'ipossiemia (da ipocapnia a normocapnia e poi ipercapnia) indica un esaurimento funzionale della pompa respiratoria, che può porta re all'arresto respiratorio
Asma grave **Ipossia acuta**	Saturazione O_2 (in aria) 90–95%	Saturazione O_2 (in aria) < 90% Possibile cianosi PaO_2 in aria < 60 mmHg Ipercapnia - $PaCO_2$ ≥ 45 mmHg	Sonnolenza Confusione
Paura e preoccupazione del paziente e famigliari/amici		Agitazione Paura di morire per senso di soffocamento *"la sensazione di soffocamento è a volte terrorizzante"* *"ho bisogno di respirare per dare respiro a mio figlio,.. non devo arrendermi"*	Il terrore e la paura di perdere il proprio caro, amico

☞

segue **Tabella 8.XI Problemi assistenziali della persona con crisi asmatica in base al livello di gravità**

Problema	Manifestazioni		
	crisi d'asma e lieve-moderata	*crisi d'asma grave*	*potenzialmente mortale-fatale*
Asma grave e potenzialmente fatale **Rischio di alterazioni emodinamiche e aritmie fatali**	Nell'inspirazione per effetto iperinsufflazione dinamica decresce significativamente il ritorno venoso sistemico e aumenta di nuovo rapidamente nella successiva fase respiratoria. Il rapido riempimento ventricolare destro durante l'inspirazione, spostando il setto interventricolare verso il ventricolo sinistro, può portare a disfunzione diastolica ventricolare sinistra e ad un incompleto riempimento. L'aumento della pressione negativa intratoracica generata durante inspirazione aumenta post-carico ventricolare sinistro compromettendo lo svuotamento sistolico. La pressione arteriosa polmonare può essere aumentata anche a causa di iperinsufflazione polmonare , determinando un aumento del post-carico del ventricolo destro con comparsa di polso paradosso (significativa riduzione della pressione arteriosa sistolica durante l'inspirazione). Una variazione maggiore di 12 mmHg della PA sistolica tra inspirazione e espirazione rappresenta un segno di gravità della crisi asmatica		Tachicardia e contrazioni ventricolari premature sono le aritmie più frequenti Aritmie sopraventricolari Ipotensione
***Possibile* scarsa o mancata aderenza al trattamento e ai comportamenti di prevenzione**	*Non intenzionale:* per esempio dimenticanze, mancato uso di promemoria, errata comprensione e/o *Intenzionale*: per esempio non percepire la necessità del trattamento, paura degli effetti collaterali, basso livello culturale, complessità del trattamento (es. due volte anziché una volta/die)		*Fattori di rischio* Consumo di alcool Malattie psichiatriche o problemi psicosociali

Esiti attesi. Il paziente dovrebbe ritornare ai livelli di funzionalità respiratoria precedenti la crisi asmatica: miglioramento dei sintomi, non necessità di B_2-agonisti a breve durata d'azione (SABA), PEF in miglioramento e > 60-80% del teorico o del migliore valore di PEF misurato; saturazione periferica dell'ossigeno > 94% in aria. Controllo e correzione dei fattori di rischio modificabili che potrebbero aver contribuito alla riacutizzazione, inclusa la tecnica inalatoria e l'aderenza terapeutica. Comprensione da parte del paziente del piano terapeutico, capacità di agire e mettere in atto comportamenti di auto-cura e eventuale educazione- coinvolgimento di famigliari o amici.

Interventi terapeutici e assistenziali per la gestione della grave crisi d'asma

Il trattamento domiciliare è possibile per le crisi asmatiche meno gravi, definite dal livello dei sintomi e possibilmente come riduzione del PEF di un valore inferiore al 20%, presenza di risvegli notturni e aumentato uso di broncodilatatori B_2-agonisti a breve durata d'azione. Ogni paziente deve avere un piano d'azione scritto, basato sui sintomi e possibilmente anche sulla misurazione del PEF, che stabilisca come riconoscere i sintomi di peggioramento e valutare la gravità della crisi, quando modificare o aumentare il trattamento e quando richiedere cure specialistiche appropriate. La gestione della crisi lieve- moderata è stata trattata nella sezione "educazione della persona affetta da asma".

Nella **grave crisi d'asma** gli interventi terapeutici e assistenziali sono:

Sostenere e aiutare la persona a mantenere la posizione o postura che maggiormente percepisce come favorente il respiro. Il paziente cercherà autonomamente di assumere una posizione eretta inclinata in avanti o seduta inclinata in avanti.

Somministrare broncodilatatori a rapida azione e anti-infiammatori steroidei. Il trattamento delle crisi asmatiche prevede l'uso di B_2-agonisti a breve durata d'azione (SABA) 4 – 10 puff ogni 20 minuti nella prima ora (es. salbutamolo a 5–10 mg/ora) associati a steroidi in adeguate dosi per tutti i casi di riacutizzazione, eccetto le forme più lievi. L'uso dei corticosteroidi migliora gli esiti e accelera la guarigione e previene le ricadute. La somministrazione di steroidi in compresse è efficace quanto per via parenterale purché possano essere ingerite e trattenute. Si utilizza il prednisolonene 1 mg/kg, max 50 mg per via orale o l'idrocortisone per via parenterale (100 mg anche ripetibile a breve distanza, fino a 400 mg/die).

Somministrare ossigeno con maschera facciale o cannula nasale per un target di saturazione 93-95% (bambini: 94-98%). Molti pazienti con asma acuto di grado severo/grave sono ipossici e pertanto richiedono urgentemente ossigenoterapia con maschera facciale. L'ipercapnia indica lo sviluppo di un'asma quasi fatale e necessita un intervento intensivo e d'emergenza, in questa situazione è necessario evitare l'ipossia, ma anche l'iper-ossigenazione (British Thoracic Society & SIGN, 2019; GINA 2016).

Sostenere il paziente e garantire la presenza-vicinanza di un famigliare. Coinvolgere il paziente durante il trattamento, usare la chiarificazione o commenti empatici, dedicare il tempo necessario e stargli accanto trasmettendo competenza e sicurezza: contatto visivo, fornire rinforzi positivi, sottolineare il miglioramento e sforzo per uscire dalla situazione. Vari studi indicano che la crisi d'asma è fonte di stress emotivo per i famigliari, alcuni interventi quali informarli di quanto sta succedendo e degli interventi messi in essere, favorire la loro presenza e vicinanza durante il trattamento e permanenza in pronto soccorso e fornire un supporto concreto riducono la preoccupazione e perdita di controllo della situazione (Guo et al 2015; Vázquez et al., 2010; Rydman et al 1999).

Somministrare magnesio solfato. Ci sono alcune prove relativa all'effetto broncodilatatore del magnesio solfato, ma non sufficienti per raccomandarlo di routine per il trattamento dell'asma. Può essere considerata la somministrazione per via intravenosa di una singola dose per i pazienti con asma acuto severo (PEF < 50% personale o teorico) che non hanno avuto una buona risposta con la terapia broncodilatatrice inalatoria (British Thoracic Society & SIGN, 2019).

Individuare precocemente la presenza di fattori di rischio di asma fatale o quasi fatale. Dovrebbero essere identificati i pazienti con aumentato rischio di morte correlata ad asma tramite l'accertamento (British Thoracic Society & SIGN, 2019):

A) *presenza di uno o più di questi fattori collegati alla severità:*
- storia di asma quasi fatale che ha richiesto intubazione e ventilazione
- ricoverati o con accesso al pronto soccorso per asma negli ultimi 12 mesi
- non in terapia con ICS (corticosteroidi per via inalatoria) o con scarsa aderenza alla terapia con ICS
- usano o hanno interrotto recentemente l'assunzione di corticosteroidi orali
- richiedono tre o più classi di farmaci per il trattamento dell'asma
- abuso di broncodilatatore a breve durate d'azione SABA, specialmente se utilizzano più di un contenitore al mese

B) *presenza di una o più caratteristiche psicosociali o di comportamento:*
- mancanza di un piano terapeutico scritto
- storia di disordini psichiatrici o psicologici
- isolamento sociale
- abuso di alcol
- obesità
- non aderenza con il trattamento e monitoraggio
- problemi di lavoro e/o finanziari
- difficoltà di apprendimento o cognitive.

I fattori comportamentali e psicosociali avversi sono stati registrati nella maggior parte dei pazienti che sono morti di asma, pertanto i sanitari dovrebbero considerare questi fattori nella valutazione del paziente e nel definire i criteri di dimissione dal pronto-soccorso e tempi di monitoraggio, questi pazienti necessitano di controlli periodici più frequenti (British Thoracic Society & SIGN, 2019).

Individuare gli indicatori di necessità di ammissione in una terapia intensiva negli adulti con crisi acuta e scarsa risposta alla terapia standard: broncodilatatori per via inalatoria, steroidi, ossigeno e broncodilatatori per via intravenosa deve essere considerata la necessità di interventi maggiorente invasivi di supporto ventilatorio in un contesto di terapia intensiva o unità di cure ad alta intensità. I criteri sono:

- deterioramento del PEF
- ipossia persistente o grave
- ipercapnia
- alterazioni emogasanalitiche del pH o della concentrazione di idrogenioni
- respirazione flebile
- alterazione dello stato di coscienza, sonnolenza, confusione
- arresto respiratorio.

Monitorare costantemente la percezione di difficoltà respiratoria, caratteristiche del respiro, SaO_2, polso, stato di coscienza per valutare gli effetti del trattamento e la stabilizzazione del paziente. Durante la crisi si controllano costantemente i segni vitali e la qualità del respiro, la valutazione del PEF che richiede la collaborazione del paziente, può non essere possibile nel paziente particolarmente dispnoico. Una risposta buona al trattamento dopo 1-2 ore è un PEF ≥ 70%, sintomi minimi, assenza uso muscoli accessori, SaO_2 > 90% mmHg.

Preparare il paziente alla dimissione

Rilevare i principali i fattori scatenanti la crisi, patologie associate potenzialmente aggravanti, e le azioni di auto-cura messe in atto dal paziente all'inizio dei sintomi *(Action Plan).*

Valutare i comportamenti di auto-gestione dell'asma e fornire rinforzo. Sfruttare l'occasione per revisionare la comprensione da parte del paziente della causa della riacutizzazione, i fattori di rischio modificabili, come il fumo, la comprensione da parte del paziente dello scopo della terapia e delle capacità tecniche nell'uso dell'inalatore e il piano terapeutico scritto per l'asma.

Valutare criteri di dimissibilità. I pazienti con PEF maggiore di 75% del teorico o del miglior valore di PEF misurato ad un'ora dall'iniziale trattamento, sintomi migliorati, SABA non necessari, saturazione ossigeno > 94% in aria e risorse – sostegno a domicilio adeguato, possono essere dimessi dal pronto soccorso o servizio di primo intervento. In presenza di uno o più dei seguenti fattori: sintomi significativi, preoccupazione o dubbi sull'aderenza, vive solo o socialmente isolato, problemi psichiatrici, disabilità fisica o difficoltà di apprendimento, precedenti attacchi d'asma quasi fatali, crisi d'asma notturna, gravidanza, la dimissione dovrebbe essere posticipata per ampliare il tempo di controllo e monitoraggio (British Thoracic Society & SIGN, 2019; GINA 2016).

BOX *Altre forme cliniche di asma*

Asma allergico e non allergico

La grande maggioranza degli asmatici è affetto da una forma di asma allergico in cui un allergene o un gruppo di antigeni sono responsabili dello sviluppo dei sintomi e del manifestarsi della malattia.

In un gruppo minoritario di pazienti, le prove di reattività cutanea sono negative così come la ricerca delle IgE specifiche per determinati antigeni. Sono queste le forme di *asma intrinseco* che è più frequentemente diagnosticato in età adulta e tende ad avere un andamento cronico e continuo dei sintomi. La risposta alla terapia è di solito di più scarsa entità rispetto alle forme di asma allergico. Spesso le forme di asma grave che rispondono poco alla terapia e che si manifestano con fastidiosi e prolungati sintomi sono proprio di natura intrinseca. La Tabella 8.XII riassume le caratteristiche e differenze tra le due principali forme d'asma.

Tabella 8.XII Asma atopico e intrinseco

Caratteri differenziali	Asma atopico	Asma intrinseco
Età di insorgenza	Infanzia Rara dopo i 30 anni	Dopo i 25-30 anni
Sintomi	Variabili: correlati a fattori stagionali e ambientali	Continua, spesso cronica
Malattie nasali	Rinite allergica	Poliposi nasale
Anamnesi familiare di atopia	Frequente	Infrequente
Malattie allergiche	Frequenti	Infrequenti
Cutireazioni	Positive	Negative
IgE specifiche	Elevate	Normali
Prognosi	Buona, elevata frequenza di remissione in età pediatrica	Evoluzione verso cronicità

Asma professionale

È stato stimato che una percentuale variabile dal 2 al 15% di tutti i casi di asma sia attribuibile all'esposizione professionale ad agenti sensibilizzanti, quali farine, derivati epidermici animali, vapori di isocianati, lattice di gomma. Frequentemente, la relazione tra sintomi ed esposizione professionale non è riconosciuta dal paziente, data l'elevata frequenza di reazioni asmatiche di tipo ritardato, che insorgono varie ore dopo l'esposizione, e solo un'attenta anamnesi può permettere di sospettare l'origine professionale dell'asma.

La preesistenza della malattia rispetto all'esposizione lavorativa non è motivo di esclusione del sospetto di asma professionale, in quanto è dimostrato che soggetti atopici, con o senza asma, hanno maggiori probabilità di sensibilizzarsi anche ad allergeni professionali. Una persona con sospetto di asma professionale dovrebbe essere indirizzato a un centro specialistico per la conferma strumentale della diagnosi, non a mero scopo medico legale o assicurativo, ma per allontanare il paziente dall'esposizione allo specifico agente sensibilizzante. È infatti dimostrato che una precoce diagnosi e la rimozione dall'esposizione porta alla scomparsa o a un miglioramento dell'asma in una alta percentuale di persone (Cartier, 2015). Nella Tabella 8.XIII, sono riportate le principali sostanze implicate nello sviluppo dell'asma in ambiente lavorativo.

Tabella 8.XIII Principali allergeni causa di asma professionale	
Sostanze ad alto peso molecolare	**Sostanze a basso peso molecolare**
Prodotti animali Cavie, ratti, topi: addetti di laboratorio, veterinari Uccelli (piccioni, polli, pappagalli): allevatori	**Farmaci** Penicilline, cefalosporine, salbutamolo, tetracicline: operai industria farmaceutica
Insetti Acari del grano: lavoratori del grano Locuste, scarafaggi: addetti di laboratorio Farfalle: entomologi	**Prodotti del legno** Cedro rosso, sequoia, mogano: operai segherie, carpentieri
Piante Grano: coltivatori, addetti alla lavorazione Farina: fornai Tè, semi di caffè, semi di soia: addetti alla lavorazione	**Toluene diisocianato** Addetti alla produzione di poliuretani, vernici
Prodotti della pesca Gamberi, aragoste: addetti alla lavorazione	**Anidridi** Lavoratori che trattano resine epossidiche
Enzimi biologici Tripsina: addetti alla produzione di detergenti Papaina, pepsina, tripsina: industria farmaceutica	**Metalli** Nichel, platino, cromo, tungsteno, vanadio: lavoratori industria metallurgica
	Sostanze chimiche impiegate negli ospedali Formalina, esaclorofene (per sterilizzazione)

Asma indotta da aspirina

Una forma particolare di asma grave è quella indotta dall'aspirina. Tale forma clinica di solito si presenta in una classica triade insieme a rinite e rash cutaneo ed è associata ad una eccessiva produzione di cistenil leucotrieni. È molto più comune nell'adulto che nel bambino sebbene possa avere all'origine una componente genetica. Di solito, i sintomi iniziano con congestione nasale e anosmia, progredendo verso una rinosinusite cronica con poliposi nasale; l'asma e l'intolleranza all'aspirina si manifestano in un secondo momento. Un attacco d'asma acuto esordisce 1-2 ore dopo l'assunzione di aspirina e può progredire fino a un grave broncospasmo con arresto respiratorio. Solo gli inibitori non selettivi delle cicloossigenasi tra i FANS possono scatenare crisi d'asma in questi pazienti, in quanto gli inibitori selettivi della COX-2 (la famiglia dei - coxib) agiscono su una via molecolare diversa. L'ipotesi patogenetica è che l'inibizione della COX-1 annulli l'effetto protettivo esercitato dalla PGE2 (prostaglandine) sulla formazione dei leucotrieni a livello di mastociti, eosinofili e macrofagi, in persone predisposte (Buchheit, 2016).

Asma grave

Si stima che una percentuale compresa tra il 5 e 10% degli asmatici sia soggetto a una forma grave della malattia. Nonostante una terapia anti infiammatoria e broncodilatatrice ottimale, questi pazienti permangono sintomatici e scarsamente responsivi alla terapia steroidea. Si dovrà valutare l'accuratezza della diagnosi, se la terapia prescritta sia adeguata alla gravità della malattia, l'aderenza terapeutica dei pazienti e la loro capacità nell'uso degli strumenti inalatori. L'asma grave può quindi essere definita come una malattia refrattaria all'uso dei corticosteroidi sistemici, caratterizzata da una risposta infiammatoria delle vie aeree di tipo prevalentemente neutrofilo (gli eosinofili possono essere presenti o meno) con aumentato danno tissutale e rimodellamento. Le vie aeree di questi pazienti sono caratterizzate da un danno cronico e attivo, con continua rigenerazione epiteliale. Tale meccanismo porta al rilascio in circolo di numerosi fattori di crescita tissutale che insieme inducono il rimodellamento delle vie aeree e neoangiogenesi. Queste anomalie epiteliali, mantenendosi lo stimolo irritativo, possono aggravarsi con l'aumento di deposito di matrice sottoepiteliale, distruzione dei filamenti di elastina e deposizione di collagene lungo le pareti delle vie aeree, che di conseguenza divengono più spesse e rigide.

L'American Thoracic Society propone una definizione di asma grave in cui i criteri maggiori sono l'uso ad alte dosi di corticosteroidi inalatori e il trattamento per almeno 6 mesi all'anno con corticosteroidi orali; criteri minori sono la quotidiana necessità della terapia al bisogno o di terapie aggiuntive, l'ostruzione bronchiale persistente malgrado la terapia, un rapido peggioramento clinico dopo tentativo di riduzione della terapia steroidea, la necessità di frequenti visite o ricoveri urgenti per i sintomi mal controllati (Tabella 8.XIV) (Holgate, 2006).

Tabella 8.XIV Definizione di asma grave/refrattaria
(Consensus dell'American Thoracic Sociecty, Holgate 2006)

Criteri Maggiori	
1.	Trattamento continuativo o almeno > 6 mesi/anno con corticosteroidi orali
2.	Necessità di trattamento con alte dosi di corticosteroidi inalatori
Criteri Minori	
1.	Necessità quotidiana aggiuntiva di una terapia di controllo (LABA, teofillina o antagonisti dei leucotrieni)
2.	Necessità quotidiana o quasi di uso di SABA
3.	Ostruzione bronchiale persistente (FEV1 <80% del predetto, variabilità PEF >20%)
4.	Una o più visite mediche urgenti per crisi asmatiche all'anno
5.	Tre o più trattamenti con steroidi orali all'anno
6.	Rapido peggioramento con riduzione del 25% della terapia steroidea sistemica
7.	Storia di almeno una grave crisi asmatica che ha messo a rischio la vita

Asma e gravidanza

La gravidanza può essere il momento in cui l'asma insorge; se la malattia è preesistente, in circa un terzo delle donne i sintomi si aggravano, in un terzo restano invariati e nella parte restante si assiste a un miglioramento. Le riacutizzazioni sono frequenti, soprattutto nel secondo trimestre e possono essere legate alle alterazioni ormonali o alla riduzione/interruzione della terapia nel timore di possibili effetti avversi. Inoltre, le donne incinte sembrano essere più suscettibili ad infezioni virali respiratorie. Un'asma non controllata durante la gravidanza, con conseguente ipossiemia, rappresenta un rischio per la madre (preeclampsia, iperemesi, emorragie vaginali) e per il feto (ritardo di crescita intrauterina, nascita prematura, basso peso alla nascita, aumentata mortalità perinatale). I farmaci antiasmatici, invece, se somministrati alle dosi minime efficaci, sono senza rischi rilevanti per il feto e per la madre; l'uso di corticosteroidi inalatori, $ß_2$-agonisti, inibitori dei leucotrieni e teofillina non è associato ad un aumentata incidenza di anormalità di sviluppo del feto. Solo l'uso di steroidi per via generale, ad alte dosi, aumenta il rischio di aborti spontanei e di gravidanza pre-termine. Sono da preferire i corticosteroidi inalatori di uso più collaudato e con minore assorbimento sistemico come ad esempio beclometasone e budesonide). Durante il travaglio e il parto, l'abituale terapia di controllo può essere somministrata secondo necessità. Episodi di broncocostrizione possono essere indotti dall'iperventilazione durante il travaglio, e devono essere trattati con i $ß_2$-agonisti a breve durata d'azione (Murphy, 2015).

Asma nella persona anziana

La funzionalità polmonare tende a peggiorare quanto più è prolungata la storia d'asma e con l'età, a causa di un aumento della rigidità della parete toracica, di una riduzione della forza e della efficacia dei muscoli respiratori, di una perdita della capacità di ritorno elastico del polmone e per un rimodellamento delle vie aeree. I pazienti anziani possono non riferire all'asma certi sintomi respiratori che spesso vengono vissuti come legati a un normale invecchiamento o ascritti ad altre patologie. Inoltre, le persone anziane hanno maggiori difficoltà nell'utilizzo dei diversi device per la somministrazione della terapia. Le indicazioni terapeutiche per l'anziano non sono diverse rispetto a quelle per l'adulto, sebbene non esistano dati specifici in letteratura. I farmaci sono generalmente ben tollerati; particolare attenzione va rivolta alla tecnica utilizzata dal paziente per effettuare le inalazioni, elemento da rivalutare ad ogni visita per evitare tanto l'inefficacia quanto l'abuso della terapia (Tuomisto, 2016).

Bibliografia

Adeniyi F.B., Young T. (2012) Weight loss interventions for chronic asthma. *Cochrane Database Syst Rev.* 11(7)

British Thoracic Society And Scottish Intercollegiate Guidelines Network (2019) British guideline on the management of asthma. A national clinical guideline. Retrieved from http://www.sign.ac.uk/pdf/SIGN153.pdf.

Buchheit K.M., Laidlaw T.M. (2016). Update on the Management of Aspirin-Exacerbated Respiratory Disease. *Allergy Asthma Immunol Res.* 8(4):298-304.

Carson K.V. et al. (2013). Physical training for asthma. *Cochrane Database Syst Rev.* 30(9).

Cartier A. (2015). New causes of immunologic occupational asthma, 2012-2014. *Curr Opin Allergy Clin Immunol.* 15(2),117-123.

Ciprandi G., Schiavetti I., Rindone E., Ricciardolo F.L.M. (2015). The impact of anxiety and depression on outpatients with asthma, *Ann Allergy Asthma Immunol.* 115, 408-414.

de Marco R., et al. (2012). Trends in the prevalence of asthma and allergic rhinitis in Italy between 1991 and 2010. *Eur Respir J.* 39,883-892.

de Marco R, Locatelli F, Sunyer J & Burney P. (2000). Differences in incidence of reported asthma related to age in men and women. A retrospective analysis of the data of the European Respiratory Health Survey. *Am J Respir Crit Care Med.* 162,68-74.

Diette G.B:, Mc Cormack M.C., Hansel N.N. Breysse P.N., Matsui e:c. (2008). Environmental Issues in Managing Asthma. *Respiratory Care,* 53(5), 602-615.

Luyster F.S. (2012). Sleep quality and asthma control and quality of life in non severe and severe asthma. *Sleep Breath,* 16(4), 1129–1137.

Fanta CH. (2009). Asthma – drug therapy. *N Engl J Med.* 360, 1002-1014.

Fanta CH. (2016). An overview of asthma management *UpToDate®* 2016. Retrieved from www.UpToDate.com; febbraio 2017

FederASMA e ALLERGIE Onlus (con il support di Novartis) *Dalla Gabbia al Cielo. Storie di Respiri;* Retrieved from http://www.viviasma.it/risorse/booklet/files/Ispirami_booklet.pdf; febbraio 2017

Garcia-Larsen V., Del Giacco SR, Moreira A, Bonini M, Charles D, Reeves T, Carlsen K-H, Haahtela T, Bonini S, Fonseca J, Agache I, Papadopoulos NG & Delgado L. (2016). Asthma and dietary intake: an overview of systematic reviews. *Allergy,*71(4), 433–442. DOI: 10.1111/all.12800.

Gaudio E., Terzano C. (2012). Netter. Atlantide di anatomia, fisiopatologia e clinica – apparato respiratorio (2° edizione italiana). Milano: Elsevier Srl.

Gibson P.G., McDonald V., Marks G.B. (2010). Asthma in older adults. *Lancet.* 376, 803-813.

Gibson P.G. et al. (2003). Self management education and regular practitioner review for adults with asthma. *Cochrane Database Syst Rev.* (1)

Gilliland F.D. et al. (2000). Maternal smoking during pregnancy, environmental tobacco smoke exposure and childhood lung function. *Thorax.* 55(4), 271–276.

Global Strategy for Asthma Management and Prevention – GINA program updated 2021. Retrieved from http://ginasthma.org/

Guo M, Gao G, Guo J, Wen L, Zeng L.(2015) Burden among caregivers for children with asthma: A mixed-method study in Guangzhou, China. *International Journal of Nursing Sciences,* 2 (4): 394-401

Holgate S.T., Polosa R. (2006). The mechanisms, diagnosis, and management of severe asthma in adults. *Lancet* 368, 780-793.

Jia C.E. et al. (2013). The Asthma Control Test and Asthma Control Questionnaire for assessing asthma control: Systematic review and meta-analysis. *J Allergy Clin Immunol.* 131(3):695-703.

Julia V., Macia L., Dombrowicz D. (2015). The impact of diet on asthma and allergic diseases. *Nat Rev Immunol.* 15,308-322.

Kankaanranta H., Kauppi, P., Tuomisto, L. E. & Ilmarinen, P. (2016). Emerging Comorbidities in Adult Asthma: Risks, Clinical Associations, and Mechanisms. *Mediators Inflamm.* 2016,1-23.

Lemanske R.F. Jr et al. (2006). Asthma: factors underlying inception, exacerbation and disease progression. *J Allergy Clin Immunol.* 117, S456-461.

Leynaert B. et al. (2012). Gender differences in prevalence, diagnosis and incidence of allergic and non-allergic asthma: a population-based cohort. *Thorax.*67,625-631.

Lundbäck B., Backman H., Lötvall J., Rönmark E. (2016). Is asthma prevalence still increasing? *Expert Rev Respir Med.* 10(1):39-51.

Murphy V. E. (2015). Managing asthma in pregnancy. *Breathe,* 11(4), 258–267.

Rodrigo G.J., Rodrigo C., Hall J.B. (2004). Acute Asthma in Adult: A Review. *Chest,* 125, 1081-1102.

Rugarli C. et al. (2012). *Medicina Interna Sistematica* (pp. 440-443). Milano: Elsevier.

Rydman et al. (1999) Patient satisfaction with asthma observation unit. *Academic Emergency Medicine*; 6:178–183

Tuomisto L.E., Ilmarinen P., Kankaanranta H. (2016). Prognosis of new-onset asthma diagnosed at adult age. *Respir Med*. 109(8),944-954.

Vázquez I, Romero-Frais E, Blanco-Aparicio M, Seoane G, Otero I, Rodríguez-Valcarcel ML, Pértega-Díaz S, Pita-Fernández S, Vera-Hernando H. Psychological and self-management factors in near-fatal asthma. *J Psychosom Res*. 2010 Feb;68(2):175-81.

9

Diabete mellito

Anita Bevilacqua, Anna Brugnolli,
Annamaria Stanzial, Luisa Saiani

Il **diabete mellito (DM)** comprende un gruppo di disordini metabolici caratterizzati dalla presenza di iperglicemia dovuta ad un'alterata quantità o funzione dell'insulina. Il termine **diabete** in greco antico deriva dal verbo *diabainein* che significa "attraversare" alludendo al fluire dell'acqua, come in un sifone, poiché il sintomo più appariscente è l'eccessiva produzione di **urina**. Nel **Medioevo** la parola fu "latinizzata" in *diabètés*. Il suffisso mellito (dal latino *mel*: miele, dolce) è stato aggiunto per il fatto che il **sangue** e le **urine** dei pazienti diabetici avevano un sapore dolce.

È stato definito dall'Organizzazione Mondiale della Sanità (WHO,1999) come *"un disordine metabolico di eziologia multipla, caratterizzato dalla presenza di iperglicemia cronica con alterazioni del metabolismo glucidico, lipidico e proteico risultanti da deficit della secrezione e/o azione insulinica"*.

I valori glicemici oltre i quali si pone la diagnosi di diabete sono continuamente oggetto di rivalutazione e discussione. Si parla di diabete mellito quando sono presenti i sintomi clinici della malattia (poliuria, polidipsia e calo ponderale) e una glicemia casuale misurata in qualsiasi momento della giornata ≥200 mg/dl. Alterata glicemia a digiuno e ridotta tolleranza ai carboidrati indicano uno stato metabolico intermedio tra la normalità e il diabete; non rappresentano patologie di per sé ne si manifestano con una sintomatologia clinica, ma indicano un elevato rischio di sviluppare la malattia diabetica.

Le due forme più comuni, affrontate in questo capitolo, sono il diabete di tipo 1 e quello di tipo 2.

Epidemiologia

Negli ultimi 20 anni la prevalenza del diabete mellito e dell'alterata glicemia a digiuno è aumentata moltissimo.

Il diabete tipo 1 riguarda circa il 10% delle persone con diabete e in genere insorge nell'infanzia o nell'adolescenza.

La velocità di distruzione delle ß-cellule è, comunque, piuttosto variabile, per cui l'insorgenza della malattia può avvenire rapidamente in alcune persone, solitamente nei bambini e negli adolescenti, e più lentamente negli adulti (in questi rari casi si parla di una forma particolare, detta LADA: *Late Autommune Diabetes in Adults*). La causa del diabete tipo 1 è sconosciuta, ma caratteristica è la presenza nel sangue di anticorpi diretti contro antigeni presenti a livello delle cellule che producono insulina, detti ICA, GAD, IA-2, IA-2ß. Questo danno, che il sistema immunitario induce nei confronti delle cellule che producono insuli-

Monitoraggio sullo stato di salute della popolazione italiana

ISTAT - Ogni anno l'Istituto Nazionale di Statistica effettua un monitoraggio sullo stato di salute della popolazione e alcuni comportamenti sanitari e stili di vita, utilizzando un set di indicatori costruiti sulla base delle informazioni raccolte nell'indagine multiscopo sulle famiglie "Aspetti della vita quotidiana".
PASSI - In Italia, dal 2006, è attivo il sistema di sorveglianza PASSI (Progressi delle Aziende Sanitarie per la Salute in Italia), iniziativa di Ministero della Salute, Centro Nazionale di Epidemiologia, Sorveglianza e Promozione della Salute (CNESPS) dell'ISS e Regioni, con l'obiettivo di monitorare in maniera continua abitudini, stili di vita, comportamenti e principali attività di prevenzione. L'indagine è condotta dalle Aziende Sanitarie Locali (ASL) di tutte le 21 Regioni e Province autonome, che effettuano ogni anno migliaia di interviste telefoniche ai cittadini (Centro Nazionale di Epidemiologia, Sorveglianza e Promozione della Salute).

na, potrebbe essere legato a fattori ambientali (tra i quali, sono stati chiamati in causa fattori dietetici) oppure a fattori genetici, individuati in una generica predisposizione a reagire contro fenomeni esterni, tra cui virus e batteri. Quest'ultima ipotesi si basa su studi condotti nei gemelli monozigoti (identici) che hanno permesso di dimostrare che il rischio che entrambi sviluppino diabete tipo 1 è del 30-40%, mentre scende al 5-10% nei fratelli non gemelli e del 2-5% nei figli.

Il diabete tipo 2, è la forma più comune di diabete e rappresenta circa il 90% dei casi di questa malattia. La causa è ancora ignota, anche se è certo che il pancreas è in grado di produrre insulina, ma le cellule dell'organismo non riescono poi a utilizzarla. In genere, la malattia si manifesta dopo i 30-40 anni e numerosi fattori di rischio sono stati riconosciuti e associati alla sua insorgenza. Tra questi: la familiarità per diabete, lo scarso esercizio fisico, il sovrappeso e l'appartenenza ad alcune etnie. Riguardo la familiarità, circa il 40% dei diabetici di tipo 2 ha parenti di primo grado (genitori, fratelli) affetti dalla stessa malattia, mentre nei gemelli monozigoti la concordanza della malattia si avvicina al 100%, suggerendo una forte componente ereditaria per questo tipo di diabete (Istituto Superiore Sanità).

Da un recente studio epidemiologico (NCD Risk Factor Collaboration, 2016) condotto in 146 Paesi il numero dei soggetti affetti da diabete è quadruplicato passando da 108 milioni nel 1980 a 422 milioni nel 2014. Risulta raddoppiata la prevalenza di diabete nel genere maschile (4,3% nel 1980 vs 9% nel 2014), mentre nel genere femminile è passata dal 5% al 7,9%. Le cause di questo aumento dell'incidenza della malattia a livello mondiale, sono da attribuire a maggiori livelli di urbanizzazione, invecchiamento della popolazione, stili di vita più sedentari e alimentazione non salutare con elevato consumo di zucchero.

I dati riportati nell'annuario statistico ISTAT 2016 indicano che è diabetico (prevalenza) il 5,3% degli italiani (5,4% degli uomini e 5,2% delle donne), pari a oltre 3 milioni di persone. Nel grafico (**Figura 9.1**) sono riportati sia i valori grezzi della **prevalenza del diabete** in Italia (linea blu), sia quelli standardizzati (linea tratteggiata verde), che tengono cioè conto del cambiamento nella composizione per età e sesso della popolazione italiana nel corso degli anni. (Centro Nazionale di Epidemiologia, Sorveglianza e Promozione della Salute).

L'International Diabetes Federation (IDF) ha stimato, nel 2019, circa 463 milioni di adulti (20-79 anni) con diabete nel mondo; entro il 2045 le stime arrivano a 700 milioni. Cresce soprattutto il diabete di tipo 2, ma aumenta anche quello di tipo 1. L'IDF stima anche che più di 4 milioni di persone, con un'età tra 20 e 79 anni, siano morte per cause connesse al diabete nel 2019 e sempre

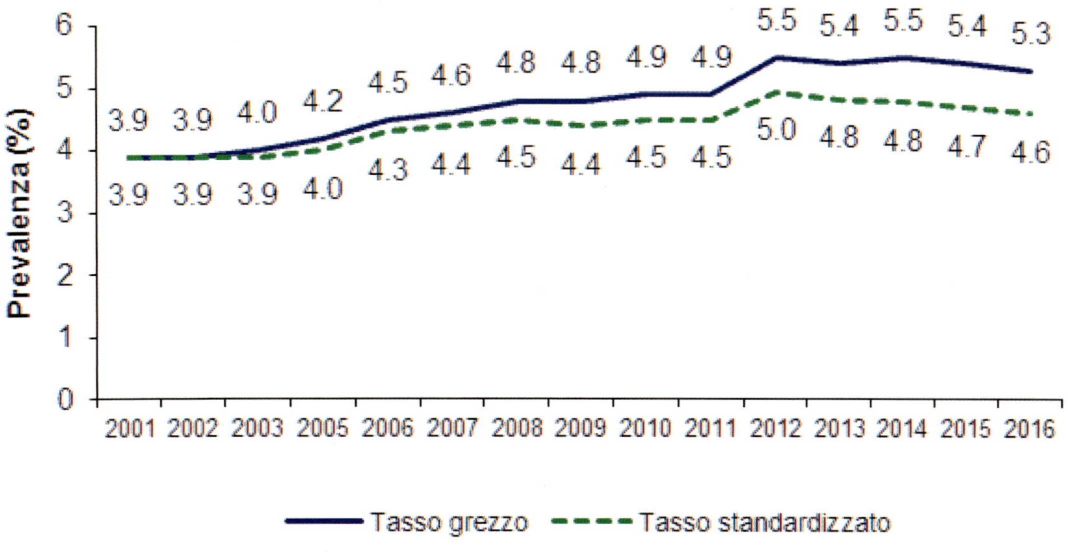

Figura 9.1 Andamento della prevalenza del diabete Italia (ISTAT 2001-2016).

i dati del rapporto Diabetes Atlas dell'International Diabetes Federation il diabete causa 73 morti al giorno in Italia, quasi 750 in Europa.

In Italia, le varie fonti di dati epidemiologici indicano circa 3,4-4 milioni di persone con diabete (prevalenza 5,7-6,2%), con 1 persona con diabete ogni 6 se si considera la fascia d'età superiore ai 65 anni. Inoltre, si stima che circa 1-1,5 milioni di persone non sappiano di avere il diabete e che circa 4 milioni di persone siano ad alto rischio di sviluppare la malattia diabetica. Questi numeri hanno un importante impatto sia sulla vita delle persone con diabete e delle loro famiglie, sia dal punto di vista sociale, economico e sanitario (Giacomozzi et al., 2021).

I dati derivanti da uno studio italiano mostrano una progressiva riduzione dei ricoveri di persone con diabete nel periodo 2010-2018, sia in caso di ospedalizzazione per diabete (patologia diabetica in diagnosi principale alla dimissione), sia relativamente alle ospedalizzazioni con diabete (ovvero con patologia diabetica in diagnosi secondarie); percentualmente, nel primo caso i ricoveri si riducono annualmente più che nel secondo caso (10,4% rispetto a 5,4%) (Giacomozzi et al., 2021). Nonostante l'aumento della prevalenza del diabete, le ospedalizzazioni con diabete mantengono un andamento decrescente, come già osservato nel decennio precedente, e addirittura lo amplificano, passando da una riduzione media annua del 3,2% nel periodo 2001-2010 a una riduzione media annua del 5,5% nel periodo 2010-2018. La riduzione suggerisce un contributo importante di:

- percorsi di cura ambulatoriali, che coinvolgono in maniera crescente dei servizi sanitari sul territorio
- educazione terapeutica orientata empowerment della persona con diabete;
- iniziative di promozione dell'attività motoria e dell'attività fisica adattata;
- introduzione dei nuovi farmaci antidiabetici.

Le **amputazioni fra i diabetici** rappresentano circa il 60% di tutti i ricoveri per amputazione non traumatica registrati in Italia. Nel periodo 2001-2009, il tasso di dimissione per amputazione nelle persone con diabete è variato da 12,0 a 14,7 per 100.000 residenti, e da 4,3 a 4,2 per 100.000 se si considerano solo gli interventi di amputazione maggiore (ovvero le amputazioni sopra il livello del piede). Nella popolazione diabetica si effettuano più amputazioni minori rispetto alla popolazione non diabetica mentre la frequenza delle amputazioni maggiori è simile nelle due popolazioni (nel 2009 è pari a 3,8 per 100.000). Tuttavia, va osservato che le persone con diabete rappresentano solo il 5% della popolazione, pertanto calcolando i tassi di amputazione maggiore sulla corrispondente popolazione a rischio, nel 2009 il tasso nella popolazione diabetica è oltre 20 volte superiore a quello della popolazione non diabetica (Centro Nazionale di Epidemiologia, Sorveglianza e Promozione della Salute).

Le complicanze croniche possono essere prevenute o se ne può rallentare la progressione attraverso uno stretto controllo di tutti i fattori di rischio correlati:

- controllo metabolico, glicemia ed emoglobina glicata (HbA1c)
- controllo della pressione arteriosa per prevenire l'insorgenza di patologie cardiovascolari (malattie cardiache e ictus) e di patologie a carico del microcircolo (occhi, reni e sistema nervoso)
- controllo dei lipidi: le dislipidemie rappresentano un fattore di rischio aggiuntivo per le patologie cardiovascolari. Un adeguato controllo del colesterolo e dei lipidi (HDL, LDL e trigliceridi) può infatti ridurre l'insorgenza di complicanze cardiovascolari, in particolare nei pazienti che hanno già avuto un evento cardiovascolare.

Fisiopatologia e patogenesi

Rapporto insulina-glucagone nel mantenimento dell'euglicemia

Le isole di Langerhans del pancreas (**Figura 9.2**) producono 2 ormoni – insulina e glucagone – che svolgono importanti funzioni nella regolazione del metabolismo intermedio dei glucidi, proteine e lipidi.

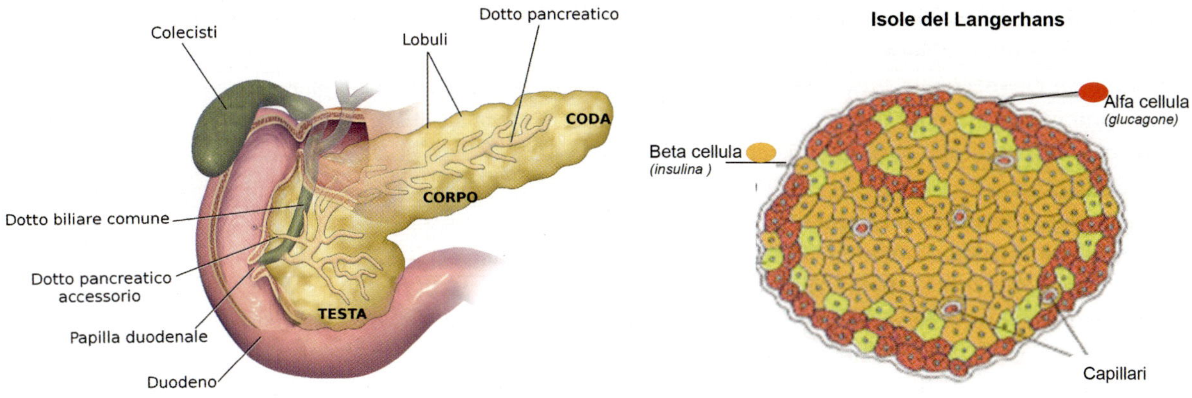

Figura 9.2 Pancreas e isola di Langerhans.

L'insulina ha azione anabolica, aumenta cioè le riserve di glucosio, acidi grassi, aminoacidi. Il glucagone ha azione catabolica, mobilizza glucosio, acidi grassi e aminoacidi dai depositi e li immette in circolo. I due ormoni svolgono, quindi, azioni opposte e vengono secreti reciprocamente nella maggior parte delle circostanze. Insulina e glucagone agiscono in antagonismo per mantenere le concentrazioni plasmatiche del glucosio a livelli accettabili. Entrambi gli ormoni sono sempre presenti nel circolo sistemico ed è il loro rapporto che determina quale ormone sarà dominante.

Il **glucagone** è un peptide secreto nelle cellule A delle isole del Langerhans (**Figura 9.2**) e nelle cellule intestinali in corso di: ipoglicemia, aumento della concentrazione degli aminoacidi e diminuzione della concentrazione degli acidi grassi liberi nel plasma. Incrementa la glicogenolisi, la lipolisi, la sintesi dei corpi chetonici dagli acidi grassi, il catabolismo proteico degli aminoacidi e la gluconeogenesi dallo scheletro carbonioso degli aminoacidi. La sua funzione è di prevenire l'ipoglicemia e lo stimolo principale per il suo rilascio è la glicemia: quando questa scende sotto i 100 mg/dl, la secrezione dell'ormone aumenta. Con concentrazioni plasmatiche di glucosio superiori a 100 mg/dl, quando è secreta insulina, la secrezione del glucagone è inibita e resta a livelli bassi, ma sempre relativamente costanti (Silverthorn, 2007).

L'insulina è un polipeptide costituito da 2 catene di aminoacidi, legate con ponti disolfurici, è sintetizzata nel reticolo endoplasmatico ruvido delle cellule B ed è quindi trasportata nell'apparato di Golgi, ove viene impacchettata in granuli avvolti da membrana. Questi granuli si spostano verso la parete cellulare con un processo che coinvolge i microtubuli, e il loro contenuto viene espulso mediante esocitosi (processo cellulare con il quale la **cellula** riversa nel liquido extracellulare delle molecole accumulate all'interno di una vescicola, tramite la fusione di quest'ultima con la membrana plasmatica). L'insulina, poi, attraversa la lamina basale della cellula B, quella del capillare vicino, raggiungendo così il torrente sanguigno. L'emivita dell'insulina in circolo è di circa 5 minuti. L'insulina secreta dal pancreas giunge, prima di tutto, tramite il circolo portale, al fegato, dove la sua concentrazione sarà maggiore rispetto a quella del sangue periferico (Schmidt et al., 2008).

Effetti dell'insulina sul metabolismo. L'insulina stimola innanzitutto il deposito di substrati energetici (glucosio, aminoacidi e acidi grassi), di cui promuove l'assorbimento cellulare specie nel tessuto muscolare ed adiposo. Gli acidi grassi liberi nel sangue e il glicerolo sono assorbiti dalle cellule del tessuto adiposo per azione dell'insulina e qui depositati come trigliceridi. L'insulina stimola la sintesi del glicogeno e delle proteine ed inibisce la lipolisi, la glicogenolisi, la proteolisi e la gluconeogenesi.

L'azione dell'insulina sul tessuto adiposo, muscolare-scheletrico, cardiaco e liscio, sul fegato sono descritte nella **Tabella 9.I.** Inoltre interviene anche nel processo di entrata di K+ nelle cellule, con il risultato di diminuire la concentrazione di K+ extracellulare. Questo suo effetto si sfrutta per esempio per alleviare temporaneamente l'iperpotassiemia nei pazienti con insufficienza renale (Barrett et al., 2011).

La secrezione di insulina è stimolata soprattutto da un aumento della concentrazione plasmatica di *glucosio, aminoacidi e alcuni ormoni gastrointestinali*. Il glucosio, che è il più importante regolatore della secrezione di insulina (**Figura 9.3**), agisce influenzando i canali ionici della membrana cellulare: il glucosio è captato dalle cellule B e ossidato tramite glicolisi. Si genera quindi ATP che inibisce i canali del potassio-ATP sensibili della membrana cellulare. La loro inibizione ha come conseguenza una depolarizzazione, che apre i canali per il Ca^{2+} voltaggio-dipendenti. Il conseguente aumento della concentrazione intracellulare di Ca^{2+} porta alla stimolazione della secrezione d'insulina. Per mezzo dell'effetto sul potenziale di membrana l'iperpotassiemia incrementa la secrezione d'insulina, l'ipopotassiemia la riduce (Schmidt et al., 2008).

Tabella 9.I Effetti dell'insulina su vari tessuti (Barrett et al., 2011)

Tessuto adiposo	Aumentata entrata di glucosio Aumentata sintesi di acidi grassi Aumentata sintesi di glicerofosfato Aumentato deposito di trigliceridi Attivazione della lipasi lipoproteina Inibizione della lipasi ormono-sensibile Aumentata captazione di K+
Muscolo	Aumentata entrata di glucosio Aumentata glicogenosintesi Aumentata captazione di aminoacidi Aumentata sintesi proteica ribosomiale Diminuito catabolismo proteico Diminuito rilascio di aminoacidi gluconeogenici Aumentata captazione di chetoni Aumentata captazione di K+
Fegato	Diminuita chetogenesi Aumentata sintesi proteica Aumentata sintesi lipidica Diminuita immissione in circolo di glucosio per diminuire gluconeogenesi e aumentata glicolisi
Generale	Aumentata crescita cellulare

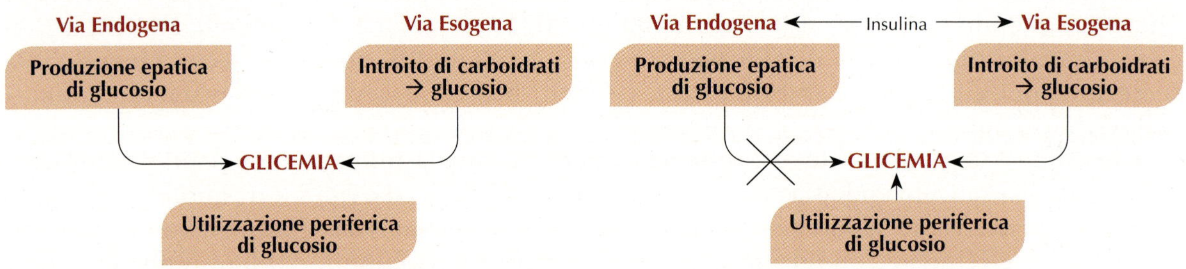

Figura 9.3 Produzione di glucosio e azione insulina (modificato tratto da Schmidt et al., 2008).

Fasi della secrezione di insulina. La secrezione di insulina è pulsatile. Quando il flusso di glucosio nel sangue aumenta improvvisamente, e poi si mantiene su valori elevati, vi è una secrezione bifasica d'insulina: una veloce e transitoria entro i primi 10 minuti, alla quale segue una seconda, più lenta. Una parte delle vescicole contenenti insulina può, in seguito all'aumento della concentrazione intracellulare di Ca_2^+, svuotarsi immediatamente, mentre un'altra parte deve prima essere sintetizzata per la successiva liberazione. Se la concentrazione di glucosio rimane comunque elevata, la concentrazione di insulina diminuisce dopo circa 2-3 ore. Gli effetti fisiologici dell'insulina possono essere distinti in base ad azioni rapide, intermedie e ritardate dell'ormone come descritto nella **Tabella 9.II** (Barrett et al., 2011). L'insulina determina un abbassamento del glucosio plasmatico con i seguenti 4 meccanismi:

1. aumenta l'ingresso di glucosio in molte, anche se non tutte, le cellule insulina-sensibili
2. potenzia l'utilizzo e l'accumulo cellulare del glucosio
3. potenzia l'utilizzo degli aminoacidi
4. promuove la sintesi dei grassi.

Stimolazione tramite gli ormoni gastrointestinali e pancreatici. La secrezione di insulina è stimolata anche tramite il peptide glucagone-simile (GLP), il glucagone, la secretina, il peptide inibitorio gastrico, la gastrina e pancreozimina, la corticotropina (ACTH), somatotropina e colecistochinina. L'effetto degli ormoni potenzia l'azione del glucosio sulla secrezione di insulina, in quanto sensibilizza le cellule B al glucosio. Quando la glicemia è ridotta, tuttavia, gli ormoni sono privi di effetto. L'effetto degli ormoni gastrointestinali sulla secrezione d'insulina precede l'assorbimento intestinale degli alimenti; infatti prima che vi sia un chiaro aumento della concentrazione plasmatica di glucosio ed aminoacidi, la secrezione di insulina risulta aumentata.

Tabella 9.II Principali azioni dell'insulina fisiologica (Barrett et al., 2011)

Rapide (secondi)
Aumento del trasporto di glucosio, aminoacidi e K+ nelle cellule insulino-sensibili
Intermedie (minuti)
Stimolazione della sintesi proteica
Inibizione della lisi proteica
Attivazione della glicogeno-sintetasi e degli enzimi glicolitici
Inibizione della fosforilasi e degli enzimi gluconeogenici
Ritardate (ore)
Aumento di RNA per enzimi lipogenici ed altri

Inibizione della secrezione di insulina. La secrezione d'insulina è inibita da parte della somatostatina, della amilina e della pancreostatina. La somatostatina è secreta dalle cellule D delle isole pancreatiche, ed è stimolata da glucosio, aminoacidi, acidi grassi, acetilcolina, adrenalina, glucagone, secretina e colecistochinina.

Regolazione tramite il sistema nervoso vegetativo. La secrezione d'insulina è stimolata dall'acetilcolina per mezzo dei canali depolarizzanti del Na^+. Il simpatico riduce la secrezione d'insulina tramite la noradreanalina (α-recettori) e il co-trasmettitore galanina (Schmidt et al., 2008).

Principali meccanismi patogenetici del diabete 1 e 2

Attualmente il diabete mellito viene classificato in base al meccanismo patogenetico che determina l'iperglicemia (**Tabella 9.III**) e può essere classificato in queste categorie generali:

- **diabete di tipo 1** determinato da una distruzione autoimmunitaria delle cellule beta del pancreas che porta ad un deficit di insulina.
- **diabete di tipo 2** è un gruppo eterogeneo di alterazioni caratterizzate da gradi variabili di insulinoresistenza, alterata secrezione di insulina ed aumentata produzione di glucosio. È preceduto da una fase di alterazione dell'omeostasi del glucosio, definita come alterata tolleranza glucidica (IGT).
- **diabete gestazionale** (*Gestational diabetes mellitus* GDM) insorge generalmente nel 2° o 3° trimestre di gravidanza; è presente in circa il 4% delle gravidanze, la maggior parte delle donne ripristina una normale tolleranza glucidica dopo il parto ma persiste un rischio rilevante (+30-60%) di sviluppare diabete mellito durante la vita.
- **miscellanea formata da vari tipi specifici di diabete.** Altri tipi di diabete mellito comprendono difetti genetici nella secrezione o azione dell'insulina, anomalie metaboliche, anomalie mitocrondriali. Il diabete mellito può insorgere anche per mutazioni del recettore dell'insulina, per malattie del pancreas esocrino che distrugge la maggior parte delle isole pancreatiche, per endocrinopatie come l'acromegalia e la sindrome di Cushing, per infezioni virali che distruggono il tessuto pancreatico, come la rosolia. Fa parte di questo raggruppamento il diabete giovanile ad insorgenza nell'età matura (MODY - *Maturity-Onset Diabetes of the Young*) relativamente rara (1-2% dei casi di diabete) è caratterizzato da ereditarietà autosomica dominante, precoce iperglicemia ed alterazioni della secrezione insulinica.

Tabella 9.III Classificazione eziologica del diabete mellito (ADA 2021)
Diabete tipo 1. È causato da distruzione beta-cellulare, su base autoimmune o idiopatica, ed è caratterizzato da una carenza insulinica assoluta (la variante LADA, *Latent Autoimmune Diabetes in Adults*, ha decorso lento e compare nell'adulto).
Diabete tipo 2. È causato da un deficit parziale di secrezione insulinica, che in genere progredisce nel tempo ma non porta mai a una carenza assoluta di ormone, e che si instaura spesso su una condizione, più o meno severa, di insulino-resistenza su base multifattoriale.
Diabete gestazionale. Diagnosticato nel secondo o terzo trimestre di gravidanza che non è chiaramente diabete manifesto. I fattori di rischio sono: familiarità positiva per diabete in familiari di primo grado; pregresso diabete gestazionale (anche se con screening normale alla 16ª-18ª sett.); macrosomia fetale in gravidanze precedenti; sovrappeso o obesità (BMI ≥25 kg/m²); età ≥35 anni; etnie a elevato rischio (Asia meridionale, Medio Oriente, Caraibi). Alto rischio: obesità (BMI ≥30 kg/m²); pregresso diabete gestazionale; glicemia a digiuno 100-125 mg/dl, all'inizio della gravidanza o in passato.
Altri tipi di diabete. Difetti genetici della beta-cellula, difetti genetici dell'azione insulinica indotto da farmaci o sostanze tossiche, malattie del pancreas esocrino, endocrinopatie forme rare di diabete immuno-mediato, infezioni, sindromi genetiche rare associate al diabete.

Il diabete mellito tipo 1 è il risultato clinico di interazioni fra fattori genetici, immunologici ed ambientali che esitano in una distruzione delle cellule beta del pancreas con conseguente deficit di insulina e comparsa di sintomi gravi.

Fattori genetici. La suscettibilità al diabete mellito tipo 1 coinvolge diversi geni. Il gene principale è localizzato nella regione HLA sul cromosoma 6 e la maggior parte delle persone affette da diabete mellito tipo 1 presenta l'aplotipo HLA DR3 e/o DR4; tuttavia la maggior parte delle persone con aplotipi (= combinazioni di varianti nella sequenza del DNA su un particolare cromosoma) predisponenti non sviluppa diabete. Oltre a questa associazione sono stati evidenziati almeno altri 10 loci genetici diversi ed altri che conferiscono protezione contro lo sviluppo della malattia. Questa variabilità, unita al riscontro che nei gemelli identici la concordanza per il diabete mellito tipo 1 varia dal 30 al 70%, indica che altri fattori devono essere coinvolti nel determinare la comparsa del diabete mellito tipo 1. Il rischio di sviluppare diabete mellito tipo 1 nei parenti è relativamente basso: 3-4% se un genitore è affetto, 5-15% se un fratello è affetto, dipendendo da quali aplotipi HLA sono condivisi (Jamenson, 2021). Pertanto la maggior parte delle persone affette da diabete mellito tipo 1 non ha parenti di I grado affetti.

Fattori immunologici. Il processo autoimmune che determina la distruzione delle cellule beta risparmia gli altri tipi di cellule delle insule ovvero le cellule alfa che producono glucagone, cellule PP che producono polipeptide pancreatico, cellule che sono embriologicamente e funzionalmente simili. Le insule pancreatiche sono infiltrate di linfociti *(insulite)* che distruggono le cellule beta; quando tutte le cellule sono state distrutte il processo infiammatorio si riduce, le insule vanno in atrofia ed anche la maggior parte dei marker immunologici scompare. I marker immunologici presenti all'esordio del diabete mellito tipo 1 e che segnalano il processo autoimmune sono: gli anticorpi anti insula pancreatica *(islet cell autoantibodies, ICA)* insieme di diversi anticorpi diretti contro molecole delle isole pancreatiche come l'insulina, la decarbossilasi dell'acido glutammico *(glutamic acid decarboxylase o GAD)* l'IA-2/ICA-512. La ricerca degli anticorpi anti insula pancreatica (ICA) è utile per classificare le persone affette da diabete mellito tipo 1 e per identificare i soggetti non diabetici a rischio di svilupparlo. Gli ICA sono presenti nella maggior parte dei soggetti (>75%) di nuova diagnosi di diabete mellito tipo 1, in una minoranza significativa di persone con diabete mellito tipo 2 di nuova diagnosi (5-10%) e talora in donne con diabete mellito gravidico (<5%). ICA sono presenti nel 3-4% dei parenti di primo grado di persone con diabete mellito tipo 1. Gli anticorpi anti insula pancreatica (ICA), quando si associano ad un'alterata secrezione di insulina con test di tolleranza da carico endovenoso di glucosio, predicono un rischio di sviluppare diabete mellito tipo 1 > a 50% entro 5 anni. In assenza di un'alterazione nella secrezione di insulina, la presenza di ICA ha una previsione di sviluppo di diabete mellito tipo 1 a 5 anni < a 25% (Jamenson, 2021). Attualmente la determinazione degli ICA nelle persone non diabetiche viene eseguita per ricerca, dal momento che non sono stati approvati protocolli di trattamento per prevenire la comparsa o la progressione del diabete mellito tipo 1. Come causa scatenante del processo autoimmune in persone geneticamente suscettibili sono stati ipotizzati anche alcuni fattori ambientali come virus (coxsackie, rosolia), proteine del latte e derivati delle nitrosouree.

Fattori ambientali. Si suppone che il loro ruolo sia quello di innescare il processo autoimmune; possono essere infezioni virali, determinati alimenti come proteine del latte vaccino e cereali contenti glutine. Tuttavia mancano evidenze certe dell'identificazione di un fattore ambientale specifico in quanto precedono di diversi anni la comparsa clinica del diabete mellito tipo 1 (Rugarli et al., 2010; Nathan, 2015).

Il diabete mellito tipo 1 colpisce quindi persone che hanno una suscettibilità genetica; alla nascita possiedono una normale massa di beta cellule che nel tempo viene distrutta da meccanismi autoimmuni probabilmente scatenati da stimoli infettivi o ambientali. Il processo autoimmune viene mantenuto da una molecola specifica della beta cellula. I marker immunologici compaiono dopo lo stimolo che ha dato inizio al processo, ma prima che il diabete mellito diventi clinicamente manifesto (Jamenson, 2021). I tempi di comparsa del diabete mellito tipo 1 e la velocità di declino delle beta cellule variano da persona a persona. I sintomi compaiono quando la maggior parte delle beta cellule, circa 80%, è stata distrutta. Vi è quindi una funzione residua delle beta cellule ma non più sufficiente a mantenere la tolleranza al glucosio. La comparsa dei sintomi spesso si associa ad un aumento delle richieste di insulina, come di solito avviene durante una malattia infettiva o alla pubertà. Dopo l'iniziale comparsa clinica del diabete mellito tipo 1 si può osservare una fase di *"luna di miele"* durante la quale il controllo della glicemia si ottiene con modeste dosi di insulina o addirittura l'insulina può non essere necessaria. Normalmente questa fase di ripresa di produzione endogena da parte delle beta cellule residue si esaurisce perché il processo autoimmune si mantiene e distrugge le ultime beta cellule (Rugarli et al., 2010).

Il diabete mellito tipo 2 è una malattia poligenica e multifattoriale perché, oltre alla suscettibilità genetica, giocano un ruolo importante nel modulare il fenotipo della malattia fattori acquisiti come obesità, nutrizione ed attività fisica.

Anche se i geni responsabili non sono stati identificati vi è senz'altro una forte componente genetica. La concordanza di diabete mellito tipo 2 in gemelli identici è del 70-90%. Persone con un genitore affetto da diabete mellito tipo 2 hanno un rischio aumentato di sviluppare la malattia, se entrambi i genitori sono diabetici il rischio e di circa il 40% (Rugarli et al., 2010). Rappresenta la forma più frequente di diabete ed è caratterizzato da difetti della beta-cellula associati a ridotta sensibilità dei tessuti periferici all'azione dell'insulina. Le beta-cellule mostrano, nel diabete di tipo 2, una significativa riduzione di numero e volume, alterazione questa dovuta ad aumentata morte per fenomeni apoptotici, non compensata da adeguata rigenerazione. Sono inoltre presenti deficit quantitativi e qualitativi della secrezione insulinica.

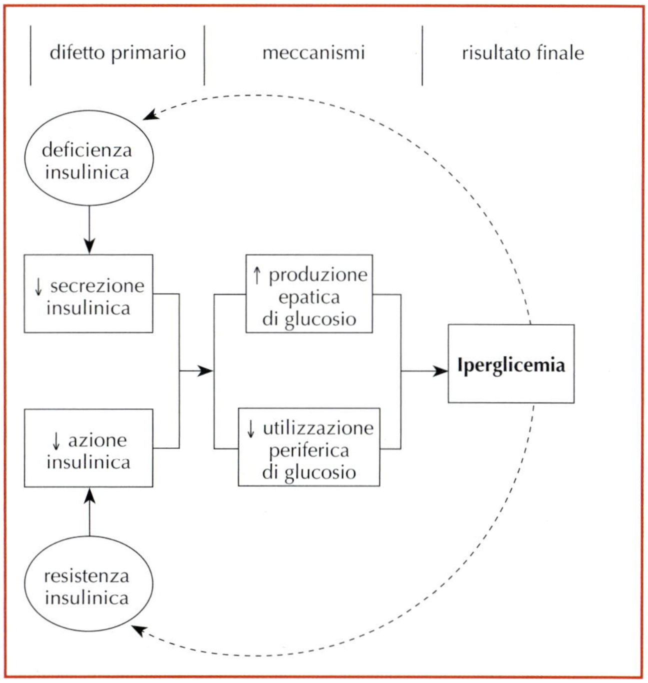

Figura 9.4 Meccanismi dell'insulinoresistenza.

Il diabete mellito tipo 2 è caratterizzato da tre alterazioni fisiopatologiche: *resistenza periferica all'insulina (insulinoresistenza), eccessiva produzione epatica di glucosio ed alterata secrezione di insulina* che intervengono con tempi e modalità diverse (**Figura 9.4**). Si ritiene che la resistenza periferica all'azione dell'insulina preceda l'alterata secrezione dell'insulina e che il diabete mellito tipo 2 si evidenzi solo quando la secrezione dell'insulina diventa inadeguata. Con il termine *insulinoresistenza* si intende la diminuita capacità dell'insulina di agire efficacemente sugli organi bersaglio, in particolare muscolo, grasso e fegato; è il risultato della suscettibilità genetica e dell'obesità, in particolare quella viscerale. Gli adipociti secernono numerosi fattori come acidi grassi liberi e adipochine (leptina, fattore di necrosi tumorale alfa o TNF-alfa, resistina, angiotensina), che interferiscono con la secrezione insulinica, con la sua azione sui tessuti periferici e sul peso corporeo, e contribuiscono pertanto all'insulinoresistenza. Nelle fasi iniziali la tolleranza glucidica rimane quasi normale perché vi è un'aumentata secrezione di insulina. Con il persistere di insulinoresistenza e di iperinsulinemia le cellule pancreatiche diventano incapaci di mantenere lo stato iperinsulinemico per cui compare intolleranza glucidica con glicemie post prandiali elevate.

All'ulteriore diminuzione della secrezione insulinica e all'incremento della produzione epatica di glucosio si manifesta il diabete mellito conclamato con iperglicemia a digiuno. L'insulinoresistenza altera l'utilizzazione del glucosio da parte dei tessuti sensibili all'insulina ed aumenta la produzione epatica di glucosio: entrambi questi effetti contribuiscono all'iperglicemia. *L'aumentata produzione epatica di glucosio* aumenta principalmente i valori di glicemia a digiuno, mentre il ridotto utilizzo di glucosio in periferia determina aumento dei valori di glicemia postprandiale (Jamenson, 2021). Il meccanismo molecolare che porta all'insulinoresistenza non è ancora ben chiaro; si ritiene che difetti post-recettoriali svolgano il ruolo principale nell'insulinoresistenza. In particolare si è focalizzata l'attenzione sul difetto di segnale della PI-3 chinasi che determina una riduzione della traslocazione di GLUT4 (glucotrasportatore) sulla membrana plasmatica, sull'accumulo di lipidi all'interno dei miociti scheletrici, che possono alterare la fosforilazione ossidativa mitocondriale e la produzione di ATP mitocondriale stimolato dall'insulina. L'alterata ossidazione degli acidi grassi e l'accumulo di lipidi all'interno dei miociti scheletrici genera lipoperossidazione (processo di degradazione ossidativa dei lipidi). L'iperinsulinemia può determinare uno stimolo su alcuni meccanismi, come quelli che controllano la crescita e la differenziazione cellulare, accelerando potenzialmente processi correlati al diabete mellito come l'aterosclerosi. L'aumentata massa di adipociti porta ad un aumentato livello di acidi grassi liberi circolanti e alla secrezione di adipochine (leptina, TNF-alfa, resistina, angiotensina) che causano insulinoresistenza nel muscolo scheletrico e nel fegato (Jamenson, 2021).

Un altro aspetto che ha un possibile ruolo sul danno delle cellule beta è l'amilina (proteina co-secreta con l'insulina), l'aumentata attività beta-cellulare in caso di insulino-resistenza induce anche una maggiore produzione di amilina che finirebbe per formare aggregati fibrillari e infine depositi di amiloide capaci di alterare la funzione e la sopravvivenza delle beta-cellule. Svolgono inoltre un ruolo importante nell'influenzare la sopravvivenza delle beta-cellule la glucotossicità e la lipocitotossicità, vale a dire i danni indotti dalla prolungata esposizione delle beta-cellule ad elevate concentrazioni, rispettivamente, di glucosio o acidi grassi (Marchetti et al., 2008).

Uno studio con un periodo di follow-up di 12 anni di uomini con glicemia basale inferiore a 100 mg/dl e di età tra 26 e 45 anni, ha dimostrato un rischio di insorgenza di diabete di tipo 2 aumentato di 8 volte per coloro che avevano una glicemia tra 91 e 99 mg/dl e valori di trigliceridi ≥150 mg/dl rispetto a soggetti con valori di glicemia <86 mg/dl e trigliceridi <150 mg/dl. L'effetto congiunto di un indice di massa corporea (BMI) ≥30 e un livello plasmatico di glucosio a digiuno di 91 a 99 mg/dl aumentava la probabilità di rischio rispetto ad un BMI inferiore a 25 e glicemia a digiuno inferiore a 86 mg/dl (Tirosh et al., 2005). È pertanto condivisa la teoria che la diagnosi clinica di diabete di tipo 2 sia preceduta da una fase asintomatica di malattia della durata variabile di diversi anni e caratterizzata da alterazioni lievi della glicemia, da insulino-resistenza e da precoce decremento della capacità secretoria insulare. Durante questi anni, l'iperglicemia esercita effetti deleteri a livello dei tessuti bersaglio, così che alla diagnosi clinica sono spesso già presenti le complicanze della malattia. È verosimile, quindi, che una diagnosi tempestiva del diabete consenta di ridurre il rischio di complicanze. Ciò indica chiaramente la necessità di individuare i casi di diabete misconosciuto, che rappresentano verosimilmente circa un terzo dei casi complessivi di diabete (Società Italiana di Diabetologia). L'importanza di una precoce identificazione del diabete o delle condizioni di disglicemia è supportata da numerose evidenze, che indicano la possibilità di ottenere un migliore stato di benessere cardiovascolare negli anni successivi alla diagnosi. La strategia più idonea è pertanto rappresentata dall'identificazione delle categorie ad elevato rischio di sviluppare diabete (**Tabella 9.IV**).

Tabella 9.IV Soggetti ad alto rischio di diabete di tipo 2
BMI ≥ 25 kg/m^2 e una o più tra le seguenti condizioni: – inattività fisica – familiarità di primo grado per diabete tipo 2 (genitori, fratelli) – appartenenza a gruppo etnico ad alto rischio – ipertensione arteriosa (≥ 140/90 mmHg) o terapia antipertensiva in atto – bassi livelli di colesterolo HDL (< 35 mg/dl) e/o elevati valori di trigliceridi (>250 mg/dl) – nella donna: parto di un neonato di peso > 4 kg o pregresso diabete gestazionale – sindrome dell'ovaio policistico o altre condizioni di insulinoresistenza come l'acanthosis nigricans – evidenza clinica di malattie cardiovascolari – HbA1c ≥39 mmol/mol (5,7%), IGT o IFG in un precedente test di screening.
In assenza del criterio precedente lo screening dovrebbe iniziare all'età di 45 anni.
Se il risultato è normale, lo screening dovrebbe essere ripetuto almeno con intervallo di 3 anni, considerando un test più frequente in relazione ai risultati iniziali (soggetti con disglicemia dovrebbero essere risottoposti a screening annualmente) e allo stato di rischio globale.
Ragazzi/e di età >10 anni o all'inizio della pubertà se questa si verifica a un'età più giovane con sovrappeso (BMI > 85° percentile per età e sesso, peso per altezza > 85° percentile, o peso > 120% del peso ideale per l'altezza) e due dei seguenti fattori di rischio: – familiarità di primo o secondo grado per diabete tipo 2 – appartenenza a gruppo etnico ad alto rischio – segni di insulinoresistenza o condizioni associate a insulinoresistenza (acanthosis nigricans, ipertensione, dislipidemia, sindrome dell'ovaio policistico, peso alla nascita basso per l'età gestazionale) – storia materna di diabete o diabete gestazionale durante la gestazione.
Frequenza dello screening: ogni 3 anni.

Diabete di tipo 1 e di tipo 2, insulinoresistenza: criteri diagnostici

I criteri attuali valorizzano la **glicemia a digiuno** come l'esame più affidabile per diagnosticare il diabete mellito nelle persone asintomatiche. Nelle persone con i sintomi classici di diabete mellito, poliuria, polidipsia, perdita di peso e una glicemia casuale, non a digiuno ≥ 200mg/dl è sufficiente per porre diagnosi di diabete mellito. La prova da carico orale di glucosio, anche se resta una modalità valida per fare diagnosi di diabete mellito, non è raccomandata di routine. Alcuni autori (ADA, 2021) propongono l'emoglobina glicata (HbA1c) come esame diagnostico di diabete mellito, poiché esiste una forte correlazione fra aumento della glicemia ed aumento dell'HbA1c: in futuro questo esame potrà diventare importante per la diagnosi di diabete mellito, attualmente non è inserito nei criteri di diagnosi. Porre diagnosi di diabete mellito ha una forte implicazione medica ed economica, prima quindi di fare diagnosi, in assenza di sintomi, gli esami vanno riconfermati. Questi accertamenti sono trattati nel paragrafo relativo alle indagini diagnostiche.

I criteri diagnostici per diabete mellito elaborati dall'American Diabetes Association (ADA) e della Società Italiana Diabetologi prevedono **in presenza di sintomi tipici della malattia** (poliuria, polidipsia e calo ponderale), che la diagnosi di diabete sia posta con il riscontro, anche in una sola occasione di glicemia ≥200 mg/dl indipendentemente dall'assunzione di cibo.

In assenza dei sintomi tipici della malattia la diagnosi di diabete deve essere posta con il riscontro, confermato in almeno due diverse occasioni di:

- glicemia a digiuno ≥126 mg/dl (7.0 mmol/L) (per digiuno si intende almeno 8 ore di astensione dal cibo)
  oppure
- glicemia ≥200 mg/dl (11.1 mmol/L) 2 ore dopo carico orale di glucosio (eseguito con 75 g)
  oppure
- HbA1c ≥48 mmol/mol (6,5%) (a condizione che il dosaggio dell'HbA1c sia standardizzato, allineato IFCC (International Federation of Clinical Chemistry and Laboratory Medicine) e che si tenga conto dei fattori che possono interferire con il dosaggio (ADA, 2021).

Oltre al diabete sono conosciuti altri stati di **disglicemia** per indicare le condizioni di **alterata glicemia a digiuno** o *impaired fasting glucose*, **IFG** e di **ridotta tolleranza al glucosio o** *impaired glucose tolerance*, **IGT.** L'American Diabetes Association utilizza il termine "pre-diabete" per queste condizioni, che non è ritenuto appropriato dalle Associazioni diabetologiche europee e italiane per le conseguenze psicologiche, sociosanitarie ed economiche che può comportare e perché un'elevata percentuale di soggetti con disglicemia e/o con HbA1c non ottimale (valore fra 42-48 mmol/mol - 6,00-6,49%) non sviluppa il diabete. In Italia, solo il 20-25% dei soggetti con IFG e/o IGT sviluppa diabete nell'arco di 10 anni. Nella pratica clinica è pertanto preferibile definire IFG e IGT come condizioni di "disglicemia" o di "**alterato metabolismo glucidico**". Il termine "pre-diabete" è adottato in Italia in ambito pediatrico per identificare bambini e adolescenti con evidenza di autoimmunità beta-cellulare, suscettibilità genetica al diabete tipo 1 e alterazione della secrezione.

Per identificare le persone a rischio di diabete e malattie cardiovascolari vengono utilizzati i seguenti parametri:

- glicemia a digiuno 100-125 mg/dl: alterata glicemia a digiuno o *impaired fasting glucose*, IFG
- glicemia 2 ore dopo carico orale di glucosio 140-199 mg/dl: ridotta tolleranza al glucosio o *impaired glucose tolerance*, IGT
- HbA1c 42-48 mmol/mol (6,00-6,49%).

Oltre a questi parametri deve essere ricercata la presenza di altri fattori di rischio di diabete (obesità, familiarità per diabete, ecc.) al fine di programmare un intervento per ridurre il rischio della malattia. In tali soggetti è anche opportuno ricercare la presenza di eventuali altri fattori di rischio cardiovascolare (dislipidemia, ipertensione, ecc.) per definire il rischio cardiovascolare globale e instaurare gli opportuni provvedimenti terapeutici. Nelle persone asintomatiche che sono in sovrappeso o obese (BMI ≥ 25 kg/m2) o con fattori di rischio per diabete è suggerito effettuare test della glicemia a partire dai 45 anni. Se il valore è normale ripetere i test della glicemia almeno ogni 3 anni (ADA, 2021).

Manifestazioni cliniche

L'**iperglicemia** senza acidosi è la più comune presentazione del diabete di tipo 1 nella maggior parte dei diabetici di nuova insorgenza adulti e giovani; approssimativamente nel 25% degli adulti il diabete di tipo 1 può manifestarsi con un quadro di chetoacidosi (DKA). Gli adulti con diabete di tipo 1 hanno generalmente un periodo più lungo rispetto ai bambini con sintomi di iperglicemia: poliuria, polidispsia, astenia (Merger et al., 2013; McCulloch et al., 2015). La maggior parte dei pazienti con diabete di tipo 2, invece, sono asintomatici e l'iperglicemia è spesso notata tramite un riscontro casuale di laboratorio (**Tabella 9.V**).

Tabella 9.V Modalità di insorgenza e manifestazioni di diabete tipo 1 e tipo 2		
	Diabete di tipo 1	**Diabete di tipo 2**
Prevalenza	Circa 0,3%	Circa 5%
Età all'esordio	Più comunemente <30 anni	Più comunemente >40 anni
Peso	Generalmente normale	Generalmente in eccesso
Insulina circolante	Ridotta o assente	Normale o aumentata
Autoimmunità	Presente	Assente
Modalità di insorgenza Diagnosi diabete	Sintomatica (periodo sintomatico più lungo negli adulti rispetto ai bambini/giovani)	La maggior parte asintomatici Riscontro occasionale di iperglicemia
Sintomatologia	Sempre presente Spesso eclatante e a inizio brusco	Spesso modesta o assente
Sintomi classici	Poliuria e nicturia Polidipsia Polifagia Inspiegata perdita di peso Altri sintomi possono includere fatigue, nausea, e visione offuscata	Fatigue, infezioni ricorrenti, tempi prolungati di guarigione di ferite, riduzione/perdita di visus. Sintomi classici: esempio poliuria, polidipsia. Complicanze macro e micro vascolari possono essere già presenti alla diagnosi o svilupparsi nel corso della malattia (esempio: disfunzione renale, maculopatia, vasculopatia, neuropatia periferica).
Insorgenza con complicanze acute	Chetoacidosi (25% dei nuovi casi)	Stato iperglicemico iperosmolare (infrequente). Chetoacidosi diabetica (DKA) è rara nel diabete di tipo 2 ma può insorgere durante malattia severa.
Comparsa di complicanze croniche	Non prima di alcuni anni dopo la diagnosi	Spesso presenti al momento della diagnosi

I **sintomi classici dell'iperglicemia** includono poliuria, polidipsia e nicturia, vista offuscata e meno frequentemente perdita di peso. La **poliuria** è determinata dalla concentrazione di glucosio sierico superiore alla soglia renale di 180 mg/dL (10 mmol/L), che porta ad un incremento dell'escrezione urinaria di glucosio. La **glicosuria** determina **diuresi osmotica** – poliuria – che si manifesta anche con nicturia e possibile incontinenza d'urgenza diurna. La **polidipsia** è dovuta ad un incremento della sete a causa dell'iperosmolarità da iperglicemia e *ipovolemia* conseguente alla poliuria. I pazienti, a volte ignari del problema, reintegrano le perdite con drink zuccherati (bibite) peggiorando lo stato di iperglicemia e la diuresi osmotica. Nonostante l'ipovolemia i pazienti possono non manifestare i classici segni di secchezza delle mucose e di riduzione del turgore cutaneo. La **perdita di peso** è il risultato dell'ipovolemia e aumento del catabolismo. Il deficit di insulina riduce l'utilizzo del glucosio nei muscoli scheletrici, incrementa il grasso e l'esaurimento muscolare. Inizialmente aumenta l'appetito – **polifagia** –, ma nel tempo il paziente avverte più sete e meno fame, lo stato iperglicemico determina **nausea e anoressia** contribuendo alla perdita di peso (McCulloch et al., 2015). I pazienti con questi sintomi frequentemente si presentano dal loro medico con disturbi vaghi come perdita di peso e/o letargia. In alcuni studi emerge che la durata media dei sintomi prima della diagnosi era di circa 10 giorni; i sintomi classici, come poliuria e polidispsia, erano presenti in più del 90% dei pazienti ma ai quali il paziente non aveva dato peso e pertanto non sempre riportati come motivo di accesso all'ambulatorio medico; diventavano evidenti solo dopo un'attenta anamnesi. Questi sintomi sono spesso rilevati retrospettivamente, dopo riscontro di valore elevato della glicemia. Raramente gli adulti con diabete di tipo 2 si presentano con uno stato iperosmolare caratterizzato da marcata iperglicemia senza chetoacidosi, severa disidratazione e letargia. La **Tabella 9.V** sintetizza le modalità di insorgenza del diabete tipo 1 e tipo 2 e le principali manifestazioni.

Sono molteplici le caratteristiche cliniche che differenziano le persone affette da diabete mellito tipo 1 dalle persone affette da diabete mellito tipo 2. Pur in presenza di iperglicemia in ambedue le patologie, sintomi acuti, eclatanti e ad inizio brusco sono sempre presenti nei pazienti affetti da diabete mellito tipo 1. Spesso invece la sintomatologia è assente o modesta nei pazienti affetti da diabete mellito tipo 2. Si stima che la diagnosi clinica di diabete mellito tipo 2 sia mediamente preceduta da una fase asintomatica di circa 7 anni. In questo periodo l'iperglicemia esercita i suoi effetti negativi sugli organi bersaglio, così che alla diagnosi clinica sono spesso già presenti le complicanze; una diagnosi tempestiva consentirebbe quindi di ridurre il rischio di complicanze. Si è visto infatti che il trattamento precoce del diabete mellito tipo 2 può influenzare favorevolmente la storia naturale della malattia, per questo l'Associazione Americana per il diabete (ADA) raccomanda di sottoporre a screening ogni tre anni tutte le persone di età superiore a 45 anni oppure di iniziare prima se vi è obesità oppure uno dei fattori di rischio.

Valutazione globale del paziente e indagini diagnostiche

Al momento della diagnosi la persona affetta da diabete mellito deve essere valutata sia per definire il tipo di diabete mellito di cui è affetta, sia per cogliere i segni e sintomi che presenta che possono essere secondari all'iperglicemia acuta o essere correlati alle complicanze croniche che i pazienti affetti da diabete mellito tipo 2 possono presentare al momento della diagnosi.

Una valutazione globale del paziente con diabete di nuova insorgenza è sintetizzata nella **Tabella 9.VI**.

Nell'anamnesi si dovrà raccogliere la **storia familiare di diabete mellito e sue complicanze**, di fattori di rischio per malattie cardiovascolari, di malattie autoimmuni, dell'andamento del peso corporeo nel tempo, dell'uso di fumo ed alcool.

In una persona già affetta da tempo da diabete mellito l'anamnesi deve includere anche le terapie praticate, i valori di emoglobina glicata, la frequenza degli episodi di iperglicemia o ipoglicemia, i risultati dell'automonitoraggio della glicemia, la presenza di complicanze e di comorbosità correlate al diabete mellito come l'ipertensione arteriosa, la dislipidemia, la valutazione del grado di conoscenza del paziente sulla sua patologia, sull'alimentazione, sull'attività fisica, sulla gestione dei farmaci.

L'esame fisico del paziente affetto da diabete comprende la valutazione del peso corporeo e indice di massa corporea, dei segni vitali, valutazione del sistema vascolare e neurologico, e l'esame del piede. I pazienti con diabete e neuropatia autonomica possono avere ipotensione ortostatica. La valutazione dei segni vitali in ortostatismo può essere utile per valutare la volemia efficace e/o suggerire la presenza di una neuropatia autonomica. La valutazione del polso è importante, in quanto la presenza di tachicardia relativa è un tipico risultato di neuropatia autonomica e spesso precede lo sviluppo di ipotensione ortostatica.

Gli **esami di laboratorio** devono valutare, alla nuova diagnosi, se il paziente rientra nei criteri diagnostici di diabete mellito e analizzare con HbA1c il grado di compenso glicemico. La determinazione dei valori di insulinemia e di C-peptide possono orientare sul tipo di diabete mellito, senz'altro bassi livelli di C-peptide evidenziano che il paziente necessita di terapia insulinica.

Tabella 9.VI Componenti di una valutazione globale della persona affetta da diabete (American Diabetes Association, 2015)
Anamnesi /Storia clinica Età e caratteristiche dell'insorgenza di diabete, ad esempio chetoacidosi diabetica (DKA), risultati di laboratorio senza sintomatologia Modello alimentare, abitudini all'attività fisica, stato nutrizionale e storia del peso corporeo Presenza di comorbidità, problemi psicosociali e malattie dentali Educazione al diabete Revisione dei regimi terapeutici precedenti e risposta alla terapia (risultati emoglobina glicata) Attuali trattamenti per il diabete, aderenza ai trattamenti, barriere, attività fisica e disponibilità a modificare comportamenti Risultati del monitoraggio del glucosio e uso dei dati da parte del paziente Frequenza, severità e cause di chetoacidosi Episodi di ipoglicemia: consapevolezza dell'ipoglicemia; severe ipoglicemie: frequenza e cause Storia di complicanze collegate al diabete Microvascolari: retinopatia, neuropatia (sensoriale comprensiva della valutazione di lesioni del piede; autonomica comprensiva di Disfunzioni sessuali e gastroparesi) Macrovascolari: malattia coronarica, cerebrovascolare e arteriosa periferica
Esame fisico Altezza, peso e Indice di massa corporea (BMI) Pressione arteriosa comprensiva di valutazione ortostatica Esame fondo oculare Esame della cute per *acantosi nigricans* (una dermatosi caratterizzata da zone iperpigmentate, mal delimitate, che compaiono tipicamente a livello delle pieghe cutanee (collo, ombelico, inguine, ascelle). La pelle si presenta ispessita e vellutata, di colore più scuro rispetto alle zone circostanti Valutazione delle sedi di iniezione di insulina Valutazione globale del piede: ispezione, palpazione polsi pedideo dorsale e tibiale posteriore; presenza/assenza riflessi e sensibilità propriocettiva
Valutazione referti di laboratorio Emoglobina glicata (A1C o Hb1Ac), se risultati non disponibili entro gli ultimi 3 mesi Se non realizzati/disponibili nell'ultimo anno, richiedere: Profilo lipidico: colesterolo totale, LDL, HDL e trigliceridi Test di funzionalità epatica Albuminuria Creatinina serica TSH se diabete di tipo 1, in presenza di dislipidemia o età superiore ai 50 anni
Consulenze Fondo oculare annuale Pianificazione famigliare per le donne in età riproduttiva Piano nutrizionale Esame periodontale

Glicemia a digiuno. Ai fini diagnostici e di screening la misurazione della glicemia deve essere effettuata su plasma venoso e deve essere posta massima cura nell'appropriata manipolazione del campione (fase pre-analitica). L'uso del glucometro (glicemia capillare) è sconsigliato in quanto genera misurazioni non standardizzabili. Il glucometro può essere impiegato per un pre-screening ambulatoriale individuale o di massa al fine di individuare soggetti con valori suggestivi di diabete o meritevoli di uno screening con misurazione della glicemia su plasma venoso in laboratorio. Per la diagnosi non è necessaria la glicemia postprandiale e il profilo glicemico (ADA, 2021).

Automonitoraggio del glucosio (*Self-monitoring of Blood Glucose - SMBG*). Le persone con diabete devono essere addestrate ad effettuare l'automonitoraggio, che è una delle componenti dell'autocontrollo metabolico e una parte integrante del programma terapeutico (ADA, 2021). Rappresenta la modalità più efficace per il controllo dell'iperglicemia postprandiale e, quindi, per l'adozione della terapia più appropriata e personalizzata del singolo paziente. Nelle sue raccomandazioni del 2016, l'ADA dice che nei pazienti in terapia intensiva multiiniettiva e/o con microinfusore, il controllo delle glicemie dovrebbe essere eseguito sistematicamente prima dei pasti e degli spuntini, occasionalmente dopo i pasti principali, prima di andare a letto e prima di un esercizio fisico; sempre nel sospetto di ipoglicemia, dopo la correzione delle ipoglicemie e prima di guidare. Tale prassi può essere trasferita anche al diabetico tipo 2 insulino-trattato. L'automonitoraggio della glicemia a digiuno si è dimostrato essenziale anche per il raggiungimento di un buon controllo glicemico nel diabetico tipo 2 in trattamento con antidiabetici orali associati ad una insulina a lunga durata d'azione. Nel diabete tipo 2 non insulino-trattato, invece, il ruolo dell'autocontrollo è tuttora controverso, nonostante esso sia raccomandato e considerato utile non sono ben definiti ruolo dell'automonitoraggio del glucosio e frequenza dei controlli (ADA 2021). L'automonitoraggio nei pazienti non insulinotrattati può migliorare il controllo metabolico a breve termine, miglioramento evidenziato da una riduzione dei valori di emoglobina glicata (di seguito trattata nei dettagli).

L'**emoglobina glicata** (emoglobina A1c, HbA1c, A1C, o Hb1c) Questo test mostra le variazioni della percentuale di emoglobina glicosilata, la cui presenza dipende dai livelli glicemici medi mantenuti durante i 2-3 mesi precedenti (**Tabella 9.VII**). Viene prodotta in una reazione non-enzimatica a seguito dell'esposizione dell'emoglobina normale al glucosio plasmatico. Può essere problematico interpretare i livelli di emoglobina glicata nelle persone diabetiche affette da alcune emoglobinopatie e anemia.

Tabella 9.VII Livelli medi di glicemia per specifici livelli di HbA1c

HbA1c (%)	Glicemia media (mg/dL)
6	126
7	154
8	183
9	212
10	240
11	269
12	298

La glicosilazione (glicazione) non enzimatica alta dell'emoglobina è stata associata con le malattie cardiovascolari, le nefropatie e la retinopatia del diabete mellito. HbA1c nei soggetti non diabetici fa riferimento a valori da 4% a 6%. Un'HbA1c >7% è considerata livello di inizio o di modifica di un trattamento, con l'obiettivo di ridurre il valore a < 7%.

La **fruttosamina** è una proteina glicosilata ed è generata dalla reazione di glicosilazione non enzimatica che interessa il glucosio ed alcune proteine del siero (prevalentemente albumina). È un indice del controllo glicemico negli ultimi venti giorni.

Test da carico orale di glucosio (OGTT o Oral Glucose Tolerance Test). Questo test prevede l'assunzione di 75 g del glucosio e successivamente il controllo della glicemia a due ore dall'assunzione del glucosio. L'OGTT rimane fondamentale per la diagnosi del diabete gestazionale, mentre attualmente non viene raccomandata dall'ADA (*American Diabetes Association*) per la diagnosi di diabete di tipo 1 e di tipo 2. La WHO (*World Health Organization*) continua, invece, a consigliarne l'utilizzo quando la glicemia a digiuno si trovi tra 110 e 126 mg/dl. Pertanto, attualmente, la glicemia viene considerata nella norma se è < 110 mg/dl (a digiuno) o < 140 mg/dl (2 ore dopo carico orale di glucosio).

L'elevata frequenza di complicanze vascolari impone uno stretto monitoraggio degli organi bersaglio (occhi, reni e arti inferiori). Per questo, è necessario che le persone con diabete si sottopongano a periodiche visite di controllo, anche in assenza di sintomi. Gli **esami strumentali** sono orientati alla conferma di danni d'organo, evidenziati durante la raccolta dell'anamnesi e l'esecuzione dell'esame obiettivo.

Principi di trattamento del diabete

Gli obiettivi della terapia per il diabete mellito tipo 1 e 2 sono orientati a eliminare i sintomi dell'iperglicemia, ridurre sul lungo tempo le complicanze micro e macrovascolari del diabete mellito e permettere al paziente di mantenere uno stile di vita il più normale possibile. Il controllo glicemico pertanto è di fondamentale importanza nella gestione del diabete mellito, il trattamento deve essere adattato ad ogni paziente fino ad ottenere valori di HbA1c inferiori a 53 mmol/mol (< 7%), valori che consentono di prevenire l'incidenza e la progressione delle complicanze vascolari.

Gli **obiettivi glicemici** del trattamento dei pazienti diabetici adulti di tipo 1 e 2 sono:

- Hb1Ac < 53 mmol/mol < 7% [≤ 48 mmol/mol ≤ 6,5 in singoli pazienti]
- Glicemia a digiuno preprandiale 70-130 mg/dl
- Glicemia postprandiale < 160 mg/dl – la misurazione della glicemia post-prandiale deve essere effettuata tra 1 e 2 ore dopo l'inizio del pasto.

Trattamento con insulina per il diabete di tipo 1

Per il diabete mellito tipo 1 l'obiettivo è quello di **prescrivere un regime insulinico che mimi il più possibile la secrezione fisiologica.** Nel diabete mellito tipo 1 vi è un deficit parziale o totale di insulina endogena quindi deve essere somministrata insulina esogena basale per regolare la glicogenolisi, la neoglucogenesi, la lipolisi e la chetogenesi; per i pasti la somministrazione di insulina deve essere appropriata per l'introito di carboidrati in maniera da favorire una normale utilizzazione ed immagazzinamento del glucosio.

La maggior parte dei pazienti affetti da diabete di tipo 1 sono trattati con terapia intensiva di insulina che richiede multiple dosi (multiple-dose insulin – MDI) e molteplici iniezioni di insulina oppure l'infusione sottocutanea continua di insulina.

Le preparazioni insuliniche sono prodotte con tecnologia del DNA ricombinante e sono caratterizzate dalla sequenza aminoacidica dell'insulina umana o sue varianti. La maggior parte delle insuline sono formulate come U-100 (100 unità/ml). L'insulina umana è stata poi modificata per mimare la secrezione fisiologica dell'insulina; sono state prodotte forme ad azione rapida e forme ad azione ritardata. Attualmente in Italia sono disponibili oltre all'insulina umana regolare e isofano (anche denominata NPH), tre tipi di analoghi a breve durata d'azione – lispro, aspart, glulisine – e tre analoghi a lunga durata d'azione glargine, detemir e insulina lispro protamina (ILPS). In base alla curva d'azione (**Tabella 9.VIII**) le preparazioni insuliniche si classificano:

- **ad azione rapida**: umane ed analoghi aspetto limpido e incolore
- **ad azione intermedia**: umane, NPH e lente, analogo intermedio aspetto opalescente
- **ad azione prolungata**: umane con aspetto opalescente analoghi lenti (glargine e detemir) con aspetto limpido
- **ad azione bifasica**: umane ed analoghi aspetto opalescente.

Gli obiettivi di tutti gli schemi terapeutici sono finalizzati a:

- *controllore l'iperglicemia postprandiale* attraverso l'utilizzo di insuline ad azione rapida che mimano l'insulina prandiale
- *controllare la glicemia negli intervalli tra i pasti e notturna* (nelle 24 ore) attraverso l'utilizzo di insuline ad azione protratta che mimano l'insulina basale.

Controllare l'iperglicemia postprandiale

Il controllo dell'iperglicemia postprandiale è un obiettivo rilevante per ridurre il rischio di retinopatia diabetica; l'iperglicemia sembra essere inoltre associata ad un maggior rischio di malattie macrovascolari e ad una diminuzione del volume e del flusso ematico miocardico, anche se la

Tabella 9.VIII Caratteristiche e tempi d'azione delle insuline

	Insulina	Tempo all'insorgere dell'azione Minuti	Tempo all'effetto massimo Ore	Durata d'azione Ore
Regolare-rapida	Insulina umana regular (Humulin R®)	30-60	2-3	6-8
Analoghi dell'insulina ad azione rapida	Analogo glulisina (Apidra®)	10-30	0,5-2	3-4
	Analogo lispro (Humalog®)	10-30	0,5-2	3-4
	Analogo aspart (NovoRapid®)	10-30	0,5-2	3-4
Intermedia	Isofano NPH* (Humulin I®)	60/240	4- 8	14-24
	Analogo intermedio** (Humalog basal®) lispro protamina	1-2	3-5	8-12
Premiscelate Insulina bifasica	25% lispro + 75% lispro pratamina (Humalog Mix 25®)	15	0,5-1,2	12-18
	50% lispro + 50% lispro pratamina – sospensione iniettabile in cartuccia o flaconcino (Humalog Mix 50®)	15	0,5-1,2	18-24
	30% aspart + 70% aspart protamino cristalizzata (NovoMix 30®)	10-20	1-4	24
Azione prolungata Analoghi basali	Glargine (Lantus®) Detemir (Levemir®)	2-4	Nessuno	24

* NPH, neutral protamine Hagedorn insulin;
** Analogo intermedio (analogo rapido protaminato)

riduzione del rischio cardiovascolare trova soprattutto beneficio nella gestione complessiva che comprenda il controllo della dislipidemia con statine, della pressione e stile di vita sano (attività fisica e alimentazione) (Laasko et al., 2014).

L'insulina a **breve durata d'azione (rapida o regolare)** è una componente essenziale nella grande maggioranza dei regimi di trattamento insulinico.

L'**insulina umana regolare o rapida insulina** (Humulin R®, l'Actrapid®, l'Insuman®) ha l'inizio della propria azione dopo 30 minuti e una durata di circa 6-8 ore. Ha un aspetto limpido, non va agitata prima dell'uso ed è di norma somministrata almeno 15/30 minuti prima del pasto. L'insulina umana regolare forma nel flacone degli aggregati esamerici. Dopo la somministrazione sottocutanea, questi esameri si dissociano in dimeri e poi in monomeri prima di entrare in circolazione. Il tempo necessario per questa dissociazione si riflette nella latenza della comparsa dell'azione ipoglicemizzante. Queste insuline sono somministrabili per via sottocutanea, per pompa per infusione continua senza dare problemi di occlusioni o per infusione endovenosa. I limiti dell'insulina umana regolare o rapida erano:

- iperglicemia postprandiale, a causa dei livelli di insulina che aumentano troppo lentamente si osservano picchi eccessivi di glicemia post-prandiale anche in seguito alla somministrazione della corretta dose di insulina;
- aumentato rischio di ipoglicemia se il pasto avviene in ritardo dopo la somministrazione dell'insulina, i suoi livelli aumentano prima dell'aumento di glicemia dovuto al pasto; i

livelli di insulina possono rimanere elevati anche dopo che la fase d'iperglicemia post-prandiale è passata;

- tempistica di somministrazione delle insuline umane solubili dopo iniezione sottocutanea, il processo di dissociazione degli esameri e di assorbimento dal sito di iniezione richiede approssimativamente 30 minuti, limitando l'autonomia dei pazienti che sono costretti ad attendere 30 minuti fra la somministrazione ed il pasto.

Una risposta ai problemi dell'insulina rapida regolare è stata la nascita degli **analoghi dell'insulina** (il primo analogo rapido risale al 1997) che sono stati ottenuti dalla modifica della sequenza naturale degli aminoacidi di una delle due catene dell'insulina. Grazie a questa modifica le insuline ad azione ultrarapida riescono a riprodurre un picco insulinemico più fisiologico, una più veloce biodisponibilità ed un più rapido esaurimento della sua azione (4 ore circa) rispetto all'insulina regolare. Le formulazioni degli analoghi ultrarapidi dell'insulina sono: glulisina – Apidra® – una particolarità di questa insulina è che non può essere infusa in soluzione glucosata o di Ringer; lispro – Humalog® – e Aspart – NovoRapid® – da evitare per problemi di stabilità nelle soluzioni infusionali per via endovenosa utilizzate oltre le 24 ore, ad esempio pompe-siringhe. Queste formulazioni, rispetto all'insulina regolare, offrono vantaggi per la copertura dei pasti, perché permettono l'adeguamento della dose subito prima del pasto in rapporto alla quantità di carboidrati, inoltre la durata d'azione più corta si associa ad una riduzione degli episodi ipoglicemici.

Controllare la glicemia negli intervalli tra i pasti e durante la notte

Le insuline di tipo basale hanno lo scopo di assicurare il fabbisogno insulinico negli intervalli fra i pasti. Le insuline basali tradizionali (NPH, lenta, ultralenta) presentano alcuni limiti legati alla variabilità giornaliera nell'assorbimento e ad un picco tardivo di assorbimento che può causare ipoglicemie, soprattutto notturne. Questi problemi sono stati in larga parte superati dalla introduzione in commercio degli analoghi ad azione prolungata (i primi analoghi dell'insulina ad azione lenta risalgono al 2004), quali le insuline glargine e detemir.

L'insulina **a durata d'azione intermedia** (insulina isofano NPH – Humulin I®); in linea generale l'insulina isofano, anche denominata insulina NPH (Neutral Protamin Hagedorn), presenta un tempo di latenza di circa 2 ore, un picco di attività tra le 4-8 ore dalla somministrazione sottocutanea e una durata totale dell'effetto terapeutico di circa 18-24 ore, con importanti variabilità interindividuali. L'analogo dell'insulina ad azione intermedia, insulina lispro protamina ha effetto dopo circa 2 ore, con un picco tra le 4 e le 8 ore e una durata d'azione tra le 14 e le 16 ore.

Le **insuline a lunga durata d'azione** hanno la caratteristica di rimanere in circolo anche più di 24 ore. Tra le insuline a lunga durata d'azione ci sono l'insulina zinco cristallina e gli analoghi dell'insulina umana (glargine e detemir).

L'insulina *glargine* (Lantus®) è un'insulina umana biosintetica a lunga durata d'azione, rispetto all'insulina NPH la sua insorgenza d'azione è più lenta, la sua durata d'azione è più lunga e non c'è picco pronunciato. Iniettata come soluzione acida (pH 4,0) la glargine, che è una soluzione limpida, determina la formazione di micro - precipitati nel tessuto sottocutaneo (pH 7,4); questo processo favorisce un assorbimento ritardato nel tempo ed un'azione terapeutica protratta.

L'insulina *detemir* (Levemir®) è un analogo dell'insulina, solubile, formulato a pH neutro e ad azione prolungata; l'effetto prolungato è dovuto alla presenza di una catena laterale grassa che aumenta il tempo di permanenza nel sottocute e il passaggio in circolo è lento e graduale. Detemir si presenta in soluzione limpida ed è solubile a pH fisiologico.

Le formulazioni di **insulina premiscelata** risultano molto utili nel fornire, con un'unica iniezione, sia la copertura di tipo basale che quella necessaria in corrispondenza dei pasti. Prima dell'introduzione dei nuovi analoghi insulinici premiscelati era disponibile l'insulina umana regolare 70/30 costituita per il 70% da insulina NPH e per il 30% da insulina regolare. Attualmente, gli analoghi insulinici premiscelati in commercio sono rappresentati dall'insulina lispro 75/25, (75% sospensione di insulina lispro cristallizzata con protamina, 25% insulina lispro libera) e dall'insulina aspart 70/30, (70% sospensione di insulina aspart cristallizzata con protamina, 30% insulina aspart libera).

Normalmente l'insulina endogena raggiunge il picco plasmatico entro 15-45 minuti dall'inizio del pasto, per poi ritornare a livelli basali entro i successivi 60-180 minuti. Le nuove insuline premiscelate mimano più da vicino la secrezione endogena dell'insulina. Con le nuove insuline premiscelate, grazie all'introduzione di una componente ad azione rapida (aspart o lispro), assorbita più velocemente, i pazienti possono effettuare l'iniezione a ridosso del pasto: l'insulina lispro 75/25 deve essere somministrata 15 minuti prima, mentre l'insulina aspart 70/30 può essere iniettata fino a 15 minuti dall'inizio del pasto.

In base ai dati disponibili, i nuovi analoghi insulinici premiscelati sono indicati per i pazienti che non necessitano di un regime bolo-basale o non sono disposti a seguirlo. Questo schema terapeutico prevede, infatti, la disponibilità del paziente all'automonitoraggio della glicemia, all'adattamento personalizzato delle unità insuliniche necessarie in base all'apporto di carboidrati, nonché a ripetute iniezioni giornaliere. Gli analoghi insulinici premiscelati non offrono una flessibilità nella somministrazione e la possibilità di un aggiustamento della dose in base al pasto consumato. Per questo motivo risultano adeguati solo per il trattamento di pazienti diabetici che rispondono ai seguenti criteri:

- necessità di un regime insulinico comodo e semplice da seguire
- riluttanza a iniezioni giornaliere multiple o all'utilizzo di una pompa insulinica
- riluttanza o impossibilità ad effettuare il calcolo dei carboidrati ingeriti
- scarsa disposizione o impossibilità ad effettuare l'automonitoraggio della glicemia
- iperglicemia postprandiale persistente con l'utilizzo di insulina basale
- stile di vita routinario
- incapacità o scarsa propensione a miscelare diverse formulazioni insuliniche nella stessa siringa.

In genere, le nuove insuline premiscelate vengono somministrate due volte al giorno, prima di colazione e prima di cena in modo da assicurare un apporto sufficiente per mantenere i livelli basali di insulina e rispondere ai picchi glicemici susseguenti ai pasti.

Schemi e modalità di trattamento con insulina

Nel paziente con diabete mellito tipo 1 di nuova diagnosi **una gestione intensiva della terapia insulinica** ha l'obiettivo di raggiungere l'euglicemia o una glicemia quasi normale.

Gli schemi insulinici di solito prevedono diversi tipi di insulina, varie iniezioni di insulina al giorno (*multiple daily injections, MDI*), oppure l'uso di pompe da infusione per l'infusione continua di insulina nel sottocute. Nella **Figura 9.5** sono rappresentati 3 esempi di schemi di trattamento del diabete di tipo 1. In generale i pazienti con diabete mellito tipo 1 richiedono 0,5-1 U/kg al giorno di insulina suddivisa in dosi multiple con circa il 50% di insulina basale (insulina ad azione lenta).

Schemi insulinici a componenti multiple prevedono la combinazione di insulina basale e boli di insulina ad azione rapida. Il momento della somministrazione ed il dosaggio dell'insulina prandiale ad azione rapida sono modificati sulla base dei risultati dell'auto misurazione della glicemia capillare, della quantità di cibo che il paziente prevede di assumere e dell'attività fisica. Questi schemi offrono ai pazienti affetti da diabete mellito tipo 1 una maggior flessibilità in termini di stile di vita e migliori possibilità di raggiungere e mantenere un buon controllo dei valori glicemici. Le dosi di insulina ad azione rapida si determinano con **algoritmi** che integrano i valori delle glicemie preprandiali con gli introiti previsti di carboidrati, il paziente usa un rapporto insulina/carboidrati (un comune rapporto è 1-1,5 U di insulina ogni 10 grammi di carboidrati) già stabilito per lui oppure tramite il calcolo del rapporto carboidrati/insulina con il sistema della "regola teorica del 500 o 450" o del diario alimentare (trattato nel paragrafo che tratta la conta dei carboidrati). A questa dose di insulina si aggiunge un fattore di correzione basato sulle glicemie preprandiali, 1U ogni 50 mg/dl di valore di glicemia sopra il target glicemico o [peso corporeo in Kg] × [glicemia-glicemia desiderata in mg/dl/1500].

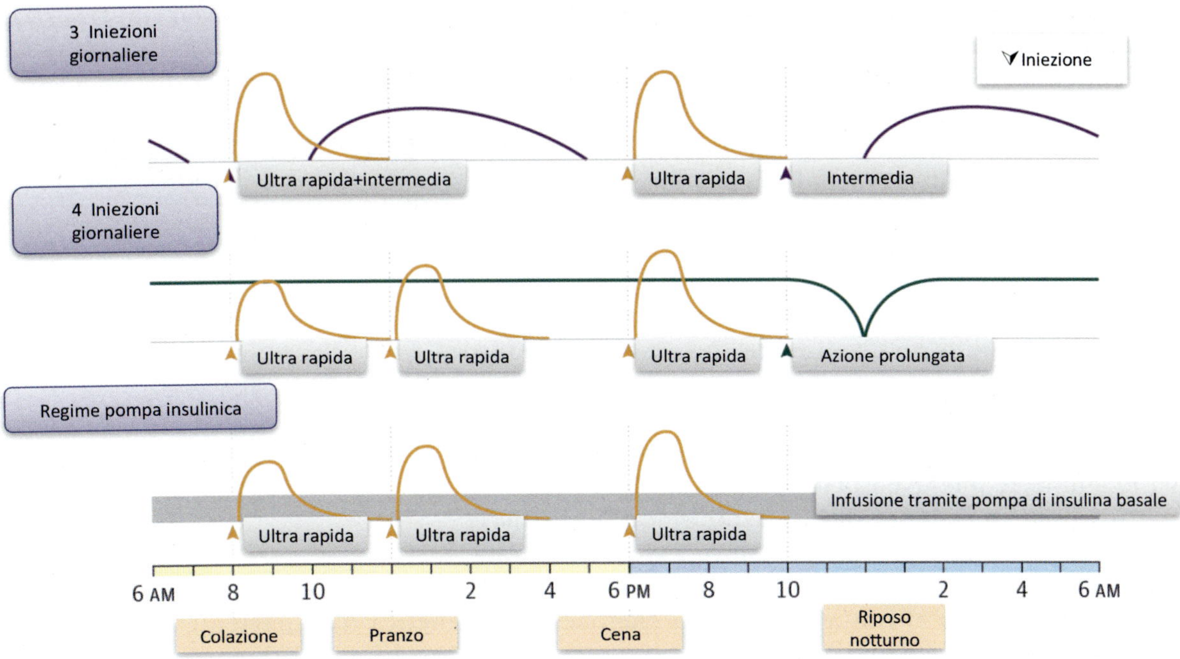

Figura 9.5 Tre esempi di regimi di insulina per il diabete di tipo 1 (tratto da Nathan, 2015)
Il bolo preprandiale può essere somministrato con iniezioni convenzionali o attraverso pompa. L'iniezione di insulina ad azione rapida e intermedia del mattino può essere somministrata come singola iniezione o miscelata in una singola siringa. L'insulina basale può essere somministrata come singola iniezione di insulina a lunga durata d'azione al momento di coricarsi, ma può essere somministrata al mattino, o come dose basale di insulina ad azione ultra-rapida attraverso pompa di infusione.

Un ulteriore schema comunemente usato prevede iniezioni due volte al giorno di insulina a lunga durata d'azione come la NPH o un analogo basale (ad esempio *detemir*) associate a insulina ad azione rapida prima di colazione e prima di cena. Questo schema prevede i 2/3 della dose totale al mattino (con circa 1/2 di insulina ad azione protratta e 1/2 ad azione rapida) ed 1/3 prima di cena (1/2 di insulina ad azione protratta e 1/2 ad azione rapida). Questo schema semplice di terapia costringe però il paziente a rispettare rigidamente nel corso della giornata il grado di attività fisica, l'ora ed il contenuto dei pasti, variazioni infatti di attività fisica o contenuto dei pasti determinano episodi di ipoglicemia o iperglicemia. Inoltre, pur essendo efficace nel prevenire la grave ipoglicemia, la maggior parte dei pazienti affetti da diabete mellito tipo 1 non riesce ad ottenere un buon controllo glicemico.

L'infusione sottocutanea continua di insulina è molto efficace nel paziente con diabete mellito tipo 1. Oltre alla infusione basale di insulina, viene somministrata insulina preprandiale (bolus) su indicazione del paziente stesso. Questi apparecchi possono rilasciare con accuratezza piccole dosi di insulina (microlitri/ora) ed offrono parecchi vantaggi: si possono programmare velocità di infusione multiple per adeguare le richieste basali di insulina notturne o diurne, si può modificare la velocità di infusione durante i periodi di attività fisica, con la somministrazione dei boli ai pasti programmati dal paziente, vi è un miglior adeguamento della terapia alla composizione del pasto, l'uso di algoritmi individualizzati consentono al paziente di calcolare con precisione la dose di insulina da auto-somministrarsi.

Insulina per via inalatoria. Nel corso degli ultimi anni sono state studiate delle vie di somministrazione diverse da quella intravenosa e sottocutanea: transdermica, mucosa orale, nasale e polmonare. Tra queste, la via polmonare è stata quella che ha riscontrato maggiore interesse per la sua accessibilità e ampia rete alveolo-capillare che favorisce l'assorbimento del farmaco.

Si tratta di una nuova modalità di fornire l'insulina. Nel 2014 negli USA la Food and Drug Administration (FDA) ha approvato una nuova formulazione di insulina preprandiale ad azione rapida (short-acting): la via inalatoria Afrezza (human insulin) *inhalation powder* per diabetici adulti non fumatori e non affetti da malattie polmonari. Consiste in una formulazione di insulina ricombinante in polvere (tecnosfere di insulina, TI) confezionata in cartucce preriempite e erogata attraverso un dispositivo tascabile della forma di un fischietto (**Figura 9.6**). Il profilo dell'insulina per via inalatoria è simile agli analoghi ad azione rapida da somministrare all'inizio di ogni pasto, o comunque entro 20 minuti dopo l'inizio di un pasto. A causa della ridotta biodisponibilità (approssimativamente il 25% rispetto all'insulina sottocutanea) è necessario somministrare una dose maggiore di insulina rispetto a quella sottocutanea per raggiungere una risposta terapeutica equivalente.

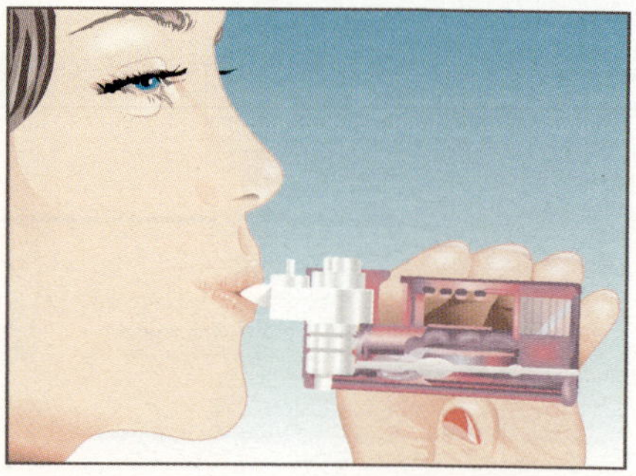

Figura 9.6 Dispositivo per insulina inalatoria.

L'insulina in polvere da inalazione non sostituisce l'insulina ad azione prolungata, deve essere utilizzata in combinazione con l'insulina ad azione prolungata in pazienti con diabete di tipo 1 e non è raccomandata per il trattamento della chetoacidosi diabetica o in pazienti fumatori. Nei pazienti di tipo 1 o di tipo 2 che richiedono terapia con insulina, la riduzione dell'emoglobina glicata (Hb1Ac) con l'insulina inalatoria (tecno sfere di insulina o Exubera) è mediamente inferiore rispetto all'insulina per via sottocutanea anche se ciò può essere determinato dall'utilizzo di dosaggi sub ottimali e difficoltà nella titolazione dell'insulina inalatoria (Pittas, 2015). In alcuni studi non è emersa alcuna differenza tra pazienti in trattamento per via sottocutanea e trattamento per via inalatoria rispetto alla preferenza di via di somministrazione, alla qualità di vita e soddisfazione complessiva. La principale preoccupazione nell'uso a lungo termine dell'insulina per via inalatoria è la potenziale tossicità polmonare per le proprietà immunogenetiche e di crescita promosse dall'insulina. Tutti gli studi che hanno valutato l'efficacia e la sicurezza dell'insulina inalatoria sono stati condotti su partecipanti privi di problemi polmonari (radiografia polmonare negativa e FEV1 normale) e non fumatori da almeno 6 mesi. Pertanto l'insulina inalatoria non deve essere usata nei pazienti con malattia polmonare cronica, come asma o BPCO, e nei soggetti fumatori. Le reazioni avverse più comuni negli studi clinici sono state ipoglicemia, tosse secca (circa 40%) e mal di gola o irritazione (Pittas, 2015).

Pramlintide. È un analogo sintetico dell'**amilina**, un piccolo **ormone peptidico** che viene messo in circolo dalle cellule β **pancreatiche** assieme all'**insulina** per contrastare i picchi iperglicemici postprandiali. Si tratta di un agente che rallenta lo svuotamento gastrico, inibisce la secrezione pancreatica di glucagone, promuove la sazietà tramite recettori ipotalamici e inoltre inibisce la secrezione di glucagone. In questo modo si ottiene un più graduale assorbimento di glucosio evitando i picchi iperglicemici postprandiali. Negli USA la Food and Drug Administration (FDA) ha approvato il suo utilizzo prevalente nel diabete di tipo 1 e solo negli adulti. Viene somministrata sottocute alla dose di 15-60 microgrammi prima di ciascun pasto. Può causare nausea e vomito e quindi deve essere valutata la tolleranza del paziente iniziando con dosaggi bassi. Può influenzare l'assorbimento di altri farmaci perché rallenta lo svuotamento gastrico, non va somministrata con altri farmaci che agiscono sulla motilità gastrointestinale. Induce perdita di peso e richiede l'adattamento del dosaggio della terapia insulinica, soprattutto quella pre-prandiale (insulina ad azione rapida) per ridurre il rischio di severa ipoglicemia (ADA, 2021).

Trattamento farmacologico per il diabete di tipo 2

I **farmaci ipoglicemizzanti** vengono usati per la terapia del diabete mellito tipo 2 e in base al loro meccanismo d'azione, vengono suddivisi in farmaci che aumentano la secrezione insulinica, farmaci che riducono la produzione di glucosio, farmaci che aumentano la sensibilità insulinica e farmaci che aumentano l'azione del GLP-1 (**Figura 9.7**).

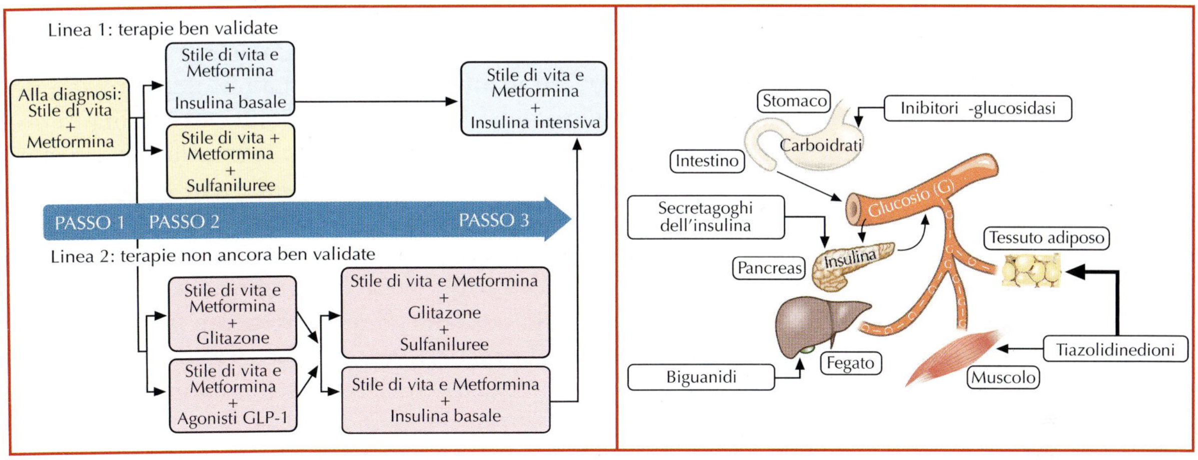

Figura 9.7 Trattamento del diabete di tipo 2 e sede di azione degli ipoglicemizzanti.

Tuttavia il diabete mellito tipo 2 ha un andamento progressivo ed alla fine richiede l'associazione di più farmaci e spesso anche l'utilizzo dell'insulina.

Il trattamento dell'iperglicemia nel diabete di tipo 2 si avvale dei seguenti farmaci ipoglicemizzanti:

Farmaci che migliorano l'azione dell'insulina o insulino sensibilizzanti

- Biguadini: Metformina
- Glitazoni o Tiazolidindioni (pioglitazone, rosiglitazone)

Farmaci che migliorano la produzione di insulina o secretagoghi dell'insulina

- Sulfaniluree (glibenclamide, gliclazide, glimepiride)
- Glinidi (repaglinide)
- Incretino-mimetici

Farmaci che riducono l'assorbimento intestinale dei carboidrati o modificatori dell'assorbimento intestinale

- Inibitori dell'α-glucosidasi intestinale Acarbose.

Farmaci che migliorano l'azione dell'insulina o insulino sensibilizzanti

Nella classe delle **biguanidi** il farmaco più usato è la **metformina.** La metformina riduce la produzione epatica di glucosio, con un meccanismo d'azione ancora non ben definito, e migliora l'utilizzo periferico del glucosio. È il farmaco di prima scelta per il trattamento del diabete di tipo 2 (ADA, 2021). La metformina (Glucophage®) riduce quindi la glicemia a digiuno ed i livelli di insulina, migliora il profilo lipidico e promuove un modesto calo ponderale. La posologia iniziale è di 500 mg due volte al giorno fino a 1000 mg due volte al giorno; fra gli effetti collaterali sono frequenti gusto metallico, nausea, diarrea, anoressia. Per questi effetti collaterali e per il lento meccanismo d'azione la dose iniziale va aumentata ogni 2-3 settimane, basandosi sui valori della glicemia dell'automisurazione del paziente. Poiché la metformina può provocare acidosi lattica non deve essere somministrata nelle situazioni cliniche di acidosi metabolica quindi in corso di scompenso cardiaco, epatopatie, insufficienza renale (creatinina > 1,4 mg/dl nelle donne, > 1,5 mg/dl negli uomini). La metformina deve essere sospesa anche in corso di malattie acute, prima di indagini radiologiche che prevedono l'uso di mezzo di contrasto, prima di un intervento chirurgica in anestesia generale; la terapia con metformina in queste condizioni è sostituita con l'insulina.

I **Tiazolidindioni** (pioglitazone, rosiglitazone) riducono l'insulinoresistenza, svolgono la loro azione legandosi al recettore nucleare PPAR-γ *(peroxisome proliferator-activated receptor-γ)*. Questo recettore si trova principalmente negli adipociti ma viene espresso in maniera minore anche in altri tessuti. Gli agonisti di questo recettore regolano molti geni, promuovono la differenziazione degli adipociti, riducono l'accumulo di grasso nel fegato e sembrano ridurre l'insulinoresistenza indirettamente aumentando gli acidi grassi e il livello di adiponectina. I Tiazolidindioni promuovono una ridistribuzione del grasso dalle sedi centrali a quelle periferiche. I livelli circolanti di insulina si riducono con il loro uso, indicando una riduzione dell'insulinoresistenza. La posologia media del pioglitazone è di 15-45 mg/die in un'unica dose giornaliera, per il rosiglitazone è di 2-8 mg in una o due somministrazioni al giorno. Il prototipo di questa classe di farmaci, il troglitazone, è stato sospeso dal commercio per epatotossicità. Per il pioglitazone ed il rosiglitazone viene raccomandato il controllo degli indici di funzione epatica prima di iniziare la terapia e poi ad intervalli regolari (ogni 2 mesi nel primo anno poi più radi). Ambedue alterano il profilo lipidico: il pioglitazone aumenta l'HLD in maniera maggiore dell'LDL, e riduce i trigliceridi; il rosiglitazone aumenta lievemente LDL, HDL e trigliceridi. Ambedue i farmaci si associano ad un incremento ponderale (2-3 kg), una lieve riduzione dell'ematocrito e del volume plasmatico. Possono causare edemi periferici, scompenso cardiaco, in particolare nei pazienti in terapia anche con insulina. Sono quindi controindicati nei pazienti affetti da epatopatie e da scompenso cardiaco (classe III o IV). Sono stati segnalati in letteratura (Nissen et al., 2007; Home et al., 2007) un aumentato rischio di infarto del miocardio, un peggioramento dell'edema maculare diabetico nei pazienti in terapia con tiazolidindioni, un aumentato rischio di fratture ed alterazioni dell'ovulazione nelle donne.

Farmaci che migliorano la produzione di insulina o secretagoghi dell'insulina

Appartengono a questa categoria le sulfaniluree e i glinidi, che esercitano la loro funzione ipoglicemizzante aumentando la secrezione dell'insulina attraverso un'interazione con i canali del potassio sensibili all'ATP sulle beta cellule. Sono efficaci in pazienti affetti da diabete mellito di recente insorgenza (<5 anni) con produzione residua di insulina endogena. Le sulfaniluree sono in grado di determinare una riduzione del livelli di Hb1Ac.

Le **Sulfaniluree**, sono classificate in prima, seconda e possibile terza generazione in base alla durata e all'intensità della loro azione:

- prima generazione - **carbutamide, tolbutamide**;
- seconda e terza generazione - **glibenclamide**, glipizide, gliclazide e la glimepiride.

Le sulfaniluree di prima generazione hanno una potenza simile a quelle di seconda generazione ma un'emivita più lunga (fino a 49 ore) con una maggior incidenza di ipoglicemia e più frequenti interazioni farmacologiche.

Le sulfaniluree di seconda generazione hanno una più rapida insorgenza d'azione, un minor tempo di azione e una migliore copertura della glicemia post prandiale rispetto alle sulfaniluree di prima generazione. Il tempo richiesto per raggiungere il massimo effetto è di circa 2-3 ore, e l'azione ipoglicemizzante è mantenuta per 24 ore. Riducono la glicemia sia a digiuno che post prandiale, devono essere iniziate a bassi dosaggi con aumento progressivo ad intervalli di 1-2 settimane, utilizzando i valori glicemici dell'automonitoraggio del paziente. Vanno assunte appena prima dei pasti, poiché all'inizio del loro utilizzo aumentano acutamente l'insulina; con il tempo tuttavia il rilascio dell'insulina gradualmente diventa più protratto.

Il principale svantaggio di questi agenti è l'elevato rischio di ipoglicemia, rischio che varia in base al tipo di molecola. Gli eventi ipoglicemici sono il maggior rischio di questi agenti, che si registrano soprattutto negli anziani, con alterazione della funzionalità renale ed in trattamento con le sulfaniluree a più lunga durata d'azione (glibenclamide, 12-24 ore), possono essere riconducibili al meccanismo d'azione tipico di questa classe di farmaci. Le sulfaniluree, infatti, stimolano il rilascio di insulina anche quando i livelli di glicemia sono al di sotto del limite soglia (circa 90 mg/dl), che fisiologicamente si associa ad una aumentata secrezione insulinica. L'incremento ponderale (≥ 2 kg) determinato da questi ipoglicemizzanti deriva dall'aumento dei livelli plasmatici di insulina e dal conseguente effetto anabolizzante; per questo, nei soggetti obesi con diabete di tipo 2 le sulfaniluree non vengono considerate farmaci di prima scelta (Krentz et al., 2005). Sono inoltre controindicate durante la gravidanza e nei pazienti che devono essere sottoposti ad intervento chirurgico, affetti da processi infettivi o gravi traumi. Le sulfaniluree hanno un'interazione importante con l'alcol e con alcuni farmaci come warfarin, aspirina, chetochenazolo, fluconazolo ed inibitori dell'alfa-glucosidasi.

I **glinidi** – conosciuti anche come **meglitinidi** – sono una classe di farmaci **antidiabetici** orali che agiscono come secretagoghi non sulfanilureici, regolatori della glicemia prandiale. Sono stati tarati sulla situazione postprandiale allo scopo di ripristinare nel paziente con diabete di tipo 2 la risposta rapida e intensa del soggetto normale, senza stimolare la secrezione insulinica nella condizione di digiuno notturno e interprandiale. Ciò ha costituito il razionale per lo sviluppo dei regolatori della glicemia prandiale, cioè di farmaci dotati di un'azione secretagoga rapida e di breve durata.

La loro azione è mediata dalla chiusura dei canali del potassio ATPdipendenti, che determina una depolarizzazione della membrana della cellula beta-pancreatica con conseguente ingresso di ioni calcio e stimolazione della secrezione insulinica. Pur essendo il meccanismo d'azione simile a quello delle sulfaniluree, questa nuova classe di farmaci si lega a un recettore di membrana diverso da quello delle sulfaniluree. Sono metabolizzati quasi completamente a livello epatico e l'eliminazione è biliare (90%), pertanto, non sono necessarie particolari precauzioni in pazienti con insufficienza renale.

Il capostipite è stata la repaglinide (NovoNorm®) che stimola la secrezione insulinica con meccanismo analogo alle sulfaniluree, cioè favorendo l'ingresso di calcio nella cellula beta-pancreatica. Dopo somministrazione orale, sia in soggetti normali sia in pazienti con diabete di tipo 2, la repaglinide è rapidamente assorbita dal tratto gastro-intestinale, raggiunge il picco plasmatico entro un'ora dalla somministrazione (1-4 h), e viene eliminata entro 3-4 ore. L'assorbimento risulta ancora più rapido se la repaglinide viene somministrata al momento di iniziare il pasto rispetto all'anticipazione di 15-30 minuti. Ciò rende particolarmente favorevole il profilo d'azione di questo farmaco, che induce una rapida e breve stimolazione della cellula betapancreatica, determinando un fisiologico incremento della secrezione insulinica nella fase post-prandiale A distanza di circa 4 ore dall'assunzione del farmaco, non sono più evidenziabili tracce del composto nel circolo sistemico.

Per la loro azione di breve durata presentano un minor rischio di episodi di ipoglicemia tardiva o ricorrente, l'ipoglicemia di solito insorge per un ritardo nell'assumere il pasto, per un'aumentata attività fisica o per introduzione di alcol (Moses, 2010; Krentz et al., 2005).

Incretino-mimetici (exenatide, sitagliptin, vildagliptin). Le incretine sono ormoni prodotti a livello gastrointestinale, sotto lo stimolo dell'assorbimento di sostanze nutritive. Tali sostanze svolgono un ruolo nella regolazione della motilità gastrica e della colecisti, nella secrezione di enzimi digestivi e nel metabolismo postprandiale dei carboidrati. Le incretine principali sono (Moses, 2010; Krentz et al., 2005):

- il GLP-1(*glucagon-like peptide 1* ovvero peptide simile al glucagone), prodotto dalle cellule L dell'ileo/colon e di cui esistono due forme attive di GLP-1;
- il GIP, *glucose-dependent insulinotropic peptide* ovvero peptide insulinotropico glucosio- dipendente (GIP), prodotto dalle cellule K del duodeno.

Questi peptidi (GLP-1 e GIP) rilasciati dal piccolo intestino in risposta al pasto stimolano la secrezione di insulina e sono denominati "incretine".

Le incretine sono degradate rapidamente, nell'arco di minuti; la quota di ormoni (10-20%) che, resistendo alla degradazione da parte della dipeptidil-peptidasi IV, riesce a esercitare la propria azione biologica sul pancreas, agisce sia sulle cellule beta, stimolando la secrezione insulinica con una risposta glucosio-dipendente, sia sulle cellule alfa inibendo il rilascio di glucagone.

Pertanto le principali azioni degli incretino-mimetici sono:

- aumentare sia la prima che seconda fase della secrezione insulinica con un andamento simile a quello dei soggetti normali;
- ridurre i livelli di glucosio a digiuno e postprandiali;
- produrre una significativa riduzione della HbA1c;
- produrre una progressiva riduzione del peso corporeo per il loro effetto anoressizzante;
- migliorare la funzione beta-cellulare.

Farmaci che riducono o modificano l'assorbimento intestinale dei carboidrati
Gli inibitori dell'alfa-glucosidasi (acarbosio e miglitol) riducono l'iperglicemia postprandiale ritardando l'assorbimento di glucosio; non modificano l'utilizzazione del glucosio né la secrezione di insulina. Questi farmaci riducono l'assorbimento di glucosio inibendo l'enzima che scinde gli oligosaccaridi in zuccheri semplici a livello del lume intestinale. Devono essere assunti appena prima dei tre pasti, iniziando con piccole dosi (25 mg di acarbosio o miglitol) ed aumentando fino a 50-100 mg per pasto di acarbosio e 50 mg di miglitol. I principali effetti collaterali sono diarrea, flatulenza, distensione addominale, determinati dall'aumentato arrivo al grosso intestino di oligosaccaridi. Quando associati a sulfaniluree possono aumentarne la concentrazione ematica, aumentando il rischio di ipoglicemia.

La **Tabella 9.IX** sintetizza le categorie di farmaci ipoglicemizzanti in base al loro meccanismo d'azione.

Il trattamento farmacologico del diabete tipo 2 deve tenere conto degli obiettivi terapeutici individualizzati in base alle caratteristiche cliniche delle persone con diabete quali ad esempio aspettativa di vita, durata della malattia, presenza di comorbilità, di complicanze cardiovascolari e/o microangiopatiche e perdita della percezione di ipoglicemia. Idealmente, il trattamento farmacologico del diabete tipo 2 dovrebbe avere una prolungata efficacia, un effetto irrilevante sul peso corporeo, un basso impatto sul rischio di ipoglicemie e un favorevole profilo sui fattori di rischio cardiovascolare. L'HbA1c rimane l'obiettivo principale del trattamento in persone con diabete, in virtù della stretta relazione fra questo indice di controllo glicemico e le complicanze micro- e macroangiopatiche. Lo stretto controllo della glicemia riduce il rischio d'insorgenza e/o la progressione della retinopatia e della nefropatia diabetica anche nel diabete tipo 2. Il farmaco di prima scelta per il trattamento dei diabetici tipo 2 è la metformina in presenza di sovrappeso e di normopeso. Alla metformina viene aggiunto un secondo ipoglicemizzante o valutato l'utilizzo di insulina qualora il valore di emoglobina glicata sia troppo elevato per raggiungere, con la sola metformina, il target terapeutico o quando la metformina da sola non riesce a mantenere il buon controllo della glicemia (Nathan, 2015).

Complicanze acute del diabete mellito

La **chetoacidosi diabetica** e **l'iperglicemia iperosmolare non chetoacidosica** costituiscono, insieme **all'ipoglicemia,** le complicanze metaboliche acute del diabete. Si riteneva che la chetoacidosi diabetica fosse una caratteristica del diabete mellito tipo 1 ma questa complicanza si può riscontrare anche in pazienti che non hanno le caratteristiche immunologiche del diabete mellito tipo 1 e che, superata la complicanza acuta, potranno essere trattati con antidiabetici orali. L'iperglicemia iperosmolare non chetoacidosica si riscontra prevalentemente nei pazienti affetti da diabete mellito tipo 2. Entrambe queste complicanze si associano a deficit assoluto o relativo di insulina, deplezione di volume e alterazioni dell'equilibrio acido-base.

Tabella 9.IX Ipoglicemizzanti orali nel diabete di tipo 2 (modificata e tratta da Moses, 2010)			
Classe	**Meccanismo d'azione**	**Effetti**	**Eventi avversi**
Farmaci insulino sensibilizzanti **(migliorano l'azione di insulina)**			
Biguanidi (esempio, metformina)	Riducono la produzione epatica di glucosio Riducono l'assorbimento intestinale di glucosio Migliorano l'utilizzo del glucosio	Riducono la concentrazione ematica di glucosio. Incrementano la sensibilità all'insulina Riducono il livello di lipidi	Diarrea, nausea, vomito, acidosi lattica
Tiazolidindioni	Migliorano la risposta delle cellule target all'insulina Riducono il rilascio di glucosio epatico Migliorano/aumentano l'utilizzo del glucosio	Riducono la concentrazione ematica di glucosio Hanno un effetto benefico su alterazioni del livello ematico di lipidi Hanno un effetto protettivo sui fattori di rischio pancratico e cardiovascolare	Alterazione dei markers di funzionalità epatica effetto cardiaco nocivo, aumento di peso
Farmaci secretagoghi dell'insulina **(migliorano la produzione di insulina)**			
Sulfaniluree	Stimolano l'attività delle β-cellule pancreatiche	Riducono la concentrazione di glucosio	Ipoglicemia, aumento peso, nausea, vomito
Meglitinide (esempio, repaglinide)	Stimolano la secrezione di insulina-glucosio-mediata	Riducono la concentrazione ematica di glucosio Riducono le escursioni glicemiche postprandiali Stimolano la secrezione di insulina	Ipoglicemia, diarrea, aumento di peso
Incretino-mimetici (esempio exenatide, sitagliptin, vildaglitin)	Svolgono un ruolo nella regolazione della motilità gastrica e della colecisti, nella secrezione di enzimi digestivi e nel metabolismo postprandiale dei carboidrati. Agiscono sulle cellule beta, stimolando la secrezione insulinica con una risposta glucosio-dipendente e sulle cellule alfa inibendo il rilascio di glucagone	Aumentano la secrezione insulinica con un andamento simile a quello dei soggetti normali Riducono i livelli di glucosio a digiuno e postprandiali Producono una significativa riduzione della HbA1c Producono riduzione del peso corporeo (effetto anoressizzante) Migliorano la funzione beta-cellulare	Ipoglicemia, infezioni del tratto superiori delle vie aeree, cefalea
Inibitori di Dipeptidyl peptidasi-IV (DDP-IV)	Inibiscono il metabolismo dell'ormone peptide attraverso l'enzima dipeptidylpeptidase-IV, aumentando l'attività del glucagone come il peptide 1	Riducono la concentrazione ematica di glucosio Riducono le escursioni glicemiche postprandiali Stabilizzano il peso Hanno effetti benefici sul pancreas e sulla sensibilità all'insulina La progressione della malattia può avere un effetto su questi agenti	Ipoglicemia, infezioni del tratto superiori delle vie aeree, cefalea, sonnolenza
Farmaci modificatori dell'assorbimento intestinale **(producono assorbimento intestinale carboidrati)**			
Inibitori di α-glucosidasi	Inibiscono le α-amilasi pancreatiche e gli enzimi di legame di membrana α-glucosidasi Inibiscono il metabolismo intestinale dei disaccaridi Ritardano l'assorbimento del glucosio	Riducono la concentrazione ematica di glucosio Riducono le escursioni glicemiche postprandiali Stabilizzano la glicemia durante il giorno Disperdono le calorie nel tempo Stabilizzano il peso	Dolore addominale, diarrea, flatulenza aumento degli enzimi epatici

La gestione clinico assistenziale della chetoacidosi diabetica

La chetoacidosi diabetica rappresenta una delle complicanze acute più frequenti del diabete insulino-dipendente; **l'incidenza annuale** è difficile da stabilire e varia da 3 a 8 episodi per 1000 pazienti diabetici (Joint British Diabetes Societies Inpatient Care Group, 2013).

Il quadro clinico è caratterizzato da:

- iperglicemia > 250 mg /dl
- pH ematico arterioso da un limite superiore < 7,35 a un limite inferiore < 7,20;
- bicarbonati plasmatici da 19 a ≤ 10 mmol/l
- osmolarità plasmatica aumentata ma generalmente inferiore a 320 mOsm/l.

A scopo di uniformità e chiarezza, il termine chetoacidosi diabetica dovrebbe essere riservato ai pazienti con chetoni sierici positivi e pH del sangue arterioso ≤ 7,30 e/o bicarbonato sierico ≤ 15 mmol/l chetonemia e chetonuria positivi; tali parametri vengono inoltre utilizzati dall'American Diabetes Association come criterio per il ricovero ospedaliero.

I pazienti che presentano iperglicemia, osmolarità plasmatica inferiore ai 320 mOsm/l e pH del sangue arterioso >7,30 possono essere generalmente trattati in modo adeguato ambulatorialmente (ADA 2021).

Il tasso di mortalità per chetoacidosi diabetica è compreso tra il 2% e il 5% nei paesi sviluppati e tra il 6 e il 24% nei Paesi in via di sviluppo. Nei Paesi sviluppati, mortalità e morbilità da chetoacidosi diabetica conseguono soprattutto a sepsi o complicanze polmonari e cardiovascolari, in particolare nei soggetti di età superiore a 65 anni in cui il tasso di mortalità supera il 20% rispetto al 2% osservato negli adulti di età più giovane. I bambini e i giovani adulti (età ≤28 anni) sono singolarmente suscettibili allo sviluppo di un edema cerebrale grave e spesso fatale durante il trattamento della chetoacidosi. Si stima che questa complicanza si verifichi nello 0.7%-1.0% degli episodi di chetoacidosi.

Le cause più comuni di chetoacidosi sono le infezioni (30%), il diabete di nuova diagnosi all'esordio (25%) e la mancata osservanza del trattamento e/o cessazione della terapia insulinica (20%); nel 25% dei casi non è possibile individuare un preciso momento o evento scatenante (Lebovitz, 1994; Kitabchi et al., 2009).

Il progressivo incremento della glicemia porta a diuresi osmotica e a perdita di liquidi, si instaurano quindi un'ipertonicità e una ipovolemia con conseguente deficit circolatorio. Il deficit insulinico, l'iperosmolarità e l'ipovolemia, unitamente alla noxa scatenante, portano ad un aumento degli ormoni controregolatori: in particolare catecolamine, ormone della crescita e cortisolo.

A livello del tessuto adiposo, il deficit insulinico e l'aumento degli ormoni controinsulari inducono un significativo rilascio di acidi grassi liberi (FFA). La mobilizzazione di FFA è determinata dalle catecolamine mentre il glucagone stimola la produzione di corpi chetonici.

La carenza assoluta o relativa di insulina e il concomitante aumento degli ormoni controinsulari determinano importanti modificazioni metaboliche (Lebovitz, 1994; Kitabchi et al., 2009):

- massimo stimolo alla gluconeogenesi;
- ridotta utilizzazione del glucosio e aumentato catabolismo proteico.

L'attivazione della gluconeogenesi e la diminuita utilizzazione periferica del glucosio determinano un **incremento della glicemia e un'aumentata lipolisi con produzione e diminuita utilizzazione di corpi chetonici.** Gli acidi grassi non esterificati al fegato vengono ossidati in corpi chetonici: acetoacetato, betaidrossibutirrico, acetone. Nei tessuti periferici l'utilizzazione dei corpi chetonici, soprattutto dell'acido betaidrossibutirrico, diminuisce facendo si che tali metaboliti stagnino in circolo inutilizzati. **I chetoni determinano a loro volta diuresi osmotica e acidosi metabolica.** Questi meccanismi patogenetici sono rappresentati nella **Figura 9.8.**

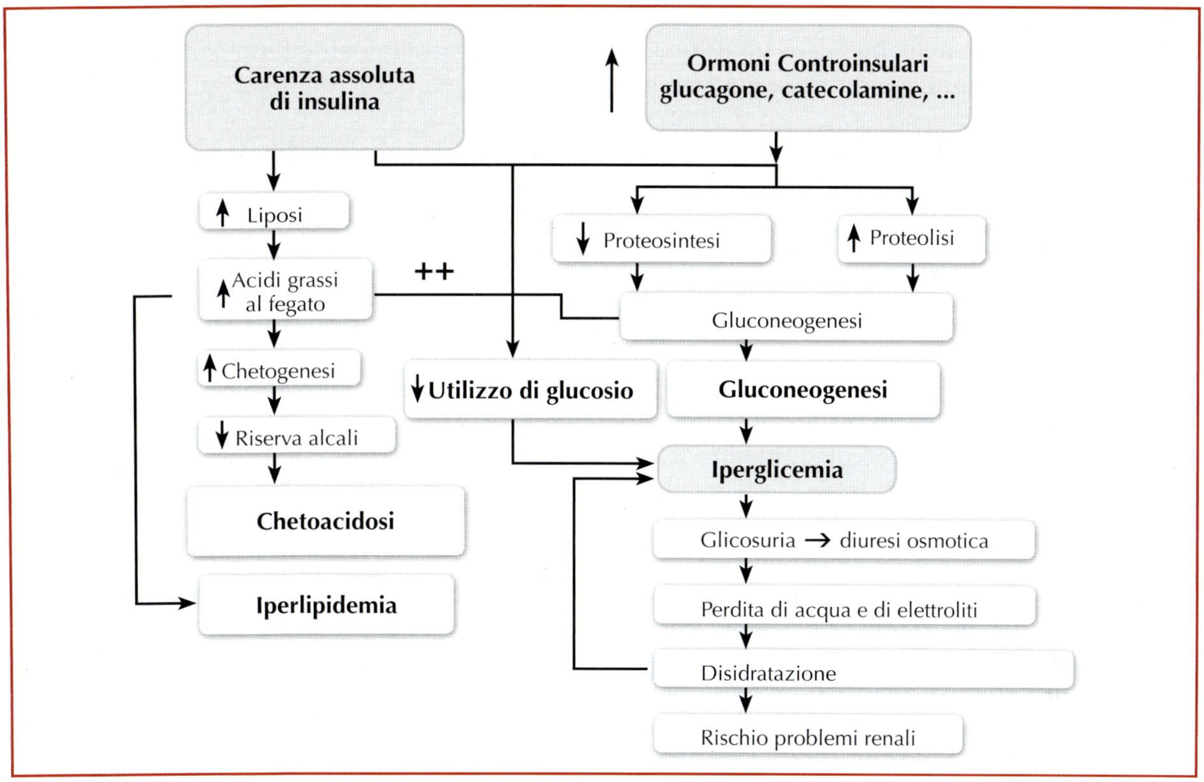

Figura 9.8 Meccanismi patogenetici della chetoacidosi diabetica (DKA).
Nella chetoacidosi vi è un'inibizione della glicolisi (per azione di glucagone e catecolamine).
Si instaura un'aumentata neoglucogenesi a partire dallo scheletro carbonioso degli aminoacidi (proteolisi) con conseguente riduzione dell'ossalacetato (consumo per neoglucogenesi). Si verifica un aumento dei corpi chetonici: β-idrossibutirrico, acetoacetato (prodotti intermedi del metabolismo lipidico) responsabili della chetoacidosi. L'iperglicemia determinata dalla neoglucogenesi e dalla riduzione dell'utilizzo di glucosio genera la sintomatologia della chetoacidosi.

Manifestazioni cliniche della chetoacidosi

I segni ed i sintomi della chetoacidosi diabetica in genere si manifestano entro 24 ore dall'inizio di un inadeguato livello di insulina (**Tabella 9.X**).

La disidratazione è responsabile della maggior parte dei segni clinici quali cute secca, tachicardia, ipotensione sistemica e dei bulbi oculari e la comparsa di sfregamenti pleurici. La causa più importante della **perdita di liquidi ed elettroliti** nella chetoacidosi è la diuresi osmotica indotta dalla glicosuria e dai chetoni. In media nei pazienti con chetoacidosi le perdite di acqua sono stimabili in circa 100 ml/Kg di peso corporeo, quelle di Na in 7-10 mEq/kg e quelle di cloruri in 5-7 mEq/kg.

Nelle fasi iniziali della chetoacidosi il glucosio in eccesso, confinato nello spazio extracellulare per deficit insulinico, esercita un'azione osmotica attirando acqua dallo spazio intracellulare con conseguente riduzione dei liquidi intracellulari ed espansione di quelli

Tabella 9.X Segni e sintomi della Chetoacidosi diabetica

Segni clinici	Sintomi
Ipotensione dei bulbi oculari Tachicardia Oliguria/anuria (tardivo) Ipotensione arteriosa (tardivo) Respiro di Kussmaul Alito acetonico "odore dell'alito di frutta marcia" Ipotermia Sfregamenti pleurici Coma o stato soporoso (tardivo)	Sete (precoce) Polidipsia (precoce) Poliuria (precoce) Nausea e/o vomito Astenia Dolore addominale Crampi muscolari

extracellulari. Per questo motivo la sodiemia viene ad essere diluita e risulta spesso bassa o normale. Per avere una stima corretta di questa diluizione, causata dall'effetto osmotico del glucosio, bisogna aggiungere al valore della sodiemia 1.6 mEq per ogni 100 mg di incremento della glicemia sopra 100 mg%.

In una fase successiva, la diuresi osmotica porta a una perdita urinaria di acqua e di sodio, con una perdita di acqua in eccesso rispetto al sodio, e quindi le perdite di liquidi interessano anche i fluidi extracellulari e la disidratazione dei compartimenti intra ed extracellulari risulta percentualmente simile. A livello del sistema nervoso centrale ipovolemia e l'acidosi metabolica determinano rallentamento psicomotorio, letargia fino al coma.

Le perdite di potassio sono stimabili in circa 5 mEq/kg, ma possono arrivare anche a 7-10. L'effetto osmotico dell'iperglicemia oltre all'acqua sposta anche il potassio dal compartimento intra a quello extracellulare e nonostante la grave deplezione, la potassiemia risulta generalmente normale o, addirittura, elevata. La fuoriuscita del potassio dalle cellule è favorita, anche, dall'acidosi e dall'attivazione della proteolisi, mentre il suo rientro è ridotto a causa dell'insulino-deficienza. Con la diuresi osmotica il potassio plasmatico viene perso nelle urine e tali perdite sono favorite dall'iperaldosteronismo secondario all'iponatriemia e dalla presenza di chetoanioni nel liquido tubulare.

L'accumulo di corpi chetonici in circolo si accompagna inoltre a **disturbi gastrointestinali quali nausea e vomito** che tendono a loro volta a diminuire l'introito di liquidi e a causare un'ulteriore perdita di elettroliti. La nausea ed il vomito sono spesso importanti e la loro presenza in un paziente affetto da diabete mellito tipo 1 deve sempre indurre la ricerca di chetoacidosi diabetica.

L'alito acetonemico (odore di frutta nel respiro) ed il **respiro di Kussmaul** sono segni di acidosi metabolica. **L'acidosi** è dovuta alla liberazione in circolo da parte dei chetoacidi di idrogenioni. Per ogni chetoacido prodotto si forma un chetoanione e un protone (ione H+) e la concentrazione degli idrogenioni aumenta sopra i valori normali pari a 40 mmol/l. Ogni incremento o decremento di 10nmol di idrogenioni determina un decremento o incremento del pH pari a 0.1. Quando la concentrazione ematica degli idrogenioni raddoppia si ha un decremento di 0.3 del pH; il pH viene mantenuto nel range di normalità tra 7,36 e 7,44 che corrisponde ad una concentrazione di idrogenioni di 44 e 36 mmol/l.

È evidente che un aumento marcato della produzione di chetoacidi comporta un'acidosi che sarebbe fatale in assenza di un efficace sistema tampone. L'efficacia di questo sistema tampone si basa sulla presenza di una duplice regolazione: polmonare e renale. L'incremento degli idrogeni è tamponata dagli anioni HCO_3^- la cui concentrazione ematica viene necessariamente ridotta. La conseguente riduzione del pH determina la **stimolazione dei centri del respiro** per aumentare l'escrezione di CO_2 e cercare quindi di riportare il pH nella norma. La via respiratoria, oltre che mediante l'incrementata eliminazione di CO_2, consente di eliminare parte dei potenziali idrogenioni sottoforma di acetone, il composto volatile che si forma dalla decarbossilazione spontanea dell'acido acetoacetico.

Gli **esami di laboratorio** evidenziano iperglicemia, chetosi, acidosi metabolica. Il livello dei bicarbonati sierici è frequentemente < a 10 mmol/l ed il pH arterioso è compreso fra 7,3-6,8. I valori di azotemia e creatininemia sono elevati e sono segno di deplezione di volume intravascolare. I valori ematici di sodio, cloro, fosforo, magnesio e potassio spesso sono normali ma bisogna valutarli nel contesto della disidratazione e infatti dopo aver corretto il deficit di acqua risultano spesso diminuiti. È pure frequente il riscontro di leucocitosi, alterazioni dell'assetto lipidico in particolare ipertrigliceridemia. Può essere rilevato un aumento delle amilasi, che insieme al dolore addominale, suggeriscono la presenza di pancreatite acuta: le amilasi nella chetoacidosi diabetica, sono di origine salivare e quindi è opportuno valutare anche il valore delle lipasi, aumentate solo nella patologia pancreatica. L'osmolarità sierica è aumentata. La ricerca di chetoni urinari è un test semplice per porre diagnosi di chetoacidosi ma è necessario considerare che alcuni farmaci (captopril, penicillamina) possono dare false positività se si utilizzano stick per la chetonuria al nitroprussiato, che evidenzia preferibilmente solo la presenza di acido acetoacetico.

Un test sierico o urinario per la ricerca dell'acido beta-idrossibutirrato, prodotto in quantità tre volte maggiore rispetto all'acido acetoacetico, riflette con maggior accuratezza la reale concentrazione di chetoni nel sangue ed evita le false positività. La diagnosi viene posta alla positività dei chetoni sierici od urinari, al riscontro di acidosi metabolica ed iperglicemia.

Protocollo clinico-assistenziale della chetoacidosi

I principali **problemi da gestire** nella fase di esordio e di trattamento della chetoacidosi sono sintetizzati nella **Tabella 9.XI**.

Tabella 9.XI Problemi e rischi della fase di esordio e di trattamento

Fase di esordio	
Disidratazione determinata dalla diuresi osmotica conseguente a glicosuria	Alta priorità Fase iniziale
Squilibrio dell'equilibrio acido-base con acidosi metabolica secondaria alla liberazione in circolo da parte dei chetoacidi di idrogenioni conseguente ad esaltata lipolisi da deficit insulinico e aumento degli ormoni controinsulari	Alta priorità se pH ≤ 7,30 e bicarbonati ≤15 mmol/l Fase iniziale
Iperglicemia (> 250 mg/dl) correlata a diminuito assorbimento ed utilizzo del glucosio per deficit insulinico ed esaltata neoglucogenesi	Alta priorità Fase iniziale
Squilibrio elettrolitico in particolare del potassio correlato ad acidosi, diuresi osmotica e iperaldosteronismo	Alta priorità Lo squilibrio del potassio si verifica con deficit dopo l'inizio del trattamento circa alla 2ª ora
Fase di trattamento	
Rischio di ipoglicemia	Bassa - media priorità 3ª- 8ª ora dall'inizio del trattamento
Rischio di alterazioni sensoriali percettive correlate ad edema cerebrale **Rischio di distress** respiratorio per riduzione della pressione colloido-osmotica e aumento della pressione in atrio sinistro **Rischio di disordini tromboembolici** da grave disidratazione	Bassa priorità Pur essendo problemi che possono determinare un pericolo di vita del paziente *sono considerati di bassa priorità* per i seguenti motivi: – bassa incidenza – il rischio di edema cerebrale e di distress respiratorio sono determinati da una non corretta gestione della reidratazione – Il rischio di disordini tromboembolici è legato al fattore intervallo di tempo tra insorgenza e inizio trattamento
Gestione inefficace del regime terapeutico	Alta priorità Dopo 24ª ora
L'aspetto fondamentale cessata la fase acuta è individuare la causa dell'esordio della chetoacidosi e prevedere un intervento educativo finalizzato alla prevenzione di ricadute.	

L'instabilità dinamica osservabile con ipotensione e segnali di oliguria, cianosi, estremità fredde e alterazione dello stato mentale e/o coscienza e la presenza di severa acidosi metabolica sono segni clinici di ridotta perfusione tessutale e richiedono l'ammissione in unità di terapia intensiva.

Ristabilire il volume circolatorio entro 12-24 ore (48 h nel bambino). L'espansione del volume extracellulare in corso di chetoacidosi mediante somministrazione di liquidi per via e/v facilita l'escrezione del glucosio, riduce la secrezione di ormoni controinsulari, mantiene una adeguata gittata cardiaca ed una funzione renale adeguata. Anche in assenza di somministrazione di insulina si verifica una significativa riduzione della glicemia e dell'osmolarità plasmatica.

Le principali domande riguardanti il reintegro del compartimento extracellulare sono: *quale deve essere l'osmolarità del liquido somministrato? Quale deve essere la velocità di infusione?* Per rispondere a queste domande sono disponibili pochi studi sperimentali.

Spesso si presume che si dovrebbe procedere alla somministrazione di soluzioni ipotoniche dal momento che queste persone presentano una carenza maggiore di acqua libera che di elettroliti. Tuttavia, la somministrazione e/v di liquidi ipotonici riduce rapidamente l'osmolarità dei liquidi extracellulari e predispone all'ingresso di acqua libera all'interno di cellule che sono ancora iperosmolari. Analisi retrospettive condotte su persone che hanno sviluppato un edema cerebrale clinicamente significativo, suggeriscono che un fattore importante può essere rappresentato da una rapida caduta dell'osmolarità plasmatica. Esiste inoltre la possibilità che a livello polmonare la rapida terapia sostitutiva con liquidi ipotonici determini edema alveolo capillare. Alcuni studi retrospettivi suggeriscono che la terapia sostitutiva con liquidi troppo rapida (superiore a 4l/m^2 per 24 ore; persona di 60 kg alta 1.60 m ha una superficie corporea di 1.62 m^2 = 6.5 litri nelle 24 ore) influenzi sfavorevolmente il contenuto idrico cerebrale. Alcuni studi suggeriscono che la terapia condotta con velocità minore sia più efficace. I dati disponibili suggeriscono che, in assenza di un'insufficienza circolatoria significativa, non vi è alcun vantaggio dalla rapida terapia e/v sostitutiva e che è più ragionevole l'impiego della soluzione fisiologica normale con una velocità che corregga il deficit di liquidi in 12-24 ore (nei bambini 48 ore) piuttosto che in 8 ore.

Un esempio di protocollo prevede di somministrare soluzione isotonica di NaCl (circa 2000-3000 ml nelle prime tre ore) con la seguente modalità (SIGN, 2010; Joint British Diabetes Societies Inpatient Care Group, 2013):

- 500-1000 ml nella 1ª ora, in presenza di ipotensione ortostatica o supina, riduzione del turgore cutaneo, che indicano una severa deplezione di liquidi. Nei pazienti con deplezione media della volemia (caratterizzata all'assenza di ipotensione) infondere 15-20 mL/kg/ ora. Nel bambino il fabbisogno di fluidi è stimato in base al grado di chetosi rapportato al peso corporeo con apposite tabelle di calcolo;
- nelle 3 ore successive (2ª, 3ª e 4ª ora) infondere sempre soluzione isotonica a 250- 500 ml/ora o da 4 a 14 mL/kg/ora;
- 5ª- 8ª ora infondere soluzione fisiologica normale 0,9% 250 ml/ora e quando la glicemia raggiunge i valori di 200-250 mg/dl passare a 500 ml di soluzione fisiologica 0,9% di NaCl con glucosio 5%;
- 8ª- 24ª ora proseguire con soluzione salina con o senza glucosio al 5% ad infusione lenta.

Nei pazienti anziani o cardiopatici ridurre la velocità di infusione: 500 ml/ora nella 1ª ora e poi proseguire in base alla situazione emodinamica. Nei pazienti ipotesi la reidratazione con fisiologica è di regola sufficiente, dopo i primi di 2 litri infusi in modo più rapido, a normalizzare i valori pressori.

Misurare bicarbonati e pH venosi e non arteriosi e valutare chetonemia ogni ora nelle prime due ore e poi ogni 2 ore. Le evidenze mostrano che la differenza tra pH venoso e arterioso è 0,02-0,15 unità e la differenza tra bicarbonati arteriosi e venosi è 1,88 mmol/L. Questo non influenza per nulla la diagnosi e gestione della cheto acidosi diabetica (DKA), pertanto non è necessario utilizzare sangue arterioso per misurare lo stato acido-base. Il sangue venoso è più facilmente prelevabile e attraverso analizzatori portatili si possono misurare bicarbonati, pH e potassio (SIGN, 2010; Joint British Diabetes Societies Inpatient Care Group, 2013). La chetonemia è la caratteristica della chetoacidosi diabetica (DKA), la valutazione ripetuta del β-idrossibutirrico ematico è utile per valutare la risoluzione della DKA e la risposta al trattamento (Joint British Diabetes Societies Inpatient Care Group, 2013). La risoluzione della chetoacidosi diabetica è definita da un pH > 7,3, bicarbonati > 15,0 mmol/L e chetonemia < 0,6 mmol/L (Joint British Diabetes Societies Inpatient Care Group, 2013).

Monitorare la diuresi, il peso, la FC, la PAO il tempo di riempimento capillare. Con la reidratazione riprende la diuresi osmotica conseguente all'incremento dei liquidi extracellulari. Il monitoraggio del peso corporeo e dei parametri vitali permette di valutare l'efficacia della terapia. Inizialmente le uscite supereranno le entrate per effetto della diuresi osmotica, determinata dalla presenza ancora dell'iperglicemia e della chetonuria che hanno effetto osmotico (1 gr glucosio → 6 mOsm; 1 gr BK – body Keton – effetto osmotico dei chetoni → 20 mOsm), successivamente con la riduzione della glicemia le uscite attraverso la diuresi si riducono. Come regola generale, essendo i pazienti con chetoacidosi esposti alle infezioni batteriche, è opportuno limitare allo stretto necessario le manovre invasive (SIGN, 2010; Joint British Diabetes Societies Inpatient Care Group, 2013).

Nelle prime 24 ore monitorare i segni e sintomi di edema polmonare come crepitii, dispnea, tosse soprattutto nelle persone affette da cardiopatia o anziane. L'edema polmonare è favorito dal brusco calo della pressione colloido-osmotica capillare e dall'aumento della pressione atriale sinistra conseguenti alla rapida somministrazione di fluidi. A questo riguardo è utile seguire l'andamento della PO_2 nel corso del trattamento. Il paziente in chetoacidosi, senza affezioni polmonari (BPCO, ...), presenta una normale PO_2 all'ingresso e il respiro di Kussmaul rappresenta solo un meccanismo di compenso dell'acidosi. Un iniziale edema degli spazi alveolo-capillari comporta una riduzione della PO_2 e del gradiente alveolo-arteriolare di ossigeno (SIGN, 2010; Joint British Diabetes Societies Inpatient Care Group, 2013).

Ripristinare gradualmente l'iperglicemia in circa 3-8 ore in base ai valori iniziali con una riduzione di 50-70 mg/dl ogni ora fino a valori di 200-250 mg/% per le prime 24 ore. Contemporaneamente alla fluidoterapia è necessario iniziare la terapia insulinica ad azione pronta in somministrazione generalmente endovenosa perché questa via di somministrazione assicura una più rapida distribuzione e permette poi aggiustamenti di posologia modificando la velocità di infusione. Si inizia con un bolo di 0,1 U/per kg di peso del paziente poi si continua con infusione di 0,1 U/kg/ora (Kitabchi et al., 2009). Risolta l'acidosi metabolica la velocità di infusione insulinica va ridotta a 0,05 U/kg/ora. Qualora non sia utilizzato il bolo iniziale è raccomandata un'infusione di 0,14 U/kg/ora. La somministrazione sottocutanea di insulina ad azione rapida regolare o analoghi (bolo di 0,3 Unità di lispro/kg e poi proseguire con 0,1 U/kg ogni ora o 0,2U/kg ogni 2 ore) può essere una valida alternativa alla via endovenosa nelle persone con chetoacidosi diabetica non complicata (Mazer et al., 2009).
La somministrazione di insulina viene continuata fino alla risoluzione dell'acidosi ed alla correzione delle alterazioni elettrolitiche e della glicemia. Quando la glicemia raggiunge i 250 mg/dl alla soluzione fisiologica va aggiunta anche soluzione glucosata al 5% per mantenere la glicemia su valori di 200-250 mg/dl. Lo scopo dell'infusione di glucosata è quello di mantenere la glicemia intorno ai 200 mg/dl così da attenuare il brusco calo dell'osmolarità plasmatica, evitare il rischio di ipoglicemia e, soprattutto, continuare l'infusione insulinica senza ridurne il dosaggio. Ciò permette di mantenere costante la concentrazione di insulina plasmatica e di conservare gli effetti massimali sull'inibizione della lipolisi e della chetogenesi. L'infusione di glucosio deve essere mantenuta sino a quando il paziente non sia in grado di passare al normale regime alimentare. Inoltre con la somministrazione di soluzione glucosata si corregge il deficit di acqua libera.
L'analogo di insulina a lunga durata d'azione per via sottocutanea (Levemir®, Lantus®) durante l'iniziale gestione della chetoacidosi fornisce l'insulina basale quando viene interrotta l'insulina rapida per via endovenosa per evitare l'iperglicemia di rimbalzo. Questo vale solo per analoghi a lunga durata d'azione e non esclude il bisogno di dare insulina ad azione breve prima di interrompere l'infusione di insulina per via endovenosa.

Monitorare la glicemia capillare ogni ora nelle prime 4-5 ore. Il calo medio della glicemia pari a circa 50/70 mg/dl ogni ora è l'obiettivo della terapia e motivo del monitoraggio orario. Questo parametro però non può essere utilizzato da solo. È possibile che dopo aver instaurato la terapia insulinica si assista ad un incremento paradosso della positività delle strisce reattive per corpi chetonici. Ciò dipende dal fatto che il nitroprussiato reagisce solo con l'acetoacetato e l'acetone non con il betaidrossibutirrato, che durante l'acidosi è in concentrazioni 3 volte superiori rispetto all'acetoacetato. La terapia insulinica favorisce la conversione del beta-idrossibutirrato in acetoacetato e, quindi, pur riducendo la chetonemia totale, può aumentare transitoriamente la positività degli sticks. La positività dello stick per la chetonuria si può avere fino a 24-48 ore dopo la risoluzione della chetoacidosi.

Evitare l'iper e ipopotassiemia. Durante la terapia della chetoacidosi la potassiemia si riduce (deficit stimato 3-5 mEq/kg) a causa del rientro dello ione nel comparto intracellulare indotto dall'insulina e dall'incremento della diuresi osmotica, della chetonuria e dei liquidi extracellulari conseguenti all'idratazione. I valori normali spesso presenti al momento della diagnosi riflettono il grado di disidratazione. L'infusione esogena di potassio è indispensabile per evitare una rischiosa ipopotassiemia, solitamente viene effettuata dopo l'inizio della terapia poiché in assenza di insulina il potassio tenderebbe a rimanere nel comparto extra cellulare con il rischio di una grave iperpotassiemia.

Ripristinare il pH (almeno 7,3) e i bicarbonati (15 mEq/l) a valori di sicurezza. Pur con il riscontro di acidosi metabolica con valori diminuiti di bicarbonato in genere non si somministrano bicarbonati, il cui utilizzo sembra poter provocare complicanze nella fase acuta (ovvero aumentato rischio di edema cerebrale nei bambini e di ipopatassiemia). Solo in presenza di grave acidosi dopo le prime ore di idratazione si possono associare bicarbonati (50 mEq/L di bicarbonato di sodio in 200 ml di acqua sterile con 10 mEq/L di KCl da infondere in un'ora se pH=6,9-7,0; 100 mEq/L di bicarbonato di sodio in 400 ml di acqua sterile con 20 mEq/L di KCl da infondere in due ore se il pH = <6,9). Fino a quando il valore del pH non supera il valore di 7 la dose di bicarbonato verrà ripetuta ogni due ore.

Nel paziente già diabetico individuare le cause sia cliniche che comportamentali e i fattori contribuenti che hanno portato il paziente alla chetoacidosi diabetica. Diversi pazienti ritengono ragionevole sospendere, invece che incrementare, la terapia insulinica a causa dell'anoressia associata a processi infettivi. Il digiuno, il deficit insulinico e l'attivazione degli ormoni controregolatori promuovono così la chetoacidosi.

Educare il paziente a gestire le situazioni che possono portare ad un aumento della glicemia come ad esempio traumi, infezioni (ad esempio sindrome influenzale). I pazienti devono essere educati rispetto ai rischi potenziali conseguenti alle infezioni in genere, all'automonitoraggio frequente della glicemia con reflettometro e dei chetoni urinari e alla modificazione della posologia insulinica in base allo schema insulinico e ai valori glicemici.

Educare il paziente al riconoscimento precoce dell'iperglicemia: poliuria, sete, stanchezza, malessere. La sospensione dell'alimentazione segue spesso alla comparsa di disturbi gastrointestinali con nausea e vomito. Tale sintomatologia può essere legata a un'affezione gastrointestinale ma può anche rappresentare l'esordio clinico della chetoacidosi. Il paziente va informato che quando compare questa sintomatologia deve eseguire un controllo glicemico, continuare la terapia insulinica sulla base del monitoraggio glicemico e, nel caso in cui la sospensione dall'alimentazione si protragga, di rivolgersi al medico curante.

Educare il paziente al trattamento domiciliare dell'iperglicemia. Istruire a riconoscere i sintomi di iperglicemia: incremento delle minzioni, poliuria, aumento della sete, stanchezza e confermare il sospetto mediante dosaggio della glicemia con reflettometro. Se compare iperglicemia effettuare stick per la ricerca di chetoni urinari. Suggerire al paziente di consultare il proprio medico curante, riferire il valore della glicemia e segnalare la presenza di vomito affinché possa valutare la necessità di fluidi per via parenterale e/o accesso ospedaliero.

Istruire il paziente, se non ha mangiato, ad assumere carboidrati complessi (grissini, crackers) come sostituto di un pasto e sorseggiare liquidi senza zucchero (almeno 100 ml/ora). Di seguito un **esempio di protocollo per la gestione domiciliare dell'iperglicemia.**

Se il paziente ha già fatto la propria dose abituale di insulina:

- integrare 2 UI di insulina rapida ogni 2 ore (oltre alla dose abituale fatta)
- controllare in modo sistematico la glicemia con reflettometro
- quando la glicemia raggiunge il livello di 200-250 mg sospendere l'integrazione di insulina ad azione rapida, mantenere lo schema di base e assumere carboidrati complessi (grissini, pane, fette biscottate) per evitare l'ipoglicemia
- reintegrare acqua (almeno 100 ml/ora) e sali minerali con l'alimentazione.

Se oltre all'iperglicemia vi è una lieve chetonuria:

- praticare 5UI di insulina rapida; 2 UI di insulina rapida ogni 1-2 ore e assumere contemporaneamente 200 ml di bevande prive di zuccheri (the, camomilla), assumere carboidrati complessi (grissini, pane, fette biscottate) per evitare l'ipoglicemia
- controllare in modo sistematico la glicemia con reflettometro e chetonuria
- quando la glicemia raggiunge i livello di 200-250 mg/dl sospendere l'integrazione di 2 UI di insulina rapida
- reintegrare acqua (almeno 100 ml/ora) e sali minerali con l'alimentazione.

Risolta la fase acuta, assieme al medico, ricercare la causa o le cause che hanno portato alla complicanza.

Complicanze della chetoacidosi e/o del suo trattamento

Ipoperfusione con disordini trombo embolici. Una grave disidratazione determina una riduzione della perfusione degli organi vitali e promuove i processi della coagulazione, i quali possono portare ad infarto miocardico, infarto intestinale o cerebrale. La complicanza tromboembolica è correlata con l'intervallo di tempo tra insorgenza della chetoacidosi ed inizio del trattamento. L'immediata somministrazione di soluzioni cristalloidi o colloidali per compensare parzialmente il ridotto volume dei liquidi extracellulari è essenziale, ma di beneficio limitato se tale attivazione dei processi di coagulazione è già presente e se non vi è stata una precoce identificazione dello scompenso diabetico.

Edema cerebrale. Questa complicanza rappresenta la minaccia più grave in corso di chetoacidosi diabetica; insorge nel 0,5-1% di tutti i casi di chetoacidosi prevalentemente nei bambini con una mortalità del 21-24%, i sopravvissuti sono a rischio di deficit neurologici permanenti (Lawrence et al., 2005; Wolfsdorf et al., 2009).

L'edema cerebrale si verifica con maggiore facilità nei pazienti non precedentemente diagnosticati che si presentino con chetoacidosi diabetica rispetto ai pazienti diabetici noti. Alcuni studi hanno riscontrato che un edema cerebrale asintomatico o solo leggermente sintomatico può verificarsi in molti bambini e adulti in trattamento per chetoacidosi. Entro 2 - 24 ore dall'inizio del trattamento, il paziente sviluppa improvvisamente segni di edema cerebrale (cefalea, deterioramento del livello di coscienza). Il deterioramento neurologico nel corso di diverse ore progredisce rapidamente anche fino all'erniazione del tronco cerebrale. L'aspetto fisiopatologico è poco chiaro. L'analisi di dati retrospettivi suggerisce che i fattori di rischio significativi comprendano:

- diabete di nuova insorgenza;
- durata maggiore della chetoacidosi;
- riduzioni esagerate dell'osmolarità sierica durante il trattamento associate ad un mancato aumento appropriato della natriemia.

L'ipotesi attualmente più convincente per spiegare lo sviluppo dell'edema cerebrale propone che lo stato di iperosmolarità cronica dell'iperglicemia generi "osmoli idiogeniche" da parte delle cellule cerebrali, allo scopo di aumentare la pressione osmotica intracellulare, mantenendo in tal modo il loro contenuto idrico intracellulare. Con il trattamento, l'espansione dello spazio extracellulare mediante fluidi e l'insulina, riducono il glucosio plasmatico e abbassano l'osmolarità plasmatica e di conseguenza se il turn over di "osmoli idiogeniche" è più lento della velocità con cui si riduce l'osmolarità nello spazio extracellulare, si ha come conseguenza l'edema cerebrale.

Ipokaliemia. Il potassio corporeo totale è ridotto nei pazienti affetti da chetoacidosi diabetica. Il deficit abituale è dell'ordine 5 mEq/ kg di peso corporeo. A causa degli spostamenti tra gli spazi intra ed extracellulare, al momento della presentazione il potassio sierico può essere elevato, normale o ridotto per perdite renali. Il trattamento della chetoacidosi diabetica sposta il potassio dal compartimento extracellulare a quello intracellulare mediante la correzione dell'acidosi, il ripristino del sodio e gli effetti dell'insulina sulla sintesi del glicogeno e sul trasporto del potassio all'interno della cellula. Se non si procede ad un trattamento, la continua perdita renale di potassio e lo spostamento del potassio all'interno della cellula, possono portare ad uno stato di grave ipokaliemia.

Ipoglicemia. Il trattamento della chetoacidosi diabetica dovrebbe evitare una significativa ipoglicemia. I regimi di trattamento con insulina ad alte dosi per via sottocutanea determinano ipoglicemia precoce e tardiva con frequenza significativamente superiore rispetto all'insulina a basse dosi per via intramuscolare o endovenosa.

Ad una prolungata (> 4 ore) e grave ipoglicemia può fare seguito una disfunzione cerebrale permanente.

Sindrome da distress respiratorio dell'adulto. È una rara ma fatale complicanza della chetoacidosi causata da un'eccessiva reidratazione dei pazienti, soprattutto mediante soluzioni ipotoniche. Il quadro clinico è caratterizzato da accentuazione della dispnea, comparsa di ipossiemia e rantoli crepitanti su tutto l'ambito polmonare. L'edema polmonare è favorito dal brusco calo della pressione colloido-osmotica capillare e dall'aumento della pressione atriale sinistra conseguenti alla rapida somministrazione di fluidi. In tali condizioni l'edema polmonare si verifica anche in soggetti con normale funzionalità cardiaca ed è scarsamente responsivo alla terapia. L'insorgenza della sindrome da distress respiratorio si previene evitando l'eccessiva e rapida reidratazione, l'uso non appropriato di soluzioni saline ipotoniche e sorvegliando il paziente per i primi segni di congestione polmonare.

La gestione clinico-assistenziale dello stato iperglicemico iperosmolare

La chetoacidosi diabetica (DKA) e lo stato iperglicemico iperosmolare (HHS -*Hyperosmolar Hyperglycaemic State*) sono complicanze acute metaboliche che rappresentano i due estremi del diabete scompensato. Il tasso di ospedalizzazione per stato iperglicemico iperosmolare è più basso rispetto alla chetoacidosi mentre il tasso di mortalità è più alto. La severa disidratazione, l'età più avanzata e la presenza di comorbidità nei pazienti con stato iperglicemico iperosmolare sono fattori che contribuiscono ad una maggiore mortalità rispetto alla chetoacidosi (Gosmanov et al., 2015).

Mentre nella chetoacidosi diabetica c'è una carenza assoluta-relativa di insulina, nello stato di iperglicemia iperosmolare la quantità sufficiente di insulina previene la lipolisi e la chetoacidosi ma non è sufficiente per garantire l'utilizzo cellulare del glucosio. Inoltre nell'HHS si osserva un lieve incremento degli ormoni contro insulari (**Figura 9.9**).

Il **processo di stato iperglicemico iperosmolare** generalmente evolve da vari giorni a settimane per questo motivo la disidratazione e i disturbi metabolici sono più estremi della chetoacidosi (DKA). Il più comune fattore precipitante uno stato di iperglicemia sia iperosmolare (HHA) che con chetoacidosi (DKA), è l'infezione, altri fattori includono la discontinuità del trattamento diabetico, la pancreatite, l'infarto miocardico, l'ictus cerebrale e l'assunzione di farmaci che influenzano il metabolismo dei carboidrati come i cortisonici, i tiazidici, gli agenti simpatico mimetici, la pentamidina isetionato e alcuni farmaci antipsicotici (ADA, 2021).

Le caratteristiche dello stato iperglicemico iperosmolare sono:

- **ipovolemia**, determinata dalla diuresi osmotica. La perdita di liquidi in corso di stato iperglicemico iperosmolare è stimata essere di 100-220 ml/kg (6-13 L per una persona di 60 kg).

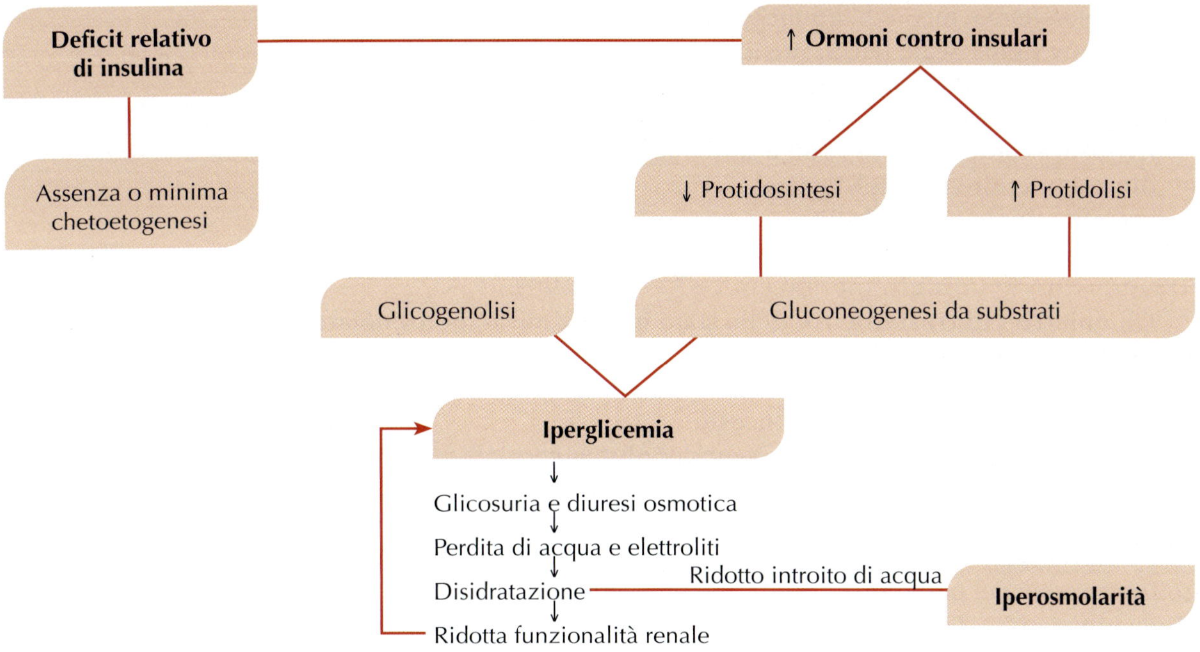

Figura 9.9 Patogenesi dello stato iperglicemico iperosmolare.

- **marcata iperglicemia** (≥700 mg/dl o ≥ 40 mmol/L) senza significativa iperchetonemia (<3 mmol/L) o acidosi (pH>7.3, bicarbonati >15 mmol/L). La marcata iperglicemia si sviluppa come risultato di tre processi: a) incremento della gluconeogenesi, b) accelerata glicogenolisi e c) ridotto utilizzo del glucosio nei tessuti periferici per livelli di insulina inadeguati.
- **osmolarità elevata di 320 mosmol/kg o più.**

Il paziente può presentarsi con un deficit cognitivo e/o uno stato soporoso determinato dalla disidratazione, anche se questi non sono segni clinici specifici e non sempre presenti. Le alterazioni dello stato mentale sono comuni con un'osmolarità maggiore di 330 mosmol/kg. La costellazione di occhi infossati, presenza di solchi longitudinali sulla lingua e la debolezza alle estremità sono associate all'aumento dell'uremia. La severa ipovolemia può manifestarsi con tachicardia (>100 batt/min) e/o ipotensione (PA sistolica <100 mmHg). Nonostante la perdita severa di elettroliti e di volume totale di liquidi il paziente può non sembrare disidratato poiché l'ipertonicità porta alla conservazione del volume intravascolare determinando un movimento di acqua dallo spazio intra a quello extracellulare. L'osmolarità è un utile indicatore della severità e del grado di cambiamento a seguito del trattamento. Per evitare frequenti misurazioni dell'osmolarità, in letteratura, ci sono varie formule per calcolarla in corso di stato iperglicemico iperosmolare. La migliore approssimazione per calcolare l'osmolarità è $2Na^+$ + glucosio in mmol/L + urea in mmol/L; poiché l'urea è un osmolita inefficace può essere omesso dall'equazione per calcolare l'osmolarità effettiva (tonicità). Un paziente con Na+ 12 mmol/L, glucosio 13 mmol/L e urea 23 mmol/l ha una osmolarità calcolata di 280 e una osmolarità effettiva di 257 (280 meno il valore dell'urea). Un paziente con urea aumentata ha una osmolarità effettiva molto più bassa ed è pertanto più a rischio di edema cerebrale se l'ipovolemia viene corretta troppo velocemente.

I pazienti con stato iperglicemico iperosmolare sono complessi e spesso presentano multiple co-morbidità, per questo motivo richiedono un monitoraggio intensivo. **Gli indicatori clinici di elevata complessità e criticità** sono (Joint British Diabetes Societies Inpatient Care Group, 2012):

- osmolarità maggiore di 350 mosmol/kg
- sodio sopra i 160 mmol/L (160 mEq/L)
- Ph venoso/arterioso sotto 7,1

- ipopotassiemia, meno di 4 mmol/L (4 mEq/L)
- Glasgow Coma Scale (GCS) meno di 12 o anormale
- saturazione di ossigeno inferiore a 92% in aria ambiente
- pressione arteriosa sistolica inferiore a 90 mmHg
- frequenza cardiaca sopra i 100 o sotto i 60 battiti minuto
- diuresi inferiore a 0,5 ml/kg/ora
- presenza di serie comorbidità.

Trattamento dello stato iperglicemico iperosmolare

Gli **obiettivi di trattamento** dello stato iperglicemico iperosmolare sono riconducibili a:
- normalizzare l'osmolarità
- rimpiazzare le perdite di liquidi (ristabilire la volemia totale) e gli elettroliti
- ristabilire i normali livelli di glucosio
- prevenire la trombosi arteriosa o venosa e altre potenziali complicanze come l'edema cerebrale.

Fluidoterapia. L'obiettivo dell'iniziale terapia è di espandere il volume intra ed extravascolare e ripristinare la perfusione periferica. In base al grado di severità, allo stato di coscienza e collaborazione del paziente, i liquidi possono essere reintegrati per via orale in combinazione con la via intravenosa. Lo scopo del trattamento dovrebbe essere di rimpiazzare approssimativamente il 50% delle perdite stimate di liquidi nelle prime 12 ore, con un bolo iniziale di 20 mL/kg e le rimanenti nelle successive 12 ore anche se questo dovrà in parte essere determinato in base alla severità della situazione clinica iniziale, alla funzionalità renale e alla presenza di comorbidità come insufficienza cardiaca, che può limitare la velocità di ripristino dei fluidi.
Per il ripristino della volemia per via intravascolare vengono utilizzate soluzioni cristalloidi (Perel, 2011; NICE, 2013), poiché le perdite maggiori sono di sodio, cloro e potassio. La soluzione principalmente utilizzata è quella filologica - isotonica NaCl allo 0,9% con aggiunta di Potassio qualora necessario.
L'obiettivo del trattamento è di raggiungere una glicemia target tra i 180 mg/dl (10 mmol/L) e i 270 mg/dl (15 mmol/L) e una completa normalizzazione degli elettroliti e dell'osmolarità in 72 ore.
Il rimpiazzo di fluidi da solo è in grado di ridurre i valori di glicemia e dell'osmolarità determinando un transito (shift) di acqua nello spazio intracellulare. Questo determina un aumento della sodiemia: una riduzione del glucosio a 99 mg/dl o 5,5 mmol/L determinerà un aumento di 2,4 mmol/L o mEq/L di Na (Joint British Diabetes Societies, 2012). È comunque sconsigliato l'utilizzo di soluzione ipotoniche (NaCl 0,45%) per il rischio di edema cerebrale.
È necessario evitare cambiamenti rapidi dell'osmolarità e dei valori di glucosio, un livello considerato sicuro di riduzione del glucosio è di 72 mg/dl (4 mmol/L) - 108 mg/dl (6 mmol/L)/ora (Joint British Diabetes Societies, 2012).

Trattamento con insulina. Se è presente una significativa chetonemia (β-idrossibutirrico superiore a 1 mmol/l) che indica una carenza relativa di insulina dovrebbe essere iniziato un trattamento con insulina, la dose raccomandata è di 0,05 UI /kg/ora. Al contrario in assenza di chetonemia non è necessario avviare la terapia con insulina, la fluido-terapia da sola riduce i valori glicemici (Joint British Diabetes Societies Inpatient Care Group, 2012).

Anticoagulanti. I pazienti con stato iperglicemico iperosmolare hanno un elevato rischio di tromboembolismo arterioso e venoso, maggiore dei pazienti con chetoacidosi diabetica. L'ipernatremia e l'incremento della concentrazione di ormone antidiuretico provoca la trombogenesi, anch'essa determinata da cambiamenti della funzione emostatica e da uno stato di ipercoagulabilità. È per tale motivo che tutti i pazienti dovrebbero ricevere la profilassi antitrombotica con eparina a basso peso molecolare, ad eccezione delle situazioni in cui è controindicato. Il trattamento dovrebbe coprire la fase critica e, in base al rischio del paziente, anche per un periodo post dimissione, perché alcuni studi hanno evidenziato un incremento del rischio di trombosi venosa profonda fino a 3 mesi dalla dimissione.

Evoluzione e risoluzione dello stato iperglicemico iperosmolare

Lo stato iperglicemico iperosmolare solitamente è risolto entro le prime 24 ore; poiché la maggior parte di questi pazienti è anziano con multiple comorbidità e la guarigione è ampiamente influenzata dal livello funzionale precedente e dai fattori precipitanti coinvolti nell'evento acuto. Sono importanti gli interventi di precoce mobilizzazione e rialimentazione del paziente, in questa fase è essenziale analizzare con il paziente i fattori che hanno determinato l'iperglicemia, i segni e sintomi percepiti e non, valutare la modifica dell'eventuale terapia con ipoglicemizzanti orali o insulina per educare il paziente a ridurre il rischio di ricorrenza, identificare precocemente i segni e sintomi di iperglicemia e prevenire le complicanze a lungo termine.

La gestione clinico-assistenziale dell'ipoglicemia

Recentemente l'ADA ha definito come ipoglicemie in pazienti con diabete mellito tutti gli episodi in cui si riscontrano valori di glucosio plasmatico bassi, al punto da diventare dannosi per il paziente. L'ipoglicemia rappresenta una condizione pericolosa per la vita del paziente e i sintomi si presentano non tanto a una soglia precisa, ma in base a valori glicemici variabili associati all'eventuale scompenso glicemico e alla frequenza di pregressi episodi di ipoglicemia. In modo pragmatico e sulla base di alcune evidenze scientifiche, una glicemia di 70 mg/dl (3,9 mmol/L) viene comunque indicata come soglia di allerta per definire un episodio di ipoglicemia (Desouza et al., 2010). L'ipoglicemia può essere classificata in asintomatica e sintomatica.

L'ipoglicemia sintomatica è a sua volta classificata in tre gradi:

- **lieve**, dove sono presenti solamente sintomi neurogenici come tremori, palpitazione e sudorazione e l'individuo è in grado di autogestire il problema;
- **moderato**, dove a questi sintomi si aggiungono sintomi neuroglicopenici come confusione, debolezza, ma dove l'individuo è in grado di autogestire il problema;
- **grave**, dove l'individuo presenta uno stato di coscienza alterato e necessita dell'aiuto o della cura di terzi per risolvere l'ipoglicemia.

Patofisiologia dell'ipoglicemia

Il mantenimento di un'adeguata concentrazione di glucosio nel sangue è necessario per la sopravvivenza dei tessuti ed è particolarmente importante per il tessuto cerebrale il cui metabolismo è strettamente glucosio-dipendente. Perciò, non stupisce che il cervello svolga un ruolo chiave nella prevenzione dell'ipoglicemia. Infatti, la percezione dell'ipoglicemia a livello cerebrale (nucleo ventro-mediale dell'ipotalamo) costituisce il punto di partenza per la generazione di tutta una serie di risposte ormonali e sintomatiche il cui obiettivo è quello di prevenire e/o correggere l'ipoglicemia. Nei soggetti non diabetici queste risposte sono talmente efficaci che l'ipoglicemia è un evento estremamente raro. In condizioni di digiuno o durante l'esercizio fisico la secrezione di insulina si riduce mentre aumenta la concentrazione di glucagone, adrenalina e noradrenalina, cortisolo, e ormone della crescita. Questi ormoni sono noti come ormoni della controregolazione glicemica e antagonizzano gli effetti dell'insulina e tutti assieme stimolano la produzione epatica di glucosio e la lieve riduzione dell'utilizzo del glucosio nei tessuti periferici incrementando in questo modo i livelli plasmatici di glucosio. Come la glicemia scende, l'attivazione del sistema nervoso autonomo conduce ai sintomi neurogenici quali palpitazioni, sudorazione, fame, ansia, tremori che permettono la percezione dell'ipoglicemia (ipoglicemia consapevole o sintomatica - *hypoglycaemia awareness*) (**Figura 9.10**) (de Galan et al., 2006; Ellis, 2015). La percezione dei sintomi dell'ipoglicemia rappresenta un meccanismo di difesa dell'ipoglicemia. È grazie alla percezione dei sintomi dell'ipoglicemia che il paziente può correggere (ad esempio mangiando) l'ipoglicemia all'esordio prevenendo l'evoluzione verso una forma più severa.

Classicamente, i sintomi dell'ipoglicemia sono divisi in **autonomici** o *neurogenici* e **neuroglicopenici.** Si sottolinea che il riconoscimento dell'ipoglicemia è da attribuire quasi esclusivamente alla percezione dei sintomi autonomici di "avvertimento".

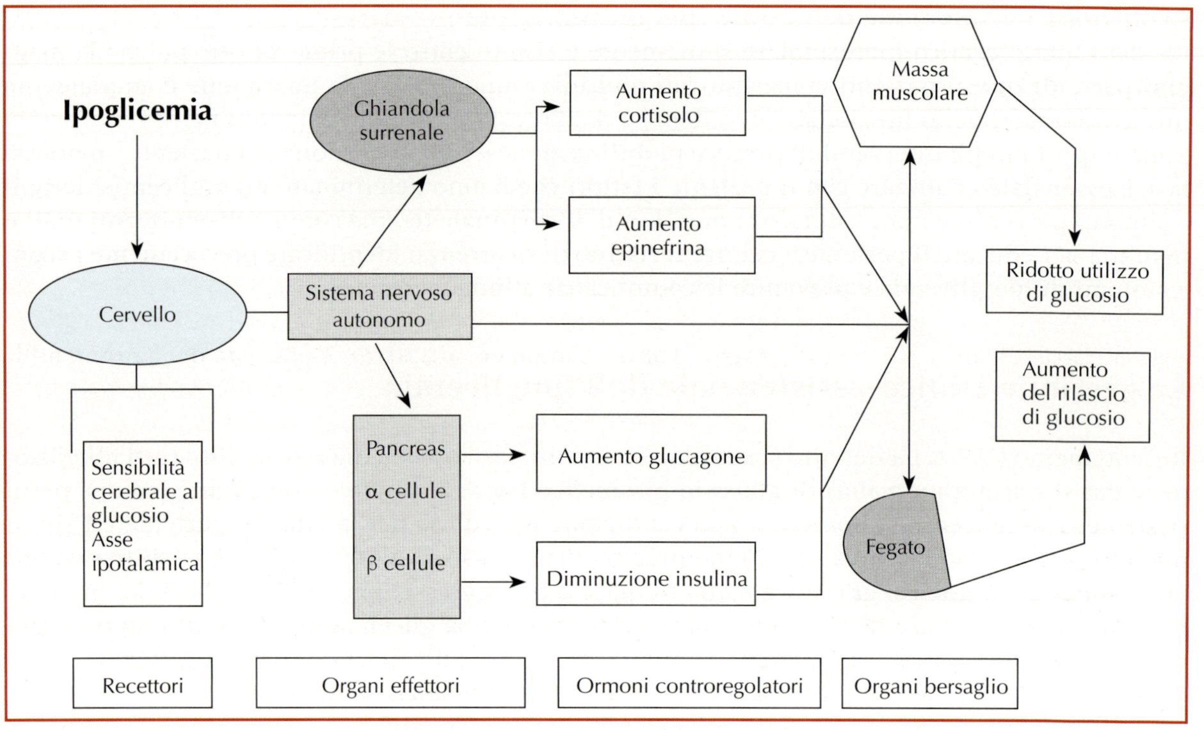

Figura 9.10 Risposte fisiologiche all'ipoglicemia.

I **sintomi neuroglicopenici** derivano dalla privazione di glucosio al cervello mentre sintomi autonomici o neurogenici derivano dalla percezione di cambiamenti fisiologici causati da liberazione di mediatori autonomici- adrenergici come conseguenza dell'ipoglicemia; anche se alcuni sintomi sono mediati dall'acetilcolina (colinergici) e altri da peptidi. Va comunque considerato che la reazione autonomica è fondamentalmente il risultato della neuroglucopenia (de Galan et al., 2006). Alcuni studi (Goldgewicht et al., 1993; Gabriely et al., 2004; Shafiee et al., 2012) hanno analizzato i sintomi di ipoglicemia riportati dai pazienti; da questi emerge che i sintomi maggiormente percepiti e riportati erano: sudorazione (47-87%), tremore (32-78%), debolezza (28-71%); disturbi visivi (24-60%), fame (39-40%), palpitazione (8-62%), difficoltà a parlare (7-41%), pizzicore attorno alla bocca (10-39%), cefalea (24-36%), ansietà (24-36%), stanchezza o spossatezza (38-46%) (**Tabella 9.XII**).

Alcuni pazienti hanno difficoltà a distinguere i sintomi dovuti all'ipoglicemia da quelli dovuti all'ansia. L'errore di interpretazione può portare il paziente a non trattare un episodio di ipoglicemia lieve, aumentando cosi il rischio di andare incontro a un episodio severo o a trattare l'ansia come se fosse un'ipoglicemia, con conseguente inutile aumento dei livelli glicemici. Peraltro, mentre alcuni dei sintomi d'ansia rispecchiano quelli di ipoglicemia, come agitazione, sudorazione, nausea e confusione mentale, ci sono molti sintomi che restano distinti. Per esempio, l'ipoglicemia non induce diarrea, secchezza delle fauci, senso di oppressione o dolore retrosternale, tensione muscolare o minzione frequente (Bruttomesso & Cipponeri, 2015).

Tabella 9.XII Sintomi dell'ipoglicemia

Neurogenici "di avvertimento"	Neuroglicopenici
Tremore Palpitazioni Ansia - nervosismo Sudorazione Fame Pizzicore - parestesie	Difficoltà di pensiero/confusione Stanchezza Debolezza Calore Difficoltà di parola Visione doppia o offuscata Incoordinazione Comportamento irrazionale Sopore - coma

La varietà di sintomi riportati evidenzia che i sintomi dell'ipoglicemia sono spesso idiosincratici. In un dato paziente un certo sintomo può essere significativo e attendibile ma può non esserlo per un altro paziente. Per tale motivo ogni paziente deve apprendere la capacità di riconoscere i sintomi personali che gli suggeriscono con maggior attendibilità un'ipoglicemia.

Purtroppo, un certo numero di pazienti ha una diminuzione o addirittura un'assenza della percezione dei sintomi autonomici dell'ipoglicemia. Questa condizione è nota come sindrome della perdita dei sintomi all'ipoglicemia o *"Hypoglycemia Unawareness"*. La *perdita della sensibilità all'ipoglicemia* è definita al momento della comparsa della neuroglicopenia prima dell'insorgenza dei sintomi premonitori autonomici o come il fallimento di percepire un calo significativo di glucosio nel sangue al di sotto dei livelli normali (Martín-Timón et., al., 2015). La perdita dei sintomi all'ipoglicemia avviene approssimativamente nel 25-40% delle persone con diabete mellito di tipo 1 e con meno frequenza, circa il 10%, nel diabete di tipo 2. L'eziologia è multifattoriale, alcuni possibili meccanismi includono l'esposizione a bassi livelli di glucosio, antecedenti ipoglicemie, ricorrenti ipoglicemie severe e il fallimento degli ormoni contro regolatori (Martín-Timón et al., 2015). La riduzione della risposta all'ipoglicemia con liberazione di epinefrina rappresenta un marker di attenuazione della risposta del sistema autonomo che causa la sindrome clinica *"dell'ipoglicemia inconsapevole"* (Shafiee et al., 2012). Clinicamente si manifesta come l'incapacità di riconoscere ipoglicemia dai sintomi, i meccanismi e mediatori rimangono in gran parte ancora sconosciuti. Da un punto di vista prettamente clinico, la perdita dei sintomi all'ipoglicemia è una condizione estremamente pericolosa in quanto l'ipoglicemia può esordire bruscamente con i segni e sintomi di una grave disfunzione cerebrale.

Fattori di rischio e cause

In generale l'ipoglicemia nei pazienti diabetici avviene quando insorge un disequilibrio tra introduzione di insulina/agenti ipoglicemizzanti e necessità fisiologiche del corpo. I più comuni **fattori di rischio** sono sintetizzati nella **Tabella 9.XIII**.

I farmaci per il diabete, tra cui l'insulina e sulfaniluree, sono tra le **cause** più comuni di ipoglicemia nei soggetti diabetici. Le sulfaniluree ad azione prolungata come ad esempio glibenclamide e clorpropamide sono associate ad ipoglicemia più grave rispetto a quelle a più breve durata d'azione. La metformina, il farmaco antidiabetico orale più utilizzato, è causa di occasionali episodi di ipoglicemia. Episodi di questo tipo sono stati segnalati in situazioni di squilibrio tra l'assunzione di cibo e la dose di metformina. L'ipoglicemia può anche derivare da un'insufficiente assunzione quali-quantitativa di alimenti o ad un aumento dell'attività rispetto ai farmaci e all'assunzione di cibo. Altre cause possono essere il consumo di alcol, alcuni farmaci, lo stress e le infezioni. L'alcol può contribuire alla gravità dell'ipoglicemia per l'inibizione della gluconeogenesi (Shafiee et al., 2012).

<table>
<tr><th colspan="2">Tabella 9.XIII Fattori di rischio di ipoglicemia</th></tr>
<tr><th>Problemi clinici</th><th>Problemi collegati allo stile di vita</th></tr>
<tr><td rowspan="3">Stretto controllo glicemico
Storia precedente di ipoglicemia
Durata di insulinoterapia nel diabete 2
Lipo-ipertrofia nel sito di iniezione dell'insulina
Perdita di sensibilità all'ipoglicemia
Severa disfunzione epatica
Insufficienza renale
Inadeguato trattamento di precedente ipoglicemia
Mattia terminale
Chirurgia bariatrica con resezione del colon</td><td>Attività fisica intensa superiore a quella usuale
Stile di vita irregolare
Età avanzata
Assunzione di alcol
Allattamento
Inadeguato/insufficiente auto-controllo glicemico</td></tr>
<tr><th>Ridotto introito di carboidrati</th></tr>
<tr><td>Malassorbimento ad esempio gastroenterite, malattia celiaca</td></tr>
</table>

Trattamento dell'ipoglicemia

Il trattamento dell'ipoglicemia si basa primariamente sull'introduzione di cibi contenenti glucosio o carboidrati, in quanto la risposta glicemica acuta è associata al contenuto di glucosio o amidi. Qualunque forma di carboidrati che contengano glucosio incrementa la glicemia, ma la correzione dell'ipoglicemia deve essere effettuata preferibilmente con zuccheri semplici, che permettono una più facile quantificazione e un assorbimento più rapido. Ci sono limitate evidenze rispetto alla quantità di carboidrati a rapida azione richiesti per trattare efficacemente un episodio di ipoglicemia (Joint British Diabetes Societies, 2013b).

I pazienti che hanno uno scarso controllo glicemico possono iniziare ad avvertire i sintomi ipoglicemici con un **valore della glicemia di 72 mg/dl (4 mmol/L)**, in questa situazione il paziente può assumere solo un piccolo snack di carboidrati ad esempio, una mela di medie dimensioni, una fetta di pane.

I pazienti con **ipoglicemia lieve-moderata (valori glicemici inferiori a 70 mg/dl)**, con o senza sintomi di ipoglicemia, richiedono una quantità di 15 g di glucosio che produce un incremento della glicemia all'incirca di 38 mg/dl a 20 minuti. Secondo la nota **"regola del 15"** l'ipoglicemia dovrebbe essere trattata assumendo 15 g di *carboidrati a rapida azione*, preferibilmente glucosio in tavolette o saccarosio in grani o sciolto in acqua, o 125 ml di una bibita zuccherata o di un succo di frutta o un cucchiaio da tavola di miele, rivalutando la glicemia dopo 15 minuti. Se l'ipoglicemia non si risolve il paziente può assumere altri 15 g di carboidrati sino a che la glicemia non risulti superiore a 100 mg/dl. La cioccolata non è raccomandata per trattare l'ipoglicemia, contiene carboidrati a rapida azione e grassi, questi ultimi rallentano l'assorbimento dei carboidrati a rapida azione. L'effetto del trattamento sull'ipoglicemia può essere solo temporaneo, pertanto la glicemia deve essere misurata ogni 15 minuti, fino al riscontro di almeno due valori normali in assenza di ulteriore trattamento tra le due misurazioni. Oltre all'introduzione di carboidrati a breve durata d'azione in alcuni casi è necessario associare *carboidrati a lunga durata d'azione* (carboidrati complessi come una fetta di pane, una fetta biscottata, cracker) in particolare se l'ipoglicemia è dovuta a sulfaniluree o ad insulina a lunga durata d'azione in quanto il rischio di ipoglicemia può persistere per le 24-36 ore dall'assunzione dell'ipoglicemizzante. In questo caso è necessario intensificare l'auto-controllo della glicemia capillare.
Il paziente non dovrebbe omettere il regime insulinico previsto ma adattare la dose in base ai valori glicemici.

Agli adulti con **ipoglicemia, coscienti ma con presenza di stato confusionale, disorientamento,** non in grado di cooperare ma in grado di deglutire si possono mettere in bocca tra i denti e la gengiva 1,5-2 tubi di glucosio in gel (ad esempio GlucoGel® tubo da 25 g contenente 10 g di carboidrati) o purea- mousse di frutta (Joint British Diabetes Societies, 2013b).

Il trattamento delle **ipoglicemie gravi**, in cui il soggetto non è in grado di assumere nulla per bocca, richiede l'assistenza di terzi per un trattamento per via sistemica: in una situazione extraospedaliera si utilizzano siringhe preriempite di glucagone (1 mg) negli adulti e nei bambini di età superiore a 12 anni; la dose è 0,5 mg per i bambini di età inferiore a 12 anni. Le persone a stretto contatto con i diabetici o quelli a cui sono affidati devono essere a conoscenza del problema ed essere istruiti alla somministrazione del farmaco per via intramuscolare o sottocutanea. È comunque indicato effettuare una chiamata al Servizio di emergenza.

In una situazione in cui sia possibile un rapido accesso endovenoso si infondono 15-20 g di glucosio utilizzando soluzioni ipertoniche al 20 o al 33% in 1-3 minuti; ad esempio, 80 ml di soluzione di glucosio al 20%, oppure 50 ml al 33%. In età pediatrica è consigliata una dose di 200-500 mg/kg.

Educare a prevenire l'ipoglicemia

Un contributo essenziale alla prevenzione dell'ipoglicemia viene dall'educazione del paziente all'uso dell'insulina e degli antidiabetici orali. Al paziente dovranno essere insegnati i tempi e la durata d'azione delle preparazioni di insulina, come equilibrare l'effetto dell'insulina con una quantità adeguata di carboidrati ingeriti, a garantire una dieta con contenuto stabile di carboidrati, ai singoli pasti, idoneo a bilanciare la dose consigliata di insulina e a riconoscere il contenuto di carboidrati dei vari alimenti. Nei pazienti con diabete di tipo 2 che usano farmaci che stimolano la secrezione insulinica (sulfaniluree o glinidi) illustrarne la durata di azione, dando la preferenza a quelli a minor durata di azione con lo scopo di minimizzare l'effetto ipoglicemizzante, che può manifestarsi a distanza dall'ingestione dei pasti. Nel **piano educativo** richiamare l'attenzione sui possibili fattori che predispongono a un episodio ipoglicemico, come l'omissione o una sensibile riduzione di un pasto, un esercizio fisico inusuale, l'ingestione di una quantità di alcol eccessiva o un errore nel dosaggio insulinico. Un'attività fisica in eccesso rispetto a quella abituale può favorire un episodio di ipoglicemia se non si è avuto cura di ridurre preliminarmente la dose di insulina o, meglio, di introdurre una dose suppletiva di carboidrati prima del suo inizio. Qualora la persona diabetica svolga un'attività fisica protratta istruire ad avere sempre pronta disponibilità di carboidrati a lunga durata d'azione e a rapido assorbimento e il necessario per effettuare l'automonitoraggio della glicemia. Un importante progresso tecnologico utile alla prevenzione dell'ipoglicemia è rappresentato dalla disponibilità dei sistemi di registrazione continua della glicemia mediante l'impiego di un sensore sottocutaneo. La durata attuale di un sensore è di circa una settimana e consente di valutare le oscillazioni glicemiche giornaliere e di apportare quindi le necessarie correzioni alla terapia. Il paziente e i famigliari necessitano inoltre di essere istruiti nel riconoscere i sintomi di ipoglicemia e di come trattarla.

Impatto dell'ipoglicemia

Le sue conseguenze cliniche coinvolgono una molteplicità di organi e apparati e possono essere devastanti. L'ipoglicemia paga un contributo rilevante in termini di morbilità, rischio di mortalità e aggravio della spesa sanitaria.

L'ipoglicemia può esitare in diverse conseguenze in relazione alla sua gravita, durata e frequenza, oltre che alla presenza di eventuali comorbilità. Quando prolungata o grave, può determinare convulsioni, coma e morte. L'ipoglicemia aumenta il rischio di eventi cardiovascolari, traumi e fratture, incidenti stradali e si associa a un incremento della mortalità generale. Negli adulti giovani e di mezza età con diabete di tipo 1, ripetute ipoglicemie non sembrano associarsi a deterioramento cognitivo. Vi è, tuttavia, la preoccupazione che, ripetute frequenti ipoglicemie possano causare deterioramento cognitivo permanente nei bambini, anche se ancora non è stata provata un'associazione. Sembra che frequenti episodi ipoglicemici possono incidere sulla funzione cognitiva in bambini di età inferiore a 5 anni di età esposti a ripetuti episodi di ipoglicemia severa con la compromissione delle prestazioni della memoria spaziale a lungo termine. Per gli adulti, non ci sono prove sufficienti che sostengono l'influenza dell'ipoglicemia sul funzionamento cognitivo (Bruttomesso & Cipponeri, 2015; Porcellati et al., 2015).

Da ultimo, ma non meno importante, l'ipoglicemia impatta in maniera pesante sulla qualità di vita delle persone; genera conseguenze psicologiche a breve durata d'azione quali ansia, irritabilità e depressione e a lungo termine conflitti di relazione, problemi nell'ambiente di lavoro o a scuola, fino all'isolamento sociale; ostacola il raggiungimento del buon controllo glicemico e, di conseguenza, la prevenzione delle complicanze micro- e macroangiopatiche. Può inoltre avere effetti sulla produttività, ad esempio la maggior parte dei pazienti ha dovuto tornare a casa da scuola o dal lavoro dopo un'ipoglicemia severa e nel 20-26% dei casi è rimasto a casa il giorno dopo l'episodio.

Dati gli effetti negativi che l'ipoglicemia può avere sulla salute di una persona è facile comprendere il motivo per cui i pazienti sviluppano paura dell'ipoglicemia. Di tutte le complicanze e gli eventi avversi correlati al diabete, l'ipoglicemia, insieme alle complicanze vascolari, è la complicanza più temuta tra le persone con diabete di tipo 1. I pazienti che sviluppano paura dell'ipoglicemia sono solitamente quelli che hanno un controllo metabolico rigoroso, elevata variabilità glicemica, esperienza di episodi ipoglicemici gravi, ricoveri per emergenze ipoglicemiche, episodi di ipoglicemia sul posto di lavoro e un tratto di ansia (Bruttomesso & Cipponeri, 2015; Porcellati et al., 2015).

Complicanze croniche del diabete mellito di tipo 1 e di tipo 2

Le complicanze croniche del diabete colpiscono molti apparati e sono responsabili della maggior parte della morbilità e della mortalità associate a questa malattia. Il 70% dei diabetici adulti muore per complicanze vascolari e malattia coronarica e, nei diabetici, questo valore risulta da 2 a 4 volte superiore a quella dei non diabetici (Jamenson, 2021).

Le complicanze croniche possono essere suddivise in complicanze vascolari e non vascolari; quelle vascolari sono ulteriormente suddivise in micro e macrovascolari.

La **macroangiopatia** è la tendenza a sviluppare aterosclerosi più precocemente e in maniera più significativa rispetto a quanto osservato nella popolazione media. L'aterosclerosi è la condizione che sottende la macroangiopatia e può essere definita come una malattia infiammatoria nella quale i meccanismi immunitari interagiscono con i vari fattori di rischio metabolici nell'insorgenza, crescita e attivazione delle lesioni delle arterie. Determina un maggior rischio di vasculopatia periferica, scompenso cardiaco, coronaropatia, infarto miocardico e ictus.

La **microangiopatia** è caratterizzata da ispessimento della membrana basale dei vasi di piccolo calibro, secondaria all'aumentata espressione del collagene, della lamina, di molecole proteiche modificate e immobilizzate dai processi di glicosilazione non enzimatica. Questi processi evidenti anche nel fisiologico invecchiamento tessutale, assumono nel diabetico una particolare anticipazione e accelerazione. A ciò consegue alterazione dell'elasticità microvasale, perdita della selettività del trasporto molecolare transparietale e aumento della permeabilità. Le cellule endoteliali sembrano essere le vittime precoci dell'iperglicemia, in condizioni di iperglicemia sia acuta sia cronica (**Tabella 9.XIV**).

Tabella 9.XIV Complicanze croniche del diabete

Microvascolari	Macrovascolari	Non vascolari
Retinopatia Nefropatia Neuropatia sensitiva e motoria Neuropatia autonomica	Coronaropatia/cardiopatia ischemica Vasculopatia cerebrale Arteriopatia obliterante periferica	Gastroenteriche: gastroparesi, diarrea Cutanee Infettive Cataratta, Glaucoma Disfunzione erettile

Patogenesi delle complicanze croniche

Il rischio di complicanze croniche aumenta in funzione della durata dell'iperglicemia e nel diabete mellito di tipo 2, che può avere un lungo periodo asintomatico, spesso il paziente manifesta le complicanze croniche al momento della diagnosi. Il trattamento e l'educazione del paziente con terapia insulinica sono orientati ad ottenere una situazione il più vicino possibile alla secrezione fisiologica β-cellulare, impediscono o riducono la comparsa nel tempo delle complicanze in particolare quelle micro e macrovascolari del diabete (Gallo et al., 2014).

Vari studi hanno permesso di chiarire almeno in parte i meccanismi cellulari attraverso cui l'esposizione cronica a elevati livelli glicemici determina lo sviluppo delle complicanze croniche del diabete. Il glucosio, per poter esercitare i suoi effetti dannosi, deve essere catturato dalle cellule dei tessuti bersaglio. Le complicanze croniche non colpiscono i tessuti in cui la captazione del glucosio è regolata dall'insulina attraverso il trasportatore di membrana GLUT-4. Il deficit assoluto o relativo di insulina, ostacolando internalizzazione del glucosio, protegge questi tessuti dagli effetti dannosi degli elevati livelli di glucosio extracellulare. Sono invece colpiti i tessuti in cui l'internalizzazione cellulare del glucosio è mediata dal trasportatore di membrana GLUT-1 [famiglia di **proteine trasportatrici di glucosio** (GLUT) che favoriscono il passaggio di glucosio dai compartimenti extracellulari all'interno delle cellule] che è indipendente dall'insulina (Rugarli et al., 2010).

Anche se l'iperglicemia cronica è un fattore eziologico importante, il meccanismo/i con il quale essa conduce a queste varie disfunzioni cellulari e di organo non è noto.

Per spiegare come l'iperglicemia possa portare alle complicanze croniche sono state proposte quattro principali teorie che non si escludono tra loro (**Figura 9.11**):
- conseguenze dipendenti dall'aumentata glicosilazione non enzimatica delle proteine
- attivazione della via metabolica dei polioli e delle esosamine;
- attivazione della proteina chinasi C
- aumentata produzione di specie reattive dell'ossigeno (*Reactive Oxygen Species*, ROS).

Il glucosio intracellulare viene normalmente metabolizzato attraverso la via della glicolisi, ma quando presente in eccesso può seguire altre vie metaboliche. Il glucosio in eccesso può portare alla formazione di **prodotti finali della glicosilazione avanzata (AGE)** attraverso la *glicosilazione non enzimatica delle proteine* intra ed extracellulari. La glicosilazione non enzimatica deriva dall'interazione del glucosio con aminoacidi liberi sulle proteine. Queste, con il persistere dell'iperglicemia, vengono ulteriormente modificate da una serie di reazioni chimiche fino a diventare prodotti finali della glicosilazione avanzata (AGE). È stato visto che questi prodotti creano dei ponti tra proteine (ad esempio, collageno, proteine della matrice extracellulare), accelerano l'aterosclerosi, promuovono la disfunzione glomerulare, riducono la sintesi di ossido nitrico, inducono disfunzione endoteliale ed alterano composizione e struttura della matrice extracellulare (Rugarli et al, 2010).

Nella **via dei polioli**, il glucosio è convertito in sorbitolo con conseguente alterazione dello stato redox della cellula, formazione di radicali dell'ossigeno e stress ossidativo della cellula. Nella **via della esosamina**, il glucosio genera fruttosio-6-fosfato, un substrato per la glicosilazione delle proteine, e le proteine glicosilate possono presentare alterazioni funzionali.

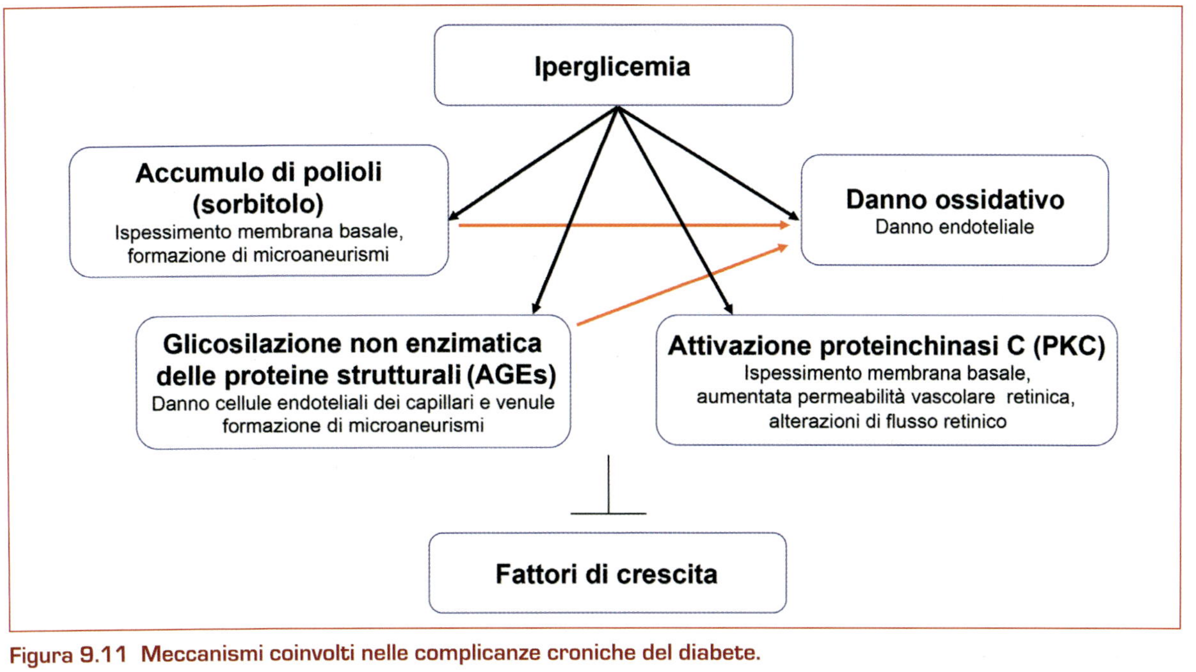

Figura 9.11 Meccanismi coinvolti nelle complicanze croniche del diabete.

L'iperglicemia aumenta la formazione di diacilglicerolo (DAG) che attiva la ***protein chinasi C* (PKC)**. Tra le altre azioni, la PKC altera la trascrizione dei geni per fibronectina, collageno di tipo IV, proteine contrattili, e la matrice proteica extracellulare nelle cellule endoteliali e nei neuroni.

Un possibile **meccanismo unificante** è che l'iperglicemia porti ad una aumentata produzione di specie reattive dell'ossigeno o di superossidi nei mitocondri; questi composti possono attivare tutte e quattro le vie descritte sopra. L'iperglicemia determina un'**aumentata produzione di ROS** (*Reactive Oxygen Species*) che sono radicali liberi a maggior diffusione. Le specie reattive dell'O2 (ROS) possono svolgere la loro azione dannosa – *stress ossidativo* – soltanto quando vengono prodotte a una velocità e in quantità tali da superare le capacita difensive della cellula. Nello stress ossidativo i sistemi enzimatici e gli antiossidanti intracellulari non riescono più a far fronte alla sovraproduzione e i radicali liberi generano danno cellulare che può essere sia reversibile, in tal caso la cellula torna alle condizioni normali, o irreversibile, con conseguente morte cellulare per apoptosi o per necrosi. Alcuni autori ritengono infatti che brevi periodi di iperglicemia postprandiale, non tali da determinare una significativa produzione di prodotti finali della glicosilazione avanzata (AGE), potrebbero attraverso la produzione di ROS sostenere l'insorgenza di una polineuropatia.

I **fattori di crescita** sembrano giocare un ruolo importante nelle complicanze croniche del diabete e la loro produzione è aumentata dalla maggior parte di queste quattro vie descritte. Il fattore di crescita vascolare endoteliale A (*Vascular endothelial growth factor* A VEGF-A) è aumentato localmente nella retinopatia proliferativa diabetica e diminuisce dopo fotocoagulazione laser; il fattore di crescita trasformante beta (TGF-β) è aumentato nella nefropatia diabetica.

Vasculopatia diabetica

L'arteriopatia a livello degli arti inferiori si manifesta più precocemente e con maggiore gravità rispetto alla popolazione generale, eleva da 10 a 20 volte la probabilità di un intervento di amputazione ed è un fattore di rischio per morbilità e mortalità coronarica. Gli studi epidemiologici sulla loro prevalenza sono numerosi, ma i risultati non sono uniformi a causa soprattutto della disomogeneità di alcune caratteristiche delle casistiche prese in esame per quanto riguarda età all'esordio del diabete, la durata della malattia, la numerosità della casistica, metodo di rilevazione, il tipo della popolazione studiata, la presenza di diabete mellito (DM) di tipo 1 o 2 (Gallo et al., 2014).

Per prevenire l'arteriopatia periferica è importante raggiungere un adeguato controllo pressorio se il paziente è iperteso e glicometabolico; sono inoltre importanti l'abolizione del fumo e l'attività fisica.

È da segnalare, inoltre, come il raggiungimento di un buon controllo glicemico all'esordio della malattia si sia dimostrato correlato a una ridotta incidenza di arteriopatia (*"memoria metabolica"*) e come la correzione di fattori di rischio come pressione arteriosa e dislipidemia abbia prodotto una riduzione significativa degli outcome legati alla microangiopatia.

Retinopatia diabetica

Le persone affette da diabete hanno un rischio di sviluppare cecità 25 volte maggiore rispetto ai soggetti non diabetici.

I migliori predittori dello sviluppo di retinopatia sono la durata del diabete, il grado di controllo glicemico e la presenza di ipertensione. La sintomatologia soggettiva (calo del visus) può essere scarsa o talora assente anche in presenza di gravi lesioni retiniche: l'adozione di efficaci programmi di screening è indispensabile per ridurre precocemente la presenza di retinopatie ad "alto rischio di cecità" quale la retinopatia proliferante e l'edema maculare.

La retinopatia diabetica di solito compare tardivamente nella prima decade o nei primi anni della seconda decade della malattia ed è caratterizzata da microaneurismi vascolari retinici, emorragie a macchia ed essudati a fiocco di cotone. Esistono due stadi di retinopatia diabetica: non proliferativa e proliferativa. La **retinopatia non proliferativa** si trova in quasi tutti i soggetti con diabete da più di 20 anni (25% di incidenza entro 5 anni, e 80% di incidenza entro 15 anni). La forma lieve di retinopatia non proliferante progredisce verso forme di malattia più estesa, caratterizzata da cambiamenti nel calibro dei vasi venosi, anomalie microvascolari intraretiniche, ed un aumento del numero dei microaneurismi e delle emorragie. Nella retinopatia non proliferativa la perdita dei periciti e delle cellule endoteliali e l'ispessimento della membrana basale determinano aumento della permeabilità vasale e alterazioni microvascolari con formazione di microaneurismi che possono essere causa di microemorragie retiniche e la permeabilità capillare determina la formazione di essudati "duri".

Non tutti i soggetti affetti da retinopatia non proliferante sviluppano retinopatia proliferante, ma quanto più grave è la retinopatia non proliferante tanto maggiori sono le possibilità di evoluzione verso la **retinopatia proliferativa** entro 5 anni. È opportuna quindi una rilevazione precoce ed un trattamento della retinopatia diabetica.

La comparsa di una neovascolarizzazione in risposta all'ipossia retinica è la caratteristica fondamentale della retinopatia diabetica proliferante; questi nuovi vasi si rompono facilmente causando emorragie nel vitreo, fibrosi e distacco della retina, con conseguente riduzione del visus sino alla cecità.

La prevenzione si basa sullo stretto controllo della glicemia, della pressione (<130/80 mmHg) e screening oculistico almeno entro 5 anni dall'insorgenza nel diabete di tipo 1 e un controllo alla diagnosi nel diabete di tipo 2 (25-30% dei pazienti presenta retinopatia già alla diagnosi), con controlli successivi a cadenza annuale e/o biennale (ADA - SID, 2014).

Nefropatia diabetica

La nefropatia diabetica è una delle complicanze più temibili della malattia diabetica. Circa il 30-40% dei pazienti diabetici, sia di tipo 1 sia di tipo 2, presenta nel corso della malattia i segni della malattia renale cronica. La nefropatia diabetica rappresenta insieme alla nefroangiosclerosi secondaria all'ipertensione arteriosa, la causa più frequente di malattia renale cronica. Come conseguenza di ciò, i diabetici sono i soggetti a più elevato rischio di insufficienza renale terminale (con necessita di dialisi o di trapianto renale). Il cardine del trattamento della malattia renale cronica nel diabete è basato sul trattamento dell'iperglicemia e dell'ipertensione. L'utilizzo di farmaci che inibiscono il sistema renina-angiotensina si è dimostrato fondamentale non solo nel ridurre la micro e macroalbuminuria, ma anche nel rallentare la progressione del declino della funzione renale, tanto che in alcuni casi è possibile stabilizzare i segni di danno renale associati al diabete.

Il trattamento intensivo della glicemia per 5 anni è in grado di ridurre il rischio di insufficienza renale terminale, la microalbuminuria e la macroalbuminuria per gli effetti del buon controllo glicemico.

Neuropatia diabetica

La neuropatia diabetica è tra le più comuni e frequenti complicanze specifiche della malattia diabetica, in Italia colpisce il 28% delle persone affette da questa malattia. È definita come una patologia del sistema nervoso periferico che, in assenza di altre cause di neuropatia, è dimostrabile nelle persone diabetiche. Esistono diverse forme cliniche di neuropatia periferica diabetica che si differenziano per patogenesi, decorso e prognosi.

La **polineuropatia distale simmetrica** (PNDS) rappresenta la forma clinica più frequente (oltre il 90% dei pazienti con neuropatia è affetto da questa forma) e nella grande maggioranza dei casi essa è responsabile di deficit di sensibilità e/o di alterazioni funzionali dell'innervazione autonomica di uno o più organi o apparati, che si evidenziano con l'esame clinico e/o con opportuni test strumentali. La frequente associazione fra retinopatia, neuropatia periferica e nefropatia depone per l'intervento di fattori patogenetici comuni rappresentati dagli effetti dell'iperglicemia cronica sul microcircolo che determinano "microangiopatia". Alla patogenesi della polineuropatia diabetica concorrono anche alterazioni anatomo-funzionali molteplici sostenute dall'iperglicemia che alterano il flusso neuronale (Gallo et al., 2014; Scionti & Notarstefano, 2009).

Il cardine della terapia della polineuropatia distale simmetrica è rappresentato dall'ottimizzazione del controllo metabolico: per il momento è l'unica modalità di intervento di provata efficacia in grado di interferire con la naturale evoluzione della polineuropatia distale simmetrica. Il raggiungimento di un controllo metabolico adeguato consente di prevenire l'insorgenza o arrestare la progressione del danno neurologico indotto dal diabete sia nella componente somatica sia in quella autonomica del sistema nervoso periferico.

Una delle manifestazioni cliniche della polineuropatia distale simmetrica è il dolore neuropatico, un dolore indotto da una lesione del sistema nervoso periferico e/o centrale, che non richiede una stimolazione recettoriale periferica per la sua insorgenza. Circa un terzo dei pazienti diabetici con polineuropatia distale simmetrica è affetto dalla variante dolorosa che richiede una terapia antalgica mirata.

La **neuropatia autonomica diabetica** (NAD) è solitamente diagnosticata tardivamente, quando si è ormai verificato un danno strutturale delle fibre nervose del sistema nervoso autonomo di fatto irrimediabile. Questo è rilevante perché la neuropatia autonomica è preceduta da alterazioni funzionali del SNA che sono ancora reversibili. La neuropatia autonomica diabetica ha molteplici manifestazioni cliniche come l'ipotensione ortostatica, l'astenia, la riduzione della sudorazione, la secchezza agli occhi per ridotta lacrimazione, la difficoltà a svolgere anche una leggera attività fisica, l'incapacità di riconoscere l'ipoglicemia (*hypoglycemia unawareness*), la gastroparesi, la diarrea, la stipsi, l'incontinenza urinaria e la disfunzione erettile.

La terapia delle manifestazioni cliniche della neuropatia autonomica si basa esclusivamente sull'uso di presidi e/o farmaci sintomatici. L'ipotensione ortostatica viene trattata con una dieta ricca di sale o provvedendo a innalzare la testa del letto; se tutto ciò non e sufficiente possono essere utili il fluoroidrocortisone, l'eritropoietina o la midodrina. Spesso i pazienti diabetici con ipotensione posturale presentano ipertensione arteriosa in clinostatismo e particolare attenzione e cura dev'essere posta nel trattamento di questa condizione per non indurre un aggravamento iatrogeno dell'ipotensione ogni qual volta venga assunta la posizione eretta. Minzioni frequenti o, quando necessario, cateterizzazione vescicale intermittente sono utili per trattare le alterazioni dello svuotamento vescicale, mentre gli inibitori della fosfodiesterasi di tipo 5 (sildenafil, tadalafil, vardenafil) o l'iniezione intracavernosa di PGE1 forniscono in molti casi una soluzione al problema della disfunzione erettile dei pazienti diabetici (Scionti & Notarstefano, 2009).

Gastropatia diabetica

Il *rallentamento dello svuotamento gastrico*, risultato funzionale finale della gastropatia diabetica, è abbastanza frequente nei pazienti diabetici. Essa può essere responsabile di quadri clinici invalidanti come la gastroparesi diabetica, o solo di sintomi dispeptici, o causare difficoltà del controllo glicemico nelle fasi post-prandiali; in molte occasioni infine non raggiunge la soglia clinica e i pazienti sono del tutto asintomatici. Dal punto di vista fisiopatologico è determinata da alterazioni dei processi di contrazione e rilasciamento muscolare che avvengono nello stomaco nelle fasi post-prandiali; la normale fisiologia dello svuotamento gastrico è descritta nella **Tabella 9.XV**. Queste alterazioni dell'attività contrattile dello stomaco sono conseguenza della neuropatia autonomica, della compromissione della struttura e funzione del sistema nervoso intrinseco gastrointestinale e, infine, dell'iperglicemia che è in grado di per sé di inibire la funzione motoria dello stomaco.

Un ritardo dello svuotamento gastrico può teoricamente avere influenza anche sull'assorbimento di farmaci assunti per via orale e, nelle persone con diabete, anche sulle fluttuazioni glicemiche nelle fasi post-prandiali. Nel primo caso l'effetto può essere più importante con l'uso di farmaci che hanno una breve emivita e raggiungono il picco di concentrazione plasmatica in tempi rapidi, mentre è meno rilevante per farmaci a lunga durata di azione.

Nei pazienti diabetici, accanto ai casi (rari) di vera e propria gastroparesi diabetica, sono state documentate anormalità del rilasciamento del fondo gastrico, ipomotilità antrale, dilatazione

Tabella 9.XV Fisiologia dello svuotamento gastrico

Nella fase post-prandiale il primo evento è il rilasciamento del fondo gastrico che deve ricevere il cibo ingerito sotto controllo di fibre vagali efferenti e del sistema nervoso intrinseco inibitorio (non adrenergico non colinergico) dello stomaco. Inizia quindi l'attività contrattile dello stomaco che ha come finalità la miscelazione e la riduzione di volume delle particelle di cibo. In particolare i cibi solidi devono essere ridotti fino alla formazione di particelle di diametro inferiore a 2 mm. L'attività contrattile gastrica è controllata e generata dalla spontanea depolarizzazione del pacemaker gastrico costituito dalle cellule interstiziali di Cajal che è localizzato lungo la grande curva gastrica, in una regione al passaggio fra fondo e corpo gastrico. Il pacemaker gastrico origina onde di contrazione sia circolari sia in senso oro caudale che interessano il corpo e l'antro a una frequenza di circa 3 cicli per minuto. Lo svuotamento dello stomaco inizia solo dopo una fase di latenza di circa 30-40 minuti ed è in funzione delle caratteristiche fisiche del cibo e del contenuto calorico degli alimenti. Il passaggio del chimo in duodeno avviene per l'insorgenza di contrazioni dell'antro coordinate con il rilasciamento del piloro e del duodeno. Esso è anche dipendente da un meccanismo di feed-back negativo originatosi nell'intestino tenue. In fase di digiuno, invece, la contrazione gastrica avviene secondo altre modalità.
In questa condizione si riconoscono quattro differenti fasi di contrazione della muscolatura gastrica che si succedono regolarmente e hanno la finalità di svuotare lo stomaco dal cibo non digeribile.
La *prima fase* è un periodo di quiescenza della durata di circa 40 minuti con completa assenza di attività contrattile, mentre la *seconda fase,* che dura circa 50 minuti, è caratterizzata dalla presenza di contrazioni irregolari non efficaci ai fini dello svuotamento gastrico. La *terza fase* è invece costituita da contrazioni ritmiche, valide dal punto di vista espulsivo e della durata di circa 5-15 minuti. A essa succede la quarta fase, in cui sono presenti per un breve periodo di tempo contrazioni irregolari che preludono al ritorno alla fase di quiescenza. Il ciclo delle suddette quattro fasi richiede quindi circa due ore per essere completo.

antrale, anormalità del pace-maker gastrico sia sotto forma di diminuzione della frequenza di depolarizzazione (bradigastria) o di un suo aumento (tachigastria) sia di una combinazione delle due con tachiaritmia gastrica, incoordinazione antro-pilorica, pilorospasmo e anormalità motoria del tratto prossimale dell'intestino tenue.

Piede diabetico

La definizione di piede diabetico comprende l'insieme delle manifestazioni patologiche direttamente correlate alle complicanze della malattia diabetica che coinvolgono le strutture anatomiche del piede come conseguenza dell'arteriopatia occlusiva periferica e/o della neuropatia diabetica. Il più importante fattore di rischio per lo sviluppo di ulcere è la presenza di neuropatia sensitivo-motoria, responsabile del 70-90% delle lesioni per la diminuzione della soglia alle stimolazioni tattili, termiche e dolorifiche. Nelle fasi avanzate può portare ad una progressiva insensibilità ai traumi e quindi ad ulcerazioni indolori sulla pianta che possono infettarsi. Il piede desensibilizzato al dolore e non sufficientemente irrorato dai vasi sanguigni presenta un notevole rischio infettivo e qualunque ferita/lesione richiede un trattamento immediato. Altra causa di insorgenza di questa complicanza è la vasculopatia periferica. Per l'importante ruolo funzionale svolto e per la sua peculiare localizzazione anatomica, posto alla periferia del sistema nervoso e vascolare, il piede del soggetto diabetico è particolarmente suscettibile agli effetti delle complicanze conseguenti alla neuropatia periferica, alle alterazioni vascolari e ai processi infettivi; fra tutte le complicanze della malattia diabetica le lesioni ulcerative del piede sono tra le più frequenti, potendo interessare fino al 25% dei pazienti nel corso della loro vita, e rappresentano la comune conseguenza della neuropatia periferica, condizione che aumenta la soglia di percezione degli eventi microtraumatici e della vasculopatia, condizione che, riducendo il flusso ematico oltre a facilitare l'insorgenza di lesioni ulcerative, rende più difficile la guarigione delle stesse.

A seconda degli elementi patogenetici implicati, il piede diabetico può essere definito neuropatico, ischemico, neuroischemico: **piede diabetico neuropatico**, in cui la neuropatia sensitivo-motoria ha modificato l'equilibrio muscolare, la percezione degli stimoli, l'autoregolazione vegetativa. La neuropatia sensitiva diminuisce la soglia del dolore e può consentire ad una lesione, anche minima, di perdurare nel tempo tanto da determinare un'ulcera. La neuropatia motoria colpisce le fibre nervose che innervano i muscoli del piede, creando squilibrio tra muscoli estensori e flessori; **piede diabetico ischemico**, determinato dalla formazione di placche aterosclerotiche che causano un'arteriopatia soprattutto delle arterie di piccolo calibro. L'arto non viene ben irrorato e l'ipossia dei tessuti determina a sua volta alterazioni trofiche delle dita. In base allo stadio, il paziente manifesta claudicatio intermittens, piede con estremità fredde e polsi periferici flebili. L'iperglicemia provoca lesioni endoteliali con esposizione del collagene sotto-endoteliale; *piede diabetico neuro-ischemico*: spesso nei soggetti diabetici vi è una concomitante presenza di neuropatia e di arteriopatia periferica.

Nella **Figura 9.12** vengono illustrati i percorsi che conducono all'ulcera plantare nel paziente diabetico.

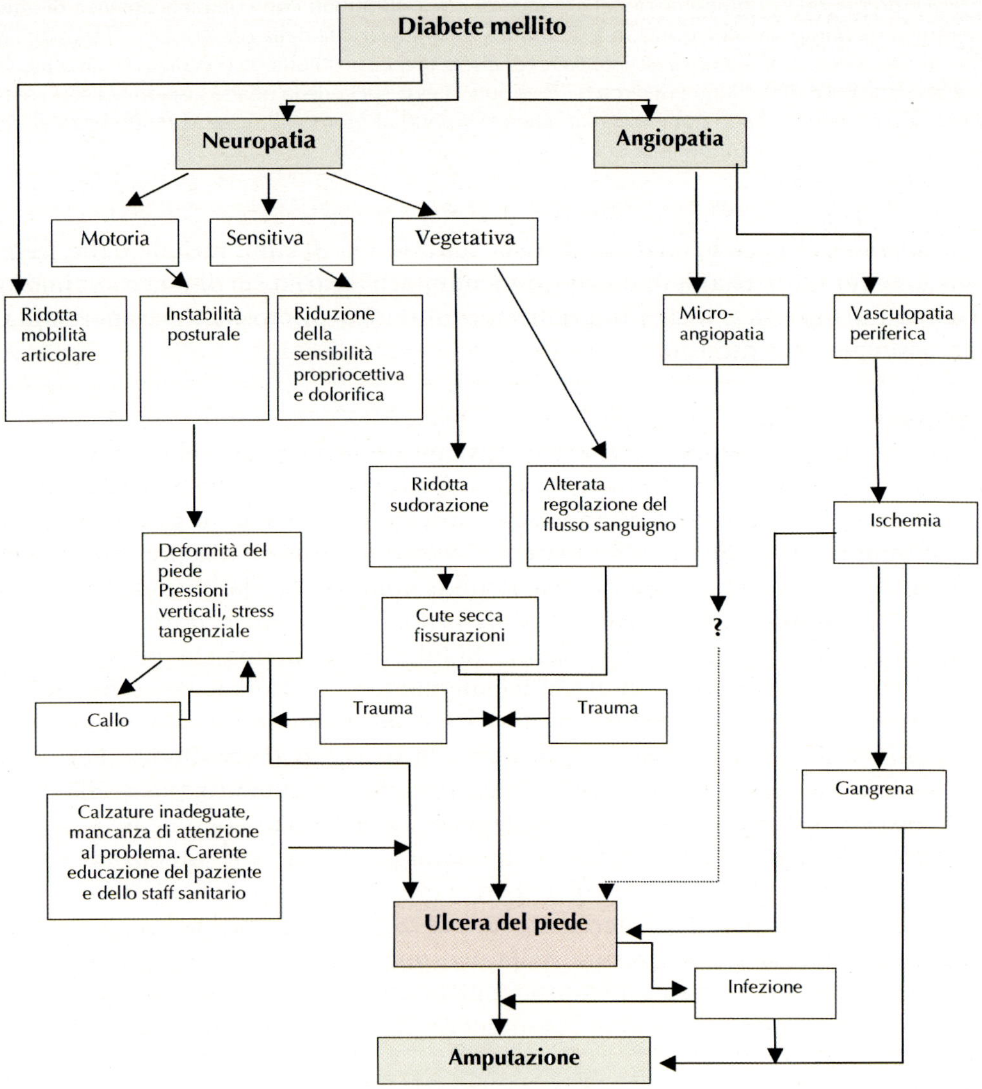

Figura 9.12 Percorsi che conducono all'ulcera plantare nel diabetico (Tratto dal Documento Internazionale sul Piede diabetico, 2005; Gruppo di Studio Interassociativo "Piede Diabetico" della Società Italiana di Diabetologia e della Associazione Medici Diabetologi).

Interventi assistenziali per attivare specifici comportamenti di autocura

La cura di una persona affetta da diabete mellito di tipo 1 e di tipo 2 richiede un approccio multidisciplinare e globale comprensivo di uno stile di vita sano, in particolare uno stile alimentare, attività fisica, trattamento farmacologico con insulina ed antidiabetici orali. Lo scopo è di far raggiungere e mantenere uno stile di vita il più normale possibile, ridurre la frequenza e severità dei sintomi, prevenire lo sviluppo di complicanze acute e a lungo termine (ADA 2021).

Per aiutare le persone affette da diabete, soprattutto nelle fasi iniziali, a partecipare pienamente alle decisioni rispetto ai trattamenti, agli stili di vita e alla gestione dei sintomi è necessario proporre interventi educativi strutturati e personalizzati, in grado di integrare la gestione della malattia con le specifiche esigenze della persona in rapporto alla sua età, agli interessi, al lavoro, agli impegni e ruoli sociali.

Nella fase di insorgenza della malattia l'intervento educativo mira a fornire informazioni di "sicurezza", prima della dimissione qualora la persona sia ricoverata, successivamente diventerà più globale e coinvolgerà i diversi aspetti dell'autocura: principi cardine del trattamento e dell'autocontrollo (insulina o ipoglicemizzanti orali, alimentazione e attività fisica), prevenzione delle complicanze acute e croniche e loro precoce riconoscimento, stile di vita sano.

La malattia richiede abilità di autogestione (**Tabella 9.XVI**) molto complesse e impegnative per i pazienti i quali vivono anche il processo di accettazione attiva della condizione clinica e il necessario adattamento, devono superare eventuali reazioni di rifiuto della malattia e recuperare autostima e autonomia. Per questo motivo gli interventi educativi devono accompagnare tutto il percorso di malattia e le informazioni devono essere via via modulate in base allo stadio della malattia, all'età, allo stato emotivo, alle capacità e motivazioni della persona. Per avere successo gli interventi educativi devono utilizzare strategie efficaci di comunicazione, un linguaggio comprensibile e adatto alla health literacy della persona, cercare esempi concreti e vicini alla vita quotidiana, selezionare specifici comportamenti, limitare il numero di argomenti da affrontare ad ogni incontro, cercare assieme risposte ai dubbi, far sentire il paziente "preso incarico". Motivare l'importanza di aderire ai controlli periodici presso il Centro Diabetologico e partecipare alle iniziative delle Associazioni per diabetici che svolgono molte attività educative e di supporto, come ad esempio campi scuola estivi e invernali per bambini e adolescenti per far condividere e imparare aspetti peculiari della gestione della malattia in un gruppo di pari.

Tabella 9.XVI Capacità di autocura attese dalla persona affetta da diabete
Sostenere l'adesione alla terapia nutrizionale
Istruire a calcolare i carboidrati introdotti, il proprio rapporto carboidrati/insulina e dosaggio di insulina
Promuovere l'attività e l'esercizio fisico
Favorire l'autocontrollo e monitoraggio glicemico
Favorire l'autosomministrazione sicura della terapia insulinica [vedere relativi paragrafi]
Promuovere l'adesione alla assunzione regolare dei farmaci ipoglicemizzanti orali [vedere relativi paragrafi]
Riconoscere e risolvere i segni e sintomi dell'ipoglicemia e dell'iperglicemia

Sostenere l'adesione alla terapia nutrizionale

La comune convinzione che ritiene necessaria una "dieta per diabetici rigida" è superata, con un approccio di **terapia nutrizionale** che sottolinea la finalità terapeutica della nutrizione per promuovere uno stile di vita sano e perseguire i seguenti obiettivi terapeutici (**Tabella 9.XVII**):

- controllo glicemico costante
- controllo del peso corporeo all'interno dei valori normali del BMI
- controllo del quadro lipidico
- prevenzione dei fattori di rischio quali ad esempio l'ipertensione arteriosa (ADA, 2021).

La nutrizione ha lo scopo di mantenere i valori glicemici più possibile vicini a quelli normali bilanciando l'introito glucidico con l'insulina o ipoglicemizzanti orali e l'attività fisica; raggiungere un peso ragionevole negli adulti sovrappeso; prevenire e, se possibile, trattare le complicanze acute e croniche e soddisfare specifiche esigenze metaboliche derivanti da situazioni particolari, come per esempio la gravidanza.

Tabella 9.XVII Indicatori degli obiettivi terapeutici per il paziente diabetico adulto

Emoglobina glicosilata (HbA1c)	< 7%
Gicemia pre-prandiale	70-130 mg/dl
Glicemia post-prandiale	< 180 mg/dl
Pressione Arteriosa *Sistolica* *Diastolica*	 < 130 mmHg < 80 mmHg
Profilo lipidico *LDL* *HDL* *Trigliceridi*	 < 100 mg/dl > 50 mg/dl < 150 mg/dl

Il programma nutrizionale della persona affetta da diabete si basa sui principi della dieta mediterranea; la quota calorica giornaliera come per le persone sane è comprensiva soprattutto di frutta, verdura, in particolare verdura a foglia (bieta, spinaci, broccoli, cicoria, radicchi) e ortaggi a radice (carote, barbabietole e rape) pomodori e carciofi. Nella **Tabella 9.XVIII** sono indicati i macronutrienti della dieta ottimale per la persona diabetica con alcune raccomandazioni per il consumo di alcol e per il calo ponderale per persone in sovrappeso o affette da obesità. Un elemento peculiare per mantenere un buon controllo glicemico è il frazionamento dei pasti nella giornata: prima colazione, uno spuntino a metà mattino, pranzo, merenda, cena e uno spuntino prima di coricarsi se la glicemia è < 100 mg/dl e si è in terapia insulinica.

Tabella 9.XVIII Composizione ottimale della dieta per il paziente diabetico

Macronutrienti	Quota complessiva consigliata su calorie/die	Quantità consigliata di alcuni singoli nutrienti	Consigli pratici
Carboidrati	45-60% kcal tot	Saccarosio e altri zuccheri aggiunti <10%	Vegetali, legumi, frutta, cereali, preferibilmente, integrali, alimenti della dieta mediterranea. I vegetali, i legumi, la frutta e i cereali integrali devono far parte integrante della dieta dei pazienti con diabete tipo 1 e tipo 2. Quando l'apporto dei carboidrati è al limite superiore delle raccomandazioni, è particolarmente importante consigliare cibi ricchi in fibre e con basso indice glicemico.
Fibre	> 40 g/die (o 20 g/1000 kcal die), soprattutto solubili		5 porzioni a settimana di vegetali o frutta e 4 porzioni a settimana di legumi.
Proteine	10-20% kcal tot		Nell'insufficienza renale cronica limitato alla razione dietetica raccomandata (0,8 g/kg).
Grassi	35% kcal tot	Apporto di grassi saturi < 10%, se LDL elevato < 8%	Tra i grassi da condimento preferire quelli vegetali (tranne olio di palma e di cocco). 2 porzioni alla settimana di pesce, preferibilmente azzurro, deve essere raccomandata, poiché fornisce acidi grassi n-3 olinsaturi.

☞

segue **Tabella 9.XVIII Composizione ottimale della dieta per il paziente diabetico (tratta da AMD-SID, 2014)**

Macronutrienti	Quota complessiva consigliata su calorie/die	Quantità consigliata di alcuni singoli nutrienti	Consigli pratici
Sale	< 6 g/die		Limitare il consumo di sale e di alimenti conservati sotto sale: insaccati, formaggi, scatolame.
Alcol	Una introduzione moderata di alcol fino a 10 g/die nelle femmine (una porzione) e 20 g/die nei maschi (due porzioni) non ha effetti sulla glicemia ed è accettabile se il paziente desidera bere alcolici. Tuttavia i carboidrati contenuti nelle bevande alcoliche possono avere un impatto importante. L'assunzione di alcol dovrebbe essere limitata nei soggetti obesi o con ipertrigliceridemia e sconsigliata nelle donne in gravidanza. L'assunzione dell'alcol nei pazienti che sono trattati con insulina deve avvenire nel contesto di pasti che comprendono cibi contenenti carboidrati, per prevenire, soprattutto durante la notte, il rischio di pericolose prolungate ipoglicemie (Poli et al., 2013).		
Calo ponderale consigliato nei pazienti in sovrappeso: BMI 25,0-29,9 kg/m^2 e obesi: BMI ≥30 kg/m^2. Riduzione dell'apporto calorico e aumento dell'attività fisica. Una moderata riduzione dell'apporto calorico (300-500 kcal/die) e un modesto incremento del dispendio energetico (200-300 kcal/die) permettono un lento ma progressivo calo ponderale.			

Carboidrati. Sono il macronutriente più responsabile dell'andamento glicemico post-prandiale. La quantità carboidrati (CHO) in grammi contenuti nei pasti e la loro forma semplice o complessa determinano la risposta glicemica; questa è influenzata anche dalla presenza di altri componenti come grassi o fibre che possono ritardare l'assorbimento dei carboidrati (Cimino et al., 2005).
Suggerire al paziente di mantenere ogni giorno i carboidrati nella dieta e di suddividere la quota giornaliera (45-60% della quota calorica/die): 20% a colazione, 35% a pranzo e cena, 10% nei due/tre spuntini; avvalendosi di tabelle di scambio e conteggio dei carboidrati per equilibrare la tipologia di carboidrati utilizzati. Come istruire il paziente a contare la quantità dei carboidrati sarà affrontato in un paragrafo successivo.
Gli *amidi*, polimeri costituiti da lunghe catene di molecole di glucosio, rappresentano la quota largamente prevalente dei carboidrati che si introducono e la loro digeribilità da parte degli enzimi digestivi è influenzata dalla loro struttura, dal trattamento tecnologico utilizzato durante la preparazione dello specifico alimento e ciò può influenzare il loro assorbimento e la conseguente risposta glicemica. Inoltre la contemporanea presenza o meno di fibra (pasta integrale o verdure), di grassi o di altri macronutrienti come le proteine, può influenzare lo svuotamento gastrico, e quindi l'assorbimento del glucosio (Poli, 2015; Tommasi et al., 2014). **L'indice glicemico degli alimenti** esprime una classificazione dei cibi in base al loro potere di elevare il livello della glicemia, permette di valutare la velocità e l'intensità del riassorbimento intestinale delle diverse forme di carboidrati e può essere utile per indirizzare le scelte nella composizione dei menù. La preferenza dovrebbe essere per gli alimenti con basso indice glicemico per evitare incrementi rapidi della glicemia post-prandiale.

L'indice glicemico è la risultante percentuale dell'elevazione della glicemia ottenuta 2 ore dopo l'ingestione di 50 gr di carboidrati contenuti in 100 gr di pane bianco, alla quale è stato attribuito l'indice glicemico pari a 100. Così, un alimento che innalza la glicemia più rapidamente del pane bianco avrà un indice glicemico più alto; un alimento che innalza la glicemia più lentamente avrà un indice glicemico più basso. Nella **Tabella 9.XIX**

Tabella 9.XIX Alimenti raggruppati per indice glicemico elevato, medio e basso

Elevato > 100	cornflakes purea di patate carote cotte miele
Medio tra 100 e 80	biscotti pizza polenta riso integrale
Basso < 80	spaghetti (59) maccheroni (62) fagiolini (44) mela (52) latte intero (39)

sono classificati alcuni comuni alimenti di diverso indice glicemico. Si può suggerire ai pazienti di consultare le tabelle disponibili sia negli opuscoli informativi che in internet con informazioni molto dettagliate sull'indice glicemico degli alimenti da loro preferiti.
Il paziente deve essere informato che l'indice glicemico può essere modificato dall'assorbimento e motricità intestinale; inoltre, come già espresso precedentemente la presenza di fibre alimentari nel pasto riduce questo indice, quindi ad una persona con diabete che in particolari occasioni vuole mangiare una fetta di torta, si può suggerire di ridurre la quota di zuccheri semplici nell'impasto o assumere contestualmente alimenti ricchi di fibre.

Zucchero e dolcificanti. Lo zucchero da cucina (saccarosio) è caratterizzato da un indice glicemico relativamente basso, circa 66, raffrontato al glucosio, il cui indice glicemico è pari a 100; è un disaccaride costituito da glucosio e per il 50% da fruttosio. Nei pazienti con buon compenso metabolico il consumo di saccarosio non deve eccedere il 10% delle calorie relative all'apporto dei carboidrati che è del 45-60%/ die.
Il fruttosio è un monosaccaride con indice glicemico di 20, causa una risposta glicemica postprandiale più limitata rispetto al saccarosio e spesso viene consigliato come sostituto. Tuttavia, questo beneficio è contrastato dal fatto che il fruttosio altera i livelli plasmatici dei lipidi soprattutto a dosi elevate (fino a 200 g/die). Recenti studi evidenziano che, consumi non eccessivi, non provocano questi effetti metabolici (Tommasi, 2014).
L'uso di *dolcificanti* acalorici non nutritivi (come saccarina, aspartame, acesulfame K, sucralosio) è sicuro se assunti in quantità moderate.
Fibre. La fibra alimentare rappresenta la quota dei carboidrati che, per la loro struttura molecolare (tipologia o sequenza dei monosaccaridi costitutivi, tipo di legame che li connette), non sono attaccabili dagli enzimi digestivi del nostro organismo, e di conseguenza raggiungono immodificati i tratti più distali dell'intestino stesso. Gli effetti metabolici della fibra alimentare (in particolare la fibra idrosolubile), sono dovuti alla loro capacità di assorbire gli zuccheri semplici e i trigliceridi rilasciati dagli enzimi digestivi intestinali rallentandone cosi l'assorbimento e riducendo le loro concentrazioni plasmatiche nella fase postprandiale. A quest'effetto, di tipo sostanzialmente "fisico", che si osserva soprattutto per apporti di fibra elevati o molto elevati, si è aggiunta recentemente la conoscenza degli effetti "probiotici" della fibra alimentare, e cioè della sua capacità di influenzare la composizione del microbiota intestinale, selezionando di fatto i ceppi batterici in grado di metabolizzarla a scopo energetico. Il metabolismo batterico della fibra alimentare genera inoltre composti che spiegano una ridotta incidenza di molte patologie, tra cui le malattie cardiovascolari, le malattie metaboliche, lo stesso sovrappeso (Poli, 2015). Le persone con diabete tipo 1 e 2 devono essere incoraggiate all'introduzione di cibi ad alto contenuto di fibre e almeno nella quantità raccomandate per la popolazione generale (**Tabella 9.XVIII**), la gran parte delle quali dovrebbero essere idrosolubili (galattomannani, pectine, gomme e mucillagini) che si trovano principalmente nella frutta, in alcuni legumi, nelle verdure (fave, fagiolini) e nei fiocchi d'avena (Poli, 2015; Tommasi, 2014).

Proteine. Le informazioni da fornire al paziente diabetico sull'apporto di proteine sono simili a quelle della popolazione generale suggerendo un rapporto 1:1 tra proteine di origine animale e quelle di origine vegetale (**Tabella 9.XVIII**); ad eccezione del paziente nefropatico nel quale l'apporto proteico va ridotto.

Grassi. Motivare il paziente a privilegiare l'olio di oliva extravergine come apporto di grassi e alimenti ricchi di grassi polinsaturi, omega-3 e omega-6 (**Tabella 9.XVIII**). La terapia nutrizionale prevede una restrizione dell'uso di alimenti contenenti colesterolo come le uova e un aumento del consumo di acidi grassi insaturi (Tommasi, 2014).

Istruire il proprio rapporto carboidrati/insulina e dosaggio di insulina

I pazienti devono imparare a contare la quantità di carboidrati che consumano in un pasto, per adattare la quantità di insulina necessaria a metabolizzare i carboidrati e mantenere normali i livelli di glicemia. La conta dei carboidrati (*carbohydrate counting*) è una delle strategie utilizzate per strutturare una dieta equilibrata del diabetico e supera l'approccio tradizionale che proponeva una quota costante di carboidrati ai pasti ed in base a questi una dose più o meno fissa di insulina. Come tutta la terapia anche la conta dei carboidrati deve essere personalizzata e proposta alla persona in base alla situazione clinica ed alla sua motivazione (Butler, 2011). Si basa sul principio che l'aumento della glicemia dopo il pasto è dovuto al quantitativo di carboidrati presenti nel cibo introdotto e che il fabbisogno insulinico preprandiale è proporzionale a tale introito.

Il conteggio dei carboidrati diventa una modalità importante per avere un'alimentazione il più libera possibile, variando l'apporto dei carboidrati e la terapia insulinica, permettendo di ottenere valori glicemici a "target" in libertà. Il conteggio dei carboidrati è uno dei pilastri più importanti della terapia insulinica intensiva, sia tramite infusione continua di insulina che tramite iniezioni multiple di insulina, in particolare nell'età evolutiva.

Il calcolo dei carboidrati prevede cinque passi:
- distinguere gli alimenti che contengono carboidrati
- memorizzare la quantità di carboidrati presente in un etto degli alimenti principali
- imparare a quantificare a occhio il loro peso con modalità volumetrica
- calcolare quanti carboidrati si trovano nell'alimento o nel pasto che si sta per mangiare: imparare a conoscere (anche grazie a sussidi elettronici e cartacei) la percentuale di carboidrati contenuta nei prodotti alimentari e nei piatti più comuni e in quelli che si mangiano più spesso
- calcolare il rapporto carboidrati/insulina per definire la giusta dose di insulina.

La conta dei carboidrati presuppone che il paziente conosca che cosa sono i carboidrati e dove si trovano, quale quantità è contenuta negli alimenti e come stimarli, conoscere come scambiare gli alimenti contenenti carboidrati mantenendo costante l'apporto al singolo pasto, considerando che il 90-100% dei carboidrati introdotti entra nel circolo ematico sotto forma di glucosio approssimativamente dopo 20 minuti dall'assunzione.

Per quantificare i carboidrati negli alimenti si utilizzano apposite tabelle, le etichette degli alimenti sulla confezione e strumenti di misura che possono essere la bilancia, tazze, tazzine, cucchiai; durante gli interventi educativi si possono aiutare i pazienti a leggere attentamente le etichette nutrizionali applicate sui prodotti. Esistono etichette che riportano la *quantità di carboidrati rapportata a 100 grammi di prodotto,* in questo caso il paziente dovrà, inizialmente, pesare le quantità di alimenti che intende consumare e fare il calcolo, questo soprattutto per "abituarsi" a riconoscere i vari pesi di una porzione. Le porzioni devono essere precise perché 10-20 grammi di alimento in più possono aumentare il contenuto di carboidrati e, di conseguenza, richiedere un aggiustamento insulinico. In altri casi le etichette sono ancora più utili in quanto indicano la *quantità di carboidrati rapportata ad un singolo pezzo di prodotto,* ad esempio un biscotto o una fetta biscottata.

Per utilizzare correttamente il metodo del conteggio dei carboidrati è indispensabile un percorso formativo strutturato preceduto ovviamente da una corretta educazione alimentare, al fine di preservare l'adeguatezza della dieta globale ma anche verificare che il paziente abbia una buona capacità di calcolo e sia motivato. Se la persona vivesse la conta dei carboidrati come un impegno troppo gravoso potrebbe ridurre l'aderenza complessiva alla dieta. Un utile supporto è il diario degli alimenti maggiormente consumati con porzioni e conteggio dei carboidrati in modo tale da rendere più semplice i calcoli in futuro (Tommasi et al., 2014).

Per conoscere il contenuto di carboidrati presenti nei cibi si può fare ricorso alle **tabelle di composizione degli alimenti** dove sono riportati i grammi di carboidrati per 100 g di prodotto. Il passaggio fondamentale per il paziente è però quello di riuscire a stimare le porzioni consumate.

Sapere che 100 g di pane contengono 60 g di carboidrati può non servire a nulla se il paziente non sa quanto ne consuma. Per questo è essenziale sviluppare programmi educativi per aiutare i pazienti a stimare i grammi di carboidrati nelle porzioni abitualmente consumate, partendo dagli alimenti di uso quotidiano per arrivare a quelli più complessi o di utilizzo meno frequente (Cimino et al., 2005). Per quantificare la quantità di carboidrati nelle singole porzioni si può insegnare al paziente un'altra modalità chiamata **metodo volumetrico** che prevede di definire le porzioni usando come unità di misura il pugno di una mano, la spanna, la mano aperta, oppure per porzioni più piccole le falangi delle dita.

Tale modalità è sempre più utilizzata perché è facile da apprendere da parte dei pazienti. Per misurare una fetta di pane si può utilizzare il palmo di una mano, oppure per una fetta di torta si può usare la spanna, per misurare un pezzettino di cioccolato si possono usare le falangi delle dita oppure, per definire il quantitativo degli spaghetti a crudo, si può formare un cerchietto posizionando l'indice alla base del pollice. Va ricordato però che la mano di un bambino non ha la stessa grandezza di quella di un adulto, per questo motivo le misurazioni sono del tutto personali (Sculati, 2003).

Questo metodo richiede allenamento da parte del paziente nel riconoscere il volume degli alimenti. Un esempio di misurazione tramite l'utilizzo di metodo volumetrico si può vedere nella **Figura 9.13**.

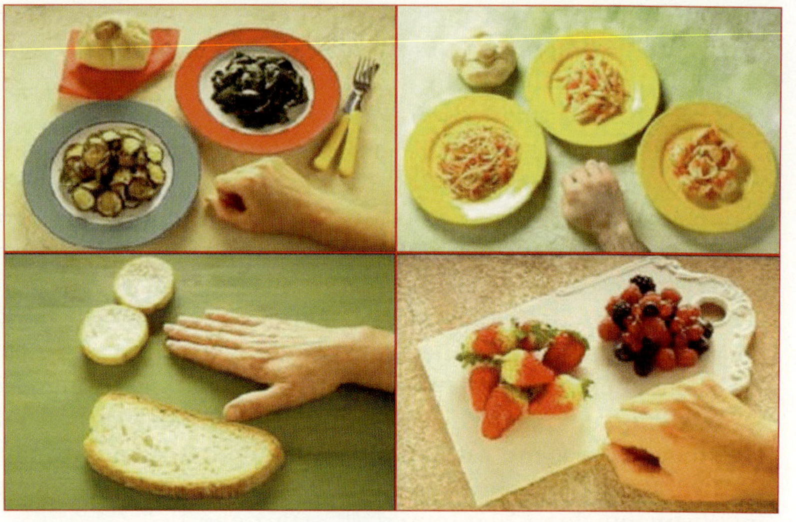

Figura 9.13 Misurazione dei carboidrati con metodo volumetrico.

Scambio alimenti. Può essere utile al paziente conoscere la possibilità di scambio degli alimenti mantenendo però lo stesso quantitativo di carboidrati all'interno del pasto. Ad esempio 80 grammi di pasta possono essere scambiati con 300 grammi di patate o 75 grammi di riso integrale o 70 grammi di polenta di mais o 85 grammi di pane comune o 115 grammi di tortellini o 80 grammi di orzo perlato. Per fare questa operazione esistono delle *liste di scambio*, che possono essere tenute in cucina o su comodi libretti tascabili dove vengono rappresentati diversi tipi di alimenti con lo stesso quantitativo di carboidrati. I pazienti infatti non devono imparare a memoria queste liste di scambio ma esercitarsi a consultarle.

Calcolare il rapporto carboidrati/insulina. Ogni persona risponde in modo differente all'insulina, questo significa che più persone con diabete possono avere un rapporto carboidrati/insulina diversi. Il rapporto carboidrati/insulina (carbohydrate-to-insulin ratio - CIR) è utilizzato per stimare i grammi di carboidrati coperti da 1 Unità di insulina solo per le persone affette da diabete di tipo 1. Nella terapia insulinica intensiva, è essenziale effettuare tale calcolo per migliorare il controllo glicemico.

Il rapporto insulina/carboidrati è determinato in base a:

- "regola teorica del 500 o 450 per insuline rapide" con la quale si rapporta la dose totale di insulina rapida/die.
- diario alimentare, unità di insulina, glicemia pre-post prandiale. In età pediatrica è indispensabile personalizzare la ricerca del rapporto I/CHO con lo studio del diario alimentare e glicemico del paziente.

Con la **"regola teorica del 500 o 450 per le insuline rapide"** si divide il 500 o 450 per il totale dell'insulina assunta in una giornata media (sommando quindi tutti i tipi di insulina), quota denominata *Fabbisogno Insulinico Giornaliero* (FIG) che corrisponde alla somma dell'insulina totale iniettata, in media, ogni giorno come basale e boli.

Se in una giornata media lo schema del paziente prevede 10 U di insulina lenta la sera e insulina rapida: 3 U a colazione, 7 U a pranzo e 5 U a cena, il totale è 25 U. Quindi ogni unità di insulina rapida assorbirà, utilizzando come parametro la formula del 450 18 grammi di carboidrati (450:25 = 18). Il rapporto si calcola quindi dividendo il suffisso 450, per l'insulina regolare, o

500, per l'analogo dell'insulina, per la dose totale media di insulina giornaliera calcolata nel corso dell'ultima settimana. Il risultato ottenuto corrisponde alla quantità di carboidrati che una unità di insulina rapida o di analogo rapido può soddisfare portando la glicemia nel target circa tre o quattro ore dopo il pasto (Kuroda et al., 2012).

Con il **sistema del diario alimentare** si individua il dosaggio insulinico necessario a mantenere la glicemia entro gli obiettivi prefissati dopo un pasto a contenuto di carboidrati noto. Può esserci un rapporto Insulina/Carboidrati per ogni pasto perché la sensibilità insulinica può essere diversa nelle diverse fasce orarie. Si calcolano i grammi di carboidrati assunti ad un dato pasto e si dividono con il numero di UI di insulina somministrate a quel pasto. Ad esempio se il bambino ha assunto 45 grammi di carboidrati a pranzo si dividono per le 9U previste dal suo schema terapeutico:

45/9 = 5 (1 U di insulina : 5 g carboidrati).

Calcolare la dose di insulina in base al rapporto insulina carboidrati. Per un paziente che conosce il proprio rapporto insulina-carboidrati e la quantità di carboidrati presente in un alimento o in un piatto, è possibile finalmente determinare la dose di insulina. Se il paziente ha un rapporto insulina/carboidrati di 1 a 18 dovrà fare 4 unità di insulina per coprire un pasto composto da 80 g di carboidrati.

Pasto = (80 grammi di carboidrati)/(1 U per 18 grammi) = 4 unità.

È un metodo apparentemente complesso ma, col tempo, il paziente prende confidenza e conoscendo le proprie abitudini alimentari può ricostruire propri schemi personali su un diario; esistono inoltre sussidi elettronici che semplificano o effettuano automaticamente questi calcoli. (**Tabella 9.XX**).

Questo approccio permette al paziente libertà nelle scelte alimentari, ma nelle fasi iniziali richiede una calibrazione in base ai valori della glicemia postprandiale per calcolare i fattori di sensibilità all'insulina e alla tipologia di insulina a breve durata di azione (regolare o analoghi).

Tabella 9.XX Come dovrà fare il paziente per calcolare i carboidrati totali del suo pranzo e calcolare la dose di insulina prima di mangiare?

<table>
<tr><th>Pesare alimenti</th><th>Rilevare dalle tabelle il contenuto di carboidrati rapportato a 100 g di prodotto</th><th>Effettuare una proporzione per trovare la quota/porzione</th><th>Stabilire rapporto insulina/ carboidrati (I/CHO) Definire la dose di insulina</th></tr>
<tr><td>130 g di tortellini ricotta e spinaci</td><td>36 g</td><td>36 : 100 = X : 130 X = 47 g</td><td rowspan="6">Rapporto I/CHO con sistemi: "regola teorica de 500 o 450"
oppure
diario alimentare

Dose insulina:
quota carboidrati del pasto/U emerse dal rapporto I/CHO</td></tr>
<tr><td>115 g di hamburger di manzo</td><td>25 g</td><td>25 : 100 = X : 115 X = 28 g</td></tr>
<tr><td>100 g di carote tritate</td><td>8 g</td><td>8 : 100 = X : 100 X = 8 g</td></tr>
<tr><td>60 g di pane comune</td><td>57 g</td><td>57 : 100 = X : 60 X = 34 g</td></tr>
<tr><td>200 g di macedonia di frutta</td><td>12 g</td><td>12 : 100 = X : 200 X = 24 g</td></tr>
<tr><td>Totale carboidrati</td><td></td><td>141 g di carboidrati</td></tr>
</table>

Promuovere l'attività e l'esercizio fisico

L'esercizio fisico con la terapia nutrizionale rappresentano le principali strategie di un programma completo per la gestione del diabete mellito. L'attività fisica, in particolare quella sportiva, è uno degli elementi fondamentali per il buon controllo del diabete; non va considerata come un evento particolare, ma usuale nella vita della persona con diabete per i suoi molteplici effetti positivi a livello metabolico. L'esercizio fisico aumenta la sensibilità all'insulina, migliora il compenso glicemico, riducendo la glicemia e HbA1C, migliora il quadro lipidico, normalizza l'ipertensione arteriosa, favorisce la perdita di peso, e a livello psicologico riduce lo stress, migliora il benessere, il tono dell'umore e aumenta il senso di autostima (Thomas et al., 2009; Segestrom et al., 2010).

Le persone con diabete sono incoraggiate a mantenere un regolare esercizio, della durata di 30 minuti da 3 a 5 volte alla settimana per garantire il controllo glicemico. Si può suggerire al paziente di effettuare almeno 150 minuti/settimana di attività fisica aerobica di intensità moderata ovvero 50-70% della frequenza cardiaca massima (OSDI, 2012) e/o almeno 90 minuti/settimana di esercizio fisico intenso, distribuendolo in modo tale da evitare 2 giorni consecutivi senza attività. In questa attività fisica pianificata suggerire di ridurre prima dell'attività del 10-20% la quantità di insulina programmata per prevenire l'ipoglicemia. Qualora invece l'attività fisica non sia pianificata si consiglia un aumento dei carboidrati di circa 10-15 g. di carboidrati per ogni ora in cui fa attività fisica moderata (adulto di 65-70 kg). Qualora l'attività fisica sia prolungata e intensa suggerire alla persona di assumere 15-30 g di carboidrati ogni 30 minuti di attività fisica e aumentare l'automonitoraggio glicemico prima, durante, qualora l'esercizio duri più di 1 ora e dopo (ADI-SID, 2014; ADA, 2021). Nell'educare il paziente è raccomandato suggerire l'importanza di attività fisiche semplici come il camminare. Per alcuni pazienti effettuare camminate semplicemente con il proprio cane è una attività accettabile ed è una forma sostenibile di regolare attività fisica; i pazienti che camminano esprimono una maggiore percezione della qualità di vita.

Poiché l'esercizio fisico può influenzare notevolmente i livelli di glucosio nel sangue, i pazienti devono essere avvertiti di prendere provvedimenti per **prevenire l'ipoglicemia**, che si verifica durante l'esercizio. Ad esempio, possono diminuire del 10-20% la quantità di insulina prima dell'attività fisica o aumentare il loro livello di glicemia assumendo un piccolo spuntino con carboidrati complessi. Se accusano i sintomi di un'ipoglicemia, è necessario fermarsi, misurare la glicemia e trattare l'ipoglicemia. Attendere 10-15 minuti, misurare nuovamente la glicemia e ingerire carboidrati ad azione prolungata come ad esempio un panino, un bicchiere di latte o due biscotti. Non riprendere l'attività fisica finché i sintomi non sono scomparsi. Prima della successiva dose di insulina e dopo 12/14 ore consigliare al paziente di rilevare la glicemia e in base ai valori modulare la dose di insulina per evitare **l'ipoglicemia ritardata,** che può avvenire nelle ore notturne qualora l'esercizio venga svolto nel tardo pomeriggio. Per evitare questo evento istruire il paziente ad assumere una cena ricca di fibre che rallentano la digestione o mangiare uno spuntino di carboidrati complessi come una fetta di pane o qualche crackers integrale prima di andare a dormire (ADA, 2021).

Non iniettare l'insulina sugli arti che verranno utilizzati durante l'esercizio per evitare picchi di assorbimento a causa del l'aumento del flusso sanguigno nei muscoli in attività. Rispetto alla tipologia di attività fisica sono raccomandati soprattutto sport aerobici, sport di squadra (basket, pallavolo, calcio) che sono aerobici e anaerobici alternati. Alcuni sport sono sconsigliati perché in sé pericolosi o perché un'ipoglicemia può produrre gravi conseguenze come arti marziali da combattimento, attività subacquee, motociclismo.

Ai pazienti in trattamento insulinico con microinfusore è suggerita la dose di insulina da iniettare sulla base delle indicazioni mediche durante l'attività fisica. La possibilità di svolgere attività fisica con microinfusore è legata alle specificità individuale e al tipo di attività sportive da svolgere (OSDI, 2012).

Favorire l'autocontrollo glicemico

Per garantire l'autocontrollo glicemico è necessario educare la persona con diabete a sviluppare non solo capacità tecniche per l'esecuzione della glicemia capillare, ma soprattutto conoscenze e capacità decisionali che gli permettano di interpretare i valori, decidere i comportamenti conseguenti, percepire i collegamenti tra specifici comportamenti quali ad esempio alimentazione, esercizio fisico e i risultati della glicemia. Pertanto il paziente deve essere in grado di: effettuare la lettura della propria glicemia, riconoscere i momenti anche oltre lo schema di automonitoraggio normalmente adottato in cui è necessario effettuare un ulteriore controllo glicemico, conoscere i propri valori target della glicemia pre-postprandiale e dell'emoglobina glicata, mettere in atto comportamenti correttivi in risposta ai risultati delle misurazioni glicemiche.

Oltre a motivare beneficio e frequenza dell'automonitoraggio, è necessario istruire la persona con diabete sul funzionamento dell'apparecchio per il monitoraggio della glicemia, le caratteristiche dell'apparecchio, la taratura, i tempi di lettura e le modalità di raccolta del campione. Prima di iniziare l'addestramento ai pazienti sulle operazioni necessarie alla misurazione, accertare le capacità visive, manuali, cognitive, le capacità di apprendimento, il supporto familiare e sociale. In particolare nei pazienti anziani lo schema di automonitoraggio dovrebbe essere commisurato al loro grado di autosufficienza e quindi alle capacità funzionali affettive e cognitive. Le abilità devono essere rivalutate nel tempo; le competenze acquisite devono essere mantenute con rinforzi educativi ricorrenti.

A supporto dell'automonitoraggio il paziente è istruito a tenere un diario glicemico, con una frequenza variabile a seconda della sua situazione metabolica, nel quale riportare i dati rilevanti della giornata: glicemia al risveglio, postprandiale, qualità e quantità dei pasti, cibi fuori pasto, attività fisica effettuata, dosi e orari della terapia insulinica e annotazioni relative ad eventi importanti come situazioni stressanti o problemi di salute. Ai pazienti diabetici è garantita la fornitura gratuita dei presidi (reattivi e glucometro) per l'autocontrollo.

L'automonitoraggio permette di valutare le fluttuazioni glicemiche giornaliere che riflettono gli effetti dei pasti, dell'attività fisica e dell'azione dell'insulina ma anche monitorare e prevenire ipoglicemie asintomatiche (Hemmingsen et al., 2011).

Il numero di rilevazioni glicemiche giornaliere si stabilisce su base individuale tenendo conto del tipo di diabete, dello schema di terapia, della reale necessità di ottenere informazioni sulla glicemia, della capacità del paziente di utilizzare i risultati per l'adeguamento della terapia dalla stabilità del controllo glicemico, della capacità di riconoscere le ipoglicemie; inoltre l'intensità può variare durante periodi di malattie intercorrenti, durante la gravidanza (Pihoker et al., 2009).

BOX *Principi di buona pratica della tecnica di somministrazione dell'insulina*

Metodi di somministrazione della terapia insulinica: iniezioni multiple e infusione continua sottocutanea

Ci sono diversi metodi di somministrazione dell'insulina. La terapia insulinica può essere eseguita in forma 'convenzionale' con iniezioni multiple (2-4 iniezioni al giorno) o con infusione continua sottocutanea (CSII). Il tipo di terapia che prevede iniezioni multiple prevede la somministrazione d'insulina ad azione rapida o ad azione intermedia o lenta. Al contrario, l'"infusione continua sottocutanea" somministra tipicamente insulina ad azione rapida (analogo) tramite un microinfusore programmato per fornire dosi basali in base alle esigenze del singolo, mentre boli d'insulina possono essere somministrati per coprire i pasti e correggere l'iperglicemia. L'insulina con infusione continua viene fornita tramite una pompa attraverso l'inserimento di un catetere nel tessuto sottocutaneo della parete addominale. Solitamente vengono definite "iniezioni multiple d'insulina", tre o più somministrazioni al giorno (MI). Sebbene l'infusione continua d'insulina per via sottocutanea (CSII) e le iniezioni multiple (MI) siano entrambe terapie insuliniche efficaci, è stato suggerito che la CSII possa essere la scelta migliore, poiché si avvicina maggiormente alla normale fisiologia metabolica e di eliminare la necessità d'iniezioni ripetute. La infusione continua d'insulina per via sottocutanea può fornire un metodo più efficiente di somministrazione dell'insulina nel flusso sanguigno, può ridurre al minimo il rischio di eventi ipoglicemici e può essere più utile a chi ha difficoltà ad aderire a una terapia che preveda multiple iniezioni. Questo regime nell'ultimo decennio, grazie all'introduzione nella pratica clinica di strumenti dal punto di vista tecnologico sempre più evoluti, ha avuto una grande diffusione, in aggiunta e/o in contrapposizione alla terapia multiniettiva (MI), considerata fino ad inizio secolo lo standard terapeutico di riferimento per il controllo del diabete mellito di tipo 1. L'infusione continua d'insulina per via sottocutanea prevede l'utilizzo del microinfusore, uno strumento dotato di un computer programmabile, un motore di precisione, un pistone e una cartuccia che contiene insulina (**Figura 9.14**).

Con movimenti impercettibili diretti dal computer, il motore fa avanzare il pistone che spinge lo stantuffo della cartuccia, facendo così fluire l'insulina verso un catetere flessibile che termina con una microcannula in teflon inserita nel tessuto sottocutaneo, solitamente nella fascia addominale (**Figura 9.14**). L'infusione avviene ad una velocità impostata dal paziente che può essere modificata in qualunque momento della giornata secondo le necessità, come per esempio per uno sforzo fisico prolungato. Di regola l'ago cannula dovrebbe essere sostituito ogni 2-3 giorni, mentre l'intero set infusionale ogni 4-6 giorni per ridurre al minimo la possibilità di occlusione del catetere e il rischio d'infezioni o arrossamenti al punto d'inserzione.

Un tempo i microinfusori erano ingombranti, scomodi da indossare e fastidiosi in quanto utilizzavano per la somministrazione dell'insulina un ago rigido inserito sottocute che al movimento era percepito dal paziente. Negli ultimi anni si è verificata un'incredibile evoluzione tecnologica di questi strumenti, che li ha portati ad essere mol-

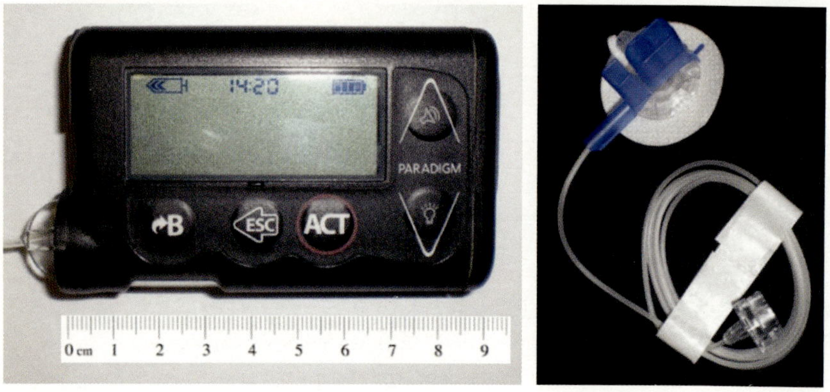

Figura 9.14 Microinfusore e set di infusione.

to più piccoli e leggeri (con un peso anche inferiore ai 100 g), con la possibilità di essere anche molto ben nascosti sotto i vestiti, garantendo in questo modo maggior riservatezza e discrezione. Inoltre l'introduzione della microcannula flessibile ha permesso di eliminare anche la sensazione di discomfort che era provocata dalla presenza dell'ago in metallo, facendo quasi dimenticare ai loro possessori di essere indossati. Da questo punto di vista il microinfusore permette anche di ridurre il dolore o la sensazione di fastidio provocati dalla puntura dell'ago.

Il microinfusore garantisce un'infusione basale continua d'insulina, simulando in questo modo l'attività delle ß-cellule pancreatiche la cui azione permette di mantenere costanti i livelli glicemici (80-100 mg/dl). Permette anche, attraverso comandi gestiti dal paziente, la somministrazione del bolo, una quantità d'insulina infusa rapidamente e con una sola operazione, per coprire l'introito di cibo (bolo preprandiale) o per correggere un'iperglicemia (bolo di correzione). La terapia multiniettiva "convenzionale" (MI), definita anche "*Basal-bolus*", prevede invece l'esecuzione di multiple iniezioni sottocutanee giornaliere con siringhe ad ago rigido. Solitamente vengono praticate almeno quattro iniezioni al giorno, di cui tre con insulina rapida o ultrarapida per coprire i il picco iperglicemico postprandiale e una con insulina intermedia o lenta che viene iniettata la sera poco prima di andare a dormire per coprire il bisogno basale necessario per stabilizzare la glicemia.

Principi di buona pratica della tecnica di iniezione dell'insulina

Scelta della sede di iniezione. La scelta della sede di iniezione ha lo scopo di garantire l'assorbimento costante di insulina nel tessuto sottocutaneo e di evitare lo strato muscolare sottostante. I più comuni siti di iniezione sottocutanea sono l'area laterale del braccio e delle cosce e la regione ombelicale dell'addome, il gluteo (**Figura 9.15**). Il sito di iniezione dovrebbe essere scelto sulla base dei seguenti criteri:

- essere pulito
- avere sufficiente quantità di tessuto adiposo.

La scelta del sito dovrebbe considerare anche le differenti velocità di assorbimento dei vari tipi di insulina nelle diverse regioni corporee per rispettare le finalità terapeutiche: gli analoghi dell'insulina ad azione rapida possono essere somministrati indifferentemente in ogni sito, in quanto la loro velocità di assorbimento non sembra dipendere dalla zona corporea.

Nell'area *periombelicale dell'addome* l'assorbimento è più rapido per questo motivo è la sede di scelta per l'insulina umana ad azione rapida (insulina umana regolare) e per le iniezioni associate ai pasti.

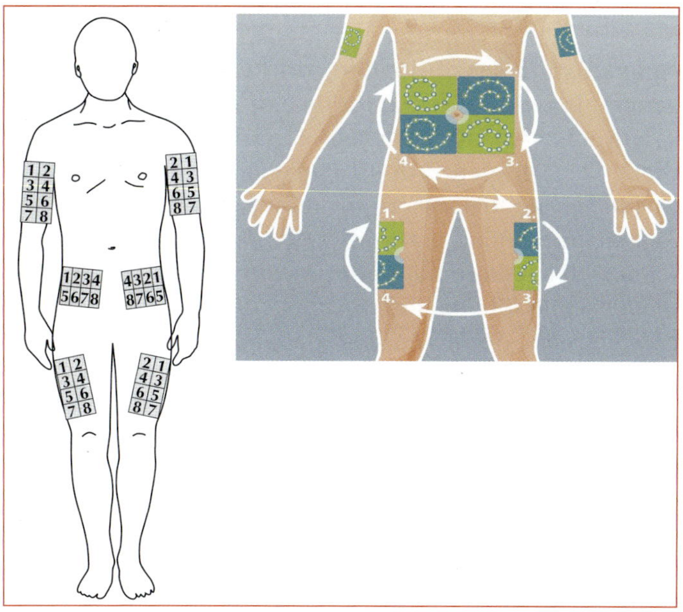

Figura 9.15 Siti per l'iniezione di insulina.

L'assorbimento è più lento nelle braccia, ancora più lento a livello delle cosce e più lento nelle aree anca e glutei. L'insulina NPH dovrebbe essere somministrata preferibilmente in cosce e glutei, mentre le miscele di insulina rapida NPH dovrebbero essere somministrate nell'addome al mattino e nelle *cosce e nei glutei* alla sera (OSDI, 2012).

I tempi di assorbimento dell'insulina dipendono dalla temperatura ambientale, dal vestiario, dall'esercizio fisico e da eventuali strofinamenti concomitanti il momento dell'iniezione (Giancaterini et al., 2014).

Per quanto riguarda la *coscia* il sito migliore per iniettare l'insulina si trova immediatamente sotto il grande trocantere e non a metà del femore dove l'adipe sottocutaneo tende a diradarsi per effetto del movimento ed inoltre molti pazienti riferiscono dolore e sanguinamenti frequenti durante l'iniezione in questa zona. Nei *bambini* si preferisce l'uso dell'addome per l'iniezione dell'insulina rapida o dell'analogo rapido, in modo da evitare un ingresso in circolo troppo veloce con il rischio di ipoglicemie impreviste qualora l'insulina venga iniettata in zone sottoposte al movimento (gambe e braccia).

Inoltre, poiché l'assorbimento varia da sito a sito, è raccomandato utilizzare la stessa regione anatomica per le iniezioni alla stessa ora del giorno, iniettando l'insulina con una sequenza di punture regolarmente distanziate tra loro di almeno 2 cm all'interno di ciascuna regione, al fine di evitare traumi ripetuti nello stesso punto e di ispezionare costantemente le sedi (Ogston-Tuck, 2014; Diggle, 2014; AMD-OSDI, 2014; Gentile et al., 2015).

Scelta delle siringhe e degli aghi. C'è un ampio utilizzo delle penne di insulina che ha quasi totalmente sostituito – perlomeno nei diabetici di tipo 1 – l'utilizzo delle comuni siringhe. Le penne sono costituite da un ago corto, una cartuccia di insulina sostituibile, un quadrante su cui selezionare la quantità da iniettare (con scelta delle unità o in alcune versioni anche delle mezze unità).

La scelta della lunghezza dell'ago è fondamentale per evitare l'iniezione intramuscolare accidentale di insulina che potrebbe provocare ipoglicemia, pertanto la lunghezza dell'ago è determinata dallo spessore della cute e del tessuto sottocutaneo (**Figura 9.16**).

Lo *spessore medio della cute* (epidermide e connettivo detto derma, senza considerare il sottocutaneo) è di 2,0/2,2 mm nelle braccia, 1,9 mm nelle cosce, 2,2/2,5 mm nell'addome e 2,4 mm nei glutei, nei pazienti adulti con diabete; lo spessore cutaneo varia sensibilmente con l'età, il genere, la sede corporea, l'indice di massa corporea, la morfologia del paziente diabetico. Differenze di 10 kg/m^2 possono modificare lo spessore del tessuto sottocutaneo da 0,2 a 0,4 millimetri: la differenza di spessore tra i pazienti con BMI di 25 vs 35 è solo 0,2 mm. In età pediatrica lo spessore della cute varia da 1,58 mm nel braccio del bambino ai 2,29 mm dei glutei di un adolescente. Lo *spessore medio del tessuto sottocutaneo* del braccio varia da 5,5 a 7,5 millimetri, coscia 9-10,4 mm, addome e glutei 13,9-15,4 mm; lo spessore sottocutaneo nel genere femminile è generalmente 4,5-5,00 mm maggiore rispetto ai maschi (Gibney et al., 2010; Sim et al., 2014).

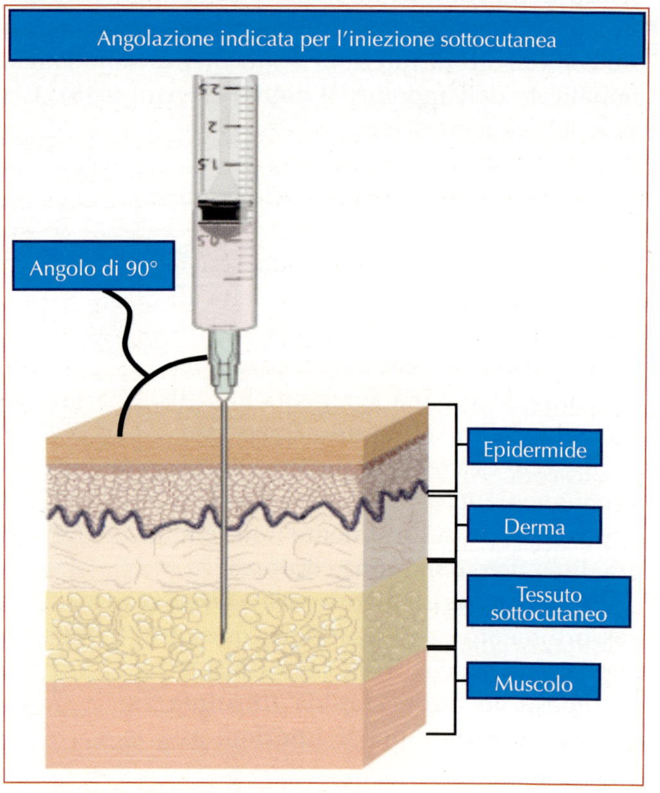

Figura 9.16 Spessore della cute e strati sottocutanei.

Dalla valutazione dello spessore della cute e del sottocutaneo la letteratura suggerisce l'utilizzo di un ago 4 mm × 32G perpendicolare senza pizzicotto per ridurre al minimo il rischio di iniezione intramuscolare, senza aumento del reflusso dell'insulina dal sito di iniezione. L'uso del 4 mm × 32G è adatto a tutti i pazienti in terapia insulinica, compresi quelli obesi, indipendentemente dal BMI. Attualmente in Italia sono in commercio siringhe per la somministrazione dell'insulina con aghi di lunghezza di 8 mm ed il loro utilizzo aumenta il rischio di iniezioni intramuscolari se non vengono praticate con la corretta tecnica del pizzicotto e/o con angolazione dell'ago posto a 45° rispetto alla cute. Sono disponibili agi a 4 mm per le penne di insulina. Il rischio di iniezione intramuscolare stimato è del 15,3% con aghi da 8 mm, 5,7% con aghi da 6 mm e dello 0,4% con aghi da 4 mm (Gibney et al., 2010; Sim et al., 2014; Diggle, 2014; Gentile et al., 2015).

Tecnica. Con aghi di 4 mm nella maggior parte dei casi non è necessaria la tecnica del pizzicotto/plica (*'pinch-up'*) ed è da preferire la tecnica perpendicolare a 90°. Potrebbe essere necessaria, con angolo di inserzione a 45°, in soggetti particolarmente magri o qualora *non* disponibili aghi corti di 4 mm. Non è necessaria la manovra di aspirazione ed è sconsigliato l'uso del massaggio dopo l'iniezione perché può modificare il tempo di assorbimento. Lasciare l'ago inserito per pochi secondi dopo aver iniettato l'insulina previene spandimenti ed assicura migliori risultati. Fuori dall'ospedale si può non disinfettare la cute (Romanin et al., 2011; Ogston-Tuck, 2014).

Prevenzione lipodistrofia. Una delle più comuni complicanze nella terapia iniettiva con insulina è lo sviluppo di lipodistrofia, possibile anche con sistemi di infusione continua di insulina. All'interno del gruppo delle lipodistrofie viene fatta una distinzione tra *lipoipertrofie* e *lipoatrofie*. Le prime si presentano come noduli di tessuto adiposo a livello dello strato sottocutaneo, non visibili ma evidenti alla palpazione e causati dall'azione locale trofica dell'insulina. Le seconde rappresentano una forma di lipodistrofia molto più severa e meno frequente, e si manifestano come degli avvallamenti cutanei provocati dalla risposta immunitaria locale.

L'esatta eziologia della lipodistrofia non è del tutto chiara, anche se vari fattori causali vengono chiamati in causa, come traumi ripetuti da iniezioni fatte in zone molto circoscritte, riutilizzo dell'ago, alti dosaggi di insulina che agirebbero sul tessuto adiposo come fattore di crescita. I pazienti che riutilizzano l'ago hanno un alto rischio di sviluppare lipodistrofie (circa del 70%); i motivi per cui l'utilizzo dello stesso ago per più iniezioni costituisca una delle cause di sviluppo di lipoipertrofie, risiede nel fatto che con il primo utilizzo si assiste alla perdita della punta siliconata dell'ago, condizione che rende maggiormente traumatica l'inserzione dell'ago nello strato sottocutaneo dall'utilizzo successivo in poi (**Figura 9.17**).

La rotazione delle/nelle sedi di iniezione su ampie superfici, il non riutilizzo dello stesso ago più volte, la tecnica del pizzicotto e l'angolazione dell'ago a 45° rispetto alla cute se si utilizzano aghi di lunghezza superiore a 4 mm, sono fattori essenziali per evitare lesioni cutanee e garantire un assorbimento ottimale dell'insulina.

L'ispezione e la palpazione delle sedi di iniezione vanno effettuate regolarmente ad ogni visita in tutte le persone con diabete in terapia iniettiva. Va sistematicamente rinforzata l'azione educativa sulla corretta tecnica iniettiva; si deve insegnare e verificare che i pazienti sappiano eseguire l'autopalpazione delle sedi di iniezione.

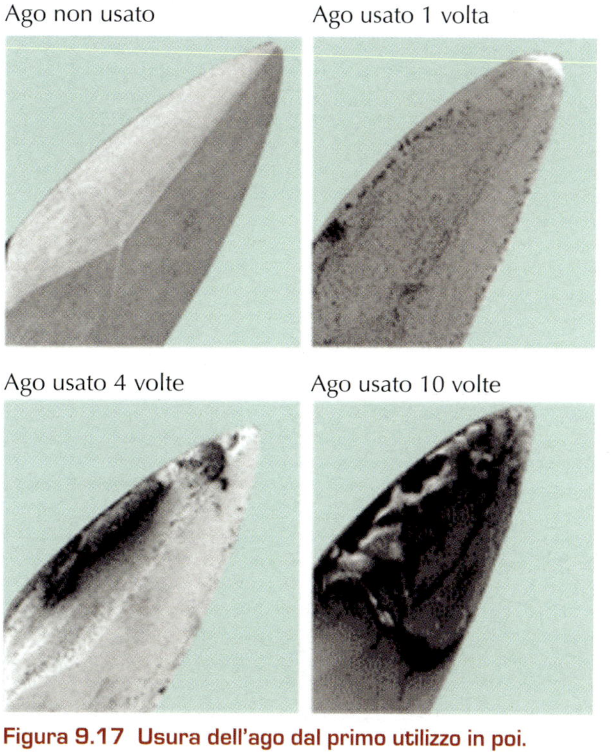

Figura 9.17 Usura dell'ago dal primo utilizzo in poi.

Conservazione dell'insulina. È raccomandato conservare l'insulina nella penna, cartuccia o flacone *in uso*, a temperatura ambiente fino a 28 giorni/1 mese dal primo utilizzo ed entro la data di scadenza. Il flacone di insulina ancora *chiuso* va conservato in un'area del frigorifero dove non vi è rischio di congelamento a temperature comprese tra +2° e +8°C, Per mantenere l'efficacia farmacologica, si raccomanda di evitare la conservazione dell'insulina a temperature > 32°C per periodi prolungati (Romanin et al., 2011). Esistono contenitori termici per la conservazione dell'insulina in corso di viaggi.

Anche i glucometri per la misurazione della glicemia capillare non funzionano se la temperatura è troppo bassa (sulla neve), pertanto vanno conservati in particolari contenitori forniti dalle farmacie o dal centro diabetologico.

BOX *Prelievo capillare per glicemia o emoglucotest e Glucosensori*

Emoglucotest

Le persone con diabete mellito necessitano di controllare frequentemente il valore della glicemia. Lo possono fare in modo autonomo dopo una fase di addestramento, tramite appositi apparecchi portatili: i glucometri. Questi apparecchi consentono di misurare la glicemia su sangue intero capillare. La goccia di sangue viene posta su una striscia reattiva inserita nello strumento per la lettura. In commercio esistono diversi modelli di glucometro. I modelli più recenti sono sempre più semplificati nell'uso, non richiedono azioni complesse da parte del paziente o manovre a tempi stabiliti; sono di dimensioni sempre più ridotte per un utilizzo comodo a domicilio, sul lavoro o a scuola.

Attualmente anche l'automonitoraggio dei tempi di coagulazione del sangue è possibile tramite apparecchi portatili per uso domiciliare.

Di seguito è presentata la procedura di prelievo capillare per glicemia eseguita dall'Infermiere ad una persona che necessita di aiuto o non ancora addestrata per questa manovra.

Procedura

Materiale: glucometro, strisce reattive specifiche e compatibili per il modello di apparecchio, garza pulita, guanti monouso, pungi dito a scatto e lancetta monouso; contenitore rigido per taglienti

Pre - tecnica

- verificare l'apparecchio e le istruzioni all'uso fornite dal produttore; verificare l'idoneità,la scadenza e conservazione delle strisce
- Controllare i fattori che possono compromettere l'accuratezza del test: data di scadenza di ogni nuova confezione di strisce; conservazione delle strisce reattive nel contenitore originario, evitando esposizione all'aria, a range estremi di temperature; richiudere immediatamente il contenitore delle strisce dopo l'utilizzo; evitare l'esposizione a elevati tassi di umidità

Prima di pungere il polpastrello

- accertare l'identità della persona in modo attivo
- informare la persona circa lo scopo del prelievo capillare; dire come si procederà e che avvertirà una puntura al polpastrello; motivare alla persona l'utilità dei valori che si ottengono tramite prelievo capillare e come saranno utilizzati per il monitoraggio e per la cura del diabete
- eseguire igiene delle mani con acqua e sapone detergente o frizione con soluzione alcolica e indossare i guanti puliti
- indicare alla persona – qualora autonoma – di lavarsi le mani con acqua calda e sapone. L'acqua calda per favorire l'afflusso di sangue alla cute ed ottenere più facilmente la goccia di sangue. In alternativa strofinare vigorosamente le mani tra loro, per incrementare il flusso ematico. Avere cura di attendere che esse siano completamente asciutte. Il mancato lavaggio delle mani è associato a livelli glicemici più elevati e le percentuali di in accuratezza aumentano in maniera considerevole se vi è stato contatto con frutta (Hortensius et al., 2011)
- osservare le dita del paziente e se edematose scegliere una sede alternativa. Solitamente si seleziona il II, III o IV dito. In letteratura il dito nel quale la circolazione del sangue sembra essere più idonea è l'anulare.

- Se la persona è dipendente – dopo avere individuato la sede:
  - massaggiare la mano, pulire con acqua e sapone (o salvietta umidificata) e asciugare bene oppure
  - pulire con acqua e sapone, asciugare e posizionare l'arto/mano in modo da aumentare il flusso ematico alle estremità (es. mano sotto il livello del cuore)

Due questioni pre-analitiche ancora dibattute riguardano rispettivamente l'utilizzo per la determinazione della glicemia della prima o della seconda goccia di sangue capillare e l'influenza della "spremitura" del dito da pungere. Mentre gli autori sono concordi nell'affermare che la prima goccia di sangue rappresenti la matrice biologica migliore, in quanto più rappresentativa della glicemia reale del paziente, nel caso in cui naturalmente il soggetto si sia lavato precedentemente le mani con acqua e sapone, tale accordo non è stato raggiunto sull'interferenza o meno del liquido interstiziale da spremitura sulla glicemia reale del paziente Nella maggior parte delle guide pratiche educative rivolte ai pazienti diabetici, si raccomanda di massaggiare la mano procedendo dal palmo verso il dito da pungere, senza effettuare una spremitura locale a livello della zona in cui verrà effettuata la determinazione

Procedura

- accendere e calibrare l'apparecchio secondo le indicazioni dal produttore
- estrarre una striscia reattiva dalla confezione evitando di toccare la superficie con le dita e predisporla nell'apparecchio
- selezionare la zona laterale del dito (meno sensibile allo stimolo nocicettivo) evitando di pungere sempre nello stesso punto
- preparare l'iniettore a scatto, posizionando la lancetta secondo le istruzioni del produttore e appoggiarlo in modo perpendicolare sul punto in cui si intende prelevare la goccia di sangue; in alternativa pungere con un ago o una lancetta con una manovra rapida e decisa
- asciugare la prima goccia di sangue che compare sulla cute con una garza pulita; questa prima goccia fuoriuscita non è indicata per la misurazione perché generalmente contiene una maggiore quantità di siero
- comprimere delicatamente la mano e il dito evitando di toccare il punto di foratura ed attendere che si formi una grossa goccia di sangue. Evitare l'eccessiva compressione del dito perché genera fuoriuscita di liquido interstiziale
- far appoggiare la goccia di sangue nell'apposito spazio indicato sulla striscia reagente, evitando di strisciarlo per non alterare la misurazione. La maggior parte dei glucometri assorbe automaticamente la quantità di sangue necessaria (Figura 9.18a)
- procedere seguendo le indicazioni del produttore; tempi di attesa, modalità di lettura e visualizzazione del valore dipendono dal tipo di apparecchio
- nel frattempo fornire alla persona una garza pulita per comprimere il punto di foratura e favorire l'emostasi. Applicare un cerotto se la persona ha un lungo tempo di coagulazione per evitare contaminazione con liquido biologico ambientale
- spegnere il glucometro ed eliminare la striscia utilizzata nei rifiuti speciali e la lancetta nel contenitore per taglienti.

Dopo il prelievo capillare

- leggere il valore che compare sul display del glucometro (Figura 9.18b) dopo il tempo indicato dal produttore; registrarlo nella documentazione del paziente o nel diario personale di monitoraggio della glicemia
- valutare il valore glicemico sulla base anche dei valori precedenti (Figura 9.18c), della situazione attuale e del trattamento in corso. Riferire al medico valori eccessivamente distanti dagli intervalli di riferimento

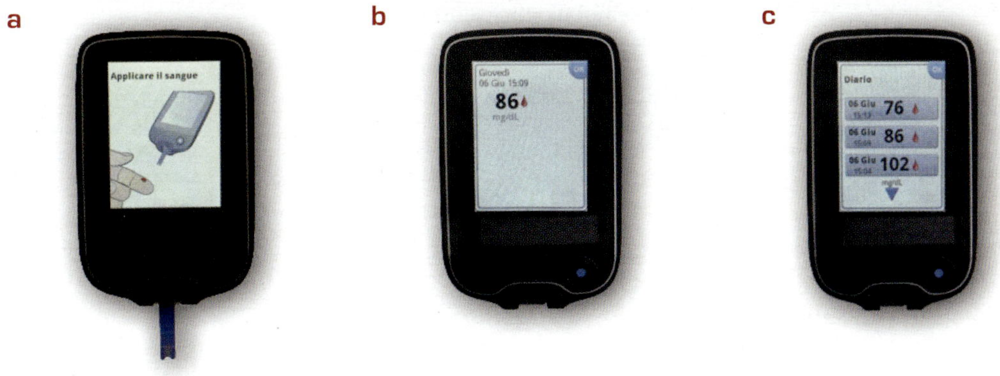

Figura 9.18 a) Glucometro per la rilevazione della glicemia capillare; b) Valore della glicemia capillare; c) Registrazione e memorizzazione dei valori rilevati. Hortensius et al (2011) Self-monitoring of blood glucose: the use of the first or the second drop of blood Diabetes Care 34(3):556-60. doi: 10.2337/dc10-1694.

Glucosensori

La maggior parte dei pazienti diabetici controlla la propria glicemia mediante l'automonitoraggio del glucosio ematico (self-monitoring of blood glucose, SMBG). Tuttavia, l'automonitoraggio del glucosio ematico basato su campioni intermittenti di sangue capillare fornisce solo dati istantanei sulla concentrazione ematica di glucosio. Inoltre, a causa del dolore e della scomodità della procedura, molti pazienti potrebbero non effettuare Hemoglucotest frequenti qualora essi fossero necessari. La disponibilità del monitoraggio continuo della glicemia (continuous glucose monitoring, CGM), che si avvale di sensori per misurare i livelli di glucosio nel liquido interstiziale (interstitial subcutaneous fluid, ISF), contribuisce a risolvere entrambi i problemi, poiché riduce il disagio per i pazienti e fornisce una quantità di dati glicemici estremamente più elevata. Da alcuni anni sono disponibili **piccoli device**, i cosiddetti 'sensori glicemici', che realizzano il monitoraggio in continuo del glucosio (continuous glucose monitoring, CGM).

Si tratta di device grandi poco più di una moneta e leggermente più spessi, che si fissano alla cute con un adesivo e che, attraverso una cannulina che attraversa la cute, consentono di rilevare continuamente il livello del glucosio nel liquido interstiziale del sottocutaneo, fornendo centinaia di valori al giorno.

Attualmente sono disponibili due tipi di sistemi monitoraggio continuo della glicemia:

- in tempo reale (real-time CGM, rtCGM)
- rilevazione intermittente (intermittently viewed CGM, iCGM), chiamato anche monitoraggio flash della glicemia (flash glucose monitoring, FGM).

Per tutti i dispositivi **RT-CGM** e **FGM**, il sensore può essere applicato e rimosso dal paziente stesso (o dal suo caregiver), con un apposito applicatore, nel tessuto sottocutaneo del braccio, dell'addome o della parte alta del gluteo.

Il sistema Eversense® XL deriva direttamente dal sistema Eversense, lanciato sul mercato europeo nel 2016, e se ne differenzia principalmente per la durata più lunga del sensore: 180 contro 90 giorni. Dal 2017, anno della sua introduzione sul mercato europeo, il sistema Eversense® XL ha subito principalmente un aggiornamento del software (app e algoritmo di misura) e alcune modifiche allo strumentario per l'inserimento sottocutaneo del sensore (informazioni fornite dal produttore). Nel caso di Eversense® XL, la procedura di inserimento e rimozione del sensore viene effettuata, in ambulatorio, in quanto la procedura pre-

Esempi di glucosensori	
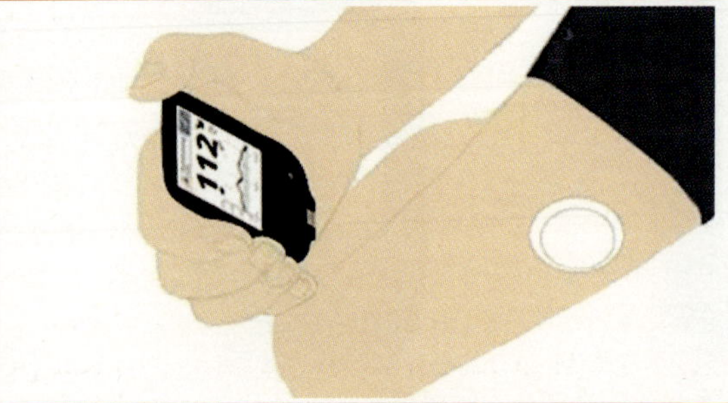	La lettura della glicemia in tempo reale o intermittente (flash) attraverso un sensore sottocutaneo (che consente di verificare la glicemia in qualsiasi momento della giornata semplicemente avvicinando il lettore, che può essere anche un telefono cellulare, al sensore. Il sensore può essere applicato e rimosso dal paziente stesso (o dal suo caregiver), con un apposito applicatore, nel tessuto sottocutaneo del braccio, dell'addome o della parte alta del gluteo.
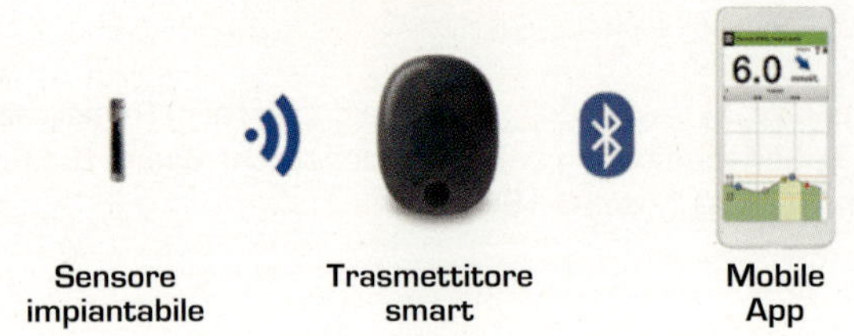	*Sensore impiantabile* per la misurazione continua della glicemia Il sensore, che ha una durata massima di 180 giorni, viene impiantato sottocute, sulla parte superiore del braccio, durante una seduta ambulatoriale della durata di pochi minuti. L'inserzione viene effettuata in anestesia locale attraverso un'incisione di pochi millimetri.

vede la creazione di una piccola tasca sottocutanea destinata ad ospitare il sensore, previa somministrazione di un anestetico locale (lidocaina) al fine di rendere la procedura meno dolorosa.

Effetti

La ricaduta più importante dell'utilizzo di questi nuovi device è quella di **migliorare la quotidianità delle persone con diabete**, sia dal punto di vista del **compenso glicemico**, che della loro sicurezza e della comodità d'uso di questi sistemi di monitoraggio. L'**impiego di questi sistemi consente di ridurre in maniera importante gli episodi di ipoglicemia**: entrambi i sistemi forniscono informazioni riguardo ai livelli di glucosio attuali e pregressi, fornendo così informazioni preziose per prevenire pericolosi sbalzi di glicemia e ridurre il disconfort del paziente da puntura capillare. In alcuni di questi sistemi è possibile attivare anche degli allarmi che scattano in caso di ipoglicemia o iperglicemia. Diversi studi hanno dimostrato che l'rtCGM e l'FGM migliorano una serie di outcome (esiti) nei pazienti con diabete di tipo 1 o 2. La modificazione dell'emoglobina glicosilata (HbA1c) è l'indicatore glicemico più importante nella pratica clinica attuale, ma altri indicatori di rilievo sono il tempo trascorso entro il target glicemico o in ipoglicemia, la variabilità glicemica e la soddisfazione nei confronti del trattamento (Società Italiana di Diabetologia).

Nella gestione dei sistemi tempo reale (o rtCGM) o di monitoraggio flash della glicemia (FGM) rimangono alcuni aspetti da approfondire:

a) il rischio di una correzione eccessiva dell'iperglicemia o dell'ipoglicemia;
b) il rischio di un "affaticamento da allarme" che può portare il paziente a silenziare gli allarmi o a interrompere l'uso dell'rtCGM;
c) la reazione allergica indotta dall'adesivo che mantiene in sede i sensori rtCGM o FGM.

Gli esperti concordano che l'accuratezza dei sensori dipende da diverse variabili, l'impostazione degli allarmi deve essere personalizzata e il profilo glicemico globale rappresenta un utile strumento per l'interpretazione dei dati glicemici.

Il monitoraggio flash della glicemia o FGM fornisce la lettura della glicemia ogni volta che l'utilizzatore scansiona il sensore con il lettore del dispositivo o un'applicazione sul proprio smartphone, mentre l'rtCGM trasmette passivamente le informazioni senza necessità di intervento da parte dell'utilizzatore. Inoltre, l'rtCGM avvisa gli utilizzatori in caso di ipoglicemia o iperglicemia, mentre l'FGM non lo fa. In aggiunta, l'FGM è esso stesso un glucometro, rendendo dunque assai più pratica la misurazione della glicemia capillare in caso di necessità (Bruttomesso et al., 2019)

Accuratezza

Sia l'rtCGM sia l'FGM misurano il glucosio nel liquido interstiziale del sottocutaneo, invece che nel sangue capillare come fanno i glucometri per SMBG. In questo contesto, bisogna tenere presente che il sangue e il liquido interstiziale sottocutaneo sono compartimenti fisiologici diversi che seguono dinamiche differenti. Ciò ha diverse implicazioni importanti per l'interpretazione dei dati dell'rtCGM e dell'FGM. In primo luogo, vi è una latenza temporale tra la lettura eseguita sul sangue e quella eseguita sull'liquido interstiziale, poiché il glucosio impiega un certo tempo per raggiungere l'equilibrio tra i due compartimenti. In condizioni stazionarie, si stima che questo intervallo sia di 5-10 minuti sia per l'rtCGM sia per l'FGM. In secondo luogo, l'accuratezza delle misurazioni del glucosio effettuate con i sensori sul liquido interstiziale sottocutaneo non è costante, ma varia in funzione dei livelli glicemici e della velocità con cui avviene il ricambio del glucosio ematico. Recentemente, in un confronto diretto riguardante l'accuratezza è emerso che entrambi i sistemi lavorano in maniera efficiente e sicura.

La maggior parte dei sensori rtCGM oggi disponibili ha un tempo di indossamento di 5-7 giorni, mentre il sensore FGM ha un tempo di indossamento di 14 giorni . Più recentemente, un sensore impiantabile ha mostrato una durata di 180 giorni e recentemente è stato reso disponibile anche il sensore rtCGM con un tempo di indossamento di 10 giorni. Una differenza importante tra i sistemi rtCGM e FGM consiste nel fatto che, per mantenere l'accuratezza, l'rtCGM richiede che l'utilizzatore esegua una o due volte al giorno la calibrazione del sensore mediante una misurazione hemoglucotest (Bruttomesso et al. 2019).

Educazione del paziente

Nel contesto della pratica clinica reale gli utilizzatori di questi due sistemi necessitano di educazione all'impiego del dispositivo, alla gestione degli allarmi, valutazione dell'accuratezza. Accanto ai riconosciuti benefici in termini di assistenza e disconfort, vi sono numerosi aspetti emozionali collegati agli allarmi "affaticamento da allarme" e alle interruzioni che devono essere gestiti dai pazienti diabetici che utilizzano questi sistemi (Bruttomesso et al. 2019).

- Educazione iniziale sugli aspetti tecnici dell'applicazione del sensore, della sua lettura e dell'inserimento dei dati.
- Comprensione dell'uso dei dispositivi complementari, come smartphone e tablet, internet, computer fissi o portatili, applicazioni e altri software.
- Consapevolezza che le misurazioni sull'ISF e sul sangue sono differenti e che è necessario tenere conto dei periodi di latenza del sensore, sia in condizioni stazionarie sia in occasione delle modificazioni rapide della glicemia.
- Educazione sulle modalità con cui prendere decisioni in tempo reale in risposta alle letture glicemiche e alle frecce di tendenza associate, comprese sia le modalità con cui effettuare gli aggiustamenti terapeutici in risposta all'aumento o alla diminuzione dei valori glicemici, sia le modalità con cui prendere decisioni in merito al dosaggio insulinico sulla base dei dati rtCGM/FGM.
- Educazione su tutti i fattori che potrebbero influenzare le letture glicemiche sia nella stessa giornata sia da un giorno all'altro, compresi: tipologia e quantità degli alimenti e delle bevande; attività fisica; insulina e altri farmaci; stress o malattie.
- Per i sistemi rtCGM, istruzioni chiare su come calibrare efficacemente il sensore e come impostare e gestire gli allarmi, in accordo con l'operatore sanitario.

FGM, monitoraggio flash della glicemia;
rtCGM, monitoraggio continuo della glicemia in tempo reale;
ISF, liquido interstiziale sottocutaneo

Gli utilizzatori dei sistemi per l'auto-monitoraggio della glicemia (che si tratti RT-CGM o FGM) devono essere pazienti o caregiver con sufficienti capacità di auto-gestione del diabete, che consultano regolarmente il proprio medico e in grado di acquisire familiarità con le caratteristiche e le funzionalità che ciascuna tecnologia offre. L'utilizzatore deve inoltre essere in grado di percepire allarmi sonori e vibrazioni in modo adeguato per riuscire a leggere e/o avvertire le notifiche e gli allarmi di sistema.

BOX *Prevenzione dei problemi del piede diabetico e loro trattamento*

Prevenzione del piede diabetico

Numerosi studi hanno messo in luce che programmi globali sulla cura del piede, che comprendono l'educazione, regolari ispezioni del piede e la categorizzazione del rischio, possono ridurre l'insorgere di lesioni del piede del 50%. I capisaldi della prevenzione sono cinque:

1. Regolare ispezione ed esame del piede e della calzatura
2. Identificazione del paziente ad alto rischio
3. Educazione del paziente, della famiglia e degli operatori sanitari
4. Calzature appropriate
5. Trattamento della patologia non ulcerativa

Controllo periodico. Tutti i pazienti diabetici dovrebbero essere esaminati per potenziali problemi del piede almeno una volta l'anno, mentre i pazienti con provati fattori di rischio dovrebbero essere visitati più spesso. L'assenza di sintomi non significa che i piedi siano sani, dal momento che il paziente può essere affetto da neuropatia, da vascolopatia periferica o può presentare un'ulcera senza lamentarla.

Identificazione del paziente ad alto rischio. La prevenzione del piede diabetico consiste nell'individuare precocemente i fattori di rischio: presenza di neuropatia, vasculopatia periferica, pregressa ulcera, presenza di calli, deformità del piede, comportamenti non adeguati di self care, scarso supporto sociale. In base alla presenza di questi fattori di rischio, infatti, viene definita la frequenza dei controlli. Il riconoscimento e la gestione dei fattori di rischio del piede diabetico possono prevenire o ritardare l'insorgenza delle ulcere ai piedi. La **Tabella 9.XXI** propone di adottare il sistema di classificazione del rischio proposta dalla Società Italiana Diabetologi e Associazione Medici Diabetologi.

Tabella 9.XXI Sistema di classificazione del rischio (tratta da SID & AMD 2005)

Classe	Descrizione del rischio	Frequenza del check-up
0	neuropatia sensitiva assente	una volta l'anno
1	neuropatia sensitiva	una volta ogni 6 mesi
2	neuropatia sensitiva e segni di vasculopatia periferica e/o deformità del piede	una volta ogni 3 mesi
3	pregressa ulcera	una volta ogni 1-3 mesi

Le aree più a rischio di lesioni ulcerative nei piedi delle persone con diabete sono rappresentate nella **Figura 9.19**.

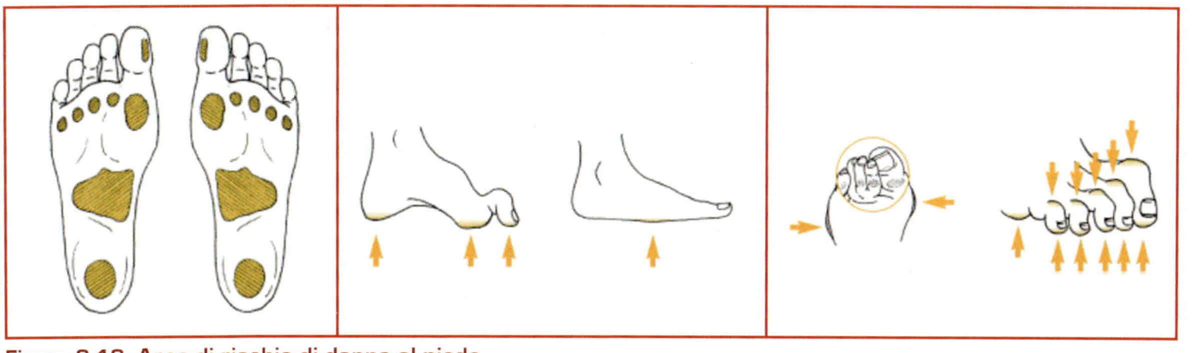

Figura 9.19 Aree di rischio di danno al piede.

Educazione del paziente alla prevenzione del piede diabetico. Un programma globale di cura del piede presuppone l'educazione delle persone affette da diabete e in particolare quelle a rischio. L'obiettivo dell'educazione è quello di favorire l'adesione alle indicazioni sulla cura del piede, di individuare potenziali problemi del piede e prendere, di conseguenza, le giuste misure. I messaggi educativi sono diversi se rivolti a persone a basso rischio, con piede a rischio ma non ancora ulcerato; con ulcere in atto, in fase di cura; con esiti di interventi curativi.

L'educazione dovrebbe essere semplice, specifica, costante e ripetuta: interventi organizzati e sistematici integrati in ogni incontro con il paziente ottengono migliori risultati. I messaggi più importanti da condividere con il paziente sono illustrati nella **Tabella 9.XXII.**

Tabella 9.XXII Ispezione quotidiana e precauzioni per proteggere il piede
Cura della cute
Ispezione quotidiana del piede, incluse le aree interdigitali. Se il paziente non può compiere da solo l'ispezione del piede, dovrebbe farsi aiutare da una persona o usare uno specchio
Rilevare aspetto, integrità, ematomi, stato delle unghie, presenza di callosità; presenza di deformità indicative di anormali pressioni esercitate a livello plantare, infezioni micotiche, alterazioni vascolari e/o della sensibilità, segni di infezione, ulcerazioni (infette o no)
Regolare lavaggio dei piedi e accurata asciugatura, specialmente nelle aree interdigitali
La temperatura dell'acqua dovrebbe essere inferiore ai 37°C controllare la temperatura dell'acqua utilizzando preferibilmente il gomito, se è presente ridotta sensibilità delle estremità
Non rimanere a bagno a lungo per evitare la macerazione della cute e asciugare bene il piede anche tra gli spazi interdigitali
Idratare la pelle secca; dovrebbero essere impiegati olii emollienti o creme, ma non nelle aree interdigitali
Evitare il contatto diretto dei piedi con fonti di calore dirette (borse di acqua calda, calorifero)
Evitare di camminare scalzi sia in ambienti chiusi sia all'esterno ed evitare di calzare scarpe senza calze.
Cura delle callosità
Curare le callosità con una lima settimanalmente o utilizzando con delicatezza una pietra pomice dopo il pediluvio
Non rimuovere in autonomia calli o verruche e non utilizzare prodotti chimici o callifughi per rimuovere calli o duroni.
Cura delle unghie
Tagliare le unghie dritte e con forbice a punte smusse, arrotondare con lima di cartone.
Calzini
Cambio quotidiano delle calze, preferire calzini di cotone/fibra sintetica piuttosto che solo cotone, in quanto il tessuto misto asciuga prima, evitando il contatto prolungato con l'umidità
Indossare calze con cuciture esterne, o meglio prive del tutto di cuciture
Evitare calzini troppo stretti o con elastici troppo rigidi che stringono all'altezza del polpaccio poiché non permettono una corretta circolazione venosa.
Calzature appropriate
Usare scarpe comode con pianta larga e profonda, punta rotonda con allacciatura regolabile e tacco non superiore a 4 cm poiché aumenta la pressione sul metatarso
Controllare che a livello del tallone non provochino vesciche o lesioni
Misurare in entrambi i piedi le scarpe prima di acquistarle (quando si calzano scarpe nuove)
Controllare il piede dopo pochi minuti di cammino quando si calzano scarpe nuove
Evitare di acquistare le scarpe quando i piedi sono gonfi o edematosi
Al momento dell'acquisto avere il tipo di calze che si utilizzeranno quotidianamente
Abituarsi gradualmente a scarpe nuove (per esempio indossandole all'inizio in casa e per periodi limitati, finché non si adattano al piede)
Non sono necessarie scarpe speciali se non per i pazienti con piede diabetico neuropatico, i quali possono beneficiare di calzature personalizzate per la capacità di alleviare la pressione plantare all'interno della scarpa.
Altri controlli
Informare immediatamente l'operatore sanitario, qualora si sia formata una vescica o si sia prodotto un taglio, un graffio o una ferita
Cercare di ottenere il miglior equilibrio glicemico possibile.
Far esaminare i piedi a ogni visita di controllo (medico di famiglia, diabetologo, infermiere)
Se necessario rivolgersi a un podologo per l'igiene e la cura delle unghie
Consultare urgentemente un medico in caso di comparsa di una lesione del piede accompagnata da febbre o aumento della glicemia.

La scarpa nel piede diabetico protegge contro i traumi, le temperature estreme e la contaminazione. I pazienti che non hanno perso la sensibilità protettiva possono utilizzare scarpe comuni. Per i pazienti con neuropatia e/o ischemia, invece, ci sono delle condizioni vincolanti per quanto riguarda la calzata, specialmente in presenza di deformità del piede.

Nella **Figura 9.20** sono illustrati i danni da stress ripetuto al piede e la corretta posizione del piede all'interno della calzatura.

I pazienti ad alto rischio di sviluppare lesioni del piede dovrebbero essere trattati regolarmente da uno specialista esperto nella cura del piede in quanto lesioni all'apparenza minori possono far insorgere un'ulcera ed essere il punto di ingresso di infezioni rapidamente ascendenti, pertanto non devono essere mai sottovalutate. Inoltre il paziente necessita di essere informato di trattare immediatamente calli, patologie delle unghie e della cute. L'ipercheratosi (calli e duroni) insorge in punti di carico e di frizione e si associa spesso a calzature non idonee. Se trascurata o trattata in modo improprio, può dar luogo a un'ulcerazione.

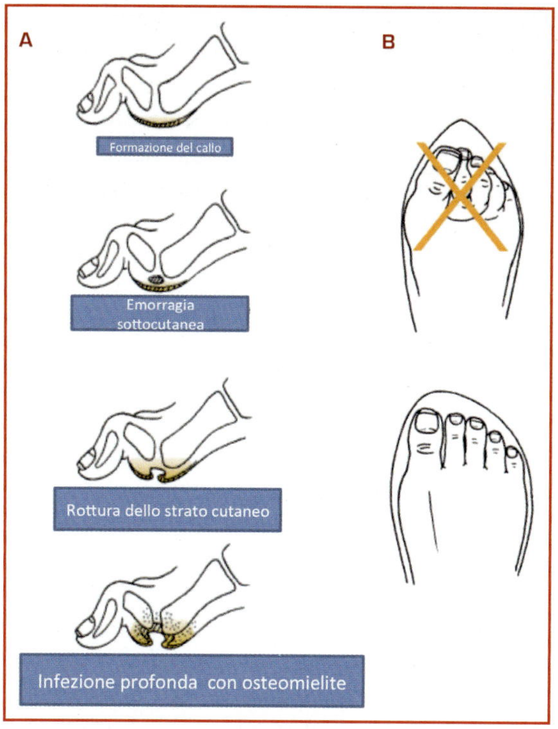

Figura 9.20 A. Danni determinati da stress ripetitivo al piede. B. Dita distese all'interno delle scarpe.

Il trattamento da preferire è la regolare rimozione con bisturi effettuato da uno specialista, sono invece sconsigliati l'utilizzo di agenti cheratolitici e rimedi commerciali.

Le unghie del piede incarnite (onicocriptosi) sono in genere conseguenza di un'erronea tecnica adoperata per tagliarle e se una scheggia d'unghia viene lasciata sul margine dell'unghia stessa, può in un secondo tempo penetrare nel solco (**Figura 9.21**).

Un'altra causa comune è quella di scavare il margine laterale del solco, per rimuovere i frammenti. La rimozione prudente del frammento di unghia e la disinfezione del solco con un impacco antisettico può essere d'aiuto per risolvere il problema, ma molti casi richiedono l'intervento chirurgico.

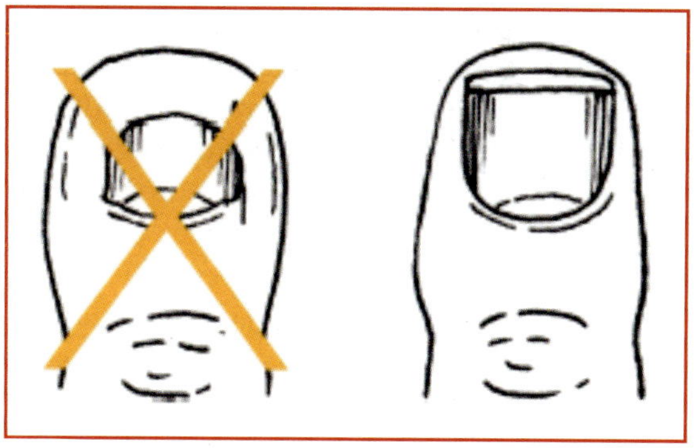

Figura 9.21 Come tagliare le unghie.

Tutti gli ispessimenti della lamina ungueale, con o senza deformazione dell'unghia, richiedono una normale riduzione con fresa elettrica o bisturi, altrimenti la scarpa comprimerà sulla lamina ispessita e favorirà l'insorgere di un'ulcera subungueale. Questi ispessimenti si associano soventemente a infezioni fungine. Le unghie trascurate possono col tempo provocare seri traumi alle dita adiacenti.

Qualora il paziente osservi aree di sanguinamento, discromia o formazione di vesciche dovrebbero rivolgersi immediatamente dallo specialista e considerare tale evento alla stregua di un'"urgenza" clinica.

Trattamento dell'ulcera del piede diabetico

La maggior parte delle ulcere può essere classificata come neuropatica, ischemica o neuro-ischemica. Questa classificazione guiderà nella scelta della terapia. Una valutazione del sistema vascolare è fondamentale nel trattamento dell'ulcera del piede. Se i polsi periferici sono assenti e/o l'indice gamba/braccio è < 0,9, o se un'ulcera non migliora, nonostante una terapia adeguata, sarebbe opportuno procedere a un esame più approfondito della situazione vascolare. Nel caso in cui si ipotizzi un'amputazione maggiore, dovrebbe essere presa prima in considerazione l'opzione della rivascolarizzazione. La misurazione della pressione alla caviglia è il metodo più diffuso per diagnosticare e quantificare la vasculopatia periferica. Tuttavia, gli indici pressori alla caviglia possono essere falsamente elevati a causa della calcificazione delle arterie (SID & AMD 2005).

Valutazione dell'ulcera e delle cause vascolari e neurologiche. Nel caso in cui sia già presente l'ulcera, deve essere descritta la dimensione, profondità, localizzazione, temperatura, odore, segni di infezione, infiammazione ed edema; deve essere riportata la valutazione neurologica (perdita di sensibilità al Semmers-Weinstein monofilaments ed alla vibrazione) e vascolare (presenza di claudicatio intermittens, crampi, stanchezza, riduzione della sensibilità dolorifica, cute fredda, atrofica e secca, assenza di peli, gonfiore, unghie distrofiche, assenza di polsi arteriosi periferici); infine devono essere riferiti eventuali segni di infezione (secrezioni purulente, infiammazione, coinvolgimento di tessuto tendineo, muscolare ed osseo, presenza di ascessi profondi).

Per *valutare la sensibilità* si utilizza il test con Semmers-Weinstein monofilaments (**Figura 9.22**) che fornisce informazioni rispetto alla neuropatia in quanto principale fattore favorente le lesioni ai piedi. È un metodo accurato, poco costoso, pratico ed affidabile per determinare il rischio di sviluppare lesioni ulcerative agli arti inferiori ed il rischio di amputazione delle estremità. Altri utili metodi di valutazione sono: soglia di percezione delle vibrazioni, test dei riflessi a livello della caviglia, valutazione della storia clinica utilizzando scale soggettive.

Per *valutare la presenza e gravità di patologie arteriose* periferiche che predispongono alla comparsa dell'ulcera e influenzano la sua guarigione si rilevano segni importanti di ischemia: assenza di polsi periferici (tibiale posteriore e pedidio dorsale), claudicatio intermittens - dolore durante la deambulazione o l'esercizio, pallore durante l'elevazione dell'arto o rossore), temperatura dell'arto (freddo), tempo più di 3 secondi di riempimento capillare, assenza di peli, unghie distrofiche, cute asciutta e fissurata, presenza di edema, dolore o gangrena secca.

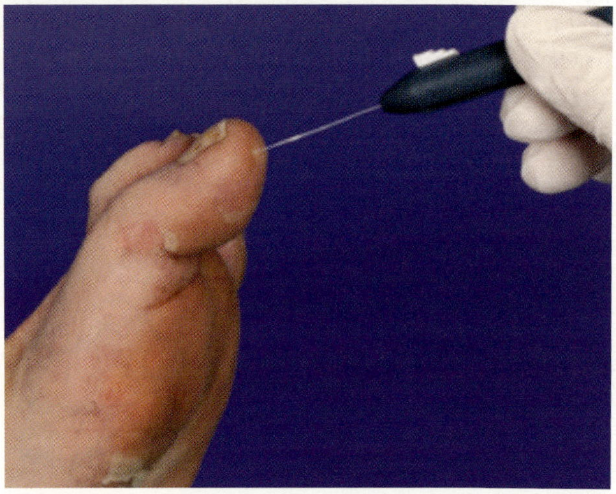

Figura 9.22 Test con Semmers-Weinstein monofilaments.

Valutare la localizzazione e profondità dell'ulcera. Le ulcere neuropatiche compaiono spesso sulla superficie plantare del piede, o in aree soprastanti una deformità ossea. Le ulcere ischemiche e neuroischemiche si riscontrano più comunemente sulla punta delle dita o sulla parte laterale del piede. Può essere difficile determinare la profondità di un'ulcera a causa della presenza di callo soprastante o di necrosi. Pertanto, le ulcere neuropatiche con callo e necrosi dovrebbero essere ripulite il più presto possibile. Questa detersione chirurgica non dovrebbe essere compiuta, invece, nelle ulcere ischemiche e neuroischemiche che non presentano segni di infezione. Nelle ulcere neuropatiche la toilette chirurgica può in genere essere realizzata senza far ricorso ad anestesia (SID & AMD, 2005). A supporto della valutazione dell'ulcera si utilizzano *sistemi di stadiazione come la Classificazione delle Lesioni dell'Università del Texas* descritto nella **Tabella 9.XXIII**.

Questo sistema è strutturato come una matrice, si sviluppa cioè secondo due assi che identificano lesioni di gravità crescente: sull'asse delle ascisse la maggior gravità è rappresentata dal coinvolgimento di strutture via, via più profonde: dal grado 0 = non soluzioni di continuo, solo

Tabella 9.XXIII Classificazione delle lesioni secondo lo schema elaborato presso l'Università del Texas (tratta da SID & AMD 2005)

	0	I	II	III
A	Lesione pre o postulcerativa, completamente epitelizzata	Ulcera superficiale non coinvolgente tendine, capsula o osso	Ulcera profonda fino al tendine o alla capsula articolare	Ulcera profonda fino all'osso o articolazione
B	Infezione	Infezione	Infezione	Infezione
C	Ischemia	Ischemia	Ischemia	Ischemia
D	Infezione + Ischemia	Infezione + Ischemia	Infezione + Ischemia	Infezione + Ischemia

lesioni pre- o post-ulcerative, al grado I = lesione superficiale, al grado II = ulcera profonda fino al tendine o alla capsula articolare, al grado III = ulcera profonda fino all'osso o all'articolazione, mentre sull'asse delle ordinate la gravità crescente, da A a D, è costituita dalla presenza aggiuntiva di infezione, ischemia, infezione + ischemia. In questo modo qualsiasi lesione viene identificata da un numero romano e da una lettera (ad esempio: IA, IIC, IIID, ecc.).

Segni di infezione. L'infezione nel piede diabetico costituisce una reale minaccia per l'arto interessato e pertanto dovrebbe essere trattata sollecitamente ed energicamente. Segni e/o sintomi di infezione, come febbre, dolore o aumento del numero dei leucociti/della VES, sono spesso assenti. Se, però, sono presenti, è probabile che il tessuto sia danneggiato in modo consistente o che si sia addirittura sviluppato un ascesso. Andrebbe inoltre valutata l'eventuale presenza di osteomielite. Se risulta possibile introdurre uno specillo fino all'osso, prima di cominciare a effettuare la detersione chirurgica, ci si trova di fronte a un rischio più elevato di osteomielite in atto. Un'infezione superficiale è in genere causata da batteri gram-positivi. Nei casi di (eventuali) infezioni profonde, è consigliabile fare una colorazione di gram e la coltura dei tessuti più profondi interessati (non tamponi superficiali); queste infezioni sono in genere polimicrobiche e generate da batteri anaerobi e gram positivi/negativi (SID & AMD, 2005).

Trattamento dell'ulcera. In presenza di un'ulcera diabetica si deve attivare un approccio multiprofessionale al suo trattamento perché, pur in presenza di alcune linee di intervento raccomandate, ogni paziente richiede un piano personalizzato.
Interventi raccomandati per promuovere la guarigione dell'ulcera diabetica. La medicazione è una parte importante del trattamento e comprende il *debridement* (o sbrigliamento), la gestione delle pressioni anomale sul piede e, quando indicati, l'uso di antibiotici.

Debridment (o sbrigliamento). Lo sbrigliamento o Debridment riveste una grande importanza nel trattamento delle ulcere perché ha diverse funzioni: rimuovere il tessuto necrotico e il callo, ridurre la pressione, consentire un'ispezione completa della ferita, facilitare il drenaggio e stimolare la guarigione. Un regolare curettage rimuove il tessuto non vitale dalla lesione del piede, stimola il letto della ferita, trasforma di fatto una ferita cronica in una ferita acuta, è utile per prevenire che la lesione si cronicizzi (Romano, 2006). Il debridement è sovente una procedura indolore a causa della neuropatia periferica. Se è presente dolore, è necessario considerare le ipotesi di infezione o ischemia (OSDI, 2012).

Esistono diversi tipi di debridement:

- *autolitico,* avviene naturalmente nell'ambiente umido che caratterizza la superficie dell'ulcera e si utilizzano medicazioni occlusive o semiocclusive. È un metodo di debridement

che può essere utilizzato se sono mantenute le funzioni di perfusione arteriosa e drenaggio venoso;
- *enzimatico* si avvale dell'uso di agenti topici in grado di degradare il tessuto necrotico. È indicato per ammorbidire escare estese o effettuare il debridement di un'ulcera da decubito in arti con sensibilità mantenuta o lesioni con perfusione arteriosa. L'azione degli enzimi richiede del tempo per produrre effetti e inoltre, queste sostanze potrebbero causare dolore e reazioni allergiche. Uno svantaggio consiste nel rischio di macerazione della cute peri-lesionale. È indicato per dissolvere e rimuovere il tessuto necrotico aderente alla lesione;
- *meccanico* comprende varie strategie di rimozione non selettiva del tessuto necrotico (detto-*dry dressing, whirlpools, high-pressure water jet, ultrasonic devices*). High-pressure water jet e l'ultrasound debridement possono simulare il debridement chirurgico se la pressione e l'intensità degli ultrasuoni sono sufficienti. Il metodo ultrasound permette la pulizia della lesione e la stimolazione di processi di guarigione. Le *wet-to-dry dressing* possono avere un effetto traumatico sul delicato processo di angiogenesi che avviene sulla superficie della lesione. Il metodo Whirlpool non è molto indicato poiché può causare macerazione dei tessuti e aumentare il rischio di contaminazione ed infezione;
- *chirurgico* rimane il gold standard per rimuovere tessuti necrotici e non vitali dalla lesione nei pazienti diabetici.

Controllo delle infezioni con tamponi colturali e terapia antibiotica. Il trattamento dell'ulcera diabetica infetta richiede un'adeguata antibioticoterapia, l'incisione ed il drenaggio dell'ascesso eventualmente presente, il debridement dei tessuti necrotici, l'effettuazione delle emocolture e/o colture della lesione, nonché di radiografie per determinare la gravità dell'infezione, l'ospedalizzazione, se è presente essudato drenato dalla ferita se necessaria, l'amputazione dell'arto.

La scelta del trattamento topico si basa sulle condizioni generali dell'ulcera: tipo e profondità della lesione, presenza e quantità di essudato, presenza di infezione, condizioni della cute circostante. La terapia antimicrobica topica può essere effettuata con prodotti antisettici e antibiotici. Non vanno comunque usati gli agenti detergenti a base di cetrimide in quanto la loro azione citotossica può impedire la guarigione. Gli antimicrobici maggiormente utilizzati sono:
- lo iodio, efficace nei confronti di un ampio spettro di microrganismi e le formulazioni a rilascio lento di iodio poiché sono antisettici efficaci e non interferiscono negativamente con la guarigione;
- i composti a base di argento, anch'essi molto utilizzati, come la sulfadiazina d'argento o le medicazioni impregnate di argento. L'argento si è rivelato efficace *in vitro* contro *Staphylococcus aureus*, in particolare quello meticillino-resistente (MRSA) e lo pseudomonas; la mupirocina, attiva nei confronti di infezioni da germi Gram positivi, compreso l'MRSA. Il suo impiego va limitato a 10 giorni e non deve essere utilizzata nella profilassi delle infezioni.

Selezione del trattamento e medicazione più appropriata. La soluzione fisiologica è un ottimo prodotto per la detersione poiché non interferisce con i campioni microbiologici e non danneggia il tessuto di granulazione. Nell'effettuare la medicazione, anche al domicilio dell'assistito, la tecnica pulita è solitamente sufficiente per la cura delle lesioni, solo in caso di grave immunodepressione o l'ulcera invada il torrente circolatorio, è raccomandata la tecnica sterile. L'uso di antisettici, ipoclorito di sodio, iodiopovidone sulle ulcere diabetiche non è raccomandato perché danneggiano il tessuto di granulazione e rallentano la granulazione.

La medicazione dell'ulcera diabetica ha la finalità di assicurare le migliori condizioni affinché il processo di riparazione tissutale segua un percorso fisiologico fino alla completa guarigione della lesione, pertanto le proprietà delle medicazioni sono:
- proteggere la lesione da traumi e contaminazioni
- essere permeabile all'ossigeno

- isolare termicamente la lesione
- assorbire l'essudato in eccesso.

La tipologia di medicazione raccomandata varia in relazione a (International Best Practice Guidelines, 2013): stadio della lesione, grado di guarigione, grandezza e profondità, sede, quantità di essudato, stato dei bordi.

La **Tabella 9.XXIV** sintetizza le principali medicazioni e come selezionarle in base alle condizioni dell'ulcera (International Best Practice Guidelines, 2013).

Terapie avanzate. Tra le terapie avanzate in letteratura sono descritte: il trattamento a pressione negativa, medicazioni biologiche, fattori di crescita esogeni come il plasma ricco di piastrine o sostituzione di lembi cutanei, terapia iperbarica con ossigeno per le ulcere del piede di difficile guarigione.

Il *trattamento a pressione negativa per la cura* delle ferite (NPWT - *negative pressure wound therapy*) sfrutta la pressione negativa (pressione sub-atmosferica) per promuovere la guarigione di ulcere cutanee. Questa pressione viene generata da un apparecchio disponibile commercialmente collegato ad un sistema sotto vuoto di drenaggio, il quale si inserisce all'interno della medicazione che è posta a contatto con il letto della ferita.

Il sistema di aspirazione può essere continuo ma anche alternato (vale a dire con variazioni di pressione nell'arco del tempo). La pressione fornita può essere regolata all'incirca tra i 40 e i 200 mmHg (i livelli ottimali di pressione negativa non sono ancora stati ben stabiliti). Diverse sono le medicazioni che vengono utilizzate con funzione di riempimento; possono essere in schiuma di poliuretano, in alcol polivinilico o in garza antimicrobica. La scelta della tipologia di materiale tiene conto della tipologia di lesione e degli obiettivi che si intendono raggiungere. Un film trasparente semiocclusivo in poliuretano va poi a ricoprire la medicazione di riempimento o filler; esso deve essere applicato e fissato tra i 3 e i 5 cm di cute perilesionale integra. L'intervallo ottima-

Tabella 9.XXIV Guida per un'appropriata medicazione dell'ulcera
(tratta da International Best Practice Guidelines, 2013)

Tipo di tessuto dell'ulcera	Obiettivi terapeutici	Ruolo della medicazione	Opzioni di trattamento		
			Preparazione del letto dell'ulcera	Medicazione primaria	Medicazione secondaria
Necrotica, nera secca	Rimuovere il tessuto devitalizzato, non effettuare debridement (sbrigliamento) se sospetto di insufficienza vascolare. Mantenere asciutta e ricorrere ad una valutazione vascolare	Idratare il letto dell'ulcera Favorire il debridement autolitico	Debridement chirurgico o chimico	Idrogel Miele	Medicazione con film di poliuretano
Presenza di crosta molle, gialla, marrone, o nera o grigia. Asciutta o con poco essudato	Rimuovere la crosta, mantenere deterso il letto della lesione per favorire la granulazione	Reidratare il letto della lesione Mantenere un giusto grado di umidità Favorire il debridement autolitico	Debridement chirurgico o chimico se indicata detergere l'ulcera (considerare l'utilizzo di una soluzione antisettica)	Idrogel Miele	Medicazione con film di poliuretano Medicazioni a bassa aderenza (silicone)

☞

(*segue*) **Tabella 9.XXIV Guida per un'appropriata medicazione dell'ulcera**
(tratta da International Best Practice Guidelines, 2013)

Tipo di tessuto dell'ulcera	Obiettivi terapeutici	Ruolo della medicazione	Opzioni di trattamento		
			Preparazione del letto dell'ulcera	Medicazione primaria	Medicazione secondaria
Granuleggiante, pulita, rossastra, Asciutta o con poco essudato	Favorire la granulazione, mantenere deterso il letto dell'ulcera per favorire l'epitelizzazione	Mantenere un giusto grado di umidità Proteggere lo sviluppo di nuovo tessuto	Detergere la lesione	Idrogel Medicazioni a bassa aderenza (silicone) Per ulcere profonde utilizzare garze/fasce riempitive	Medicazione di riempimento o bendaggio contenitivo Evitare bendaggi che possono causare occlusione e macerazione. I cerotti vanno utilizzati con prudenza potendo scatenare allergie e complicanze secondarie
Granuleggiante, pulita, rossastra. Da essudato moderato o abbondante	Gestire l'essudato. Favorire la granulazione, mantenere deterso il letto dell'ulcera e per favorire l'epitelizzazione	Mantenere un giusto grado di umidità Proteggere lo sviluppo di nuovo tessuto	Detergere la lesione Considerare un prodotto di barriera	Medicazione assorbente (alginati/ schiume carbossilmetilcellulosa CMC) Medicazioni a bassa aderenza (silicone) Per ulcere profonde utilizzare garze/fasce riempitive	
Epitelizzazione in corso rossastra, rosea che non tende all'essudazione	Favorire la granulazione e la riduzione dell'ulcera	Proteggere lo sviluppo di nuovo tessuto		Idrocolloidi (impregnati) Medicazioni, con film di poliuretano Medicazioni a bassa aderenza (silicone)	
Infetta. Da essudato lieve ad abbondante	Ridurre la carica microbica. Gestire l'essudato e controllare gli odori	Svolgere azione antimicrobica Favorire la guarigione in ambiente umido assorbimento degli odori	Detergere la lesione (considerare l'utilizzo di una soluzione antisettica) Considerare un prodotto di barriera	Medicazione antimicrobica	

Lo scopo della tabella è fornire le indicazioni per una gestione corretta della medicazione che deve inserirsi e collegarsi ai protocolli locali e al giudizio clinico. Se l'ulcera presenta una varietà di caratteristiche tissutali è necessario considerare i fattori che maggiormente incidono sulla guarigione e agire di conseguenza. Se vi fosse il sospetto di un'infezione, l'ulcera va ispezionata regolarmente e medicata frequentemente. La medicazione deve associarsi ad una corretta preparazione del letto dell'ulcera, un trattamento antibiotico sistemico, riducendo le pressioni a carico dell'ulcera e tendendo sotto controllo il diabete

le per il cambio della medicazione non è stato ancora ben stabilito, e dovrebbe essere basato sulle caratteristiche dell'individuo e della ferita; gli intervalli possono variare tra le 12 - 48 ore (ferite con essudato importante) e le due volte in settimana o anche una volta a settimana a discrezione del professionista. La terapia può essere attivata sia per pazienti seguiti a domicilio che ospedalizzati, utilizzando dispositivi sia fissi che portatili.

Consigli al paziente per favorire la guarigione. La riduzione delle pressioni e del peso sul piede è un intervento che favorisce la guarigione dell'ulcera: il riposo a letto, l'elevazione dell'arto, l'uso di sedie a rotelle, ausili per la deambulazione o specifici sandali con solette modellate a contatto totale per la ridistribuzione delle pressioni plantari, sono comunemente utilizzati nel trattamento delle ulcere acute per ridurre le pressioni plantari e favorire la guarigione del piede diabetico.

Bibliografia

ADA (2021) Clinical Practice Recommendations, Standard of Medical Care in Diabetes, *Diabetes Care*, vol. 29,1

American Diabetes Association (2021) Initial evaluation and diabetes management planning. Sec. 3. In Standards of Medical Care in Diabetes 2015. *Diabetes Care*;38 (Suppl. 1):S17-S19 © 2015.

American Diabetes Association (2014) Standards of Medical Care in Diabetes. *Diabetes Care* vol 37, S1, January 2014.

American Diabetes Association. (2013) Standards of care in diabetes. *Diabetes Care*, vol 36, S11-66.

American Diabetes Association (2009) Position Statement, Standard of Medical Care in Diabetes. *Diabetes Care*, 32, supplemento 1, 1-98.

Associazione Medici Diabetologi (AMD) Società Italiana di Diabetologia (SID). Standard Italiani per la cura del diabete mellito 2014. Retrieved from http://www.standarditaliani.it (2021).

Bakker K, Alpelqvuist J, Scharper NC (2012) Pratical Management and prevention of the diabetic foot. *Diabetes Met Res Rev* 28 (1), 225-231.

Barrett KE, Barman SM, Boitano S, Brooks HL. (2011) *Fisiologia Medica di Ganong*. Edizione italiana a cura di Midrio M. Piccin.

Bruttomesso D., Cipponeri E. (2015). Paura dell'ipoglicemia e sue implicazioni nella gestione ed educazione del paziente *Giornale Italiano di Diabetologia e Metabolismo* 35,213-217.

Bruttomesso D., Laviola L., Avogaro A., Bonora E., Del Prato S., Frontoni S., Orsi E., Rabbone I., Sesti G., Purrello F., a nome della Società Italiana di Diabetologia (SID) (2019) Monitoraggio continuo della glicemia in tempo reale o monitoraggio flash della glicemia nella gestione del diabete: consenso dei diabetologi italiani con il metodo Delphi Journal of the Italian Society of Diabetology (SID) 29 (5) 421-431

Butler S. (2011) Introduction to carbohydrate counting *NASN Sch Nurse* 26(4), 257-9.

Centro Nazionale di Epidemiologia, Sorveglianza e Promozione della Salute (2015) La patologia diabetica: dati di prevalenza a livello nazionale. Retrieved from http://www.epicentro.iss.it/igea/diabete/prevalenza.asp#fonti (accessed November 2015)

Cimino A, Grazioli MG, Leotta S & Marelli G. (2005) Il *counting* dei carboidrati: percorsi e strumenti per un controllo in libertà. Picini Editore.

Desouza CV, Bolli GB, Fonseca V. (2010) Hypoglycemia, diabetes, and cardiovascular events. *Diabetes Care*. 33(6),1389-94.

Diggle, J. (2014). Avoiding lipohypertrophy and injection site problems in diabetes. *Practice Nursing* 25(11), 563-566.

de Galan BE, Schouwenberg BJ, Tack CJ, Smits P (2006) Pathophysiology and management of recurrent hypoglycaemia and hypoglycaemia unawareness in diabetes. *Neth J Med*. 64(8),269-79.

Ellis R. (2015) Hypoglycaemia monitoring in a medical receiving ward. *BMJ Qual Improv Rep*. 24;4(1).

Gabriely I, Shamoon H.(2004) Hypoglycemia in diabetes: common, often unrecognized. *Cleve Clin J Med*.71(4),335-42

Gallo F, Salani B, Mazzucchelli C, Bordone C., Fontana L, Maggi D, Cordera R. (2014)Fisiopatologia clinica del piede diabetico *Giornale Italiano di Diabetologia e Metabolismo*.34,22-31.

Gentile S., Giancaterini A, Lia Cucco L, Giovanni Lo Grasso G et al. (2015) Raccomandazioni per una corretta tecnica iniettiva e per la prevenzione delle lipodistrofie e del rischio di punture accidentali *Il Giornale di AMD*18,209-217.

Giacomozzi C., Villa M, Lombardo F. et al. Studio descrittivo sull'andamento delle ospedalizzazioni con diabete in Italia nel periodo 2010-2018. Boll Epidemiol Naz 2021;2(1):8-15.

Giancaterini A., Ciullo I., Lovagnini-Scher C., Pessina L., Maino S., Gaiofatto R., Musacchio N., (2014) Tecniche iniettive Linee Guida et al Retrieved from *http://www.diabete-rivistamedia.it/wp-content/uploads/2015/04/031.pdf*

Gibney MA, Arce CH, Byron KJ, Hirsch LJ.(2010) Skin and subcutaneous adipose layer thickness in adults with diabetes at sites used for insulin injections: implications for needle length recommendations. *Curr Med Res Opin*. 26 (6),1519-1530.

Goldgewicht C. et al. (1993) Hypoglycaemic reactions in 172 type I diabetic pazients. *Diabetologia* 24,95-99.

Gosmanov AR, Gosmanova EO, Kitabchi AE. Hyperglycemic Crises: Diabetic Ketoacidosis (DKA), And Hyperglycemic

Gruppo ADI-AMD-SID. La Terapia Medica Nutrizionale nel Diabete Mellito Raccomandazioni 2013-2014.

Gruppo Inter-Societario AMD-OSDI sulle tecniche iniettive (2014) Consensus AMD-OSDI sulle tecniche iniettive nel soggetto diabetico *Il Giornale di AMD* 17:176-181

Hansen B, Matytsina I. (2011) Insulin administration: selecting the appropriate needle and individualizing the injection technique. *Expert Opin Drug Deliv*;8:1395-406.

Hyperosmolar State (HHS) [Updated 2015 May 19]. In: De Groot LJ, Beck-Peccoz P, Chrousos G, et al., editors. Endotext [Internet]. South Dartmouth (MA): MDText.com, Inc.; 2000-.retrieved from: http://www.ncbi.nlm.nih.gov/books/NBK279052/

Hemmingsen B, Lund SS, Gluud C, Vaag A, Almdal T, Hemmingsen C, Wetterslev J. (2011) Intensive glycaemic control for patients with type 2 diabetes: systematic review with meta-analysis and trial sequential analysis of randomised clinical trials. *BMJ* 24,343.

Home PD, Pocock SJ, Beck-Nielsen H, Gomis R, Hanefeld M, Jones NP, et al. (2007) RECORD Study Group. Rosiglitazone evaluated for cardiovascular outcomes-an interim analysis. *N Engl J Med*.357,28-38.

International Best Practice Guidelines(2013) Wound Management in Diabetic Foot Ulcers. *Wounds International*. Retrieved from from: www. woundsinternational.com.

Jamenson JL., Fauci AS, Kasper DL, Hauser SL., Longo DL, Loscalzo J. (2021). *Harrison – Principi di medicina interna* (20° ed.). Ed. CEA.

Joint British Diabetes Societies (JBDS-IP) (2013a) The Management of Diabetic Ketoacidosis in Adults. 2nd edn. Retrieved from ww.diabetologistsabcd. org.uk/JBDS/JBDS_IP_ DKA_Adults_Revised.pdf (accessed 2 2015).

Joint British Diabetes Societies JBDS (2013b) The Hospital Management of Hypoglycaemia in Adults with Diabetes Mellitus retrieved from http://www.diabetologists-abcd.org.uk/JBDS/JBDS.htm and the Diabetes UK website at www.diabetes.org.uk

Joint British Diabetes Societies (2012) The management of the hyperosmolar hyperglicaemic state (NHS) in adult with diabetes NHS August 2012.

Kitabchi AE, Umpierrez GE, Miles JM, Fisher JN. (2009)Hyperglycemic crisis in adult patients with diabetes. *Diabetes Care* 32 (7),1335-134.

Krentz AJ, Bailey CJ. (2010) Oral antidiabetic agents: current role in type 2 diabetes mellitus. *Drugs* 2005; 65:385-411.

Kuroda A, Yasuda T, Takahara M, Sakamoto F, Kasami R, Miyashita K, Yoshida S, Kondo E, Aihara K, Endo I, Matsuoka TA, Kaneto H, Matsumoto T, Shimomura I, Matsuhisa M. (2012) Carbohydrate-to-insulin ratio is estimated from 300-400 divided by total daily insulin dose in type 1 diabetes patients who use the insulin pump. *Diabetes Technol Ther*. 14(11),1077-80.

Laakso M; Kuusisto J. (2014) Insulin resistance and hyperglycaemia in cardiovascular disease development *Nature Reviews Endocrinology*. 10 (5), 293-302.

Lawrence SE, Cummings EA, Gaboury I, Daneman D.(2005) Population-based study of incidence and risk factors for cerebral edema in pediatric diabetic ketoacidosis. *J Pediatr.*;146(5),688-692.

Lebovitz H.E. (1994). Diabetic ketoacidosis. *The Lancet*12, 508-512.

Marchetti P, Mancarella R, D'Aleo V. (2008) Alterazioni funzionali e di massa delle Beta-cellule nel diabete di tipo 2. *Giornale Italiano di Diabetologia e Metabolismo* 28,19-25.

Martín-Timón I, Del Cañizo-Gómez FJ. (2015) Mechanisms of hypoglycemia unawareness and implications in diabetic patients. *World J Diabetes* 6(7),912-26.

Mazer M, Chen E. (2009) Is subcutaneous administration of rapid-acting insulin as effective as intravenous insulin for treating diabetic ketoacidosis? *Ann Emerg Med*.53(2),259-263.

McCulloch DK, Wolfsdorf JI, Mulder EJ. (2015) Clinical presentation and diagnosis of diabetes mellitus in adults UpToDate standards of evidence.

Merger SR, Leslie RD, Boehm BO. (2013) The broad clinical phenotype of Type 1 diabetes at presentation. *Diabet Med* 30:170.

Moses R.G.(2010) Combination Therapy for Patients with Type 2 Diabetes: Repaglinide in Combination with Metformin *Expert Rev Endocrinol Metab.* 5(3),331-342.

Nathan DM. (2015)Diabetes: Advances in Diagnosis and Treatment. *JAMA*.314(10),1052-62.

National Clinical Guideline Centre (UK) (2013). Intravenous Fluid Therapy: Intravenous Fluid Therapy in Adults in Hospital. (Clinical Guideline 174). London: Royal College of Physicians (UK). Retrieved from http://www.nice.org.uk/CG174.

National Institute of Diabetes and Digestive and Kidney Diseases (2012). Diagnosis of diabetes. Retrieved from http://diabetes.niddk.nih.gov/dm/pubs/diagnosis/index.htm (Accessed August 2015).

NCD Risk Factor Collaboration (2016) Worldwide trends in diabetes since 1980: a pooled analysis of 751 population-based studies with 4·4 million participants *Lancet* volume 387, No. 10027, p1513-1530.

Nissen SE, Wolski K.(2007) Effect of rosiglitazone on the risk of myocardial infarction and death from cardiovascular causes. *N Engl J Med* 356,2457-71.

Ogston-Tuck, S. (2014). Subcutaneous injection technique: an evidence-based approach. *Nursing Standard* 29(3), 53-58.

OSDI (2012)"Raccomandazioni di Trattamento assistenziale in campo diabetologico. Le position statement OSDI 2011/2012" Vol.1-2-3-4-Retrieved from www.osdi.it.

Perel P, Roberts I.(2011) Colloids versus crystalloids for fluid resuscitation in critically ill patients. Cochrane Database Syst Rev. Mar 16;(3):CD000567.

Pittas AG. (2015). Inhaled insulin therapy in diabetes mellitus UpToDate dic.2015.

Poli A, (2013) Marangoni F, Avogaro A, Barba G, Bellentani S, Bucci M. et al. Moderate alcohol use and health: a consensus document. *Nutr Metab Cardiovasc Dis* 23:487-504.

Poli A.(2015)Approccio nutrizionale nel paziente con diabete di tipo 2 salute *Giornale Italiano di Diabetologia e Metabolismo* 35, 51-59.

Pihoker C, Forsander G, Wolfsdorf J, Klingensmith GJ.(2009) The delivery of ambulatory diabetes care to children and adolescents with diabetes.

Pediatr Diabetes.12, 58-70.

Porcellati F, Bolli GB, Fanelli CG.(2015) Ipoglicemia: implicazioni cliniche e impatto sulla salute *Giornale Italiano di Diabetologia e Metabolismo* 35,196-204.

Pozzilli P, Leslie RD, Chan J, De Fronzo R, Monnier L, Raz I, Del Prato S. (2010) The A1C and ABCD of glycaemia management in type 2 diabetes: a physician's personalized approach. *Diabetes Metab Res Rev*. 26(4),239-44.

Pozzilli P, Strollo R, Bonora E. (2014) One size does not fit all glycemic targets for type 2 diabetes. *J Diabetes Investig*. 5(2),134-41.

Romanin M, Chiandetti R, Comisso I, Palese A. (2011) La gestione della somministrazione di insulina: revisione sistematica della letteratura e raccomandazioni [The management of insulin administration: systematic review and recommendations]. *Assist Inferm Ric.* 30(3),144-54.

Viviana Romano V. (2006) Dossier Piede diabetico Dossier INFAD 2, Zadig Milano

Rugarli C, Cappio FC, Cantalamessa L, Cappelli G, Cappellini MD, Perin PC et al. (2010). *Medicina interna sistematica*. Milano: Masson.

Sattar N (2013) Revisiting the links between glycaemia, diabetes and cardiovascular disease *Diabetologia* 56,686-695

Schmidt RF, Lang F, Thews G. (2008). *Fisiologia umana*. Edizione italiana. Napoli: Idelson Gnocchi.

Scottish Intercollegiate Guidelines Network (SIGN) (2010) *The management of diabetic ketoacidosis in adults*. Retrieved from www.sign. ac.uk/pdf/sign116.pdf (accessed July 2015).

Scionti L., Notarstefano F. Attualità in tema di terapia della neuropatia diabetica (2009) *Giornale Italiano di Diabetologia e Metabolismo*.29,131-139.

Scionti L, Notarstefano F, Bruno A, La Torre D, Barba V. (2006) Fisiopatologia e clinica delle alterazioni della motilità gastrica nel diabete mellito. *Giornale Italiano di Diabetologia e Metabolismo*. 26,117-124.

Sculati O. (2003) Misurare il cibo con le mani. La dietetica per volumi. *MeDia*. 4, 233-237.

Segerstrom AB, Glans F, Eriksson KF, Groop L, Thorsson O., Wollmer P.(2008) Assesment of exercise capacity in woman with type 2 diabetes. *Clin Physiol Funct Imaging*. 28 (5) 295-8.

Shafiee G, Mohajeri-Tehrani M, Pajouhi M, Larijani B. (2012) The importance of hypoglycemia in diabetic patients. *J Diabetes Metab Disord*. 11(1),17.

SID, AMD (2005) Documento di Consenso Internazionale sul Piede Diabetico Gruppo di Studio Interassociativo "Piede Diabetico" della Società Italiana di Diabetologia e della Associazione Medici Diabetologi.

Silverthon DU.(2007) Fisiologia. Un approccio integrato. Edizione italiana Ambrosiana.

Sim KH, Hwang MS, Kim SY, Lee HM, Chang JY, Lee MK.(2014) The appropriateness of the length of insulin needles based on determination of skin and subcutaneous fat thickness in the abdomen and upper arm in patients with type 2 diabetes. *Diabetes Metab J*.38(2),120-33.

Tirosh A, Shai I, Tekes-Manova D, et al. (2005) Normal fasting plasma glucose levels and type 2 diabetes in young men. *N Engl J Med*.14,1454-62.

Thomas D, Elliot EJ, Naughton GA. (2006) Exercise for type 2 diabetes mellitus (review). Cochrane Database of Syst. Rev Jul 19;(3):CD002968.

Tommasi M., P. Bruzzi, L. Iughetti, C. Maffeis (2014)Nutrizione e diabete: punti fermi e spunti di riflessione. *Giornale Italiano di Diabetologia e Metabolismo* 34,139-146.

Wolfsdorf J, Craig ME, Daneman D, et al. (2009)Diabetic ketoacidosis in children and adolescents with diabetes. *Pediatr Diabetes*. 10 (suppl 12), 118-133.

WebMD (2013a). Un esempio di programma alimentare per il diabete. Est (accessed Juny 2014)http://diabetes.webmd.com/sample-meal-plan.

10

Malattie reumatiche

Giovanni Pomponio, Lucia Manfredi, Silvia Tedesco,
Laura Postacchini, Gilda Pelusi, Cosetta Pompei,
Anna Brugnolli, Luisa Saiani

Le malattie reumatiche sono condizioni morbose caratterizzate, costantemente o con frequenza più o meno elevata, da manifestazioni dolorose dell'apparato muscolo scheletrico, che possono interessare oltre che ossa, articolazioni e muscoli anche organi interni come i vasi, i nervi, il cuore, i polmoni, il cervello.
Si tratta di patologie frequenti, con costi personali e sociali elevati perché spesso invalidanti in termini di limitazione nello svolgimento delle comuni attività di vita quotidiana, episodi di dolore acuto, alterazione della propria immagine, fino a compromissione anche severa di numerosi organi vitali.

Il termine reumatismo trae la sua origine dal greco ῥεῦμα (rhèuma) nel significato di scorrimento, nell'intenzione di descrivere un ipotetico meccanismo di malattia legato allo scorrimento, al fluire di "umori" patologici in grado di determinare un processo morboso. Il concetto di malattia reumatica o reumatismo risale all'antico concetto ippocratico di flussione (la parola deriva dal verbo che in greco significa scorrere). Nella concezione del sommo medico di Coo, fondatore della medicina come scienza naturale, i reumatismi erano provocati dai cattivi umori, il cui patologico accumulo nelle articolazioni è causa di infiammazione, come tipicamente si verificherebbe nella gotta (da gutta = goccia), da sempre considerata il classico esempio di malattia reumatica che colpisce ora questa ora quella articolazione.

La malattia reumatica narrata da una giovane paziente

«Mi chiamo Marina ho 48 anni e sono malata da 16 anni. Subito dopo la nascita della mia bimba, non aveva neanche 1 anno, è iniziato tutto. Era carnevale, avevo portato mia figlia in maschera tenendola in braccio; poi la sera sono dovuta andare in pronto soccorso per il dolore, avevo le dita delle mani e polsi gonfissimi, mi facevano molto male, proprio male. Mi hanno immobilizzata ed è stato peggio: *più stai ferma, più la rigidità e più gonfiore peggiorano.*

Ho iniziato a fare i test reumatici, le prime infiltrazioni, ecc. Per un anno e mezzo-due nessuno mai parlato di artrite reumatoide,... si parlava di questa spondiloartrite, di questa positività. In famiglia avevo due zii con l'artrite reumatoide, e mi sembrava di avere gli stessi problemi e per questo avevo costantemente il dubbio di avere la stessa malattia. Poi un giorno il primario di reumatologia mi ha dato la "*bella notizia*". Da lì è iniziato il calvario, ho avuto 1 anno veramente difficile, la malattia prende tutti gli snodi, tutte le articolazioni. Per alcuni anni ha preso il farmaco tradizionale Methotrexate ma poi non lo tolleravo più, poi ho iniziato con i farmaci biologici, con i primi due dovevo assumere anche alte dosi di cortisone: *che impatto sul sonno, sull'umore! Il cortisone, ma anche tutti gli altri farmaci, credo, non sono semplici da gestire con continuità.*

Nei momenti in cui la mia artrite si stabilizza tutto sembra "normale" ma quando inizi a non tollerare più alcun farmaco tradizionale e i dolori si amplificano iniziano i pensieri negativi, la depressione, lo sconforto, rabbia, delusione impotenza... entri in un tunnel dal quale non vedi più la luce. La luce del mio tunnel l'ha portata il mio compagno e mia figlia, il poter contare su di loro, avere la loro costante presenza, sensibilità e incoraggiamento mi hanno aiutata a trovare la forza nell'affrontare la malattia e le sue limitazioni.

Sei anni fa ho iniziato un altro tipo farmaco biologico ogni 4 settimane che tollero abbastanza bene. Sono sempre stata una persona abbastanza "perfettina"e per me la difficoltà più grande è stata di trovare un compromesso tra quello che avrei voluto fare e quello che riuscivo a fare. *La principale difficoltà è accettare la malattia e le limitazioni che questa reca. Lentamente e con molta fatica si arriva ad accettarsi per come si è, a dire finalmente a se stessi che l'immagine che vedi ti soddisfa, che puoi accettare oltre i dolori la trasformazione del tuo corpo... Tante sensazioni che ho tramutato in tanti "perché", cercando di pensare a quali fossero le priorità della mia vita, dando a quelle "fisiche ed estetiche" un peso tale da essere sopportate.* Questo è avvenuto anche grazie all'aiuto di un psicologo, sono riuscita con molta riflessione e obiettività a capire me stessa. *Solo quando sono riuscita ad avere un'immagine di me stessa non per forza bella, ma semplicemente realistica, ho raggiunto una serenità tale da accettare le trasformazioni del mio corpo. Trasformarsi è anche crescere nella consapevolezza di potersi amare e piacersi ugualmente.*

Ci sono comunque giornate in cui la vedo "più dura", devi imparare a convivere con gli alti e i bassi. La mattina provo una grande rigidità nei movimenti e dolore; durante il giorno "convivi con la stanchezza". Esteriormente non sei malata, ma hai delle limitazioni: quando sei a casa non riesci a pulire i vetri della finestra, ne pulisci metà poi ti rendi conto che le mani e le dita si gonfiano, che ti fa male. La vita cambia: facevo palestra, ero super attiva, tutto ciò cambia. Le dita si gonfiamo al punto da non riuscire a mettere gli anelli, il viso diventa rosso fuoco per effetto del cortisone, non metto le gonne perché significherebbe mettere le calze, allacciarsi un reggiseno è difficile. Non è semplice, vedi la vita sotto un'altra prospettiva, cerchi di essere ottimista: quando vado a letto la sera mi dico" domani sarà un giorno migliore". Talvolta me lo dico con una lacrima, anche se cerco sempre di vedere la positività.

L'attività fisica aiuta molto, Pilates, camminare,... sono la mia valvola di sfogo che mi fanno sentire meglio fisicamente e emotivamente. Faccio parte dell'Associazione ATMAR dei malati reumatici, è un punto di riferimento e può diventarlo per tanti. Essere una volontaria è gratificante, aiuti gli altri, e aumenta la tua autostima. Nei gruppi di mutuo aiuto all'inizio si sta in silenzio poi si parla e si crea gruppo: non ti senti più solo, ti confronti e pensi che non sei sola. L'Associazione inoltre offre molte attività sportive e riabilitative (acqua gym, thai chi).

Dopo anni posso dire di sentirmi più forte della mia malattia perché credo di averla finalmente accettata: reagisco con tanta forza interiore, ho meno paura della sofferenza così da renderla meno terribile, la vivo come uno stimolo al cambiamento!»

Malattie reumatiche e strutture articolari coinvolte

Sono più di cento le manifestazioni morbose acute e croniche di interesse reumatologico, che differiscono per:

- estensione limitata all'apparato muscolo scheletrico o multisistemica
- meccanismo fisiopatologico che può essere meccanico/degenerativo o infiammatorio
- decorso acuto, ricorrente o cronico
- prognosi con forme autolimitantesi e benigne o progressive e disabilitanti
- trattamento medico, chirurgico o riabilitativo.

Per frequenza e rilevanza clinica sono particolarmente significative le **malattie reumatiche infiammatorie** dette anche **reumatismi cronici** primari di cui fanno parte forme reumatoidi e forme spondilo artritiche. Le prime colpiscono prevalentemente le articolazioni degli arti, le seconde la colonna vertebrale. Si tratta di malattie infiammatorie a causa ancora non nota, che colpiscono le articolazioni e le strutture periarticolari con andamento cronico e progressivo con deformazione e anchilosi e le diverse forme sono sintetizzate nella **Tabella 10.I**.

Alcune malattie hanno uno stretto rapporto con una causa **infettiva** di origine virale (esempio Parvovirus B19, rosolia) o di origine batterica (agenti piogeni, Listeria, miceti, TBC). Le artriti infettive possono essere causate direttamente dal microorganismo che penetra nell'articolazione, altre volte il microorganismo è sì responsabile dell'insorgenza della malattia ma le manifestazioni patologiche dipendono da una **risposta immunitaria anormale dell'ospite.**

Le **connettiviti sistemiche**, una volta chiamate "malattie del collageno", insorgono per alterazioni del sistema immunitario, che da sistema difensivo nei confronti degli agenti estranei si trasforma in

Tabella 10.I Principali malattie reumatiche

- **Forme infiammatorie** (reumatoidi e spondiloartritiche) a causa ancora non nota, che colpiscono le articolazioni e le strutture periarticolari con andamento cronico e progressivo con deformazione e anchilosi:
  - *dell'adulto*: artrite reumatoide e varianti, spondiloartriti e artriti sieronegative (spondilite anchilosante, artrite psoriasica, artrite reattiva, artrite entropatica), artriti da microcristalli, altre forme indifferenziate
  - *dell'infanzia/adolescenza*: artrite reumatoide (Still, poliarticolare, oligoarticolare), mono-oligoartrite ad evoluzione spondilitica, artrite psoriasica, sinovite transitoria dell'anca
- **Artriti infettive** di origine virale (esempio Parvovirus B19, rosolia) e di origine batterica (agenti piogeni, Listeria, miceti, TBC)
- **Connettiviti sistemiche**: Lupus Eritematoso Sistemico, Dermatopolimiosite, Sclerodermia, Sindrome di Sjogren, Fascite Eosinofila, Connettiviti indifferenziate e da sovrapposizione
- **Vasculiti cutanee o sistemiche**
- **Polimialgia reumatica**
- **Artrosi**
- **Reumatismi extra articolari**

sistema offensivo, attaccando le cellule e i tessuti dell'organismo stesso mediante auto-anticorpi o particolari cloni di cellule aggressive. Fanno parte di questo gruppo l'artrite reumatoide, il lupus eritematoso sistemico, la polimiosite/dermatomiosite, la sclerodermia o sclerosi sistemica e la sindrome di Sjogren.

Le **artropatie da cristalli** dipendono da **turbe metaboliche** che causano la precipitazione di microcristalli nelle articolazioni. La forma più nota tra queste è la gotta, che è dovuta a un eccesso di acido urico nel sangue.

L'**artrosi** (o osteoartrosi) costituisce la patologia reumatica a maggiore diffusione nella popolazione ed è provocata da un **processo degenerativo progressivo delle articolazioni.** Nelle forme primarie prevalgono i fattori di natura eredo-costituzionale, nelle forme secondarie fattori di natura meccanica, traumatica, ecc. Le sue forme più gravi, quali la coxartrosi (artrosi dell'anca) e la gonartrosi (artrosi del ginocchio), sono altamente invalidanti, ma anche le altre forme, quali quelle che interessano la colonna vertebrale, le mani ed i piedi, hanno un elevato impatto sociale in termini di morbilità, disabilità e sofferenza fisica.

I **reumatismi extra-articolari** o delle parti molli sono rappresentati da numerose affezioni nelle quali le manifestazioni dolorose sono molto appariscenti, mentre la quota infiammatoria di solito è assente o minima. In questa categoria rientrano molte affezioni localizzate come la periartrite, la tendinite, la borsite, l'entesite, la sindrome mio-fasciale e la fibromialgia. Queste forme costituiscono una larghissima parte delle affezioni dolorose comunemente etichettate come "dolori reumatici" e sono responsabili di innumerevoli episodi di disabilità transitoria e di giornate lavorative perse.

Anche le **malattie metaboliche delle ossa**, come l'osteoporosi e l'osteomalacia, rientrano nell'ambito della Reumatologia in quanto le ossa fanno parte del sistema muscoloscheletrico.

In questo capitolo saranno trattate solo alcune delle malattie reumatiche sopra citate scelte sulla base della loro rilevanza epidemiologica ed esemplarità di percorso.

Coinvolgimento delle strutture articolari nelle malattie reumatiche.
Le articolazioni sono dispositivi giunzionali che uniscono uno o più segmenti scheletrici in modo da consentire loro una maggiore o minore abilità. Nella **Figura 10.1** sono mostrate schematicamente le strutture che compongono un'articolazione. Ognuna di queste strutture può essere coinvolta nelle malattie reumatiche.

La **cavità articolare** è lo spazio presente nell'articolazione delimitato dalle superfici articolari e dalla capsula articolare. Questa cavità è rivestita da una membrana detta sinovia costituita da un sottile strato di tessuto connettivo lasso molto vascolarizzato sul quale poggia uno strato di cellule costituite da macrofagi (cellule di tipo A) e fibroblasti (cellule di tipo B). La cartilagine ialina

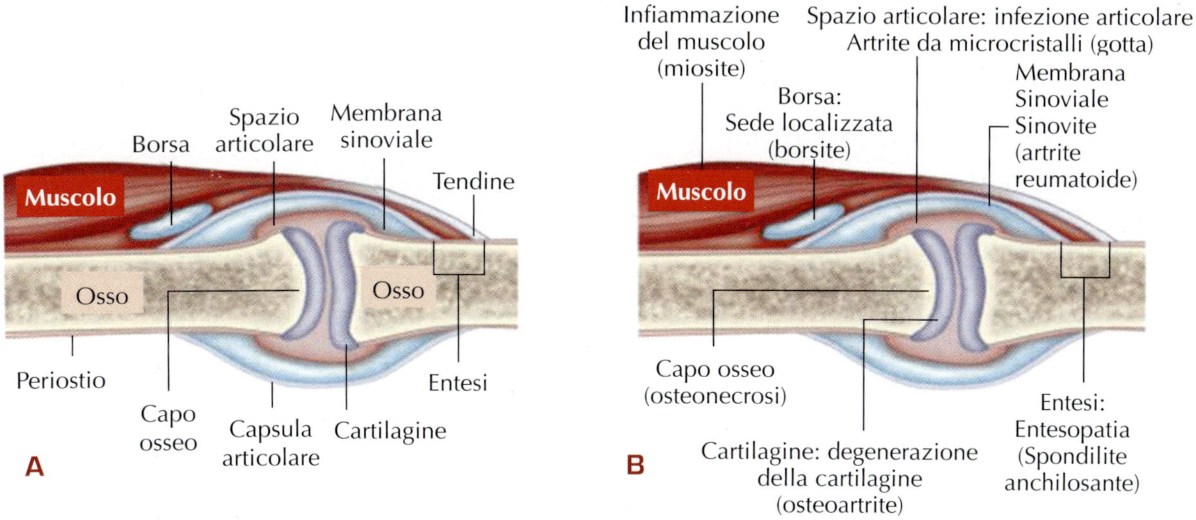

Figura 10.1 Strutture interessate nelle malattie muscolo scheletriche. A. Strutture anatomiche e sistema muscolo scheletrico; B. Localizzazione processi delle malattie reumatiche.

ricopre i capi ossei e fornisce un cuscinetto al movimento dell'articolazione. La cartilagine ha un alto contenuto di acqua ed è nutrita unicamente dal **liquido sinoviale**, che si forma attraverso la sinovia come ultrafiltrato del plasma. La sinovia secerne nel liquido sinoviale anche molecole specializzate, come l'acido ialuronico. Per supportare la cartilagine è necessario un capo osseo intatto.

La capsula articolare e i legamenti forniscono un ulteriore supporto e si fissano al periostio fondendosi con esso. Attorno all'articolazione esistono altre strutture molto importanti che sono date da tendini, borse e muscoli associati a ciascuna articolazione. **La giunzione osteo-tendinea** (o **entesi**) è il punto in cui le fibre collagene dei tendini e dei legamenti si mineralizzano e si fondono con l'osso. L'infiammazione della sinovia è la prima manifestazione di alcune malattie, come l'artrite reumatoide. In seguito sono interessate dal processo infiammatorio e danneggiate la cartilagine articolare, la capsula articolare e i capi ossei. La caratteristica delle spondilo artropatie, come la spondilite anchilosante, è l'infiammazione dell'entesi. Anche le malattie da precipitazione di cristalli, come la gotta o la pseudogotta, possono causare infiammazione della sinovia. Le infezioni coinvolgono in primo luogo la cavità articolare (artrite settica) o le ossa (osteomielite). L'osteoartrosi (artrosi) è una malattia degenerativa, non infiammatoria che inizia nella cartilagine e porta alla perdita di cartilagine, formazione di nuovo osso subcondrale e proliferazione ossea marginale. Perdita di cartilagine può verificarsi anche secondariamente a infiammazione sinoviale o a trauma. Le malattie infiammatorie del muscolo di solito si manifestano con debolezza prossimale non dolorosa. L'infiammazione periarticolare può interessare i tendini o le borse, e queste strutture sono cause frequenti di dolore e rigidità, spesso erroneamente interpretate come a partenza dall'articolazione stessa. Infine, il comune problema clinico della fibromialgia è caratterizzato da dolore ai tessuti molli e alle articolazioni con dolorabilità localizzata in punti specifici, ma senza reperti obiettivi o segni di infiammazione o di gonfiore.

Epidemiologia

A differenza delle malattie cardiovascolari, diabete mellito e molte malattie oncologiche, nelle malattie reumatiche l'eterogeneità nella presentazione clinica e la variabilità di decorso pongono significativi problemi nel descrivere l'epidemiologia di queste condizioni. Le malattie muscolo-scheletriche costituiscono un gruppo eterogeneo di patologie che spazia dall'artrite all'artrosi, all'osteoporosi, all'artrite reumatoide fino alla cervicalgia, le principali e la loro prevalenza sono sintetizzate nella **Tabella 10.II** (Spadaro et al., 2009). Nei vari studi i risultati di prevalenza dimostrano una natura dinamica di queste condizioni, determinata anche dall'impatto di fattori genetici e ambientali (Gabriel et al., 2009). Benché le malattie muscolo-scheletriche siano patologie che interessano una considerevole parte della popolazione, non sono disponibili dati di prevalenza al di là dell'Indagine Multiscopo condotta annualmente dall'Istat.

Tabella 10.II Prevalenza delle malattie reumatiche muscolo scheletriche nella popolazione adulta (tratta da Spadaro et al., 2009)

Lombalgia comune	5,9%
Artrosi del ginocchio	5,4%
Tendinite della spalla	3,1%
Fibromialgia	2,2%
Artrosi delle mani	2%
Sindrome del tunnel carpale	1,9%
Artrosi dell'anca	1,6%
Artrite reumatoide	0,33-0,46%
Gotta	0,46%
LES	0,07%
Sclerosi sistemica	0,03-0,3%
Sindrone di Sjorgen	0,6%
Connettiviti indifferenziate	0,14%
Epicondilite	0,7%

Le malattie reumatiche hanno in comune la sintomatologia dolorosa a carico delle articolazioni e colpiscono maggiormente le donne, con un rapporto quasi tre volte maggiore rispetto agli uomini. La loro prevalenza, influenzata dallo stile di vita, aumenta notevolmente con l'età. In Italia si stima ne siano affette oltre 10 milioni di persone, con una spesa farmaceutica nazionale, nel 2012, pari a 1.315 milioni di euro. Nel 2012, l'Italia si è collocata al sesto posto in Europa per consumo di farmaci per malattie muscolo scheletriche. L'adozione di adeguati stili di vita, la diagnosi precoce e un trattamento tempestivo adeguato si riconfermano gli interventi più efficaci nei confronti di artrosi, osteoporosi e fratture nei pazienti con età > 65 anni, con conseguente riduzione della disabilità, miglioramento della prognosi e dell'aspettativa di vita (Rapporto Ministero della salute 2012-13).

Negli Stati Uniti si stima che oltre 315 milioni di visite ambulatoriali all'anno siano motivate da disturbi muscolo-scheletrici, che così rappresentano la più comune patologia valutata in ambulatorio, la terza più frequente ragione per richiedere una visita dal medico di famiglia e il quarto più frequente motivo di visita specialistica (Fauci et al., 2009).

Manifestazioni cliniche

Sintomi delle malattie reumatiche

I due sintomi, più frequentemente riferiti dai pazienti affetti da problemi reumatologici, sono **il dolore e la rigidità**, spesso associati a limitazione funzionale che determina una riduzione delle attività di vita quotidiana.

Dolore. Il dolore è il sintomo più comune delle malattie reumatiche ed assume un ruolo primario, non solo come indice di attività di malattia, ma anche nel contesto di una valutazione prognostica a lungo termine, condizionando le richieste assistenziali del paziente e la compliance al trattamento. L'esperienza di dolore è descritta dei pazienti come variabile (80%), imprevedibile (68%), che influenza l'attività lavorativa o domestica (67%), sottostimato dal coniuge (23%) e da altri membri della famiglia o amici (38%) (NCC-CC, 2009).

Anche se il dolore a volte compare insidiosamente, i pazienti segnalano spesso una rapida insorgenza. Un dolore improvviso è spesso associato ad altri sintomi che determinano la necessità di una rapida ricerca di aiuto; è stato descritto da alcuni pazienti come un "interruttore" o la sensazione di essere "lacerato". Ad esempio un paziente descrive la sua insorgenza *"La mia malattia è*

iniziata come se qualcuno avesse acceso un interruttore della luce in un giorno. Tutto quello che posso ricordare è che è stato come un interruttore della luce che si accende", un altro *"ho pensato a qualcosa di rotto, di aver scheggiato l'osso del dito, una nocca.... scommetto di aver sbattuto la mano da qualche parte. È stato terribile, ho pianto da quanto il dolore era lancinante"* (Stack et al., 2013).
La localizzazione, la distribuzione, le caratteristiche e la modalità di insorgenza del dolore orientano un inquadramento diagnostico migliore, poiché molte malattie reumatiche sono caratterizzate da specifici pattern di dolore (**Tabella 10.III**).

Tabella 10.III Pattern del dolore

Tipologia	Pattern di dolore	Cause
Dolore osseo	Dolore continuo a riposo e notturno	Neoplasia, fratture, morbo di Paget
Dolore articolare meccanico	Dolore articolare da uso, rigidità dopo inattività, dolore alla fine della giornata	Osteoartrosi
Dolore articolare infiammatorio	Dolore e rigidità articolare di mattina, a riposo e con l'uso	Patologia articolare infiammatoria o infettiva
Dolore neuropatico	Dolore diffuso e parestesie nel dermatomero specifico, con peggioramento in caso di specifica attività	Compressione nervosa
Dolore riferito	Dolore influenzato dal movimento locale	

Un passo importante iniziale nella valutazione del dolore è la differenziazione tra forma infiammatoria e non infiammatoria. La presenza di calore ed arrossamento a livello di un'articolazione suggerisce una patogenesi infiammatoria. Al contrario una rigidità mattutina minima con dolore che peggiora con l'attività suggerisce una malattia articolare non infiammatoria. Il *dolore di tipo infiammatorio* è tipico delle artriti autoimmunitarie (artrite reumatoide o artriti sieronegative, connettiviti sistemiche), delle forme infettive e di quelle legate alla deposizione di microcristalli di sali di calcio (condrocalcinosi) o di acido urico (gotta). È caratterizzato dalla persistenza in condizioni di riposo con l'articolazione in scarico, dalle frequenti riesacerbazioni notturne, da rigidità al mattino che dura più di un'ora, con miglioramento del dolore e della rigidità durante l'attività. In tale situazione il paziente riferisce spesso la comparsa di tumefazioni a livello articolare.

Il dolore di tipo meccanico è tipico di patologie quali l'osteoartrosi e la lombalgia posturale. È caratterizzato da una attenuazione del sintomo in condizioni di riposo, una rigidità mattutina minima, mancanza o breve durata della rigidità articolare dopo inattività ed evidente peggioramento del dolore con il movimento o con il carico. Raramente il paziente riferisce comparsa di tumefazioni, legate a deformità ossee o a contratture muscolari: anche in questo caso vi è limitazione funzionale ai movimenti, di uguale entità nei movimenti attivi e passivi (**Tabella 10.IV**).

Tabella 10.IV Principali caratteristiche differenziali del dolore articolare infiammatorio e non infiammatorio

	Dolore infiammatorio	Dolore non infiammatorio
Relazione con il carico	Incostante	Costante
Dolore a riposo	Presente	In genere assente o lieve
Dolore notturno	Spesso presente	Assente
Rigidità mattutina	Maggiore di 30 min	Minore di 15 min
Tumefazione articolare	Versamento intra-articolare o peritendineo	Assente o legata a deformità ossee

Il conteggio delle articolazioni dolenti e/o tumefatte, la misura delle limitazione funzionale e delle deformità particolari sono considerati elementi fondamentali nella valutazione del paziente con malattie reumatologiche (Spadaro et al., 2009).

Gonfiore. Piedi e mani ne sono più colpiti; descritto come sensazione di rigonfiamento interno delle articolazioni. Un paziente descrive il gonfiore dei suoi piedi *"così disagevole e critico agli esordi di artrite da dover utilizzare le pantofole del marito"*. Il gonfiore delle piccole articolazioni influisce sulle attività quotidiane di tutti i giorni come passeggiare, afferrare e stringere le cose, scrivere, cucinare *"Mani e piedi sono diventati così gonfi. Facevo fatica a tenere la penna, a guidare l'automobile e ad afferrare le cose piccole"* (Stack et al., 2013).

Rigidità. Un altro sintomo molto frequentemente riferito da persone con problematiche reumatologiche è la rigidità, descritta a volte come generalizzata dopo il riposo prolungato, ma più spesso legata al dolore articolare. Una patologia articolare di natura infiammatoria (ad esempio artrite reumatoide) è generalmente associata a severa e prolungata rigidità articolare, prevalentemente la mattina ed il pomeriggio; in caso di patologia degenerativa (osteoartrosi) spesso si ha rigidità severa ma di breve durata dopo un periodo di inattività. Indagare la durata della rigidità è di ausilio per valutare l'attività della malattia di base. La rigidità non va confusa con la riduzione della capacità di eseguire movimenti o con ridotta escursione articolare, caratteristiche più tipiche di patologie quali malattie infiammatorie del muscolo, morbo di Parkinson o malattia del motoneurone (Hochberg et al., 2011).

Debolezza muscolare. La debolezza è un sintomo chiave nelle patologie muscolari come le miositi o le neuropatie. Va sempre indagato il pattern di debolezza muscolare che può essere generalizzato o a distribuzione periferica o centrale (Hochberg et al., 2011). I pazienti descrivono una percezione di debolezza e senso di affaticamento a carico dell'estremità colpita, la persona diventa incapace di sollevare il vassoio in mensa, di guidare l'automobile per andare a casa o riferisce debolezza nelle attività quotidiane di routine, ad esempio riferisce che le cadono dalle mani i piatti o i bicchieri o di non essere più in grado di sollevare il proprio bambino (Stack et al., 2013).

Astenia o *fatigue*. L'astenia è una manifestazione clinica frequente in molte delle patologie reumatiche tra cui artrite reumatoide, lupus eritematoso sistemico (LES) e fibromialgia. Sebbene l'astenia non sia stata ancora chiaramente definita è riportata una sua prevalenza del 40-80% nei malati affetti da artrite reumatoide.

L'eziologia della fatigue o astenia correlata ad Artrite reumatoide (AR-related fatigue) è multidimensionale: coinvolge aspetti fisiologici dell'attività infiammatoria e della disabilità, aspetti psicologici collegati all'umore (ansia, depressione, senso di impotenza), aspetti cognitivi e comportamentali (Cramp et al., 2013; Repping-Wuts et al., 2009). Negli studi clinici sono emersi risultati non univoci rispetto ai predittori e fattori associati all'astenia AR correlata: in alcuni, alti livelli di astenia erano associati ad alti livelli di dolore, severa attività di malattia e disabilità; in altri non emerge un'associazione con l'attività di malattia ma con la disabilità e lo stato di salute generale (Balsamo et al., 2014; Repping-Wuts et al., 2009). L'astenia AR-correlata è percepita e descritta per durata, frequenza e intensità in modo diverso dalla normale stanchezza; è estrema, inaspettata e presente quotidianamente (Hewlett et al., 2005, Repping-Wuts et al., 2008). Talvolta l'astenia è un sintomo funzionale, da porre in relazione a sintomi depressivi, ma può anche essere spia di scarso riposo, spesso secondaria al dolore e può inoltre essere molto invalidante con ripercussioni sulla vita quotidiana (Hochberg et al., 2011). La **Figura 10.2** raffigura un modello concettuale dell'affaticamento correlato ad Artrite reumatoide che suggerisce le interazioni tra tre fattori: processo di malattia (artrite reumatoide), pensieri, sentimenti e comportamenti (comportamenti e cognitivi) e i problemi di vita personale (personale) (Hewlett et al., 2011).

I fattori associati alla malattia reumatica che portano all'astenia includono: il de-condizionamento e lo sforzo muscolare reale o percepito derivanti dal danno articolare, disabilità e ridotta attività fisica; l'anemia; i farmaci utilizzati per trattamento della artrite reumatoide;

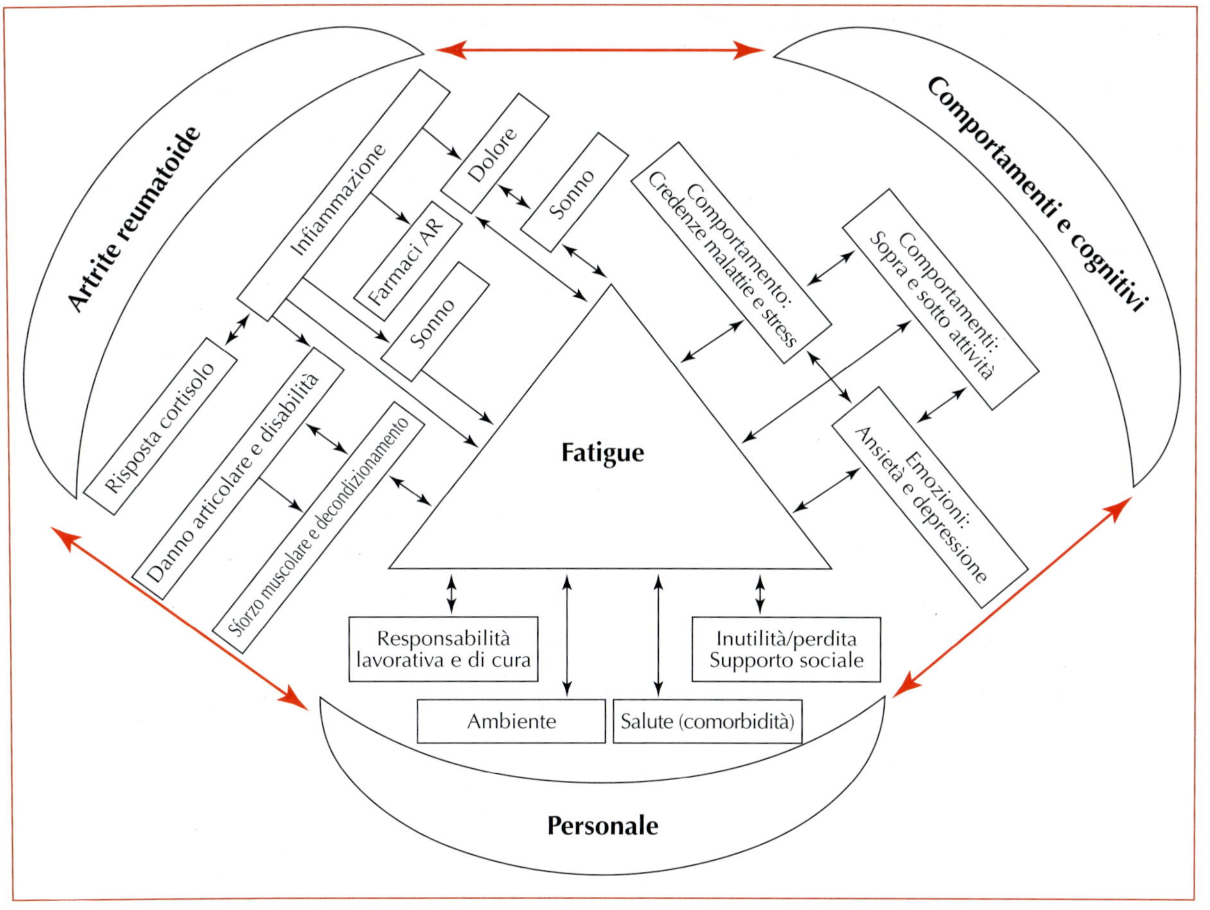

Figura 10.2 Modello concettuale della fatigue associata a AR [Hewlett et al., 2011].

il sonno disturbato dal dolore. Il danno articolare, la disabilità e il dolore sono determinati dai processi infiammatori dell'artrite reumatoide che possono essere a loro volta associati con una risposta anormale del cortisolo attraverso l'asse ipotalamico-pituitario-adrenergico che spiegano gli episodi improvvisi e imprevedibili di "sentirsi distrutti" riportati da molti pazienti affetti da AR.

I fattori cognitivi e comportamentali fanno parte di un riconosciuto modello dinamico che dimostra le interazioni tra pensieri (ad esempio *dovrei essere in grado di fare tutte le attività che ero solito fare*), sentimenti (ad esempio *sono triste perché sto lottando per tenermi al passo con le attività*), comportamenti (ad esempio *continuare ad andare avanti fino a quando ho finito questa attività*) e sintomi (ad esempio *ho continuato fino a sentirmi annientato dalla fatica*).

I fattori personali che potenzialmente influenzano l'astenia includono le responsabilità ritenute importanti dalla persona: andare a lavorare, prendersi cura dei componenti della famiglia, ambienti non idonei (scale, mancanza di dispositivi di assistenza) e supporti sociali inutili o perduti. In questa dimensione si inseriscono i problemi di salute come le comorbidità (diabete, malattie cardiache), modelli alimentari (scarsa nutrizione), l'età ed il genere.

Segni delle malattie reumatiche

I segni che accompagnano più frequentemente le malattie reumatiche sono descritti nella **Tabella 10.V**.

Tabella 10.V Segni delle malattie reumatiche	
Segni di infiammazione	**Eritema**: dipende da acuzie e gravità. Infezione, cristalli **Calore**: presenza di tessuti infiammati **Gonfiore**: versamento articolare (eccesso di liquido sinoviale) o infiammazione con edema della membrana sinoviale (sinovite)
Ipertrofia ossea	Osteoartrosi (osteofiti, deformazione)
Crepitio	Sensazione di grattamento avvertita con la mano dall'esaminatore durante il movimento articolare
Limitazione funzionale e dell'estensione	Riduzione della funzione e mobilità articolare sia nei movimenti attivi e/o passivi
Deformità articolare	Disallineamento dei capi articolari
Manifestazioni extra-articolari	Noduli sottocutanei, vasculite

Il paziente con malattia reumatica può presentare segni d'**infiammazione** a livello articolare che sono: arrossamento, calore, dolore, tumefazione.

L'**arrossamento** (eritema) dipende dall'acuzia dell'infiammazione sottostante, il **calore** con aumento della temperatura locale dipende dalla gravità dell'infiammazione e la presenza di **gonfiore** dal versamento articolare, legato all'eccesso di liquido sinoviale o all'infiammazione per edema della membrana sinoviale o sinovite. Vi può essere un **gonfiore osteofitico** determinato dall'ipertrofia ossea attorno ad un'articolazione, caratteristica dell'osteoartrosi. Un altro segno è il crepitio che si riferisce a una sensazione di grattamento continuo che si avverte ponendo la mano sull'articolazione durante il movimento articolare.

Vi possono essere limitazione funzionale e riduzione dell'estensione del movimento sia attivo che passivo e la loro presenza può indicare una flogosi dell'articolazione, una contrattura dei tendini o dei legamenti, una lesione destruente della cartilagine e/o dei capi ossei. **La funzionalità** dell'articolazione è valutata con **l'estensione del movimento** (*Range of Motion* – ROM), sia attivo che passivo. Il ROM attivo è il movimento di un'articolazione fatto direttamente dal paziente e valuta la funzionalità dell'articolazione stessa. Per poter essere effettuato richiede integrità della mobilità articolare, della funzione muscolare, dei tendini e dell'innervazione. Il ROM passivo è il movimento di un'articolazione iniziato dall'esaminatore, atto a valutare unicamente la mobilità articolare. L'uso combinato di ROM passivo e attivo minimizza la necessità di dare delle istruzioni al paziente e massimizza la velocità e l'efficienza dell'esame. Tutte le volte che il movimento dell'articolazione è doloroso, è bene osservare prima il ROM attivo per valutare il grado di dolore e di disfunzione e poi si tenta delicatamente il ROM passivo. Una limitazione prevalente del movimento attivo può invece dipendere da una rottura o da un processo flogistico a carico del tendine, meno frequentemente del nervo o da un'ipovalidità del muscolo.

Molte malattie reumatiche si caratterizzano per danni e deformità articolari che possono interessare una o più articolazioni; è pertanto necessaria una valutazione sistematica con uno strumento come quello riportato nella **Figura 10.3**, nel quale si indicano le articolazioni interessate, (valutando l'eventuale simmetria dell'interessamento articolare) riportando per ogni articolazione deformità, dolorabilità, eritema e gonfiore e l'entità della limitazione del movimento.

Nella **Tabella 10.VI** sono descritte e raffigurate alcuni esempi di segni di tumefazione e/o deformità che presentano i pazienti affetti da alcune patologie reumatiche.

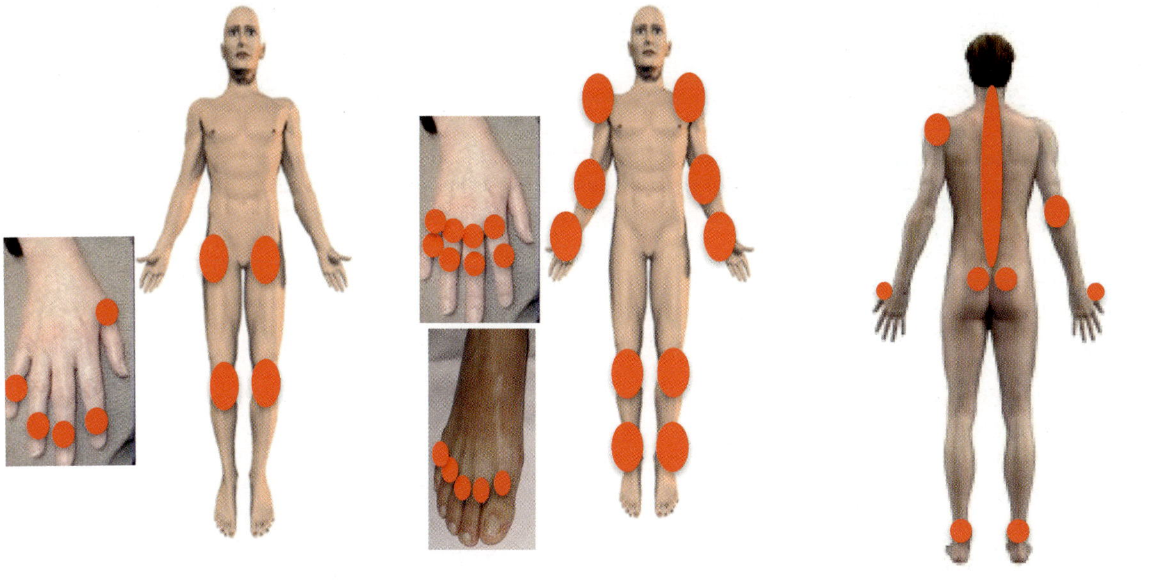

Osteoartrosi — Artrite reumatoide — Spondiloartrite sieronegativa

Figura 10.3 Mappatura principali articolazioni coinvolte dolore, deformità o segni infiammatori.

Tabella 10.VI Segni tipici delle principali malattie reumatiche	
Segni di tumefazione bilaterale delle articolazioni di un paziente con artrite reumatoide Nell'approccio ad articolazioni simmetriche (esempio: mani-polsi), è necessario considerare comparativamente l'articolazione controlaterale per confrontare l'aspetto e cogliere eventuali elementi differenziali. Si deve valutare la tipologia di interessamento articolare che, di solito, ha caratteristiche diverse a secondo della patologia in atto. Infatti nel caso di una patologia di natura infiammatoria, quale l'artrite reumatoide, le localizzazioni classiche riguardano le piccole articolazioni delle mani (articolazioni interfalangee prossimali (IFP), metacarpo-falangea (MCF)) con tendenza alla simmetria. In una fase iniziale di malattia vi può essere tumefazione e, in una più avanzata, atrofia dei muscoli prossimali all'articolazione con successivo atteggiamento flessorio delle mani fino alla caratteristica deviazione ulnare.	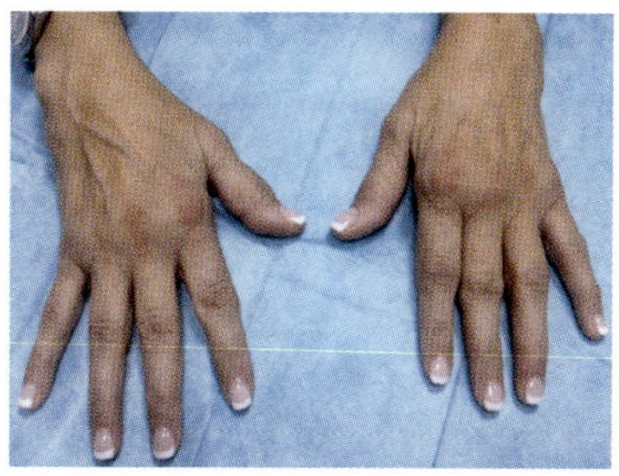
Segni di notevole limitazione ai movimenti di flesso-estensione della colonna vertebrale in paziente con spondilite anchilosante In caso di spondilite anchilosante si ha un frequente interessamento della regione sacro-iliaca con localizzazione alla colonna vertebrale e successiva limitazione dei movimenti di flesso-estensione e rotazione.	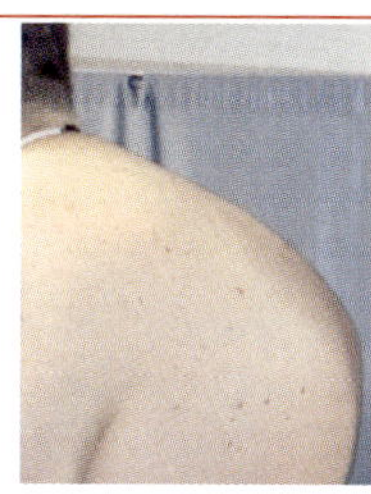
Noduli di Bouchard (freccia nera) e di Heberden (freccia rossa) di una mano artrosica Nella patologia degenerativa quale l'osteoartrosi primaria si può avere un interessamento evidente delle mani, che però si localizza prevalentemente alle articolazioni interfalangee distali e si mostra come una tumefazione di forma irregolare e di consistenza ossea legata alla formazione di 'becchi' (osteofiti) ai margini dell'articolazione. A livello delle mani tipici sono i noduli di Heberden, localizzati soprattutto sul dorso delle articolazioni interfalangee distali. In un terzo dei casi noduli, detti di Bouchard, compaiono sulle articolazioni interfalangee prossimali.	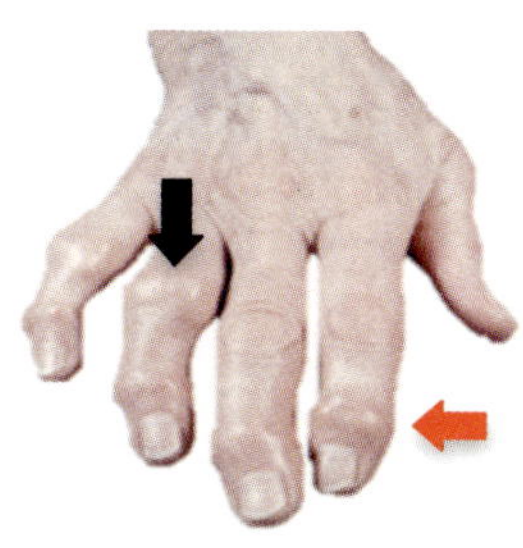

Le principali tecniche semeiologiche per l'esame obiettivo articolare finalizzato a individuare segni patologici di specifiche strutture sono illustrate nella **Tabella 10.VII**.

<table>
<tr><th colspan="2">Tabella 10.VII Tecniche di esame obiettivo</th></tr>
<tr><td colspan="2">Manovra detta della "preghiera a mani giunte", con la quale il paziente viene prima invitato ad unire le palme delle mani nella posizione di preghiera e poi nella posizione opposta (con i dorsi uniti) per valutare la flessione palmare. Tali movimenti non sono del tutto o per niente possibili in corso di patologie di polsi o gomiti.</td></tr>
<tr><td colspan="2">Ricerca del segno di Tinel: si percuote sulla zona sovrastante il nervo mediano con un martelletto da riflessi e si evoca come una scossa elettrica nel territorio del nervo.
Ricerca del segno di Phanel: flessione forzata passiva del polso della durata di circa un minuto che evoca una sintomatologia dolorosa.
Tali segni sono utili per la valutazione della sindrome del tunnel carpale, che evoca dolore alla mano per compressione del nervo mediano a livello del polso.</td></tr>
<tr><td>Test di Schober: utile per identificare una patologia infiammatoria del rachide quale la spondilite, in cui vi è una notevole riduzione dell'escursione della colonna.</td><td>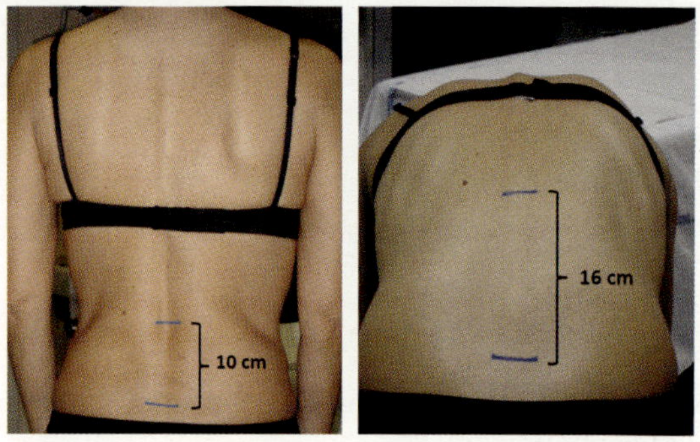
</td></tr>
<tr><td colspan="2">Manovra di Lasegue: estensione della gamba con coscia flessa a 90° sul bacino. Utile nel sospetto di una patologia discale: è positiva se il dolore provocato dalla manovra stessa si irradia fino al piede. Il segno di Wasserman (inverso della manovra di Lasegue) consiste nella comparsa di dolore nell'iperestensione dell'arto inferiore a paziente in posizione prona e può indicare una patologia discale.</td></tr>
<tr><td>Manovra del ballottamento rotuleo, per la ricerca di versamenti intra articolari ad esempio a carico del ginocchio.</td><td>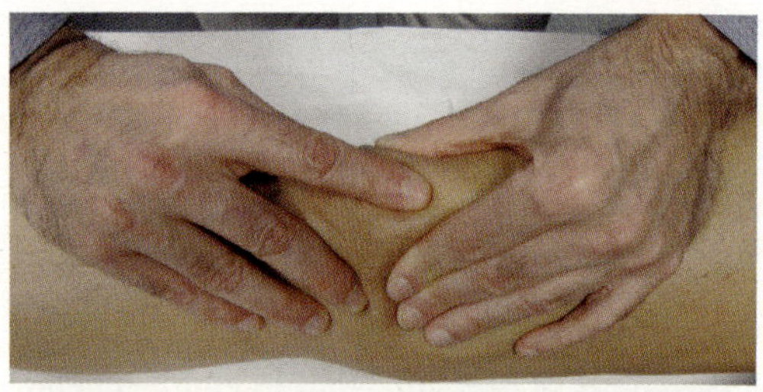</td></tr>
<tr><td>"Segno della gronda" al piede o alla mano: evocato avvolgendo la faccia dorsale del piede o della mano con una compressione graduale. Tale manovra è positiva se compare dolore al centro dell'estremità compressa con una modesta pressione. È utile come test di screening per le malattie infiammatorie articolari.</td><td>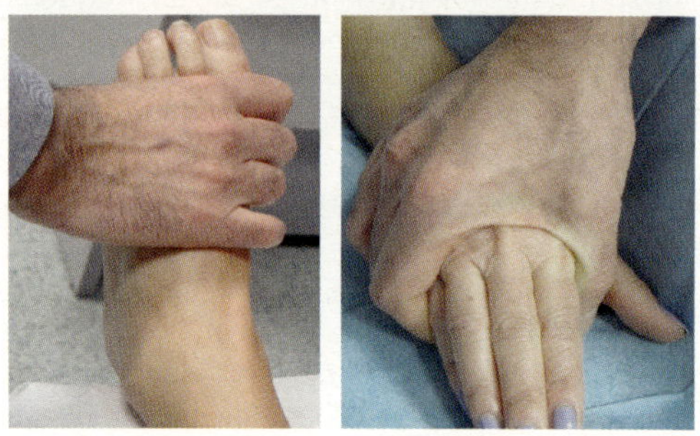</td></tr>
<tr><td colspan="2">La contemporanea presenza di sintomi o segni sospetti per infiammazione in tre o più articolazioni, di rigidità mattutina maggiore di trenta minuti e di positività del segno della gronda deve portare a sospettare un reumatismo cronico infiammatorio tipo artrite reumatoide e ad inviare il paziente a visita specialistica.</td></tr>
</table>

Percorso clinico-diagnostico delle malattie reumatiche

Principali indagini di laboratorio

Gli esami di laboratorio. Nei pazienti con malattia reumatica, hanno due scopi principali, diagnostico e prognostico. Alcuni esami sono utili in entrambi i casi, altri forniscono informazioni prevalentemente diagnostiche o prognostiche. Queste ultime sono particolarmente importanti perché permettono di distinguere le manifestazioni della malattia dai danni irreversibili con ovvie implicazioni per quanto riguarda l'uso di terapie pesanti con molti effetti collaterali.

Inizialmente, nella maggior parte dei pazienti, l'obiettivo iniziale è di determinare la presenza o meno di marker dell'infiammazione. L'infiammazione è la risposta del corpo a vari tipi di danno ed è caratterizzata da una cascata di eventi cellulari e molecolari che avvengono indipendentemente dallo stimolo che li ha generati. La risposta immediata agli stimoli infiammatori è definita risposta della fase acuta ed è caratterizzata dall'aumento di una serie di proteine sintetizzate principalmente nel fegato come l'interleuchina-6 (IL-6), il fattore di necrosi tumorale-α (TNF-α), e l'IL-1. Queste citochine sono prodotte dai macrofagi e dalle cellule dendritiche, dopo stimolazione dei loro recettori da parte di molecole di origine batterica, virale o da cellule danneggiate.

Tra le proteine stimolate durante la risposta della fase acuta, particolare importanza come marker di infiammazione riveste **la proteina C-reattiva (PCR)**. Questa proteina riveste un ruolo importante nel processo di eliminazione dei prodotti batterici e delle cellule danneggiate attenuando le conseguenze dell'infezione o del danno tissutale.

Il valore di PCR fornisce una misura molto utile del grado d'infiammazione e permette di differenziare l'artrite infiammatoria o non infiammatoria, valutare l'attività della malattia o la prognosi (attività dell'artrite reumatoide o probabilità di erosione).

Un altro esame di laboratorio semplice e che riflette la risposta della fase acuta è **la velocità di eritrosedimentazione (VES)**, che misura il processo di sedimentazione delle emazie ed è un indice sensibile di infiammazione, ma di ridotta specificità in quanto è influenzata da diversi fattori, quali ad esempio la quantità di immunoglobuline, fibrinogeno e alfa 2 macroglobulina. Il valore della VES dipende anche dall'età e dal sesso.

Dall'**esame emocromocitometrico** deve essere ricercata l'eventuale presenza di anemia (segno di patologia cronica), leucopenia (in corso di LES), leucocitosi (da patologia infettiva o come effetto collaterale della terapia con corticosteroidi in atto) o trombocitosi (in corso di infiammazione attiva).

Un incremento delle **gamma-globuline** al tracciato elettroforetico è indice di una patologia infiammatoria. Una riduzione dei valori di C3 e C4 è spia di un'attività infiammatoria in atto, in modo particolare nel LES. È inoltre di fondamentale importanza l'esame delle urine, in modo particolare l'eventuale presenza di proteine nel sedimento urinario (segno di coinvolgimento renale in corso di patologie sistemiche quali LES, sclerodermia, vasculiti) (Harrison et al., 2021).

Indagini di laboratorio più specifiche riguardano la ricerca degli **autoanticorpi**, di ausilio nella diagnosi differenziale. La ricerca del **fattore reumatoide** (autoanticorpo appartenente alle classi IgA, IgG, e soprattutto IgM diretto contro il frammento costante delle IgG) è generalmente positivo nei pazienti con artrite reumatoide, ma può esserlo anche in pazienti con infezioni o neoplasie in corso o addirittura in soggetti sani; circa un quarto delle persone affette da artrite reumatoide è negativa per il fattore reumatoide (Artriti reumatoidi sieronegative) ed ecco perché il suo risultato deve essere poi integrato con gli altri dati clinici del paziente (Farheen & Agarwal, 2011).

Gli **anticorpi anti-peptidi citrullinati** (anti-CCP), anticorpi IgG diretti verso un determinante antigenico che si forma quando un aminoacido atipico, la citrullina, viene sostituito alla normale arginina (processo di citrullinazione), sono caratterizzati da un alto valore diagnostico per cui la loro positività, se associata ad elementi clinici suggestivi, è di grande aiuto nella diagnosi differenziale e precoce perché vengono prodotti nella fase iniziale di malattia.

Gli anticorpi anti-nucleo (ANA) sono generalmente positivi in numerose patologie reumatiche. Altri autoanticorpi più specifici sono anti-DNAnativo, anti-ENA tra cui anticorpi anti-RNP, anti-Scl70, anti-Jo1, anti-SSA e anti-SSB (Harrison et al., 2021).

L'esame del liquido sinoviale, ottenuto mediante l'artrocentesi, è una delle indagini più importanti in reumatologia.
Le indagini più utili a scopo diagnostico che possono essere effettuate sul liquido sinoviale sono:
- macroscopiche che prendono in considerazione le proprietà fisico-chimiche del liquido, ossia colore, aspetto, viscosità. Il liquido sinoviale normale è trasparente, può essere incolore anche se più frequentemente ha un colore paglierino e una viscosità simile a quella dell'albume d'uovo;
- citologica che consiste nella valutazione della sua cellularità intesa sia come stima del numero totale (numero totale di globuli bianchi/mm3 di cellule) sia come conteggio della percentuale delle varie popolazioni presenti;
- ricerca di cristalli che si esegue su una goccia di liquido sinoviale fresco che, posta su un vetrino, viene esaminata al microscopio. I cristalli più importanti da individuare sono quelli di urato monosodico (UMS) e di pirofosfato di calcio diidrato, rispettivamente responsabili della gotta e della pseudogotta;
- microbiologico effettuato in caso di sospetto clinico di artrite settica o quando l'aspetto, il colore e il numero di leucociti nel liquido sinoviale inducono a ipotizzare un processo infettivo articolare.

Indagini istologiche

In molti casi per una diagnosi definitiva è necessario un approccio istologico. **La biopsia muscolare** è utile per la diagnosi di malattia infiammatoria a carico della muscolatura. **La biopsia cutanea** permette di differenziare le numerose cause di patologia cutanea in reumatologia. La **biopsia renale** è spesso necessaria per la diagnosi, la terapia e la prognosi in corso di patologie reumatiche con interessamento renale. L'artroscopia con fibre ottiche ha trovato applicazione nello studio delle articolazioni, per la verifica diretta dello stato della membrana sinoviale e delle cartilagini articolari (Harrison et al., 2021).

Principali indagini di Imaging

Esami strumentali. Le indagini d'imaging sono fondamentali nello studio delle malattie reumatiche dal punto di vista diagnostico e per seguire l'evoluzione della malattia.

L'esame fondamentale rimane la **radiografia convenzionale**, che consente di valutare la morfologia e la struttura dei capi ossei evidenziando alterazioni dell'osso conclamate, con caratteristiche peculiari in ogni patologia reumatica. La cartilagine non è direttamente visualizzabile, anche se lo spessore cartilagineo può essere indirettamente valutato dalle modificazioni di ampiezza della rima articolare. Le tecniche di Imaging quali la risonanza magnetica, l'ecografia e la tomografia assiale computerizzata sono spesso utili per valutare le patologie delle ossa, delle articolazioni, dei muscoli e dei tessuti molli.

L'ecografia è sempre più impiegata poiché in grado di valutare precocemente i danni a carico dei tessuti molli: permette di rilevare distensioni anche minime della capsula articolare, di individuare la presenza di raccolte liquide intra- e peri-articolari, di esplorare la struttura interna di tendini e di muscoli, di valutare lo spessore ed il profilo della cartilagine articolare, di individuare compressioni ed anomalie morfo-strutturali dei nervi periferici e molte altre alterazioni. Attraverso l'ecografia, nelle fasi di esordio della malattia, si può effettuare una efficace stadiazione del processo flogistico e degenerativo a carico dei tessuti molli.

La tomografia computerizzata (TC) consente un'accurata valutazione di fini dettagli anatomici su sezioni trasversali dei distretti esplorati, con una fedele ricostruzione tridimensionale delle strutture più complesse, che permette un'accurata analisi di particolari non valutabili con la radiologia tradizionale; è inoltre particolarmente utile per lo studio di articolazioni complesse (es. la spalla).

La risonanza magnetica (RM) consente un'accurata valutazione anatomica e fisiologica dei tessuti molli e trova indicazione nelle studio di sedi anatomiche difficilmente esplorabili con altre metodiche come il rachide cervicale e lombare. Permette di valutare precocemente la presenza di versamenti articolari in corso di patologie articolari infiammatorie, l'interessamento dei dischi intervertebrali in corso di patologie degenerative della colonna vertebrale, la presenza di necrosi vascolare dell'osso in modo particolare delle articolazioni coxo-femorali.

La capillaroscopia periungueale permette lo studio "in vivo" del microcircolo generalmente attraverso uno stereo microscopio dotato di un dispositivo di illuminazione a luce incidente. Sulla superficie cutanea da esaminare viene applicata una goccia di olio da immersione. La capillaroscopia periungueale si è imposta come la tecnica più valida per la precoce individuazione della microangiopatia sclerodermica. È una metodica non invasiva di facile esecuzione, che può mostrare un pattern specifico di evoluzione in sclerodermia (scleroderma pattern) costituito da capillari giganti, microemorragie capillari sino alla rarefazione della trama capillare (aree estese avascolari) associata ad una ectasia e arborizzazione dei capillari residui indicativa di angiogenesi. È importante avvisare le persone che devono sottoporsi a tale esame di evitare di utilizzare smalti o prodotti per le unghie nella settimana precedente alla esecuzione del test.

La **Tabella 10.VIII** mostra alcune alterazioni valutabili attraverso le tecniche di Imaging.

Tabella 10.VIII Esempi di alterazioni valutabili con tecnica di Imaging	
Quadro radiografico (radiografia convenzionale) di una mano artrosica. Sono visibili: addensamento dell'osso subcondrale (A), osteofiti (B), deformità articolare e scomparsa della rima (C)	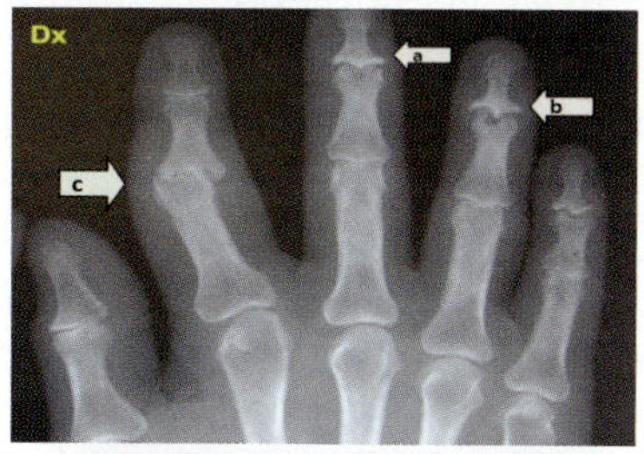
Il riscontro di erosioni (freccia) nella radiografia del polso di un paziente con artrite reumatoide. Le erosioni marginali, con sedi tipiche nella seconda e terza testa metacarpale e quinta articolazione metatarso-falangea, sono il segno più significativo e caratteristico di malattia e documentano inequivocabilmente l'atteggiamento aggressivo della membrana sinoviale infiammata	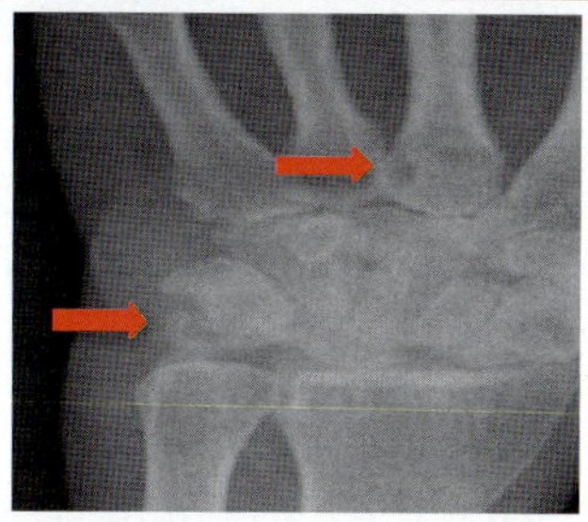
Quadro di artrite reumatoide 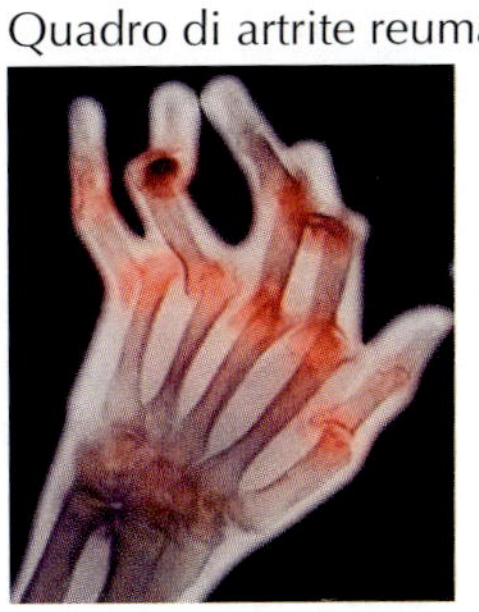	Iperplasia sinoviale visualizzata con radiografia 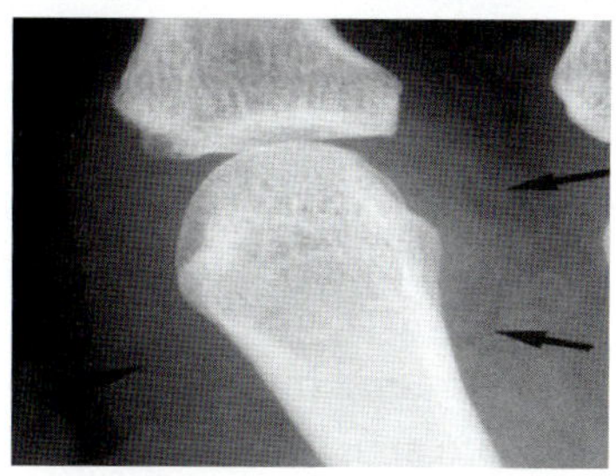
TAC torace ad alta risoluzione: malattia interstiziale polmonare. Evidenzia un'opacità reticolo-nodulare bilaterale a distribuzione periferica nei lobi polmonari inferiori in un paziente con sclerodermia diffusa	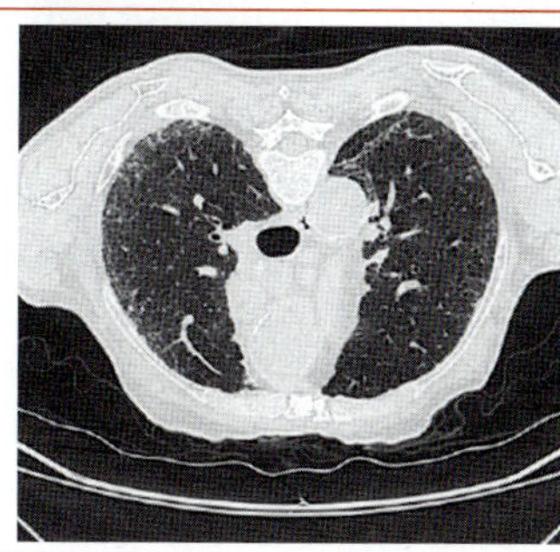

Trattamento delle malattie reumatiche

Trattamento farmacologico

La gestione farmacologica ha principalmente due finalità: 1) il controllo dei sintomi in particolare il dolore, principale priorità per il paziente; 2) la modificazione del processo di malattia e rallentamento o interruzione del progressivo peggioramento funzionale.
L'ultimo scopo è il raggiungimento della remissione della malattia.

Trattamento sintomatico con farmaci analgesici e antiinfiammatori

I farmaci analgesici ed antinfiammatori agiscono sul dolore e sull'infiammazione, la **Tabella 10.IX** descrive i principali meccanismi algogeni dell'infiammazione, bersaglio delle terapie antidolorifiche), senza modificare il decorso della malattia.
Il controllo del dolore è un obiettivo cruciale nel trattamento delle malattie reumatiche.

I farmaci che possono essere impiegati sono il paracetamolo, i farmaci anti-infiammatori non steroidei (FANS), gli oppioidi e neuro-modulatori a dosi appropriate (antidepressivi, anticonvulsivanti e miorilassanti). Alcune di queste terapie, come ad esempio i FANS, hanno rappresentato uno standard nel trattamento delle malattie reumatiche per la loro azione di miglioramento della sintomatologia dolorosa (azione sintomatica), pur con un impatto limitato sulla progressione della malattia; inoltre il loro uso regolare, in pazienti con preesistenti comorbidità, aumenta la probabilità di tossicità. Le malattie reumatiche sono malattie croniche che possono richiedere un trattamento analgesico sia a breve termine, ad esempio durante riacutizzazioni di malattia o nel periodo di attesa degli effetti dei farmaci di fondo quali DMARDs (*Disease Modifying Antirheumatic Drugs*), sia a lungo termine, ad esempio per danni articolari irreversibili o sviluppo di sindromi secondarie di dolore centrale come la fibromialgia.

Paracetamolo possiede attività analgesica, antipiretica ed una debole attività antiinfiammatoria. È usato per alleviare il dolore, ma non ha effetto sul gonfiore articolare. L'effetto analgesico del Paracetamolo si esplica a livello del sistema nervoso centrale attraverso l'inibizione di una isoforma dell'enzima ciclo ossigenasi. La dose di paracetamolo consigliata nell'adulto non deve superare i 3 gr nelle 24 ore (dose terapeutica 10 mg/kg per singola somministrazione) per la sua epatotossicità. Il Paracetamolo è usato da solo o in associazione con un oppioide: codeina (oppioide debole) oppure ossicodone (Colebatch et al., 2011).

FANS o NSAID (farmaci anti-infiammatori non steroidei) **per via orale o topica.** I NSAID (esempio ibuprofen, diclofenac, naproxen) ed i farmaci inibitori della COX2 (esempio rofecoxib, celecoxib e etoricoxib) hanno proprietà anti-infiammatorie (**Tabella 10.IX**) e analgesiche e molte persone affette da malattia reumatiche testimoniano la loro efficacia per il controllo della sintomatologia dolorosa e del gonfiore articolare. Non ci sono invece evidenze che gli anti-infiammatori non steroidei modifichino il decorso della malattia. Negli stadi precoci di malattia la persona può avere bisogno di alte dosi ma per dei brevi periodi; in seguito solo nei periodi "quando necessario"; se la necessità continua potrebbe essere segno che la malattia non è controllata adeguatamente con DMARD (*Disease Modifying Antirheumatic Drugs*) o farmaci biologici (NCC-CC, 2009).
Per i FANS ad uso topico sono disponibili convincenti prove di efficacia solo nell'artrosi della mano.

Per alcune decadi è stato chiaro che i FANS erano gravati da elevati svantaggi: tossicità gastro-intestinale (rischio di sanguinamento); tossicità ad altri sistemi come la funzione renale ed aggravamento dell'asma; interazioni con altri farmaci comunemente prescritti quali anticoagulanti (warfarin), diuretici e ACE-inibitori. L'uso di FANS va pertanto evitato in presenza di storia di ulcera del tratto gastrointestinale superiore sintomatica o complicata e nei pazienti con insufficienza renale cronica stadio 4-5 e con velocità di filtrato glomerulare <30 ml/min. Nei pazienti in trattamento cronico con aspirina per patologie cardiache, qualora necessario, è raccomandato

Tabella 10.IX Meccanismi algogeni dell'infiammazione

L'infiammazione possiede meccanismi algogeni specifici, spesso bersaglio delle terapie antidolorifiche.
Il rilascio di alcune sostanze nei tessuti è in grado di generare condizioni che portano ad avvertire dolore: sostanze quali la bradichinina, la serotonina, alcune **prostaglandine** e alcuni ioni positivi come gli ioni idrogeno H+ o gli ioni potassio K+, Un ruolo particolare sembra svolto dai recettori TRPV1 (recettori attivati dai vanilloidi), come dimostrato sperimentalmente dal fatto che le sostanze che li attivano, come ad esempio la capsaicina, inducono i classici segni dell'infiammazione (dolore, eritema, edema e calore).
Le citochine. Negli ultimi decenni sono stati identificati numerosi mediatori della cascata di eventi che portano all'infiammazione; un contributo importante è dato dalle chinine, un gruppo di sostanze, che oltre a svolgere un'azione pro-infiammatoria diretta, rappresenta l'innesco per la liberazione di numerosi altri mediatori dell'infiammazione quali le **citochine**. Sotto questo nome si identifica un gruppo di proteine e glicoproteine che può essere liberato da diverse cellule dell'organismo e che interviene sicuramente nelle reazioni infiammatorie collegate allo sviluppo di ipersensibilità agli stimoli dolorosi. Alcune citochine quali il **TNF (Tumor Necrosis Factor)** e diverse interleuchine aumentano la scarica delle fibre nocicettive in corso di infiammazione. Le citochine facilitano lo sviluppo di reazioni infiammatorie in vario modo:
- liberazione di ossido nitrico che contribuisce al processo infiammatorio attraverso l'induzione dell'ossido nitrico sintetasi;
- liberazione di sostanza P, un potente vasodilatatore, dalle terminazioni nervose;
- attivazione enzimi coinvolti nell'infiammazione quale la ciclossigenasi 2, meglio nota come COX-2.

Il TNF, prodotto dai macrofagi ma anche dai leucociti CD4+, i linfociti NK (Natural Killer) e i neuroni stessi, favorisce la reazione infiammatoria acuta e attiva le cellule immunitarie.
Stress ossidativo: si tratta di un accumulo di specie reattive derivate dall'ossigeno denominate con l'acronimo ROS (*Reacting Oxygen Species*) e appartenenti alla specie chimica definita radicali liberi. Nella fisiologica attività tissutale i sistemi di ossidazione/antiossidazione sono tendenzialmente in equilibrio tra di loro. Quando però un tessuto è interessato da un processo patologico spesso si verifica uno sbilanciamento a favore dei fenomeni ossidativi.
La formazione dei ROS rappresenta uno strumento di difesa, ma se essi persistono a lungo in sede lesionale possono innescare pericolosi meccanismi fisiopatologici fino a indurre ulteriori lesioni dei tessuti, con interessamento anche dei tessuti sani circostanti.
Infiammazione neurogena. Con tale termine si intende quell'insieme di fenomeni che porta alla liberazione di sostanze pro-infiammatorie e potenzialmente algogene in seguito all'attivazione antidromica di fibre nervose. In pratica, tutte le volte che un potenziale d'azione viaggia antidromicamente, cioè dalla fibra verso il recettore, una volta arrivato alla fine della corsa, a livello del recettore, esso è in grado di liberare sostanze pro-infiammatorie e potenzialmente algogene Diverse sostanze vengono liberate in corso di attivazione antidromica delle fibre C, ma quelle più note e studiate sono la sostanza P ed il CGRP (Calcitonin Gene Related Peptide).
In condizioni fisiologiche la liberazione di sostanza P e CGRP avviene solo da determinate fibre nervose, mentre in corso di infiammazione tali sostanze vengono liberate anche da fibre che normalmente non sono in grado di liberarle. Tutto questo contribuisce al mantenimento e all'amplificazione dei fenomeni infiammatori e pro-nocicettivi.

usare FANS non selettivi in combinazione ad una gastroprotezione, diversi dall'ibuprofene, che può ridurre l'effetto protettivo cardio-vascolare dell'aspirina (Hunt et al., 2007; NCC-CC, 2009).

Gli inibitori della ciclo-ossigenasi-2 (COX-2 inibitori) inibiscono la produzione di prostaglandine mediata dall'infiammazione COX2 mediata (**Tabella 10.IX**), ma consentono la produzione essenziale della prostaglandina (COX1 mediata). Questi ultimi farmaci, anche se inducono minore tossicità gastrointestinale rispetto ai tradizionali FANS non selettivi, sono stati associati ad un aumento del rischio cardiovascolare per il disequilibrio nel rapporto tra prostacicline e trombossano.

Nei pazienti ad alto rischio di effetti indesiderati gastrointestinali possono essere preferiti gli inibitori COX-2 ai FANS, ma il paziente deve essere informato dei rischi cardiovascolari associati a questa classe di farmaci.

Oppioidi. Il loro impiego può essere utile nei pazienti in cui gli antiinfiammatori (FANS) siano insufficienti o controindicati. L'uso degli oppiodi come trattamento del dolore cronico non da cancro è stato molto dibattuto e sotto-utilizzato. Recentemente vari studi hanno riportato i benefici derivanti dal loro utilizzo. Per i pazienti affetti da malattia reumatica con dolore persistente, ci sono pochi studi rispetto ai rischi/benefici di una terapia con oppiodi a lungo termine in questa popolazione. Le proprietà analgesiche degli oppiodi non dipendono dalla presenza di attività antinfiammatoria, ma sono teoricamente attrattivi come possibilità analgesiche nei pazienti con malattia reumatica che soffrono di dolore persistente. La presenza di recettori per gli oppiacei sui nervi afferenti periferici all'interno delle articolazioni suggerisce che gli oppioidi possono avere effetti analgesici periferici oltre a quelli centrali. Inoltre, le fibre nervose nocicettive intrarticolari possono contribuire all'infiammazione articolare attraverso il rilascio di sostanza P e peptide correlato al gene della calcitonina (CGRP - *calcitonin gene-related peptide* – potente peptide vasodilatatore e può intervenire nella trasmissione del dolore) che aumentano la possibilità che l'oppioide possa agire inibendo l'infiammazione articolare (Radner et al., 2012; Whittle et al., 2011).

Farmaci cortisonici. I Corticosteroidi, prodotti dalla parte corticale della ghiandola surrenale, vengono distinti sulla base della loro attività principale in: **glucocorticoidi** (attivi sul metabolismo dei carboidrati) e **mineralcorticoidi** (attivi sul metabolismo degli elettroliti). Il cortisolo, principale glucocorticoide naturale, è dotato sia di effetti sul metabolismo glucidico ed elettrolitico sia di attività infiammatoria. I diversi farmaci cortisonici si differenziano in base alla loro potenza e durata d'azione. Sono utilizzati sia nelle artriti come antiinfiammatori (soprattutto a basse dosi), che nelle connettiviti sistemiche e nelle vasculiti come immunosopressori (a dosi medio-alte). Possono essere somministrati per via orale, parenterale, transcutanea o anche intra o peri-articolare. Ai glucocorticoidi sono attribuiti numerose **tossicità o effetti avversi** (**Tabella 10.X**); rimangono comunque i farmaci di estrema importanza e utilità nella terapia dell'artrite reumatoide in quanto riducono l'attività di malattia sia nelle fasi iniziali che in quelle più avanzate della medesima (Saag et al., 2015).

La somministrazione dovrebbe avvenire **nelle prime ore del mattino**, momento nel quale è presente il fisiologico picco di produzione del cortisolo, associato al picco di espressione delle citochine infiammatorie. Tale modalità di somministrazione contribuisce a ridurre l'alterazione dei ritmi circadiani fisiologici della produzione del cortisolo. Recenti studi che riguardano i ritmi circadiani nella produzione del cortisolo evidenziano che l'alterata e inadeguata increzione di cortisolo nelle prime ore del mattino, dimostrata nei pazienti affetti da artrite reumatoide, determinano sintomi quali la rigidità al risveglio, che poi migliora durante la mattinata, quando gli effetti infiammatori mediati dal picco di produzione di citochine quali il TNF-alpha e la IL-6 vengono contrastati da quello del cortisolo. A tale riguardo è efficace una formulazione farmaceutica di prednisone in compresse a rilascio modificato (es. Lodotra®), che prevede l'assunzione del farmaco alla sera verso le 22.00, durante o dopo un pasto o spuntino serale, e la sua azione farmacologica intorno alle ore 3.00, in concomitanza con il picco circadiano delle citochine flogistiche.

Tabella 10.X Principali effetti avversi dei glucocorticoidi

Cutanei Assottigliamento cutaneo e porpora Ematomi e lacerazioni cutanee Alopecia Irsutismo Acne	**Occhio** Cataratta posteriore sub capsulare Aumento pressione intraoculare/glaucoma Esoftalmo
Cardiovascolari Aritmie Ipertensione Alterazioni lipoproteine sieriche Prematura aterosclerosi	**Renali** Ipovolemia Shift volume fluidi
Gastrointestinali Gastrite, Ulcera peptica Pancreatite Steatosi epatica Perforazione viscerale	**Genitourinario/riproduttivo** Amenorrea - Infertilità Ritardo crescita intrauterina
Osseo/muscolare Osteoporosi Osteonecrosi Miopatia	**Infezioni** Aumento rischio di infezioni comuni Herpes zoster
Neuro-pschiatrici Euforia Disforia/depressione Insonnia Manie/psicosi	**Endocrino** Diabete mellito Insufficienza ipotalamica-pituitaria-adrenergica

Gli effetti collaterali dei glucocorticoidi sono generalmente collegati alla dose media e all'effetto cumulativo della durata d'uso, sebbene per i maggiori effetti collaterali non è stata stabilita una soglia di dose o durata di trattamento. Esistono dati controversi rispetto alla relativa sicurezza dell'uso di corticosteroidi a "basso dosaggio" (minore o uguale a 10 mg di prednisone o equivalente) in condizioni croniche come l'artrite reumatoide. Molti studi hanno evidenziato che l'uso a lungo termine di glucocorticoidi anche bassi dosaggi è un predittore di effetti avversi seri e che questo rischio è dose e tempo indipendente.

I Glucocorticoidi usati nelle malattie croniche (prednisone o prednisolone) non hanno una significativa attività mineralcorticoide, andrenergica o estrogenica; cosicché, i loro maggiori effetti avversi derivano dall'inibizione della funzione ipotalamico-pituitario-adrenergico e con sviluppo di una sindrome di Cushing iatrogena. L'interruzione improvvisa di un trattamento steroideo in corso da tempo (anche dopo solo 3 settimane di terapia) può portare a un'*insufficienza surrenalica* acuta dovuta a un'atrofia dei surreni che può persistere nel tempo dopo la sospensione della terapia. È importante che il paziente sappia che una terapia con corticosteroidi va sospesa gradualmente scalando la dose in modo progressivo. La sospensione brusca può, infatti, dar luogo a un'insufficienza surrenalica da prolungata inibizione farmacologica della secrezione endogena di steroidi. Qualora il paziente dovesse sottoporsi a intervento chirurgico è possibile ridurre gradualmente la dose in previsione dell'operazione chirurgica così da attenuare la soppressione surrenalica.

L'*osteoporosi* è uno degli effetti collaterali più rilevanti della terapia a lungo termine con corticosteroidi, anche in caso di dosaggi ridotti. I soggetti più a rischio sono le donne in età post menopausale e i pazienti anziani con ridotta mobilizzazione (Jackson et al., 2007; De Nijs, 2008). L'azione negativa dei corticosteroidi si svolge soprattutto inibendo la funzione degli osteoblasti, le cellule che producono il tessuto osseo, ma anche inducendo l'apoptosi o morte cellulare programmata degli osteociti, le cellule del tessuto osseo formato. Inoltre i corticosteroidi possono negativizzare il bilancio calcico, riducendo l'assorbimento intestinale di calcio e aumentandone l'escrezione a livello renale. Questo spiega perché i pazienti in terapia con corticosteroidi sono a maggiore rischio di frattura dei soggetti non in terapia steroidea. L'osteoporosi da corticosteroidi può essere influenzata anche da comportamenti o condizioni fisiopatologiche a rischio come l'elevata assunzione di caffeina, l'iperparatiroidismo, l'ipertiroidismo, l'immobilità, l'uso eccessivo di alcol e tabacco, la dieta a contenuto basso di calcio, la menopausa, l'insufficienza renale e l'artrite reumatoide (Jackson et al., 2007; Woolf, 2007). La perdita di massa ossea ha inizio subito dopo l'inizio di una terapia corticosteroidea per via sistemica e si manifesta soprattutto nei primi 6 mesi di trattamento. Sulla base dei dati oggi disponibili non ci sarebbe invece un rischio di osteoporosi con la terapia steroidea per via inalatoria anche per lunghi periodi. La prevenzione dell'osteoporosi da terapia prolungata con corticosteroidi può prevedere l'uso di un bifosfonato, farmaci in grado di inibire il riassorbimento osseo, associato a un supplemento di calcio e vitamina D complessati. In ogni caso il paziente va invitato a seguire una dieta bilanciata con adeguato apporto di sali minerali, a limitare, se non eliminare, l'uso di alcol e tabacco e a fare, se possibile, un'attività fisica moderata (De Nijs, 2008; Woolf, 2007; Saag et al., 2015).

Alcune **informazioni utili** da fornire al **paziente in trattamento sistemico con corticosteroidi** sono:

- di norma i corticosteroidi sono somministrati in dose unica al mattino per rispettare il ritmo circadiano del cortisolo endogeno. In alcune situazioni cliniche come la polimialgia reumatica, può essere necessario suddividere la dose in 2 somministrazioni, la seconda va assunta nelle prime ore del pomeriggio. Se il paziente assume il prednisone a rilascio modificato indicare l'assunzione alla sera verso le 22 assieme ad un piccolo spuntino;
- l'assunzione a stomaco vuoto o pieno varia in base al tipo di corticosteroide assunto;
- la terapia con corticosteroidi va sospesa gradualmente scalando la dose in modo progressivo;
- ricordare al paziente di non interrompere mai la terapia, anche alla scomparsa dei sintomi, senza prima consultare il medico. Nelle terapie di lunga durata la sospensione brusca può

infatti dar luogo a un'insufficienza surrenalica da prolungata inibizione farmacologica della secrezione endogena di steroidi;
- in caso di dimenticanza della dose è importante che il paziente sappia di poterla assumere appena se ne ricorda. Non bisogna mai assumere 2 dosi insieme per compensare la dose dimenticata;
- i corticosteroidi possono provocare effetti mineralattivi come l'ipertensione arteriosa, la ritenzione di liquidi e di sodio e la perdita di potassio e calcio o metabolici come il diabete e l'osteoporosi. Il paziente dovrebbe essere informato di questi effetti collaterali a seconda del corticosteroide assunto;
- i pazienti con diabete conclamato o con un'intolleranza al glucosio o anche non diabetici e in terapia di lunga durata con corticosteroidi vanno sensibilizzati sul rischio di variazioni della glicemia indotto dalla terapia e invitati a sottoporsi a controlli periodici dell'equilibrio glicometabolico;
- nei pazienti a rischio di osteoporosi da terapia prolungata con corticosteroidi si può prevedere l'uso di un bifosfonato associato ad un supplemento di calcio e vitamina D. Inoltre è indicato consigliare al paziente di seguire una dieta bilanciata di sali minerali, evitare il fumo e le bevande alcoliche e di eseguire, se possibile, una costante attività fisica (Woolf, 2007).

I cortisonici (tramcinolone acetato e metilprednisolone acetato) a lunga durata di azione sono i farmaci più utilizzati per infiltrazione locale, via intra e peri-articolare, per riaccensioni infiammatorie. L'azione locale dei cortisonici riduce al minimo gli effetti collaterali, spesso provocati dalla somministrazione per via sistemica. Le infiltrazioni richiedono elevate condizioni di asepsi; esse sono controindicate in caso di sospetto di artrite settica, protesi articolari, fratture dei capi ossei articolari, alterazioni della coagulazione, diabete scompensato.

Farmaci antireumatici modificanti la malattia

I Farmaci DMARDs (Disease Modifying Antirheumatic Drugs) modificano l'andamento della malattia con lo scopo di indurre la remissione di processi patologici immunomediati, generalmente ad andamento cronico che caratterizzano l'artrite reumatoide, le spondiloartriti sieronegative, le connettiviti sistemiche e le vasculiti. I farmaci immunosoppressori agiscono in generale attraverso meccanismi di citotossicità, che portano all'inibizione della proliferazione di cellule immunocompetenti attivate, soprattutto linfociti. Possono produrre molteplici effetti collaterali che dipendono dalla molecola, dalla dose, via di somministrazione e condizioni cliniche del paziente. Si segnalano alterazioni della crasi ematica quali leucopenia, anemia e piastrinopenia, lesioni cutanee, alopecia, disturbi gastrointestinali, alterazione della funzione riproduttiva, aumentato rischio di infezioni e tossicità d'organo/renale.

I DMARDs vengono anche chiamati farmaci "di fondo" e comprendono il metotrexate, la sulfasalazina (Azulfidine), gli antimalarici (Plaquenil e altri), la leflunomide (Arava), l'azatioprina (Imuran). L'uso precoce di DMARDs è considerate cruciale per evitare l'artrite persistente e erosiva. Essi richiedono da 2 a 6 mesi per esercitare il loro effetto massimo, con attento monitoraggio del paziente. Hanno dimostrato di essere efficaci sia nel trattamento della forma precoce sia di quella più tardiva di Artrite reumatoide che rimane attiva. La scelta del farmaco dipende dalla condizione del paziente, dall'attività della malattia, dalla presenza di comorbidità e dall'insorgenza di eventuale tossicità.

L'esperienza clinica supporta l'uso del Metotrexato (MTX) come DMARD di scelta in assenza di controindicazioni (es. insufficienza epatica, abuso di alcool, gravidanza, malattie polmonari).

Il metotrexato (MTX) è una molecola antagonista della sintesi dell'acido folico che influenza la risposta immunitaria dell'individuo, interferisce con la sintesi e la riparazione del DNA cellulare e la replicazione della cellula stessa.

L'azione citotossica della molecola è strettamente legata al ciclo cellulare e si esplica durante la sintesi del RNA e del DNA, cioè durante la fase S del ciclo delle cellule. È un farmaco utilizzato nella terapia del cancro, a dosi più basse si è dimostrato essere efficace nel trattamento di alcune malattie reumatiche per meccanismi diversi da quelli provocati da alte dosi. Il farmaco viene metabolizzato nel fegato ed i suoi metaboliti sono secreti con le urine. Al fine di ridurre la sua tossicità mantenendone l'efficacia al paziente, è prescritto un supplemento di acido folico 24 ore dopo l'assunzione del metotrexato. Gli effetti collaterali del farmaco sono maggiori nei primi mesi di trattamento, i più comuni sono gli effetti gastrointestinali come nausea, vomito e perdita di peso, che generalmente migliorano con la riduzione della dose, il supplemento di acido folico e la modifica della via di somministrazione. Il farmaco può anche causare alopecia, fotosensibilità e vasculite cutanea, soprattutto agli arti inferiori.

La tossicità ematologica con leucopenia, anemia macrocitica e piastrinopenia può avvenire nel 3-5% dei casi. Il paziente può inoltre avvertire durante il trattamento astenia, mialgia e cefalea. I pazienti giovani devono essere informati che il trattamento può causare la riduzione del numero di spermatozoi, disfunzione ovarica e che il farmaco è teratogeno, pertanto è necessario una terapia anticoncezionale nella età fertile; nella pianificazione di una gravidanza il methotrexato va sospeso almeno 3 mesi prima del concepimento (CCN-CC, 2009; Donahue et al., 2012).

Leflunomide (Arava®) è un antagonista della pirimidina, nasce come farmaco antileucemico e in seguito per le proprietà sui fenomeni infiammatori trova indicazione per alcune malattie reumatiche. Ha una lunga emivita (1-4 settimane), la somministrazione è iniziata al dosaggio di 10 a 20 mg /al giorno per via orale. L'effetto collaterale della diarrea risponde alla riduzione della dose e frequentemente si utilizzano dosi di leflunomide di 10 a 20 mg da tre a cinque volte alla settimana. Inoltre, a causa della sua lunga emivita e la potenziale teratogenicità, le donne, che desiderano una gravidanza e che hanno ricevuto precedentemente leflunomide, anche se la terapia è stata interrotta anni fa, dovrebbero essere sottoposte a determinazione dei livelli ematici. Se si verifica tossicità o se viene presa in considerazione la gravidanza, la leflunomide può essere rapidamente eliminata dall'organismo mediante trattamento con colestiramina. Durante il trattamento con leflunomide va fatto un monitoraggio di laboratorio della tossicità ematologica ed epatica (CCN-CC, 2009; Donahue et al., 2012).

Farmaci antimalarici. Comprendono idrossiclorochina (Plaquenil®) e clorochina. Agiscono riducendo l'espressione dei recettori e l'elaborazione degli antigeni da parte delle cellule immunocompetenti, dall'altro inibendo la sintesi di prostaglandine e di citochine proinfiammatorie. Vengono somministrati per via orale e sono usualmente ben tollerati, provocano raramente disturbi gastrointestinali e rash cutanei. A lungo termine possono causare una retinopatia causa di disturbi visivi, pertanto è consigliato un controllo oculistico annuale. Questi farmaci sono spesso usati in combinazione con altri DMARDs, in particolare metotrexato (CCN-CC, 2009; Donahu et al., 2012).

Sulfasalazina (Salazopyrin®) è stato il DMARD più comunemente utilizzato in Europa. Agisce con un effetto antiinfiammatorio, attraverso l'inibizione della sintesi di prostaglandine e leucotrieni, e con una azione immunomodulante mediata dalla riduzione di alcune funzioni dei linfociti T e B. Provoca spesso disturbi gastrointestinali, epatotossicità o lesioni cutanee.

Farmaci biologici

Sono stati sintetizzati negli ultimi anni con tecniche di bioingegneria molecolare. Con il termine "biologici" si intendono anticorpi monoclonali o piccole molecole che interagiscono in modo specifico con i mediatori del processo infiammatorio ed autoimmune o con le cellule del sistema immunitario, responsabili della patogenesi della malattia.

Il primo e più nutrito gruppo di farmaci biologici sono rappresentati dagli inibitori delle citochine proinfiammatorie TNF-α (TNF-Tumor Necrosis Factor) ed IL-1 (Interleuchina); alcuni farmaci agiscono prevalentemente sul TNF-α (Infliximab, Adalimumab, Etanercept, Certolizumab, Golimumab). Più recentemente sono diventate disponibili molecole in grado di bloccare i linfociti B produttori di autoanticorpi (Rituximab), di interferire con l'attivazione dei T-linfociti (Abatacept), di bloccare l'interleuchina 6 (Tocilizumab). Ulteriori molecole sono in fase avanzata di sviluppo e sono prossime ad entrare nei prontuari terapeutici.

Le loro principali indicazioni sono: l'artrite reumatoide che non abbia risposto ad almeno un farmaco "di fondo" tradizionale, l'artrite psoriasica e la spondilite anchilosante. Rappresentano la grande novità terapeutica degli ultimi anni poiché in grado di indurre un soddisfacente controllo dell'Artrite reumatoide in un elevato numero di malati anche quando si sia osservato fallimento dei DMARDs: questi ultimi (prevalentemente il Methotrexate) vengono generalmente mantenuti in associazione ai farmaci biologici per potenziarne l'azione o per prevenire il calo di efficacia nel tempo. Richiedono un'attenta valutazione infettivologica preliminare alla loro somministrazione, in quanto possono provocare la riaccensione della TBC o dell'epatite B e favorire l'insorgenza di infezioni batteriche (CCN-CC, 2009; Donahue et al., 2012).

Questi farmaci sono somministrabili per via endovenosa solo in regime ospedaliero o per via sottocutanea a domicilio. Se la remissione è raggiunta nelle fasi precoci della malattia, è possibile giungere fino alla sospensione dei biologici; se invece non vi è risposta adeguata ad una prima linea di terapia con farmaci biologici, si può effettuare uno *switch* con un farmaco della stessa classe (esempio altro farmaco anti-TNF alfa) o con un farmaco dotato di un meccanismo d'azione diverso. Grazie all'impiego dei farmaci biologici è spesso possibile sospendere o ridurre la dose dello steroide, assistendo così ad una minore incidenza di effetti collaterali legati alla terapia protratta quali ad esempio aumento del peso, cataratta, osteoporosi, intolleranza glucidica o diabete mellito.

I pazienti in trattamento con farmaci biologici necessitano di essere valutati ogni tre mesi dal punto di vista clinico e laboratoristico (emocromo, funzionalità epatica e renale, indici biologici di flogosi) per monitorare la risposta al trattamento e valutare l'eventuale comparsa di eventuali effetti collaterali.

Farmaci Biosimilari. In accordo con la più recente definizione EMA (23 Ottobre 2014 CHMP/437/04 Rev 1) con il termine "biosimilare" si indica un farmaco biologico che contiene una versione del principio attivo già autorizzato di un farmaco biologico in EEA (medicinale di riferimento o originatore). Un approfondito e accurato esercizio di comparabilità sancisce la similarità del biosimilare al medicinale di riferimento in termini di qualità, attività biologica, efficacia e sicurezza clinica. L'Agenzia europea dei medicinali (European Medicines Agency, EMA) ha recentemente approvato il primo anticorpo monoclonale biosimilare di infliximab (CT-P13) per il trattamento dell'artrite reumatoide, spondilite anchilosante, malattia di Crohn, colite ulcerosa, artrite psoriasica e psoriasi (EPAR, 2013). Le recenti linee guida EULAR 2013 (Smolen, 2014) per la gestione del paziente affetto da artrite reumatoide considerano l'infliximab biosimilare al pari dell'originatore, avendo dimostrato lo stesso profilo di efficacia e sicurezza.

Effetti collaterali-indesiderati dei farmaci biologici. I pazienti in trattamento con anti-TNF sviluppano più facilmente problemi dermatologici come infezioni cutanee, che rappresentano il 15-20% delle infezioni diagnosticate durante trattamento con anti-TNF, eczema e eruzioni.
Le reazioni da infusione (abatacept, infliximab, rituximab, tocilizumab) **e quelle del sito di iniezione** (adalimumab, anakinra, certolizumab, etanercept, golimumab, tocilizumab, abatacept) sono le due più comuni e consistenti eventi avversi riportati. Complessivamente lo 0.5% dei pazienti trattati con infliximab ha presentato una reazione acuta di grado severo che assomigliava ad una condizione di anafilassi acuta o ha portato a convulsioni (Donahue et al., 2012). Le reazioni nel sito di iniezione si manifestano con rossore, bruciore e prurito. Queste reazioni tendono più spesso ad autorisolversi e richiedono al massimo terapia topica con corticosteroidi o antistaminici per via orale; raramente determinano la sospensione del trattamento.

I farmaci biologici determinano un aumentato **rischio infettivo**. Le infezioni delle vie respiratorie, ad eziopatogenesi batterica, virale o micotica, sono più comuni e possono manifestarsi sia in forma lieve sia severa, richiedendo una sospensione temporanea, nei casi più gravi definitiva, del trattamento in atto. Per tale motivo al paziente è suggerito di sottoporsi a vaccinazione anti-influenzale a cadenza annuale e vaccinazione anti-pneumococcica a cadenza quinquennale. Data la potente attività immunosoppressiva dei farmaci biologici, la loro somministrazione deve essere preceduta da uno screening per infezione tubercolare latente: convenzionalmente, vengono eseguite la radiografia del torace in due proiezioni e l'intradermoreazione secondo Mantoux e/o Quantiferon TB gold, riservando l'utilizzo della TAC del torace per la valutazione di secondo livello di pazienti selezionati. Qualora il paziente risulti positivo per TBC latente, o nei casi dubbi, si ricorre alla profilassi antitubercolare, di norma attuata con isoniazide o rifampicina, e già dopo un mese di terapia può essere intrapreso il trattamento biologico. Nei pazienti con infezione da HCV non è ancora noto l'effetto di questi farmaci. È indispensabile una valutazione completa dei marcatori del virus B prima di iniziare la terapia: nei pazienti esposti a tale virus, infatti, il trattamento con farmaci biologici può essere controindicato o richiedere profilassi antivirale.

Le informazioni disponibili sulla sicurezza di questi farmaci in **gravidanza** sono esigue per poter trarre affermazioni conclusive, pertanto è consigliabile sospendere preventivamente il trattamento con biologici, con le tempistiche suggerite dalle schede tecniche dei singoli farmaci prima di pianificare la gravidanza. All'accertamento dello stato di gravidanza, il farmaco eventualmente in corso va sospeso. Nonostante l'escrezione dei farmaci biologici nel latte materno sia abbastanza trascurabile, non esistono ancora dati certi su un'eventuale tossicità per il neonato per cui si consiglia di riprendere la terapia al termine dell'allattamento.

Poiché i farmaci inibiscono parzialmente l'attività del sistema immunitario, rilevante nel combattere lo sviluppo di tumori, è teoricamente possibile che il loro utilizzo, in particolare per periodi prolungati e ad alte dosi possa causare un **aumento della frequenza di tumori**. Dai dati disponibili, riferiti prevalentemente ai farmaci biologici anti-TNFα, anticorpi monoclonali diretti contro il TNF-α, il rischio neoplastico non risulta aumentato. Vi sono scarse segnalazioni su un incrementato rischio per i tumori cutanei (diversi dal melanoma) e, solo in certi casi, per il melanoma. Nei soggetti con precedenti neoplasie, vi sono poche informazioni disponibili: pertanto l'uso di queste terapie può essere considerato, con cautela, in pazienti liberi da tumore da almeno 5 anni.

Terapie fisiche e riabilitative

Le terapie fisiche integrano le terapie farmacologiche e affiancano le metodiche riabilitative. Utilizzano diversi tipi di energie per ottenere effetti terapeutici: calore, ultrasuoni, correnti elettriche, raggi laser, campi magnetici. Vengono effettuate a cicli di sedute di diversa durata; la maggior parte prevede una applicazione localizzata dell'apparato locomotore per ottenere effetti antalgico, miorilassante, anti-edemigeno e anti-infiammatorio.

Fra le malattie reumatiche le principali indicazioni al loro impiego sono i reumatismi extra-articolari localizzati. Inoltre le terapie fisiche vengono utilizzate nelle reumoartropatie degenerative e infiammatorie. Per molte terapie fisiche mancano evidenze scientifiche a supporto della loro reale efficacia, ma i pazienti riferiscono di trarne un beneficio (Cozzi in Spadaro et al., 2009).

Termoterapia. Le forme più comuni sono la Marconi e la Radarterapia, le cui onde elettromagnetiche producono calore in zone profonde del corpo. Indicazioni a tali terapie sono le riacutizzazioni dolorose localizzate di reumoatropatie degenerative.

Ultrasuonoterapia. A bassa frequenza gli ultrasuoni producono vibrazioni che nei tessuti determinano un effetto termico e meccanico; ad alta frequenza determinano un intenso effetto meccanico e sono definiti "onde d'urto". Esplicano un effetto antalgico sui neuroni nocicettivi, decontratturante sulla muscolatura locale, vibrinolitico ed anti-infiammatorio sui tessuti. Indicazione principale a questa forma di terapia fisica sono le tendiniti, soprattutto se complicate da microcalcificazioni, e altri reumatismi extra-articolari localizzati come ad esempio borsiti.

Elettroterapia. Utilizza le correnti elettriche con diverse modalità di applicazione; le più impiegate nel trattamento delle malattie reumatiche sono la TENS (elettrostimolazione nervosa transcutanea) e la ionoforesi. La TENS può essere eseguita con piccoli apparecchi anche a domicilio dal paziente come terapia locale del dolore. La Ionoforesi sfrutta il passaggio di una corrente continua in un mezzo liquido per trasportare e favorire la penetrazione transdermica di farmaci anti-infiammatori.

Laserterapia. Sfrutta gli effetti dei raggi laser ed ha un effetto soprattutto antalgico, agendo sulle terminazioni nervose e provocando innalzamento della soglia del dolore; esplica inoltre una azione anti-infiammatoria ed anti-edemigena locale. È utilizzata nel trattamento di reumatismi extra-articolari localizzati, esempio tendiniti.

Magnetoterapia. Sfrutta gli effetti biologici dell'applicazione di campi magnetici, stimola la circolazione e il trofismo dei tessuti e ha un'azione analgesica.

Massoterapia. È praticata con tecniche manuali di massaggio, l'effetto è miorilassante e quindi utile per trattare contratture muscolari antalgiche.

La riabilitazione nelle malattie reumatiche risulta di estrema necessità e complessità in quanto, pur diverse tra loro per eziologia, gravità e decorso, creano notevole disabilità sia nelle attività quotidiane sia in quelle socio-economiche e lavorative. Nel trattamento dei malati reumatici la riabilitazione mira a ripristinare la funzione e a contrastare la disabilità. Le manovre riabilitative si affiancano alla terapia farmacologica non appena è cessata la fase di riaccensione algica o infiammatoria e diventano sempre più intense mano a mano che le lesioni organiche regrediscono e le condizioni del paziente migliorano. Le metodiche di riabilitazione globale tendono al recupero completo del paziente sia fisico sia psichico e comprendono per esempio: la rieducazione posturale globale, il biofeedback, le ginnastiche dolci e molte altre. Le tecniche di riabilitazione segmentaria tendono al recupero funzionale di una parte dell'apparato locomotore colpito da un processo degenerativo motorio o infiammatorio e sono molteplici. Le tecniche più utilizzate con i malati reumatici sono quelle chinesiterapiche: esercizi di mobilizzazione passiva e attiva, esercizi di rinforzo muscolare, di allungamento per vincere la rigidità dei muscoli ed esercizi respiratori per la gabbia toracica.

Artrite reumatoide

L'artrite reumatoide è una malattia infiammatoria cronica ad eziologia ignota, caratterizzata da una infiammazione persistente delle membrane sinoviali che interessa grandi e piccole articolazioni, spesso in modo simmetrico. La flogosi reumatoide può comunque estendersi ad interessare molti altri organi ed apparati quali cute, occhio, polmoni, rene, apparato cardiovascolare, sistema nervoso ed ematopoietico. Questa malattia si associa inoltre ad un aumento del rischio cardiovascolare globale.

Recenti studi epidemiologici, condotti sulla popolazione italiana di età ≥ 18 anni, indicano che la prevalenza e l'incidenza di tale malattia sono rispettivamente di 0.41% e 35 casi per 100.000 abitanti per anno (Rossini et al., 2014). Le donne sono colpite da 2 a 3 volte più frequentemente degli uomini. La malattia può esordire a qualsiasi età, anche se la fascia più comunemente interessata è quella tra 30-60 anni (Alamanos & Drosos, 2005).

Eziopatogenesi

Non è completamente nota. Si ritiene che l'interazione tra i fattori genetici e quelli ambientali inneschi il processo autoimmune, con la conseguente attivazione del sistema immunitario di tipo cellulare ed umorale. In un secondo momento subentra poi un processo di auto-mantenimento dell'infiammazione con cronicizzazione della malattia. In particolare il tessuto sinoviale è sede di una intensa reazione infiammatoria cronica, caratterizzata da un infiltrato di cellule prevalentemente mononucleate (linfociti T e B e macrofagi) che producono una grande quantità di citochine, tra le quali viene oggi evidenziato il ruolo fondamentale giocato da Tumor Necrosis Factor α (TNF-α) e Interleuchina-6 (IL-6). In particolare, il TNF-α sembra importante nei circuiti di mantenimento e cronicizzazione dell'infiammazione e nello stimolare la produzione di enzimi che digeriscono e danneggiano il tessuto cartilagineo ed osseo. Infatti, la sinovia infiammata tende a proliferare e ad assumere un atteggiamento localmente aggressivo determinando danni alla cartilagine, erosioni ossee e, nel tempo, rottura della capsula e delle strutture tendinee. L'esito

finale del processo non trattato è la perdita irreversibile della funzione articolare, con deformità e anchilosi.
Nell'eziopalogenesi i fattori genetici giocano un ruolo importante.
L'uso di contraccettivi orali si associa a una diminuzione dell'incidenza di AR: poiché questa riduzione sembra maggiore con l'uso di contraccettivi orali che hanno un elevato contenuto di estrogeni, si ipotizza che gli estrogeni siano responsabili di questo effetto protettivo. Il fumo si associa a un significativo aumento del rischio di sviluppare artrite reumatoide. Recentemente è stato segnalato anche che il consumo di caffè decaffeinato è un fattore di rischio per lo sviluppo di artrite reumatoide. Gli agenti ambientali hanno un ruolo scatenante: è probabile che un trigger di verosimile natura infettiva dia il via al processo autoimmune che causa e mantiene la malattia.

Manifestazioni cliniche

L'artrite reumatoide si può manifestare in diversi modi e con diversi pattern di coinvolgimento articolare. L'esordio può essere acuto, manifestandosi in pochi giorni, subdolo. La forma più comune di artrite reumatoide, riscontrabile in circa due terzi dei pazienti, ha **un esordio graduale e insidioso** con artralgie che durano settimane o mesi a cui poi si associa una flogosi articolare simmetrica e progressiva e astenia. In un terzo dei pazienti l'esordio della malattia è invece **acuto** con simultaneo interessamento di piccole e grandi articolazioni, associato ad una importante limitazione funzionale.

Il decorso dell'artrite reumatoide è comunque assai eterogeneo: alcuni pazienti possono sviluppare forme di moderata gravità, con minima progressione del danno ed anche fasi di spontanea remissione dei sintomi. In altri e più frequenti casi, invece, la malattia si manifesta determinando un coinvolgimento poliarticolare progressivo senza fasi di remissione e con severo deficit funzionale.

L'artrite reumatoide è una malattia cronica caratterizzata dal coinvolgimento di **più articolazioni** contemporaneamente e con distribuzione **bilaterale e simmetrica** (poliartrite bilaterale simmetrica) ad andamento centripeto, a partire in genere dalle piccole articolazioni di mani e piedi per poi interessare successivamente le articolazioni più prossimali; con risparmio generalmente dello scheletro assiale ad eccezione della colonna vertebrale cervicale. Il decorso è progressivo ed ha **carattere aggiuntivo**, ossia tende, ad ogni riacutizzazione, a interessare nuove articolazioni in aggiunta alle precedenti.

Per il suo carattere sistemico può produrre manifestazioni extra-articolari e sintomi generali quali astenia, mialgie, febbricola, calo ponderale e perdita di appetito.

Manifestazioni articolari. La manifestazione clinica più comune è il dolore a carico delle articolazioni interessate dalla malattia, si presenta come spontaneo, continuo, peggiorato dall'uso dell'articolazione. Frequentemente il paziente riferisce rigidità generalizzata, di durata superiore a un'ora, più pronunciata dopo lunga inattività e in particolare presente il mattino. Il principale segno clinico è il gonfiore delle articolazioni, causato dal versamento accumulatosi nelle articolazioni interessate, dall'ipertrofia della membrana sinoviale e dall'edema che si forma nei tessuti periarticolari. Tale sintomatologia può portare a deformità e può interferire negativamente con le attività della vita quotidiana. Dal punto di vista clinico l'infiammazione sinoviale determina un quadro di artrite franca che si manifesta clinicamente con tumefazione, rossore e aumento della temperatura locale al tatto, dolorabilità spiccata e limitazione funzionale a carico dell'articolazione interessata. Più frequentemente sono interessate le articolazioni interfalangee prossimali e metacarpofalangee a carico di mani e piedi in modo simmetrico con esclusione delle interfalangee distali (Fleming, Benn, Corbett, Wood, 1976). Più tardivamente sono coinvolti i polsi, le ginocchia, le spalle, le anche, la colonna cervicale (in particolare l'articolazione atlanto-odontoidea) e le articolazioni temporo-mandibolari. Possono inoltre comparire borsiti e tenosinoviti per interessamento delle strutture periarticolari.

Con il persistere del processo infiammatorio, si possono manifestare deformità articolari caratteristiche (**Figura 10.4**), determinate da lassità dei tessuti molli di supporto, indebolimento o distruzione della cartilagine articolare, dei legamenti, dei tendini o della capsula articolare. Attualmente è comunque raro assistere a quadri clinici severi di deformità articolari per la possibilità sempre maggiore di ottenere una diagnosi precoce che permette poi di intraprendere un trattamento farmacologico altrettanto precoce.

Manifestazioni extra-articolari. L'artrite reumatoide è una malattia sistemica che spesso presenta manifestazioni extra-articolari, riscontrabili dal 17,8% al 40.9% dei pazienti e nel 1,5%-21,5% di questi sono forme severe (Drosos et al., 1992). Possono essere presenti **sintomi sistemici** quali astenia, facile affaticabilità, calo ponderale ed anoressia, mentre è raro assistere ad episodi febbrili. I noduli reumatoidi sono la manifestazione extra-articolare più comune, si osservano nel 25% dei pazienti, e la loro presenza indica la forma più aggressiva di artrite. Sono noduli sottocutanei, a patogenesi ignota, con diametro > 5 mm di consistenza dura, dolenti e mobili; tipicamente si localizzano nelle prominenze ossee, sulle superfici estensorie come l'olecrano ed in prossimità delle articolazioni (Ziff, 1990).

Altre manifestazioni extra-articolari sono la malattia interstiziale delle piccole vie aeree, vasculite, aterosclerosi con aumento del rischio cardiovascolare, pericardite, sclerite, cheratocongiuntivite secca, nefrite interstiziale, glomerulonefrite e neuropatie.

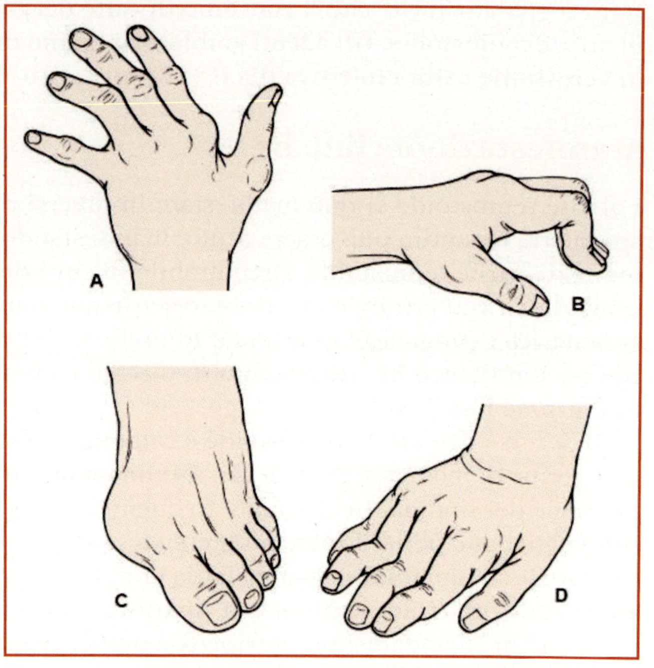

Figura 10.4 Deformità tipiche dell'artrite reumatoide.

Indagini diagnostiche per la conferma dell'artrite reumatoide

Quando il paziente presenta segni e sintomi sospetti per un'artrite reumatoide, è necessario proseguire l'iter diagnostico mediante l'esecuzione di esami di laboratorio e strumentali.

Esami di laboratorio. Il laboratorio assume un ruolo di primo piano nella diagnostica differenziale dell'artrite reumatoide, nella valutazione del grado di attività di malattia e della prognosi, e nel monitoraggio della terapia farmacologica.

Il **fattore reumatoide (FR)** è presente nella maggior parte dei pazienti (75-80%), ma la sua sola positività non permette di fare diagnosi di artrite reumatoide. Gli anticorpi anti-peptide citrullinati (anticorpi anti-CCP sono anticorpi di classe IgG diretti contro la citrullina, aminoacido atipico riscontrabile nella sinovia dei pazienti con artrite reumatoide) hanno una bassa sensibilità (50-70%), ma specificità elevata (95-98%) (Farheen & Agarwal, 2011), per cui la loro positività, se associata ad elementi clinici suggestivi, è di grande aiuto nella diagnosi differenziale. La contemporanea presenza di FR e anti-CCP ha una specificità ed un valore predittivo positivo vicino al 100%. Questi test hanno un ruolo diagnostico, ma non sono utili in fase di follow-up. **Gli indici biologici di flogosi (VES, PCR)** sono generalmente aumentati nelle fasi acute, rivelandosi utili nella valutazione dell'attività di malattia e nella risposta alla terapia farmacologica in atto.

L'esame del liquido sinoviale trova una qualche utilità nelle forme ad interessamento monoarticolare, soprattutto ai fini di escludere altre complicanze o malattie come per esempio infettive. Il liquido sinoviale prelevato in pazienti con artrite reumatoide è in genere poco viscoso (gocciola

dall'ago), ricco di leucociti (tra 2000 e 50000 elementi/mmc), a volte positivo per la ricerca di autoanticorpi. Sono invece assenti i cristalli di acido urico o di sali di calcio e la coltura è sterile.
Diagnostica per immagini. La diagnostica per immagini è un ausilio fondamentale nella diagnosi e nel follow-up dell'artrite reumatoide. La radiologia tradizionale (Ikeda et al., 2013) è la tecnica di riferimento per la rilevazione qualitativa e quantitativa del danno articolare, oltre che per la valutazione della progressione del danno nel tempo. Tipico è il riscontro delle erosioni marginali che sono il segno più significativo e caratteristico di malattia e documentano inequivocabilmente l'atteggiamento aggressivo della membrana sinoviale infiammata. L'ecografia articolare (Mandl et al., 2014) e **la risonanza magnetica** (Boutry et al., 2007) sono metodiche di recente impiego utili per identificare precocemente il danno a livello articolare e delle strutture periarticolari (tendini).

Criteri diagnostici

Anche se la storia dei sintomi articolari (artralgie) riferita dal paziente è importante, per porre diagnosi di AR all'esame obiettivo articolare devono essere presenti segni di infiammazione (tumefazione e/o calore). Spesso è presente una rigidità articolare al mattino della durata superiore a 30 minuti, che poi tende a risolversi spontaneamente nell'arco della giornata: questa è una caratteristica importante dell'AR, ed il quantificarla è un modo per misurare il miglioramento. La rigidità è alleviata dal calore e dall'attività, e il ridurre o eliminare la rigidità articolare è un obiettivo della terapia.

Nel 2010 le società europea ed americana di reumatologia hanno stilato un set di criteri con lo scopo di rendere omogenea la classificazione dei pazienti con artrite infiammatoria. I principali elementi da valutare per la diagnosi sono clinici (numero e sede delle articolazioni nelle quali si rilevano segni d'infiammazione; durata della sintomatologia articolare) e laboratoristici (FR e anti-CCP, indici di flogosi ossia VES e PCR), mentre è stata finora attribuita minore importanza diagnostica alle tecniche di imaging (Aletaha et al., 2010).

Terapia dell'artrite reumatoide

Trattamento farmacologico dell'artrite reumatoide. La terapia dell'artrite reumatoide deve essere intrapresa precocemente, meglio se la malattia dura da meno di 6 mesi, al fine di prevenire la disabilità a breve e a lungo termine.

Gli obiettivi della terapia sono descritti nella **Tabella 10.XI**.

Per la sintomatologia dolorosa, legata alla componente artritica, è necessario intraprendere subito un trattamento sintomatico che va comunque integrato nel più breve tempo possibile con una terapia di fondo per l'artrite reumatoide. Le linee guida suggeriscono che in prima istanza va valutato l'impiego, in monoterapia o in associazione, di farmaci appartenenti al gruppo dei DMARDs (*Disease Modifying Antirheumatic Drugs*). Nei pazienti che non rispondono al trattamento o nella situazione di un'artrite reumatoide di recente diagnosi ad

Tabella 10.XI Obiettivi della terapia dell'Artrite Reumatoide

Ridurre l'intensità del dolore controllando e spegnendo il processo infiammatorio	Anti-infiammatori non steroidei (FANS) e steroidei (Corticonici)
Bloccare il processo distruttivo delle strutture articolari, ottenendo la remissione della malattia	DMARDs-SM Farmaci biologici DMARDs-BT
Ridurre o bloccare la comparsa di comorbidità	Le più frequenti comorbidità sono l'osteoporosi e la patologia cardiovascolare, secondarie all'artrite reumatoide e alla terapia steroidea protratta per più di 3 mesi. Si consiglia profilassi per osteoporosi e monitoraggio della densitometria ossea
Recuperare la funzione ed impedire la perdita di capacità lavorativa	Riabilitazione articolare-neuromuscolare con programma di terapia occupazionale ed economia articolare; eventuale chirurgia ortopedica

esordio severo, può essere fortemente considerata una terapia di associazione tra DMARDs e farmaci biologici (Smolen et al., 2014).

Gestione assistenziale della persona con artrite reumatoide

Valutazione e obiettivi assistenziali

La comprensione delle caratteristiche e delle manifestazioni dei sintomi che caratterizzano le fasi di malattia dell'artrite reumatoide è di notevole importanza. Esplorare l'esperienza dei sintomi permette di valutare l'attività della malattia e distinguere l'artrite reumatoide da altri tipi di artriti di tipo infiammatorio. Pertanto, gonfiore, edema e dolore a livello articolare sono le caratteristiche principali delle misure di attività della malattia e sono quindi considerati parametri per valutare i cambiamenti nell'attività stessa di malattia. Vi sono inoltre una serie di sintomi, che meritano di essere riconosciuti, che caratterizzano i periodi di peggioramento dell'attività della malattia, tra cui disturbi del sonno, disturbi sistemici, rigidità, stress emotivo e riduzione della partecipazione alla vita sociale.

Esplorare la percezione del dolore, gonfiore e della rigidità articolare. Il dolore è il sintomo più percepito dal paziente affetto da artrite reumatoide, si presenta prevalentemente di notte e al mattino, si accompagna a rigidità articolare mattutina che dura più di un'ora; dolore e rigidità si alleviano con l'attività. Le principali articolazioni devono essere valutate attraverso la digito-pressione e durante l'escursione articolare fisiologica (*Range of Motion - ROM*). La valutazione del dolore deve considerare la dimensione dell'intensità, localizzazione/i (multipli siti), interferenza con elementi di vita quotidiana, i fattori scatenanti e allevianti, le azioni e i trattamenti farmacologici ritenuti più efficaci dal paziente. I pazienti con AR frequentemente accettano il dolore come un sintomo inevitabile della malattia, pertanto è necessario esplorare le loro concezioni e attese rispetto alla sua gestione per evitare che si instauri un circolo vizioso del dolore con altri sintomi come rappresentato nella **Figura 10.5** (Bands, 2007; Gong et al., 2013). Oltre all'utilizzo di strumenti per l'accertamento dell'intensità del dolore come VAS e NRS, in campo reumatologico vi sono strumenti specifici e multidimensionali, i più utilizzati sono Arthritis Index Measurement Scale (AIMS2) e l'Health Assessment Questionnaire (HAQ) (Ranza et al., 1993) che esplorano mobilità, destrezza, funzionalità delle braccia, attività fisica, attività quotidiane, dolore, ansia.

Il dolore è spesso descritto dai pazienti come "lieve", "vago", e "invalidante", il che rende molto difficile capire la sua causa, infatti spesso lo attribuiscono allo sforzo o a traumi minori; in altri studi la vaghezza del sintomo viene descritta come *"dolenzie di tutti i giorni e fastidio di fondo"*. Questi primi sintomi aggravandosi portano ad una compromissione funzionale. Un paziente ha narrato la sua esperienza con le seguenti parole *"Quando mi alzavo la mattina i miei piedi erano così dolenti che non potevo stare in piedi. Dovevo trascinarmi fuori dal letto sul sedere con i gomiti per entrare nel bagno. Ho*

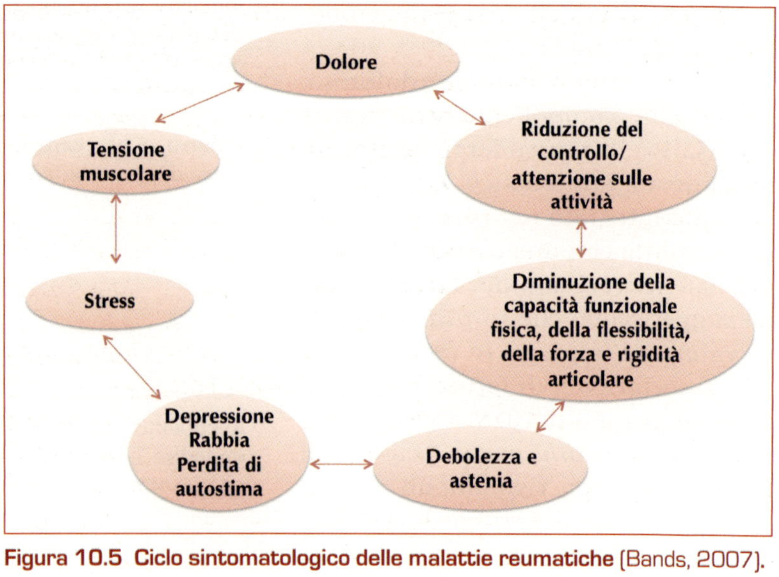

Figura 10.5 Ciclo sintomatologico delle malattie reumatiche (Bands, 2007).

imparato a regolare i rubinetti con i gomiti ". Il dolore descritto dai pazienti è quello ai piedi, compresi i malleoli, e alle mani ed in misura minore alle grandi articolazioni, come spalla, ginocchio, gomito, ed anca (Stack et al., 2013).

Tutte le articolazioni devono essere valutate ed osservate per verificare presenza di gonfiore e rigidità, evidenziando:

- numero di articolazioni coinvolte:
- copresenza di gonfiore e rigidità, in particolare rispetto alle piccole articolazioni
- limitazione dell'ampiezza articolare.

Il gonfiore e dolore spesso si "trascinano" passando a sintomi gravi in grado di compromettere in modo significativo le capacità funzionali.

Esplorare la percezione di astenia/stanchezza (*fatigue*). L'esperienza di astenia è multidimensionale: si manifesta non solo come una sensazione fisica ma anche con espressioni emotive e cognitive che ha un serio impatto sulla vita quotidiana e sono un importante predittore della produttività lavorativa (Nicholaus et al., 2013).

In coerenza con il modello di astenia illustrato nella **Figura 10.2**, le dimensioni da analizzare per valutare grado e impatto dell'astenia sono:

- *attività e loro impegno con la malattia RA*: chiedere al paziente di descrivere le attività quotidiane di una giornata tipo e come sono distribuite nel tempo. Esplorare anche come si sono modificate con la malattia e i sintomi;
- *manifestazioni di stanchezza/astenia*: valutare quante volte nella giornata si sente affaticato, in quali momenti e l'intensità della stanchezza. Per valutare quest'ultima può essere utile utilizzata una scala numerica (NRS) da 0 a 10;
- *esperienza di astenia*: chiedere al paziente di descrivere la stanchezza che sta provando, esplorare i pensieri e sentimenti che la persona associa alla stanchezza e alle limitazioni;
- *determinanti:* esplorare l'opinione/ idea del paziente rispetto cosa sta determinando la stanchezza/astenia. Verificare la presenza di farmaci che possono indurre astenia, anemia, comorbidità e stato nutrizionale;
- *conseguenze*: analizzare le conseguenze della stanchezza sulle attività quotidiane (mangiare, muoversi, vestirsi, cucinare, ...), attività socializzanti come uscire a cena con gli amici; attività e produttività lavorativa; capacità di concentrazione, attenzione, lettura e tono dell'umore;
- *strategie di coping*: chiedere al paziente di descrivere come affronta la stanchezza, quali azioni messe in atto hanno determinato dei benefici;
- *supporto famigliare e professionale*: analizzare come il familiare percepiscono l'astenia el paziente e quali accorgimenti suggeriscono o mettono in atto.

Esplorare stato emotivo. Nelle prime fasi dell'AR con esordio insidioso e sintomi subdoli e fluttuanti è stata descritta l'incertezza circa il significato di sintomi e percezioni ambivalenti e indecisione, turbamento emotivo. Un paziente descrive come segue lo stato emotivo di questa fase *"Ho passato tutta l'estate sentendomi poco bene, malato e continuavo a tornare dal medico e lui non riusciva a comprendere che cosa mi stava succedendo ed io ero sempre arrabbiato con lui"* (Stack et al., 2013). In pazienti che vivono elevati livelli di incertezza, la diagnosi di Artrite reumatoide ha fornito un certo sollievo, convalidando i sintomi provati e vissuti e confermando il fatto che avevano origini fisiche. Per alcuni pazienti i sintomi determinano sentimenti di depressione, rabbia o timore. Quando l'insorgenza dei sintomi è rapida, è più probabile che il paziente esprima sentimenti di paura.

Raccogliere presenza di comorbidità come le patologie cardiache, l'osteoporosi, diabete che possono anche contribuire alla limitazione dell'attività e peggiorare la percezione di astenia.

Rilevare e monitorare insorgenza di effetti avversi del trattamento con farmaci steroidei, farmaci che modificano l'andamento della malattia (DMARDs – *Disease Modifying Antirheumatic Drugs*) e biologici.

Valutare l'impatto della disabilità sull'autonomia e sulla qualità di vita. La qualità di vita nei pazienti con artrite reumatoide è influenzata dal dolore, sentimenti di dipendenza verso gli altri, dall'astenia e dai disturbi del sonno (Bands, 2007). La necessità di accertarne l'impatto sullo stato di salute ha favorito lo sviluppo di questionari generali e specifici per l'artrite reumatoide per la valutazione della disabilità e la qualità della vita, che hanno trovato un crescente impiego nella prassi clinico assistenziale. Tali strumenti descrivono globalmente lo stato di salute fisica: grado in cui la salute limita le attività fisiche, il lavoro, le attività quotidiane (mangiare, lavarsi, vestirsi), intensità e impatto del dolore, la percezione di salute in generale, lo stato mentale come la vitalità, l'interesse a mantenere vita sociale, lo stato emotivo (Cazzola et al., 2004).

Nella valutazione è inoltre importante rilevare **le percezioni e priorità del paziente nella gestione della malattia** che possono differire da quelle ipotizzate dal team di cura.
Le due aree che necessitano di essere esplorate sono (NCC-CC, 2009):
- esperienze, percezioni e credenze del paziente che esercitano effetti positivi sui sintomi, sulla funzione articolare e sula qualità della vita, e quali di questi possono essere promossi e incoraggiati dal paziente stesso e da coloro che cercano di aiutarlo;
- al contrario, esperienze, percezioni e credenze che esercitano un impatto negativo e necessitano di essere ridotte al minimo o evitate dal pazienti stesso e da coloro che cercano di aiutarlo.

Obiettivi dell'assistenza al paziente con artrite reumatoide

Rispetto alla **fase iniziale e diagnostica** della artrite reumatoide gli obiettivi sono: educare il paziente rispetto alla malattia, ai trattamenti farmacologici e la loro autogestione e alle risorse necessarie per la riabilitazione, attività fisica ed esercizio; in collaborazione con il medico selezionare la corretta terapia da somministrare al paziente (rilevando anche eventuali controindicazioni presenti) e gestire i test di laboratorio di prima linea; qualora necessario attivare i servizi e altri professionisti sanitari, come ad esempio servizi riabilitativi, fisioterapisti, terapisti occupazionali, dietiste.

Durante il follow up: verificare la lista dei farmaci, i principi attivi, dosaggi e orari di assunzione, valutare la compliance del paziente al trattamento farmacologico, valutare e documentare le attività di vita quotidiana e le manifestazioni e intensità del dolore, fornire supporto psicologico e ricordare le attività di self care, condividere con altri professionisti sanitari le informazioni rispetto i progressi del paziente; in collaborazione con il medico monitorare incidenza e severità degli effetti collaterali dei farmaci, consigliare i pazienti su come prevenire le complicanze quali osteoporosi e infezioni, monitorare la progressione dell'artrite reumatoide valutando i segni di deformità articolare o lo sviluppo di manifestazioni extra-articolari come l'insorgenza di noduli. Incoraggiare a mantenere una costante mobilità e proteggere le articolazioni non coinvolte dalla malattia con esercizio, la riabilitazione, l'uso di supporti o tutori (Bands, 2007).

Interventi educativi e riabilitativi

Per aiutare i pazienti affetti da artrite reumatoide a partecipare pienamente alle decisioni rispetto ai trattamenti e alla gestione dei sintomi è necessario fornire informazioni e istruzioni sulla malattia, i trattamenti e su come aiutare se stessi nel gestire la malattia. L'educazione del paziente è pertanto raccomandata come una parte essenziale nella gestione delle malattie reumatiche ed in particolare dell'artrite reumatoide. Poiché la gestione del paziente avviene prevalentemente a livello ambulatoriale e domiciliare, è essenziale che l'approccio educativo sia riconosciuto dal paziente stesso come un agente attivo nella gestione della propria malattia nel quale le decisioni assistenziali e di trattamento vengono prese assieme al paziente. Il principale obiettivo dell'educazione è quello di trasferire il controllo della malattia al paziente stesso e ai/al caregiver che lui ritiene di coinvolgere e di mantenere la maggior qualità di vita possibile.

Gli interventi educativi accompagnano tutto il percorso di malattia in quanto le informazioni sono influenzate dallo sviluppo scientifico, e quindi devono essere continuamente aggiornate, ma anche dallo stadio di malattia e dalle fluttuazioni delle condizioni di salute fisiche e psicologiche (Zangi et al., 2015). L'intensità degli interventi educativi varia a seconda dello stato di severità della malattia, delle potenzialità del paziente e famiglia/caregiver, garantendo maggior attenzione e vigilanza nei confronti dei pazienti con scarsa aderenza ai trattamenti farmacologici e riabilitativi o maggior difficoltà ad adottare comportamenti di autocura.

L'efficacia degli interventi educativi a persone affette da AR è stata dimostrata da vari studi, che hanno evidenziato un impatto positivo sulla gestione dei sintomi fisici e psicologici, in particolare per quanto riguarda il dolore, le disabilità e lo stato depressivo. Gli interventi educativi sono più efficaci se iniziati nella fase diagnostica di malattia perché la persona è particolarmente sensibile e ricettiva ad apprendere nuovi comportamenti, tuttavia è anche un momento doloroso e stressante, caratterizzato dalla difficile fase di accettazione della malattia. Pertanto gli interventi informativi dovrebbero essere accompagnati da tecniche supportive di *counselling* e solo successivamente deve essere prevista l'attuazione di interventi educativi strutturati. Nel momento in cui la persona inizia a porre domande sulla malattia, sui segni e sintomi ad essa correlati, significa che inizia ad accettare la diagnosi e a questo punto è possibile iniziare a pianificare gli interventi educativi (Hill & Net Library, 2006; Branch et al., 1999).

I programmi educativi per le persone con artrite reumatoide affrontano le seguenti tematiche:

- processo di malattia (eziologia, segni e sintomi, test diagnostici);
- terapia farmacologica: limiti ed i benefici della terapia medica, dosaggio, modalità di assunzione della terapia, effetti avversi;
- l'impatto della terapia fisica;
- esercizio fisico: modalità e tempi adeguati, benefici;
- fatigue: cause, conservazione dell'energia;
- conservazione e protezione delle articolazioni: stile di vita, ausili per attività quotidiane;
- controllo del dolore: riconoscimento e gestione dei sintomi, terapia farmacologica e non farmacologica;
- strategie di coping auto-efficacia, strategie pratiche, supporti psicologici e sociali, impatto sulla sessualità, come gestire la cura di sé e le attività di vita quotidiana, l'importanza di seguire un corretto regime alimentare (Helliwell et al., 1999; Makelainen et al., 2007).

Durante l'intervento educativo è necessario creare un setting in cui il paziente possa esprimere domande e bisogni informativi. Le domande più frequenti che fanno i pazienti sono descritti nella **Tabella 10.XII**.

I dubbi e le richieste sono molteplici e le persone sono particolarmente sensibili ad ogni messaggio relativo a nuove possibilità di cura, come nell'esempio dei farmaci biologici e a volte, non conoscendo i criteri ed i limiti delle sperimentazioni cliniche, si sentono ingiustamente esclusi da un possibile percorso terapeutico. Inoltre, la consapevolezza dell'invalidità più o meno grave causata nel tempo dall'AR provoca uno stato psico-emotivo negativo.

Il metodo più utilizzato è *l'educazione individuale* perché permette di modulare i contenuti educativi e personalizzarli sulla base della storia di malattia della persona, ma anche della sua capacità di recepire le informazioni e sul suo stato emotivo e di accettazione della disabilità. Tuttavia molte persone affette da AR apprezzano anche modalità educative che le mettono a confronto con pazienti e familiari che condividono la stessa condizione di malattia. La finalità dei gruppi di reciproco supporto è quella di scambiarsi informazioni, esperienze, sentimenti ed emozioni per favorire l'adesione a un modello di *coping* efficace attraverso l'incremento del supporto sociale che a sua volta migliora la qualità di vita del paziente. Interventi educativi di gruppo sono stati metodi efficaci per imparare le abilità di auto-cura e di problem-solving. Frequentemente questi gruppi sono organizzati dalle Associazioni dei malati reumatici che hanno sedi decentrate in tutto il paese.

Tabella 10.XII Domande più frequenti che fanno le persone con Artrite Reumatoide	
Quesiti	**Informazioni da fornire alla persona**
L'artrite reumatoide è una malattia ereditaria? Anche i miei figli si ammaleranno?	La malattia non è ereditaria, tuttavia è stata constatata una tendenza all'aggregazione familiare, con maggiore frequenza della malattia nei parenti di primo grado. Non essendo una malattia ereditaria, si può solo dire che il figlio di una persona con artrite reumatoide avrà maggiore probabilità di avere la malattia, anche se comunque molto bassa.
L'attività fisica è utile o dannosa?	L'attività fisica deve essere mirata ad evitare i sovraccarichi articolari e l'uso improprio delle articolazioni, ma l'esercizio condotto in modo appropriato e regolare rafforza le articolazioni e può essere utile per controllare i sintomi dolorosi. Alcune attività particolarmente consigliate sono il nuoto, la ginnastica posturale, la ginnastica passiva in acqua; sono invece sconsigliate attività come step intenso o atletica leggera. Nei periodi di maggiore attività della malattia, i momenti di riposo devono essere più prolungati e l'attività fisica più leggera.
La fisioterapia è utile per alleviare i sintomi?	La fisioterapia è una componente importante nel trattamento dell'artrite reumatoide poiché è utile nel prevenire o limitare i danni funzionali della malattia, ridurre il dolore, conservare il tono e il trofismo muscolare.
La dieta può influire sulla malattia?	Una dieta mediterranea equilibrata, povera di grassi, ricca di vitamine e fibre è importante per mantenere un giusto peso corporeo. È inoltre necessario porre attenzione all'uso di alcolici, per possibili interferenze con alcuni farmaci.
Posso avere gravidanze?	La gravidanza è possibile in corso di artrite reumatoide, ma deve essere posta una particolare attenzione alle terapie assunte dalla paziente, poiché queste spesso necessitano di un adeguato periodo di sospensione prima del concepimento. È pertanto necessario creare uno stretto rapporto di fiducia con il medico, ed informare quest'ultimo quando si intende pianificare una gravidanza, così da poter attuare i provvedimenti adeguati. L'allattamento è possibile, ma non possono essere ripresi farmaci di fondo per l'artrite reumatoide contemporaneamente.

I principali **obiettivi dell'intervento educativo** sono:
- facilitare la comprensione della malattia reumatica e del trattamento
- promuovere comportamenti per ridurre l'affaticamento
- favorire una corretta gestione del dolore e degli altri sintomi
- aderire a programmi riabilitativi e svolgere attività fisica
- adottare i principi dell'economia articolare nelle attività di vita quotidiana.

Facilitare la comprensione della malattia reumatica e del trattamento

Integrare le conoscenze sull'artrite reumatoide con un linguaggio e approfondimento appropriato al livello di *health literacy* della persona e della sua famiglia. Spiegare le manifestazioni, il processo infiammatorio, le funzioni e la struttura delle articolazioni, gli effetti dell'infiammazione sulle articolazioni e sulle strutture extra-articolari, la natura cronica della malattia e il suo decorso (remissioni e esacerbazioni). In relazione al programma di trattamento terapeutico motivare l'importanza della posologia e orario di somministrazione dei farmaci. Spiegare i potenziali effetti collaterali (descritti nel paragrafo della terapia farmacologica) e i comportamenti preventivi, per esempio l'idrossiclorochina è fotosensibile e quindi è da evitare l'esposizione al sole durante l'assunzione. Motivare l'importanza dei controlli ematici per il monitoraggio della terapia.

Promuovere comportamenti per ridurre l'affaticamento

Favorire nel paziente la consapevolezza che tutte le patologie reumatiche riducono le energie fisiche e aumentano il grado di astenia. Nell'artrite reumatoide questo diventa spesso uno dei problemi principali, assieme al dolore e alla rigidità. Suggerire di tenere un *diario* di una giornata tipo, per descrivere come si distribuisce la sua energia nelle 24 ore anche in rapporto alle attività, può essere utile segnare ogni ora il grado di fatica percepita, su una scala da 0 a 10 (0 = nessuna stanchezza; 10 = esaurimento totale). Si può accompagnare il paziente nella scoperta graduale dei propri limiti e motivarlo rispetto all'importanza di non oltrepassarli. Suggerire di eseguire esercizi aerobici a basso impatto, yoga, Tai Chi, cyclette, perché sono efficaci nel ridurre l'intensità della fatigue quando effettuati con regolarità e senza sollecitare le articolazioni. Sono efficaci anche interventi psicosociali come la scrittura, la terapia cognitivo-comportamentale. Inoltre si possono consigliare interventi che *preservano l'energia* attraverso una pianificazione delle attività, per esempio individuare le priorità, eliminare le attività non essenziali, distribuire i compiti impegnativi nel corso della settimana, riposarsi prima di compiti difficili e fermarsi prima di arrivare all'affaticamento, controllare del dolore, assumere una dieta mediterranea con pasti piccoli e frequenti, rispettare propri ritmi del sonno, mantenersi attivi ed evitare situazioni conflittuali o stressanti (Cramp et al., 2013).

Istruire la persona ad adottare interventi non farmacologici per il dolore integrati a quelli farmacologici

L'assistenza al malato con dolore è molto articolata, la valutazione e il monitoraggio e una corretta assunzione della terapia devono essere assicurati e questi aspetti sono stati approfonditi in altre parti del capitolo. Informare il paziente sulla necessità di interpretare correttamente la sintomatologia dolorosa ed evitare di sottovalutarla poiché è il segnale di una riacutizzazione della patologia. Specificare che gli antidolorifici possono aiutare il paziente ma non risolvono la patologia e che il dolore evita che l'articolazione sia utilizzata in maniera eccessiva. Oltre alla terapia medica sono disponibili interventi non farmacologici che si sono dimostrati efficaci. Le applicazioni fredde (compresse umide o borse del ghiaccio) sulle articolazioni interessate per circa 20-30 minuti, tre o quattro volte al giorno, possono avere un effetto positivo nei processi infiammatori acuti.

Alcuni pazienti per difendersi dal dolore o evitare di assumere analgesici riducono l'attività e l'esercizio fisico, peggiorando la rigidità e di conseguenza la sintomatologia dolorosa. In queste situazioni è necessario elaborare con il paziente paure e credenze per aiutarlo a mantenere una attività fisica costante e compatibile con la sua storia di malattia e rimuovere i pregiudizi sull'uso della terapia antalgica.

Informare il paziente che il trattamento chinesiterapico ed esercizi di economia articolare mantengono la mobilità articolare e un buon tono muscolare e di conseguenza diminuiscono la sensazione di dolore.

Promuovere l'aderenza all'attività ed esercizio fisico costanti

In generale, l'esercizio, realizzato in modo regolare, provoca una risposta favorevole in termini di benefici fisici e psicologici. I programmi di esercizi aerobici (dinamici) migliorano le componenti di benessere (fitness), migliorano l'umore, riducono il dolore e l'astenia e hanno un effetto positivo sulla capacità funzionale. Determinano anche specifici miglioramenti gli esercizi finalizzati ad aumentare l'ampiezza del movimento articolare (flessibilità articolare) o la forza muscolare (NCC-CC, 2009).

L'esercizio in modo regolare "nutre" le articolazioni, lubrifica le cartilagini articolari, distende e rende elastici capsule e legamenti; i muscoli allenati e resistenti proteggono le articolazioni, aumentandone la stabilità ed assorbendone gli urti. Una buona mobilità riduce il rischio di distorsioni articolari e stiramenti muscolari e il mantenimento del giusto peso corporeo riduce lo sforzo delle articolazioni destinate a sostenere questo peso. L'attività fisica ha effetti positivi, non solo articolari, ma anche produce effetti positivi percepiti dal paziente, come un aumento del livello di energia e della tolleranza cardio-vascolari e cardio-polmonari. Inoltre diminuisce sensibilmente la sensazione di dolore, dopo due tre mesi di attività regolare, Nell'informare il paziente è necessario rinforzare alcuni messaggi come scegliere esercizi/attività preferite e compatibili con la

malattia ai fini del carico articolare; far leva sui benefici del mantenimento delle attività preferite sul suo benessere, rispettare alcune attenzioni quando esegue attività fisica:
- iniziare con una fase di riscaldamento, per esempio fare il bagno o una doccia con acqua calda, quindi effettuare uno stretching leggero;
- esercizi isometrici e di rafforzamento: contrarre un gruppo muscolare contando fino ad otto, poi rilasciare contando fino a 16. Ripetere per 10 volte, tre o quattro volte al giorno, esercitando i quadricipiti, i muscoli addominali, i glutei e i deltoidi;
- esercizi di resistenza/aerobici: iniziare con un periodo di 5-10 minuti e aumentare gradualmente. Sono attività appropriate camminare, nuotare e fare giochi leggeri con la racchetta (ping-pong). Non sono invece adeguati gli sport con la racchetta pesanti (tennis, squash), gli sport che implicano rischio di traumi (calcio, hockey), il sollevamento pesi e gli esercizi di resistenza progressiva. Gli esercizi in acqua forniscono benefici simili a quelli realizzati sulla terra ma con maggiori benefici psicologici;
- concludere gli esercizi con un periodo di raffreddamento: per 5-10 minuti, fare movimenti sempre più lenti degli arti o camminare lentamente.

Educare il paziente ad integrare la dieta equilibrata con nutrienti che esercitano effetti anti-infiammatori e mantenere il normo-peso

Educare il paziente ad assumere una dieta mediterranea e mantenere il controllo del peso. Il sovrappeso e sottopeso possono contribuire al peggioramento del danno articolare. Ci sono inoltre buone evidenze che suggeriscono di integrare l'alimentazione con supplementi a base di oli di pesce contenenti Omega 3 acido eicosapentaenoico (EPA – acido timnodonico) e acido docosaesaenoico (DHA - acido cervonico) in quanto utili nel migliorare alcuni sintomi come il gonfiore, dolore, la rigidità mattutina (O'Connor, 2013).

Istruire il paziente ad adottare i principi dell'economia articolare nelle attività di vita quotidiana

L'economia articolare, secondo la definizione formulata nel 1973 da Lucien Simon (Walker & Helewa, 1996) è *"l'insieme dei mezzi che permettono da una parte di superare gli ostacoli che si presentano ad ogni istante e dall'altra di diminuire i movimenti obbligati per prevenire o rallentare i deterioramenti articolari"*; può essere considerata, pertanto, un insieme di consigli finalizzati all'apprendimento di gestualità corrette, all'uso di tutori ed ausili, di soluzioni alternative a quei movimenti e atteggiamenti posturali che possono indurre lesioni di ordine meccanico sulle strutture articolari. Le finalità dell'economia articolare sono: prevenire le deformazioni articolari ed i deficit funzionali, mantenere o recuperare la funzione articolare, compensando o facilitando gesti divenuti impossibili; offrire una maggiore autonomia gestuale, facilitare le attività di vita quotidiana, sociale e lavorativa.

Un programma di *economia articolare* prevede tre fondamentali aree di intervento:

1. **l'educazione ad un corretto utilizzo delle articolazioni durante le normali attività di vita**, insegnando alla persona ad adottare movimenti alternativi che riescano a sfruttare le articolazioni non compromesse dall'artrite reumatoide, oppure modificandone l'impiego nelle varie attività ottenendo una riduzione delle sollecitazioni intrinseche, dei carichi e delle resistenze e l'impiego delle articolazioni solo nei loro piani anatomici funzionali più stabili; questo si ottiene anche apportando modifiche strutturali agli oggetti di uso quotidiano. Appaiono dannose attività come prolungata deambulazione per le articolazioni degli arti inferiori, movimenti ripetitivi e vibranti, movimenti e posture che non favoriscono la distribuzione uniforme delle forze sulle strutture articolari, prensioni forzate, prese termino-terminali e movimento di pinza, attività statiche che affaticano i muscoli e ne riducono l'efficacia stabilizzatrice, posizionamento scorretto, assunto spesso a scopo antalgico.

2. **l'utilizzo di ortesi o tutori**, per le articolazioni che necessitano di sostegno con lo scopo di stabilizzare l'articolazione in posizione fisiologica e ridurre eventuali deformità e contratture antalgiche, attenuare il dolore e prevenire gli stress da movimento.

3. **l'adattamento dell'ambiente circostante**, cercando di ridurre al minimo gli ostacoli e le barriere architettoniche dell'ambiente domestico e lavorativo.

Queste tre aree di intervento richiedono di istruire il paziente con suggerimenti pratici rispetto all'uso di materiali e ausili per ridurre lo sforzo e facilitare le prese di oggetti quotidiani e tecniche di movimento e adattamenti ambientali per svolgere attività di vita quotidiana.

4. **indicazioni di materiali e ausili per ridurre lo sforzo e facilitare le prese di oggetti quotidiani.** Per ridurre lo sforzo a cui sono sottoposte le articolazioni si possono suggerire ai pazienti e familiari:

- *oggetti con le ruote* ad esempio durante un viaggio è preferibile utilizzare un carrello o valige dotate di rotelle quando è necessario
- *oggetti che servano da leva* utilizzare strumenti che fungano da *leva* con lo scopo di ridurre la forza necessaria come ad esempio aprire un rubinetto o un contenitore o le mollette per stendere i panni
- *oggetti leggeri ad esempio* preferire oggetti in plastica, alluminio, nylon tessuto; evitare ceramica, metallo, pyrex ceramica, ceramica ghisa
- *utilizzare prese adatte* per aumentare la superficie di presa e renderla più sicura quando le articolazioni delle dita e della mano non si flettono completamente sono disponibili ausili per una presa più sicura. Alcuni esempi sono rappresentati da maniglie allargate, reggi filo interdentale, fissatore per cannuccia o copritappi. Uno spessore di gommapiuma (**Figura 10.6**) o sughero su un oggetto, ingrandirà e renderà molto più comoda l'impugnatura, come ad es un rasoio, una forchetta, un coltello, un pettine, uno spazzolino da denti, perché riducono la pressione sulle articolazioni rendendo più semplici attività dolorose o molto faticose. Afferrare un cucchiaio richiede un movimento delle dita a pinza tridigitale lunga che non necessita di una grande forza, ma provoca una deviazione ulnare delle dita e un movimento di flessione del polso per dirigere la posata alla bocca. L'utilizzo del coltello provoca una flessione delle articolazioni interfalangee e delle metacarpo-falangee per afferrare con una certa forza il manico del coltello, a questo viene poi associato un movimento ripetitivo avanti – indietro che sollecita spalle e gomiti. L'utilizzo di posate con i manici adattati consente chiaramente di distribuire meglio la forza sulle ultime quattro dita, il quinto dito in lieve flessione si oppone alla deviazione ulnare delle altre dita.

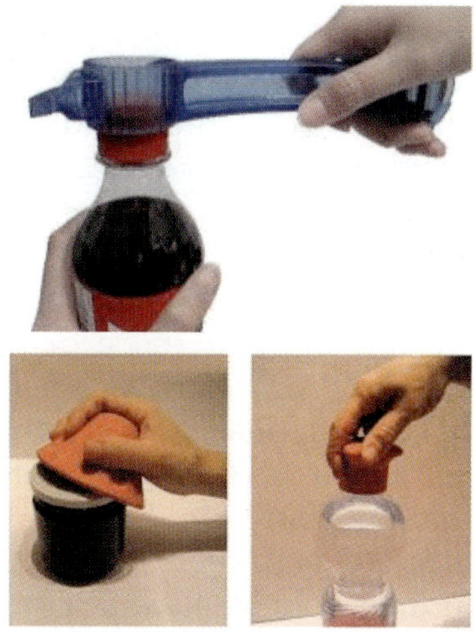

Figura 10.6 Oggetti agevolanti la superficie di presa.

Insegnare tecniche di movimento e adattamenti ambientali per svolgere attività di vita quotidiana

Vestirsi. La scarsa possibilità di utilizzo funzionale degli arti superiori e le limitazioni a carico dell'articolazione coxo-femorale rendono difficoltoso i movimenti del vestirsi. Le manovre da suggerire variano da persona a persona ma alcune indicazioni utili sono di sedersi su una sedia regolabile, o una sedia normale o in piedi, indossare abiti ampi, preferibilmente con l'abbottonatura anteriore; o con chiusure tipo velcro a semplice pressione. La limitazione dell'adduzione, della rotazione interna della spalla e della flessione del gomito non permettono di infilarsi le spalline e le maniche degli indumenti; per le donne è difficile indossare il reggiseno, difficoltà che può essere facilitata suggerendo una chiusura anteriore.

Ai pazienti che hanno difficoltà a infilarsi pantaloni, gonne, slip causa limitazione articolare alle anche e/o alle ginocchia si consigliano cinture fissate al capo di vestiario con un nastro velcro, pantaloni ampi e con elastico in vita, evitando le chiusure lampo.

Cura di sé o igiene personale Molti gesti come pettinarsi, lavarsi, radersi, possono essere percepiti dolorosi e difficoltosi, soprattutto alla mattina appena alzati per la rigidità. Le limitazioni alla spalla possono rendere inaccessibile il raggiungimento del capo o del dorso, mentre una limitazione delle anche e delle ginocchia impedirà il raggiungimento dei piedi. Ai pazienti si può consigliare di utilizzare spugne e pettine dal manico lungo (**Figura 10.7**) e curvo, rasoi, limette per le unghie, strumenti per il trucco ingranditi nella presa per diminuire il lavoro dei flessori delle dita. Si raccomanda inoltre di realizzare alcuni adattamenti alla casa, come ad esempio: installare una doccia attrezzata con sedia e piano antiscivolo e portaoggetti posti in posizioni facili e confortevoli da raggiungere; sopraelevare la tazza del WC per l'economia degli arti inferiori ma anche per quella degli arti superiori; sistemare delle barre d'appoggio al muro per assicurare al malato l'equilibrio e permettergli di sedersi e di alzarsi da solo (**Figura 10.8**).

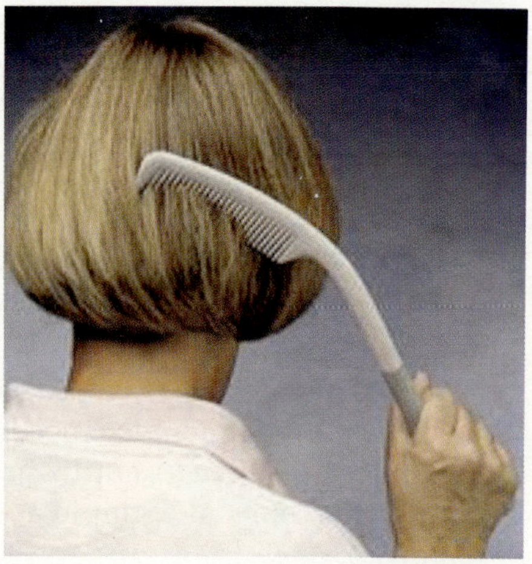
Figura 10.7 Pettine dal manico lungo.

Cucinare e svolgere attività domestiche. Il paziente con artrite reumatoide spesso riferisce difficoltà e/o dolore a sollevare oggetti pesanti quali ad esempio pentole o recipienti appesantiti dal cibo o dall'acqua di cottura. Si possono proporre pentole con scolapasta all'interno e di friggitrici con cestello; ausili specifici per aprire barattoli, manuali ma non elettrici in quanto questi ultimi causano vibrazioni. L'utilizzo di posate con manico grosso diminuisce le contrazioni muscolari esercitate sulle articolazioni metacarpo-falangee e riduce nel frattempo il rischio di lussazione anteriore della prima falange. L'utilizzo di un cucchiaio con il manico adattato permette la presa con tutta la mano, evitando così la pinza tridigitale che è dannosa. Un'equa distribuzione della forza sulle ultime quattro dita determina una diminuzione della contrattura del quinto dito e inoltre impedisce la deviazione ulnare.

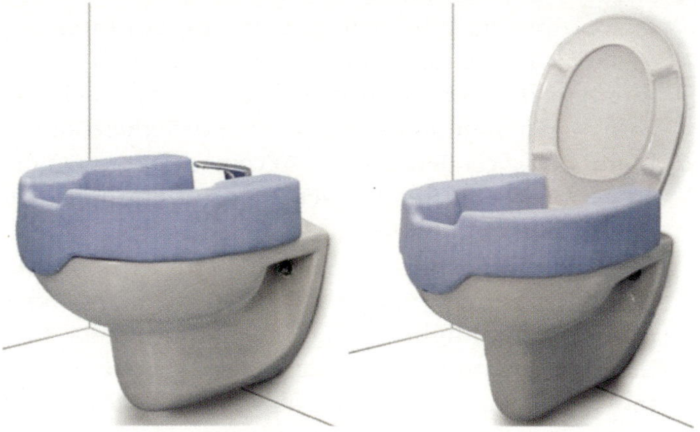
Figura 10.8 Tazza WC sopraelevata.

Il movimento di "sega" nel tagliare con una certa forza il pane facilita due importanti deformità: il pollice a zeta per la sua contrapposizione e l'indice per il suo appoggio. Per tale motivo si suggerisce al paziente di evitare questo movimento apportando modifiche al coltello: il manico uguale a quello di una comune sega da legno "coltello-sega" la cui impugnatura verticale può essere afferrata con la presa digito-palmare che non causa alcuna deviazione delle dita. Inoltre la leggera inclinazione dell'impugnatura permette il perfetto allineamento dell'avambraccio, del polso e del coltello diminuendo la contrazione che si esercita sul polso. Oltre a questi suggerimenti si consiglia al paziente di adottare uno strumento che permetta di fissare il pane.

Il bucato. Illustrare al paziente che fare il bucato comporta una serie di rischi per le articolazioni affette da artrite reumatoide. Il bucato a mano, soprattutto di grossi capi di abbigliamento, è assolutamente controindicato; suggerire l'utilizzo della lavatrice evitando quella con il sistema carico dall'alto perché per estrarre la biancheria bagnata (pesante) si provoca una forte azione muscolare a livello dell'articolazione trapezio-metacarpale. Sono da preferire le lavatrici con caricamento frontale con l'attenzione di sedersi durante l'estrazione del bucato e l'uso di un catino posto sotto l'oblò e munito di piccole ruote che permetta, una volta riempito di trasportarlo senza alcuna fatica.

Camminare. Molte persone affette da artrite reumatoide camminano con fatica e spesso hanno bisogno di utilizzare appositi ausili. Per consigliare l'ausilio adatto è necessario valutare: l'equilibrio, il peso e la forza dell'arto superiore e verificare l'impugnatura dell'ausilio che non deve indurre deformazioni della mano. Qualora sia utile un bastone, si devono considerare le diverse tipologie. I bastoni definiti "all'inglese" ripartiscono il carico sulla mano e sull'avambraccio; i bastoni semplici in cui il principale e unico punto d'appoggio dell'arto superiore è il palmo della mano e per questo motivo non sono adeguati alle persone con AR perché tutto il peso viene scaricato sull'arto superiore e sulla mano. La forma dell'impugnatura è in grado di condizionare il posizionamento delle dita della mano inducendo spesso verso la deviazione ulnare. Sono consigliati i bastoni con appoggio sull'avambraccio, meno estetici, ma molto più funzionali. Di questo ausilio è fondamentale l'adeguatezza dell'impugnatura.

Scrivere. Informare il paziente che durante la scrittura sottopone le proprie articolazioni ad un movimento estremamente delicato. La tenuta statica, ripetuta e continuata, della pinza termino-terminale del pollice con l'indice induce molto velocemente la presenza di contratture che, con il passare del tempo, limitano il movimento. Molto spesso, a causa della lussazione articolare, la stabilizzazione della pinza diventa pressoché impossibile da realizzare. Questo accade più facilmente se l'oggetto utilizzato per scrivere ha un diametro piccolo. È quindi indispensabile suggerire di aumentare il diametro della penna o della matita.

Leggere. Sorreggere un libro da leggere nel modo comune, con entrambe le mani, è poco adatto per le persone che soffrono di artrite reumatoide. Questo semplice gesto, infatti, sovraccarica in modo disuguale il polso e soprattutto accentua il movimento del polso e delle dita verso la deviazione ulnare. Inoltre, entrambi gli arti superiori devono essere tenuti in adduzione con i gomiti contro il corpo per diminuire il lavoro che deve svolgere i muscoli abduttori delle spalle. Per ovviare a tale problema si può suggerire al paziente l'utilizzo di un leggio leggermente inclinato posto sul tavolo. La **Figura 10.9** raffigura alcuni ausili per la scrittura e lettura.

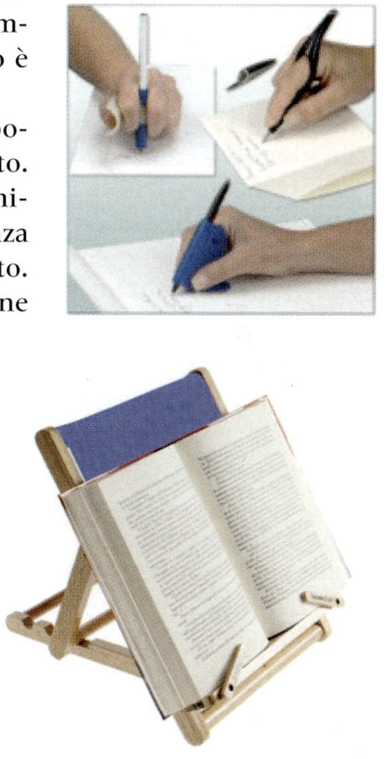

Figura 10.9 Esempi di ausili per la scrittura e lettura.

BOX *Presentazione sintetica delle principali malattie reumatiche*

Osteoartrosi

L'osteoartrosi è una malattia articolare cronica che interessa le articolazioni mobili, come mani, anca, ginocchio, colonna cervicale e lombo-sacrale, la prima articolazione metatarso-falangea; a livello delle mani frequentemente coinvolte sono le articolazioni interfalangee distali e prossimali e la radice del pollice. Polso, gomito e caviglia sono generalmente risparmiati. L'artrosi, che tende a peggiorare con il tempo, è caratterizzata da lesione e perdita graduale della cartilagene articolare con formazione reattiva di tessuto osseo a livello subcondrale e dei margini articolari.

È la malattia articolare più frequente e la principale causa di disabilità nella popolazione anziana.

Epidemiologia e fattori di rischio

L'incidenza di questa patologia è in continua crescita poiché invecchiamento e obesità, che sono i due principali fattori di rischio, sono in aumento. L'osteoartrosi primaria è una malattia che tipicamente colpisce gli anziani: infatti, circa 80-90% di soggetti con età > 65 anni hanno un riscontro radiologico compatibile con osteoartrosi primaria ed i sintomi non diventano di solito evidenti prima dei 50 anni di età. L'osteoartrosi è rara prima dei 40 anni. La sua prevalenza negli uomini è leggermente superiore nei gruppi di età più giovane (prima dei 45 anni di età), mentre le donne sono colpite più comunemente nelle età superiori ai 55 anni. Questa patologia colpisce tipicamente più le donne rispetto agli uomini, con un rapporto F: M pari a 1.7:1 (De Filippis et al., 2004).

I due fattori che maggiormente contribuiscono allo sviluppo della patologia sono rappresentati dal **carico** cui sono sottoposte le articolazioni e dalla loro **vulnerabilità**, a causa di una minore efficacia dei sistemi di protezione presenti. I **fattori sistemici** che influiscono sulla vulnerabilità sono l'età avanzata, il sesso femminile, l'etnia (vi è una maggiore suscettibilità nei soggetti di etnia caucasica), l'assetto genetico (vi è un forte elemento di suscettibilità ereditaria) e fattori nutrizionali (Valdes & Spector, 2010). **L'obesit**à è il fattore di rischio più modificabile: le donne obese sono maggiormente predisposte a sviluppare osteoartrosi del ginocchio e dell'anca ed hanno un rischio 2-3 volte maggiore di artrosi delle mani rispetto alle donne normopeso.

L'obesità appare inoltre condizionare il dolore e la disabilità (Goulston et al., 2011). **Traumi ripetuti** o **attività fisiche lesive** danneggiano le articolazioni attraverso un carico eccessivo e mediante meccanismi che disturbano il normale trofismo e metabolismo dei tessuti ossei e cartilaginei. L'artrosi delle ginocchia è legata ad attività che implicano di inginocchiarsi o accovacciarsi, come l'artrosi dei minatori, delle lavandaie o dei falegnami, la coxartrosi è legata invece alle attività che richiedono di sollevare pesi o stare in piedi a lungo. Il rischio di osteoartrosi aumenta in persone che praticano sport come la boxe, il ciclismo, il football, anche se questo dipende dallo stato iniziale delle articolazioni e dal tipo di esercizio fisico (violento o non violento): infatti le attività fisiche non violente, a differenza delle violente, in persone con articolazioni normali, sembra proteggere dall'osteoartrosi.

Studi su gemelli o su familiari di pazienti con osteoartrosi suggeriscono che i **fattori genetici** rappresentano un fondamentale fattore di rischio e si stima che rappresentino il 40-65% del rischio osteoarticolare della mano e del ginocchio, il 50% del rischio di osteoertrosi dell'anca e il 70% del rischio di spondiloartrosi. Danni pregressi congeniti che possono aumentare il rischio di osteoartrosi sono la displasia dell'anca, la ridotta validità dei muscoli di sostegno, e soprattutto una eventuale alterazione nella distribuzione dei carichi legato a mal allineamento articolare deficit propriocettivi, scoliosi, alterazioni della postura di qualsiasi natura e origine (Felson et al., 2013).

I **fattori razziali** sono importanti nella prevalenza e nel tipo di osteoartrosi. I cinesi, i neri giamaicani, i neri sudafricani, gli indiani e gli asiatici hanno una minore incidenza di osteoertrosi dell'anca rispetto ai bianchi, mentre questa ha una maggior incidenza nei giapponesi apparentemente correlata alla più frequente presenza di displasia congenita dell'anca.

Eziopatogenesi

L'osteoartrosi può essere definita come una forma di **"scompenso" articolare**, in cui tutte le strutture dell'articolazione hanno subito cambiamenti patologici, spesso combinati. Un elemento peculiare è la perdita di cartilagine ialina articolare, fondamentale per il corretto scorrimento e la protezione dei capi articolari, a cui il tessuto osseo reagisce, iniziando ad addensarsi (osteosclerosi subcondrale) e a proliferare, così da determinare la comparsa di prominenze ossee marginali (osteofiti). Altre alterazioni riscontrabili frequentemente sono lo stiramento della capsula articolare, reazioni infiammatorie nella membrana sinoviale e l'ipostenia dei muscoli che sostengono l'articolazione.

Si distingue **un'osteoartrosi (OA) idiopatica o primitiva** in cui non sono identificabili cause di malattia e può essere localizzata (confinata a una o due articolazioni) oppure generalizzata (coinvolge tre o più articolazioni) e un'osteoartrosi **secondaria** dovuta a traumi, ad alterazioni articolari presenti alla nascita o che si manifestano durante la crescita o a malattie ossee o articolari come la necrosi avascolare, l'artrite reumatoide, l'accumulo di microcristalli a livello articolare nella gotta o nella condrocalcinosi.

Manifestazioni cliniche

L'osteoartrosi è una patologia che si manifesta lentamente, essendo necessari anche anni o decadi. Durante questo periodo il paziente riferisce una progressiva limitazione funzionale, rendendolo ancora più suscettibile allo sviluppo di altre comorbidità legate alla riduzione dell'attività fisica (ad esempio aumento ponderale). Le fasi iniziali di malattia sono clinicamente silenti, il che spiega l'alta prevalenza di segni radiografici e patologici di osteoartrosi nei soggetti clinicamente asintomatici. Anche nelle fasi successive, vi è una scarsa correlazione tra sintomi clinici e alterazioni a carico della cartilagine e dell'osso, rilevati all'artroscopia o con tecniche di imaging indirette (radiografia, risonanza magnetica). I fattori o gli eventi, che fanno sì che il processo di osteoartrosi diventi clinicamente evidente, non sono noti, ma è probabile che siano di natura eterogenea e che comportino cambiamenti nella sinovia, nell'osso, e nelle strutture di supporto circostanti (muscoli, legamenti) che producono il dolore. Il dolore non deriva dalla cartilagine che è un tessuto senza innervazione.

Il **dolore articolare** è generalmente il primo sintomo riferito dai pazienti e che porta alla diagnosi di tale quadro clinico. Spesso inizialmente è coinvolta una sola articolazione e successivamente il dolore si estende alle altre. Il dolore è spesso descritto come profondo, accompagnato da rigidità articolare che compare dopo un periodo di inattività, si presenta sia durante, sia dopo l'uso dell'articolazione e poi si risolve gradualmente. Ad esempio: dolore al ginocchio o all'anca nel salire o scendere le scale, dolore alle articolazioni durante la deambulazione. All'inizio della malattia il dolore è episodico, spesso innescato dall'uso eccessivo di una certa articolazione. In seguito, con la progressione della patologia, il dolore diventa continuo e può presentarsi anche di notte. La rigidità al mattino è un sintomo comune, ma di solito dura meno di 30 minuti. L'articolazione coinvolta può essere dolente alla pressione e presentare tumefazione per la presenza di versamento intrarticolare. Un'articolazione affetta da osteoartrosi è caratterizzata da una riduzione della mobilizzazione, instabilità, comparsa di scrosci articolari o crepitii, dovuti alla perdita della normale superficie liscia della cartilagine articolare, fino a quadri di completo blocco articolare.

L'osteoartrosi non interessa tutte le articolazioni allo stesso modo, nella **Tabella 10.XIII** è descritto l'interessamento delle principali articolazioni.

Tabella 10.XIII Manifestazioni articolari dell'osteoartrosi

Mano

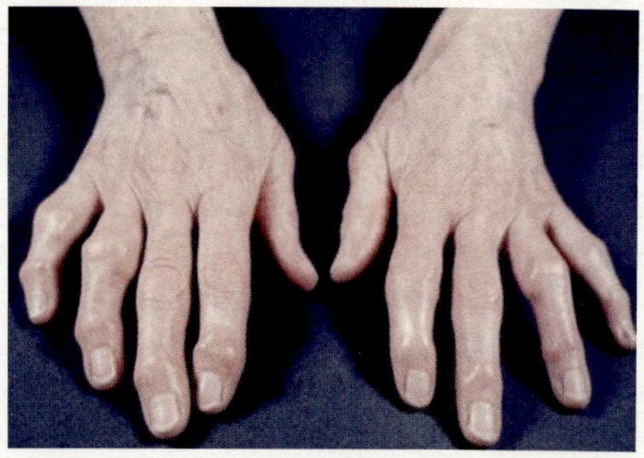

Le mani sono comunemente coinvolte, con ingrandimenti delle articolazioni interfalangee distali delle dita, chiamati noduli di Heberden, o delle articolazioni interfalangee prossimali chiamati noduli di Bouchard. Frequentemente si può osservare un ingrandimento nel punto d'incontro tra la mano e il polso cioè tra il trapezio e il primo metacarpo che dà alla mano un aspetto quadrato. I pazienti si lamentano spesso di dolore nell'uso del pollice, come nello strizzare i vestiti (mani da lavandaia) o afferrare oggetti come cacciaviti e maniglie delle porte. Talora l'insorgenza della sintomatologia nella mano è acuta, con arrossamento improvviso e dolorabilità a livello dell'articolazione interessata. Una condizione correlata, l'osteoartrosi erosiva, si associa ad episodi acuti ripetuti di tumefazione e si caratterizza per il riscontro di alterazioni erosive nelle radiografie convenzionali delle articolazioni coinvolte e tendenza all'anchilosi ossea. Questa condizione presenta una caratteristica tendenza familiare a dominanza femminile (le donne sono colpite 10 volte più frequentemente rispetto agli uomini) (Fauci et al., 2009).

Ginocchio

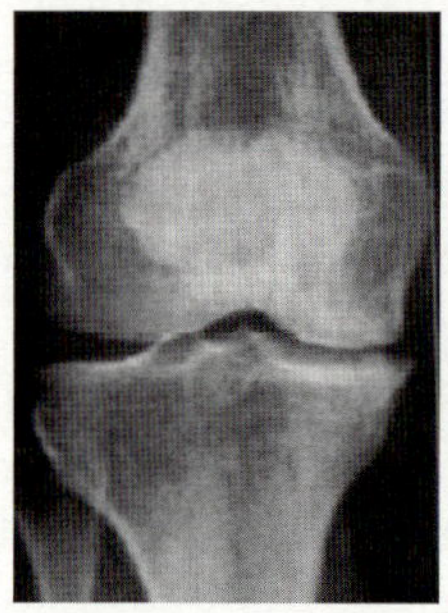

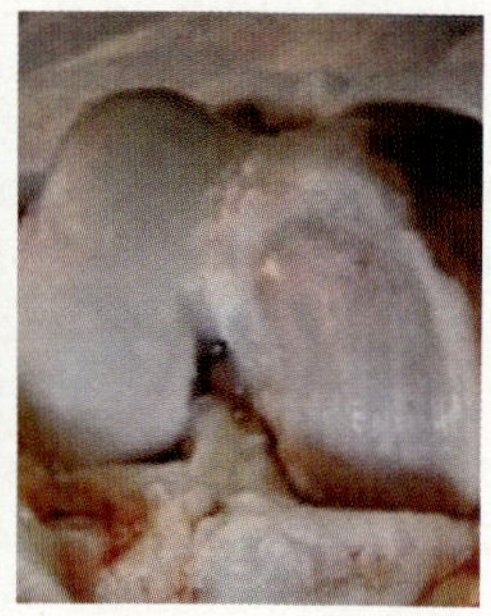

L'osteoartrosi idiopatica del ginocchio è una delle principali cause di deambulazione dolorosa ed è più comune nelle donne che negli uomini. Il più colpito è il compartimento mediale dello spazio articolare femoro-tibiale, con conseguente varismo (gambe storte). La malattia del compartimento laterale può portare a deformità in valgismo. La malattia patello femorale è frequente e può rappresentare una parte sostanziale della patologia del ginocchio in pazienti con dolore a livello di quest'articolazione. È importante però escludere altre cause di dolore al ginocchio, come patologie interne (ad esempio, lesioni meniscali, lacerazioni dei legamenti) che possono portare a osteoartrosi secondaria del ginocchio; distorsioni dei tessuti molli, infiammazione della borsa, e cisti di Baker (che può coesistere con l'osteoartrosi del ginocchio). Nelle donne giovani deve essere sempre considerato la possibilità di una condromalacia della rotula. La sua causa non è nota, ma è di solito auto-limitata e non si pensa che porti ad osteoartrosi. Nella gonartrosi idiopatica, l'esame obiettivo dell'articolazione evidenza crepitio dell'articolazione femoro-tibiale, dolore e diminuzione dell'escursione di movimento. I versamenti sono frequenti ma sono spesso di piccole dimensioni e può essere difficile apprezzarli.

Anca

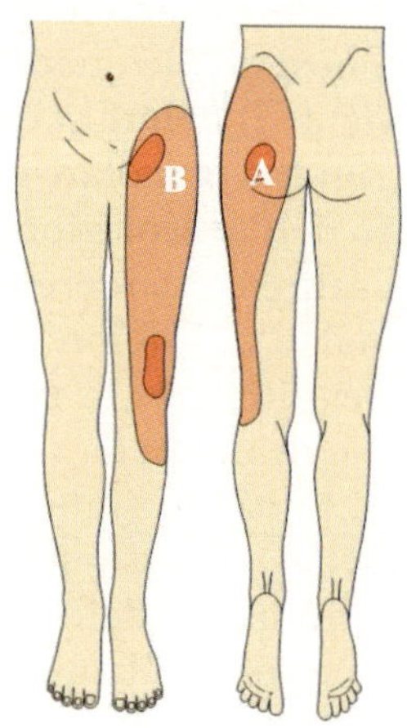

L'osteoartrosi dell'anca (coxartrosi) determina dolore e limitazione del movimento. La maggior parte dei casi di osteoartrosi dell'anca primaria sono la conseguenza di una displasia lieve della testa del femore e/o dell'acetabolo con conseguente incongruenza delle superfici articolari. Con l'uso dell'articolazione vi è progressiva degenerazione della cartilagine e modificazioni ossee produttive secondarie tipiche dell'osteoartrosi. Il dolore può essere avvertito a) all'inguine, con sintomi predominanti talora riferiti alla parte anteriore della coscia e al ginocchio; b) regione glutea e postero laterale della coscia fino al ginocchio. Molti pazienti che si presentano con dolore all'anca possono avere dolore riflesso da malattia degenerativa del disco o da osteoartrosi della colonna lombare. Il primo reperto obiettivo dell'osteoartrosi dell'anca è la perdita della rotazione interna; con l'avanzare della malattia si osserva riduzione dell'escursione del movimento in tutte le direzioni con significativa limitazione funzionale che spesso richiede intervento chirurgico.

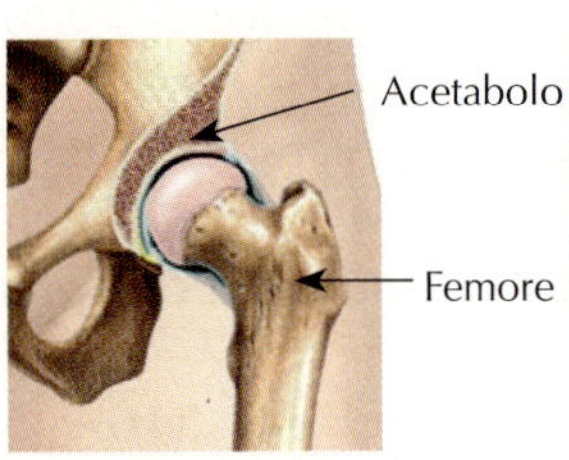

Anca normale

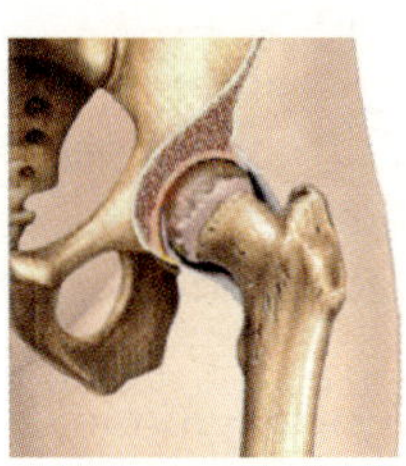

Anca Artrosica

Segue **Tabella 10.XIII Manifestazioni articolari dell'osteoartrosi**

Piede

L'articolazione principale coinvolta è quella metatarso-falangea del primo dito con associato gonfiore e deformità ossea (borsite), rigidità e deviazione in valgo, con difficoltà nella deambulazione. L'osteoartrosi del piede è significativamente più frequente nelle donne rispetto agli uomini e sembra essere secondaria ad anomale sollecitazioni imposte all'articolazione dalle calzature. In casi estremi, lo spazio articolare può essere distrutto, portando ad una condizione nota come alluce rigido, che può interferire con la normale deambulazione e come trattamento richiede correzione chirurgica.

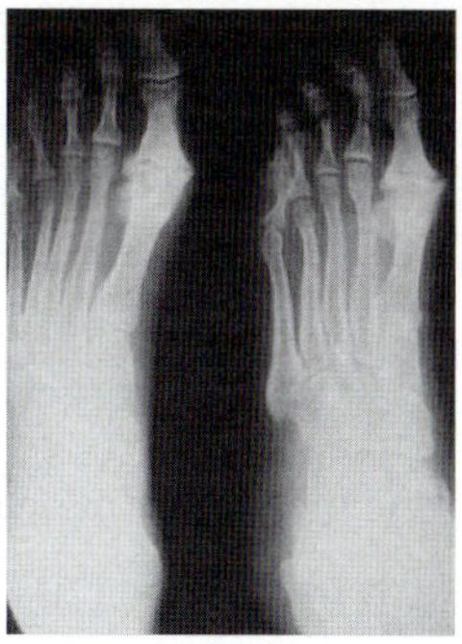

Colonna vertebrale

L'osteoartrosi della colonna vertebrale si correla strettamente alle modificazioni delle articolazioni apofisarie e uncovertebrali che possono dare dolore localizzato e irritazione delle radici nervose adiacenti di tipo radicolitico.

A livello lombare la degenerazione e la protrusione posteriore dei dischi intervertebrali, il coinvolgimento delle vertebre e delle articolazioni interapofisarie possono portare alla stenosi del canale lombare e alla compressione delle radici nervose determinando lombalgia o sciatalgia. L'osteoartrosi cervicale può portare alla stenosi del canale vertebrale cervicale e a compressione midollare, da cui può derivare debolezza muscolare agli arti superiori e inferiori, difficoltà nella deambulazione e perdita del controllo vescicale o intestinale.

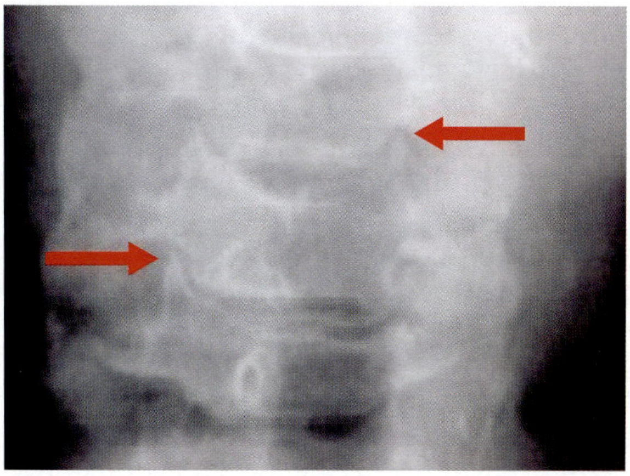

Artrosi primaria generalizzata

L'interessamento di tre o più articolazioni o gruppi articolari in corso di osteoartrosi è stato definito osteoartrosi generalizzata primaria e si verifica più frequentemente nelle donne anziane. Tipicamente, sono interessate le articolazioni IFP e IFD della mano, le ginocchia, e la colonna vertebrale.

Indagini diagnostiche per la conferma dell'osteoartrosi

Esami di laboratorio. Nell'osteoartrosi generalmente VES e PCR sono nella norma. Il fattore reumatoide è assente nell'artrosi, anche se una eventuale positività non consente di escludere la natura artrosica del quadro clinico. Il decorso della malattia può complicarsi con la comparsa di versamenti, in genere di lieve entità, particolarmente nelle ginocchia: l'**esame del versamento** prelevato mediante artrocentesi mostra un quadro non infiammatorio, caratterizzato da liquido sinoviale giallo, trasparente, viscoso. La concentrazione di glucosio è pari a quella plasmatica e l'esame colturale è negativo. I cristalli sono di solito assenti. Il numero dei leucociti non è di solito aumentato (<500-1000/mmc) con una quota di polimorfonucleati inferiore al 25%.

Diagnostica per immagini. La **radiografia tradizionale** dei singoli segmenti scheletrici resta la metodica di prima scelta nella diagnostica e nel follow-up dell'artrosi, anche se l'evidenza del danno strutturale è spesso solo tardiva. Nelle prime fasi di malattia le indagini radiografiche possono risultare sostanzialmente normali, pur in presenza di una sintomatologia dolorosa spiccata (Hunter, 2008). Negli ultimi anni l'**ecografia articolare** si è diffusa come metodica utile per lo studio di un eventuale stato infiammatorio, con il vantaggio di fornire un'immagine dinamica multiplanare senza impiegare radiazioni (Keen et al., 2009). La **tomografia computerizzata** e la **risonanza magnetica** rivestono un valore limitato nella pratica clinica per la diagnosi precoce di artrosi e non si sono rivelate superiori alla radiologia tradizionale nel monitoraggio della malattia; possono invece giocare un ruolo in alcune diagnosi differenziali, ad esempio in articolazioni come la coxo-femorale, o per lo studio di possibili complicanze, quali fratture vertebrali e algodistrofia (Recht et al., 2005).

Trattamento farmacologico dell'osteoartrosi

Gli obiettivi principali nella gestione di un paziente affetto da osteoartrosi sono ridurre i sintomi (dolore, rigidità, instabilità), mantenere nel tempo e possibilmente migliorare la funzione articolare.

Dato che il dolore e la limitazione funzionale sono dovuti all'infiammazione, alla debolezza e alla lassità delle strutture periarticolari, la terapia dell'osteoartrosi richiede un intervento volto alla correzione di questi fattori. È pertanto necessario un approccio terapeutico combinato che comprenda interventi farmacologici e non.

I farmaci di scelta da impiegare per via orale nel trattamento dell'osteoartrosi sono rappresentati da paracetamolo e FANS. Nella mano e nel ginocchio è inoltre possibile impiegare i FANS per via topica (Jordan et al., 2007). L'iniezione intra-articolare di farmaci è utile nella riduzione del dolore, almeno temporaneamente. Le iniezioni di steroide risultano efficaci, ma superiori rispetto al placebo per solamente 1-2 settimane: sono quindi utili solo nelle fasi di severa riacutizzazione del dolore (Godwin & Dawes, 2004). Le infiltrazioni di acido ialuronico possono essere impiegate nell'artrosi dell'anca e del ginocchio, soprattutto per alleviare la sintomatologia dolorosa riferita dal paziente (Stitik & Levy, 2006).

Trattamento non farmacologico dell'osteoartrosi

Il primo obiettivo da porsi nel trattamento non farmacologico è la **riduzione del carico** sulle articolazioni colpite da artrosi con un contemporaneo potenziamento dei meccanismi di protezione articolare. È necessario pertanto ridurre le attività quotidiane che sovraccaricano l'articolazione, rafforzare e allenare i muscoli che sostengono l'articolazione, ridurre il carico articolare sia mediante l'impiego di tutori (permettono di allineare in modo migliore l'articolazione), sia mediante utilizzo di ausili per la deambulazione quali bastoni o stampelle (permettono di alleggerire l'articolazione stessa).

Nell'osteoartrosi del ginocchio e dell'anca è inoltre fondamentale intraprendere un programma di esercizio fisico, modellato sul paziente stesso da personale specializzato, che comprenda terapia riabilitativa attiva e/o passiva indirizzata soprattutto alla correzione degli squilibri posturali ed al mantenimento o ripristino del tono e del trofismo muscolare. Estrema attenzione inoltre va posta a perseguire, quando necessario, un adeguato calo ponderale, mediante adeguati programmi di nutrizione (American College of Rheumatology Subcommittee on Osteoarthritis Guidelines, 2000).

La terapia fisica ed i programmi di esercizio fisico forniscono un beneficio importante e devono essere prescritti come terapia di base per tutti i pazienti. Gli esercizi isometrici sono da preferire a quelli isotonici, in quanto provocano meno stress sull'articolazione interessata. Caldo e freddo sono entrambi utilizzati, con diversa efficacia, per fornire sollievo sintomatico e in aggiunta ai regimi di terapia fisica. In alcuni pazienti sono efficaci l'agopuntura e la stimolazione nervosa transcutanea, in particolare per alleviare il mal di schiena: talvolta essi possono costituire un'alternativa all'intervento farmacologico. Il mal di schiena può essere ridotto con esercizi di rafforzamento dei muscoli e l'uso di un busto comodo. Tuttavia, il busto deve essere utilizzato solo in modo intermittente, per evitare l'atrofia muscolare addominale e paravertebrale.

Trattamento chirurgico dell'osteoartrosi

Nei pazienti con severa artrosi di anca o di ginocchio la patologia tende in genere con il tempo a progredire verso gradi crescenti di disabilità e a divenire non responsiva ai trattamenti antidolorifici. Questi soggetti sono pertanto candidati alla terapia chirurgica, più spesso indirizzata alla **protesizzazione** dell'articolazione irrimediabilmente compromessa (Kuo et al., 2009).

Strategie di prevenzione dell'osteoartrosi

La prevenzione dell'osteoartrosi si può attuare eliminando, o per lo meno attenuando, i fattori di rischio correggibili, tra cui soprattutto l'obesità e gli squilibri posturali. È stato infatti dimostrato che le persone obese o anche solo in sovrappeso hanno un rischio tre volte aumentato di sviluppare artrosi del ginocchio.

Nelle persone con alterazioni dei carichi secondarie ad attività sportive o professionali particolari o legate a danni subiti per processi patologici di qualunque natura, gli interventi preventivi sono mirati al ripristino delle condizioni di equilibrio di ogni singola articolazione, mediante programmi specifici di rieducazione posturale e di terapia occupazionale, oltre a specifiche misure di protezione dell'articolazione.

Lupus eritematoso

Il Lupus Eritematoso sistemico (LES) è una malattia infiammatoria cronica autoimmune di origine sconosciuta nella quale organi e cellule subiscono danni ad opera di anticorpi che si legano ai tessuti. È caratterizzato da periodi di relativa quiescenza alternati a periodi di attività con manifestazioni cliniche che coinvolgono diversi organi e apparati.

Nella maggior parte dei casi il lupus colpisce le donne in età fertile; tuttavia la malattia può comparire in entrambi i sessi (con un rapporto femmine: maschi pari a 9:1) in ogni età e in ogni razza. Seppur meno frequente, nel sesso maschile la malattia ha un decorso più aggressivo. Le popolazioni asiatiche presentano un decorso più grave della malattia rispetto agli europei (Lisnevskaia et al., 2014).

Eziopatogenesi

Ci sono multipli fattori genetici, ormonali, immunologici ed ambientali che possono determinare risposte immunitarie anomale. La **predisposizione genetica** è uno dei maggiori fattori di rischio di sviluppo del lupus: a sostegno di tale ipotesi il riscontro di un'elevata concordanza dello stato di malattia tra gemelli monozigoti. Vi è inoltre il sospetto che un possibile ruolo patogenetico possa essere svolto dagli **ormoni sessuali**: ciò è infatti suggerito dall'epidemiologia (femmine più frequentemente coinvolte dei maschi) e dal fatto che questa patologia tende a riacutizzarsi durante la gravidanza e nel puerperio. Alcuni **virus** sono inoltre chiamati in causa nella patogenesi del lupus. Anche la **luce solare** (raggi ultravioletti), con multipli meccanismi proposti (produzione di sostanze infiammatorie da parte di cellule cutanee o danno diretto al DNA o modificazione delle funzioni di regolazione delle cellule immunitarie) può causare una riattivazione non solo a livello cutaneo ma anche sistemico Alcuni **farmaci**, come ad esempio gli antiepilettici, possono determinare manifestazioni cliniche simili a quelle del lupus, il cosiddetto lupus da farmaci, pur se di minore gravità e con interessamento renale raro. In definitiva si pensa che molteplici fattori siano responsabili di una stimolazione della risposta immunitaria, in particolare dei linfociti B, che diventerebbero troppo attivi, anche per difetti nella capacità di regolazione della risposta, con la conseguente produzione di autoanticorpi che possono agire attraverso più meccanismi ossia danno diretto, deposizione nei tessuti, penetrazione nelle cellule o interferenza con le funzioni cellulari (Wahren-Herlenius et al., 2013; Zandman-Goddard et al., 2012).

Manifestazioni cliniche

All'esordio il LES può coinvolgere uno o più organi e nel corso del tempo, possono intervenire manifestazioni aggiuntive. La gravità della malattia varia da lieve e intermittente a grave e fulminante. La maggior parte dei pazienti ha esacerbazioni intervallate da periodi di relativa quiescenza; remissioni permanenti e complete per assenza di sintomi e assenza di trattamento, sono rare. Nella maggior parte del tempo sono presenti sintomi sistemici, particolarmente astenia e mialgie/artralgie ma in alcuni casi può verificarsi anche una grave malattia sistemica. I segni e sintomi possono variare a seconda del decorso della malattia del singolo paziente.

Sintomi sistemici. La **febbre**, che generalmente è inferiore ai 38°C senza una curva termica caratteristica, è una manifestazione comune nel corso del lupus e rappresenta il sintomo di esordio nel 52% dei casi; essa è legata all'attività stessa della malattia o secondaria a processi infettivi intercorrenti. L'**astenia** è un altro sintomo molto frequente e piuttosto aspecifico. Il **dimagrimento** può essere una delle manifestazioni di esordio, mentre un **incremento ponderale** si può manifestare nel corso della malattia poiché secondario all'assunzione di terapia steroidea, nel caso di coinvolgimento renale, all'insorgenza di una sindrome nefrosica con conseguente comparsa di edema periferico. La **cefalea** o **emicrania** è molto frequente nei malati di lupus e richiede un attento processo di diagnosi differenziale poiché è un sintomo presente anche nella popolazione femminile sana; si ricorda comunque che la cefalea secondaria al lupus risponde alla terapia cortisonica a differenza delle altre forme.

Manifestazioni muscolo-scheletriche. I **dolori articolari** sono riferiti frequentemente dai pazienti e sono caratterizzati da rigidità e dolorabilità articolare al risveglio, artralgie diffuse di modesta entità e più raramente una vera e propria artrite, transitoria e non erosiva, in genere a carico delle piccole articolazioni delle mani (interfalangee prossimali e metacarpo-falangee), dei polsi e delle ginocchia con distribuzione simmetrica, risparmiando in genere la colonna vertebrale. I pazienti riferiscono inoltre dolori muscolari di lieve entità; solo una minoranza dei pazienti va incontro ad una vera infiammazione del muscolo (miosite) di modesta entità ad evoluzione tendenzialmente favorevole (Harrison et al., 2021).

Manifestazioni cutanee. Tra le principali manifestazioni cutanee che interessano il viso e il cuoio capelluto, possiamo distinguere tre forme:

1) **Lupus eritematoso cutaneo acuto**: il rash malare "a farfalla", manifestazione tipica della forma acuta, è un eritema fisso, piano o rilevato che si localizza a livello degli zigomi e dorso del naso, tale da assumere l'aspetto di una farfalla. In altre sedi corporee maggiormente esposte al sole, è di comune riscontro un rash maculo papulare diffuso, che può essere indice di riattivazione di malattia (**Figura 10.10**).

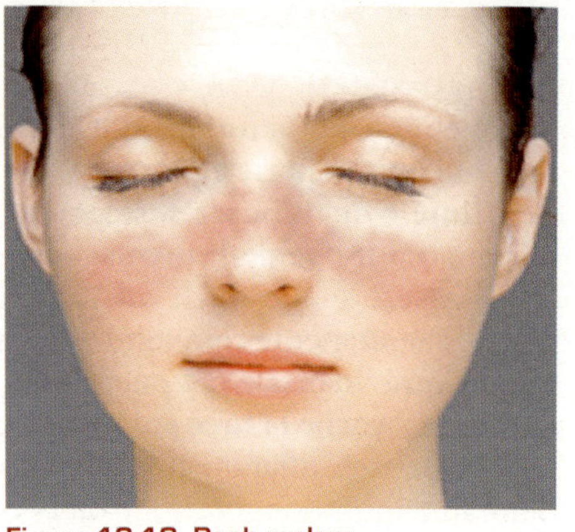

Figura 10.10 Rash malare.

2) **Lupus eritematoso cutaneo subacuto**: clinicamente si hanno chiazze rosse (eritematose) che tendono a desquamarsi e si localizzano a livello del dorso nella regione interscapolare, sterno, collo, braccia e avambraccia. Le chiazze possono essere rotondeggianti 'simil psoriasiche' o si possono estendere in maniera centrifuga risolvendosi nella loro parte centrale ed assumendo una configurazione ad anello; possono inoltre confluire e formare delle aree irregolari a margini polilobati.
3) **Lupus eritematoso cutaneo cronico** (in passato definito LED o lupus eritematoso discoide): le lesioni sono circolari, di colore rosso, con aspetto a disco e margini rilevati che vanno incontro a desquamazione e successiva atrofia cicatriziale centrale. Si localizzano al capo, viso, cuoio capelluto ed interessano la zona più profonda della cute causando la perdita permanente degli annessi piliferi. Tale forma, nella maggior parte dei casi, si presenta come manifestazione clinica isolata senza tendenza ad evolvere in una forma di malattia sistemica. I pazienti affetti da lupus possono inoltre presentare altre manifestazioni cutanee di tipo vasculitico quali porpora, noduli sottocutanei, ulcere, vasculite orticarioide fino a quadri di gangrena delle dita (Harrison et al., 2021).

Manifestazioni renali. Circa la metà dei pazienti con lupus presenta interessamento renale di malattia, con necessità di terapia farmacologica precoce. In particolare sono i glomeruli renali ad essere coinvolti dal lupus, con passaggio nel filtro renale di grandi quantità di proteine e cellule del sangue, che si ritrovano poi nelle urine. La funzione renale inizialmente non è compromessa ma occorre una diagnosi precoce per evitare la perdita di funzione del rene stesso. La glomerulonefrite inizia in maniera subdola, spesso asintomatica; con il tempo si possono notare la comparsa di edema alle gambe, spesso preceduto da gonfiore alle palpebre al risveglio, aumento del peso corporeo, ipertensione arteriosa di nuova insorgenza ed emissione di urine più scure. È pertanto necessario sottoporre i pazienti affetti da lupus a controlli periodici della funzionalità renale ed in particolare ad un esame urine per la ricerca di proteinuria, ematuria, leucocituria e cilindruria, la cui presenza ci può indirizzare verso la diagnosi di glomerulonefrite. I pazienti con le suddette alterazioni del sedimento urinario devono eseguire una biopsia renale per valutare l'entità e il tipo di danno glomerulare in modo da intraprendere la terapia farmacologica più appropriata (Harrison et al., 2021).

Manifestazioni ematologiche. Nei pazienti affetti da lupus si possono osservare con elevata frequenza alterazioni a carico di tutte le linee cellulari del sangue: è possibile riscontrare anemia (emolitica ad origine autoimmune, secondaria a flogosi cronica o ad insufficienza renale o a danno midollare), leucopenia (secondaria a processi autoimmuni, danno midollare o distruzione periferica), piastrinopenia (secondaria a processi autoimmuni, splenomegalia o danno midollare) (Harrison et al., 2021).

Manifestazioni cardio-polmonari. La pericardite è la manifestazione cardiaca più frequente, con rischio di tamponamento cardiaco, mentre più rara è la miocardite che può determinare aritmie, insufficienza cardiaca o morte improvvisa; l'endocardite invece interessa generalmente le valvole cardiache, in modo particolare la mitrale. A livello polmonare la pleurite (incidenza 30-40% dei casi) si manifesta con dolore toracico, che si accentua con gli atti del respiro, associato a febbre, tosse e dispnea; il versamento pleurico è in genere di modesta entità e bilaterale. Una manifestazione clinica grave è la polmonite lupica acuta, a patogenesi infettiva o iatrogena, generalmente responsiva alla terapia steroidea. Più rare sono la polmonite interstiziale cronica, l'emorragia polmonare e l'ipertensione polmonare, patologie associate a prognosi sfavorevole. L'embolia polmonare può infine interessare i pazienti con lupus, qualora coesista una positività agli anticorpi antifosfolipidi (Harrison et al., 2021).

Manifestazioni neurologiche. In corso di lupus può essere colpito sia il sistema nervoso centrale che periferico. Le manifestazioni cliniche variano da sintomi psichiatrici, psicosi, ansia e depressione, a sintomi neurologici come cefalea, disturbi cognitivi (difficoltà nella concentrazione, riduzione dell'attenzione e perdita di memoria), crisi epilettiche (crisi generalizzate o crisi parziali), emiparesi o paresi transitoria legate ad accidenti cerebro-vascolari spesso di natura ischemica, parestesie o perdita della mobilità da interessamento dei tronchi nervosi periferici. La diagnosi di interessamento cerebrale non risulta facile: la risonanza magnetica dell'encefalo è l'esame più utile per la dimostrazione di lesioni acute e croniche del lupus; l'esame del liquor, ottenuto mediante rachicentesi che viene eseguita solo in caso di diagnosi dubbia o di sospetta sovrapposizione infettiva del quadro clinico, può evidenziare protidorracchia (contenuto proteico nel liquido cefalorachidiano) aumentata, incremento delle cellule mononucleate, bande oligoclonali e aumentata sintesi di immunoglobuline. L'elettromiografia può mostrare interessamento dei nervi periferici (Harrison et al., 2021).

Manifestazioni oculari. Anche gli occhi possono essere interessati dalla malattia e le manifestazioni più frequenti sono uveite/episclerite, cataratta, neurite ottica, retinopatia e secchezza oculare.

Indagini diagnostiche per la conferma del Lupus Eritematoso Sistemico

La diagnosi di LES si basa sulla valutazione clinica e sugli anti anticorpi.

Esami di laboratorio. La ricerca nel sangue di autoanticorpi è necessaria per confermare la diagnosi di LES. Anticorpi specifici per il lupus sono gli anticorpi diretti contro il DNA a doppia elica (Anti dsDNA) e gli anticorpi antiSm. La ricerca di anticorpi antinucleo (ANA) è importante, anche se la loro positività non è specifica. La presenza di ANA e anti dsDNA ad alto titolo associati ad ipocomplementemia (ridotti livelli di C3 e C4) sono indici di una stato di malattia in fase attiva. La VES è elevata durante la fase attiva di malattia, mentre la PCR rimane spesso nella norma. All'emocromo possono esserci anemia, trombocitopenia, leucopenia, ed in particolare linfopenia. Il riscontro di valori elevati di creatinina e di azotemia associato a proteinuria, leucocituria, ematuria e cilindruria all'esame urine possono svelare un coinvolgimento renale di malattia. Utile anche il monitoraggio della proteinuria delle 24 ore per monitorare la gravità e la risposta alla terapia dell'interessamento renale (Fauci et al., 2009).

Diagnostica per immagini. Gli esami strumentali vengono utilizzati per indagare un eventuale coinvolgimento d'organo e sono eseguiti anche sulla base dei sintomi riferiti dal paziente. Così ad esempio un ecocardiogramma è utile nel sospetto di un interessamento cardiaco, una TC torace se sono presenti sintomi polmonari, una RMN encefalo nel caso di interessamento neurologico.

Criteri diagnostici del Lupus Eritematoso Sistemico

Il lupus, soprattutto in fase precoce, può essere difficile da riconoscere, perché molte delle manifestazioni della malattia sono assolutamente aspecifiche. Nel 1982 l'American College of Rheumatology ha elaborato una serie di criteri, rivisti nel 1997, accettati a livello internazionale, per la classificazione del lupus (Hochberg, 1997). In base a questi criteri il paziente viene classificato come malato di LES se presenta contemporaneamente, o in successione, almeno 4 degli 11 criteri ossia: eritema a farfalla, eritema discoide, fotosensibilità, ulcere orali o nasofaringee, artrite, sierosite (pericardite e/o pleurite), glomerulonefrite (proteinuria > 0.5 g/die e/o cilindri cellulari), manifestazioni neurologiche (psicosi/convulsioni), alterazioni ematologiche (anemia emolitica, leucopenia con leucociti< 4000/mmc, linfopenia con linfociti<1500/mmc, piastrinopenia con piastrine<100000/mmc), disordini immunologici (anti-DNAnativo, anti-Sm, antifosfolipidi positivi), ANA positività. Va tenuto comunque presente che, in presenza di un quadro clinico suggestivo, la diagnosi di lupus è possibile anche se questi criteri non sono soddisfatti.

Trattamento farmacologico del Lupus Eritematoso Sistemico

La terapia farmacologica sarà diversa a seconda della gravità e della fase di malattia, essendo il lupus caratterizzato da fasi alterne di attività e di remissione.

Nei pazienti che hanno solo manifestazioni cutanee ed articolari è possibile limitarsi a cortisonici ad uso topico associati ad antimalarico (idrossiclorochina) per via sistemica; in alternativa sono stati proposti retinoidi, derivati della vitamina A, efficaci nelle forme ipercheratosiche, o talidomide nelle forme resistenti di lupus eritematoso cutaneo cronico e nelle localizzazioni critiche. L'idrossiclorochina risulta in genere ben tollerata, ma poiché raramente può dare tossicità retinica da accumulo, è indispensabile consigliare sempre il controllo del fundus oculi a cadenza semestrale.

La terapia cortisonica per via sistemica è la terapia farmacologica più frequentemente impiegata nelle varie forme di lupus: nelle fasi acute di malattia o in caso d'interessamento severo di un organo vitale è richiesto uno schema terapeutico ad alte dosi (anche 1 gr di metilprednisolone/die), anche se per un periodo di tempo limitato.

Sempre nelle forme di lupus severo e attivo e in quei malati che necessitano di una dose di mantenimento di steroide troppo elevata, si rende frequentemente necessario l'impiego di farmaci immunosoppressori. Tra questi la Ciclofosfamide (Endoxan), chemioterapico in grado di interferire con il ciclo cellulare di cellule in attiva fase di crescita o a riposo; è tra i più impiegati e risulta di prima scelta per il trattamento delle lupus nefriti gravi. Essa può essere somministrata secondo due modalità: per via orale o per via endovenosa in boli. Quando la dose di farmaco da infondere è elevata, è necessario assicurare una rapida eliminazione della terapia combinando adeguata idratazione e protezione della mucosa vescicale con l'uso di un antidoto (il Mesna, chiamato anche sodio mercaptoetansolfonato, utilizzato nella profilassi della tossicità a livello del tratto urinario nei pazienti trattati con ciclofosfamide). Gli effetti collaterali più rilevanti sono tossicità midollare con neutropenia e conseguente rischio di infezioni secondarie (talvolta in grado di mettere a rischio la vita del paziente), nausea, vomito, anoressia, diarrea, costipazione, mucosite, stomatite, ulcerazioni, alopecia reversibile, cistiti emorragiche, micro e macroematuria. La Ciclofosfamide può provocare disturbi parzialmente irreversibili della spermatogenesi, disturbi dell'ovulazione fino a sterilità irreversibile, amenorrea e riduzione dei livelli di ormoni sessuali femminili; i rischi per la fertilità sono dose dipendenti. Tale farmaco aumenta inoltre il rischio di sviluppo di tumori secondari in particolare del carcinoma della vescica e delle neoplasie ematologiche (leucemie acute). La tossicità della Ciclofosfamide dipende dalla dose cumulativa assunta e per tale motivo si preferisce impiegarla nelle fasi iniziali, sostituendola poi con un altro immunosoppressore come l'Azatioprina o la Ciclosporina A o il Micofenolato mofetile (Lisnevskaia et al., 2014).

Se il coinvolgimento articolare è prevalente nel quadro clinico, ma resistente alla terapia con idrossiclorochina, può essere usato metotrexato. In caso di porpora trombocitopenica idiopatica o anemia emolitica refrattaria a terapia steroidea l'uso di Immunoglobuline endovena migliora il quadro clinico, come anche l'utilizzo di danazolo, la ciclosporina o l'eventuale splenectomia. Le plasmaferesi costituiscono un trattamento di emergenza in corso di gravissime riacutizzazioni o di complicanze rare come la porpora trombotica trombocitopenica associata a LES (Lisnevskaia et al., 2014).

Sono stati recentemente sviluppati nuovi agenti terapeutici che interferiscono con specifiche molecole coinvolte nei meccanismi patogenetici. Tali farmaci presentano un profilo di grande interesse, per la capacità di indurre miglioramento con un ridotto numero di effetti collaterali, vista la notevole selettività di legame con le molecole bersaglio. Il Rituximab, anticorpo monoclonale anti-CD20, si è rivelato capace di indurre una risposta in circa l'80% dei pazienti con nefrite lupica. Il Belimumab è un anticorpo monoclonale diretto contro la molecola BLys (marcatore di attività di malattia) che è stato recentemente approvato dalla *Food and Drug Administration* per il trattamento del lupus. I risultati degli studi suggeriscono come Belimumab sia in grado di ridurre l'attività della malattia nel lupus ed anche le riacutizzazioni severe con un buon profilo di sicurezza: gli eventi avversi più frequentemente osservati sono stati infezioni ed eventi neuropsichiatrici (Stohl & Hilbert, 2012). Accanto al Belimumab, diversi altri farmaci si stanno dimostrando efficaci, quali l'Epratuzumab (anti-CD22), l'Abatacept (CTLA4Ig) ed il Tocilizumab (anti-IL6) (Lisnevskaia et al., 2014).

Educazione a comportamenti preventivi

Le persone affette da lupus devono essere informate sulla necessità di adottare sani stili di vita come evitare il fumo di sigaretta, gli alcolici, esposizione solare, che può riattivare la malattia, e, se ciò non è evitabile, utilizzare creme solari con fattori di protezione pari a 90 o 100, cappelli ed indumenti coprenti. È consigliato evitare eccessivi sforzi fisici oppure una vita troppo sedentaria, bensì praticare attività fisica aerobica con regolarità (camminare, andare in bicicletta, nuotare) senza sottoporre a carico le articolazioni infiammate; seguire, con l'aiuto del fisioterapista, un programma personalizzato di esercizi fisici da svolgere anche a domicilio (Carvalho et al., 2005).

Il mantenimento di un peso ideale è molto importante, soprattutto per i pazienti che assumono terapia steroidea per il rischio associato di incremento ponderale.

Lupus Eritematoso Sistemico e gravidanza

Questa malattia colpisce soprattutto le donne giovani in età riproduttiva ed è per tale motivo che il problema della gravidanza e della terapia con contraccettivi orali è piuttosto frequente ed importante. La gravidanza nelle donne affette da lupus è associata ad un maggior rischio di complicanze per la madre e per il feto, quali la riattivazione della malattia, la preeclampsia, la morte intrauterina, la nascita pretermine o di bambini a basso peso (Clowse, 2007) In passato, la gravidanza veniva fortemente sconsigliata ed eventualmente interrotta mediante aborto terapeutico. Grazie alle maggiori conoscenze sulla sicurezza dei farmaci in gravidanza, sui rischi e sulle complicanze ad essa connesse e quindi su come riconoscerle e prevenirle, oggi è possibile per la donna affetta da lupus portare a termine una gravidanza. Naturalmente questa va considerata una "gravidanza a rischio" (gravidanza con un rischio di complicanze superiore al rischio atteso) e pertanto la donna deve essere costantemente seguita, informata e supportata da un team multidisciplinare composto da reumatologo, ginecologo ed ostetrica. Il periodo migliore per intraprendere una gravidanza è la fase di remissione clinica della malattia, stabile da almeno sei mesi. È inoltre di fondamentale importanza controllare che la paziente non stia assumendo o non abbia assunto di recente farmaci con potenzialità teratogene, come ad esempio Ciclofosfamide o Metotrexate. La donna deve essere informata dei rischi precedentemente esposti ed in particolare del rischio di riattivazione, frequente nel primo-secondo trimestre e nel puerperio. È stato dimostrato che il cortisone a bassi dosaggi e gli antimalarici di sintesi (ad esempio idrossiclorochina), utilizzati in caso di riattivazione di malattia, non provocano malformazioni né alterazioni della crescita del feto e l'Azatioprina, se usata correttamente, può essere utilizzata nei casi più gravi che necessitano di alte dosi di cortisone (Lisnevskaia et al., 2014).

In caso di presenza di anticorpi antifosfolipidi, che aumentano il rischio di aborto spontaneo, la paziente dovrà assumere farmaci come aspirina ed eparina a basso peso molecolare, risultati efficaci e sicuri (Ruiz-Irastorza & Khamashta, 2009). Con opportuna programmazione, stretto monitoraggio e terapia tempestiva, oltre l'80% delle gravidanze ha esito favorevole (Stojan & Baer, 2012).

L'uso dei contraccettivi orali in donne affette da lupus può determinare l'aumento dell'incidenza di eventi tromboembolici, in particolare nelle donne con positività degli anticorpi antifosfolipidi, nelle quali la contraccezione ormonale è assolutamente sconsigliata. Le donne con lupus senza immunità antifosfolipidica che utilizzano contraccettivi orali a base di solo progesterone o combinazioni con basso dosaggio di estrogeni non hanno, secondo le migliori evidenze cliniche, un peggioramento dell'attività di malattia per quanto riguarda il lupus lieve o moderato. Secondo WHOMEC (World Health Organization Medical Eligibility Criteria for Contraceptive Use) il beneficio della terapia con contraccettivi orali, ad eccezione delle donne con presenza di anticorpi antifosfolipidi, supera il rischio di tromboembolia venosa (Culwell & Curtis, 2013).

Sindrome da anticorpi antifosfolipidi

La Sindrome da anticorpi antifosfolipidi è una malattia autoimmune caratterizzata da trombosi arteriose o venose ricorrenti, trombocitopenia e aborti spontanei ricorrenti. Può associarsi al lupus o altre malattie autoimmuni (forma secondaria) o essere isolata (forma primitiva). La diagnosi può essere formulata in base alle manifestazioni cliniche (trombosi arteriose o venose o patologie ostetriche come aborti, morti fetali o parti prima della 34° settimana di gestazione associati a pre-eclampsia o severa insufficienza placentare) associate al riscontro di positività degli anticorpi antifosfolipidi. La ricerca di tali anticorpi, in particolare gli anticorpi anti-cardiolipina, gli Anticorpi anti-beta2glicoproteina I e gli Anticorpi anticoagulante lupico, deve risultare positiva in almeno due distinte occasioni a distanza di otto o più settimane una dall'altra per porre una diagnosi (Miyakis et al., 2006). Il trattamento si basa sull'utilizzo di una terapia anticoagulante a tempo indeterminato, che viene iniziata dopo un primo episodio di trombosi per prevenire le recidive. Il warfarin (coumadin) è il farmaco di prima scelta e deve essere somministrato controllando che il rapporto normalizzato internazionale (INR) sia compreso tra 2 e 3 (Cervera, 2010). Nel caso di aborti ricorrenti in donna fertile che vuole affrontare una gravidanza è consigliabile l'uso di eparina e acido acetilsalicilico a basso dosaggio (Ruiz-Irastorza & Khamashta, 2009).

Sclerosi sistemica

La Sclerosi Sistemica (SSc o Sclerodermia) è una complessa malattia del tessuto connettivo e autoimmune ad eziologia sconosciuta che conduce ad una progressiva fibrosi della cute e degli organi interni. È caratterizzata da manifestazioni cliniche eterogenee e decorso cronico, spesso progressivo.

Esistono due forme distinte di sclerodermia con diversa estensione del coinvolgimento della cute e degli organi interni:

- **sclerodermia limitata,** quando sono interessate le aree cutanee distali a gomiti e ginocchia (con o senza coinvolgimento del volto) ma non del tronco
- **sclerodermia diffusa,** quando è presente un ispessimento cutaneo progressivo, a partire dalle dita e ascendente dalla parte distale a quella prossimale degli arti, al volto e al tronco. Contemporaneamente si ha il coinvolgimento di vari organi interni.

Epidemiologia

È una malattia presente in tutto il mondo e colpisce tutte le razze. Nei paesi occidentali l'incidenza è stimata in 9-19 casi per milione di abitanti. Età, sesso ed etnia sono fattori importanti che determinano predisposizione alla malattia. La sclerodermia colpisce tutte le razze, ma una prevalenza molto elevata è stata riscontrata negli Indiani in Oklahoma. La differente incidenza tra aree geografiche supporta l'ipotesi che i fattori ambientali siano coinvolti nella patogenesi. Le donne sono colpite tre volte in più dei maschi con un rapporto maschi: femmine pari a 1:8; può presentarsi a qualsiasi età ma l'età di insorgenza più frequente è tra i 30 e i 50 anni (Mayes, 2003).

Eziopatogenesi

I passi chiave nella patogenesi della sclerodermia comprendono il danno endoteliale precoce, la disregolazione del sistema autoimmune con la produzione di autoanticorpi e l'attivazione continua dei fibroblasti che conducono ad un accumulo di componenti della matrice extracellulare. La malattia è causata dall'interazione tra suscettibilità genetica e fattori ambientali. Particolari alleli HLA sono stati correlati allo sviluppo degli autoanticorpi tipici di questa patologia. Anche se fattori ambientali o agenti infettivi non ancora identificati potrebbero svolgere un ruolo nell'eziologia della sclerodermia, le cause alla base della malattia rimangono ancora sconosciute (Gabrielli, Svegliati, Moroncini, Amico, 2012).

Manifestazioni cliniche del paziente con sclerosi sistemica

La presentazione iniziale è molto diversa nelle due forme di sclerodermia, anche se le **manifestazioni cutanee** appaiono per prime.

Il **fenomeno di Raynaud** consiste nella comparsa acuta di pallore, seguito da arrossamento ed infine cianosi delle estremità acrali di mani e piedi per un fenomeno di vasocostrizione in seguito ad esposizione a freddo o stress emotivi. Esso rappresenta nella maggior parte dei casi il sintomo d'esordio della sclerodermia, precedendo lo sviluppo di tale patologia di mesi o addirittura di anni (Sunderkötter & Riemekasten, 2006).

Nelle settimane o mesi successivi compare la **fibrosi cutanea** che è l'aspetto caratteristico della sclerodermia.

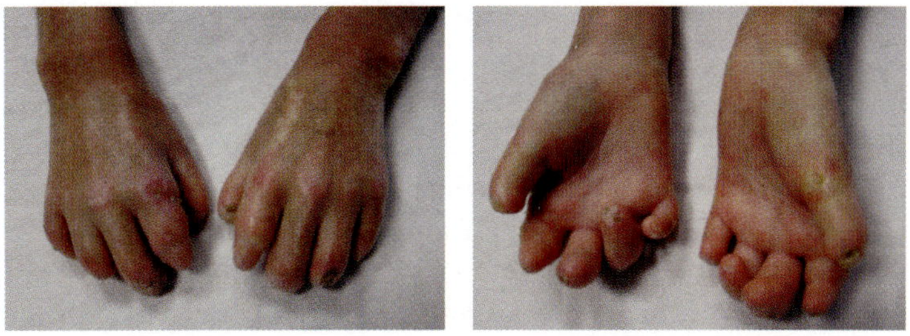

Figura 10.11 Mano di paziente con sclerodermia in fase indurativa con ulcere acrali.

Nei mesi di esordio della malattia le dita delle mani sono tumefatte (edematose), ma successivamente la cute diventa rigida, ispessita, priva di annessi e strettamente aderente al tessuto sottocutaneo (fase indurativa) (**Figura 10.11**), così da compromettere il movimento di estensione delle dita. Possono insorgere ulcerazioni sulla superficie volare della punta delle dita ed in corrispondenza di prominenze ossee come gomiti, ginocchia e superficie estensorie delle interfalangee prossimali delle dita, che possono andare incontro ad infezione.

A livello del volto si assiste ad una progressiva trasformazione con perdita della mimica facciale, assottigliamento delle labbra, microstomia ed aspetto emaciato ed adunco del naso (**facies sclerodermica**) (**Figura 10.12**).

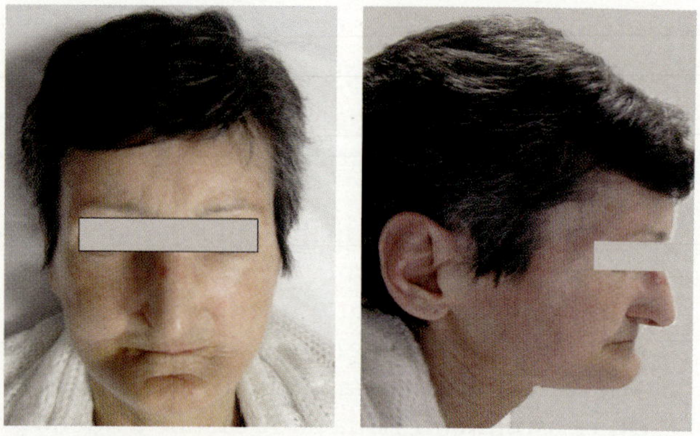

Figura 10.12 Facies sclerodermica.

Il Rodnan Skin Score modificato (mRSS) è un punteggio che valuta l'ispessimento cutaneo; viene calcolato considerando 17 aree della superficie corporea a cui viene attribuito un punteggio da 0 a 3 in base alla gravità dell'ispessimento. Il punteggio totale varia da 0 a 51 ed un valore ≥ 20 è associato a una prognosi sfavorevole.

Frequenti sono anche i depositi di calcio (**calcinosi**), apprezzabili clinicamente in sede sottocutanea, prevalentemente nei distretti acrali e sulle superfici estensorie degli arti (Erre et al., 2008). Tipiche sono anche le teleangectasie del volto e delle dita delle mani, che possono estendersi ad interessare le mucose del cavo orale, ma anche delle vie digerenti e respiratorie, con aumento di incidenza di sanguinamenti intestinali e di emottisi.

Manifestazioni renali. La **crisi renale sclerodermica** è una delle più gravi manifestazioni della malattia e colpisce il 10-15% circa dei pazienti con sclerodermia diffusa. La mortalità rimane alta nonostante il trattamento precoce con inibitori dell'angiotensina (ACE inibitori). Gli aspetti clinici della crisi renale sclerodermica sono l'insorgenza di ipertensione arteriosa di tipo maligno, il deterioramento rapido della funzione renale, disturbi visivi da retinopatia ipertensiva, cefalea ed edema polmonare acuto. La recente diagnosi di sclerodermia, la rapida progressione dell'ispessimento cutaneo, l'assunzione di corticosteroidi ad alte dosi (prednisone > 15 mg/die) sono fattori di rischio per lo sviluppo della crisi renale (Teixeira et al., 2007).

Manifestazioni polmonari. Il coinvolgimento del polmone è la principale causa di morbilità e mortalità. Vi è una infiammazione che colpisce gli alveoli polmonari ed il piccolo interstizio, con un grado sempre maggiore di fibrosi. Ciò determina un ostacolo alla ventilazione ed al passaggio del sangue nei piccoli vasi con compromissione del processo di diffusione e di scambio dei gas ed aumento della pressione in arteria polmonare (ipertensione polmonare). I sintomi della malattia interstiziale sono la dispnea e la tosse secca. **L'ipertensione arteriosa polmonare**, definita come un aumento della pressione all'interno dell'arteria polmonare superiore a 25 mmHg con pressione di incuneamento capillare polmonare normale misurata mediante cateterismo cardiaco destro, è riscontrata sia nei pazienti affetti da sclerodermia limitata sia diffusa. I pazienti possono essere asintomatici o avere dispnea, raramente dolore toracico e sincope (Channick et al., 2001).

Manifestazioni cardiache. Il coinvolgimento cardiaco è uno dei maggiori fattori di rischio per mortalità nella sclerodermia; l'interessamento del pericardio in particolare e del miocardio può essere legato ad ischemia, fibrosi o infiammazione (Deswal & Follansbee, 1996).

Manifestazioni gastrointestinali. Il tratto gastrointestinale è comunemente interessato (90%): in particolare le manifestazioni gastro-esofagee e quelle interessanti il piccolo intestino sono le più frequenti. La fibrosi ed il danno microcircolatorio si traducono in alterata motilità intestinale, diminuzione del tono muscolare e della capacità di contrazione con conseguente difficoltà nella progressione il cibo. Il paziente riferisce disfagia, sia per i cibi solidi che per i liquidi, rigurgito, sazietà precoce, bruciore retro sternale, distensione o gonfiore addominale (Yamaguchi et al., 2008). La **sovracrescita batterica**, complicanza dell'ipomobiltà intestinale, può invece condurre a diarrea ricorrente, malassorbimento, perdita di peso corporeo, **malnutrizione e cachessia**, che costituiscono nelle persone con malattia avanzata un problema davvero complesso, causa di grave compromissione della qualità della vita e di difficile trattamento. Non infrequentemente diviene indispensabile ricorrere a programmi di nutrizione parenterale permanente (Sjölund et al., 2005).

Indagini diagnostiche per la conferma di sclerodermia

La diagnosi di sclerodermia non presenta particolari difficoltà in presenza di fenomeno di Raynaud, lesioni cutanee tipiche e coinvolgimento viscerale. Poiché però il fenomeno di Raynaud è molto frequente nella popolazione generale e fortunatamente costituisce una manifestazione di esordio della sclerodermia solo in una sparuta minoranza dei casi, il principale problema diagnostico è costituito dall'individuazione precoce di quelle persone con questo fenomeno che hanno probabilità di evolvere in una connettivite sistemica. L'età d'insorgenza, la presenza di altri sintomi, la familiarità per malattie autoimmuni e soprattutto la presenza di autoanticorpi o il quadro capillaroscopico (vedi dopo) sono i più importanti elementi prognostici.

Esami di laboratorio. La sclerodermia è associata alla presenza di autoanticorpi, alcuni dei quali sono importanti nella diagnosi e nella prognosi della malattia. Il 95% dei pazienti presenta positività per gli anticorpi antinucleo (ANA), che però hanno una bassa specificità. Tipici, invece, sono gli **anticorpi anti-topoisomerasi-I** (anti-Scl-70), che sono presenti in persone con variante diffusa. In contrasto, pazienti con variante limitata hanno con maggiore frequenza **anticorpi anti-centromero** (ACA).

Diagnostica per immagini. In caso di **fenomeno di Raynaud** è sicuramente importante eseguire una **capillaroscopia**, metodica non invasiva di facile esecuzione, che si esegue con il paziente seduto o disteso ed il palmo della mano appoggiato sul piano d'osservazione; sulla cute periungueale viene applicata una goccia di olio di cedro in modo da poter valutare nel migliore dei modi il circolo capillare, che risulta caratterizzato da un pattern diagnostico nei pazienti con sclerosi sistemica. Le persone che devono sottoporsi a tale esame devono evitare di utilizzare smalti o prodotti per le unghie nella settimana precedente alla esecuzione del test (Sebastiani et al., 2009).

Per **valutare un eventuale interessamento polmonare**, la TAC del torace ad alta risoluzione è la metodica migliore, poiché permette di valutare sia l'attività del processo infiammatorio che la severità e la progressione del danno irreversibile (Desai et al., 2004). Può inoltre essere eseguito un lavaggio bronco alveolare (BAL), esame invasivo eseguito in broncoscopia, atto ad identificare uno stato infiammatorio acuto a livello polmonare. I test di funzionalità respiratoria (spirometria) con misurazione della DLCO (capacità di diffusione del CO) permettono di identificare una fibrosi polmonare di recente insorgenza e di monitorizzare nel tempo l'evoluzione dell'interessamento polmonare e l'eventuale risposta alla terapia. Tra i test non invasivi, importanti per la valutazione della riserva funzionale respiratoria e per controllare il paziente nel tempo, segnaliamo il Six Minute Walking Test (6MWT), in cui si misura in metri la distanza che il paziente è in grado di percorrere camminando per sei minuti. L'ecocardiogramma serve a dimostrare un eventuale interessamento cardiaco di malattia (pericardite, miocardite) e, se associato alle prove di funzionalità respiratoria, può rilevare la presenza di ipertensione arteriosa polmonare, che deve poi essere confermata dal cateterismo venoso destro, che resta tuttora il gold standard per tale diagnosi. L'ECG può essere utile nel riscontro di alterazioni tipiche di ischemia cardiaca associate ad alterazioni del tessuto di conduzione. La RMN del cuore mostra spesso un quadro di fibrosi miocardica.

L'interessamento gastrointestinale è dimostrato mediante l'esecuzione di radiografie delle prime vie digerenti con pasto baritato, breath-test al glucosio e al lattulosio (rivelano la sovracrescita batterica del piccolo intestino, cosiddetta SIBO) e l'esame endoscopico (evidenzia frequenti complicanze della sclerodermia come l'esofagite da reflusso).

Criteri diagnostici della sclerodermia

Nel 2013 sono stati emanati nuovi criteri classificativi che necessitano della presenza dei seguenti elementi clinici e strumentali per poter porre diagnosi di sclerodermia: ispessimento cutaneo delle dita delle mani prossimalmente alle articolazioni metacarpo-falangee, ispessimento cutaneo delle dita (gonfiore delle mani o sclerodattilia), lesioni ulcerative acrali, teleangectasie, anomalie capillaroscopiche, riscontro di ipertensione arteriosa polmonare e/o malattia interstiziale polmonare, fenomeno di Raynaud, autoanticorpi correlati alla sclerodermia (anti-Scl70, anti-centormero, anti-RNA polimerasi III). Ad ognuno di questi elementi è attribuito un determinato punteggio e, se la somma dei singoli fattori presenti è superiore a 9, si può porre diagnosi definitiva di sclerodermia (van den Hoogen et al., 2013).

Trattamento farmacologico della sclerodermia

Attualmente non ci sono farmaci in grado di influenzare il decorso della sclerodermia. Tuttavia vari interventi sono efficaci per alleviare i sintomi e per rallentare la progressione complessiva del danno d'organo. Per esempio il trattamento delle localizzazioni viscerali, la prevenzione delle complicanze e terapie di supporto come quelle nutrizionali hanno determinato un significativo miglioramento della qualità della vita ed hanno ridotto morbilità e mortalità.

Trattamento farmacologico del fenomeno di Raynaud e delle ulcere digitali. I calcio antagonisti didropiridinici (nifedipina ad esempio) si sono dimostrati utili sia nel ridurre la frequenza degli attacchi che nel ridurre la severità del fenomeno di Raynaud, ma possono dare ipotensione significativa. L'Iloprost somministrato per via endovenosa, determina un significativo miglioramento del fenomeno di Raynaud con una riduzione del numero degli attacchi, della severità, dell'incidenza delle ulcere acrali e, forse, favorendone la guarigione (Hachulla et al., 2008). È un analogo della prostaciclina di cui si sono osservate le seguenti attività farmacologiche: inibizione dell'aggregazione, dell'adesione e della reazione di rilascio piastrinico; dilatazione delle arteriole e delle venule; aumento della densità capillare e riduzione della iperpermeabilità vascolare a livello del microcircolo; attivazione della fibrinolisi; inibizione dell'adesione e della migrazione dei globuli bianchi mononucleati dopo lesione endoteliale; riduzione del rilascio dei radicali liberi dell'ossigeno. Il Bosentan (Tracleer®), antagonista recettoriale dell'endotelina-1, ha mostrato efficacia nel ridurre l'insorgenza di nuove ulcere ma non nella guarigione delle ulcere già presenti. Può causare tossicità epatica (Heresi & Minai, 2008). Gli analgesici sono utilizzati per trattare il dolore dovuto all'ischemia e all'ulcerazione, nonché per il trattamento del dolore procedurale in corso di medicazione delle ulcere acrali. È da preferire l'uso di paracetamolo e di farmaci oppiacei; gli antiinfiammatori non steroidei andrebbero evitati nei pazienti sclerodermici per il rischio di sanguinamento gastrointestinale e di nefrotossicità.

Trattamento dell'interessamento cutaneo. Il Rituximab, anticorpo monoclonale anti-CD20 che agisce sui linfociti B, è un nuovo farmaco biologico utilizzato in altre patologie autoimmuni che ha mostrato risultati promettenti sul miglioramento dell'ispessimento cutaneo nei pazienti affetti da SSc variante diffusa, ma va ancora considerato un trattamento esclusivamente sperimentale (Smith et al., 2010).

Trattamento dell'interessamento polmonare. La ciclofosfamide è la terapia principale dell'interstiziopatia polmonare dei pazienti affetti da sclerodermia. È infatti l'unico farmaco per il quale siano disponibili dati di efficacia provenienti da studi clinici; l'entità dell'effetto appare tuttavia modesta e molti sono i malati che non mostrano nessun beneficio dal trattamento. La ciclofosfamide può essere somministrata per os o per via endovenosa in cicli mensili. Tale agente chemioterapico alchilante può dare tossicità midollare, sterilità, teratogenicità e cistite emorragica (Antoniu, 2007).

Trattamento dell'ipertensione arteriosa polmonare. Il Bosentan migliora la capacità di esercizio, la classe funzionale NYHA (New York Heart Association), la dispnea e la sopravvivenza ed è pertanto raccomandato nel trattamento dell'ipertensione arteriosa polmonare severa (Channick et al., 2001). Il Sildenafil, inibitore della fosfodiesterasi di tipo 5, deve essere considerato per il trattamento dell'ipertensione arteriosa secondaria alla sclerodermia nei pazienti non responder o intolleranti alla terapia con bosentan (Galiè et al., 2005). L'epoprostenolo, prostaciclina sintetica, è indicato per il trattamento endovenoso a lungo termine dell'ipertensione arteriosa polmonare nei pazienti delle classi funzionali III e IV della NYHA: i limiti principali al suo impiego sono legati alla breve emivita del farmaco e dalla necessità quindi di infonderlo in continuo attraverso un catetere posizionato in una via venosa centrale. Il paziente è quindi esposto al rischio di infezioni, deve essere addestrato all'uso del farmaco e al mantenimento dell'efficienza del sistema d'infusione.

Trattamento della crisi renale sclerodermica. La crisi renale sclerodermica costituisce in genere una vera emergenza medica: gli ACE-inibitori, in particolare captopril ed enalapril, dovrebbero essere utilizzati nella sua gestione. È cruciale in ogni caso riuscire a mantenere nella norma i valori pressori, anche con l'impiego di vasodilatatori in infusione continua (Teixeira et al., 2007).

Trattamento dell'interessamento gastrointestinale. Non sono disponibili farmaci in grado di migliorare significativamente la motilità o l'assorbimento intestinale in corso di sclerodermia. Per ridurre i sintomi e prevenire le complicanze si utilizzano cicli di terapia antibiotica, agenti procinetici (domperidone e levosulpiride) e supplementi di alimenti. In casi gravi può essere necessaria la nutrizione parenterale permanente. Di recente è raccomandato l'utilizzo di inibitori di pompa protonica per prevenire la malattia da reflusso gastro-esofageo e le ulcere gastriche ed esofagee.

Educazione del paziente

Consigliare il paziente di proteggere le estremità dal freddo e dagli sbalzi di temperatura mediante l'utilizzo di guanti e calzini; evitare stress e sbalzi di umore; non fumare in quanto la nicotina riduce il calibro vasale e quindi l'afflusso ematico periferico; idratare e proteggere la cute con creme emollienti e oli; eseguire una periodica attività fisica o fisioterapia; non esagerare con i pasti perché grandi quantità di cibo riducono l'afflusso di sangue all'estremità.

Nelle persone con rilevante interessamento gastrointestinale è opportuno consigliare di dormire con la testata del letto inclinata, non portare abiti troppo stretti in vita (la compressione dello stomaco può favorire il reflusso), evitare la sedentarietà prolungata a favore di una moderata attività fisica, alimentarsi con pasti piccoli e frequenti consumati da seduti, masticando adagio; evitare di coricarsi nelle due o tre ore immediatamente successive al pasto, ridurre le bevande contenenti caffeina, cioccolato, liquirizia, menta (alimenti in grado di rilasciare lo sfintere esofageo aumentando il reflusso) e i cibi ricchi di grassi. Suggerire di limitare l'assunzione di bibite gassate, alcool e cibi che possono aumentare l'acidità a livello gastrico con conseguente peggioramento dell'interessamento gastrointestinale di malattia. Molte persone soffrono di xerostomia (secchezza della bocca) e microstomia (graduale diminuzione dell'apertura della bocca), problemi frequenti in questa malattia e che rendono suscettibili allo sviluppo di carie dentarie, periodontiti e infezioni batteriche e fungine. È necessario consigliare di mantenere una corretta igiene orale dopo ogni pasto, bere spesso acqua durante i pasti per aiutare la masticazione, la deglutizione e la rimozione dei detriti di cibo.

La malattia ha molte implicazioni psicologiche e sociali. La disabilità compromette l'autonomia nella vita quotidiana e può essere in parte supportata da strumenti e ausili pratici (si veda capitolo "gestione assistenziale della persona con artrite reumatoide"). Un problema rilevante è il vissuto e l'impatto emotivo che la persona vive per il cambiamento dell'aspetto e dello schema corporeo conseguente alla sclerodermia. Spesso un colloquio aperto può essere di aiuto per i familiari e gli amici a comprendere i problemi fisici e psicologici vissuti dal paziente e può permettere loro di aiutare meglio il paziente stesso. In questa fase un sostegno, a volte prezioso, può essere offerto dalle persone che sono affette dalla stessa patologia ed hanno imparato a gestirla ed a conviverci (Malcarne, Fox, Mills, Gholizadeh, 2013).

Riabilitazione del paziente con sclerodermia

Il carattere progressivo della malattia conduce l'individuo ad una severa disabilità che richiede un adeguato intervento riabilitativo. Uno dei principali problemi è dato dalla disfunzione della mano, che causa una marcata riduzione della capacità di svolgere autonomamente le attività della vita quotidiana. La mano slerodermica può presentare, oltre al fenomeno di Raynaud, le ulcere, le calcinosi sottocutanee, e la rigidità articolare, che, associate alla retrazione in flessione dei tendini e della cute, può far assumere il classico atteggiamento ad "artiglio" della mano stessa con perdita della mobilità delle articolazioni metacarpo falangee e delle interfalangee prossimali. L'intervento riabilitativo, pur non potendo arrestare la progressione, deve essere indirizzato a ritardare il deterioramento della funzionalità del sistema muscolo scheletrico ed a preservare il più a lungo possibile la flesso-estensione delle dita. Nella fase edematosa è utile il massaggio connettivale che favorisce la circolazione e la respirazione dei tessuti; la tecnica del "pompage", consistente in trazioni ritmiche effettuate a livello dei vari distretti articolari della mano, è importante per la normalizzazione del tessuto connettivo. Nello stadio indurativo va eseguita mobilizzazione passiva ed attiva. Nella fase atrofica il paziente va educato ad ottimizzare le risorse articolari presenti, cercando di evitare posture e attività dannose per le articolazioni.

Il trattamento delle artralgie consiste nella rieducazione articolare, ossia una mobilizzazione globale in tutti gli assi del movimento che associa ad un movimento attivo uno passivo maggiormente ampio secondo la metodica di McMennel, che consiste in piccoli scivolamenti, traslazioni, rotazioni, trazioni ripetute e mantenute delle superfici articolari su piani diversi da quello della gestualità macroscopicamente visibili. Il paziente deve eseguire le mobilizzazioni autonomamente a casa, seguendo le indicazioni del fisioterapista, almeno 2-3 volte al giorno, così da prolungare i benefici del trattamento. A causa dell'interessamento muscolare, il paziente affetto da sclerodermia vede ridursi l'elasticità muscolare e comparire contratture in flessione. Le contrazioni muscolari attive rappresentano la soluzione a questo problema; ad esempio, attraverso l'utilizzo di un manubrio a molle, si allenano i muscoli interossei e lombricali, ossia i muscoli intrinseci della mano, insieme alla muscolatura estrinseca. I depositi di calcio possono produrre ipersensibilità dell'epidermide e dei tessuti sovrastanti con conseguente infiammazione dolorosa, ulcerazione della cute infiammata e fuoriuscita di materiale calcareo; questo rischio va tenuto presente quando si intende mobilizzare la mano del paziente. Nei casi gravi in cui il paziente presenta riassorbimento osseo ed amputazioni, il fisioterapista e l'infermiere devono fornire al paziente l'appoggio psicologico per affrontare il problema e, quando necessario, educare la mano menomata al gesto. Pur non esistendo ancora provate dimostrazioni di efficacia dell'utilizzo di ortesi, a causa della scarsa letteratura presente, possono essere indicati *splint* statici per mantenere l'abduzione del pollice e *splint* dinamici per la flessione delle articolazioni metacarpo-falangee (Poole, 2010).

Sindrome di Sjogren

La sindrome di Sjogren è una malattia infiammatoria cronica sistemica su base autoimmune a decorso lentamente progressivo che causa la disfunzione di alcune ghiandole esocrine (ghiandole salivari minori, ghiandole lacrimali, parotidi), determinando la secchezza delle principali superfici mucose come la bocca, gli occhi, il naso, la faringe, la laringe e la vagina.

Questa patologia può presentarsi sia isolatamente (**sindrome di Sjogren primitiva**), sia in associazione con altre patologie reumatiche autoimmuni come ad esempio lupus eritematoso sistemico, artrite reumatoide o sclerodermia (**sindrome di Sjogren secondaria**).

Epidemiologia

La malattia colpisce prevalentemente le donne di mezza età, anche se possono esserne affetti bambini, uomini ed anziani con un rapporto femmine: maschi pari a 9:1. Negli Stati Uniti, la sindrome di Sjögren è stimata essere la seconda malattia reumatica più comune, dopo il lupus eritematoso sistemico, e colpisce lo 0,1-4% della popolazione (questo intervallo così ampio riflette in parte la mancanza di criteri diagnostici uniformi) (Helmick et al., 2008). A livello internazionale, la sindrome di Sjögren è una malattia omogenea che si verifica in tutto il mondo con una prevalenza simile e colpisce 1-2 milioni di persone.

Eziopatogenesi

La causa della sindrome di Sjogren è **sconosciuta**, pur se fattori genetici e ambientali sembrano coinvolti in una continua interazione tra sistema immune innato ed acquisito che determina il meccanismo autoimmune alla base della malattia (Price & Venables, 1995).

Manifestazioni cliniche

Le più frequenti presentazioni cliniche che possono succedersi nella storia clinica dello stesso paziente o anche variamente sovrapporsi sono la sindrome sicca e le manifestazioni extraghiandolari, di seguito descritte.

Sindrome sicca. Con questo termine si indica l'associazione di xerostomia (sensazione soggettiva di bocca secca) e xeroftalmia (sensazione soggettiva di occhi secchi): questi sono i sintomi chiave della sindrome di Sjogren, presenti in più del 95% dei pazienti. Altri sintomi orali includono irritazione e adesione del cibo alla bocca, difficoltà alla deglutizione, difficoltà nel mangiare e nel parlare con facilità di infezioni locali, caduta dei denti e periodontopatie. La secchezza oculare si associa a prurito, sensazione di granulosità, irritazione, fotosensibilità, astenia oculare e riduzione dell'acuità visiva. Nei casi più gravi si può arrivare fino ad un'irritazione cronica e cherato-congiuntivite secca, con maggior suscettibilità alle infezioni. Sintomi addizionali includono raucedine, tosse non produttiva, secchezza cutanea e, nelle donne, dispareunia. Circa il 30% dei pazienti può presentare, infine, episodi di tumefazione infiammatoria delle ghiandole salivari maggiori (parotide e ghiandola sottomandibolare) (Harrison et al., 2021).

Manifestazioni extraghiandolari. Le manifestazioni extraghiandolari (sistemiche) si riscontrano in circa un terzo dei pazienti affetti dalla sindrome di Sjogren primitiva, mentre la loro frequenza è molto più bassa nei pazienti con la forma di malattia secondaria. In questi pazienti i sintomi più frequenti sono una facile affaticabilità (circa il 70-80% dei pazienti), episodi di febbricola autolimitantesi (prevalentemente in bambini e giovani adulti), fenomeno di Raynaud, mialgie e poliartralgie (in più del 50% dei pazienti), disturbi del sonno, ansia e depressione. Le manifestazioni dell'interessamento polmonare (broncopneumopatia cronica ostruttiva, interstiziopatia polmonare) sono poco rilevanti dal punto di vista clinico; il coinvolgimento renale consiste in una nefrite interstiziale, mentre raro è il riscontro di una glomerulonefrite. A livello cutaneo la manifestazione più frequente è la porpora, spesso correlata alla crioglobulinemia. Vi possono essere anche segni e sintomi neurologici multifocali ricorrenti e progressivi come emiparesi, mielite trasversa, deficit sensitivi e/o motori periferici. A carico del sistema ematopoietico possono essere presenti, seppur rari, un'anemia emolitica autoimmune ed una piastrinopenia autoimmune. È importante sottolineare che le persone con sindrome di Sjogren hanno un aumentato rischio di linfomi (da 10 a 50 volte rispetto alla popolazione generale), per cui è importante valorizzare sintomi quali iperpiressia persistente, sudorazione notturna, calo ponderale inspiegato, poliadenopatie o tumefazione parotidea incrementata o persistente (> 1 mese) (Ienopoli & Carsons, 2014).

Essendo inoltre la sindrome di Sjogren una patologia ad origine autoimmune, è spesso possibile riscontrare nello stesso paziente altre patologie con la medesima eziologia quali ad esempio tiroidite, cirrosi biliare primitiva, epatite autoimmune.

Indagini diagnostiche per la conferma della sindrome di Sjogren

Il 25% dei pazienti ha valori di VES aumentati (di solito VES>50 mm/h), mentre il 30% ha citopenia (anemia normocitica, linfopenia, neutropenia o piastrinopenia); possono poi esserci ipergammaglobulinemia, riduzione dei fattori del complemento (C3-C4), positività del fattore reumatoide e presenza di anticorpi anti-ANA. Lo **studio immunologico** deve includere la ricerca degli autoanticorpi contro gli antigeni **Ro/SS-A** e **La/SS-B**, i quali risultano positivi nel 50-70% dei pazienti e sono l'unico parametro immunologico incluso nei criteri classificativi attuali, con una bassa sensibilità (33-46%) ma una specificità del 100%. Questi test immunologici possono essere centrali nel differenziare una sindrome di Sjogren da cause non autoimmuni di sindrome sicca.

La misurazione del flusso salivare non stimolato e il test di Schirmer. Per la misurazione del flusso salivare, viene chiesto al paziente di porre ogni minuto la saliva in una provetta graduata: una quantità inferiore a 1.5 ml raccolta in un periodo di oltre i 15 minuti indica una compromissione della secrezione salivare. Il test di Schirmer consiste, invece, nel posizionare una stringa di carta filtro nel sacco congiuntivo-corneale inferiore; l'imbibizione lacrimale della stringa inferiore a 5 mm dopo 5 minuti evidenzia una anormalità (Kruszka & O'Brian, 2009).

Per confermare la diagnosi, in caso di sospetta sindrome di Sjogren, si può fare riferimento ad un oftalmologo e ad uno specialista in malattie autoimmuni per **specifici test diagnostici**, dal momento che i sintomi più comuni sono aspecifici ed estremamente frequenti nelle donne di mezza età. Il coinvolgimento oculare ed orale dovrebbe essere misurato in modo oggettivo. Una completa valutazione oftalmologica dovrebbe includere il test di Schirmer e una colorazione corneale con coloranti (rosa Bengala, fluoresceina) per lo studio con la lampada a fessura, al fine di individuare l'epitelio congiuntivale distrutto dall'essiccazione. Il coinvolgimento orale può essere invece valutato con la misurazione del flusso salivare oppure con la scintigrafia parotidea: quest'ultima definisce l'entità dell'interessamento delle ghiandole salivari maggiori, il cui grado di severità correla prospetticamente con un aumentato rischio di linfoma e morte. Infine, la biopsia di una ghiandola salivare minore è altamente specifica e conferma la diagnosi di sindrome di Sjogren quando evidenzia un quadro di scialoadenite linfocitica focale (aggregati di > 50 linfociti per campo).

Criteri diagnostici della sindrome di Sjogren

La diagnosi di sindrome di Sjogren, suggestiva in pazienti con segni/sintomi compatibili, può essere posta per coloro che hanno almeno 2 dei seguenti 3 elementi oggettivi: sierologia positiva per Ro/anti-SSA e/o La/anti-SSB o fattore reumatoide positivo e titolazione ANA ≥1:320; biopsia di ghiandola salivare labiale mostrante scialoadenite linfocitica focale con un focus score ≥1 focus/4 mm^2; cheratocongiuntivite secca con score di colorazione oculare ≥3 (assumendo che il paziente non stia attualmente utilizzando gocce oculari giornalmente per glaucoma, non abbia subito chirurgia corneale o chirurgia estetica palpebrale negli ultimi 5 anni) (Shiboski et al., 2012).

Trattamento farmacologico della sindrome di Sjogren

La terapia della xeroftalmia prevede inizialmente lacrime artificiali senza conservanti ed unguenti oculari lubrificanti; in caso di malattia refrattaria è prevista l'aggiunta di ciclosporina 0.05% oculare. Per la xerostomia la stimolazione meccanica o gustativa (gomme da masticare senza zucchero o succhi di frutta all'acido citrico) e umidificanti sostitutivi possono essere utilizzati come primo approccio; successivamente deve essere valutato l'uso di agonisti muscarinici orali (pilocarpina).

La terapia sistemica dovrebbe essere stabilita a seconda dell'organo affetto e della severità (Brito-Zerón et al., 2013). Ad ogni modo, la scarsità di evidenze disponibili per i farmaci più spesso utilizzati nella sindrome di Sjogren rende difficoltosa la formulazione di precise raccomandazioni. Farmaci antinfiammatori non steroidei danno abitualmente sollievo dai sintomi muscolo-scheletrici minori; se questi sintomi diventano cronici è necessario aggiungere idrossiclorochina, che si è dimostrata efficace, in studi osservazionali non controllati, nel miglioramento di astenia, artralgie e mialgie. Secondo le evidenze provenienti da alcuni piccoli studi retrospettivi e case report isolati, i glucocorticoidi o gli immunosoppressori non dovrebbero essere utilizzati in tutti i pazienti, ma soltanto in quelli con potenziale interessamento sistemico severo. Le evidenze da trial controllati suggeriscono che i farmaci biologici anti-TNF non sono efficaci, mentre farmaci quali rituximab e belimumab sembrano avere risultati più promettenti (Gottenberg et al., 2013).

Educazione del paziente con sindrome di Sjogren

Ricordare ai pazienti di evitare alcol e fumo. Una fondamentale importanza, al fine di ridurre la xerostomia e le complicanze ad essa associata, è una corretta igiene orale, associata a regolari visite in ambiente odontoiatrico. I sintomi oculari possono invece essere esacerbati da irritanti ambientali come fumo, vento, aria condizionata e bassa umidificazione ambientale: è pertanto molto importante consigliare l'impiego di occhiali da sole grandi, con lenti capaci di filtrare i raggi UV.

BOX *Lesioni cutanee in corso di malattie autoimmuni*

Molti dei pazienti affetti da malattie autoimmuni sviluppano durante il decorso della patologia una o più ulcere cutanee a lenta risoluzione. Tra le patologie che possono più frequentemente creare un danno tissutale della pelle ve ne sono alcune trattate in questo capitolo, come l'artrite reumatoide, vasculiti e connettiviti sistemiche, ed altre, più rare, come il pemfigo, i vari tipi di pemfigoide bolloso e il pioderma gangrenoso. La comparsa di ulcere costituisce un problema grave e di difficile risoluzione per le persone affette da queste patologie, sia perché compromettono lo svolgimento delle attività quotidiane e lavorative, sia perché comportano la necessità di ricorrere più volte a cure specifiche in ambiente ospedaliero.

Le malattie autoimmuni possono determinare danno cutaneo con molteplici diversi meccanismi patogenetici, che possono coesistere nella stessa persona malata:
- il pemfigo ed il pemfigoide hanno nella cute il bersaglio principale. La lesione elementare è la bolla, che facilmente si rompe, creando lesioni di continuo simili ad ustioni;
- alcune vasculiti, come quelle necrotizzanti dei vasi di medio calibro, e l'artrite reumatoide possono colpire il distretto arterioso, portando all'occlusione di arterie sottocutanee ed alla formazione di ulcere ischemiche;
- nelle vasculiti (crioglobulinemia, porpora di Schonlein Henoch ed altre) e connettiviti come il Lupus il deposito di complessi immuni nei piccoli vasi della cute determina la rottura delle pareti delle arteriole e dei capillari, con la comparsa di porpora vasculitica;
- nelle connettiviti sistemiche come la sclerodermia o la dermatomiosite vi è un danno severo della microcircolazione, che determina la comparsa di lesioni croniche prevalenti alle estremità degli arti (ulcere acrali);
- molti dei farmaci impiegati in queste patologie possono danneggiare la cute direttamente (steroidi) o indirettamente, ad esempio aumentando il rischio di infezioni (farmaci biologici).

L'obiettivo del trattamento è di promuovere la guarigione attraverso la precoce identificazione e diagnosi, il trattamento delle complicanze e la correzione dei fattori sistemici e locali responsabili del danneggiamento dei tessuti e del rallentamento del processo di guarigione.

La **Wound Bed Preparation** (WBP) è l'insieme delle procedure per la gestione di una lesione con l'obiettivo di accelerare il processo di guarigione; inoltre consente di valutare i fattori che contribuiscono alla guarigione delle lesioni. I punti fondamentali della WBP sono presentati nella **Tabella 10.XIV**.

Tabella 10.XIV Principi Fondamentali della Wound Bed Preparation				
Osservazioni cliniche	**Presunta patofisiologia**	**Interventi clinici**	**Effetti degli interventi clinici**	**Risultati clinici**
Tessuto necrotico o devitalizzato	Difetto della matrice e residui cellulari sono di ostacolo alla guarigione	Debridement (occasionale o di mantenimento) Chirurgico, enzimatico, autolitico, meccanico o biologico	Fondo della lesione deterso e ripristinata funzionalità delle proteine della matrice extracellulare	Fondo della lesione vitale
Infezione o infiammazione	Elevata carica batterica o infiammazione prolungata	Rimozione dei foci infetti: terapia locale/sistemica Antimicrobici, antinfiammatori, inibitori proteasi	Riduzione della carica batterica o dell'infiammazione	Controllo dell'infezione e dell'infiammazione
Macerazione o secchezza-squilibrio dei fluidi	Secchezza (lenta migrazione delle cellule epiteliali) o Essudato in eccesso (macerazione dei margini della ferita)	Applicazione di medicazioni avanzate per favorire il giusto grado di umidità Bendaggio compressivo, pressione negativa o altri rimedi per rimuovere l'eccesso di essudato	Ripristinata migrazione delle cellule epiteliali Riduzione dell'edema, controllo dell'eccesso di essudato	Bilancio dei fluidi (essudato)
Epidermide margini non proliferativi o sottominati	Cheratinociti non migranti Cellule non responsive e anormalità nell'attività delle proteasi	Riaccertare le cause o considerare terapie correttive (debridement, innesti cutanei, terapie di supporto)	Migrazione dei cheratinociti e presenza di cellule responsive Ripristino di un appropriato profilo delle proteasi	Margini epiteliali in attiva proliferazione

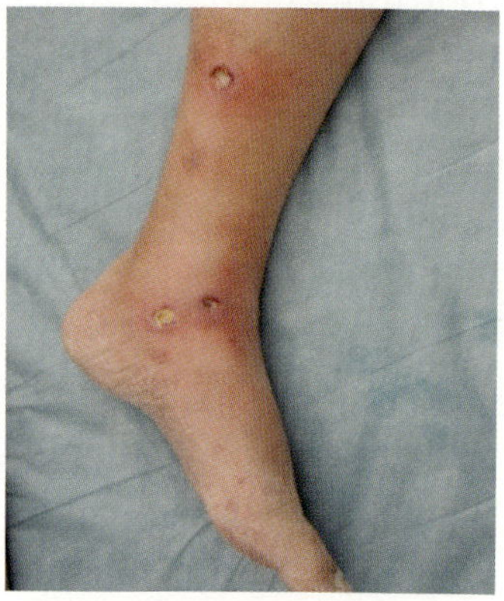

Figura 10.13 Ulcere a stampo di tipo ischemico in una persona con vasculite necrotizzante.

Ulcere Vasculitiche. Le vasculiti sono malattie caratterizzate da infiammazione e danno delle pareti dei vasi sanguigni. Le lesioni vasculitiche possono essere superficiali, se vengono colpiti i vasi del plesso cutaneo superficiale e manifestarsi come porpora, orticaria, papule pruriginose, fino ad arrivare all'ischemia e alla formazione di ulcere (**Figura 10.13**) quando sono coinvolti in maniera estesa i vasi profondi. Possono insorgere rapidamente sulle gambe o sulle mani; inizialmente sono piccole, multiple, con tendenza a confluire; i bordi sono netti, a stampo, e la forma è irregolare. Il fondo si presenta con necrosi o slough. Il tessuto peri-lesionale risulta generalmente ben vascolarizzato, ma con un alone molto arrossato che si estende per circa 2 cm dal bordo dell'ulcera verso la cute circostante apparentemente sana (Carlson, 2006). In genere le ulcere sono molto dolorose, tanto da impattare pesantemente la qualità di vita. I noduli ulcerati sono particolarmente dolenti. Se le ulcere sono indolenti è necessario sospettare la presenza di concomitante neuropatia (Apostoli et al., 2011).

Ulcere Sclerodermiche. La sclerodermia si caratterizza per il danno microvascolare e la fibrosi con deposizione incontrollata di collagene sia nella cute che negli organi interni. La cute in corso di sclerodermia si presenta:

- ispessita, retratta, anelastica, non sollevabile in pliche
- assottigliata sulle sporgenze ossee ed articolari
- depositi sottocutanei di calcio.

Le ulcere digitali compaiono nella metà dei malati, sia nella variante limitata che in quella diffusa. Situate più spesso nella falange ungueale riconoscono una patogenesi ischemica (**Figura 10.14**). Sopra le articolazioni inter-falangee e metacarpo-falangee e sulle altre prominenze ossee possono poi comparire lesioni dovute a microtraumatismi ripetuti (**Figura 10.15**), legate anche alla contrattura in flessione delle mani o dei gomiti che si verificano nelle fasi avanzate di SSc diffusa.

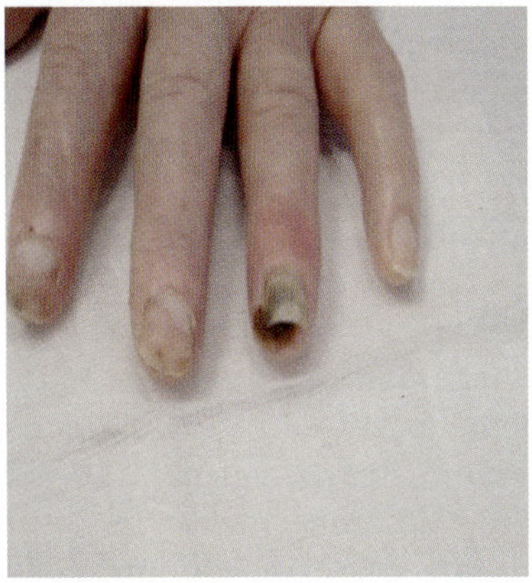

Figura 10.14 Ulcera acrale sclerodermica con meccanismo.

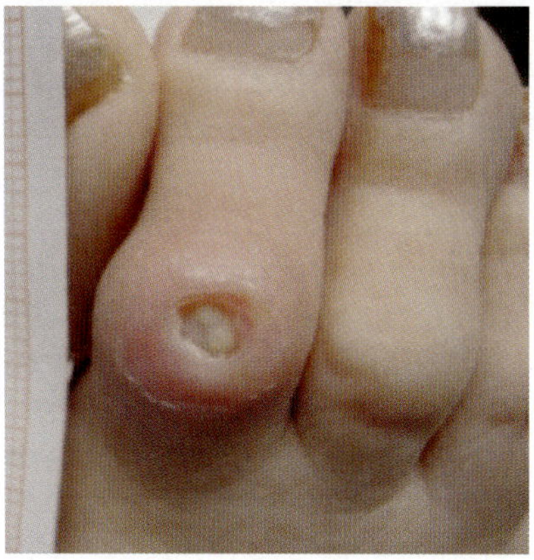

Figura 10.15 Ulcera sulla articolazione metacarpo-falangea in paziente affetta da sclerodermia.

Sono ulcere altamente invalidanti che spesso recidivano. È presente tessuto necrotico o slough. La complicanza più frequente è la cicatrizzazione con perdita di sostanza e accorciamento della falange distale. Anche la progressione in gangrena è frequente, fino al 20% dei pazienti, rendendo necessarie amputazioni digitali multiple in oltre il 9% dei casi.

La qualità della vita è peggiore nei pazienti con ulcere rispetto a quelli senza ulcere, tanto che portano a cambiare o perdere il lavoro (Tiso et al., 2007; Chung, 2006).

Lacerazioni cutanee (*skin tears*) in persone con uso prolungato di corticosteroidi

Le lacerazioni della cute chiamate anche *skin tears* sono ferite causate da frizione e/o traumi contusivi che provocano una separazione degli strati cutanei. Possono essere a spessore parziale (separazione dell'epidermide dal derma o a tutto spessore (separazione dell'epidermide e del derma dalle strutture sottostanti).

Condizioni e caratteristiche più comunemente associate alle lacerazioni della cute. Uso prolungato di cortisonici, età avanzata (fascia 70-90), sesso femminile, terapia polifarmacologica, presenza di ecchimosi, porpora senile, atrofia cutanea e pseudo cicatrici, cute disidratata, edema degli arti inferiori, perdita del sensorio, disturbi visivi, compromissione nutrizionale, storia di precedenti lacerazioni cutanee, disturbi cognitivi, dipendenza nelle ADL, immobilità, comportamenti poco collaborativi. La causa iniziale è uno stato di fragilità della cute che diventa sottile come "carta velina". Le modifiche fisiologiche della cute che provocano fragilità sono dovute ad una riduzione di produzione di acido ialuronico, collagene ed elastina, con conseguente assottigliamento cutaneo e perdita della capacità di difesa biomeccanica. La pelle diventa più secca per diminuzione dell'attività delle ghiandole sebacee e sudoripare, in particolare agli arti inferiori. Queste modificazioni della cute sono legate all'età avanzata ma anche all'uso prolungato di cortisonici topici e sistemici, che interferiscono con l'attività delle cellule fibroblastiche, presenti nel derma, nella produzione di collagene. Forze di stiramento o traumi contusivi anche lievi su una pelle fragile creano lacerazioni con distacco dermo-epidermico. In caso di lacerazioni multiple, con perdita importante di tessuto, si possono verificare ematomi dissecanti con formazione di necrosi cutanea (LeBlanc et al., 2011; Rayner et al., 2015). Le zone più esposte alle lacerazioni cutanee sono la regione posteriore degli avambracci, l'area pretibiale, il dorso delle mani, l'area retro sternale (**Figura 10.16**) e il cuoio cappelluto.

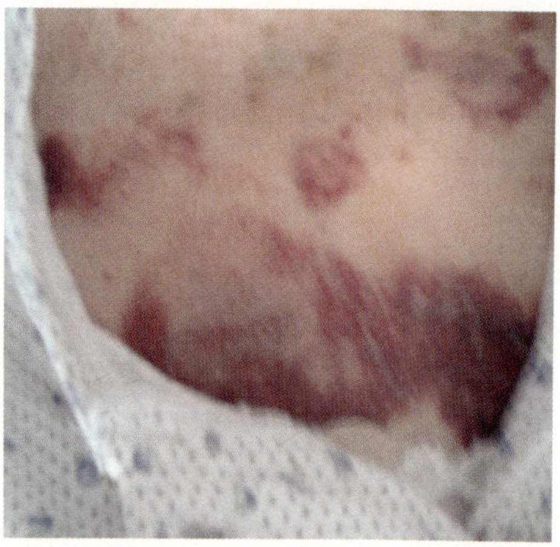

Figura 10.16 Lesione area retrosternale.

Le lacerazioni cutanee hanno caratteristiche diverse dalle lezioni da decubito perché insorgono in modo acuto e hanno un potenziale di risoluzione rapido di circa in 7-10 gg.

Per prevenire le lacerazioni adottare le seguenti attenzioni (LeBlanc et al., 2011; Rayner et al., 2015):

- utilizzare per l'igiene quotidiana acqua tiepida non molto calda e detergenti con pH neutro
- lubrificare la pelle applicando creme idratanti almeno 2 volte al giorno
- dopo la doccia applicare gli idratanti quando la pelle è umida ma non bagnata
- proteggere da traumi durante le cure di routine, le attività giornaliere e assistenziali
- assicurare tecniche di trasferimento e mobilizzazione che evitino stiramenti e frizioni
- dove applicabili prevedere angoli smussi e cuscinetti imbottiti paracolpi sui bordi dei davanzali, maniglie, gambe delle sedie, angoli dei mobili, per evitare i traumi contusivi
- rimuovere dalle stanze e dai corridoi gli arredi non necessari e ogni possibile ingombro
- promuovere e monitorare una nutrizione e idratazione adeguata, somministrando liquidi durante i pasti e durante i giri
- tenere unghie corte, non portare gioielli durante l'assistenza in quanto possono provocare lacerazioni
- evitare l'uso di prodotti o cerotti adesivi sulla pelle fragile. Se sono necessarie medicazioni o fissaggi (es per infusioni) preferire medicazioni al silicone, per fissare infusioni o medicazioni usare fasciature di garza, o retine o cerotti a rimozione delicata con adesivo al silicone. Evitare

cerotti, medicazioni trasparenti adesive e idrocolloidi che possono provocare lacerazioni quando rimossi.

Trattamenti delle lacerazioni includono: medicazioni lipido-colloidali, a schiuma, con silicone, alginati di calcio, assorbenti e colle cutanee. Se la lacerazione si infetta o si presenta molto estesa devono essere valutate ulteriori opzioni di trattamento.

Bibliografia

Alamanos Y, Drosos AA. (2005) Epidemiology of adult rheumatoid arthritis. *Autoimmun Rev* 4(3):130-6.

Aletaha D, Neogi T, Silman AJ, Funovits J, Felson DT, Bingham CO 3rd, Birnbaum NS, Burmester GR, Bykerk VP, Cohen MD, Combe B, Costenbader KH, Dougados M, Emery P, Ferraccioli G, Hazes JM, Hobbs K, Huizinga TW, Kavanaugh A, Kay J, Kvien TK, Laing T, Mease P, Ménard HA, Moreland LW, Naden RL, Pincus T, Smolen JS, Stanislawska-Biernat E, Symmons D, Tak PP, Upchurch KS, Vencovský J, Wolfe F, Hawker G. (2010) Rheumatoid arthritis classification criteria: an American College of Rheumatology/European League Against Rheumatism collaborative initiative. *Arthritis Rheum* 62: 2569-81.

American College of Rheumatology Subcommittee on Osteoarthritis Guidelines. (2000) Recommendations for the medical management of osteoarthritis of the hip and knee: 2000 update. *Arthritis Rheum*. Sep 43(9):1905-15.

Antoniu SA. (2007) Cyclophosphamide for scleroderma interstitial lung disease. Tashkin DP, Elashoff R, Clements PJ et al.: Cyclophosphamide versus placebo in scleroderma lung disease. N. Engl. J. Med. (2006) 354(25):2655-2666. *Expert Opin Investig Drugs*. 2007 Mar;16(3):393-5.

Apostoli A, Caula C. (2011) *Cura e assistenza al paziente con ferite acute e ulcere croniche: Manuale per l'infermiere*, (27) 408.

Balsamo S, Diniz LR, dos Santos-Neto LL, da Mota LM. (2014) Exercise and fatigue in rheumatoid arthritis. *Isr Med Assoc J*. 16(1):57-60.

Bands WE. (2007) Nursing care of patients with rheumatoid arthritis. *Advanced Studies of Nursing* 5(1):23-31.

Boutry N, Morel M, Flipo RM, Demondion X, Cotten A. (2007) Early rheumatoid arthritis: a review of MRI and sonographic findings. *AJR Am J Roentgenol*. 189(6):1502-9.

Branch V, Lipsky K, Nieman T, Lipsky P. (1999) Positive impact of an intervention by arthritis patient educators on Knowledge and satisfaction of patients in a rheumatology practise. *Arthritis Care Res* 12: 370-75.

Brito-Zerón P, Sisó-Almirall A, Bové A, Kostov BA, Ramos-Casals M. (2013) Primary Sjögren syndrome: an update on current pharmacotherapy options and future directions. *Expert Opin Pharmacother*. Feb;14(3):279-89.

Carlson JA, Cavaliere LF. (2006) Cutaneous vasculitis: diagnosis and management. *Clin Dermat*, 24:414-429.

Carvalho MR, Sato EI, Tebexreni AS, Heidecher RT, Schenkman S, Neto TL. (2005) Effects of supervised cardiovascular training program on exercise tolerance, aerobic capacity, and quality of life in patients with systemic lupus erythematosus. *Arthritis Rheum* 53: 838-44.

Cervera R. (2010) [Therapeutic strategies in antiphospholipid syndrome]. *Reumatol Clin* 6: 37-42.

Cazzola M, Sarti-Puttini P. (2004) *La riabilitazione del paziente affetto da Artrite Reumatoide* Edizioni Mattioli Fidenza p.63.

Channick RN, Simonneau G, Sitbon O, Robbins IM, Frost A, Tapson VF, Badesch DB, Roux S, Rainisio M, Bodin F, Rubin LJ. (2001) Effects of the dual endothelin-receptor antagonist bosentan in patients with pulmonary hypertension: a randomised placebo-controlled study. *Lancet*. Oct 6;358(9288):1119-23.

Chung and Fiorentino D. (2006) Digital ulcers in patients with systemic sclerosis. *Autoimmun Rev*. Feb; 5(2):125-8.

Cramp F, Hewlett S, Almeida C, Kirwan JR, Choy EH, Chalder T, Christensen R. (2013) Non-pharmacological interventions for fatigue in rheumatoid arthritis. Cochrane Database of Systematic Reviews, (8) Art. No.: CD008322. doi: 10.1002/14651858.CD008322.pub2.

Culwell KR, Curtis KM. (2013) Contraception for women with systemic lupus erythematosus. *J Fam Plann Reprod Health Care*.Jan;39(1):9-11.

De Filippis L, Gullil S, Caliri A, Romano C, Munaò F, Trimarchi G et al. (2004) Epidemiologia e fattori di rischio dell'osteoartrosi: review della letteratura e dati dal progetto OASIS. Reumatismo 56(3):169-184.

De Nijs RN. (2008) Glucocorticoid-induced osteoporosis: a review on pathophysiology and treatment options. *Minerva Medica* 99:23-43.

Deswal A, Follansbee WP. (1996) Cardiac involvement in scleroderma. *Rheum Dis Clin North Am* 22: 841-60.

Drosos AA, Lanchbury JS, Panayi GS, Moutsopoulos HM. (1992) Rheumatoid arthritis in Greek and British patients. A comparative clinical, radiologic, and serologic study. *Arthritis Rheum* 35:745-8.

Erre GL, Marongiu A, Fenu P, Faedda R, Masala A, Sanna M, Soro G, Tocco A, Piu D, Marotto D, Passiu G. (2008) The "sclerodermic hand": a radiological and clinical study. *Joint Bone Spine* Jul; 75(4):426-31.

Farheen K, Agarwal SK. (2011) Assessment of disease activity and treatment outcomes in rheumatoid arthritis. *J Manag Care Pharm* 17(9 Suppl B):S09-13.

Felson DT, Niu J, Gross KD, Englund M, Sharma L, Cooke TD, Guermazi A, Roemer FW, Segal N, Goggins JM, Lewis CE, Eaton C, Nevitt MC. (2013) Valgus malalignment is a risk factor for lateral knee osteoarthritis incidence and progression: findings from the Multicenter Osteoarthritis Study and the Osteoarthritis Initiative. *Arthritis Rheum*. Feb;65(2):355-62.

Fleming A, Benn RT, Corbett M, Wood PH. Early rheumatoid disease. II. Patterns of joint involvement (1976) *Ann Rheum Dis* 35 (4): 361-364.

Fleming A, Crown JM, Corbett M. (1976) Early rheumatoid disease. I. Onset. *Ann Rheum Dis* 35 (4): 357-360.

Gabrielli A, Svegliati S, Moroncini G, Amico D. (2012) New insights into the role of oxidative stress in scleroderma fibrosis. *Open Rheumatol J.* 6:87-95.

Gong G, Li J, Li X, Mao J. (2013) Pain experiences and self-management strategies among middle-aged and older adults with arthritis. *Journal of Clinical Nursing* Jul;22(13-14):1857-69.

Gottenberg JE, Cinquetti G, Larroche C, Combe B, Hachulla E, Meyer O, Pertuiset E, Kaplanski G, Chiche L, Berthelot JM, Gombert B, Goupille P, Marcelli C, Feuillet S, Leone J, Sibilia J, Zarnitsky C, Carli P, Rist S, Gaudin P, Salliot C, Piperno M, Deplas A, Breban M, Lequerre T, Richette P, Ghiringhelli C, Hamidou M, Ravaud P, Mariette X; Club Rhumatismes et Inflammations and the French Society of Rheumatology. (2013) Efficacy of rituximab in systemic manifestations of primary Sjogren's syndrome: results in 78 patients of the AutoImmune and Rituximab registry. *Ann Rheum Dis.* Jun;72(6):1026-3.

Goulston LM, Kiran A, Javaid MK, Soni A, White KM, Hart DJ, Spector TD, Arden NK. (2011) Does obesity predict knee pain over fourteen years in women, independently of radiographic changes? *Arthritis Care Res* (Hoboken) Oct. 63(10):1398-406.

Harrison, Fauci AS, Kasper DL et al. *Harrison 2021 - Principi di medicina interna* Casa Ed. Ambrosiana.

Heresi GA, Minai OA. (2008) Bosentan in systemic sclerosis. *Drugs Today* (Barc). Jun;44(6):415-28.

Helliwell PS, O'Hara M, Holdswort J, Hesselden A, King T, Evans P. (1999) A 12-month randomized controlled trial of patient education on radiographic changes and quality of life in early rheumatoid arthritis. *Rheumatology* (Oxford) 38: 303-8.

Helmick CG, Felson DT, Lawrence RC, Gabriel S, Hirsch R, Kwoh CK, Liang MH, Kremers HM, Mayes MD, Merkel PA, Pillemer SR, Reveille JD, Stone JH; National Arthritis Data Workgroup. (2008) Estimates of the prevalence of arthritis and other rheumatic conditions in the United States. Part I. *Arthritis Rheum.* Jan;58(1):15-25.

Hewlett S, Cockshott Z, Byron M, Kitchen K, Tipler S, Pope D & Hehir M. (2005b) Patients' perceptions of fatigue in rheumatoid arthritis: overwhelming, uncontrollable, ignored. *Arthritis and Rheumatism* 53(5), 697-702.

Hill J and NetLibrary Inc. (2006) *Rheumatology nursing a creative approach*, Chichester, England; Hoboken, NJ: John Wiley & Sons.

Hochberg MC, Silman AJ, Smolen JS, Weinblatt ME, Weisman MH. (2011) *Rheumatology* Fifth Edition Mosby Elsevier.

Hunt RH, Choquette D, Craig BN, De Angelis C, Habal F, Fulthorpe G, Stewart JI, Turpie AG, Davis P. (2007) Approach to managing musculoskeletal pain: acetaminophen, cyclooxygenase-2 inhibitors, or traditional NSAIDs? *Can Fam Physician.* Jul;53(7):1177-84.

Kruszka P, O'Brian RJ. (2009) Diagnosis and management of Sjögren syndrome. *Am Fam Physician* Mar 15;79(6):465-70.

Kuo A, Ezzet KA, Patil S, Colwell CW Jr. (2009) Total hip arthroplasty in rapidly destructive osteoarthritis of the hip: a case series. *HSS J.* Sep 5(2):117-9.

Ienopoli S, Carsons SE. (2014) Extraglandular manifestations of primary Sjögren's syndrome. *Oral Maxillofac Surg Clin North Am.* Feb;26(1):91-9.

Ikeda K, Sanayama Y, Nakagomi D, Nakajima H. [Evaluation of joint damage with conventional radiograph and synovitis with musculoskeletal ultrasonography in rheumatoid arthritis]. *Nihon Rinsho.* 2013;71(7):1185-92.

Jackson S, Gilchrist H, Nesbitt LT et al. (2007). Update on the dermatologic use of systemic glucocorticosteroids. *Dermatologic Theraphy* 20:187-205.

Jordan JM, Helmick CG, Renner JB, Luta G, Dragomir AD, Woodard J, Fang F, Schwartz TA, Abbate LM, Callahan LF, Kalsbeek WD, Hochberg MC. (2007) Prevalence of knee symptoms and radiographic and symptomatic knee osteoarthritis in African Americans and Caucasians: the Johnston County Osteoarthritis Project. *J Rheumatol.* Jan;34(1):172-80.

LeBlanc K, Baranoski S. (2011) Skin Tears: State of the Science: Consensus Statements for the Prevention, Prediction, Assessment, and Treatment of Skin Tears. *Advances in Skin Wound Care.* 24,(9)(suppl 1):2-15.

Lisnevskaia L, Murphy G, Isenberg D. (2014) Systemic lupus erythematosus. *Lancet* Nov 22;384(9957):1878-88.

Makelainen P, Vehvilainen-Julkunen K, Pietila AM. (2007) Rheumatoid arthritis patients' education – contents and methods. *Journal of Clinical Nursing* 16: 258-67.

Malcarne VL, Fox RS, Mills SD, Gholizadeh S. (2013) Psychosocial aspects of systemic sclerosis. *Curr Opin Rheumatol* Nov;25(6):707-13.

Mayes MD. (2003) Scleroderma epidemiology. *Rheum Dis Clin North Am.* May;29(2):239-54.

Mandl P, Kurucz R, Niedermayer D, Balint PV, Smolen JS. (2014) Contributions of ultrasound beyond clinical data in assessing inflammatory disease activity in rheumatoid arthritis: current insights and future prospects. *Rheumatology* 16. pii: keu211.

National Collaborating Centre for Chronic Conditions-NCC-CC. (2009) *Rheumatoid arthritis: national clinical guideline for management and treatment in adults*. London: Royal College of Physicians

Poole JL. (2010) Musculoskeletal rehabilitation in the person with scleroderma. *Curr Opin Rheumatol*. Mar;22(2):205-12.

Price EJ, Venables PJ. (1995) The etiopathogenesis of Sjögren's syndrome. *Semin Arthritis Rheum*. Oct 25(2):117-33.

Rossini M, Rossi E, Bernardi D, Viapiana O, Gatti D, Idolazzi L, Caimmi C, DeRosa M, Adami S. (2014) Prevalence and incidence of rheumatoid arthritis in Italy. *Rheumatol Int* 35(5): 659-64.

Smith V, Van Praet JT, Vandooren B, Van der Cruyssen B, Naeyaert JM, Decuman S, Elewaut D, De Keyser F. (2010) Rituximab in diffuse cutaneous systemic sclerosis: an open-label clinical and histopathological study. *Ann Rheum Dis*. Jan; 69(1):193-7.

Smolen JS, Landewé R, Breedveld FC, Buch M, Burmester G, Dougados M, Emery P, Gaujoux-Viala C, Gossec L, Nam J, Ramiro S, Winthrop K, de Wit M, Aletaha D, Betteridge N, Bijlsma JW, Boers M, Buttgereit F, Combe B, Cutolo M, Damjanov N, Hazes JM, Kouloumas M, Kvien TK, Mariette X, Pavelka K, van Riel PL, Rubbert-Roth A, Scholte-Voshaar M, Scott DL, Sokka-Isler T, Wong JB, van der Heijde D. (2014) EULAR recommendations for the management of rheumatoid arthritis with synthetic and biological disease-modifying antirheumatic drugs (2013 update). *Ann Rheum Dis*. Mar;73(3):492-509.

Stitik TP, Levy JA. (2006) Viscosupplementation (biosupplementation) for osteoarthritis. *Am J Phys Med Rehabil*. Nov 85(11 Suppl):S32-50.

Sjölund K, Bartosik I, Lindberg G, Scheja A, Wildt M, Akesson A. (2005) Small intestinal manometry in patients with systemic sclerosis. *Eur J Gastroenterol Hepatol*. Nov;17(11):1205-12.

Rayner R, Carville K, Leslie G, Roberts, P. (2015) A review of patient and skin characteristics associated with skin tears. *Journal of Wound Care*.24;9406-17.

Repping-Wuts H, Hewlett S, Van Riel P & Van Achterberg T. (2009) Fatigue in patients with rheumatoid arthritis: British and Dutch nurses' knowledge, attitudes and management. *Journal of Advanced Nursing* 65(4), 901-911.

Repping-Wuts JWJ, de Hullu MCM, Barrera P, van Rossum A, Bakker R, Koopman A, Deenen J & Alberts-Pijnenborg J. (2003) Priorities for a Rheumatology nursing research programme. *Dutch Journal of Rheumatology* 4, 19-23.

Recht MP, Goodwin DW, Winalski CS, White LM. (2005) MRI of articular cartilage: revisiting current status and future directions. *AJR Am J Roentgenol*. Oct 185(4):899-914.

Rossini M, Rossi E, Bernardi D, Viapiana O, Gatti D, Idolazzi L, Caimmi C, DeRosa M, Adami S. (2014) Prevalence and incidence of rheumatoid arthritis in Italy. *Rheumatol Int* 35(5): 659-64.

Ruiz Garcia V, Jobanputra P, Burls A, Cabello JB, Vela Casasempere P, Bort-Marti S, Kynaston-Pearson FJ. (2014) Certolizumab pegol (CDP870) for rheumatoid arthritis in adults. Cochrane Database Syst Rev. Sep 18;9:CD007649.

Saag KB, Furst DE. *Major side effects of systemic glucocorticoids*. Retrieved from:www.uptodate.com© 2015 UpToDate.

Spadaro A, Govoni M, Caporali R. (2009) Reumatologia per le professioni sanitarie. Casa Editrice Idelson-Gnocchi, Napoli.

Stack RJ, Sahni M, Mallen CD, Raza K. (2013) Symptom complexes at the earliest phases of rheumatoid arthritis: a synthesis of the qualitative literature. *Arthritis Care Res (Hoboken)* 65(12):1916-26.

Stohl W, Hilbert DM. (2012) The discovery and development of belimumab: the anti-BLyS-lupus connection. *Nat Biothechnol* 30: 69-77.

Stojan G, Baer AN. (2012) Flares of systemic lupus erythematosus during pregnancy and the puerperium: prevention, diagnosis and management. *Expert Rev Clin Immunol* Jul; 8(5):439-53.

Teixeira L, Mahr A, Berezné A, Noël LH, Guillevin L, Mouthon L. (2007) Scleroderma renal crisis, still a life-threatening complication. *Ann N Y Acad Sci*. Jun;1108:249-58.

Tiso F, Favaro M, Ciprian L, Cardarelli S, Rizzo M, Tonello M, Rufatti A, Cozzi F. (2007) Digital ulcer in achort of 333 scleroderma patients. *Reumatismo*. 59(3):215-20.

Yamaguchi K, Iwakiri R, Hara M, Kikkawa A, Fujise T, Ootani H, Shimoda R, Tsunada S, Sakata H, Ushiyama O, Koarada S, Tada Y, Nagasawa K, Fujimoto K. (2008) Reflux esophagitis and Helicobacter pylori infection in patients with scleroderma. *Intern Med*. 47(18):1555-9.

Valdes AM, Spector TD. (2010) The clinical relevance of genetic susceptibility to osteoarthritis. *Best Pract Res Clin Rheumatol*. Feb 24(1):3-14.

van den Hoogen F, Khanna D, Fransen J, Johnson SR, Baron M, Tyndall A, Matucci-Cerinic M, Naden RP, Medsger TA Jr, Carreira PE, Riemekasten G, Clements PJ, Denton CP, Distler O, Allanore Y, Furst DE, Gabrielli A, Mayes MD, van Laar JM, Seibold JR, Czirjak L, Steen VD, Inanc M, Kowal-Bielecka O, Müller-Ladner U, Valentini G, Veale DJ, Vonk MC, Walker UA, Chung L, Collier DH, Ellen Csuka M, Fessler BJ, Guiducci S, Herrick A, Hsu VM, Jimenez S, Kahaleh B, Merkel PA, Sierakowski S, Silver RM, Simms RW, Varga J, Pope JE. (2013) 2013 classification criteria for systemic sclerosis: an American college of rheumatology/European league against rheumatism collaborative initiative. *Ann Rheum Dis.* Nov;72(11):1747-55.

Wahren-Herlenius M, Dörner T. (2013) Immunopathogenic mechanisms of systemic autoimmune disease. *Lancet* Aug 31;382(9894):819-31.

Walker JG, Pope J, Baron M, Leclercq S, Hudson M, Taillefer S, Edworthy SM, Nadashkevich O, Fritzler MJ. (2007) The development of systemic sclerosis classification criteria. *Clin Rheumatol.* Sep;26(9):1401-9.

Woolf AD. (2007) An update on glucocorticoid-induced osteoporosis. *Current Opinion in Rheumatology* 19:370-5.

Zandman-Goddard G, Solomon M, Rosman Z, Peeva E, Shoenfeld Y. (2012) Environment and lupus-related diseases. *Lupus* 21: 241-50.

Zangi HA, Ndosi M, Adams J, Andersen L, Bode C, Boström C, van Eijk-Hustings Y, Gossec L, Korandová J, Mendes G, Niedermann K, Primdahl J, Stoffer M, Voshaar M, van Tubergen A; European League Against Rheumatism (EULAR). EULAR recommendations for patient education for people with inflammatory arthritis. Ann Rheum Dis. 2015 Jun;74(6):954-62.

Ziff M. (1990) The rheumatoid nodule. *Arthritis Rheum* 33:761-7.

11 Ictus cerebrale

Raffaella Di Giacopo, Anna Brugnolli

Ictus è un termine latino che significa "colpo" per sottolineare l'esordio acuto della patologia cerebrovascolare, in inglese è nominato *stroke*. L'OMS (Organizzazione Mondiale Sanità) definisce l'ictus come *"una improvvisa comparsa di segni e/o sintomi riferibili a deficit delle funzioni cerebrali, localizzati o globali di durata superiore alle 24 ore o ad esito infausto non attribuibile ad altra causa apparente se non vasculopatia cerebrale"*. Insorge, infatti, nella maggior parte dei casi, in maniera improvvisa: una persona in pieno benessere può accusare sintomi tipici che possono essere transitori, restare costanti o peggiorare nelle ore successive. Quando si verifica l'interruzione dell'apporto di sangue ossigenato ad un'area encefalica si determina la morte delle cellule cerebrali di quell'area. Di conseguenza, le funzioni controllate da quell'area, che possono riguardare il movimento del viso o di un arto, il linguaggio, la vista o altro, vengono perse.

Dal punto di vista neuropatologico l'ictus viene classificato nei sottotipi **ischemico** ed **emorragico**. Nel primo caso le arterie cerebrali vengono ostruite dalla graduale formazione di una placca aterosclerotica e/o da un coagulo di sangue, che può formarsi sia sopra la placca (ictus trombotico) o provenire dal cuore o da un altro distretto vascolare (ictus trombo-embolico); l'**ictus emorragico** si verifica quando un'arteria del cervello si rompe, provocando così un'emorragia intracerebrale non traumatica o un'emorragia all'interno degli spazi meningei.

Poiché l'ictus ischemico rappresenta la forma di più frequente riscontro (70-80% circa), d'ora in poi utilizzeremo il termine ictus come sinonimo di ictus ischemico, dedicando una sezione di approfondimento alle emorragie cerebrali.

L'Attacco ischemico transitorio (TIA), si differenzia dall'ictus ischemico per l'assenza del danno cerebrale. Prima dell'avvento delle neuroimmagini (soprattutto della Risonanza Magnetica Cerebrale, in grado di evidenziare anche danni parenchimali molto piccoli) il TIA veniva definito in base alla durata dei sintomi, che doveva essere inferiore alle 24 ore (sebbene, nella maggior parte dei casi, esso duri dai 5 ai 30 minuti). In questo tipo di condizione il danno cerebrale non si verifica poiché le cellule cerebrali in stato di ipossia possono essere rivascolarizzate dal vaso principale (se riesce a ricanalizzarsi), o da rami collaterali. Si stima, tuttavia, che la presenza di un TIA sia predittiva dell'insorgenza di un ictus.

L'ictus narrato dai familiari di un paziente

"Mio marito ha 65 anni, è obeso, dovrebbe prendere farmaci per l'ipercolesterolemia... gli è stata anche consigliata la Cardioaspirina ma non ha voluto seguire l'indicazione del suo medico... Non fa attività fisica, ha ridotto però il numero di sigarette da quando ha cominciato a vedere male con l'occhio destro (quattro mesi fa circa). Stanotte l'ho sentito muoversi, credo si sia anche alzato – non so che ora possa essere stata – poi si è riaddormentato. Quando si è svegliato era molto agitato; non muoveva più il braccio sinistro, non riusciva a darmi la mano (cosa che fa ogni mattina, per accertarsi che io sia sveglia) e muoveva male la gamba sinistra; gli ho chiesto più volte di dirmi come stava ma non si è voltato neanche a guardarmi; gli usciva la bava dall'angolo della bocca a sinistra, dove il labbro era più abbassato. Con la mano destra, che usa per scrivere e mangiare, cercava di afferrare la coperta, ma non è riuscito a coprirsi tutto, lasciando scoperti il braccio e la gamba deboli. Ho provato a farlo sedere sul letto, ma faceva fatica a mantenere la posizione, mi ha urlato di lasciarlo stare, ma non riusciva a scandire bene le parole. Era sudato, gli ho misurato la pressione, era molto alta, 200/110; ho chiamato prima mio figlio, che si è precipitato a casa e mi ha aiutato a vestirlo, e poi il nostro medico, che ci ha mandato a casa l'ambulanza per venire in ospedale".

Epidemiologia, fattori di rischio e strategie di prevenzione

A livello mondiale, l'ictus rappresenta la seconda causa di morte (11,1% di tutte le morti) e la prima causa di disabilità nei soggetti ultrasessantacinquenni. Anche in Italia, è la seconda causa di morte, dopo le malattie ischemiche del cuore, ed è responsabile del 9-10% di tutti i decessi e rappresenta la prima causa di invalidità. In Italia, ogni anno si registrano almeno 100.000 nuovi ricoveri dovuti all'ictus cerebrale di cui il 20% sono recidive. La mortalità a 30 giorni da un ictus emorragico si attesta attorno al 50%; invece circa un terzo - 20-30% - non sopravvive ad un anno dall'evento acuto, mentre un altro terzo presenta una significativa invalidità. Attualmente, quasi un milione di persone sopravvissute all'ictus vive nel nostro Paese con esiti più o meno invalidanti. L'ictus ischemico rappresenta l'80% del numero totale degli ictus con una mortalità a 30 giorni del 20% e ad un anno del 30% circa (Stornello et al., 2020).

L'ictus è più frequente dopo i 55 anni, la sua prevalenza raddoppia successivamente ad ogni decade; il 75% degli ictus si verifica nelle persone con più di 65 anni. La prevalenza di ictus nelle persone di età 65-84 anni è del 6,5% (negli uomini 7,4%, nelle donne 5,9%).

L'incidenza dell'ictus "giovanile" (età inferiore a 50 anni), è pari a circa 7/100.000/anno, se paragonata al tasso di incidenza grezzo a livello mondiale che coinvolge tutte le età, e che oscilla tra 144 e 373 soggetti affetti/100.000/anno (in Italia tale incidenza grezza oscilla tra 144 e 293 affetti/100.000/anno). L'appartenenza alle etnie africana, afroamericana ed asiatica aumenta la probabilità di eventi cardio- e cerebrovascolari. Tra i sottotipi di ictus ischemico quello su base aterotrombotica ne rappresenta l'11% -15% circa, quello cardioembolico il 35% circa e quello lacunare il 15% quest'ultimo, inoltre, si associa ad un più basso indice di mortalità.

Dal 2000 al 2010 l'incidenza dell'ictus si è ridotta significativamente nei soggetti di età ≥ 60 anni soprattutto grazie al miglior controllo dei fattori di rischio. La prevalenza è quasi raddoppiata dal 1990 al 2010, passando dallo 2,7% al 4,9%, come risultato della globale riduzione della mortalità, soprattutto nei paesi ad alto reddito.

L'incidenza dell'**attacco ischemico transitorio (TIA)** nei paesi occidentali, secondo la definizione tradizionale, oscilla tra 29 e 61/100.000/anno. Il rischio di ictus post-TIA a due giorni è pari al 3-10% per aumentare al 9-17% entro i primi tre mesi, riducendosi tra 7% ed il 12% nel corso del primo anno e tra 4% ed il 7% per anno nei primi 5 anni dopo l'evento iniziale.

Gli studi epidemiologici hanno individuato molteplici **fattori che aumentano il rischio di ictus** (**Tabella 11.I** e **Figura 11.1**).

Tabella 11.I Fattori di rischio per ICTUS (Murphy & Werring, 2020)	
MODIFICABILI	
Ipertensione	Questo è il più importante fattore di rischio modificabile complessivo per l'ictus. Circa la metà di tutti i pazienti con ictus, e una proporzione ancora maggiore di quelli con emorragia intracerebrale, ha una storia di ipertensione. Anche tra coloro che non sono definiti ipertesi, più alta è la pressione arteriosa, maggiore è il rischio di ictus, pertanto la diagnosi e il controllo dell'ipertensione è fondamentale per la prevenzione primaria e secondaria degli ictus. Il rischio attribuito all'ipertensione diminuisce dopo i 60 anni, diventa meno significativo all'età di 80 anni.
Diabete mellito	è un fattore di rischio indipendente per l'ictus, associato a un rischio 2 volte maggiore. L'ictus rappresenta il 20% delle morti nelle persone con diabete.
Fattori cardiaci	L'infarto cardioembolico (principalmente da fibrillazione atriale (FA)) è il sottotipo di ictus ischemico più grave, con alta disabilità e mortalità. La presenza di FA aumenta con l'età, causando il 20-25% degli ictus nei pazienti >80 anni. L'utilizzo di anticoagulanti è estremamente efficace nel prevenire l'ictus in persone con FA (riduzione del rischio relativo di circa due terzi).

Smoking/fumo	Il fumo raddoppia il rischio di ictus. La cessazione del fumo riduce rapidamente il rischio, con l'eccesso di rischio quasi scompare 2-4 anni dopo aver smesso.
Iperlipidemia	La relazione tra dislipidemia e ictus è complessa. C'è un aumento del rischio di ictus ischemico con aumento del colesterolo totale, e una diminuzione del rischio di ictus ischemico con elevato colesterolo HDL (lipoproteine ad alta densità). L'uso di statine in prevenzione secondaria sembra ridurre il rischio di ictus ischemico (così come il risultato funzionale e mortalità) senza alcun aumento definito del rischio di emorragia intracerebrale. L'evidenza attuale e l'opinione degli esperti favoriscono l'offerta di statine ai sopravvissuti di ictus emorragico che hanno una forte indicazione per il loro uso (per esempio, una cardiopatia ischemica clinicamente rilevante).
Consumo di alcol e abuso di sostanze	Il consumo leggero e moderato di alcol (<4 unità/giorno) è stato associato ad un minor rischio di ictus ischemico, mentre quantità maggiori sono chiaramente associate a un aumento del rischio di ictus. Il consumo di alcol ha una relazione lineare con il rischio di ictus emorragico intracerebrale. L' uso di droghe tra cui cocaina, eroina, anfetamine, cannabis ed ecstasy sono associate ad un aumento del rischio di ictus (sia ictus ischemico che emorragico).
Obesità e comportamento sedentario	La maggior parte dell'effetto del BMI - indice di massa corporea - sul rischio di ictus è mediato dalla pressione arteriosa, dalle concentrazioni di colesterolo e di glucosio. Le persone che sono fisicamente attive hanno un rischio inferiore di ictus e di mortalità complessiva per ictus rispetto a coloro che sono inattivi.
Infiammazione	Biomarcatori infiammatori aumentati hanno una modesta associazione con l'aumento del rischio di arteriosclerosi e di ictus. L'infezione può scatenare l'ictus, ci sono prove che il tasso di ictus è più basso negli individui vaccinati contro l'influenza. La malattia da coronavirus (COVID-19) è stata collegata a occlusioni di grandi vasi in associazione con uno stato iperinfiammatorio e di ipercoagulabilità.
NON MODIFICABILI	
Età	È il più importante fattore di rischio di ictus. L'incidenza raddoppia per ogni decennio dopo i 55 anni. il 75% degli ictus si verifica nelle persone con più di 65 anni. La prevalenza di ictus nelle persone di età 65-84 anni è del 6,5% (negli uomini 7,4%, nelle donne 5,9%).
Sesso	A causa dei rischi collegati alla gravidanza e all'utilizzo di contraccettivi orali, le donne in premenopausa hanno un rischio di ictus che è alto, pari o superiore al rischio negli uomini. In età più avanzata i tassi di ictus sono più alti negli uomini.
Etnia	Gli afroamericani e gli ispanici hanno un rischio tra 2 e 4 volte più alto di ictus
Fattori genetici	Dal punto di vista genetico è possibile che venga ereditata una predisposizione ad essere colpiti da ictus. Il ruolo dei fattori genetici nella determinazione del rischio di ictus non è tuttora completamente definito, sebbene sia già ben documentato il rischio correlato ai sottotipi di apolipoproteine nella genesi di una placca aterotrombotica instabile. Tra i più frequenti disordini a singolo gene associati all'ictus andrebbero ricercate la mutazione del gene NOTCH3 associata alla CADASIL (malattia ereditaria dei piccoli vasi cerebrali); tra quelli autosomico dominanti o recessivi legati al cromosoma X la mutazione del gene GLA associata alla malattia di Fabry (malattia da deposito lisosomiale multisistemica, progressiva, caratterizzata non solo dall'ictus secondario alla malattia dei piccoli vasi ma anche ad angiocheratomi, disfunzioni renali, cardiovascolari, cocleo-vestibolari). Tale condizione andrebbe ricercata soprattutto negli ictus giovanili. Ulteriori cause possono essere l'omocistinuria, l'anemia falciforme, i disordini del tessuto connettivo (es. sindromi marfanoidi).

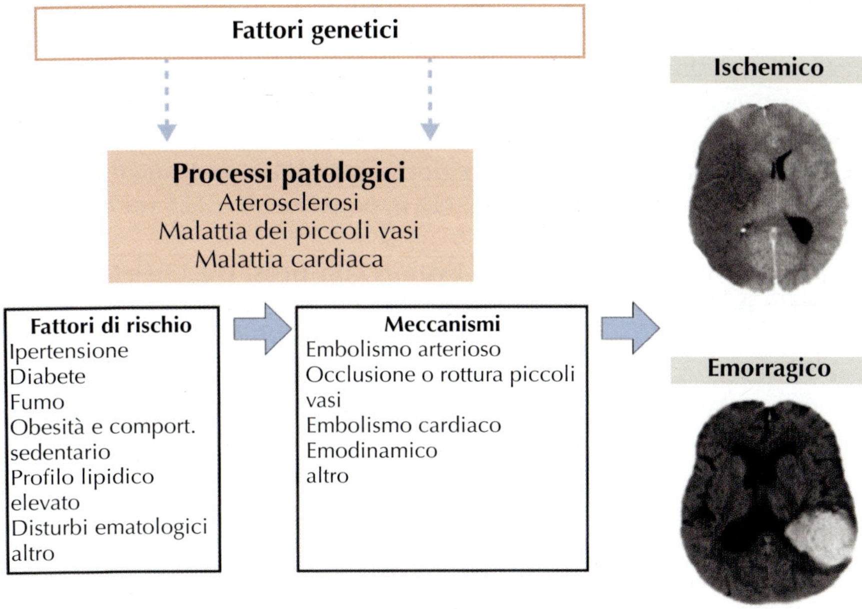

Figura 11.1 Illustrazione delle differenze tra i processi patologici, fattori di rischio e meccanismi nell'ictus (Murphy & Werring, 2020).

Comportamenti e stili di vita per la prevenzione primaria dell'ictus

Si definiscono strategie di **prevenzione primaria** le azioni rivolte ai fattori di rischio modificabili e messe in atto per evitare che si verifichi un primo evento ischemico. Gli interventi di promozione ed educazione alla salute sono:

Cessazione del fumo di sigaretta. Tale raccomandazione riguarda soggetti di qualsiasi età ed anche i fumatori moderati. Ogni tecnica disponibile viene incoraggiata a tale scopo, incluse il *counseling*, i sistemi di sostituzione della nicotina, l'assunzione di farmaci per via orale.

Promuovere la regolare attività fisica. Per gli effetti protettivi nei confronti dello sviluppo di malattie metaboliche e cardiovascolari, accompagnandosi alla necessità di mantenere il peso corporeo entro l'intervallo di normalità (Body Mass Index - BMI - *range*: 18,5-25), per limitare il più possibile l'accumulo di grasso viscerale.

Promuovere e motivare la popolazione ad una sana alimentazione. Il modello alimentare suggerito (la cosiddetta "Dieta Mediterranea"), potrebbe favorire la riduzione dell'incidenza e della mortalità per ictus mediante l'azione antiossidante, antinfiammatoria, antiaterogenica ed antitrombotica dei principali nutrienti che la compongono. L'alimentazione dovrebbe avere un *ridotto apporto di alimenti ad alto indice glicemico*, raggiungibile mediante un apporto di fibra alimentare di almeno 25 g/die, contenuta negli alimenti di origine vegetale quali frutta, verdura, cereali integrali e legumi (dovrebbero essere assunte almeno cinque porzioni al giorno di frutta e verdura; tra le porzioni di frutta 20-30 g/die dovrebbero essere costituiti da frutta secca a guscio, per l'apporto dei necessari sali minerali). Il *consumo di sale* dovrebbe essere inferiore a 5 g/die; l'apporto di sodio pari a circa 1,2 g/die, quello di potassio pari a circa 4 g/die, quello di calcio e di magnesio, rispettivamente, pari a circa 700 e 240 mg/die. La supplementazione di calcio è raccomandata solo in casi particolari, come l'ipoparatiroidismo e l'ipocalcemia sintomatica; quest'ultima può manifestarsi con l'insorgenza di parestesie, contrazioni muscolari anomale, alterazioni elettrocardiografiche specifiche. Oltre l'indicazione ad integrare un deficit di vitamina D diagnosticato sulla base del riscontro di basse concentrazioni plasmatiche di 25-idrossicolecalciferolo, è indicato un regolare consumo di latte e derivati del latte, anche in ragione del contenuto di calcio, preferendo i prodotti a ridotto contenuto di grassi e di sale, cercando di limitare il consumo di carne rossa e carni trasformate. Due volte a settimana dovrebbe essere consumato pesce grasso o semigrasso, anche per gli effetti globalmente favorevoli sulla prevenzione cardiovascolare. Viene indicato come principale condimento l'olio extravergine d'oliva grazie all'effetto protettivo legato soprattutto al contenuto in polifenoli.

Ridurre il consumo di alcool. Il consumo giornaliero di bevande alcoliche dovrebbe limitarsi a non più di una unità alcolica per le donne (12 g, equivalenti a 125 ml di vino a media gradazione) ed al massimo a due unità per l'uomo.

Mantenere la Pressione Arteriosa entro i valori compresi tra 130 e140 mmHg per la PAs, e tra 80 e 90 mmHg per la PAd. Nelle persone affette da ipertensione per raggiungere questo *target* è raccomandato l'aderenza al trattamento farmacologico.

Promuovere l'aderenza a trattamenti per il controllo dell'ipercolesterolemia, del diabete e a trattamenti con farmaci antiaggreganti o anticoagulanti se rischio cardiovascolare (*si suggerisce fare riferimento ai comportamenti di autocura e di prevenzione descritti nel capitolo ipertensione e infarto miocardico acuto*).

Il circolo e flusso cerebrale: anatomia e fisiologia

Rami arteriosi. Il circolo cerebrale viene alimentato da quattro rami **arteriosi** maggiori (le arterie carotidi interne di destra e sinistra e le arterie vertebrali di destra e sinistra (Figura 11.2) che confluiscono in un sistema simmetrico di distribuzione, *il poligono di Willis,* che garantisce una perfusione omogenea alle strutture encefaliche superficiali e profonde (Figura 11.3).

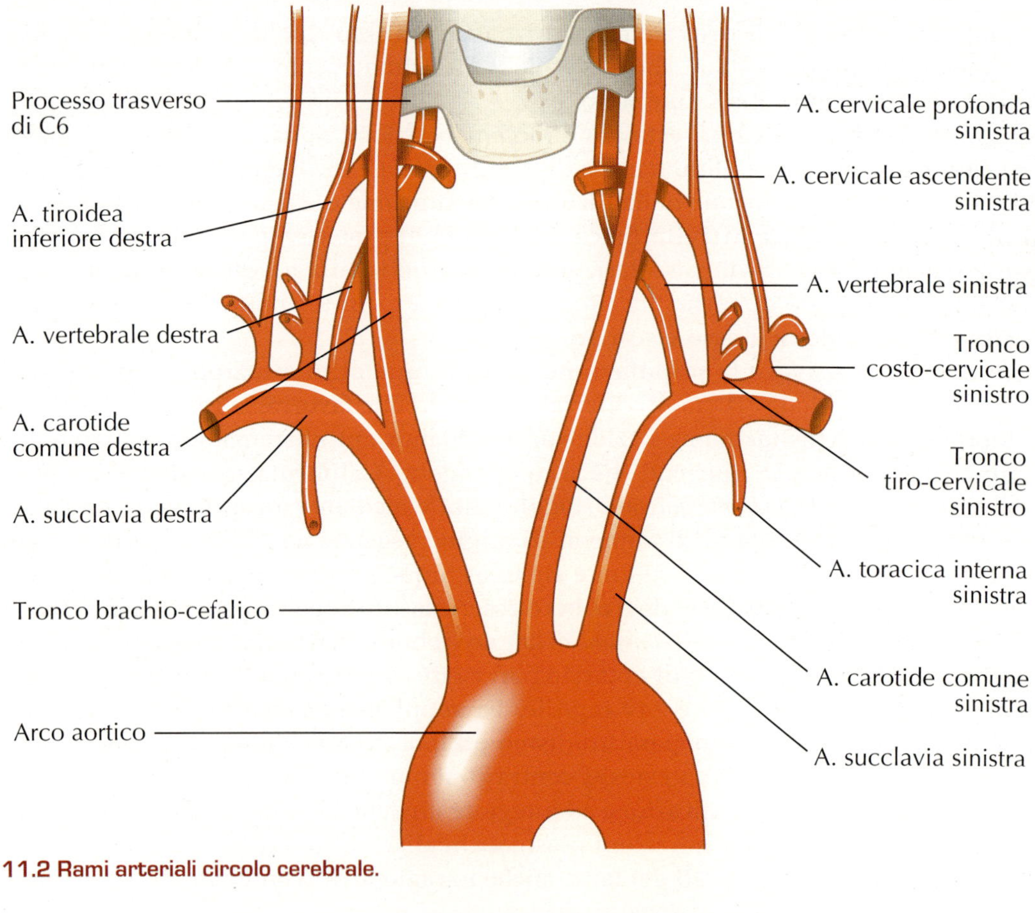

Figura 11.2 Rami arteriali circolo cerebrale.

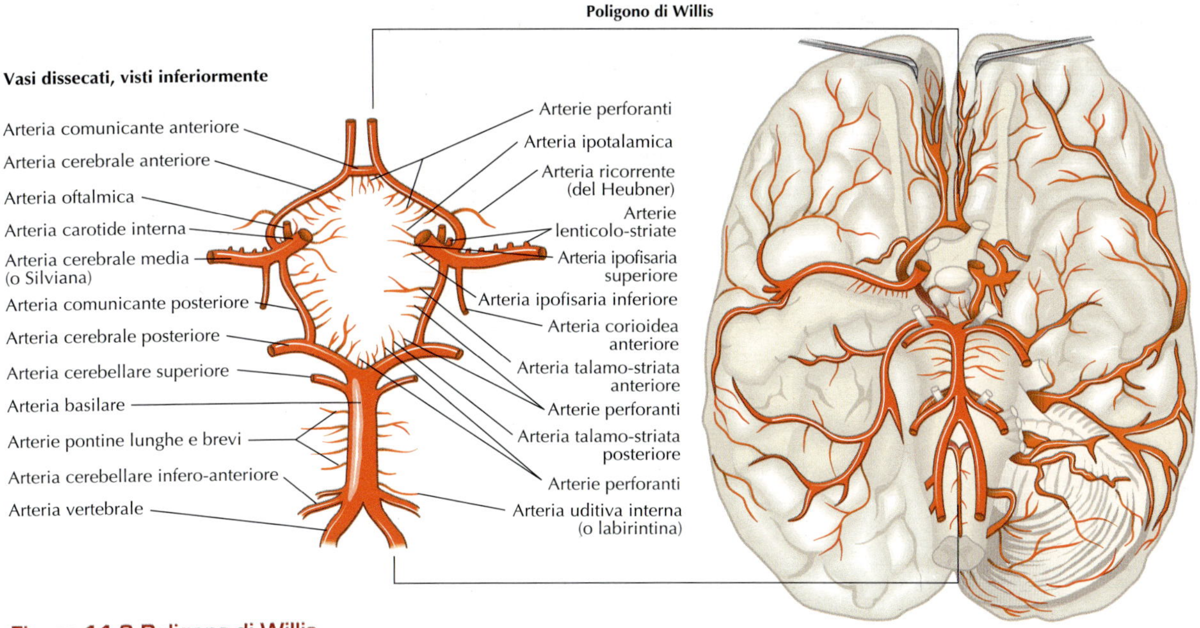

Figura 11.3 Poligono di Willis.

Il circolo arterioso intracerebrale è in comunicazione con quello extracerebrale, di pertinenza delle arterie carotidi esterne, mediante le cosiddette *"anastomosi pre-Willis"*. Dall'arco aortico originano, nell'ordine, il tronco brachiocefalico, l'arteria carotide comune sinistra (CCS) e l'arteria succlavia sinistra. Dal tronco brachiocefalico origina l'arteria carotide comune di destra (CCD). Le carotidi comuni (CC) si dividono, all'altezza della vertebra C4, in arteria carotide interna (ACI) ed esterna (ACE) (Figura 11.4). Le arterie vertebrali originano entrambe dall'arteria succlavia omolaterale.

Il poligono di Willis. Le **arterie carotidi interne** contribuiscono, per circa il 40% ciascuna, alla perfusione totale cerebrale. Entrano nella scatola cranica attraverso il canale carotideo dell'osso temporale, attraversano il seno cavernoso e danno origine, ciascuna per lato, a **quattro rami** maggiori:

1 arteria cerebrale anteriore (ACA),
2 arteria cerebrale media (ACM),
3 arteria corioidea anteriore (AChA) e
4 arteria comunicante posteriore.

L'arteria cerebrale anteriore, subito dopo la sua origine, decorre parallelamente alla controlaterale cui invia un ramo anastomotico, l'arteria comunicante anteriore (AcoA), che chiude anteriormente il poligono di Willis, realizzando quindi una comunicazione tra i due assi carotidei di importanza emodinamica e clinica notevole. Differenti branche orbitarie, mediane e posteriori della arteria cerebrale anteriore irrorano il polo frontale e la superficie mediale di ambedue i lobi frontali e parietali. Il corpo calloso è irrorato dalla arteria cerebrale anteriore, un ramo ricorrente della quale, l'arteria mediale striata di Heubner, spesso vascolarizza porzioni del nucleo caudato, del *putamen* e della capsula interna. L'arteria cerebrale media è il ramo di maggior calibro delle Arterie Carotidi Interne (ACI) e vascolarizza la maggior parte delle superfici laterali degli emisferi cerebrali; i suoi rami profondi, le arterie lenticolo-striate, sono responsabili della perfusione del *putamen,* del globo pallido e della capsula interna.

L'arteria comunicante anteriore irrora il plesso corioideo del ventricolo laterale, il tratto ottico, l'ippocampo includendo l'*uncus,* la coda del nucleo caudato, la corteccia piriforme, l'amigdala, parte del globo pallido, il braccio posteriore della capsula interna, il terzo mediale del peduncolo cerebrale e la porzione laterale del corpo genicolato laterale.

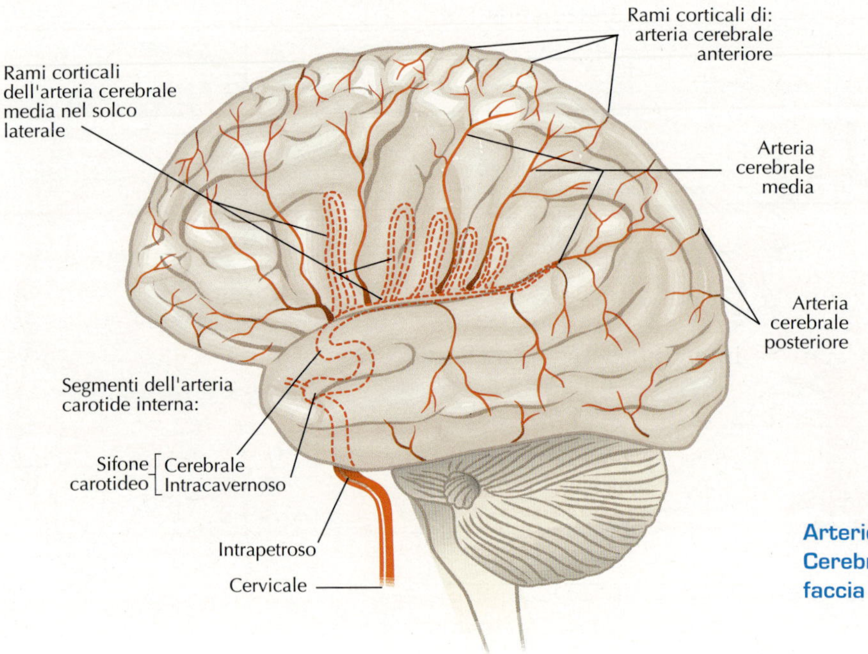

Arterie Carotidi Interne ed Arteria Cerebrale Media: distribuzione sulla faccia laterale degli emisferi

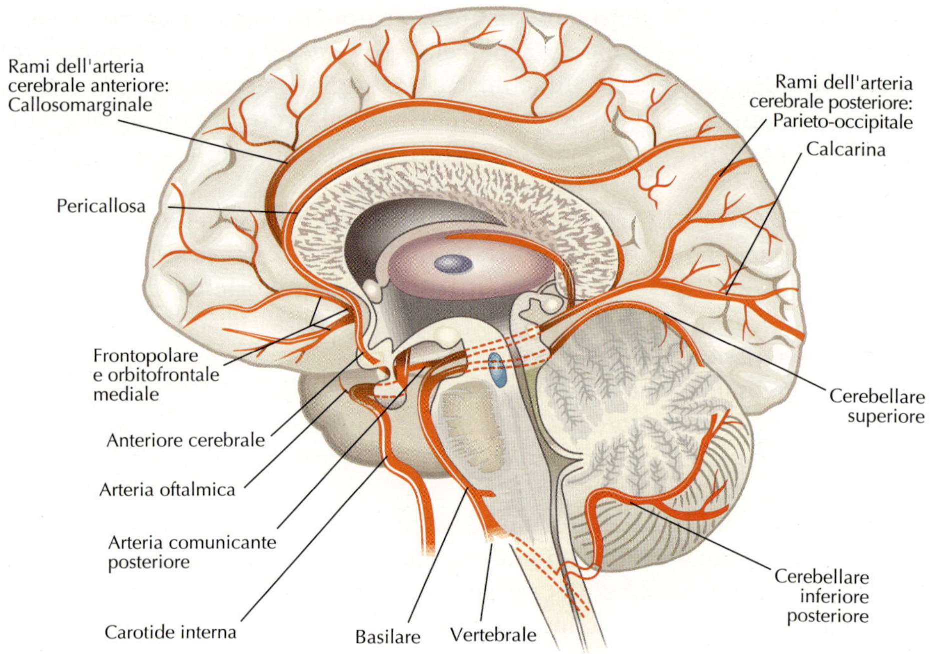

Arteria Cerebrale Anteriore ed Arterie Cerebrali Posteriori: distribuzione sulla faccia mediale degli emisferi

Figura 11.4 Territori irrorati dalle arterie carotidi e cerebrali.

Le arterie comunicanti posteriori formano un ponte tra i sistemi carotideo e vertebro-basilare.

Le **due arterie vertebrali** (AV) entrano nella cavità cranica attraverso il forame magno e, dopo aver attraversato la superficie antero-laterale del bulbo, confluiscono per formare l'arteria basilare (AB), a livello della giunzione bulbo-pontina. Il decorso della arteria basilare (AB) è breve, in posizione mediana, lungo la superficie ventrale del ponte sono ai peduncoli cerebrali, dove si divide nelle due arterie cerebrali posteriori (ACP) ciascuna delle quali si anastomizza con la (AcoP) Arteria Comunicante Posteriore omolaterale, completando il poligono. Prima della loro fusione le arterie vertebrali AV emettono tre coppie di rami collaterali: le arterie spinali anteriori, le spinali posteriori e le arterie cerebellari postero-inferiori, oltre a diversi rami perforanti che vascolarizzano il bulbo. Ciascuna delle arterie spinali anteriori decorre medialmente, si fonde con l'omologa controlaterale e scende in direzione rostrocaudale, irrorando la porzione mediale del bulbo e la superficie ventrale del midollo spinale. L'arteria cerebellare postero-inferiore irrora gran parte del verme (parte mediana del cervelletto, costituita da un rilievo tra i due emisferi cerebellari) e dell'emisfero cerebellare omolaterale, il plesso corioideo del IV ventricolo, e la porzione dorso-laterale del bulbo. L'arteria basilare (AB) fornisce rami pontini e tre coppie di arterie: le uditive interne, le arterie cerebellari antero-inferiori che irrorano la porzione inferiore degli emisferi cerebellari; le arterie cerebellari superiori per la superficie superiore dell'emisfero cerebellare. Rami terminali della arteria basilare (AB) sono le due cerebrali posteriori, che terminano nelle regioni del cuneo, come arteria calcarina. Forniscono i rami corticali per i lobi temporale ed occipitale, le arterie centrali per le pareti del III ventricolo, il talamo, l'ipotalamo, ed i rami peduncolari per il mesencefalo. Anatomicamente ci possono essere variazioni a questa distribuzione, presente in realtà solo nel 50% circa dei soggetti; le variazioni più comuni sono rappresentate dalla ipoplasia di una o delle due comunicanti posteriori. Le arterie stesse che costituiscono il poligono di Willis e le loro diramazioni, inoltre, sono in comunicazione mediante i circoli anastomotici *"post-Willis"*, al fine di favorire un'eventuale redistribuzione del flusso ematico cerebrale, sulle arterie efferenti, in caso di necessità.

Il **drenaggio venoso** (**Figura 11.5**) avviene attraverso un sistema venoso superficiale ed uno profondo. Il primo confluisce nel seno sagittale superiore e nei due seni trasversi che a loro volta confluiscono nelle vene giugulari interne; quello profondo confluisce nella grande vena di Galeno e nel seno sagittale inferiore che drenano nel seno retto, che continua sino alla confluenza dei seni trasversi. Vie alternative minori per l'efflusso di sangue sono rappresentate dal seno cavernoso, dalle vene oftalmiche, dai plessi pterigo-palatini e dalle vene diploiche.

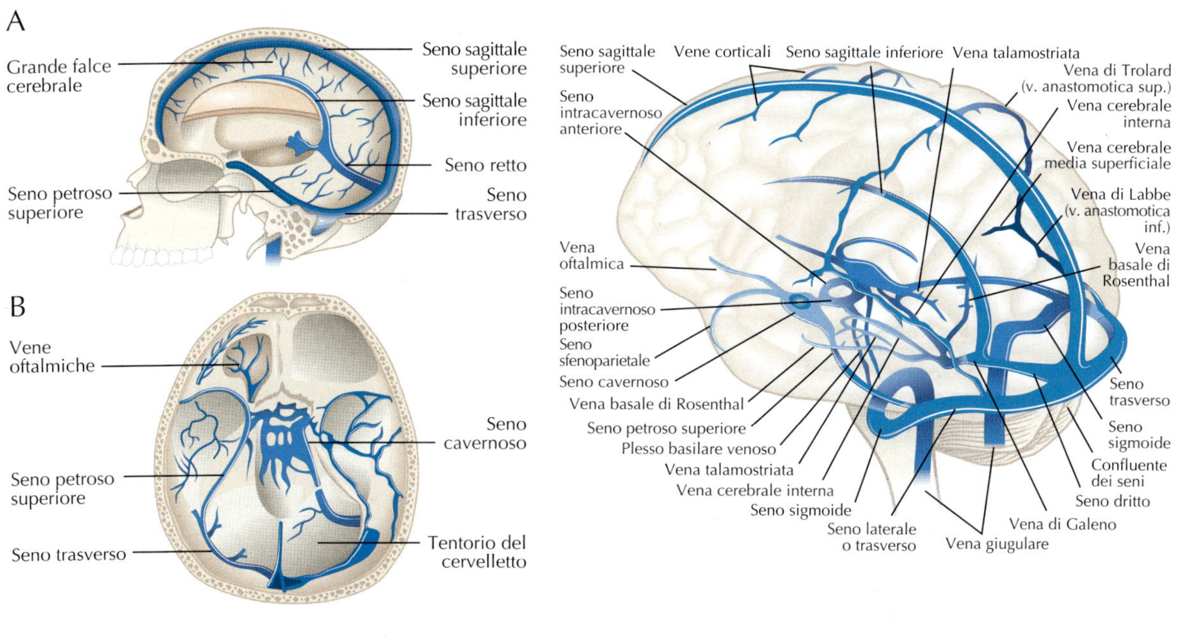

Figura 11.5 Il sistema di drenaggio venoso cerebrale.

Il sistema di autoregolazione del flusso ematico cerebrale

Il **flusso ematico cerebrale** (FEC) dipende principalmente da due variabili:

1 la pressione di perfusione centrale e
2 la resistenza vascolare cerebrale (**Figura 11.6**)

Pressione di perfusione centrale. Esprime la forza che spinge il sangue al cervello, la quale deriva dalla differenza tra il valore pressorio del sangue arterioso contenuto nei grossi vasi che portano il sangue al cervello e la pressione nelle vene che drenano il sangue dal circolo cerebrale.

Resistenza vascolare a livello della circolazione cerebrale. È soprattutto influenzata dal diametro arteriolare. In condizioni normali, la pressione di perfusione è costante, cosicché il flusso ematico cerebrale dipende principalmente dalla resistenza vascolare.

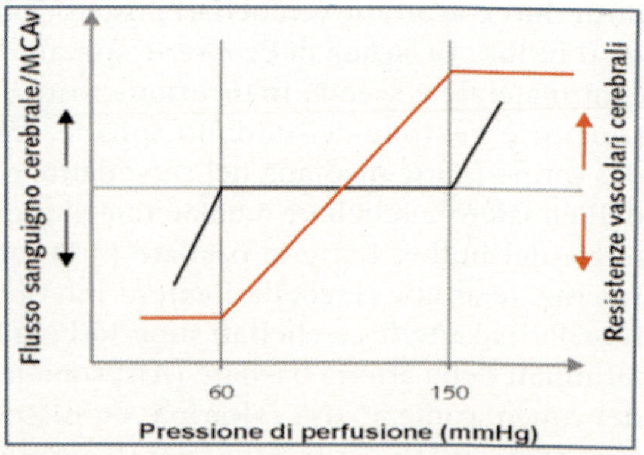

Figura 11.6 Autoregolazione del flusso ematico cerebrale.

Meccanismo omeostatico del flusso cerebrale. Il flusso ematico cerebrale è comunque costantemente regolato e mantenuto spontaneamente entro limiti definiti. In pratica, quando la perfusione si riduce, automaticamente si verifica una vasodilatazione cerebrale e viceversa. Questo meccanismo è efficiente entro valori di pressione di perfusione cerebrale compresi tra 60 e 140/150 mmHg. Oltre questo range di valori del flusso vascolare cerebrale dipende direttamente dalla pressione sistemica. Quindi in condizioni fisiologiche, a livello del circolo encefalico vige un meccanismo di autoregolazione. Più in dettaglio, in condizioni fisiologiche, ad una riduzione della pressione di perfusione corrisponde una riduzione delle resistenze vascolari, ossia una vasodilatazione, e, viceversa, all'aumento della pressione di perfusione l'encefalo risponde con una vasocostrizione locale, per ridurre il flusso ematico afferente.

Tale meccanismo omeostatico agisce in serie ed in parallelo rispetto ai barocettori arteriosi. Al di fuori dei limiti della autoregolazione il flusso è passivamente dipendente dalla pressione di perfusione: un'ulteriore diminuzione di quest'ultima si tradurrà in ipossia cerebrale, un suo aumento in edema cerebrale. Nel primo caso infatti una volta raggiunta la vasodilatazione massimale il flusso decresce e il parenchima di quell'area si trova in uno stato di ipovolemia.

I **meccanismi di controllo del flusso ematico** cerebrale fanno si che l'apporto ematico sia mantenuto costante:

- **al variare della pressione arteriosa sistemica.** I limiti pressori entro i quali tale meccanismo mantiene la propria efficienza è compreso nel *range* di pressione arteriosa (PA) sistemica media che varia da 60 e 140/150mmHg. La distribuzione di questo flusso ematico non è però uniforme: infatti, la sostanza grigia riceve approssimativamente 80 ml/100 mg/min, mentre la sostanza bianca viene irrorata a 20 ml/100 mg/min.
- **alla richiesta metabolica di substrati energetici.** Un altro importante fattore **di controllo del flusso ematico** cerebrale è rappresentato dalla **richiesta metabolica di glucosio.** Il fabbisogno energetico del tessuto nervoso è fornito pressoché interamente dall'ossidazione del glucosio. Poiché le riserve tissutali di glucosio sono sufficienti solo per 2-3 minuti e non vi è alcuna riserva di ossigeno, la sopravvivenza del tessuto nervoso dipende da un apporto ematico continuo. Questo spiega perché, malgrado il peso del cervello rappresenti solo il 2% del peso corporeo, esso riceva il 15% della gittata cardiaca, in condizioni di riposo il flusso ematico cerebrale è pari a 55 ml/100mg/min; il tessuto cerebrale estrae circa il 50% dell'ossigeno ed il 10% del glucosio arteriosi. Circa il 60-70% dell'energia prodotta viene destinata al mantenimento dei gradienti ionici, il resto viene utilizzato per il turnover dei neurotrasmettitori e per il mantenimento ed il rinnovo delle strutture cellulari. Il parenchima cerebrale dipende quindi quasi esclusivamente dal catabolismo ossidativo del glucosio

e le riserve energetiche cerebrali (glicogeno e molecole ad alto contenuto energetico quali ATP o creatinfosfato) sono appunto talmente esigue che anche una breve interruzione del flusso è sufficiente per determinare un loro esaurimento. Data la maggior densità di somi neuronali nella sostanza grigia, il fabbisogno energetico è molto più elevato in questa zona rispetto alla sostanza bianca. L'attivazione funzionale di determinate aree cerebrali determina un'immediata richiesta energetica e, di conseguenza, un immediato *surplus* di substrati. Per tale ragione il flusso ematico è in grado di adattarsi alle variazioni locali di richiesta di substrati mediante il meccanismo della *"autoregolazione"*, definito come la capacità di mantenere il flusso relativamente costante in condizioni di variabilità della pressione arteriosa sistemica o di pressione di perfusione cerebrale (**Figura 11.7**).

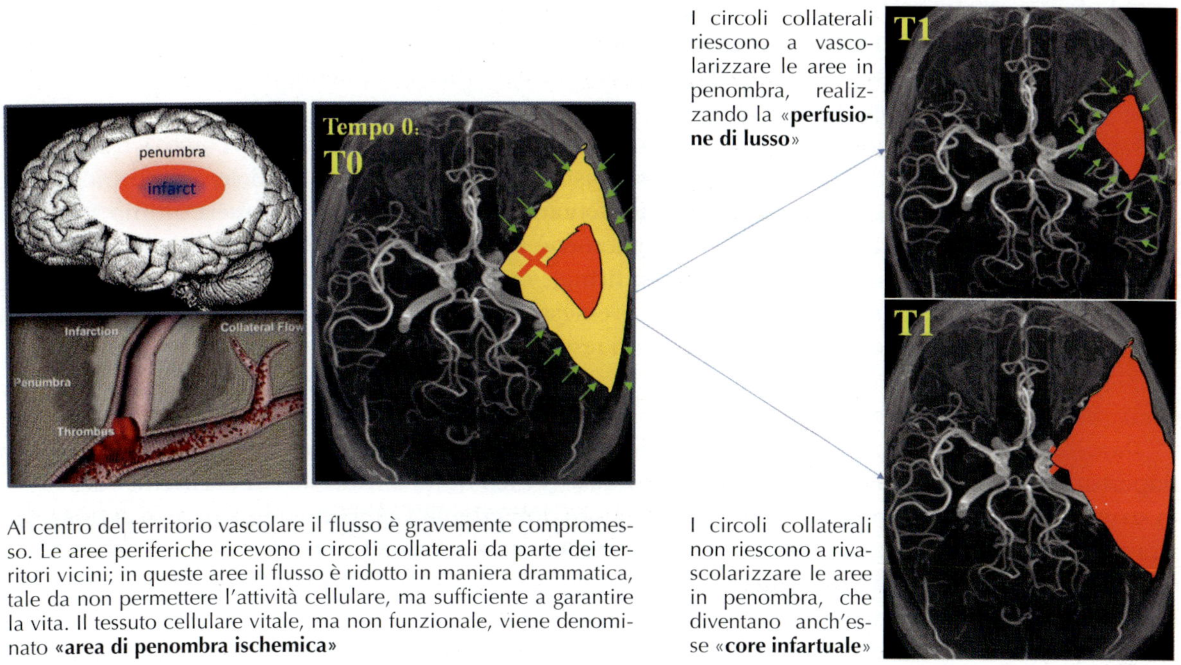

Figura 11.7 Penombra Ischemica.

Alterazioni del flusso ematico cerebrale e fisiopatologia dell'ischemia cerebrale

L'occlusione vascolare riduce la pressione di perfusione e l'attivazione riflessa del sistema di autoregolazione induce una vasodilatazione massimale. Per mantenere invariato il proprio metabolismo ossidativo, il tessuto cerebrale risponde con una maggiore estrazione di ossigeno dal compartimento vasale, condizione definita come *"perfusione di miseria"*. In presenza di riduzione di flusso ematico, l'irrorazione arteriosa del territorio a valle del vaso si riduce progressivamente con conseguente riduzione della disponibilità di ossigeno e glucosio ed alterazioni del metabolismo cellulare che portano ad una compromissione dei processi cellulari coinvolti nella produzione di energia. A seconda della gravità della riduzione di flusso, si ha un tempo di sopravvivenza diverso delle cellule dopo il quale i danni diventano irreversibili, con conseguente distruzione delle membrane cellulari, l'apoptosi e la morte con necrosi del tessuto e comparsa di sintomi neurologici. Un valore di flusso cerebrale sotto i 20ml/100 mg/min determina danno a livello del parenchima cerebrale, mentre

- per valore poco al di sotto di tale soglia si avrà necrosi tissutale in un lasso di tempo che va dalle 4 alle 8 ore;
- per valore di flusso nullo o notevolmente ridotto, 0-5 ml/100 mg/min, un danno irreversibile e morte neuronale in pochi minuti.

Durante tale intervallo di tempo il parenchima si trova in uno stato di sofferenza, con metabolismo ridotto e silenzio elettrofisiologico. Si trova nella condizione di **"penombra ischemica"**: perde la funzione ma non l'integrità strutturale per cui tutti gli interventi attuati in fase acuta sono rivolti a recuperare per quanto possibile tale area, costituisce il substrato fisiopatologico degli attacchi ischemici reversibili. Esiste pertanto un intervallo di tempo, la cosiddetta "finestra terapeutica", quantificata in alcune ore, entro la quale, se si riporta il flusso a valori normali, è possibile salvare zone destinate altrimenti ad un danno ischemico irreversibile (**Figura 11.7**).

Il ***danno ischemico irreversibile*** innesca alterazioni biochimiche delle cellule neuronali:

- *Acidosi*. Punto critico per il passaggio fra danno reversibile ad irreversibile. L'aumento dell'acido lattico derivato dalla glicolisi anaerobia che si attiva in assenza di ossigeno abbassa il pH ed altera i sistemi enzimatici che permettono la sopravvivenza cellulare.
- *Rilascio di calcio*. La glicolisi favorisce il rilascio di calcio intracitoplasmatico in grado di attivare le fosfolipasi, che danneggiano le membrane cellulari;
- *Vasospasmo*. Le strutture sinaptiche sono le zone più facilmente danneggiate nel corso dell'ischemia, con conseguente massivo rilascio dei neurotrasmettitori accumulati, quali le amine biologiche (catecolamine e serotonina) responsabili del fenomeno del **vasospasmo**: quest'ultimo favorisce sia l'aggregazione piastrinica intravasale, fenomeno che riduce ulteriormente il flusso locale, che un'attività neuronale incontrollata, il "burst firing", contribuendo alla riduzione delle già critiche riserve energetiche neuronali. In base a tali premesse l'apporto di ossigeno e glucosio dovrebbe in qualche modo arrestare ed anzi recuperare un tessuto non irreversibilmente danneggiato.

Complicanze dell'ischemia

Danni da riperfusione. Nelle aree ischemiche la perfusione dipende dalla pressione, la brusca riapertura di un vaso può provocare un edema vasogenico in un tessuto la cui elasticità e resistenza strutturale sono compromesse. Il peggioramento dell'edema vasogenico secondario al flusso ad alta pressione idrostatica, favorisce la presenza di stravasi ematici in un tessuto la cui elasticità e resistenza strutturale non sono più ottimali, l'improvvisa disponibilità di ossigeno non più utilizzabile dalla catena mitocondriale, ha come conseguenza l'over-produzione di ioni superossido e, infine, l'arrivo di elementi figurati del sangue, non più trattenuti dalla barriera ematoencefalica danneggiata, con rilascio di citochine pro-infiammatore da parte dei leucociti. Per evitare il danno da riperfusione, pertanto, quest'ultima deve essere attuata il più precocemente possibile.

Edema cerebrale sia vasogenico che citotossico. Per compromissione dell'endotelio e delle pompe di membrana delle cellule rappresenta una delle complicanze più importanti in corso di ischemia cerebrale. Sin dai primi minuti dell'ischemia si instaura, nelle aree in condizioni più gravi (in genere quelle centrali) del territorio vascolare colpito, un *edema citotossico*, secondario allo spostamento di acqua dal tessuto extra- a quello intracellulare, che segue l'entrata massiva di ioni calcio e sodio nella cellula. L'edema *vasogenico* si manifesta in genere dopo alcune ore ed è provocato dall'alterazione dei fenomeni di regolazione dell'endotelio vasale, dal danno della barriera ematoencefalica, e dalla vasodilatazione compensatoria. Il fenomeno è più evidente, ma non esclusivo, delle zone periferiche del territorio infartuato e durante la fase di riperfusione.

Fenomeno della diaschisi. Ma oltre agli eventi che riguardano la sede di lesione e le sue immediate vicinanze, si può osservare una "forma speciale di shock", detta appunto "diaschisi", che origina dalla lesione locale, ma produce effetti a distanza da questa, attraverso le vie nervose di collegamento. La diaschisi è una inibizione di queste strutture distanti dalla sede della lesione nelle quali si verifica una diminuzione del metabolismo dei neuroni e del flusso sanguigno. Si può affermare che tale inibizione sia una strategia biologica di difesa, causata dalla disfunzione/lesione di una regione neuronale anatomicamente separata ma funzionalmente connessa. Essa avviene in quanto alcune aree del cervello (cervelletto, talamo, midollo ecc.), non ricevono più informazioni dalle zone silenti, e per difendere le stesse strutture lesionate da un sovraccarico informativo difficilmente sopportabile.

Meccanismi eziopatogenetici

L'ictus ischemico è determinato da un insufficiente apporto ematico cerebrale, che può avere carattere *globale* o *focale*.

L'ischemia globale e secondaria a condizioni che determinano ipovolemia, o deficit della pompa cardiaca, o paralisi dei meccanismi riflessi vasoregolatori che regolano l'entità del flusso ematico cerebrale. In funzione dell'entità e della durata di tale condizione la sintomatologia può essere caratterizzata da un'alterazione del livello di coscienza, che può manifestarsi come episodio sincopale, uno stato confusionale fino ad uno stato di coma.

L'ischemia focale è il risultato di un ridotto apporto ematico distrettuale e si manifesta clinicamente in maniera variabile in funzione dell'entità, durata, rapidità di insorgenza ed efficienza dei circoli collaterali. Non sempre, pertanto, all'ischemia fa seguito l'infarto, potendo l'espressione clinica essere caratterizzata da **episodi transitori reversibili (TIA)** o **quadri di deficit permanente (ictus)**.

Con il termine **pseudo-ictus** si intende la presenza di disturbi focali a carattere transitorio, specie di notte o al risveglio, con frequente alternanza dei sintomi anche in tempi brevi, facilmente scambiati per TIA, i cui meccanismi eziopatogenetici non rientrano in quelli sopraelencati. Una delle condizioni che più frequentemente mima un ictus è la crisi ipoglicemica, spesso indotta dall'assunzione di ipoglicemizzanti orali o d'insulina in diabetici mal controllati, o il periodo che segue immediatamente una crisi epilettica ("stato post-critico").

I meccanismi patogenetici dell'ischemia cerebrale focale possono essere:
- aterotrombotici
- embolici
- da cause di origine sconosciuta-indeterminata.

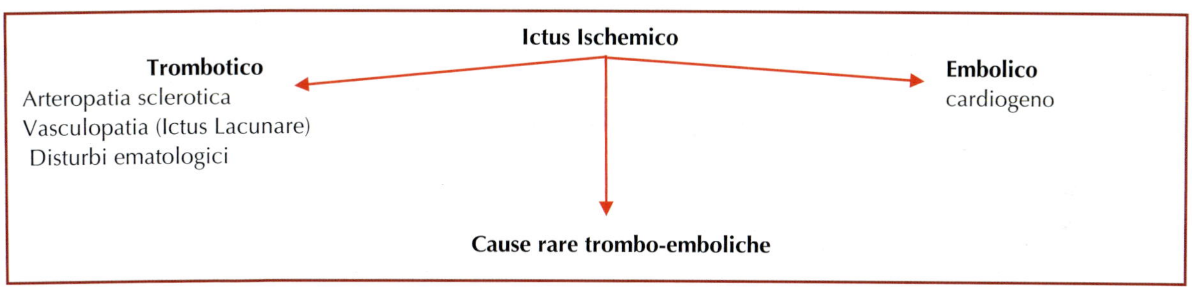

Ischemia di origine trombotica

Aterotrombotica. Rappresenta il 50% di tutti gli ictus ischemici. Riconosce la sua eziologia nella patologia aterosclerotica dei vasi cerebrali di grosso e medio calibro (arteria carotide interna, arterie vertebrali, biforcazione del tronco basilare). Le lesioni aterosclerotiche dei vasi del collo rappresentano la causa più frequente dell'ischemia cerebrale. Determinanti anatomiche hanno valore fondamentale nella localizzazione delle placche, che tendono a formarsi più facilmente a livello dell'arco aortico, delle biforcazioni carotidee, della confluenza delle vertebrali, delle tortuosità fisiologiche (sifone carotideo) e patologiche, dove le condizioni di flusso determinano un aumentato micro traumatismo della parete vasale. L'interazione tra predisposizione genetica e fattori di rischio è responsabile della maggior probabilità di formazione delle placche e della frequenza della polidistrettualità delle lesioni. La placca ateromasica può crescere lentamente, occludere in maniera significativa il lume vasale (stenosi ≥ 70% del calibro) e determinare una grave riduzione del flusso a valle. Laddove sussista un buon compenso emodinamico, la placca ed il relativo ostacolo alla circolazione cerebrale risulteranno asintomatici; qualora invece, il compenso risulti alterato, l'ipoperfusione produrrà sofferenza ischemica dei territori di confine.

La placca ateromasica se diventa instabile può andare incontro a fessurazione del rivestimento endoteliale o rottura dell'involucro fibro-muscolare, e la superficie irregolare favorisce l'aggre-

gazione piastrinica con successiva formazione di trombi anche per placche non voluminose. Il trombo può causare ischemia cerebrale secondo le seguenti modalità:
- accrescendosi e restringendo il lume vasale progressivamente, fino ad occluderlo;
- propagandosi fino ad occludere l'origine di rami che si dipartono dal vaso trombotico;
- frammentandosi spontaneamente, a dando luogo ad emboli in grado di occludere vasi distali di minor calibro. Quest'ultimo meccanismo, definito *"artery to artery embolism"*, è usualmente implicato nell'occlusione completa e improvvisa dell'arteria cerebrale media o dei suoi rami, in presenza di una placca complicata da trombosi a livello della biforcazione carotidea o dell'arteria carotide interna.

Può verificarsi, inoltre, che piccoli emboli di materiale non trombotico, di natura mista lipo-fibro-calcifica, si distacchino occludendo i vasi terminali (meccanismo postulato negli episodi di trombosi retinica). In presenza di emorragie dell'intima perilesionale la placca può protrudere nel lume e determinarne la rapida insorgenza di stenosi, fino all'occlusione.

Malattia dei piccoli vasi cerebrali. L'occlusione delle piccole arterie penetranti nel parenchima cerebrale come le arterie lenticolo-striate, le talamo-perforate e le perforanti del tronco cerebrale è ritenuta la causa di piccoli infarti definiti "**lacune**", che costituiscono una percentuale delle ischemie cerebrali che varia dal 10 al 25% dei casi. La *lipoialinosi* – processo di infarcimento della parete vasale con materiale di degenerazione ialina – e la *necrosi fibrinoide* – sostituzione della matrice connettivale con sostanza fibrillare – della parete arteriosa delle piccole arterie comporta la sostituzione della membrana elastica, muscolare e dell'avventizia con depositi omogenei di degenerazione ialina, che conducono a stenosi ed occlusione del lume vasale. Entrambi meccanismi patogenetici riconoscono nell'ipertensione e nel diabete i principali fattori di rischio.

Arteriti ed arteriopatie displasiche. Le vasculiti cerebrali, processi infiammatori acuti e cronici della parete vasale, si manifestano in numerose malattie costituendo una rara causa di ischemia cerebrale, che interessa in prevalenza la popolazione giovanile. Dal punto di vista patogenetico la proliferazione cellulare, seguita da fibrosi e spesso da necrosi, restringe la parete vasale e ne altera la struttura favorendo la trombosi, cui può seguire embolia; è anche possibile che si verifichino la dissecazione del vaso, la formazione di aneurismi o di soluzioni di continuo.

Malattie Ematologiche. Rientrano in questa categoria le seguenti patologie che causano l'aumento della viscosità ematica (per esempio per eccesso di proteine circolanti come nel mieloma); o una condizione di ipercoagulabilità, in presenza di sindromi paraneoplastiche o in diverse condizioni in cui si verifica una C.I.D (Coagulazione Intravascolare Disseminata).

Negli ictus giovanili vanno ricercati deficit di molecole coinvolte nella cascata emocoagulativa, come l'antitrombina III (AT-III), le proteine C ed S, oppure la presenza di anticorpi Antifosfolipidi, quali l'anticorpo Anticardiolipina ed il Lupus Anticoagulant (LAC) mediante la formazione di trombi sul versante venoso che poi possono ostruire i vasi arteriosi se associati a FOP.

Ischemia di origine embolica

Cardioembolica. Numerose patologie cardiache presentano tra le loro complicanze l'ictus ischemico, il cui meccanismo etiopatologico è rappresentato da un embolismo di origine cardiaca e pertanto definito come ictus cardioembolico. Si stima che 15-20% di tutti gli ictus ischemici abbia un'origine cardioembolica. Il substrato cardiologico che più frequentemente si associa all'embolismo, soprattutto nella popolazione anziana, è rappresentato dalla fibrillazione atriale che è in grado di spiegare dalla metà fino ai ¾ di tutti i fenomeni cardioembolici cerebrali in occidente (Ascione et al., 2020).

Nelle patologie dell'atrio il rallentamento del flusso ematico porta alla formazione di trombi ed al successivo distacco di emboli favorito dalla variazione delle condizioni emodinamiche locali.

La fibrillazione atriale parossistica è emboligena soprattutto *nella fase di ripristino del ritmo sinusale.* La fibrillazione atriale non valvolare, l'aritmia cardiaca più frequentemente documentata nei pazienti ospedalizzati in Italia, ha un tasso di incidenza di tromboembolismo del 4-7.5% annuo rappresentando la principale fonte di cardioembolismo nella popolazione anziana. I pazienti con fibrillazione atriale hanno un rischio di ictus ischemico di 5-6 volte superiore alla popolazione generale con un rischio cumulativo del 35% nel corso di tutta la vita (Ascione et al., 2020).

Altre condizioni cardiache ad elevato potenziale emboligeno sono da considerare l'infarto acuto del miocardio, l'endocardite infettiva, la stenosi mitralica su base reumatica, le protesi valvolari meccaniche e la cardiomiopatia dilatativa. La gran parte dei quadri di stenosi mitralica è legata alla malattia reumatica cardiaca. Emboli sistemici si verificano nel 9-14% dei pazienti con *stenosi mitralica*, con un 60-75% di questi che presentano ictus ischemici cerebrali su base cardioembolica. Il rischio di tromboembolismo è più elevato nei portatori di *protesi valvolari meccaniche* rispetto a quelle biologiche in particolare nella posizione mitralica rispetto a quella aortica. Il tasso di embolismo sistemico nei portatori di valvole meccaniche che ricevono terapia anticoagulante è del 4% annuo nella posizione mitralica e del 2% annuo nella posizione aortica.

Cause rare di ictus ischemico

Traumi. Lesioni con o senza penetrazione della parte vasale, di varia origine, possono complicarsi con trombosi e successiva embolia. Questo può verificarsi per contatto accidentale con schegge, per ferite nella regione del collo o dopo manipolazioni chirurgiche, per manipolazioni fisioterapiche, per dislocazione o fratture delle vertebre cervicali, per brusche torsioni del collo in seguito a cadute. I traumi possono inoltre causare, in rari casi, dissecazioni dei vasi del collo.

Dissecazioni vasali. Dissecazioni spontanee si verificano invece nei casi di arterite e displasia fibromusclare. La dissecazione della carotide interna (vaso che più frequentemente è soggetto a tale condizione, dati gli stretti rapporti che mantiene con le vertebre cervicali ed il processo stiloideo dell'osso temporale) si manifesta con dolore al collo ed al viso, soprattutto durante la masticazione, e, se complicata da occlusione, da sindrome di Horner e cefalea. Il meccanismo cerebrale conseguente alla dissecazione è spesso una stenosi, determinata dall'aumento dello spessore della parte vasale, eventualmente complicata da trombosi ed embolia.

Meccanismi emodinamici. In condizioni di marcata ipotensione, ed in molti casi in presenza di una stenosi serrata della carotide interna, si raggiungono valori critici di perfusione nelle aree di parenchima più lontane dalla sede della stenosi (condizione nota come "insufficienza di circolo degli ultimi prati"), come le aree irrorate dai rami corticali dell'arteria cerebrale media, che si trovano nella situazione della "perfusione di miseria".

Manifestazioni cliniche dell'ictus ischemico

Il quadro clinico dell'infarto cerebrale è caratterizzato da un deficit neurologico ad esordio improvviso, che può essere completo sin dall'inizio oppure parziale. Nel secondo caso può rimanere tale o presentare una tendenza al peggioramento, in maniera fluttuante, graduale o progressiva, che si completa in genere entro le 12-24 ore. Una modalità d'esordio meno frequente è quello con una crisi generalizzata tonico-clonica (1% dei casi) o di una crisi parziale, anche con andamento di tipo subentrante (1-5% dei casi); il deficit motorio deve essere distinguibile per entità e soprattutto per durata dalla paralisi post-critica di Todd caratterizzata da debolezza focale ad una parte del corpo in seguito ad un attacco epilettico. È necessario sottolineare che la localizzazione della lesione sulla base della sintomatologia clinica è elevata quando il quadro è stabilizzato, ossia quando l'esame neurologico viene effettuato ad una distanza di circa 24-96 ore dall'esordio. Entro poche ore dall'ictus, infatti, il giudizio è meno esatto e meno attendibile può essere la prognosi, se non si associano un'accurata ricerca anamnestica dei fattori di rischio e la rapida esecuzione degli esami strumentali che meglio permettono di individuare i meccanismi responsabili del quadro clinico ed indirizzare le scelte terapeutiche più appropriate.

L'ictus ischemico esordisce con sintomi neurologici focali variabili a causa della complessa anatomia e vascolarizzazione cerebrale. *La sintomatologia e le conseguenze variano in relazione al tipo di ictus, alla zona colpita ed alla sua estensione.* Di seguito sono descritti i segni e sintomi più comuni di ictus cerebrale ischemico (**Tabella 11.II**).

Tabella 11.II Segni e sintomi comuni di ictus
I segni e i sintomi comuni dell'ictus includono la comparsa improvvisa di uno dei seguenti:
Emiparesi, monoparesi o (raramente) quadriparesi
Deficit emisensoriali
Perdita visiva monoculare o binoculare
Deficit del campo visivo
Diplopia
Disartria
Deviazione facciale
Atassia
Vertigini (raramente isolata)
Afasia
Riduzione improvvisa del livello di coscienza
Tali segni e sintomi possono presentarsi da soli, tuttavia è più probabile che si presentino in combinazione.

Emiplegia. Si manifesta con l'incapacità (- plegia) o la riduzione (-paresi) di movimento degli arti di uno stesso lato del corpo controlaterale alla lesione cerebrale, in genere, viene lesionato il 1° motoneurone che trasporta gli input motori al midollo spinale, ciò determina perdita o riduzione del tono muscolare, quindi gli arti possono presentarsi inizialmente flaccidi o ipostenici in assenza di atrofia muscolare. La fase acuta flaccida dell'emiplegia può durare dalle due alle sei settimane per poi evolvere in fase subacuta in cui prevale una paralisi spastica. Durante queste fasi oltre alla perdita e riduzione di forza possono comparire spasticità e iper-reflessia che portano alla presenza di schemi patologici in genere estensori all'arto inferiore e flessorio all'arto superiore, riflessi motori primitivi (riflesso di Babinski), lentezza nella risposta muscolare.

Deviazione della rima buccale. È dovuta alla paralisi del nervo faciale (VII nervo cranico), si osserva la deviazione della rima labiale verso il lato sano ed ipotono sul lato colpito del viso.

Disturbi della sensibilità tattile. Possono associarsi anche a deficit delle modalità dolorifica o del senso di posizione. In particolare si definiscono: **ipoestesia** la riduzione della percezione degli stimoli tattili provenienti da uno o da entrambi gli arti di un lato del corpo; **anestesia** l'assenza completa di tale percezione; **parestesia** la percezione di uno stimolo diverso da quello apportato sulla superficie corporea o anche la percezione di una sensazione in assenza dello stimolo.

Emianopsia omonima. È la perdita di metà campo visivo di uno od entrambi gli occhi, è dovuta ad una lesione monolaterale della via visiva retro-chiasmatica. La persona ha difficoltà a seguire gli oggetti di lato, nel cercare le cose, non riesce a tenere il segno durante la lettura, può presentare contemporaneamente offuscamento della vista.

Cecità corticale. Si verifica raramente in presenza di di lesioni bilaterali a seguito di lesione delle aree visive primarie poste nei lobi occipitali della corteccia cerebrale. È caratterizzata da cecità con conservazione del riflesso alla luce, che può associarsi alla produzione di immagini oniriche (data l'integrità degli occhi e delle vie nervose che trasportano l'informazione visiva al cervello). In alcuni casi è accompagnata da anosognosia, cioè il paziente si dimostra inconsapevole del proprio deficit, arrivando anche a negarne l'esistenza (sindrome di Anton) ed attribuendo l'urtare gli oggetti durante il cammino a fattori contingenti, come la mancanza di illuminazione. Vista la contiguità anatomica delle aree visive destra e sinistra, si ha una lesione spesso bilaterale e si manifesta, quindi, cecità corticale completa. La cecità corticale non è un fenomeno del tipo «tutto o nulla» ma dipende molto dall'ampiezza e dalla profondità delle lesioni stesse. Di solito si verifica un recupero spontaneo entro la prima settimana, che avviene secondo un ordine tipico: si cominciano a distinguere stimoli luminosi puntiformi, poi viene recuperata la sensazione di movimento, quindi gradualmente si ricominciano a percepire i contorni degli oggetti e per ultimo i colori. Il grado di recupero è molto variabile da persona a persona, e in alcuni casi gravi il disturbo non migliora nemmeno a distanza di anni. Paradossalmente in caso di cecità corticale, il soggetto, pur non riuscendo a distinguere uno stimolo visivo, è in grado di localizzarlo nello spazio e quindi ad esempio afferrare una pallina lanciata da distanza, questo fenomeno prende il nome di visione cieca.

Disturbi del linguaggio

Disartria. È un disturbo del linguaggio di tipo motorio, solitamente si associa a lesioni a livello del tronco cerebrale con coinvolgimento dei nervi cranici IX, X ed XI. La persona ha difficoltà a effettuare i movimenti necessari per articolare la parola, ha una pronuncia faticosa e può essere accompagnata da un tono nasale della voce causato dalla debolezza del palato.

Afasia di espressione, non fluente, o di Broca. La lesione è localizzata all'area di Broca (area 44 e 45 di Brodmann) posta nella terza circonvoluzione frontale dell'emisfero sinistro, tale area posta accanto alla corteccia motoria che controlla i muscoli della lingua e della bocca conserva i comandi per esprimere il proprio pensiero. La comprensione del linguaggio scritto e parlato da parte del paziente è relativamente conservata, ma il linguaggio non è fluente. La persona presenta difficoltà nel trovare le parole, barbugliamento, parafasie, vocabolario limitato e costruzione semplice di una frase. La lettura ad alta voce presenta di solito gli stessi problemi della produzione orale così come la scrittura spontanea e sotto dettatura. La persona può rendersi conto degli errori del linguaggio e può manifestare frustrazione;

Afasia di comprensione, fluente o di Wernicke. L'area è localizzata di solito nel lobo temporale sinistro (aree di Brodmann), nella parte posteriore o superiore, fra il giro di Heschl, ricevitore primario degli stimoli uditivi, e il giro angolare, "stazione di raccordo" fra gli stimoli uditivi e visivi. La persona ha difficoltà a comprendere il linguaggio scritto e parlato; non può ripetere parole o frasi o seguire delle istruzioni. Il suo eloquio è fluente, ma contiene parafasie e tende ad essere rapido e sconnesso. Inoltre la persona ha difficoltà a dare un nome agli oggetti (anomia) e non si rende conto degli errori commessi nel corso del colloquio orale e scritto.

Aree di Brodmann numerate

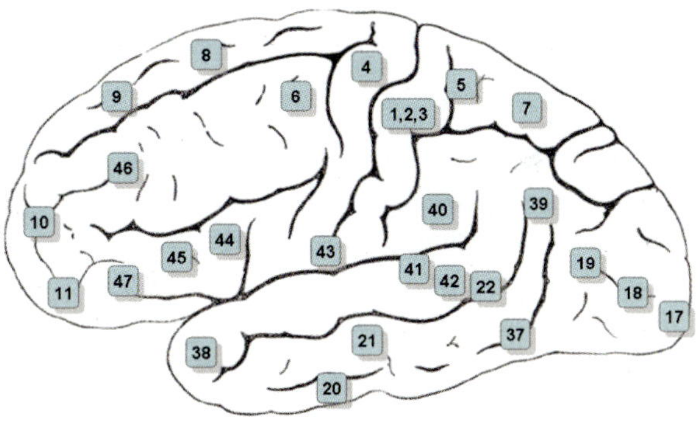

Superficie laterale del cervello: Broca 44,45; Wernike: 22,42.

Afasia globale. Condizione che si verifica quando sono colpite entrambe le aree del linguaggio e che determina compromissione sia della capacità di comprensione che di espressione, cui si aggiunge il deficit di ripetizione sia in modalità scritta che orale.

Eminegligenza unilaterale, eminattenzione o neglect. Insorge, nei destrimani, in corso di lesione dell'emisfero destro ed è caratterizzato da una ridotta consapevolezza degli stimoli (in modalità visiva, sensitiva, o entrambe) portati nell'emispazio controlesionale, sebbene le vie sensoriali siano integre. Il termine si riferisce ad una varietà di fenomeni e può presentarsi sotto diversi aspetti in relazione al rapporto con l'ambiente esterno o con lo spazio corporeo.

Nel primo caso – ambiente esterno – il paziente tende a non rivolgere la propria attenzione allo spazio esterno controlaterale alla lesione: si parla, in particolare,

- di *neglect personale*, o *emisomatoanosognosia*, quando viene trascurato l'emisoma controlaterale alla lesione;
- di *neglect extrapersonale*, nel caso in cui il paziente non consideri lo spazio sinistro al di fuori della portata della sua mano,
- di *neglect peripersonale* quando a non essere considerato è lo spazio al di fuori della distanza massima a cui può estendersi il braccio.

Nel secondo caso – spazio corporeo – si fa riferimento a:

- *emianosognosia*, ovvero alla negazione dei deficit motori e/o visivi ed alle conseguenze che questi deficit hanno sulla vita quotidiana;

- *negligenza motoria* che consiste nella difficoltà di usare spontaneamente gli arti controlesionali anche in assenza di paresi;
- *capacità di ideazione del movimento*, o *neglect rappresentativo* quando ad esempio viene chiesto di descrivere a memoria il posto dove si trovano tendono a descrivere la parte destra della scena.

La persona con eminegligenza mangia il cibo solo posto sul lato destro del piatto, può farsi la barba solo sul lato destro del viso, può subire lesioni senza accorgersene dal lato sinistro, ad esempio sbattendo sugli spigoli e/o durante la deambulazione, oppure "dimenticando" l'arto superiore sinistro sotto il proprio corpo durante gli spostamenti a letto.

Aprassia. Spesso l'aprassia di associa anche ad afasia. È l'incapacità *d'eseguire i movimenti intenzionali a capacità motoria* intatta, in assenza di astenia, perdita della sensibilità, del coordinamento o mancanza di comprensione o di motivazione. Si associa a lesioni dell'emisfero cerebrale sinistro e, rispetto ai distretti interessati, si distingue in aprassia:

- *degli arti;*
- *bucco-facciale*: la persona non è in grado di fischiare, soffiare dare un bacio sia su richiesta verbale che per imitazione
- *della marcia*: la persona manifesta impaccio ed incertezza nella deambulazione e tende ad inciampare su sé stessa;
- *dell'abbigliamento*: la persona non è in grado di infilare gli indumenti nel giusto ordine;
- *del tronco*.

L'aprassia è classificata in base anche al processo di elaborazione colpito:

- *ideativa*, quando la persona è in grado di eseguire fisicamente l'azione, tuttavia non sa la sequenza di passaggi per compierla,
- *ideomotoria*, la persona è in grado di pianificare e può fisicamente eseguire le fasi necessarie per compiere un'azione ma non è in grado di mettere in atto il progetto, sa cosa fare ma non come fare. In questo caso la persona non è in grado di imitare un gesto anche se è capace di eseguirlo spontaneamente.

Atassia. È un disturbo che consiste nella *perdita di coordinazione* con difficoltà nell'esecuzione di movimenti volontari ed intenzionali. Si classifica in cerebellare e sensoriale.

Atassia cerebellare. Si manifesta nella persona colpita da ictus in seguito all'occlusione delle arterie vertebrobasilari causando ischemia del cervelletto e del tronco encefalo. È caratterizzata da difficoltà nell'andatura, che diventa in genere a base allargata, difficoltà nel girarsi, perdita di equilibrio quando i piedi sono ravvicinati, sia ad occhi aperti che chiusi, difficoltà nel controllo del tronco. Il paziente presenta, inoltre, dismetria, che si definisce come la perdita della capacità di misurare la distanza, la velocità e la forza del movimento: ne risultano movimenti volontari poco controllati, variabili e non accurati, mancanza di precisione dei movimenti fini che può associarsi a tremore grossolano durante il movimento e l'eloquio.

Atassia sensoriale. È causata da un'alterazione della propriocezione, provocata dall'interruzione delle fibre nervose afferenti dei nervi periferici e talvolta da lesioni di entrambi i lobi parietali. Anche in questo caso la marcia è a base allargata, ad ogni passo la gamba può risultare troppo sollevata ed alzata/abbassata violentemente. Durante il cammino la persona cerca di mantenere l'equilibrio osservando con attenzione il pavimento: la sintomatologia peggiora ad occhi chiusi poiché viene meno la correzione da parte del sistema visivo.

L'aggravamento dell'atassia durante la fase acuta può essere segno di peggioramento della situazione cerebrale con evoluzione ad edema. Può essere accompagnata da vertigini nausea, vomito e disfagia.

Dismetria. Disturbo della posizione finale e della traiettoria del movimento. Il movimento oltrepassa l'oggetto che si vuole afferrare (ipermetria) oppure si ferma prima dell'oggetto (ipometria). Il movimento è ampio e la direzione non è corretta.

È importante ricordare infine che, nella maggior parte dei casi, **l'ictus è silente**: non si manifesta, cioè, con alcun sintomo e i pazienti non sono pertanto consapevoli di averlo avuto. Ciò nonostante, provoca comunque un danno cerebrale e costituisce un fattore di rischio sia per un futuro attacco ischemico transitorio che per un futuro ictus. Le lesioni silenti vengono rilevate attraverso l'uso di tecniche di *neuroimaging* come la RM cerebrale. Si suppone che gli ictus silenti si verifichino cinque volte più frequentemente rispetto agli ictus sintomatici. Il rischio di ictus silenti aumenta con l›età, ma può colpire anche giovani adulti e bambini (in questi ultimi, in particolare, in presenza di un'anemia acuta).

Localizzazione dell'ictus

Generalmente dopo le prime 24-72 ore la situazione tende a stabilizzarsi ed è a questo punto che è possibile in base alla combinazione dei segni e sintomi distinguere le forme cliniche legate alla topografia della lesione. Di seguito sono descritte le sindromi cliniche del circolo anteriore, posteriore e della arteria cerebrale media, del circolo vertebrale e basilare.

La conoscenza dei territori vascolari intracranici e delle vie neuroanatomiche permette la localizzazione delle lesioni con rilevanza per l'interpretazione dell'imaging cerebrale e la comprensione del deficit funzionale, la prognosi e il meccanismo dell'ictus (**Tabella 11.III**) è causata da un'alterazione della propriocezione, provocata dall'interruzione delle fibre nervose afferenti dei nervi periferici e talvolta da lesioni di entrambi i lobi parietali. Anche in questo caso la marcia è a base allargata, ad ogni passo la gamba può risultare troppo sollevata ed alzata/abbassata violentemente. Durante il cammino la persona cerca di mantenere l'equilibrio osservando con attenzione il pavimento: la sintomatologia peggiora ad occhi chiusi poiché viene meno la correzione da parte del sistema visivo.

Tabella 11.III Localizzazione clinica dell'ictus ischemico per territorio vascolare (Murphy et al., 2020)
Arteria cerebrale anteriore – Coinvolgimento della gamba più che del braccio con risparmio della mano – Incontinenza urinaria – Aprassia dell'andatura Mutismo acinetico L'infarto nel territorio della arteria cerebrale anteriore si manifesta con emiplegia contro laterale, disturbi sensitivi o da afasia, disturbi cognitivi da sindrome frontale: apatia (abulia), tendenza al ragionamento concreto con incapacità di astrazione, atteggiamento "moriatico" ovvero disinibito- euforico
Arteria cerebrale media – Emianopsia – Deviazione coniugata dello sguardo verso il lato opposto al deficit motorio – Afasia di Broca, di Wernicke per lesioni dell'emisfero dominante – Emidisattenzione per lesioni dell'emisfero non dominante – Paralisi dello sguardo (di solito indica una vasta area di danno frontale) – Disturbo della coscienza di grado variabile Un'occlusione prossimale completa dell'arteria cerebrale media (spesso da un embolo cardiaco) causa tipicamente emiparesi controlaterale e perdita emisensoriale, difetto del campo visivo, eminegligenza e – se nell'emisfero dominante – afasia. Il coinvolgimento del tratto sfenoidale (M1) e del tratto insulare (M2) dell'arteria cerebrale media causa emiplegia controlaterale, perdita emisensoriale e, sul lato dominante, un'afasia non fluente (di Broca). Il coinvolgimento tratto insulare (M2) e il tratto operacolare (M3) dell'arteria cerebrale media causa spesso un'emianopsia controlaterale e, qualora colpito l'emisfero cerebrale sinistro, un'afasia fluente (di Wernicke). Se sono coinvolti rami più distali, il territorio colpito diventa più limitato con un deficit neurologico più contenuto (es. sindrome della "mano corticale" dovuta all'infarto della corteccia sensomotoria primaria).

Vertebrobasilare Sintomatologia è secondaria alla lesione ischemica del lobo occipitale, del talamo, cervelletto, del tronco encefalo – Lesioni dei fasci genicolati del lobo occipitale: emianopsia omonima, deficit visivi corticali fino alla cecità corticale se il danno è bilaterale – Cervelletto e atassia, nistagmo – Paralisi dei nervi cranici del tronco encefalico e diplopia, intorpidimento/debolezza, debolezza, vertigini, disfagia, disfonia – Tratti spinali e emiparesi e perdita emisensoriale Le arterie vertebrali destra e sinistra si uniscono per formare l'arteria basilare, che si divide per formare le arterie cerebrali posteriori. Queste riforniscono la corteccia occipitale, per cui l'infarto porta all'emianopsia. Gli ictus nel distretto vertebrobasilare sono una sfida diagnostica a causa del gran numero di sindromi cliniche che si possono presentare. In generale esse si definiscono "alterne", e sono caratterizzate dall'associazione di un deficit di un nervo cranico con segni sensitivi o motori a carico dell'emisoma controlaterale: sarà il nervo cranico coinvolto, il cui nucleo risiede nel mesencefalo, ponte, o bulbo, a determinare la sede della lesione. L'ischemia dei territori serviti dall'arteria basilare può provocare emiparesi bilaterale, perdita sensoriale, disturbi visivi e sindrome "locked-in" o sindrome del "chiavistello": in questo stato vengono conservate vigilanza, consapevolezza e movimenti oculari (segni di risparmio del mesencefalo) ma il soggetto presenta tetraplegia e paralisi degli ultimi nervi cranici (con incapacità di modificare l'espressione facciale, muoversi, parlare o comunicare, eccetto attraverso movimenti codificati degli occhi. Quando si verifica l'occlusione completa arteria basilare si instaura un quadro drammatico con coma, tetraplegia, e paralisi respiratoria.
Sindromi da ictus lacunare dovute all'occlusione di piccole arterie – Emiparesi motoria pura – Sindrome sensitivo-motoria: deficit motorio e sensitivo di un emilato corporeo o di parte di esso – Disartria-mano goffa: lieve impaccio motorio nei movimenti fini della mano accompagnato da disartria – Emiparesi atassica: lieve paresi motoria, più evidente all'arto inferiore, associata ad un'atassia segmentale soprattutto all'arto superiore (che si manifesta con dismetria alla prova indice-naso). Le lesioni lacunari, silenti nel 60-80% dei casi, si manifestano con un quadro di TIA o ictus senza afasia, disturbi visuospaziali, e senza compromissione della vigilanza. Nel 10-20% dei casi di TIA sono presenti, alle indagini di neuroimaging, lesioni lacunari compatibili con la sintomatologia transitoria.

Gestione assistenziale dell'ictus in fase acuta

La fase acuta dello Stroke è divisibile, dal punto di vista clinico- assistenziale, in due periodi:
- pre-ospedaliero
- ospedalizzazione in reparto per acuti.

Assistenza territoriale pre-ospedaliera dell'ictus

Il periodo pre-ospedaliero e caratterizzato dagli eventi che intercorrono tra l'esordio dell'accidente cerebrovascolare ed il ricovero ospedaliero. Esso vede coinvolti, quali attori, il paziente (ed i suoi familiari) e la Rete sanitaria di Emergenza-urgenza.

Il principio "*time is brain - il tempo è cervello*" enfatizza la natura sensibile del riconoscimento precoce dei pazienti con un sospetto ictus ischemico e di un intervento tempestivo per prevenire un ritardo nella riperfusione che porterebbe a danni cerebrali irreversibili e scarsi esiti.

Per questo motivo sono stati istituiti protocolli assistenziali ben definiti e ampiamente codificati e create delle guide per informare cittadini o pazienti a rischio sul riconoscimento precoce dell'ictus (**Figura 11.8**). Gli infermieri hanno storicamente giocato un ruolo essenziale nell'educare il pubblico a riconoscere i segni e i sintomi dell'ictus. L'individuazione di gruppi ad alto rischio da educare è essenziale per migliorare la risposta individuale al riconoscimento dei sintomi dell'ictus. La familiarità con i segni e i sintomi dell'ictus permette ai cittadini di riconoscere quando qualcuno può mostrare i sintomi dell'ictus e attivare rapidamente il servizio di emergenza (Ashcraft et al. 2021; Di Blasio, 2020; Phipps et al., 2020).

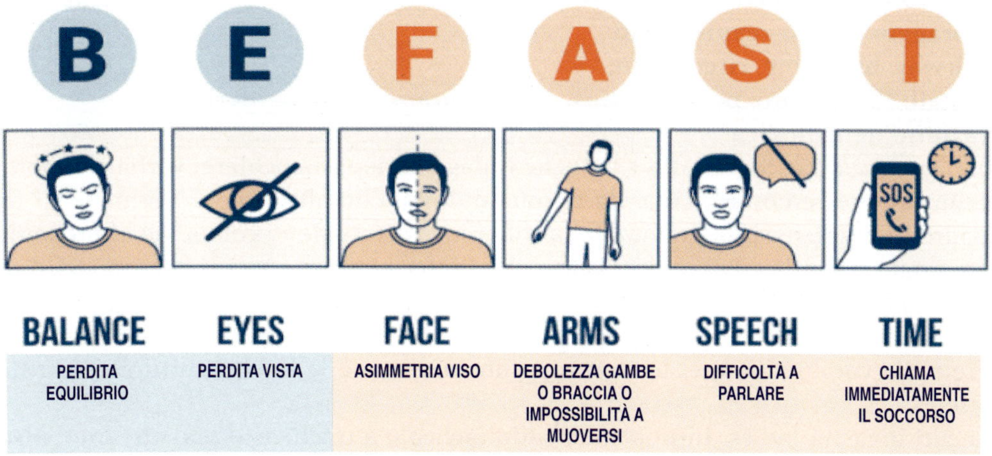

Figura 11.8 Riconoscere l'ICTUS "Be Fast – essere veloce".

Assessement-triage pre-ospedaliero

L'obiettivo primario è riconoscere un sospetto Stroke e attivare, qualora ravvisi l'indicazione ad una ipotetica procedura di rivascolarizzazione, il cosiddetto Codice Ictus (Linee Guida Spread, 2020).

Il Codice Ictus viene e definito dai seguenti parametri:

- esordio dei sintomi da meno di 4, 5 ore;
- età >18
- Cincinnati Pre-Hospital Stroke Scale Positiva, una scala a 3 item da porre al paziente "chieda a chi le sta di fronte di sorridere, di ripetere una frase, di sollevare le braccia" ed è positiva se almeno una delle tre risposte non è fisiologica (**Tabella 11.IV**). La scala può essere somministrata al famigliare sotto la guida dell'operatore dell'emergenza (sistema di Dispatch).

Tabella 11.IV Cincinnati Pre-Hospital Stroke Scale		
Asimmetria facciale	invitare il paziente a sorridere o mostrare i denti	NO - normale se entrambi i lati del viso si muovono allo stesso modo SI - anormale se un lato del viso si muove in modo diverso dall'altro
Asimmetria arti superiori	invitare il paziente a chiudere gli occhi e sollevare le braccia	NO - normale se entrambi gli arti si muovono allo stesso modo SI - anormale se un arto cade o si muove in modo diverso dall'altro
Anomalia del linguaggio	invitare il paziente a pronunciare una frase dettata dai soccorritori	NO - normale se il paziente pronuncia correttamente la frase SI - anormale se il paziente sbaglia le parole, le strascica, o è incapace di parlare.
Pazienti con n 1 parametro "anormale – risposta SI " su 3 (1su3) hanno una probabilità del 72% di avere un ictus ischemico; se sono "anormali" tutti e 3 i parametri (3su3), la probabilità sale all'85%.		

La valutazione di un paziente con sospetto ictus sul campo da parte del personale di emergenza dovrebbe inoltre escludere eventuali traumi e a praticare ed eseguire la seguente valutazione:

Monitoraggio cardio-respiratorio

- ABC: airway, breathing, circulation;
- Segni vitali: FR -respiro, polso arterioso, PA, saturazione O2 periferica;

Valutazione neurologica

Glasgow Coma Scale (GCS- **Tabella 11.V**) che indaga la risposta oculare, verbale e motoria di un paziente con lesione cerebrale acuta, da trauma o dovuta ad altre cause. Permette di fornire un primo quadro di giudizio sulla gravità della sofferenza cerebrale in corso, ma affinché il risultato dello score finale sia indicativo, è necessario che l'infermiere si assicuri che non vi siano fattori che interferiscano con la valutazione e, ove presenti, trovi una soluzione per aggirarli. Va considerata la presenza di:

- barriere nella comunicazione, tenendo in considerazione il livello culturale e la lingua del paziente;
- trattamenti invasivi (ad es. intubazione endotracheale o tracheostomia) che impediscano fisicamente la risposta verbale;
- altre lesioni (ad es. lesioni midollari)

Tabella 11.V Glasgow coma Scale

	1	2	3	4	5	6
Apertura occhi	Assente Occhi chiusi	dopo stimolo doloroso	in risposta a stimoli vocali	spontanea	N/A	N/A
Risposta verbale	Nessuna risposta	Suoni – lamenti	Parole incoerenti	Frasi confuse	Appropriata e coerente	N/A
Risposta motoria	Assenza totale di movimento	Estensione	Flessione anomala	Flessione e ritrazione	Localizza lo stimolo doloroso e lo allontana	Obbedienza ai comandi

GCS inferiore a 8 è grave, stato di coma; da 9 a 13 moderata, progressivo stato di compromissione della coscienza; ≥14 minore, paziente cosciente

Qualora la GCS sia < 9 vanno praticate le seguenti manovre: assicurare pervietà vie aeree; somministrare ossigeno, procedere qualora necessario a intubazione endotracheale; somministrare cristalloidi; proteggere le estremità paralizzate per evitare traumi nel corso del trasporto.

Rivalutazione Cincinnati Pre-Hospital Stroke Scale

Valutazione glicemia. La glicemia è una misura importante per valutare iperglicemia/ipoglicemia e deve essere raccolta su tutti i pazienti con sintomi sospetti di ictus. L'ipoglicemia transitoria (glicemia <60 mg/dL) può "mimare" i segni e sintomi dell'ictus con cambiamenti di stato mentale acuto, convulsioni, perdita di coscienza, emiplegia e afasia; mentre l'iperglicemia (>400 mg/dL) può condizionare il recupero del tessuto cerebrale danneggiato.

Rilevare *"last known normal"* - *l'ultima normalità conosciuta*: questa informazione è essenziale per i vincoli di tempo del trattamento. È una informazione da ottenere dal paziente se possibile, ma la famiglia, gli amici e dagli astanti. È estremamente importante assicurarsi che tutti capiscano ciò che viene chiesto. *Last known normal* significa esattamente questo: a che ora o quando la persona è stata vista per l'ultima volta nella sua condizione abituale con l'obiettivo di determinare il tempo di insorgenza dei sintomi. Non dovrebbe essere interpretato come il momento in cui il paziente è stato trovato con sintomi perché l'inizio dell'ischemia cerebrale potrebbe precedere il loro riconoscimento (Ashcraft et al. 2021; Di Blasio, 2020; Phipps et al., 2020)

Anche in caso di **Attacco Ischemico Transitorio (TIA)** è raccomandato il rapido invio al Pronto Soccorso di un Ospedale dotato di Stroke Unit per la valutazione diagnostica e l'eventuale ricovero, soprattutto se il rischio di ictus, valutato mediante lo **score ABCD^2**: un punteggio validato predittivo del rischio precoce di ictus in pazienti con attacco ischemico transitorio (TIA), è costituito dalla somma di punti assegnati a 5 fattori clinici, indipendentemente associati al rischio di ictus:

- età ≥ 60 anni — 1 punto
- PA sistolica ≥140 o diastolica ≥90 — 1 punto
- caratteristiche cliniche del TIA:
  ipostenia monolaterale — 2 punti
  afasia senza ipostenia — 1 punto
- durata del TIA
  ≥ 60′ — 2 punti
  10′ - 59′ — 1 punto
- diabete — 1 punto

Nei pazienti con TIA, l'ABCD^2 score classifica il rischio di ictus a 2 giorni come **basso** se score < 4; **moderato** 4-5 o **alto** se score > 5 o se ≥ 4 con presenza di fibrillazione atriale e/o stenosi carotidea.

Assessement e gestione assistenziale in fase acuta di ricovero e di ospedalizzazione

Il **tempo è fondamentale** nella valutazione acuta dei pazienti con ictus.

L'anamnesi, l'esame fisico, il dosaggio della glicemia e della troponina, l'emocromo, le prove coagulative, gli esami di funzionalità epatica e renale, l'ECG, la saturazione dell'ossigeno ed una tomografia computerizzata (TC) senza mezzo di contrasto sono sufficienti nella maggior parte dei casi per guidare la terapia in acuto. Altri approfondimenti sono considerati in base alle caratteristiche individuali del paziente, ma l'assenza o la non disponibilità di qualsiasi test aggiuntivo non deve essere un motivo per ritardare la terapia (Ashcraft et al. 2021; Di Blasio, 2020).

Un monitoraggio continuo delle funzioni vitali e dello stato neurologico attraverso la *National Institute of Health Stroke Scale* – **Figura 11.9** deve essere condotto per **almeno 48 ore**, od oltre, qualora si riscontri instabilità clinica.

Gli obiettivi nella fase precoce includono:

- assicurare la stabilità clinica;
  garantire un monitoraggio neurologico per almeno 48 ore
- invertire rapidamente qualsiasi condizione che sta contribuendo al problema del paziente
- determinare se il paziente con ictus ischemico acuto è candidato alla terapia trombolitica endovenosa o alla trombectomia endovascolare
- valutare la base fisiopatologica dei sintomi neurologici del paziente.

NIH Stroke Scale - Versione italiana
Scala per l'ictus del National Institute of Health

Funzione da esaminare - Istruzioni	Punteggi	orario visita 8	12	16	20	24
1a. Livello di coscienza: vigilanza L'esaminatore deve scegliere una risposta anche se la valutazione è resa difficoltosa dalla presenza di tubi endotracheali, difficoltà linguistiche, traumi o medicazioni orotracheali. Il punteggio '3' viene attribuito solo se il paziente non fa alcun movimento (eccettuati i riflessi posturali) in risposta a stimolazioni nocicettive.	**0.** Vigile **1.** Soporoso, ma obbedisce, risponde o esegue in seguito a stimoli di modesta entità. **2.** Stuporoso, presta attenzione solo in seguito a stimolazioni ripetute, oppure compie movimenti (non stereotipati) in seguito a stimoli intensi o dolorosi. **3.** Gli stimoli suscitano solo risposte motorie riflesse o manifestazioni vegetative, oppure non c'è alcuna risposta.	0 ☐ 1 ☐ 2 ☐ 3 ☐	0 ☐ 1 ☐ 2 ☐ 3 ☐	0 ☐ 1 ☐ 2 ☐ 3 ☐	0 ☐ 1 ☐ 2 ☐ 3 ☐	0 ☐ 1 ☐ 2 ☐ 3 ☐
1b. Livello di coscienza: orientamento Va chiesto al paziente prima in che mese siamo e poi la sua eta'. Le risposte devono essere precise: risposte parziali non vanno considerate valide. Se il paziente è afasico o stuporoso (1a='2') il punteggio è '2'. Se il paziente non può parlare perche' perchè intubato o per trauma orotracheale, disartria grave, difficoltà linguistiche o altro problema non secondario ad afasia, il punteggio è '1'.	**0.** Risponde correttamente ad entrambe le domande. **1.** Risponde correttamente ad una delle due domande. **2.** Non risponde correttamente a nessuna delle due domande.	0 ☐ 1 ☐ 2 ☐	0 ☐ 1 ☐ 2 ☐	0 ☐ 1 ☐ 2 ☐	0 ☐ 1 ☐ 2 ☐	0 ☐ 1 ☐ 2 ☐

1c. Livello di coscienza: comprensione ed esecuzione di ordini semplici Va chiesto al paziente di aprire e chiudere gli occhi e poi di aprire e chiudere la mano non paretica. Se le mani non possono essere usate, l'ordine va sostituito con un altro comando semplice. L'ordina si considera correttamente eseguito anche se il paziente non riesce a portarlo a termine per ipostenia. Se il paziente non risponde al comando verbale, l'esaminatore può mimare il gesto e dare comunque un punteggio. Se il paziente ha esiti di trauma, amputazioni o altri impedimenti fisici vanno utilizzati ordini semplici adeguati. Viene valutato solo primo tentativo.	**0.** Esegue correttamente entrambi gli ordini. **1.** Esegue correttamente uno dei due ordini. **2.** Non esegue correttamente nessuno dei due ordini.	0☐ 0☐ 0☐ 0☐ 0☐ 1☐ 1☐ 1☐ 1☐ 1☐ 2☐ 2☐ 2☐ 2☐ 2☐
2. Sguardo Si valutano solo i movimenti oculari orizzontali, volontari o riflessi (oculocefalici), ma senza ricorso al test calorico. Se il paziente ha una deviazione coniugata dello sguardo che può essere superata dall'attività volontaria o riflessa, il punteggio è '1'. In caso di paralisi periferica isolata (III, IV o VI nervo cranico) il punteggio è '1'. Lo sguardo è valutabile anche negli afasici. In caso di trauma oculare, bende, cecità o altri disturbi visivi preesistenti verrà valutata la motilità riflessa e il punteggio verrà attribuito a discrezione dell'esaminatore. Stabilire un contatto visivo col paziente e poi muoversi attorno a lui può a volte servire a svelare la presenza di una paralisi parziale dello sguardo.	**0.** Normale. **1.** Paralisi parziale dello sguardo orizzontale. Lo sguardo è anormale in uno od entrambi gli occhi, ma non c'è paralisi totale o deviazione forzata. **2.** Deviazione forzata dello sguardo, o paralisi totale. La manovra oculocefalica non riesce a spostare gli occhi oltre la linea mediana.	0☐ 0☐ 0☐ 0☐ 0☐ 1☐ 1☐ 1☐ 1☐ 1☐ 2☐ 2☐ 2☐ 2☐ 2☐
3. Campo visivo Il campo visivo (quadranti superiori ed inferiori) viene valutato per confronto o con la tecnica della minaccia visiva, a seconda della situazione. Il movimento laterale dello sguardo verso le dita in movimento è considerato indice di normalità del campo visivo da quel lato. In presenza di cecità mono-oculare, si valuta il campo visivo dell'occhio sano. Il punteggio '1' va attribuito solo in casc di chiara asimmetria. In presenza di cecità bilaterale, qualsiasi ne sia l'origine, il punteggio è '3'. Il test va concluso con la stimolazione simultanea bilaterale. Se c'è estinzione il punteggio è '1' e il risultato viene utilizzato per rispondere alla domanda 11 (inattenzione).	**0.** Normale. Assenza di deficit campimetrici. **1.** Emianopsia parziale (quadrantopsia). **2.** Emianopsia completa. **3.** Emianopsia bilaterale (include la cecità bilaterale di qualunque causa).	0☐ 0☐ 0☐ 0☐ 0☐ 1☐ 1☐ 1☐ 1☐ 1☐ 2☐ 2☐ 2☐ 2☐ 2☐ 3☐ 3☐ 3☐ 3☐ 3☐
4. Paralisi facciale Va chiesto al paziente di mostrare i denti, alzare le sopracciglia e chiudere gli occhi. Le richieste possono essere mimate. In caso di afasia o scarsa collaborazione, va valutata la simmetria dei movimenti del volto in risposta agli stimoli dolorosi. Se il paziente ha esiti di trauma, bende, tubo orotracheale, cerotti o altre ostacoli fisici all'esame completo della faccia, questi dovrebbero essere rimossi per quanto possibile.	**0.** Assente. Movimenti facciali simmetrici. **1.** Paresi lieve. Spianamento del solco naso-labiale. Asimmetria del sorriso. **2.** Paresi parziale. Ipostenia totale o subtotale della metà inferiore della faccia. **3.** Paralisi completa mono- o bilaterale. Assenza di movimenti della metà superiore ed inferiore della faccia.	0☐ 0☐ 0☐ 0☐ 0☐ 1☐ 1☐ 1☐ 1☐ 1☐ 2☐ 2☐ 2☐ 2☐ 2☐ 3☐ 3☐ 3☐ 3☐ 3☐
5a. Motilità dell'arto superiore sinistro L'arto superiore va posizionato dall'esaminatore con le palme verso il basso, a 90° se il paziente è seduto o a 45° se è supino. Il paziente deve mantenere la posizione per 10 secondi. Se è afasico viene incoraggiato usando un tono imperioso e la mimica, ma non con stimoli dolorosi. Gli arti si esaminano uno alla volta, iniziando dal lato non paretico. In caso di amputazione o di anchilosi si assegna il punteggio 'NV' (non valutabile). Occorre comunque fornire spiegazione scritta del perché di tale punteggio.	**0.** Nessuno slivellamento per 10" **1.** Slivellamento (senza caduta) prima che siano trascorsi 10" **2.** Caduta prima di 10" **3.** Presenza di movimento a gravità eliminata **4.** Nessun movimento **NV.** Amputazione o anchilosi (spiegare)	0☐ 0☐ 0☐ 0☐ 0☐ 1☐ 1☐ 1☐ 1☐ 1☐ 2☐ 2☐ 2☐ 2☐ 2☐ 3☐ 3☐ 3☐ 3☐ 3☐ 4☐ 4☐ 4☐ 4☐ 4☐ NV☐ NV☐ NV☐ NV☐ NV☐
5b. Motilità dell'arto superiore destro idem come sopra	idem come sopra	0☐ 0☐ 0☐ 0☐ 0☐ 1☐ 1☐ 1☐ 1☐ 1☐ 2☐ 2☐ 2☐ 2☐ 2☐ 3☐ 3☐ 3☐ 3☐ 3☐ 4☐ 4☐ 4☐ 4☐ 4☐ NV☐ NV☐ NV☐ NV☐ NV☐
6a. Motilità dell'arto inferiore sinistro L'arto inferiore va esaminato sollevandolo con un angolo di 30° a paziente supino. Il paziente deve mantenere la posizione per 5 secondi. Il paziente afasicc viene incoraggiato usando un tono imperioso e la mimica, ma non con stimoli dolorosi. Gli arti si esaminano uno alla volta, iniziando dal lato non paretico. In caso di amputazione o di anchilosi si assegna il punteggio 'NV' (non valutabile). Occorre comunque fornire spiegazione scritta del perché di tale punteggio.	**0.** Nessuno slivellamento per 5" **1.** Slivellamento (senza caduta) prima che siano trascorsi 5" **2.** Caduta prima di 5" **3.** Presenza di movimento a gravità eliminata **4.** Nessun movimento **NV.** Amputazione o anchilosi (spiegare)	0☐ 0☐ 0☐ 0☐ 0☐ 1☐ 1☐ 1☐ 1☐ 1☐ 2☐ 2☐ 2☐ 2☐ 2☐ 3☐ 3☐ 3☐ 3☐ 3☐ 4☐ 4☐ 4☐ 4☐ 4☐ NV☐ NV☐ NV☐ NV☐ NV☐
6b. Motilità dell'arto inferiore destro idem come sopra	idem come sopra	0☐ 0☐ 0☐ 0☐ 0☐ 1☐ 1☐ 1☐ 1☐ 1☐ 2☐ 2☐ 2☐ 2☐ 2☐ 3☐ 3☐ 3☐ 3☐ 3☐ 4☐ 4☐ 4☐ 4☐ 4☐ NV☐ NV☐ NV☐ NV☐ NV☐

7. Atassia degli arti Questa prova è finalizzata al rilevamento di un disturbo di circolo posteriore. Deve essere eseguita con il paziente ad occhi aperti, in caso di deficit del campo visivo assicurarsi che la prova avvenga nella parte non compromessa. La prova indice-naso e calcagno-ginocchio viene eseguita su entrambi i lati, e la asimmetria è considerata presente solo in assenza di deficit di forza. L'atassia è considerata assente in caso di plegia o paresi grave, o se il paziente non collabora. Il punteggio 'NV' sarà assegnato solo in caso di amputazione o anchilosi dell'arto, fornendo spiegazione scritta.	**0.** Assente **1.** Presente o all'arto superiore o all'inferiore **2.** Presente sia all'arto superiore che all'arto inferiore. **NV.** Amputazione o anchilosi (spiegare)	0☐ 0☐ 0☐ 0☐ 0☐ 1☐ 1☐ 1☐ 1☐ 1☐ 2☐ 2☐ 2☐ 2☐ 2☐ NV☐ NV☐ NV☐ NV☐ NV☐
8. Sensibilità Si stima valutando la risposta del paziente alla puntura di spillo su tutte le sezioni corporee (braccia [non mani], gambe, tronco, viso). Il punteggio '2' dovrebbe essere assegnato solo quando puo' essere chiaramente dimostrata una perdita sensoriale grave o totale.	**0.** Normale **1.** Ipoestesia lieve o moderata. Il paziente riferisce che la puntura di spillo è meno acuta sul lato affetto, oppure non avverte senzazioni dolorose ma è consapevole di essere toccato. **2.** Ipoestesia grave. Il paziente non sente di essere toccato sul lato affetto	0☐ 0☐ 0☐ 0☐ 0☐ 1☐ 1☐ 1☐ 1☐ 1☐ 2☐ 2☐ 2☐ 2☐ 2☐
9. Linguaggio Molte informazioni sulla comprensione si deducono dalle precedenti sezioni della scala. Al paziente viene chiesto di descrivere cio' che sta accadendo nella vignetta allegata, di denominare gli oggetti illustrati nella pagina allegata e di leggere l'elenco di frasi allegato. La comprensione verbale è valutata anche in base alle risposte ottenute nelle precedenti prove, incluso l'esame neurologico generale. Se un deficit visivo interferisce con i test, va chiesto al paziente di identificare gli oggetti che gli vengono posti nella mano, di ripetere e di pronunciare le parole. Al paziente intubato dovrebbe essere chiesto di scrivere una frase. Al paziente in coma (domanda 1a = 3) viene arbitrariamente assegnato il punteggio '3'. In caso di stupor o limitata collaborazione, l'esaminatore sceglierà il punteggio ricordando che '3' va assegnato solo se il soggetto e' muto e non esegue alcun ordine.	**0.** Normale **1.** Afasia da lieve a moderata. Nell'eloquio spontaneo, fluenza o comprensione sono un po' ridotte, ma le idee vengono espresse senza significative limitazioni. La conversazione sul materiale allegato può essere difficile o impossibile, ma le risposte del paziente consentono di identificare la figura o gli oggetti denominati. **2.** Afasia grave. L'espressione è frammentaria e l'ascoltatore è costretto a fare domande e a tentare di estrapolare i contenuti dalle risposte. La quantità di informazioni scambiata è modesta e la comunicazione è possibile solo grazie allo sforzo dell'ascoltatore. Le risposte del paziente non consentono di identificare la figura o gli oggetti denominati. **3.** Muto, afasia totale. Fluenza e comprensione totalmente inefficaci	0☐ 0☐ 0☐ 0☐ 0☐ 1☐ 1☐ 1☐ 1☐ 1☐ 2☐ 2☐ 2☐ 2☐ 2☐ 3☐ 3☐ 3☐ 3☐ 3☐
10. Disartria Anche se si ritiene che il paziente non sia disartrico, l'eloquio va comunque valutato chiedendo di leggere o ripetere le parole dall'elenco allegato. In caso di afasia grave puo' essere valutata la chiarezza dell'articolazione del linguaggio spontaneo. Il punteggio 'NV' va assegnato solo ad un paziente intubato o con altri impedimenti fisici a pronunciare le parole. Occorre comunque fornire spiegazione scritta del perché di tale punteggio	**0.** Assente **1.** Disartria da lieve a moderata. Il paziente pronuncia male almeno alcune parole ma l'eloquio è comprensibile **2.** Disartria grave. L'articolazione della parola è talmente alterata da rendere l'eloquio incomprensibile, in assenza di afasia o in modo non spiegabile dall'entità dell'afasia. Il paziente può essere muto o anartrico. **NV.** Intubato o altro impedimento fisico all'articolazione della parola (spiegare)	0☐ 0☐ 0☐ 0☐ 0☐ 1☐ 1☐ 1☐ 1☐ 1☐ 2☐ 2☐ 2☐ 2☐ 2☐ NV☐ NV☐ NV☐ NV☒ NV☐
11. Inattenzione L'inattenzione può essere identificata mediante i test precedenti. In caso di deficit visivo grave che non consente la stimolazione simultanea visiva doppia, se gli stimoli cutanei sono normali, il punteggio e' normale. Se il paziente e' afasico, ma mostra normale attenzione verso entrambi i lati, il punteggio e' normale. Il neglect visuo-spaziale e l'anosognosia vanno considerate come prova di inattenzione.	**0.** Assente **1.** Inattenzione visiva, tattile, uditiva, spaziale o corporea, oppure estinzione alla stimolazione bilaterale simultanea in una delle modalità sensoriali. **2.** Grave emi-inattenzione o estinzione a più di una modalità. Non riconosce la propria mano o si rivolge solo ad un lato dello spazio.	0☐ 0☐ 0☐ 0☐ 0☐ 1☐ 1☐ 1☐ 1☐ 1☐ 2☐ 2☐ 2☐ 2☐ 2☐

NIHSS Score	Grado di severità
0	Nessun sintomo
1-4	Stroke minore
5-15	Stroke moderato
16-20	Stroke moderato/severo
21-42	Stroke severo

Figura 11.9 Scala National Istitute of Health Stroke Scale (NIHSS) – Versione Italiana a cura del Dipartimento di Scienze Neurologiche dell'Università degli Studi di Roma 'La Sapienza'.

I risultati attesi di questa fase sono:

- stabilità clinica;
- miglioramento del deficit neurologico- miglioramento dello score della *National Istitute of Health Stroke Scale* (NIHSS);
- evitare il peggioramento dello score della Rankin Scale modificata (mRS) rispetto alla situazione pre-clinica: uno score di 0-1 indica l'assenza di disabilità o una disabilità lieve (ed indica quindi il successo de trattamento); uno score 2-5 indica la presenza di crescente disabilità fino all'allettamento ed al costante bisogno di assistenza;
- assenza di insorgenza di rischi e/o complicanze.

Valutazione ABC - Vie aeree, respirazione e circolazione - Valutare i segni vitali e assicurare la stabilizzazione delle vie aeree, della respirazione e della circolazione è parte della valutazione iniziale di tutti i pazienti critici, compresi quelli con ictus. Il paziente in stato di incoscienza o disfunzione bulbare possono non essere in grado di proteggere le loro vie aeree o i pazienti con aumento della pressione intracranica per emorragia intracerebrale o per ischemia vertebrobasilare possono presentare vomito, riduzione del drive respiratorio o ostruzione muscolare delle vie aeree. L'ipoventilazione, con un conseguente aumento dell'anidride carbonica, può portare a vasodilatazione cerebrale ed elevare la pressione intracranica.

In questi casi, l'intubazione può essere necessaria per ripristinare una ventilazione adeguata e per proteggere le vie aeree dall'aspirazione.

Collaborare all'attivazione precoce di *imaging cerebrale* urgente (Tabella 11.VI). L'ictus ischemico acuto e l'emorragia intracerebrale non possono essere distinti clinicamente, e il trattamento con trombolitici è efficace nel primo caso e dannoso nel secondo. Pertanto, tutti i pazienti con sospetto ictus ischemico acuto devono avere un imaging cerebrale urgente, e nella maggior parte delle situazioni una tomografia computerizzata (TC) cerebrale senza mezzo di contrasto è sufficiente per la gestione iniziale. Poiché i risultati dipendono dal tempo, l'imaging cerebrale dovrebbe essere eseguito il più rapidamente possibile, idealmente *entro 20 minuti dall'arrivo del paziente*. È importante valutare e stabilizzare le funzioni fisiologiche vitali prima di inviare il paziente per uno studio di imaging (Ashcraft et al. 2021; Di Blasio, 2020; Phipps et al., 2020).

Tabella 11.VI Indagini diagnostiche di laboratorio e radiologiche in fase acuta	
Indagini di laboratorio in fase acuta	
– Glicemia, – Elettroliti Creatininemia e esami di funzionalità epatica, – Troponina I, Tempo di protrombina/PTT: se allungato, indica la presenza di un deficit di uno dei fattori della coagulazione; – D-dimero: aumentato in presenza di embolia – Emocromo con formula in particolare conta piastrinica	Escludere la presenza delle condizioni che possono mimare un deficit neurologico acuto (es. prime fra tutte le condizioni di iper o ipoglicemia) o valutare il contributo delle alterazioni ematiche alla genesi dell'ictus stesso (es.condizioni di ipercoagulabilità).
Neuroimaging e accertamenti radiologici	
TC cerebrale senza mezzo di contrasto (mdc)	Esclude, già in fase acuta, la presenza di una emorragia cerebrale. In presenza di un TIA l'esame non evidenzia alterazioni; in presenza di un ictus ischemico (soprattutto di tipo lacunare) l'esame può essere normale anche a distanza di 24-48 ore dall'esordio dei sintomi; in presenza di un ictus di maggiori dimensioni, è possibile documentare, in un intervallo variabile a partire da 4 fino a 12 ore dall'esordio, la presenza di un'area di tenue ipodensità (ipodensità precoce), espressione della sofferenza edemigena intracellulare nel territorio ischemico.
RM encefalo senza mezzo di contrasto (mdc)	Utilizzato, in genere, per la definizione eziologica dell'ictus, essendo più sensibile, rispetto all'esame TC, nell'evidenziare un ictus di tipo lacunare, o lesioni ischemiche verificatesi contemporaneamente in sedi servite da territori arteriosi diversi: questo reperto è a favore di una genesi cardioembolica piuttosto che tromboembolica delle lesioni (fa eccezione a tale regola la presenza di una placca ulcerata dell'arco aortico, dalla quale possono staccarsi emboli che determinano ictus a genesi tromboembolica sia nelle regioni parenchimali servite dai rami arteriosi del circolo anteriore che da quello posteriore).

segue **Tabella 11.VI Indagini diagnostiche di laboratorio e radiologiche in fase acuta**

TC mediante sequenze Angiografiche (Angio-TC) con mezzo di contrasto iodato	Tale esame permette di studiare l'intero albero arterioso, a partire dall'arco aortico, fino ai piccoli rami intracranici. In fase acuta, se vi è la possibilità di procedere alla fibrinolisi locoregionale, nel sospetto di una trombosi di un grosso vaso (con quadro clinico suggestivo e TC encefalo negativa) vi è indicazione all'esecuzione del completamento TC con Angio TC.
Eco Doppler dei Tronchi Sovraortici (***Eco TSA***) nella fase acuta che nella fase di stato	Valuta l'entità e le caratteristiche delle placche ateromasiche del circolo extracranico: le placche cosiddette "soft" sono quelle a maggior rischio tromboembolico.
Angiografia cerebrale	Sebbene rappresenti il gold standard per lo studio del circolo arterioso e delle caratteristiche della parete vasale, è riservato alla fase precoce di un ictus ischemico, e solo se quest'ultimo può giovarsi di un intervento endovascolare di disostruzione arteriosa mediante fibrinolisi locoregionale. Si tratta infatti di un esame invasivo, ottenuto mediante cateterismo per via transfemorale ed iniezione selettiva di mezzo di contrasto iodato a livello dell'arco aortico e di vasi epiaortici. Le immagini, che visualizzano l'intero albero arterioso a partenza dall'arco aortico, oltre a confermare la sede e la natura della occlusione vascolare: – forniscono informazioni più dettagliate, rispetto ai precedenti esami non invasivi, sulla presenza e la validità di circoli collaterali di compenso; – consentono di valutare il flusso ematico cerebrale residuo nell'area di "vuoto vascolare" (ossia nella porzione di parenchima ischemizzata, mediante parenchimografia capillare). Se l'area è molto estesa diventa più rischioso un intervento di disostruzione a causa dell'aumento danno da riperfusione; – rivelano il coinvolgimento, nell'area ischemica, di territori profondi (quelli irrorati dalle arterie lenticolo-striate, dalle arterie mesencefaliche e talamo-perforanti della biforcazione dell'arteria basilare). L'appartenenza di tali territori all'area infartuale aumenta infatti la gravità dell'insulto ischemico parenchimale ed endoteliale (la cosiddetta "densità di ischemia") riducendo da un lato le possibilità di recupero del territorio in penombra ischemica e dall'altro determinando la possibilità della insorgenza di complicanze emorragiche dovute a riperfusione di un letto vascolare danneggiato. Nel caso di un'emorragia subaracnoidea secondaria alla rottura di un aneurisma l'esame permette la localizzazione della rottura e la quantificazione del danno di parete, per il successivo intervento di posizionamento di uno stent.

Valutare l'entità del deficit neurologico. È quantificata, mediante l'utilizzo della *National Istitute of Health Stroke Scale* (NIHSS) (**Figura 11.9**) Si tratta di una scala ad 11 *items* (per la somministrazione della quale è necessaria una certificazione rilasciata dopo un *"training" ad hoc*) costruiti sul significato dei segni clinici. Il punteggio è tanto più alto quanto maggiore è la gravità dei sintomi. Un punteggio maggiore di 6, associato ad un esame clinico più esaustivo, suggerisce che possa essere verosimile l'ostruzione di un grosso vaso arterioso; se esso è maggiore di 25 tale eventualità non solo è altamente probabile, si associa ad un quadro che può complicarsi più facilmente con edema o sanguinamento, e che è associato ad una più bassa probabilità di recupero. Se a tale punteggio contribuisce la compromissione dello stato di vigilanza, segno di sofferenza delle strutture profonde servite dal circolo vertebro-basilare, le probabilità di recupero si abbassano ulteriormente. Un punteggio inferiore a 6, indica, invece, buone probabilità di recupero. Bisogna considerare tuttavia che la scala sottostima la gravità degli ictus da sofferenza del circolo posteriore, che possono anche esprimersi senza la presenza di franchi deficit sensitivo-motori agli arti, di deficit del linguaggio, di sintomatologia attribuibile a *neglect*, potendo semeiologicamente manifestarsi anche solo con la comparsa di deficit del visus, disfagia, atassia della marcia ed instabilità posturale (parametri non presenti nella scala).

Valutare il grado di disabilità e di dipendenza da terze persone viene quantificato con la scala di Rankin modificata (mRS): una scala comunemente usata per misurare il grado di disabilità o dipendenza nelle attività quotidiane di persone che hanno subito un ictus o altre cause di disabilità neurologica. E 'utilizzata come misura di esito clinico negli studi di prevenzione, di trattamento dell'ictus in fase acuta e di valutazione dell'efficacia della trombolisi. Nell'ambito clinico-assistenziale per individuare gli effetti di un trattamento e/o dimostrare il miglioramento clinico, è importante che i pazienti siano valutati in modo sistematico rendendo al minimo le condizioni di variabilità. La versione moderna della versione modificata differisce dalla scala originale di Rankin principalmente per l'aggiunta del grado 0, che indica una mancanza di sintomi, e l'aggiunta del grado 6 che indica la morte. I punteggi bassi indicano un alto livello di funzionamento, mentre quelli alti indicano disabilità grave o morte a seguito di un ictus.

Score	Indicatori Rankin modificata "moderna" (mRS)
0	**Nessun sintomo**
1	**Nessuna significativa disabilità**: malgrado i sintomi è in grado di eseguire tutte le attività abituali
2	**Lieve disabilità**: incapace di eseguire tutte le precedenti attività ma in grado di seguire i propri affari senza assistenza
3	**Moderata disabilità**: richiede un certo aiuto, ma è in grado di camminare senza assistenza
4	**Disabilità moderatamente grave**: incapace di camminare senza assistenza e incapace di eseguire le proprie necessità corporee senza assistenza
5	**Disabilità grave**: confinato a letto, incontinente, richiede costante
6	**Morte**

Stabilire tempo insorgenza dei sintomi. Stabilire il tempo di insorgenza dei sintomi dell'ictus ischemico è fondamentale perché è il principale fattore determinante per l'ammissibilità al trattamento con trombolisi endovenosa e trombectomia endovascolare. Per i pazienti che non sono in grado di fornire un tempo di insorgenza affidabile, l'insorgenza dei sintomi è definita come l'ultimo momento in cui il paziente era noto per essere normale *"last known normal - l'ultima normalità conosciuta"* o allo stato neurologico di base. Per i pazienti che si presentano all'interno della finestra terapeutica per la trombolisi endovenosa (meno di 4,5 ore dall'inizio dei sintomi, estesa recentemente a 9 ore dalle LG SREAD 2020) o la trombectomia meccanica (meno di 24 ore dall'inizio dei sintomi), l'anamnesi deve essere accurata ma rapida; devono essere valutate anche le controindicazioni al trattamento trombo litico (Ashcraft et al. 2021; Di Blasio, 2020; Phipps et al., 2020)

Sottoporre il paziente con ictus ischemico acuto il prima possibile e all'interno della finestra terapeutica al trattamento trombolitico. Lo scopo del trattamento trombolitico nell'ictus ischemico e ricanalizzare l'arteria occlusa al fine di garantire la riperfusione del tessuto cerebrale ischemico ed il miglioramento dei sintomi clinici.

Le Linee guida (SPREAD 2020) hanno esteso le finestre di trattamento dall'inizio dei sintomi:

- dalle 4,5 alle 9 ore per effettuare la fibrinolisi sistemica per via endovenosa;
- dalle 6 alle 24 ore quella per effettuare la fibrinolisi loco-regionale.

Questo ampliamento della finestra di trattamento permette di estendere ad una significativa fetta della popolazione il trattamento trombolitico, sebbene la tempestività sia fondamentale.

La selezione dei due trattamenti – fibrinolisi sistemaca o loco-regionale – avviene mediante l'esecuzione di esami neuroradiologici di secondo livello, una TAC perfusionale o una risonanza magnetica che consentano di individuare la presenza di un *mismatch,* ossia una differenza di estensione tra l'area del *core* ischemico e quella della 'penombra'. Se non vi è alcuna differenza in quanto l'area cerebrale necrotica si sovrappone del tutto o quasi a quella ancora potenzialmente salvabile, non si effettua la terapia per evitare anche un potenziale danno da riperfusione.

La terapia fibrinolitica per via sistemica. Il farmaco utilizzato per il trattamento fibrinolitico per via endovenosa è **l'inattivatore tissutale del plasminogeno (r-TPA** - alteplase). La somministrazione di rt-PA per via endovenosa è tempo-dipendente e quando viene somministrato all'interno della finestra di trattamento dall'inizio dei sintomi dell'ictus c'è un miglioramento significativo degli esiti clinici. L'evidenza di una recente ricerca mostra anche un miglioramento degli esiti funzionali dopo la trombolisi nei pazienti con imaging di perfusione favorevole a 4,5-9 ore dopo l'ictus, compresi quelli con ictus da risveglio (Campbell et al., 2019;). È importante notare che prima viene somministrato l'rt-PA dopo l'insorgenza dei sintomi dell'ictus, più è probabile che ci sia un miglioramento degli esiti dei pazienti.

Il farmaco deve essere somministrato il più precocemente possibile senza limiti superiori di età e di gravità, una volta escluse e valutate le controindicazioni quali ad esempio emorragia intracranica in corso, emorragia subaracnoidea, emorragia interna attiva, recente (entro 3 mesi) chirurgia intracranica o intraspinale o grave trauma cranico, presenza di condizioni intracraniche che possono aumentare il rischio di sanguinamento (ad esempio, alcune neoplasie, malformazioni arterovenose o aneurismi), diatesi emorragica, grave ipertensione non controllata in corso.

La ***fibrinolisi locoregionale*** viene effettuata mediante iniezione del fibrinolitico direttamente sulla placca o mediante rimozione del trombo direttamente dall'arteria interessata con un catetere (fibrinolisi o trombolisi "meccanica"); lo stesso catetere può anche aspirare il trombo - *fibrinolisi meccanica* "con tromboaspirazione". Tali procedure vengono eseguite sotto guida angiografica e richiedono la presenza di una sala attrezzata di Neuroradiologia Interventistica, quella di un Neuroradiologo esperto, del personale tecnico ed infermieristico specializzato, oltre che quella di un anestesista. In alcuni casi, in urgenza (si tende comunque a riservare tale procedura in elezione), viene posizionato uno *stent* carotideo o nel tratto M1 (segmento sfenoidale) della arteria cerebrale media, ma il rischio di ipotensione connesso con la procedura è consistente. Secondo le Linee Guida SPREAD (*Stroke Prevention and Educational Awareness Diffusion*) l'inizio del trattamento endoarterioso (puntura dell'arteria femorale) nella sala angiografica dovrebbe avvenire entro e non oltre il tempo massimo di 30 minuti dal termine della trombolisi e.v. e la procedura dovrebbe essere terminata entro i limiti della finestra terapeutica.

Nel periodo immediatamente successivo alla procedura è indispensabile uno stretto monitoraggio e sorveglianza del paziente descritta nel riquadro dedicato alla fibrinolisi e il controllata anche la sede di iniezione.

Preparazione del farmaco rt-PA – e sorveglianza del paziente trattato (Hamilton et al 2022; Yin et al 2021; Żdanowicz et al., 2019)

1. Informare del trattamento il paziente e famigliare di riferimento. Non sempre è possibile ottenere il consenso del paziente, è pertanto necessario ottenere il consenso della famiglia pienamente informata dei benefici e rischi del trattamento prima della somministrazione.
2. La dose da infondere per via endovenosa di alteplase è pari a 0.9 mg/kg, di cui il 10% della dose in bolo (1-2 minuti), il rimanente in infusione di 60 minuti tramite pompa. La dose massima è pari a 90 mg. [mentre per Tenecteplase, un forma geneticamente modificata di alteplase in corso di studio, ha un emivita più lungo e permette la somministrazione di singolo bolo con dosaggio da 0,25mg/kg a 0,40mg/kg].
3. Diluire il farmaco Alteplase (fiala con polvere - 10 mg, 20 mg, o 50 mg di alteplase) con la soluzione iniettabile inclusa nella confezione (10 ml, 20 ml o 50 ml rispettivamente) per ottenere una concentrazione di 1 mg di Alteplase in 1 ml. È raccomandato di effettuare un duplice controllo con 2 operatori.
4. Il farmaco (fiala con la polvere) deve essere conservato a una temperatura inferiore ai 25°C, al riparo dalla luce (si consiglia di conservare in frigorifero a 2°-8°C).
5. La preparazione di Alteplase può essere diluita con soluzione di cloruro di sodio 0,9% (0,9% NaCl = fisiologica salina). Il farmaco viene somministrato immediatamente dopo la preparazione. La soluzione preparata può essere comunque conservata per 24 ore in un frigorifero a 2-8°C e per 8 ore a una temperatura inferiore a 25°C. Questo è importante perché a volte per vari motivi non può essere somministrato il farmaco al paziente e quindi può essere adeguatamente conservato e somministrato ad un altro paziente al momento giusto. Se il farmaco non viene utilizzato entro 24 ore dalla sua preparazione, deve essere adeguatamente scartato.

segue **Preparazione del farmaco rt-PA – e sorveglianza del paziente trattato (Hamilton et al 2022; Yin et al 2021; Żdanowicz et al., 2019)**
6. Il rischio di complicanze post terapia trombolitica è più alto durante le prime ore dopo la somministrazione dell'alteplase, pertanto è necessario che il team assistenziale effettui un costante monitoraggio e sorveglianza del paziente: – segni e sintomi di emorragia cerebrale: potrebbero comparire cefalea, ipertensione, nausea e vomito, peggioramento neurologico, bradicardia. Se la sintomatologia è estremamente grave potrebbe essere necessario anche interrompere il trattamento – reattività del paziente utilizzando la Coma Glasgow Scale (CGS), che è un indicatore clinico sensibile che valuta indirettamente se c'è un aumento della pressione intracranica; – neurologico – mediante la somministrazione della scala NHISS – dovrà essere ripetuta ogni 15 minuti nel corso dell'infusione ed a distanza di due ore dal termine della stessa. – di segni e sintomi di eventuali sanguinamenti: gengivoraggia, epistassi, otorragia, ematuria. – della PA diastolica e sistolica ogni 15 min durante e dopo l'infusione IV alteplase per 2 ore, poi ogni 30 min per 6 ore, poi ogni ora fino a 24 ore dopo il trattamento con intravenoso. Il range pressorio dovrà essere sia prima del trattamento e nelle 24 ore successive al trattamento di PAs<185 mmHg e di PAd<110 mmHg. L'ipertensione è un fattore di rischio per una possibile emorragia. – saturazione periferica dell'ossigeno SpO2 che deve essere mantenuta >94% – elettrocardiografico tramite monitor a 12 derivazioni.
7. In caso di deterioramento improvviso delle condizioni del paziente durante il trattamento con rt-PA, l'infusione di rt-PA deve essere interrotta immediatamente, e il medico deve essere avvisato presente al letto del paziente.
8. I pazienti in trattamento con rt-PA devono mantenere un accesso intravenoso pervio con soluzione NaCl 0,9% dopo la somministrazione del farmaco. Le cannule devono essere applicate preferibilmente alle vene dell'arto superiore non plegico e preferibilmente dell'avambraccio Il luogo di inserimento della cannula deve essere monitorato prima, durante e dopo la successiva somministrazione del farmaco e quotidianamente. Può essere previsto il posizionamento di due accessi vascolari, uno dedicato per il trattamento fibrinolitico e uno per eventuali trattamenti.
9. Evitare discontinuità della cute e mucose durante le prime 24 ore dopo l'applicazione di rt-PA(es.inserimento di una agocannula in una vena, inserimento di un catetere di Foley, sonda, ecc.).
10. Eseguire una tomografia computerizzata 24 ore dopo la somministrazione di rt-PA.

Identificare segni e sintomi di ipertensione endocranica e collaborare nel suo trattamento. La presenza di cefalea generalizzata, acufeni (ronzii nelle orecchie), vomito a getto, bradicardia, crisi convulsive e deterioramento dello stato di coscienza sono segnali di ipertensione endocranica e vanno immediatamente segnalati. L'ipertensione endocranica può complicare sia l'ictus ischemico che, più frequentemente, quello emorragico. Nel caso di diagnosi clinica e radiologica di infarto cerebrale maligno sovratentoriale, se le strategie di primo livello che prevedono l'uso di agenti osmotici quali Mannitolo e Glicerolo, l'infusione di soluzione salina ipertonica, l'iperventilazione, la sedazione fino al coma barbiturico non hanno dato esito deve essere preso in considerazione, nei pazienti adulti precedentemente autosufficienti, di età inferiore a 60 anni, a prescindere dalla presenza di afasia, l'intervento di emicraniectomia decompressiva entro 48 ore dall'esordio dell'ictus; oltre questo tempo, la decompressione chirurgica diminuisce di efficacia ma può ancora essere effettuata, dato il dimostrato incremento della sopravvivenza con mRS ≤4. Non esistono evidenze certe su quale sia il miglior trattamento dell'ipertensione endocranica in corso di emorragia cerebrale spontanea poiché la maggior parte delle indicazioni sono state derivate dalle evidenze relative all'emorragia cerebrale post-traumatica. Può essere ragionevole mantenere la testa del paziente sollevata di 30°, utilizzare Mannitolo e Glicerolo, e se tali strategie non si dimostrano efficaci, all'intervento di decompressione chirurgica previa analisi di benefici e rischi (**Figura 11.10**).

Assessment e gestione assistenziale in fase acuta di stato

La gestione acuta dei pazienti con ictus dovrebbe avvenire in una stroke unit organizzata e strutturalmente definita. È stato dimostrato da studi clinici che la cura in una stroke unit aumenta la sopravvivenza senza disabilità per i pazienti di tutte le età, gravità e sottotipi di ictus, e comprende un team interprofessionale esperto (medico, infermieristico e riabilitativo) che applica

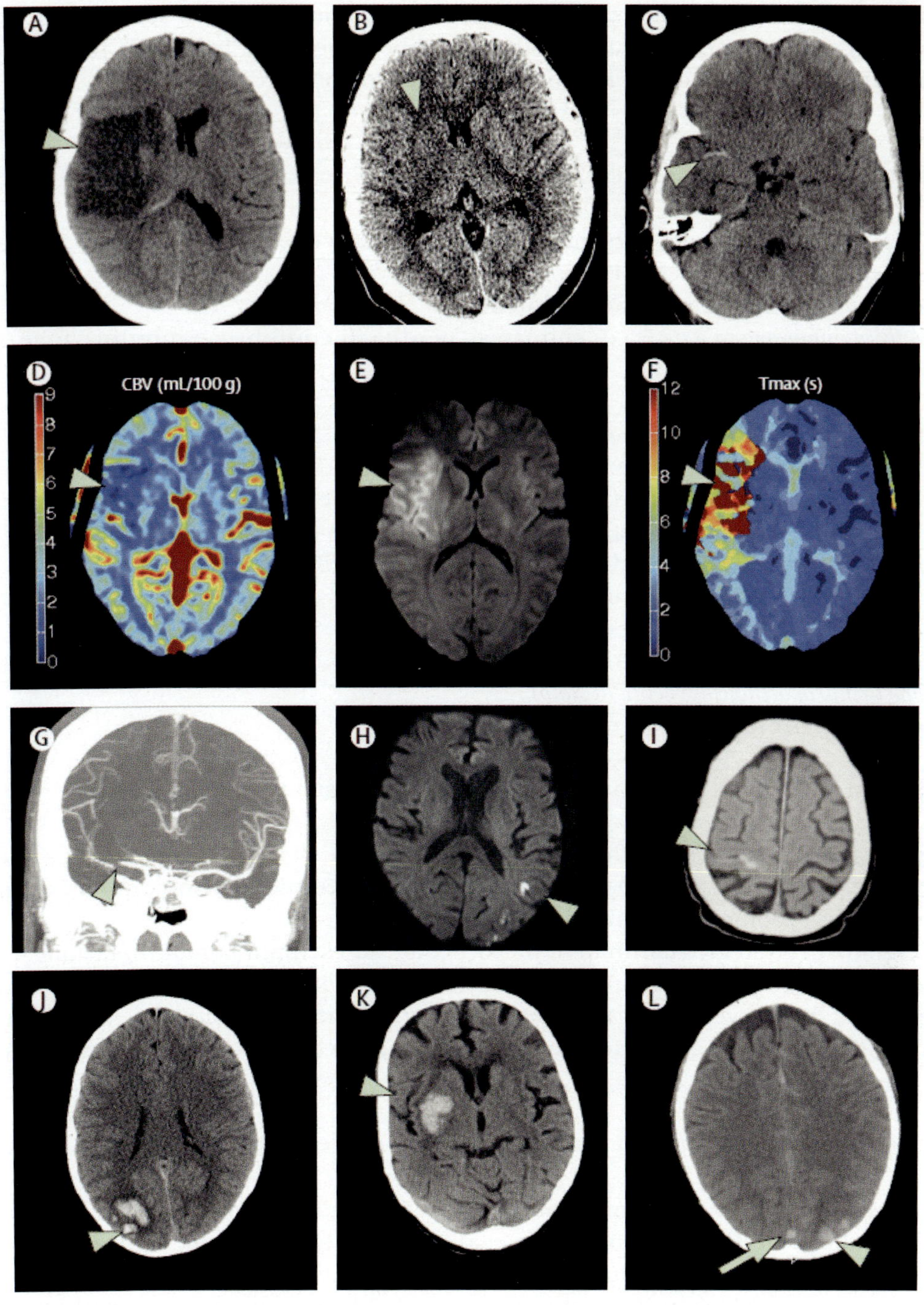

(A) Ictus ischemico accertato nel territorio dell'arteria cerebrale media destra 12 h dopo l'insorgenza (punta della freccia).
Un paziente con emiparesi sinistra insorgenza 2 h prima della scansione **(B-G)** mostra sottile perdita di differenziazione tra materia grigia e bianca (punta della freccia) nei gangli della base **(B)** e trombo iperdenso (punta della freccia) nella arteria cerebrale media destra **(C).**
TAC perfusionale mostra un ridotto volume ematico cerebrale (punta freccia) nella regione insulare destra **(D)** corrispondente a regione di ridotta diffusione (punta freccia; cui corrisponde un ridotto segnale alla Risonanza magnetica **(E)** nelle sequenza in diffusione (DWI).
(F) La TAC perfusionale mostra un ritardato Tmax (punta freccia; ritardo Tmax [, >6 s] indica tessuto cerebrale che è criticamente ipoperfuso, funzionalmente compromessa e potenzialmente a rischio di infarto in assenza di riperfusione) nel territorio dell'arteria cerebrale media destra corrispondente all'occlusione intracranica dell'arteria cerebrale media destra (freccia) con angio TAC (**G**).
(H) Risonanza magnetica con diffusione lesioni (punta freccia) in un paziente con due episodi di 5 min di afasia completamente risolto - ora definito come ictus ischemico piuttosto che attacco ischemico transitorio (TIA).
(I) Emorragia subaracnoidea focale (punta di freccia) legata all'angiopatia amiloide che si presenta come parastesie transitorie sul lato sinistro (diagnosi differenziale di attacco ischemico transitorio).
Emorragia intracerebrale lobare (punta di freccia) in un paziente con angiopatia amiloide **(J)** ed emorragia intracerebrale (punta di freccia) nei gangli della base destra molto probabilmente derivante da una vasculopatia perforante profonda - spesso associata a picco ipertensivo **(K)**
(L) Trombosi nel seno venoso cerebrale con seno sagittale iperdenso (freccia) e infarto venoso emorragico (punta di freccia).

Figura 11.10 Diagnosi di ictus attraverso neuroimaging (tratto da Campbell & Khatri 2020).

protocolli clinici basati sull'evidenza. Le *cure* del team hanno l'obiettivo sono ridurre le complicazioni, come la polmonite da aspirazione, tromboembolia venosa e lesioni da pressione; iniziare riabilitazione precoce e elaborare un piano di una prevenzione secondaria

Problemi e obiettivi assistenziali

I problemi assistenziali della persona affetta da ICTUS in questa fase acuta di stato sono *molteplici e correlati tra di loro*. In principali sono:

- *Deterioramento dello stato neurologico* (rischio di)
- *Mobilità fisica compromessa* a causa di emiparesi, perdita di equilibrio e coordinazione, spasticità e lesioni cerebrali
- *Rischio di iperglicemia*
- *Compromissione delle attività di vita quotidiane* (rischio di)
- *Alterazione dell'integrità cutanea - lesioni da pressione* (rischio di grado...)
- *Alterazione del linguaggio*. Si può manifestare con distartria e/o afasia. Problema presente soprattutto nelle lesioni emisfero sinistro
- *Eminegligenza* (possibile) Una ridotta consapevolezza dell'emispazio controlesionale presente nella lesione emisfero cerebrale destro
- *Difficoltà a deglutire* (disfagia)
- *Rischio di malnutrizione*
- *Ritenzione urinaria acuta (fase acuta di stato)*
- *Incontinenza urinaria (possibile fase cronica – post acuta)*

Il "prendersi cura" della persona affetta da ictus e della sua famiglia si declina **in queste dimensioni**

- sorveglianza e valutazione mirata dello stato neurologico, disabilità e complicanze dell'ictus
- prevenzione di problemi potenziali e/o rischi quali ad esempio infezioni, lesioni da pressione, trombosi venosa profonda, dolore alla spalla;
- pianificazione di strategie riabilitative precoci come ad esempio la mobilizzazione e riabilitazione motoria precoce, afasia, supporto nutrizionale, monitoraggio e prevenzione complicanze
- pianificazione di interventi educativi per sviluppare abilità di self care;
- garantire informazione e supporto alla famiglia/caregiver nelle varie fasi della malattia

Interventi infermieristici di sorveglianza e di recupero della disabilità

Realizzare una sorveglianza emodinamica e neurologica del paziente nelle prime 48 ore (Ashcraft et al. 2021; Di Blasio, 2020; Phipps et al., 2020). È fondamentale il **monitoraggio della *PA diastolica e sistolica*** sempre in due misurazioni distanziate. Per i pazienti con ictus ischemico che non sono trattati con la terapia trombolitica, la pressione sanguigna *non* dovrebbe essere trattata intensivamente per il rischio di sviluppo di edema cerebrale a meno che non si abbiano le seguenti condizioni:

- Pressione arteriosa diastolica (PAd) >140 mmHg in due misurazioni successive a distanza di 5 minuti,
- Pressione arteriosa sistolica (PAs) >220 mmHg, o la Pad e compresa tra 121-140 mmHg, **oppure**
- Pressione arteriosa media >130 mmHg in due misurazioni successive a distanza di 20 minuti,

È inoltre raccomandato un cauto abbassamento della pressione sanguigna di circa il 15% durante le prime 24 ore dall'inizio dell'ictus. Se PAs=185-220 mmHg, o PAd=105-120 mmHg, il trattamento va rimandato, tranne che nei seguenti casi: paziente con insufficienza ventricolare sinistra, con dissecazione aortica, con Infarto miocardico acuto. Nel paziente candidabile a trombolisi è indicato mantenere valori di PAs<185 mmHg e di PAd<110 mmHg. Mentre si monitora, ed eventualmente si corregge, il valore di Pressione Arteriosa, è necessario tenere sotto controllo il quadro neurologico, per coglierne eventuali deterioramenti (Oliveira-Filho, Mullen 2021; Di Blasio, 2020).

Nell'emorragia cerebrale, il controllo della PA è volto a raggiungere rapidamente una PAs<140 mmHg, mantenendo tale target per almeno 24 ore, e preferibilmente per i primi 7 giorni.

Il monitoraggio della Pressione arteriosa nell'ictus acuto è volto anche ad individuare e trattare eventuali valori ipotensivi. Qualora il paziente presenti segni di disidratazione e/o valori di PA significativamente inferiori a quelli usuali, andranno somministrati fluidi e.v (preferenzialmente cristalloidi), trattando, qualora presente, lo scompenso cardiaco congestizio e la bradicardia. La ***sorveglianza della Temperatura corporea TC*** è fondamentale, circa la metà dei pazienti con Ictus cerebrale presenta ipertermia nell'arco delle 48 ore dell'insorgenza dall'evento, ed essa costituisce fattore prognostico negativo nell'Ictus ischemico ed emorragico, associandosi sia a peggioramento del quadro clinico e un peggior esito funzionale. La temperatura va pertanto mantenuta al di sotto dei 37°C. In circa il 50% dei pazienti, inoltre, a distanza di 48 ore dall'evento, compare ipertermia, che si associa sia ad un peggioramento clinico che ad un peggior esito funzionale; deve essere pertanto corretta farmacologicamente, al fine di mantenere una temperatura al di sotto di 37°C. In tal caso inoltre va immediatamente ricercata la sede e la natura di una eventuale infezione (mediante una urinocoltura, un tampone faringeo ed un esame RX torace) per un trattamento antibiotico adeguato.

Valutare parametri respiratori: frequenza respiratoria, saturazione periferica dell'ossigeno SpO2 e pattern respiratorio. I pazienti con adeguata ventilazione dovrebbero avere la saturazione di ossigeno monitorata e se ipossia si dovrebbe somministrare ossigeno per mantenere una saturazione di ossigeno >94%. L'ossigeno non dovrebbe essere dato di routine ai pazienti non ipossici con ictus ischemico acuto.

Effettuare monitoraggio cardiaco elettrocardiografico (ECG) nelle prime 48 ore. È necessario per escludere la presenza di un infarto miocardico acuto o la presenza di alterazioni del ritmo cardiaco, quali potenziali fonti strutturali di emboli (fibrillazione o *flutter* atriale) o la presenza di bradicardia molto frequente in presenza di una emorragia cerebrale. L' ECG continuo per le prime 48 ore è soprattutto necessario nel paziente che presenta cardiopatie preesistenti, storia di aritmie, pressione arteriosa instabile, elementi clinici suggestivi di insufficienza cardiaca e nei casi in cui siano coinvolti i territori profondi dell'arteria cerebrale media (in particolare la corteccia insulare). In caso di instabilità clinica il monitoraggio va proseguito oltre le 48 ore.

Identificare precocemente segni e sintomi di ipertensione endocranica da emorragia o edema cerebrale. Diagnosticare un'emorragia intracerebrale o un'emorragia subaracnoidea il prima possibile può salvare la vita. La presenza di cefalea ad insorgenza acuta e vomito favoriscono la diagnosi di emorragia rispetto ad un ictus tromboembolico, mentre l'insorgenza improvvisa di compromissione della funzione cerebrale senza sintomi focali favorisce la diagnosi di emorragia subaracnoidea.

Effettuare monitoraggio glicemico attraverso prelievo capillare e mantenere controllo glicemico. Il range glicemico consigliato e compreso tra 141-180 mg/dL (7,8-10 mmol/L). Piu del 50% dei pazienti con Stroke presenta valori elevati di glicemia nella fase acuta. Secondo alcuni studi, l'iperglicemia può associarsi a maggiore gravità della lesione ischemica cerebrale, con maggiore rischio di mortalità nella prima settimana. Le linee guida SPREAD suggeriscono il mantenimento di una glicemia <180 mg/dL, da ottenersi mediante insulinoterapia. Nell'ictus si verifica un incremento della domanda metabolica (e pertanto glucidica) del tessuto in penombra ischemica, pertanto l'ipoglicemia (valore<60 mg/dL) risulta particolarmente dannosa nella fase acuta e richiede un trattamento immediato (Ashcraft et al., 2021; Di Blasio, 2020; Phipps et al., 2020).

Rivalutare il grado di disabilità e di dipendenza da terze persone con la scala di Rankin modificata (mRS) nel post-trattamento dell'ictus in fase acuta e come parametro di efficacia della trombolisi. Oltre un terzo dei soggetti in fase di recupero dopo un ictus ischemico presenta variazioni nel punteggio ottenuto nella scala di Rankin modificata al terzo e dodicesimo mese. I punteggi Rankin Scale modificato (mRS) alla dimissione generalmente rimangono stabili per il primo mese dopo la dimissione, indipendentemente dal luogo di dimissione. Tuttavia, tra

30 giorni e 90 giorni dopo la dimissione, i punteggi mRS si modificano in 2/3 dei pazienti: circa 1/3 migliora e 1/3 peggiora (ElHabr et al, 2021).

Adottare interventi per evitare lo sviluppo di lesioni da pressione. Il paziente affetto da ictus è altamente a rischio di sviluppare lesioni da pressione soprattutto se in presenza di ridotta sensibilità emiplegia e incapacità di movimenti autonomi per alterazione dello stato di incoscienza o ridotta capacità funzionale. È pertanto rilevante effettuare entro 8 ore dal ricovero in ospedale la valutazione del rischio di lesioni da pressione (LdP) con scala Norton o Braden da rivalutare quotidianamente, attivare cambi posturali almeno ogni 4 ore se presente un materasso per la riduzione e ridistribuzione della pressione e valutare la cute a livello delle prominenze ossee ad ogni cambio posturale. In base al grado di rischio adottare superfici per la riduzione e ridistribuzione della pressione in base al grado di rischio. Da considerare che alcuni supporti antidecubito, in particolare le superfici dinamiche, rendono difficoltoso il movimento e gli spostamenti autonomi del paziente pertanto la tipologia di materasso o superficie antidecubito va modificata in base all'evoluzione della sua capacità funzionale (Saiani, Brugnolli 2021).

Posizionare il paziente con ictus ischemico in posizione con testa piana o 30 gradi nelle prime 24 ore. Dal punto di vista fisiologico tale posizione aumenta la velocità del flusso e il volume ematico specialmente nei pazienti con scarsa capacità di autoregolazione cerebrale (Anderson & Olavarría,2018). Questo potenziale vantaggio di perfusione aumenta il rischio di aspirazione. Uno studio sperimentale (Alexandrov et al.,2018) condotto su 11.093 pazienti in posizione completamente supina o con testa sollevata di almeno 30 gradi, in fase molto precoce e per 24 ore, non ha rilevato alcuna differenza tra i due gruppi negli esiti di disabilità a 90 giorni. Anche in una recente revisione sistematica (Hifumi et al. 2021) non emergono miglioramenti significativi dei punteggi mRS a 90 giorni, della mortalità a 90 giorni, dell'insorgenza di polmonite e recidiva di ictus.

Anche se non è possibile formulare una raccomandazione considerando le limitate prove di efficacia, entrambe le posizioni (posizione distesa e posizione a 30 gradi) sono accettabili nella pratica clinica. Sarebbe inappropriato raccomandare una sola posizione (posizione sdraiata o a 30° - semifowler) in tutte le situazioni. La posizione distesa può essere scelta in base alla fisiopatologia dell'ictus acuto; tuttavia, la posizione seduta può essere considerata in situazioni limitate (Phipps & Cronin, 2020; Hifumi et al. 2021):

- pazienti con un forte sospetto di fenomeno di Cushing;
- pazienti obesi o con pre-esistenti di problematiche polmonari o di apnee notturne dove la posizione supina potrebbe determinare una riduzione della ventilazione e effetti sulla saturazione dell'O_2
- a rischio di polmonite da aspirazione, esempio pazienti con disfagia.

Nei pazienti con emorragia cerebrale, le evidenze sono scarse, gli studi sull'associazione tra la posizione, pressione intracranica e pressione di perfusione cerebrale dimostrano che la pressione intracranica si riduce quando la testa è elevata a 30 gradi, ma gli effetti sulla pressione di perfusione cerebrale sono eterogenei (Anderson & Olavarría, 2018).

In caso di plegia, manipolare con attenzione l'arto superiore e articolazione della spalla durante i posizionamenti e la mobilizzazione per ridurre il rischio di sviluppo del dolore alla spalla plegica. Il dolore alla spalla emiplegica (HSP) ha un'incidenza riportata tra il 30 e il 65% a seconda della popolazione studiata e del metodo di valutazione utilizzato. È multifattoriale e si sviluppa nel tempo; le cause della HSP sono spesso multifattoriali e possono essere ampiamente classificate in fattori neurologici (paralisi, spasticità, sensazione alterata e dolore neuropatico) e meccanici (sublussazione della spalla, lesioni dei tessuti molli come strappi della cuffia dei rotatori, tendinite bicipitale, squilibrio muscolare, debolezza e posizione alterata della scapola). La manipolazione, il posizionamento e il trasferimento quotidiano possono esercitare un grande stress sulla spalla vulnerabile. Il problema può essere aggravato dai deficit sensoriali e percettivi del paziente (Praveen Kumar, 2019). Un approfondimento di questa problematica è trattata nella fase riabilitativa.

Effettuare una valutazione standardizzata della funzione deglutitoria se lo stato di coscienza e il respiro del paziente lo consentono si utilizza la scala BSA (*Bedside Swallowing Assessment*, associata alle prove di deglutizione con acqua comune o gelificata, per stabilire se è possibile la somministrazione della terapia e dell'alimentazione per bocca (*problema approfondito nel box a fine capitolo*)). La disfagia è infatti una conseguenza frequente dell'ictus con ricadute negative sull'esito clinico e funzionale, sulla mortalità e sui tempi di degenza. Le prime conseguenze della disfagia sono rappresentate dalla malnutrizione (che deve essere prevenuta mediante l'utilizzo di una dieta ipercalorica); dalla disidratazione e dalla emoconcentrazione con effetti secondari negativi sulla perfusione cerebrale e sulla funzione renale. L'altra frequente complicanza è l'aspirazione di materiale estraneo con conseguente broncopneumopatia *ab ingestis*.

Valutare e gestire la presenza di disfunzioni vescicali. Costituisce fattore prognostico negativo per mortalità e disabilita residua grave. Nei primi giorni è indicato il controllo periodico del residuo post-minzionale, adottando, in caso positivo, la cateterizzazione sterile intermittente. Solo in caso di grave disfunzione vescicale (almeno 2 episodi di ritenzione urinaria) può essere necessario utilizzare il catetere vescicale a permanenza rivalutando quotidianamente la presenza di indicazione in modo da rimuoverlo il prima possibile (CDC, update 2019) per evitare il rischio di infezione del tratto urinario. Il paziente con ictus pur essendo in fase acuta può non essere emodinamicamente instabile da richiedere un monitoraggio orario della diuresi pertanto considerando gli esiti sfavorevoli associati a cateterismo vescicale a permanenza le linee guida ictus non lo raccomandano. Il verificarsi di CAUTI (infezioni del tratto urinario associate a catetere) aumenta di 4 giorni la durata della degenza ospedaliera; inoltre la maggior parte delle CAUTI – dal 60 al 70%, – sia prevenibile evitando le cateterizzazioni non necessarie e la riduzione della durata della cateterizzazione utilizzando sistemi di promemoria per incoraggiare la rimozione del catetere quando il catetere non è più indicato. La presenza di un'incontinenza urinaria nella fase acuta dell'ictus è un fattore prognostico indipendente di morte e disabilità residua grave.

Valutare lo stato nutrizionale e garantire un apporto nutrizionale proteico-energetico e vitaminico. Ciascun paziente, all'atto del ricovero (entro 24- 48 ore), andrebbe valutato individualmente per quanto attiene ai fabbisogni e al trattamento nutrizionale di fase acuta, e dovrebbe essere successivamente rivalutato in itinere, sistematicamente, durante la degenza, in relazione allo stato di nutrizione, ed alle comorbidità, complicanze e terapie (Di Blasio, 2020).

Nel paziente in grado di mantenere la stazione eretta, sono indicati misure ed indici antropometrici quali:

- la circonferenza della vita;
- Indice di Massa Corporea (IMC/BMI);
- la stima del decremento ponderale non intenzionale.

Nel paziente non deambulante, sono indicate le seguenti misure antropometriche per stimare peso corporeo:

- circonferenza al polpaccio (CP),
- altezza al ginocchio (AG),
- circonferenza a metà braccio (CMB),
- spessore della plica cutanea sottoscapolare (SPSc).

Nel protocollo di valutazione dello stato nutrizionale sono indicati:

- valutazione dell'assunzione dietetica attraverso questionario di valutazione semiquantitativo degli scarti alimentari;
- valutazione clinica;
- dosaggio dell'albumina e la conta dei linfociti. I livelli di albumina e prealbumina nel siero possono non solo riflettere lo stato nutrizionale, ma anche predire gli esiti avversi nei pazienti con ictus. La ricorrenza dell'ictus entro l'anno è significativamente aumentata nei pazienti con livelli di albumina nel siero relativamente bassi dopo il primo Ictus ischemico. L'albuminemia può diminuire dopo un'ictus ischemico acuto a causa di un grande focus ischemico e una forte reazione catabolica: un basso livello di albumina nel siero è un fattore di rischio per un peggioramento dello stato neurologico nella fase acuta, esiti negativi dopo 3 mesi, rischio di mortalità più alto rispetto a pazienti con normali livelli di albumina nel siero (Gong et al, 2021).

Il **rischio di malnutrizione** nei pazienti senza disfagia aumenta se l'insufficiente apporto energetico a lungo termine è accompagnato da un ridotto apporto proteico. La perdita di coscienza, la scarsa igiene orale, la depressione, la mobilità ridotta e la astenia muscolare degli arti e del viso sono associati a un alto rischio di malnutrizione. La depressione post-ictus spesso riduce l'appetito del paziente e compromette il recupero della capacità del paziente di svolgere le attività quotidiane. Studi di ricerca dimostrano che la sintesi muscolare corporea dopo solo 10 giorni di riposo a letto negli adulti anziani sani si riduce del 30% e la forza muscolare del 16%, il che può ulteriormente influenzare la motilità gastrointestinale e il ripristino della completa assunzione orale. Oltre alla disfagia e all'inadeguata assunzione di cibo, le maggiori esigenze metaboliche dei pazienti in fase di recupero dall'ictus aumentano anche il rischio di malnutrizione. Inoltre, anche l'età avanzata e un pre-esistente stato di malnutrizione al momento del ricovero sono fattori che aumentano il rischio di malnutrizione. Quest'ultima è associata ad un aumentato rischio di mortalità, morbilità (infezioni, lesioni da pressione), e a outcome funzionali peggiori con recupero più lento. Garantire un adeguato stato nutrizionale consente di ottenere tempi di ospedalizzazione più brevi, migliore qualità della vita, ottimizzando il percorso terapeutico e riabilitativo (Gong et al 2021; Di Blasio, 2020).

La nutrizione del paziente è pianificata in base alla capacità deglutitoria e al grado di rischio di malnutrizione (Di Blasio, 2020):

- paziente non disfagico normonutrito: alimentazione per os, secondo profilo dei livelli di assunzione raccomandata di energie e nutrienti e principi di sana alimentazione;
- paziente non disfagico con malnutrizione proteico-energetica, ovvero a rischio di malnutrizione: alimentazione per os con aggiunta di integratori dietetici sempre per via orale o alimenti arricchiti;
- paziente disfagico: adattamento progressivo della dieta alla funzionalità deglutitoria ed alla capacita di preparazione;
- del bolo o nutrizione enterale, eventualmente integrate.

Il supporto nutrizionale va proseguito in tutta la fase riabilitativa con una copertura dei fabbisogni nutritivi. Al momento non ci sono evidenze che siano utili supplementi particolari come acidi grassi omega 3 o acido folico o vitamine mentre calcio e vitamina D devono essere valutati per scongiurare il rischio di sviluppare una osteoporosi successiva all'ictus. Solo in caso l'alimentazione sia inferiore al 75% del necessario il nutrizionista clinico può prevedere il ricorso ad integratori dietetici o alimenti 'arricchiti'.

Garantire il fabbisogno fisiologico giornaliero 25-30 ml/kg/die di acqua e riconoscere precocemente segni e sintomi di disidratazione. Normalmente l'assunzione di liquidi avviene attraverso le bevande ma anche i cibi solidi contengono liquidi ed elettroliti, e l'acqua è anche un prodotto finale della sua stessa ossidazione; questo riduce leggermente ma in modo significativo il bisogno di introito di liquidi. Il senso di sete ne governa l'assunzione, il quale viene stimolato quando l'equilibrio idrico è in negativo sia a causa di un insufficiente apporto che di un aumento delle perdite. Viene anche stimolato quando vi è un alto apporto di sodio, dal momento che bere più acqua serve per mantenere la concentrazione di sodio del liquido extracellulare nei range di normalità. Circa il 62% dei pazienti con ictus sperimenta vari gradi di disidratazione, l'insufficiente assunzione e l'aumentata perdita di liquidi può essere causata da sonnolenza, disfagia, febbre indotta da infezioni, vomito o diarrea. La disidratazione influisce negativamente sui pazienti con ictus in diversi modi: tasso di infezione più alto, indice Barthel peggiore alla dimissione, un punteggio più basso della scala Rankin modificata rispetto a quelli senza disidratazione. Nei pazienti anziani difficile diagnosticare i sintomi clinici di pazienti con disidratazione (diminuzione dell'elasticità della pelle, ipotensione, arrossamento o secchezza delle mucose) perché sono poco evidenti pertanto nei pazienti a rischio è utile misurare il bilancio entrate/uscite di liquidi e possibilmente il peso.

Attuare interventi di prevenzione della trombosi venosa profonda (TVP). Sono indispensabili un'adeguata idratazione e la mobilizzazione precoce. L'uso di calze elastiche a compressione graduata non si è rivelato efficace. Andrebbero utilizzati i device a compressione graduale solo in pazienti selezionati, in alternativa al trattamento medico se considerato a rischio, in particolare nei pazienti emorragici. In pazienti non a rischio elevato di trombosi il ricorso sistematico all'eparina comporta un bilancio non accettabile fra beneficio e rischio di complicanze emorragiche intracerebrali e/o sistemiche. Per la prevenzione della TVP in pazienti a rischio elevato quali quelli plegici e con alterazione dello stato di coscienza e/o obesi e/o con pregressa patologia venosa agli arti inferiori, si utilizzano eparine a basso peso molecolare (dalteparina 5000 uI/die, enoxaparina 4000 uI/die, nadroparina 3800 uI/die), da iniziare al momento dell'ospedalizzazione (Ashcraft et al. 2021; Di Blasio, 2020; Phipps et al., 2020).

Garantire disponibilità al caregiver/famigliare e per permettere di esternare i propri dubbi e le proprie preoccupazioni. È fondamentale che il professionista si renda disponibile in tempi adeguati per condividere le informazioni disponibili e per permettere al caregiver di esprimere i propri dubbi e le proprie preoccupazioni; tempi di attesa prolungati potrebbero infatti portare il caregiver a sviluppare o aumentare l'ansia e la preoccupazione. nel primo periodo di ricovero ospedaliero dopo l'evento acuto l'esperienza del caregiver risulta dominata dall'incertezza riguardante aspetti nel breve termine. in particolare vi è molta preoccupazione e necessità di comprendere ciò che sta accadendo al paziente e le sue possibilità di sopravvivenza; dopo l'iniziale stabilizzazione dei parametri vitali, la ricerca di informazioni riguarda principalmente gli esiti disabilitanti che l'ictus può comportare sul loro familiare a livello fisico, emotivo e sociale.

l'operatore sanitario dovrebbe mantenere un atteggiamento realistico per evitare di creare interpretazioni errate e sottolineare gli aspetti positivi, quali la stabilizzazione delle condizioni di salute, piccoli miglioramenti. *I bisogni del caregiver/famigliare durante le varie fasi di malattia sono analizzate nel box dedicato a fine capitolo.*

Valutare la presenza, il grado e tipologia di disturbo afasico con l'intervento del logopedista e massimizzare le capacità comunicative dei pazienti che presentano afasia per facilitare la comunicazione tra paziente, team di cura e caregiver/famigliare. La comunicazione e comprensione è un processo unico e dinamico che dipende dagli obiettivi dell'interazione, dalle abitudini e dalla cultura del singolo individuo. I pazienti che non sono in grado di comunicare i loro desideri e bisogni sono quelli più a rischio di complicanze, hanno inoltre un minor margine di recupero e un maggior rischio di mortalità. Spesso la motivazione di molti di questi pazienti è drasticamente ridotta a causa della manifestazione di impazienza e insofferenza da parte di chi fornisce le cure, per questo è importante che gli operatori forniscano un sostegno emotivo, che siano presenti per offrire al paziente la possibilità di comunicare le sue emozioni e i suoi pensieri. Il riconoscimento precoce dell'afasia attraverso screening e la sua riabilitazione di secondo livello per definirne la tipologia e caratteristiche dopo un evento ischemico è un obiettivo rilevante nel processo di riabilitazione e gli infermieri possono contribuire attivamente a tale scopo (*problema approfondito nella sezione della riabilitazione dell'ictus*).

Incorporare nella prassi un approccio riabilitativo e interventi di prevenzione della disabilità/dipendenza. Una caratteristica comune a molte attività assistenziali, è il movimento: cura del corpo, posizionarsi e muoversi per mangiare, assumere la terapia, ecc. Un elemento essenziale per una infermieristica riabilitativa è di esplorare le capacità del paziente di eseguire le ADL, valutare e valorizzare la competenza di movimento e le strategie di adattamento che ha fisiologicamente messo in atto – o che sarebbe in grado di mettere in atto – per svolgere delle attività. Nell'assessment pertanto il focus si sposta dal deficit e capacità perse verso le potenzialità di movimento. Attraverso l'assistenza si può contribuire in modo determinante alla ricerca di autonomia e benessere del paziente con ictus, a capire come riesca a partecipare attivamente con le sue possibilità, a prescindere di quante siano, e a comprendere come riesca a controllare da sé il movimento.

Inoltre con il team riabilitativo è essenziale iniziare precocemente l'esecuzione di esercizi per favorire l'indipendenza nelle ADL (attività di vita quotidiane) anche attraverso l'utilizzo di ausili, e di educazione sul recupero e sulla cura di sè.

Gestione assistenziale e nursing riabilitativo delle molteplici problematiche correlate a ictus

Il successivo periodo di ospedalizzazione in reparto per acuti (Stroke unit) è caratterizzato dal percorso di stabilizzazione clinica con la finalità di accompagnare il paziente colpito da Ictus fuori dalla situazione di criticità clinica presentata all'esordio, avviandolo ad un percorso riabilitativo.

Per quanto riguarda il setting riabilitativo viene preso in considerazione il trattamento domiciliare nei pazienti con stroke lieve-moderato con dimissione precoce assistita, nella quale il paziente viene dimesso a domicilio con un programma riabilitativo multidisciplinare (SPREAD, 2016). Questo tipo di setting riabilitativo si è dimostrato efficace nei pazienti con modeste sequele post-ictus, promuovendo il recupero precoce delle autonomie ed una riduzione dei costi. Per i pazienti con stroke da moderato a severo la riabilitazione svolta in centri ospedalieri riabilitativi consente di raggiungere un migliore outcome rispetto ai trattamenti domiciliari o in regime ambulatoriale. Alcuni fattori come l'età avanzata, i deficit cognitivi, un basso livello funzionale e l'incontinenza urinaria sono predittivi della necessità di eseguire una riabilitazione in regime di ricovero.

Nel corso della degenza presso la *Stroke Unit* viene attivato il *team* cui compete la presa in carico riabilitativa del paziente. Tale presa in carico, già in fase acuta, ha come obiettivo l'analisi, mediante la somministrazione di scale diffuse e validate, della capacità di recupero funzionale del paziente, per poter organizzare il percorso assistenziale individualizzato ed avviare le strategie di prevenzione delle complicanze secondarie all'immobilità.

Il *team*, composto dal medico fisiatra, fisioterapista, Infermiere, logopedista, e, se necessario, dal neuropsicologo, dal terapista occupazionale e dal nutrizionista, che valuta:

- lo stato di coscienza del paziente, la sua efficienza cognitiva e comunicativa;
- le competenze deglutitorie, lo stato nutrizionale ed il rischio di decubiti;
- il rischio di caduta, esigenze e aspettative del paziente in rapporto alle limitazioni dell'attività motoria;
- presenza della alterazioni del controllo sfinterico e dell'attività sessuale;
- contesto sociale in cui il paziente è inserito.

La valutazione sulla necessità di ausili e la loro prescrizione sono parte integrante della presa in carico da parte dello specialista del reparto di degenza. La prescrizione deve avvenire anticipatamente alla dimissione, così come i tempi di consegna da parte degli organi preposti devono essere tempestivi, in modo da scongiurare ritardi nella fruibilità dell'ausilio da parte del paziente, che potrebbero compromettere il livello di autonomia raggiunto.

Per ciascun paziente verrà redatto un *Progetto Riabilitativo Individuale,* articolato in programmi applicati dalle figure professionali disponibili ed appropriate, che modulino i livelli di intensità del trattamento riabilitativo in base alle condizioni cliniche ed alle reali potenzialità di recupero.

Mobilizzazione precoce in fase acuta

La **mobilizzazione precoce in fase acuta** dei pazienti affetti da Stroke è raccomandata da diverse linee guida internazionali (ASA/AHA, 2018; SPREAD, 2016); che prevedono l'attuazione di un trattamento riabilitativo precoce in ambiente interprofessionale e con un'intensità commisurata alla tolleranza dei pazienti.

Dal punto di vista fisiologico la mobilizzazione precoce è sostenuta dalle seguenti motivazioni:

- il riposo a letto influisce negativamente sul sistema muscoloscheletrico, cardiovascolare, respiratorio e immunitario (AVERT group 2015,2017). Si instaura infatti, già soltanto 4-10 giorni dopo l'allettamento, una perdita di massa muscolare con conseguente ridotta funzionalità –denominata **atrofia connessa a disuso.** La riduzione della massa muscolare può variare dallo 0.2 al 2.3% al giorno La letteratura quantifica tale diminuzione dallo 0.5 ad 1kg di tessuto muscolare in 5-7 giorni anche fino ad 1 kg in 5 giorni. I pazienti immobilizzati presentano inoltre una **riduzione della capacità**

respiratoria che varia dal 25% al 50%, come conseguenza dell'atrofia dei muscoli intercostali, che, associata alle contratture, concorre a ridurre la capacità di espansione toracica. Si riducono pertanto la FVC (capacità vitale forzata) e la FEV1 (volume espiratorio massimo in 1 sec). La riduzione dell'attività ciliare del tratto respiratorio superiore determina un danneggiamento della clearance dei patogeni respiratori ed un aumento del rischio di polmoniti. Le atelettasie e la stasi delle secrezioni formano a loro volta un ambiente ideale per lo sviluppo di una polmonite batterica (Knight., 2009);

- le **complicanze correlate all'immobilità** sono più frequenti nelle prime fasi dopo lo Stroke, nel momento in cui i pazienti sono particolarmente inattivi (AVERT group 2015, 2017);
- l'intervento nelle prime fasi post stroke (AVERT group 2015,2017) massimizza la capacità di **plasticità neuronale, che si riduce progressivamente**;
- l'immobilità e l'allettamento possono determinare una **deprivazione sensoriale.** Quando distorsioni percettive (minori, come le delusioni, o maggiori, come le allucinazioni) si associano ai disturbi dei meccanismi di "allerta" ed al disorientamento temporale possono comparire disturbi del comportamento e delirio. È stato dimostrato che le distorsioni sensoriali possono verificarsi già solo dopo 2,5 ore in un ambiente che simula una stanza ospedaliera (assenza di interazione sociale e assenza di particolari stimoli visivi o uditivi) nel 29% di giovani soggetti sani. Suoni ripetitivi quali quelli dei monitor, dei respiratori e conversazioni tecniche e frammentate provenienti all'esterno della stanza del paziente possono contribuire alla deprivazione uditiva, aggravare la deprivazione visiva e l'isolamento sociale. La deprivazione sensoriale aggrava la condizione di fragilità cognitiva del paziente, ritardando a sua volta l'inizio della mobilizzazione e la partecipazione alla riabilitazione in fase di recupero ed aggravando il rischio di deterioramento cognitivo (Liu et al., 2010).

È raccomandato pertanto attivare strategie assistenziali finalizzate a promuovere la mobilizzazione precoce e il precoce recupero della postura eretta che dovrebbe realizzarsi entro tre giorni dall'evento compatibilmente con le condizioni del paziente. Da sottolineare che in letteratura il **termine "precoce" non è sempre univoco**, ed è utilizzato nei diversi studi con intervalli di tempo che vanno dalle 12 alle 48 ore dall'ictus. Eterogenea è anche la **modalità di realizzazione degli interventi** prevista dalle linee guida (Gittler et al, 2018; Powers et al., 2018, Spread 2020) che, in linea di massima, raccomandano di:

- iniziare la mobilizzazione attraverso "attività-fuori-dal-letto" entro 48 ore dall'insorgenza dello Stroke a meno che non ci siano controindicazioni;
- favorire il recupero della postura eretta entro 72 ore compatibilmente con le condizioni del paziente;
- programmare interventi riabilitativi giornalieri brevi e frequenti, da iniziarsi possibilmente 24 o 48 ore dopo l'insorgenza dello Stroke.

La mobilizzazione precoce dovrebbe essere passiva e, ove possibile, attiva, favorendo tutto il range di movimento (ROM) delle articolazioni. Il programma prevede successivamente il corretto posizionamento del paziente seduto sul bordo del letto per il controllo posturale del tronco e del capo ed il successivo trasferimento su sedia o su comoda, tenendo conto che nelle prime fasi la ridotta mobilità, con conseguente difficoltà a modificare il carico, è spesso causa di insofferenza o anche di dolore. La posizione corretta della spalla e la corretta gestione dei trasferimenti posturali sono indispensabili per prevenire la sublussazione dell'articolazione gleno-omerale, con conseguente insorgenza della Sindrome della spalla dolorosa, una complicanza frequente dei pazienti emiplegici che si osserva prevalentemente nella fase ipotonica flaccida e condiziona negativamente il percorso riabilitativo. In una fase ancora successiva deve essere favorita la verticalizzazione con l'assunzione della stazione eretta da parte del paziente, anche avvalendosi dello standing (stabilizzatore per statica), fino al caricamento del peso ed al cammino (Milia, Regesta, 2020).

Le ultime linee guida per la gestione dell'ictus ischemico acuto dell'American Stroke Association non raccomandano la mobilizzazione intensiva prima che siano trascorse 24 dall'ictus perché può ridurre le probabilità di un esito favorevole a 3 mesi (Powers et al. 2018). Tali dati sono stati confermati da una recente revisione sistematica (Langhorne et al., 2018) per cui efficacia della **mobilizzazione *molto* precoce** (entro le 24 ore dall'ictus), rispetto a quella effettuata dopo 48-72 ore, deve ancora essere stabilita.

In generale la mobilizzazione "precoce ma *non* molto precoce" realizzata in sessioni brevi e frequenti in base alla situazione clinica del paziente ha maggiori probabilità di esito favorevole in termini di recupero funzionale, previene le complicanze correlate all'allettamento e/o riposo a letto e l'insorgenza di depressione e motivazione a partecipare alla riabilitazione. Aumenta inoltre le probabilità del recupero dell'autonomia del paziente nello svolgimento delle attività della vita quotidiana. L'indicazione alla mobilizzazione precoce non può prescindere, infine, dalla considerazione della gravità clinica, della gravità dello stroke e dell'eventuale presenza di complicanze emorragiche.

La riabilitazione motoria

Fondamento del trattamento riabilitativo è stabilire obiettivi pratici e realistici concordati con il paziente, la famiglia e condivisi tra tutti gli operatori che collaborano al progetto riabilitativo individuale. Il processo riabilitativo può essere considerato come un processo di apprendimento e di adattamento con difficoltà crescente nei compiti da eseguire. L'attivazione dei processi cognitivi durante il trattamento riabilitativo è fondamentale per il recupero.

I primi obiettivi del team riabilitativo sono quelli di favorire un precoce recupero della stazione seduta, mediante un corretto allineamento posturale e la progressiva verticalizzazione, anche mediante l'utilizzo degli ausili, per ridurre il più possibile il rischio di caduta.

Ulteriori obiettivi del trattamento riabilitativo sono:

- *Rieducazione della stabilità posturale e del passo.* Avviene mediante tecniche psicocognitive, che mediante tecniche di integrazione sensori-motoria, supportata anche da strumenti quali la *Wii-Fit* o strumenti robotici. Fondamentale, per l'utilizzo delle tecniche psicocognitive, è la presenza di una buona riserva delle capacità attentivo-esecutive, che condizionerà fortemente l'*outcome* del trattamento.
- *Valutazione della potenzialità di recupero dell'arto superiore per la pianificazione della strategia riabilitativa.* Avviene mediante indagini strumentali quali la stimolazione magnetica transcranica e la risonanza magnetica in diffusione per valutare rispettivamente l'integrità funzionale e strutturale delle vie motorie discendenti. Il programma di riabilitazione dell'arto superiore paretico dovrebbe essere avviato entro i primi 30 giorni dall'evento acuto e comunque non oltre i 3 mesi dall'esordio dell'ictus al fine di favorire il maggior grado di recupero funzionale e prevenire il fenomeno del *"learned non-use"*.
- *Valutazione della gravità della spasticità sia in condizioni statiche che dinamiche*, unitamente alla misurazione dei *range* di movimento attivi e passivi, dell'eventuale associazione al clono o al dolore durante il movimento, dell'indicazione al trattamento con tossina botulinica.
- *Individuazione della Sindrome Dolorosa Regionale Complessa* (*Complex Regional Pain Syndrome (CRPS)*, detta anche distrofia simpatica riflessa o sindrome algoneurodistrofica, che si caratterizza per la presenza di dolore cronico localizzato che può essere spontaneo o evocato e normalmente ha origine ad un'estremità. Il dolore riportato è sproporzionato per intensità o durata rispetto a quello atteso per il tipo di trauma che l'ha indotto. In alcuni casi non vi è alcun trauma ed è per questo che tale condizione è difficile da diagnosticare. Va ricercata nei pazienti che presentano un dolore continuo e non proporzionato alla condizione clinica ed almeno uno tra i seguenti sintomi: alterazioni sensitive e/o vasomotorie, sudorazione, edema, alterazioni trofiche e motorie. Il trattamento delle sindromi CRPS è complesso e multidisciplinare. Dal punto di vista farmacologico vengono più spesso utilizzati antidepressivi, antiepilettici, oppioidi, corticosteroidi per os, blocco del simpatico.

Dolore della spalla emiplegica

Il dolore della spalla emiplegica è una complicanza frequente dopo l'ictus, con un'incidenza riportata tra il 30 e il 65% a seconda della popolazione studiata e del metodo di valutazione utilizzato. Diversi studi hanno riportato che quasi un terzo dei sopravvissuti all'ictus ha sviluppato dolore alla spalla entro 6 mesi nel 65% dei pazienti questo problema persiste diversi mesi dopo l'ictus. Il dolore alla spalla emiplegica cronico può svilupparsi nel tempo e si pensa che sia dovuto al danno strutturale resistente al trattamento e alla postura anomala della spalla emiplegica che danneggia i tessuti circostanti. Il dolore alla spalla emiplegica è associato a una riduzione dell'uso funzionale del braccio, minore compliance all'interferenza con la riabilitazione, a tassi più elevati di depressione e a una peggiore qualità della vita.

Il dolore alla spalla dopo l'ictus è stato descritto come un insieme di problemi complessi (Praveen, 2019), quali:

- dolore alla spalla associata ad alterazione della sensibilità allo stimolo del dolore;
- sindrome spalla-mano: evoluzione che si manifesta con dolore di intensità variabile sia alla palpazione sia alla mobilizzazione, accompagnata da edema molle che si estende dal dorso della mano fino alla punta delle dita; i tendini della mano scompaiono, il colore cutaneo, vira al rosso-violaceo; le unghie appaiono più bianche e più opache. Si perdono i movimenti di supinazione dell'avambraccio, di estensione del polso, di flessione delle articolazioni metacarpofalangee, di estensione delle articolazioni interfalangee prossimali e di abduzione delle dita. L'incidenza risulta irrilevante nella prima settimana, massima tra il primo e il terzo mese;
- dolore derivante dalle articolazioni disallineate o dai muscoli accorciati per retrazione tendinea.

Le cause del dolore alla spalla emiplegica sono multifattoriali e possono essere ampiamente classificate in (Praveen, 2019):

- *fattori neurologici:* spasticità, deafferentazione sensitiva con prevalenza dello stimolo portato dai nocicettori;
- *fattori meccanici:* sublussazione della spalla, lesione dei tendini della cuffia dei rotatori, tendinite bicipitale, prevalenza di alcune forze a carico dell'articolazione della spalla che a causa della ipostenia muscolare può determinare anche un'alterazione della posizione della scapola. Preesistenti problemi asintomatici relativi alla spalla, comuni nelle persone anziane sane possono diventare dolorosi nella spalla colpita come conseguenza della debolezza muscolare, dell'immobilità articolare e dei cambiamenti dei tessuti molli dopo l'ictus. Una postura anomala della spalla colpita dovuta alla spasticità, alla distrofia simpatica riflessa, alla capsulite e al limitato range articolare potrebbe danneggiare i tessuti molli circostanti portando al dolore. L'entità del danno tissutale nella regione della spalla potrebbe dipendere da quanto spesso e quanto a lungo il braccio colpito viene lasciato senza sostegno, determinando un sovrastiramento passivo e dell'articolazione scapolo-omerale conseguente danno muscolo tendineo (Praveen, 2019).

Prevenzione del dolore alla spalla

La gestione ideale del dolore emiplegico è quella di evitare che si verifichi in primo luogo. Varie strategie sono state impiegate nella profilassi del dolore emiplegico alla spalla. Perché la profilassi sia efficace, deve iniziare immediatamente dopo l'ictus.

Il principale obiettivo assistenziale è di evitare che si verifichi il dolore della spalla emiplegica attraverso molteplici strategie che devono essere realizzate immediatamente dopo l'ictus:

- corretta postura. Una cattiva manipolazione e posizionamento dell'arto superiore interessato e deficit sensoriali e percettivi del paziente possono contribuire a determinare una sublussazione articolare. È pertanto è necessario educare i caregiver alla manipolazione, al posizionamento ed al trasferimento quotidiano.
- utilizzare presidi per sorreggere l'arto superiore – bendaggio o del reggi-braccio – per evitare lo stiramento della capsula articolare in caso di flaccidità dell'arto, finchè il paziente non riacquista un'attività muscolare sufficiente al mantenimento dell'allineamento gleno-omerale.

L'utilizzo del reggi braccio e del bendaggio deve essere accompagnato da un programma di esercizi e da un intervento educativo al paziente e/o caregiver su come mantenere una postura adeguata per evitare le contratture dei tessuti molli, le asimmetrie, il dis-equilibrio ed un'erronea percezione corporea (Walsh, 2001; Dyer et al 2020).

Prevenzione delle cadute

Più del 70% dei soggetti con Stroke cade nei primi 6 mesi dopo la dimissione, è pertanto raccomandato valutare il rischio di caduta con specifiche scale che misurano i fattori di rischio:

disturbi cognitivi, la compromissione dell'equilibrio, l'eminattenzione visuospaziale, la depressione, le terapie multiple e i disturbi sensorimotori.

Una delle complicanze secondarie più comuni dopo l'ictus è rappresentata dalle cadute; da un minimo del 5% ad un massimo del 65% delle persone con ictus cade almeno una volta durante la degenza; le cadute ricorrenti sono stimate al 2,6%; dopo 1-6 mesi cade il 25-73% delle persone e si stima che quasi la metà lo faccia nei primi 2 mesi dalla dimissione. Dopo 6-12 mesi dall'ictus l'incidenza è del 40-50% (Re, Paolo, 2021). Le frequenti cadute riportate dai sopravvissuti all'ictus sono motivate da (Re, Paolo, 2021):

- compromissione dell'equilibrio per scarsa coordinazione dei segmenti corporei o paralisi motoria di un lato del corpo;
- difficoltà a mantenere l'equilibrio quando sono necessari aggiustamenti locomotori adattivi, come evitare gli ostacoli;
- debolezza muscolare, perdita sensoriale, anomalie della visione ed eminattenzione spaziale.

Inoltre l'alta prevalenza di disabilità comunicativa, correlata a una serie di condizioni associate, tra cui afasia o disartria, rende problematico per le persone con ictus chiedere aiuto in caso di caduta imminente o soccorso se appena avvenuta, con rischio più elevato di incorrere in gravi conseguenze.

La valutazione del rischio di cadute è un processo multidisciplinare utilizzato per analizzare i fattori alla base dell'aumento del rischio. In letteratura e nei contesti clinici sono studiate e utilizzate ci sono molteplici scale di valutazione. La **Tabella 11.VII** sintetizza le principali caratteristiche della scale di valutazione del rischio Stratify, Morse, Handrich II e RE-TOS (Saiani, Brugnolli 2021).

Tabella 11.VII Principali caratteristiche della scale di valutazione del rischio

N FATTORI VALUTATI	STRATIFY	MORSE	HENDRICH II	RE-TOS
DEFICIT VISTA	X			X
STORIA DI CADUTA	X	X		X
DISORIENTAMENTO/AGITAZIONE	X	X		X
DEPRESSIONE/MALINCONIA			X	X
COMORBIDITÀ		X		X
POLITERAPIA O CLASSI benzodiazepine, antiepilettici			X	X
ALTERAZIONE EQUILIBRIO Vertigine – ipotensione, giramento di testa			X	X
NECESSITÀ AIUTO O AUSILI PER DEAMBULARE	X	X		X
DEFICIT DEAMBULAZIONE/CAMMINO	X	X	GET UP AND GO TEST	X
DISPOSITIVI E/V, C.V, DRENAGGI, POMPE...		X		X
ELIMINAZIONE /ACCESSI TOILETTE	X		X	X
GENERE MASCHILE			X	
SCORE	**6 punti** Rischio ≥2p.ti	**0 - 125.** Stratificaz. Rischio	**16p.ti Rischio ≥5**	**21 p.ti Rischio ≥ 7**
TIMING – TEMPO COMPILAZIONE	**Veloce**	**3 minuti**	**<5 minuti**	**<5 minuti**
FACILITÀ UTILIZZO	Facile	Necessaria formazione	Necessaria formazione	Facile
SENSIBILITÀ	**63-80**	**75**	**62 - 92**	**69**
SPECIFICITÀ	**67-71**	**67**	**37 - 64**	**52**
POPOLAZIONE	> 65 a.	Gen. e > 65 a.	gen. e > 65 a.	> 65 a.

La **scala ReTos**, è stata elaborata dalla Centro Gestione Rischio Clinico della Regione Toscana nel 2007 a partire da una ricognizione nelle aziende sanitarie toscane e della letteratura scientifica. La ReTos è una checklist composta da 7 aree di indagine: anamnesi delle cadute, patologie in corso, alterazione sensoriali (vista, udito), mobilità, andatura e attività quotidiane, stato mentale e terapia farmacologica. Si divide in 3 sezioni: domande da sottoporre al paziente o al caregiver, osservazioni sulle condizioni di salute del paziente e rilevazioni sulla documentazione clinica del paziente. Validata per pazienti di età ≥ 65 anni in stato di coscienza, per ricoveri > 24h. La valutazione è suggerita all'ingresso entro le prime 24 ore dall'ammissione, a 72 ore (3° giorno), a 120 ore (al 5° giorno) e qualora ci fossero cambiamenti significativi nelle condizioni cliniche. La sensibilità e specificità sono state definite sul valore di rischio di ≥7; nella pratica è utilizzata anche questa stratificazione: ≤ 4 rischio basso, 5-12 rischio medio e ≥ 13 rischio alto.

Interventi per prevenire le cadute nei pazienti post-ictus

Gli interventi standard per prevenire le cadute, (Trattati nel capitolo 11, Saiani, Brugnolli (2021) Trattato di cure infermieristiche. Ed. Idelson Gnocchi) sono integrati da interventi specifici studiati per la persona affetta da ictus (Denissen et al 2019; Yang et al 2021):

- *effettuazione di esercizi riabilitativi*. È l'intervento di maggiore efficacia nel ridurre significativamente il tasso di caduta post-ictus, si realizza attraverso esercizi ripetitivi per recuperare equilibrio, e coordinazione. Sono accompagnati da sessioni educative per paziente e caregiver sul rischio di caduta e strategie per evitarle;
- *tecnologie ambientali/assistenziali*. Si avvalgono di visite domiciliari pre-dimissione, utilizzo di occhiali per la visione da lontano (a lente singola invece di quelli multifocali), deambulatori assistiti avanzati come ad esempio *I*-Walker, un deambulatore che tramite dei sensori riesce a correggere i difetti di "spinta" della persona che lo sta utilizzando, dosando così la forza applicata alle sue ruote;
- *stimolazione cerebrale non invasiva* (non-invasive brain stimulation, NIBS). È una stimolazione transcranica a corrente continua per stimolare il cervelletto (struttura cerebrale coinvolta nel controllo dell'equilibrio e nell'apprendimento motorio) attuata in concomitanza all'uso di un feedback visivo. Porta a un migliore controllo dell'equilibrio che permane anche dopo il periodo di stimolazione. Questa tecnica ha dimostrato un potenziale nel diminuire il numero di persone che cadono, ma necessita di ulteriori studi per convalidare la sua efficacia.

Afasia

Secondo le ultime linee guida Stroke Prevention And Educational Awareness Diffusion (SPREAD, 2016) **l'afasia** è un disturbo della formulazione e della comprensione di messaggi linguistici che consegue a lesioni focali cerebrali in persone che avevano acquisito un uso normale del linguaggio. Il deficit consegue generalmente ad una lesione dell'emisfero cerebrale sinistro nei destrimani e coinvolge diverse unità del linguaggio (deficit a livello fonemico, lessicale e morfo-sintattico, deficit di produzione, comprensione e ripetizione), sia a livello orale che scritto. Non esistono singole aree cerebrali deputate alla comprensione o produzione di una lingua, ma aree della sostanza bianca e grigia connesse funzionalmente a costituire un "circuito" (network) deputato ad una specifica funzione: comprensione di sillabe, parole, verbi di stasi o movimento, frasi attive e passive o produzione di singoli suoni, parole etc. Dal punto di vista didattico le aree del linguaggio sono:

- area di Broca: produzione verbale e situata a livello del lobo frontale
- area di Wernicke: decodificazione e comprensione situata nel lobo temporale.

Il rischio di sviluppare afasia dopo un ictus è del 20-40%, e quando è presente questa comporta serie conseguenze per la persona colpita e per i suoi caregivers, pertanto è il più frequente disturbo cognitivo nelle persone colpite da ictus.

Il rischio di disartria nell'ictus varia dall'8% e al 60%; il termine **disartria** indica un gruppo di disordini della produzione dell'eloquio dovuti ad un danno dei muscoli facciali e oro-linguo-faringei deputati all'espressione verbale, risultanti da una lesione del sistema nervoso centrale o periferico. La difficoltà nel parlare può essere dovuta anche a debolezza o incoordinazione della muscolatura del tratto pneumo-fonoarticolatorio (Dehkharghani, 2021). La disartria non va confusa con l'afasia sebbene possa essere associata ad alcune forme di afasia, in genere quelle di Broca.

Disturbi di tipo afasico possono essere erroneamente diagnosticati quando le difficoltà di eloquio sono riconducibili a stati di confusione mentale, disturbi di tipo psichiatrico, alterazioni del tono dell'umore. Si rende pertanto necessaria ed utile un'analisi delle funzioni comunicative verbali per definire le caratteristiche, il tipo e la gravità in relazione anche alla patologia sottostante. Un'analisi del linguaggio, realizzata da uno specialista (es. logopedista), atta a descrivere l'afasia deve includere i seguenti aspetti:

- linguaggio spontaneo
- ripetizione di parole e frasi
- comprensione del linguaggio orale e scritto
- denominazione
- lettura
- scrittura.

La valutazione del disturbo afasico e la sua classificazione devono tener conto della fase di malattia (acuta, sub-acuta, cronica) in cui il disturbo viene osservato. È noto come le caratteristiche del disturbo afasico e la sua gravità possano variare nello stesso paziente, passando dalla fase acuta a quella cronica.

Per il riconoscimento dell'afasia sono utilizzati strumenti di screening e strumenti di valutazione:

- strumenti di screening per individuare precocemente la presenza di afasia rendendo possibile un trattamento nella fase acuta; le scale presentate come valide e complementari sono la FAST Frenchay Aphasia Screening Teste e l'Ullevaal Aphasia Screening (UAS-Fast), entrambi rapidi e affidabili;
- valutazione di II livello: realizzata per comprendere la tipologia di afasia e definire un preciso trattamento logopedico.

In tutte le linee guida si raccomanda la valutazione e il trattamento logopedico di afasia presente precoce (entro 3 gg dall'ictus). Più del 40% dei pazienti con afasia recupera completamente entro i 12 mesi successivi all'evento, il recupero nel restante 60% dei pazienti è parziale. Un anno dopo l'evento il 18-27% dei pazienti deve affrontare e convivere con un'afasia di tipo cronico.

La riabilitazione dell'afasia è mirata alla riduzione del deficit delle funzioni comunicative e linguistiche, al ripristino o al potenziamento delle attività e della partecipazione (nella duplice accezione di competenza e performance), anche mediante l'intervento, diretto o indiretto, sui fattori ambientali. Nella loro definizione gli obiettivi del trattamento vengono individuati sulla base di indicatori ICF (International Classification of Functioning, Disability and Health).

Massimizzare le capacità comunicative dei pazienti che presentano afasia dopo un evento ischemico è un obiettivo rilevante nel processo di riabilitazione logopedico ma anche infermieristico assistenziale per garantire una comunicazione con il paziente e la comprensione dei suoi bisogni. I pazienti che non sono in grado di comunicare i loro desideri e bisogni sono quelli più a rischio di complicanze, hanno inoltre un minor margine di recupero e un maggior rischio di mortalità (Salter et al. 2005 citato da Zinni 2021). Spesso la motivazione di molti di questi pazienti è drasticamente ridotta a causa della manifestazione di impazienza e insofferenza da parte di chi fornisce le cure, per questo è importante che gli operatori forniscano un sostegno emotivo, che siano presenti per offrire alle persone la possibilità di comunicare le sue emozioni e pensieri (Zinni, 2021).

Specifiche tecniche per comunicare con pazienti afasici

Approccio conversazionale. In questo approccio qualsiasi azione intenzionale, come il movimento del corpo, l'espressione facciale, i gesti, la mimica, il disegno - può essere utilizzata per comunicare. In presenza di grave afasia con compromissione delle molteplici modalità del linguaggio (cioè produzione, comprensione, lettura e scrittura), l'obiettivo della riabilitazione non è focalizzato sul ripristino delle funzioni linguistiche danneggiate, ma migliorare l'uso del linguaggio istruendo il paziente all'utilizzo di strategie compensative, produttive e rafforzando le capacità comunicative residue. La strategia conversazionale prevede di (Marangolo & Pisano, 2020):

- esporre il paziente a situazioni comunicative in cui vengono applicate le regole della conversazione naturale;
- *catturare l'attenzione*. Nella prima fase dove l'obiettivo è di catturare l'attenzione del paziente. Un esempio è porre semplici domande che includano una singola risposta non verbale, in modo da insegnare al paziente a focalizzare la sua attenzione su chi gli sta parlando;
- *considerare l'"inerzia verbale"* del paziente afasico che si manifesta con un ritardo nell'iniziativa verbale e la tendenza a non iniziare il discorso spasso accompagnata da ansia e impazienza. Durante la conversazione è importante lasciare lo spazio temporale per completare le parole o le frasi;
- *ascoltare in modo partecipato*: cercare di comprendere l'intenzione della persona afasica e adattarsi a lei e dimostrare empatia e interesse;
- *non considerare gli errori*. Tenere presente che non esistono parole giuste o sbagliate per il paziente; le parole e i tentativi di comunicazione utilizzati dovrebbero essere pienamente accettati in quanto rappresentano il contributo che la persona può dare alla conversazione,
- adattare continuamente il discorso alle risposte del paziente, permettendogli così di continuare senza interrompere la conversazione, che deve proseguire indipendentemente dagli errori. Di seguito uno stralcio di adattamento della conversazione con una persona affetta da afasia (Marangolo & Pisano, 2020):
  - (...)
  - Operatore. *Quale è la sua stagione preferita?*
  - *Paz. Inverno*
  - *Cosa le piace mangiare?*
  - Paz. dolce
  - Operatore. *Li compera o li prepara lei i dolci?*
  - Paz. Torta al cioccolato
  - Operatore. *Ha comprato una torta al cioccolato?*
  - Paz. Mangiato
  - Operatore. *Ha preparato la torta al cioccolato o l'ha acquistata?*
  - Paz. Figlia
  - Operatore. *Sua figlia le ha portato una torta?*
  - Paz. Sì..No
  - Operatore. *Avete preparato insieme la torta?*
  - Paz. Cucina, sì, figlia
  - Operatore. *Quindi ha cucinato la torta in cucina*
  - Paz. Sì, cucina, cioccolato
  - Operatore. *A parte il cioccolato, quali altri ingredienti ha usato?*
  - Paz. Zucchero, uova.

Comunicazione Aumentativa Alternativa (CAA), una delle tipologie di comunicazione più utilizzata in caso di disabilità. Ci sono due tipologie di strumenti di CAA (Dehkharghani, 2021):

- comunicazione **assistita** finalizzata alla costruzione di enunciati da parte del paziente. Richiede materiali esterni agli individui che li utilizzano come ad esempio immagini, lavagne, carta e penna, libri o dispositivi digitali (tablet) con immagini rappresentati i bisogni primari del paziente, i principali stati d'animo, la localizzazione del dolore e l'utilizzo di oggetti quotidiani connessi alle ADL. Un altro strumento è il VSD (visual scene display), che combina immagini contestualizzate e parole o frasi relative ad esse. Al di sotto delle immagini compaiono caselle di testo o pulsanti interattivi, questi ultimi fondamentali per i pazienti.
- comunicazione **non assistita**, costituita da atti comunicativi di tipo non verbale, tra cui gesti significativi e esercizi allo specchio con feedback visivo. Utilizza il linguaggio del corpo, caratterizzato da gesti e segni. Durante il discorso vengono spesso prodotti dei gesti "iconici", cioè somiglianti ed assimilabili all'azione che rappresentano e sono relazionati al contenuto del discorso. La presenza di

questi gesti però può incrementare la difficoltà di comprensione dei pazienti afasici, dovendo porre un'attenzione divisa ai gesti e alle parole.

I sistemi di CAA non assistiti e quelli assistiti a bassa tecnologia sono quelli più frequentemente utilizzati dai pazienti con gravi compromissioni della comunicazione in ambiente ospedaliero. La loro introduzione va effettuata quando la persona è clinicamente stabile e con la collaborazione tra infermiere, logopedista e paziente, in maniera tale da ideare un codice comune.

La persona con *grave disartria* è in grado di utilizzare questi tipi di strategie compensative, mentre la persona con *grave afasia post-ictus* può presentare difficoltà legate agli aspetti pragmatici del discorso (inteso come utilizzo contestuale del linguaggio come azione reale e concreta) e a quelli prassici: il paziente ha ad esempio a portata di mano il cartoncino con il quale riferire che ha sete, ma non ricorda come usarlo oppure può non essere in grado di indicare la bottiglia o il bicchiere. Per questi motivi il progetto riabilitativo necessita di essere definito all'interno di un progetto logopedico personalizzato in base al tipo e alla gravità del deficit comunicativo.

Neglect – Negligenza spaziale unilaterale

La **negligenza spaziale unilaterale o Neglect** si riferisce a una condizione in cui i pazienti non reagiscono a vari stimoli ambientali provenienti dal lato controlaterale alla lesione cerebrale, in assenza di altri deficit sensoriali o motori. Circa l'80% dei pazienti destrimani con lesioni dell'emisfero destro mostra un neglect spaziale unilaterale. I pazienti colpiti con negligenza spaziale unilaterale spesso richiedono un attento monitoraggio per le difficoltà nelle attività quotidiane di auto-cura come mangiare e vestirsi, e presentano un maggior rischio di caduta e fratture associate ai trasferimenti e alla deambulazione. Questi fattori inibiscono la riabilitazione, che aumenta il grado di dipendenza associato alle attività della vita quotidiana (ADL).

Si pensa che la negligenza spaziale unilaterale sia dovuta a lesioni della giunzione parieto-occipitale dell'emisfero cerebrale destro, ma anche a lesioni limitate al lobo frontale, da infarto cerebrale nella regione dell'arteria cerebrale posteriore e infarto cerebrale nella regione dell'arteria coroidea anteriore. Inoltre, la negligenza spaziale unilaterale è frequentemente causata da emorragia putaminale (o capsulo-lenticolare) e da un'emorragia talamica. Ci sono rari casi di negligenza spaziale unilaterale causata da lesioni dell'emisfero cerebrale sinistro. Il motivo della stessa sintomatologia con lesioni in sede diversa è determinata da pertubazione, a vari livelli della rete neurale dell'attenzione spaziale composta dal lobo parietale, lobo frontale, giro cingolato e talamo sottocorticale, corpo striato e collicoli superiori [strutture pluristratificate, che ricevono proiezioni dalle retine e dall'area corticale visiva primaria e integrano informazioni spaziali dalle vie visive, uditive e somestesiche]. L'attenzione spaziale consiste di elementi sensoriali e motori. Il lobulo parietale inferiore è responsabile dell'elemento sensoriale mentre la regione posteriore dal giro frontale inferiore al giro frontale medio è responsabile dell'elemento motorio. Il ruolo delle lesioni in queste regioni corticali è stato sottolineato da vari autori; tuttavia, in tempi recenti, è stata considerata importante anche la disfunzione della rete dovuta a lesioni presenti nel percorso neurale della materia bianca. In particolare, ci sono tre fibre nel fascicolo longitudinale superiore che collegano i lobi frontali e parietali. Inoltre, la rete di attenzione dorsale è impegnata nell'attenzione diretta dall'esterno e la rete di attenzione ventrale è responsabile dell'attenzione passiva. La lesione della rete di attenzione ventrale destra riduce l'accoppiamento funzionale della rete di attenzione dorsale sullo stesso lato e aumenta l'accoppiamento funzionale della rete di attenzione dorsale sul lato controlaterale, con conseguente squilibrio di attenzione tra l'emisfero sinistro e destro e l'eventuale comparsa di negligenza spaziale unilaterale/neglect (Osawa et al., 2021).

L'osservazione del comportamento è importante nei pazienti con negligenza spaziale unilaterale. Lo spazio può essere diviso in spazio personale, spazio peripersonale e spazio extrapersonale (**Figura 11.11**):

- *negligenza spazio personale*: i pazienti spesso trascurano un lato del loro corpo, lasciano la barba incolta o dimenticano di indossare gli occhiali. Anche se un paziente è seduto su un letto o su una sedia a rotelle, può guardare in una direzione per un periodo prolungato, o non notare un'altra persona nella stanza. Possono inoltre sottostimare la gravità del deficit motorio, tanto da convincersi, in alcuni casi, di poter camminare da soli.

- *negligenza peri-personale*: i pazienti con questa difficoltà non considerano la parte sinistra di oggetti, immagini, etc. Ad esempio durante i pasti trascurano gli oggetti posti a sinistra del tavolo e nei casi più gravi, anche il cibo che si trova nella parte sinistra del piatto. La perdita degli stimoli a sinistra, condiziona anche l'interpretazione di un'immagine, la comprensione di un testo e l'utilizzo di oggetti molto comuni, come il cellulare, il tablet o il computer.

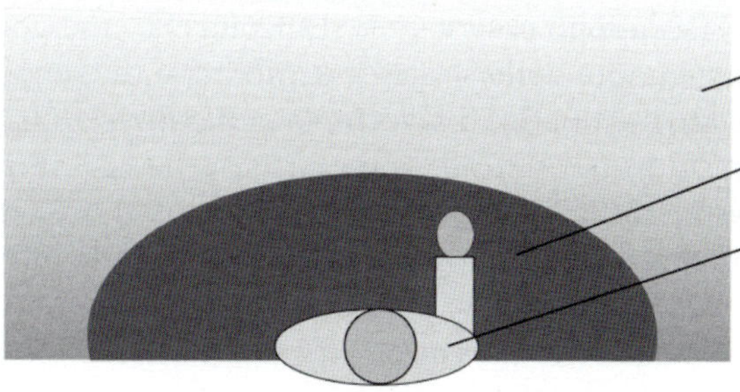

Figura 11.11 Spazi coinvolti nel Neglect (Osawa et al. 2021).

- *negligenza ambiente circostante o extra-personale*: perdita di stimoli (persone o oggetti) posti alla loro sinistra e difficoltà a orientarsi e riconoscere un percorso anche se già noto. In alcuni casi se si chiede ad un paziente di immaginare un oggetto o un luogo noto e poi di descriverlo, questi lo farà ignorandone la parte sinistra.

I tre tipi di negligenza spaziale unilaterale possono presentarsi in combinazione o meno.

Un'altra classificazione del neglect ha come riferimento l'asse delle coordinate spaziali:

- *negligenza egocentrica* quando si trascurano tutte le informazioni provenienti da un lato e il paziente non nota un oggetto in un emisfero e trascura interamente quel lato, e
- *negligenza allocentrica* quando si trascura un lato di un oggetto e il paziente non nota un lato dell'oggetto e trascura quel lato dell'oggetto.

La presenza di neglect si associa ad un ridotto recupero funzionale dopo l'ictus. Il neglect compare nel 33-46% dei pazienti con lesioni emisferiche destre e nel 0-25% dei pazienti con lesioni emisferiche sinistre. Si possono distinguere 3 gradi di gravità, in ordine decrescente:

1. *fase di neglect*: il soggetto ignora in qualsiasi caso tutti gli stimoli presentati in un emispazio. Nei casi più gravi il paziente avrà il capo ruotato verso destra, risponderà solo se gli si parla a destra o individuerà solo gli oggetti gli posti a destra.
2. *fase di alloestesia o allochiria*: situazione in cui se il soggetto viene stimolato solamente a sinistra può essere consapevole dello stimolo ma attribuisce l'evento al lato destro;
3. *fase di estinzione*: se il soggetto è stimolato a contemporaneamente su ambedue i lati, avrà consapevolezza solo del fenomeno che avviene omolateralmente alla sede della lesione; se il paziente viene stimolato in un solo emicorpo è in grado di accorgersi del fenomeno sia che avvenga a destra o a sinistra. Il fenomeno dell'estinzione si può osservare in modalità visiva, uditiva e tattile a seconda dello stimolo applicato.

Il recupero del neglect e dell'emianosognosia (la negazione dei deficit motori e/o visivi e le conseguenze che questi deficit hanno sulla vita quotidiana) può avvenire in maniera spontanea oppure dopo stimolazione cognitiva resa difficoltosa per la minore motivazione indotta dal deficit stesso, in altri casi vi è un recupero superficiale o addirittura nessun recupero.

Le strategie riabilitative sono classificate come – "meccanismo attentivo top-down" che incoraggia l'attenzione al lato trascurato e i cambiamenti nel comportamento; – *"meccanismo attentivo bottom-up"* che attiva stazioni centrali di ordine superiore grazie alla stimolazione esterna.

I metodi di addestramento che utilizzano il meccanismo top-down includono l'addestramento all'attenzione utilizzando il feedback uditivo e la scansione visiva. Con questi metodi, il paziente deve essere personalmente consapevole dei sintomi di negligenza e prestare attivamente attenzione ad essi. Nei casi in cui il paziente ha altre disfunzioni cerebrali di ordine superiore, l'addestramento può essere difficile. Al contrario, i metodi di allenamento che utilizzano il *"meccanismo bottom-up"* includono la stimolazione elettrica, la stimolazione calorica, e la stimolazione visiva (Williams et al. 2021).

Durante i trattamenti di stimolazione cognitiva vengono proposti al paziente esercizi mirati ad allenare le capacità esplorative, facendogli osservare le difficoltà che emergono durante il loro svolgimento. Contestualmente vengono suggerite delle strategie esplorative di compenso che facilitino l'esecuzione corretta delle attività. L'obiettivo è quello di favorire la generalizzazione e l'applicazione di queste strategie anche in contesti al di fuori del setting terapeutico. Nella fase iniziale il trattamento riabilitativo contempla esercizi strutturati a difficoltà crescente che allenano il paziente a dirigere l'attenzione verso lo spazio negletto. Tali attività sono somministrate dal terapista che individua per ciascun paziente un percorso personalizzato. In una fase avanzata del trattamento i compiti diventano più complessi e meno strutturati, sempre più simili ad attività che riproducono contesti di vita quotidiana. In questo momento può essere prezioso il coinvolgimento del familiare come aiuto nel consolidamento e nella generalizzazione, al di fuori del setting riabilitativo, delle strategie apprese durante il trattamento. Le indicazioni al caregiver sono personalizzate per evitare il rischio di sottoporre il paziente ad attività troppo complesse, che lo possono scoraggiare e condizionare in maniera negativa. Di seguito alcuni suggerimenti utili relativi a comportamenti da fare o non fare per i famigliari ma anche per gli operatori che assistono pazienti affetti da Neglect (Tabella 11.VIII; De Mercurio et al. Guida per i famigliari).

Tabella 11.VIII Comportamenti da fare o non fare
[De Mercurio I., Di Vincenzo S., Karaiannis A., et al. Guida per i familiari della persona con Neglect A cura delle logopediste, Fondazione Santa Lucia IRCCS, Roma]

Da fare	*Non fare*
Se è presente un solo interlocutore rivolgersi al paziente ponendosi alla sua sinistra, chiedendogli di guardarvi mentre parlate; Se sono presenti più interlocutori, è meglio che qualcuno si ponga alla sinistra del paziente e qualcun altro alla sua destra, chiedendogli di provare a guardare le persone con cui parla; Invitarlo a guardarvi sempre negli occhi quando interagisce con voi; Porgere le cose da sinistra e, quando possibile, (ad esempio, al momento del pasto) sistemare gli oggetti sul tavolo in maniera simmetrica sia alla sua destra che alla sua sinistra per indurlo ad esplorare anche a sinistra; Sollecitare il paziente a fare attenzione alla posizione degli arti di sinistra (ad esempio, se il braccio è correttamente posizionato sul bracciolo della carrozzina o penzola vicino alla ruota controllando il posizionamento corretto della mano); Stimolare il paziente ad esplorare l'ambiente circostante anche durante le passeggiate (leggere le insegne, i numeri delle stanze, ecc.); Quando sbaglia, sottolineare la presenza delle difficoltà di attenzione a sinistra per incrementare la sua consapevolezza del disturbo; Nel caso di pazienti in grado di deambulare, il familiare/operatore può mettersi a sinistra invitandolo ad esplorare sia l'ambiente circostante che eventuali ostacoli sulla sinistra, dandogli il tempo necessario ed evitando di anticiparlo (es. stipite della porta, tappeti, sedie, ecc.); Rispettare i tempi del paziente e capire la sua affaticabilità, essendo consci che la presa di consapevolezza circa i deficit presenti non è un processo immediato ma richiede tempo; Spronare ed incoraggiare in maniera costruttiva, facendo percepire al paziente di essere ancora parte della vita familiare (es. interpellarlo nelle decisioni da prendere, coinvolgerlo in situazioni di aggregazione); Impegnare il paziente in attività quotidiane (es. cura e igiene della propria persona, momento del pasto, vestizione/svestizione), in attività ricreative, favorendo anche il riavvicinamento ai propri interessi/hobby con la finalità di renderlo autonomo il più possibile, compatibilmente con le limitazioni motorie e cognitive presenti.	Pensare che il paziente sia inabile in tutti i contesti di vita quotidiana e che necessiti di aiuto per qualsiasi attività, sostituendosi a lui quando sbaglia (cercare di aiutarlo solo nei movimenti che effettivamente non è in grado di eseguire per via dei deficit motori); Girare il piatto se ne mangia solo una metà; Posizionare tutti gli oggetti nello spazio negletto per iperstimolarlo a controllare a sinistra, sarebbe meglio distribuirli in maniera simmetrica tra destra e sinistra (ad esempio, evitare di sistemare la televisione completamente a sinistra); Rendere la giornata un esercizio esplorativo continuo e diventare incalzanti, frustrandolo o sgridandolo quando mostra affaticamento o scarsa motivazione nello svolgimento delle attività; Escludere il paziente dalle routine o scelte del contesto o dalla vita familiare; Guidare la sua carrozzina se questa è munita di monoguida e c'è indicazione che il paziente si sposti per brevi tratti da solo; Alimentare eventuali comportamenti confabulatori relativi all'emicorpo di sinistra.

Depressione post ictus

Un terzo dei pazienti presenta, entro due mesi dall'evento acuto, ***depressione***. L'eziopatogenesi della depressione post-ictus è verosimilmente multifattoriale. I fattori di rischio sono il sesso femminile, precedenti psichiatrici e/o eventi cerebrovascolari, alta scolarità, marcata disabilità, presenza di deficit cognitivo (in particolare per le funzioni esecutive e di *working-memory*) e, soprattutto, la presenza di problematiche familiari e sociali. Sebbene sia più difficoltoso, la depressione va indagata anche nei pazienti afasici, utilizzando scale di valutazione clinica non verbali, e, superata la fase acuta, anche nelle fasi successive, dato che la presenza di uno stato depressivo riduce le probabilità di recupero della disabilità, peggiora la qualità di vita del paziente, aumenta nel contempo il carico sul *caregiver* e potenzia i costi della ospedalizzazione. La depressione post-ictus aumenta, inoltre, il rischio di mortalità sia a breve che a lungo termine. Dal punto di vista semeiologico i pazienti con depressione post-ictus presentano, rispetto a quelli con depressione funzionale, una minore melanconia ma più segni fisici di depressione (astenia, disturbi del sonno, di concentrazione, dell'appetito, ecc.) e lamentano molti più sintomi somatici rispetto ai pazienti con postumi di ictus ma non depressi. Nonostante la maggiore capacità di riconoscimento dei sintomi depressivi, essi sono ancora largamente non trattati, anche se ormai esistono evidenze favorevoli all'impiego dei farmaci antidepressivi già in fase precoce, per ridurre l'impatto negativo sull'attività riabilitativa. Vengono, in genere, utilizzati, gli inibitori selettivi della ricaptazione della serotonina per il loro miglior profilo di tollerabilità (il Citalopram e la Sertralina, in particolare, sono preferibili per il minore rischio di interazioni farmacologiche e perché non aumentano rischio di emorragia cerebrale). Il trattamento andrebbe prolungato per 4-6 mesi.

Approccio assistenziale di cure palliative

L'ictus è una delle principali cause di morte, disabilità e determina in generale un peso "della cura" (burden) per l'impatto fisico, emotivo, sociale sui pazienti e sulle loro famiglie. Poiché l'ictus è potenzialmente letale e causa gravi sintomi gravi sintomi, è raccomandato un approccio di cure palliative come componente della cura. Alcuni pazienti con ictus grave muoiono nelle prime ore o giorni di ospedalizzazione, altri saranno gravemente disabili, in questi casi le cure palliative rispondono ai bisogni a breve e lungo termine del paziente e della famiglia, quali prendere decisioni complesse, allineare il trattamento agli obiettivi e controllare i sintomi. Le cure palliative pertanto dovrebbero pertanto essere disponibili per tutti i pazienti con ictus grave o potenzialmente letale e per le loro famiglie durante l'intero corso della malattia (Holloway et al. 2014). Per fornire in modo ottimale le cure palliative, i sistemi di cura dell'ictus e i team di operatori dovrebbero:

- promuovere e praticare un'assistenza centrata sul paziente e sulla famiglia;
- stimare efficacemente la prognosi;
- sviluppare obiettivi di cura appropriati alle attese e aspettative espresse dal paziente;
- avere familiarità con le evidenze per le decisioni comuni sull'ictus con implicazioni di fine vita;
- valutare e gestire efficacemente i sintomi derivanti dall'ictus e/o dalle co-morbidità;
- supportare la famiglia e mettere in atto azioni di caring per accompagnare il paziente nel fine vita;
- contemplare nel coordinamento delle cure delle competenze in cure palliative
- contemplare come setting di cura l'hospice se necessario;
- fornire al paziente e alla famiglia l'opportunità di elaborare decisioni di trattamento e lutto se si prevede la morte

Una "barriera" al ricorso alle cure palliative è il pensare l'approccio palliativo collegato alla rinuncia a trattamenti curativi o di prolungamento della vita ed essenzialmente sui pazienti stessi; di conseguenza, applicabile solo nella fase del morire o nel caso certo di una prognosi infausta difficile da definire nell'ictus.

Nei pazienti oncologici, l'approccio palliativo fa parte di un concetto di trattamento globale, che viene attuato in parallelo alla terapia antitumorale come un approccio integrato e simultaneo. Quando poi il trattamento curativo non **è sospeso per insuccesso e per la progressione** della malattia, i pazienti beneficeranno esclusivamente delle cure palliative. Nell'ictus, il corso della malattia è diverso: un esordio acuto – se non immediatamente letale – è seguito nella maggior parte dei casi da un periodo di riabilitazione cronica (**Figura 11.12**).

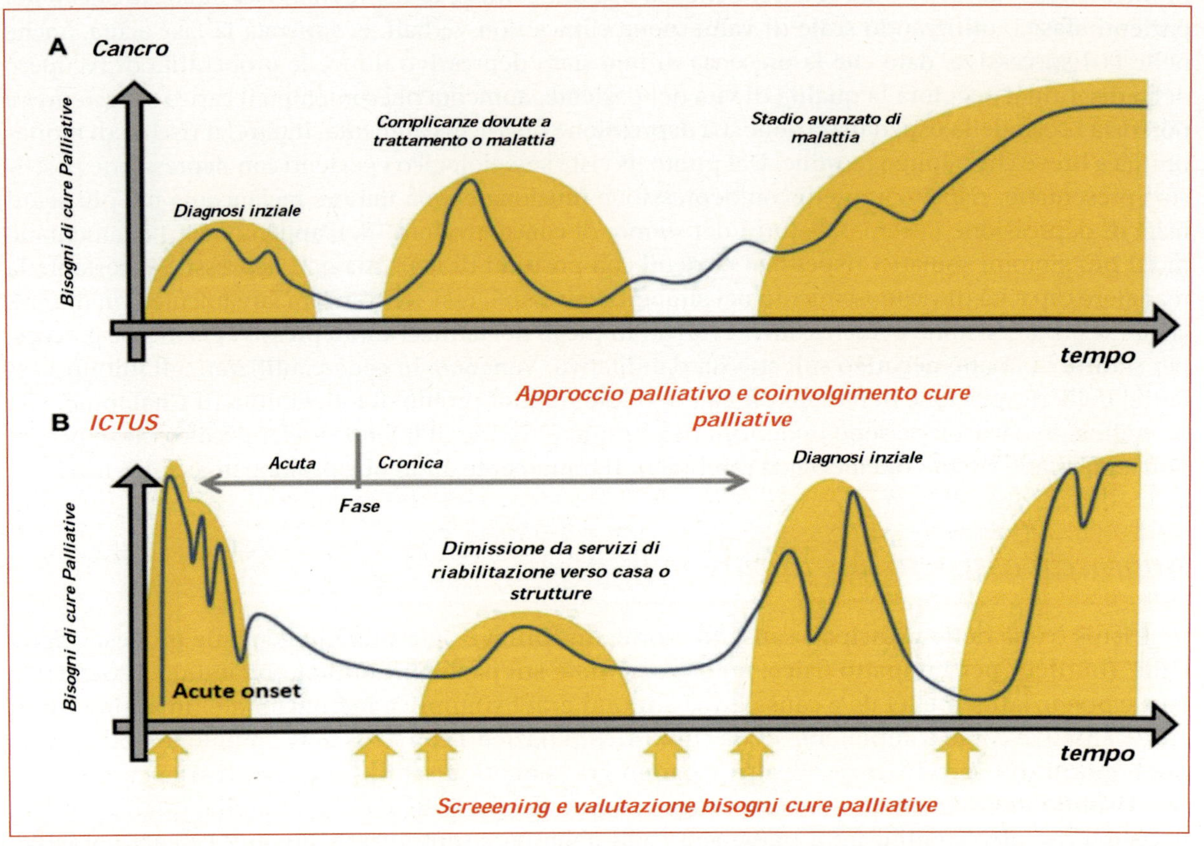

Figura 11.12. Esempi di traiettorie di malattie croniche (tratta da Steigleder et al., 2019).
(A), ad esempio, cancro e similmente insufficienza cardiaca, malattia del motoneurone, malattia di Parkinson e malattie acute. (B), ad esempio, ictus in termini di Bisogni di Cure Palliative (asse y) nel tempo (asse x). Le linee blu sono possibili corsi di peso dei sintomi nel tempo. Le sfere arancioni mostrano il coinvolgimento delle cure palliative. L'avvio in modo tempestivo per ottenere i migliori risultati si basa su regolari screening standardizzati dei bisogni di un approccio palliativo (frecce arancioni).

Programmi strutturati di screening possono aiutare a comprendere la necessità di cure palliative, Creutzfeldt et al., (2015) hanno suggerito l'uso di una "lista di controllo delle cure palliative per lo screening dei bisogni palliativi":
- *Questo paziente ha dolore o sintomi angoscianti?*
- *Il paziente e/o la sua famiglia hanno bisogno di sostegno sociale o di aiuto nell'affrontare la situazione?*
- *Dobbiamo ridefinire gli obiettivi di cura o adattare il trattamento secondo gli obiettivi centrati sul paziente?*
- *Cosa deve essere fatto adesso?*

Nell'ictus acuto, l'approccio palliativo è pertanto adottato nella cura del morente, ma meno utilizzato nella fase cronica dell'ictus, anche se i bisogni di cure palliative possono essere alti, aumentare o riapparire. Nel post ictus, il trattamento si concentra sulla riabilitazione, sulla prevenzione secondaria di complicanze o ulteriori eventi e sulla gestione delle cure, mentre i bisogni di cure palliative generalmente non sono regolarmente monitorati né trattati. Inoltre pazienti con problemi cognitivi e comunicativi hanno frequentemente difficoltà ad accedere ai servizi e alle attrezzature e si sentono abbandonati dopo aver ottenuto il *plateau* riabilitativo. I bisogni di cure palliative nella fase acuta dell'ictus (esordio e progressione quadro clinico) sono diversi da quelli dei soggetti sopravvissuti all'ictus e si caratterizzano nella comunicazione della diagnosi e pianificazione delle cure e gestione dei sintomi più comuni quali i deficit motori e sensitivi, disturbo di coscienza, afasia, disturbi della respirazione, disfagia, disturbo di coscienza. (Steigleder et al 2019).

Nella fase di cronicizzazione, si possono manifestare "sintomi complessi e significativi e la maggior parte dei malati e loro caregiver sperimenta una lenta e continua perdita della loro indipendenza insieme ad un bisogno sempre crescente di cure.

Una percentuale rilevante di persone con malattia cerebrovascolare ischemica o emorragica sopravvive per mesi ed anni all'evento acuto manifestando grave disabilità residua a carico delle funzioni motorie, sensitive, cognitive e autonomiche. I principali problematiche che le cure palliative devono affrontare sono (SICP, SIN 2018; Steigleder et al 2019):

- sostegno del caregiver e famiglia: i membri della famiglia non sono sicuri se "stanno facendo la cosa giusta". Il caregiver ed i familiari di counselling per fronteggiare l'ansia e lo stress emotivo;
- attivazione della rete dei servizi territoriali;
- considerare le volontà del paziente e le eventuali disposizione anticipate di trattamento (DAT);
- controllo dei sintomi: dolore, disfagia, infezioni, decubiti, disturbi della comunicazione.

Sindrome "locked-in": letteralmente significa "chiuso dentro") dovuta di solito a un infarto bilaterale a livello del ponte. I malati che sopravvivono alla fase acuta, non sono in grado di comunicare, a causa della paralisi dei nervi cranici inferiori. Gli unici movimenti volontari tramite i quali possono palesare il loro stato di coscienza, sono i movimenti oculari verticali e l'ammiccamento (a volte solo uno dei due); l'attuale tecnologia informatica consente a questi pazienti, tramite i movimenti oculari, di comunicare con il mondo circostante e di utilizzare il computer. La sindrome locked-in può derivare anche da lesioni a patogenesi non vascolare (mielinolisi centrale pontina, neoplasia del tronco, malattia del motoneurone, ecc).

Disturbo cronico di coscienza: può essere conseguenza di un'emorragia subaracnoidea da rottura di aneurisma, vasta emorragia intraparenchimale ed encefalopatia anossico-ischemica. I quadri clinici variano da uno "stato vegetativo permanente" (SVP) ad un *"minimally conscious state"* (MCS) associati a gradi diversi di disabilità.

Lo ***"stato vegetativo permanente SVP"*** è un quadro clinico, risultante dalla dissociazione fra un tronco encefalico funzionante e una corteccia non funzionante o distrutta, caratterizzato da uno stato di vigilanza (cioè di cicli sonno/veglia) in assenza di consapevolezza del sé e dell'ambiente circostante. È stato anche denominato stato apallico, coma vigile, post-coma unresponsiveness, unresponsive wakefulness syndrome. Questi pazienti respirano autonomamente, sono nutriti artificialmente, presentano un'incontinenza vescicale e rettale (SICP, SIN 2018).

Il ***"minimally conscious state"*** (MCS) descrive quei casi in cui sono presenti, seppure in modo incostante, anche se riproducibile, risposte significative a stimoli ad es. eseguire comandi semplici, rispondere verbalmente o gestualmente a domande chiuse si/no, ecc), che sono assenti nello SVP. Non esiste un tipico paziente in MCS, piuttosto una varietà di individui con vari gradi di consapevolezza di sé e dell'ambiente. Richiedono una complessa organizzazione assistenziale socio-sanitaria, che si deve attivare e mantenere nel tempo per la persona malata e la sua rete familiare. La qualità di vita delle persone con tali esiti è direttamente proporzionale alla loro eventuale resilienza ma anche alla qualità della complessa organizzazione assistenziale socio-sanitaria che si deve attivare e al supporto della rete familiare che si deve mantenere nel tempo (SICP, SIN 2018).

Ultimi giorni di vita. I bisogni e burden dei sintomi negli ultimi giorni di vita sono la dispnea (30%), dolore (25-30%, soprattutto dolore centrale post-ictus, dolore emiplegico alla spalla e il dolore indotto dalla spasticità), la xerostomia (20%), la costipazione (20%), la tristezza (35-50%), l'ansia (25%) e la fatica (50%) (Steigleder et al 2019).

L'obiettivo della cura per il malato che si avvicina alla fine della vita è garantirgli di vivere nel miglior modo possibile l'ultimo periodo della sua esistenza. Questo significa saper identificare, pianificare e rimodulare, sulla base dei bisogni del malato e del caregiver, gli interventi in soprattutto in relazione alla progressione della malattia poiché molti sintomi possono comparire, aggravarsi e trasformarsi. Alcuni interventi, nel fine vita, diventano prioritari e vanno intensificati, altri vanno modificati, altri sospesi. Questo si traduce in una variabilità di obiettivi di cura che si adatta all'andamento clinico, al contesto ambientale relazionale e alle preferenze del malato (Steigleder et al 2019; SICP, SIN 2018).

Pianificazione Anticipata/Condivisa delle Cure (PAC)

Nelle patologie neurologiche degenerative la PAC riveste una particolare importanza sia per lunghezza del tempo che tali patologie offrono alla sua implementazione sia perché costituiscono la logica conseguenza del consenso informato "progressivo". La PAC, proseguendo nel solco del rispetto dei principi etici di autonomia, beneficialità e non maleficialità, permette di realizzare in concreto il modello di medicina fondato sulla condivisione delle scelte di cura con il malato come peraltro indicato nella normativa vigente e nei codici deontologici dell'infermiere e del medico.. La PAC è un processo in cui il malato, adeguatamente informato delle sue condizioni cliniche e delle possibili evoluzioni, insieme ai suoi cari e all'équipe curante, formula decisioni in merito all'eventuale e futura attuazione di accertamenti diagnostici e/o trattamenti terapeutici (SICP, SIN 2018).

Le PAC trovano in campo neurologico sfide complesse da risolvere. Al momento della diagnosi molte persone affette da demenza sono anosognosiche ed hanno già una compromissione cognitiva che può compromettere le capacità decisionali. Gli esiti di encefalopatie acute (es. vascolari, metaboliche, post-traumatiche, ecc.) con grave compromissione cognitiva (fino allo stato vegetativo) creano una ovvia barriera insormontabile alle PAC e si devono cercare modalità innovative per pianificare le cure basate sulla ricerca delle migliori prove esistenti su come avrebbe deciso il malato in una condizione simile (SICP, SIN 2018).

BOX Supporto al caregiver

L'esordio improvviso dello stroke, determina un forte cambiamento nella vita del caregiver, rappresentato dall'uscire dalla usuale relazione familiare per entrare in una relazione caregiver-parente malato. L'assunzione di questo nuovo ruolo viene definita addirittura sconvolgente da alcuni coniugi. Nel contesto ospedaliero questo ruolo si esprime anche attraverso l'essere pronti a prendersi la responsabilità di rassicurare il paziente rispetto alle aspettative di guarigione e di salute, filtrando le informazioni ricevute dal personale sanitario che potrebbero avere un impatto psicologico troppo doloroso per il paziente.

Al momento dell'ospedalizzazione del paziente con ictus acuto il caregiver deve far fronte alla nuova inaspettata situazione, l'attenzione dei professionisti è focalizzata alla sopravvivenza del paziente e alla definizione della diagnosi; questa fase comprende anche il periodo successivo alla stabilizzazione clinica, quando si iniziano a stimare le probabilità di recupero del paziente e avvengono le prime fasi del processo riabilitativo.

I bisogni espressi dai caregiver durante il percorso del paziente affetto da ictus afferiscono a queste 3 dimensioni:

- **bisogno di informazioni:** sulle conseguenze della malattia; sugli eventuali progressi del proprio caro; su come approcciarsi al familiare malato;
- **bisogno di consigli:** avere risposte sincere; sentire "una presa in carico" del paziente e di sé; avere la possibilità di discutere della malattia e dell'assistenza;
- **bisogno di accessibilità:** poter fare domande; avere contatti con i sanitari; poter "accedere" ai setting di cura.

Le caratteristiche dei bisogni si modificano e modulano all'interno del continuum di evoluzione della malattia: fase acuta, post acuta prevalentemente riabilitativa, dimissione.

Nella **fase acuta** l'esperienza del caregiver risulta dominata dall'incertezza riguardante aspetti nel breve termine. In particolare vi è molta preoccupazione e necessità di comprendere ciò che sta accadendo al paziente e le sue possibilità di sopravvivenza; dopo l'iniziale stabilizzazione dei parametri vitali, la ricerca di informazioni riguarda principalmente gli esiti disabilitanti che l'ictus può comportare sul loro familiare a livello fisico. I principali bisogni espressi dai familiari in questo periodo sono: ricevere informazioni sui progressi della malattia; avere una risposta onesta alle domande; informazioni sui farmaci e sul trattamento; informazioni sui problemi fisici del paziente e sui progressi della riabilitazione (Tsai et al 2015). I professionisti in questa fase sono riluttanti a fare previsioni circa le possibilità e la qualità del recupero per la mancanza di "certezza" tipica del decorso clinico dell'ictus e per il timore di portare il caregiver a sperare in improbabili miglioramenti, a crearsi delle false convinzioni. In questa fase è utile facilitare la presenza del familiare al letto del paziente e fornire un sostegno emotivo che metta a proprio agio il familiare permettendogli di esternare le proprie preoccupazioni e i propri dubbi; l'incertezza può nascere anche dal timore che molte persone hanno di rivolgere ai professionisti le loro domande in tutti i momenti assistenziali.

Transizione da ospedale ad altre strutture. Nella maggior parte la dimissione avviene in strutture riabilitative ma per alcuni pazienti può avvenire in centri di cure intermedie come momento transitorio per la dimissione a domicilio o in una struttura protetta (RSA). In questa fase i bisogni sono di percepire continuità delle cure e avere la sicurezza di un ambiente "protetto" che garantisca possibilità di recupero e supporto nella gestione complessiva del paziente soprattutto se sono ancora presenti deficit o grave disabilità. In questa fase il cargiver può sperimentare sentimenti diversi in base allo stato clinico e funzionale del paziente e al luogo di destinazione:

- di speranza nel recupero funzionale quando è prevista una continuità in un centro riabilitativo;
- di preoccupazione e incertezza quando la fase di transizione avviene in strutture intermedie o di lungodegenza e lo stato funzionale permane compromesso, sentimento accompagnato da senso di colpa e paura di "non farcela".

La dimissione a casa. Il caregiver, nel momento in cui si inizia a prevedere una dimissione a domicilio, sposta la sua attenzione su come dovrà organizzarsi e rispondere alle esigenze del familiare in ambiente domestico. I maggiori bisogni prima della dimissione sono avere istruzioni chiare su come gestire il trattamento (es farmaci) o continuare esercizi di riabilitazione, come sostenere la persona nelle ADL; sulle risorse che offre il territorio e come accedervi ed essere informati su come gestire eventuali emergenze o problemi (Tsai et al 2015). Le principali preoccupazioni dei familiari, dipendenti dallo stato funzionale del paziente, sono riferite al "sentirsi all'altezza" dei bisogni di cura, ai problemi organizzativi come l'eliminazione delle barriere architettoniche per adattare il domicilio e alle difficoltà di conciliare i bisogni di cura con gli impegni lavorativi.

L'educazione del familiare e paziente in previsione della dimissione dovrebbe prevedere:

- l'orientamento all'utilizzo di supporto sociale strutturato o non strutturato;
- abilità efficaci di comunicazione: saper ascoltare e gestire i momenti reciproci di sfogo (familiare o del paziente);
- l'interesse del familiare verso se stesso e su come organizzare dei momenti per sé e la salvaguardia delle proprie attività (es. lavorativa), interessi e hobbies.

Gran parte delle energie e delle attenzioni del caregiver prima della dimissione sono rivolte al familiare colpito da ictus, alla sua sopravvivenza e al suo benessere, con conseguente rinuncia alle responsabilità e ai ruoli familiari, lavorativi e sociali che caratterizzavano la vita precedente all'evento. Il peso fisico e psicologico dell'assistenza, spesso porta a non differenziare il nuovo ruolo che si va a ricoprire, con gli altri ruoli della vita (Comak, 2015; Mores et al 2018; Tsai et al 2015).

Rientro a domicilio. Paziente e caregiver si attivano per ripristinare nel miglior modo possibile la quotidianità che caratterizzava la loro vita prima dell'evento ictus. È possibile distinguere un primo periodo in cui avviene l'adattamento alla vita domiciliare, e un periodo successivo dove paziente e caregiver riprendono una maggior partecipazione alla vita sociale e ad attività di loro interesse. All'interno della diade – paziente-caregiver – possono inoltre instaurarsi delle difficoltà comunicative; il paziente può manifestare irritabilità, linguaggio aggressivo e comportamenti esigenti che creano uno stato di stress nel familiare che assiste e la considerazione del ruolo di caregiving come un 'dovere' che fa parte della vita. Dopo i primi mesi di adattamento a domicilio la sensazione di sentirsi dipendenti da altre persone per la propria libertà, la perdita di spontaneità nelle azioni, la percezione di non essere compresi all'interno del proprio ruolo, sono sentimenti che caratterizzano l'esperienza di molti caregivers; viene inoltre descritto come essenziale prendersi dei momenti di pausa allontanando sensi di colpa e timori di risultare compassionevoli nel richiedere aiuto.

Quando il caregiver percepisce il suo ruolo di cura come un 'dovere morale' è difficile aiutarlo, per tale motivo è opportuno nell'assistenza domiciliare prevedere momenti di dialogo, di ascolto e di supporto emotivo, rendere consapevole il caregiver dell'importanza di riconoscere propri sintomi come irritabilità, disturbi del sonno, impulsività e promuovere la partecipazione a gruppi di auto mutuo aiuto di familiari di persone colpite da ictus presenti sul territorio per condividere le proprie esperienze, emozioni e strategie per affrontarle. Un'importante esigenza del caregiver, nel momento in cui si trova a gestire in autonomia il proprio familiare, è l'acquisizione di fiducia nelle proprie capacità pratiche di assistenza, attraverso un confronto con persone esperte che diano dei feedback su come si sta affrontando la situazione (Comak, 2015; Mores et al 2018; Tsai et al 2015).

BOX Valutazione e gestione infermieristica della disfagia

Questo box sulla disfagia è una sintesi tratta dal capitolo Alimentazione e assistenza ai principali problemi dello stato nutrizionale del trattato di cure infermieristiche (Saiani, Brugnolli, 2021) e dall'articolo "disfagia: guida alla valutazione pubblicato nella rivista Assist Inferm Ric 2020 (Brugnolli, Ambrosi, Tomasi, 2020).

La disfagia è un'alterazione della deglutizione, una condizione pervasiva e potenzialmente mortale che può emergere da una molteplicità di patologie, tra cui quelle neurologiche, che colpiscono il sistema neuronale, motorio e sensoriale che sottostanno alla deglutizione. Il disturbo deglutitorio può compromettere la masticazione, i movimenti della lingua, il riflesso di deglutizione (ritardato o debole), la chiusura glottica (parziale o nulla), la presenza di residui nel canale orofaringeo, ecc. La disfagia si manifesta con residui di cibo nella bocca, tosse, soffocamento, voce gorgogliante o umida, rigurgiti nasali o orali durante o dopo la consumazione del pasto.

La prevalenza della disfagia in età geriatrica è del 16% nella popolazione in generale mentre, secondo alcune statistiche, è del 50-60% nelle persone istituzionalizzate e riportata nell' 8.1-80 % dei pazienti con ictus. Le maggiori complicanze della disfagia sono la malnutrizione e la disidratazione perché la persona non è in grado di ingerire i nutrienti e i liquidi sufficienti a soddisfare il fabbisogno quotidiano e, soprattutto per i pazienti con disfagia orofaringea, la polmonite ab-ingestis (da aspirazione del cibo nelle vie aree). La polmonite ab-ingestis è spesso associata a perdita di peso, cachessia e disidratazione, diventando così potenziale causa di morte o di invalidità. La disfagia può anche influire sulla qualità di vita in quanto perdere la funzione della deglutizione non significa semplicemente ridurre l'apporto nutrizionale necessario alla vita, ma significa anche perdere il piacere del cibo.

Segni di disfagia

I principali **segni collegati alla disfagia** sono **la penetrazione, l'aspirazione e il ristagno,** ai quali si possono aggiungere il reflusso nasale e il rigurgito esofago-faringeo. La Tabella sottostante descrive le loro principali caratteristiche.

Segni	Definizione	Cause
Penetrazione	Passaggio del deglutito o di una sua parte nel vestibolo laringeo fino ad arrivare sulle corde vocali	Entrambe possono avvenire prima, dopo o durante il riflesso deglutitorio della fase faringea: penetrazione o aspirazione pre, post o per- deglutitoria. Pre-deglutitoria: dovuta a deficit anatomici o funzionali nel mantenere il bolo nel cavo orale durante le fasi di preparazione orale o fase orale, o la mancata coordinazione tra fine fase orale e inizio fase faringea. Post-deglutitoria: conseguenza di ristagni faringei. Per-deglutitoria: deficit anatomico funzionale di protezione delle vie aeree.
Aspirazione	Passaggio del deglutito o di una sua parte al di sotto delle corde vocali nell'albero tracheale	
Aspirazione silente	Entrata di materiale in laringe in assenza di manifestazioni cliniche, come la tosse, che indichino l'avvenuta aspirazione Indicatori: – basso livello di coscienza – voce bagnata, gorgogliante – debolezza/incoordinazione della muscolatura faringea – lunga latenza della risposta deglutitoria – riduzione della sensibilità faringea e laringo-faringea	Debolezza, incoordinazione e/o scarsa sensibilità della muscolatura faringea, che può determinare una abnorme risposta faringea o motoria alla deglutizione. Prevalentemente dovuta a danno alle corde vocali post-intubazione e dall'alterazione del movimento della laringe per presenza di cannula tracheostomica.
Ristagno	Blocco del deglutito o di una sua parte lungo il canale deglutitorio, tipiche sedi di ristagno sono le vallecule alla base della lingua e i seni piriformi. Meno frequenti le tasche faringee.	Possono essere di due tipi: ostruzione a valle o deficit propulsivo.

Valutazione infermieristica della disfagia: screening e valutazione clinica

È rilevante osservare e verificare le modalità nutrizionali: tempi, effetti sul movimento di masticazione e deglutizione in relazione alla consistenza degli alimenti, postura del corpo, del viso e del collo durante la deglutizione, percezione di difficoltà a deglutire riferita dal paziente e/o famigliare, perdita di peso e/o segni di disidratazione, difficoltà a coordinare respiro-deglutizione.

In presenza di alterazioni, si effettua un accertamento in due fasi sequenziali: una prima di **screening**, finalizzata ad una rapida identificazione della presenza o assenza di disturbi deglutitori e, qualora i risultati del test siano indicativi di presenza di disfagia, una successiva **valutazione clinica** più approfondita, finalizzata a determinare la/e fase/i della deglutizione compromessa/e, la patogenesi della disfagia e la sua gravità.

Screening

Lo screening è fortemente raccomandato nelle fasi precoci dell'ictus prima di iniziare la somministrazione orale di alimenti o farmaci e realizzato da infermieri preparati.

Esistono due tipologie di screening, quello eseguito con acqua e quello eseguito con altre consistenze, ad esempio cibi semisolidi, tuttavia il più citato ed utilizzato è il cosiddetto **"test di deglutizione all'acqua" o Water Swallow Test (WST)**, che è una metodica semplice, che si può eseguire al letto del paziente, economico, non invasivo e generalmente ben accettato. È controindicato se il paziente è incosciente e in presenza di un elevato rischio di aspirazione. Esistono numerose varianti del WST, che si differenziano per quantità e modalità di assunzione dell'acqua e che possono essere classificate/raggruppate in tre categorie:

1) **singoli sorsi**: si richiede alla persona di assumere l'acqua in singoli sorsi di 1-20 ml in una singola o più deglutizioni. In queste ultime il volume complessivo può variare da 10 ml a 50 ml;
2) **sorsi consecutivi**: si richiede alla persona di assumere grandi volumi di acqua (90-100 ml) senza interruzione;
3) **aumento progressivo della quantità di acqua**: si richiede alla persona di assumere quantità sempre maggiori di acqua fino alla comparsa di segni clinici di disfagia (tosse e/o voce gorgogliante) o fino a che si è raggiunto il volume massimo definito dalla procedura, che può variare da 30 a 90 ml.

I segni clinici di disfagia valutati sono insorgenza di tosse, in altri di voce gorgogliante.

In Italia la versione più diffusa del **Water Swallow Test** è quella riportata nelle linee guida stilate dalla Federazione Logopedisti Italiani che consiste in 3 step:

Step1. Accertare il livello di coscienza del paziente, il grado di controllo posturale, la presenza o meno del riflesso della tosse, la qualità della voce e la capacità di deglutire la saliva. Se il paziente è cosciente e vigile, il riflesso della tosse è presente e il cavo orale è pulito e privo di residui si procede con lo step 2.

Step 2. Posizionare il paziente seduto, con tronco e testa in linea mediana, testa leggermente flessa in avanti, se necessario utilizzare dei sostegni per la testa e il tronco.

- Somministrare 5 ml d'acqua fredda con un cucchiaino da caffè per tre volte; ad ogni cucchiaio verificare l'avvenuta deglutizione.
- Durante l'esecuzione si valutano i seguenti indicatori: qualità della voce e comparsa o meno di tosse: in presenza di tosse severa e voce gorgogliante si deve interrompere la procedura (disfagia presente); in presenza di qualità della voce rauca o gorgogliante senza tosse si sospetta la presenza di disfagia. Si può procedere con le ulteriori somministrazioni di 5 ml in assenza di segni e sintomi o in caso di disfagia sospetta. Se lo step 2 è negativo si può procedere con quello successivo.

Step 3. Somministrare a piccoli sorsi 90-100 ml d'acqua circa in un bicchiere con imboccatura larga per evitare l'estensione del collo verso l'indietro. Durante l'assunzione monitorare il paziente e verificare un eventuale ristagno di liquido in faringe e/o presenza di tosse e/o di voce gorgogliante. Se il test con l'acqua risulta negativo si può procedere con l'alimentazione con cibi morbidi verificando l'eventuale presenza di tosse. Per sicurezza la prima valutazione può essere effettuata con acqua gelificata.

Questo screening fornisce indicazioni operative per il tipo di alimentazione da far assumere al paziente o per la necessità di una valutazione più approfondita.

Valutazione clinica/bedside assessment

Qualora lo screening indichi o lasci sospettare la presenza di un disturbo della deglutizione, è necessario che un professionista competente nella gestione della disfagia, come il logopedista, effettui una valutazione clinica standardizzata (bedside assessment), che comprende: l'anamnesi e la raccolta di dati clinici, l'esame diretto non strumentale, la valutazione morfo-dinamica delle strutture anatomiche coinvolte nella deglutizione, la valutazione della sensibilità tattile, termica e gustativa, la presenza di riflessi normali e patologici e le prove di alimentazione.

Durante la valutazione devono essere considerate sempre le abilità comunicative e le funzioni cognitive per comprendere quale è la capacità dei pazienti di rispondere alle domande poste durante l'anamnesi, è raccomandato che sia presente e coinvolto il caregiver e/o famigliare di riferimento. Durante l'accertamento è anche importante considerare la tolleranza del paziente alla fatica, al dolore e il suo livello di frustrazione al fine di frazionare in più tempi la valutazione globale.

Durante l'**anamnesi** devono essere raccolti i seguenti dati:

- diagnosi che ha provocato la disfagia e stato neurologico
- condizioni generali del paziente
- via attuale di assunzione degli alimenti: se orale, modalità - autonoma, supervisionata, indipendente – ed eventuali restrizioni a determinate consistenze; se enterale o parenterale, modalità – sondino naso-gastrico o gastrostomia percutanea - tempo intercorso dal loro posizionamento, eventuali complicazioni
- stato nutrizionale attuale ed eventuali modificazioni recenti: misure antropometriche e valori nutrizionali biochimici
- abitudini alimentari personali
- funzionalità respiratoria, eventuali pregresse polmoniti ab-ingestis
- farmaci assunti e modalità di assunzioni degli stessi;
- stato emotivo, in particolare la consapevolezza e il desiderio/capacità di collaborare;
- analizzare la presenza di barriere all'apprendimento: fisiche, quali fatica, sonnolenza; cognitive, quali neglect, deterioramento cognitivo; emotive, quali negazione del problema o ansia;

L'**esame diretto non strumentale** comprende l'osservazione/valutazione di: postura, respirazione, livello di vigilanza, livello comunicativo, articolazione della parola (disartria, afasia), posizione della bocca e della lingua a riposo, condizioni dei denti e delle mucose, ristagni e presenza di scialorrea o perdita di saliva. Il comportamento del paziente in tale fase valutativa consente di verificare anche il suo grado di consapevolezza del disturbo deglutitorio e di collaborazione.

La **valutazione morfo-dinamica** delle strutture coinvolte nella deglutizione riguarda l'osservazione delle strutture esplorabili direttamente. Fatta eccezione per il palato duro che richiede la sola osservazione morfologica, per le altre la valutazione viene condotta a riposo e poi chiedendo al paziente di eseguire, su comando o imitazione, i movimenti di seguito riportati: labbra (protrusione, retrazione, chiusura), lingua (apertura, chiusura, protrusione, retrazione, movimenti di lateralità), mandibola (apertura e chiusura della bocca, lateralizzazione della mandibola a bocca aperta), laringe (elevazione), muscolatura del capo-tronco (flessione, estensione, rotazione e flessione laterale).

Un'ulteriore valutazione riguarda la **sensibilità** superficiale e profonda della cute peri-buccale, la sensibilità superficiale, profonda e termica di labbra, lingua e regione palatale, e la sensibilità gustativa.

Viene infine accertata la presenza dei normali **riflessi della tosse, del vomito e deglutitorio** e di eventuali riflessi patologici, quali il riflesso del morso (se si sfiorano i molari inferiori con un bastoncino di gomma il paziente tende a morderlo), di suzione e deglutizione (se si invita il paziente a deglutire con una cannuccia una piccola quantità di acqua ed è incapace di inibire volontariamente la sequenza suzione-deglutizione) e dei punti cardinali (se si sfiora la cute della guancia in prossimità del labbro il paziente tende a ruotare il capo verso il lato stimolato).

Le **prove di alimentazione** consistono nell'esecuzione di prove di deglutizione con sostanze e/o alimenti di diversa consistenza, generalmente liquida, semisolida e solida (se la masticazione è conservata) e la rilevazione di eventuali segni patologici indice di inalazione, quali evocazione di tosse riflessa associata all'atto deglutitorio, voce umida o gorgogliante, residui di bolo nella bocca. Tali prove sono eseguibili solo in pazienti vigili e collaboranti e con riflesso della tosse presente.

Elementi da osservare nelle diverse fasi della deglutizione durante le prove di alimentazione

Fase di preparazione orale	Fase orale	Fase faringea
Suzione Chiusura della rima labiale Masticazione: – movimenti di apertura e chiusura della bocca – movimenti di lateralità e rotatori della mandibola – movimenti linguali (possibile inalazione per caduta gravitazionale nelle vie aeree) Presenza di residui di cibo al termine della deglutizione	Escursione e coordinazione dei movimenti linguali (influenza l'innesco, può causare aspirazione per caduta gravitazionale del bolo) Innesco del riflesso di deglutizione Aspirazione pre-deglutitoria (tosse rilevata prima o durante l'avvio della deglutizione) Numero di atti deglutitori necessari per liberare il cavo orale/residuo di cibo nel cavo orale Presenza di residui di cibo al termine della deglutizione	Elevazione laringea Aspirazione pre-deglutitoria (tosse rilevata subito dopo la deglutizione) Aspirazione post-deglutitoria (tosse rilevata dopo la deglutizione, a causa della tracimazione di un ristagno per movimenti del capo, del collo o fonazione) Percezione soggettiva di ristagno in faringe Rigurgito nasale

Valutazione strumentale con indagini diagnostiche. Nella fase riabilitativa del percorso del paziente affetto da ictus se la disfagia persiste può essere necessario effettuare un esame più approfondito attraverso la a videofluoroscopia che rappresenta il gold standard per l'accertamento della disfagia. È una variante del bolo di bario che fornisce un'analisi videoregistrata di tutte le fasi del processo di deglutizione, utilizzando cibi di diversa consistenza. È particolarmente indicata per l'identificazione della fisiopatologia dei disturbi della deglutizione, in particolare delle anomalie della cavità orale e dell'esofago, nonché per l'individuazione e il trattamento dell'aspirazione.

Interventi assistenziali per la gestione della disfagia

Il piano assistenziale-riabilitativo dei disturbi della deglutizione ha l'obiettivo di rendere sicura l'alimentazione per via orale, di garantire un sufficiente apporto nutrizionale e di limitare il ricorso all'alimentazione per sondino o gastrostomia. Prevede le seguenti **aree di intervento,** descritte di seguito:

a) **precauzioni comportamentali: ambiente, postura del corpo e modalità di assunzione dei pasti**
b) **posture di compenso del capo**
c) **modificazioni dietetiche in base al tipo di disfagia**
d) **manovre deglutitorie,** che hanno lo scopo di migliorare alcuni aspetti della fase orale e faringea della deglutizione sottoponendoli a controllo
e) **tecniche rieducative** che sono costituite da esercizi per migliorare i deficit neuromuscolari/sensoriali (es. esercizi fonatori, di coordinazione respirazione-deglutizione, ecc.).

L'esecuzione delle *manovre deglutitorie e delle tecniche rieducative* – (aree di intervento d/e) – sono di competenza della logopedista. Per tale motivo non sono trattate in questo focus.

A. Precauzioni comportamentali

Prevedono di agire sul contesto ambientale, sulla postura corporea del paziente, sulle tempistiche di assunzione del pasto e igiene orale, sull'utilizzo di ausili specifici.

Contesto ambientale. Al fine di facilitare l'attenzione e concentrazione della persona assistita sull'attività deglutitoria, l'ambiente in cui avviene il pasto e/o l'assunzione di acqua deve essere tranquillo e privo di distrazioni. Si suggerisce pertanto di spegnere il televisore ed eliminare o attenuare altre possibili fonti di distrazione. Durante il pasto, il paziente non deve parlare, se non dopo aver deterso la gola con qualche colpo di tosse ed aver deglutito a vuoto. Evitare comportamenti come fare domande che inducono il paziente a parlare.

Posizionamento del paziente. La posizione ideale è quella seduta con il busto a 80 gradi e le gambe lievemente flesse. Ad ogni deglutizione la testa del paziente deve essere leggermente flessa in avanti o con delle posture del capo in base alle indicazioni della logopedista. Al termine del pasto mantenere il paziente a busto eretto almeno per un'ora.

Tempistiche e modalità di assunzione degli alimenti. Istruire il paziente, se autonomo nell'assunzione del cibo, o il caregiver qualora il paziente necessiti di aiuto, a adottare le seguenti azioni:
- distribuire l'introito calorico energetico in cinque pasti. Assumere un pasto completo può richiedere tempo ed energia, che determina una riduzione dell'appetito e/o rifiuto di completare il pasto. Ci sono evidenze che l'assunzione di pasti piccoli e frequenti può migliorare e/o mantenere lo stato nutrizionale del paziente
- procedere lentamente, con piccole quantità alla volta e solo se il boccone precedente è stato deglutito
- deglutire più volte fino a quando il paziente è sicuro di non avere residui di alimenti nel cavo orale: se riferisce/percepisce la sensazione di avere un parte di cibo "bloccato in gola" suggerire di innescare altre deglutizioni
- se il paziente ha il bisogno di essere imboccato evitare di provocare l'estensione del capo
- verificare che lo stato di attenzione del paziente sia sufficientemente adeguato e interrompere o suggerire di interrompere ai primi segni di stanchezza
- ad ogni deglutizione/ogni 2-3 deglutizioni far eseguire uno o più colpi di tosse e qualche deglutizione a vuoto
- deglutire la saliva dopo ogni colpo di tosse
- al termine del pasto verificare l'assenza di residui (cibo/terapia) nella bocca ed istruire/sollecitare all'igiene orale.

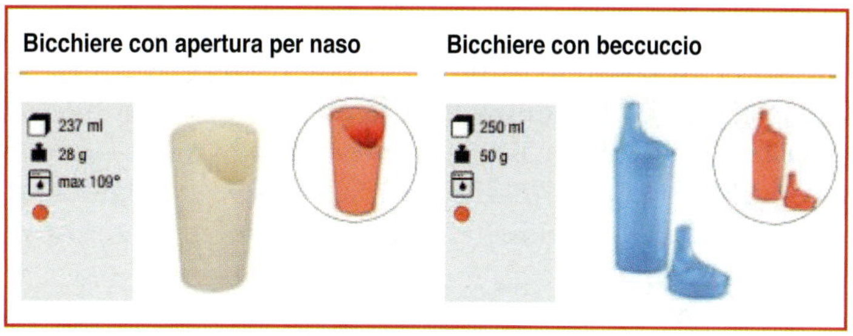

Utilizzo di specifici ausili. Diversi sono gli ausili per favorire l'alimentazione del paziente disfagico, uno di questi è il bicchiere a becco di flauto o il beccuccio per bicchiere che, per la loro particolare conformazione, consentono al paziente di bere senza estendere il capo.

B. Posture di compenso del capo

Le posture di compenso sono modificazioni della postura del capo rispetto al torace durante la deglutizione ed hanno la funzione di migliorare il transito oro-faringeo del bolo ed ottenere una deglutizione priva di inalazioni nelle vie aeree senza tuttavia eliminare il disturbo causale. Le posture di compenso maggiormente utilizzate sono:

Flessione anteriore del capo (*chin tuck*) Si ottiene abbassando il mento fino a quasi toccare lo sterno durante la deglutizione. È la postura di compenso più utilizzata nella pratica clinica. È indicata in presenza di:
- ridotto range di movimento della lingua con conseguente incapacità a formare il bolo, ridotto movimento laterale della mandibola, ridotta escursione del movimento in avanti del palato molle (compromissione della fase di preparazione orale della deglutizione)

- ridotta sensibilità orale (compromissione della fase orale della deglutizione)
- ridotto movimento posteriore della lingua, ritardo/assenza del riflesso faringeo della deglutizione, ridotta elevazione laringea e chiusura del vestibolo laringeo (compromissione della fase faringea di deglutizione).

Flessione laterale del capo Si ottiene facendo flettere il capo sul piano frontale, generalmente verso il lato sano o meno malato, a partire dall'introduzione in bocca del cibo. È indicata in presenza di ridotto tono della muscolatura facciale (compromissione della fase di preparazione orale della deglutizione) e di emiparesi faringea (compromissione della fase faringea di deglutizione).

C. Modificazioni dietetiche in base al tipo di disfagia

La modificazione della dieta è una componente del trattamento della disfagia che si propone di continuare ad alimentare oralmente il paziente, garantendone la sicurezza, soddisfando il fabbisogno calorico e idrico e le sue preferenze alimentari per favorire il più possibile un'alimentazione autonoma.

I criteri dietetici nella dieta della persona affetta da disfagia sono:
- consistenza (o densità);
- omogeneità (stessa consistenza e dimensione);
- grado di coesione (o compattezza);
- scivolosità (l'attrito e il ristagno durante il transito);
- volume del bolo;
- temperatura;
- colore, sapore e appetibilità degli alimenti.

Consistenza. Le diverse consistenze non sono descrivibili con alimenti prototipici in quanto spesso i cibi possono cambiare classe di appartenenza a seconda delle modalità di preparazione. Ad esempio, il purè di patate può essere un semisolido o un semiliquido a seconda della quantità di latte che contiene; allo stesso tempo, lo yogurt è generalmente un semiliquido, ma può essere un semisolido nelle qualità compatte (es. yogurt greco) o un liquido con scorie o meno in alcune varietà da bere, e addirittura una doppia consistenza nelle confezioni che contengono frutta a pezzi o cereali.

È quindi opportuno fornire al paziente e/o al caregiver dei criteri certi di identificazione della consistenza in modo da garantire al paziente un'alimentazione basata sulle consistenze indicate dalla logopedista:
- *liquidi senza scorie*: gli alimenti che come l'acqua scorrono velocemente e sono omogenei
- *liquidi con scorie*: gli alimenti che scorrono velocemente ma contengono residui, come alcuni succhi di frutta
- *semiliquidi*: gli alimenti che scorrono rapidamente anche se un po' meno dell'acqua e sono riconoscibili in quanto se versati da un cucchiaino o altro creano un filo (es. salsa di pomodoro, passato di verdura liquido)
- *semisolidi*: gli alimenti che scorrono lentamente e sono riconoscibili in quanto se versati da un cucchiaio o altro cadono a pezzi senza creare un continuum (es. budino, ricotta/robiola, omogeneizzati di carne, pesce)
- *solidi*: tutti gli alimenti che per essere deglutiti devono essere masticati e possono essere morbidi se richiedono un tempo ridotto di masticazione (es. pesce, formaggio tenero) o duri se richiedono un lungo tempo di masticazione (es. carne, torrone).

Per modificare la consistenza degli alimenti è possibile utilizzare dei prodotti diluenti quali brodo, acqua, latte o al contrario **addensanti**, quali gelatine, amidi di mais (es. maizena), fecola di patata, alginati, fibre solubili come lo psyllium, l'agar agar, la farina di guar e il glucomannano. L'utilizzo degli addensanti nei pazienti con disfagia è stato recentemente messo in discussione in quanto non hanno riscontrato un rischio maggiore di sviluppare polmonite ab-ingestis nei pazienti che assumevano liquidi non addensati e inoltre, potrebbero aumentare il rischio di disi-

dratazione perché percepiti come meno dissetanti e di ridotto introito calorico aumento del senso di sazietà. La necessità di addensare i liquidi va quindi valutata attentamente con la logopedista in base alle caratteristiche del singolo paziente e considerare i seguenti accorgimenti:
- *scegliere l'addensante a seconda del tipo di alimento*
- *tempo d' effetto dell'addensante*: alcuni quasi immediato, altri possono avere un effetto graduale che dura vari minuti, nel qual caso il cibo rischia di diventare troppo denso;
- *tempo di assunzione dell'alimento/bevanda* e *conservazione:* far assumere la bevanda/cibo addensato non appena raggiunta la consistenza adeguata e *lontano dai pasti*
- *aspetto, gusto e temperatura invitanti.*

Alcuni **alimenti sono assolutamente da evitare** per i pazienti disfagici in quanto comportano un elevato rischio di penetrazione in laringe e soffocamento: ad esempio formaggi filanti come la mozzarella sulla pizza o i formaggi grattugiati quando entrano in contatto con pietanze calde (es. parmigiano grattugiato sul semolino caldo).

Sono da evitare anche gli alimenti a doppia consistenza, come pastina e riso in brodo, minestrone con verdure in pezzi, minestre brodose (pasta e legumi), agrumi, frutta matura, fette biscottate nel tè o nel latte, yogurt con pezzi, cioccolatini con liquido (caffè o liquori). Anche l'insieme acqua+compressa si configura come una doppia consistenza ed è quindi controindicato.

Omogeneità. Per aumentare l'omogeneità degli alimenti è possibile frullarli, passarli, omogeneizzarli o centrifugarli.

Scivolosità. Per modificare la scivolosità degli alimenti si possono usare lubrificanti quali burro, olio, maionese o besciamella.

Volume del bolo. È bene procedere con piccole quantità di cibo, ad esempio utilizzando un cucchiaino da tè.

Temperatura. È indicato proporre gli alimenti ad una temperatura il più simile possibile a quella corporea, evitando temperature estreme (o troppo fredde o troppo calde).

Colore, sapore e appetibilità degli alimenti. È importante che gli alimenti incontrino il più possibile le preferenze del paziente e conservino gusto, odore e aspetto invitante, ad esempio mantenendo separate le singole portate, per massimizzare l'input sensoriale.

BOX Emorragia cerebrale

La prevalenza dell'emorragia cerebrale in Italia è pari all'1,9% di tutti gli ictus (SPREAD, 2016). Nel 78% dei casi si tratta di emorragie primitive, nel restante 22% di forme secondarie. Circa l'80% delle emorragie intracerebrali primitive è attribuibile a compromissione dei piccoli vasi cerebrali. Nel 15-20% dei casi si tratta di emorragie intraparenchimali lobari e nel restante 3-5% circa di emorragie subaracnoidee (ESA). Queste ultime si verificano in un'età più giovanile rispetto alle altre - in genere prima dei 45 anni, prevalgono nel genere femminile e si associano ad un tasso di mortalità più alto, pari al 33% a distanza di 48 ore dall'esordio dei sintomi ed al 40-50% a distanza di 30 giorni. Il 12% circa dei pazienti decede prima di aver ricevuto attenzione medica ed il 50% dei sopravvissuti riporta una disabilità permanente. Analogamente a quanto osservato per l'ictus ischemico, la prevalenza delle emorragie cerebrali è quasi raddoppiata dal 1990 al 2010, passando dall'1,0% all'1,9%, come risultato della globale riduzione della mortalità, soprattutto nei paesi a più alto reddito.

L'ipertensione arteriosa è la causa principale, seguita dall'arteriopatia amiloidotica cerebrale, dall'utilizzo di anticoagulanti, dall'abuso di alcool e dalla assunzione di droghe.

Riguardo i **meccanismi eziopatogenetici**, l'**emorragia intraparenchimale** è dovuta alla rottura di un vaso arterioso o allo stravaso di sangue nel parenchima cerebrale, con possibile invasione dello spazio subaracnoideo o del sistema ventricolare. Essa si definisce a *"sede tipica o putaminale"* (rappresentando il 50% circa dei casi) se localizzata nelle strutture profonde, coinvolgendo il nucleo lenticolare, il talamo e la capsula interna. Sono principalmente la conseguenza di un'ipertensione arteriosa mal controllata, che determina la rottura di un ramo arterioso lenticolo-striato, le cui pareti vasali presentano, specialmente negli strati di intima e media, fenomeni degenerativi di ialinosi e necrosi fibrinoide. Le emorragie *"a sede atipica"* si localizzano, in genere, nella sostanza bianca frontale, parietale o parieto-occipitale, mentre le sedi sottotentoriali più frequenti sono il ponte ed il nucleo dentato del cervelletto. Tra le principali cause di emorragie cerebrali a sede atipica, che andranno pertanto specificatamente indagate poiché richiedono approcci terapeutici diversi e mirati, vi sono le *malformazioni vascolari* (aneurismi, malformazioni arterovenose, angiomi venosi, cavernomi, teleangectasie); responsabili del 5% circa delle emorragie,in particolare nel caso di rottura di aneurismi; l'*angiopatia amiloide*, caratterizzata da un deposito di sostanza amiloide nella parete delle arteriole cerebrali di piccolo e medio calibro, soprattutto a livello corticale o leptomeningeo, con successiva rottura di queste ultime e comparsa di petecchie superficiali o emorragie lobari nei casi più gravi; i *tumori cerebrali* (alcuni oncotipi sono più spesso responsabili di sanguinamento intralesionale, quali i glioblastomi, le metastasi dei carcinomi bronchiale, renale, melanoma), o la *trasformazione emorragica di un infarto cerebrale ischemico*: tale condizione si verifica nel 30-40% degli infarti sopratentoriali non lacunari ed avviene di solito entro 3-10 giorni dall'ictus. Nella maggior parte dei casi il sanguinamento è modesto ma nel 2-10% gli infarti sopratentoriali hanno una trasformazione emorragica massiva, che può provocare il peggioramento del deficit neurologico, un'alterazione della coscienza o addirittura il decesso. Il rischio di emorragia cerebrale è più elevato quando l'infarto è di origine cardioembolica, soprattutto se l'area ischemica è vasta. Le *coagulopatie* possono provocare sanguinamenti intracranici, ma i disturbi della coagulazione *iatrogeni* sono di gran lunga più frequenti. Il rischio di emorragia cerebrale secondaria alla somministrazione cronica di anticoagulanti orali è di circa l'1% all'anno (8 volte circa l'incidenza nei soggetti non trattati); nei tre quarti dei casi è stato riscontrato un aumento del tempo di protrombina oltre il limite superiore. Anche per il trattamento con antiaggreganti è stato dimostrato un rischio di emorragia cerebrale minimo, tuttavia più elevato rispetto ai controlli. L'abuso di *sostanze simpaticomimetiche* e di *alcoolici* favorisce, nel primo caso, la presenza di emorragia in sede tipica secondaria al rialzo pressorio e, nel secondo caso, una emorragia lobare.

Emorragia subaracnoidea (ESA). Si intende un versamento di sangue nello spazio subaracnoideo, compreso tra l'aracnoide e la pia madre, contenete liquor. L'ESA rappresenta il 3-5%

di tutti gli ictus cerebrali e può conseguire alla rottura di un aneurisma (es. sacciforme) di una malformazione artero-venosa o essere la conseguenza di un trauma cranico. Nei soggetti sani di età media intorno ai 50 anni, la prevalenza di aneurismi non rotti è pari al 3,2% ed è incrementata in presenza di un tumore cerebrale (3,6%), adenoma ipofisario (2,0%) e sesso femminile. Gli aneurismi si situano nel 42% dei casi a livello della carotide interna e dell'arteria comunicante posteriore, nel 35% a livello delle arterie cerebrali medie. Il rischio di rottura di un aneurisma di 25 mm è pari all'8,9% all' anno. Un aneurisma del circolo posteriore ha maggiori probabilità di rottura rispetto a quello del circolo anteriore. Cause scatenanti la rottura sono gli sforzi fisici e qualunque condizione provochi un improvviso aumento della pressione arteriosa; va sottolineato, tuttavia, che nel 15% dei casi di ESA non si evidenzia alcuna formazione aneurismatica. Il rischio di rottura di un aneurisma sacciforme cerebrale dipende dalle dimensioni e sede dell'aneurisma, dall'età, gruppo etnico (maggiore, per es. per il gruppo giapponese e finlandese rispetto al gruppo indoeuropeo) e sesso del paziente, dalla pregressa storia di ipertensione, dalla presenza di una precedente ESA.

Le **manifestazioni cliniche** dell'emorragia cerebrale variano in rapporto alla sede ed all'estensione della lesione. I sintomi possono avere andamento subdolo, con peggioramento progressivo da pochi minuti ad alcune ore, o più massivo. Cefalea, vomito, perdita di coscienza sono frequentemente associati ma la loro assenza non deve indurre ad escludere la diagnosi di sanguinamento cerebrale; se l'emorragia è massiva, può associarsi perdita di coscienza a ad andamento ingravescente e prognosi infausta. Per lesioni di dimensioni più piccole (1-2 cm) il deficit motorio è costante e può associarsi a disturbi sensitivi, del campo visivo, del linguaggio o ad eminattenzione; emorragie nelle altre sedi tipiche si manifesteranno con una sindrome talamica (10-20% dei casi circa), pontina (5% dei casi circa), cerebellare (10% dei casi circa).

Al momento della rottura, talora in relazione al torchio addominale o ad uno sforzo prolungato, si manifesta una cefalea intensa con dolore acuto e lancinante a tutto il capo, spesso, ma non sempre, localizzato alla nuca e che può persistere diversi giorni, accompagnato da nausea e vomito a getto; la rigidità nucale e la papilla da stasi sono segni frequenti ma possono comparire anche tardivamente. Nelle prime ore, a volte, possono comparire crisi comiziali parziali o generalizzate. La presenza di un disturbo di coscienza, non in relazione alla crisi, ha valore prognostico sfavorevole.

Il **rischio di complicanze cerebrali** (come il vasospasmo, il risanguinamento, l'idrocefalo) è molto elevato entro le prime tre settimane. Il *risanguinamento* è la complicanza più temibile, essendo la mortalità in questi casi doppia rispetto a quella dei pazienti con un solo sanguinamento. Esso è pari al 2-3% durante le prime 24 ore, per diminuire all'1-2% entro il primo mese ed al 2% annuo dopo 3 mesi dalla prima emorragia. Il *vasospasmo* è un fenomeno che interessa le arterie della base cranica ed è causato dalla presenza, nello spazio subaracnoideo ed intorno ai vasi, di sostanze vasocostrittrici, prodotte dal coagulo; esso si verifica in un caso su due, può essere diffuso a tutto l'albero del Willis o circoscritto alla parete adiacente l'aneurisma; nel 30% dei casi fa seguito un infarto cerebrale di dimensioni e localizzazione variabili. L'*idrocefalo* può essere una complicanza precoce, verificandosi entro 72 ore come idrocefalo ostruttivo (20-30% dei casi), o una complicanza tardiva (20% dei casi) verificandosi come idrocefalo comunicante, con i segni tipici dell'idrocefalo normoteso.

La **gestione acuta dell'emorragia subaracnoidea** da rottura di un aneurisma intracranico prevede il confezionamento di uno stent, preceduto da tempestive misure atte a garantire le funzioni vitali e l'impostazione di una terapia farmacologica volta ad evitare lo spasmo vasale. Quest'ultima si avvale dell'utilizzo dei farmaci calcio-antagonisti, associati ad un'adeguata idratazione, e deve sempre essere associata al controllo dei valori pressori, prima che il paziente affronti la sala angiografica.

Nel caso in cui ci si trovi in presenza di una emorragia in sede tipica (es gangli della base in pazienti con corso di rialzo pressorio) tale emorragia in genere non viene evacuata, a meno che le dimensioni non raggiungano un valore tale da determinare uno *shift* delle strutture delle linea mediana o uno stato di ipertensione endocranica, o un peggioramento improvviso ed importante delle condizioni cliniche del paziente (peggioramento del deficit sensitivo-motorio e, soprattutto, un peggioramento dello stato di coscienza). Per le emorragie della fossa cranica posteriore (es. emorragie cerebellari) le indicazioni chirurgiche sono più stringenti, perché anche un'emorragia di 5 cm di diametro può determinare, soprattutto se associata ad una quota edemigena, una compressione del tronco encefalo con rapido peggioramento dello stato di coscienza e disfunzioni vegetative. Se l'emorragia si è verificata in corso di terapia anticoagulante, oltre a sospendere la terapia e si deve fornire supporto emodinamico.

Bibliografia

Adams and Victor's. Principles of Neurology, Mc Graw Hill. Nona edizione, 2009)

Alexandrov A.W., Tsivgoulis G., Hill MD, et al. HeadPoST: Rightly positioned, or flat out wrong?Neurology 2018;90:885-9. doi:10.1212/WNL.0000000000005481

Anderson C.S., Olavarría V.V. Head Positioning in Acute Stroke. Stroke. 2018 Dec 11:STROKEAHA118020087. doi: 10.1161/STROKEAHA.118.020087. Epub ahead of print. PMID: 30580740.

Ascione S., Ripa O., Grimaldi G. (2020) Ictus a possibile doppia genesi. Cardioembolica o aterotrombotica? *Italian Journal of Medicine* 8(2):100-110

Ashcraft S., Wilson S.E., Nyström K.V., Dusenbury W., Wira C.R., Burrus TM; American Heart Association Council on Cardiovascular and Stroke Nursing and the Stroke Council. Care of the Patient With Acute Ischemic Stroke (Prehospital and Acute Phase of Care): Update to the 2009 Comprehensive Nursing Care Scientific Statement: A Scientific Statement From the American Heart Association. *Stroke*. 2021 May;52(5):e164-e178. doi: 10.1161/STR.0000000000000356. Epub 2021 Mar 11. PMID: 33691468.

AVERT Trial Collaboration group. Efficacy and safety of very early mobilisation within 24 h of stroke onset (AVERT): a randomised controlled trial. Lancet. 2015 Jul 4;386(9988):46-55. doi: 10.1016/S0140-6736(15)60690-0. Epub 2015 Apr 16. Erratum in: Lancet. 2015 Jul 4;386(9988):30. Erratum in: Lancet. 2017 May 13;389(10082):1884. PMID: 25892679.

Barone P., Brunetti A., Cappabianca P., et al. (2012) Sistema Nervose. Neurologia, Neurochirurgia e Neuroradiologia. Ed Idelson Gnocchi Napoli

Brugnolli A., Ambrosi E. Alimentazione e assistenza ai principali problemi dello stato nutrizionale. In Saiani L, Brugnolli A (a cura di). Trattato di cure infermieristiche. Idelson Gnocchi Editore 2020; terza edizione.

Camak D.J. Addressing the burden of stroke caregivers: a literature review. J Clin Nurs. 2015 Sep;24(17-18):2376-82. doi: 10.1111/jocn.12884. Epub 2015 Jun 10. PMID: 26095074.

Campbell B.C.V., Khatri P. Stroke. Lancet. 2020 Jul 11;396(10244):129-142. doi: 10.1016/S0140-6736(20)31179-X. PMID: 32653056.

Caulo, M. Segni precoci e tardivi di neuroimaging dell'ischemia cerebrale. La gestione dello Stroke in fase acuta: Epidemiologia, clinica, riabilitazione. 17-18 marzo 2017. Auditorium Rettorato - Campus dell'Università "G. d'Annunzio" Chieti.

Creutzfeldt C.J., Holloway R.G., Curtis JR. Palliative care: a core competency for stroke neurologists. Stroke. (2015) 46:2714– 9. doi: 10.1161/STROKEA HA.115.008224

De Mercurio I., Di Vincenzo S., Karaiannis A., et al. Guida per i familiari della persona con Neglect A cura delle logopediste, Fondazione Santa Lucia IRCCS, Roma

Dehkharghani S, editor. Stroke [Internet]. Brisbane (AU): Exon Publications; 2021 Jun 18. PMID: 34279867.

Denissen S, Staring W, Kunkel D, Pickering RM, Lennon S, Geurts ACH, Weerdesteyn V, Verheyden GSAF. Interventionsfor preventing falls in people a+er stroke. Cochrane Database of Systematic Reviews 2019, Issue 10. Art. No.: CD008728. DOI:10.1002/14651858.CD008728.pub3.

Di Blasio F. (2020) Ictus ischemico: assistenza in fase acuta. *Italian Journal of Medicine* 8 (2) e7

Dyer S., Mordaunt D.A., Adey-Wakeling Z. Interventions for Post-Stroke Shoulder Pain: An Overview of Systematic Reviews. Int J Gen Med. 2020 Dec 7;13:1411-1426. doi: 10.2147/IJGM.S200929. PMID: 33324087; PMCID: PMC7732168.

ElHabr A.K., Katz J.M., Wang J., Bastani M., Martinez G., Gribko M., Hughes D.R., & Sanelli, P. (2021). Predicting 90-day modified Rankin Scale score with discharge information in acute ischaemic stroke patients following treatment. BMJ neurology open, 3(1), e000177. *https://doi.org/10.1136/bmjno-2021-000177*

Fox C. Ischemic stroke in children and young adults: Epidemiology, etiology and risk factors. Literature review current through: Feb 2020. | This topic last updated: Jul 09, 2019 published on: up to date.

Geisler T., Mengel A., Ziemann U., Poli S. Management of Embolic Stroke of Undetermined Source (ESUS). Drugs. 2018 Jun;78(8):823-831. doi: 10.1007/s40265-018-0912-8.

Gittler M., Davis A.M. Guidelines for adult stroke rehabilitation and recovery. JAMA (2018) 319:820. doi: 10.1001/jama.2017.22036

Gong L., Wang Y., Shi J. Enteral nutrition management in stroke patients: a narrative review. Ann Palliat Med. 2021 Oct;10(10):11191-11202. doi: 10.21037/apm-21-2922. PMID: 34763477.

Hamilton H., Dale S., McElduff B., Craig L.E., Fasugba O., McInnes E., Alexandrov A.W., Cadilhac D.A., Lightbody E., Watkins D.C., Middleton S. The role of stroke nurses in thrombolysis administration in Australia and the United Kingdom: A cross-sectional survey of current practice. J Clin Nurs. 2022 Jan;31(1-2):158-166. doi: 10.1111/jocn.15892. Epub 2021 Jun 1. PMID: 34075640.

Hifumi T., Yamakawa K., Shiba D., Okazaki T., Kobata H., Gotoh J., Unemoto K., Kondo Y., Yokobori S.; Japan Resuscitation Council (JRC) Neuroresuscitation Task Force and the Guidelines Editorial Committee. Head positioning in suspected patients with acute stroke from prehospital to emergency department settings: a systematic review and meta-analysis. Acute Med Surg. 2021 Feb 9;8(1):e631. doi: 10.1002/ams2.631. PMID: 33604055; PMCID: PMC7871203.

Holloway R.G., Arnold R.M., Creutzfeldt C.J., Lewis E.F., Lutz B.J., McCann R.M., Rabinstein A.A., Saposnik G., Sheth K.N., Zahuranec D.B., Zipfel G.J., Zorowitz R.D.; American Heart Association Stroke Council, Council on Cardiovascular and Stroke Nursing, and Council on Clinical Cardiology. Palliative and end-of-life care in stroke: a statement for healthcare professionals from the American Heart Association/American Stroke Association. *Stroke.* 2014 Jun;45(6):1887-916.

Langhorne P., Collier J.M., Bate P.J., Thuy M.N., Bernhardt J. Very early versus delayed mobilisation after stroke. Cochrane Database Syst Rev. 2018 Oct 16;10(10):CD006187. doi: 10.1002/14651858.CD006187.pub3. PMID: 30321906; PMCID: PMC6517132.

Marangolo P. & Pisano F. (2020) Conversational Therapy in Aphasia: From Behavioral Intervention to Neuromodulation. Seminars in speech and language/volume 41, number 1, 2020;41:61–70. DOI: 10.1055/s-0039- 3399500

Milia P., Regesta G. La riabilitazione dell'ictus. Italian Journal of Medicine 2020; volume 8(2):142-152

Mores G., Whiteman R., Ploeg J., Knobl, P., Cahn, M., Klaponski L.,... Fisher, K. (2018). An Evaluation of the Family Informal Caregiver Stroke Self-Management Program. Canadian Journal of Neurological Sciences / Journal Canadien Des Sciences Neurologiques, 45(6), 660-668. doi:10.1017/cjn.2018.335

Murphy SJ, Werring DJ. Stroke: causes and clinical features. Medicine (Abingdon). 2020 Sep;48(9):561-566. doi: 10.1016/j.mpmed.2020.06.002. Epub 2020 Aug 6. PMID: 32837228; PMCID: PMC7409792.

Murphy, S. J., & Werring, D. J. (2020). Stroke: causes and clinical features. Medicine (Abingdon, England: UK ed.), 48(9), 561–566. *https://doi.org/10.1016/j.mpmed.2020.06.002*

Oliveira-Filho J., Mullen LT. (2021) Initial assessment and management of acute stroke UpToDate®

Oliveira-Filho J., Mullen LT.(2021) Initial assessment and management of acute stroke UpToDate®

Osawa A, Maeshima S. Unilateral Spatial Neglect Due to Stroke. In: Dehkharghani S, editor. Stroke [Internet]. Brisbane (AU): Exon Publications; 2021 Jun 18. Chapter 7. PMID: 34279889.

Phipps MS, Cronin CA. Management of acute ischemic stroke. BMJ. 2020 Feb 13;368:l6983. doi: 10.1136/bmj.l6983. PMID: 32054610.

Powers W.J., Rabinstein A.A, Ackerson T., Adeoye O.M., Bambakidis N.C., Becker K., et al. Guidelines for the early management of patients with acute ischemic stroke: a guideline for healthcare professionals from the American Heart association/american stroke association. Stroke (2018) 49:e46–110. doi: 10.1161/STR.0000000000000158

Praveen Kumar P. (2019) Hemiplegic shoulder pain in people with stroke: present and the future. Pain Management 2019 9:2, 107-110

Re L.G., Paolo R. Le cadute post ictus: fattori di rischio e prevenzione. Rivista L'Infermiere 2

Riva L., Urbinati S., Di Pasquale G. Interazioni cuore-cervello. G Ital Cardiol 2019; 20 (5): 265-278

SPREAD – Stroke Prevention and Educational Awareness Linee guida italiane di prevenzione e trattamento dell'ictus cerebrale Diffusion. Stesura del 21 luglio 2016

SICP, SIN Borreani C. Marson R., Orsi L.,Veronese S., Moretto G., Pucci E.,Tarquini D. (2018) Le cure palliative nel malato neurologico. Documento intersocietario SICP-SIN

Steigleder T., Kollmar R., & Ostgathe C. (2019). Palliative Care for Stroke Patients and Their Families: Barriers for Implementation. Frontiers in neurology, 10, 164. https://doi.org/10.3389/fneur.2019.00164

Stornello M., Sanzaro E. Epidemiologia e classificazione dell'ICTUS. Italian Journal of Medicine 2020; 8(2):e2

Tsai P.C., Yip P.K., Tai J.J., & Lou M.F. (2015). Needs of family caregivers of stroke patients: a longitudinal study of caregivers' perspectives. Patient preference and adherence, 9, 449–457. https://doi.org/10.2147/PPA.S77713

Walsh K. Management of shoulder pain in patients with stroke Postgrad Med J 2001;77:645–649

Williams L.J., Kernot J., Hillier S.L., Loetscher T. Spatial Neglect Subtypes, Definitions and Assessment Tools: A Scoping Review. Front Neurol. 2021 Nov 24;12:742365. doi: 10.3389/fneur.2021.742365. PMID: 34899565; PMCID: PMC8653914.

Yang F., Lees J., Simpkins C., Butler A. Interventions for preventing falls in people post-stroke: A meta-analysis of randomized controlled trials. Gait Posture. 2021 Feb;84:377-388. doi: 10.1016/j.gaitpost.2020.11.034. Epub 2021 Jan 9. PMID: 33476831.

Yin C., Qi L., & Jing X. (2021). Effect of standardized nursing cooperation on intravenous thrombolysis with recombinant tissue plasminogen activator in acute ischemic stroke. American journal of translational research, 13(10), 11925–11931.

Żdanowicz A.,Wiszniewska M., Domagalski M. (2019) Cooperation between the Doctor and Nursing Staff in the Proces of Diagnosis and Thrombolytic Treatment of Patients in Acute Stroke Period. The Journal of Neurological and Neurosurgical Nursing. 8(1):37–43

Zinni R. (2021) Il nursing nel paziente afasico: una review NEU:1-17

12 I molteplici problemi del paziente oncologico in trattamento

Alessandra Milani, Anna Brugnolli, Lorenza Fedrozzi,
Antonella Ferro, Elisa Ambrosi, Silvia Gonnella

I molteplici problemi della persona in trattamento

I pazienti affetti da cancro sperimentano vari sintomi collegati al cancro e al suo trattamento; si tratta di sintomi complessi, spesso associati tra loro e che peggiorano la qualità della vita dei pazienti. Dall'osservazione clinico-assistenziale dei sintomi e problematiche associate alla malattia e al trattamento si è riscontrata l'esistenza di sintomi interconnessi, chiamati *"cluster di sintomi"*. Un cluster di sintomi è definito come un gruppo stabile di due o più sintomi che si verificano contemporaneamente e correlati tra loro. Tuttavia, non è del tutto chiaro se i cluster di sintomi rimangano stabili nel tempo, sono stati, infatti, dimostrati dei cambiamenti dinamici e temporali dell'esperienza di cluster di sintomi in base al periodo di trattamento: prima, durante e dopo il completamento della chemioterapia e/o della radioterapia. I gruppi di sintomi maggiormente sperimentati e identificati in vari studi sono:

- sintomi "psicologici o emotivi" quali sensazione di tristezza, preoccupazione, depressione e ansia;
- sintomi "comportamentali della malattia o sintomi di malattia": dolore, fatica, sonno disturbato, sonnolenza e mancanza di appetito;
- sintomi "collegati al trattamento", sono collegati alle complicanze del trattamento ed evolvono nel tempo. In questo capitolo sono affrontati prevalentemente questi ma l'assistenza infermieristica deve contemplare un approccio olistico che consideri tutte le dimensioni dell'esperienza di malattia.

I sintomi possono avere un impatto su una varietà di esiti tra cui: capacità funzionale, costi, morbilità e co-morbidità, e qualità di vita, pertanto la gestione dei sintomi mira ad alleviarne o ritardarnee gli esiti negativi. Per valutare la gravità dei sintomi sperimentati dai pazienti con il cancro e l'interferenza con la vita quotidiana causata da questi sintomi è utilizzato lo strumento self report (autocompilato dal paziente) *"MD Anderson Symptom Inventory (MDASI)"*, una misura di esito riferita dal paziente (PRO) per uso clinico e di ricerca, composta da 13 item di sintomi "principali" individuati per la loro maggiore frequenza e/o gravità nei pazienti con vari tipi di cancro e di trattamento. Sono disponibili anche moduli MDASI specifici per il sito di malattia e per il trattamento (disponibili al link https://www.mdanderson.org/).

La *MD Anderson Symptom Inventory (MDASI)* generale è composta da due parti:

- prima parte: analizza con una scala NRS (numeric rating scale) da 0 (non presente) a 10 (il peggiore), 13 sintomi sperimentati nelle ultime 24 ore: dolore, fatigue, nausea, disturbi del sonno, distress, difficoltà a respirare, difficoltà a ricordare, mancanza di appetito, sonnolenza, bocca secca, tristezza, vomito, intorpidimento/trivellamento;
- seconda parte: analizza sempre su una scala da 0 (nessuna interferenza) a 10 (completa interferenza) l'interferenza dei sintomi nella vita quotidiana: camminare, attività, lavoro (compresi i lavori domestici), relazioni con altre persone, godere della vita e umore.

La *MDASI* ha diversi vantaggi rispetto ad altre scale di valutazione dei sintomi:

- valuta sia la gravità dei sintomi che l'interferenza dei sintomi con la vita quotidiana;
- valuta in modo efficace e nel più breve tempo possibile l'effetto di un intervento terapeutico;
- si applica ampiamente a tutti i tipi di cancro e trattamenti;
- può essere adattata a specifici tipi di cancro, siti e trattamenti (moduli specifici);
- la sua scala 0-10 è facile da capire e completare per i pazienti.

La gestione dei sintomi è una parte importante del piano di cura delle persone affette da cancro, pertanto gli obiettivi che l'assistenza si pone sono:

- educare il paziente al riconoscimento precoce di sintomi o problemi correlati alla malattia e/o trattamento;
- sviluppare comportamenti di self care efficaci e basati su prove di efficacia per prevenire e/o rallentare l'evoluzione dei sintomi/problemi o per alleviarli quando presenti;
- incoraggiare la continua partecipazione del paziente alle attività e alle decisioni;
- istruire il paziente e/o famigliari rispetto ai regimi terapeutici prescritti;
- incoraggiare l'assistito ad esperimere i propri sentimenti e preoccupazioni e fornire sostegno psico-sociale

Fornire informazioni ai pazienti e ai loro familiari/caregiver, in tutte le fasi della malattia, è uno dei più importanti elementi della terapia di supporto in oncologia. Una informazione adeguata contribuisce a ridurre l'incertezza, a rafforzare nel paziente un senso di controllo, e aiuta il malato a prendere decisioni. Alcuni autori definiscono il concetto di informazione al paziente come un "tipo di supporto per orientarsi nel territorio delle conoscenze della malattia e dell'assistenza". Un processo dinamico, nel quale i pazienti interpretano le informazioni che ritengono importanti, e se lo desiderano si rivolgono ai professionisti per avere indicazioni e chiarimenti. Una difficoltà considerevole in questo senso è costituita dal fatto che le preferenze informative dei pazienti possono differire su vari aspetti (ad esempio in termini di grado di dettaglio e contenuto delle informazioni che desiderano ricevere, delle fonti informative preferite, ecc.), e variare nel tempo lungo il percorso di cura sia dei pazienti che dei loro familiari (Linee guida AIOM, 2019). Nei pazienti oncologici, la capacità di resilienza – definita come un processo dinamico di adattamento alle avversità associate alla diagnosi e alla malattia, nonché ai sintomi fisici e psicosociali legati al trattamento – è stata riportata come un fattore associato a meno ansia e depressione, nonché a un livello di attività fisica più elevato e, in definitiva, a una migliore qualità di vita. Il supporto sociale – assistenza emotiva, informativa e strumentale da parte di altri – aiuta i pazienti a mantenere un livello accettabile di qualità della vita e un migliore controllo dei sintomi. Allo stesso modo, l'ottimismo contribuisce alla resilienza; l'ottimismo specifico per il trattamento (cioè le aspettative ottimistiche riguardo al trattamento in corso) può consentire ai pazienti con cancro di affrontare più efficacemente le loro esperienze e ha dimostrato di essere associato a migliore aderenza a comportamenti di self care.

In questo capitolo si è scelto di affrontare le ***problematiche associate ai trattamenti del paziente oncologico***, lasciando ad altre fonti i contenuti sulla genesi e trattamento del cancro.

Mucosite

La mucosite è un'infiammazione della mucosa del cavo orale e/o del tratto gastro-intestinale, caratterizzata dalla presenza di eritema o ulcerazioni, che rappresenta una complicanza comune dei trattamenti antineoplastici.

Le mucositi sono considerate tra le più comuni complicanze della radio e chemioterapia e delle malattie neoplastiche; alcune volte sono la causa della riduzione o della sospensione del trattamento. Gli effetti delle radiazioni ionizzanti e della chemioterapia si manifestano, sia sulle cellule sane, che sulle cellule neoplastiche, sia a livello nucleare che citoplasmatico interferendo con la mitosi cellulare.

La mucosite può essere limitata al cavo orale e in questo caso è accompagnata da segni e sintomi quali: disfagia, dolore con conseguente ipoalimentazione, calo ponderale; oppure interessare il tratto gastrointestinale con comparsa di nausea, vomito, diarrea, distensione e crampi intestinali, dolore (Elad et al., 2020).

La mucosite orale si presenta nel 20% - 40% dei pazienti sottoposti a chemioterapia a dosaggio standard; la frequenza è più alta, oltre l'80% nei pazienti sottoposti a chemioterapia ad alte dosi, ad esempio per il trapianto di cellule ematopoietiche, e nei pazienti che ricevono radioterapia sul distretto testa-collo (Lalla et al., 2014). I pazienti che sviluppano mucosite hanno un rischio doppio di sviluppare infezioni e un aumento di quattro volte il rischio di morte rispetto ai pazienti che non sviluppano questa tossicità (Brown & Gupta, 2020).

Patogenesi e meccanismi fisiopatologici della mucosite

La patogenesi della mucosite è un fenomeno complesso per la continua pubblicazione di articoli scientifici capaci di illustrare la comprensione di nuovi dettagli nei meccanismi biologici coinvolti nello sviluppo di questa complicanza. La ricerca scientifica ha permesso di mettere in luce dei mediatori di questa tossicità: il microbioma, il sistema immunitario del paziente e l'alterata funzionalità della mucosa.

I trattamenti chemioterapici e radioterapici producono un cambiamento del microbioma, riducendone la differenziazione delle specie e permettendo la proliferazione di proteobatteri, tra i quali alcune specie anaerobie facoltative come l'E.coli e la Salmonella spp. La modificazione del microbioma induce un'alterazione della capacità di metabolizzare nutrienti, xenobiotici e di produrre sostanze fondamentali quali vitamine, acidi grassi a catena corta, sostanze antiossidanti.

Il processo di sviluppo della mucosite orale è molto complesso e comprende cinque fasi: inizio, risposta primaria al danno, amplificazione del segnale, ulcerazione e guarigione (Kusiak et al., 2020):

1) **fase iniziale.** L'inizio della mucosite orale richiede un danno al DNA che causa la mancanza di capacità di proliferazione nelle cellule basali dell'epitelio. La somministrazione di un trattamento antineoplastico induce un danno cellulare che favorisce la produzione di radicali liberi: molecole chimicamente reattive contenenti Ossigeno Reactive Oxigen Species – ROS – a livello dell'epitelio basale e delle cellule della sottomucosa. Pertanto una parte della tossicità conseguente al trattamento chemioradioterapico è correlata alla formazione di radicali liberi e quindi allo "stress ossidativo" indotto dal trattamento. In questa fase il danno subepiteliale con l'apoptosi dei fibroblasti e delle cellule endoteliali del microcircolo è più precoce della morte epiteliale, il danno in effetti è nella sottomucosa piuttosto che nell'epitelio. Per cui, durante il danno iniziale, abbiamo un'assenza di lesioni cliniche visibili.
2) **fase di risposta al danno primario.** Lo stress ossidativo chemio-radioindotto disturba, con interferenze a livello recettoriale e post-recettoriale, il complicato intreccio di segnali biochimici che governa l'omeostasi cellulare. Nella risposta primaria al danno si osserva l'attivazione di fattori di trascrizione, che si traduce in un'upregolazione di citochine pro-infiammatorie, modulatori di citochine, molecole di adesione, reagenti allo stress e metalloproteinasi di matrice. Questo porta all'assottigliamento dell'epitelio e alla distruzione della mucosa orale causata dalla lesione dei tessuti e dalla morte cellulare.
3) **fase di amplificazione del segnale.** L'amplificazione del segnale è la capacità di alcune delle molecole presenti nelle fasi precedenti di potenziare e rafforzare il danno tissutale. In quasta fase vi è la produzione di citochine infiammatorie quali IL-6, IL-1b e TNFa che inducono la morte cellulare. A livello della mucosa intestinale si ha un ottundimento dei villi e un'ablazione delle cripte, questo causa una iniziale perdita della capacità di barriera della mucosa con colonizzazione del microbiota disbiotico, produzione di ligandi di origine batterica come gli lipopolisaccaridi costituenti della membrana cellulare batterica dei Gram negativi [LPS] altamente infiammatori con infiltrazione infiammatoria, alterazione neuroimmunitaria. L'alterazione della motilità intestinale con la presenza di diarrea non è dovuta solo ad un'alterata capacità di assorbimento o secrezione dell'intestino, ma anche a cambiamenti neurali enterici. Secondo alcuni dati in vitro la glia enterica sarebbe in grado di mitigare l'alterata permeabilità intestinale da esposizione a citochine infiammatorie. La

manifestazione clinica della mucosite in questa fase può apparire in forma minima o subclinica.

4) **fase di ulcerazione.** Lo sviluppo dell'ulcerazione è la fase più significativa della mucosite a causa del fatto che è altamente sintomatica per il paziente. Il risultato del danno cellulare diventa clinicamente evidente, le lesioni nella mucosa possono essere visibili. Le ulcere sono colonizzate da batteri gram-positivi e gram-negativi presenti nel cavo orale. I prodotti del metabolismo batterico possono potenziare il danno della mucosa orale e stimolare un ulteriore rilascio di citochine pro-infiammatorie. In questa fase è presente una disbiosi con un elevato rischio di traslocazione e colonizzazione batterica che potrebbe portare allo sviluppo di sepsi.
5) **guarigione.** Questa fase corrisponde alla fine del trattamento antineoplastico con rigenerazione tessutale e guarigione della mucosa promosse dal riequilibrio del microbioma (Bowen et al., 2019; Brown & Gupta, 2020). La guarigione delle lesioni ulcerative nella mucosite orale è spontanea e richiede una serie di processi biologici che appaiono sullo strato della sottomucosa (**Figura 12.1**).

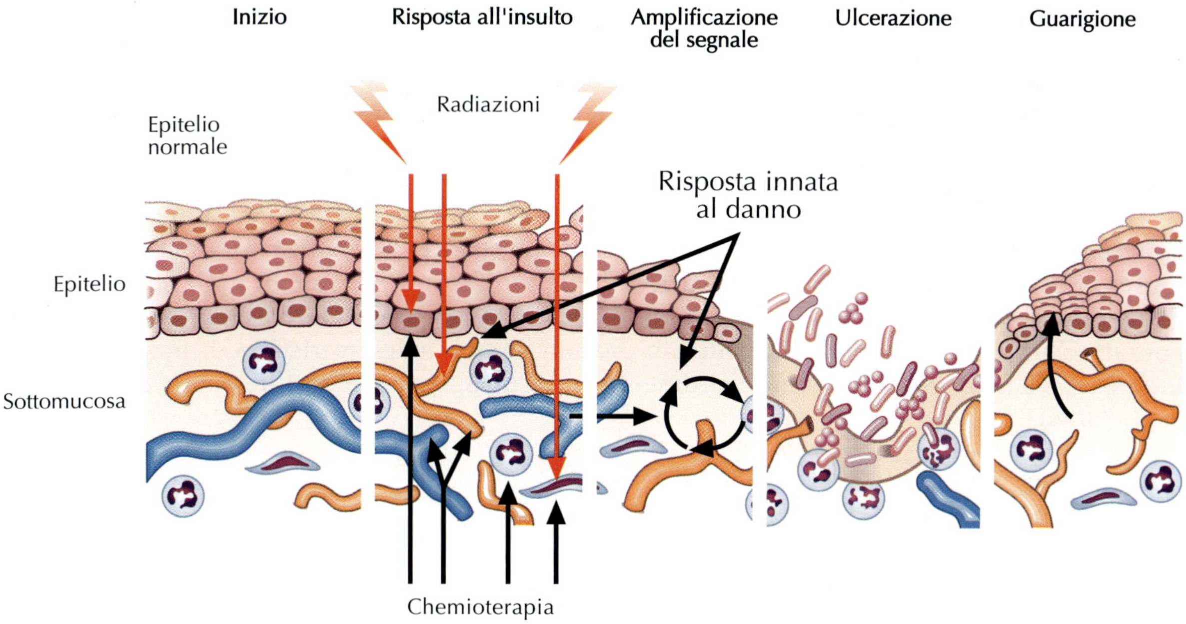

Figura 12.1 Stadi del processo biopatologico della mucosite (tratto da Sonis, 2007).

Fattori di rischio e aggravanti di mucosite

I fattori di rischio della mucosite orale possono essere divisi in 2 categorie: a) legate al trattamento e b) legate al paziente. Tuttavia, anche il tumore stesso può essere molto significativo.

I *fattori legati al trattamento* possono essere (Eilers, 2014; Al Dasooqi et al.,2013; Kusiak et al., 2020):

- **radioterapia** su regioni corporee sovrastanti aree rivestite da mucose, in particolare testa collo per la mucosa oro- faringea e addome per il tratto gastroenterico, pelvi per la mucosa genito-urinaria
- **la chemioterapia**, soprattutto quando somministrata ad alte dosi e/o quando si utilizzano agenti chemioterapici ad elevata muco tossicità come metotrexate, fluorouracile (5-FU), etoposide

- **combinazione di chemio e radioterapia**
- **utilizzo di farmaci a bersaglio molecolare.** Nei pazienti che ricevono inibitori di m-TOR [acronimo di *mechanistic target of rapamycin*, bersaglio meccanicistico della rapamicina, è una protein-chinasi che fosforila serina e treonina che regola la crescita, la proliferazione, la motilità e la sopravvivenza delle cellule, la sintesi proteica e la trascrizione] per il trattamento di tumori solidi la percentuale di mucosite orale è del 66%; un rischio elevato si ha anche con gli antiangiogenici inibitori della tirosin-chinasi (TKI), quali sunitinib, sorafenib, axitinib, pazopanib e cabozantinib. Non è a tutt'oggi chiaro il meccanismo con cui questi agenti inducano la mucosite, una possibile ipotesi potrebbe essere la scarsa guarigione a seguito di ripetuti microtraumi (Brown & Gupta, 2020).

I *fattori legati al paziente* sono l'età avanzata, l'indice di massa corporea, l'ambiente orale e le predisposizioni genetiche. Anche il sesso femminile gioca un ruolo significativo, poiché è stato dimostrato che le pazienti donne presentano un rischio maggiore di mucosite orale per i trattamenti con metotrexato e 5-fluorouracile (5-FU). La mucosite orale è una malattia che può riguardare anche i bambini; tuttavia i pazienti di età inferiore ai 10 anni presentano sintomi meno gravi e una mucosite orale legata alla chemioterapia di durata inferiore. Anche i fattori genetici giocano un ruolo essenziale nello sviluppo della mucosite orale. In primo luogo, i geni hanno un impatto sull'azione degli enzimi che metabolizzano i farmaci chemioterapici, per esempio un difetto della diidropirimidina deidrogenasi aumenterebbe il rischio di tossicità potenziale del 5-FU (5-Fluouracile). Tuttavia, le carenze enzimatiche note riguardanti la predisposizione alla mucosite orale sono rare.

Fattori aggravanti. L'intensità del danno può essere influenzata dalla co-presenza di *fattori aggravanti* collegati ad alcune caratteristiche e stili di vita dei pazienti quali: malnutrizione o presenza di cachessia neoplastica, alterazioni della produzione salivare, traumi della mucosa, co-morbidità (diabete, insufficienza renale, malattie reumatiche e del sistema immunitario), abitudine al fumo e/o alcol. I pazienti più giovani sono a maggior rischio di mucosite orale indotta da chemio-radioterapia probabilmente per il maggior tasso di mitosi epiteliale (Eilers et al., 2014).

Manifestazioni cliniche

A livello della mucosa orale i cambiamenti clinici sono visibili tipicamente 5-10 giorni dopo il trattamento antineoplastico; per i pazienti trattati con chemioterapia, sia a dosi standard che a dosi elevate, il danno alla mucosa inizia generalmente circa 3-4 giorni dopo l'infusione con una sensazione di irritazione della mucosa che si accompagna allo sviluppo di ulcere (Sonis, 2009; 2011). La mucosite tende poi ad aumentare di intensità raggiungendo il picco entro 2 settimane ed ha una risoluzione dopo circa 30 giorni dall'infusione della chemioterapia.

La mucosite da radioterapia ha invece un'insorgenza e risoluzione più lente. I pazienti trattati con radioterapia con dose cumulativa >30 Gy hanno elevata probabilità di sviluppare mucosite (Kusiak, et al., 2020); se la radioterapia è concomitante con chemioterapia (prevalentemente Cisplatino) l' irritazione/dolore alla mucosa orale si sviluppano già a partire dalla fine della prima settimana di trattamento. L'intensità della mucosite aumenta fino alla presentazione di ulcerazioni, generalmente entro la fine della seconda settimana, e si consolida in ulcere confluenti entro la fine della terza settimana raggiungendo il picco entro 30 giorni. In questi casi la mucosite solitamente persiste 2-4 settimane dopo l'ultima dose di radiazioni (Sonis, 2009; 2011). L'incidenza di alterazioni dell'alvo post-trattamento con stipsi e diarrea è stimata intorno al 49% con episodi che possono persistere fino a 10 anni dopo l'interruzione del trattamento (McQuade et al., 2020).

Segni e sintomi della mucosite in base alle zone interessate
A livello del cavo orale
alterazione della mucosa, per esempio eritema, lesioni, ulcere edema della mucosa e della lingua ulcerazione della mucosa, dolore alla deglutizione: odinofagia alterazioni del gusto: disgeusia difficoltà alla deglutizione: disfagia alterata secrezione di saliva per quantità e qualità: xerostomia
A livello del mediastino, tratto superiore digerente e respiratorio
raucedine o riduzione del tono di voce: disfonia alterazione della mucosa, per esempio eritema, lesioni, ulcere esofagite, faringite, tracheite pirosi gastrica, nausea e vomito
A livello addominale e/o piccolo bacino
alterazione della mucosa del tratto trattato a livello intestinale e/o vescica diarrea e disordini idroelettrolitici nausea e vomito dolore addominale tenesmo cistite, dolore e ematuria astenia

Mucosite orale. Storicamente il termine **mucosite orale e stomatite** sono stati usati dalla letteratura in modo intercambiabile, ma non riflettono lo stesso processo. La definizione di mucosite orale è emersa verso la fine degli anni ottanta per descrivere l'infiammazione della mucosa della bocca indotta da agenti chemioterapici e dalle radiazioni a livello testa collo. La stomatite, invece, si riferisce a qualsiasi condizione infiammatoria della bocca, che include le mucose, la dentizione e il periodonto ma può avere cause diverse da chemio-radio terapia (Eilers, 2014).

Clinicamente la mucosite orale è molto eterogenea: possono presentarsi edema, ulcerazioni/lesioni irregolari che possono essere associate ad aree periferiche eritematose, spesso coperte da pseudomembrane di essudato fibrinoso e cellule morte. Le lesioni più sintomatiche sono localizzate su pavimento della bocca, lati della lingua, palato molle ma possono interessare anche guance, labbra e zona ventrale della lingua. Meno frequentemente sono coinvolte le zone più cheratinizzate quali dorso della lingua, gengive e palato duro. I **sintomi della mucosite orale** variano dal bruciore al dolore di intensità elevata, possono presentarsi inoltre disgeusia, ovvero la difficoltà a percepire correttamente il gusto degli alimenti, disfagia, odinofagia, difficoltà nell'eloquio, disfonia, alterata secrezione di saliva. In presenza di xerostomia o iposcialia avviene una ridotta lubrificazione delle superfici della mucosa orale che aumenta la frizione dei cibi solidi contro i tessuti duri dentali con conseguente ostacolo alla masticazione, alla deglutizione e alla fonazione.

Mucosite gastrointestinale. La mucosite gastrointestinale si presenta con un'infiammazione e perdita di cellule nel rivestimento della barriera epiteliale del tratto gastrointestinale (GI). Clinicamente si manifesta con nausea, gonfiore e/o dolore addominale, vomito, diarrea grave, batteriemia e malnutrizione. La mucosite con le sue importanti manifestazioni cliniche rappresenta una causa frequente di riduzione della dose dei trattamenti antineoplastici o di dilazione nel tempo degli stessi, con possibile impatto sull'efficacia clinica e sugli esiti delle cure, sulla qualità di vita del paziente, oltre che sull'aumento delle degenze e dei costi sanitari (McQuade et al., 2020).

Gestione assistenziale della persona con mucosite orale

L'accertamento della mucosite si basa sulla valutazione delle caratteristiche della mucosa, sui sintomi del paziente e sulla valutazione dello stato funzionale. La valutazione clinica del paziente a rischio o con presenza di mucosite deve essere quotidiana e continuativa.

Accertamento della mucosite orale - stomatite

La valutazione delle mucose e dei fattori di rischio o aggravamenti è realizzata nella fase di pre-trattamento, durante tutto il periodo di trattamento e al follow up.

Valutazione nella fase pre-trattamento

Individuare i fattori e grado di rischio di sviluppare mucosite. I principali fattori da valutare sono:

- trattamento con agenti chemioterapici ad elevata muco tossicità quali antibiotici antitumorali es. bleomicina, taxani es. taxolo, antimetaboliti es. fluorouracile e methotrexate (5FU), agenti alchilanti es. cisplatino, carboplatino, antracicline es. doxorubicina, etoposide ad alte dosi, farmaci a bersaglio molecolare come sorafenib, sunitinib;
- dose di somministrazione del chemioterapico: alte dosi aumentano la probabilità di mucosite;
- schema di trattamento che prevede la combinazione di radio e chemioterapia;
- organi cavi rivestiti di mucosa nell'area di trattamento radiante; cavo-orale, faringe, laringe e ghiandole salivari nel trattamento capo-collo; intestino, retto, vescica nel trattamento addominale (Negrin et al. 2016).

Individuare presenza di fattori aggravanti il rischio di sviluppare mucosite. Ulteriori fattori che possono influenzare l'insorgenza e la severità della mucosite sono lo stato nutrizionale, i farmaci, la presenza di altre comorbidità, l'uso di fumo e alcol.

Analizzare con la persona assistita le abitudini all'igiene orale. Chiedere al paziente quante volte e in quali momento esegue l'igiene orale, quali prodotti utilizza, ad esempio colluttorio o filo interdentale, se ha una protesi dentale e di che tipo, se ha effettuato una visita di controllo dal proprio odontoiatra prima di iniziare il trattamento.

Ispezione del cavo orale e valutazione segni e sintomi.

Rilevare la presenza di problematiche del cavo orale nella fase di pre trattamento che potrebbero aumentare il rischio di mucosite, come ad esempio le malattie periodontali, gengiviti, carie.

Valutazione durante il trattamento e al follow-up

Verificare e addestrare la persona assistita, il famigliare su come valutare quotidianamente il cavo orale attraverso l'utilizzo di uno specchietto. Segnalare la presenza di segni di stomatite e/o sintomi, quali eritema, ulcerazioni, edema, sanguinamenti della mucosa, segni di infezione (ad esempio placche biancastre).

Nelle fasi iniziali della mucosite orale, essa si manifesta clinicamente solo come un eritema della mucosa, senza lesioni o ulcerazioni, e i pazienti lamentano solo una sensazione di bruciore. Anche se una tale forma di mucosite orale appare all'inizio della chemioterapia o delle radiazioni, in alcuni casi può non trasformarsi in stadi più gravi. Tuttavia, la maggior parte dei pazienti sviluppa forme più gravi di mucosite orale, che si manifestano come lesioni ulcerative profonde e molto dolorose di tutta la mucosa orale, che precludono le funzioni fisiologiche come la nutrizione o la deglutizione. Le ulcere che si verificano nella mucosite orale hanno manifestazioni cliniche significativamente diverse dalle ulcere associate alla stomatite aftosa o a qualsiasi trauma dentale. I confini delle ulcere della mucosite sono difficili da definire e non si osserva l'anello periferico di eritema, che è causato dalla mancanza di componenti infiammatorie. La localizzazione dei cambiamenti non è caratteristica; l'eritema e le ulcere associate alla mucosite orale possono apparire in tutte le aree della mucosa orale, ma più frequentemente sulla mucosa buccale, il pavimento della bocca, il palato molle e i bordi della lingua. In caso di ulcerazione localizzata sulla superficie dorsale della lingua, sulla gengiva o sul palato duro, si può sospettare un'altra eziologia.

La **Figura 12.2** rappresenta le sedi del cavo orale coinvolte nelle lesioni e visualizza alcune lesioni di diversa gravità.

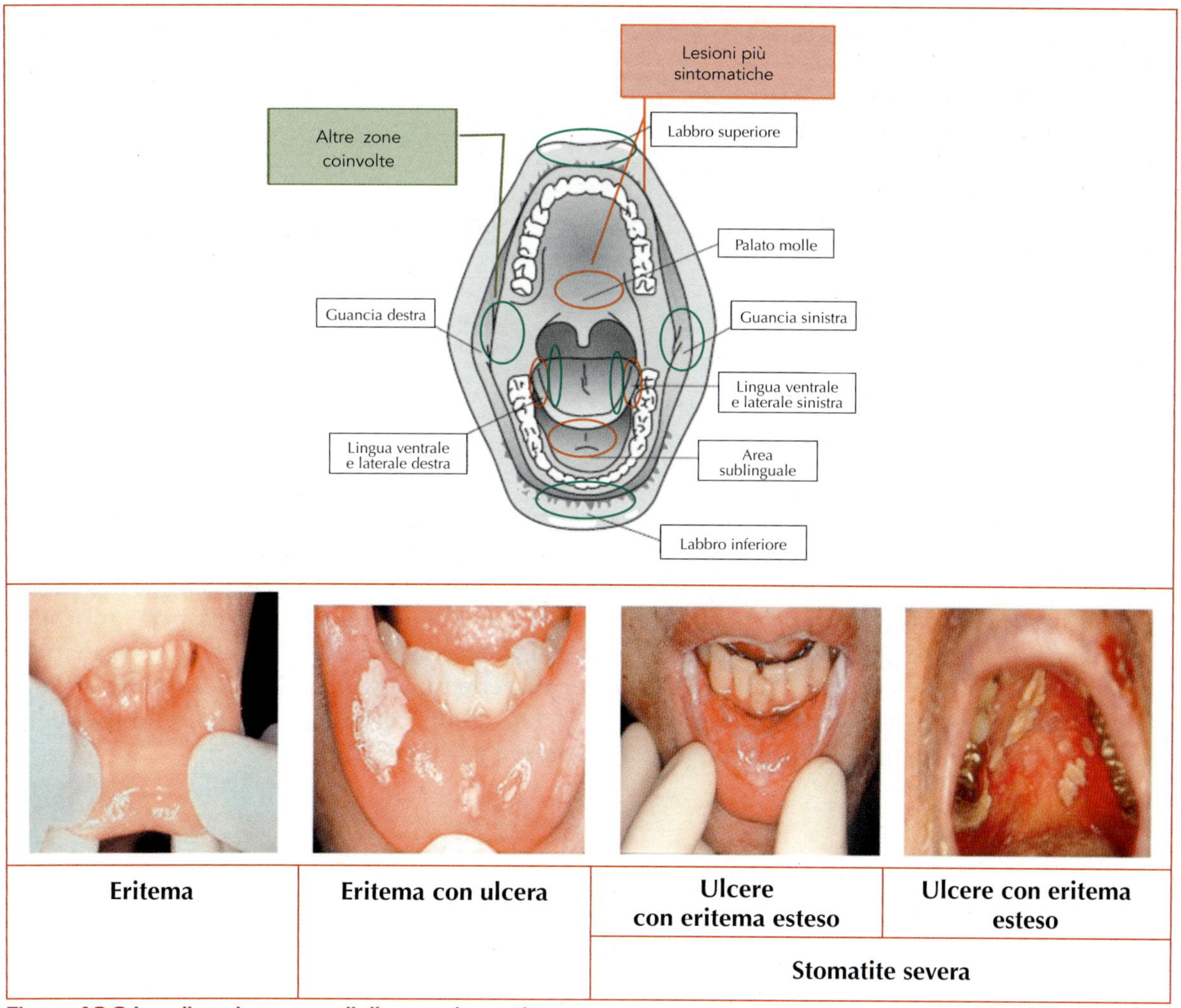

Figura 12.2 Localizzazione e gradi di mucosite orale.

Di seguito alcune categorie di valutazione complessiva del cavo orale.

Categoria	Metodi di valutazione	Descrizioni
Voce	Conversare con il paziente	Normale Più profonda o rauca Difficoltà a parlare o dolore
Deglutizione	Chiedere al paziente di deglutire. Per testare il riflesso faringeo, mettere delicatamente un abbassalingua sul retro della lingua e premere	Deglutizione normale Dolore durante la deglutizione Non in grado di deglutire
Labbra	Osservare e sentire i tessuti	Liscia, rosa e umide Secche o screpolate Ulcerazioni o sanguinamenti
Lingua	Sentire e osservare l'aspetto del tessuto	Rosa e umido e papille presenti Rivestimento o perdita di papille con aspetto lucido con o senza rossore Vesciche o screpolature
Salivazione	Inserire abbassalingua o un tampone nel cavo orale, toccare il centro della lingua e il pavimento della bocca	Acquosa Densa o viscosa Assente

Categoria	Metodi di valutazione	Descrizioni
Rivestimento mucoso	Osservare e ispezionare mucose	Rosa e umido Arrossato o rivestito (aumento della bianchezza) senza ulcerazioni Ulcerazioni con o senza sanguinamento
Gengiva	Premere delicatamente il tessuto	Rosa Edematosa con o senza rossore Sanguinamento spontaneo o sanguinamento con la pressione
Denti	Osservare l'aspetto dei denti	Puliti e senza detriti Placca o detriti in un'area localizzata (tra i denti) Placca o detriti generalizzati lungo la linea gengivale

Adottare delle scale validate per analizzare l'evoluzione del grado di mucosite orale. Per definire la severità della mucosite sono utilizzati vari **sistemi di graduazione** che incorporano criteri sia soggettivi che oggettivi, i più comunemente utilizzati sono: il *National Cancer Institute (NCI) Common Terminology Criteria for Adverse Events (CTCAE)* che gradua la severità della mucosite su una scala da 1 a 5 sulla base di risultati clinici e sintomatologici, quali sede in cui si manifesta, presenza di dolore e modificazioni dell'introito alimentare; la scala dell'OMS (WHO - World Health Organization) che si basa su 4 gradi e su criteri clinici relativi allo stato obiettivo delle mucose e all'alimentazione, ma non comprende il dolore (**Tabella 12.I**).

Tabella 12.I Scale WHO e NCI CTCAE versione 5.0

WHO		**NCI CTCAE versione 5.0** **Due dimensioni: Esame clinico/valutazione funzionale-sintomatica**	
Grado 0	Nessun Sintomo	**Grado 1**	Eritema della mucosa Asintomatico o sintomi lievi; intervento non indicato
Grado 1	Irritazione (lieve fastidio) +/- Eritema, nessuna ulcerazione	**Grado 2**	Ulcerazioni a chiazze o pseudomembrane Dolore moderato o ulcera che non interferisce con l'assunzione orale; indicata modifica della dieta
Grado 2	Eritema, Ulcere, Alimentazione solida possibile	**Grado 3**	Ulcerazioni confluenti o pseudomembrane; sanguinamento con trauma minore Dolore severo che interferisce con l'assunzione orale
Grado 3	Eritema, Ulcere, Solo dieta liquida (alimentazione solida non possibile)	**Grado 4**	Necrosi tessutale, sanguinamento spontaneo e conseguenze pericolose per la vita Sintomi associati con pericolo di vita, è indicato un intervento urgente
//	//	**Grado 5**	Morte

Valutare in modo sistematico la presenza e il grado di dolore della persona attraverso la NRS (Numeric rating Scale) o VRS (verbal rating Scale), la sua localizzazione e l'impatto su altre funzioni come ad esempio introdurre cibo, il parlare, deglutire. La mucosite è per lo più associata al dolore, che diminuisce fortemente la qualità della vita dei pazienti. Questo ha un effetto negativo sul comfort fisico, emotivo e sociale dei pazienti. L'aumento dei sintomi della mucosite presenta anche una correlazione negativa con la capacità dei pazienti di seguire il piano di trattamento della malattia sottostante e prolunga il tempo di ricovero richiesto.

Valutare la presenza di altri sintomi o segni collegati alla mucosite e la qualità di vita percepita dal paziente. I pazienti che soffrono di mucosite orale spesso richiedono idratazione, nutrizione parentale, gestione del dolore e ricovero, mentre i pazienti senza sintomi di mucosite orale grave potrebbero essere trattati in un ambiente ambulatoriale. La mucosa ulcerata è anche incline alle infezioni secondarie, che possono svilupparsi in infezioni sistemiche, che è un altro motivo per una più lunga ospedalizzazione dei pazienti affetti da mucosite orale. Queste possono portare a un aumento dei costi delle cure di supporto dei pazienti sottoposti a chemioterapia e radioterapia.

I principali problemi determinati dalla mucosite sono sintetizzati nella Tabella 12.II.

Tabella 12.II Problemi e rischi determinati dalla mucosite

Problemi	Dati /manifestazioni
Rischio di / Alterazione della mucosa del cavo orale di grado... correlata a chemio - radioterapia	Eritema, arrossamento della mucosa, ulcerazioni Bruciore al cavo orale, alterazioni del gusto: disgeusia
Rischio di infezione della mucosa del cavo orale correlata a riduzione delle difese immunitare e sovrainfezione	Presenza di placche biancastre
Difficoltà alla deglutizione: disfagia	Difficoltà o incapacità a deglutire Dolore
Alterata secrezione di saliva per quantità e qualità: xerostomia	Saliva densa o viscosa, assente Secchezza e bocca "impastata"
Dolore di intensità NRS... in sede cavo orale	Dolore al cavo orale durante la deglutizione o costante
Self care (deficit di...) nella gestone della malattia e dei problemi correlati al trattamento	Comportamenti di self-care adottati dal paziente Contributo del caregiver al self–care

Interventi assistenziali

La gestione della mucosite orale è un elemento chiave per migliorare la qualità di vita dei pazienti e evitare ospedalizzazioni non necessarie. Gli interventi per la gestione della mucosite possono essere preventivi e/o curativi (Lalla et al., 2014; Brown & Gupta, 2020; Elad et al., 2020).

Istruire il paziente ad effettuare una vista odontostomatologica prima di iniziare il trattamento. Tutte le potenziali fonti di lesione della mucosa devono essere eliminate prima dell'inizio della chemioterapia e della radioterapia, perché possono esagerare e prolungare lo sviluppo della mucosite orale. La mucosite orale non è una malattia infettiva, tuttavia la colonizzazione secondaria delle ulcerazioni ha un'influenza negativa sui processi di guarigione della mucosa. Il più grande serbatoio di microrganismi nella cavità orale è la placca dentale sopra e sottogengivale che rende il parodonto una fonte di potenziali infezioni acute. Una gestione professionale della placca dentale è essenziale per ridurre il rischio di infiammazione nella cavità orale. Le superfici taglienti dei denti devono essere restaurate, gli apparecchi ortodontici rimossi e le protesi dentarie utilizzate il meno possibile. Una corretta profilassi dentale, con rimozione della carie ed estrazione dei denti compromessi, riduce del 25% il rischio di mucosite (Brown & Gupta, 2020).

Educare il paziente ad attuare igiene orale di base dopo ogni pasto e prima di coricarsi. L'igiene orale di base comprende tutte le azioni di routine eseguite dal paziente o dall'operatore sanitario per ridurre la carica batterica nella cavità orale, per prevenire le infezioni e per fornire comfort:
- pulizia meccanica tramite spazzolamento dei denti, filo interdentale;
- risciacqui blandi con colluttori per ridurre la carica batterica;
- idratazione e lubrificazione con agenti idratanti la superficie della mucosa orale.

Istruire il paziente a rischio di mucosite o con mucosite in atto di adattare l'igiene orale di base con spazzolini a setole morbide, e sciacqui con soluzioni blande 4 volte al giorno (Brown & Gupta, 2020; Elad et al., 2020); in presenza di mucosite orale spazzolini soft a setole morbide, se severa, spazzolini in schiuma usa e getta, risciacqui con soluzione fisiologica. Nei pazienti affetti da tumore testa collo, sottoposti a trattamento radioterapico a dosi > di 30Gy è raccomandato l'uso di benzidamina per gli sciacqui del cavo orale (Elad et al., 2020).

Elaborare e condividere con il paziente un piano alimentare equilibrato per principi nutrizionali, in base al grado di stomatite, tollerato. Un altro aspetto che può ridurre i sintomi della mucosite orale è una dieta adeguata. Il tabacco, l'alcol e tutti i prodotti acidi, speziati e contenenti zucchero lavorato dovrebbero essere eliminati. Il forte dolore associato alla mucosite orale può rendere difficile o addirittura impossibile l'assunzione di cibo. Pertanto in presenza di mucosite orale di grado 1 con scale OMS o di grado 2 con scala NCI CTCAE istruire il paziente a:
- scegliere o rendere i cibi soffici, teneri o cremosi e facili da masticare e deglutire come budini, frutta morbida, nettari di frutta poco acida (es. di pesca, pera, albicocca), formaggi morbidi, carne o pesce morbidi o frullati, purè di patate, passati di verdura, carne frullata
- evitare cibi e liquidi irritanti: cibi acidi come agrumi, aceto e sottaceti, salsa di pomodoro, cibi molto speziati o molto salati), di consistenza dura e cibi troppo caldi
- evitare alcol e tabacco
- bere almeno 1,5 l /die.

Controllare il dolore al cavo orale – grado inferiore a 4 durante il pasto – con anestetici locali o sistemici. Per alleviare il dolore causato da lesioni orali di varia eziologia si possono usare gel bioaderenti che esercitano un effetto antidolorifico formando una barriera protettiva sulle terminazioni nervose esposte e sensibilizzate; lubrificano, idratano e rivestono i tessuti danneggiati senza intorpidimento, bruciore o secchezza.

Le soluzioni topiche di lidocaima riducono il dolore locale ma richiedono una frequente somministrazione. Nei pazienti con tumori testa/collo sottoposti a chemio-radioterapia le evidenze suggeriscono l'applicazione locale di morfina allo 0,2% (Saunders et al, 2020).

Addestrare il paziente a stimolare la secrezione salivare attraverso la stimolazione tattile-gustativa e trattare la xerostomia con trattamenti locali o farmacologici

Iposalivazione lieve con funzione secretoria residua: utilizzare la *stimolazione gustativa* con l'assunzione sostanze amare (es. caramelle senza zucchero che stimolano la secrezione salivare). È necessario valutare la tollerabilità in quanto le sostanze amare sono acide e pertanto non tollerate in presenza di stomatite. Le sostanze dolci possono invece esacerbare la sensazione di secchezza della mucosa. Allo stimolo gustativo si può associare lo *stimolo tattile* con masticazione di chewing gum (Yarom et al, 2020).

Iposalivazione moderata con insufficiente funzione secretoria: possono essere utilizzati sostituti salivari a bassa viscoelasticità, dovranno essere utilizzate soluzioni ioniche acquose a base di mucina, metilcellulosa, gel contenenti enzimi e glicoproteine (idrossipropilmetilcellulosa, carbossimetilcellulosa, mucina) o a basse concentrazioni di xanthan gum (durante la notte o periodi di secchezza severa sono utili i gel).

Iposalivazione severa: si utilizzano sostituti della saliva dalla consistenza gelatinosa per le ore notturne e durante il giorno composti con una viscoelasticità simile a quella della saliva naturale a base mucina o xanthan gum (Vissink et al, 2003).

Nell'iposalivazione moderata e severa è utilizzata anche l'agopuntura o agopuntura con risultati promettenti (Vissink et al, 2003).

Qualora necessario si possono utilizzare farmaci come pilocarpina, anetholtritione e cevimeline.

Nella Tabella 12.III sono descritti i meccanismi di azione, vantaggi e svantaggi per i principali trattamenti dell'iposcialia e xerostomia.

Tabella 12.III Trattamento dell'iposcialia e xerostomia

Trattamenti e principio	Obiettivo terapeutico	Controindicazioni e svantaggi
Prodotti al limone/Vitamina C effervescente Effetto di stimolazione gustativa	Stimolante salivare	Odinofagia, irritazione e decalcificazione dei denti
Chewing gum senza zucchero	Stimolante salivare	Può causare irritazione e non essere tollerato da alcuni pazienti
Pilocarpina e cevimelina - agonista muscarinico agente colinergico parasimpaticomimetico, agisce attraverso la stimolazione diretta dei recettori muscarinici della muscolatura liscia e delle ghiandole esocrine	Aumenta il flusso salivare Azione immediata in molti pazienti	Meno efficace nella xerostomia da radiazioni Effetti collaterali dose-dipendenti: cefalea, sudorazione, aumento della frequenza urinaria
Sostituti salivari Sostanze mucinose o polimeri viscosi tissutropici con effetto lubrificante, idratante e protettivo sulla mucosa orale Alcuni preparati contengono inoltre sali minerali, fluoruri, proteine salivari ed enzimi con l'intento di vicariare le funzioni protettive (carie, infezioni)	Effetto sintomatico locale Fornire sollievo per la sensazione di bocca asciutta.	Durata breve I sostituti a base di mucina sono derivati dalla mucosa gastrica dei suini e quindi non utilizzabili nei pazienti musulmani
Agopuntura dei punti auricolari	Aumenta il flusso salivare	Nessuno

Suggerire l'utilizzo di prodotti per la prevenzione e il trattamento della mucosite orale considerando la loro probabilità di efficacia e le carattersitiche del paziente. Nella Tabella 12.IV sono riportati i prodotti che possono essere utilizzati nella prevenzione e nel trattamento della mucosite.

Tabella 12.IV Prodotti utilizzati per la prevenzione e/o trattamento della mucosite orale
(Riley et al., 2015; Negrin et al., 2016; Bowen et al., 2019; Park et al., 2019 ; Elad et al., 2020)

Prodotti che hanno dimostrato efficacia per la prevenzione e/o trattamento della mucosite orale		
Prodotti	**Efficaci per**	**Azione e modalità d'uso**
Crioterapia	Riduce i sintomi, l'insorgenza, la severità e il dolore della mucosite associate ad agenti chemioterapici con emivita breve.	Consiste nella somministrazione topica di ghiaccio o di ghiaccioli durante l'infusione di chemioterapia. La crioterapia induce vasocostrizione e limita l'afflusso di sangue alla cavità orale, riducendo l'esposizione della mucosa alla chemioterapia. Trova indicazione, con effetti significativi, nel caso di chemioterapici a breve emivita come ad esempio il 5-Fluorouracile in bolo basando il suo effetto su una vasocostrizione locale. Sono raccomandati 30 minuti di crioterapia orale durante la somministrazione in bolo di 5FU o nel paziente sottoposto a trapianto autologo durante alte dosi di Melphalan
Benzidamina per sciacqui	Riduce la severità e il dolore della mucosite in particolare nei pazienti con tumori testa-collo in trattamento radioterapico.	È un antinfiammatorio non steroideo che riduce pertanto la risposta infiammatoria alla radioterapia o chemioterapia. Possono avere un ruolo anche preventivo nei pazienti con tumori testa-collo che ricevono modesta dose di radioterapia fino a 50 Gy senza chemio concomitante.

Probiotici a base di lacto-bacillus	Utile nella prevenzione di diarrea RT-indotta o da RT-CT in pazienti con neoplasie pelviche.	Valutare l'assunzione di 1.000.000.000 CFU 2 volte al giorno.
Keratonicyte growth factor-1 (KGF- 1) Palifermin	Decresce l'incidenza e la severità delle mucositi orali di grado severo; Riduce insorgenza di mucosite in pazienti che ricevono boli di 5-fluorouracile Previene le mucositi nei pazienti con neoplasia ematologica che ricevono alte dosi di chemioterapia e radioterapia total body pre impianto di midollo autologo	Palifermin è un fattore di crescita ricombinante dei cheratinociti che stimola la proliferazione e differenziazione delle cellule epiteliali incluse quelle del tratto gastrointestinale. L'uso di Plalifermin endovena per prevenire la mucosite è una opzione ragionevole per i pazienti trattati ad alte dosi di chemioterapia. In altre situazioni è scarsamente utilizzato per gli effetti avversi. Palifermin è l'unico prodotto approvato come farmaco da Food and Drug Administration. L'uso di KGF-1 per via endovenosa è raccomandato per la prevenzione della mucosite orale in pazienti con tumore ematologico sottoposti a trapianto autologo con un regime di condizionamento che includa trattamento chemioterapico ad alte dosi e total body irradiation (TBI). L'evidenza suggerisce che il GM-CSF topico non dovrebbe essere usato per la prevenzione della mucosite orale in pazienti sottoposti a trapianto di cellule staminali.
Laser terapia a bassa lunghezza d'onda (632,8 nm) ***Low-level laser therapy***	Riduzione della prevalenza, severità, dolore e durata della mucosite. Raccomandata come trattamento pre trapianto di cellule staminali emopoietiche e per pazienti con cancro testa-collo.	Questa terapia richiede apparecchiature costose e operatori specializzati e pertanto il suo utilizzo è limitato ai centri in grado di offrire questa tecnologia e le competenze necessarie. Il suo utilizzo nella pratica clinica è attualmente limitato.
Prodotti con effetti contrastanti o forza di evidenza debole		
Prodotti	**Efficaci per**	**Azione e modalità d'uso**
Sciacqui con clorexidina	Effetti prevalentemente preventivi, riduce l'incidenza di mucosite e il dolore. Non è raccomandata per il trattamento della mucosite già presente. L'utilizzo di clorexidina non è raccomandato nella prevenzione della mucosite orale nei pazienti con tumori testa/collo sottoposti a RT	Alla diluizione dello 0,12%
Sciacqui con sodio bicarbonato	Manca una chiara evidenza di beneficio nella prevenzione o trattamento delle mucosite orale	Il pH fortemente alcalino delle soluzioni contenenti bicarbonato modificano il fisiologico ph del cavo orale che potrebbe predsiporre all'instaurarsi di micosi.
Prodotti naturali che hanno dimostrato efficacia e che vengono suggeriti come linee guida (Tsujimoto et al., 2015; Yarom et al., 2019; Yarom et al., 2020)		
Prodotti	**Efficaci per**	**Azione e modalità d'uso**
Miele Manuka	Prevenzione della mucosite orale nei pazienti con tumore testa/collo in trattamento radioterapico o combinato RT/CT	Assunzione combinata sistemica + locale
Glutammina	Prevenzione della mucosite orale nei pazienti affetti da tumore testa/collo sottoposti a trattamento combinato RT/CT	Assunzione orale 10g 2h prima della RT per tutto il periodo del trattamento o 10g 3 volte al die per 6 settimane.

Oltre a quanto riportato in tabella, vi sono delle prime evidenze di efficacia di agenti di rivestimento delle mucose, idrogel mucoadesivi, che hanno mostrato efficacia nella riduzione dei sintomi nei pazienti radiotrattati per tumori testa/collo; la letteratura però è ancora troppo limitata perché possano essere considerati e proposti all'interno di linee guida (Saunders et al., 2020). In una revisione sistematica recente (Wahyuni et al., 2021), inoltre, sembra essere efficacie, nella prevenzione della mucosite orale, il film mucoadesivo di estratto di radice di liquirizia 0,18mg.

Alterazioni del gusto

Il gusto (*taste*) è uno dei tre sistemi sensoriali, insieme ad olfatto e sistema somatico (stimoli irritativi, tattili e termici), che concorre nel determinare il sapore (*flavor*). Il senso del gusto non solo influenza la quantità e qualità dei cibi assunti, ma anche il piacere indotto dallo stimolo oro-sensoriale (edonismo). Inoltre riveste un ruolo significativo nelle interazioni sociali e nel determinare la qualità di vita percepita (Boltong et., 2004). Le quattro principali qualità gustative sono il dolce, il salato, l'acido e l'amaro, a cui recentemente se ne è aggiunta una quinta, l'umami, termine giapponese che significa "saporito" e indica il gusto del glutammato monosodico, presente soprattutto nei cibi ricchi di proteine come carne, parmigiano e il dado da cucina (Irune et al., 2014).

Si stima che circa il 5% della popolazione sana soffra di disturbi gustativi e la loro prevalenza aumenta considerevolmente nel contesto oncologico, interessando circa la metà dei pazienti chemiotrattati, 2/3 dei radiotrattati e il 75% di coloro che sono sottoposti a un trattamento combinato chemio-radioterapico (Welge-Lüssen et al., 2011; Hovan et al., 2010). I pazienti con cancro possono sviluppare alterazioni gustative ed olfattive secondariamente a una diretta progressione di malattia, per la secrezione di sostanze simil-aminoacidiche da parte delle cellule neoplastiche o per un deficit vitaminico e di minerali (zinco, rame, nichel, vitamina A, niacina). Più spesso, però, l'alterazione gustativa è conseguenza dei trattamenti antineoplastici a cui si sommano le profilassi antibiotiche e antivirali e le terapie analgesiche a cui i soggetti immunodepressi sono sottoposti di routine (Ravasco, 2005). Talvolta i disturbi del gusto possono essere indicativi di sindromi paraneoplastiche (Hummel, Landis & Hüttenbrink, 2011).

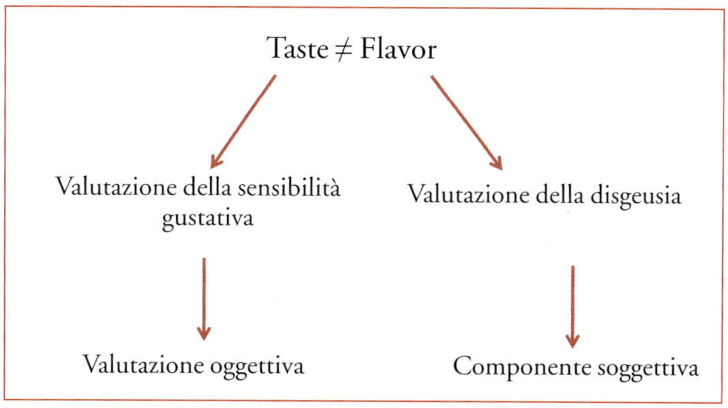

È possibile distinguere i **disturbi del gusto in qualitativi e quantitativi.**

Nell'ambito delle **alterazioni qualitative** si annovera la *disgeusia*, definita come un senso del gusto anormale o danneggiato, una spiacevole alterazione della sensazione gustativa, distorsione o perversione del senso del gusto (Hovan et al., 2010). Questa alterazione, che è strettamente collegata anche ad alterazioni olfattive, prende il nome di *parageusia* quando sopraggiunge nel corso dell'alimentazione (o quando si beve una bevanda), e di *fantageusia* quando si verifica in assenza dello stimolo gustativo. La condizione in cui il gusto, senza essere spiacevole, può risultare non abituale o inatteso (ad esempio quando un alimento zuccherato è percepito salato), è definita *eterogeusia*. Si parla invece di *cacogeusia* quando un gusto è percepito come pessimo.

Tra le **alterazioni quantitative** figurano l'*ipergeusia* (aumentata sensazione del gusto), l'*ipogeusia* (diminuita sensazione del gusto) e la *ageusia* (completa perdita del gusto) (Hong et al., 2009).

Meccanismi fisiopatologici

Fisiologicamente il gusto è generato dalle sensazioni che hanno origine nei bottoni (o gemme) gustativi, strutture a forma di cipolla sprofondate nell'epitelio linguale e presenti anche sul palato molle, sulla faringe, sull'epiglottide e nel primissimo tratto dell'esofago.

Il sistema gustativo coinvolge almeno nove livelli sinaptici: recettori, nervi periferici, midollo, ponte, talamo, corteccia primaria, corteccia secondaria, amigdala e ipotalamo. La sensibilità gustativa è mediata dai **bottoni** o **gemme gustative** (*gustative o taste buds*) e i diversi sapori possono essere percepiti in tutte le aree della lingua. Infatti, recenti dati elettrofisiologici evidenziano come il 90% dei recettori del gusto tende ad essere sensibile ad uno o due gusti fondamentali ed all'aumentare della concentrazione della sostanza la maggior parte dei recettori è eccitabile da un gran numero di sostanze diverse. In passato, invece, ogni gusto veniva erroneamente associato a specifiche aree della lingua.

Nella lingua i bottoni gustativi sono situati principalmente nell'epitelio delle **papille gustative** fungiformi, circonvallate e foliate (le papille filiformi sono considerate dei recettori di tipo meccanico e non gustativo), ma si trovano anche sul palato molle, sull'ugola, sulla faringe, sulla laringe, sull'epiglottide e sul terzo superiore dell'esofago.

Ogni gemma gustativa contiene circa 50-100 **cellule sensoriali gustative** (*taste receptor cells*) con un'emivita di 10-11 giorni e sono in contatto diretto con la cavità orale, trasmettendo lo stimolo gustativo attraverso estroflessioni filiformi (microvilli) che si proiettano, attraverso un'apertura (poro), nel lume della bocca. Le molecole sapide, veicolate dalla saliva, vengono trattenute dalle estroflessioni filiformi e vengono quindi in contatto con le cellule gustative. A differenza delle cellule olfattive, le cellule gustative non sono neuroni, ma sono in grado di inviare impulsi elettrici ai **nervi gustativi** – tre principali **nervi cranici** (VII, IX e X) – che arrivano alla base dei bottoni dove si ramificano estensivamente, creando una connessione sinaptica con più cellule recettori nell'ambito dello stesso bottone. I recettori rilasciano l'informazione ai nervi gustativi attraverso neurotrasmettitori. Da qui il segnale della sensazione gustativa giunge alla **corteccia primaria e secondaria,** responsabili sia della percezione vera e propria del gusto (*percezione conscia*), sia della cosiddetta componente "affettiva", cioè della *risposta comportamentale*, come avversione, secrezione gastrica, *comportamento alimentare*. Dal nucleo gustativo del bulbo l'informazione arriva anche ad altre strutture sottocorticali per il controllo di deglutizione, salivazione, vomito, appetibilità degli alimenti e stimolo dell'appetito. I comportamenti legati all'alimentazione e gli aspetti affettivi ed edonistici del gusto sarebbero invece legati alle connessioni nervose con **ipotalamo, amigdala e stria terminale (sistema limbico)** (**Figura 12.3**).

Chemioterapia. La chemioterapia agisce a livello delle mucose favorendo la perossidazione lipidica delle cellule epiteliali con produzione di carbonili, responsabili del gusto metallico. La chemioterapia può alterare la percezione gustativa sia direttamente, infatti la maggior parte dei pazienti a cui vengono somministrati farmaci citotossici quali cisplatino, carboplatino, doxorubicina, 5-fluorouracile, metotrexate e levamisole lamenta un sapore amaro durante l'infusione, sia attraverso un meccanismo di diffusione capillare dal plasma alla saliva. Queste alterazioni del gusto possono durare da poche ore a molti giorni, e talvolta per settimane o mesi, alcuni pazienti fino a 36 mesi dopo il trattamento (Hovan et al., 2010; Comeau et al., 2001).

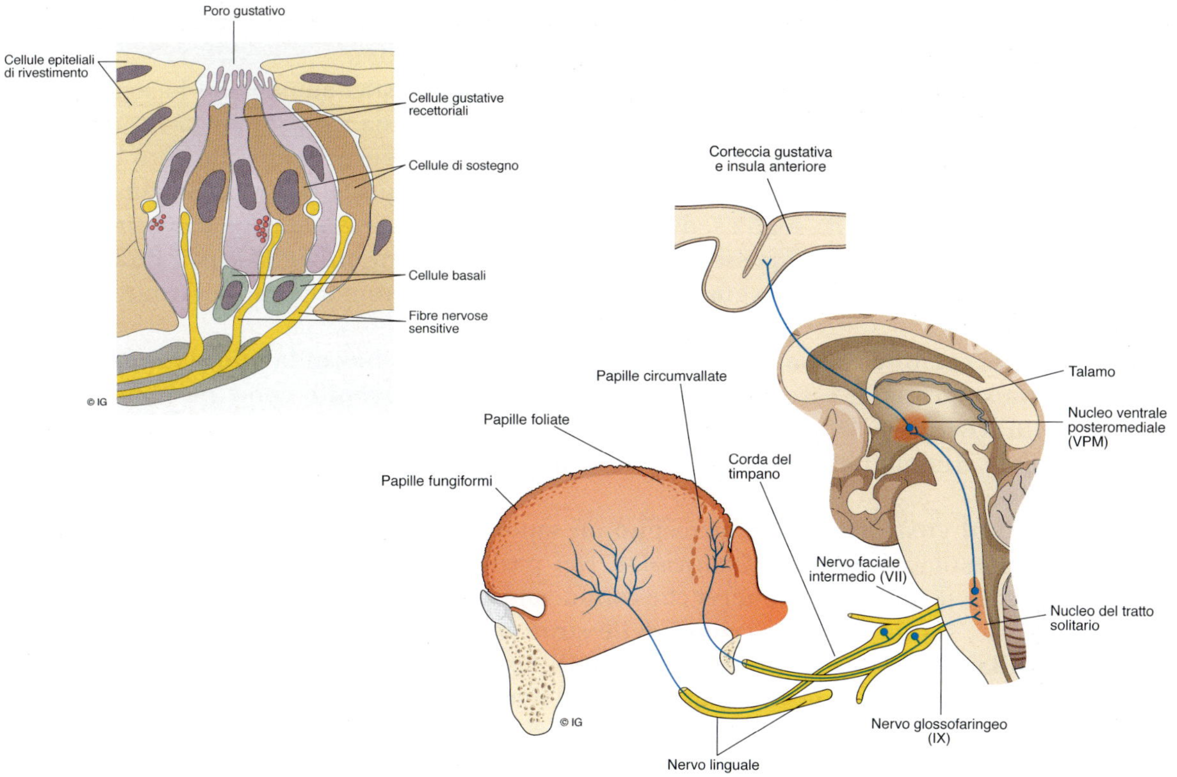

Figura 12.3 Via del gusto (tratto da Vercelli Anatomia funzionale - Idelson Gnocchi, 2019).

Radioterapia. La radioterapia sull'area del testa-collo può causare severe alterazioni della percezione gustativa attraverso un'azione citotossica diretta sui tessuti irradiati con la distruzione dei bottoni gustativi, l'ispessimento dell'epitelio papillare e il danno ai nervi che conducono il segnale afferente. La perdita di gemme gustative influisce sia sulla capacità di percezione sia sull'intensità con cui gli stimoli vengono percepiti. Inoltre, la radioterapia provoca una degenerazione delle ghiandole salivari riducendo la produzione di saliva (*xerostomia*) e modificandone la consistenza. La saliva diventa più densa e viscosa perdendo efficacia come solvente per le sostanze volatili contenute nel cibo, così la trasmissione dello stimolo gustativo è più difficile e il cibo diventa insipido o assume un sapore alterato (Ravasco, 2005).

Manifestazioni cliniche

I disturbi olfattivi e gustativi sono influenzati e influenzano altri sintomi, come la perdita dell'appetito, la sensazione di sazietà precoce, nausea e altri problemi del cavo orale (Speck et al., 2013; Bernhardson et al., 2007). I pazienti trattati con chemioterapia a base di taxani riferiscono che le alterazioni gustative rappresentano l'effetto indesiderato più frequente della terapia. Spesso però accade che inizialmente le alterazioni chemosensoriali non vengano percepite come effetti collaterali fisiologici, ma piuttosto come "immaginarie" o "psicologiche". Molti pazienti riportano di non riuscire più a provare alcun piacere per i cibi che amavano prima del trattamento e alcuni consigliano di evitare i propri alimenti preferiti perché si investono aspettative eccessive e si rischia di rimanere delusi, ma è preferibile optare per cibi più neutri come le minestre. Il sapore del cibo viene descritto come di "carta igienica", "segatura", "metallo", "funghi velenosi", "calzini vecchi" o semplicemente "strano". L'acqua assume un sapore "di muffa", "stantio", "dolce" o "di ferro".

Clinicamente le alterazioni gustative sono molto eterogenee. Possono, infatti, presentarsi sintomi ascrivibili a tre differenti categorie: **alterata sensibilità, distorta percezione dei sapori** e **allucinazioni gustative** (Hong et al., 2009; Heckmann et al., 2003).

Alterata sensibilità. Generalmente i trattamenti antineoplastici aumentano la soglia sensoriale per cui sono necessari stimoli più intensi per provocare una risposta gustativa (*ipogeusia*). In alcuni casi il paziente lamenta un'incapacità di percepire il gusto di un alimento o bevanda (*ageusia*) che può essere parziale, cioè limitata a una delle qualità gustative, o totale. Più raramente si verifica una riduzione della soglia sensoriale con stimoli di scarsa intensità che generano una risposta gustativa (*ipergeusia*). Si possono anche riscontrare alterazioni della sensibilità gustativa conseguenti a disfunzioni della via gustativa centrale causate da tumori cerebrali come il glioblastoma.

Distorta percezione dei sapori. Il gusto di un alimento o bevanda può risultare alterato (*disgeusia*), inusuale senza essere spiacevole (*eterogeusia*) o percepito come pessimo (*cacogeusia*). Di solito il sapore è riferito come amaro o metallico, talvolta acido o salato, e più raramente dolce; lo stimolo gustativo può essere scatenato (*parageusia*), ridotto o non modificato dal cibo.

Allucinazioni gustative. Viene percepito un sapore, spesso descritto come metallico o salato, senza uno stimolo esterno (*fantageusia*). Nei pazienti oncologici le fantageusie possono essere causate sia da un danno ai nervi che conducono il segnale afferente indotto dalle terapie antineoplastiche, sia da deafferentazioni delle strutture centrali causate da lesioni periferiche come neuriti da herpes zoster, processi occupanti spazio nell'angolo cerebello-pontino come meningiomi o neurinomi, o masse neoplastiche a livello della regione sub mandibolare o alla base del cranio.

Gestione assistenziale della persona con alterazioni del gusto

Accertamento dei disturbi gustativi

È importante distinguere tra valutazione della **sensibilità gustativa e dei disordini gustativi**. La prima è una valutazione oggettiva che si limita al *gusto*, mentre la seconda si estende al *sapore* e pertanto richiede anche un *accertamento* del sistema olfattivo e somatico unitamente alla percezione soggettiva del danno gustativo riferita dal paziente.

Nella maggior parte dei casi il paziente con cancro presenta un'alterazione del sapore, dove i disordini del sistema gustativo, olfattivo e somatico – alterazione della qualità irritativa, termica e tattile dello stimolo – interagiscono con la percezione soggettiva dell'assistito.

La valutazione dei disturbi del gusto parte da un'accurata anamnesi che esplora:

- cambiamenti delle abitudini alimentari, dell'appetito, della percezione dei sapori e dell'introito calorico nell'ultimo periodo. I pazienti con alterazioni del gusto tendono a mangiare poco, non sono regolari nei pasti e perdono l'interesse nel cucinare per sé e per le loro famiglie. Molti adottano nuove strategie per convivere con l'alterazione gustativa, come mangiare caramelle o spazzolarsi lingua e denti prima dei pasti.
- comparsa di nuove preferenze per cibi molto speziati, bevande zuccherate durante i pasti, posate di plastica piuttosto che di metallo o se preferisce bere con la cannuccia piuttosto che direttamente dal bicchiere.
- descrizione dell'esordio dei sintomi – improvviso o graduale – e il loro andamento, e l'evento e/o il trattamento precipitante. Per indagare la relazione temporale tra la comparsa del disturbo e il trattamento chemio o radioterapico chiedere al paziente dopo quanto tempo dalla chemio/radioterapia è insorto il disturbo. Altre domande pratiche sono: *è il gusto del cibo ad essere*

alterato o si è modificato il gusto nella bocca? Qual è la natura del disturbo gustativo: è possibile distinguere il gusto dolce, salato, acido e amaro?
- potenziali cause: interventi chirurgici della regione del testa-collo, presenza di reflusso gastro-esofageo, abitudine al fumo, esposizione a farmaci o tossine, cambiamento della consistenza e/o quantità della saliva e comparsa di alterazioni olfattive.
- farmaci che il paziente assume, dal momento che sono oltre 250 quelli che possono causare disgeusia e tra le principali categorie si annoverano antibiotici, analgesici, antidepressivi, antipertensivi (Epstein & Barasch, 2010; Ravasco, 2005).

Esame obiettivo del cavo orale e della regione del testa-collo. L'esame della *cavità orale* dovrebbe includere la valutazione di mucosa, denti, periodonto, igiene orale, stato di naso/orofaringe e flusso salivare. Infezioni o processi infiammatori a carico del cavo orale, quali glossiti, candidiasi e riattivazioni erpetiche, sono una causa frequente di alterazione gustativa. Può essere valutata anche la densità delle gemme gustative colorando la lingua con il blu di metilene: i bottoni gustativi rimangono blu dopo aver risciacquato il cavo orale.
Solo il 5% dei pazienti che riferisce un'alterazione gustativa in realtà è affetto da disturbi del gusto, ma la maggior parte presenta un'alterazione olfattiva (Hummel et al., 2011). Vista la stretta interazione tra gusto e olfatto nel generare il *sapore*, è quindi necessario valutare la **funzionalità olfattiva** oltre a quella gustativa. Un metodo molto diffuso è lo "University of Pennsylvania Identification Test" (UPSIT), si tratta di una scheda con 10 odori microincapsulati che dopo essere grattati rilasciano un aroma. Al paziente viene chiesto di individuare l'odore tra quattro opzioni di risposta ed indicarne l'intensità. Si ottiene un punteggio che viene poi confrontato con i valori standard per individuare il livello di funzionalità olfattiva (Epstein & Barasch, 2010).

In alcuni casi possono diventare necessari **esami di laboratorio** per rilevare la presenza di anemia, deficit nutrizionali (folati, vitamina B12), diabete mellito, ipotiroidismo, epatopatie, insufficienza renale cronica, patologie autoimmuni e alterazioni elettrolitiche (Epstein & Barasch, 2010).

Interventi assistenziali

I pazienti riportano che non esistono strategie in grado di alleviare completamente il loro problema ma è utile una frequente igiene orale, provare nuove ricette, cercare in modo sistematico cibi e bevande che siano tollerabili, assecondare le proprie "voglie" e fare affidamento sulla memoria gustativa e olfattiva. Alcuni invece hanno accettato in modo più passivo i cambiamenti ritenendo di non avere degli strumenti per cambiare la situazione ma di "dover mangiare per sopravvivere".

Counselling alimentare. È la strategia più efficace nella gestione dell'alterazione del gusto. Fornire al paziente dei suggerimenti alimentari scritti, migliora la gestione di questo problema nel 91% dei pazienti (Munankarmi 2017):
- **Ricordare al paziente l'importanza di mantenere una buona igiene del cavo orale**, risciacquare la bocca sia prima che dopo i pasti perché una bocca fresca migliora il gusto degli alimenti, masticare lentamente per favorire il rilascio dei sapori e aumentare la produzione di saliva, bere molti liquidi durante il pasto (se non controindicato) per favorire lo scioglimento delle sostanze volatili contenute nel cibo e il loro arrivo ai recettori gustativi, ed evitare di mangiare un'ora prima e dopo la chemioterapia.
- **Consumare pasti piccoli e frequenti in un luogo accogliente in compagnia** di parenti e amici può essere un modo per riscoprire il piacere per il cibo. Inoltre, il paziente dovrebbe evitare gli alimenti che provocano sensazioni sgradevoli, possibilmente tenendone un elenco, e scegliere solo i più graditi. È importante non smettere di mangiare ma provare cibi di diffe-

rente consistenza e temperatura perché quello che sembra pessimo oggi può avere un sapore normale il giorno successivo.

- **Invitare la persona assistita a variare i cibi durante i pasti** per evitare un adattamento dei recettori gustativi e se possibile utilizzare frutta fuori stagione per avere una maggiore possibilità di scelta.
- **Consigliare metodi di preparazione e condimento che rendano i cibi più appetibili in base alle preferenze del paziente.** Se il cibo ha un *sapore metallico* provare cibi, bevande o caramelle dal sapore acido, preferire frutta e verdura fresche o congelate a quelle in scatola, cucinare in pirofile di vetro ed utilizzare posate di plastica, marinare la carne ed il pesce prima della cottura con vino, limone, aceto, erbe aromatiche, olio e servire la carne tiepida accompagnandola con salse e sottaceti oppure omogenizzandola con sedano, patate, carote e olio per mascherarne il gusto e dare il giusto nutrimento. Se il gusto della carne continua ad essere alterato sostituirla con pesce, uova, legumi, latticini, gelati, frappè, budini o altri cibi altamente nutritivi. Se il cibo risultasse *insipido* si possono aggiungere erbe, spezie aromatiche, cipolla o aglio, mentre quando diventa difficile bere acqua la si può sostituire con altre bevande come limonata o aranciata. Se il cibo è *salato* usare cibi a basso contenuto di sodio e aggiungere piccole quantità di zucchero o di salse. Invece, se il cibo è troppo *dolce* diluire succhi, frullati e frappè aggiungendo acqua, latte o ghiaccio, e aggiungere piccole quantità di sale a cibi come budini, gelati e frullati, mentre cibi e bevande dal sapere acido possono risultare più piacevoli. Se il cibo ha un sapore *amaro* preferire alimenti non eccessivamente saporiti, freddi o a temperatura ambiente. Se *gli odori danno fastidio* cucinare tenendo le pentole chiuse con coperchi e lasciando una finestra aperta o il ventilatore acceso, utilizzare cibi già pronti riscaldandoli con il micro-onde, o preferire cibi freddi o a temperatura ambiente.
- **Istruire il paziente a tenere un diario alimentare** dove riportare le reazioni al cibo, l'andamento dell'appetito e i fattori che possono influenzarlo, come gli odori.

Igiene orale e spazzolamento della lingua. Efficace nel miglioramento dell'acuità gustativa nel breve e lungo termine sia nei giovani che anziani. La lingua, infatti, è ricoperta da un biofilm comprensivo di batteri, cellule desquamanti e saliva residua; i sapori, per poter interagire con i recettori del gusto, devono attraversare questo rivestimento. Inoltre i residui del metabolismo batterico che rivestono la mucosa producono dei composti solforati volatili responsabili del cattivo alito che influenza ulteriormente la percezione del gusto (Braud & Boucher, 2020).

Supplementi a base di di zinco gluconato. Utile nella prevenzione della disgeusia nei pazienti radiotrattati, ma ha effetti minimi nella riduzione della problematica già avviata, mentre i dati di efficacia sui pazienti chemiotrattati rimangono dubbi (Braud & Boucher, 2020; Chi et al., 2020).

Agopuntura. Fornisce sollievo e in alcuni studi ha dimostrato una riduzione dei disturbi gustativi ma al momento le evidenze a suo sostegno non sono sufficienti per raccomandarla.

Prescrizione medica di clonazepam. L'utilizzo nel dolore orale di tipo neuropatico del clonazepam, un derivato benzodiazepinico in grado di aumentare gli effetti inibitori presinaptici e postsinaptici dell'acido gamma-aminobutirrico a tutti i livelli del sistema nervoso centrale, ha fatto registrare anche una riduzione dei disturbi gustativi ed olfattivi (Epstein & Barasch, 2010).

Fatigue cancro correlata

La fatigue cancro correlata è definita dal National Comprehensive Cancer Centre Network come una *"sensazione soggettiva persistente e angosciante di stanchezza o esaurimento fisico, emotivo e/o cognitivo dovuta alla malattia oncologica o ai suoi trattamenti che non è proporzionale all'attività fisica recente e interferisce con il normale funzionamento"* (National Comprehensive Cancer Network, NCCN 1.2021, 2020).

La fatigue è una sindrome complessa, può incidere sulla vitalità con mancanza di energia, letargia, stanchezza, esaurimento, sulle funzioni cognitive con confusione/annebbiamento, apatia, mancanza di attenzione/concentrazione/memoria, sul sonno con sonnolenza, il sonno non dà la sensazione di riposo, sulla forza fisica con debolezza, affaticabilità muscolare, esaurimento o dispnea post esercizio e sull'umore con irritabilità, umore labile, depressione. I pazienti non hanno sempre tutti questi sintomi contemporaneamente o tutti assieme allo stesso livello e intensità.

Spesso i pazienti la descrivono come debolezza, mancanza di energia, sensazione di stanchezza, depressione, difficoltà a concentrarsi, esaurimento fisico, astenia, sonnolenza, diminuzione della motivazione e della capacità mentale (Winningham et al., 1994). I pazienti hanno più difficoltà a svolgere le attività di vita quotidiana, diventando più dipendenti dagli altri, viene modificato il ritmo sonno veglia, tendono a dormire poco ma più spesso del solito, a stare maggiormente a letto e fare meno le attività sociali/ricreative, ad esempio uscire/intrattenersi con gli amici, perdono il proprio ruolo sociale e a volte anche lavorativo. Presentano irritabilità, disturbi dell'umore, come tristezza e depressione, difficoltà a memorizzare o a concentrarsi. I pazienti spesso considerano la fatigue come il sintomo più rilevante legato alla malattia e al suo trattamento, più stressante del dolore o della nausea e vomito che possono invece essere gestiti con terapie specifiche.

È un sintomo presente nell'80% dei pazienti oncologici; si manifesta durante tutto il corso della malattia: prima della diagnosi e dopo il completamento del trattamento con chemioterapia, radioterapia, terapia biologica, chirurgica e trapianto di midollo osseo. Può essere un sintomo molto precoce ed è riferito in più del 40% dei pazienti al momento della diagnosi. Inoltre approssimativamente il 30% dei pazienti ha persistenza del sintomo fatigue anche dopo anni dalla fine del trattamento. È stato riportato che un terzo delle donne che sopravvivono al cancro al seno, sperimentano la fatigue cancro-correlata fino a 10 anni dopo il completamento del trattamento (Bower et al., 2006). Inoltre, l'intensità della fatigue ha un impatto marcato sui pazienti, influenzando la loro qualità di vita legata alla salute e l'attività quotidiana (Bourmaud et al., 2017).

I criteri per definire la fatigue correlata a cancro sono la presenza quotidiana o quasi quotidiana negli ultimi 15 giorni di almeno cinque dei sintomi riportati nella Tabella 12.V.

Tabella 12.V Criteri per definire la fatigue cancro correlata (International Classification of Diseases 10)
Debolezza generalizzata o pesantezza agli arti
Riduzione di concentrazione o attenzione
Riduzione di motivazione o interesse nelle normali attività
Insonnia o difficoltà ad addormentarsi
Non sentirsi riposato dopo aver dormito
Necessità di sforzarsi per combattere l'inattività
Reattività emotiva (frustrazione, irritabilità) alla fatica
Difficoltà a completare le normali attività
Problemi di memoria a breve termine
Malessere, stanchezza per diverse ore dopo l'esercizio fisico
La presenza di almeno 5 di questi sintomi definisce la presenza di fatigue cancro correlata

Meccanismi fisiopatologici e patogenesi della fatigue cancro correlata

I meccanismi fisiopatologici che portano all'insorgenza di fatigue sono molteplici, e sono riconducibili agli effetti diretti e indiretti del tumore e dei suoi trattamenti. Molti fattori fisiopatologici scatenanti la fatigue sono derivati dal cancro e dal tipo di trattamento chemio e/o radioterapico proposto, in quanto i farmaci o le radiazioni ionizzanti utilizzati nel trattamento possono far insorgere gli effetti sopracitati in relazione alle dosi, alla durata ed alla frequenza della somministrazione.

Una varietà di meccanismi biologici della fatigue cancro-correlata sono stati proposti e studiati e includono: l'anemia, la disregolazione delle citochine, la disregolazione dell'asse ipotalamo-ipofisi-surrene (HPA), la disregolazione del neurotrasmettitore 5-IdrossiTriptofano (5-HTP) e le alterazioni del metabolismo dell'adenosina trifosfato e dei muscoli. Ad oggi, il meccanismo che ha raccolto la maggior parte dell'attenzione empirica e il sostegno è la disregolazione delle citochine e, in particolare, le citochine pro-infiammatorie.

Le cause più comunemente identificate nello sviluppo della fatigue sono: anemia, accumulo anormale di metaboliti nei muscoli, produzione di citochine, variazioni delle funzioni neuromuscolari, anormalità nella sintesi dell'adenosintrifosfato, disregolazione della serotonina e del ritmo circadiano, attivazione del sistema vagale afferente. Ci possono essere dei sintomi o fattori psicologici che vanno ad aggravare o esacerbare la fatigue. Ad esempio la malnutrizione, le disfunzioni tiroidee, le infezioni, il dolore cronico, i disturbi del sonno, l'ansia, la depressione.

Liberazione di citochine infiammatorie, tra cui il tumor necrosis factor (TNF) e interleuchina (IL-1, IL-2). Nel periodo pre-trattamento, il tumore stesso può essere una fonte di citochine pro-infiammatorie mentre durante il trattamento, le citochine possono essere prodotte in risposta al danno tissutale da radiazioni o chemioterapia. La risposta infiammatoria può persistere anche dopo il completamento del trattamento, poiché l'ospite cerca di affrontare la patogenesi persistente e le alterazioni dell'omeostasi. Da notare che fattori diversi dal cancro e dal suo trattamento possono influenzare l'attività infiammatoria, compresi i fattori di rischio psicologico, comportamentale e biologico.

Le citochine infiammatorie agiscono a livello:

- *muscolare,* aumentando il catabolismo proteico e la produzione di acido lattico e portando quindi ad atrofia e alterazione della contrattilità muscolare. Questa perdita nelle riserve proteiche dei muscoli scheletrici richiede al paziente uno sforzo aumentato per generare un'adeguata forza contrattile durante l'attività fisica o durante periodi prolungati di inattività;
- *centrale,* provocando un'alterazione del metabolismo energetico con conseguente aumento del fabbisogno.

Le citochine come TNF, IL-1, IL-6, proteine prodotte dal sistema immunitario, possono indurre una perdita di peso per effetto di un processo di produzione di neuropeptidi anoressizzanti, come i fattori di rilascio di corticotropina, ed alla soppressione della rete dei neuropeptidi oressizzanti, inducendo una riduzione dell'appetito (Kurzrock, 2001; Bower et al., 2014).

Immunità cellullare e fatigue. I trattamenti per il cancro possono causare alterazioni pronunciate e prolungate nel sistema immunitario cellulare che possono essere alla base delle alterazioni dell'attività infiammatoria e dei sintomi di affaticamento associati (Bower et al., 2014).

Alterazioni neuroendocrine. Le *alterazioni dell'asse ipotalamo-ipofisi-surrene* (HPA) sono state proposte come un meccanismo alla base della fatigue cancro correlata, direttamente o attraverso gli effetti sui processi infiammatori. L'asse ipotalamo-ipofisi-surrene (HPA) è un importante regolatore della produzione di citochine e ha potenti effetti antinfiammatori. Questi effetti possono verificarsi attraverso alterazioni nella produzione di glucocorticoidi (inclusi profili circadiani disregolati) e/o una ridotta sensibilità del recettore dei glucocorticoidi (GR) alla legatura dell'ormone. Le *alterazioni del sistema nervoso autonomo* possono determinare fatigue cancro correlata. In alcuni studi la fatigue è stata associata a livelli elevati di norepinefrina (aumento attività simpatica) e minore variabilità della frequenza cardiaca (che indica una ridotta attività parasimpatica), sia a riposo che in risposta a una sfida psicologica.

Similmente all'asse ipotalamo-ipofisi-surrene (HPA), il sistema nervoso autonomo regola i processi immunitari e infiammatori, che possono mediare gli effetti sulla fatigue cancro correlata. In generale, l'attività del sistema nervoso simpatico è associata a una maggiore attività infiammatoria, mentre l'attività del sistema nervoso parasimpatico è associata a una ridotta attività infiammatoria (Bower et al., 2014).

Fattori di rischio

Negli ultimi anni sono stati individuati dei fattori di rischio della fatigue, e in particolare quella che persiste per mesi o anni dopo il trattamento del cancro. Gli studi in questo settore si sono concentrati principalmente sui predittori demografici, medici, comportamentali e psicosociali, ma i fattori di rischio genetici sono di crescente interesse. L'identificazione di questi fattori è importante per la comprensione di questo sintomo e per migliorare l'identificazione e il trattamento dei pazienti vulnerabili (Bower et al., 2014).

Fattori genetici. Data la crescente evidenza che l'infiammazione gioca un ruolo chiave nell'insorgenza e nella persistenza della fatigue legata al cancro, i ricercatori hanno iniziato ad esaminare i fattori genetici che influenzano l'attività delle citochine pro-infiammatorie come potenziali fattori di rischio. Ci sono prove preliminari che le variazioni nei geni correlati all'infiammazione, tra cui IL1B, IL6 e TNF sono associate alla fatigue cancro correlata durante e dopo il trattamento.

Anemia. L'anemia è determinata dalla riduzione dell'eritropoiesi, determinata da alcuni trattamenti chemioterapici, che causa un calo energetico, in quanto una minor quantità di ossigeno viene distribuita ai tessuti. È stata stabilita una relazione tra livelli di emoglobina e la fatigue cancro correlata, infatti i punteggi generali per la Quality of Life, per la fatigue cancro correlata e per la sensazione di un benessere fisico e funzionale sono significativamente più alti con valori di emoglobina superiori a 12g/dL (Stasi et al., 2003).

Stato di malnutrizione aggravato. Può indurre uno stato di fatigue, dovuto ad un ridotto apporto calorico causato da una parziale perdita dell'appetito oppure da una spesa calorica superiore all'importo giornaliero.

Disordini depressivi ed ansiosi. Legati all'impatto degli eventi cui il paziente va incontro durante il periodo della malattia (diagnosi infauste, traumi familiari, problemi finanziari). I fattori di stress, inoltre, possono causare l'attivazione dell'asse H.P.A. (Hypothalamic Pituitary Adrenal) e l'aumento del cortisolo. La depressione e l'ansia caratterizzano sicuramente uno stato di fatigue cancro-correlato, ma a sua volta alti livelli di fatigue possono causare angoscia emotiva, quando la fatigue compromette lo stato funzionale e la capacità della persona di impegnarsi nelle attività di vita quotidiana e nei propri interessi.

Disturbi del sonno. Come l'umore depresso, i disturbi del sonno sono strettamente correlati alla fatigue nelle popolazioni affette da cancro, e i ricercatori hanno ipotizzato che i problemi di sonno possono contribuire ai sintomi diurni della fatica

Attività fisica, decondizionamento fisico e indice di massa corporea. L'inattività fisica è correlata all'affaticamento legato al cancro; i pazienti che sono più affaticati riportano tipicamente livelli più bassi di attività fisica. La mancanza di attività fisica può portare al decondizionamento fisico, che rende i compiti quotidiani più difficili e potenzialmente contribuisce allo sviluppo e alla persistenza della fatigue. L'elevato indice di massa corporea (BMI) è collegato alla fatigue ed è un predittore chiave del disturbo dopo il trattamento.

Gestione assistenziale della persona con fatigue cancro correlata

Accertamento della fatigue cancro correlata

L'accertamento della fatigue si basa sulla valutazione delle caratteristiche della fatigue, dei sintomi del paziente, del loro impatto sulla sua qualità di vita e capacità funzionale e dei fattori causali e/o aggravanti, oppure fattori allevianti.

Individuare i fattori che possono influenzare l'insorgenza e la severità della fatigue. Valutare la presenza di comorbidità e di fattori di rischio.

Svelare la presenza di fatigue ed educare la persona a riferirla e a descriverla. La fatigue è considerata dai pazienti uno dei sintomi più stressanti e debilitanti correlati al cancro e al trattamento, tuttavia è spesso poco riportato perché considerato una conseguenza fisiologica della malattia oncologica e del suo trattamento.

Valutare periodicamente intensità e dimensioni della fatigue. Accertare l'intensità della fatigue e chiedere al paziente di descrivere le sue manifestazioni, quali mancanza di energia, debolezza, sonnolenza, problemi di concentrazione, alterazioni dell'umore, quali situazioni/fattori la aggravano o al contrario l'attenuano e quali effetti ha sulla sua vita quotidiana.

La valutazione dell'eventuale presenza di fatigue e delle sue caratteristiche va continuata anche dopo la fine del trattamento nelle visite di follow up, in quanto può persistere per mesi e anni.

Esistono varie scale di valutazione multidimensionali, come ad esempio la scala FACIT. La scala Functional Assessment of Chronic Illness Therapy - fatigue (FACIT-fatigue) è uno strumento a 13 voci costruita per valutare la fatica/stanchezza e il suo impatto sulle attività quotidiane e sul funzionamento in una serie di malattie croniche. Lo strumento include elementi come stanchezza, debolezza, svogliatezza, mancanza di energia, e l'impatto di queste percezioni sul funzionamento quotidiano (ad esempio, il sonno e le attività sociali). La scala FACIT-fatigue rapprentatata nella Figura 12.4 (precedentemente chiamata Functional Assessment of Cancer Therapy-Fatigue (FACT-F)) è stata originariamente sviluppata per valutare la fatica legata al cancro e ha dimostrato buone qualità psicometriche (Al Maqbali et al., 2019).

Per accertare e monitorare nel tempo la fatigue il paziente può anche tenere un diario giornaliero o settimanale in cui riporta in autonomia le eventuali manifestazioni della fatigue e ripercussioni sulla propria vita.

	per nulla	un po'	abbastanza	un bel po'	molto
Mi sento affaticato	0	1	2	3	4
Mi sento completamente debole	0	1	2	3	4
Sento di non aver voglia di niente	0	1	2	3	4
Mi sento stanco	0	1	2	3	4
Faccio fatica ad iniziare a fare qualcosa perchè mi sento stanco	0	1	2	3	4
Faccio fatica a terminare le cose che faccio perchè mi sento stanco	0	1	2	3	4
Sento di avere energia	0	1	2	3	4
Sono in grado di fare le mie normali attività	0	1	2	3	4
Ho bisogno di dormire durante il giorno	0	1	2	3	4
Sono troppo stanco per mangiare	0	1	2	3	4
Ho bisogno di aiuto per svolgere le mie normali attività	0	1	2	3	4
Mi sento frustrato dall'essere troppo stanco per fare ciò che vorrei	0	1	2	3	4
Devo limitare la mia vita sociale perchè mi sento stanco	0	1	2	3	4

Figura 12.4 Scala multidimensionale FACIT per la valutazione della fatigue.

Interventi preventivi e assistenziali

Informare la persona assistita fin dalla diagnosi di neoplasia circa la possibile comparsa e le caratteristiche della fatigue. I pazienti devono essere informati prima che la fatigue compaia, sul fatto che possa presentarsi fin dalle fasi iniziali della malattia e accentuarsi durante tutto il periodo del trattamento, al termine del quale può regredire ma anche rimanere nel tempo. Il peggioramento o il mantenimento nel tempo della fatigue non deve essere interpretato come sintomo di ripresa o progressione di malattia.

Istruire a svolgere un regolare esercizio fisico aerobico, modulando e personalizzando la tipologia, la quantità e le caratteristiche dell'attività fisica al singolo paziente, alla sua situazione clinica, alle sue aspettative e desideri. L'esercizio può potenziare la resistenza e/o la capacità fisica/aerobica allo sforzo del paziente e prevenire l'ipotrofia muscolare, migliorare l'energia fisica, l'appetito, la capacità funzionale, e di conseguenza la qualità di vita del paziente. L'esercizio fisico migliora la funzione cardiovascolare e respiratoria, potenziando l'ossigenazione dei tessuti, la mobilità, la forza muscolare, la capacità di estrazione di ossigeno dai tessuti periferici. Inoltre, riduce i fattori di rischio coronarici, diminuendo i valori dei trigliceridi e aumentando i livelli di HDL. Riduce anche la richiesta d'insulina con un incremento nella tolleranza al glucosio. L'esercizio regolare, inoltre, migliora l'autostima, l'irrorazione al cervello e determina una sensazione di benessere e appagamento determinata anche dalla liberazione di endorfine.

L'attività dovrebbe essere complessivamente di 150-300 minuti settimanali di intensità moderata o 75 minuti settimanali di attività intensa; due o tre sessioni la settimana di esercizio di resistenza/forza che coinvolga i maggiori gruppi muscolari.

Alcune tipologie di esercizio fisico molto studiate e suggerite dalla letteratura sono il Qi-gong, il tai-chi e lo yoga che uniscono elementi cognitivi e spirituali, stretching, equilibrio e respirazione (National Comprehensive Cancer Network, 2021, 2020).

Prima di suggerire un programma di attività fisica valutare la presenza di possibili controindicazioni (NCCN Survivorship 2.2021, 2021):

- metastasi ossee
- trombocitopenia
- anemia
- rischio cadute
- febbre, infezioni attive.

Educare la persona assistita all'utilizzo di strategie per conservare le energie, quali definire le priorità, scadenzare le attività, delegarle, pianificare le attività nei momenti in cui si avverte più energie nel corso della giornata, posporre o ridurre le attività non essenziali, strutturarsi delle ruotine quotidiane (i cambi di routine creano un dispendio di energia), fare un'attività alla volta. Limitare i pisolini durante il giorno per non interferire con la qualità del sonno notturno. Alcuni consigli pratici possono essere quelli di usare gli infila calze, non trascinare gli oggetti pesanti ma usare rulli, usare le scale mobili/ascensore anziché le scale, l'apriscatole o lo spremiagrumi elettrico (NCCN, 2014).

Istruire la persona ad utilizzare tecniche di distrazione, quali ascoltare musica, leggere, stare con le persone o altre attività gradite al paziente.

Insegnare strategie per favorire un sonno riposante. Suggerire al paziente di andare a letto solo quando si ha sonno, andare a letto e svegliarsi alla stessa ora, alzarsi se dopo 20 minuti non si dorme, sia quando si va a letto che quando ci si sveglia durante la notte; di fare riposini diurni non superiori ad 1 ora, di curare l'ambiente in cui va a dormire evitando rumori – radio, TV – durante il sonno, evitare di assumere caffeina o sostanze nervine nel tardo pomeriggio (NCCN, 2014).

Suggerire la partecipazione a gruppi di auto mutuo aiuto e/o ad interventi di counseling individuale per fornire uno sfogo o sostegno emotivo ma per ricevere incoraggiamento e sostegno sulla capacità di affrontare la malattia, sulla paura delle ricadute, sulle conoscenze errate sulla fatigue.

Suggerire l'assunzione di Ginseng americano nella dose di 2.000 mg/die, il quale sembra essere efficace nel ridurre significativamente la fatigue dopo 8 settimane senza effetti collaterali diminuendo i segnali infiammatori e regolando la secrezione di cortisolo, l'ormone dello stress, che è associato con l'affaticamento (Barton et al., 2013).

Per quanto concerne l'alimentazione non sono tutt'ora disponibili delle evidenze scientifiche univoche che possano far raccomandare con determinazione uno specifico regime dietetico. Tuttavia sono riportati benefici sulla fatigue cancro-correlata nell'assunzione di un'alimentazione a basso contenuto infiammatorio, quindi ricca in frutta (due porzioni al giorno), verdura (5 porzioni al giorno), pesce, semi e noci (due porzioni al giorno) (Baguley et a., 2019). L'alimentazione va tuttavia valutata singolarmente e personalizzata per ogni paziente.

Nausea e vomito

La *nausea* è una sensazione spiacevole e soggettiva di vomito imminente, mediata dal sistema nervoso autonomo, spesso associata a manifestazioni vegetative come pallore, sudorazione, aumento della salivazione, sensazione di oppressione epigastrica, tachicardia, astenia e malessere generale. Il *vomito* è l'espulsione forzata del contenuto gastrico attraverso il cavo orale per effetto di violente contrazioni antiperistaltiche della parete gastrica, in cui si possono distinguere la fase prodromica caratterizzata da nausea, sudorazione, pallore, tachicardia e la fase di eiezione, caratterizzata dalla comparsa dei conati e del vomito vero e proprio. Si verifica la contrazione simultanea del diaframma e dei muscoli intercostali, la chiusura della glottide, che rimane tale fino all'espulsione del contenuto gastrico e l'aumento della pressione intraaddominale; successivamente vi è la costrizione del piloro e diminuisce il tono dello sfintere cardiale con comparsa lungo lo stomaco e l'esofago di onde antiperistaltiche.

La *nausea e il vomito* sono tra i sintomi più frequenti e temuti dei trattamenti antineoplastici, insorgono nell'80% dei pazienti oncologici e possono portare a gravi disordini metabolici, deplezione nutrizionale e anoressia, fratture, deterioramento dello stato fisico e psicologico, lacerazioni esofagee, abbandono del trattamento antineoplastico potenzialmente utile e curativo, degenerazione della cura di sé e delle capacità funzionali (PDQ Supportive and Palliative Care Editorial Board, 2020).

La nausea e il vomito vengono classificati in **sei categorie** in relazione ai tempi di insorgenza: anticipatori, acuti, ritardati, non controllati o breakthrough, refrattari e cronici.

- *Acuti*, si presentano nelle prime 24 ore dopo la somministrazione del farmaco chemioterapico e sono principalmente legati ad un meccanismo periferico correlato alla serotonina. L'emesi acuta conseguente a radioterapia si manifesta tipicamente dopo un periodo di latenza che va da 30 minuti a 4 ore ed è seguita da un recupero graduale. Si può ripresentare dopo ogni trattamento comportando potenzialmente un prolungamento dei sintomi.
- *Ritardati*, insorgono a partire da 24 ore dopo la somministrazione della chemioterapia, possono persistere per alcuni giorni e talora fino al ciclo successivo di chemioterapia. Sono legati principalmente a un meccanismo centrale. Associati generalmente al cisplatino, ciclofosfamide, ifofosfamide, doxorubicina, somministrati ad alte dosi o su 2 o più giorni consecutivi. I pazienti che manifestano vomito acuto chemioindotto hanno una probabilità significativamente maggiore di presentare vomito ritardato.
- *Anticipatori*, insorgono immediatamente prima della somministrazione della chemioterapia antitumorale in pazienti con pregressa esperienza di emesi acuta o ritardata nei primi 3-4 cicli di trattamento. Sono in genere scatenati dalla vista e/o dall'odore, e/o dai suoni dei luoghi dove si effettua la terapia o anche solo dal pensiero della terapia stessa. Nausea e vomito anticipatori non sono un'indicazione di psicopatologia ma rappresentano piuttosto una risposta appresa che, in altre situazioni della vita (ad es., intossicazione alimentare), si traduce in evitamento adattativo. La nausea anticipatoria sembra verificarsi in circa il 29% dei pazienti sottoposti a chemioterapia (circa uno su tre pazienti), mentre il vomito anticipatorio sembra verificarsi nell'11% dei pazienti (circa uno su dieci pazienti).
- *Non controllati o breakthrough*, si verificano nei cinque giorni successivi alla terapia nonostante la profilassi antiemetica e richiedono somministrazioni antiemetiche aggiuntive definite di salvataggio.
- *Refrattari*, nausea e vomito che non rispondono ai trattamenti antiemetici.
- *Cronici*, in pazienti con tumore avanzato associati a diverse possibili cause che possono vedere coinvolti meccanismi gastrointestinali, cranici, metabolici, indotti da chemioterapia citotossica e radiazioni.

Meccanismi fisiopatologici

La nausea e il vomito sono controllati o mediati dal sistema nervoso centrale attraverso differenti meccanismi.

La nausea è mediata dal sistema nervoso autonomo. Il vomito deriva dalla stimolazione di un riflesso complesso dato dalla convergenza di stimolazione afferente proveniente da:

- Chemoreceptor Trigger Zone (CTZ, area postrema).
- corteccia cerebrale e sistema limbico in risposta a stimoli sensoriali (in particolare olfatto e gusto), disagio psicologico e dolore
- apparato labirintico vestibolare dell'orecchio interno in risposta al movimento del corpo
- stimoli periferici da organi viscerali e vascolari (attraverso i nervi simpatici vagali e spinali) come risultato di sostanze chimiche esogene e sostanze endogene che si accumulano durante l'infiammazione, l'ischemia e l'irritazione.

I neurotrasmettitori (inclusi serotonina, sostanza P e dopamina) che si trovano nella CTZ, nel centro del vomito (che si pensa sia situato nel nucleo del tratto solitario) e nelle cellule enterocromaffini nel tratto gastrointestinale, rilasciano impulsi efferenti che vengono trasmessi alla muscolatura addominale, al centro della salivazione e al centro respiratorio. Il contributo relativo di queste molteplici vie che culminano nei sintomi di nausea e vomito è complesso e si ipotizza che tenga conto della variabile emetogenicità (emetogenicità intrinseca e fattori attenuanti come il dosaggio, la via di somministrazione e la durata dell'infusione) e il profilo emetogenico (tempo di insorgenza, gravità dei sintomi, durata) dei farmaci (PDQ Supportive and Palliative Care Editorial Board, 2020).

L'immagine della Figura 12.5 sintetizza graficamente quali sono i meccanismi che giustificano la presenza del vomito a seguito dell'assunzione di un trattamento chemioterapico.

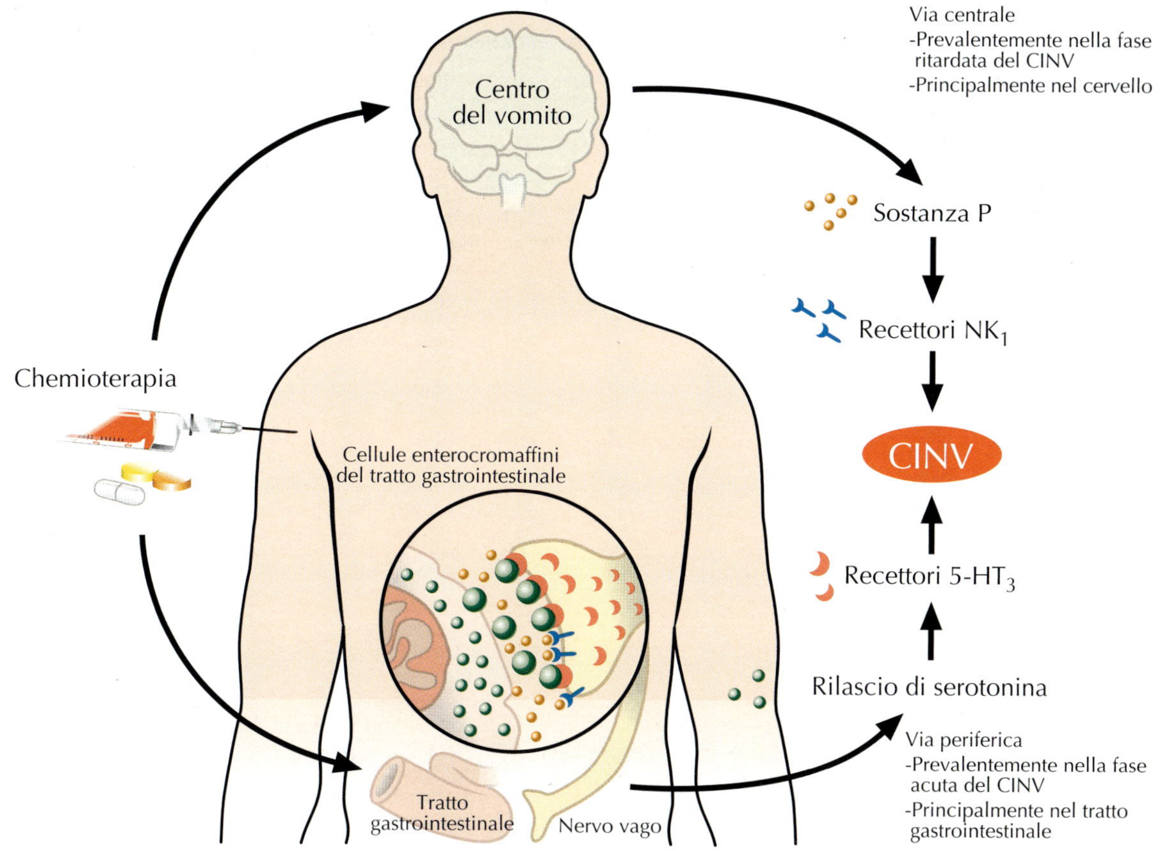

Figura 12.5 Meccanismo del vomito in corso di chemioterapia.

L'incidenza e la gravità della nausea e del vomito da chemioterapia e/o radioterapia dipendono da fattori di rischio legati alla malattia, al trattamento chemio o radioterapico e a fattori legati alle caratteristiche del paziente.

Tra i **fattori di rischio legati al trattamento** il più importante che influenza la gravità della nausea e del vomito acuti da chemioterapia è il ***potenziale emetogeno del chemioterapico***, che viene distinto in quattro livelli: alto, moderato, basso e minimo. Esempi di chemioterapici con potenziale emetogeno sono riportati in Tabella 12.VI (PDQ Supportive and Palliative Care Editorial Board, 2020).

La *radioterap*ia (RT) è un'altra causa importante di nausea e vomito nel paziente oncologico, con un'incidenza cumulativa complessiva dell'80%; la nausea è più frequente nei pazienti sottoposti a RT del basso addome o pelvi rispetto ai pazienti che ricevono RT a testa e collo. Il rischio di nausea e vomito per un paziente in trattamento con RT dipende da molteplici altri fattori oltre all'emetogenicità dello specifico regime RT, tra cui la somministrazione simultanea di chemioterapia, l'età, il genere, il consumo di alcool, l'ansia ed esperienze pregresse con nausea e vomito chemio o radioindotti (PDQ Supportive and Palliative Care Editorial Board, 2020).

I **fattori di rischio legati al paziente** si distinguono in *maggiori*, più significativi, ovvero il sesso femminile, l'età minore di 50 anni, un basso consumo di alcolici (inferiore a 30 ml/die), la pregressa nausea e vomito da chemioterapia, e *minori*, ovvero cinetosi, l'aver provato nausea durante la gravidanza, la presenza di vampate di calore, sudorazione, vertigini e debolezza generalizzata dopo la seduta chemioterapica, l'emicrania. Anche ansia e pensieri o aspettative negative sono fattori predisponenti perché aumentano la sensibilità agli stimoli somatici.

Tabella 12.VI Grado di rischio di nausea e vomito indotto da agenti chemioterapici

Somministrazione endovenosa			
Alto (>90% dei pazienti)	**Moderato (30-90%)**	**Basso (10-30%)**	**Minimo (<10%)**
Combinazione antraciclina/ciclofosfamide Carmustina Cisplatino Ciclofosfamide (≥1.500 mg/m^2) Dacarbazina Dattinomicina Mecloretamina Streptozotocina	Alemtuzumab Azacitidina Bendamustina Carboplatino Clofarabina Ciclofosfamide (<1.500 mg/m^2) Citarabina (>1.000 mg/m^2) Daunorubicina Doxorubicina Epirubicina Idarubicina Ifosfamide Irinotecan Iniezione liposomiale di irinotecan Oxaliplatino Romidepsin Temozolomide Tiotepa Trabectedina	Aflibercept atezolizumab Belinostat Blinatumomab Bortezomib Brentuximab Cabazitaxel Carfilzomib Cetuximab Citarabina (<1.000 mg/m^2) Docetaxel Elotuzumab Eribulina Etoposide Fluorouracile Gemcitabina Ipilimumab Ixabepilone Metotrexato Mitomicina Mitoxantrone Nab-paclitaxel Necitumumab Paclitaxel Panitumumab Doxorubicina liposomiale pegilata Pemetrexed Pertuzumab Temsirolimus Topotecan Trastuzumab-emtansine	Bevacizumab Bleomicina Busulfano Cladribina Daratumumab Fludarabina Nivolumab Obinutuzumab Ofatumumab Pembrolizumab Pralatrexate Ramucirumab Rituximab Trastuzumab Vinblastina Vincristina Vinorelbina

☞

Somministrazione orale			
Alto (>90% dei pazienti)	**Moderato (30-90%)**	**Basso (10-30%)**	**Minimo (<10%)**
Altretamina Procarbazina	Bosutinib Cabozantinib Ceritinib Crizotinib Ciclofosfamide Imatinib Lenvatinib Temozolomide Trifluridina-tipiracil Vinorelbina	Afatinib Alectinib Axitinib Capecitabina Cobimetinib Dabrafenib Dasatinib Etoposide Everolimus Fludarabina Ibrutinib Idelalisib Ixazomib Lapatinib Lenalidomide Olaparib Osimertinib Nilotinib Palbociclib Panobinostat Pazopanib Ponatinib Regorafenib Sonidegib Sunitinib Talidomide Trametinib Vandetanib Venetoclax Vorinostat	Clorambucile Erlotinib Gefitinib Idrossiurea Melfalan Metotrexato Pomalidomide Ruxolitinib Sorafenib Tioguanina Vemurafenib Vismodegib

Gestione assistenziale della persona con nausea e vomito

Accertamento

L'accertamento della nausea e vomito deve basarsi sulla valutazione dei sintomi del paziente, del loro impatto sulla qualità di vita e capacità funzionale e dei fattori causali e/o aggravanti.

Prima del trattamento radio chemioterapico

Individuare i fattori di rischio di sviluppare nausea e vomito. Il principale fattore da valutare è se il paziente dovrà assumere uno o più farmaci chemioterapici ad alto potere emetogeno e/o se sarà sottoposto a radioterapia in sedi o a dosaggi che mettono fortemente a rischio. Accanto ai fattori legati al trattamento occorre rilevare i possibili fattori di rischio legati al paziente.

Indagare le abitudini comportamentali che possono favorire la comparsa di nausea. Chiedere al paziente quali sono gli alimenti che è solito assumere, in particolare se è abituato ad assumere cibi elaborati, fritti, se consuma prodotti confezionati/surgelati di più veloce preparazione.

Rilevare in modo tempestivo i primi segnali di comparsa di nausea. Al primo ciclo di chemioterapia o alla prima seduta di radioterapia chiedere al paziente, ancor prima di iniziare il trattamento, di riferire immediatamente qualora avvertisse una sintomatologia iniziale di malessere generale, aumento della salivazione, sensazione di oppressione epigastrica, sudorazione aumentata, che possono far pensare che la nausea sta per presentarsi. Al secondo ciclo rivalutare la tossicità vissuta e rivalutare la gestione del disturbo.

Esplorare le dimensioni della sintomatologia. Chiedere al paziente se e/o per quante ore ha avuto nausea e/o vomito dopo la fine della terapia; indagare la frequenza misurando il numero di episodi da un ciclo all'altro; esplorare la gravità ricorrendo a una scala analogico visiva (VAS), a una scala numerica (NRS) o a una scala Likert; è possibile evidenziare l'evoluzione della gravità nel tempo utilizzando i criteri del Common Terminology Criteria for Adverse Events versione 5.0 (CTCAE v5.0) elencati nella Tabella 12.VII; valutare il discomfort indagando l'impatto e il malessere fisico legati agli episodi di nausea o vomito.

Tabella 12.VII Grado di tossicità Nausea e Vomito CTCAE versione 5.0

Esame clinico/valutazione funzionale-sintomatica					
	Grado 1	**Grado 2**	**Grado 3**	**Grado 4**	**Grado 5**
Nausea	Perdita dell'appetito senza alterazione delle abitudini alimentari	Diminuito introito per via orale senza significativa perdita di peso, disidratazione o malnutrizione	Inadeguato introito calorico o di liquidi per via orale; indicazione al sondino naso-gastrico, nutrizione parenterale od ospedalizzazione	-	-
Vomito	1-2 episodi (separati da 5 minuti) nelle 24 ore	3-5 episodi (separati da 5 minuti) nelle 24 ore Idratazione ambulatoriale; è indicato attivare trattamento	≥6 episodi (separati da 5 minuti) nelle 24 ore; indicazione al sondino naso-gastrico, nutrizione parenterale o ospedalizzazione	Conseguenze che mettono in pericolo la vita del paziente; indicazione urgente all'intervento	Morte

Valutare in modo continuo i pazienti a rischio. Istruire il paziente a tenere un diario in cui descrivere le proprie percezioni rispetto all'eventuale comparsa di nausea e/o vomito. Invitare il paziente ad appuntare e dare valore anche al conato, non solo all'episodio di vomito.

Valutare stato di idratazione e nutrizionale. È necessario valutare le conseguenze della nausea e vomito rispetto a

- equilibrio idro-elettrolitico attraverso controllo del peso, stato delle mucose (secchezza e presenza di solchi alla lingua), segni vitali (aumento della FC, pienezza e ritmo) e quantità di liquidi che la persona riesce a introdurre e trattenere. Qualora necessario si valuta l'ematocrito e gli elettroliti ematici.
- stato nutrizionale attraverso diario nutrizionale, Indice di massa corporea.

Dalla raccolta dati i **principali problemi** identificati possono essere il disconfort del paziente correlato a nausea e vomito, evitare quello anticipatorio, e la conseguente disidratazione del paziente.

Problemi e rischi	Dati / manifestazioni
Disconfort (rischio di) per nausea e vomito di grado...	Nr. episodi di vomito Intensità della nausea Potenziale emetogeno del chemioterapico
Rischio di disidratazione/squilibrio idroeletrolitico conseguente a nausea e vomito di grado...	Nr. episodi di vomito Intensità della nausea Quantità di liquidi introdotti e trattenuti Presenza/assenza di segni e sintomi di disidratazione

Interventi assistenziali per la prevenzione e gestione della nausea e vomito

La prevenzione di nausea e vomito acuti e ritardati associati al trattamento antineoplastico nei primi cicli di terapia è fondamentale per ridurre l'insorgenza di nausea e vomito anticipatori.

Somministrare i farmaci antiemetici prescritti tenendo conto del potenziale emetogeno del trattamento oncologico, dei fattori di rischio e precedente esperienza del paziente Le principali categorie di antiemetici utilizzati nella prevenzione e trattamento della nausea e del vomito da chemioterapia sono sintetizzate nella Tabella 12.VIII:

Tabella 12.VIII Antiemetici utilizzati per la prevenzione della nausea e vomito da chemioterapia
(AIOM 2018; Navari & Aapro, 2016; Ettinger et al., 2012; PDQ Supportive and Palliative Care Editorial Board, 2020)

Antiemetico	Efficacia	Azione ed eventuali effetti collaterali
Antagonisti dei recettori serotoninergici 5-HT3 di prima generazione (esempio ondasetron, granisetron)	Prevenzione della nausea e del vomito acuti da chemioterapia Non prevengono la nausea e vomito ritardati	Agiscono sui recettori serotoninergici 5-HT3, localizzati sia nel sistema nervoso centrale sia nel tratto gastrointestinale. Possono causare stitichezza, lieve mal di testa, occasionalmente possono portare ad un allungamento dell'intervallo QT dose-dipendente nei soggetti a rischio (insufficienza cardiaca congestizia, bradiaritmia, allungamento congenito dell'intervallo QT, farmaci concomitanti che allungano l'intervallo QT)
Antagonisti dei recettori serotoninergici 5-HT3 di seconda generazione (esempio palonosetron)	Miglioramento della prevenzione dell'emesi acuta e ritardata ma non della nausea.	Hanno un'emivita più lunga e un'affinità di legame con i recettori 5-HT_3 trenta volte superiore di quelli di prima generazione. Esercitano un'attività antiemetica a livello sia centrale sia del tratto gastrointestinale. Non danno effetti avversi cardiaci
Corticosteroidi (Desametasone, Metilprednisolone)	Miglioramento della prevenzione della nausea e del vomito acuti e ritardati da chemioterapia se associato agli antagonisti dei recettori 5-HT3	Inibisce la produzione di prostaglandine che stimolano il vomito; riduce la serotonina tramite l'attivazione di un enzima (triptofano pirrolasi) che trasforma il triptofano (precursore della serotonina), in chinurenina. Un uso prolungato può causare insonnia, iperglicemia, agitazione, aumento dell'appetito, epigastralgie, aumento ponderale e acne
Antagonisti dei recettori della neurokinina 1 (NK1) (es. aprepitant usato oralmente o fosaprepitant per via endovenosa)	Miglioramento significativo della prevenzione della nausea e del vomito acuti e ritardati da chemioterapia se associati agli antagonisti dei recettori 5-HT3 nei pazienti sottoposti a chemioterapie ad alto potenziale emetogeno	Sono antagonisti dei recettori NK1 che bloccano gli effetti emetizzanti della sostanza P, un neuropeptide presente sia nel sistema nervoso centrale sia nel tratto gastrointestinale. La sostanza P induce il vomito legando i recettori NK1 nelle fibre afferenti del nervo vago addominale, nel nucleo del tratto solitario e nell'area postrema
Benzodiazepine (esempio lorazepam e alprazolam)	Prevenzione della nausea e del vomito anticipatorio	Utili nel controllo dell'ansia e possono bloccare il ricordo associato alla chemioterapia
Antagonisti dei recettori serotoninergici e dopaminergici (es. metoclopramide)	Non è il trattamento di prima scelta. Prevenzione (e trattamento) della nausea e del vomito non controllati/refrattari. Ad alte dosi sono efficaci nella prevenzione dell'emesi ritardata	A basse dosi antagonizzano i recettori dopaminergici e ad alte dosi legano i recettori 5-HT3. Ad alte dosi possono dare effetti extrapiramidali

☞

Olanzapina	Non è il trattamento di prima scelta. Prevenzione (e trattamento) della nausea e del vomito non controllati/refrattari. Quando associata a un antagonista dei recettori 5-HT_3 e desametasone si ottiene una buona risposta sulla nausea nel 70%-86% dei pazienti sottoposti a chemioterapia ad alto e moderato potenziale emetogeno	Antipsicotico che blocca più neurotrasmettitori (dopamina, serotonina, catecolamine, acetilcolina, istamina). Tra i principali effetti indesiderati si annoverano sedazione, aumento ponderale e insorgenza di diabete mellito
Cannabis (Dronabinol e Nabilone)	Con l'ampia disponibilità odierna di antiemetici non è noto il posto della cannabis e dei cannabinoidi nella prevenzione e nel trattamento di nausea e vomito chemioindotti. In studi di ricerca ha mostrato efficacia paragonabile agli antagonisti dopaminergici sulla nausea moderata	I prodotti a base di cannabis probabilmente agiscono sui recettori cannabinoidi-1 (CB-1) e CB-2, che si trovano nel SNC. Gli effetti collaterali possono essere tachicardia, ipotensione, disturbi congiuntivali. broncodilatazione, rilassamento muscolare, ridotta motilità gastrointestinale

La maggior parte degli antiemetici, infatti, non si è dimostrata utile nel trattamento del *disturbo anticipatorio*, l'uso adeguato di di farmaci durante la chemioterapia può avere un effetto fondamentale nel ridurne l'incidenza. L'unica classe di farmaci che può essere utilizzata nel trattamento di nausea e vomito anticipatori è rappresentata dalle benzodiazepine, più comunemente il lorazepam, che ha mostrato dati di efficacia in alcuni studi clinici (PDQ Supportive and Palliative Care Editorial Board, 2020)

Istruire il paziente ad adottare durante la chemioterpia interventi comportamentali quali rilassamento, rilassamento muscolare progressivo con immaginazione guidata, distrazione per ridurre il rischio di insorgenza di nausea e vomito anticipatori. I farmaci antiemetici non sembrano controllare *nausea e vomito anticipatori* una volta che si sono sviluppati, quindi si sono studiati diversi interventi di tipo comportamentale. Il rilassamento muscolare progressivo con immaginazione guidata, ipnosi, desensibilizzazione sistematica (ridurre la paura verso un determinato stimolo) risultano i più studiati e dovrebbero essere considerati dei veri e propri trattamenti.

Invitare il paziente a seguire a domicilio alcune norme comportamentali per non indurre nausea come limitare suoni, odori o immagini che possono scatenare la nausea, eseguire l'igene del cavo orale dopo il pasto per togliere il sapore del cibo e mantenere il cavo orale fresco; chiedere aiuto a un famigliare o ad un amico per cucinare oppure quando si cucina aprire la finestra per evitare di sentire l'odore del cibo; preferire cibi a cottura breve o che non richiedono molto tempo per la preparazione; riposarsi dopo il pasto ma preferendo la posizione seduta ed evitando di sdraiarsi nelle 2 ore successive.

Consigliare al paziente di attuare alcuni interventi non farmacologici che possono ampliare i risultati della profilassi con antiemetici. Gli interventi non farmacologici possono diminuire la componente ansiogena e ridurre la sensazione generale di disagio; possono servire come distrattori cognitivi, reindirizzando l'attenzione dei pazienti e rifocalizzandola su immagini neutre o rilassanti; possono promuovere la sensazione di avere controllo di alcune conseguenze delle terapie, riducendo quindi la sensazione di impotenza che spesso i pazienti provano; possono essere facilmente attuati e appresi all'interno del contesto dove il trattamento antineoplastico viene eseguito, possono a volte essere messi in atto anche a domicilio e hanno pochi effetti collaterali.

I principali interventi non farmacologici consigliati sono sintetizzati nella Tabella 12.IX.

Tabella 12.IX Interventi non farmacologici per la prevenzione della nausea e vomito da chemioterapia
(Ezzo et al., 2014; Garcia et al., 2013; Genc & Tan, 2014; Lee et al., 2013; Luebbert, 2001; Tipton et al., 2006 PDQ Integrative, Alternative, and Complementary Therapies Editorial Board, 2021)

Intervento	Razionale	Modalità di attuazione
Acupressione e agopuntura	Si basa sul concetto orientale che l'energia scorre nel nostro organismo lungo percorsi conosciuti come meridiani. Applicando una pressione (acupressione o digitopressione) o inserendo un ago (agopuntura) in uno o più di questi punti si possono alleviare gli squilibri dati da una stimolazione o rallentamento del flusso di energia. Due punti sono stati associati con il controllo della nausea: il punto Nei-Guan (P6) situato al centro della superficie interna dell'avambraccio, tra i due tendini flessori, a circa tre dita traverse dalla piega di flessione del polso; il punto Tre Miglia che si trova sul meridiano dello stomaco sotto il ginocchio e lateralmente alla tibia. La sua azione consiste principalmente nell'attivazione delle vie neuro-ormonali e nell'immunomodulazione. I maggiori dati di efficacia nei pazienti oncologici sono proprio nella gestione di nausea e vomito chemioindotti.	Il punto p6 può essere stimolato con l'inserzione e rotazione di aghi fini (agopuntura), la corrente elettrica può attraversare gli aghi inseriti (elettro-agopuntura), applicando una pressione sul punto con le dita o indossando un braccialetto con una piccola sfera di plastica che esercita una pressione costante sul punto p6 (acupressione). 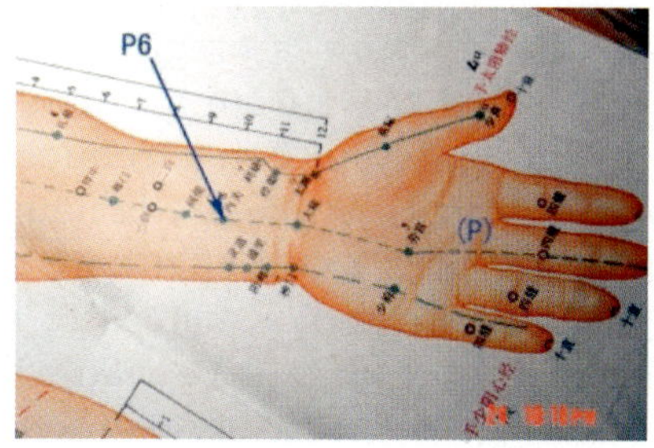 Gli aghi non devono essere inseriti in zone ulcerate, in prossimità delle lesioni tumorali, in arti inclini a sviluppare linfedema, in pazienti cachetici, neutropenici o a rischio di sanguinamento. L'elettrostimolazione non dev'essere attuata in pazienti con defibrillatori o pace maker. Va posta particolare attenzione nei pazienti che soffrono di disturbi convulsivi e/o fortemente confusi.
Ipnosi	Si impara a focalizzare l'attenzione su pensieri o immagini che non sono collegate alla fonte di stress.	Il paziente si rilassa immaginando luoghi e/o attività piacevoli mentre l'operatore introduce suggestioni di benessere e calma. Nei bambini questo coinvolgimento spesso è ottenuto attraverso il racconto di fiabe.
Immagine guidata	Immaginare quello che di solito si sente, si vede e si assapora in un luogo piacevole può bloccare mentalmente la nausea e il vomito	Si presentano delle suggestioni rilassanti come quelle utilizzate nell'ipnosi (per esempio un'ambientazione in riva all'oceano) permettendo ai pazienti di immaginarsi in un luogo lontano dal centro di trattamento.
Rilassamento muscolare progressivo	Produrre un rilassamento fisico progressivo che porta a un benessere psicologico	I pazienti devono focalizzarsi su singoli gruppi muscolari, muovendosi verso l'alto o il basso, contraendo e successivamente rilassando i muscoli definiti; la tecnica può essere utilizzata da sola o combinata con altri interventi
Musicoterapia	La musica non influenza solo l'aspetto fisiologico ma anche quello psicologico ed emotivo e può essere utile per la nausea e il vomito anticipatori vista la sua capacità di ridurre la frequenza cardiaca, la pressione arteriosa e lo stress	Viene associata ad altri interventi comportamentali come l'immagine guidata
Zenzero (ginger -zingiber officinale)	Agisce a livello gastrico sui canali ionici della serotonina; legandosi al sito di inserzione dei recettori ne impedisce il legame; causa come effetto indiretto anche il rilascio di acetilcolina con conseguente incremento della motilità gastrica.	Gli studi condotti fin'ora sono molto eterogenei rispetto alla tipologia di pazienti e chemioterapici somministrati, è difficile quindi dare indicazioni su come applicare l'intervento ai pazienti (dosaggio, modalità di assunzione).

Somministrare la terapia antiemetica di salvataggio, valutare l'aumento della profilassi antiemetica per i successivi trattamenti. È spesso necessario cambiare la tipologia di antiemetico usato nella profilassi, oppure fare delle associazioni tra antiemetici diversi, sperimentando il beneficio soggettivo sul singolo paziente.

Educare il paziente ad adottare dei comportamenti che possano aiutarlo a gestire la presenza di nausea e vomito. Pianificare i momenti migliori per mangiare e bere; prediligere cibi tiepidi, insipidi, morbidi e facili da digerire (pane tostato bianco, yogurt bianco e brodo chiaro) piuttosto che pasti pesanti; mangiare cibi secchi come cracker, grissini o toast durante il giorno; nella scelta degli alimenti assumere quelli che piacciono evitando i preferiti per non collegarli poi alla malattia; i liquidi devono essere assunti durante il giorno a piccoli sorsi, lentamente. Può essere utile evitare gli odori forti di cibi e bevande, quindi dove possibile delegare la preparazione del cibo, evitando di mangiare in una stanza che emani odori di cucina o è troppo calda; mantenere lo spazio abitativo confortevole e ben ventilato; prediligere pasti piccoli e frequenti, così da evitare di avere lo stomaco vuoto per troppo tempo che potrebbe stimolare la nausea. Dopo aver mangiato mantenere una posizione seduta o semiseduta per 1 ora; effettuare sciacqui orali prima e dopo i pasti; se si avverte un cattivo sapore in bocca potrebbe essere utile succhiare caramelle dure al gusto di menta piperita o limone; in caso di nausea mattutina mangiare del pane tostato o cracker prima di alzarsi dal letto. Suggerire al paziente di tenere un diario alimentare e di indicare quando si presenta la nausea e quanto dura, indossare abiti larghi e comodi ed effettuare delle tecniche di rilassamento prima di ogni trattamento oncologico (PDQ Supportive and Palliative Care Editorial Board, 2021).

Garantire un'adeguata idratazione e correggere gli eventuali squilibri elettrolitici in caso di vomito importante e/o difficoltà per il paziente ad assumere liquidi e alimentarsi.

Tossicità midollare: neutropenia e neutropenia febbrile, anemia e piastrinopenia

Nel paziente oncologico la "tossicità midollare" è causata principalmente dai farmaci chemioterapici che inducono mielosoppressione, ovvero un'alterata generazione e proliferazione dei precursori ematopoietici. In maniera più o meno selettiva (in funzione della tipologia di farmaco utilizzato), tutte e tre le linee ematopoietiche sono compromesse: globuli bianchi, globuli rossi, e piastrine. Tuttavia, dato che l'emivita dei neutrofili è di 6-8 ore, quella delle piastrine è di 5-7 giorni, e quella dei globuli rossi di 50-65 giorni, la prima manifestazione di questa compromissione è rappresentata dalla neutropenia, mentre l'anemia è l'ultima a comparire (Varaldo e Gobbi, 2007).

La severità della neutropenia, neutropenia febbrile, anemia e piastrinopenia sono definite secondo i criteri di tossicità NCI (NCI-CTCAE) (**Tabella 12.X**), possono ritardare o richiedere una riduzione dei trattamenti chemioterapici e quindi influenzare la prognosi del paziente (Tralongo et al., 2020).

Tabella 12.X Grado di tossicità per la neutropenia NCI CTCAE versione 5.0					
Esame clinico/valutazione funzionale-sintomatica					
	Grado 1	**Grado 2**	**Grado 3**	**Grado 4**	**Grado 5**
Neutropenia "decrescita della conta dei neutrofili"	< 1500/mm^3	<1500-1000/mm^3	<1000-500/mm^3	<500/mm^3	-
Neutropenia febbrile	-	-	ANC (conteggio assoluto di neutrofili) <1000/mm3 e una singola TC >38.3 o una temperatura costante di ≥38°C per più di un'ora	Seria minaccia per la vita, necessità di intervento urgente	Morte
Anemia	Hb 10 gr/dl – limite normale	Hb 8-10 gr/dl	Hb 6.5-8 gr/dl – indicata trasfusione	Hb < 6.5 gr/dl – Conseguenze potenzialmente letali, è indicato un trattamento urgente	Decesso

I principali **problemi determinati dalla tossicità midollare** sono sintetizzati nella **Tabella 12.XI**.

Tabella 12.XI Problemi e rischi determinati dalla tossicità midollare	
Problemi	**Dati /manifestazioni**
Rischio di infezione correlata a riduzione delle difese immunitare conseguente a neutropenia di grado…	conta di neutrofili inferiore a 1.500 /mm^3 grado di rischio in base ai valori ematici di neutrofili
Infezione correlata a neutropenia febbrile di grado...	TC >38.5° per una durata superiore ad un'ora, oppure 38° per tre misurazioni consecutive alla distanza di un'ora l'una dall'altra, neutrofili < 500 /mm^3 sintomi legati alla sede di interessamento: tratto urinaro, respiratorio,…
Intolleranza all'attività fisica correlata ad anemia di grado…	tachicardia/cardiopalmo durante il movimento e/o svolgimento ADL fiato corto e mancanza di respiro segni di anemia: pallore, irritabilità, insonnia
Fatigue cancro correlata	(vedere parte dedicata)
Rischio di insorgenza di piccole emorragie/ sanguinamento correlato a mielosoppressione - piastrinopenia di grado…	valori piastrine inferiori a 150.000mm^3 presenza di petecchie, porpora, ecchimosi, epistassi, gengivorragie, lividi, ematomi epistassi
Self care (deficit di...) nella gestione della malattia e dei problemi correlati al trattamento	comportamenti di self-care adottati dal paziente contributo del caregiver al self-care

Gestione assistenziale della persona con neutropenia e neutropenia febbrile

La **neutropenia** è una complicanza frequente nei pazienti sottoposti a trattamento antineoplastico. È definita da una conta di neutrofili inferiore a 1.500 /mm^3. La complicanza più rilevante della neutropenia è la **neutropenia febbrile** che viene definita da un rialzo termico superiore a 38.5° per una durata superiore ad un'ora, oppure da un rialzo termico pari a 38° per tre misurazioni consecutive alla distanza di un'ora l'una dall'altra, in presenza di una conta di neutrofili < 500/mm^3 (Tralongo et al., 2020).

La neutropenia febbrile è associata ad un incremento della morbilità e mortalità. Il rischio diretto di mortalità associato a neutropenia febbrile va dal 9.5% al 21.4%, nei pazienti con più di una comorbilità (infezioni invasive micotiche, sepsi Gram-, polmonite o malattie polmonari, cerebrali, renali o epatiche). Il 48-60% dei pazienti con neutropenia febbrile ha un'infezione accertata o occulta e il 16-20% dei pazienti con numero assoluto di neutrofili < a 100/mm³ presenta una batteriemia (Abraham et al., 2013).

Meccanismi fisiopatologici. I pazienti sono a maggior rischio di sviluppare neutropenia indotta dai trattamenti oncologici durante il **periodo nadir**, ovvero il punto più basso per la conta dei neutrofili assoluti dopo la chemioterapia (o radioterapia). Il nadir solitamente è identificato tra il 7°-14° giorno dopo la chemioterapia, ma il timing esatto e la durata di questo periodo dipende dal tipo e dalla combinazione di chemioterapia.

I fattori che determinano il rischio di sviluppare neutropenia febbrile sono correlati al trattamento, alla malattia stessa e al paziente (**Tabella 12.XII**). L'età elevata (>75 anni) è il fattore di rischio maggiormente correlato allo sviluppo di neutropenia severa; gli altri fattori di rischio sono rappresentati dai pregressi trattamenti chemioterapici o radioterapici, dal basso Performance Status (ECOG ≥ 2), dalla neutropenia o linfocitopenia pre-esistente, dalle comorbilità (malattie cardio- vascolari, BPCO, epatopatie croniche, diabete, anemia, insufficienza renale), dalla concomitante immunodepressione (HIV), dalla concomitante presenza di ferite aperte e/o infezioni tissutali, dallo scarso livello nutrizionale (Linee Guida AIOM, 2019).

Tabella 12.XII Fattori di rischio per lo sviluppo di una neutropenia febbrile (Tralongo et al., 2020)

Fattori correlati al trattamento	Fattori correlati al paziente	Fattori correlati alla malattia
Regime di chemioterapia Mantenimento intensità della dose Precedenti trattamenti chemioterapici Radioterapia precedente o concomitante sul midollo osseo Neutropenia complicata nel ciclo precedente: - neutropenia febbrile prolungata - sepsi - polmonite - infezione fungina - ipotensione	Età elevata >75° Sesso femminile Performance status basso (ECOG ≥2) Scarso livello nutrizionale Immunosoppressione Neutropenia preesistente o linfocitopenia Ferite aperte Infezioni tissutali attive Comorbilità: - malattia cardiovascolare - BPCO - malattia del fegato - diabete - anemia	Tipo di tumore ematologico o solido metastasi midollo osseo malatta avanzata

La principale **complicanza** della **neutropenia/neutropenia febbrile** è quella **infettiva.** Le infezioni batteriche, ad opera di Streptococcus pyogenes, Streptococcus pneumoniae, Staphilococcus aureus, Staphilococcus epidermidis, enterococchi, e quelle fungine, da aspergillo e da candida, sono le più frequenti. Siti comuni di infezione sono rappresentati dal cavo orale, dalle mucose, dalla cute (specie nei portatori di accessi venosi centrali).

Il rischio di sviluppare complicanze infettive è legato soprattutto alla rapidità con cui si instaura la neutropenia, il rischio è tanto maggiore quanto più rapida è la discesa dei neutrofili al di sotto dei 500/mm³, ed alla sua durata, infatti se inferiore a sette-dieci giorni come solitamente accade nei pazienti con linfomi o tumori solidi e vi è assenza di comorbidità, si riscontra un 16% di complicanze infettive. Al contrario, se la neutropenia si prolunga oltre i dieci giorni, la percentuale di complicanze infettive sale fino al 34%.

L'insorgenza della complicanza infettiva può determinare ritardi nell'ottimale successione temporale dei cicli di terapia antiblastica con ripercussioni sull'efficacia del trattamento, può causare la comparsa di fenomeni di tossicità legati alla terapia antibiotica e sicuramente peggiora la qualità di vita dei pazienti, ad esempio con necessità di ricoveri prolungati.

Interventi assistenziali per la prevenzione della neutropenia febbrile e del rischio infettivo

L'accertamento della neutropenia si basa sulla valutazione dei segni e sintomi del paziente e degli esami ematici e gli interventi assistenziali sono preventivi con l'obiettivo di istruire il paziente a comportamenti di auto-cura per evitare l'insorgenza di infezioni.

Prima del trattamento chemioterapico e/o radioterapico

Valutare il paziente per individuare la presenza di eventuali fattori di rischio di sviluppare neutropenia/neutropenia febbrile.

Istruire il paziente a rischio all'igiene delle mani e a ridurre fonti ambientali di infezione. Istruire il paziente ad attuare una frequente l'igiene delle mani con acqua e sapone o in alternativa frizione con soluzione alcolica, eseguire una doccia o bagno quotidiano, protocollo standard di igiene orale. Proteggere la cute da tagli e abrasioni. Evitare il contatto con persone esposte a malattie infettive o con infezioni note, l'esposizione a luoghi chiusi e affollati e in caso di presenza di animali domestici, evitare la pulizia della lettiera o degli escrementi, arieggiare ed eseguire un'accurata pulizia dell'ambiente (Marss, 2006).

Effettuare monitoraggio della conta dei neutrofili tramite prelievo per emocromo completo con formula leucocitaria prima dell'inizio del trattamento. L'emocromo con formula leucocitara è un esame del sangue che quantifica il numero di globuli bianchi per mm^3 di sangue ed esprime il rapporto qualitativo e percentuali dei vari tipi di globuli bianchi (neutrofili, eosinofili, basofili, linfociti, monociti). Si esegue prima dell'inizio del trattamento per avere un valore basale con cui confrontare i successivi prelievi e per verificare se il paziente può essere sottoposto al trattamento.

Durante il trattamento

Valutare la presenza di segni e sintomi che possono indicare la presenza di un'infezione in atto. Chiedere al paziente se percepisce difficoltà o bruciore ad urinare, se ha evacuazioni diarroiche, se manifesta dolore al cavo orale, tosse con espettorato, o sintomi influenzali. Verificare la presenza di device esterni, quali catetere vescicale, catetere venoso periferico e/o centrale che possono aumentare il rischio infettivo, e la presenza di eventuale arrossamento e edema in loro corrispondenza.

Istruire la persona a mantenere la barriera cutanea integra. Evitare se possibile di curare piante e fiori perché veicolo di infezioni quali l'aspergillosi, o quantomeno utilizzare guanti preventivi per evitare il contatto diretto. Limitare la presenza di fiori recisi in quanto l'acqua nei vasi può facilitare la proliferazione batterica.

Evitare o ridurre al minimo le manovre invasive e porre particolare attenzione alla sterilità nella gestione di device invasivi, quali cateteri venosi periferici e centrali, in quanto potenziali veicoli di infezione.

Istruire il paziente a rilevare segni e sintomi di infezione delle vie urinarie, del cavo-orale, vie respiratorie, cutanee e riferirli prontamente al personale sanitario.

Suggerire e istruire la persona con neutropenia ad assumere una alimentazione equilibrata e manipolare in modo sicuro il cibo. Anche se le infezioni neutropeniche derivano dal microbiota del paziente stesso, i pazienti neutropenici sono a rischio di infezione da batteri di origine alimentare, come Pseudomonas aeruginosa, Escherichia coli, Klebsiella sp. e Proteus sp.

Questi microrganismi, assieme ad altri, possono essere riscontrati nelle insalate, nelle verdure fresche e nella frutta. Quindi, è stato ipotizzato che una "dieta neutropenica" con limitato introito di frutta e verdura fresca, può o potrebbe potenzialmente diminuire il rischio di infezione riducendo l'introduzione di batteri nell'intestino Le alterazioni della mucosa intestinale come conseguenza dei trattamenti (mucosite intestinale) rende i pazienti particolarmente suscettibili a gravi infezioni da batteri enterici. Il razionale che stava alla base della "dieta neutropenica" è che limitando la frutta e la verdura fresca, i pazienti con neutropenia avrebbero una minore frequenza di traslocazione batterica dall'intestino al flusso sanguigno, quindi un tasso inferiore di infezioni di origine alimentare. Nonostante l'uso frequente della "dieta neutropenica" nel corso degli anni, molteplici studi sono stati condotti per valutare la sua efficacia senza stabilire un vantaggio rispetto alla dieta regolare nella prevenzione delle infezioni (Sonbol et al., 2019).

Dal punto di vista del paziente, è difficile aderire a questa dieta e più della metà dei pazienti non lo fa. Evitare o limitare la frutta fresca, le verdure e molti prodotti animali non è pratico e può portare a carenze nutrizionali in pazienti che possono già avere uno stato nutrizionale compromesso.

Fino a quando non saranno disponibili ulteriori ricerche e coerentemente con le linee guida delle principali Società oncologiche, i pazienti con neutropenia o immunocompromessi dovrebbero essere principalmente istruiti sulla manipolazione sicura del cibo (Sonbol et al., 2019). Questo include l'igiene delle mani con acqua e sapone per 20 secondi prima e dopo la preparazione del cibo e prima di mangiare, mantenere il cibo caldo (più caldo di 60°C) e i cibi freddi (più freddi di 4°C), evitando latticini non pastorizzati e carni e uova poco cotte, e lavare bene frutta e verdura sotto l'acqua corrente prima di sbucciarla o tagliare (**Tabella 12.XIII**), e fornire semplici messaggi facili da ricordare come *"Quando è in dubbio, buttare via! o pulire, separare, cuocere e raffreddare "*

Tabella 12.XIII Suggerimenti per manipolare in modo sicuro gli alimenti
Cibi da evitare – carne cruda e poco cotta, salumi (compresi salame, mortadella, hot dog e prosciutto) a meno che non siano riscaldati fino a quando non sono bollenti – frutti di mare – pesce crudo e crostacei – uova crude e poco cotte – insalate, buffet – prodotti non pastorizzati, come il latte crudo – alimenti freschi e confezionati che hanno superato la data di scadenza – germogli crudi di qualsiasi tipo, tra cui erba medica, ravanello – avanzi più vecchi di 48 ore È importante seguire adeguate procedure di conservazione e riscaldamento degli alimenti se si prevede di preparare il cibo in anticipo o di recuperare gli avanzi.

Suggerimenti sulla preparazione del cibo
– Effettuare una corretta igiene delle mani con acqua e sapone per 20 secondi
– Sciacquare accuratamente frutta e verdura fresca sotto l'acqua corrente tiepida. Strofinare o spazzolare i prodotti per rimuovere lo sporco in eccesso. Anche il melone, le arance e altri frutti dalla buccia spessa che vengono sbucciati dovrebbero essere lavati prima di essere assunti per evitare di introdurre batteri nel frutto durante il taglio
– Utilizzare taglieri separati per la carne evitando quelli in legno
– Usare piatti puliti per servire il cibo cotto. Non riutilizzare mai un piatto dove è stato appoggiato pesce o carne crudi senza averlo prima adeguatamente lavato con con acqua calda e sapone
– Pulire i coperchi dello scatolame prima di aprirlo
– Cucinare il cibo a temperatue sicure:
  – Manzo, Maiale, Agnello 63°C, Pesce 63°C,
  – Macinati di manzo, maiale, agnello 71°C,
  – Tacchino, pollo, anatra 74°C

Conservazione degli alimenti
- Evitare di tenere il cibo sul tavolo all'aria aperta più a lungo del necessario
- Impostare il frigorifero a ≤ 4 °C
- Regola delle 2 ore: mettere gli alimenti nel frigorifero o nel congelatore entro 2 ore dopo la cottura o l'acquisto. Farlo entro 1 ora se temperatura esterna ≥32°C.
- Marinare gli alimenti in frigorifero
- Gli avanzi devono essere consumati entro 48 ore e riscaldati una sola volta. Ciò include confezioni aperte di hot dog, salumi, formaggi e altri articoli confezionati venduti in commercio
- Scongelare il cibo in frigorifero, in acqua fredda o nel microonde seguito da una cottura immediata. Non scongelare il cibo sul tavolo
- Evitare di mettere cibi caldi in frigorifero, che possono far aumentare la temperatura all'interno, piuttosto utilizzare una padella poco profonda o un piatto per raffreddarlo rapidamente

Somministrare su prescrizione profilassi primaria o secondaria a base di fattori di crescita mieloide. I fattori di crescita mieloidi (Granulocyte-Colony Stimulating Factor, G-CSF) stimolano la proliferazione dei progenitori dei neutrofili e promuovono la loro differenziazione in forme mature, favorendone il prematuro rilascio in circolo, l'attività fagocitica e citolitica antibatterica. Possono essere utilizzati sia a scopo profilattico che terapeutico (Linee Guida AIOM, 2019).

Esistono *due tipologie di fattori di crescita*, distinti in base alla loro emivita. Nella prima tipologia (Pegfilgrastim) la molecola utilizzata ha un'emivita plasmatica di circa 33 ore conseguente alla minor escrezione renale e consente un'unica somministrazione nel singolo ciclo chemioterapico, viene generalmente utilizzato a scopo profilattico in quanto la sua risposta non è immediata e quindi non consente una valutazione quotidiana dell'andamento della neutropenia. La seconda tipologia (Filgrastim non glicosato e Lenograstim glicosato) ha un'emivita plasmatica di circa 3-4 ore e prevede quindi più somministrazioni per più giorni, viene generalmente utilizzato a scopo terapeutico (AIOM, 2019). Se utilizzati correttamente non vi è differenza nell'uso di G-CSF a breve emivita rispetto a quelli con emivita più lunga, ma se quelli a breve emivita vengono somministrati quotidianamente per meno di 6-7 giorni come riportato dalla pratica clinica, questo si potrebbe tradurre in un maggior rischio di complicanze da neutropenia chemio-indotta. Studi recenti mettono in luce come la profilassi con G-CSF a lunga emivita riduca il rischio di complicanze correlate alla neutropenia febbrile che ha un'incidenza maggiore con G-CSF a breve emivita. Inoltre i fattori di crescita a lunga emivita sono più convenienti e migliorano l'aderenza al trattamento dei pazienti (Tralongo et al., 2020).

Si parla di **profilassi primaria** quando è previsto l'utilizzo di fattori di crescita a partire dal primo ciclo di chemioterapia. Questa modalità ha dimostrato una significativa riduzione del rischio di neutropenia febbrile e di morte nei pazienti sottoposti a chemioterapia a dosaggio standard. In accordo con le recenti indicazioni dell'AIOM- Associazione Italiana di Oncologia Medica (2019), la profilassi primaria con G-CSF è raccomandata in regimi chemioterapici in cui l'incidenza attesa di neutropenia febbrile sia maggiore o uguale al 20%. L'uso di G-CSF è raccomandato anche in caso di rischio di neutropenia febbrile compreso tra il 10% e il 20% nei pazienti che presentano fattori di rischio correlati al paziente e che devono essere rivalutati ad ogni ciclo di trattamento. Il rischio è indicativamente stimabile in base al farmaco utilizzato, all'associazione con altri farmaci, alla dose, alle caratteristiche del paziente e alla finalità del trattamento adiuvante o palliativo (Tralongo et al, 2020).

Per **profilassi secondaria** si intende l'utilizzo dei G-CSF prima del secondo ciclo o dei successivi cicli di chemioterapia. È raccomandata per i pazienti che abbiano avuto un pregresso episodio di neutropenia febbrile e per i pazienti per i quali il mantenimento di una corretta intensità di dose (dei farmaci e intervallo dei cicli) può influenzare la sopravvivenza libera da malattia o globale. In caso contrario la prima opzione terapeutica è rappresentata da riduzione della dose o da un posticipo della chemioterapia (Tralongo et al., 2020; Linee Guida AIOM, 2019).

Gli **effetti collaterali** più comuni dei G-CSF sono il dolore osseo da lieve a moderato e muscolo scheletrico, di tipo similinfluenzale, in particolare a livello delle ossa lunghe o a maggior contenuto di midollo (per aumento massa midollare) responsivo ai farmaci antinfiammatori, rialzo termico maggiore di 37.8°C, brividi. Sono state comunemente riportate anche leucocitosi transitoria, trombocitopenia e alterazioni biochimiche. Le neoplasie mieloidi secondarie sono state l'unico effetto tardivo riportato. Nessuno studio ha valutato l'impatto a lungo termine sulla qualità della vita (Lapidari et al., 2020).

Valutare l'indicazione a porre il paziente in isolamento protettivo. L'isolamento protettivo è una misura che prevede la riduzione della possibilità di contaminazione della persona con nuovi microrganismi provenienti dall'ambiente circostante o dalle persone con cui entra in contatto. Pur essendo una pratica ampiamente utilizzata in campo oncologico, non vi sono evidenze che stabiliscono l'effettiva efficacia nei pazienti con tumori solidi (Schlesinger, Paul, Gafter-Gvili, Rubinovitch, Leibovici, 2009). Vi è invece indicazione all'isolamento protettivo per i pazienti affetti da patologie ematologiche che dovranno essere sottoposti a trapianto di midollo osseo fino alla risalita stabile dei globuli bianchi oltre la soglia di attenzione di 500/mm^3. In questi casi l'isolamento sarà totale, con l'utilizzo di sistemi a flusso laminare e di filtrazione dell'aria, attraverso filtri assoluti e quindi l'aria che entra è virtualmente sterile. L'ambiente è inoltre leggermente pressurizzato. Vengono utilizzati dispositivi di protezione individuale e procedure sterili.

In presenza di segni e sintomi clinici di infezione e neutropenia febbrile

Eseguire esame colturale del sito sospetto, ad esempio urino coltura, coprocoltura, coltura dell'espettorato, etc. valutando le singole situazioni cliniche, o ulteriori indagini diagnostiche, ad esempio RX torace, per confermare o meno la diagnosi di infezione.

Verificare l'assunzione da parte del paziente di farmaci che possono nascondere la presenza di febbre. Alcuni farmaci, tra cui i corticosteroidi, gli anti-infiammatori e alcuni anti-dolorifici, ad esempio il Paracetamolo, possono alterare la curva termica del paziente.

In caso di febbre, valutare i segni vitali quali pressione arteriosa, polso, frequenza cardiaca, frequenza respiratoria, Sat. O_2.

In caso di temperatura >38° eseguire emocolture sia con prelievo venoso periferico, sia da catetere venoso centrale (CVC), se presente, prima dell'inizio dell'antibiotico terapia se possibile. Se non è presente un CVC, devono essere eseguiti almeno due prelievi da due venipunture separate. In caso di persistenza della febbre nei giorni successivi, vanno prelevati altri due set al giorno per altri due giorni. Se la febbre scompare e poi ricompare va prelevato un set in occasione del picco febbrile (Patoia, 2013).

Stratificare il rischio di complicanze del paziente con neutropenia febbrile. Per valutare il grado di rischio ed identificare i pazienti oncologici con neutropenia febbrile a basso rischio di complicazioni mediche, la Multinational Association of Supportive of Care of Cancer (MASCC) ha sviluppato e validato una scala, la MASCC Risk Index, che analizza i seguenti fattori: il grado di neutropenia febbrile, i parametri pressori, la presenza di BPCO, la tipologia di neoplasia, il grado di idratazione, l'età e la gestione a domicilio. Lo score massimo è 26, con un punteggio ≥ 21 il paziente è considerato a basso rischio di complicanze mediche, mentre con un punteggio < 21 ad alto rischio (Klasterky et al., 2000) (Figura 12.6).

Somministrare antibioticoterapia, in caso di neutropenia febbrile. In seguito alla valutazione del paziente e alla definizione della classe di rischio per complicanze mediche attraverso il MASCC Risk Index, deve essere iniziata il prima possibile una terapia antibiotica empirica che ha lo scopo di "coprire" i patogeni più frequentemente isolati e i più violenti che, in presenza di neutropenia, possono causare gravi complicanze e morte in tempi brevi.

L'uso terapeutico di G-CSF non è raccomandato nei pazienti con neutropenia febbrile, non dovrebbe essere utilizzato ruotinariamente in concomitanza ai trattamenti antibiotici, può tuttavia essere attuato per ridurre la durata della neutropenia (Tralongo et al., 2020).

Effettuare interventi di comfort nel caso di rialzo febbrile e sudorazione profusa.

Caratteristiche del paziente	**Score**
Grado di neutropenia febbrile [si riferisce allo stato clinico generato dall'episodio neutropenico febbrile]	
Assenza di sintomi	5
Sintomi lievi	5
Sintomi moderati	3
Sintomi severi I punti attribuiti alla variabile "grado di neutropenia febbrile" non sono cumulativi.	0
Nessuna ipotensione: PA sistolica >90mmHg	5
Assenza di malattia polmonare cronica ostruttiva -BPCO [significa bronchite cronica attiva, enfisema, diminuzione dei FEV, necessità di ossigenoterapia e/o steroidi e/o broncodilatatori]	4
Cancro solido o ematologico senza precedente infezione fungina [Per precedente infezione fungina si intende un'infezione fungina dimostrata o una sospetta infezione fungina trattata empiricamente]	4
Assenza di disidratazione che richiede somministrazione di fluidi per via parenterale	3
Stato di paziente esterno alla comparsa della febbre	3
Età inferiore a 60 *anni*	2
Il **punteggio massimo teorico è quindi 26** (5 + 5 + 4 + 4 + 3 + 3 + 2). Punteggio di **≥ 21 è considerato a basso rischio** Punteggio di **< 21** ad **alto rischio** (valore predittivo positivo del 91%, specificità del 68% e sensibilità del 71%).	

Figura 12.6 MASCC Risk Index.

Gestione assistenziale della persona con anemia

L'anemia, ovvero la riduzione dei livelli di emoglobina plasmatica a livelli ≤ 12gr/dl, è una condizione molto frequente nei pazienti oncologici, soprattutto tra quelli sottoposti a chemioterapia attiva con o senza radioterapia. In uno dei più ampi studi effettuato su 15.367 pazienti dalla European Cancer Anemia Survey (ECAS) si è visto che il 39 % dei pazienti sottoposti a chemioterapia e seguiti per 6 mesi è risultato anemico con Hb <10,0 g/dL. Complessivamente, solo il 39% di questi pazienti è stato trattato, principalmente con agenti stimolanti l'eritropoietina (ESA) o con trasfusioni di sangue. Il recente contenimento dell'utilizzo di agenti stimolanti l'eritropoietina (ESA) a causa dei rischi trattamento-correlati, come il rischio tromboembolico, e la riluttanza a trasfondere i pazienti affetti da cancro con anemia lieve o moderata, hanno portato a un significativo sottotrattamento dell'anemia cancro e chemio-indotta. L'anemia si è dimostrata essere un fattore indipendente capace di influenzare negativamente la sopravvivenza nei pazienti oncologici, specialmente tra quelli trattati sia con la chemioterapia che con la radioterapia. L'impatto dell'anemia sulla sopravvivenza non è dovuto soltanto al ritardo nell'inizio o al mancato completamento tempestivo dei regimi chemioterapici; ma anche al fatto che l'azione citotossica della maggior parte dei trattamenti antineoplastici avviene solo con livelli di ossigeno adeguati. L'ipossia tumorale può essere un fattore contribuente la mancata risposta terapeutica poichè induce resistenza a radio e chemioterapia (Abdel-Razeq & Hashem, 2020). La severità dell'anemia è definita secondo i criteri di tossicità NCI (NCI-CTCAE versione 5.0 Tabella 12.XV). I sintomi più comuni del paziente anemico sono astenia, tachicardia, cardiopalmo, svenimenti, dispnea da sforzo; la frequenza e la gravità di tali sintomi varia da paziente a paziente in base al grado di anemia, alla rapidità d'insorgenza, allo stato di malattia, alle riserve cardiopolmonari e allo stato nutrizionale.

Meccanismi fisiopatologici. L'eziologia dell'insorgenza di anemia e mantenimento di bassi valori di emoglobina (Hb) nel paziente neoplastico è multifattoriale e alla sua patogenesi concorrono i seguenti fattori (Auerbach et al, 2004; Abdel-Razeq & Hashem, 2020):

- meccanismo della **malattia infiammatoria cronica** dovuta ad un'eccessiva produzione, da parte del tessuto tumorale, di citochine, come il fattore di necrosi tumorale, l'interferone (IFN) e l'interleuchina (IL1), che agiscono sinergicamente nel ridurre la produzione endogena di eritropoietina e dalla incrementata sintesi epatica di epcidina che interferisce con la fisiologica utilizzazione del ferro di provenienza alimentare inibendone il trasporto attraverso le membrane cellulari,
- **effetto mielosoppressivo della chemioterapia/radioterapia:** alterazioni qualitative e quantitative dei progenitori degli eritrociti. In più del 75% dei pazienti trattati si osserva un'anemia di grado 1 o 2, in particolare se vengono somministrati composti a base di platino, taxani e alcaloidi della vinca. Anche i farmaci di nuova generazione, quali i farmaci biologici, possiedono importanti effetti sull'eritropoiesi,
- **possibili sanguinamenti**, prevalenti nei tumori genitourinari, gastrointestinali e ginecologici,
- **infiltrazione midollare** da parte delle cellule tumorali,
- **insufficienza renal**e con riduzione della produzione di eritropoietina,
- **ipersplenismo** con conseguente degradazione degli eritrociti,
- **inappetenza e** i deficit nutrizionali (soprattutto carenza di vitamina B12-acido folico).

Se l'anemia insorge gradualmente, l'organismo ha la possibilità di attuare dei meccanismi di compenso fisiologici per sopperire al minor apporto di ossigeno. La preesistenza di malattie cardiovascolari e polmonari influenza negativamente la capacità del paziente di tollerare l'anemizzazione.

Accertamento

L'accertamento dell'anemia si basa sulla valutazione dei segni e sintomi del paziente e degli esami ematici.

Individuare i fattori che possono aggravare la severità dell'anemia. I principali fattori da valutare sono il regime chemioterapico, in particolare i composti a base di platino, taxani e alcaloidi della vinca e i farmaci biologici che possono maggiormente indurre anemia, la tipologia di tumore, soprattutto i tumori polmonari e ginecologici, la concomitanza di chemioterapia e radioterapia e livelli basali di emoglobina inferiori a 12.9 g/dL nelle donne e ≤ 13.4 g/dL negli uomini (Barrette-Lee et al., 2006).

Eseguire emocromo completo prima dell'inizio di ogni ciclo di trattamento e una volta nell'interciclo in concomitanza con il presunto periodo del nadir. L'emocromo con formula reticolocitaria è un esame del sangue che viene prescritto quando un paziente risulta avere una riduzione della conta eritrocitaria e/o una riduzione di emoglobina e dell'ematocrito e si vuole valutare la funzionalità del midollo emopoietico (AIOM, 2019). Sulla base dei risultati di tale esame sono indicati i controlli del ferro e dei livelli sierici di vitamina B12 e folati.

Valutare la presenza di segni e sintomi che possono indicare la presenza di anemia e di fatigue. Chiedere al paziente se percepisce astenia, tachicardia, cardiopalmo, dispnea da sforzo. Verificare l'eventuale presenza di pallore cutaneo e/o delle mucose (sclere)

Valutare la presenza di segni e sintomi che possano indicare sanguinamenti attivi in atto, quali melena, vomito caffeano... per verificare che non ci siano altre cause sottostanti d'anemia oltre alla tossicità da chemioterapia e alla patologia tumorale, e **valutare l'indicazione ad ulteriori esami diagnostici,** quali colonscopia, gastroscopia... per confermare o meno il sanguinamento.

Interventi di trattamento dell'anemia

Valutare l'indicazione ed effettuare trasfusione con emazie concentrate. L'identificazione dei pazienti oncologici che richiedono la trasfusione di emazie concentrate per una rapida correzione dell'anemia viene effettuata dal medico considerando non solo i valori di Hb, ma anche i tempi di insorgenza (più sono rapidi e più i sintomi saranno gravi), le manifestazioni cliniche sul paziente e l'eventuale presenza di comorbidità (AIOM, 2015). Normalmente vi è indicazione di trasfondere il paziente quando l'emoglobina è inferiore a 8 gr/dl (grado 3 della scala CTCAE), valutando sempre la situazione clinica specifica. Il maggiore beneficio della trasfusione di emazie è il rapido incremento dell'Hb correlato ad un miglioramento rapido dei sintomi legati all'anemia. Pertanto, la trasfusione è la sola opzione per i pazienti che richiedono una correzione immediata dell'anemia. La trasfusione di un'unità (circa 300 cc) di emazie determina un incremento medio di emoglobina di circa 1 gr/dl in un'ora in un individuo adulto normopeso senza simultanee perdite ematiche (AIOM, 2015). La procedura non è esente da rischi: le emazie concentrate, ottenute da sangue intero, contengono sino a 3 miliardi di leucociti, potenzialmente responsabili di reazioni febbrili non emolitiche e di immunizzazione. Tuttavia, la leucodeplezione, ovvero l'utilizzo di filtri ad alta efficienza e l'irradiazione pre-trasfusionale degli emocomponenti per ridurre il più possibile il numero dei leucociti residui, riduce significatamente il rischio di reazioni febbrili. Inoltre le trasfusioni possono portare a un sovraccarico di ferro, anche se è una condizione che difficilmente si verifica nei pazienti neoplastici che vengono sottoposti a trasfusioni per un periodo di tempo limitato (< 1 anno). In tutte le situazioni, i rischi e benefici della trasfusione vanno condivisi con il paziente e ne va raccolto e documentato il consenso o diniego scritto.

Un ulteriore fattore importante da tenere in considerazione quando si considera la trasfusione come trattamento preferenziale per il trattamento dell'anemia è la limitata disponibilità di sangue presente in molti paesi, tra cui l'Italia (AIOM, 2015).

Agenti stimolanti l'eritropoiesi (ESA). Secondo le ultime linee guida dell'ASCO/ASH (American Society of Clinical Oncology/American Society of Hematology, Bohlius et al., 2019), l'utilizzo di questi farmaci è raccomandato sulla base delle condizioni cliniche del paziente e, nello specifico gli *agenti stimolanti l'eritropoiesi (ESA)* possono essere proposti ai pazienti con anemia associata alla chemioterapia il cui trattamento antiblastico non ha intento curativo e la cui emoglobina è inferiore a 10 g/dL mentre non dovrebbero essere utilizzati nei pazienti con anemia associata alla chemioterapia il cui trattamento antineoplastico ha uno scopo curativo. Nei pazienti con mieloma, linfoma non-Hodgkin o leucemia linfatica cronica, i medici devono valutare la risposta ematologica al trattamento antineoplastico prima di considerare gli ESA. Particolare cautela deve essere esercitata nell'uso di ESA in concomitanza con malattie o altri trattamenti che aumentano il rischio di complicanze tromboemboliche. In tutti i casi, la trasfusione di sangue è un'opzione di trattamento che dovrebbe essere presa in considerazione.

Integrazione di Ferro. L'integrazione di ferro può essere utilizzata per migliorare la risposta sull'Hb e ridurre la necessità di trasfusioni di globuli rossi per i pazienti che ricevono ESA con o senza carenza di ferro. Si raccomanda il monitoraggio di base e periodico della sideremia, della capacità totale del plasma di legare il ferro (TIBC -Total Iron Binding Capacity), della saturazione della transferrina o dei livelli di ferritina (Bohlius et al., 2019).

La supplementazione per via orale è spesso poco tollerata, con eventi avversi gastro-intestinali nel 30-70% dei casi (Abdel-Razeq & Hashem, 2020). La somministrazione endovenosa di ferro è più efficace con un incremento più rapido dell'Hb e di deposito di ferro nel corpo, tuttavia può presentare un rischio di rezioni anafilattiche e non deve essere somministrato in pazienti con infezioni attive.

Gestione assistenziale della persona con piastrinopenia

La piastrinopenia o trombocitopenia, ovvero una quantità di piastrine (o trombociti) circolanti **inferiore a 150.000/mm³**, è una complicanza frequente nei pazienti sottoposti a chemioterapia e/o radioterapia per la cura di malattie neoplastiche. Si può manifestare clinicamente con petecchie, porpora, ecchimosi, epistassi, gengivorragie, ma anche ematemesi, melena, ematuria, meno-metrorragie, la cui gravità generalmente, è proporzionale alla riduzione del numero di piastrine.

La piastrinopenia si classifica in (AIOM, 2019; Kuter, 2015):

lieve entità	150.000 - 75.000/mm³,
moderata	75.000 - 50.000/mm³,
grave	50.000 - 25.000/mm³,
molto grave, rischio per la vita	< 25.000/mm³

Meccanismi fisiopatologici. La piastrinopenia nel paziente oncologico può essere causata da diversi meccanismi, che talvolta agiscono sinergicamente, (Kuter, 2015; Leader et al., 2021):

- **riduzione nella produzione midollare di megacariociti**, le cellule dal cui citoplasma derivano le piastrine, dovuta principalmente all'azione mielosoppressiva di molte tipologie di chemioterapia/radioterapia. Considerando che la vita media delle piastrine è di 8-10 giorni, generalmente i pazienti sono a maggior rischio di sviluppare piastrinopenia indotta dai trattamenti oncologici tra il 6°-14° giorno dopo la chemioterapia, con un recupero generalmente rapido (Vadhan-Raj 2009). La piastrinopenia da farmaci antineoplastici generalmente è di entità lieve-moderata e non richiede terapia specifica, ma può essere molto grave nei soggetti sottoposti a chemioterapia ad alte dosi e richiedere trasfusioni piastriniche ripetute,
- **infiltrazione del midollo osseo** da parte di tumori primitivi o secondari (leucemie, mielomi, carcinomi),
- **aumentata distruzione di piastrine**, le quali presentano una vita media inferiore ai normali 7-10 giorni, che anche in questo caso può essere dovuta sia al trattamento antineoplastico, sia a particolari tipologie di linfomi Hodgkin e non Hodgkin,
- **aumentato consumo delle piastrine** per attivazione abnorme della cascata coagulativa con formazione intravasale di microtrombi soprattutto in fase terminale.

La **gravità della piastrinopenia** dipende principalmente dalla **dose di chemioterapia**, ma anche dal tipo di associazione farmacologica utilizzata, l'associazione di più farmaci antineoplastici può produrre una piastrinopenia più grave di quella osservata con la somministrazione dei singoli farmaci alle stesse dosi, e dalla durata prolungata della somministrazione.

Altri **fattori aggravanti** possono essere l'età avanzata, l'assunzione di particolari classi di farmaci che interferiscono con la funzione piastrinica, quali eparina, alcuni antibiotici (es. vancomicina) e agenti antivirali, e la pregressa esistenza di coagulopatie.

Accertamento

L'accertamento della piastrinopenia si basa sulla valutazione dei segni e sintomi del paziente e degli esami ematici.

Prima del trattamento chemioterapico e/o radioterapico

Individuare i fattori che possono aggravare la severità della piastrinopenia. I principali fattori da valutare sono la tipologia di tumore, in particolare i tumori primitivi o secondari che infiltrano il midollo osseo, la dose della chemioterapia e l'associazione di più farmaci. Verificare l'eventuale assunzione di farmaci che interferiscono con la funzione piastrinica, o la presenza di una pre-esistente coagulopatia.

Eseguire emocromo completo prima dell'inizio e durante il trattamento per avere un valore basale di conta piastrinica del paziente e per valutare se può essere sottoposto al trattamento, e in corrispondenza del nadir per valutare la possibile tossicità.

Valutare la presenza di segni che possono indicare la presenza di sanguinamenti attivi in atto. Chiedere al paziente se ha presentato epistassi, emorragie gengivali, ematemesi, ematuria e/o meno-metrorragie. Valutare la presenza di petecchie, porpora, ecchimosi e/o melena.

Interventi terapeutico-assistenziali per prevenire sanguinamenti

Istruire il paziente rispetto a comportamenti da adottare per ridurre il rischio di sanguinamento. Istruire il paziente ad utilizzare uno spazzolino morbido nella cura del cavo orale e ad evitare il filo interdentale, a proteggere la pelle da tagli e abrasioni utilizzando creme e lozioni emollienti, evitando di camminare scalzo, limitando l'uso di forbici e taglienti, quindi preferire il rasoio elettrico a quello manuale, e utilizzando guanti spessi e resistenti per i lavori domestici. Evitare attività o sport che possano esporre a rischi di traumi importanti.

Valutare l'indicazione e somministrare trasfusione di piastrine. La trasfusione di piastrine dovrebbe essere utilizzata se il mantenimento della dose della chemioterapia è vitale per la risposta al trattamento o per la sopravvivenza del paziente. La profilassi con trasfusione di piastrine è indicata con valori $<10.000/mm^3$ o con valori $<20.000/mm^3$ in presenza di fattori che possono predisporre al sanguinamento (es. uso di farmaci quali eparina o FANS).

Valutare l'indicazione e somministrare agonisti del recettore per la trombopoietina. I farmaci agonisti del recettore della trombopoietina (TPO-RA), come eltrombopag e romiplostim, aumentano la produzione di piastrine attraverso interazioni con il recettore della trombopoietina presente sui megacariociti. Al momento non sono presenti raccomandazioni nelle linee guida a causa delle ancora limitate evidenze (Castaman & Pieri, 2018; Leader et al., 2021).

Istruire il paziente a rilevare segni e sintomi di sanguinamento e riferirli prontamente al personale sanitario. Inoltre in caso di piastrinopenia accertata, posticipare estrazioni dentarie o altri interventi odontoiatrici, indagini endoscopiche del tratto gastrointestinale o urinario (gastroscopie, colonscopie, cistoscopie ecc), se ciò non fosse possibile, avvisare gli operatori sanitari della propria condizione. Avvisare inoltre in caso di traumi importanti anche senza danno apparente, soprattutto se alla testa e/o alla colonna.

Alopecia

Alopecia è un termine che origina dal tardo latino *alopecĭa(m)*, a sua volta derivato dal greco *alṓpex* che significa 'volpe', animale noto per la sua perdita del pelo a chiazze. Quando si parla di alopecia si intende la perdita parziale o completa di capelli, o di altri peli del corpo, conseguente a malattie varie o provocata da cause fisiche, che può essere circoscritta o diffusa e accompagnarsi o no ad atrofia e distruzione del follicolo pilifero.

L'alopecia indotta dalla chemioterapia è più evidente sul cuoio capelluto, con una predilezione per le aree con bassa densità totale dei capelli, in particolare la corona e le aree frontali del cuoio capelluto, dove il recupero dei capelli è più lento. Queste sono anche le aree più frequentemente colpite dall'alopecia legata all'età, un processo legato all'effetto degli androgeni sul follicolo pilifero. L'alopecia totale del **cuoio capelluto** è la più comune, ma l'alopecia può anche essere diffusa o a chiazze.

La perdita delle **sopracciglia e delle ciglia e/o sopracciglia** (*madarosi*), delle estremità, così come dei **peli ascellari e pubici**, è variabile e può verificarsi anche dopo la somministrazione dell'ultima dose di chemioterapia. Tuttavia, il recupero è generalmente più rapido per i capelli in queste aree che per quelli sul cuoio capelluto.

La tempistica dell'alopecia dipende dal tipo (o dai tipi) di agente terapeutico sistemico, dalla dose e dal programma. Per la maggior parte dei regimi che vengono somministrati ogni due o tre settimane, l'alopecia inizia intorno alle due o tre settimane e si perde completamente entro la fine del secondo ciclo di chemioterapia. La chemioterapia settimanale si traduce generalmente in un'alopecia più lenta e occasionalmente incompleta, e i capelli possono effettivamente iniziare a ricrescere con il proseguimento del trattamento. La chemioterapia ad alte dosi usata nell'ambito del trapianto di cellule ematopoietiche porta ad una rapida e completa alopecia.

L'alopecia, nel paziente oncologico ha una prevalenza riportata del 65% che può aumentare fino all'80% - 100% in seguito all'utilizzo di alcuni farmaci come il paclitaxel o la doxorubicina. L'alopecia rappresenta uno degli effetti collaterali più angoscianti per il paziente oncologico, accanto a nausea e vomito (Dmytriw et al., 2015; Haque et al., 2020).

Meccanismi fisiopatologici

Alopecia secondaria a trattamento chemioterapico. Clinicamente, l'alopecia associata alla chemioterapia colpisce **i peli** che sono nella **fase attiva di crescita – anagen phase** – (da qui il termine che viene assunto per identificarla di "anagen effluvium") e la loro perdita può avvenire in due differenti modi. Quando la chemioterapia è ad alte dosi o utilizza farmaci che hanno un alto potere alopecizzante, la radice del capello è quella colpita più frequentemente. Questo causa la completa atrofia della radice del capello e del suo bulbo portando alla caduta spontanea del capello o in seguito alla pettinatura, spazzolatura o lavaggio dello stesso. La seconda modalità con la quale si verifica l'alopecia è attraverso il restringimento del fusto del capello adiacente al cuoio capelluto. Questo restringimento tende a indebolire il capello, inducendolo a rompersi in una zona ristretta causando diradamento di diverso grado. Questa seconda forma è più frequentemente associata alla chemioterapia a dosi standard. Nella **Tabella 12.XIV** sono riportati i farmaci a più alto indice alopecizzante (Chon et al., 2012).

Tabella 12.XIV Farmaci ad alto indice alopecizzante

	Severa	*Moderata*	*Lieve*
Frequente	Doxorubicina	Mecloretamina	Bleomicina
	Daunorubicina	Methotrexate	
	Paclitaxel		
	Docetaxel		
	Ciclofosfamide		
	Ifofosfamide		
	Etoposide		
Infrequente	Vincristina		5- Fluorouracile
	Vinblastina		Hydroxyurea
			Thiotepa

Il grado di alopecia, tuttavia, indotto dai farmaci ad alto rischio come la doxorubicina, la ciclofosfamide, l'etoposide e il paclitaxel varia in base alla dose, allo schema di trattamento, all'età del paziente, alla presenza di comorbidità, allo stato nutrizionale e ormonale del paziente e allo stress emotivo (Paus et al, 2013; Haque et al., 2020).

A causa della lunga fase attiva di crescita (anagen phase), che dura circa 2-6 anni, e del fatto che normalmente circa il 90% dei capelli si trova contemporaneamente in fase di crescita attiva, il cuoio capelluto è la sede più comune di perdita di peli dove mostra un effetto più marcato; a differenza di altre parti del corpo dove la perdita di peli può avvenire più lentamente e variare a seconda della percentuale degli stessi che si trovano in fase di crescita al momento della terapia.

Entrambe le forme di alopecia si verificano 1-3 settimane dopo l'inizio del trattamento e generalmente si risolvono 1-2 mesi dopo il termine della terapia. Alcuni pazienti presentano una ricrescita tra un ciclo e l'altro di chemioterapia, mentre, meno dell'1% dei pazienti ematologici va incontro a un'alopecia permanente in seguito alla chemioterapia ad alte dosi e trapianto di midollo (Dmytriw et al., 2015). Quando i capelli ricrescono dopo un trattamento chemioterapico il colore e la struttura sono molto spesso marcatamente diversi rispetto a prima dell'alopecia e sebbene non sia sempre un effetto indesiderato questo, i capelli lisci precedentemente ricresceranno ricci e questi cambiamenti avvengono in circa il 60% dei pazienti. Questi cambiamenti pongono quesiti sui meccanismi patogenetici (Paus et al, 2013).

L'alopecia secondaria a trattamento radioterapico. La radioterapia a differenza della chemioterapia non ha un effetto sistemico, ma il danno è localizzato alle regioni esposte ai fasci di radiazione, la cui alta energia provoca una morte cellulare danneggiando il DNA nelle cellule tumorali, ma anche in quelle sane che rientrano nella zona trattata. Tra gli effetti secondari può verificarsi anche la perdita di peli, o di capelli quando viene trattata la zona della testa e del collo (**Figura 12.7**).

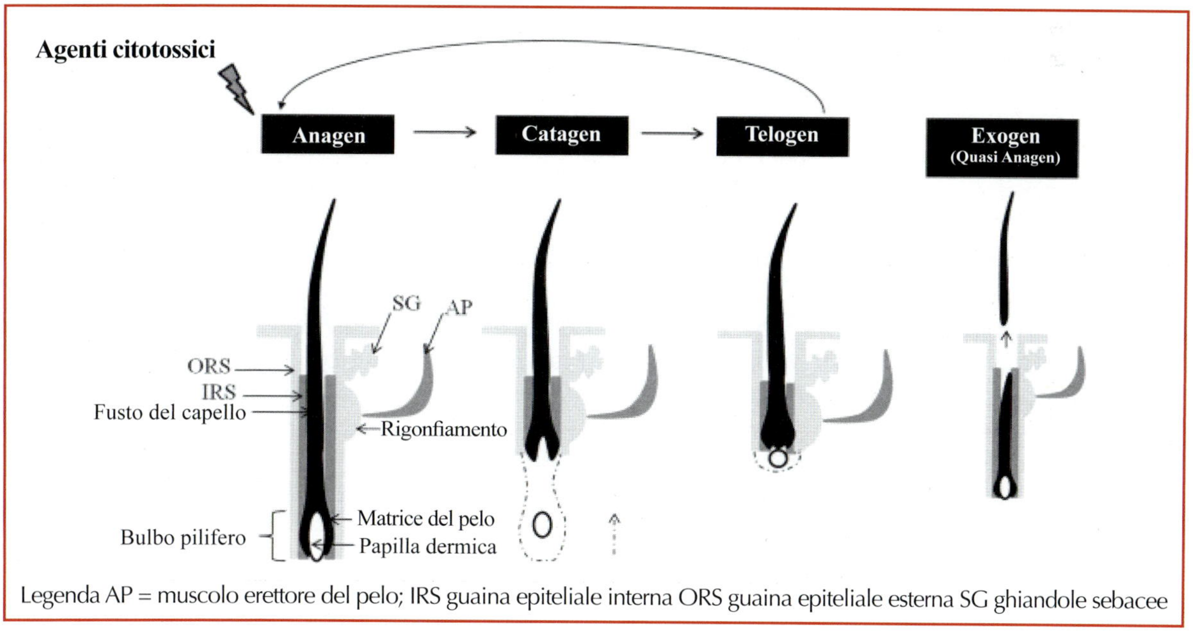

Figura 12.7 Alopecia indotta da chemioterapia: ciclo vitale del capello (Chon et al., 2012).

I **fattori concomitanti** che possono influenzare il rischio e il fenotipo di alopecia sono (Paus et al., 2013; Trüeb, 2010):
- il protocollo di chemioterapia (curativo verso trattamenti palliativi frazionati, lo schema di somministrazione settimanale verso tri-settimanale, il dosaggio e i farmaci utilizzati)
- la presenza di una Graft-versus Host Disease nei pazienti che hanno ricevuto un trapianto di midollo [GVHD è una complicanza medica che si verifica in seguito ad un trapianto di tessuto o organo ed è scatenata dalle cellule del donatore che riconoscono come estraneo l'ospite inducendo le cellule del sistema immunitario ad aggredire alcune componenti dell'organismo ricevente]
- l'esposizione ai raggi X
- età avanzata del paziente che potrebbe più facilmente indurre a un'alopecia permanente
- la presenza e progressione di un'alopecia androgenica

- lo stress psicoemotivo: i mediatori dello stress, come l'ormone che rilascia corticotropina (CRH), la sostanza P, il fattore di crescita, inibiscono la crescita dei follicoli del cuoio capelluto umano in vitro e promuovono la fase di transizione (catagen phase) che porta all'alopecia della fase di riposo (telogen phase).

Recupero e reversibilità. Poiché gli effetti della chemioterapia sono tipicamente specifici per le cellule proliferanti, che risiedono nel bulbo, risparmiando le cellule staminali della Regione Soprabulbare (o zona della bulge) che sono responsabili della ricrescita del follicolo, l'alopecia da chemioterapia è solitamente reversibile. Il follicolo pilifero riprende il ciclo normale entro poche settimane dalla cessazione del trattamento, e la ricrescita diventa evidente entro tre-sei mesi. I nuovi capelli hanno spesso caratteristiche diverse dall'originale; il 65% dei pazienti sperimenta un effetto di ingrigimento, arricciatura o "stiratura", che è probabilmente dovuto agli effetti della chemioterapia sui melanociti del follicolo pilifero e sugli epiteli della guaina radicolare interna, e questi effetti spesso si risolvono nel tempo. Solitamente a dosi standard l'alopecia permanente non è comune dopo la chemioterapia, ci sono però casi di alopecia permanente o prolungata dopo chemioterapia a dosi standard per cancro alla mammella (in particolare con docetaxel e chiaramente correlata sia alla dose per infusione che alla durata di esposizione). Pertanto, alle pazienti con cancro alla mammella che ricevono docetaxel a dosi di 75 mg/m^2 o più per infusione, è importante informare i pazienti sul rischio di alopecia prolungata o permanente.

Gestione assistenziale della persona per la prevenzione e trattamento dell'alopecia

Accertamento

L'alopecia chemio-indotta è una problematica poco valutata anche se è uno degli effetti collaterali più temuti e sofferti dalla persona in trattamento oncologico. Attualmente, non esiste una misura comunemente utilizzata per valutare l'alopecia, la scala maggiormente utilizzata dai clinici è la *Common Terminology Criteria for Adverse Events Scale (CTCAE)* elaborata dal *National Cancer Institute (NCI)* che misura la gravità della perdita di capelli (versione 5.0 - **Tabella 12.XV**) che però analizza esclusivamente il grado di perdita dei capelli ma non il suo impatto sulla persona.

Tabella 12.XV Grado severità della perdita dei capelli: NCI CTCAE versione 5.0

Esame clinico/valutazione funzionale-sintomatica					
	Grado 1	**Grado 2**	**Grado 3**	**Grado 4**	**Grado 5**
Alopecia "disturbo caratterizzato da una diminuzione della densità dei peli rispetto al normale"	Perdita dei peli/capelli ≤ 50% non visibile a distanza, ma solo attraverso un'ispezione diretta; può essere necessario un taglio di capelli diverso, non richiede una parrucca	Perdita peli/capelli > 50% evidente anche agli altri, può essere necessaria una parrucca se il paziente lo desidera; impatto psicosociale elevato	//	//	//

Impatto psico-sociale dell'alopecia. L'alopecia non ha una sola caratterizzazione fisica, ma assume un aspetto multifattoriale, impattando notevolmente sulla qualità di vita, sull'immagine corporea, sull'autostima, sulla percezione della sessualità, sul proprio ruolo sociale, sul rientro al lavoro, provocando ansia e angoscia (Dmytriw et al., 2015). Sebbene la maggior parte dei pazienti affetti da alopecia chemio-indotta si riprenda gradualmente entro 6-8 settimane dalla fine della chemioterapia, i pazienti che la subiscono soffrono di distress psicologico, con conseguenze negative per quanto riguarda l'immagine del corpo, il comportamento sessuale, l'autostima e il deterioramento delle relazioni sociali. Alcuni pazienti rifiutano o interrompono addirittura la chemioterapia a causa della paura della perdita dei capelli e del distress associato. Circa il 50% dei pazienti considera la perdita dei capelli l'aspetto più traumatico della chemioterapia, e circa l'8% ha rifiutato la chemioterapia a causa di questa preoccupazione (Zhou et al., 2021).

Lo stato dei peli presenti sul cuoio capelluto e sul viso rappresenta un segnale psicosociale che esprime lo stato di benessere e lo status sociale, oltre a contribuire a definire l'appartenenza a un gruppo per moda, religione, filosofia, attrazione sessuale. I capelli sono stati visti come segni di genere attraverso le diverse culture e di posizione sociale per diversi anni, quindi l'impatto dell'alopecia sull'immagine corporea e sull'autostima è un problema che interessa le donne, ma anche gli uomini, anche se alcuni studi riportano una maggiore difficoltà ad affrontare nel genere femminile (Zhou et al., 2021; Dmytriw et al., 2015).

Per il paziente la perdita dei capelli costituisce un costante richiamo alla malattia e all'esistenza del cancro, difficile da "negare" a sè stessi e/o nascondere agli altri (colleghi, amici, estranei). Interferisce con l'adattamento, con le relazioni interpersonali e con la sessualità. Ha un impatto negativo anche sulle relazioni familiari, non solo nei confronti del partner verso il quale si sviluppa la paura del rifiuto, ma anche verso i bambini che spesso percepiscono la perdita dei capelli di un genitore come l'effetto peggiore del trattamento.

La perdita di peli, infine, può essere accompagnata da altri disturbi fisici quali l'irritazione, il dolore, il prurito, la secchezza della mucosa nasale a seconda della zona interessata dall'alopecia (Roe, 2014).

Problemi e rischi determinati dall'alopecia	
Problema	**Dati /manifestazioni**
Alopecia	Perdita dei peli/capelli ≤ 50% o > 50% Farmaci chemioterapici alopecizzanti
Possibile disturbo dell'immpagine corporea	Percezione negative rispetto alla variazione dell'aspetto Paura delle reazioni degli altri Preoccupazione per il cambiamento

Interventi assistenziali di prevenzione e trattamento dell'alopecia e delle sue conseguenze

L'impatto dell'alopecia e i potenziali approcci alternativi alla chemioterapia dovrebbero essere discussi con ogni paziente prima dell'inizio della terapia che può portare all'alopecia. L'approccio preventivo, basato sulla riduzione dell'afflusso della quantità di chemioterapico al bulbo pilifero, è importante per minimizzare l'angoscia emotiva associata alla perdita di capelli.

Vasocostrizione locale attraverso dispositivi di raffreddamento del cuoio capelluto inducono la sua refrigerazione con conseguente vasocostrizione locale e riduzione dell'afflusso di chemioterapico ai follicoli piliferi: l'ipotermia induce vasocostrizione e, quindi, limita l'assorbimento cellulare degli agenti citotossici, e inoltre riduce l'attività metabolica pertanto diminuisce l'effetto della chemioterapia sulle cellule follicolari. I sistemi di raffreddamento prevedono un caschetto che deve essere posizionato sul capo del paziente almeno 30 minuti prima di iniziare la terapia e fino a 30-150 minuti dopo la fine della somministrazione a seconda del regime di trattamento, considerando una durata media di raffreddamento post somministrazione di 90 minuti; (Kruse & Abraham, 2018; Pedersini et al., 2020). L'apparecchio è in grado di mantenere una temperatura costante del refrigerante così da evitare fluttuazioni e necessaria a raggiungere la temperatura operativa (raffreddamento pre-infusione, 15°C), mantenendo la temperatura del cuoio capelluto durante la chemioterapia (raffreddamento dell'infusione, 3°C) e i 90 minuti di completamento post-chemioterapia (raffreddamento post-infusione, 15 °C) (Kate et al., 2021).

Il raffreddamento del cuoio cappelluto ha dimostrato di essere uno degli interventi più efficaci per prevenire l'alopecia chemio-indotta (Zhou et al., 2021). Considerando l'elevata efficacia e il basso tasso di effetti avversi, i pazienti sottoposti a chemioterapia con i seguenti agenti sono i candidati più adatti al raffreddamento del cuoio capelluto: ciclofosfamide, daunorubicina, docetaxel, doxorubicina, epirubicina e paclitaxel. Tuttavia, l'uso di dispositivi di raffreddamento del cuoio capelluto richiede costi aggiuntivi per le attrezzature e tempo di permanenza del paziente. La compliance del paziente a questo tipo di trattamento è elevata, anche se possono verificarsi cefalea, disagio, nausea e xerosi. Questo dispositivo è consigliato nei pazienti affetti da tumori solidi sottoposti a protocolli chemioterapici associati ad alto rischio di sviluppare alopecia, ad eccezione dei pazienti che ricevono derivati del platino a causa delle neuropatie periferiche limitanti la tolleranza al freddo. Inoltre, il rischio di metastasi del cuoio capelluto vieta l'uso del raffreddamento in caso di tumori ematologici ed è controindicato nella malattia da agglutinine fredde, crioglobulinemia e lesioni da freddo post-traumatiche a causa del rischio di scatenare un attacco locale o generalizzato (Rossi et. al, 2020).

Esempio di "caschetto per scalp hypothermia"

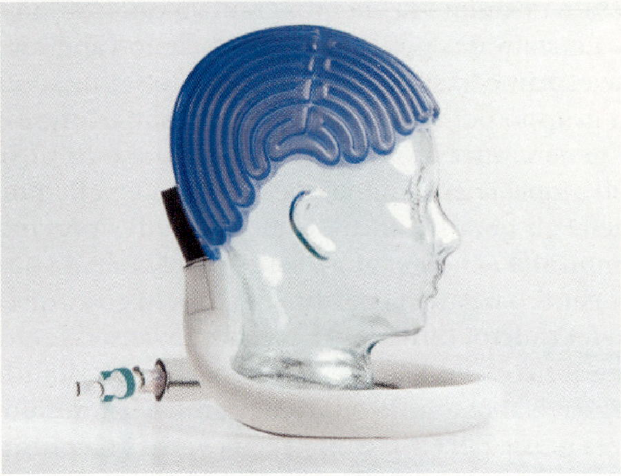

Cura dei capelli. Durante il trattamento chemioterapico è di fondamentale importanza l'educazione sanitaria che rappresenta l'intervento prioritario nella gestione di questo segno. Per quanto riguarda la cura dei capelli e del cuoio capelluto, il paziente deve essere istruito a:

- utilizzare uno shampoo delicato, come quello che si usa per i bambini
- non lavare tutti i giorni i capelli e evitare di sfregare la cute
- scegliere delle spazzole delicate e pettinare gentilmente
- tamponare i capelli per asciugarli
- mettere la protezione solare sul cuoio capelluto, indossare un capellino o un foulard
- evitare qualsiasi trattamento chimico sui capelli, tinte permanenti o semi-permanenti, alte temperature per asciugarli
- utilizzare federe e cuscini morbidi, confortevoli, indossare la notte una rete per i capelli e scegliere federe di raso
- consultare il personale sanitario prima di applicare qualsiasi lozione o crema che favorisca la ricrescita dei capelli/peli, o l'assunzione di vitamina B.

Durante la ricrescita dei capelli, invece, può essere utile ricordare al paziente che i capelli saranno diversi da prima del trattamento e che il periodo della ricrescita è molto delicato in quanto il capello sarà più fine, potrà danneggiarsi più facilmente e quindi necessita di mantenere per almeno 2-3 mesi le attenzioni utilizzate durante il trattamento.

Trattamenti farmacologici topici. Ad oggi, non ci sono interventi farmacologici specifici che hanno dimostrato un'attività abbastanza consistente in studi da giustificare il loro uso generale per prevenire l'alopecia indotta dalla chemioterapia.

Bimatoprost topico - Il bimatoprost topico, un analogo sintetico della prostaglandina F2α originariamente approvato per il trattamento dell'ipertensione oculare e per il glaucoma ad angolo aperto, è stato recentemente approvato dalla Food and Drug Administration (FDA) in America per uso topico (soluzione allo 0,03%) per favorire la crescita delle ciglia.

È stato osservato un beneficio per i pazienti con alopecia palpebrale indotta da chemioterapia, ma non ci sono sufficienti dati a sostegno di un beneficio preventivo e sicurezza nella perdita dei capelli da chemioterapia.

Minoxidil topico – vasodilatatore, si pensa che il minoxidil modifichi il ciclo dei capelli prolungando la fase anagen. Può anche aumentare la dimensione del follicolo pilifero, contrastando così la miniaturizzazione del follicolo pilifero, che è la caratteristica istologica dell'alopecia androgenetica. Il minoxidil è stato approvato dalla FDA per il trattamento dell'alopecia androgenetica, ed è stato usato in donne con alopecia indotta da terapia endocrina, sebbene i dati di efficacia siano limitati.

Utilizzo di parrucche. Per quanto riguarda invece l'uso di parrucche o toupet può essere utile suggerire al paziente dei negozi noti o che hanno esperienza con i malati oncologici. È molto importante consigliare al paziente di preparare la parrucca prima di iniziare il trattamento chemioterapico al fine di poter mostrare la propria capigliatura e riuscire ad avere una parrucca che rispecchi maggiormente il capello naturale (colore, piega, taglio) se non vuole sfruttare questa situazione come un'opportunità di cambiamento per provare un nuovo stile; in ogni caso è molto importante scegliere dei buoni materiali per evitare irritazioni della cute. La parrucca sintetica è meno costosa e richiede meno cure rispetto a quelle effettuate con capelli veri e quindi più gestibili se si hanno poche energie durante il trattamento oncologico. In Italia, come iniziativa regionale, quindi diversa sul territorio nazionale, è stato riconosciuto un contributo spese per le donne malate di tumore che acquistano una parrucca, mentre poiché il Nomenclatore Tariffario che, a livello nazionale, individua le protesi dirette al recupero funzionale e sociale delle persone affette da minorazioni fisiche, psichiche e sensoriali dipendenti da qualunque causa non comprende le parrucche, la risoluzione n. 9/E del 16 febbraio 2010 della Direzione Centrale dell'Agenzia delle Entrate ha riconosciuto, a livello nazionale, la detraibilità dei costi sostenuti per l'acquisto della parrucca ogni qualvolta *"la parrucca rientri nel novero delle spese sanitarie detraibili se volta a sopperire un danno estetico conseguente ad una patologia e rappresenti il supporto in una condizione di grave disagio psicologico nelle relazioni di vita quotidiana"*.

Alcuni pazienti non tollerano le parrucche perché scaldano troppo o irritano e prudono, in questo caso si può suggerire l'utilizzo di turbanti o foulard, il tessuto meglio tollerato è il cotone.

Sindrome anoressia-cachessia da cancro

La cachessia è una sindrome che non si riscontra solo nel cancro ma anche in molte patologie croniche come l'insufficienza cardiaca congestizia, la broncopneumopatia cronico-ostruttiva e la malattia renale allo stadio terminale.

La sindrome anoressia-cachessia da cancro (*cancer anorexia-cachexia syndrome, CACs*) è una condizione complessa che aggrava la situazione clinica dei pazienti oncologici e spesso si presenta contestualmente a malnutrizione, alterazioni anaboliche legate all'invecchiamento, comorbidità e decondizionamento fisico, cioè una riduzione della capacità funzionale causata da una ridotta mobilità o immobilità. Inizialmente e per lungo tempo la definizione di sindrome anoressia-cachessia da cancro è stata focalizzata solo sulla perdita di peso e appetito. Tuttavia, la sola perdita di peso non è sufficiente per rappresentare la complessità della sindrome anoressia-cachessia da cancro, recentemente è stata infatti definita come una sindrome multifattoriale caratterizzata da una progressiva riduzione della massa muscolare scheletrica (con o senza perdita della massa grassa) che non può essere completamente corretta con un supporto nutrizionale convenzionale e che porta ad un progressivo danno funzionale (Fearon et al., 2011). In seguito a questa nuova definizione sono stati identificati dei criteri diagnostici per il paziente oncologico:

- perdita di peso pre-malattia del >5% negli ultimi 6 mesi *oppure* BMI <20 kg/m2 e
- ogni perdita di peso >2% *oppure* indice di massa muscolare indicativo di sarcopenia e ogni perdita di peso >2%.

La sindrome anoressia-cachessia da cancro è presente in circa la metà dei pazienti oncologici, anche se la sua incidenza varia in base al tipo di tumore. Nei pazienti con neoplasia pancreatica o gastrica supera l'80%, si aggira intorno al 50% nei pazienti con carcinoma prostatico, polmonare e del colon e colpisce circa il 40% delle donne con tumore al seno (von Haehling & Anker, 2010; Teunissen et al., 2007). Influisce negativamente sulla qualità di vita dei pazienti e sugli outcome dei trattamenti (Esposito et al., 2015; Mercadante et al., 2013):

- riduzione della sopravvivenza perché provoca una ridotta tolleranza alle terapie. La perdita di peso spesso richiede una riduzione della dose o porta a un ritardo, e in alcuni casi, a una sospensione definitiva della terapia;
- aumento suscettibilità alle infezioni;
- altre complicanze cliniche: favorisce l'instaurarsi di una condizione di fragilità e rappresenta la principale causa di morbilità e mortalità.

Meccanismi fisiopatologici

Nella sindrome anoressia-cachessia da cancro si assiste a una complessa combinazione di vie e processi in cui la deregolazione del sistema nervoso centrale si accompagna a una alterazione del segnale periferico, che può essere attribuita a errori nei processi di trasduzione o a un danno funzionale nelle vie di segnalazione neuronali (Argilés et al., 2015; Mondello et al., 2015; Penet & Bhujwalla, 2015). La sindrome anoressia-cachessia da cancro è contraddistinta dalla secrezione di fattori da parte del tumore, da una condizione di anoressia legata al trattamento e da un'alterazione nel livello di citochine con uno stato infiammatorio sistemico. Da un punto di vista fisiopatologico si instaura un bilancio energetico e proteico negativo, dovuto sia ad un ridotto introito calorico sia a un aumentato dispendio energetico conseguente allo stato ipermetabolico (**Figura 12.8**).

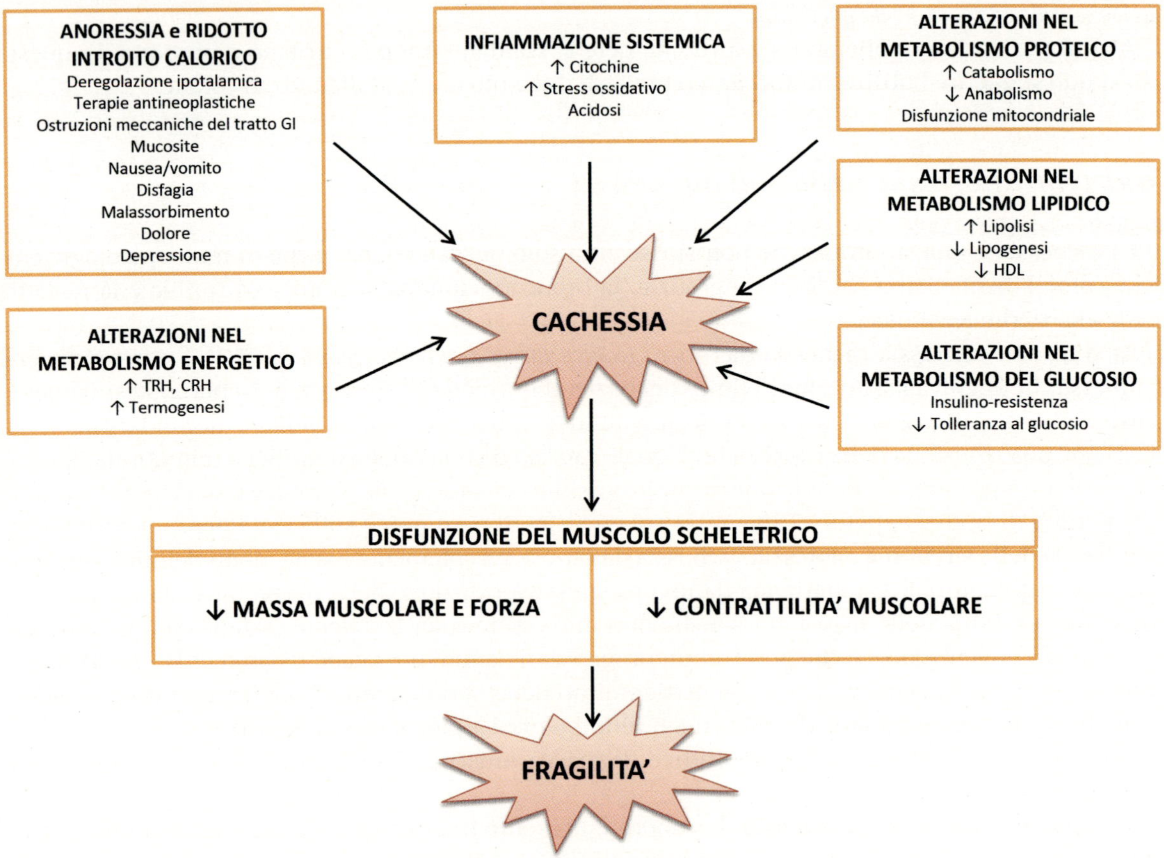

Figura 12.8 Fisiopatologia della CACs -sindrome anoressia-cachessia da cancro.

Nella sindrome anoressia-cachessia da cancro si verificano:
- alterazione del comportamento alimentare causato da una mancata coordinazione della via periferica e centrale
- alterazioni nel metabolismo energetico (es. aumento del consumo energetico a riposo)
- stress ossidativo con conseguente danno a carico del DNA, delle lipoproteine di membrana e degli enzimi e coenzimi nel regolare le principali vie metaboliche
- alterazioni nel metabolismo proteico e perdita muscolare dovuta a una aumentata deplezione proteica e ridotto anabolismo
- alterazioni nel metabolismo lipidico (es. aumento della lipolisi, riduzione dei livelli di lipoproteine ad alta intensità e ridotta attività della lipoproteina lipasi)
- alterazioni nel metabolismo del glucosio (es. ipoinsulinemia, ridotta tolleranza al glucosio, insulino-resistenza, aumento della gluconeogenesi a partire da amminoacidi e lattato).

È difficile stabilire l'esatto momento in cui queste alterazioni metaboliche iniziano, ma probabilmente sono il risultato dell'interazione tra il tumore e l'ospite. La stessa presenza del tumore e la sua progressiva crescita attivano il sistema immunitario, attività molto dispendiosa da un punto di vista energetico che rappresenta circa il 25-30% del metabolismo basale. La **Tabella 12.XVI** mostra i principali eventi che si verificano nella CACs - sindrome anoressia-cachessia da cancro.

Tabella 12.XVI Principali eventi che si verificano nella CACs

Perdita di peso	Sì
Massa muscolare	Diminuita
Massa grassa	Diminuita/Stabile
Anoressia	++
Dispendio energetico	Aumentato
Infiammazione sistemica	+++
Patologia sottostante	Sì
Degradazione delle proteine muscolari	+
Danno nella sintesi delle proteine muscolari	Sì/no
Aumento dell'apoptosi muscolare	Sì
Diminuita rigenerazione muscolare	Sì
Disfunzione mitocondriale nel muscolo	Sì
Resistenza all'insulina	Sì

Approfondimento: meccanismi coinvolti nella sindrome anoressia-cachessia da cancro

Appetito ed introito calorico

L'introito calorico è controllato soprattutto dall'ipotalamo, dove convergono tutti i segnali periferici sullo stato energetico e nutrizionale. La principale causa della sindrome anoressia-cachessia da cancro sembra, quindi, essere dovuta all'incapacità dell'ipotalamo di rispondere in modo appropriato agli stimoli periferici unitamente a una alterata trasmissione periferica.

La regolazione centrale della sensazione di fame si verifica nel nucleo arcuato dell'ipotalamo, dove i segnali periferici interagiscono con due popolazioni neuronali: neuropeptide Y (NPY)/neuroni correlati alla proteina Agouti (Agouti-related peptide, AgRP) e neuroni proopiomelanocortinici (propiomelanocortin, POMS)/neuroni che regolano la trascrizione di cocaina e anfetamine (cocaine and amphetamine-regulated transcript, CART), che rappresentano due vie distinte e complementari, NPY/AgRP e POMS/CART. Quando è necessario introdurre energia, i segnali periferici attivano la via NPY/AgRP. Nella sindrome anoressia-cachessia da cancro questa via viene inibita dalla concomitante attivazione dei neuroni POMS/CART che determina una up-regolazione dell'ormone α-melanocita stimolante (α-melanocyte stimulating hormone, α-MSH) e dell'ormone di rilascio della corticotropina (coticotropin realising hormone, CRH), che provocano una sensazione di sazietà. Questa alterazione potrebbe essere dovuta ad uno squilibrio della trasduzione periferica nell'ipotalamo o ad un'iperattivazione del sistema melanocortinico da parte delle citochine. Infatti le citochine, in particolare IL-1β, aumentano l'attività ipotalamica serotoninergica e possono portare ad una attivazione persistente dei neuroni POMS/CART con conseguente anoressia, perché quando il sistema melanocortinico viene stimolato, la sua attività aumenta indipendentemente dai livelli di cibo ingerito.

Inoltre, nei pazienti con cancro si alterano i meccanismi che regolano i livelli di alcune proteine, tra cui leptina, grelina e obestatina, coinvolte nella trasmissione dei segnali di fame e sazietà. La leptina è un peptide rilasciato soprattutto dagli adipociti la cui principale funzione è segnalare uno stato di deficit nutritivo. Esercita la sua funzione a livello del nucleo arcuato dove bassi livelli di leptina attivano una risposta compensatoria che aumenta l'appetito e riduce il consumo energetico, favorendo così l'aumento ponderale. Tuttavia, nei pazienti oncologici, bassi livelli di leptina non inducono questi cambiamenti metabolici, probabilmente perchè le citochine pro-infiammatorie aumentano l'espressione dei recettori ipotalamici della leptina. La grelina e l'obestatina sono due peptidi gastrointestinali che fanno parte di un complesso sistema in cui ormoni e sostanze secrete a livello di stomaco e intestino trasmettono al cervello la sensazione di sazietà o fame. La grelina è un peptide, sintetizzato principalmente dalle cellule ossintiche dello stomaco, che stimola l'introito di cibo agendo sulla via Y/AgRP del nucleo arcuato. Inoltre stimola la motilità intestinale riducendo nausea e vomito, diminuisce il consumo energetico riducendo la termogenesi con l'inibizione del sistema simpatico, inibisce la produzione di citochine proinfiammatorie, stimola le vie lipogeniche nel sistema nervoso centrale, preserva la massa muscolare aumentando la produzione epatica del fattore di crescita insulino-simile (insulin-like growth factor, IGF-1) e l'espressione di alcune proteine come miogenina e MyoD.

Tutto ciò riduce il consumo energetico e stimola l'introito calorico con un bilancio positivo e l'aumento di peso. Nei pazienti con sindrome anoressia-cachessia da cancro i livelli sierici di grelina sono bassi e questi processi non vengono attivati. Al contrario, l'obestatina agisce come un ormone anoressizzante che riduce l'introito di cibo. Correla negativamente con adiposità e insulino-resistenza, ma il suo ruolo nella CACs non è ancora stato esplorato.

Infine, cause secondarie quali un'alterata integrità e funzionalità del tratto gastroenterico dovuta ad ostruzioni meccaniche, gastroparesi, malassorbimento intestinale da sindromi post-chirurgiche, tossicità dei trattamenti chemio-radioterapici (mucosite, infezioni, nausea, vomito, disfagia, disgeusia, stipsi), dolore e depressione incontrollati possono contribuire alla riduzione dell'appetito e allo scadimento dello stato nutrizionale. Anche alterazioni metaboliche come ipogonadismo, disfunzione tiroidea, deficit di vitamina B12 e D influiscono negativamente sull'appetito, oltre a favorire fatigue e debolezza muscolare.

Aumento del consumo energetico a riposo

Nella CACs aumentano i livelli di ormone di rilascio della tireotropina (thyrotropin releasing hormone, TRH) che influenzano la regolazione ipotalamica del consumo energetico. Il nucleo ipotalamico ventro-mediale percepisce l'aumento di TRH e promuove la produzione di calore attraverso il sistema adrenergico B3.

L'aumento del consumo energetico a riposo è legato anche a una maggiore termogenesi da parte del grasso bruno. L'ipotalamo può mediare la formazione di tessuto adiposo bruno (brown adipose tissue, BAT) nel tessuto adiposo bianco (white adipose tissue, WAT), un processo definito"doratura"(browning) del tessuto adiposo bianco. Gli adipociti bruni esprimono infatti la proteina disaccopiante 1 (uncoupling protein 1, UCP1), una proteina mitocondriale in grado di spostare la respirazione mitocondriale dalla formazione di adenosinatrifosfato (ATP) alla termogenesi, cioè dalla produzione di energia chimica alla produzione di energia termica. La doratura del WAT si verifica precocemente, prima della comparsa dei segni clinici di cachessia, e aumenta parallelamente all'evolvere della CACs, insieme con l'espressione di UCP1 stimolata dalle citochine proinfiammatorie (soprattutto IL-6). Questo processo di doratura e l'aumento della termogenesi nel BAT favoriscono l'incremento del consumo energetico sistemico.

Nella CACs si registra anche un aumento nei livelli del peptide relativo all'ormone paratiroideo (parathyroid hormone-related protein, PTHrP) che a sua volta aumenta i livelli di UCP1 con un conseguente consumo di ossigeno ed elevato dispendio energetico.

Infiammazione sistemica

Nella sindrome anoressia-cachessia da cancro si registra un incremento nei livelli di citochine, in particolare IL-1β, IL-6, IFN-γ e TNF-α, rilasciate sia dal tumore che dalle cellule del sistema immunitario. L'azione cronica delle citochine ha effetti deleteri sul metabolismo energetico, composizione corporea, stato nutrizionale e funzione immunitaria. Le citochine attivano la risposta di fase acuta con ridotta sintesi di proteine nobili (albumina, prealbumina e transferrina) e aumentata produzione di proteina C-reattiva (PCR), aptoglobina e ceruloplasmina, contribuendo così ad esacerbare lo stato di infiammazione cronica. Le citochine aumentano lo stress ossidativo e attivano molte delle vie metaboliche implicate nella perdita della massa muscolare e di tessuto adiposo, come l'aumento della proteolisi e dell'apoptosi dei miociti e la riduzione del trasporto e rigenerazione degli aminoacidi con una diminuita differenziazione delle cellule satellite.

Alterazioni nel metabolismo proteico

Si assiste ad una duplice alterazione del metabolismo proteico: l'incremento nella degradazione delle proteine e la riduzione della sintesi proteica, in cui sono coinvolti sia i fattori secreti direttamente dal tumore che le citochine. Per quanto riguarda la deplezione proteica, le citochine favoriscono uno stato di ipercatabolismo attivando la proteolisi mediata dall'ubiquitina, una proteina necessaria per la degradazione proteica. L'attività dell'ubiquitina può poi essere ulteriormente stimolata dagli elevati livelli di cortisolo e catecolamine, che contribuiscono ad aumentare il consumo energetico a riposo. Inoltre, le citochine amplificano l'espressione della sintetasi inducibile dell'ossido nitrico (iNOS) che porta allo stress ossidativo. Per quanto concerne la sintesi delle proteine, le citochine riducono l'anabolismo attivando il fattore nucleare κ-B (NF-κB) che diminuisce l'espressione della proteina MyoD, un regolatore positivo della massa muscolare. Viene inoltre inibita la sintesi di miosina, una proteina coinvolta nella contrattilità cellulare, ostacolando lo sviluppo muscolare.

Le cellule neoplastiche secernono il fattore inducente la proteolisi (proteolysis-inducing factor, PIF) che si lega con alta affinità alla membrana dei muscoli scheletrici, aumentando i livelli di calcio ionizzato intracellulare. A questo punto parte la cascata di segnali che promuove la proteolisi e inibisce la sintesi proteica.

Nella CACs subentra anche una disfunzione mitocondriale in cui il sistema enzimatico deputato a mantenere lo stato redox della cellula è alterato, con un conseguente accumulo di proteine ossidate e nitrate. Si riducono inoltre le cellule stromali che esprimono la proteina di attivazione dei fibrobalsti (fibroblast activation protein, FAP) con conseguente riduzione della massa muscolare e perdita di peso.

La perdita di massa magra favorisce un progressivo declino di forza muscolare, resistenza, livello di attività fisica ed è associata ad un aumentato rischio di tossicità da chemioterapia e diminuita sopravvivenza.

Alterazioni nel metabolismo lipidico

In molti pazienti con CACs si riscontra una riduzione dei livelli di adiponectina, una proteina secreta dagli adipociti, probabilmente a causa degli elevati livelli di citochine circolanti. L'adiponectina ha molteplici effetti positivi: migliora la sensibilità all'insulina nel tessuto adiposo; aumenta la tolleranza al glucosio; riduce la produzione di radicali liberi dell'ossigeno; inibisce l'attività delle metalloproteasi di matrice; riduce la sintesi dei trigliceridi; aumenta le lipoproteine ad alta densità e inibisce gli effetti delle lipoproteine a bassa densità ossidate sulle cellule endoteliali. Nei pazienti con CACs i livelli di adiponectina correlano inversamente con il peso corporeo.

Il metabolismo lipidico è influenzato anche da fattori secreti dal tumore stesso, tra cui la zinco-alfa-2-glicoproteina (ZAG) e il fattore di mobilizzazione dei lipidi. La prima determina una ossidazione lipidica e la perdita di tessuto adiposo bianco, mentre il secondo aumenta la sensibilità agli stimoli lipolitici e agisce direttamente sugli adipociti inducendo l'idrolisi dei trigliceridi con rilascio di acidi grassi liberi e glicerolo.

Alterazioni nel metabolismo glucosio

Spesso nei pazienti con cancro si instaura il fenomeno dell'insulino-resistenza, causato dall'infiammazione sistemica sostenuta dalle citochine proinfiammatorie.

L'insulina ha la potenzialità di regolare la massa muscolare mediante la via dell'ubiquitina. Il legame dell'insulina con il suo recettore attiva la fosfoinositide 3-chinasi (PI3K) e di conseguenza la chinasi inibente l'apoptosi (Akt). L'attivazione della via PI3k-Akt riduce l'espressione di importanti enzimi nella via dell'ubiquitina. Quando si instaura uno stato di insulino-resistenza, l'attivazione della PI3K si riduce e aumenta l'espressione dei componenti della via dell'ubiquitina con un incremento della proteolisi.

Gestione assistenziale della persona con sindrome anoressia-cachessia da cancro

Accertamento

Nella valutazione del paziente devono essere considerati i criteri diagnostici

- perdita di peso pre-malattia > del 5% negli ultimi 6 mesi *oppure* BMI <20 kg/m2 e
- ogni perdita di peso >2% *oppure* indice di massa muscolare indicativo di sarcopenia e ogni perdita di peso >2%

Il peso deve essere registrato alla prima visita e valutato periodicamente nelle stesse condizioni. Il paziente dovrebbe essere pesato con indosso la sola biancheria intima strettamente necessaria, sempre alla stessa ora del giorno preferibilmente a digiuno e utilizzando sempre la stessa bilancia (AIOM, 2019). Oltre alla perdita di peso, la valutazione deve includere almeno altri cinque parametri principali:

1) la composizione corporea, in particolare della massa magra
2) il grado di infiammazione sistemica
3) le variazioni dell'appetito e dell'apporto nutrizionale
4) la capacità funzionale (forza muscolare)
5) la qualità della vita.

La valutazione di questi parametri consente di classificare anche il grado di severità della CACs, che evolve attraverso tre stadi: pre-cachessia, cachessia e cachessia refrattaria che sono descritti nella **Figura 12.9**.

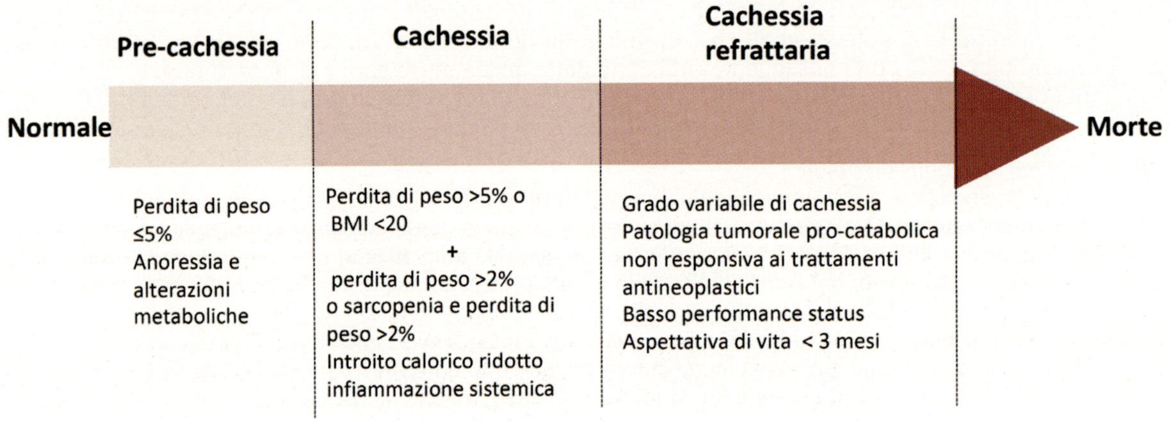

Figura 12.9 Evoluzione della CACs - sindrome anoressia-cachessia da cancro.

La **valutazione** della sindrome anoressia-cachessia da cancro prevede:

- **analisi composizione corporea:** dovrebbe essere effettuata al momento della diagnosi e ripetuta ogni 3-6 mesi. Può essere eseguita con diversi metodi: *plicometria a livello brachiale, area e circonferenza dei muscoli*. I più importanti per questa valutazione sono il gastrocnemio, il vasto laterale, il retto dell'addome e i bicipiti perché sono i più colpiti nella sindrome anoressia-cachessia da cancro vista la loro rapida velocità di contrazione.
- **determinazione del grado di infiammazione sistemica:** il parametro più validato ed accettato è la determinazione dei livelli di PCR, infatti è stata riscontrata una correlazione positiva tra livelli elevati di PCR e perdita di peso nella sindrome anoressia-cachessia da cancro, nonostante la cachessia possa essere presente anche in assenza di un'evidente infiammazione sistemica. Sebbene la PCR non sia specifica per la sindrome anoressia-cachessia da cancro, è un marker di infiammazione poco

costoso e facilmente disponibile. Può essere utile valutare anche i livelli di albumina sierica, ematocrito e fibrinogeno, perché possono fornire informazioni ulteriori per una valutazione completa dello stato nutrizionale. Al contrario, ha un valore limitato determinare i livelli di proteine con breve emivita (es. transferrina e prealbumina) e i metaboliti urinari delle proteine (es. creatinina) perché possono essere normali nei pazienti neoplastici con malnutrizione cronica. La valutazione dell'infiammazione sistemica può essere condotta anche servendosi di score sistemici come il *Glasgow Prognostic Score* (GPS) e il *Prognostic Inflammatory Nutritional Index* (PINI) rappresentati nella **Figura 12.10**. IL *Glasgow Prognostic Score* non solo è in grado di individuare i pazienti che possono sviluppare cachessia, ma anche prognostico dei fattori di risposta al trattamento. IL GPS viene considerato un indice semplice ed affidabile e il suo uso è raccomandato nella pratica clinica. Alterazioni del PINI sono predittive di una ridotta sopravvivenza e nei pazienti in trattamento chemioterapico anche di un aumentato rischio di tossicità ematologica (AIOM 2015; Mondello et al., 2015);

GLASGOW PROGNOSTIC SCORE (GPS)	PROGNOSTIC INFLAMMATORY AND NUTRITIONAL INDEX (PINI)
Proteina C reattiva ≤ 10 mg/ml e albumina ≥ 35 g/L (0) Proteina C reattiva ≤ 10 mg/ml e albumina < 35 g/L (1) Proteina C reattiva > 10 mg/ml e albumina ≥ 35 g/L (1) Proteina C reattiva > 10 mg/ml e albumina < 35 g/L (2) Il GPS è considerato prognostico e predittivo della progressione di malattia e della sopravvivenza, in particolare nei pazienti con CACs. Ai pazienti con valori elevati di PCR (> 10 mg/ml) e ipoalbuminemia (< 35 g/l) si attribuisce un punteggio pari a 2; ai pazienti in cui uno solo di questi due parametri è alterato di attribuisce un punteggio pari a 1; ai pazienti con nessuna alterazione un punteggio 0.	Glicoproteina acida α1 (g/L) x Proteina C Reattiva (mg/L)/Albumina (g/L) x Transtiretina (g/L) Un punteggio < 1 riflette uno stato normale, mentre un punteggio ≥ 1 indica uno stato patologico di malnutrizione/infiammazione. Punteggio > 30 rischio di morte Punteggio 21-30 alto rischio Punteggio 11-20 rischio intermedio Punteggio 1-10 basso rischio Punteggio pari a 1 rischio minimo

Figura 12.10 Indice di valutazione per lo stato di infiammazione sistemica nella sindrome anoressia-cachessia da cancro.

- **valutazione dell'appetito.** La valutazione della presenza ed entità dell'anoressia deve essere eseguita al momento della diagnosi e ripetuta periodicamente. Inoltre, devono essere valutati tutti i fattori che possono ridurre l'appetito quali ridotto stimolo centrale, alterazioni chemosensoriali (gusto e olfatto), ridotta motilità del tratto gastrointestinale superiore (sensazione di sazietà precoce e nausea) e dismotilità del tratto distale. Infine, va ricercata la presenza di stomatite, dispnea, dolore e stipsi che possono influire negativamente sull'appetito e di conseguenza sull'introito calorico.
- **valutazione della forza muscolare:** per forza muscolare si intende la massima capacità del muscolo di produrre forza. Il gold standard per misurare la forza muscolare è rappresentato dal dinamometro isocinetico, ma il suo utilizzo è limitato dai costi elevati e dalla scarsa disponibilità dell'attrezzatura.
- **valutazione dell'apporto nutrizionale.** La valutazione dell'introito calorico di solito viene effettuata mediante la registrazione in appositi diari dietetici, compilati dal paziente, dei cibi assunti, per un periodo di alcuni giorni (3-7 giorni). Al paziente viene richiesto di riportare i cibi assunti ad ogni pasto con una stima su porzioni standard (es. cucchiaino, cucchiaio, tazza...), più raramente di pesare gli alimenti. L'introito calorico, e soprattutto proteico, dovrebbe

essere valutato regolarmente. La valutazione dell'apporto nutrizionale va associata alla **misurazione del dispendio energetico a riposo e dell'attività fisica.**

- **capacità funzionale del paziente** dovrebbe essere esaminata regolarmente per verificare l'effetto della sindrome anoressia-cachessia da cancro e di eventuali trattamenti anticachettici. Si può ricorrere a metodi oggettivi o soggettivi. Metodi oggettivi sono rappresentati dai misuratori di attività, cioè strumenti elettronici portatili che il paziente può indossare, checklist di specifiche attività o test come il test del cammino (*Six minute walking test*, 6MWT), il quale misura la distanza che un soggetto può percorrere camminando il più velocemente possibile su una superficie piana in sei minuti. Quest'ultima rappresenta la misura più rapida ed economica per valutare la capacità di svolgere le normali attività quotidiane e il grado di limitazione funzionale del soggetto. I metodi soggettivi richiedono il reporting del paziente e sono rappresentati da questionari validati, il *Karnosky score* basato sul giudizio del clinico (AIOM, 2019).

I principali **problemi del paziente** sono:

Problemi e rischi determinati dalla sindrome anoressia-cachessia	
Problema	**Dati /manifestazioni**
Sindrome anoressia-cachessia da cancro	Perdita di peso pre-malattia del >5% negli ultimi 6 mesi oppure BMI <20 kg/m2 e Ogni perdita di peso >2% oppure indice di massa muscolare indicativo di sarcopenia e ogni perdita di peso >2% Possibile presenza di sintomi quali nausea, senso di sazietà
Ridotta capacità funzionale determinata da cachessia	Riduzione significativa dell' attività lavorativa, ADL, cammino, cura di sé Affaticamento
Possibile disturbo dell'immpagine corporea	Percezione negative rispetto alla variazione dell'aspetto Preoccupazione per il cambiamento e per il proprio futuro Riduzione rapporti sociali e attivazione di dinamiche famigliari

Interventi assistenziali per la prevenzione e trattamento della Sindrome anoressia-cachessia da cancro

La sindrome anoressia-cachessia da cancro è una sindrome multifattoriale determinata da diversi meccanismi patogenetici che quindi richiede un *trattamento multimodale* da attuare il più precocemente possibile. È, infatti, improbabile che un singolo intervento sia in grado di aumentare l'introito calorico, limitare le alterazioni metaboliche, mantenere la capacità funzionale e ripristinare l'equilibrio tra sintesi e degradazione proteica. Per ottenere un controllo ottimale della sintomatologia si dovrebbe quindi adottare un approccio che combini tre interventi principali: *counseling e supporto nutrizionale* per aumentare l'introito calorico e proteico, *esercizio fisico e programmi riabilitativi* per mantenere la capacità funzionale e *terapie farmacologiche* per stimolare l'appetito e ridurre l'infiammazione. Questo approccio combinato per limitare la perdita di massa muscolare dovrebbe inserirsi all'interno delle migliori cure di supporto, che comprendono una *gestione ottimale dei sintomi associati alla CACs*, come nausea e senso di sazietà precoce, e un accurato *counseling psicosociale* (AIOM 2015; Madeddu et al., 2015; Muscaritoli et al., 2015).

Definire algoritmo di trattamento in base allo stadio di cachessia. Il trattamento della CACs deve considerare la prognosi del paziente e la presenza di sintomi non controllati. Tale valutazione determina la scelta dell'*approccio* che può essere *interventistico attivo, potenzialmente curativo* o *esclusivamente sintomatico* in base al grado di severità della cachessia.

La **Figura 12.11** mostra l'algoritmo di gestione della CACs.

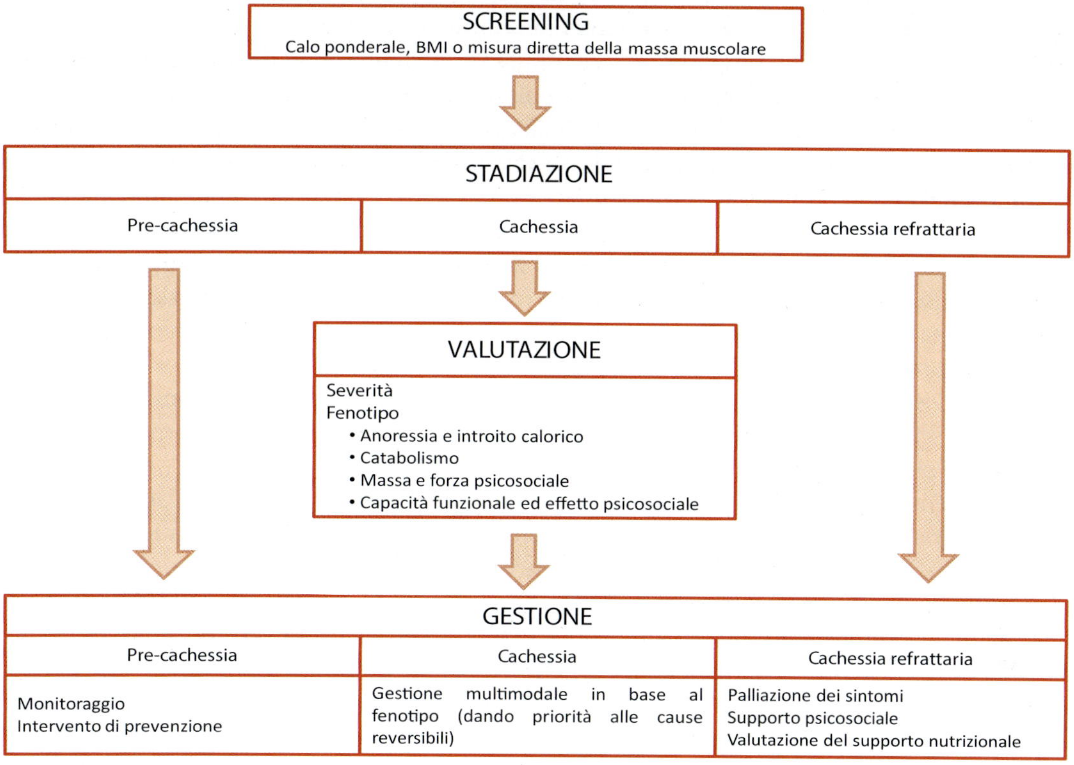

Figura 12.11 Algoritmo di gestione della sindrome anoressia-cachessia da cancro.

La terapia della *pre-cachessia* si basa sul controllo dei sintomi, counseling alimentare ed eventuale somministrazione di integratori nutrizionali o farmaci progestinici.

Nella *cachessia* il trattamento è finalizzato a recuperare il peso e la massa muscolare ed evitare ulteriori peggioramenti. La terapia della cachessia si basa su supporto nutrizionale, gestione dei sintomi concomitanti, trattamento disease-oriented allo scopo di ridurre l'ipercatabolismo associato alla neoplasia e somministrazione di progestinici e antinfiammatori. Infatti, dal momento che nessun singolo farmaco ha dimostrato una chiara efficacia nel bloccare la deplezione muscolare ed attenuare i sintomi della CACs, si consiglia una terapia farmacologica combinata che simultaneamente stimoli la biogenesi mitocondriale e l'appetito, e riduca la proteolisi e lo stato infiammatorio.

Nella *cachessia refrattaria* l'obiettivo del trattamento non è il recupero della perdita di peso, ma il controllo dei sintomi e il miglioramento della qualità di vita del paziente. I soggetti con cachessia refrattaria hanno una ridotta aspettativa di vita e molto difficilmente potranno trarre dei benefici da un trattamento anticachettico finalizzato a recuperare la massa muscolare e limitare la perdita di peso. Inoltre, i rischi della nutrizione artificiale possono superare i potenziali benefici. In questo stadio diventa prioritario il controllo dei sintomi e gli interventi sono volti ad alleviare le conseguenze e le complicanze della CACs, come stimolare l'appetito, controllare la nausea e i problemi legati all'alimentazione e fornire un adeguato supporto psicosociale (AIOM, 2015; Fearon et al., 2011).

Counseling e supporto nutrizionale. L'intervento nutrizionale deve essere personalizzato in base al singolo paziente tramite un *piano dietetico personalizzato* periodicamente modificato. Il *counseling nutrizionale*, cioè fornire al paziente adeguate informazioni sulla quantità e qualità di alimenti da consumare, associato ad un follow-up nutrizionale, migliora la qualità di vita dei pazienti. Se il soggetto non è più in grado di soddisfare il proprio fabbisogno nutrizionale, si integra progressivamente con specifici prodotti per via orale, enterale o parenterale. L'apporto calorico dovrebbe essere 1.2-1.5 volte il dispendio energetico a riposo (circa 30-35 Kcal/Kg/die) in base alla situazione clinica. Spesso, nello stadio iniziale della CACs è sufficiente modificare gli stili di vita introducendo pasti piccoli e frequenti e si può ricorrere a *integratori nutrizionali o"nutraceutici"* integratori minerali, vitamine e antiossidanti. La *nutrizione artificiale* (enterale e parenterale) dovrebbe essere limitata ai pazienti con malnutrizione severa o ipofagia quando l'introito calorico per via naturale è ridotto in modo significativo, ossia non vi è alcun introito o un introito < 60% del fabbisogno energetico stimato per un periodo di 1-2 settimane (AIOM, 2017).

Esercizio fisico e programmi riabilitativi. Il programma potrebbe iniziare con attività a bassa intensità come stretching e camminare lentamente per brevi tratti, e poi essere gradualmente potenziato. L'esercizio fisico è infatti utile per mantenere lo stato funzionale del paziente e potrebbe anche essere un trattamento efficace nei pazienti pre-cachettici o con cachessia iniziale perché è in grado di modulare il metabolismo muscolare, la sensibilità all'insulina e lo stato infiammatorio. L'esercizio fisico:

- preserva la massa e la funzionalità muscolare aumentando la sintesi delle proteine e riducendo il catabolismo proteico;
- riduce la risposta infiammatoria mediante una up-regolazione delle citochine antinfiammatorie, sia nel muscolo scheletrico che nel tessuto adiposo, e blocca lo stress ossidativo aumentando gli effetti antiossidanti sia enzimatici che non enzimatici;
- migliora la sensibilità all'insulina, lo stato immunitario e la fatigue associata al cancro.

Counseling psicosociale. La CACs- sindrome anoressia-cachessia da cancro- altera l'aspetto fisico dei pazienti influenzando negativamente l'immagine corporea, l'autostima e i rapporti sociali. Condiziona i rapporti familiari perché le discussioni sul cibo diventano frequenti, spesso la famiglia non comprende la natura evolutiva della CACs, l'alterazione dell'appetito e il ruolo del cibo nella sua gestione ed esercita pressioni sul congiunto a mangiare, cosa che determina un progressivo isolamento dei pazienti che mentono per evitare i conflitti. Dall'altra parte la famiglia si sente in colpa quando si discute per il cibo. Inserire nel percorso di cura interventi psicosociali, formativi e comunicativi aumenta la comprensione dei meccanismi biologici della CACs - sindrome anoressia-cachessia da cancro, riducendo il carico emotivo dei pazienti e delle loro famiglie, migliora la gestione dei sintomi, in particolare quelli connessi all'alimentazione, e aiuta pazienti e caregiver a gestire meglio le conseguenze della CACs sulla qualità di vita. Questi interventi dovrebbero essere adattati allo stadio di malattia in cui il soggetto si trova (pre-cachessia, cachessia, cachessia refrattaria) e possono essere erogati sotto forma di sessioni formative di gruppo o ricorrendo a DVD se le condizioni cliniche non consentono al paziente di spostarsi (Reid, 2014).

Un supporto psicosociale, ma anche spirituale, consente una presa in carico globale del paziente. Infatti, supportare i bisogni spirituali può ridurre lo sconforto e il pensiero della morte imminente, mettendo i pazienti nella condizione di poter beneficiare dell'effetto positivo dei trattamenti (Madeddu et al., 2015).

Gestione dei sintomi. Sintomi come nausea, vomito, disfagia, stomatite, dolore, xerostomia, disgeusia, alterazioni olfattive e senso di sazietà precoce riducono l'introito calorico e contribuiscono alla perdita di peso nei pazienti con CACs- sindrome anoressia-cachessia da cancro. Il sintomo più frequente è il senso di sazietà precoce che migliora con i procinetici come la metoclopramide (10 mg ogni 4 ore per via orale), utile anche nel caso di nausea cronica, dispepsia, gastroparesi e dismotilità.

Somministrare su indicazione medica trattamento farmacologico. I *progestinici* contrastano la perdita di peso stimolando l'appetito mediante il neuropeptide Y nel nucleo ventro-mediale dell'ipotalamo e riducendo la sintesi e il rilascio di citochine proinfiammatorie. Il megestrolo acetato e medrossiprogesterone acetato sono attualmente gli unici farmaci con indicazione terapeutica per la cachessia in quanto inducono un miglioramento dell'appetito e del peso anche se non modificano la massa muscolare. Dovrebbero essere considerati anche per i pazienti con cachessia refrattaria e per coloro in cui l'anoressia è il sintomo più rilevante. La terapia con progestinici è controindicata solo in caso di diabete, danno epatico severo, stato di ipercoagulabilità o grave ipertensione. I potenziali effetti collaterali da considerare nella pratica clinica includono il tromboembolismo, insufficienza surrenalica transitoria, ipogonadismo, edema ed effetti sul sistema nervoso centrale come confusione, mal di testa e vertigini.

I Corticosteroidi dovrebbero essere utilizzati solo in pazienti con neoplasie in stadio molto avanzato con aspettativa di vita ridotta e comunque per brevi periodi (poche settimane). La somministrazione dei corticosteroidi ha una finalità puramente palliativa, senza alcun intento di ottenere un miglioramento in termini di aumento del peso corporeo. Vengono infatti utilizzati come agenti oressigenici (in grado di aumentare l'appetito) perché hanno un beneficio su appetito ed introito calorico, ma anche su astenia, controllo del dolore, riduzione della nausea e miglioramento della cenestesi. In particolare, il desametasone è preferibile rispetto agli altri corticosteroidi per il minore effetto mineralcorticoide.

Radiodermite e reazioni cutanee

La radiodermite, conosciuta anche come **reazione cutanea da radiazioni (RSI)**, è un processo infiammatorio o distrofico della cute provocato dall'esposizione a radiazioni ionizzanti che si manifesta con segni quali eritema, edema, ulcerazione della cute e desquamazione secca o umida, necrosi cutanea (Glover & Harmer, 2014) **Tabella 12.XVII**.

Tabella 12.XVII Reazioni cutanee da radiazioni (Feith, Barney, Bruce, McQuestion, 2011)

Sintomi	Definizione
Eritema	Reazione infiammatoria della cute caratterizzata da ispessimento edema e calore. Visivamente nel campo di trattamento la cute appare arrossata. Tale disturbo si intensifica con l'aumento della dose.
Desquamazione secca	Reazione infiammatoria caratterizzata da cute secca in esfoliazione, accompagnata da prurito
Desquamazione umida	Reazione infiammatoria caratterizzata dalla formazione di siero sottostante alla cute secca, accompagnata da dolore.

Si verifica spesso entro poche settimane dall'esposizione alle radiazioni e la severità di manifestazione del problema è correlato alla dose di radiazione ricevuta; basse dosi provocano la comparsa di eritema transitorio precoce entro poche ore; 6-20 Gy un eritema debole o circoscritto, epilazione e iperpigmentazione dopo circa 1-3 settimane; dosi superiori a 20 Gy la possibilità di desquamazione secca o umida e ulcerazione è alta. La RSI *acuta* si manifesta in primo luogo come eritema, perdita di capelli e pigmentazione. Un'importante esposizione alle radiazioni può provocare una perdita dell'epidermide esposto con persistente edema ed essudato fibrinoso. In assenza di una sovrainfezione la lesione presenterà una riepitelizzazione entro 10-14 giorni dopo l'esposizione.

È importante considerare che un anno dopo essere stata irradiata, la pelle esposta risulta più sottile, con una microcircolazione ridotta diventando più suscettibile ai traumi e alle infezioni. I cambiamenti cutanei tardivi possono presentarsi anche dopo mesi o anni dal termine della radioterapia. In particolare **ipo o iper pigmentazione** cutanea, dovuta ad un danno dei melanociti, **teleangectasie**, ovvero dilatazione dei capillari i quali assumono l'aspetto di arborescenze sinuose di colore rosso vivo o rosso-bluastro e divengono visibili oltre l'epidermide e **fibrosi**, dovuta alla riparazione del danno tissutale mediante sostituzione delle cellule parenchimali con tessuto connettivo.

Meccanismi fisiopatologici

Le radiazioni rompono i legami chimici e generano prodotti ionizzanti nel DNA, lipidi di membrana e proteine. Il danno subito dal DNA provoca vari tipi di morte cellulare, tra cui l'apoptosi e la necrosi. Il DNA rappresenta il bersaglio più importante per le radiazioni. Gli effetti diretti delle radiazioni sul DNA riguardano la rottura di un singolo filamento o di un doppio filamento che richiedono meccanismi di riparazione complessi con un coefficiente di difficoltà molto più alto per la riparazione del danno del doppio filamento. Gli effetti indiretti, invece, sono dovuti principalmente a causa dei radicali liberi (Specie Reattive all'Ossigeno-ROS). A causa dell'elevata quantità di acqua nei tessuti umani, l'energia della radiazione viene prima trasferita alle molecole d'acqua, provocando ionizzazione ed eccitazione, e producendo prodotti primari di radiolisi tra cui i ROS. La maggior parte dei danni al DNA avviene attraverso la libera diffusione dei radicali ossidrili. La ricombinazione di questi gruppi ossidrilici forma molecole di perossido di idrogeno che inducono la perdita di enzimi cellulari essenziali.

I radicali idrossilici possono anche causare danni come la modificazione ossidativa della catena di base del DNA, la distruzione dell'anello di base e la formazione di perossido. Questi cambiamenti possono portare alla morte cellulare o alla mutazione.

Le cellule relativamente radiosensibili della pelle, compresi cheratinociti basali, melanociti e cellule staminali del follicolo pilifero, possono rinnovarsi continuamente o proliferare rapidamente dopo l'esposizione alle radiazioni. A livello clinico, i ROS prodotti dalle radiazioni distruggono i cheratinociti basali e distruggono la capacità di autorinnovamento dell'epidermide. Il danno cutaneo provoca un processo infiammatorio con rilascio di fattori di crescita attivati e citochine proinfiammatorie. Indipendentemente dalla tempistica di insorgenza dell'eritema (immediato o ritardato), le radiazioni ionizzanti provocano un allargamento delle creste cutanee, gonfiore endoteliale e ispessimento e fibrosi delle pareti vascolari. Si può manifestare atrofia, stravaso eritrocitario e trombosi intravascolare. La degenerazione dei cheratinociti basali porta alla caduta dei capelli e a livello del derma, le fibre di collagene tendono ad aumentare di numero e a diventare grossolane. La reazione cutanea da radiazioni (RSI) acuta può manifestarsi come eritema, pigmentazione o vesciche. I capillari dermici si dilatano e congestionano, e tutto intorno si crea un infiltrato infiammatorio, presente anche intorno alle ghiandole sebacee. Le cellule epidermiche possono andare incontro ad un processo di degenerazione nucleare, detto picnosi e ad una mitosi patologica, mostrando un'atrofizzazione dei follicoli e dei bulbi piliferi.

Le vesciche di solito si verificano settimane dopo l'esposizione a grandi dosi di radiazioni a causa della degenerazione delle cellule epidermiche (picnosi nucleare, ecc.), del danno vascolare del derma e dei tessuti sottocutanei con ritenzione idrica tra i tessuti cutanei. Le cellule germinali dei capelli sviluppano edema, vacuolizzazione e inibizione della divisione cellulare, perdendo così la capacità proliferativa, e inducendo la caduta dei capelli. Nella dermatite vescicolare le cellule dell'epidermide e del derma muoiono e sviluppano ulcere cutanee (Wang et al., 2020).

Fattori di rischio

I fattori che influenzano lo sviluppo o la gravità delle reazioni cutanee da radiazioni sono stati classificati in letteratura come **intrinseci ed estrinseci.**

- I *fattori intrinseci* includono l'età avanzata, in quanto l'atrofia del derma e la riduzione del turnover cellulare aumentano i tempi di guarigione, la malnutrizione o al contrario l'obesità, la presenza di comorbidità (es. diabete, infezioni, insufficienza renale), l'abitudine sia attuale che pregressa al fumo, l'esposizione ai raggi UV, lo stato ormonale (Glover & Harmer, 2014) e i fattori genetici (De Ruyck, 2005).
- I *fattori estrinseci*, invece, includono la dose, il volume e la frazione della radiazione, il tipo di energia utilizzata, l'associazione con chemioterapia e la sede di trattamento (capo-collo, mammella, torace sono maggiormente a rischio di sviluppare radiodermite).

Gestione assistenziale della persona con radiodermite

Accertamento

L'accertamento della radiodermite si basa sulla valutazione delle caratteristiche della pelle e sui segni e sintomi del paziente.

Prima dell'inizio del trattamento radioterapico

Individuare i fattori di rischio di sviluppare radiodermite: i principali fattori da valutare sono la dose, il volume e la frazione della radiazione, alte dosi aumentano la probabilità di tossicità, il tipo di energia utilizzata, l'associazione con chemioterapia e la sede di trattamento, le zone del capo-collo, mammella, torace sono maggiormente a rischio di sviluppare radiodermite. Ulteriori fattori che possono influenzare l'insorgenza e la severità della radiodermite sono l'età avanzata, l'alterazione dello stato nutrizionale sia in difetto che in eccesso, la presenza di comorbidità (es. diabete, infezioni), l'abitudine sia attuale che pregressa al fumo e l'esposizione ai raggi UV.

Questa area di accertamento pre-trattamento è utile per mettere in atto interventi preventivi sui fattori modificabili.

Valutare la cute del paziente nella zona che verrà irradiata per avere un riferimento basale.

Durante il trattamento radioterapico

Valutare quotidianamente il paziente a rischio o con presenza di radiodermite. Esplorare la presenza di sintomi collegati alla radiodermite. Verificare la presenza di discomfort, dolore, bruciore a livello della zona irradiata.

Ispezionare quotidianamente le zone cutanee sottoposte al trattamento radioterapico per accertare l'eventuale presenza di alterazioni quali eritema, ulcerazione della cute, desquamazione secca o umida.

L'ispezione delle zone cutanee sottoposte a radiazione va continuata per almeno 3 settimane dopo la fine del trattamento, in quanto il "picco di intensità" della radiodermite si ha 7-10 giorni dopo la fine del trattamento e segni e sintomi possono persistere fino a quattro settimane.

Analizzare percezione e timori della persona assistita. Chiedere i sintomi o disagi percepiti come il discofort e dolore durante movimenti o il sonno, il bisogno di informazioni sui comportamenti da adottare /self care. Osservare come percepisce l'area – zona del corpo affetta da radiodermite.

A supporto della valutazione cutanea esistono numerose scale per classificare il grado di danno cellulare provocato dalle radiazioni ionizzanti a livello dell'apparato tegumentario, dagli strati epidermici superiori fino allo strato sottocutaneo, le più utilizzate sono la Common Terminology Criteria for Adverse Events Scale (CTCAE) e la Radiation Therapy Oncology Group (RTOG) appresentati nella **Tabella 12.XVIII.**

Tabella 12.XVIII Grado severità della radiodermite in base a due scale di valutazione

Severità Radiodermite CTCAE vers. 5.0				
Grado 1	**Grado 2**	**Grado 3**	**Grado 4**	**Grado 5**
Eritema lieve o desquamazione asciutta	Desquamazione umida a chiazze per lo più limitata alle pieghe della pelle; edema moderato	Desquamazione umida a chiazze per lo più limitata alle pieghe della pelle; edema moderato	Conseguenze pericolose per la vita; necrosi cutanea o ulcerazione a tutto spessore fino al derma; sanguinamento spontaneo dal sito coinvolto; indicato innesto di pelle	Morte
Severità Radiodermite Radiation Therapy Oncology Group (RTOG)				
RTOG 1	**RTOG 2°**	**RTOG 2b**	**RTOG 3**	**RTOG 4**
Eritema lieve, calore percepito, dolore associato talvolta a prurito ed edema. Quasi tutti i pazienti soffrono di questo tipo di reazione cutanea	Eritema tenue o rosso vivo; desquamazione secca (perdita degli strati superficiali della cute); percezione di cute tesa, dolente e prudente. Nei soggetti di pelle scura, l'area apparirà più scura	Desquamazione umida e a chiazze. Sulla superficie può essere visibile essudato di colore giallo, chiaro biancastro o verde. Sono presenti dolore ed edema	Desquamazione confluente umida profusa. Essudato di colore giallo, chiaro biancastro o verde. Edema a puntini. Può verificarsi sanguinamento	Ulcerazione e necrosi
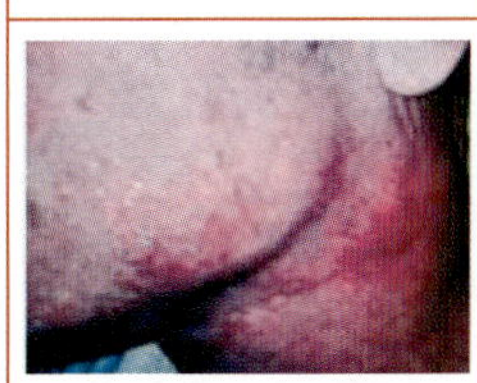	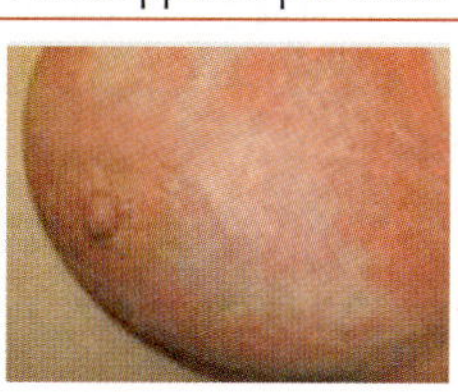	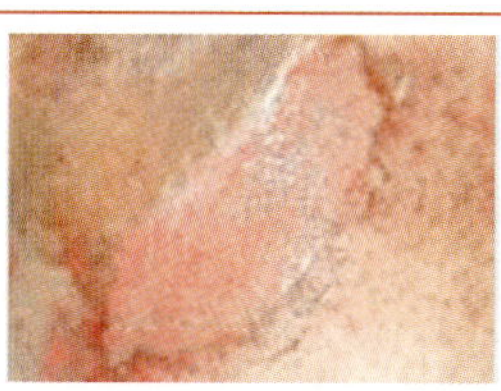	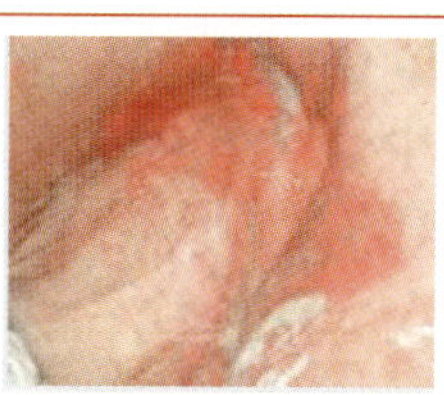	

Dalla raccolta dati i **principali problemi** identificati possono essere determinati dall'alterazione dell'integrità cutanea e dalle sue conseguenze.

Problemi e rischi	Dati /manifestazioni
Alterazione dell'integrità cutanea (rischio di) di grado… conseguente a radioterapia	Arrossamenti della cute Prurito, dolore Desquamazione secca o umida Edema
Alterazione dell'immagine corporea	Carico dei sintomi: sovrapposizione di altri sintomi Isolamento
Disconfort causato da bruciore, dolore	Percezione riferita dal paziente Grado, sede e caratteristiche del bruciore e/o dolore

Interventi preventivi e di trattamento della radiodermite

Prima del trattamento è importante educare la persona a comportamenti di self-care, è pertanto necessario fornire informazioni sulla tempistica e sintomi della radiodermite, illustare come riconoscere la reazione cutanea e come trattare l'area trattata con radioterapia e l'eritema, elaborare con la persona strategie utili e personalizzate per affrontare l'impatto sulla vita quotidiana della reazione cutanea.

Educare il paziente sui comportamenti da adottare per ridurre l'irritazione e/o i danni alla sede trattata. È raccomandato mantenere l'area irradiata pulita e asciutta attraverso un lavaggio gentile della pelle con acqua, con o senza sapone/shampoo delicato. Si suggerisce di evitare l'utilizzo di profumi, di frizionare vigorosamente la cute e di massaggiarla e di indossare indumenti con superfici ruvide o irritanti, non esporre la zona trattata al freddo e a fonti di calore (calorifero, lampade, sole) ed evitare creme depilatorie, rasoi, eventualmente utilizzare il rasoio elettrico (simil clipper).

L'uso di deodoranti, e in particolare di deodoranti metallici, durante la radioterapia è stato dibattuto a causa della preoccupazione che il deposito di sali di alluminio possa influenzare la dose superficiale di radiazioni o causare un effetto bolo. Tuttavia, recenti studi dimostrano che l'uso di deodoranti non influisce nell'incidenza o nella gravità della dermatite da radiazione (Ginex et al 2020; Gosselin et al., 2020).

Istruire il paziente sulle modalità di utilizzo di prodotti topici e analizzare con lui gli effetti incerti, positivi o dannosi dei prodotti naturali. Ai pazienti viene generalmente consigliato di evitare l'applicazione di idratanti topici, gel, emulsioni o medicazioni poco prima del trattamento radioterapico, in quanto possono causare un effetto bolo (cioè un aumento della dose di radiazioni somministrata all'epidermide). Tuttavia, alcuni studi hanno valutato tramite dosimetro l'effetto degli agenti topici comunemente usati per la dermatite da radiazioni (cioè, unguento a base di ceramidi di petrolio per proteggere e lenire la pelle screpolata, irritata, crema a base di sulfadiazina d'argento) e hanno scoperto che la dose di radiazione superficiale aumentava quando veniva applicato uno strato molto spesso (≥ 3 mm) dell'agente topico, ma non aumentava se veniva applicato solo uno strato moderatamente spesso (1 o 2 mm).

Creme emollienti. Le evidenze dimostrano che possono essere suggerite le *creme emollienti generali* come parte della cura standard della cute mentre i topici speciali/barriera non steroidei (es. unguento alla vitamina D, Cavilon™ crema barriera e un'emulsione a base di olio contenente allantoina) hanno dimostrato di aumentare il rischio di sviluppo di radiodermatite di grado 2 o superiore, una piccola diminuzione nello sviluppo di desquamazione umida e di sollievo del prurito ma con un livello di evidenza molto basso.

Aloe vera. Esistono inoltre poche prove e incoerenti per raccomandare o non raccomandare l'utilizzo di prodotti conteneti *aloe vera* per il trattamento di radiodermite. L'aloe vera in alcuni studi ha aumentato il rush cutaneo e il grado di irritazione della pelle (Gosselin et al., 2020).

Crema a base di sulfadiazina d'argento (SSD). Ha proprietà antinfiammatorie e di miglioramento della barriera, che possono proteggere la pelle danneggiata dalle radiazioni da altri agenti infettivi ma le evidenze non sono sufficienti per raccomandarne l'utilizzo nella gestione quotidiana della pelle radio trattata.

Calendula. Calendula Officinalis L. è una pianta appartenente alla famiglia delle Asteracee. L'uso topico della calendula è oggetto di ricerca scientifica per il trattamento delle infiammazioni cutanee e delle ferite di lieve entità. Gli studi condotti per la prevenzione e trattamento della radiodermite al momento non ne raccomandano l'utilizzo (Ginex et al., 2020; Gosselin et al., 2020).

Corticosteroidi topici. È prescritto e raccomandato l'utilizzo di corticosteroidi topici per la prevenzione della dermatite grave da radiazioni e la riduzione del disagio e del prurito. I corticosteroidi topici a bassa e media concentrazione, come il mometasone furoato 0,1% (appartenente alla categoria dei Corticosteroidi) o l›idrocortisone 1% in crema, vengono applicati sul campo di trattamento (cute intatta) una o due volte al giorno, dopo ogni sessione di radioterapia. L'uso regolare di corticosteroidi topici su cute intatta durante la radioterapia e per alcune settimane dopo il completamento del trattamento può ridurre l'incidenza di dermatiti gravi (desquamazione umida) (Ginex et al 2020; Gosselin et al., 2020).

Vitamina E. L'utilizzo della sola vitamina E riduce la radiodermite a livelli da 0-1 nell'80% delle pazienti con tumore al seno e al livello 2 il restante 20%. La vitamina E agisce come antiossidante eliminando i radicali liberi e mantenendo l'attività enzimatica e il metabolismo tissutale. Una meta-analisi eseguita negli Stati Uniti ha messo in luce l'efficacia della pentossifillina più vitamina E in fibrosi cutanea da radiazioni. (Wang et al.,2020).

Applicare medicazioni nella zona trattata con radioterapia. I prodotti topici più utilizzati in presenza di danno cutaneo sono (Wang et al., 2020):

Le membrane di idrogel che possono includere prodotti naturali (acido ialuronico) e macromolecole idrofile sintetiche. Il gel di acido ialuronico equivale alle membrane idrogel. L'utilizzo di questi prodotti mantiene l'ambiente umido in superficie della ferita, migliorando la riepitelizzazione, l'accumulo di citochine e fattori di crescita.

Mepilex Lite e Mepitel Film (prodotti in silicone morbido) assorbono le infiltrazioni e promuovono il rilascio di fattori di crescita, la formazione di capillari ematici e lo sviluppo di tessuto di granulazione in superficie della ferita. Queste medicazioni sciolgono il tessuto necrotico e fibroso. In termini di autoadesione, la medicazione aderisce alla pelle vicina, riducendo così i danni al tessuto di granulazione.

I principi generali da utilizzare sono quindi quelli di mantenere la cute pulita e idratata quando ancora intatta per ridurre il prurito e mininizzare il rischio di infezione correlato alle lesioni da grattamento; coprire la zona quando vi è un'interruzione dell'integrità cutanea, per minimizzare il trauma, promuovere la guarigione e prevenire le infezioni.

Valutare la presenza di segni e sintomi di sovrainfezione anche attraverso i controlli ematochimici e rilevazione dei parametri vitali. In caso di sovrainfezione è utile il coinvolgimento del dermatologo e la valutazione di una terapia sistemica.

Rash Acneiforme ed Eritrodisestesia palmo-plantare

La pelle e le sue appendici, i capelli e le unghie sono una componente integrante della salute generale, dell'immagine e del senso di sé. Queste strutture dermatologiche possono essere alterate nei pazienti oncologici a causa della malattia, possibili dermatosi paraneoplastiche o sindromi tumorali ereditarie, oppure come conseguenza di terapie antineoplastiche, quali trattamenti farmacologici sistemici, radioterapia, e chirurgia. Le terapie sistemiche vengono somministrate in circa il 65% dei pazienti oncologici e quelle più frequentemente associate a tossicità cutanea sono la chemioterapia citotossica, l'immunoterapia, le targeted therapy, la terapia endocrina. La frequenza degli eventi avversi dermatologici dipende dal farmaco assunto e in misura minore dal tipo di tumore; si riscontra nel 18%-72% dei pazienti che ricevono chemioterapia, 75%-90% nei pazienti che ricevono targeted therapy e circa 30% nei pazienti in trattamento con immunoterapie. Queste problematiche richiedono attenzione per il loro impatto psicosociale, finanziario, ma anche perché possono rappresentare una causa di interruzione o sospensione dei trattamenti antineoplastici (Lacouture et al., 2021).

Rash Acneiforme (esantema papulo pustoloso)

L'eruzione papulo-pustolosa è caratterizzata da un'eruzione costituita da papule e pustole che si manifesta tipicamente sul viso, per l'alta densità di ghiandole sebacee, sul cuoio capelluto, sulla parte superiore del torace e sulla schiena. Questa tossicità rappresenta l'evento avverso più frequente negli inibitori dell'EGFR (Epidermal Grow Factor Receptor), compresi gli inibitori della tirosin-chinasi (TKI), erlotinib, afatinib, dacomitinib, osimertinib, lapatinib e gefitinib o degli anticorpi monoclonali come cetuximab, necitumumab, pertuzumab o panitumumab. L'eruzione cutanea acneiforme si sviluppa entro i primi giorni o settimane dall'inizio della terapia nel 75%-90% dei casi, con una manifestazione di grado 3/4 (secondo la Common Terminology Criteria Adverse Event Scale) nel 10%-20% dei pazienti. Insorgenza e gravità dell'eruzione cutanea sono state correlate positivamente alla risposta alla terapia (Lacouture et al., 2021).

Meccanismo fisiopatologico. Il recettore per il fattore di crescita epidermoidale (EGFR) - ampiamente espresso in molti tipi di tumori solidi - fa parte di una famiglia composta da quattro membri strutturalmente correlati tra di loro: EGFR, erbB2, erbB3 ed erbB4. Tali recettori sono glicoproteine caratterizzate dalla presenza di un dominio extracellulare, deputato a riconoscere specifici ligandi, da un dominio transmembrana e da uno intracitoplasmatico con attività tirosinchinasica. Essi hanno la capacità di legare diversi ligandi: tra i più noti l'EGF (epidermal growth factor) ed il TGFα (transformin growth factor alpha) nel suo dominio extracellulare, proteine fondamentali per la crescita neoplastica. L'EGFR in particolare è espresso in tutte le cellule normali, soprattutto di origine epiteliale, quali le cellule che compongono la cute, il fegato e il tratto gastrointestinale. In particolare a livello cutaneo il recettore è espresso nei cheratinociti, nell'epitelio follicolare, nelle ghiandole sudoripare e sebacee e nei capillari del derma. Conseguentemente gli effetti tossici più frequentemente riscontrati con l'uso dei farmaci anti-EGFR sono il rash cutaneo, la tossicità ungueale e la diarrea.

Il rash cutaneo è uno degli eventi avversi più frequenti indotti dai farmaci anti-EGFR. La maggior espressione di EGFR nella pelle si trova nei cheratinociti dell'epidermide e del follicolo pilifero. EGFR induce una secrezione di citochine e chemochine da parte dei cheratinociti epidermici con conseguente infiltrato infiammatorio leucoistiocitario di macrofagi, cellule di Langerhans, cellule T, mastociti e neutrofili. Inoltre EGFR ha dimostrato di alterare l'espressione di peptidi antimicrobici cutanei, con possibile conseguente compromissione della capacità di difesa dell'organismo e aumento della suscettibilità alle sovrainfezioni batteriche (Lacouture et al., 2021).

Prevenzione. Educare il paziente a osservare regolarmente la cute e informare il personale sanitario della comparsa di qualsiasi alterazione. Educare il paziente ad evitare lavaggi frequenti con acqua calda, irritanti per la pelle, come i farmaci antiacne da banco, solventi o disinfettanti, evitare un'eccessiva esposizione al sole. Attuare interventi di cura della pelle come applicazione di creme idratanti senza alcol almeno due volte al giorno, preferibilmente contenenti urea (5%-10%); quando si è all'esterno applicare ogni 2 ore una protezione solare (SPF ≥ 15). Il trattamento farmacologico preventivo consolidato è la somministrazione di tetracicline orali per sei settimane all'inizio della terapia che ha mostrato una riduzione dell'incidenza di rash di grado ≥2 (Lacouture et al., 2021).

Trattamento. In caso di tossicità di grado 1-2 il farmaco antineoplastico viene proseguito senza modifica della dose e deve essere proseguito o iniziato il trattamento antibiotico orale per 6 settimane con applicazione topica di prodotti a basso o moderato contenuto di steroidi. Il paziente deve essere rivalutato a distanza di 2 settimane e in caso di non miglioramento o peggioramento si applicano le raccomandazioni per la tossicità di grado 3-4.

In caso di tossicità di grado 3-4 il farmaco antineoplastico deve essere sospeso fino alla scomparsa o ad una regressione della tossicità al grado 1; devono essere eseguite colture in caso di sospetto infettivo e deve essere iniziato o proseguito l'antibiotico orale per 6 settimane, applicate pomate a basso-moderato contenuto di steroidi che devono anche essere somministrati per via sistemica per circa 1 settimana (ad es. prednisone 0,5-1 mg/kg). La rivalutazione dopo due settimane se non mostra un miglioramento potrebbe richiedere l'interruzione del trattamento antineoplastico (Lacouture et al., 2021).

Eritrodisestesia palmo-plantare (sindrome mano-piede)

L'Eritrodisestesia palmo-plantare (EPP) è una sindrome caratterizzata da arrossamento, forte disagio, gonfiore e formicolio ai palmi delle mani e/o alla pianta dei piedi, possibile desquamazione, ulcerazione e sanguinamento. Questo disturbo che si manifesta inizialmente con disestesia e dolore urente, è associato a diversi farmaci chemioterapici, quali 5-fluorouracile (5-FU) 6%-34%, capecitabina 50%-60%, doxorubicina 22%-29% con aumento dell'incidenza a 40-50% nella sua formula liposomiole pegilata, citarabina 14-33%. I taxani hanno un'incidenza del 6%-58%, ma con una forma principalmente di eritema tenare periarticolare con onicolisi e coinvolgimento dorsale piuttosto che palmare. L' Eritrodisestesia palmo-plantare può raggiungere una gravità di grado 3/4 nel 5%-10% dei casi. L'incidenza più elevata, 89% dei casi, è riportata nei trattamenti combinati con doxorubicina e 5-FU/capecitabina (Lacouture et al., 2021).

Meccanismo fisiopatologico. I meccanismi molecolari e cellulari alla base di questa tossicità non sono ancora noti, tuttavia, i dati istopatologici mostrano una dermatite tossica con dilatazione variabile dei capillari, anomalie dei cheratinociti tra cui edema, dermatite interfacciale, ipercheratosi o paracheratosi, infiltrati linfoistiocitari perivascolari e necrosi parziale o completa dell'intera epidermide (Lacouture et al., 2021).

Prevenzione. Educare il paziente a osservare regolarmente la cute delle mani e dei piedi e informare il personale sanitario della comparsa di qualsiasi alterazione o edema e/o eventuali disturbi soggettivi quali disestesie, bruciore, dolore. Suggerire al paziente di evitare irritazioni a mani e piedi; evitare lunghe passeggiate o portare pesi senza protezione per evitare stress meccanici, evitare stress chimici, quindi irritanti per la pelle, solventi o disinfettanti. Per la terapia a base di taxani o doxorubicina potrebbe essere utile il raffreddamento cutaneo con guanti o calze durante l'infusione del chemioterapico.

La prevenzione farmacologica comprende l'applicazione locale di crema all'urea 10% tre volte al giorno (Lacouture et al., 2021).

Trattamento. Il trattamento della Eritrodisestesia palmo-plantare di grado 1-2 non richiede la sospensione del regime chemioterapico e consiste nell'applicazione locale di creme ad alto contenuto steroideo. In caso di trattamento chemioterapico con Doxorubicina o taxani si aggiunge un trattamento steroideo sistemico in caso di tossicità di grado ≥ 2 con Desametasone orale (8 mg due volte al giorno per 5 giorni, iniziando il giorno prima dell'infusione seguito da 4 mg due volte al giorno per 1 giorno, poi 4 mg una sola volta al giorno per un giorno). Il trattamento di EPP di grado ≥3 richiede la sospensione del trattamento fino a risoluzione del problema o regressione al grado 1 con il trattamento già descritto. La rivalutazione deve avvenire a 2 settimane (Lacouture et al., 2021).

BOX *Problematiche sessuali collegate ai trattamenti oncologici*

I pazienti oncologici che presentano disfunzioni sessuali durante e/o dopo il trattamento rappresentano circa il 40-100% dei pazienti. Le difficoltà sessuali, in generale, sono complesse e molto probabilmente multifattoriali, possono presentarsi in qualsiasi momento del percorso di malattia: dalla diagnosi al follow up. Sebbene l'età sia un fattore influente sulle funzioni sessuali, nei pazienti oncologici, l'esperienza di malattia oncologica in età giovanile crea importanti difficoltà in una fase cruciale di crescita e cambiamento verso l'età adulta con possibili ostacoli al normale processo di maturazione. In uno studio su pazienti oncologiche affette da tumore mammario, infatti, le donne giovani rispetto a quelle con età compresa tra i 55-70 anni hanno riportato maggiormente depressione, affaticamento, ridotta immagine corporea e una maggior paura di recidiva rispetto alle donne in menopausa. Le giovani donne sopravvissute al tumore mammario hanno sperimentato ridotti desiderio sessuale, eccitazione, lubrificazione e orgasmi. Le disfunzioni sessuali sono state spesso associate a sintomi ipoestrogenici, quali disturbi dell'umore, vampate di calore e secchezza vaginale, che sono solitamente dovute al danno ovarico indotto dalla chemioterapia o dalle terapia ormonali. Le donne affette da tumori correlati alla funzione riproduttiva hanno riferito più alterazioni sessuali rispetto a quelle affette da altri tumori, anche se i punteggi di soddisfazione sono stati bassi indipendentemente dal fatto che il cancro coinvolga parti del corpo direttamente correlate all'ambito sessuale, sottolineando l'impatto negativo che qualsiasi tipo di tumore e terapia può avere sulla sfera sessuale del paziente oncologico. Nelle neoplasie ematopoietiche, le difficoltà sessuali sono molto comuni dopo il trapianto di cellule staminali ematopoietiche. In uno studio con un follow-up a 5 anni dopo il trapianto, l'80% delle donne e il 46% degli uomini hanno riportato disfunzioni sessuali, rispetto ai relativi 61% e al 21% delle donne e degli uomini di pari età presi come gruppo di controllo.

I trattamenti antineoplastici possono compromettere diversi sistemi fisiologici necessari per una risposta sessuale adeguata, come quello endocrino, vascolare e nervoso. In generale, tutte le terapie che inducono ipogonadismo, ipogonadotropismo o ipergonadotropismo, come la chirurgia che danneggia le gonadi, la chemioterapia o la radioterapia cerebrale o pelvica, possono potenzialmente portare alla perdita dell'interesse nel rapporto sessuale, nonché difficoltà di eccitazione, piacere e orgasmo. Le donne possono provare secchezza e dolore vaginale e gli uomini possono soffrire di disfunzione erettile.

Gestione delle problematiche sessuali

Discutere di problemi di sessualità in ambito oncologico è una criticità sia per i pazienti che per i sanitari. Alcuni pazienti possono sentirsi imbarazzati a parlare di aspetti che percepiscono essere "ricreativi" a fronte di una malattia che mette in pericolo di vita. I pazienti, quindi, aspettano magari che sia il professionista sanitario a sollevare l'argomento. I professionisti sanitari, a loro volta, sono a disagio nel trattare i problemi sessuali per i quali non sono adeguatamente formati. Discutere della sessualità richiede tempo e secondo le linee guida dell'American Society of Clinical Oncology (ASCO) l'introduzione del tema dovrebbe essere effettuata inizialmente con il paziente da solo, con la possibilità di una successiva discussione in presenza del partner se questo è espresso come desiderio dal paziente. Il colloquio sulla sessualità dovrebbe prevedere un linguaggio congruente con il livello di alfabetizzazione del paziente, le convinzioni culturali/religiose e l'orientamento sessuale. Questa discussione dovrebbe essere svolta nei diversi momenti del percorso di cura al fine di valutare e affrontare eventuali cambiamenti.

Interventi per problematiche sessuali e/o genitali nella donna

Problemi legati alla risposta sessuale. Suggerire di effettuare una consulenza psicosociale e/o psicosessuale atta a migliorare gli elementi della risposta sessuale, come il desiderio, l'eccitazione o l'orgasmo. Inoltre si potrebbe suggerire un qualsiasi tipo di stimolazione regolare (compresa la masturbazione) che probabilmente potrebbe risultare utile per migliorare la risposta sessuale, indipendentemente dal tipo di stimolazione utilizzata.

Immagine corporea o intimità e relazione. Suggerire di effettuare una consulenza psicosociale, se la donna rappresenta il partner si possono suggerire degli interventi di coppia che hanno mostrato efficacia, a differenza della terapia di gruppo per la quale su questo ambito non ci sono specifiche indicazioni. Le problematiche relative all'immagine corporea dovrebbero essere valutate precocemente e spesso durante il percorso di cura tenendo in considerazione gli aspetti culturali e/o religiosi.

Sintomi vasomotori. La terapia ormonale risulta essere l'intervento più efficace da prendere in considerazione nelle donne affette da tumori non sensibili agli ormoni fino all'età di 51 anni, poi andrebbero rivalutati alla luce dei possibili rischi studiati nelle donne in post menopausa. Il carcinoma mammario ormone-responsivo è una controindicazione all'uso della terapia ormonale sostitutiva (TOS). Per le donne che non vogliono o non possono usare la TOS, esistono delle possibili alternative: paroxetina (considerando che questa e la fluoxetina non possono essere somministrate alle donne con tumore al seno in trattamento con tamoxifene), venlafaxina, gabapentin, e clonidina. Quest'ultima può causare ipotensione, stordimento, cefalea, secchezza delle fauci, vertigini, sedazione e costipazione; l'interruzione improvvisa del trattamento porta a significativi rialzi della pressione arteriosa.

Atrofia vaginale e/o vulvare, come la secchezza. Dovrebbe essere seguito un approccio graduale che prevede un iniziale applicazione di lubrificanti per tutte le attività sessuali o tattili, in aggiunta ai prodotti idratanti vaginali per migliorare la qualità del tessuto vulvovaginale. La crema idratante potrebbe essere necessario applicarla frequentemente (3-5 volte alla settimana) nella vagina, sull'orifizio vaginale e sulle pieghe esterne della vulva per alleviare i sintomi. Se questo trattamento non risulta efficace o i sintomi si manifestano in maniera più rilevante, può essere utilizzato un estrogeno vaginale a basso dosaggio, la cui indicazione è da valutare nelle donne con carcinoma mammario ormono-responsivo. In caso di dispareunia o dolore introitale persistente, ossia superficiale all'introito della vagina che compare anche ai primi tentativi di penetrazione, può essere suggerito l'uso di lidocaina. I dilatatori vaginali possono essere di beneficio nella gestione del vaginismo e/o della stenosi vaginale e possono essere proposti in caso di dolore per esami e/o attività sessuale, soprattutto nelle donne trattate con radioterapia pelvica o vaginale. La terapia cognitivo comportamentale e gli esercizi del pavimento pelvico (Kegel) possono essere utili per ridurre l'ansia e il disagio e possono ridurre i sintomi delle basse vie urinarie. La fisioterapia del pavimento pelvico può risultare utile nelle pazienti che manifestano sintomi di una potenziale disfunzione del pavimento pelvico, inclusi dolore persistente e perdite urinarie e/o fecali.

Interventi per problematiche sessuali e/o genitali nell'uomo

Negli uomini che presentano una *disfunzione erettile* è raccomandato l'uso di farmaci inibitori della fosfodiesterasi 5 (PDE5). In caso di non risposta a questo trattamento devono essere presi in considerazione interventi alternativi, come un Vacuum Device, ovvero un dispositivo erettile a vuoto, oppure un sistema uretrale medicato per l'erezione o un'iniezione intracavernosa. Potrebbero esserci dei benefici nell'iniziare l'uso di uno di questi interventi il più precocemente possibile dopo il trattamento. L'informazione adeguata prima dell'inizio del trattamento può essere di beneficio per alcuni uomini, dovrebbe essere spiegato che potrebbe volerci molto tempo prima che i farmaci funzionino e che i PDE5 non funzionano in tutti i soggetti, soprattutto in quelli con comorbilità preesistenti, dovrebbero essere date indicazioni sulla durata della terapia e le possibili alternative (per es., intervento chirurgico) qualora i farmaci non funzionassero in modo soddisfacente.

Gli interventi chirurgici, compreso l'impianto di protesi peniena per la disfunzione erettile, possono essere offerti ai pazienti che non rispondono alla terapia medica convenzionale o che segnalano effetti avversi con la terapia. Potrebbe essere utile proporre al paziente una consulenza psicosociale.

Sintomi vasomotori. Suggerire al paziente di rivolgersi da un medico specialista, ci sono farmaci sintomatici che potrebbero ridurre il problema. L'agopuntura può essere un'alternativa adeguata.

BOX *Cardiotossicità da chemioterapici*

La cardiotossicità è una tossicità che comporta un effetto diretto del farmaco sul cuore ma anche un effetto indiretto dovuto ad alterazioni emodinamiche o fatti trombotici (Albini et al. 2010). Con i trattamenti attuali e un rigoroso controllo farmacologico delle comorbidità presenti al momento della diagnosi oncologica, gli eventi clinici precoci sono infrequenti. Sembrerebbe, invece, che la cardiotossicità possa emergere col passare del tempo, anche anni, dopo il completamento delle terapie. Le **principali manifestazioni di tossicità cardiaca** sono rappresentate da:

- disfunzione ventricolo sinistro
- ischemia
- effetti vascolari
- disturbi del ritmo.

Alcuni farmaci antineoplastici, sia chemioterapici che agenti biologici, possono provocare una o più di una di queste manifestazioni cliniche come riportato nella **Tabella 12.XIX** con incidenze molto differenti (dal 5 al 65%) e che dipendono dalla dose utilizzata, dal tempo e da una serie di altri fattori predisponenti e concorrenti.

Tabella 12.XIX Principali farmaci che causano cardiotossicità

Chemioterapico	Dose tossica	Tipologia di tossicità	Incidenza
Antracicline -Doxorubicin -Epirubicin	 > 450 mg/m² >720 mg/m²	Disfunzione cardiaca, cardiomiopatia, aritmie	2-12% 4-15%
Paclitaxel	Dose Convenzionale	Bradicardia; Disfunzione cardiaca in combinazione	
Ciclofosfamide	> 100-120 mg/kg	Disfunzione cardiaca, miopericardite emorragica	
5 Flurouracile/Cape	Dose Convenzionale	Ischemia	2-3%
Cisplatino	Dose Convenzionale	Ischemia miocardica acuta	5%
Nuovi farmaci Target			
Trastuzumab	Dose Convenzionale	Disfunzione cardiaca , cardiomiopatia	3-26%
Imatinib	Dose Convenzionale	Disfunzione cardiaca	< 1%
Bevacizumab	Dose Convenzionale	Ipertensione, trombosi, cardiomiopatia	5-20%
Sunitinib	Dose Convenzionale	Ipertensione, trombosi, cardiomiopatia	10-30%
Sorafenib	Dose Convenzionale	Ipertensione, trombosi, cardiomiopatia	3-17%
Ormonoterapia			
Inibitori aromatase	Dose Convenzionale	Ischemia	17%

La classe di farmaci che storicamente è associata a **disfunzione del ventricolo sinistro** è rappresentata dalle *antracicline*, farmaci usati frequentemente nel tumore della mammella, nei sarcomi, nei linfomi, alla quale si è, per certi versi, affiancato il trastuzumab, anticorpo monoclonale utilizzato nella patologia mammaria HER2 positiva o nel tumore gastrico metastico HER2 positivo.

La **tossicità da antracicline** può iniziare già con il primo ciclo, con un danno irreversibile della cellula miocardica che può essere individuato con alterazioni peculiari tramite biopsia cardiaca; solitamente il danno è correlata alla dose cumulativa di antracicline ed è irreversibile. I meccanismi patologici che portano alla tossicità da antracicline sono legati alla generazione di radicali liberi che interagiscono e danneggiano la membrana cellulare, che portano ad un processo di disorganizzazione miofibrillare e successiva apoptosi dei miociti. La cardiotossicità da antracicline può essere **acuta** con declino temporaneo della contrattilità miocardica immediatamente dopo l'infusione ed ha un'incidenza di meno dell'1%; **cronica progressiva** con un inizio precoce entro 1 anno dal trattamento, con un'incidenza tra 1.6%–2.1% e, infine, quella **cronica progressiva a inizio tardivo**, che si presenta con cardiomiopatia dilatativa da un anno dopo il completamento delle antracicline fino a 10–30 anni dopo. Ci sono dei ***fattori di rischio*** che possono favorire l'insorgenza della cardiotossicità da antracicline: in particolare, associazione con altri farmaci (per es. paclitaxel, trastuzumab, ciclofosfamide), radioterapia sulla parete toracica sinistra (soprattutto se la dose cumulative di doxorubicina supera i 225 mg/m^2), obesità, poca attività fisica, abuso di alcool, menopausa anticipata, infezioni virali, malattie cardiovascolari o polmonari (l'ipertensione ad esempio aumenta di 1,45 volte il rischio di sviluppare cardiotossicità da antracicline, le malattie coronariche lo aumentano di 1,58 volte, il diabete di 1,74, enfisema e bronchiti croniche di 1.68 volte). Il rischio di insufficienza cardiaca aumenta con la dose cumulativa di antracicline. La tossicità a distanza di molto tempo dall'iniziale trattamento adiuvante (> 10 anni) potrebbe essere spiegata dal fatto che il danno provocato sui miociti dalle antracicline potrebbe rendere questi soggetti maggiormente suscettibili a sviluppare insufficienza cardiaca qualora subiscano altri insulti cardiaci di qualunque genere nel corso degli anni (Pinder et al., 2007). Infine, è importante notare che il rischio di insufficienza cardiaca congestizia indotta dalla doxorubicina aumenta con l'età superiore ai 65 anni di età (Von Hoff et al., 1979).

La **tossicità da trastuzumab** è invece solitamente reversibile, non dose cumulativa e non caratterizzata da alterazioni bioptiche tipiche, in quanto è dipendente dalla disfunzione più che dalla perdita di miociti. Per quanto riguarda il meccanismo d'azione si presume che l'inibizione di HER2 da parte del trastuzumab determina un blocco del legame della neuroregulina, responsabile dei processi di riparazione del danno ossidativo. La cardiotossicità da trastuzumab oltre che relativamente rara, è solitamente reversibile. Infatti, la sospensione del farmaco consente il recupero della frazione di eiezione e, nella maggior parte dei casi, la possibilità di riprendere il trattamento. Per tale motivo, durante la somministrazione di trastuzumab, sia da solo sia in associazione ad altri agenti chemioterapici o anti-HER2 (es pertuzumab o lapatinib), va effettuato un attento e regolare monitoraggio della frazione di eiezione (FE) per poter ravvisare repentinamente dei cambiamenti della funzione cardiaca e provvedere alla sospensione del farmaco ed eventualmente alla somministrazione di farmaci per il trattamento della disfunzione cardiaca come ACE-inibitori e beta-bloccanti.

L'**ischemia cardiaca** correlata all'uso di agenti antineoplastici è una situazione alquanto inusuale ed è caratterizzata da un rischio aumentato di sindrome coronarica acuta legata soprattutto ad antimetaboliti (5 fluoruracile, capecitabina), inibitori della polimerizzazione dei microtubuli (paclitaxel) ed agenti endocrini (inibitori dell'aromatasi). I fattori di rischio predisponenti sono caratterizzati da dose elevata (>800 mg/^{2}) di 5-FU, infusione continua piuttosto che bolo, storia di coronaropatia pregressa, precedente irradiazione mediastinica, chemioterapia concorrente in particolare, con cisplatino. I pazienti più frequentemente presentano dolore toracico durante infusione, aritmie cardiache, insufficienza cardiaca, cardiomiopatia dilatativa, shock cardiogeno, arresto cardiaco. I meccanismi fisiopatologici che stanno alla base del danno ischemico possono essere rappresentati da trombosi dell'arteria coronarica, arterite o vasospasmo secondari all'esposizione al farmaco.

I **disturbi vascolari** come *ipertensione e problemi tromboembolici* sono effetti collaterali comuni degli inibitori dell'angiogenesi, in particolare dell'anticorpo monoclonale anti-VEGF (bevacizumab) e gli inibitori tirosinkinasici (sunitinib e sorafenib). L'esatto meccanismo alla base dell'ipertensione associata ad inibitori dell'anagiogenesi non è ancora ben definito. Alcune teorie sono state proposte e includono uno squilibrio nei fattori neuro-umorali, la riduzione della densità microvascolare da cui potrebbe dipendere una maggiore resistenza vascolare o un'alterazione nell'equilibrio di ossido nitrico (Kamba et al., 2007; Verheul et al., 2007). Gli eventi trombo-embolici arteriosi sono relativamente rari ma sono stati descritti con l'utilizzo di anti-angiogenetici.

Gli eventi tromboembolici venosi associati ad antiangiogenetici includono trombosi venosa profonda, embolia polmonare e tromboflebite. (Nalluri et al., 2008).

Interventi per ridurre e monitorare la cardiotossicità dei farmaci antineoplastici

- **Effettuare una valutazione basale della funzione cardiaca prima di** iniziare qualsiasi chemioterapia misurando la frazione d'eiezione mediante eco-cardiogramma
- **Effettuare una valutazione con ECG e clinica prima di somministrare agenti cardiotossici**, in particolare antracicline, taxani e 5-FU per valutare presenza di miocardiopatia, disturbi della conduzione, intervallo QT e rilevando i parametri vitali. È importante la valutazione della FE anche nei pazienti asintomatici, usando sempre la stessa tecnica dopo la somministrazione di metà della dose programmata di antracicline oppure di 300 mg/m^2 di doxorubicina; di 450 mg/m^2 di epirubicina o di 240 doxo e 360 mg/m^2 di epidoxorubicina rispettivamente, nei pazienti di età >60 anni. È indicato il monitoraggio periodico della FE (ogni 12 settimane) nei trattati con anticorpi monoclonali anti-HER2. Nei pazienti trattati con farmaci potenzialmente cardio tossici (quali l'antraciclina), si raccomanda di valutare la FE 4 e 10 anni dopo la terapia nei pazienti che erano stati trattati all'età di <15 anni o anche superiore ma che abbiano ricevuto una dose cumulativa di doxorubicina >240 mg/m^2 o di epirubicina >360 mg/m^2.
- **Valutare i fattori di rischio e le co-morbodità** con particolare riguardo a malattie cardiovascolari, all'ipertensione, al diabete esortando il paziente a modificare se necessario lo stile di vita, controllando la dieta, la pressione arteriosa, riducendo il peso
- **Monitorare frequentemente pressione arteriosa e frequenza cardiaca durante l'infusione degli agenti chemioterapici**, in particolare 5-FU o paclitaxel.

Bibliografia

Abdel-Razeq, H., Hashem, H. (2020). Recent update in the pathogenesis and treatment of chemotherapy and cancer induced anemia. *Critical reviews in oncology/hematology*, 145, 102837.

Al Maqbali M, Hughes C, Gracey J, Rankin J, Dunwoody L, Hacker E. (2019) Quality assessment criteria: psychometric properties of measurement tools for cancer related fatigue. *Acta Oncol.* 2019; 58(9),1286-1297.

Arends J, Bodoky G, Bozzetti F, Fearon K, Muscaritoli M, Selga G, ... von Meyenfeldt M. (2006). ESPEN Guidelines on Enteral Nutrition: non-surgical oncology. *Clinical Nutrition, 25*(2), 245-259.

Argilés JM, Busquets S, Stemmler B, Lopez-Soriano FJ. (2015). Cachexia and sarcopenia: mechanisms and potential targets for intervention. *Current Opinion in Pharmacology, 22*:100-106.

Associazione Italiana di Oncologia Medica (AIOM). (2018). Linee guida per il trattamento e la prevenzione della cachessia neoplastica. Disponibile da http://www.aiom.it/

Baguley BJ, Skinner TL, Wright OR (2019). Nutrition therapy for the management of cancer-related fatigue and quality of life: a systematic review and meta-analysis. *British journal of nutrition*, 122(5), 527-541.

Ball S, Brown TJ, Das A, Khera R, Khanna S, Gupta A. (2019). Effect of neutropenic diet on infection rates in cancer patients with neutropenia. *American journal of clinical oncology*, 42(3), 270-274.

Barton D.L., Liu H., Dakhil S.R., Linquist B., Sloan J.A., Nichols C.R., McGinn T.W., Stella P.J., Seeger G.R., Sood A., and Loprinzi C.L. (2013). Wisconsin Ginseng (Panax quinquefolius) to Improve Cancer-Related Fatigue: A Randomized, Double-Blind Trial, N07C2, *J Natl Cancer Inst.*, 105(16), 1230–1238.

Bennett S., Pigott A., Beller E.M., Haines T., Meredith P., Delaney C. Education for the management of cancer-related fatigue in adults. Cochrane Database of Systematic Reviews 2016 Nov 24;11:CD008144.

Bernhardson BM, Tishelman C, & Rutqvist LE (2007). Chemosensory changes experienced by patients undergoing cancer chemotherapy: a qualitative interview study. *Journal of Pain and Symptom Management, 34*(4), 403-412.

Bohlius, J., Bohlke, K., Castelli, R., Djulbegovic, B., Lustberg, M. B., Martino, M., et al. (2019). Management of cancer-associated anemia with erythropoiesis-stimulating agents: ASCO/ASH clinical practice guideline update. *Blood advances*, 3(8), 1197-1210.

Boltong A & Keast R. (2012) The influence of chemotherapy on taste perception and food hedonics: a systematic review. *Cancer treatment reviews, 38*(2), 152-163.

Bourmaud, A., Anota, A., Moncharmont, C. *et al.* (2017) Cancer-related fatigue management: evaluation of a patient education program with a large-scale randomised controlled trial, the PEPs fatigue study. *Br J Cancer 116*, 849–858.

Bowen J, Al-Dasooqi N, Bossi P, Wardill H, Van Sebille Y, Al-Azri A, et al. (2019). The pathogenesis of mucositis: updated perspectives and emerging targets. *Supportive Care in Cancer*, 27(10), 4023-4033.

Bowen JM, Gibson RJ, Coller JK, Blijlevens N, Bossi P, Al-Dasooqi N, et al. (2019). Systematic review of agents for the management of cancer treatment-related gastrointestinal mucositis and clinical practice guidelines. *Supportive Care in Cancer*, 27(10), 4011-4022.

Bower J. E. (2014). Cancer-related fatigue--mechanisms, risk factors, and treatments. *Nature reviews. Clinical oncology, 11*(10), 597–609. https://doi.org/10.1038/nrclinonc.2014.127

Braud A, Boucher Y (2020). Taste disorder's management: a systematic review. *Clinical oral investigations*, 24(6), 1889-1908.

Brown TJ, Gupta A (2020). Management of cancer therapy–associated oral mucositis. *JCO oncology practice*, 16(3), 103-109.

Carter, J., Arkema, A., Roth, A. J., Saban, S., & Nelson, C. J. (2021). Sexual Problems and Cancer. *Psycho-Oncology*, 276.

Carter, J., Lacchetti, C., Andersen, B. L., Barton, D. L., Bolte, S., Damast, S., ... & Rowland, J. H. (2018). Interventions to address sexual problems in people with cancer: American Society of Clinical Oncology clinical practice guideline adaptation of Cancer Care Ontario guideline. *Journal of clinical oncology*, 36(5), 492-511.

Castaman, G., Pieri, L. (2018). Management of thrombocytopenia in cancer. *Thrombosis research*, 164, S89-S93.

Chi WJ, Myers JN, Frank SJ, Aponte-Wesson RA, Otun AO, Nogueras-González GM, et al. (2020). The effects of zinc on radiation-induced dysgeusia: a systematic review and meta-analysis. *Supportive Care in Cancer*, 1-12.

Condorelli, M., Goldrat, O., & Demeestere, I. (2021). Fertility and Sexuality in Cancer Survivors. In Survivorship Care for Cancer Patients (pp. 233-256). Springer,

Del Fabbro E. (2015). Current and future care of patients with the cancer anorexia-cachexia syndrome. In American Society of Clinical Oncology, *2015 Educational Book*, e229-e237.

Eilers J. (2014). Evidence-Based Interventions for Cancer Treatment-Related Mucositis: Putting Evidence Into Practice *Clinical Journal of Oncology Nursing*, 18 (6), 80-96.

Elad S, Cheng KKF, Lalla RV, Yarom N, Hong C, Logan RM, et al. (2020). MASCC/ISOO clinical practice guidelines for the management of mucositis secondary to cancer therapy. *Cancer*, 126(19), 4423-4431.

Epstein JB & Barasch A. (2010). Taste disorders in cancer patients: pathogenesis, and approach to assessment and management. *Oral oncology*, *46*(2), 77-81.

Esposito A, Criscitiello C, Gelao L, Pravettoni G, Locatelli M, Minchella I, ... & Curigliano G. (2015). Mechanisms of anorexia-cachexia syndrome and rational for treatment with selective ghrelin receptor agonist. *Cancer Treatment Reviews*, *41*(9), 793-797.

Ezzo J., Richardson M.A., Vickers A., et al. (2014). Acupuncture-point stimulation for chemotherapy-induced nausea or vomiting, Cochrane Database of Systematic Reviews, Issue 11. Art. No.: CD002285

FDA guideline, Food Safety at Home, https://www.fda.gov/consumers/free-publications-women/food-safety-home, consultato il 25/08/2021

Fearon K, Strasser F, Anker SD, Bosaeus I, Bruera E, Fainsinger RL, Baracos VE. (2011). Definition and classification of cancer cachexia: an international consensus. *Lancet Oncology*, *12*(5), 489-495.

Garcia MK, McQuade J., Haddad R., et al. (2013). Systematic review of acupuncture in cancer care: a synthesis of the evidence. *J Clin Oncol*, 31, 952-60.

Genc F. & Tan M. (2014). The effect of acupressure application on chemotherapy-induced nausea, vomiting, and anxiety in patients with breast cancer. *Palliative and Supportive Care*, 1-10.

Ginex PK, Backler C, Croson E, Horrell LN, Moriarty KA, Maloney C, Vrabel M, Morgan RL (2020). Radiodermatitis in Patients With Cancer: Systematic Review and Meta-Analysis. *Oncol Nurs Forum*. 1;47(6):E225-E236. doi: 10.1188/20.ONF.E225-E236. PMID: 33063778.

Glover D., Harmer V. (2014). Radiotherapy-induced skin reactions: assessment and management. *British Journal of Nursing*, 23(4): s28-s35

Gonella S. (2013). Le alterazioni gustative nei pazienti con cancro [Taste disorders in cancer patients]. *Assistenza infermieristica e ricerca*, *32*(4), 223-232.

Gosselin T, Ginex PK, Backler C, Bruce SD, Hutton A, Marquez CM, McGee LA, Shaftic AM, Suarez LV, Moriarty KA, Maloney C, Vrabel M, Morgan RL. ONS Guidelines™ for Cancer Treatment-Related Radiodermatitis. *Oncol Nurs Forum*. 2020 Nov 1;47(6):654-670. doi: 10.1188/20.ONF.654-670. PMID: 33063779.

Grande AJ, Silva V, Riera R, Medeiros A, Vitoriano SGP, Peccin MS, & Maddocks M. (2014). Exercise for cancer cachexia in adults. *Cochrane Database of Systematic Reviews*, *11*, CD010804.

Haque, E., Alabdaljabar, M. S., Ruddy, K. J., Haddad, T. C., Thompson, C. A., Lehman, J. S., & Hashmi, S. K. (2020). Management of chemotherapy-induced alopecia (CIA): A comprehensive review and future directions. Critical Reviews in *Oncology/Hematology*, 103093.

Hong CHL, Gueiros LA, Fulton JS, Cheng KKF, Kandwal A, Galiti D, Fall-Dickson JM, Johansen J, Ameringer S, Kataoka T, Weikel D, Eilers J, Ranna V, Vaddi A, Lalla RV, Bossi P, Elad S; Mucositis Study Group of the Multinational Association of Supportive Care in Cancer/International Society for Oral Oncology (MASCC/ISOO). Systematic review of basic oral care for the management of oral mucositis in cancer patients and clinical practice guidelines. *Support Care Cancer*. 2019

Hummel T, Landis BN, & Hüttenbrink. (2011). Smell and taste disorders. *GMS Current Topics in Otorhinolaryngology - Head and Neck Surgery, 10*(4).

Irune E, Dwivedi RC, Nutting CM, & Harrington KJ. (2014). Treatment-related dysgeusia in head and neck cancer patients. *Cancer treatment reviews, 40*(9), 1106-1117.

Jang A, Brown C, Lamoury G, Morgia M, Boyle F, Marr I, et al. (2020). The effects of acupuncture on cancer-related fatigue: Updated systematic review and meta-analysis. *Integrative Cancer Therapies*, 19, 1534735420949679

Kate, S., Patil, R., Pathan, D., Vyavhare, R., Joseph, S., Baby, V., et al. (2021). Safety and efficacy of scalp cooling system in preventing chemotherapy induced alopecia-A single center prospective study. *Cancer Treatment and Research Communications*, 26, 100280.

Kruse, M., & Abraham, J. (2018). Management of chemotherapy-induced alopecia with scalp cooling. *Journal of oncology practice*, 14(3), 149-154.

Kusiak, A., Jereczek-Fossa, B. A., Cicho ska, D., & Alterio, D. (2020). Oncological-Therapy Related Oral Mucositis as an Interdisciplinary Problem-Literature Review. *International journal of environmental research and public health*, 17(7), 2464.

Lacouture, M. E., Sibaud, V., Gerber, P. A., van den Hurk, C., Fernández-Peñas, P., Santini, D., et al. (2021). Prevention and management of dermatological toxicities related to anticancer agents: ESMO Clinical Practice Guidelines. *Annals of Oncology*, 32(2), 157-170.

Lalla, R. V., Bowen, J., Barasch, A., Elting, L., Epstein, J., Keefe, D. M., McGuire, D. B., Migliorati, C., Nicolatou-Galitis,O., Peterson, D.E.,. Raber-Durlacher, J. E., Sonis, S.T., Elad, S. and The Mucositis Guidelines Leadership Group of the Multinational Association of Supportive Care in Cancer and International Society of Oral Oncology (MASCC/ISOO). (2014). MASCC/ISOO Clinical Practice Guidelines for the Management of Mucositis Secondary to Cancer Therapy. *Cancer*, 1453-1461.

Lapidari, P., Vaz-Luis, I., Di Meglio, A. (2020). Side effects of using granulocyte-colony stimulating factors as prophylaxis of febrile neutropenia in cancer patients: a systematic review. *Critical Reviews in Oncology/Hematology*, 103193.

Larun, L., Brurberg, K.G., Odgaard-Jensen, J., & Price, J.R. Exercise therapy for chronic fatigue syndrome. Cochrane Database of Systematic Reviews 2019, Issue 6. Art. No.: CD003200. doi: 10.1002/14651858.CD003200.pub5.

Leader, A., Hofstetter, L., Spectre, G. (2021). Challenges and Advances in Managing Thrombocytopenic Cancer Patients. *Journal of Clinical Medicine*, 10(6), 1169.

Lee J., Oh H. (2013). Ginger as an antiemetic modality for chemotherapy-induced nausea and vomiting: a systematic review

Luebbert K., Dahme B., Hasenbring M. (2001). The effectiveness of relaxation training in reducing treatment-related symptoms and improving emotional adjustment in acute non-surgical cancer treatment: A meta-analytical review. *Psychooncology*, 10, 490-502.

Madeddu C, Mantovani G, Gramignano G, & Macciò A. (2015). Advances in pharmacologic strategies for cancer cachexia. *Expert Opinion on Pharmacotherapy, 16*(14), 2163-2177.

McQuade RM, Al Thaalibi M, Nurgali K (2020). Impact of chemotherapy-induced enteric nervous system toxicity on gastrointestinal mucositis. *Current Opinion in Supportive and Palliative Care*, 14(3), 293-300

Mendes MC, Pimentel GD, Costa FO, & Carvalheira JB. (2015). Molecular and neuroendocrine mechanisms of cancer cachexia. *Journal of Endocrinology, 226* (3), R29-R43.

Mercadante S, Valle A, Porzio G, Aielli F, Adile C, & Casuccio A. (2013). Prognostic factors of survival in patients with advanced cancer admitted to home care. *Journal of Pain and Symptom Management, 45*(1), 56-62.

Minton, O., Richardson, A., Sharpe, M., Hotopf, M., & Stone, P. (2010). Drug therapy for the management of cancer-related fatigue. Cochrane Database Syst Rev, 7(7).

Mondello P, Mian M, Aloisi C, Famà F, Mondello S, & Pitini V. (2015). Cancer cachexia syndrome: pathogenesis, diagnosis, and new therapeutic options. *Nutrition and Cancer*, 67(1), 12-26.

Munankarmi D (2017). Management of Dysgeusia related to Cancer. *Journal of Lumbini Medical College*, 5(1), 3-12.

Muscaritoli M, Molfino A, Lucia S, & Rossi Flanelli F. (2015). Cachexia: A preventable comorbidity of cancer. A T.A.R.G.E.T. approach. *Clinical Rewiews in Oncology/Hematology, 94* (2), 251-259.

National Comprehensive Cancer Network. (2020). NCCN Clinical Practice Guidelines in Oncology: Cancer-Related Fatigue. Version 1.2021.

Navari R.M., Aapro M. (2016). Antiemetic Prophylaxis for Chemotherapy-Induced Nausea and Vomiting, *New England Journal of Medicine*, 374(14), 1356-67.

Park SH, Lee HS (2019). Meta-analysis of oral cryotherapy in preventing oral mucositis associated with cancer therapy. *Int J Nurs Pract.* 25(5):e12759.

PDQ Integrative, Alternative, and Complementary Therapies Editorial Board. Acupuncture (PDQ®): Health Professional Version. 2021 Jun 23. In: PDQ Cancer Information Summaries [Internet]. Bethesda (MD): National Cancer Institute (US); 2002-. Available from: https://www.ncbi.nlm.nih.gov/books/NBK65714/

PDQ Supportive and Palliative Care Editorial Board. Gastrointestinal Complications (PDQ®): Health Professional Version. 2020 Apr 22. In: PDQ Cancer Information Summaries [Internet]. Bethesda (MD): National Cancer Institute (US); 2002-. Available from: https://www.ncbi.nlm.nih.gov/books/NBK65768/

PDQ Supportive and Palliative Care Editorial Board. Nausea and Vomiting Related to Cancer Treatment (PDQ®): Health Professional Version. 2020 Jul 23. In: PDQ Cancer Information Summaries [Internet]. Bethesda (MD): National Cancer Institute (US); 2002-. Available from: https://www.ncbi.nlm.nih.gov/books/NBK66056/

Pedersini, R., Fornaro, C., di Mauro, P., Bianchi, S., Vassalli, L., Amoroso, V., et al. (2021). Efficacy of the DigniCap System in preventing chemotherapy-induced alopecia in breast cancer patients is not related to patient characteristics or side effects of the device. *International Journal of Nursing Practice*, 27(3), e12888.

Penet MF & Bhujwalla ZM. (2015). Cancer cachexia, recent advances, and future directions. *Cancer Journal, 21*(2), 117-122.

Perez EA et al. Cardiac safety analysis of doxorubicin and cyclophosphamide followed by paclitaxel with or without trastuzumab in the North Central Cancer Treatment Group N9831 adjuvant breast cancer trial. *J Clin Oncol.* 2008

Ramamoorthy V, Rubens M, Appunni S, Saxena A, McGranaghan P, Veledar E, et al. (2020). Lack of Efficacy of the Neutropenic Diet in Decreasing Infections among Cancer Patients: A Systematic Review. *Nutrition and cancer,* 72(7), 1125-1134

Reid J. (2014). Psychosocial, educational and communicative interventions for patients with cachexia and their family carers. *Current Opinion in Supportive and Palliative Care, 8*(4), 334-338.

Riley P, Glenny AM, Worthington HV, Littlewood A, Clarkson JE, McCabe MG. Interventions for preventing oral mucositis in patients with cancer receiving treatment: oral cryotherapy. Cochrane Database Syst Rev. 2015 Dec 23;12:CD011552.

Rossi, A., Caro, G., Fortuna, M. C., Pigliacelli, F., D'Arino, A., & Carlesimo, M. (2020). Prevention and treatment of chemotherapy-induced alopecia. *Dermatology Practical & Conceptual*, 10(3).

Saunders, D. P., Rouleau, T., Cheng, K., Yarom, N., Kandwal, A., Joy, J., Elad, S. (2020). Systematic review of antimicrobials, mucosal coating agents, anesthetics, and analgesics for the management of oral mucositis in cancer patients and clinical practice guidelines. *Supportive Care in Cancer,* 1-12.

Secombe, K.R., Van Sebille, Y.Z., Mayo, B.J., Coller, J. K., Gibson, R.J., & Bowen, J.M. (2020). Diarrhea induced by small molecule tyrosine kinase inhibitors compared with chemotherapy: potential role of the microbiome. *Integrative Cancer Therapies,* 19, 1534735420928493.

Sonis, S.T. (2011). Oral Mucositis. *Anticancer Drugs.,*22(7), 607-12.

Sonbol MB, Jain T, Firwana B, Hilal T, Deleon T, Murad A, Murad MH, Khera N. (2019). Neutropenic diets to prevent cancer infections: updated systematic review and meta-analysis. BMJ *Support Palliat Care.*9(4):425-433.

Tralongo AC, Antonuzzo A, Pronzato P, Sbrana A, Turrini M, Zoratto F, Danova M (2020). Management of chemotherapy-induced neutropenia in patients with cancer: 2019 guidelines of the Italian Medical Oncology Association (AIOM). *Tumori Journal,* 106(4), 273-280.

Tsujimoto T, Yamamoto Y, Wasa M, Takenaka Y, Nakahara S., Takagi T., et al. (2015). L-glutamine decreases the severity of mucositis induced by chemoradiotherapy in patients with locally advanced head and neck cancer: a double-blind, randomized, placebo-controlled trial. *Oncology reports,* 33(1), 33-39.

Wahyuni I.S, Sufiawati I, Nittayananta W, Puspitasari I.M, Levita J (2021). Efficacy and safety of plant-based therapy on recurrent aphthous stomatitis and oral mucositis in the past decade: a systematic review. *Journal of Herbmed Pharmacology,* 10(2), 179-187.

Wang, Y., Tu, W., Tang, Y., Zhang, S. (2020). Prevention and treatment for radiation-induced skin injury during radiotherapy. *Radiation Medicine and Protection,* 1(2), 60-68.

Worthington HV, Clarkson JE, Bryan G, Furness S, Glenny AM, Littlewood A, McCabe MG, Meyer S, Khalid T. (2011). Interventions for preventing oral mucositis for patients with cancer receiving treatment. *Cochrane Database of Systematic Reviews,* Issue 4. Art. No.: CD000978. DOI: 10.1002/14651858.CD000978.pub5.

Yarom N, Hovan A, Bossi P, Ariyawardana A, Jensen S.B, Gobbo M, et al. (2019). Systematic review of natural and miscellaneous agents for the management of oral mucositis in cancer patients and clinical practice guidelines—part 1: vitamins, minerals, and nutritional supplements. *Supportive Care in Cancer,* 27(10), 3997-4010.

Yarom N, Hovan A, Bossi P, Ariyawardana A, Jensen S.B, Gobbo M, et al. (2020). Systematic review of natural and miscellaneous agents, for the management of oral mucositis in cancer patients and clinical practice guidelines—part 2: honey, herbal compounds, saliva stimulants, probiotics, and miscellaneous agents. *Supportive Care in Cancer,* 1-16.

Yennurajalingam, S., Frisbee-Hume, S., Palmer, J. L., Delgado-Guay, M. O., Bull, J., Phan, A. T., ... & Bruera, E. (2013). Reduction of cancer-related fatigue with dexamethasone: a double-blind, randomized, placebo-controlled trial in patients with advanced cancer. *Journal of Clinical Oncology,* 31(25), 3076-3082 (2021).

Zhou T, Han S, Zhu Z, Hu Y, Xing W. (2021) Interventions for Preventing Chemotherapy-Induced Alopecia: A Systematic Review and Network Meta-analysis of Randomized Controlled Trials. *Cancer Nurs.* 44(6),E567-E577.

Indice analitico

D

E

F

L

M

N

O

P

Q

R

T

U

V

W

X

Z

FINITO DI STAMPARE NEL MESE DI LUGLIO MMXXII
DA OFFICINE GRAFICHE FRANCESCO GIANNINI & FIGLI S.P.A. - NAPOLI

PER CONTO DELLE EDIZIONI IDELSON-GNOCCHI 1908 S.R.L.